Auf einen Blick

Biochemie des Menschen

Das Lehrbuch für das Medizinstudium

Florian Horn

unter Mitarbeit von
Marco Armbruster
Silke Berghold
Franziska Blaeschke
Christian Grillhösl
Simone Helferich
Isabelle Moc
Michael Pritsch
Nadine Schneider
Paul Ziegler

4., aktualisierte und erweiterte Auflage

1200 Abbildungen

Illustrationen von
Alexander Dospil
Silja Bornemann
Heike Hübner

Georg Thieme Verlag
Stuttgart · New York

Illustrationen: Alexander Dospil, Silja Bornemann und
  Heike Hübner
Umschlaggestaltung: Thieme Verlagsgruppe
Umschlagfoto: mauritius images/imagebroker/
  Friedrich Sauer

*Bibliografische Information
der Deutschen Nationalbibliothek*

Die Deutsche Nationalbibliothek verzeichnet diese
Publikation in der Deutschen Nationalbibliografie;
detaillierte bibliografische Daten sind im Internet über
http://dnb.d-nb.de abrufbar.

1. Auflage 2002
2. Auflage 2003
3. Auflage 2005

1. französische Auflage 2005

© 2002, 2009 Georg Thieme Verlag KG
Rüdigerstraße 14, 70469 Stuttgart
Unsere Homepage: www.thieme.de

Printed in Germany

Satz: Druckhaus Götz GmbH, 71636 Ludwigsburg
  gesetzt in 3B2, Version 9.1, Unicode
Druck: Offizin Andersen Nexö Leipzig GmbH, Zwenkau

ISBN 978-3-13-130884-9   1 2 3 4 5 6

Einige Vorwörter

Liebe Leser!

Die Biochemie ist eines der wichtigsten Fächer der Vorklinik, obwohl es gemeinhin leider als lästiges und kompliziertes Fach gilt. Dabei kann Biochemie sogar Spaß machen und spannend sein, wenn man sich die Frage nach dem „Warum" und dem Sinn eines Vorganges stellt, da sich die Natur glücklicherweise einer Reihe beständig wiederkehrender Grundmuster bedient. Bei einem Stoffwechselweg beispielsweise zu argumentieren, er existiere in einem bestimmten Organ nicht, weil es die entsprechenden Enzyme dort nicht gäbe, ist unzureichend, da man vielmehr fragen sollte, *warum* in diesem Organ diese Enzyme nicht *exprimiert* werden. Nur wenn man auf diese Frage eine Antwort geben kann, hat man die Funktion eines biochemischen Vorganges verstanden.

Sehr zu meinem eigenen Verständnis biochemischer Abläufe haben gemeinsame Seminare mit Kinderärzten und Internisten beigetragen, in denen wir stets um eine direkte Anwendung der Vorklinik auf den ärztlichen Alltag bemüht waren. Auch als Prüfer im mündlichen Teil des Physikums bin ich nach der neuen Ärztlichen Approbationsordnung angehalten, die praktische Relevanz der Fragen sicherzustellen; und auch hier zeigt sich die Erfordernis, Einzelabläufe in den großen Zusammenhang stellen zu können. Dass zusätzlich auch Detailwissen geliefert werden muss, ist zum einen Tribut an einen akademischen Studiengang, liegt zum anderen jedoch schlicht in der Art des schriftlichen Teils des Ersten Abschnittes der Ärztlichen Prüfung begründet; diesen beiden Ansprüchen muss ein Lehrbuch gerecht werden. Letztlich muss es sich daran messen lassen, was ein Student nach dessen Lektüre nach fünf oder zehn Jahren an Wissen auf diesem Gebiet noch aufweist.

> „Man muß völlig verrückt sein, wenn man leugnet, daß die Wissenschaft viele wahre Entdeckungen gemacht hat. Doch jeder einzelne Punkt einer wissenschaftlichen Theorie, die heute feststeht, wird der Abduktion verdankt."
>
> Charles Sanders Peirce (1839-1914)

Unser Schreiben war daher oft von einem Wunsch nach „Entmystifizierung" der molekularen Vorgänge in unserem Körper geleitet. Hinter nur scheinbar kompliziertem biochemischem Fachvokabular versteckt sich meist ein durchaus nachvollziehbarer Vorgang. Die zu diesem Zwecke bewusst verwandte „Leichtigkeit" der Sprache und Darstellung soll dabei allerdings nicht darüber hinwegtäuschen, dass auf wissenschaftliche Genauigkeit großen Wert gelegt wurde.

In der Wissenschaftstheorie spielt nach Peirce die Abduktion, also der Schluss auf die bestmögliche Erklärung, eine gewichtige Rolle. Eine wissenschaftliche Hypothese kann gewagt, muss aber plausibel sein; mit diesem Erkenntnisfortschritt ist jedoch stets das Risiko des Irrtums verbunden. Als Arzt sollte man sich daher immer in sokratischer Weise seiner eigenen Fehlbarkeit und damit der Verantwortung seinen Patienten gegenüber bewusst sein. Grundvoraussetzung sind deshalb immer der Erwerb von *Wissen* und *Verständnis* medizinischer Zusammenhänge. Essenziell dafür sind schon anatomische, biochemische und physiologische Grundkenntnisse, und es ist die Pflicht eines jeden (angehenden) Arztes, sich nicht nur minimalistisch auf eine Prüfung vorzubereiten, sondern sämtliche Entscheidungen begründet und fundiert treffen zu können.

In diesem Sinne, verbunden mit der Hoffnung, unseren Lesern weiterhin eine Hilfe zu sein, wünschen wir viel Erfolg und Freude bei der Lektüre!

Sapere aude!

München, im Herbst 2009
Florian Horn

Adressen

Dr. Florian Horn
Leopoldstraße 42
80802 München

Marco Armbruster
Theo-Prosel-Weg 16
80797 München

Silke Berghold
Tennenloher Straße 38
91058 Erlangen

Franziska Blaeschke
Westendstraße 300
81377 München

Christian Grillhösl
Allee am Röthelheimpark 12
91052 Erlangen

Simone Helferich
Jakob-Gelb-Platz 6
81543 München

Dr. Isabelle Moc
Schwaiger Straße 22
90571 Behringersdorf

Michael Pritsch
Preysingstraße 8
81667 München

Dr. Nadine Schneider
Sommerstraße 7
93053 Regensburg

Paul Ziegler
Kraepelinstraße 63
80804 München

Dankeschön!

Ausdrücklich möchte ich mich für die zahlreichen Rückmeldungen bedanken, die uns in den vergangenen Jahren erreicht haben. Dies ist nicht nur für zukünftige Leser hilfreich, sondern ermöglicht uns Autoren eine wichtige Reflexion über das eigene Arbeiten. Viele Vorschläge der Leser sind umgesetzt worden, und ich möchte dazu aufrufen, an diesem Dialog weiterhin teilzunehmen!

Viel zum Gelingen des Buches haben insbesondere Prof. Dr. Dirk Eick, Nina Wiesnagrotzki, Nadja Laqua, Norbert Harrasser, Sarah Thiele, Michael Schlagmüller, Simon Weidlich, Verena Sczuka, Matthias Schwarz sowie der kleine Esel Ed beigetragen.

Im Verlag möchte ich ein ganz herzliches Dankeschön unserer Programmplanerin Frau Marianne Mauch, unseren Fachredakteurinnen Dr. Karin Hauser und Dr. Ursula Loos sowie Frau Elsbeth Elwing aus der Herstellung aussprechen. Sie alle haben mit ungewöhnlichem Einsatz dem Buch zu einem gelungenen Abschluss verholfen. Mein Dank gilt auch den Grafikern Silja Bornemann, Alexander Dospil und Heike Hübner, die uns mit ihrem Sachverstand immer eine große Hilfe waren.

Ich danke ganz besonders Bettina Otte, da sie nicht nur das gesamte Manuskript gelesen und redigiert hat, sondern auch noch zahlreiche Hinweise und neue Textteile geliefert hat.

München, im Herbst 2009 **Florian Horn**

Inhaltsverzeichnis

I Grundlagen der Chemie

1   Allgemeine Chemie

In diesem allgemeinen Chemieteil wollen wir das chemische Wissen auf einen Stand bringen, mit dem man sicher durch die Biochemie gelangt. Chemie ist zwar nicht jedermanns Sache, aber Biochemie *ohne* einige wenige Grundlagen der Chemie zu studieren, ist sicher sehr mühsam.

Dieser Chemieteil besteht aus vier Abschnitten:

- Im ersten Abschnitt geht es um die verschiedenen **Bindungen**, die Atome miteinander eingehen können.
- Im zweiten Abschnitt werden die wichtigsten **funktionellen Gruppen** vorgestellt.
- Im dritten Abschnitt geht es um die fünf **Grundtypen sämtlicher Reaktionen**, die im menschlichen Organismus ablaufen.
- Im vierten und letzten Kapitel besprechen wir dann noch kurz das Phänomen der Mesomerie.

1.1   Die chemische Bindung

In diesem ersten Teil geht es darum, wie Atome in einem Molekül gebunden sind. Für angehende Mediziner sind dabei nur sechs Atome wichtig. Diese sollte man dafür aber auch sicher beherrschen, da man mit diesem Wissen eine Menge Fehler vermeiden kann.

> Jedes Atom setzt sich aus einem positiv geladenen Kern (Aufenthaltsort der Protonen und Neutronen) und einer negativ geladenen Hülle (Aufenthaltsort der Elektronen) zusammen (☞ **1.1**).

Wasserstoff (= $_1^1$H)

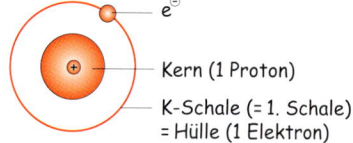

- e$^\ominus$
- Kern (1 Proton)
- K-Schale (= 1. Schale) = Hülle (1 Elektron)

Kohlenstoff (= $_6^{12}$C)

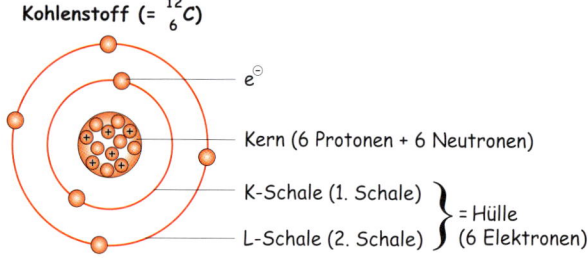

- e$^\ominus$
- Kern (6 Protonen + 6 Neutronen)
- K-Schale (1. Schale)
- L-Schale (2. Schale) } = Hülle (6 Elektronen)

☞ **1.1** Aufbau eines Atoms.

Eine Bindung zwischen zwei Atomen entsteht dadurch, dass sie die Elektronen in ihrer äußersten Schale gemeinsam nutzen. Diese **Außenelektronen** werden auch als **Valenzelektronen** bezeichnet. Um nun zu verstehen, wie und warum eine solche Bindung überhaupt entsteht, muss man zwei Voraussetzungen kennen.

1. Elektronen in einem Atom fühlen sich alleine überhaupt nicht wohl und möchten immer zu zweit sein.
2. Jedes Atom wünscht sich eine volle äußere Schale mit acht Außenelektronen. Dies wird durch die sog. **Oktettregel** beschrieben.

1.1.1   Freie Elektronen und freie Elektronenpaare

Elektronen befinden sich in sog. **Orbitalen**. Das sind **Aufenthaltsräume**, die Platz für zwei Elektronen bieten. Ist ein Orbital mit zwei Elektronen besetzt, spricht man von einem **Elektronenpaar** (Symbol: Linie). Ist ein Orbital mit nur einem Elektron besetzt, so bezeichnet man dieses Elektron als ungepaartes oder freies Elektron oder als freies Radikal (Symbol: Punkt). Treffen nun zwei Atome aufeinander, von denen jedes mindestens ein freies Außenelektron besitzt, so gehen sie miteinander eine Bindung ein. Dabei paaren sich die freien Außenelektronen der beiden Atome; sie teilen sich ab jetzt einen Aufenthaltsraum, verlieren ihre Radikalität und werden als (Bindungs-)Elektronenpaar bezeichnet.

Alle Elektronenpaare der Außenschale, die keine Bindungselektronenpaare sind, kann man auch als freie Elektronenpaare bezeichnen.

> Eine Atombindung besteht immer aus einem Elektronenpaar. Ein Atom kann pro Bindung nur ein *freies* Elektron aus seiner Außenschale zur Verfügung stellen, die Elektronen*paare* in seiner äußeren Schale sind zu zweit schon zufrieden.
> Man kann damit in der Außenschale eines Atoms unterscheiden zwischen freien einzelnen Elektronen, freien Elektronenpaaren und Elektronen, die in die Bindung eingehen – die Bindungselektronenpaare.

Steckt ein Atom in einer Bindung, und möchte man die Zahl seiner Außenelektronen in diesem Verband wissen, dann rechnet man ihm für ein Bindungselektronenpaar **zwei Elektronen** an. Obwohl sich die beiden Atome in einer Bindung das Bindungselektronenpaar teilen, zählt „es" dennoch für jedes der beiden Bindungspartner als zwei Außenelektronen!

An dieser Stelle sollte man einen Blick in das Periodensystem der Elemente werfen (hier in der gekürzten Mediziner-Schmalspur-Fassung abgebildet...), denn dort kann man direkt ablesen, wie viele Elektronen sich auf der Außenschale eines bestimmten Atoms befinden (☞ 1.2).

1		Hauptgruppen					8
H	2	3	4	5	6	7	He
Li	Be	B	C	N	O	F	Ne
Na	Mg	Al	Si	P	S	Cl	Ar
K	Ca	Ga	Ge	As	Se	Br	Kr
						I	Xe

H = Wasserstoff   O = Sauerstoff
C = Kohlenstoff   P = Phosphor
N = Stickstoff   S = Schwefel

☞ **1.2** Vereinfachtes Periodensystem der Elemente.

Die **Zahl der Außenelektronen** eines Atoms entspricht der **Hauptgruppe** (Ausnahme: Helium), in der es steht. Elemente der Nebengruppen haben in der Regel zwei Außenelektronen.
Chlor steht in der siebten Hauptgruppe (s. u.) und hat daher sieben Außenelektronen (drei Elektronenpaare und ein ungepaartes Elektron), Stickstoff (fünfte Hauptgruppe) hat fünf Außenelektronen (ein Elektronenpaar und drei ungepaarte Elektronen).

Reagieren zwei Chloratome miteinander, so bilden die beiden freien Elektronen (die Punkte) ein Bindungselektronenpaar (die Linie, ☞ 1.3). Bei Stickstoff gehen pro Atom drei freie Elektronen in die Bindung ein. Sowohl Chlor als auch Stickstoff erlangen dadurch die angestrebten acht Außenelektronen.

1.1.2 Die Oktettregel

Die Oktettregel besagt, dass sich in einer Außenschale nicht mehr als **acht Elektronen** aufhalten dürfen (lat. *octo* = acht). Die einzige Ausnahme ist die erste – also die K-Schale –, die schon mit zwei Elektronen komplett besetzt ist.
Auf der anderen Seite strebt jedes Atom aber auch nach einer vollen Außenschale – egal, ob das Atom alleine oder mit anderen Atomen verbunden ist.
Die **Zahl der kovalenten Bindungen**, die ein Atom eingehen kann, hängt von der Anzahl seiner freien (ungepaarten) Elektronen ab. Wichtig sind hier die vier häufigsten Elemente **Wasserstoff**, **Sauerstoff**, **Kohlenstoff** und **Stickstoff**. Dann soll es noch kurz um **Phosphor** und **Schwefel** gehen, die ebenfalls in nicht unerheblichen Mengen in unserem Körper vorkommen.

Wasserstoff (H, gr.-lat. hydrogenium). Das Wasserstoffatom hat ein ungepaartes Elektron und kann deshalb noch ein weiteres Elektron aufnehmen. Dann hat es die volle „Edelgaskonfiguration" erreicht. Ein Wasserstoffatom ist daher stets nur über *eine* Bindung mit dem restlichen Molekül verbunden (☞ 1.4).
Aus diesem Grunde können auch zwei einzelne Wasserstoffatome eine Verbindung eingehen, so dass es als Gas im zweiatomigen Zustand als H_2-Molekül vorliegt (hier sind einzelne Elektronen als Punkte und Elektronenpaare als Strich gezeichnet).

☞ **1.4** Das Wasserstoffatom kann nur eine einzelne Bindung mit einem weiteren Atom eingehen.

☞ **1.3** Reaktionen von Chlor- und Stickstoffatomen zu Chlor- und Stickstoffmolekülen.

Glukose

☞ **1.5** Sauerstoff kann zwei Bindungen eingehen.

Sauerstoff (O, neulat. oxygenium). Das Sauerstoffatom steht in der sechsten Hauptgruppe und hat damit in der Außenschale zwei Elektronenpaare und zwei einzelne Elektronen (☞ **1.5**).

Stickstoff (N, neulat. nitrogenium). Hierbei handelt es sich um ein Atom aus der fünften Hauptgruppe, das noch ein Elektron weiter von der Edelgaskonfiguration entfernt ist als der Sauerstoff und somit drei Bindungen braucht (es ist „dreibindig").

Auch das Stickstoffatom kann die Edelgaskonfiguration erreichen, indem es mit einem anderen Stickstoffatom eine Bindung eingeht: als Gas liegt Stickstoff als N_2-Molekül vor (☞ **1.6**).

Stickstoff   **Harnstoff**

☞ **1.6** Stickstoff ist dreibindig. Hier dient der Harnstoff als Beispiel.

Kohlenstoff (C, lat. carbonium). Der Kohlenstoff ist das wichtigste und interessanteste Atom – nicht nur in unserem Körper, sondern in der organischen Welt überhaupt, da es das Basiselement für alles Leben auf der Erde ist. Alle Biomoleküle bauen auf ihm auf, und ohne den Kohlenstoff wäre Leben undenkbar. Dies hat seine Ursache in der interessanten Elektronenkonfiguration, die vielfältigste Reaktionen möglich macht. Der Kohlenstoff ist in der Lage, vier Bindungen einzugehen (☞ **1.7**, er steht in der vierten Hauptgruppe).

Am bedeutendsten für die Biologie ist die Fähigkeit der C-Atome, sehr stabile C–C-Einfachbindungen auszubilden. Kohlenstoffatome können mit anderen (Kohlenstoff)atomen jedoch auch zwei oder drei gemeinsame Elektronenpaare haben, wodurch Doppel- und Dreifachbindungen zwischen ihnen entstehen. Auch zu Ringen lassen sich Kohlenstoffatome zusammenlagern.

Methan   **Kohlenstoffdioxid**   **Ethin**

☞ **1.7** Kohlenstoff geht insgesamt vier Bindungen ein.

Schwefel (S, lat. sulfur). Bei Schwefel und auch dem im Folgenden besprochenen Phosphor ist alles nicht mehr ganz so einfach. Man kann sich die zahlreicheren Möglichkeiten der Bindungsausbildung aber so vorstellen, dass es sich bei beiden um große Atome handelt, die ihre äußeren Elektronen wegen des großen Radius weniger festhalten können. Aufgrund der Größe der Atome kann man manch-

mal sogar mehr als vier Elektronenpaare um das Zentralatom bringen.

Schwefel hat eine ähnliche Elektronenkonfiguration wie Sauerstoff (beide stehen in der sechsten Hauptgruppe), besitzt allerdings eine Schale mehr. Dadurch entstehen mehr Möglichkeiten für Bindungen. Hier haben wir die Aminosäure Cystein als Beispiel ausgewählt (☞ **1.8**). Sie ist sehr wichtig für die Struktur von Peptiden und Proteinen, da sie mit einem weiteren Molekül Cystein eine Disulfidbrücke ausbilden kann, wodurch das Molekül Cystin entsteht.

2x Cystein   **Cystin**

☞ **1.8** Cystein als Beispiel für Schwefelverbindungen.

Phosphor (P, gr.-neulat. eigtl. „lichttragend"). Das Phosphoratom steht in der gleichen Gruppe wie das Stickstoffatom, nämlich in der fünften, hat aber wieder eine Schale mehr. Es kann also ebenfalls mehr Bindungen eingehen, was es natürlich auch gerne tut (☞ **1.9**).

Phosphor kommt im Organismus fast ausschließlich in Form von Phosphat vor, das zum großen Teil in den Knochen im Verbund mit Calcium vorliegt. Aber auch als Bestandteil der Nukleotide (zum Beispiel im Adenosintriphosphat, ATP) spielt es eine wichtige Rolle.

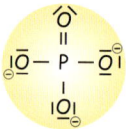

Phosphat

☞ **1.9** Im Phosphat geht Phosphor fünf Bindungen ein.

In Biomolekülen kommen diese sechs Elemente in den unterschiedlichsten Kombinationen vor und beeinflussen als funktionelle Gruppen deren Reaktionsverhalten.

Die Edelgase (achte und damit letzte Hauptgruppe im Periodensystem) haben die genannten Ziele bereits erreicht. Sie besitzen acht Außenelektronen (vier Elektronenpaare; Ausnahme: Helium mit zwei Außenelektronen) und haben daher überhaupt kein Interesse daran, diesen Zustand durch Eingehen einer chemischen Bindung zu verändern.

Alle anderen Elemente müssen sich erst noch einen passenden Bindungspartner suchen, um den Zustand der Edelgase zu erreichen.

1.1.3 Die Elektronegativität

Um zu verstehen, welche Art von Bindungen zwischen Atomen entstehen können, muss man den Begriff der Elektronegativität (EN) kennen. Er beschreibt die Kraft, mit der zwei Atome an dem Bindungselektronenpaar zwischen ihnen ziehen. Der Wert der Elektronegativität, der sich zwischen 1 und 4 bewegt (er ist relativ und hat keine Einheit), berücksichtigt die **Ladungsdichte** eines Atoms, die sich aus dem **Atomradius** und der **Protonenzahl** im Kern ergibt. Das ist auch leicht nachzuvollziehen, denn grundsätzlich gilt: Je größer die Protonenzahl, also die positive Ladung im Kern, desto stärker zieht der Kern am negativen Bindungselektronenpaar (☞ 1.10). Je größer hingegen der Atomradius, desto weiter sind positiver Kern und negatives Bindungselektronenpaar voneinander entfernt und desto schwächer ist folglich die Anziehungskraft zwischen ihnen.

Hauptgruppen

		2	3	4	5	6	7
	1	H 2,2					
	2	Li			C 2,5	N 3,1	O 3,5	F 4,0
Schalen	3	Na 1,0	Mg			P 2,1	S 2,4	Cl 2,8
	4	K	Ca					Br
	5							I

☞ **1.10** Elektronegativitätswerte der wichtigsten Atome in der Biochemie.

Hier sind nur die biochemisch wichtigsten Elemente abgebildet. Je höher der Zahlenwert, desto höher ist auch die Anziehungskraft auf Bindungselektronen. Die Edelgase gehen keine Bindungen ein, weil ihre Außenschale bereits voll besetzt ist.

1.1.4 Starke Bindungen – Hauptvalenzen

Bei den chemischen Bindungen lassen sich zwei Grundtypen, die Hauptbindungen (**Hauptvalenzen** – von Valenz, Wertigkeit) von den Nebenbindungen (**Nebenvalenzen**) unterscheiden. Letztere sind zwar viel weniger fest, allerdings nicht minder wichtig.

Zu den Hauptvalenzen gehören die zwei folgenden wichtigen Bindungen:
- Atombindung
- Ionenbindung

Teilen sich zwei Atome ein oder mehrere Elektronenpaare, spricht man von einer Atombindung, auch **kovalente** Bindung genannt (kovalent heißt gleichwertig). Haben die beiden Atome gleiche Elektronegativität, so teilen sie sich das Bindungselektronenpaar ganz gerecht, keines zieht mehr und keines zieht weniger. Es handelt sich um eine **reine kovalente Bindung**.

Bestehen sehr starke Unterschiede in der Elektronegativität, zieht der elektronegativere Partner so stark am Bindungselektronenpaar, dass er beide Elektronen bekommt und Edelgaskonfiguration erreicht. Der andere Partner erreicht durch den Verlust der Elektronen ebenfalls Edelgaskonfiguration, da seine ursprünglich äußere Schale nun komplett leer ist. Durch diese vollständige Übertragung des Bindungselektronenpaars entstehen ein positiv und ein negativ geladenes Teilchen (Ion), die durch eine **Ionenbindung** zusammengehalten werden.

Sowohl die reine kovalente als auch die ionische Bindung sind als Extreme zu sehen. Dazwischen steht die **polare Atombindung**. Hier wird das Bindungselektronenpaar nur etwas zum elektronegativeren Atom hin verschoben (☞ 1.11). Dadurch entsteht dort eine negative (δ^-) und beim schwächer elektronegativen Atom eine positive Teilladung (δ^+). Moleküle mit polaren Atombindungen liegen oft als **Dipolmoleküle** vor.

In der Biochemie sind die meisten Atombindungen polarisierte Bindungen.

$$Cl - Cl \qquad \overset{\delta^{\oplus}}{H} \blacktriangleleft \overset{\delta^{\ominus}}{Cl} \qquad Na^{\oplus} + Cl^{\ominus}$$

reine kovalente   polare

Atombindung   **Ionenbindung**

steigende Elektronegativitätsunterschiede der Bindungspartner →

☞ **1.11** Atombindungen teilen sich das Bindungselektronenpaar, während bei Ionenbindungen der eine Partner sein Elektron komplett dem anderen Partner überlässt.

Atombindungen. Atombindungen können als Einfach-, Doppel- oder Dreifachbindungen auftreten. Doppelbindungen sind stärker als Einfachbindungen; Dreifachbindungen sind nochmals stabiler, für die Biochemie allerdings unwichtig. Stark oder stabil bedeutet in diesem Fall energiearm, das heißt, man muss viel Energie hineinstecken, um die Bindung zu lösen.

Die Stärke der chemischen Bindungen drückt man als Bindungsenergie in Joule aus. Bindungsenergie ist dabei die Energiemenge, die man zum Bruch einer Bindung aufwenden muss und entspricht umgekehrt der Energie, die an die Umgebung abgegeben wird, wenn zwei Atome die Bindung eingehen (Richtgröße für die Energie von Atombindungen: **400 kJ/mol**).

Bricht eine unpolare Atombindung (z. B. C-C oder H_2) in der Mitte auseinander, erhält jedes der beiden Atome ein Elektron des Bindungselektronenpaars (☞ **1.12 a**). Durch diese **homolytische Spaltung** (gr. *homos* = gleich; *lyein* = auflösen, trennen) entstehen zwei Teilchen mit je einem freien, ungepaarten Valenzelektron. Teilchen mit freien ungepaarten Elektronen nennt man **Radikale.** Radikale sind wie Atome **ungeladene** Teilchen, jedoch **sehr reaktiv**, weil sie so schnell wie möglich wieder ihre Edelgaskonfiguration erreichen möchten. Diese Reaktionsfreude macht sie für uns sehr gefährlich. Radikale können Zellen schädigen, die DNA verändern und damit sogar Krebs auslösen.

Eine Spaltung von polaren Atombindungen (H-Cl) findet wesentlich häufiger statt, wobei die Elektronen ungleichmäßig verteilt werden. Dies wird entsprechend als **heterolytische Spaltung** (gr. *heteros* = anders) bezeichnet (☞ **1.12 b**). Ein Partner nimmt die Bindungselektronen auf und wird zum negativ geladenen **Ion**, der andere gibt sie ab und wird dadurch positiv geladen.

a   H ╪ H ⟶ H · + · H

b   H ╪ $\bar{C}l$ | ⟶ $H^{\oplus}$ + | $\bar{C}l$ | $^{\ominus}$

☞ **1.12**   a Homolytische Spaltung einer unpolaren Bindung. b Heterolytische Spaltung einer polaren Bindung.

Ionenbindungen. Ionenbindungen entstehen, weil Ionen „im Trockenen", wenn also kein Wasser vorhanden ist, miteinander stabile Kristallgitter bilden, die als **Salze** bezeichnet werden. Ein Beispiel für die Ionenbindung ist das Natriumchlorid (NaCl), das ganz normale Kochsalz. Die starken Anziehungskräfte zwischen den **Kationen** (positiv geladene Ionen) und den **Anionen** (negativ geladene Ionen) sind elektrostatischer Natur und damit ungerichtet (Orientierungsgröße: **200 kJ/mol**).

Atome mit einer geringen Anzahl an Valenzelektronen (erste und zweite Hauptgruppe) haben die Tendenz, diese zum Erreichen der Edelgaskonfiguration abzugeben. Dabei entstehen durch den Verlust der negativen Ladung Kationen, die entweder einfach (erste Hauptgruppe) oder zweifach (zweite Hauptgruppe) positiv geladen sind. Bekannte Beispiele sind Natrium (Na^+) und Magnesium (Mg^{2+}).

Dementsprechend nehmen die Atome der siebten Hauptgruppe lieber ein zusätzliches Elektron auf und werden auf diese Weise zu Anionen, z. B. Chlor zu Chlorid (Cl^-).

In unserem Körper, der ja zum Großteil aus Wasser besteht, liegen Ionen allerdings nicht als Kristallgitter, sondern in gelöster Form vor. Sie sind von einer Hülle aus Wassermolekülen umgeben und ziehen sich aufgrund des größeren Abstandes nur schwach an. Deshalb bezeichnet man die Interaktionen zwischen diesen Ionen in diesem Zusammenhang auch besser als **ionische Wechselwirkungen** (s. u.). Dabei handelt es sich um Nebenvalenzen.

Einen weiteren Aspekt der Ionenbildung sollte man sich noch vor Augen halten: Da es sich um eine Übertragung von Elektronen handelt, spricht man auch hier von Oxidation (Elektronenabgabe) und Reduktion (Elektronenaufnahme). Und da natürlich immer beides zusammen passieren muss – abgegebene Elektronen muss schließlich auch wieder jemand aufnehmen –, bezeichnet man diese Reaktionen zusammen auch als **Redoxreaktion**.

Nehmen wir als Beispiel wieder die wohl bekanntesten Ionen, das Natrium und das Chlorid (☞ **1.13**). Natrium gibt ein Elektron ab (wird oxidiert zum Na^+-Ion) und Chlor nimmt eins auf (wird reduziert zum Cl^--Ion), wodurch beide die Edelgaskonfiguration erreichen (Natrium hat die 2., Chlor die 3. Schale komplett gefüllt).

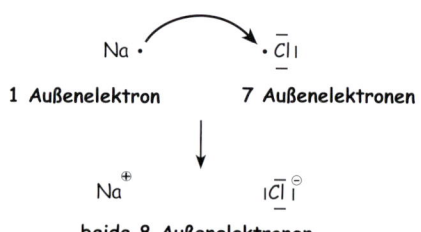

Na ·   · $\bar{C}l$ |

1 Außenelektron   7 Außenelektronen

$Na^{\oplus}$ | $\bar{C}l$ | $^{\ominus}$

beide 8 Außenelektronen

☞ **1.13**   Die Reaktion von Natrium mit Chlor zu Natriumchlorid.

Die besprochenen Hauptvalenzen sind wichtig für den Zusammenhalt der Atome innerhalb eines Makromoleküls. Die ganz individuelle dreidimensionale Struktur kommt allerdings erst durch die zahlreichen schwachen ionischen Wechselwirkungen (schwache Bindungen, Nebenvalenzen) zustande.

1.1.5 Koordinative Bindungen

Bei einer koordinativen Bindung stellt ein Bindungspartner dem anderen nicht nur eines/sondern gleich zwei Elektronen zur Verfügung, also ein **freies Elektronenpaar**.

Der Lieferant der Elektronen wird dabei als Ligand oder Donor bezeichnet, der Empfänger als das Zentralatom bzw. Zentralion oder als Akzeptor.

Das **Zentralatom** besitzt eine Koordinationszahl, welche die Zahl der Elektronenpaare angibt, die es aufzunehmen in der Lage ist. Die Koordinationszahl hat dabei nichts mit der Ladung des Zentralatoms zu tun und liegt meist bei 4 oder 6.

Als **Liganden** kommen alle Atome in Frage, die mit mindestens einem freien Elektronenpaar aufwarten können; so kommen nicht nur geladene, sondern auch neutrale Liganden vor. Liganden mit nur einem freien Elektronenpaar werden als **einzähnig** bezeichnet. Solche mit mehreren freien Elektronenpaaren heißen **Chelatoren** und sind folgerichtig **mehrzähnig** (gr. *chele* = Krebsschere).

Koordinative Bindungen ähneln einer Atombindung, so dass die Bindungsstärke dieser vergleichbar ist. In der chemischen Formelsprache wird die koordinative Bindung und ihre Richtung durch einen Pfeil angegeben.

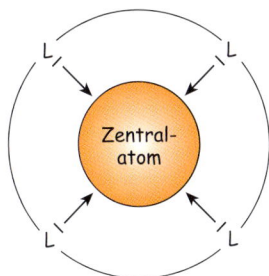

👁 **1.14**   Koordinative Bindung von Liganden am Zentralatom.

Komplexverbindungen

Komplexverbindungen sind Systeme, in denen in der Regel Übergangsmetalle als Zentralatom fungieren und von wohldefinierten Liganden umgeben sind. Komplexverbindungen mit mehrzähnigen Liganden (also Chelatoren) führen zu besonders stabilen Komplexen, die als **Chelatkomplexe** bezeichnet werden.

In unserem Organismus spielen Chelatkomplexe vielfältige Rollen. In Enzymen kommen sie ebenso vor wie im Sauerstofftransporter Hämoglobin (S. 438). Unser Blutgerinnungssystem lässt sich durch die Verhinderung der Bildung von Chelatkomplexen effektiv hemmen (S. 537).

1.1.6   Schwache Bindungen – Nebenvalenzen

Zu den Nebenvalenzen gehören vier wichtige Bindungen:
- Wasserstoffbrückenbindungen
- Van-der-Waals-Bindungen
- hydrophobe Wechselwirkungen
- ionische Wechselwirkungen

Bei all diesen Bindungen handelt es sich um schwache Wechselwirkungen zwischen Atomen. Trotz ihrer Schwäche sind sie es, die entscheiden, wie die endgültige Struktur von Makromolekülen – z. B. von Proteinen und Nucleinsäuren – aussieht.

Wasserstoffbrückenbindungen

Wasserstoffbrückenbindungen sind schwache Wechselwirkungen, die aufgrund des **Dipolcharakters** eines Wassermoleküls, einer OH-Gruppe oder einer NH-Gruppe entstehen. Der Sauerstoff und der Stickstoff mit ihrer großen Elektronegativität ziehen jeweils das Bindungselektronenpaar zu sich heran (negative Teilladung δ^-), die Wasserstoffatome werden dadurch positiv geladen (δ^+). Geraten diese Wasserstoffatome in die Nähe der negativen Teilladung eines anderen Dipols, so kommt es zu einer **Dipol-Dipol-Wechselwirkung** und es entsteht eine Wasserstoffbrückenbindung (Richtgröße **40 kJ/mol**).

Das beeindruckendste Beispiel für diese Nebenvalenz ist das Wassermolekül selbst (👁 **1.15 a**). Ein Wassermolekül kann mit weiteren Wassermolekülen Wasserstoffbrückenbindungen eingehen – es bildet sich ein richtiges Gitter, genannt „Cluster" (engl. *cluster* = Traube, Haufen), aus. Daraus ergeben sich auch die physikalischen Eigenschaften des Wassers (z. B. der im Vergleich zur Molmasse hohe Siedepunkt).

Wasserstoffbrückenbindungen mit Beteiligung einer NH-Gruppe gibt es beispielsweise zwischen den Basenpaaren in der DNA (👁 **1.15 b**).

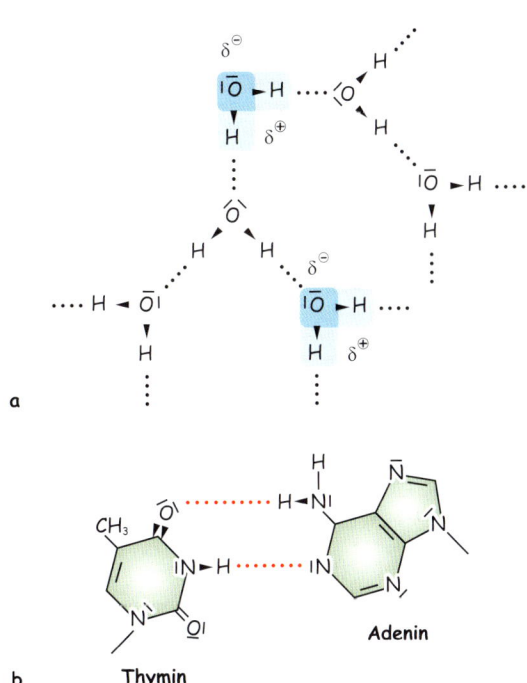

👁 **1.15**   Ausbildung von Wasserstoffbrückenbindung: a Zwischen Wassermolekülen; b zwischen den Basen Thymin und Adenin in der DNA-Doppelhelix.

Van-der-Waals-Bindungen

Van-der-Waals-Bindungen entstehen – auch in hydrophoben Molekülen – durch fluktuierende elektrische Ladungen. Das bedeutet Folgendes: Die Elektronen eines Atoms sind ständig in Bewegung. Es kommt vor, dass sie für einen kurzen Augenblick nicht gleichmäßig um den Kern herum angeordnet sind, sondern sich an einer Stelle in der Schale häufen. Dort ist das Atom dann leicht negativ geladen, auf der gegenüberliegenden Seite dementsprechend positiv.

Durch diese Schwankungen in der Elektronenverteilung kann kurzfristig ein elektrischer Dipol entstehen, der wiederum an einem benachbarten Molekül einen elektrischen Dipol erzeugt (● **1.16**). Die Elektronen im beeinflussten Nachbarmolekül werden entweder abgestoßen oder angezogen, je nachdem, welche Seite des ersten Moleküls ihm zugewandt ist. Die beiden Dipole ziehen sich dann kurzfristig gegenseitig an, was man als Van-der-Waals-Bindung bezeichnet (benannt nach Johannes D. van der Waals, einem Amsterdamer Physiker des letzten Jahrhunderts). Die Richtgröße für die Energie dieser Bindungen beträgt **5 kJ/mol**.

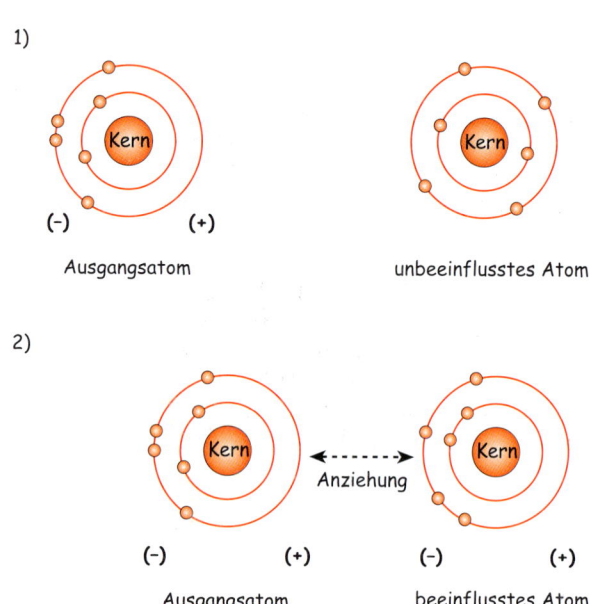

● **1.16** Entstehung einer Van-der-Waals-Bindung.

Hydrophobe Wechselwirkungen

Hydrophobe Wechselwirkungen bieten eine kleine Besonderheit, die sich aus der besonderen chemischen Struktur ihrer beteiligten Partner ergibt: Es gibt viele Moleküle, die sich aus einem hydrophilen und einem hydrophoben Teil zusammensetzen. Gibt man solch ein Molekül in Wasser, so löst sich dort der polare Teil wunderbar, der unpolare Teil hingegen wird von den Wassermolekülen abgestoßen. Um dieser misslichen Lage so gut wie möglich zu entgehen, lagern sich die Moleküle mit der hydrophoben Seite zusammen und lassen diese aus dem Wasser ragen.

Es handelt sich bei den hydrophoben Wechselwirkungen also nicht um Anziehungen zwischen Molekülen, sondern im Gegenteil um **Abstoßungsreaktionen**: Die Wassermoleküle stoßen unpolare Molekülteile ab und drängen sie dadurch zusammen; dieser Zustand ist der energetisch günstigste. Ein klassisches Beispiel für hydrophobe Wechselwirkungen ist die Lipiddoppelschicht beispielsweise der Plasmamembran einer Zelle (● **1.17**).

Richtgröße für die Energie von hydrophoben Wechselwirkungen ist **20 kJ/mol**.

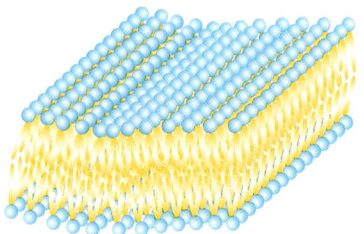

● **1.17** Die Lipiddoppelschicht bildet sich durch hydrophobe Wechselwirkungen.

Ionische Wechselwirkungen

Ionische Wechselwirkungen können als die wässrige Variante der Ionenbindung angesehen werden. Oben hatten wir ja gesehen, wie Ionen sich verhalten, wenn sie nicht in einer Flüssigkeit gelöst sind: Sie bilden Kristallgitter und damit Salze aus.

In unserem Körper sieht alles ein bisschen anders aus, da überall Wasser vorhanden ist. Die im Wasser gelösten Ionen ziehen sich zwar immer noch gegenseitig an, die Anziehungskräfte sind jedoch wegen der sie umgebenden Hydrathülle sehr viel schwächer als in trockener Umgebung. Die Richtgröße für die Energie ionischer Wechselwirkungen ist **4 kJ/mol**, kann aber auch höher liegen.

1.2 Funktionelle Gruppen und ihre Reaktionen

Funktionelle Gruppen sind **reaktionsfreudige Zentren** innerhalb eines Moleküls, die das Reaktionsverhalten dieser Moleküle bestimmen. Sie sind durch polare Atombindungen gekennzeichnet und verfügen daher entweder über eine besonders hohe oder eine sehr geringe Elektronendichte (viel negative oder viel positive Ladungen). Zahlreiche Moleküle in unserem Körper haben sogar zwei oder mehr funktionelle Gruppen. In diesem Kapitel werden die 12 wichtigsten vorgestellt.

1.2.1 Wichtige sauerstoffhaltige funktionelle Gruppen

Die Geschichte der funktionellen Gruppen mit Sauerstoffatomen ist auch die Geschichte der Oxidation, die wir daher gleich mit behandeln. Am Ende lässt sich eine komplette „Oxidationsstraße" aufstellen, die sich aus den verschiedenen sauerstoffhaltigen funktionellen Gruppen zusammensetzt.

Allerdings sollte man sich klarmachen, dass eine Oxidation erst einmal nichts mit Sauerstoff zu tun hat. **Oxidation** ist nur der Fachterminus für die **Abgabe von Elektronen**. In der Natur ist dabei zwar häufig Sauerstoff mit von der Partie, aber nicht grundsätzlich erforderlich.

Wie funktioniert eine Oxidation? Wichtig für das Verständnis der Oxidation ist, dass nicht das ganze Molekül, sondern nur eines seiner Atome betrachtet wird. Man oxidiert z. B. ein bestimmtes C-Atom im Molekül; dieses C-Atom gibt also Elektronen ab. „Abgeben" kann zweierlei bedeuten: Die Elektronen können vollständig aus dem Molekül verschwinden oder auf ein anderes Atom innerhalb des Moleküls übertragen werden.
Eine Elektronenabgabe des C-Atoms kann man z. B. durch das Einfügen des stark elektronegativen Sauerstoffs erreichen (O zieht Elektronen vom C-Atom weg und zu sich hin).
Bei einer Oxidation muss aber nicht unbedingt ein Sauerstoffatom eingefügt werden. Das Ganze funktioniert genauso mit anderen elektronegativen Elementen (z. B. mit Stickstoff).
Eine weitere Möglichkeit der Oxidation ist das Entfernen von Wasserstoff (H) aus einem Molekül (ein Wasserstoffatom besteht ja aus einem Proton und einem Elektron).
Am Beginn unserer Oxidationsstraße soll die Oxidation des Alkans „Propan" zu seinem Alkohol „Propanol" stehen. Damit haben wir schon die erste funktionelle Gruppe erzeugt: die Hydroxyl-Gruppe (–OH). Die Hydroxyl-Gruppe wird auch **Alkohol**-Gruppe genannt (☞ **1.18 a**).
Neben der Oxidation am randständigen (C^1-) Atom (1-Propanol) kann Propan auch am mittleren (C^2-) Atom zu 2-Propanol oxidiert werden. 1-Propanol hat eine **primäre**, 2-Propanol eine **sekundäre** OH-Gruppe. Denkbar ist auch noch eine **tertiäre** OH-Gruppe, wie sie beim Citrat, dem Einstiegsmolekül des Citratzyklus vorkommt (☞ **1.18 b, c**).

☞ **1.18** a Primärer Alkohol. b Sekundärer Alkohol. c Tertiärer Alkohol.

> Primäre OH-Gruppen sitzen immer an einem C-Atom, das als Rest nur *ein* weiteres C-Atom gebunden hat. Sekundäre OH-Gruppen befinden sich an einem C-Atom, das *zwei* weitere C-Atome als Nachbarn hat und tertiäre entsprechend an einem C-Atom mit *drei* benachbarten Kohlenstoffatomen.

Daneben unterscheidet man noch die **Wertigkeiten** der Alkohole, was nichts anderes meint als die **Anzahl der OH-Gruppen**, die in einem Molekül vorhanden sind. Bei den voranstehenden Molekülen handelt es sich um einwertige Alkohole, ein dreiwertiger Alkohol ist zum Beispiel das Glycerin mit seinen drei OH-Gruppen (☞ **1.19**).

☞ **1.19** Dreiwertiger Alkohol.

Die Carbonyl-Gruppe (C=O).

Wenn man versucht, Alkohole weiter zu oxidieren und mit dem Alkohol beginnt, stellt man fest, dass das hier nicht funktioniert. Tertiäre Alkohole lassen sich nämlich nicht einfach so weiter oxidieren, da es kein freies Wasserstoffatom mehr gibt, das bei der Oxidation entfernt werden könnte.
Anders ist es mit den **sekundären Alkoholen**. Sie besitzen am C-Atom, an das die OH-Gruppe gebunden ist, noch einen Wasserstoffrest. Daher lassen sie sich weiter oxidieren, wobei **Ketone** entstehen (☞ **1.20**).
Auch **primäre Alkohole** lassen sich noch weiter oxidieren, wobei Stoffe mit einer Aldehyd-Gruppe (**Aldehyde**) entstehen.

☞ **1.20** Oxidation von Alkoholen.

Bei der Oxidation einer Alkohol-Gruppe zur Keto- oder Aldehyd-Gruppe fügt man also nicht noch ein Sauerstoffatom hinzu, sondern nützt den vorhandenen Sauerstoff erst einmal voll aus. Das heißt, man bildet statt der Einfachbindung eine Doppelbindung und zieht dadurch mehr Elektronen vom C-Atom weg.
Erst auf der nächsten Station der Oxidationsstraße wird wieder Sauerstoff eingefügt, wodurch die Carboxyl-Gruppe entsteht.

Die Carboxyl-Gruppe (COOH)

Ketone stellen – wie die vorne beschriebenen tertiären Alkohole – eine Sackgasse dar (der Grund ist der gleiche). **Aldehyde** lassen sich jedoch noch weiter oxidieren, dabei entstehen die **Carbonsäuren** mit einer Carboxylgruppe (👁 **1.21**).

👁 **1.21**   Oxidation von Acetaldehyd (Aldehyd) zu Essigsäure (Carbonsäure).

Oxidationsstraße

Man kann sich die Oxidationen der sauerstoffhaltigen funktionellen Gruppen ganz gut anhand der Oxidationsstraße – die übrigens keine Einbahnstraße ist und daher auch Reduktionsstraße heißen könnte – klarmachen und merken. Hier also alles noch einmal im Überblick (👁 **1.22**):

👁 **1.22**   Die Oxidationsstraße.

Es sieht immer so aus, als sei die Oxidationsstraße bei der Carbonsäure zu Ende. Unsere Zellen oxidieren aber auch jetzt noch weiter – die organischen Stoffe sollen schließlich unter Energiegewinn bis zur Stufe von CO_2 und H_2O abgebaut werden. Entscheidend ist allerdings, dass dafür die Moleküle nun zerlegt werden müssen.
Chemisch läuft das so, dass bei der OH-Gruppe innerhalb der Carboxyl-Gruppe noch eine Doppelbindung eingefügt wird (wie bei der Entstehung von Ketonen und Aldehyden) und das C-Atom dadurch vom Molekül abgespalten wird (👁 **1.23**). Dadurch entsteht das Gas Kohlenstoffdioxid (CO_2).

👁 **1.23**   Abspaltung von CO_2 aus einer Carbonsäure.

Reaktionen der sauerstoffhaltigen funktionellen Gruppen untereinander

Es gibt drei wichtige Reaktionen der sauerstoffhaltigen funktionellen Gruppen untereinander, wobei Ether, Ester und Säureanhydride entstehen. Bei jeder Reaktion wird dabei Wasser freigesetzt (👁 **1.24**).

Ether. Ein Ether entsteht, wenn zwei Alkohole oder allgemein **zwei OH-Gruppen** miteinander reagieren.
Ester. Reagiert ein **Alkohol** mit einer **Säure**, entsteht ein Ester. Die Bindung wird entsprechend als **Esterbindung** bezeichnet. Neben den Carbonsäureestern sind besonders die Phosphorsäureester biochemisch relevant.
Säureanhydrid. Reagieren **zwei Säuren** miteinander, entsteht die funktionelle Gruppe des Säureanhydrids. Diese **Säureanhydrid-Bindung** ist sehr **energiereich** und wird in den Formeln manchmal auch als geschlängelte Linie dargestellt.

👁 **1.24**   Bildung von Ether, Ester und Säureanhydrid.

Noch wichtiger als bei der Carbonsäure ist diese Bindung allerdings bei der Phosphorsäure, die bei den Nucleotiden eine herausragende Rolle spielt. Diese Bindung wird als **Phosphorsäureanhydrid-Bindung** bezeichnet.
Eines der bedeutendsten Moleküle der Biochemie ist der universelle Energieträger **Adenosintriphosphat** (**ATP**). Hier ist es ganz wichtig, zwischen zwei Bindungstypen zu unterscheiden. Die Phosphate sind durch zwei Phosphorsäureanhydrid-Bindungen untereinander verbunden. Ein

Phosphat ist jedoch über eine Esterbindung mit der Ribose verknüpft. Die Abspaltung der randständigen Phosphate bringt dabei je ca. 30 kJ/mol an Energie, die Abspaltung des inneren Phosphats nur 9 kJ/mol (geschieht daher auch nur selten).

1.2.2 Wichtige schwefelhaltige funktionelle Gruppen

Da Schwefel – wie aus dem Periodensystem ersichtlich – dem Sauerstoff sehr verwandt ist, sehen die möglichen funktionellen Gruppen dankenswerterweise auch recht ähnlich aus.

Statt der OH-Gruppe gibt es die **SH-Gruppe**, die man auch Thiol-Gruppe oder Sulfhydryl-Gruppe nennt. Das ganze Molekül kann man dann als Thioalkohol bezeichnen (☞ **1.25**).

Disulfidbrücke. Die SH-Gruppe ist für die Struktur von Proteinen sehr wichtig. Zwei SH-Gruppen können sich nämlich unter Ausbildung einer Disulfidbrücke miteinander verbinden. Auch hierbei handelt es sich um eine Oxidation, da Wasserstoff abgespalten wird.

Obwohl sich SH- und OH-Gruppe insgesamt sehr ähnlich sind, findet man beim Sauerstoff keine der Disulfidbrückenbindung vergleichbare Bindung, was an der doch leicht unterschiedlichen Elektronenkonfiguration liegt. Ebenso gibt es beim Schwefel keine dem Keton oder Aldehyd analoge Verbindung.

Thioetherbindung. Wie beim Sauerstoff gibt es auch beim Schwefel einen Ether. Hier nennt man das Produkt dann einfach **Thioether**.

☞ **1.25** Bildung von Disulfid, Thioether und Thioester (Beispiel Acetyl-CoA).

Thioesterbindung. Diese Bindung entsteht ebenfalls – analog zum Sauerstoff – wenn eine SH-Gruppe mit einer Carboxyl-Gruppe reagiert und wird als Thioesterbindung bezeichnet. Sie ist ziemlich energiereich, was manchmal durch die geschlängelte Linie verdeutlicht wird.

Eine ganz besonders wichtige Thioesterbindung ist die Bindung zwischen Acetat und dem Coenzym A. Das komplette Molekül heißt Acetyl-CoA. Man sagt auch, dass das Acetat-Molekül durch Bildung des Thioesters *aktiviert* worden sei.

Acetyl-CoA ist das Schlüsselmolekül des gesamten **katabolen** (abbauenden) **Stoffwechsels** und erhält seine herausragende Bedeutung durch die energiereiche Thioesterbindung. Das aktivierte Acetat lässt sich relativ einfach auf alle möglichen Moleküle übertragen und auf diese Weise weiter abbauen – in erster Linie unter Bildung des Citrats im Citratzyklus (S. 203), wodurch der vollständige Abbau des Acetats eingeleitet wird.

Neben den zahlreichen katabolen Reaktionen benötigt man Acetyl-CoA u. a. auch zum Aufbau von Fettsäuren, Cholesterin und Ketonkörpern – alles Wege des **anabolen** (aufbauenden) **Fettstoffwechsels**.

1.2.3 Wichtige stickstoffhaltige funktionelle Gruppen

Beim Stickstoff interessieren uns nur zwei funktionelle Gruppen, die leider häufig durcheinandergebracht werden: Das **Amin** und das **Amid**.

Die Amino-Gruppe (NH$_2$, NH, N)

Amino-Gruppen lassen sich vom Ammoniak (NH$_3$) ableiten (☞ **1.26**). Die Wasserstoffe des NH$_3$ werden dabei sukzessive durch einen Kohlenwasserstoffrest ersetzt. So kommt man vom primären Amin (ein Wasserstoff wird ersetzt) über das sekundäre zum tertiären Amin, bei dem alle drei Wasserstoffe ersetzt sind. Zu guter Letzt kann auch das freie Elektronenpaar des Stickstoffs noch eine Bindung mit einem entsprechenden Rest eingehen und es entsteht das quartäre Ammonium-Ion.

> Am Stickstoffatom eines primären Amins sitzt nur *ein* Kohlenstoff-Rest, die übrigen zwei Bindungsstellen werden von Wasserstoffatomen besetzt (–NH$_2$). Ein sekundäres Amin hat schon *zwei* C-Atome am Stickstoff gebunden und nur noch ein Wasserstoffatom (–NH–). Bei einem tertiären Amin findet man das N mit *drei* C-Atomen verknüpft und überhaupt kein H-Atom mehr. Im Unterschied zu den Alkoholen (S. 9) kann der Stickstoff über sein freies Elektronenpaar noch mit einem *vierten* C-Atom reagieren, wobei das quartäre, positiv geladene Ammonium-Ion entsteht.

1.26 Die verschiedenen Aminogruppen.

Wichtige Moleküle in unserem Körper, die eine (primäre) Amino-Gruppe tragen, sind die Aminosäuren. Als Beispiel sei hier das Glycin, die kleinste Aminosäure, genannt (☞ **1.27**).

1.27 Glycin hat eine primäre Amino-Gruppe.

Die Amid-Gruppe (CO–NH).

Amide (**Säureamide**) entstehen, wenn eine Amino-Gruppe mit einer Säure-Gruppe (Carboxyl-Gruppe) reagiert (☞ **1.28**).

1.28 Die Amid-Gruppe im Glutamin.

Die Amid-Gruppe ist also so etwas wie eine Sonderform der Amino-Gruppe. Entscheidend ist die Umgebung des NH$_2$, die man bei der Zuordnung zu einer der beiden Gruppen unbedingt beachten muss.

Peptidbindung. Äußerst wichtig ist die funktionelle Gruppe des Amids in seiner Bindung, der **Säureamidbindung**, da sie entscheidend für die Bildung von Peptiden und Proteinen aus Aminosäuren ist. Sie heißt dort Peptidbindung und stellt den Spezialfall einer Säureamidbindung dar (☞ **1.29**).

1.29 Die Peptidbindung.

1.3 Reaktionen einer menschlichen Zelle

In einer menschlichen Zelle läuft eine Unmenge an Reaktionen ab. Diese Vielzahl kann man jedoch auf nur *fünf* Grundreaktionen zurückführen. Die Prinzipien dieser fünf Reaktionen werden in den folgenden Abschnitten vorgestellt.

1.3.1 Die Grundreaktionstypen

Die folgende Einteilung in **fünf Reaktionstypen** hat man sich auch bei der Einteilung der Enzyme (Biokatalysatoren von Reaktionen) zu Eigen gemacht. Mit dem kleinen Unterschied, dass es **sechs** Enzymklassen gibt, da man eine der Reaktionsarten noch einmal unterteilt hat – je nachdem, ob sie mit oder ohne Energieverbrauch abläuft.
Hier nur ganz kurz einige einleitende Worte darüber, was Enzyme nun eigentlich sind. Enzyme sind Proteine (Eiweiße), die im Körper die Reaktionen des Stoffwechsels katalysieren (indem sie die Aktivierungsenergie herabsetzen) und damit deren Ablauf überhaupt erst ermöglichen.

Redoxreaktionen

Bei Redoxreaktionen werden Elektronen übertragen (☞ **1.30**). Ein Stoff gibt Elektronen ab – er wird dadurch oxidiert, ein anderer Stoff nimmt diese Elektronen auf – er wird reduziert.
Die beteiligten Enzyme bezeichnet man als **Oxidoreduktasen** (Klasse 1). Sie bekommen im Einzelfall allerdings spezielle Namen, die noch etwas mehr über die Art der Redoxreaktion aussagen, wie z. B. bei der Dehydrogenase, in deren Reaktion Wasserstoff abgespalten wird.

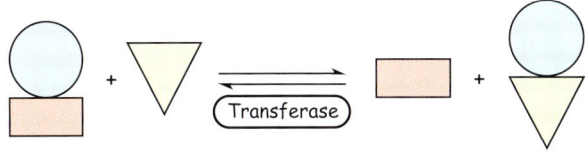

● **1.30** Die Oxidationsreaktion.

Gruppenübertragungen

Bei diesen Reaktionen werden ganze funktionelle Gruppen von einem Molekül auf ein anderes übertragen, die zuständigen Enzyme werden als **Transferasen** (Klasse 2) bezeichnet.
Häufig ist z. B. die Übertragung von Phosphat-Gruppen (Phosphotransferasen) oder von Amino-Gruppen (Aminotransferasen).

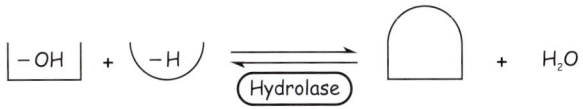

● **1.31** Die Gruppenübertragungsreaktion.

Kondensationen und Hydrolysen

Reaktionen, bei denen eine Bindung unter Wasseraustritt entsteht, werden als Kondensationen bezeichnet. Die Umkehr dieses Vorgangs – die Spaltung einer Bindung unter Wasseranlagerung – nennt man Hydrolyse (● **1.32**). Beide Reaktionsarten werden von **Hydrolasen** (Klasse 3) katalysiert.
Kondensationen sind für die Entstehung von Makromolekülen von sehr großer Bedeutung. Zum Beispiel verbinden sich zwei Aminosäuren miteinander über die **Peptidbindung** unter Abspaltung eines Wassermoleküls zu einem Dipeptid. Durch Wiederholung dieses Vorgangs entstehen dann Oligo- (bis zu zehn Aminosäuren) und Polypeptide (über zehn Aminosäuren).
Ein sehr wichtiges Beispiel für eine Hydrolyse ist die Spaltung von Peptid- und Esterbindungen. Die entsprechenden Enzyme werden als **Peptidasen** und **Esterasen** bezeichnet.

$-OH$ + $-H$ ⇌ [Hydrolase] + H_2O

● **1.32** Kondensation bzw. Hydrolyse.

Biosynthesen und Spaltungen

Diese Reaktionen dienen zur Bildung und Auflösung von Bindungen zwischen Atomen, ohne dass Wasser abgespalten oder eingelagert wird. In der Zelle können diese Vorgänge entweder ohne oder mit Energieverbrauch ablaufen, je nachdem, wie energiereich die entsprechende Bindung ist. Bei den Enzymen unterscheidet man daher zwischen

Lyasen (Klasse 4) und **Synthetasen** (auch Ligasen gennant, Klasse 6) (● **1.33**).

Lyasen arbeiten ohne ATP-Verbrauch, Synthetasen spalten bei ihrer Arbeit ATP.

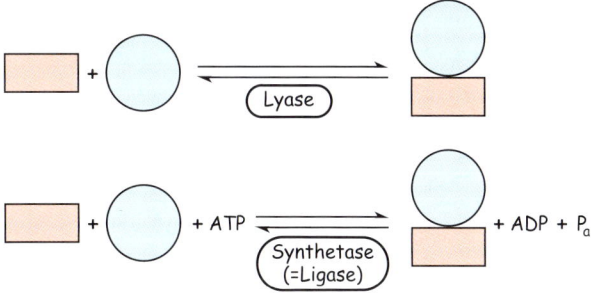

● **1.33** Biosynthese- und Spaltungsreaktionen werden Lyasen bzw. Synthetasen katalysiert.

Lyasen werden häufig auch als **Synthasen** bezeichnet. Allerdings findet sich eine Vielzahl an „Synthasen", die nicht in die Klasse 4 der Enzyme gehört, weil der Begriff der Synthase leider sehr allgemein für alle möglichen Enzyme Verwendung findet. Dieser Umstand ist etwas unglücklich, weil er immer wieder zu Verwirrungen führt. (Als Beispiel sei die ATP-Synthase aus der Atmungskette angeführt, die tatsächlich in die Klasse der Hydrolasen gehört, weil sie eine Kondensationsreaktion katalysiert.)

Isomerisierungen

Bei diesen Reaktionen, für die die **Isomerasen** (Klasse 5) zuständig sind, werden Bindungsverhältnisse innerhalb eines Moleküls neu geordnet.
Häufig erfolgt dabei eine Verlagerung einer funktionellen Gruppe von einer Seite eines **asymmetrischen C-Atoms** (= C-Atom mit vier verschiedenen Substituenten) auf eine andere. Ein Beispiel hierfür ist die Umwandlung der Zucker Glukose und Galaktose ineinander (● **1.34**).

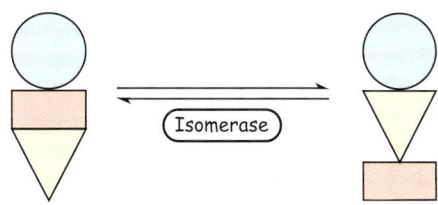

● **1.34** Die Isomerisierung.

Wir haben jetzt die fünf Reaktionstypen kennengelernt, die in unseren Zellen stattfinden. Eine zusätzliche Art von Reaktionen haben wir bislang aus gutem Grund unterschlagen: die Säure-Basen-Reaktionen.

1.3.2   Die Rolle der Säure-Basen-Reaktionen

Für Säure-Basen-Reaktionen gibt es keine Enzyme, weil es sich bei diesen **Protonenübertragungsreaktionen** nicht um gerichtete Vorgänge handelt. Jedoch finden in unserem Körper sämtliche chemische Umsetzungen im wässrigen Milieu statt, so dass diese immer mit berücksichtig werden müssen. Damit sich die Gleichgewichte vieler Reaktionen nicht ständig wandeln, muss der Körper daher auch auf einen sehr stabilen pH-Wert achten.

1.4   Isomerien – einmal ganz in Ruhe...

Chemische Formeln können unterschiedlich genaue Angaben über den Aufbau von Molekülen machen. Nehmen wir als einfachstes Beispiel die Brutto- oder **Summenformel**. Sie zeigt lediglich, welche Atomart(en) und wie viele Atome in einem Molekül vorkommen. Eine Information darüber, wie diese Atome räumlich angeordnet sind, erhält man erst beim Betrachten der **Strukturformel**.

> Moleküle mit gleicher Summenformel, die sich jedoch in der Strukturformel unterscheiden, werden als **Isomere** bezeichnet. Isomere lassen sich weiter unterteilen in **Konstitutionsisomere** (**Strukturisomere**) und **Stereoisomere** (**optische Isomere**). Bei den Konstitutionsisomeren ist innerhalb des Moleküls die Reihenfolge von Atomen oder ganzen Atomgruppen unterschiedlich, bei den Stereoisomeren ist die Reihenfolge der Atome gleich, die räumliche Anordnung jedoch verschieden (☞ **1.35**).

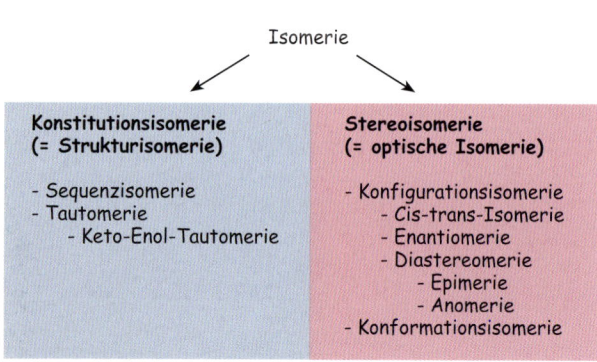

☞ **1.35**   Die verschiedenen Isomere.

1.4.1   Konstitutionsisomerie

Konstitutionsisomere (= Strukturisomere) haben die gleichen Summenformeln, aber eine unterschiedliche Anordnung der Atome. Bei den Konstitutionsisomeren kann man **Sequenzisomere** und **Tautomere** unterscheiden.

Sequenzisomerie. Hier ist die Sequenz, also die Reihenfolge der Atome innerhalb der zu vergleichenden Verbindungen, unterschiedlich. Als Beispiel kann man sich das Molekül mit der Summenformel C_2H_6O anschauen, das entweder Ethanol (CH_3CH_2OH) oder Dimethylether (CH_3OCH_3) sein kann (☞ **1.36**).

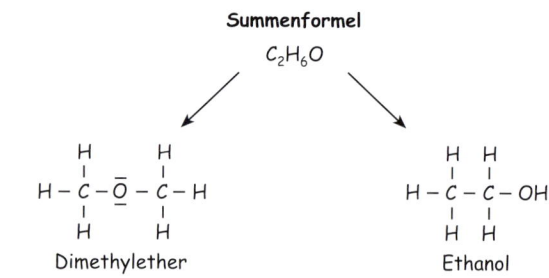

☞ **1.36**   Sequenzisomere.

Tautomerie. Tautomere Verbindungen sind Verbindungen, die sich nur in der Stellung eines *Wasserstoffatoms* voneinander unterscheiden. Sie stehen miteinander im **chemischen Gleichgewicht** und können daher problemlos ineinander umgewandelt werden. Biochemisch am wichtigsten ist hier die **Keto-Enol-Tautomerie** (S. 56).

1.4.2   Stereoisomerie

Die Stereoisomere werden auch als **optische Isomere** bezeichnet und lassen sich weiter unterteilen in die **Konfigurationsisomere** und die **Konformationsisomere**.
Bevor jetzt die komplette Verwirrung eintritt, kommt hier die Antwort auf die Frage: Was genau ist der Unterschied zwischen der vorne beschriebenen Konstitution, der Konfiguration und der Konformation?

> Unter **Konstitution** versteht man die Art und die Reihenfolge, wie die Atome in einem Molekül miteinander verknüpft sind, ohne dabei die räumliche Anordnung zu berücksichtigen. Die **Konfiguration** enthält zusätzlich die Information zur räumlichen Anordnung aller Atome, berücksichtigt aber nicht die durch Drehung um Einfachbindungen entstehenden Isomere. Erst die **Konformation** zeigt die genaue räumliche Anordnung aller Atome eines Moleküls, da sie auch die verschiedenen Drehungsmöglichkeiten um die Einfachbindungen berücksichtigt.

Hier sei dies einmal am Beispiel der Glukose gezeigt. Aus der Formel für die Konstitution kann man noch nicht erkennen, ob es sich um Glukose oder eine andere Aldohexose (wie z. B. Galaktose) handelt. Erst durch die räumliche Anordnung der Atome zueinander wird klar, dass es sich bei diesem Molekül um die α-Glukose handeln muss (☞ **1.37**).

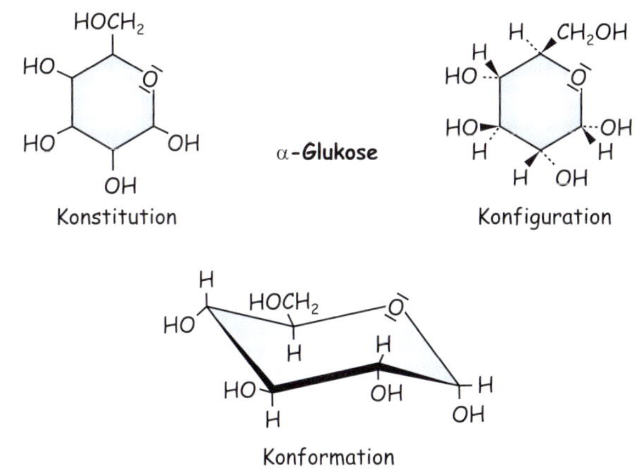

α-Glukose

Konstitution

Konfiguration

Konformation

👁 **1.37** Stereoieomerie.

Konfigurationsisomerie

Zu dieser Gruppe gehören die Cis-trans-Isomerie, die Enantiomerie (Spiegelbild-Isomerie) und die Diastereomerie.

Cis-trans-Isomerie

Eine Cis-trans-Isomerie kann bei Gruppierungen an einer **Doppelbindung** und an einem **Ring** auftreten (👁 **1.38**). Die trans-Form ist energetisch günstiger und kommt daher in der Natur häufiger vor. Doch Vorsicht: die ungesättigten Fettsäuren in unserem Körper (= Fettsäuren mit Doppelbindungen) liegen trotzdem in der cis-Form vor (S. 30).

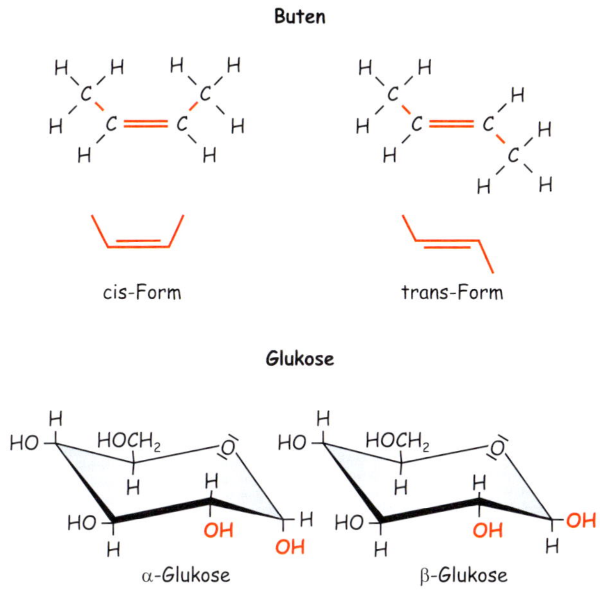

Buten

cis-Form

trans-Form

Glukose

α-Glukose

β-Glukose

👁 **1.38** Cis-trans-Isomerie.

Cis-Form bedeutet, dass die fraglichen Gruppen in eine gemeinsame Richtung zeigen (= beide nach oben oder beide nach unten), bei der trans-Form zeigen sie in unterschiedliche Richtungen.

Wenn es die cis-trans-Isomerie nicht gäbe, könnten wir übrigens nichts sehen! Denn erst durch die cis-trans-Isomerisierung von Retinal – einem Bestandteil des Rhodopsins in den Stäbchen der Netzhaut – wird der Sehvorgang ermöglicht (S. 168).

Enantiomerie – Spieglein, Spieglein...

Isomere, die sich zueinander wie Bild und Spiegelbild verhalten, werden **Enantiomere** oder **Spiegelbild-Isomere** genannt. Sie sind **chiral** zueinander.

Chiralität. Zwei Verbindungen sind chiral, wenn sie sich wie zwei Spiegelbilder zueinander verhalten. Sie können nicht zur Deckung gebracht werden (wie z. B. unsere beiden Hände). Solche Moleküle besitzen mindestens ein **Chiralitätszentrum**. Dabei handelt es sich um ein **C-Atom mit vier verschiedenen Substituenten** (= Resten), das häufig auch als **asymmetrisches C-Atom** bezeichnet wird. Wichtig für die Erkennung dieses chiralen C-Atoms ist es, sich immer die *kompletten* Reste und nicht nur die direkt benachbarten Atome anzusehen. Bei Enantiomeren stehen immer *alle* Reste genau auf der anderen Seite des Moleküls (👁 **1.39**). Sie unterscheiden sich somit in allen asymmetrischen C-Atomen.

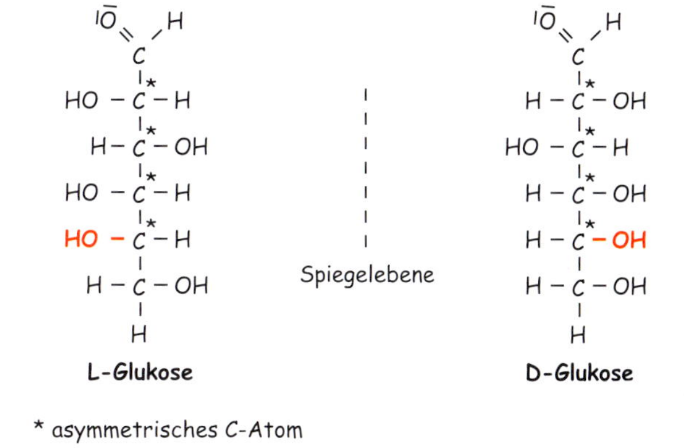

L-Glukose

D-Glukose

Spiegelebene

* asymmetrisches C-Atom

👁 **1.39** Enantiomere der Glukose.

D/L-Nomenklatur. Woran sieht man jetzt, ob es sich dabei um D- oder L-Glukose handelt? Um dies zu entscheiden, muss man sich das in der Fischerprojektion (s. u.) zuunterst stehende asymmetrische C-Atom etwas genauer ansehen: Steht die OH-Gruppe dort rechts, dann ist es die D-Glukose (lat. *dexter* = rechts), steht sie links, die L-Glukose (lat. *laevus* = links). Außer bei den Zuckern ist die D/L-Nomenklatur noch bei den Aminosäuren gebräuchlich. Unser Körper kann übrigens nur mit L-Aminosäuren etwas anfangen, da D-Aminosäuren von unseren Enzymen nicht umgesetzt werden können.

Optische Aktivität. Enantiomere besitzen eine optische Aktivität. Darunter versteht man die Fähigkeit einer Substanz, die Schwingungsebene des linear polarisierten Lichts um einen bestimmten Winkel zu drehen.

Dreht eine Substanz die Schwingungsebene nach rechts, erhält sie die Zusatzbezeichnung (+), ist sie linksdrehend, bekommt sie ein (-), wie auf zahlreichen Jogurtbechern so werbewirksam vermerkt. Dabei ist es sehr wichtig, sich klarzumachen, dass die Bezeichnung D und L nichts mit der Drehrichtung (+) und (-) zu tun hat. Der Zucker D-Fruktose dreht beispielsweise das Licht nach links und erhält damit ein (-), die D-Glukose dagegen dreht das Licht nach rechts und bekommt ein (+).

Die beiden zusammengehörenden Enantiomere drehen das polarisierte Licht jeweils um den **gleichen Winkel** aber in **entgegengesetzte Richtungen**. Deshalb werden sie auch **optische Antipoden** genannt. Dies ist die einzige physikalische Eigenschaft, in der sich D- und L-Glukose voneinander unterscheiden.

Mischt man ein D-Enantiomer und sein zugehöriges L-Enantiomer zu gleichen Teilen miteinander, heben sich die Lichtdrehungen gegenseitig auf. Ein solches Gemisch nennt man **Racemat**. Es dreht das linear polarisierte Licht nicht mehr und ist somit **optisch inaktiv**.

> **Thalidomid.** Eine der größten Arzneimittelkatastrophen wurde durch das Schlafmittel Thalidomid verursacht, ein Racemat, das besser bekannt ist unter seinem Handelsnamen **Contergan**. Während der Schwangerschaft eingenommen, führte es zu schweren Missbildungen der Kinder. Nachträglich stellte sich heraus, dass dafür nur die L-Form des Medikaments verantwortlich ist; das D-Enantiomer ist in dieser Hinsicht unbedenklich und ein gut verträgliches, wirkungsvolles Schlafmittel. In ihrer physiologischen Wirkung können sich die Enantiomere also gewaltig unterscheiden...

Diastereomerie

Alle Konfigurationsisomere, die keine Enantiomere (Spiegelbilder) sind, sind Diastereomere. Sie können weiter unterteilt werden in **Epimere** und **Anomere**. Alle Diastereomere verfügen über zwei oder mehrere chirale Zentren. Sie unterscheiden sich sowohl in ihren physikalischen als auch in ihren chemischen Eigenschaften und haben dazu noch unterschiedliche optische Eigenschaften. Biochemische Beispiele finden sich bei den Zuckern (Monosaccharide, (S. 19).

Epimerie. Epimere unterscheiden sich in nur einem asymmetrischen C-Atom. Zum Beispiel unterscheiden sich D-Glukose und D-Galaktose nur in der Stellung *einer* OH-Gruppe. D-Glukose ist also epimer – und damit auch diastereomer – zu D-Galaktose (👁 **1.40**). Mit den L-Formen der beiden Zucker verhält es sich ebenso.

👁 **1.40** Epimere.

* asymmetrisches C-Atom

Anomerie. Anomere gibt es nur bei den Zuckern und auch dann nur, wenn sie als **Ringe** vorliegen (S. 20). Durch den Ringschluss entsteht nämlich ein neues Chiralitätszentrum, das auch als **anomeres Zentrum** bezeichnet wird. Hier sind zwei diastereomere Formen möglich. Steht die OH-Gruppe am anomeren C^1-Atom **axial** zur Ringebene (= „unten" in der Haworth-Schreibweise), liegt die **α-Form** vor. Steht sie **äquatorial** („oben" bei Haworth), liegt die β-Form vor (👁 **1.41**.)

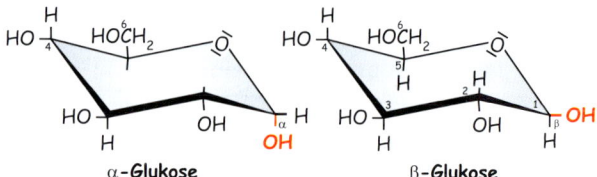

👁 **1.41** Anomerie.

Beide Anomere stehen in Lösung über die offenkettige Form miteinander im Gleichgewicht, d. h. α- und β-Form wandeln sich ständig ineinander um.

Konformationsisomerie

Durch Drehung von Atomen oder Gruppen eines Moleküls um eine Einfachbindung entstehen unterschiedliche räumliche Anordnungen – die Konformationen (lat. *conformatio* = Gestalt). Unterscheiden sich diese Anordnungen im **Energiegehalt**, so spricht man von Konformeren. Biochemisch relevant sind besonders die Konformere der ringförmigen 6er-Zucker.

Zyklische Konformere. Nach dem Ringschluss können diese Moleküle in drei unterschiedlichen Konformationen vorliegen: Als **Sessel-**, **Twist-** und **Wannen**form (👁 **1.42**). Diese drei Formen unterscheiden sich im Energiegehalt und damit auch in der **Stabilität**: Am stabilsten ist die Sesselform, am wenigsten stabil die Wanne; die Twistform nimmt eine Mittelstellung ein. Daher liegen z. B. die Monosaccharide meist in der Sesselkonformation vor.

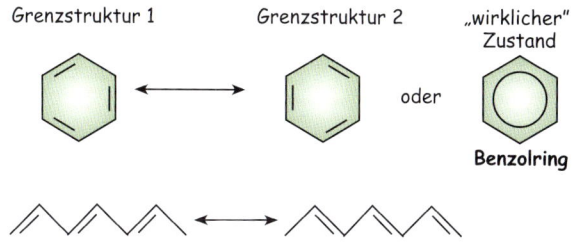

1.42 Zyklische Konformationsisomere.

Bei jeder dieser unterschiedlichen räumlichen Anordnungen können die Substituenten an den C-Atomen (H- oder funktionelle Gruppen) axial oder äquatorial stehen. Für uns reicht es aus, sich die relativ einfache Sesselform einzuprägen. Alle Substituenten, die aus der Ebene des Moleküls herausragen, werden äquatorial genannt, die übrigen stehen axial.

1.5 Mesomerie

Mesomerie ist ein Phänomen, das besagt, dass die in einem Molekül vorliegenden Bindungsverhältnisse nicht durch eine einzige Strukturformel dargestellt werden können. Diese Erscheinung hat also nichts mit den Isomerien zu tun. Die Mesomerie beschreibt vielmehr die „wirkliche" Elektronenverteilung innerhalb eines Moleküls mit mindestens einer Doppelbindung. Meist tritt sie jedoch bei Molekülen auf, die mehrere **konjugierte Doppelbindungen** (S. 30) aufweisen (👁 **1.43**).

Jede Doppelbindung setzt sich aus einer σ-(sigma-) und einer π-(pi-)Bindung zusammen. Während die an der σ-Bindung beteiligten Elektronen konstant zwischen ihren beiden Atomen verweilen, sind die π-Elektronen weit weniger ortsgebunden. In Molekülen mit konjugierten Doppelbindungen können die π-Elektronen daher nicht – wie in der Formel vereinfacht dargestellt – einem bestimmten C-Atom zugeordnet werden. Genaugenommen gehören sie nämlich allen Atomen gleichermaßen: sie sind **delokalisiert** (nicht ortsgebunden).

Die starren Formeln zeigen also nur einen Grenzzustand der Elektronenverteilung, der in der Realität überhaupt nicht existiert. Der wirkliche Zustand liegt zwischen diesen beiden **mesomeren Grenzstrukturen** (gr. *mesos* = mitten, zwischen). Das Vorliegen einer Mesomerie wird durch einen Doppelpfeil ↔ zwischen den Grenzformeln (bitte nicht mit dem Gleichgewichtspfeil ⇌ verwechseln) angezeigt.

1.43 Mesomere Grenzstrukturen des Benzols (oben) und eines ungesättigten Kohlenwasserstoffs (Hepten, unten).

Durch die Delokalisation der π-Elektronen wird ein Molekül stabiler, man sagt dazu auch, es sei **mesomeriestabilisiert** (👁 **1.44**). Die Mesomerie ist übrigens der Grund für die hohe Stabilität von Aromaten und ist entscheidend für die Stärke von Säuren.

1.44 Mesomeriestabilisierung des Carboxylat-Ions.

Erst das negativ geladene Carboxylat-Ion ist nämlich durch Mesomerie stabilisiert. Um diesen energetisch günstigeren Zustand zu erreichen, gibt die Säure gerne ihr Proton ab. Auch die Peptidbindung liegt in einer mesomeristabilisierten Form vor, was weitreichende Konsequenzen für deren Eigenschaften führt (S. 44).

2   Kohlenhydrate

In der Natur spielen die Kohlenhydrate eine herausragende Rolle. Pflanzen sind z. B. in der Lage, Sonnenlicht, also Energie, in Form von Glukosemolekülen zu fixieren. Menschen nutzen Kohlenhydrate vor allem als Brennstoffe in der Nahrung – sie dienen dem Körper als **universeller Energielieferant**.

Chemisch gesprochen sind Kohlenhydrate **Aldehyde** oder **Ketone** eines **mehrwertigen Alkohols** mit der allgemeinen Formel $C_n(H_2O)_n$. Sowohl Ketone als auch Aldehyde sind Moleküle, bei denen eine OH-Gruppe oxidiert wurde (👁 **2.1**). Im Fall der *Aldehyde* wurde eine *primäre* Hydroxyl-Gruppe, im Fall der *Ketone* eine *sekundäre* Hydroxyl-Gruppe oxidiert.

Bemerkenswert ist, dass es keine essenziellen – also unbedingt mit der Nahrung zuzuführenden – Kohlenhydrate gibt; im Gegensatz zu den Lipiden und den Aminosäuren. Der Grund ist in der Wichtigkeit der Kohlenhydrate, allen voran der Glukose, für unseren Organismus zu sehen; er lässt es sich einfach nicht nehmen, sie selbst herstellen zu können. Unser Gehirn ist unbedingt auf eine permanente Versorgung mit Glukose angewiesen, und auch die Erythrozyten können nicht ohne.

Kohlenhydrate nehmen in unserem Körper aber auch wichtige Funktionen bei der **Zellerkennung** wahr; z. B. bei der Anheftung von Bakterien, Viren und organismuseigenen Zellen. Dazu bilden die Kohlenhydrate spezifische Ketten auf der Außenseite von Proteinen (Glykoproteine) und Lipiden (Glykolipide) der Zellmembran, die als Glykokalix bezeichnet werden (S. 438). Klassisches Beispiel hierfür sind die **Blutgruppenunterschiede**, die durch die verschiedenen Kohlenhydratketten auf der Außenseite der Erythrozyten hervorgerufen werden (S. 495).

In diesem Kapitel soll es vor allem um die chemischen Grundlagen gehen, ohne die ein weiteres Verständnis physiologischer und pathologischer Vorgänge nicht erfolgen kann. Wir werden dabei keine chemischen Höhenflüge absolvieren, sondern nur die absoluten Grundlagen besprechen, die man in der Prüfung und später als Arzt dringend benötigt.

2.1   Was sind Kohlenhydrate?

Um zu verstehen, was ein Kohlenhydrat ist, bietet es sich zunächst an, sich mit dem Namen zu beschäftigen. Es steckt das Wort *Kohlenstoff* drin und das Wort *Hydrat*, was die Gesamtbedeutung schon recht gut trifft. Kohlenhydrate sind nämlich Stoffe, die aus Wasser (gr. *hydor* = Wasser) und Kohlenstoff bestehen. Die dem einen oder anderen vielleicht bekannte Summenformel der Glukose $C_6H_{12}O_6$ kann man sich daher zur Verdeutlichung auch anders aufschreiben: $C_6(H_2O)_6$.

👁 **2.1**   Kohlenhydrate sind Aldehyde bzw. Ketone eines mehrwertigen Alkohols.

Um zu einem Kohlenhydrat zu gelangen, benötigt man einen Polyalkohol, dessen Hydroxyl-Gruppen zu Keto- oder Aldehyd-Gruppen oxidiert werden können. Die einfachste Möglichkeit stellt das Molekül Glycerin dar, das mit drei Hydroxyl-Gruppen aufwarten kann.

So viele OH-Gruppen sind mindestens erforderlich, da man schon *eine* oxidieren muss, um einen Aldehyd oder ein Keton zu erhalten – man aber wiederum noch mindestens *zwei* weitere benötigt, um überhaupt noch von einem *Poly*alkohol sprechen zu können.

Eine Oxidation der randständigen Hydroxyl-Gruppe ergibt nun einen Aldehyd, die Oxidation der mittleren ein Keton (👁 **2.2**).

👁 **2.2**   Die Oxidation von Glycerin.

Man kann sich so die beiden Stoffe **Glyceral** (Endung -al = Aldehyd, daher auch der alte Name Glycerinaldehyd) oder **Glyceron** (Endung -on = Keton, noch immer auch unter dem Namen Dihydroxyaceton bekannt) herstellen; dies sind die beiden einfachsten **Zucker**.

> Da Zucker die Endung **-ose** erhalten, spricht man bei diesen beiden grundsätzlichen Arten von Zuckern entweder von **Ketosen** (wenn das Grundgerüst ein Keton ist) oder von **Aldosen** (wenn das Grundgerüst ein Aldehyd ist).
> Diese beiden kleinsten möglichen Zucker kann man auch als **Triosen** bezeichnen, da das Kohlenstoff-Grundgerüst aus **drei C-Atomen** besteht.

Chiralität bei Zuckern. Schaut man sich Glyceral und Glyceron etwas genauer an, wird man feststellen, dass es zwar nur *ein* Glyceron, jedoch *zwei* verschiedene Formen von Glyceral gibt, da die OH-Gruppe am C^2-Atom unterschiedlich gebunden sein kann. Man spricht hier von einem **asymmetrischen C-Atom** oder von einem **Chiralitätszentrum** (☞ 2.3). Steht die OH-Gruppe am asymmetrischen C-Atom links, liegt die **L-Form** des Glycerals vor, steht sie rechts, die **D-Form** (lat. *dexter* = rechts; *laevus* = links). (Die Keto- bzw. Aldehyd-Gruppe muss bei dieser Betrachtungsweise immer oben stehen, siehe Fischer-Projektion, s. u..)

D-Glyceral   **L-Glyceral**

* asymmetrisches C-Atom

☞ **2.3** Glyceral besitzt ein asymmetrisches C-Atom.

> Ein C-Atom ist dann ein Chiralitätszentrum, wenn es vier verschiedene Substituenten besitzt.

Bei den größeren Zuckern gibt es dann auch bei den Ketosen Chiralitätszentren, also D- und L-Formen.
Die Natur macht es uns hier glücklicherweise recht leicht, denn in der uns bekannten Welt spielen vor allem die D-Formen der Kohlenhydrate eine Rolle; L-Formen kommen nur selten vor.

2.2 Monosaccharide

Wir haben nun die beiden kleinsten Zucker kennengelernt – Glyceral und Glyceron. Sie sind **Triosen**, da ihr Kohlenstoffgerüst aus drei C-Atomen besteht. Entsprechend gibt es auch **Tetrosen** (mit vier C-Atomen, gr. *tetra* = vier), **Pen-**

-tosen (mit 5 C-Atomen, gr. *penta* = fünf), **Hexosen** (mit sechs C-Atomen, gr. *hexa* = sechs)...
Diese Zucker unterscheiden sich in der Anzahl ihrer $C(H_2O)$-Bausteine. Tetrosen haben vier, Pentosen fünf, Hexosen sechs solcher Bausteine...
Das Wort Saccharid kommt übrigens vom griechischen sakkharon, was übersetzt einfach Zucker bedeutet.
Was man bei diesen größeren Monosacchariden noch beachten muss, ist, dass mit jeder neuen CH_2O-Einheit auch ein weiteres asymmetrisches C-Atom hinzukommt.
Wichtig ist, dass sich der Unterschied zwischen der D- und der L-Form von Zuckern nicht nur auf das unterste C-Atom bezieht, sondern dass *alle* OH-Gruppen der asymmetrischen C-Atome genau spiegelbildlich angeordnet sind (☞ 2.4). Daher spricht man auch davon, dass sich D- und L-Formen eines Zuckers wie Bild und Spiegelbild zueinander verhalten.

L-Glukose   Spiegelebene   **D-Glukose**

* asymmetrisches C-Atom

☞ **2.4** L-Glukose und D-Glukose.

2.2.1 Hexosen – die 6er-Zucker

Die Hexosen leisten einen wichtigen Beitrag zum Stoffwechsel und sind alle direkt oder indirekt ineinander umwandelbar. Den wichtigsten Beitrag leistet dabei die **Glukose**, die nicht nur für den menschlichen Körper eine herausragende Stellung einnimmt, sondern überhaupt der häufigste natürlich vorkommende organische Stoff ist – frei oder in gebundener Form (hauptsächlich als Stärke).

Glukose – die wichtigste Aldohexose

Die Glukose (gr. *glykys* = süß) hat eine Aldehyd-Gruppe und gehört daher zu den Aldohexosen. Im Deutschen bezeichnet man sie auch als **Traubenzucker**, da Weintrauben reichlich Glukose enthalten.

Die Fischer-Projektion. Bei der Darstellung der Zucker hat man sich auf die Darstellungsweise des Herrn Emil Fischer (organischer Chemiker und Nobelpreisträger) geeinigt und dem Ganzen den Namen Fischer-Projektion gegeben.

In der Fischer-Projektion steht das am höchsten (also stärksten) oxidierte C-Atom (siehe Oxidationsstraße, S. 10) am weitesten oben, also entweder die Aldehyd- oder die Keto-Gruppe. Außerdem muss man darauf achten, dass die OH-Gruppen auf der richtigen Seite stehen, da eine Änderung der Richtung aufgrund der Asymmetrie der Kohlenstoffatome immer ein anderes Molekül zur Folge hätte!

In diesem Zusammenhang sollte man sich auch mit der Nummerierung der C-Atome vertraut machen, da man sich dann später, wenn es um die glukoseverwandten Moleküle geht, nur noch die Zahl merken muss, an deren Stelle die OH-Gruppe auf der anderen Seite sitzt (☞ **2.5**).

☞ **2.5** Die Nummerierung der C-Atome am Beispiel der Glukose.

Kohlenhydrate sind in dieser übersichtlichen gestreckten Form allerdings praktisch nie anzutreffen. Sie bevorzugen aus energetischen Gründen eine Form, in der das eine Ende des Moleküls mit seinem anderen Ende reagiert. Aber langsam und von vorne – wieder einmal mit ein paar zum Verständnis wichtigen chemischen Grundlagen.

Halbacetale. Um den Ringschluss der Kohlenhydrate verstehen zu können, muss man wissen, was ein **Halbacetal** ist: Es entsteht, wenn eine **Aldehyd**-Gruppe mit einer **Alkohol**-Gruppe reagiert (☞ **2.6**).

R = Kohlenstoffrest

☞ **2.6** Die Bildung eines Halbacetals.

Wenn es Halbacetale gibt, wird es auch Vollacetale geben. Diese Verbindungen entstehen, wenn ein Halbacetal weiter mit einer OH-Gruppe reagiert, wobei Wasser abgespalten wird. Dies geschieht z. B. bei der Bildung von Disacchariden (S. 25).

Der Ringschluss der Glukose. Interessant wird es, wenn beide funktionellen Gruppen in *einem* Molekül vorkom-

men, dann kann nämlich eine intramolekulare Ringbildung erfolgen – und genau das passiert meistens bei den Kohlenhydraten. Die Aldehyd-Gruppe reagiert mit einer am anderen Ende liegenden OH-Gruppe – unter normalen Umständen mit der am C^5, da dies energetisch am günstigsten ist; und schon haben wir die Glukose als 6er-Ring vorliegen (☞ **2.7**). (Die blaue Farbe im Ring verwenden wir im gesamten Buch durchgängig zum schnelleren Erkennen!)

☞ **2.7** Der Ringschluss der Glukose zum Halbacetal.

Im Ring stehen funktionelle Gruppen, die in der offenkettigen Form *rechts* standen *unten*, die vormals *links* stehenden Gruppen sind jetzt *oben*. Diese Ringform nennt man auch **Halbacetalform**, da sie aus einer Aldose (Glukose) entstanden ist. Die Darstellung erfolgt nach **Haworth**. Sir Norman Haworth war Chemiker und der Erste, dem es gelang, Vitamin C zu synthetisieren, was dann auch prompt (ganze drei Jahre später) mit dem Nobelpreis belohnt wurde.

Anomerie und Mutarotation. Da bei der Ringschluss-Reaktion ein zusätzliches asymmetrisches C-Atom an C^1 entsteht, können sich zwei verschiedene Ringformen bilden. Die Zucker können im Ring als α- oder β-Form vorliegen. Bei der **α-Form** zeigt die OH-Gruppe an C^1 in der Haworth-Darstellung nach unten, bei der **β-Form** nach oben. Dieses Phänomen wird als **Anomerie** bezeichnet, die α- und β-Formen dementsprechend als **Anomere**. (Möchte man sich bzgl. der Form nicht festlegen oder ist sie unwichtig, so kennzeichnet man dies durch eine geschlängelte waagerechte Linie.)

Anomere wandeln sich in wässriger Lösung – die ja praktisch überall im menschlichen Körper vorliegt – spontan und stets über die offenkettige Form ineinander um. Diese Umwandlung wird **Mutarotation** genannt. Die β-Form wird dabei mit rund 66 % deutlich bevorzugt, die offenkettige Form liegt nur zu unter 1 % vor.

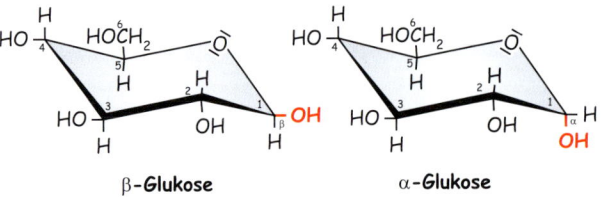

☞ **2.8** Die Anomere der Glukose in der Sesselform.

Sesselform. Dies ist eine weitere Darstellungsweise, die die Wirklichkeit noch etwas genauer beschreibt, als die einfache Ringdarstellung (☞ **2.8**).
Substituenten, die hier senkrecht zum Betrachter stehen, werden **axial** genannt, die übrigen stehen **äquatorial**. Bei einem Zucker in α-Form steht die OH-Gruppe an C^1 axial, bei der β-Form äquatorial.

Pyranosen. Der chemisch bewanderte Leser wird sich möglicherweise an ein dem Glukosering ähnlich sehendes C^6-Grundgerüst erinnern, das **Pyran** (☞ **2.9**). Um diesen verwandtschaftlichen Beziehungen Rechnung zu tragen, nennt man die sechsgliedrigen zyklischen Zuckerformen auch **Pyranosen**.

☞ **2.9**　Pyran sieht dem Glukosering ähnlich.

Galaktose und Mannose

Als nächstes werden wir nun die **Epimere** der Glukose kennenlernen (☞ **2.10**). Dies sind Stoffe, die sich gegenüber der Glukose an nur einem einzigen C-Atom unterscheiden – die OH-Gruppe steht dort dann einfach in die andere Richtung. Da es sich, wie schon vielfach erwähnt, um asymmetrische C-Atome handelt, sind damit auch ganz neue Moleküle entstanden. Zwei dieser Aldohexosen sind im menschlichen Körper von besonderer Bedeutung, die Galaktose und die Mannose.
Bei der **Galaktose** steht im Vergleich zur Glukose die OH-Gruppe am **C^4-Atom** auf der anderen Seite, bei der **Mannose** liegt der Unterschied am **C^2-Atom**.

∿ = anomeres C-Atom; die OH-Gruppe kann
hier axial (α) oder äquatorial (β) stehen

☞ **2.10**　Die Epimere der Glukose.

Wird die Glukose in einen der beiden Stoffe umgewandelt, spricht man von **Epimerisierung** – umgekehrt gilt das natürlich genauso…

Fruktose – die wichtigste Ketohexose

Fruktose (Fruchtzucker) wird in nicht unerheblichen Mengen über die Nahrung aufgenommen, kann aber – je nach Stoffwechsellage – sofort in Glukose umgewandelt und entsprechend dieser weiterverarbeitet werden. Viele Umwandlungsvorgänge der Glukose hängen aus chemischen Gründen zudem eng mit Derivaten der Fruktose zusammen.
Wichtig ist die Fruktose auch für die Spermien, die sich am liebsten von diesem Stoff ernähren. Die Zellen des weiblichen Genitaltrakts können die Fruktose wesentlich schlechter aufnehmen, sie ernähren sich von Glukose.
Das Wort Fruktose kommt vom lateinischen Wort fructus für Frucht, da Früchte besonders viel Fruktose enthalten (daher auch der deutsche Name Fruchtzucker…).
Wie die Glukose handelt es sich bei der Fruktose um einen **6er-Zucker**, sie bildet jedoch (meist) einen **5er-Ring**, da sie mit der Keto-Gruppe an C^2 den Ring bildet. Ihre Ringform wird entsprechend auch **Halbketalform** genannt (☞ **2.11**). (Parallel zur „blauen" Glukose bekommt die Fruktose buchdurchgängig ein Lila.)

☞ **2.11**　Der Ringschluss der Fruktose zum Halbketal.

Furanosen. Aufgrund der Ähnlichkeit dieses 5er-Rings mit einem chemischen Grundgerüst namens **Furan**, nennt man diese Zucker auch **Furanosen**.
Auch die beiden letzten Zucker (Ribose und Desoxyribose), die wir jetzt vorstellen werden, gehören in die Gruppe der Furanosen. Sie haben allerdings nur fünf C-Atome und sind daher Pentosen.

2.2.2　Pentosen – die 5er-Zucker

Von den **Pentosen** sind für uns nur zwei von Interesse: die **Ribose** und die **Desoxyribose** (☞ **2.12**). Beide Ribosen spielen in der Genetik herausragende Rollen, vor allem, weil sie zusammen mit Phosphaten das Rückgrat der Nukleinsäuren bilden.

Der Ringschluss bei den Pentosen bietet keine aufregenden Neuigkeiten (sie sind Aldosen und sie bilden Halbacetale), weshalb wir ihn uns an dieser Stelle sparen und gleich zum Wichtigen schreiten: den Strukturformeln, die diese zwei Vertreter aus der Gruppe der **Furanosen** zeigen.

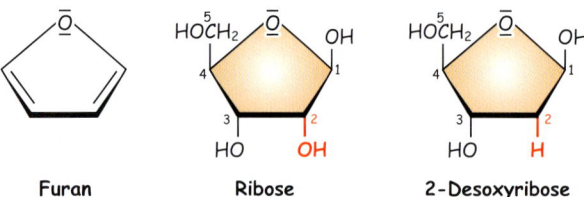

Furan   Ribose   2-Desoxyribose

👁 **2.12** Die wichtigsten Pentosen.

Der einzige Unterschied zwischen den beiden Pentosen besteht darin, dass sich bei der Ribose am C^2-Atom eine OH-Gruppe, bei der Desoxyribose hingegen nur ein Wasserstoffatom befindet. Die **Ribose** findet sich in der **Ribo**nukleinsäure (RNA), die **desoxy**genierte Form der Ribose in der **Desoxyribo**nukleinsäure (DNA). Die Desoxyribose ist übrigens ein Beispiel für ein Kohlenhydrat, bei dem die Formel $C_n(H_2O)_n$ nicht zutrifft, da ihr ein O-Atom fehlt.

2.2.3 Reaktionen der Monosaccharide

Monosaccharide können an ziemlich vielen Stellen ihres Moleküls verändert werden – von medizinischer Relevanz sind allerdings nur wenige Reaktionen, die man sich dafür umso besser einprägen sollte. In erster Linie werden wir uns, wie schon gehabt, den Reaktionen der Glukose zuwenden, die dann leicht auf die anderen Kohlenhydrate übertragbar sind.
Zwei Reaktionstypen sind dabei besonders wichtig, die **Redoxreaktionen**, da die Kohlenhydrate eine große Rolle im Energiestoffwechsel spielen, und Anlagerungen von **Amino-Gruppen**.

Reduktion der Monosaccharide

> Durch Reduktion der Carbonyl-Gruppe der Zucker entstehen Zuckeralkohole, die zwar noch immer süß schmecken, aber im chemischen Sinne **Alkohole** und keine Zucker mehr sind, da sie keine Carbonyl-Gruppe mehr enthalten.

Bei der **Reduktion** von C^1 der Glukose oder von C^2 der Fruktose entsteht der Zuckeralkohol **Sorbit** (engl. Sorbitol), der unter der Bezeichnung Zuckerersatzstoff oder Süßstoff bekannt ist (👁 **2.13**). Fruktose steht so über das Sorbit im Körper mit der Glukose im Gleichgewicht.

Daher wird Sorbit beim Diabetes mellitus, bei der parenteralen Ernährung und zur Kariesprophylaxe als Zuckerersatzstoff eingesetzt.

👁 **2.13** Aus Glukose entsteht über den Zuckeralkohol Sorbit Fruktose und umgekehrt.

Aus der Galaktose entsteht durch Reduktion entsprechend **Galaktit** (engl. Dulcit) und aus **Mannose** Mannit (engl. Mannitol).

Oxidation der Monosaccharide

Die zweite Möglichkeit, das Kohlenstoffatom Nummer 1 der Glukose zu verändern, ist die Oxidation dieser Carbonyl-Gruppe. Dadurch entsteht zunächst **Glukonolakton**, das dann hydrolytisch (Spaltung durch Anlagerung von Wasser) weiter zu **Glukonsäure** reagiert (👁 **2.14**). Eine ähnliche Reaktionsfolge findet sich im sogenannten Pentosephosphatweg.

👁 **2.14** Aus Glukose entsteht durch Oxidation der Carboxylgruppe Glukonolakton, aus dem durch Wasseranlagerung Glukonsäure entsteht.

Im Stoffwechsel ist es auch möglich, die primäre Alkohol-Gruppe an C^6 unter Erhalt der Aldehyd-Gruppe an C^1 zweifach zu oxidieren, wodurch die **Uronsäuren** entstehen (👁 **2.15**).
Die aus der Glukose entstehende **Glukuronsäure** spielt eine sehr wichtige Rolle bei den Ausscheidungs- und Entgiftungsvorgängen in der Leber. Unpolare Stoffe werden durch die Kopplung an Glucuronsäure polarer, damit wasserlöslicher und ausscheidungsfähig, was man als **Glukuronidierung** bezeichnet.

◉ 2.15 Oxidation der Glukose am C 6 führt zur Glucuronsäure.

Aminozucker

Was im menschlichen Körper ebenfalls oft vorkommt, ist der Ersatz einer Hydroxyl-Gruppe durch eine Amino-Gruppe, wobei hier das C-Atom mit der Nummer 2 bevorzugt wird. Durch diese Reaktion entsteht aus unserer Glukose das **Glukosamin** (◉ 2.16).

◉ 2.16 Durch Austausch der OH-Gruppe an C 2 der Glukose gegen eine Amino-Gruppe entsteht Glukosamin.

Analog dazu entsteht aus Mannose **Mannosamin** und aus Galaktose **Galaktosamin**.
Die Aminozucker sind ein Baustein der Heteroglykane (S. 27) und erfüllen wichtige Aufgaben als Bestandteil der Zellmembran bzw. Glykokalix (Zellerkennung), der Extrazellulären Matrix (S. 458) und bei der Immunabwehr (S. 595).

N-Acetyl-Neuraminsäure (NANA)

Die NANA wird auch als **Sialinsäure** bezeichnet und ist glücklicherweise der einzige Vertreter dieser Gruppe, den man als Mediziner kennen muss. Sie entsteht durch zwei Reaktionen aus **Mannosamin**: Durch Anhängen eines **Pyruvatrests** an das C^1- Atom entsteht zunächst **Neuraminsäure** (◉ 2.17). Wird anschließend der Aminorest **acetyliert**, spricht man von N-Acetyl-Neuraminsäure oder in der englischen Abkürzung von **NANA** (**N-A**cetyl **N**euraminic **A**cid).

◉ 2.17 NANA, auch als Sialinsäure bekannt.

Die NANA hängt am Ende der Kohlenhydratketten, die an vielen Plasmaproteinen vorkommen. Sobald viele solcher endständigen Sialinsäuren abgespalten worden sind, ist das ein Signal für die Leber, diese aufzunehmen und abzubauen.

2.2.4 Nachweismethoden

Der Nachweis von Monosacchariden (vor allem von Glukose) spielt in der Klinik eine große Rolle, da eine Entgleisung des Glukosestoffwechsels, beispielsweise beim Diabetes mellitus, nicht nur häufig ist, sondern auch sehr gefährlich werden kann. Die Nachweisverfahren dienen dabei zum einen der Krankheitsverlaufskontrolle, zum anderen aber auch dazu, Neuerkrankungen oder akute Entgleisungen möglichst frühzeitig aufzudecken.

Das **Grundprinzip** aller Methoden ist es, die (unsichtbare) Glukose von Enzymen umbauen zu lassen und die dabei entstehenden sichtbaren (weil farbigen) Produkte zu quantifizieren. Die Menge der entstandenen Produkte ist dabei proportional zur Menge der Glukose.

Glukose-Oxidase-Methode. Dies ist die häufigste Methode zur Glukosebestimmung. Hier wird Glukose zur Glukonsäure – also an C^1 – oxidiert, wobei gleichzeitig Wasserstoffperoxid (H_2O_2) entsteht. Dieses H_2O_2 oxidiert einen farblosen Stoff zu einem *grünen Farbstoff*, der photometrisch gemessen werden kann. Diese Kopplungsmethode wird übrigens in der Forschung auch für zahlreiche andere Nachweise verwendet.

Optisch-enzymatischer Test. Eine alternative Methode ist der optisch-enzymatische Test. Hier wird die Glukose zunächst durch das Enzym Hexokinase zu Glukose-6-phosphat phosphoryliert (◉ 2.18).

◉ 2.18 Reaktionsfolge beim optisch-enzymatischen Glukosenachweis.

In einem zweiten Schritt wird Glukose-6-phosphat von der Glukose-6-phosphat-Dehydrogenase zu 6-Phospho-Glukonolakton oxidiert und dabei gleichzeitig NADP$^+$ zu NADPH/H$^+$ reduziert (Reaktionsfolge s. Pentosephosphatweg, S. 98). Die beiden Formen des beweglichen Elektronentransporters NADPH haben bei einer bestimmen Wellenlänge (340 nm) ein unterschiedliches Absorptionsmaximum, wodurch ihre Konzentrationen photometrisch bestimmbar sind (☞ 2.19).

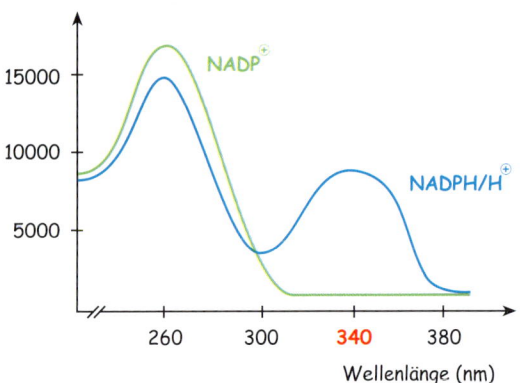

Extinktionskoeffizient ε

☞ **2.19** Absorptionsspektren von NADPH/H$^+$und NADP$^+$.

Glukosemessungen im Blut gehören für einen Diabetespatienten zur mehrfachtäglichen Routine. Als Arzt kommt man damit ebenfalls oft in Berührung, sei es als Notarzt in Akutsituationen bei Patienten mit unklarer Bewusstlosigkeit, zur Erstdiagnose oder Verlaufskontrolle eines Diabetikers oder zu vielen anderen Anlässen.

Glukose im Blut. Sowohl ein Zuviel als ein Zuwenig an Glukose im Blut kann schnell gefährliche Konsequenzen für den betroffenen Patienten nach sich ziehen, so dass hier schnell eine Entgleisung diagnostiziert werden muss. Dem Teströhrchen ist schon ein Glykolysehemmstoff beigesetzt, damit die Erythrozyten nicht weiter Glukose abbauen und die Werte verfälscht werden (was dennoch rasch passiert).
Die Normalwerte für Glukose im Blut liegen zwischen **70** und **110 mg/dl**, was man sich schon einmal für die erste Famulatur – oder gleich fürs Leben – einprägen sollte.

Glukose im Urin. In der Niere wird Glukose zwar vollständig im Glomerulus filtriert, beim Gesunden dann aber auch wieder vollständig rückresorbiert. Ab einer gewissen Blutglukosekonzentration kommt die Niere mit der Rückresorption allerdings nicht mehr ganz hinterher, so dass zunehmend auch Glukose im Urin erscheint. Diese sogenannte **Nierenschwelle** liegt bei etwa 180 mg/dl (10 mmol) Glukose im Blut. Lässt sich also eine signifikante Glukosurie, so die

Fachbegriffe dazu, messen, spricht das für das Vorliegen eines Diabetes mellitus – falls ein Nierenschaden ausgeschlossen werden kann.

2.3 Disaccharide

O-glykosidische Bindung. Liegen zwei Monosaccharide miteinander verbunden vor, so spricht man von Disacchariden. Zwischen ihnen besteht eine sogenannte **O-glykosidische Bindung**, weil sie über ein Sauerstoffatom zusammengehalten werden (☞ 2.20). Vier Disaccharide sind für den Menschen von besonderer Bedeutung: **Maltose** und **Isomaltose**, **Laktose** sowie **Saccharose**.
Aufgrund der zahlreichen OH-Gruppen besitzt ein Monosaccharid prinzipiell eine Reihe von Möglichkeiten, eine glykosidische Bindung einzugehen. Eingeschränkt wird diese Freiheit allerdings durch die Tatsache, dass der erste Zucker immer mit seinem C^1-Atom in die Bindung geht, da dieses besonders reaktionsfreudig ist. Bei dieser OH-Gruppe ist es wichtig, auf ihre Stellung zu achten, da sie α- oder β-konfiguriert sein kann. Damit gibt es schon einmal **α-** und **β-glykosidische Bindungen**.

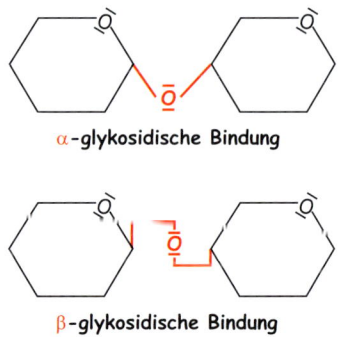

α-glykosidische Bindung

β-glykosidische Bindung

☞ **2.20** Die O-glykosidischen Bindungen.

Dann muss man noch festlegen, welche der zahlreichen OH-Gruppen des anderen Monosaccharids reagieren soll. Für unsere Zwecke wichtig sind Verbindungen zwischen C^1-C^2, C^1-C^4 und C^1-C^6.

N-glykosidische Bindungen. Es soll an dieser Stelle nicht unerwähnt bleiben, dass an einer glykosidischen Bindung nicht unbedingt *zwei* Zucker beteiligt sein müssen. Es reicht, wenn einer der beteiligten Bindungspartner ein Zucker ist – wie z. B. bei den Basen der DNA oder bei den Glykoproteinen. Diese Bindungen werden N-glykosidisch genannt, da sie über ein Stickstoffatom erfolgen (☞ 2.21).

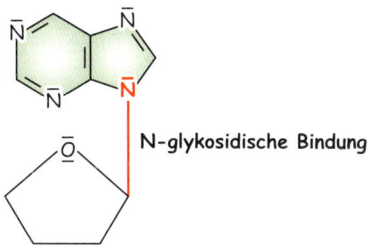

⊙ 2.21 Eine N-glykosidische Bindung zwischen einem Zucker und einer Base in einer Nucleinsäure.

> Sowohl O- als auch N-glykosidische Bindungen können hydrolytisch (also durch Anlagerung von Wasser) gespalten werden.

Acetale, Ketale und die Frage: reduzierend oder nicht? Bei der Bildung einer glykosidischen Bindung zwischen zwei Monosacchariden reagiert chemisch gesehen ein Halbacetal (oder Halbketal) mit einer OH-Gruppe. Das Produkt ist dann ein Vollacetal (oder Vollketal) (⊙ **2.22**).
Hat das entstandene Disaccharid immer noch **Halbacetalform**, dann ist der Zucker reduzierend (seine Carbonyl-Gruppe kann noch zur Säure oxidiert werden). Das ist immer der Fall, wenn einer der Reaktionspartner nicht mit seinem **anomeren C-Atom** an der glykosidischen Bindung beteiligt ist. Im umgekehrten Fall handelt es sich um einen nichtreduzierenden Zucker. (Das anomere C-Atom ist im Übrigen das einzige C-Atom mit zwei benachbarten O-Atomen.)

⊙ 2.22 Die Entstehung von Acetalen und Ketalen.

C = anomeres C-Atom
OH = „halb": Halbacetal oder Halbketal
H = „acetal": Halbacetal oder Vollacetal
R statt H = „ketal": Halbketal oder Vollketal

2.3.1 Maltose und Isomaltose – Malzzucker

Diese beiden Disaccharide bestehen aus zwei Molekülen Glukose und sind als Grundbausteine der zwei wichtigsten Polysaccharide in der Nahrung des Menschen – der **Stärke** und des **Glykogens** – von großer Bedeutung.
Im Darm werden sowohl Stärke als auch Glykogen bis hin zu Maltose und Isomaltose abgebaut. Das Einzige, was die Isomaltose von der Maltose unterscheidet, ist die Art der glykosidischen Bindung: α-1,6 anstelle von α-1,4. Wie wir noch sehen werden, entsteht die Isomaltose wegen der Verzweigungsstellen in Stärke und Glykogen.
Maltose und Isomaltose verfügen über eine **Halbacetalform** (am „rechten" Ring) und sind daher **reduzierend** (⊙ **2.23**).

Maltose

C = anomeres C-Atom
OH = „halb"

⊙ 2.23 Maltose ist ein Halbacetal und deshalb reduzierend.

2.3.2 Laktose – Milchzucker

Laktose besteht aus Glukose und Galaktose, wobei sich die Galaktose von der Glukose nur in der Stellung der OH-Gruppe am C-Atom 4 unterscheidet. Milchzucker ist ein wichtiger Bestandteil sämtlicher Milchprodukte wie Jogurt, Käse und Vollmilchschokolade. Bei allen Säugetieren ist Laktose der Hauptenergielieferant in der Säugephase.
Laktose verfügt über eine **Halbacetalform** (am rechten Ring) und ist daher **reduzierend** (⊙ **2.24**).

Laktose

C = anomeres C-Atom
OH = „halb"

⊙ 2.24 Laktose besitzt eine β-glykosidische Bindung.

2.3.3   Saccharose – Haushaltszucker

Saccharose besteht aus Glukose und Fruktose und ist das, was man landläufig unter „Zucker" versteht, also der normale Haushaltszucker (manchmal auch als Rohrzucker oder Rübenzucker bezeichnet).

Saccharose weist **keine Halbacetalform** auf und ist daher ein **nichtreduzierender** Zucker (👁 **2.25**).

Saccharose

C = anomeres C-Atom

👁 **2.25**   Saccharose ist nichtreduzierend, da sie keine Halbacetalform hat.

Saccharose ist der für Mediziner einzig wichtige Vertreter der nichtreduzierenden Zucker. Maltose, Isomaltose und Laktose sind alle reduzierend.

2.4   Oligosaccharide

Kohlenhydratketten mit drei bis zehn Monosacchariden werden als Oligosaccharide bezeichnet. Sie sind häufig an Proteine oder Lipide gebunden, zum Beispiel in der Zellmembran. Hier sind sie von besonderer Bedeutung für die **Zellerkennung**, was in der Immunologie eine große Rolle spielt. Hierzu gehören auch die **Blutgruppenmerkmale** des AB0-Systems. Die Zusammensetzung der Kohlenhydratkette auf der Oberfläche der Erythrozyten entscheidet darüber, welche Blutgruppe wir haben.

2.5   Polysaccharide

Von Polysacchariden spricht man, wenn die Kohlenhydratkette aus zehn oder mehr Kohlenhydraten besteht (manche Dozenten sprechen auch erst ab 15 Kohlenhydraten von Polysacchariden). Diese langen Kohlenhydratketten erhalten dann alle die Endung **–an**.

Man teilt die Polysaccharide noch weiter ein in solche, die nur aus *einer* Sorte von Monosacchariden bestehen und **Homoglykane** (gr. *homos* = gleich) genannt werden und in die **Heteroglykane** (gr. *heteros* = verschieden), die sich aus mehreren *verschiedenen* Monosacchariden zusammensetzen.

2.5.1   Homoglykane

Die für uns wichtigen drei Homoglykane bestehen übrigens alle aus **Glukose**. Im Menschen selbst und auch in allen tierischen Organismen spielt das **Glykogen** als Glukosespeicher eine große Rolle. Für pflanzliche Organismen sind die **Stärke** und die **Zellulose** sehr wichtig.

Diese drei Homoglykane nehmen wir alle mit der Nahrung auf: Das Glykogen ist meist im Fleisch verpackt, die Stärke essen wir beispielsweise als Brot oder Kartoffeln und die Zellulose ist Hauptbestandteil sämtlicher pflanzlicher Gerichte.

Glykogen

Makromoleküle wie das Glykogen sind im Gegensatz zu Monosacchariden wie Glukose osmotisch praktisch unwirksam und eignen sich von daher gut für die Speicherung als **Reservestoffe**. Glykogen ist der Hauptspeicher für Glukose in Tieren.

Hauptspeicherorte des Glykogens sind zum einen der **Muskel**, der diese Glukosereserve für kurzfristige Muskelhöchstleistungen nutzt, zum anderen die **Leber**, die für die Versorgung anderer Gewebe (zwischen den Mahlzeiten und nachts) verantwortlich ist. Dies ist besonders wichtig für unser Gehirn, das genauso wie die Roten Blutkörperchen (Erythrozyten) und die Zellen des Nierenmarks auf Glukose als Energielieferanten angewiesen ist.

Die Glukose ist im Glykogen in erster Linie α-1,4-glykosidisch verknüpft. Nach jedem achten bis zwölften Glukosemolekül erfolgt jedoch eine zusätzliche α-1,6-glykosidische Bindung, wodurch das Glykogen sehr stark verzweigt wird (👁 **2.26**). Vorteil dieses hohen Verzweigungsgrades ist, dass die Glukose im Bedarfsfall an vielen verschiedenen Stellen im Glykogenmolekül gleichzeitig abgebaut werden kann und damit dem Organismus schneller zur Verfügung steht.

👁 **2.26**   Die α-1,6-glykosidische Verzweigung im Glykogen.

Wird Glykogen mit der Nahrung aufgenommen, so entstehen beim Abbau durch die α-Amylase im Darm die beiden Disaccharide Maltose und Isomaltose, die von speziellen Enzymen (Maltase und Isomaltase) weiter zu Glukose gespalten werden.

Stärke

Was Glykogen für die Tiere, ist die Stärke für die Pflanzen, also Reservekohlenhydrat. Für uns Menschen ist die Stärke von Interesse, da wir sie in nicht unerheblichen Mengen zu uns nehmen, zum Beispiel in Gestalt von Backwaren.

Stärke besteht – wie das Glykogen – aus einer langen Kette von Glukosemolekülen, die zwar auf gleiche Weise verknüpft sind, sich aber im Verzweigungsgrad unterscheiden. Stärke kann in verschiedene Bereiche des Moleküls unterteilt werden, in die **Amylose** (20 %, unverzweigt α-1,4-glykosidisch verknüpft) sowie das **Amylopektin** (80 %, nicht so stark, ansonsten aber wie Glykogen verzweigt).

Zellulose

Die Zellulose ist eine wichtige Gerüstsubstanz für Pflanzen und die häufigste organische Verbindung der Erde überhaupt. Besonderheit der Zellulose ist ihre β-1,4-glykosidische Verknüpfung, die vom Menschen nicht gespalten werden kann.

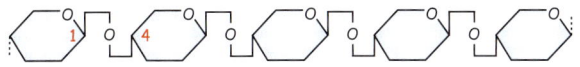

Zellulose

⊙ **2.27** Zellulose besteht aus β-1,4-glykosidisch verknüpften Glukosemolekülen.

Unser Körper kann bei großen Kohlenhydraten nur α-glykosidisch verknüpfte Moleküle zerlegen, also die Homoglykane Glykogen und Stärke, nicht jedoch Zellulose. Für die Disaccharide existieren hingegen spezifische abbauende Enzyme in der Darmwand, die Disaccharidasen. Sie bauen sowohl α- als auch β-glykosidisch verknüpfte Zucker ab, sind also eher substrat- als bindungsspezifisch.

Ballaststoffe. Die wirkliche Bedeutung der Ballaststoffe für eine gesunde Ernährung ist nach wie vor nicht völlig klar, auch wenn es oft den Anschein macht. Es handelt sich bei ihnen meist um Kohlenhydrate (so die Zellulose), die durch die Enzyme unseres Magen-Darm-Traktes nicht oder fast nicht zerlegt werden können.

Ihnen werden verschiedene positive Effekte zugeschrieben, beispielsweise bei Obstipation, Diabetes und Fettstoffwechselstörungen. Seit Jahren wird auch ein protektiver Effekt bezüglich des Darmkrebses diskutiert, was auf eine beschleunigte Darmpassage zurückzuführen sein soll. Toxische Nahrungsinhaltsstoffe sollen auf diese Weise einfach weniger Zeit haben, auf die Darmwand einwirken zu können.

2.5.2 Heteroglykane

Bei den Heteroglykanen handelt es sich um Polysaccharide, die aus unterschiedlichen Monosacchariden aufgebaut sind; meist sind sie an andere Moleküle wie Proteine oder Lipide gebunden. Bei der Namensgebung unterscheidet man, ob der Kohlenhydrat-, bzw. der Protein- oder der Lipidanteil größer ist. Der überwiegende Teil steht dann, wie im Deutschen üblich, im Namen jeweils hinten.

Proteoglykane. Den größeren Anteil haben die Kohlenhydrate, an die ein kleiner Eiweißrest gebunden ist. Proteoglykane sind Hauptbestandteil der extrazellulären Matrix.

Glykoproteine. Sie bestehen zu einem größeren Teil aus Protein und tragen nur einen kleinen Kohlenhydratrest. Ein Beispiel hierfür sind die **Immunglobuline**.

Glykoproteine enthalten oftmals **NANA** und finden sich dann in der Zellmembran sowie extrazellulär als lösliche Proteine, z. B. als Plasmaproteine (S. 517).

Glykolipide. Bei den Glykolipiden überwiegt der Lipidanteil, ein kleiner Kohlenhydratrest ist an ihn gebunden. Diese Substanzen kommen vor allem in Zellmembranen vor und dienen der **Zellerkennung**.

3 Lipide

Die Gruppe der Lipide (gr. *lipos* = Fett, Öl) umfasst Stoffe mit recht unterschiedlichen Molekülstrukturen, die jedoch eine wichtige Gemeinsamkeit aufweisen: Das gesamte Molekül oder ein Teil davon sind fettlöslich.

Lipide nehmen in unserem Körper vielfältige Aufgaben wahr. Sie dienen als **Brennstoff**, als **Baustoff** und auch als **Isolatoren**. Daneben erfüllen sie noch verschiedene Sonderaufgaben als **Hormone**, **Gallensäuren** und **Vitamine**.

3.1 Chemie und Systematik der Lipide

Vollständig fettlösliche Moleküle nennt man **lipophil**. Sie lösen sich gut in **apolaren Lösungsmitteln** wie Ether und Benzol und schlecht in polaren Lösungsmitteln wie Wasser. Denn: Gleiches löst sich ja gern in Gleichem. Dazu ein bekanntes Beispiel: Gibt man Öl in Wasser, verteilt sich das Öl im Wasser nicht homogen, sondern läuft an der Oberfläche zu großen Tropfen zusammen. Mit Wachs und Fett (Triacylglycerinen) sieht das genauso aus: Diese Stoffe bleiben ungelöst und schwimmen auf dem Wasser.

Apolarität. Apolare Stoffe zeichnen sich in ihrem Aufbau dadurch aus, dass sie größtenteils aus CH-Bausteinen bestehen, die in Ringsystemen oder Ketten angeordnet sein können. Solche Stoffe sind apolar, da sich die Elektronegativität (EN) ihrer Atome nur unbedeutend unterscheidet: EN für Kohlenstoff ist 2,5, die für Wasserstoff 2,2 (die für Sauerstoff immerhin 3,5).

Zwischen vollkommen apolaren Stoffen können sich keine Ionenbindungen oder Wasserstoffbrückenbindungen ausbilden, da diese ja polarer Gruppen bedürfen. Der Zusammenhalt erfolgt hier durch **Van-der-Waals-Kräfte** oder **hydrophobe Wechselwirkungen**. Diese intermolekularen Kräfte sind schwach und besitzen nur eine geringe Reichweite.

3.1.1 Amphiphile Lipide

Zur Gruppe der Lipide gehören aber auch **amphiphile** (amphipathische) Substanzen (gr. *amphi* = beidseitig, doppelt; *philos* = Freund; *pathos* = Leiden). Dies sind Moleküle, bei denen lipophile und hydrophile Eigenschaften in etwa gleich stark ausgeprägt sind, und die sich daher sowohl in apolaren als auch in polaren Lösungsmitteln zu einem gewissen Anteil lösen. Diese Teilgruppe umfasst sogar die meisten der biochemisch relevanten Lipide, z. B. alle **Membranlipide**.

Amphiphile Moleküle verhalten sich in wässrigem Milieu uneinheitlich, je nach Größe ihrer hydrophilen und lipophilen Anteile. Kommen sie mit Wasser in Berührung, bilden sie wegen des sogenannten „Öltropfeneffektes" charakteristische Strukturen.

Oberflächenfilm oder Mizelle. Hat bei einem Lipid der polare Kopf einen größeren Durchmesser als der apolare Schwanzteil (beispielsweise bei Fettsäuren), so bildet sich an der Oberfläche des Wassers ein einschichtiger **Film**, bei dem die lipophilen Teile aus der Flüssigkeit herausragen. Im Wasser selbst bilden sich hingegen sogenannte **Mizellen**, die aber ebenfalls wegen der hydrophoben Wechselwirkungen entstehen (☞ 3.1). In diese Mizelle können noch andere lipophile und amphiphile Stoffe eingelagert und damit verpackt und transportiert werden; man bezeichnet sie dann als **gemischte Mizellen**.

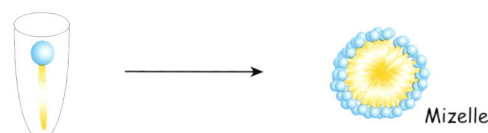

☞ **3.1** Lipide bilden in wässriger Lösung Mizellen.

Vesikel und Zellmembranen. Membranlipide besitzen einen eher zylindrischen Aufbau; der Durchmesser des hydrophilen Kopfes ist also ungefähr gleich dem des lipophilen Schwanzes. Hier bilden sich **Vesikel mit Lipiddoppelschichten**, die eine wässrige Füllung haben (☞ 3.2). Stellt man sich ein solches Vesikel (oder Liposom) nun etwas größer vor, ist man von einer Zelle nicht mehr weit entfernt. Und in der Tat besteht die normale Zellmembran vor allem aus Membranlipiden.

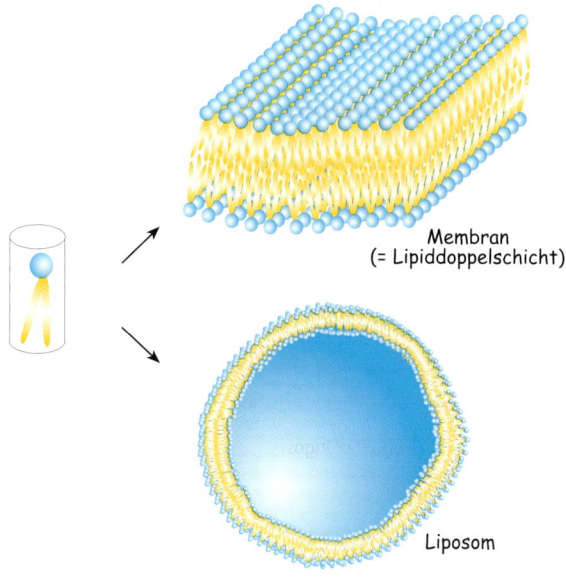

Membran
(= Lipiddoppelschicht)

Liposom

☞ **3.2** Die Entstehung von Lipiddoppelschichten und Liposomen.

3.1.2 Systematik der Lipide

Die Lipide sind eine ziemlich heterogene Gruppe von Molekülen, die sich nur schlecht einteilen lässt. Man kann sie aufgrund der Anordnung ihrer Grundbausteine in einfache und komplexe Lipide unterteilen. Zu den einfachen Lipiden gehören die **Fettsäuren**, die komplexen Lipide sind **Glycerolipide** und **Sphingolipide**. Außerdem gibt es noch die Lipide mit **Isopren** als Grundbaustein.

Die Grundbausteine der Lipide sind, wie man oben bereits aus den Namen entnehmen kann:

1. Fettsäuren
2. Glycerin
3. Sphingosin
4. Isopren

Fettsäuren sind **Carbonsäuren** mit einem langen Schwanz aus CH-Gruppen. Der Kopf mit der Säuregruppe (–COOH) ist hydrophil, der CH-Schwanz lipophil (☞ **3.3**).

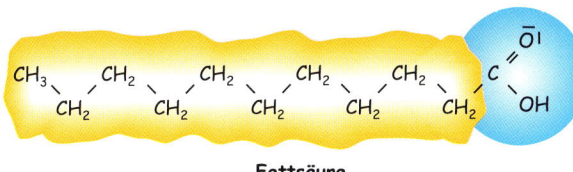

Fettsäure

☞ **3.3** Fettsäuren sind Carbonsäuren.

Glycerin ist ein **dreiwertiger Alkohol**, der als Grundlage für die Triacylglycerine und die meisten der Phospholipide dient (☞ **3.4**).

$$H_2C - OH$$
$$HC - OH$$
$$H_2C - OH \quad \text{Glycerin}$$

☞ **3.4** Der dreiwertige Alkohol Glycerin.

Sphingosin ist ein **zweiwertiger Aminoalkohol**, der als Grundstruktur für Lipide dient, die vor allem am Aufbau des **Nervensystems** beteiligt sind (☞ **3.5**).

Sphingosin

☞ **3.5** Der Aminoalkohol Sphingosin.

Isopren dient schließlich als Grundstruktur vieler funktionell wichtiger Lipide, wozu die Steroidhormone, die Gallensäuren und die fettlöslichen Vitamine gehören (☞ **3.6**).

Isopren

☞ **3.6** Isopren. Rechts in der einfachen Schreibweise.

Isopreneinheiten lassen sich (fast beliebig) verlängern und auch falten – so entsteht z. B. aus sechs gefalteten Isoprenen das **Cholesterin.**

3.2 Fettsäuren

Als Fettsäuren bezeichnet man Carbonsäuren ab einer Kettenlänge von vier C-Atomen, das ist die Butan- oder Buttersäure (im Organismus dissoziiert als Butyrat).

Fettsäuren kommen sowohl frei als auch als Bausteine vieler größerer Lipide vor. Sie bestehen aus unterschiedlich langen Kohlenstoffketten, die an einem Ende eine **Carboxyl-Gruppe** (–COOH) besitzen, die bei physiologischem pH-Wert dissoziiert vorliegt (also als –COO⁻, Endung: -at). Bei kürzeren Carbonsäuren überwiegen die hydrophilen Eigenschaften der sehr polaren Carboxyl-Gruppe. Je länger die Kohlenstoffketten sind, desto stärker ist der Lipidcharakter einer Fettsäure ausgeprägt.

Bei der **Nomenklatur** der Fettsäuren folgt man den Kohlenhydraten und zählt vom C-Atom aus, das am höchsten oxidiert ist – hier also dem mit der –COOH-Gruppe (☞ **3.7**). Dieses C-Atom erhält die Nummer 1 (C^1). Ebenfalls gebräuchlich ist die Bezeichnung mit griechischen Buchstaben, dann fängt man jedoch ein C-Atom später mit der Nummerierung an. Das C^2-Atom wird also als α-C-Atom bezeichnet. Wichtig ist die Kenntnis dieser Nomenklatur für das Verständnis der sogenannten β-Oxidation, die ihren Namen dem β-C-Atom verdankt, an dem der Abbau der Fettsäure beginnt.

☞ **3.7** Nomenklatur der Fettsäuren.

3.2.1 Gesättigte und ungesättigte Fettsäuren

Gesättigte Fettsäuren. Sind die Kohlenstoffatome in der Kette durch jeweils eine Einfachbindung miteinander verknüpft, spricht man von einer **gesättigten Fettsäure** (☞ **3.8**). Jedes Kohlenstoffatom hat dann **vier Bindungspartner** und ist maximal mit H-Atomen **abgesättigt**.

Die Zickzackform, die in den vorherigen Abbildungen verwendet wurde, entspricht der stabilsten Form einer solchen Kohlenstoffkette. Zur Vereinfachung der Darstellung verwendet man häufig eine zickzackförmige Linie, wobei jede Ecke einem C-Atom entspricht und die H-Atome (mal wieder) weggelassen werden.

☞ **3.8** Eine gesättigte Fettsäure.

Ungesättige Fettsäuren. Treten dagegen neben den Einfach- auch Doppelbindungen auf, so können pro Doppelbindung zwei Wasserstoffatome weniger gebunden werden. Jedes der an der Doppelbindung beteiligten C-Atome hat dann nur **drei Bindungspartner**, und die Fettsäuren heißen **ungesättigt**; sie sind also nicht mehr mit H-Atomen abgesättigt. Je nach Anzahl der Doppelbindungen unterscheidet man einfach oder mehrfach ungesättigte Fettsäuren.

Bildet die Doppelbindung räumlich gesehen eine trapezartige Form, dann handelt es sich um eine **cis**-Doppelbindung (lat. *cis* = diesseits); liegt das Molekül trotz Doppelbindung weiterhin als Zickzacklinie vor, spricht man von einer **trans**-Form (lat. *trans* = gegenüber). Die für den Menschen wichtigen ungesättigten Fettsäuren liegen ausschließlich in der cis-Form vor.

Es wird sogar vermutet, dass diese sogenannten Transfettsäuren für den Menschen schädlich sein könnten. Ihre Verbreitung in der Nahrung nimmt aufgrund spezieller Herstellungsprozesse momentan leider zu.

Die Doppelbindungen bezeichnet man nun je nach Lage innerhalb der Fettsäure als **isoliert**, wenn dazwischen mindestens zwei Einfachbindungen vorkommen und als **konjugiert**, wenn sich Einzel- und Doppelbindung abwechseln (☞ **3.9**).

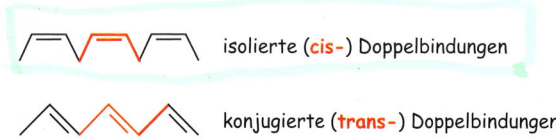

☞ **3.9** Isolierte und konjugierte Doppelbindungen in ungesättigten Fettsäuren.

Nur die Elektronen konjugierter Doppelbindungen können untereinander ihren Platz tauschen. Dieses Phänomen wird als Delokalisation (Mesomerie) bezeichnet und findet sich im Bereich der Lipide bei den Isoprenderivaten und bei manchen Steroidhormonen.

> Die Fettsäuren in unserem Körper besitzen dagegen immer **isolierte (cis-)Doppelbindungen**.

Die **Anzahl der Doppelbindungen** einer Fettsäure beeinflusst zusammen mit der Anzahl der C-Atome (also der Länge der Fettsäure) entscheidend die Konsistenz von Lipiden und daher auch die Beweglichkeit unserer Membranen. Je kürzer eine Fettsäure ist und je mehr Doppelbindungen sie aufweist, desto flüssiger ist das zugehörige Lipid („Öl"). Je länger und gesättigter die Fettsäuren sind, desto fester ist auch das Lipid („Talg").

Vier ungesättigte Fettsäuren sind für uns besonders wichtig (☞ **3.10**).

- Ölsäure
- Linolsäure
- Linolensäure
- Arachidonsäure

☞ **3.10** Die wichtigsten ungesättigten Fettsäuren.

Nomenklatur der ungesättigten Fettsäuren

Fettsäuren benennt man nach der Zahl ihrer Kohlenstoffatome sowie der Anzahl (und Stellung) der Doppelbindungen. Die Schreibweise 16:0 bezeichnet eine 16 C-Atome lange Fettsäure mit ausschließlich Einfachbindungen (Palmitinsäure). Bei den ungesättigten Fettsäuren kommt statt der „0" hinter der Kettenlänge entsprechend die Anzahl der Doppelbindungen. Die Schreibweise für die Ölsäure ist also 18:1.

Δ-Nomenklatur. Die Stellung der Doppelbindung kann durch den griechischen Buchstaben Delta (Δ) gekennzeichnet werden (☞ **3.11**). Die Nummer des C-Atoms, von dem die Doppelbindung ausgeht, wird als Hochzahl hinter das Δ gestellt (z. B. Δ^9).

ω-Nomenklatur. Eine weitere Art der Namensgebung orientiert sich am letzten C-Atom einer Fettsäure: Bei diesen sogenannten ω-Fettsäuren (Omega ist der letzte Buchstabe des griechischen Alphabets) wird die Entfernung der ersten Doppelbindung vom Methylende (= –CH_3) der Fettsäure mit einer Ziffer angegeben (☞ **3.11**). Wichtig ist die Unterscheidung zwischen zwei Familien: der ω-3-Familie mit der Linolensäure sowie der ω-6-Familie mit der Linolsäure sowie der Arachidonsäure.

Name	Anzahl der C-Atome	Anzahl der Doppel-bindungen	Δ-Nomen-klatur	ω-Nomen-klatur
Palmitinsäure	16	0		
Stearinsäure	18	0		
Ölsäure	18	1	18:1 Δ^9	18:1 ω-9
Linolsäure	18	2	18:2 $\Delta^{9,12}$	18:2 ω-6
Linolensäure	18	3	13:3 $\Delta^{9,12,15}$	13:3 ω-3
Arachidonsäure	20	4	20:4 $\Delta^{5,8,11,14}$	20:4 ω-6

☞ **3.11** Nomenklatur der ungesättigten Fettsäuren.

ω-3-Fettsäuren. Insbesondere für die ω-3-Fettsäuren gilt mittlerweile als gesichert, dass sie mit zur Vorbeugung einer koronaren Herzkrankheit beitragen können. Sie scheinen die Biosynthese wichtiger Entzündungsparameter beeinflussen zu können, die ansonsten eine Arteriosklerose begünstigen. Eine entscheidende Rolle scheint dabei der Stoffwechsel der Eikosanoide zu spielen, auf den auch das Aspirin einen großen Einfluss hat (S. 417).
Auch rheumatische Erkrankungen sollen die ω-3-Fettsäuren positiv beeinflussen.

3.2.2 Geradzahlige und ungeradzahlige Fettsäuren

Nach der Anzahl ihrer Kohlenstoffatome teilt man Fettsäuren in geradzahlige und ungeradzahlige ein. Dies ist für den **Abbau** im Stoffwechsel von Bedeutung, da nur der Abbau **geradzahliger** Fettsäuren ausschließlich zu **Acetyl-CoA** führt, das aus zwei C-Atomen besteht.
Beim **Abbau ungeradzahliger** Fettsäuren muss weiterer Aufwand betrieben werden, da am Ende des Abbaus ein Stück mit drei C-Atomen übrig bleibt: das **Propionyl-CoA**. Dieses wird schließlich zu einem Zwischenprodukt des Citratzyklus, dem Succinyl-CoA, umgewandelt.

Da auch die Biosynthese der Fettsäuren über das Acetyl-CoA läuft, sind die meisten Fettsäuren in unserem Körper geradzahlig.

3.2.3 Essenzielle Fettsäuren

Im Gegensatz zu den Kohlenhydraten gibt es bei den Lipiden zwei notwendige Fettsäuren, die wir nicht selbst im Körper herstellen können, sondern mit der Nahrung zu uns nehmen müssen.
Diese **essenziellen** Fettsäuren sind die zweifach ungesättigte Fettsäure **Linolsäure** und die dreifach ungesättigte **Linolensäure**, die wir für unsere Membranen benötigen. Sie sind für uns essenziell, da unsere Zellen nicht in der Lage sind, Doppelbindungen nach C^9 einzubauen – was aber für diese Fettsäuren notwendig wäre.
Aus der Linol- und der Linolensäure kann im endoplasmatischen Retikulum (ER) die vierfach ungesättigte **Arachidonsäure** hergestellt werden, die damit **halbessenziell** ist. Die Arachidonsäure ist ein wichtiger Vorläufer für bestimmte Mediatoren, die sogenannten Eikosanoide.
Die einfach ungesättigte **Ölsäure** ist **nicht essenziell**, da sie im ER aus der ebenfalls nicht essenziellen gesättigten Stearinsäure oxidativ hergestellt werden kann.

3.3 Glycerin-Derivate

Glycerin dient als Grundstruktur zweier sehr wichtiger Lipide in unseren Zellen. Die **Triacylglycerine (TAG)** stellen das eigentliche „Fett" dar und werden wegen ihrer vollständig apolaren Struktur auch als Neutralfette bezeichnet. Die **Glycerophosphatide** bilden die wichtigste Gruppe unter den Phospholipiden und sind damit zentraler Bestandteil sämtlicher Membranen in unseren Zellen.

3.3.1 Triacylglycerine (TAG) – das klassische Fett

Triacylglycerine sind die wichtigsten **Speicherlipide** in unserem Körper – manche ihrer Speicherorte sind (leider) gut sicht- und tastbar. Der Name sagt eigentlich schon alles über die Struktur der TAG aus. Es handelt sich um den dreiwertigen Alkohol **Glycerin**, an dem drei („tri") **Fettsäurereste** („acyl") hängen (☞ **3.12**). Besser sagt man: Glycerin stellt das Grundgerüst eines TAG dar, an dessen Alkoholgruppen jeweils eine Fettsäure über eine **Esterbindung** gebunden ist. Zur Erinnerung: Alkoholgruppe plus Säuregruppe ergibt einen Ester und Wasser.
Durch den Einbau unterschiedlicher Fettsäuren ergeben sich vielfältige Kombinationsmöglichkeiten für den Aufbau von TAG. In unserem Körper werden allerdings meist **Palmitin-** und **Stearinsäure** in TAG eingebaut, weil diese am einfachsten herzustellen sind.

Da das ganze Molekül ziemlich unpolar und vor allem ungeladen ist, bezeichnet man TAG auch als **Neutralfette**.

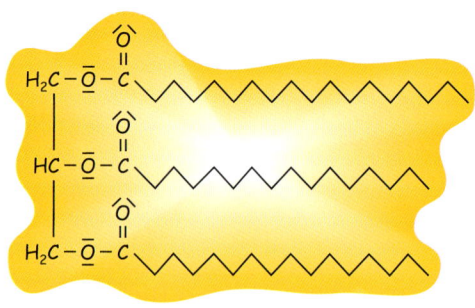

Triacylglycerin

👁 **3.12** Triacylglycerine bestehen aus Glycerin und drei Fettsäuren.

Aufgrund seiner extremen Lipophilie kann ein TAG fast völlig ohne Wassermoleküle drumherum im Körper abgelagert werden, was im Vergleich zu anderen Speicherstoffen (z. B. Glykogen) eine enorme **Platzersparnis** bedeutet. Außerdem liefern Triacylglycerine pro Masseneinheit bei ihrer Verbrennung doppelt so viel **Energie** wie Kohlenhydrate und Eiweiße, nämlich 39 kJ/mol. Kohlenhydrate und Eiweiße bringen es dagegen nur auf 17 kJ/mol.

Aus diesen Gründen ist Fett in Form der TAG der Energiespeicher Nummer eins in unserem Körper, und wir wären in der Tat ohne die Möglichkeit der Speicherung als Fett noch dicker...

TAG sind aber nicht nur als **Speicherfett** von Bedeutung. Als **Unterhautfettgewebe** dienen sie dem Kälteschutz, als **Baufett** in der Augenhöhle und in der Fußsohle oder als **Organfett**, z. B. in der Nierenkapsel, sind sie ein schützendes und stabilisierendes Polster, das nur in extremen Hungerzeiten abgebaut wird. In einer solchen Situation kann es dann sogar geschehen, dass die Nieren ihre Position verlassen (sog. Wandernieren).

3.3.2 Glycerophosphatide – Membranfett

Die für unsere **Zellmembranen** überaus wichtigen Glycerophosphatide gehören in die Gruppe der **Phospholipide**, zu der auch noch einige Sphingosinderivate gehören. Glycerophosphatide sind gegenüber den TAG nur leicht in ihrem Aufbau modifiziert. Am dritten C-Atom des Glycerins hängt keine Fettsäure, sondern ein Phosphatrest (👁 **3.13**). Dieses Molekül wird als **Phosphatidsäure** oder dissoziiert als **Phosphatidat** bezeichnet.

Phosphatidat

👁 **3.13** Phosphatidat hat anstatt der dritten Fettsäure eine Phosphat-Gruppe.

An dieser Phosphatidsäure hängt dann in aller Regel noch ein weiterer polarer Rest. Daher sind Glycerophosphatide **amphiphile Moleküle**, im Gegensatz zu den rein lipophilen TAG. Das Glyceringrundgerüst mit den zwei Fettsäuren ist der hydrophobe Schwanzteil, der Phosphatrest mit der polaren Gruppe der hydrophile Kopf. Am häufigsten kommen vier polare Reste vor, die den folgenden Glycerophosphatiden ihren Namen geben:

- Cholin im Phosphatidyl-Cholin (= Lecithin)
- Serin im Phosphatidyl-Serin
- Ethanolamin im Phosphatidyl-Ethanolamin (= Cephalin)
- Inositol im Phosphatidyl-Inositol

Alle Glycerophosphatide sind **Phosphorsäure-Diester** mit einer Esterbindung zum Glycerin und einer zweiten zu einer Aminosäure (Serin), einem Aminoalkohol (Cholin, Ethanolamin) oder einem Zuckeralkohol (Inositol) (👁 **3.14**).

Phosphorsäure-Diester

👁 **3.14** Aufbau eines Glycerophosphatids.

Membran. Durch ihre amphiphilen Eigenschaften lagern sich Phospholipide im wässrigen Milieu in charakteristischer Weise zusammen: Sie wenden die lipophilen Teile einander zu, strecken die hydrophilen Köpfe nach außen und bilden so eine **Doppelschicht**, die man als Membran bezeichnet.

Gallenflüssigkeit. Phospholipide finden sich auch in der Gallenflüssigkeit. Sie müssen dort in einer bestimmten Konzentration im Vergleich zu den anderen Bestandteilen vorhanden sein, um das Cholesterin in Lösung zu halten.

Gallensteine. Sinkt die Konzentration der Phospholipide in der Gallenflüssigkeit, so fällt das Cholesterin aus, und es können sich Gallensteine bilden. Die Cholesterinsteine sind die häufigste Art von Gallensteinen.

Der Antiatelektasefaktor Surfactant. Von spezialisierten **Lungenzellen** (Pneumozyten Typ II) werden Phospholipide gebildet, die als **Surfactant** bezeichnet werden (engl. *surface active agent* = oberflächenaktiver Faktor). Diese Substanzen wirken wie Seife, indem sie die Oberflächenspannung (etwa um den Faktor 10) in den Alveolen herabsetzen. Der Surfactant-Überzug ist für die Entfaltung und die Formerhaltung der Alveolen unbedingt notwendig. Diese Phospholipide verhindern nämlich das Zusammenfallen der Alveolen beim Ausatmen.

Beim **Ausatmen** nähern sich die lipophilen Schwänze in den kleiner werdenden Alveolen so weit aneinander an, dass durch die enge räumliche Nachbarschaft der Fettsäureketten ein weiteres Zusammensinken der Alveole verhindert wird. Beim **Einatmen** hingegen werden zusätzliche Phospholipide aus so genannten Lamellenkörperchen rekrutiert (☞ **3.15**).

Surfactant besteht zu 90 % aus Dipalmitoyl-Phosphatidyl-Cholin (also aus Lecithin, das mit zwei Palmitinsäuren verestert ist).

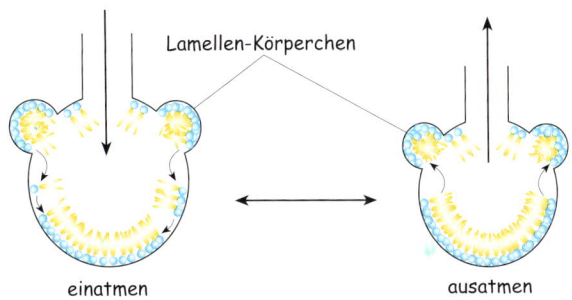

Lamellen-Körperchen

einatmen   ausatmen

☞ **3.15** Die Funktion der Phospholipide im Surfactant.

Frühchen. Surfactant wird von den Pneumozyten erst ab der 34./35. Schwangerschaftswoche in ausreichenden Mengen gebildet. Ohne Surfactant fällt die Lunge jedoch in sich zusammen, und ein Atmen ist nicht möglich, was man als **Atelektase** bezeichnet. Bei zu früh geborenen Kindern führt dies regelmäßig zu einem Atemnotsyndrom, das ohne intensive Therapie praktisch immer tödlich ist.
Inzwischen kann man künstlich hergestelltes Surfactant als Emulsion in die Lungen von Frühgeborenen einbringen und dadurch die Überlebenschancen steigern.
Den werdenden Müttern wird bei einer drohenden Frühgeburt Kortison gegeben, das die Lungenreifung des ungeborenen Kindes induzieren soll

3.4   Sphingosin-Derivate

Im Gegensatz zu den Glycerolipiden bildet hier der **zweiwertige Aminoalkohol Sphingosin** den Anker für die Fettsäuren, Phosphate und Zucker. Zur Gruppe der Sphingosin-Derivate zählt ein wichtiges Phospholipid, und auch fast alle Glykolipide basieren auf Sphingosin (☞ **3.16**).

Sphingosin

☞ **3.16** Sphingosin ist der Grundbaustein der Sphingosin-Derivate.

In unseren Zellen liegt Sphingosin immer mit einer Fettsäure über eine **Amidbindung** verbunden vor. Diese Verbindung heißt **Ceramid**, und sie kann daher ebenso als Ausgangssubstanz aller Sphingosin-Derivate angesehen werden (☞ **3.17**).

Ceramid

☞ **3.17** Ceramid als Ausgangssubstanz der Sphingosin-Derivate.

Ceramid wird in unseren Zellen entweder mit Phosphat und dann Cholin verbunden, wodurch das Phospholipid **Sphingomyelin** entsteht, oder aber es werden Zucker angehängt, womit **Cerebroside** und **Ganglioside** erzeugt werden können.

3.4.1   Sphingosinphosphatide

Es gibt nur ein wirklich relevantes Phospholipid auf Sphingosin- bzw. eben Ceramidbasis, das **Sphingomyelin**. Es entsteht, wenn an die freie OH-Gruppe zunächst ein Phosphat und dann daran noch ein Cholin gehängt wird (☞ **3.18**). Die große Ähnlichkeit zum Lecithin dürfte nicht zu übersehen sein…
Am Namen unschwer zu erkennen ist der Hauptfundort des Sphingomyelins, nämlich die Myelinscheiden der Neurone. Daneben taucht Sphingomyelin in geringeren Mengen auch in den Zellmembranen aller anderen Zellen auf.

Sphingomyelin

☞ **3.18** Sphingomyelin.

3.4.2   Glykolipide

In Glykolipiden sind die Zuckerreste in unseren Zellen immer an Sphingosin bzw. Ceramid gebunden. Hängt nur ein Monosaccharid daran, so spricht man von **Cerebrosiden**, hängt ein Oligosaccharid daran, so nennt man das Molekül ein **Gangliosid**.

Cerebroside. Wenn in der Zelle nun ein Monosaccharid an Ceramid gehängt wird (☞ 3.19), so ist das meistens **Galaktose**. Das entstandene Cerebrosid wird manchmal auch genauer als **Galaktosyl-Ceramid** bezeichnet. Diese Cerebroside findet man hauptsächlich in den Membranen von ZNS-Neuronen.

Auch Galaktosamin oder Glukose sind in Cerebrosiden nicht selten. Das dann sogenannte **Glykosyl-Ceramid** kommt jedoch vor allem in Membranen von Zellen vor, die *nicht* zum Nervengewebe gehören.

☞ **3.19** Cerebrosid = Ceramid + Zucker.

Ganglioside. Bei dieser Gruppe der Glykolipide hängen statt nur eines Zuckers am Ceramid gleich mehrere dran – in der Regel sind es drei bis sechs (☞ 3.20).

Ganz charakteristisch für die Ganglioside ist hier der Aminozucker **N-Acetyl-Neuraminsäure** (**NANA**).

Auch die Ganglioside sind sehr wichtig für den Aufbau der Membranen des Nervengewebes. Daneben werden sie aber auch in die Zellmembranen der übrigen Zellen eingebaut und dienen dort der Zellerkennung – zum Beispiel als Blutgruppenantigene.

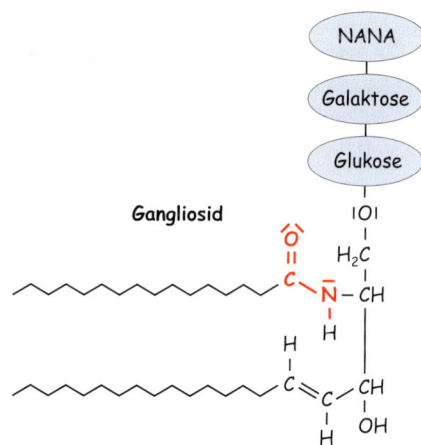

☞ **3.20** Ganglioside enthalten mehrere Zuckerreste.

Sulfatide. Auch diese Sphingosin-Derivate sollen noch kurz Erwähnung finden. Sie entstehen, wenn der Galaktoserest eines Cerebrosids noch mit Schwefelsäure verestert wird (☞ 3.21). Für diese Sulfatierung braucht man aktiviertes Sulfat in der Form von PAPS.

Sulfatide kommen in den Membranen des Nervengewebes und im Myelin vor.

☞ **3.21** Ein Sulfatid.

3.5 Isopren-Derivate

Isopreneinheiten lassen sich entweder in Ketten hintereinander hängen, dann erhält man die **Terpene**, oder man faltet 6 Einheiten davon auf besondere Weise, dann entstehen die **Steroide**. Was die Aufgaben der Isopren-Derivate in unserem Körper angehen, so sind sie recht heterogen. Terpene spielen eine Rolle beim Atmungskettenmolekül **Ubichinon** sowie bei fettlöslichen **Vitaminen**. **Cholesterin** gehört zu den Steroiden ebenso wie die **Gallensäuren**.

Was ist eigentlich Isopren?

Chemisch genau heißt Isopren 2-Methyl-1,3-butadien, was nicht so kompliziert ist, wie es klingt.

Die Grundkette ist Butan, ein Alkan mit vier C-Atomen (☞ 3.22). Da es ein Butan mit Doppelbindungen ist, bekommt es die Endung „-en". Da es sogar zwei davon hat, wird es zum „-di-en". Da sie am C-Atom 1 und 3 sitzen, heißt das Ganze 1,3-Butadien. Die Methyl-Gruppe an C^2 braucht einen dann auch nicht mehr zu beunruhigen…

Eine andere gebräuchliche Bezeichnung für die Isoprenderivate ist **Isoprenoide** („isoprenähnliche Stoffe").

☞ **3.22** Isopren.

3.5.1 Die Terpene

Hängt man mehrere Isoprene hintereinander, entstehen Terpene, die nicht nur bei den lipophilen Vitaminen eine entscheidende Rolle spielen.

Fettlösliche Vitamine sind prominente Vertreter der Terpene, die wir Menschen nicht selbst herstellen können. Seit man das Ex-Vitamin D als Hormon eingestuft hat, gibt es streng genommen nur noch drei fettlösliche Vitamine, und alle drei sind Terpene:

- Vitamin A (S. 165)
- Vitamin E (S. 492)
- Vitamin K (S. 536)

Hier soll Vitamin A als Beispiel dienen (☞ 3.23):

Vitamin A (all-trans-Retinol)

☞ **3.23**   Vitamin A.

Ubichinon. Ebenfalls sehr wichtig für den Stoffwechsel ist das Ubichinon, das variabel aus sechs bis zehn Isoprenresten bestehen kann (☞ 3.24). Im Unterschied zu den Vitaminen ist der Körper jedoch in der Lage, es sich in ausreichenden Mengen selbst herzustellen.
Ubichinon ist das zentrale Aufnahmemolekül für Elektronen in der **Atmungskette**.

Ubichinon

☞ **3.24**   Ubichinon.

3.5.2   Die Steroide

Grundgerüst der Steroide ist das **Steran**, das durch eine Kopf-an-Kopf-Verknüpfung von 2 mal je 3 Isoprenen entsteht (☞ 3.25). Ausgangssubstanz für die Isopren-Biosynthese ist hier mal wieder das altbekannte Molekül **Acetyl-CoA**.

Steran

☞ **3.25**   Steran.

Cholesterin

Vom Steran leitet sich das wichtigste Steroid ab, das Cholesterin (☞ 3.26). Es spielt eine große Rolle für den Aufbau von Membranen, für die Herstellung von Gallensäuren, Steroidhormonen sowie wahrscheinlich auch endogenen Glykosiden.

Cholesterin

☞ **3.26**   Cholesterin.

Cholesterin kann dabei mit einer β-ständigen OH-Gruppe und einer **Doppelbindung** in **Ring B** aufwarten. Das Sterangrundgerüst dieser Substanz ist übrigens **nicht planar** (liegt nicht in einer Ebene): Ring A ist cis-verknüpft mit Ring B, eine trans-Verknüpfung besteht zwischen Ring B und C sowie Ring C und D.

Cholesterin in Membranen. Für den Aufbau unserer Membranen – *außer* den mitochondrialen – wird eine Menge Cholesterin benötigt, das zwischen die Phospholipide eingelagert wird und so die Stabilität erhöht (☞ 3.27).

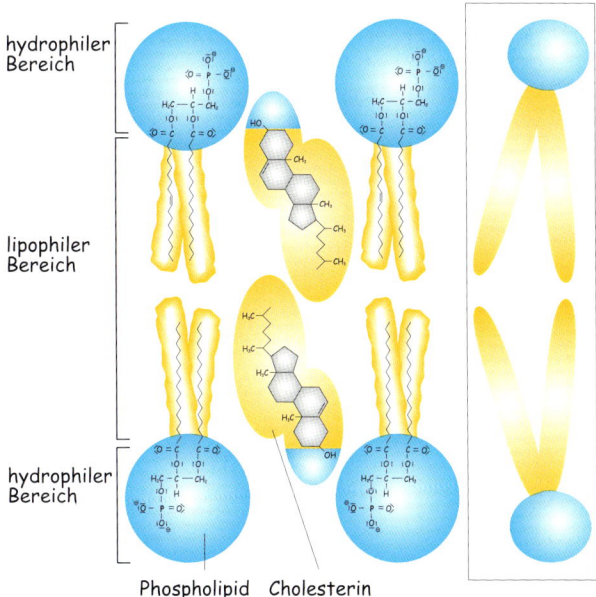

hydrophiler Bereich

lipophiler Bereich

hydrophiler Bereich

Phospholipid   Cholesterin

☞ **3.27**   Cholsterin wird zwischen die Phospholipide in die Membran eingelagert.

Speicherung und Transport. Unsere Zellen können Cholesterin, das gerade nicht benötigt wird, intrazellulär speichern. Hierzu versteckt man die OH-Gruppe in einer Esterbindung, wodurch Cholesterin total unpolar wird. Chemisch lässt man die OH-Gruppe mit einer Fettsäure reagieren und erhält dadurch einen **Cholesterinester** (☞ 3.28).

R = Kohlenstoffrest der Fettsäure

👁 **3.28** Cholesterin wird mit einer Fettsäure zum Cholsterinester verestert.

Auch der Transport von Cholesterin im Blut erfolgt zum großen Teil als Cholesterinester in Lipoproteinen. In dieser apolaren Form kann man Cholesterin natürlich nicht mehr in Membranen einbauen, weil dazu ja immer ein hydrophiler Teil benötigt wird.
Braucht der Körper irgendwann wieder mehr Cholesterin, lässt sich die Fettsäure auch leicht wieder entfernen.

Weitere Steroide

Aus dem Ausgangsmolekül Cholesterin lassen sich weitere wichtige Moleküle herstellen.

Gallensäuren benötigen wir, um Lipide, die mit der Nahrung aufgenommen worden sind, vom Darm ins Blut zu bekommen. Die andere Aufgabe der Gallensäuren besteht darin, Cholesterin in nennenswerten Mengen **auszuscheiden**. Eine gut funktionierende Ausscheidung ist wichtig, da viele Menschen heutzutage ohnehin unter einem zu hohen Cholesterinspiegel leiden. Eine andere Möglichkeit, Cholesterin wieder loszuwerden gibt es beim Menschen nicht.

Steroidhormone. Der Mensch hat sechs verschiedene Typen von Steroidhormonen, die alle als Kohlenstoffgerüst das Steran des Cholesterins besitzen. Eine weitere Gemeinsamkeit der Steroidhormone – die man sich an dieser Stelle ruhig schon einmal einprägen sollte – ist, dass sie alle der **langfristigen Regulation** dienen. Das liegt daran, dass sie die Neuproduktion von Enzymen anregen, was einfach ein wenig Zeit braucht…

Endogene Glykoside. Seit einigen Jahren vermutet man, dass wir Menschen in der Lage sind, endogene Glykoside selbst herzustellen – eine Substanzklasse, die sonst nur aus der Pharmakologie bekannt ist – beispielsweise als Digitalis, bei dem ein Oligosaccharid an das Sterangrundgerüst angehängt ist.

4 Aminosäuren und Proteine

Die dritte wichtige Stoffgruppe neben den Kohlenhydraten und den Lipiden in unserem Körper sind die **Eiweiße** oder **Proteine**. Der Name kommt vom griechischen Wort proteos, was soviel wie Erster oder Wichtigster bedeutet. Eine Sonderstellung nehmen die Proteine insofern ein, als dass die Information darüber, wie sie aussehen sollen, direkt auf unserem Erbgut niedergeschrieben ist. Alle anderen Moleküle kann sich die Zelle nur herstellen, indem sie die Information auf der DNA in ein Protein umschreibt, das dann für den Aufbau eines anderen Stoffes sorgt. Diese besonderen Proteine bezeichnet man als **Enzyme.** Diese werden an späterer Stelle noch ganz genau vorgestellt werden.

Alle Proteine bestehen aus kleinen Bausteinen, den **Aminosäuren**, die in einer langen Kette aneinander gehängt werden.

4.1 Aminosäuren

Es gibt 21 verschiedene Aminosäuren, die für die Biosynthese von Proteinen verwendet werden (die sogenannten **proteinogenen Aminosäuren**). 20 davon sind die bekannten Standardaminosäuren, die 21. Aminosäure ist Selenocystein. Da diese Aminosäure eine besondere Rolle einnimmt, wird sie hier auch in einem eigenen Abschnitt besprochen. Daneben gibt es auch noch andere Aminosäuren, die nicht am Aufbau von Proteinen teilnehmen und solo ihre Aufgabe im Stoffwechsel erfüllen. Allen gemeinsam sind charakteristische Molekülgruppen, die wir uns nun einmal genauer ansehen wollen. (Übrigens bestehen alle Proteine in sämtlichen Lebensformen – vom Bakterium bis zum Menschen – aus diesen proteinogenen Aminosäuren.)

> Das Grundgerüst der Aminosäuren besteht aus einer **Carboxyl-** und einer **Amino-Gruppe**, einem **Wasserstoffatom** und einem **Rest**, der für jede Aminosäure charakteristisch ist.

Alle diese Atome gruppieren sich um ein zentrales Kohlenstoff-Atom herum, das als **α-C-Atom** bezeichnet wird, weil es das erste C-Atom ist, das variable Reste tragen kann. Das nächste C im Rest „R" heißt dann β usw. „R" bezeichnet die Seitenkette, durch die sich alle Aminosäuren in ihren physikalischen und chemischen Eigenschaften voneinander unterscheiden. In der uns schon von den Kohlenhydraten geläufigen Fischer-Projektion sieht das Ganze dann so aus (☞ 4.1):

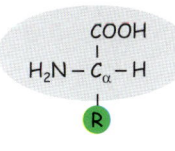

Grundgerüst einer L-α-Aminosäure

Der Rest (R) bestimmt die physiko-chemischen Eigenschaften einer Aminosäure.

☞ **4.1**   Grundgerüst einer L-α-Aminosäure.

Das am höchsten oxidierte C-Atom steht dabei wie immer oben, hier also die Carboxyl-Gruppe. Der Rest R bestimmt die physiko-chemischen Eigenschaften einer Aminosäure. Unter physiologischen Bedingungen – also in unseren Zellen bei einem pH-Wert von etwa 7,4 – gibt die Carboxyl-Gruppe ihr Proton ab, und die Amino-Gruppe nimmt eines auf. Aminosäuren enthalten also zwei funktionelle Gruppe, eine mit **basischen** und eine mit **sauren** Eigenschaften. Solche Stoffe bezeichnet man als **Ampholyte** (☞ **4.2**).

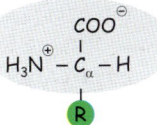

☞ **4.2**   Aminosäuren sind Ampholyte.

Das α-C-Atom einer Aminosäure besitzt vier verschiedene Substituenten. Man bezeichnet solche C-Atome als **asymmetrisch**, das ganze Molekül ist dann **chiral**. Dies bedeutet, dass es von Aminosäuren je zwei Strukturen gibt, die wie Bild und Spiegelbild sind und die sich nicht ineinander überführen lassen (gr. *cheir* = Hand).

Bis auf die einfachste Aminosäure Glycin (die als Rest „R" nur ein H hat), haben alle mindestens ein asymmetrisches C-Atom. Damit gibt es von jeder Aminosäure zwei Varianten, die **D-Form**, bei der die Amino-Gruppe rechts steht (lat. *dexter* = rechts) und die **L-Form**, bei der sie links steht (lat. *laevus* = links). Von Glycin gibt es weder D- noch L-Form, denn Glycin ist die *einzige* achirale Aminosäure.

4.1.1   Die 21 proteinogenen Aminosäuren

Es gibt verschiedene Möglichkeiten, Aminosäuren einzuteilen. Wir wollen es hier nach funktionellen Gesichtspunkten tun. Für die 20 Standardaminosäuren ergeben sich drei große Gruppen.
1. Zehn unpolare Aminosäuren
2. Fünf polare, aber ungeladene Aminosäuren
3. Fünf geladene Aminosäuren

Die Aminosäuren der Gruppen 1 und 2 sind neutral, die der Gruppe 3 sind entweder basisch oder sauer. Selenocystein kommt, wie bereits erwähnt, eine Sonderstellung zu. Im folgenden Text steht hinter dem Namen der Aminosäuren der häufig verwendete Drei-Buchstaben-Code. Zusätzlich gibt es noch einen Ein-Buchstaben-Code, der in der elektronischen Datenverarbeitung weite Verbreitung gefunden hat.

Die zehn unpolaren Aminosäuren

Die apolaren Seitengruppen dieser Aminosäuren (☞ 4.3) sind lipophil und können sich so in einem Protein zusammenlagern. Damit wird innerhalb eines Proteins ein wasserfreier Raum geschaffen, in dem bestimmte Reaktionen ablaufen können, die kein wässriges Milieu mögen. Zum anderen verankern solche apolaren Seitenketten Proteine in Membranen, deren innere Schicht ja ebenfalls ziemlich lipophil ist.

Zehn unpolare Aminosäuren		
Glycin	Gly	G
Alanin	Ala	A
Valin	Val	V
Leucin	Leu	L
Isoleucin	Ile	I
Cystein	Cys	C
Methionin	Met	M
Phenylalanin	Phe	F
Tryptophan	Trp	W
Prolin	Pro	P

☞ 4.3 Die zehn apolaren Aminosäuren.

Die fünf aliphatischen Aminosäuren. Zu den unpolaren Aminosäuren zählen die fünf aliphatischen (gr. *aleiphar* = Fett) Aminosäuren **Glycin** (Gly), **Alanin** (Ala), **Valin** (Val), **Leucin** (Leu) und **Isoleucin** (Ile) (☞ 4.4).

☞ 4.4 Die aliphatischen Aminosäuren.

Strenggenommen ist Glycin nicht einmal eine aliphatische Aminosäure, da es eben keine Seitenkette besitzt.

Zwei schwefelhaltige Aminosäuren. Cystein (Cys) und **Methionin** (Met) bieten eine Besonderheit, sie enthalten Schwefel (☞ 4.5). Besonders wichtig ist das beim Cystein. Das kann nämlich mit einem zweiten Cystein eine Disulfidbrücke bilden, wie zum Beispiel im Glutathion (S. 489) oder im Insulin (S. 350).

☞ 4.5 Die schwefelhaltigen Aminosäuren.

Die zwei apolaren aromatischen Aminosäuren. Es gibt drei aromatische Aminosäuren. Zwei davon sind unpolar: das **Phenylalanin** (Phe) und das **Tryptophan** (Trp) (☞ 4.6). Die dritte aromatische Aminosäure (Tyrosin) ist den polaren Aminosäuren zuzuordnen (s. u.).

☞ 4.6 Die beiden apolaren aromatischen Aminosäuren.

Die Iminosäure Prolin. Nun muss noch eine kleine chemische Ungenauigkeit korrigiert werden. **Prolin** (Pro) ist nämlich gar keine Aminosäure, sondern eine Iminosäure, denn sie enthält einen Pyrrolidinring (☞ 4.7). Sie wird aber trotzdem meist unter den Aminosäuren aufgeführt, und als Mediziner kann man sich diese kleine chemische Inkorrektheit auf alle Fälle erlauben…
Ein bekanntes Protein, das sehr viel Prolin enthält, ist das **Kollagen** (S. 455).

☞ 4.7 Die Iminosäure Prolin.

Die fünf polaren Aminosäuren

Die fünf Mitglieder dieser Gruppe haben alle eine polare Seitenkette (OH- oder Amid-Gruppe), sind allerdings unter physiologischen Bedingungen praktisch nicht ionisierbar, was sie von der dritten Gruppe, den geladenen Aminosäuren, unterscheidet. Diese Aminosäuren sind folglich trotz polarer Seitenkette alle ungeladen und damit **neutral** (☜ 4.8).

fünf polare Aminosäuren

Serin	Ser	S
Threonin	Thr	T
Tyrosin	Tyr	Y
Asparagin	Asn	N
Glutamin	Glun	Q

☜ **4.8** Die polaren neutralen Aminosäuren.

Drei Aminosäuren mit OH-Gruppe. Serin (Ser), **Threonin** (Thr) und **Tyrosin** (Tyr) haben jeweils eine OH-Gruppe (☜ 4.9). Das Tyrosin ist gleichzeitig die dritte aromatische Aminosäure (s. o.).

☜ **4.9** Die Aminosäuren mit OH-Gruppe.

Zwei Amide. Asparagin (Asn) und **Glutamin** (Gln) sind beides Amide der entsprechenden sauren Aminosäure, die wir gleich noch kennenlernen werden (☜ 4.10).

☜ **4.10** Die beiden Amide unter den Aminosäuren.

Die fünf geladenen Aminosäuren

Es gibt zwei **saure** und drei **basische** Aminosäuren (☜ 4.11). Bei physiologischem pH-Wert liegen sie dissoziiert vor und nehmen daher aufgrund ihrer Ladung an ionischen Wechselwirkungen teil. Sauer heißt – wie üblich – ein Proton wird gerne abgegeben, das Molekül dadurch also negativ geladen. Die basischen Aminosäuren nehmen entsprechend gerne ein Proton auf und sind dann positiv geladen.

fünf geladene Aminosäuren

Glutamat	Glu	E
Aspartat	Asp	D
Histidin	His	H
Lysin	Lys	K
Arginin	Arg	R

☜ **4.11** Die geladenen Aminosäuren.

Zwei saure Aminosäuren. Die beiden sauren Aminosäuren heißen **Glutaminsäure** und **Asparaginsäure**, wobei hier der Säurecharakter deutlich wird (☜ 4.12). In unseren Zellen liegen sie allerdings immer dissoziiert vor (Endung -at), also als **Glutamat** (Glu) bzw. **Aspartat** (Asp). Das liegt daran, dass der pK$_S$-Wert von Glutamat bei 4,3 und der von Aspartat bei 4,0 liegt. Diese pK$_S$-Werte besagen, dass die Protonen erst dann am Molekül bleiben, wenn der umgebende pH-Wert kleiner als der pK$_S$-Wert ist. Die Protonenkonzentration im umliegenden Wasser wäre dann also ziemlich hoch. Beim physiologischen pH-Wert von rund 7,4 geben die beiden sauren Aminosäuren aber ihr Proton ab und liegen daher dissoziiert vor.

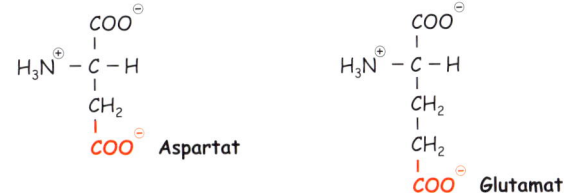

☜ **4.12** Die beiden sauren Aminosäuren.

Drei basische Aminosäuren. Bei den basischen Aminosäuren liegen die pK$_S$-Werte der Seitenketten so hoch, dass sie bei pH 7,4 gerne noch ein Proton aufnehmen. Dies sind **Lysin** (Lys, pK$_S$ 10,5), **Arginin** (Arg, pK$_S$ 12,5) und auch **Histidin** (His) (☜ 4.13). Trotz eines pK$_S$-Wertes von 6,5 liegt dies in unseren Zellen zum Teil protoniert vor, weil die Ringstruktur zu besonderen Eigenschaften führt. (Tatsächlich ist Histidin die einzige proteinogene Aminosäure, die sowohl Protonen aufnehmen als auch abgeben kann.)

👁 **4.13** Die drei basischen Aminosäuren.

Arginin soll hier besonders betont werden, da aus ihm **NO** abgespalten werden kann – ein Stoff, der die Blutgefäße weit stellt, was nicht nur für die Viagrawirkung (S. 340) unwahrscheinlich wichtig ist… Die Entdeckung dieses kleinen Moleküls bescherte einigen Herren den Nobelpreis und machte NO zum Molekül des Jahres 1992.

Das Selenocystein

Vor einigen Jahren stellte sich heraus, dass es in (mittlerweile über 30 gefundenen) Proteinen noch eine weitere Aminosäure gibt, die ebenfalls während der Translation eingebaut wird. Das sogenannte **Selenocystein** wird heute als die 21. proteinogene Aminosäure bezeichnet (👁 **4.14**).

👁 **4.14** Die 21. proteinogene Aminosäure.

Proteine, die Selenocystein enthalten, verdanken den Einbau dieser Aminosäure einem Vorgang, der **„Recodierung"** genannt wird. Dabei wird zunächst eine spezielle tRNA von der serinspezifischen tRNA-Synthetase mit Serin beladen. Das Serin wird dann an der tRNA in Selenocystein umgewandelt. In der mRNA wird das Selenocystein durch das Stoppcodon UGA codiert. Um dieses besondere Stoppcodon herum weist die mRNA eine spezielle Sekundärstruktur auf, die dazu führt, dass hier die tRNA für Selenocystein binden kann und seine Aminosäure in die entstehende Proteinkette einbaut.

Essenzielle Aminosäuren

Der Körper ist auf die 20 Aminosäuren (das gilt für die 21. nur sehr eingeschränkt…) absolut angewiesen. Wenn auch nur eine einzige Aminosäurensorte fehlt, können die meis-

ten Proteine nicht mehr hergestellt werden. Das ist auf mittlere Sicht nicht mit dem Leben zu vereinen.
Viele Aminosäuren kann sich der Körper aus Zwischenprodukten des Stoffwechsels selbst herstellen. Bei acht Aminosäuren ist er jedoch darauf angewiesen, dass sie (oder ihre Vorstufen) ihm mit der Nahrung zugeführt werden, da er diese nicht selbst herstellen kann. Die Herstellung der essenziellen Aminosäuren übernehmen Pflanzen und Mikroorganismen für uns.

> **Essenzielle** Aminosäuren sind **Valin, Leucin** und **Isoleucin**, denn unser Körper kann keine verzweigtkettigen Aminosäuren synthetisieren, sowie **Phenylalanin, Tryptophan, Lysin, Methionin** und **Threonin** (👁 **4.15**).

Ganz streng genommen sind nur Lysin und Threonin absolut essenziell. Sie sind die einzigen Aminosäuren, die nicht aus ihren α-Ketosäuren hergestellt werden können, da für sie keine Aminotransferasen existieren. Die Biosynthese aller anderen Aminosäuren kann erfolgen, wenn dem Körper die entsprechende α-Ketosäure zugeführt wird.
Bedingt essenziell sind **Histidin** und **Arginin**: Sie sind unter bestimmten Bedingungen, wie Schwangerschaft und Wachstum essenziell.
Semiessenziell sind **Tyrosin** und **Cystein**, da sie zwar vom Körper hergestellt werden können, dazu jedoch essenzielle Aminosäuren erforderlich sind. Fehlen die entsprechenden essenziellen Aminosäuren, müssen auch die semiessenziellen dem Körper (z. B. mit der Nahrung) zugeführt werden.

Essenziell	Bedingt essenziell	Semiessenziell
Valin	Histidin	Tyrosin
Leucin	Arginin	Cystein
Isoleucin		
Methionin		
Phenylalanin		
Tryptophan		
Threonin		
Lysin		

👁 **4.15** Die essenziellen Aminosäuren.

4.1.2 Nicht proteinogene Aminosäuren

Neben den 21 proteinogenen Aminosäuren gibt es eine Reihe von Aminosäuren, die nicht als solche in Proteine eingebaut werden. Diese sind häufig Derivate der proteinogenen Aminosäuren (gehen also aus ihnen hervor) und spielen eine wichtige Rolle im Stoffwechsel. Inzwischen wurden schon rund 300 solcher nicht proteinogener Aminosäuren in unseren Zellen entdeckt…

Bindegewebe. Nicht proteinogene Aminosäuren finden sich paradoxerweise im Faserprotein **Kollagen** (S. 455). Dort werden nämlich die proteinogenen Aminosäuren Prolin und Lysin in das Protein eingebaut, aber *nachträglich* noch verändert. Dadurch entstehen die nicht proteinogenen Aminosäuren 4-Hydroxy-Prolin und 5-Hydroxy-Lysin. Diese nicht proteinogenen Aminosäuren können beim Abbau von Proteinen dann natürlich auch frei in der Zelle auftauchen.

Blutgerinnung. Die nicht proteinogene Aminosäure γ-Carboxy-Glutamat spielt eine wichtige Rolle in vielen Proteinen, die Ca^{2+} binden. Beispiele sind die Blutgerinnungsfaktoren II (Prothrombin), VII, IX und X (S. 523).

Im Harnstoffzyklus (S. 190) spielen Ornithin und Citrullin eine wichtige Rolle. Ornithin ist dabei ein Zwischenprodukt bei der Biosynthese der Aminosäure Arginin.

4.1.3 Eigenschaften der Aminosäuren

Aufgrund des Ampholytcharakters der Aminosäuren ergeben sich einige interessante Eigenschaften. Jede Aminosäure enthält mindestens zwei verschiedene ionisierbare Gruppen: die Carboxyl-Gruppe und die Amino-Gruppe. Ionisierbar heißt, dass sie – je nach Umgebungs-pH – entweder protoniert oder unprotoniert vorliegen können (☞ 4.16).

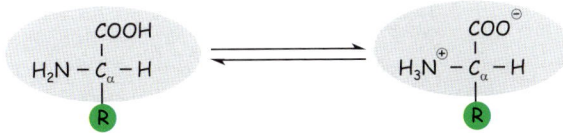

☞ **4.16** Nicht ionisierte und ionisierte Aminosäure stehen im Gleichgewicht miteinander.

Aus dieser Tatsache ergibt sich, dass eine Aminosäure entweder als **Kation** (positiv geladen), als **Zwitterion** (neutral am isoelektrischen Punkt, s. u.) oder als **Anion** (negativ geladen) vorliegt.

Der pK-Wert ist ein besonderer pH-Wert...

Jede ionisierbare Gruppe hat das Bestreben, Protonen abzugeben oder aufzunehmen. Ein Maß für dieses Bestreben ist die **Säure-** oder **Basenstärke**, angegeben als pK_S- und pK_B-Wert. Jede Amino- und jede Carboxyl-Gruppe einer Aminosäure hat also ihren eigenen pK_S- bzw. pK_B Wert. Daher hat jede Aminosäure mindestens zwei pK_S-Werte (saure und basische Aminosäuren haben sogar drei). Den pK_B-Wert lassen wir hier außen vor, da er in der Praxis keine Rolle spielt.

Der pK_S-Wert eines Moleküls ist der pH-Wert, bei dem in einer wässrigen Lösung die Hälfte dieser Moleküle in dissoziierter Form vorliegt. Das heißt, die eine Hälfte der Moleküle hat sein Proton abgegeben, die andere Hälfte hat es noch. Für die funktionellen Gruppen der Aminosäuren bedeutet dies, dass bei der Hälfte aller Aminosäuremoleküle die betrachtete funktionelle Gruppe protoniert ist, während die entsprechende funktionelle Gruppe bei der anderen Hälfte deprotoniert ist.
Bei diesem pH-Wert hat eine Aminosäure ihre größte Pufferkapazität.

Was war noch gleich ein Puffer? Ein Puffer, besser gesagt eine Pufferlösung, ist eine Flüssigkeit, zu der man H^+-Ionen (bzw. Säuren) oder OH^--Ionen (bzw. Basen) zugeben kann, ohne dass sich der pH-Wert wesentlich ändert. Da ein konstanter pH-Wert für viele Vorgänge in unserem Körper wichtig ist (z. B. arbeiten viele Enzyme nur bei einem bestimmten pH-Wert), benötigen wir wirksame Puffersysteme – mit denen wir uns daher auch kurz beschäftigen wollen.
Der Begriff **Pufferkapazität** gibt an, wie viel Säure und Base von einer Pufferlösung abgepuffert werden kann. Am pH des pK-Wertes ist die Pufferkapazität am größten; hier kann ein Puffer also die meisten H^+- und OH^--Ionen abpuffern.
Da jede Aminosäure mindestens zwei pK_S-Werte besitzt (einen für die Amino- und einen für die Carboxyl-Gruppe), hat sie auch mindestens zwei optimale Pufferbereiche (saure und basische Aminosäuren entsprechend drei).
Im Blut bei pH 7,4 spielen die Aminosäuren als Puffer allerdings keine Rolle, da ihre pK_S-Werte zu weit vom physiologischen pH entfernt liegen. Nur Histidin, dessen Seitenkette den pK_S-Wert 6,5 hat, verfügt über eine nennenswerte Pufferkapazität.

Der isoelektrische Punkt – geladen und ungeladen zugleich

Alle Aminosäuren besitzen einen **isoelektrischen Punkt** (**IP**, gr. *iso* = gleich). Der IP ist der pH-Wert, bei dem sich die intramolekularen Ladungen einer Aminosäure ausgleichen, also genauso viele positive Ladungen (Amino-Gruppen) wie negative Ladungen (Carboxyl-Gruppen) vorhanden sind. Die Aminosäure erscheint daher bei diesem pH-Wert nach außen hin **neutral**, obwohl sie mit mindestens zwei intramolekularen Ladungen als **Zwitterion** vorliegt (☞ 4.17).

COOH
|
$H_2N - C - H$
|
R
Neutralform

COO⁻
|
$H_3N^{+} - C - H$
|
R
Zwitter-Ion

$+ H^{+}$ / $- H^{+}$

COOH
|
$H_3N^{+} - C - H$
|
R
Kation

$- H^{+}$ / $+ H^{+}$

COO⁻
|
$H_2N - C - H$
|
R
Anion

☞ **4.17** Aminosäuren am isoelektrischen Punkt.

Legt man an die Lösung ein elektrisches Feld an, so wandert die Aminosäure in diesem Zustand nirgendwo hin. Ist der pH-Wert der Lösung höher (viele OH⁻-Ionen) als der des IP, gibt eine Aminosäure ein Proton ab, wird negativ geladen (**Anion**) und wandert zur **Anode** (Pluspol). Ist der pH-Wert niedriger (viele H⁺-Ionen) als der des IP, nimmt die Aminosäure ein Proton auf, wird positiv geladen (**Kation**) und wandert zur **Kathode** (Minuspol).

> Jede Aminosäure besitzt immer nur *einen* isoelektrischen Punkt. Der IP ist ein charakteristischer Wert, der unabhängig von äußeren Faktoren ist.

Bestimmung des isoelektrischen Punktes. Je nachdem, wie viele ionisierbare Gruppen in der Aminosäure vorhanden sind, kann der IP auf unterschiedliche Art und Weise aus den pK_S-Werten errechnet werden. Sind zwei ionisierbare Gruppen in der Aminosäure, lässt sich der IP als **Mittel** zwischen diesen beiden pK_S-Werten errechnen (☞ **4.18**). Dies gilt für alle neutralen Aminosäuren (Glycin, Serin, Alanin…).

$$pH_{IP} = \frac{pK_{S1}\ (\text{Carboxyl-Gruppe}) + pK_{S2}\ (\text{Amino-Gruppe})}{2}$$

☞ **4.18**   Berechnung des pKS-Werts einer Aminosäure.

Sind drei ionisierbare Gruppen vorhanden (also drei pK-Werte), wird vereinfachend das arithmetische Mittel der beiden näher beieinander liegenden pK-Werte genommen. Dies gilt für saure Aminosäuren (Aspartat, Glutamat) und für basische Aminosäuren (Lysin, Arginin, Histidin).

Die Titrationskurven

Am einfachsten fällt die Betrachtung dieser Thematik anhand eines konkreten Beispiels, wofür hier die Titration von Lysin dienen soll (☞ **4.19**):

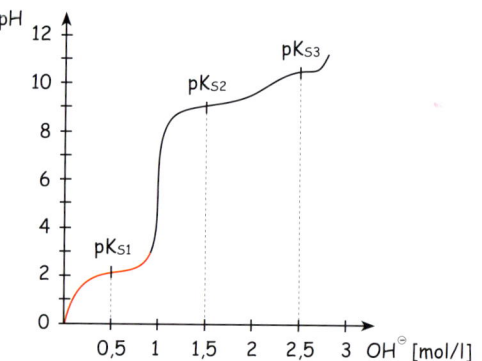

☞ **4.19**   Die verschieden protonierten Formen von Lysin.

Am linken Ende der Kurve liegt ein niedriger pH-Wert vor (viele H⁺-Ionen), das heißt, dass alle Gruppen protoniert

vorliegen. Durch Zugabe von OH⁻-Ionen (es geht weiter nach rechts…) wird nun der pH-Wert erhöht und die Carboxyl-Gruppe dazu angeregt, ihre Protonen abzugeben. Am pK_{S1}-Wert angelangt, liegt die Hälfte der Carboxyl-Gruppen am α-C-Atom dissoziiert vor (d. h.: Konzentration von –COOH = –COO⁻). Im Bereich dieses pK_S-Wertes können nun OH⁻- und H⁺-Ionen abgefangen (gepuffert) werden. In diesem Pufferbereich ist der pH daher relativ konstant (flacher Teil der Kurve) (☞ **4.20**).

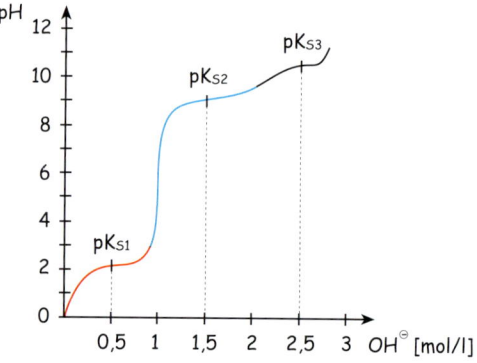

☞ **4.20**   Titration einer 1 molaren Lysinlösung.

Das geht so lange gut, bis durch die ständige Zugabe von OH⁻-Ionen sämtliche COOH-Gruppen ihr H⁺-Ion abgegeben haben. Eine geringe Zugabe von OH⁻-Ionen führt dann zu einem raschen pH-Anstieg, da für diesen pH-Bereich keine „pufferfähige" Gruppe existiert. Im steilen Bereich der Kurve hat die Aminosäure also keine Pufferwirkung.

Werden noch mehr OH⁻-Ionen zugegeben, reagieren sie nun mit der NH₃⁺-Gruppe, wodurch diese zu –NH₂ wird. Ist der pH-Wert der Lösung bis auf pK_{S2} angestiegen, haben wir wieder einen Pufferbereich erreicht. Hier liegen jetzt genau so viele NH₂- wie NH₃⁺-Gruppen vor, H⁺- und OH⁻-Ionen können abgepuffert werden und die Kurve verläuft flach (☞ **4.21**).

☞ **4.21**   Titration einer 1 molaren Lysinlösung.

Da beim Lysin der pK_S-Wert der Restgruppe (= pK_{S3}) nahe des pK_{S2}-Wertes liegt, wird die Pufferwirkung verlängert und es kommt erst später zu einem deutlichen Anstieg des pH-Wertes.

Nun noch ein Tipp, wie sich die pK_S-Werte aller Amino-säuren schnell und zuverlässig aus der Titrationskurve ablesen lassen: Für pK_{S1} geht man zum Wert 0,5 auf der x-Achse und liest auf der y-Achse den zugehörigen pH-Wert ab, für pK_{S2} geht man zum Wert 1,5 und für pK_{S3} zu 2,5 (dies gilt allerdings nur, wenn die Aminosäurelösung und die zugegebene OH^--Ionenlösung jeweils gleiche Konzentration haben).

4.1.4 Reaktionen der Aminosäuren

Es gibt drei wichtige Reaktionen, die Aminosäuren im Stoffwechsel eingehen können. Sie werden im Stoffwechselteil noch ausführlich besprochen.

- Transaminierung
- Desaminierung
- Decarboxylierung

Hier sollte man schon einmal verstehen, dass das Kohlenstoffgerüst leicht im Stoffwechsel abgebaut werden kann. Die Entsorgung des Stickstoffs ist wesentlich schwieriger. Bemerkenswert ist auch noch, dass für alle drei Reaktionstypen nicht nur Katalysatoren (Enzyme), sondern zusätzlich ein Stoff namens **Pyridoxalphosphat** (**PALP**) benötigt wird. PALP ist ein Coenzym und entsteht aus dem Vitamin B_6 (S. 181).
Einzelne Aminosäuren sind daneben noch in der Lage, **spezielle Reaktionen** einzugehen. Ein Beispiel ist die Bildung von Disulfidbrücken durch zwei Cysteine. Außerdem können Aminosäuren auch miteinander reagieren und dabei sehr lange Polymere, nämlich die **Peptide** und **Proteine**, bilden (s. u.).

Transaminierung

Bei dieser Reaktion wird eine Amino-Gruppe übertragen. Die Transaminierung steht im Zentrum des gesamten Aminosäure-Stoffwechsels. Das Prinzip dabei ist folgendes: Die **Amino-Gruppe** einer Aminosäure, die man gerade nicht benötigt, wird auf eine **α-Ketosäure** übertragen. Aus der entsteht dadurch eine Aminosäure, die gebraucht wird; die ehemalige Aminosäure wird entsprechend zu einer α-Ketosäure (**4.22**).

4.22 Die Transaminierung.

Reaktionspartner der Aminosäure ist dabei vor allem α-Ketoglutarat, das nach der Transaminierung zu Glutamat wird. Die beteiligten Enzyme werden als **Amino-Transferasen** (früher: Transaminasen) bezeichnet und sind von besonderer diagnostischer Wichtigkeit wegen ihres Vorkommens in bestimmten Zellen (z. B. ALT und AST, S. 71).

> **Transaminasen in der Klinik.** Die Transaminasen gehören zu wichtigen Parametern, die klinisch-chemische Aussagen über verschiedene Organe zulassen. Anhand ihrer Konzentration im Blut kann unter Umständen selbst über den Schweregrad einer Erkrankung eine gewisse Aussage getroffen werden. Wichtig ist eine Bestimmung der Transaminasen im Blut bei **Lebererkrankungen**, aber auch bei einem **Herzinfarkt** werden sie häufig noch (zusätzlich) herangezogen.

Desaminierung

Bei dieser Reaktion entsteht aus einer Aminosäure eine α-Ketosäure – die Amino-Gruppe wird dabei freigesetzt und nicht auf ein anderes Molekül übertragen (**4.23**). So entsteht freies Ammoniak (NH_3), das sehr zelltoxisch ist und daher schnell entsorgt werden muss. Dies geschieht in der Leber, da nur diese in großem Umfang dazu in der Lage ist (im Rahmen des Harnstoffzyklus, S. 190). Die für die Desaminierung zuständigen Enzyme heißen übrigens **Dehydrogenasen**.

4.23 Die Desaminierung.

Decarboxylierung

In menschlichen Zellen gibt es eine Reihe von Enzymen mit dem Namen **L-Aminosäure-Decarboxylase**. Sie sind in der Lage, von einer Aminosäure CO_2 abzuspalten (**4.24**). Die Produkte sind primäre Amine, von denen viele als **biogene Amine** bezeichnet werden, da sie physiologisch sehr wirksam sind (S. 198).
Auf diese Art und Weise entsteht beispielsweise aus der Aminosäure Histidin der Mediator **Histamin**, der eine große Rolle bei allergischen Reaktionen spielt (S. 420).

4.24 Die Decarboxylierung.

Elektrophorese

Die Aminosäuren lassen sich in vitro durch eine Trennungsmethode, die **Elektrophorese**, voneinander trennen. Ärzte nutzen diese Methode jedoch hauptsächlich für Proteine, weshalb wir sie erst dort besprechen werden (S. 47).

4.2 Peptide und Proteine

Die 21 proteinogenen Aminosäuren sind die Grundbausteine aller Eiweiße. Sie sind dort wie die Perlen einer Kette aneinander gebunden. Enthält die Kette nur zwei Aminosäuren, spricht man von **Dipeptiden**, bei dreien von **Tripeptiden**. Eine Kette von zwei bis zu zehn miteinander verknüpften Aminosäuren wird als **Oligopeptid** bezeichnet. Mittellange Aminosäureketten (10 – 100) nennt man **Polypeptide**, noch längere schließlich **Proteine**, wobei die Grenze zwischen diesen beiden Gruppen nicht so genau feststeht.

Die Bindung zwischen den einzelnen Aminosäuren in der Peptidkette bezeichnet man (naheliegenderweise) als **Peptidbindung**, und damit wollen wir beginnen.

4.2.1 Die Peptidbindung

Die **Peptidbindung** entsteht, wenn die **Amino-Gruppe** einer Aminosäure mit der **Carboxyl-Gruppe** einer anderen Aminosäure reagiert. Dabei wird Wasser abgespalten (☞ 4.25).

☞ **4.25** Knüpfen einer Peptidbindung.

Weil dabei die OH-Gruppe einer Carboxyl-Gruppe durch eine NH₂-Gruppe ersetzt wird, spricht man von einem Säureamid (–CO–NH–) und bezeichnet die Peptidbindung daher auch als **Säureamidbindung** (S. 12).

Beide funktionelle Gruppen der Peptidbindung stammen aus dem Grundgerüst der Aminosäuren und nur in seltenen Ausnahmefällen aus deren Seitenkette (z. B. beim Gluta-

thion, S. 489). Jede Peptidbindung ist eine Säureamidbindung, aber nicht jede Säureamidbindung ist eine Peptidbindung.

Mesomerie der Peptidbindung. Die Peptidbindung ist nun aber nicht so einfach, wie sie aussieht. Das stark elektronegative Sauerstoffatom zieht das gemeinsame Elektronenpaar zu sich, wodurch das Kohlenstoffatom seine Vierbindigkeit einzubüßen riskiert. Dieses entzieht nun wiederum dem benachbarten Stickstoffatom das freie Elektronenpaar. Dadurch entsteht zwischen dem CO- und dem NH-Anteil der Peptidbindung zeitweise eine Doppelbindung (☞ 4.26).

☞ **4.26** Mesomeriestabilisierung der Peptidbindung.

Da der tatsächliche Zustand aber ständig zwischen diesen beiden Formen hin und her wechselt, sagt man, die Peptidbindung habe einen **partiellen Doppelbindungscharakter**, was drei Konsequenzen hat.
1. Der Abstand zwischen den Atomen (C und N) ist kleiner als bei einer Einfachbindung, aber größer als bei einer richtigen Doppelbindung.
2. Die sonst für normale Einfachbindungen übliche **freie Drehbarkeit geht verloren**, was für die Konformation der Proteine von großer Bedeutung ist.
3. Die Peptidbindung ist eine **planare Bindung**, d. h. die beteiligten Atome (–CO–NH–) liegen in einer Ebene, und zwar in trans-Stellung (guckt O nach oben, schaut H nach unten und umgekehrt).

Peptidbildung und Gleichgewicht. Nun noch kurz zur Chemie dieser Bindung. Das Gleichgewicht für das Entstehen einer Peptidbindung liegt deutlich auf der Seite der freien Aminosäuren. Das bedeutet, dass für die Biosynthese von Peptidbindungen **Energie benötigt** wird, während ihre Spaltung thermodynamisch freiwillig abläuft.

4.2.2 Auf- und Abbau der Proteine

Die Herstellung von Proteinen und Peptiden (also die Proteinbiosynthese) erfolgt an **Ribosomen**. Da sie in engem Zusammenhang mit den zugehörigen genetischen Vorgängen steht, wird die Proteinbiosynthese erst im Genetikteil genau beschrieben (S. 281).

Da beim Bilden einer Peptidbindung Wasser abgespalten wird, ist es naheliegend, dass für die Spaltung dieser Bindung wieder Wasser nötig ist. Dieser Vorgang, bei dem mit Hilfe von Wasser eine Bindung zwischen zwei Aminosäuren getrennt wird, heißt **Hydrolyse**. Sie wird von bestimmten Enzymen katalysiert: den **Peptidasen**.

4.2.3 Benennung der Peptide

Ein Peptid, egal welcher Länge, hat immer an einem Ende eine freie Amino-Gruppe, am anderen eine freie Carboxyl-Gruppe; man spricht vom N- und C-Terminus.
Wichtig für die Schreibweise ist es, das Aminoende immer auf die linke Seite zu schreiben, da sich hiernach international auch der Name des Peptids richtet. Die Namen der Aminosäuren werden mit der Endung **–yl** versehen, nur die letzte – also die an der C-terminalen Seite – behält ihren normalen Namen.
Ein Beispiel: Sind die Aminosäuren Glutamat, Histidin und Prolin aneinander gebunden, heißt der systematische Name Glutamyl-Histidyl-Prolin; mit dem N-Terminus bei Glutamat und dem C-Terminus bei Prolin.
Diese Nomenklatur ist zwar logisch und schön systematisch, aber für Proteine, die aus Tausenden von Aminosäuren bestehen, ein wenig unhandlich. Daher hat man sich für praktisch alle Peptide und Proteine zusätzlich noch Trivialnamen einfallen lassen.

4.2.4 Räumliche Anordnung von Proteinen

Proteine liegen im Körper nicht als gestreckte Ketten vor, sondern sie bilden komplexe dreidimensionale Strukturen, die sich in verschiedene **Domänen** einteilen lassen. Eine Domäne ist ein Bereich der Polypeptidkette, der sich aufgrund seiner Raumstruktur von anderen Bereichen abgrenzen lässt. Einer Domäne kann oft eine eigenständige Funktion zugeordnet werden, so dass die Forschung davon ausgeht, dass sich unterschiedliche zunächst eigenständige Domänen erst im Laufe der Evolution zu den heutigen Proteinen zusammengelagert haben. Dafür spricht auch die Tatsache, dass sich den einzelnen Domänen im Protein entsprechende Genabschnitte auf der DNA zuordnen lassen.
Die Struktur eines Proteins wird auch als **Konformation** bezeichnet. Die Konformation wird durch die Primär-, Sekundär-, Tertiär- und Quartärstruktur näher beschrieben.

Die Primärstruktur

Die Primärstruktur beschreibt die Abfolge der einzelnen Aminosäuren innerhalb der Kette. Diese Reihenfolge ist genau festgelegt und entspricht der Information des Gens, welches für das entsprechende Protein codiert (☞ 4.27).

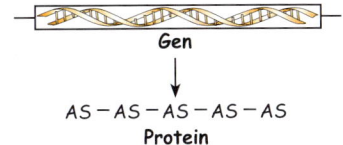

☞ **4.27**   Die Primärstruktur eines Proteins.

Es ist dabei zu beachten, dass die Primärstruktur nicht einfach nur die Abfolge der Aminosäuren festlegt, sondern ebendiese Abfolge auch die komplette Struktur des Proteins determiniert, also auch die Sekundär-, Tertiär- und Quartärstruktur.

Die Sekundärstruktur

Die zahlreichen Peptidbindungen zwischen den Aminosäuren der Peptidkette enthalten je eine Carbonyl-(CO-) und eine Amid(NH)-Gruppe. Treten diese miteinander in Wechselwirkung, bildet sich die Sekundärstruktur. Die Seitenketten der Aminosäuren sind daran nicht beteiligt.
Die häufigsten Sekundärstrukturen sind die α-Helix und das β-Faltblatt, aber auch Kehren und Schleifen spielen eine wichtige Rolle für die Gestalt der Proteine.

Die α-Helix. Unter α-Helix versteht man die schraubenförmig gewundene Anordnung einer Polypeptidkette. Dabei gehen die CO- und die NH-Gruppen miteinander Wasserstoffbrückenbindungen ein (☞ 4.28).

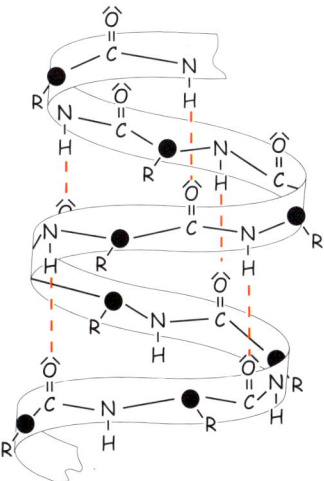

☞ **4.28**   Die α-Helix.

Es handelt sich also um **intramolekulare Wasserstoffbrückenbindungen**. Pro Windung benötigt man dazu statistisch 3,6 Aminosäuren, wobei je eine CO-Gruppe mit der NH-Gruppe der viertnächsten Aminosäure eine Bindung eingeht.
Die **Seitenketten**, die meist viel zu unregelmäßig angeordnet sind, um eine so geordnete Struktur zu ergeben, werden dabei nach außen geklappt. Sie sind erst für die Tertiärstruktur (also der Anordnung der Sekundärstruktur im Raum) des Proteins verantwortlich.
Die Aminosäure **Prolin** passt nicht in dieses System. Mit ihrem festen fünfgliedrigen Ring sprengt sie diese Helix, oder wird eben genau da eingebaut, wo diese Struktureinheit zu Ende ist und das Protein in eine offene Form übergehen soll.
Theoretisch ist diese Helix sowohl rechts- als auch linksgängig denkbar, in der Natur findet man allerdings nur α-

Helices mit Rechtsgewinde, weil diese einfach sterisch und damit auch energetisch günstiger ist.

β-Faltblatt. Das β-Faltblatt hat seinen Namen daher, dass es von Linus Pauling und Robert Corey nach der α-Helix als zweite Struktur aufgeklärt wurde. Hier liegt die Peptidkette in einer Zick-zack-Form vor (👁 **4.29**).

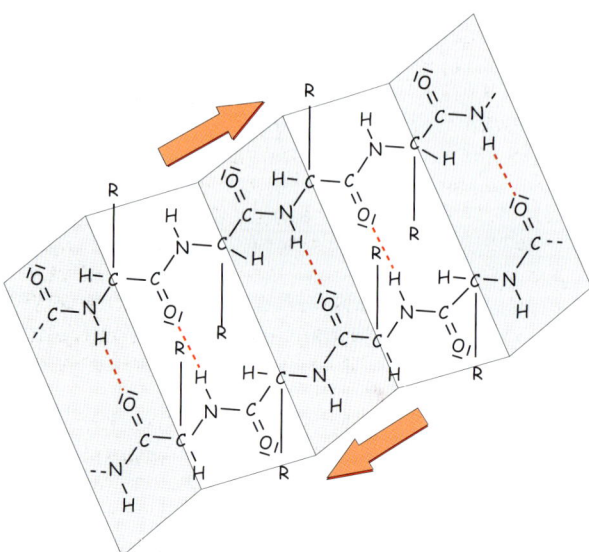

👁 **4.29**   Zwei Peptidketten in einem β-Faltblatt angeordnet.

Diese Struktur entsteht dadurch, dass die CO-NH-Gruppe der Peptidbindung starr in einer Ebene vorliegt, die benachbarten Bindungen dagegen frei drehbar sind.
Wie bei der α-Helix bilden auch hier CO- und NH-Gruppen von Aminosäuren miteinander Wasserstoffbrückenbindungen. Im Unterschied zur α-Helix können sowohl Peptidstücke aus einer Kette als auch zwei oder mehrere verschiedene Peptide aneinander binden, wobei die Stränge sowohl in paralleler als auch in antiparalleler Richtung zu liegen kommen können.

> Bei der α-Helix sind die Wasserstoffbrückenbindungen immer intramolekular, beim β-Faltblatt können sie sich sowohl intramolekular als auch intermolekular (zwischen zwei Proteinen) ausbilden.

Kehren und Schleifen. Mittlerweise sind noch weitere Sekundärstrukturen aufgeklärt geworden, die Kehren und Schleifen, die eine besondere Rolle für Richtungswechsel innerhalb der Strukturelemente einer Polypeptidkette spielen. α-Helices und β-Faltblätter laufen in der Regel durch eine Domäne ganz hindurch. Aus diesem Grunde liegen Kehren und Schleifen auch immer an der Oberfläche eines Proteins und sind dadurch für viele der Interaktionen des Proteins verantwortlich.
Die sogenannten **β-Kehren** werden auch als Haarnadelschleifen bezeichnet und weisen eine regelmäßige Struktur auf. Sie führen relativ einfach zu Richtungsänderungen in-

nerhalb der Polypeptidkette, so dass beispielsweise eine β-Faltblatt-Struktur in eine zweite übergehen kann, die dann zurückläuft. Auch Wechsel zwischen β-Faltblättern und α-Helices sind auf diese Weise möglich.
Ω-Schleifen sind ein wenig komplexer und nicht mehr regelmäßig angeordnet. Sie führen zu nicht ganz so abrupten Richtungswechseln innerhalb der Polypeptidkette.
Die Antigenbindungsstelle eines Antikörpers besteht beispielsweise aus solchen Ω-Schleifen.

Die Tertiärstruktur

Die Tertiärstruktur beschreibt die dreidimensionale Struktur eines Proteins und entsteht durch die Verwindung der Sekundärstruktur (👁 **4.30**).
Jetzt gehen die Seitenketten der Aminosäuren Bindungen miteinander ein. Stabilisiert wird diese räumliche Gesamtstruktur sowohl durch **kovalente** als auch durch **nicht kovalente** Wechselwirkungen.

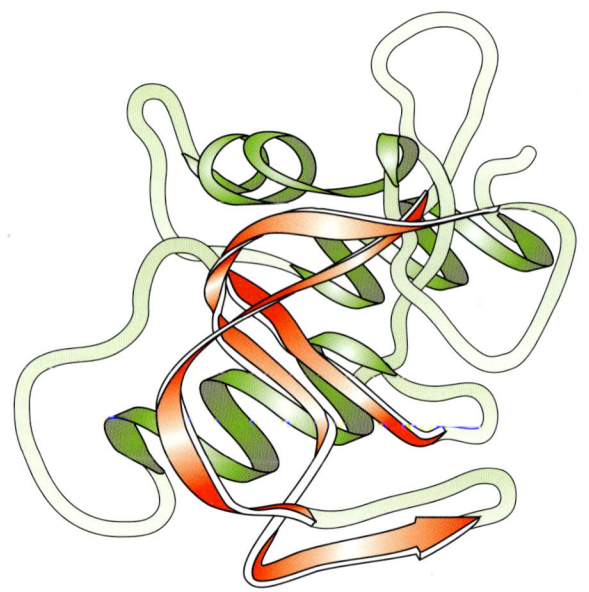

👁 **4.30**   Tertiärstruktur.

Hier spielen **Disulfidbrücken** (S. 11) eine besondere Rolle. Sie werden zwischen den SH-Gruppen zweier Cysteine geschlossen – es handelt sich also um eine kovalente Bindung.
Zwischen den Seitenketten bilden sich als schwache, also nicht kovalente, Bindungen **Wasserstoffbrückenbindungen** und **ionische Wechselwirkungen** (S. 8) aus.
Die hydrophoben Seitenketten wenden sich durch **hydrophobe Wechselwirkungen** (S. 8) ins Molekülinnere, um so wenig Kontakt wie möglich zum sie umgebenden Wasser zu haben. Die hydrophilen Gruppen hingegen stehen nach außen zum Wasser hin. So bildet sich um das gesamte Protein eine Hydrathülle, wodurch es in seiner Tertiärstruktur stabilisiert wird.

Die Quartärstruktur

Die Quartärstruktur beschreibt „Protein-Symbiosen". Mehrere dreidimensionale Untereinheiten (Tertiärstrukturen) schließen sich zu sehr viel größeren Funktionseinheiten zusammen.

Solche **supramolekularen Strukturen** sind beispielsweise Enzymkomplexe, Ribosomen und Proteinfasern. Auch Hämoglobin, das Sauerstoff-Transport-Molekül, gehört dazu. Es setzt sich aus vier Proteinuntereinheiten zusammen (meist zwei α- und zwei β-Ketten), die sich gegenseitig unterstützen (S. 498).

4.2.5   Denaturieren und Fällen

Diese beiden Begriffe werden leider häufig verwechselt, weshalb sie hier kurz erläutert werden sollen.

Denaturierung von Proteinen

Denaturierung bedeutet das **Zerstören der dreidimensionalen Struktur** eines Proteins, indem beispielsweise Wasserstoffbrücken oder Disulfidbindungen gespalten und das Protein entfaltet wird (lat. *de natura* = weg von der natürlichen Beschaffenheit). Das Protein verliert dabei seine biologische Funktion, da diese im Wesentlichen von der Tertiärstruktur bestimmt wird. Die **Primärstruktur** – die Aminosäurenkette also – bleibt jedoch **erhalten**.

Denaturiert werden kann ein Protein durch Hitze, extreme pH-Werte, Harnstoff sowie durch Alkohol und andere Lösungsmittel. Eine Denaturierung ist jedoch **nicht immer irreversibel**. Manche Proteine nehmen ihre ursprüngliche Struktur spontan wieder ein, nachdem das denaturierende Agens entfernt wurde. Dies wird dann als **Renaturierung** bezeichnet.

In unserem **Magen** liegen sehr viele Protonen vor (saurer pH-Wert), wodurch die meisten Seitenketten von Nahrungsproteinen protoniert, also positiv geladen, vorliegen. Diese gleichnamigen Ladungen bewirken, dass sich die Seitenketten gegenseitig abstoßen und das Protein nicht zu einem Knäuel verklumpt. Es wird von Wasser umlagert, bleibt in Lösung und fällt nicht aus. Diese Denaturierung führt dazu, dass Proteasen, also Enzyme, die Eiweiße spalten, leichter angreifen und das Protein vorverdauen können.

Fällung von Proteinen

Fällen (Präzipitieren) heißt, einen Stoff aus seiner gelösten Form zum **Ausfallen** zu bringen. Diese Substanz (z. B. ein Protein) liegt dann als **Niederschlag** (Bodensatz) in der Lösung vor. Ein Ausfällen von Proteinen kann auf verschiedene Arten erreicht werden:

- durch Konzentrationserhöhung über den Punkt der **Sättigung** hinaus: Man gibt soviel weiteres (in der Regel billig zu bekommendes) Protein wie z. B. Serumalbumin oder Milchpulver zu der Lösung, bis dieses sich nicht

mehr lösen kann und beim Ausfällen das gewünschte Protein mit sich „zieht".
- Durch Zugabe eines anderen Lösungsmittels (z. B. eines **organischen Lösungsmittels** statt Wasser); jetzt kann sich das Protein nicht mehr lösen und fällt aus.

Durch Zugabe von Salzen (z. B. Ammoniumsulfat), die sich leichter in Wasser lösen als das Protein. Ab einer bestimmten Salzkonzentration fällt das Protein aus, da die Lösungskapazität des Wassers überschritten wird (**Aussalzen**).

In der Regel führt das Ausfallen des Proteins gleichzeitig zu seiner Denaturierung. Beim Ausfallen wird dem Protein seine Hydrathülle entzogen und die Seitenketten können sich nicht mehr richtig anordnen. Die Tertiärstruktur wird zerstört und das Protein denaturiert.

Umgekehrt führt eine Denaturierung meistens auch zum Ausfallen des Proteins. Durch Änderung der Tertiärstruktur können jetzt auch lipophile Seitenketten nach außen zeigen. Es kann keine Hydrathülle mehr um das Protein gebildet werden, die Proteinmoleküle „verkleben" untereinander und fallen aus.

Die beiden Vorgänge lassen sich in der Praxis kaum voneinander trennen, da sie sich fast immer gegenseitig bedingen.

> Die **Denaturierung** bezeichnet die Veränderung des Proteins auf molekularer Ebene (also eine Strukturveränderung). Die **Fällung** beschreibt den physikalischen Vorgang des Ausfallens (Bildung eines Niederschlags).

4.2.6   Auftrennung von Proteinen – die Elektrophorese

Die Elektrophorese ist eine Methode, verschiedene Proteine (und auch Aminosäuren) voneinander zu trennen. Dazu trägt man ein Proteingemisch auf ein Gel auf und legt eine Spannung an… (👁 **4.31**)

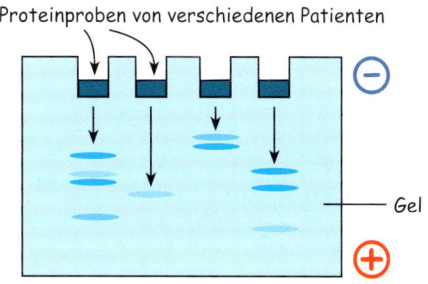

Proteinproben von verschiedenen Patienten

Gel

👁 **4.31**   Gel-Elektrophorese.

Diese Proteintrennung wird auch heute noch routinemäßig in der Klinik durchgeführt, da man damit sehr leicht die **Zusammensetzung der Plasmaproteine** feststellen kann. Bei diversen Krankheiten kann die Konzentration des einen oder anderen Proteins erhöht oder erniedrigt sein.

Durchgeführt wird die Elektrophorese, indem eine Probe mit Patientenserum auf ein Gel aufgetragen wird. Anschließend legt man eine Spannung an, worauf die Proteine das Wandern beginnen, ein jedes nach seiner Art. Die Wanderungsgeschwindigkeit hängt dabei von der Größe und der Ladung der einzelnen Proteine ab, wodurch sie innerhalb einer bestimmten Zeit unterschiedlich weit kommen. Nach der photometrischen Auswertung des Gels erhält man folgende Darstellung (☞ **4.32**):

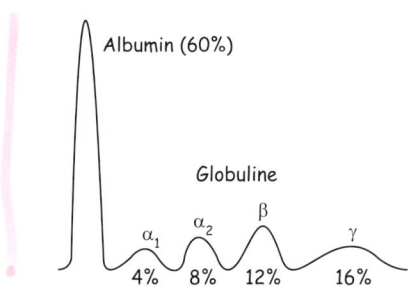

☞ **4.32** Auftrennung von Serum in der Elektrophorese.

Die Prozentzahlen der einzelnen Serumfraktionen sollte man sich schon einmal einprägen, da sich daraus eine Menge Informationen ableiten lassen.
Wie schon angedeutet, lassen sich auch Aminosäuren auf diese Art und Weise trennen. In der Klinik interessiert den Arzt allerdings nur der Wert, der bei der Bestimmung im Labor herauskommt. Im Gegensatz dazu muss er eine Protein-Elektrophorese noch selbst beurteilen!

4.2.7 Funktionen der Proteine im Körper

Proteine kommen im Körper an vielen Stellen mit den vielfältigsten Aufgaben vor. Hier nur ein kurzer Überblick über die wichtigsten Aufgaben:

- **Biokatalyse.** Sämtliche Enzyme sind Proteine, die als Biokatalysatoren die Reaktionen des Stoffwechsels ermöglichen.
- **Kommunikation.** Viele Signalstoffe, die der Kommunikation im Körper dienen, sind Peptide, darunter so prominente Vertreter wie Insulin (S. 350), das Wachstumshormon Somatotropin (S. 395) und das Hormon Erythropoetin, das die Bildung der Roten Blutkörperchen anregt (S. 483).
- **Transport.** Da sich gelöste Proteine häufig kugelförmig (globulär) falten, so dass die lipophilen Seitenketten innen und die hydrophilen außen zu liegen kommen, sind sie meist in Wasser und damit auch im Blut löslich. Binden solche Proteine nun Stoffe, die nicht wasserlöslich sind (z.B. Steroide wie Kortisol), können diese so durchs Blut transportiert werden (praktisch in der „Kugel" verpackt).
  Ein klassisches Beispiel ist auch Hämoglobin (S. 498). Es kann Sauerstoff binden und im Blut transportieren und zwar in einer viel größeren Menge, als physikalisch dort löslich wäre.

- **Stützfunktion.** Fibrilläre, also fadenförmige, längliche Proteine spielen beispielsweise eine Rolle beim Aufbau von Haut (Kollagen, S. 455) und Haar (Keratin).
- **Aktive Bewegung.** Eine quantitativ große Rolle spielen Muskelproteine wie Aktin und Myosin, ohne die unsere Muskulatur funktionslos wäre (S. 584).
- **Das Immunsystem** produziert bei einer Stimulierung durch einen Eindringling große Mengen an Proteinen, die Antikörper (S. 610).
- **Blutgerinnung.** Zu guter Letzt sind fast alle Faktoren, die zur Blutgerinnung beitragen, Proteine (S. 523).

4.2.8 Prionen

Welche Relevanz die Konformation eines Proteins für dessen Funktion hat, lässt sich in dramatischer Weise an den Prionen erkennen. Stanley Prusiner veröffentlichte die sogenannte Prionhypothese im Jahre 1982 und prägte den Begriff der Prionen (engl. **pr**o*teinaceous* **in**fectious *particle*), der auch Bezug auf die Virionen nimmt; 1997 ist er dafür mit dem Nobelpreis ausgezeichnet worden.
Überraschend an den Prionen war die Tatsache, dass es sich bei ihnen um infektiöse Partikel handelte, die mit keinerlei Nukleinsäure ausgestattet waren. Heute geht man davon aus, dass diese besonderen Proteine nicht nur schlecht wasserlöslich, sehr hitzestabil und schwer verdaulich sind, sondern vor allem auch eine Kettenreaktion auszulösen vermögen.

PrP^c. In unserem Körper gibt es dabei eine normale, physiologische Form der Prionproteine (PrP^c, engl. *prion protein, cellular*), die stark von α-Helices geprägt ist (☞ **4.33**). Über die Funktion dieser Prionen ist noch nicht sehr viel bekannt, sie scheinen vor allem Nervenzellen vor freien Radikalen und anderen Stressfaktoren zu schützen.

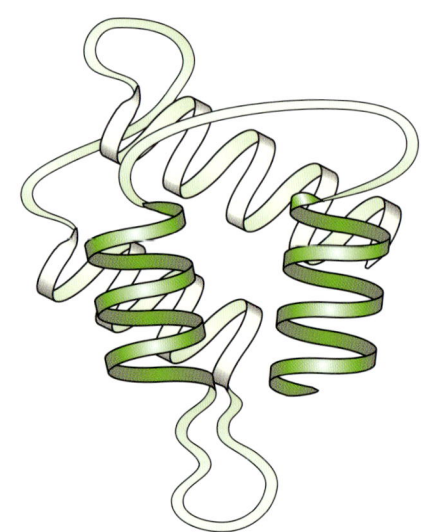

☞ **4.33** PrP^c.

PrP^{sc}. Sporadisch, genetisch oder auch infektionsbedingt kann eine pathologische Form der Prionen entstehen (PrP^{sc}, die nach der Scrapie, einer Prionenkrankheit bei Schafen benannt ist) (👁 **4.34**). Bei dieser pathologischen Form überwiegen β-Faltblattstrukturen, die zu den unangenehmen Eigenschaften der Prionen führen.

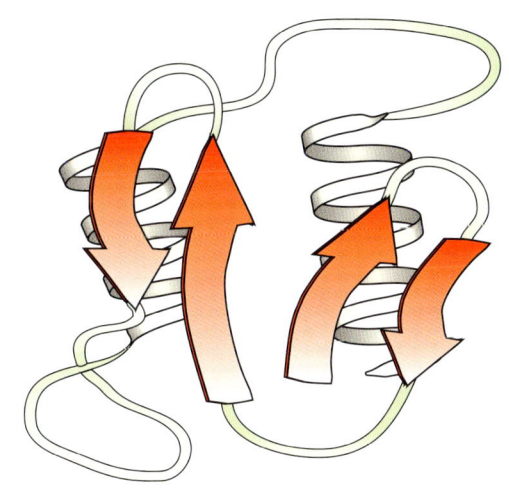

👁 **4.34**   PrP^{sc}.

5 Nukleotide und Nukleinsäuren

In jeder Zelle unseres Körpers ist die gesamte Erbinformation über uns gespeichert – in Form von **DNA** (engl. **d**es**o**xyribo**n**ucleic **a**cid, auf deutsch Desoxyribonukleinsäure = DNS) im **Zellkern**. Die DNA verteilt sich auf 46 DNA-Moleküle (Chromosomen). Jedes DNA-Molekül besteht aus zwei DNA-Strängen, die sich zu einer **Doppelhelix** verdrillt umeinander winden (☞ **5.1**).

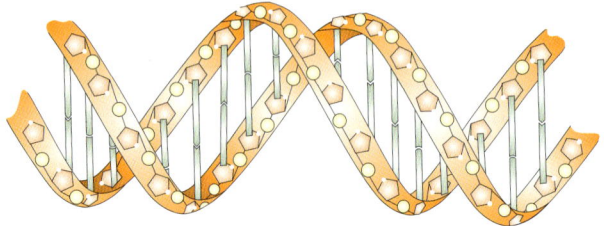

☞ **5.1** Die DNA-Doppelhelix.

Neben der doppelsträngigen DNA gibt es noch die einzelsträngig vorkommende **RNA** (engl. **r**ibo**n**ucleic **a**cid, auf deutsch Ribonukleinsäure = RNS), von der viele verschiedene Sorten, mit ganz unterschiedlichen Funktionen vorkommen.

5.1 Chemie der Nukleotide

Jedes Nukleotid besteht aus einer **Base**, einem **5er-Zucker** und einem **Phosphatrest**, wobei durch die Base festgelegt ist, um welches Nukleotid es sich handelt. Insgesamt stehen unserem Körper vier bzw. fünf verschiedene Basen, zwei verschiedene Zucker und das Phosphat zur Verfügung.

> Ist die Base nur mit dem Zucker verbunden (ohne Phosphat), dann nennt man dieses Molekül Nukleo*sid*, ist zusätzlich Phosphat dabei, handelt es sich um ein Nukleo*tid* (☞ **5.2**).

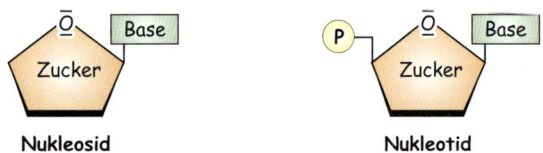

☞ **5.2** Grundbausteine der Nukleinsäuren.

5.1.1 Die Basen

Die fünf in unseren Nukleinsäuren vorkommenden Basen lassen sich in zwei Gruppen einteilen (☞ **5.3**):
- Die **Purinbasen**, deren Grundgerüst sich vom Purin ableitet.
- Die **Pyrimidinbasen**, deren Grundgerüst sich vom Pyrimidin ableitet.

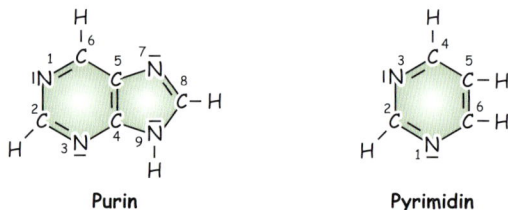

☞ **5.3** Die beiden Grundgerüste der Nukleinsäurebasen.

Purinbasen

In unseren Nukleinsäuren kommen zwei verschiedene Purinbasen vor, das **Adenin** (Abk. A) und das **Guanin** (Abk. G) (☞ **5.4**).

☞ **5.4** Die Purinbasen.

Weitere wichtige Purinbasen sind das **Hypoxanthin**, das eine wichtige Rolle als Zwischenprodukt bei der Biosynthese von Adenin und Guanin (S. 243) spielt, sowie das allseits bekannte **Koffein** (Wirkung, S. 343) (☞ **5.5**).

☞ **5.5** Purinbasen, die nicht in Nukleinsäuren vorkommen.

Pyrimidinbasen

Von den Pyrimidinbasen gibt es drei verschiedene: **Cytosin** (Abk. C), **Thymin** (Abk. T) und **Uracil** (Abk. U) (☞ **5.6**).

Cytosin (C)   Thymin (T)   Uracil (U)

☞ **5.6** Die Pyrimidinbasen.

Cytosin kommt sowohl in der RNA als auch in der DNA vor, die beiden anderen Basen jedoch in nur jeweils einer Nukleinsäure-Sorte: Thymin findet man ausschließlich in der DNA, Uracil nur in der RNA (☞ **5.7**).

Warum Thymin statt Uracil? Cytosin wird in unseren Zellen gelegentlich spontan zu Uracil desaminiert. Geschieht dies in der DNA, so wird das neu entstandene Uracil von einem Enzym erkannt und wieder in Cytosin zurückverwandelt. Dadurch wird verhindert, dass es durch die Desaminierung zu einer Mutation (S. 303) kommt.
Wäre Uracil von Natur aus in der DNA, so hätte das Enzym keine Chance, zwischen „echtem" und aus Cytosin entstandenem Uracil zu unterscheiden. Da diese Desaminierung aus chemischen Gründen relativ häufig vorkommt, hat es sich vermutlich im Laufe der Evolution als Vorteil herausgestellt, Thymin statt Uracil zu verwenden, da Thymin dieselben Funktionen wie Uracil erfüllt.

Uracil (U)   Thymin (T)

RNA   DNA

☞ **5.7** Basenunterschiede zwischen RNA und DNA.

Seltene Basen

Es gibt noch eine ganze Reihe anderer Basen, die seltene Basen genannt werden, da sie nur in geringen Mengen in den Nukleinsäuren vorkommen. Auch sie sind Derivate von Purin oder Pyrimidin. Meist handelt es sich um methylierte oder hydroxylierte Purin- und Pyrimidinbasen wie das 5-Methylcytosin, Dihydrouracil und Pseudouridin.

5.1.2 Nukleoside (Base + Zucker)

Die Kombination aus einer Base und einem 5er-Zucker wird als **Nukleo**sid bezeichnet. Hier gibt es wieder einen wichtigen Unterschied zwischen DNA und RNA, was sich auch in deren Namensgebung niedergeschlagen hat. In der RNA liegt die Ribose ganz normal vor, deshalb *Ribo*nukleinsäure. In der DNA hingegen ist die OH-Gruppe am 2'-C-Atom der Ribose durch Wasserstoff ersetzt (☞ **5.8**). Daher der Name *Desoxyribo*nukleinsäure („desoxy" bedeutet einfach, dass hier ein Sauerstoffatom weniger vorliegt).

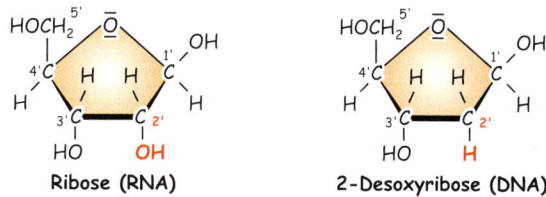

Ribose (RNA)   2-Desoxyribose (DNA)

☞ **5.8** Die beiden Zucker der Nukleinsäuren.

Da man bei der Bezeichnung der Atome durch Nummern auch deutlich machen möchte, ob man sich gerade auf die Base oder den Zucker bezieht, versieht man die Zuckeratome mit einem Strich ('), die C-Atome der Basen bekommen schlicht Nummern. Beim 2'-C-Atom handelt es sich also um das C-Atom Nummer Zwei des Zuckers.
Bei der Verknüpfung des Zuckers mit einer Purin- oder Pyrimidinbase entsteht eine **N-glykosidische Bindung** (vgl. S. 24 und ☞ **5.9**). Dazu bindet das 1'-C-Atom des Zuckers an das N9-Atom eines Purins oder an das N1-Atom eines Pyrimidins. Die OH-Gruppe des Zuckers wird zusammen mit dem Wasserstoff der Base als Wasser abgespalten. „Glykosidisch" heißt, dass ein Zucker an der Bindung beteiligt ist, „N" bedeutet, dass am anderen Ende ein Stickstoffatom sitzt. Da diese Bindung frei drehbar ist, spielt es keine Rolle, ob man die Base auf die rechte oder die linke Seite zeichnet.

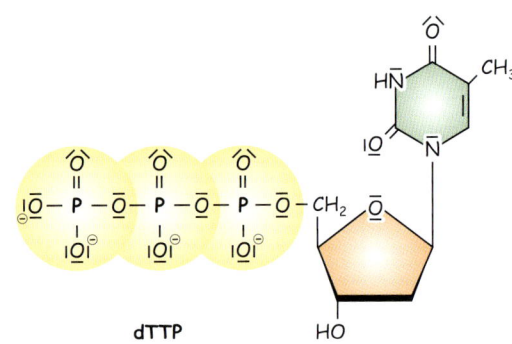

● **5.9** Die N-glykosidische Bindung im Nukleosid.

● **5.11** Ein Desoxynukleotid.

Die **Namen der Nukleoside** werden von denen der Basen abgeleitet und bei den **Purinderivaten** mit der Endung **-osin** (Adenosin, Guanosin), bei den **Pyrimidinderivaten** mit **-idin** (Cytidin, Thymidin, Uridin) versehen.

5.1.3 Nukleotide (Nukleosid + Phosphat)

Bindet **Phosphat** (PO_4^{3-}) an ein Nukleosid, entsteht das einfachste **Nukleo**tid, ein Nukleosid-Monophosphat – oder einfach **Mononukleotid**. Das Phosphat bildet unter Wasserabspaltung eine **Esterbindung** mit dem 5'-C-Atom des Nukleosids aus. Wenn man möchte, kann man die Nukleotide daher auch als „Phosphatester der Nukleoside" bezeichnen. **Nukleosiddiphosphate** (z. B. ADP) und **-triphosphate** (z. B. ATP) entstehen durch weitere Anlagerungen von Phosphatresten. Dabei bilden sich zwischen den Phosphaten **Phosphorsäureanhydridbindungen**, die sehr energiereich sind (● **5.10**).

Adenosin-Triphosphat (ATP)

● **5.10** Ein Nukleosidtriphosphat.

Ist als Zucker nicht die Ribose, sondern die Desoxyribose gebunden, spricht man von einem **Desoxynukleotid** (● **5.11**). Desoxynukleotide werden entsprechend als **d-Nukleotide** kenntlich gemacht.

5.1.4 Weitere Funktionen der Nukleotide

Nukleotide spielen nicht nur als Bestandteile von DNA und RNA eine wichtige Rolle, sondern sind bei praktisch allen Stoffwechselvorgängen unentbehrlich.

- Adenosintriphosphat (ATP) ist die **universelle Energieform** einer Zelle. Bei manchen Stoffwechselwegen wird jedoch Guanosintriphosphat (GTP) von der Zelle als Energielieferant genutzt.
- Nukleotide werden zur **Aktivierung** verschiedener Stoffe benötigt. Glukose muss z. B. immer erst mit Uridintriphosphat (UTP) zu UDP-Glukose aktiviert werden, bevor es in Ketten wie Glykogen (S. 26) eingebaut werden kann.
- ATP kann unter Pyrophosphatabspaltung (= PPₐ) zu zyklischem AMP (cAMP) reagieren und in dieser Form als intrazellulärer (**„zweiter Botenstoff" = Second Messenger**) die Wirkung zahlreicher hydrophiler Hormone vermitteln (S. 342).
- Als Bestandteile der **Coenzyme** NADH, FADH und CoA sind Nukleotide an vielen Bioreaktionen beteiligt (● **5.12**).

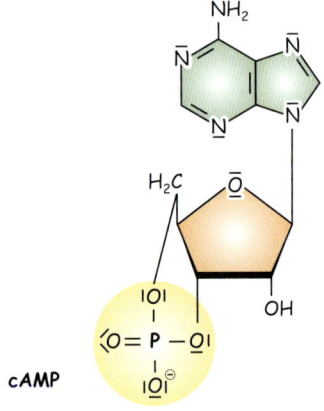

cAMP

● **5.12** Ein nukleotidhaltiger Cofaktor.

Um den Überblick nicht zu verlieren, kommt hier alles noch einmal auf einen Blick, bevor wir dann in die Chemie der Nukleinsäuren einsteigen (☞ 5.13).

Base	Nukleosid	Nukleotid
Adenin (A)	Adenosin	Adenosin-Monophosphat (AMP)
Guanin (G)	Guanosin	Guanosin-Monophosphat (GMP)
Uracil (U)	Uridin	Uridin-Monophosphat (UMP)
Cytosin (C)	Cytidin	Cytidin-Monophosphat (CMP)
Thymin (T)	Thymidin	Thymidin-Monophosphat (TMP)

☞ **5.13** Die verschiedenen Nukleinsäurebausteine im Überblick.

5.2 Nukleinsäuren

Setzt man Nukleotide zu langen Ketten zusammen, erhält man Nukleinsäuren, also Polynukleotide. Wir haben schon gesehen, dass man zwischen **Ribonukleinsäuren (RNA)** und **Desoxyribonukleinsäuren (DNA)** unterscheiden muss.

5.2.1 Ribose und Phosphat – für den Zusammenhalt

Wichtig für die **Kettenbildung** (heißt auf schlau **Polymerisierung**) sind nur die Ribose und das Phosphat, die Basen haben eine andere Aufgabe.
Obwohl immer Mononukleotide in die Kette eingebaut werden, benötigt man zunächst stets die jeweiligen Trinukleotide. Denn erst durch Abspaltung von Pyrophosphat wird genügend Energie frei, um das Ganze zusammenzubauen. Als Ergebnis ist das 5'-C-Atom einer Ribose über ein Phosphat mit dem 3'-C-Atom der nächsten Ribose verbunden. Da es sich bei dieser Verbindung um zwei („di") Esterbindungen einer Phosphorsäure handelt, bezeichnet man sie als **Phosphorsäurediesterbindung** (☞ 5.14).

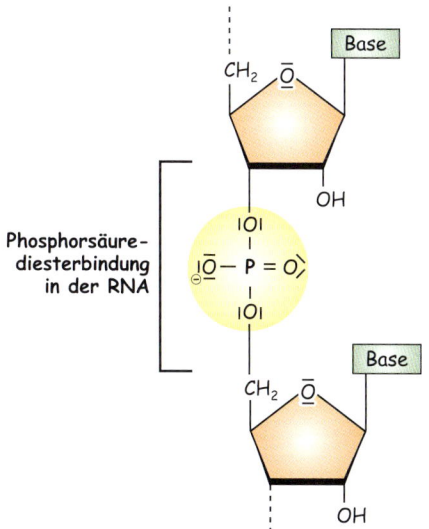

☞ **5.14** Zucker und Phosphat sind in der DNA über eine Phosphodiesterbindung miteinander verbunden.

Was ist sauer an den Nukleinsäuren? Den sauren Charakter der DNA und RNA verursacht die Phosphorsäure. Unter physiologischen Bedingungen liegt sie dissoziiert vor, was zwei Konsequenzen hat:
1. Ihr „H⁺" schwimmt im umliegenden Wasser. Dadurch wird das Wasser protonenreicher und damit saurer.
2. Durch die Abspaltung des „H⁺" wird die DNA **negativ geladen**.

Das 3'-OH-Ende. Wichtig für die gesamte Genetik und das Verständnis der Wirkungsweise vieler Medikamente ist es, sich den Mechanismus der Verlängerung einer Nukleotidkette klarzumachen. Bei diesem Vorgang greift immer die freie 3'-OH-Gruppe eines schon eingebauten Nukleotids den 5'-Phosphatteil eines neu eintretenden Nukleotids an. Eine andere Anlagerung ist nicht möglich.

> Sämtliche polymerisierenden (= kettenverlängernden) Enzyme – DNA- und RNA-Polymerasen – können nur in 5'-3'-Richtung synthetisieren.

☞ **5.15** Die Polymerisation findet von 5' nach 3' statt.

Das Vorhandensein einer freien 3'-OH-Gruppe ist nicht nur für die Kettenverlängerung bei uns Menschen, sondern bei allen Organismen unbedingt erforderlich – so auch bei Viren. Das macht man sich bei der Bekämpfung dieser kleinen Plagegeister zunutze.

Zovirax. Man hat es geschafft, Stoffe herzustellen, die eine den Nukleotiden ähnliche Struktur haben, denen jedoch diese wichtige freie 3'-OH-Gruppe fehlt. Wird nun so ein Nukleotid-Analogon in die entstehende Nukleinsäure der Viren eingebaut, kann daran kein weiterer Baustein mehr binden und die Synthese wird abgebrochen.

Nach diesem Mechanismus arbeitet Zovirax, ein vermutlich jedem bekanntes Medikament gegen die hässlichen Bläschen an der Lippe, verursacht durch das Herpes-simplex-Virus. Bei dem darin enthaltenen Wirkstoff Acyclovir (chemisch korrekt: Acycloguanosin, also „Guanosin ohne Ring") ist die Ringstruktur des Zuckers nicht ganz vollständig (es fehlt u. a. die freie 3'-OH-Gruppe) – das Virus kann sich nach Einbau nicht weiter replizieren (☞ **5.16**).

☞ **5.16** Der Wirkstoff von Zovirax.

Um eingebaut werden zu können, muss auch Acyclovir erst phosphoryliert werden (☞ **5.17**). Die erste Phosphorylierung kann geschickterweise nur durch die herpesvirale Thymidinkinase erfolgen. Daher funktioniert Zovirax nur in den Zellen, die auch von Viren befallen sind.

Nach der ersten Phosphorylierung kann es die Zelle nicht mehr verlassen. Die weitere Phosphorylierung zum Acyclovir-Triphosphat erfolgt durch unsere eigenen zellulären Enzyme.

☞ **5.17** Das phsophorylierte Acyclovir.

Die herpesvirale DNA-Polymerase baut Acyclovir schließlich in das Genom der Herpes-Viren ein, worauf die Kettenverlängerung gestoppt wird (☞ **5.18**).

☞ **5.18** Der Einbau von Acyclovir in die DNA.

Nach dem gleichen Prinzip arbeiten auch Medikamente zur Behandlung von HIV-Infektionen. Deren Angriffsziel ist die Reverse Transkriptase des HI-Virus.

5.2.2 Die Basen – Träger der Information

Die eigentliche Information der DNA wird durch die dritten Bausteine der Nukleinsäuren codiert, die in wässriger Lösung leicht basisch reagieren und daher einfach „Basen" genannt werden. Da wir 20 verschiedene proteinogene Aminosäuren kennen, reicht eine 1:1-Codierung durch eine Base pro Aminosäure natürlich nicht aus. Wählte man eine Kombination von jeweils zwei der vier Basen, käme man nur zu 16 Aminosäuren ($4^2 = 16$). Bei einer Kombination von jeweils drei der vier verschiedenen Basen, erhält man 64 unterschiedlich Codons ($4^3 = 64$), welche weitaus genug sind, um die Information für alle 20 Aminosäuren speichern zu können.

> *Drei* aufeinander folgende Basen eines Stranges – ein Basentriplett – codieren für genau *eine* Aminosäure. Ein solches Triplett wird **Codon** genannt und stellt die Grundeinheit des genetischen Codes dar.

Die Codesonne – das Alphabet der Zelle

Der genetische Code, den man in den frühen 1960er Jahren entschlüsselt hat, gilt in der gesamten Natur und wird deshalb auch als universell bezeichnet. Allerdings gibt es auch Ausnahmen – z. B. gehen unsere Mitochondrien mit dem genetischen Code ein wenig anders um als der Zellkern.

Die verschiedenen Basen stellen das Alphabet unseres Genoms dar. Eine übersichtliche Darstellung aller möglichen Basentripletts erreicht man mit Hilfe der Codesonne (☞ **5.19**). Gelesen wird sie „strahlenförmig" von innen nach außen – wodurch sich eine gewisse Analogie zur Sonne herstellen lässt. Sie bildet den Schlüssel zur Übersetzung der Basensequenz auf der DNA in eine Abfolge von Aminosäuren eines Proteins (Translation, S. 281). In der Codesonne wird statt T für die Base Thymin das U für die Base Uracil geschrieben, da man sich hier auf die mRNA bezieht, die letzten Endes die Information bei der Proteinbiosynthese vermittelt (S. 284).

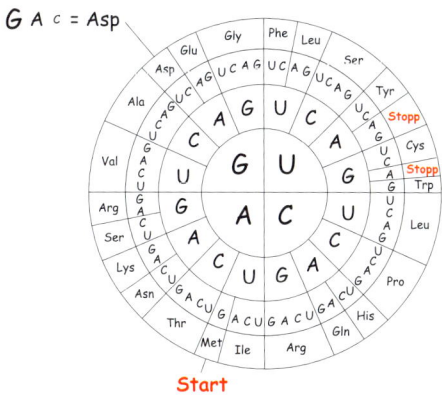

G A c = Asp

Start

👁 **5.19**   Die Codesonne.

Nur 61 der 64 Triplets codieren dabei für Aminosäuren. Neben den für Aminosäuren codierenden Codons gibt es nämlich drei Codons, die das Ende eines Gens signalisieren und zum Kettenabbruch führen; man bezeichnet sie als Stoppcodons. Das Triplett AUG vereint zwei Informationen in sich: es codiert für die Aminosäure Methionin und signalisiert als universelles Startcodon den Anfang eines Gens.

Das **Startcodon** signalisiert den Beginn eines Gens. Es besitzt die Basenfolge **A**denin-**U**racil-**G**uanin (**AUG**), die auch für die Aminosäure Methionin steht. Dieses Triplett sollte man sich merken, da es das einzige Startcodon ist und bei der Proteinbiosynthese eine wichtige Rolle spielt (S. 284). Da viele Anfänge von Proteinen nach der Biosynthese wieder entfernt werden, besitzen nur wenige fertige Proteine dieses Methionin noch als erste Aminosäure.

Die drei **Stoppcodons** codieren *nicht* für Aminosäuren, sondern sind einfach nur ein Signal für das Ende eines Gens. Wie aus der Codesonne ersichtlich, sind dies die Triplets UAA, UAG und UGA.

Das **offene Leseraster** (engl. *open reading frame*, ORF) beschreibt die Region zwischen dem Start- und einem Stoppcodon auf einem DNA- oder RNA-Strang. Bei bekannter Nukleotidsequenz ergeben sich zunächst drei Leserahmen, je nachdem, bei welchem Nukleotid man beginnt. Durch die Lage des Startcodons wird aber exakt festgelegt, welcher Leserahmen der richtige ist – nämlich derjenige, der mit dem A des AUG-Startcodons beginnt. Dieser Leserahmen ist der offene Leserahmen (👁 **5.20**). Auf der DNA wird ein offener Leserahmen in der Regel durch Introns unterbrochen, die bei der Transkription (S. 277) herausgeschnitten werden. Durchgehende offene Leserahmen findet man deshalb nur auf der mRNA.

Vor allem bei Virusgenomen gibt es zum Teil abenteuerliche offene Leserahmen, die sich oftmals überschneiden.

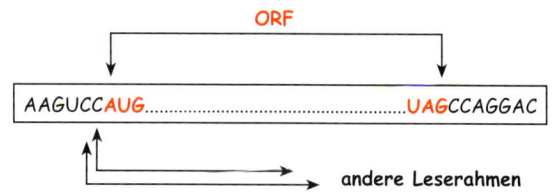

ORF

AAGUCC**AUG**..................................**UAG**CCAGGAC

andere Leserahmen

👁 **5.20**   Offener Leserahmen.

Degeneriertheit des genetischen Codes

Da es in jedem Triplett immer *drei* Positionen gibt und für die Besetzung jeder Position *vier* verschiedene Möglichkeiten (vier verschiedene Basen) zur Verfügung stehen, ergeben sich $4 \times 4 \times 4 = 4^3 = 64$ verschiedene Codierungsmöglichkeiten. Da es aber im Körper nur 20 Aminosäuren gibt, aus denen Proteine gebaut werden und für die ein Code benötigt wird, können einige Aminosäuren mehrfach codiert werden. Man bezeichnet den genetischen Code deshalb auch als degeneriert. Die Umkehr der Codesonne – der Schluss von der Aminosäure auf das Basentriplett – ist also nicht ohne weiteres möglich.

Was auf den ersten Blick verschwenderisch aussieht, ist auf den zweiten gar nicht so sinnlos. Wie man der Codesonne entnehmen kann, ist in vielen Fällen die dritte Base für das Bestimmen der Aminosäure nicht mehr wichtig (GGX steht z. B. immer für Glycin, wobei X jede beliebige Base sein kann). Mutationen an der letzten Base im Triplett wirken sich daher oft gar nicht auf das Ergebnis der Protein-Biosynthese aus und werden auch als „stille Mutationen" bezeichnet.

5.2.3   Die DNA-Doppelhelix

Bis jetzt ging es immer gleichermaßen um RNA wie um DNA. Nun wollen wir die *Ribo*nukleinsäuren erst einmal eine Zeit lang verlassen und uns ganz der DNA widmen, also unserem Erbgut. Dies bringt nämlich noch einige Besonderheiten und Probleme mit sich.

Die genaue Struktur der DNA bereitete den beiden Herren Watson und Crick einiges Kopfzerbrechen, bis sie 1953 schließlich zu einer schlüssigen Theorie kamen, die sich bis heute gehalten hat. Für ihre Mühen bekamen sie dafür (zusammen mit Maurice Wilkins) auch 1962 den Nobelpreis in Stockholm verliehen. (Einen wichtigen Anteil an dieser Theorie hatte auch noch die junge Forscherin Rosalind Franklin, die leider viel zu früh verstorben ist.)

In der DNA lagern sich die Basen paarweise im Innern einer Doppelhelix zusammen, was aus sterischen Gründen eine sehr regelmäßige Struktur ergibt (👁 **5.21**). Dabei paart sich immer eine Pyrimidin- mit einer Purinbase und umgekehrt. Würden sich zwei Pyrimidinbasen paaren, wäre deren Abstand zu groß, zwei Purine wären zu klein.

5.21 Die Basenpaarung in der DNA-Doppelhelix.

Dadurch, dass sich die Basen auf diese Art und Weise aneinander lagern und sie zusätzlich noch an ihren Zuckern hängen, ergibt sich als einzige mögliche Anordnung für die Nukleotidpolymere die Form eines Doppelstrangs. Dieser Doppelstrang besteht nun aus zwei Nukleotidketten, die sich so anordnen, dass sich die Basen nach innen ausrichten und dort über Wasserstoffbrücken interagieren. Die Zucker und die Phosphatreste hingegen kommen außen zum Liegen und bilden das Rückgrat der DNA.

Die Basenpaarung

Diese Struktur ist äußerst wichtig, da man so auf *beiden* Strängen die Information für die RNA und damit die Proteine hat – einmal in der richtigen Reihenfolge der Basen, auf dem anderen Strang in genau entgegengesetzter Reihenfolge (komplementär). Das Wichtigste ist, dass sich jeweils immer die gleichen Basen paaren, sonst würde das Leben nicht funktionieren, da auf den Strängen dann unterschiedliche Informationen stünden.
Da die Basen polare Gruppen enthalten, bilden sie untereinander Wasserstoffbrückenbindungen aus. Hält man sich dies vor Augen und erinnert sich noch einmal an die Struktur der Basen, ist nur *eine* Kombination möglich.

Die Purinbase Adenin paart sich mit der Pyrimidinbase Thymin über zwei, Cytosin mit Guanin über drei Wasserstoffbrücken (**5.22**).

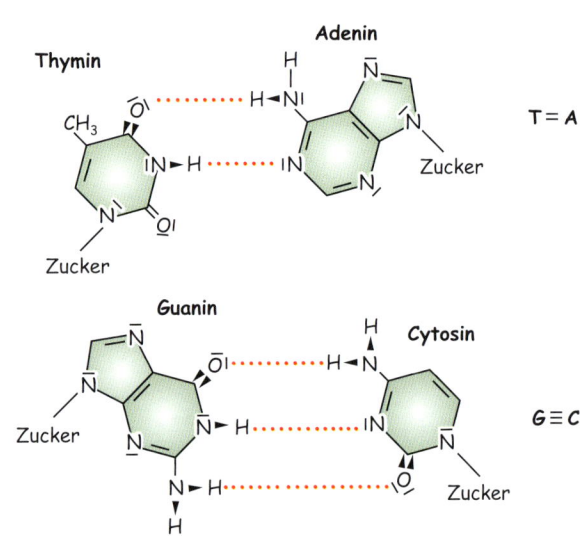

5.22 Thymin paart sich mit Adenin, Guanin mit Cytosin.

Nur durch diese Anordnung ist die Weitergabe der Information im Rahmen der Replikation (S. 295) und der Transkription (S. 269) überhaupt möglich.

Tautomerie der Basen. Wir haben die Tautomerie im Chemieteil schon kurz besprochen (S. 14). Hierbei erfolgt eine gleichzeitige intramolekulare Protonen- und Doppelbindungsverschiebung, was zu Bindungsveränderungen führt. Bei physiologischem pH-Wert liegt das Gleichgewicht bei den Purinbasen fast ausschließlich auf Seiten der Ketoform (**5.23**).

Ketoform   Enolform

5.23 Keto-Enol-Tautomerie des Guanins.

Bei Adenin und Cytosin spricht man nicht von Keto-Enol-Tautomerie, denn an deren Umlagerung ist Stickstoff beteiligt. Man spricht hier von der Amino- und der Iminoform, wobei bei physiologischem pH-Wert die Aminoform deutlich bevorzugt ist (**5.24**).

Aminoform ⇌ Iminoform

Adenin

Aminoform   Iminoform

👁 **5.24** Keto- und Iminoform von Adenin.

Das Phänomen der Tautomerie-Umlagerungen ist wichtig, weil hierbei andere Bindungsverhältnisse entstehen können, wodurch sich eine Base nun vielleicht mit einer anderen paaren kann. Folge einer solchen Umpaarung kann sein, dass sich ein neues Nukleotidpaar bildet. Die (zwar seltene, aber mögliche) Enolform von Thymin paart sich dann statt mit Adenin mit Guanin. Dadurch ändert sich die ursprüngliche Reihenfolge der Basen auf dem einen Strang, was schließlich zu einer **Mutation** führt.

Komplementarität der Basen

Aus der Paarung von immer zwei zusammengehörenden Basen lässt sich folgern, dass die Struktur des einen Stranges die des anderen automatisch bestimmt. Man sagt, die beiden Stränge seien komplementär zueinander (komplementär, von lat. *complementum* = Ergänzung, bedeutet also „sich gegenseitig ergänzend").

> Beide Stränge der Doppelhelix besitzen eine Polarität und verlaufen in entgegengesetzter Richtung. An dem Ende, an dem der eine Strang sein 5'-Phosphatende hat, befindet sich das 3'-OH-Ende des anderen Strangs und umgekehrt.

Man schreibt dabei die Reihenfolge der Basen immer vom 5'-Ende beginnend auf (also in 5'-3'-Richtung) von links nach rechts.

Wo steht welche Information?

Auf den beiden komplementären DNA-Strängen findet man die gleiche Information. Was jedoch nicht gleich ist, sondern eben komplementär, ist die *Nukleotidsequenz*. Dies muss man immer bedenken, wenn man von einer bestimmten Nukleotidsequenz spricht.
Aus historischen Gründen bezieht sich die Nukleotidsequenz der Codesonne auf die Sequenz der mRNA, also der Abschrift der DNA, nach deren Anleitung die Proteine hergestellt werden. Sie entspricht damit dem *nicht* abgelesenen Strang auf der DNA.
Der Strang der DNA, der direkt als Vorlage für die Herstellung der mRNA dient, wird als **codogener** Strang bezeichnet (Codon-erzeugend). In diesem Strang sind die Basen zu denen in der mRNA komplementär (und nicht gleich!) (👁 **5.25**).

Der andere Strang der DNA, von dem *nicht* abgelesen wird, und der ja auch komplementär zum codogenen Strang ist, sieht genauso aus wie die mRNA (bis auf Thymin statt Uracil) und wird **codierender** Strang genannt.

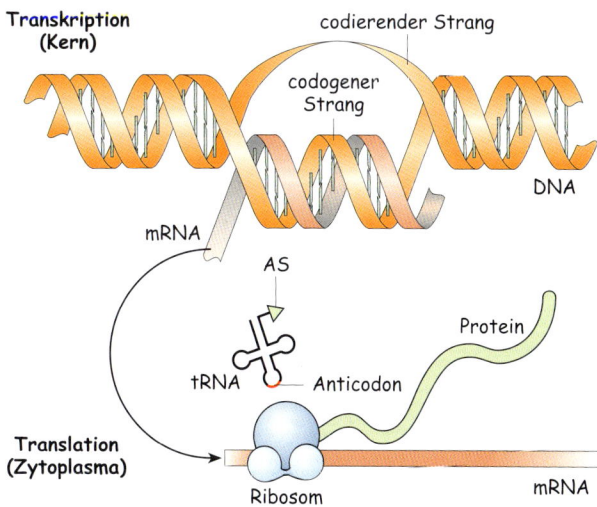

👁 **5.25** Codogener und codierender Strang.

Das zum Codon auf der mRNA passende **Anticodon** befindet sich auf der tRNA und ist wieder gleich der Nukleotidsequenz des abgelesenen (codogenen) Stranges auf der DNA.
Zu bedenken ist, dass man eigentlich nicht von einem codierenden bzw. codogenen „Strang" sprechen kann, weil diese Zuordnung nur abschnittsweise gilt; codierend ist je nach Gen mal der eine, mal der andere Strang.

Die Konformation der DNA

Von der DNA-Doppelhelix gibt es unterschiedliche Konformationen. Die einzige physiologisch relevante Form ist die **B-Form**, bei der das Molekül rechts herum gewunden ist, und die Basen senkrecht zur Helixebene stehen. Eine Windung umfasst dabei 10,5 Basenpaare. Diese B-Form wird auch – vor allem in der englischsprachigen Literatur – als Watson-Crick-Struktur bezeichnet.

Furchen in der DNA. Durch die Anordnung der Basen in der Doppelhelix ergeben sich Furchen in der DNA (👁 5.26). Diese Furchen bilden die Bindungsstellen für regulatorische Proteine wie z. B. Transkriptionsfaktoren oder Rezeptoren für Steroidhormone. Man unterscheidet eine kleine von einer großen Furche, die sich aus der spezifischen Drehung der DNA ergibt.
Auch für einige Medikamente dienen die Furchen als Angriffspunkte. Diese Moleküle können an die DNA binden, ohne dass hierzu die Helix geöffnet werden muss.

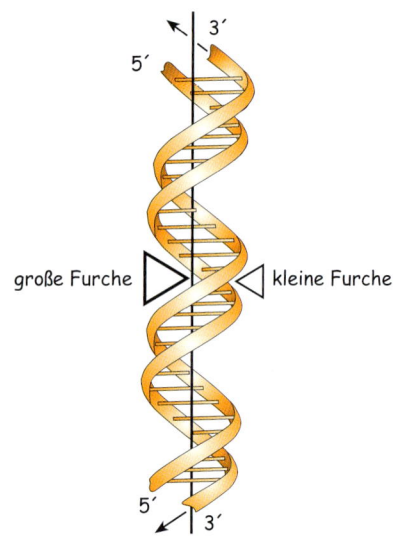

große Furche ▷ ◁ kleine Furche

5´ 3´
5´ 3´

👁 **5.26** Die Furchen der DNA.

Andere Konformationen. Kurzzeitig kann es auch mal passieren, dass sich in einer DNA pro Windung 11 Basenpaare finden. Dies bezeichnet man als **A-Form**. GC-reiche Regionen können unter Umständen auch linksgängige DNA bilden, die dann 12 Basenpaare pro Windung enthält und als **Z-Form** bezeichnet wird. Bei beiden Konformationen ist allerdings nach wie vor unklar, ob sie in unseren Zellen überhaupt vorkommen.

II Energiestoffwechsel

6 Enzyme

Als organische **Katalysatoren** sind Enzyme in der Lage, die **Knüpfung und Modifikation kovalenter chemischer Bindungen zu beschleunigen,** ohne hierbei selbst verändert zu werden. Im menschlichen Körper koordinieren und regulieren sie bereits allein durch ihre An- oder Abwesenheit nahezu alle bekannten Stoffwechselvorgänge. Aber was genau dürfen wir uns eigentlich unter einem Enzym vorstellen?

Enzyme sind **Proteine**, das heißt ihr Bauplan ist auf den Genen von DNA-Molekülen in jeder Zelle genau festgelegt. Eine Welt ohne sie ist kaum vorstellbar. Im menschlichen Organismus wären ohne Enzyme die biochemischen Vorgänge, wie beispielsweise Glykolyse oder Citrat-Zyklus, aber auch Signaltransduktionswege, Arbeiten an der DNA und sogar das Komplementsystem der unspezifischen Immunabwehr viel zu langsam, um eigenständig ablaufen zu können.

Wird der Enzymbegriff etwas weiter gefasst, so kann man fast jedem Nicht-Struktur-Protein innerhalb einer Zelle quasi-enzymatische Eigenschaften zuschreiben, da dieses direkt oder indirekt an der Steuerung biologischer Prozesse beteiligt ist. Ein Beispiel sind die Chaperone, die andere Proteine dabei unterstützen, ihre korrekte Faltstruktur einzunehmen. Auch sie beschleunigen einen biologischen Prozess, ohne hierbei selbst verändert zu werden. Klassischerweise werden sie jedoch nicht zu den Enzymen gezählt, da bei den von ihnen katalysierten Vorgängen keine kovalenten Bindungen neu formiert werden.

Abschließend seien hier auch die **Ribozyme** erwähnt. Darunter werden kleine RNA-Moleküle mit katalytischen Eigenschaften verstanden, die momentan Gegenstand intensiver Forschung sind.

6.1 Energetik einer chemischen Reaktion

Bevor wir tiefer zu den Details der Arbeitsweise und Kinetik von Enzymen vorstoßen, werden wir uns zunächst mit einigen allgemeinen Grundlagen chemischer Reaktionen beschäftigen. Wir beginnen hierzu mit einer Einführung in die Welt der Thermodynamik, die dem einen oder anderen vielleicht etwas theoretisch anmutet, die für das Gesamtverständnis jedoch unerlässlich ist.

6.1.1 Thermodynamische Systeme und Zustände

Im Folgenden wird immer wieder von thermodynamischen Systemen und Zuständen die Rede sein, so dass wir an dieser Stelle kurz darauf eingehen wollen, was genau damit gemeint ist.

Ein thermodynamisches **System** ist räumlich frei wählbar. So kann z. B. der Organismus Mensch, eine einzelne Zelle oder ein Zellkompartiment als thermodynamisches System definiert werden. Man unterscheidet hierbei prinzipiell zwischen **offenen, geschlossenen** und **isolierten** Systemen.

Ein offenes System steht mit seiner Umwelt in Wechselwirkung und kann sowohl Teilchen als auch Energie mit dieser austauschen, während sich ein geschlossenes System auf den Transfer von Energie in Form von Wärme beschränkt. Ein isoliertes thermodynamisches System zeigt hingegen überhaupt keine Interaktion mit seiner Umgebung. Bei den im Folgenden betrachteten biologischen Systemen (also zum Beispiel Zellen, Organe …) handelt es sich immer um offene Systeme.

Ein **Zustand** kann als Momentaufnahme eines Systems aufgefasst werden. Er kann durch verschiedene Parameter – so genannte **Zustandsgrößen** – beschrieben werden. Betrachten wir ein Kompartiment innerhalb einer Zelle: In einer Momentaufnahme zum Zeitpunkt t_1 kann dieses System durch verschiedene Angaben wie zum Beispiel Volumen, Temperatur, Druck oder der sich darin befindenden Stoffmenge charakterisiert werden. Schauen wir zu späterem Zeitpunkt t_2 nochmals dasselbe Kompartiment an, kann sich dessen Zustand verändert haben oder aber genau gleich geblieben sein. Eine ähnliche Betrachtungsweise können wir auch beim Ablauf einer Reaktion anwenden. Wir definieren den Raum, der die reagierenden Moleküle beinhaltet, als System, und vergleichen zu verschiedenen Zeitpunkten die Zustände dieses Systems miteinander. So können wir mit Hilfe der sich veränderten Zustandsgrößen detaillierte Aussagen über den genauen Ablauf dieser Reaktion treffen.

Um den Zustand eines Systems zu beschreiben, steht uns nun ein ganzes Spektrum von Parametern, zur Verfügung. Hierzu zählen wohlbekannte physikalische Größen wie Masse, Temperatur, Druck, Volumen oder Stoffmenge, aber auch die innere Energie, Entropie, Enthalpie sowie die freie Gibbs-Energie, die nachfolgend allesamt vorgestellt und erklärt werden. Extensive Zustandsgrößen nehmen proportional zur Größe des Systems zu; intensive Zustandsgrößen sind unabhängig von der Größe des Systems. (👁 **6.1**).

Zustandsgrößen

Extensiv	Intensiv
– Entropie	Temperatur
– Volumen	Druck
– Stoffmenge	Chemisches Potenzial
– Masse	Dichte
– Innere Energie	
– Enthalpie	
– Freie Enthalie	

👁 **6.1** Zustandsgrößen beschreiben den Zustand eines Systems.

6.1.2   Thermodynamische Potenziale

Josiah Willard **Gibbs** suchte nach einer Möglichkeit, die **gesamte thermodynamische Information** eines Systems, sprich alle relevanten Zustandsgrößen, in einer einzigen Gleichung zu erfassen.

Er formulierte im 19. Jahrhundert die **Fundamentalgleichung** der Thermodynamik als Funktion der **inneren Energie U**, die sich in Systemen wie unserem menschlichen Körper durch die Zustandsgrößen **Entropie S, Volumen V** und **Teilchenmenge N** ausdrücken lässt.

Alle anderen Parameter sind unweigerlich mit diesem Triplett an Zustandsgrößen verknüpft. Beispielsweise ergibt sich der Druck aus dem Volumen oder die Temperatur aus der Entropie. Die innere Energie erfasst somit die gesamte Information über den in einem Medium gebundenen Energiebetrag. Dieser setzt sich aus vielen Teilkomponenten wie seiner thermischen, chemischen oder mechanischen Energie zusammen und resultiert aus den spezifischen Eigenschaften des Systems.

Zur Beschreibung von Reaktionen in offenen Systemen ist die Fundamentalgleichung jedoch wenig praktikabel, da sich bei Reaktionen häufig das Volumen verändert und außerdem die Entropie nur schwer zu bestimmen ist. Durch mathematische Umformungen erhält man die viel anschaulichere **Freie Enthalpie** G (auch **freie Gibbs-Energie** genannt), bei welcher es sich ebenfalls um ein thermodynamisches Potenzial handelt.

> **Die freie Enthalpie** G oder **freie Gibbs-Energie** ist nur noch von den Zustandsgrößen Teilchenanzahl N, Temperatur T und Druck p abhängig. Diese Parameter sind für uns viel einfacher zu bestimmen.

6.1.3   Entropie S

Häufig liest man, dass die Entropie etwas mit der Unordnung von Systemen zu tun habe. Da dieser Begriff in unserem Sprachgebrauch aber nicht einheitlich verwendet wird – ein Physikprofessor wird darunter evtl. etwas anderes verstehen, als ein von der Unordnung seines Schreibtisches genervter Student – wollen wir eine andere Definition wagen:

> Unter Entropie versteht man die Zahl der von einem System einnehmbaren, verschiedenartigen Zustände. Diese wird auch als **Phasenraumvolumen** bezeichnet.

Betrachten wir zur Veranschaulichung drei nebeneinander liegende rote Kugeln (☉ 6.2). Ganz egal, wie wir sie vertauschen, es wird immer nur eine farbliche Anordnungsmöglichkeit geben. Gehen wir nun davon aus, dass diese Kugeln kleine Moleküle sind und eines von ihnen durch eine chemische Reaktion die Farbe blau angenommen hat. Wie wir sehen gibt es dann bereits drei Varianten

wie die Kugeln zueinander angeordnet werden können. Die Anzahl der unterschiedlichen Zustände hat sich folglich verdreifacht. Ganz ähnlich verhält es sich auch mit der Entropie.

Entscheidend ist hierbei immer die Zahl der möglichen Zustände, die ein System einnehmen kann, nicht die augenscheinliche Symmetrie oder Ordnung des Systems.

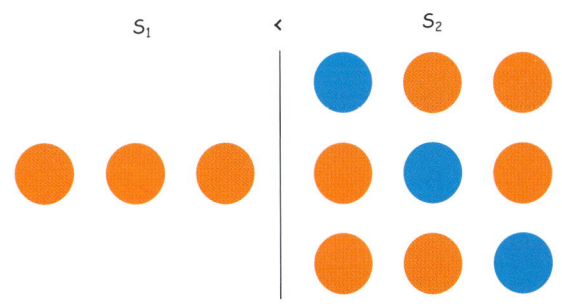

☉ **6.2** Die Entropie S hat sich rechts gegenüber dem linken Zustand erhöht.

Findet in einem isolierten System ein unumkehrbarer **(irreversibler)** Vorgang statt, z. B. die Durchmischung zweier hydrophiler Flüssigkeiten oder die Ausbreitung eines Gases, so **nimmt** die **Entropie** stets **zu.** Eine Reduktion der Gesamtentropie in diesem abgeschlossenen System ist nicht mehr möglich. In einem Sub-System kann sich die Entropie jedoch durchaus lokal verringern, wenn hierbei die Entropie des übergeordneten Systems gleich bleibt oder zunimmt.

Für reversible Vorgänge gilt: Bei **Wärmezufuhr steigt** die Entropie, bei **Wärmeabfuhr verringert** sie sich. Betrachtet man ein System, dessen Temperatur sich am absoluten Nullpunkt der Temperaturskala befindet (0 Kelvin), so können alle enthaltenen Atome dieses Systems nur noch genau einen oder eine minimale Anzahl unterschiedlicher Zustände einnehmen, die Entropie hat sich folglich minimiert.

6.1.4   Enthalpie H

Bei der Enthalpie handelt es sich genau wie bei der bereits angesprochenen freien Gibbs-Energie um ein **thermodynamisches Potenzial**. Sie lässt sich durch Umformungen aus der Fundamentalgleichung der Thermodynamik ableiten und ist ebenfalls ein mögliches Maß für den **Energiegehalt eines Systems**.

Standardbildungsenthalpie ΔH_f

Unter der Standardbildungsenthalpie ΔH^0_f wird diejenige Enthalpie verstanden, die bei der Bildung von einem Mol einer Substanz aus seinen reinen Elementen unter **Standardbedingungen (1,013 bar, 283 Kelvin)** frei wird oder hierfür zugeführt werden muss. Ist sie negativ ($\Delta H^0_f < 0$), dann bezeichnet man diesen Vorgang als **exotherm**, anderenfalls – wenn $\Delta H^0_f > 0$ ist – als **endotherm**.

> Stark negative Bildungsenthalpien sind Merkmale chemisch besonders stabiler Verbindungen, da für ihre Spaltung entsprechend viel Energie benötigt wird (☞ 6.3).

$$H_2 (g) + 1/2\ O_2 (g) \longrightarrow H_2O (l)$$

$$0\ \frac{kJ}{mol} \qquad 0\ \frac{kJ}{mol} \qquad 286\ \frac{kJ}{mol}$$

$$\Delta H^0_f (H_2O) = 0\ \frac{kJ}{mol} - 286\ \frac{kJ}{mol} = -286\ \frac{kJ}{mol}$$

$$C (s) + O_2 (g) \longrightarrow CO_2 (g)$$

$$0\ kJ/mol \qquad 0\ kJ/mol \qquad 394\ kJ/mol$$

$$\Delta H^0_f (CO_2) = 0\ \frac{kJ}{mol} - 394\ \frac{kJ}{mol} = -394\ \frac{kJ}{mol}$$

☞ **6.3** Beispielsrechnung für die Bildungsenthalpie von Wasser (H_2O, oben) und Kohlendioxid (CO_2, unten), also für zwei exotherme Reaktionen (g = gasförmig, l = flüssig, s = fest, ΔH_f^0 = Standardbildungsenthalpie (f = formation]).

Standardreaktionsenthalpie ΔH^0_R

Die Standardreaktionsenthalpie ΔH^0_R gibt die **Differenz der Bildungsenthalpiewerte** von **Produkten** und **Edukten** einer chemischen Reaktion unter Standardbedingungen an, was als **Energieumsatz der Reaktion** bezeichnet wird. Sie wird nach dem Satz von Hess berechnet (☞ 6.4).

$$C_6H_{12}O_6 (s) + 6\ O_2 (g) \longrightarrow 6\ CO_2 (g) + 6\ H_2O (l)$$

$$-1262\ \frac{kJ}{mol} \quad 0\ \frac{kJ}{mol} \quad 6 \times -394\ \frac{kJ}{mol} \quad 6 \times -286\ \frac{kJ}{mol}$$

Satz von Hess:

$$\Delta H^0_R = \Sigma \Delta H^0_f\ (Produkte) - \Sigma \Delta H^0_f\ (Edukte)$$

$$-4080\ \frac{kJ}{mol} - \left(-1262\ \frac{kJ}{mol}\right) = -2818\ \frac{kJ}{mol}$$

☞ **6.4** Standardreaktionsenthalpie für die vollständige Oxidation von Glukose.

Ist die Standardreaktionsenthalpie **negativ** ($\Delta H^0_R < 0$), so wird während der Reaktion Wärme an die Umgebung abgegeben, weswegen man diese Art von Reaktion auch als **exotherm** beschreibt. Exotherme Reaktionen in unserem Körper sind letztendlich für unsere angenehme Körpertemperatur verantwortlich, die meist deutlich höher als unsere Umgebungstemperatur ist. Bei einer Reaktion mit positiver Standardreaktionsenthalpie ($\Delta H^0_R > 0$) wird hingegen Wärme aus der Umgebung aufgenommen, was etwa passiert, wenn Kochsalz in einem Wasserbecken aufgelöst wird. Dieser Reaktionstyp wird als **endotherm** bezeichnet.

> Wichtig zu beachten ist, dass der exotherme bzw. endotherme Ablauf einer Reaktion nichts über deren Spontanität (exergon/endergon) aussagt! Hierfür ist, wie wir gleich sehen werden, allein die freie Enthalpie verantwortlich.

6.1.5 Freie Enthalpie G

Die freie **Gibbs-Energie** – auch Freie Enthalpie G genannt – ist ein thermodynamisches Potenzial und beschreibt die in einem System vorhandene Energie in Abhängigkeit des Drucks p, der Temperatur T und der Teilchenanzahl N des Systems. Da **jedes System danach strebt, ein Minimum an freier Energie zu erreichen,** wird jede potenzielle Energie möglichst rasch in Wärme oder Arbeit umgesetzt, bis der **energetisch optimale Zustand** erreicht ist, was dem **Gleichgewichtszustand** entspricht.

Wie wir in den zwei vorherigen Abschnitten erarbeitet haben, verändert sich während des Verlaufs einer chemischen Reaktion sowohl die Entropie S des Systems als auch die Enthalpie H der beteiligten Reaktionspartner. In der Änderung der freien Gibbs-Energie ΔG wird beides berücksichtigt (☞ 6.5).

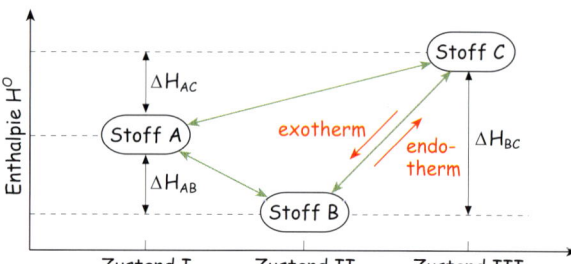

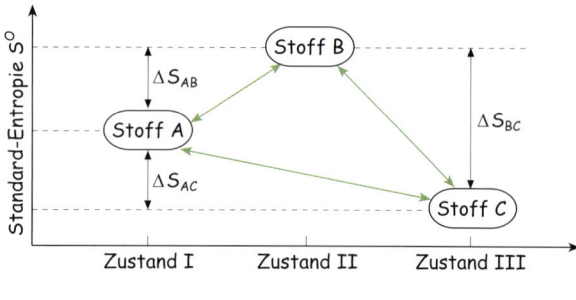

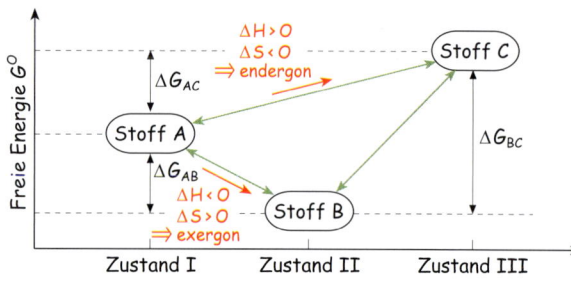

☞ **6.5** Enthalpie, Entropie und freie Gibbs-Energie.

Bleibt die Temperatur und der Druck konstant (isotherm und isobar), gilt die **Gibbs-Helmholtz-Gleichung**

$$\Delta G = \Delta H - T \Delta S$$

Sie beschreibt den Unterschied der freien Enthalpie zwischen zwei Zuständen. Sind diese Zustände durch eine chemische Reaktion ineinander überführbar, so gibt die Gibbs-Helmholtz-Gleichung Auskunft über die **Triebkraft** dieser Reaktion.
Je nachdem, ob die Produkte eine höhere oder geringere Enthalpie als ihre Edukte besitzen und ob die Entropie des Systems durch die Reaktion zu oder abnimmt, erfolgt die Reaktion spontan (**$\Delta G < 0$, exergon**) oder benötigt für ihren Ablauf zusätzliche Energiezufuhr (**$\Delta G > 0$, endergon**) (☞ **6.6**). Findet keine Änderung der freien Enthalpie mehr statt, ist das System im Gleichgewichtszustand ($\Delta G = 0$).

Änderung der Reaktionsenthalpie ΔH	Änderung der Entropie ΔS	Änderung der Gibbs-Energie ΔG	
negativ	negativ	exergon oder endergon	
negativ	positiv	negativ	› **exergon**
positiv	negativ	positiv	› **endergon**
positiv	positiv	exergon oder endergon	

☞ **6.6** Die Gibbs-Helmholtz-Gleichung gibt Auskunft über die Triebkraft einer Reaktion.

Schauen wir uns den genauen Ablauf einer Reaktion an: Nach dem Start verringert sich kontinuierlich die Konzentration der Edukte, während die Konzentration der Produkte ansteigt (☞ **6.7**).

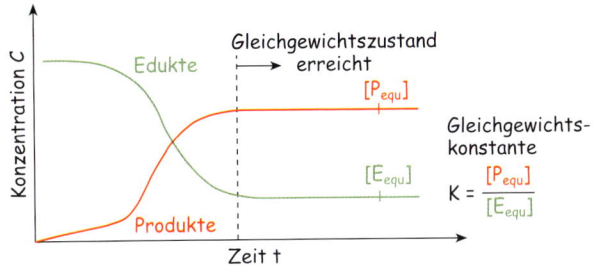

☞ **6.7** Veränderung der Konzentration der Edukte und Produkte einer Reaktion (equ = Equilibrium).

Es gibt hierbei einen Zusammenhang zwischen der Gleichgewichtskonstanten K einer Reaktion und der freien Enthalpie ΔG, welche den momentanen Zustand vom Gleichgewicht trennt:

$$\Delta G = \Delta G^{0'} + RT \ln K$$

Hierbei ist R die absolute Gaskonstante, T die Temperatur in Kelvin und $\Delta G^{0'}$ die Änderung der freien Standardent-

halpie bei pH 7. $\Delta G^{0'}$ ergibt sich unter Standardbedingungen zu

$$\Delta G^{0'} = -RT \ln K'$$

Interpretation: Ist für eine Reaktion sowohl die Gleichgewichtskonstante K' unter Standardbedingungen als auch die Ausgangskonzentrationen der beteiligten Reaktionspartner bekannt, kann sehr einfach sowohl die Änderung der freien Standardenthalpie $\Delta G^{0'}$, als auch die Triebkraft der Reaktion ΔG bestimmt werden. Diese erlaubt eine Aussage über die Spontanität der Reaktion (exergon/endergon). Hierbei besteht ein direkter Zusammenhang zwischen den Konzentrationen der Reaktanden sowie der freien Enthalpie. Eine endergone Reaktion kann durch Änderung der Edukt- und Produktkonzentrationen oder durch eine Temperaturänderung des Systems in eine exergone Reaktion überführt werden.

Energetische Kopplung und Fließgleichgewichte. Viele Einzelreaktionen in unserem Körper weisen eine positive freie Standardenthalpie $\Delta G^{0'}$ auf und laufen damit unter Standardbedingungen endergon ab. Damit diese Reaktionen in unserem Körper dennoch spontan stattfinden können, gibt es zwei Möglichkeiten:
1. Werden die Produkte einer Reaktion durch eine Folgereaktion gleich wieder aus dem System entfernt, vergrößert sich die Triebkraft dieser Reaktion. Die Produkt**konzentration** wird hierbei **konstant** niedrig gehalten. Dieser Vorgang wird als **Fließgleichgewicht** (steady state) bezeichnet und ist nur in **offenen Systemen** und unter **Energieverbrauch** möglich (☞ **6.8**).
2. Andererseits können **endergone** Reaktionen an parallel ablaufende **exergone** Reaktionen, wie beispielsweise die Hydrolyse von ATP-Bindungen, **gekoppelt** und auf diese Art und Weise ermöglicht werden.

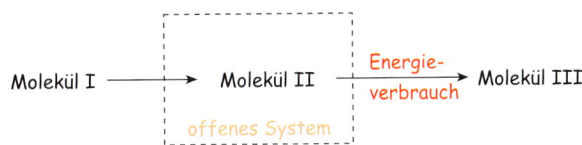

☞ **6.8** Fließgleichgewicht.

6.1.6 Theorie des Übergangszustandes

Betrachtet man den Ablauf einer Reaktion, so fällt auf, dass die freien Enthalpiewerte der Edukte von denen der Produkte durch eine **Energiebarriere** getrennt sind. Den Edukt-Teilchen muss zunächst einmal zusätzlich Energie zugeführt werden, bevor die eigentliche Umwandlung zu den Produkten stattfinden kann. Der Zustand höchster potentieller Energie stellt den so genannten **Übergangszustand** dar (☞ **6.9**).

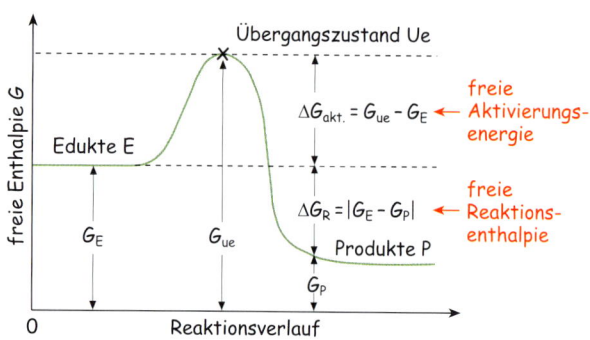

6.9 Übergangszustand.

In ihm erhalten die energetisch aktivierten Teilchen neue Eigenschaften, die für die darauf folgende Reaktion benötigt werden. Je höher die Temperatur eines Systems ist, desto wahrscheinlicher wird es, dass die Reaktanden die benötigte **Aktivierungsenergie** aufbringen und die Reaktion stattfinden kann.

6.1.7 Reaktionsmodell

Warum laufen nun chemische Reaktionen überhaupt ab? Gibt es eine anschauliche Erklärung abseits der rein energetischen Betrachtung?

Anhand eines Modells lässt sich beispielhaft eine Erklärung finden: Betrachten wir ein Atom. Dieses besteht aus einem positiv geladenen Kern sowie negativ geladenen Elektronen, die in so genannten Elektronenschalen lokalisiert sind. Durch Erhöhung des Energielevels dieses Atoms – beispielsweise durch Erwärmung – werden einige dieser Elektronen in weiter außen liegende Elektronenschalen verschoben. Hierdurch wird die Entfernung der betroffenen Elektronen zum Kern größer und die damit verbundenen Anziehungskräfte kleiner. Als Folge wird das Atom insgesamt instabiler. Ein destabilisiertes Elektron kann in diesem Zustand beispielsweise einfacher durch nukleophile Angriffe aus dem Atom entfernt und auf einen zweiten Reaktionspartner übertragen werden. Eine Reaktion kann stattfinden.

Im vorangegangenen Abschnitt haben wir uns damit beschäftigt, unter welchen Umständen eine chemische Reaktion spontan ablaufen kann. Hierzu haben wir unterschiedliche Zustände eines thermodynamischen Systems mit den Größen Enthalpie, Entropie sowie freier Gibbs-Energie charakterisiert. Wir haben entdeckt, dass der Übergang zwischen zwei System-Zuständen sowohl als exotherm/endotherm wie auch als exergon/endergon beschrieben werden kann. Beide Reaktionseigenschaften sind durch die Natur des Systems und der beteiligten Reaktanden nach den Gesetzen der Thermodynamik unweigerlich festgelegt.

6.2 Funktionsweise und Aufbau von Enzymen

Nachdem wir uns endlich durch die Grundlagen der Thermodynamik gekämpft haben, können wir uns jetzt ganz der Funktionsweise und Aufgabe der Enzyme zuwenden.

6.2.1 Funktionsprinzip

Es ist kein Geheimnis, dass Enzyme Reaktionen katalysieren, doch wie genau bewerkstelligen sie das?

> Enzyme sind in der Lage, den **Übergangszustand** einer Reaktion, also den Zustand höchster potentieller Energie, zu **stabilisieren**.

Ein Zustand ist energetisch gesehen umso stabiler, je geringer die Gesamtenergie im System ist. Wenn Enzyme also in der Lage sind, Übergangszustände zu stabilisieren, dann müssen sie diese Zustände auf ein niedrigeres Energielevel herabsetzen können. Sie reduzieren damit die Aktivierungsenergie und ermöglichen ein Ablaufen der Reaktion bei viel geringeren Temperaturen. Das **Einstellen des Reaktionsgleichgewichts wird stark beschleunigt**, denn viel mehr Teilchen sind pro Zeiteinheit in der Lage, die zu überwindende Energiebarriere zu erklimmen (☞ **6.10**).

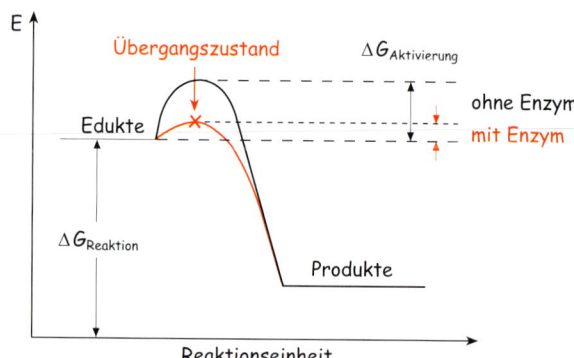

6.10 Enzyme können die Aktivierungsenergie reduzieren und Übergangszustände stabilisieren.

> **Enzyme sind nicht in der Lage, die Gesetze der Thermodynamik außer Kraft zu setzen.** Die freie Reaktionsenthalpie, die festlegt, ob eine Reaktion überhaupt spontan ablaufen kann, ist durch Enzyme nicht beeinflussbar. Sie ist unabhängig von der Anwesenheit eines Katalysators.

6.2.2 Aktives Zentrum

Enzyme besitzen Zentren, die mit den Edukten der zu katalysierenden Reaktion (= **Substrate**) in **Wechselwirkung** treten können. Diese interaktiven Enzymbereiche werden als katalytische oder **aktive Zentren** bezeichnet. Sie werden von **Aminosäuren** gebildet, die auf dem Transkript des Enzyms, also der Primärstruktur (S. 45), oftmals weit voneinander entfernt liegen, sich in der endgültigen Tertiär- bzw. Quartärstruktur des Proteins dann aber zu einer **funktionellen Einheit** formieren (☞ 6.11).

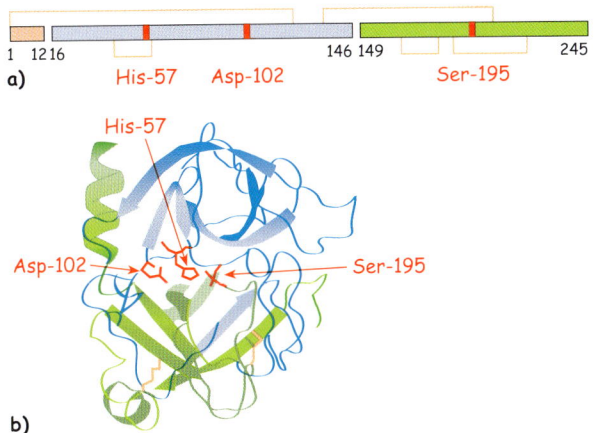

a)

1 12 16   146 149   245

His-57   Asp-102   Ser-195

His-57

Asp-102   Ser-195

b)

☞ **6.11** Aktives Zentrum – katalytische Triade aus Aspartat, Histidin, Serin – von Chymotrypsin (Gegenüberstellung von [a] Primär- und [b] Tertiärstruktur).

Häufig liegen diese aktiven Zentren in einer Proteintasche und bilden, durch die Natur der beteiligten Aminosäuren bedingt, ein abgeschlossenes **Mikromilieu** mit eigenen Umgebungsbedingungen. Sie sind im Gegensatz zum zellulären Milieu oft hydrophob.
Ein Substrat, das durch Diffusion oder elektrostatische Anziehungskräfte in das aktive Zentrum eines Enzyms gelangt, bewirkt in diesem eine **Konformationsänderung** und zwar dahingehend, dass der Übergangszustand des Substrats möglichst viele stabilisierende, nicht-kovalente Wechselwirkungen mit den Strukturen des aktiven Zentrums eingehen kann. Diesen Mechanismus bezeichnet man auch als „**induced fit**", da das Substrat eine Anpassung der räumlichen Enzymstruktur, im Sinne größtmöglicher Komplementarität zum jeweiligen Übergangszustand, induzieren kann.
Gleichzeitig ergibt sich aus diesem Mechanismus eine weitere außergewöhnliche Eigenschaft der Enzyme - die **Substratspezifität**. Nur Moleküle, deren Übergangszustand eine ausgesprochen große **Komplementarität** zum aktiven Zentrum des Enzyms aufweisen, können von diesem stabilisiert werden. Nur dann ergibt sich eine maximale Anzahl **nicht-kovalenter, stabilisierender Wechselwirkungen**.

Dass Enzyme nur ausgesprochen komplementäre Substrate bzw. Übergangszustände akzeptieren, wurde von Emil Fischer 1894 als **Schloss-Schlüssel-Prinzip** definiert. Sein Modell wurde später dahingehend erweitert, dass häufig erst die Bindung des Substrats an das aktive Zentrum eines Enzyms in beiden Molekülen dynamische Strukturveränderungen hervorruft, welche für diese große Komplementarität verantwortlich sind („**Induced-Fit-Modell**").

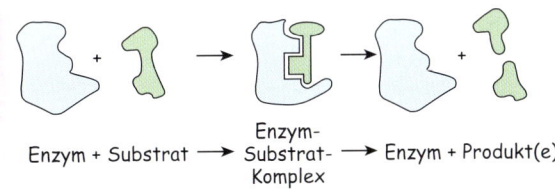

Enzym + Substrat ⟶ Enzym-Substrat-Komplex ⟶ Enzym + Produkt(e)

☞ **6.12** Das Induced-Fit-Modell.

Wir wollen uns im Folgenden damit auseinandersetzen, welche unterschiedlichen Wechselwirkungen zwischen Enzym und Substrat auftreten können und wie hierdurch jeweils der Übergangszustand stabilisiert wird.

6.2.3 Kovalente Katalyse

Viele aktive Zentren enthalten eine besonders reaktive, **nukleophile Gruppe**, die sich zeitweilig kovalent an das Substrat bindet. Chymotrypsin etwa besitzt einen hochreaktiven nukleophilen Serinrest an der Aminosäure-Position 195, der während der Katalyse im Zusammenspiel mit einem Histidin- und einem Aspartatrest des aktiven Zentrums vorübergehend kovalent mit dem Substrat verbunden wird (☞ 6.13).
Hierdurch nimmt das Substrat einen **instabilen Zwischenzustand** ein, der unter anderen Umständen nicht aufgetreten wäre, nun aber die Proteolyse des Substrats ermöglicht. Chymotrypsin hat einen **neuen Weg für** eine Proteolyse-**Reaktion** geschaffen, deren **Aktivierungsenergie** deutlich **niedriger** ausfällt als ohne Katalysator.
Einen ähnlichen Mechanismus weisen auch die Cystein-Proteasen auf: Hier übernimmt, wie der Name schon andeutet, ein Cysteinrest den nukleophilen Angriff. Prominenteste Vertreter der Cystein-Proteasen sind die Caspasen, die nach Einleitung des programmierten Zelltods verschiedene Zellbestandteile proteolytisch spalten und damit den Abbau der Zelle vorantreiben.
Nicht zuletzt verleihen viele **Coenzyme** ihrem Enzym nukleophile Eigenschaften, so zum Beispiel **Pyridoxalphosphat** (PALP, S. 181), das u. a. bei Transaminierungsreaktionen und dem Glykogenabbau beteiligt ist.

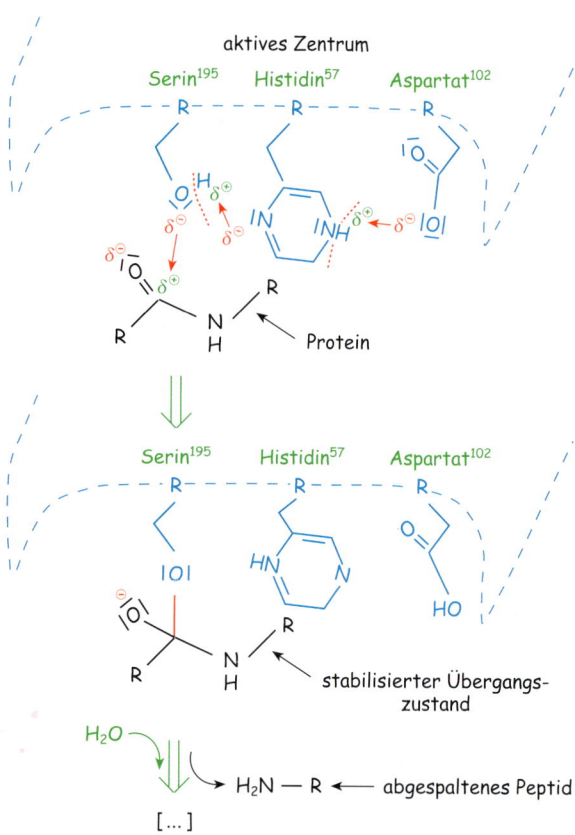

aktives Zentrum

Serin[195]   Histidin[57]   Aspartat[102]

Protein

stabilisierter Übergangs-
zustand

H_2O

H_2N — R ← abgespaltenes Peptid

[…]

👁 **6.13** Kovalente Katalyse. Der Reaktionsmechanismus des Chymotrypsins: Nukleophiler Angriff durch Serin[195].

6.2.4 Allgemeine Säure-Base-Katalyse

Wie wir am Beispiel des Chymotrypsin-Mechanismus beobachtet haben, gibt es innerhalb des aktiven Zentrums Moleküle, die die Funktion eines **Protonendonors** (Säure) – Histidin und Serin – oder die eines **Protonenakzeptors** (Base) – Aspartat – innehaben (👁 **6.13**). Hierdurch werden u. a. **nukleophile Eigenschaften verstärkt**.

6.2.5 Räumliche Annäherung

Sind an einer Reaktion mehrere Edukte beteiligt, so bindet ein Enzym meist gleichzeitig mehrere Substrate in seinem aktiven Zentrum. Hierbei werden diese **räumlich nah aneinandergeführt**, wodurch verschiedenartige **Substrat-Substrat-Wechselwirkungen** möglich werden. Im Zuge der Phosphorylierung von Nukleosid-Monophosphaten bringt die NMP-Kinase beispielsweise die zwei Nukleotide NMP und ATP in unmittelbare Nähe, wodurch die Übertragung einer Phosphatgruppe zwischen diesen Molekülen ermöglicht wird.

6.2.6 Cofaktoren

Viele Enzyme benötigen für die Entfaltung ihrer vollen katalytischen Aktivität Hilfe von **anorganischen Metallionen** oder kleinen **organischen Nicht-Protein-Molekülen** – die auch als **Coenzyme** bezeichnet werden. Diese beiden Gruppen von Cofaktoren sind häufig bei der Übertragung von Elektronen, Protonen oder ganzen chemischen Gruppen beteiligt (👁 **6.14**).

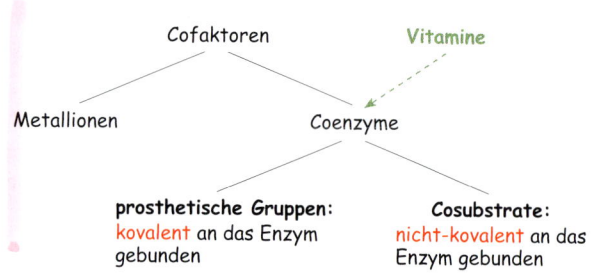

👁 **6.14** Cofaktoren.

Ist das Helfermolekül mit seinem Enzym verbunden, spricht man von einem **Holoenzym**, anderenfalls von einem **Apoenzym** (👁 **6.15**).

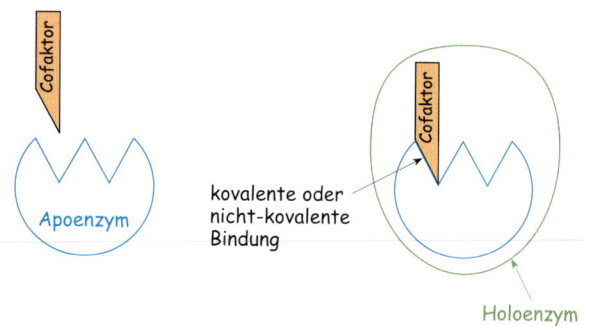

👁 **6.15** Holoenzym und Apoenzym.

Metallionen. Über ein Drittel aller Enzyme haben in ihrem aktiven Zentrum ein Metallion gebunden, wobei es sich häufig um ein **Zinkion** handelt. Diese Metallionen sind bedingt durch ihre positive Ladung **sehr reaktiv** und liegen häufig komplexiert mit Aminosäureresten von aktiven Zentren vor. Die Carboanhydrase besitzt als Beispiel ein Zinkion der Oxidationsstufe +2, welches in ihrem aktiven Zentrum durch drei Histidin-Reste mit negativen Teilladungen festgehalten wird. Das Metallion besitzt hier die Fähigkeit, andere Moleküle durch **Senkung des pKs-Wertes** (vgl. S. 41) in ihre deprotonierte Form zu überführen. Im Fall von Wasser entstehen so negativ geladene Hydroxidionen mit stark **nukleophilen Eigenschaften**, die nun ihrerseits eine kovalente Katalyse durchführen können.
Nahezu alle Enzyme, die mit **Nukleotid-Molekülen** wie DNA oder RNA interagieren, besitzen als metallischen Cofaktor das Ion **Mg²⁺**. Hier sind die DNA-Helikase oder die RNA-Polymerase zu nennen.

Coenzyme. Bei Coenzymen handelt es sich um kleine **organische Moleküle**, die häufig von Vitaminen abgeleitet sind (☞ 6.16). Ist das Molekül **kovalent** an das aktive Zentrum eines Enzyms gebunden, spricht man von einer **prosthetischen Gruppe**. Anderenfalls liegt ein so genanntes **Cosubstrat** vor. Dieses geht temporär **nicht-kovalente** Wechselwirkungen mit dem Enzym ein und wird während der Reaktion häufig strukturell verändert. Deshalb müssen die meisten Cosubstrate über nachgeschaltene Reaktionen wieder regeneriert werden.

6.2.7 Multienzymkomplex

Einige Enzyme in unserem Körper lagern sich zu Multienzymkomplexen zusammen, welche eine funktionelle Einheit darstellen. Die Substrate werden hierbei zwischen den Untereinheiten des Komplexes weitergereicht, sodass eine ganze **Kette von Reaktionen unmittelbar hintereinander** stattfinden kann. Dies birgt zweierlei Vorteile:

- Einerseits werden hierdurch **Diffusionswege verkürzt** und damit die Gesamtreaktionsdauer verringert,
- andererseits kann der Komplex ein spezielles **hydrophobes Mikromilieu** aufweisen, welches die Zwischenprodukte der Reaktionskette stabilisiert.

Beispiele für Multienzymkomplexe sind die Fettsäure-Synthase oder der Pyruvat-Dehydrogenase-Komplex.

6.2.8 Multifunktionale Enzyme

Im Gegensatz zu den Multienzymkomplexen, bei denen sich mehrere unterschiedliche Enzyme zu einer größeren Einheit zusammenlagern, existieren auch Enzyme, die allein gleich **mehrere verschiedenartige Reaktionstypen** katalysieren können. So ist das am Glykogenabbau beteiligte bifunktionale Debranching-Enzym sowohl in der Lage, alpha-1,6-glykosidisch verknüpfte Glukosemoleküle hydrolytisch zu spalten, als auch Glukosemoleküle von Glykogenseitenketten auf Hauptketten zu übertragen. Das Enzym besitzt somit Hydrolase- und Transferaseaktivität.

6.3 Kinetik einer chemischen Reaktion

Die Kinetik beschäftigt sich mit dem **zeitlichen Ablauf chemischer Reaktionen** und hierbei insbesondere mit der **Reaktionsgeschwindigkeit**.

Diese ist von mehreren Faktoren abhängig. Eine entscheidende Rolle spielt die **Konzentration** der Edukte und Produkte. Je mehr Ausgangsteilchen einer Reaktion auf engem Raum lokalisiert sind, desto höher ist ihre Kollisions- und damit Reaktionswahrscheinlichkeit. Aber auch Zustands-

Coenzym	Vitaminabstammung	Haupt-Funktion	Auswahl wichtiger Enzyme
FAD	Riboflavin (B$_2$)	Redoxreaktionen, Übertragung von 2 H$^+$ und 2 e$^-$	MAO, PDH, α-Ketoglutarat-DH, Verzweigtketten-DH, Succinat-DH
NAD$^+$	Niacin (B$_3$)	Oxidationsmittel im katabolen Stoffwechsel, Übertragung von 1 H$^+$ und 2 e$^-$	GAP-DH, LDH, PDH, α-Ketoglutarat-DH, Verzweigtketten-DH, Isocitrat-DH, Malat-DH, ADH
NADP$^+$	Niacin (B$_3$)	Reduktionsmittel im anabolen Stoffwechsel, Übertragung von 1 H$^+$ und 2 e$^-$	Fettsäuresynthase, Gluthation-Reduktase, Glukose-6P-DH
Ubichinon (Coenzym Q)		Redoxreaktionen, Übertragung von H$^+$ und e$^-$	NADH-DH, Succinat-DH, Glycerin-3P-DH, ETF-Ubichinon-Oxidoreduktase
Thiaminpyrophosphat (TPP)	Thiamin (B$_1$)	Übertragung von Hydroxy- und Alkylresten	PDH, α-Ketoglutarat-DH, Verzweigtketten-DH, Transketolase
Coenzym A	Pantothensäure (B$_5$)	Übertragung von Acylresten	Acetyl-CoA-Carboxylase, PDH, α-Ketoglutarat-DH, Verzweigtketten-DH, Carnitin-Acylcarnitin-Transferase
Tetrahydrofolat (THF)	Folsäure (B$_9$)	Übertragung von C1-Gruppen: Formyl-, Methylen- oder Methylreste	Thymidylat-Synthase, Methionin-Synthase
Biotin	Biotin (B$_7$)	Übertragung von CO$_2$ durch Carboxylasen	Acetyl-CoA-Carboxylase, Pyruvat-Carboxylase, Propionyl-CoA-Carboxylase
Pyridoxalphosphat	Pyridoxin (B$_6$)	Übertragung von Aminogruppen	Glykogen-Phosphorylase, alle Transaminasen, einige Desaminasen

☞ **6.16** Coenzyme.

größen wie Temperatur und Druck, sowie die Anwesenheit von Katalysatoren sind mitentscheidend.

Betrachten wir zunächst die simple Umwandlung des Ausgangsstoffs A in sein Produkt P:

$$A \longrightarrow P$$

Als Maß für die Geschwindigkeit dieser Reaktion kommt sowohl die Menge an Ausgangsstoff A in Frage, die pro Zeiteinheit aus dem System verschwindet, als auch die Menge an Produkt P, die während dieser Zeiteinheit neu gebildet wird. Wir definieren die Reaktionsgeschwindigkeit allgemein zu:

$$V = -\frac{\Delta A}{\Delta t} = +\frac{\Delta P}{\Delta t}$$

6.3.1   Reaktionsordnungen

Die **Ordnungszahl** eines Reaktanden gibt an, wie seine **Konzentration** mit in das **Geschwindigkeit**sgesetz der Reaktion eingeht. Besteht ein **linearer Zusammenhang** zwischen der Konzentration des Reaktanden und der Reaktionsgeschwindigkeit, spricht man von einer Reaktandenordnung **ersten Grades**, bei **quadratischem** Zusammenhang **zweiten Grades**, etc... Die **Gesamtordnung** einer Reaktion setzt sich schließlich aus der **Summe** der **Ordnungen** aller beteiligten **Reaktanden** zusammen (☞ **6.17**).

Reaktionen (pseudo-) nullter Ordnung

Der Reaktionstyp nullter Ordnung ist **unabhängig von der Konzentration** der beteiligten Moleküle. Ist die Reaktion nur deshalb konzentrationsunabhängig, weil alle beteiligten Edukte in großem **Überschuss** vorliegen, spricht man von einer **pseudo-nullten** Ordnung (☞ **6.17** a). Wasser besitzt in unserem Körper bei Reaktionen fast immer eine Reaktandenordnung pseudo-nullten Grades, da dieses Molekül als Lösungsmittel nahezu ubiquitär vorkommt. Ein weiteres Beispiel ist die später noch genauer beschriebene Enzymkatalyse bei voller Substratsättigung.

Die **Reaktionsgeschwindigkeit** ist bei diesem Reaktionstyp **konstant**, pro Zeiteinheit wird jeweils dieselbe Menge des Ausgangsstoffes umgesetzt:

$$V(t) = -\frac{\Delta C_A(t)}{\Delta t} = k$$

Reaktionen (pseudo-)erster Ordnung

Bei Reaktionen der Gesamtordnung eins (☞ **6.17** b) handelt es sich ausschließlich um **Zerfallsprozesse.**

$$A \longrightarrow B + C$$

Die **Reaktionsgeschwindigkeit** ist hierbei direkt von der **Konzentration** des zerfallenden Moleküls **abhängig**. Bei-

spiele sind ungesättigte enzymkatalysierte Reaktionen und radioaktive Zerfallsprozesse.

$$V(t) = -\frac{\Delta C_A(t)}{\Delta t} = k \times [A]$$

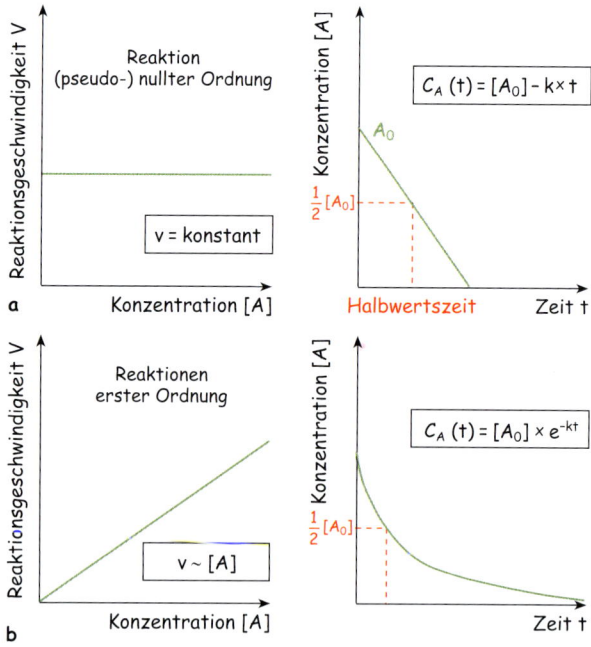

☞ **6.17**   Reaktionsordnungen.

Reaktionen zweiter Ordnung

Sehr viele Reaktionen in unserem Körper laufen als **bimolekulare** Reaktionen ab. Hierbei reagieren **zwei Edukte** zu einem oder mehreren Produkt(en). Das Reaktionsmuster folgt dem Schema:

$$v = k \times [A] \times [B]$$

Die Geschwindigkeit dieser Reaktion ist sowohl linear von der Konzentration des Edukts A als auch linear von der Konzentration des Edukts B abhängig. Die Gesamtordnung beträgt folglich zwei.

$$V(t) = -\frac{\Delta C_A(t)}{\Delta t} = -\frac{\Delta C_B(t)}{\Delta t} = k \times [A][B]$$

Ein Beispiel: Glukose wird nach Eintritt in eine Zelle durch die Enzyme Hexokinase bzw. Glukokinase mit Hilfe von ATP aktiviert:

$$\text{Glucose} + \text{ATP} \longrightarrow \text{Glucose-6-Phosphat} + \text{ADP}$$

Die Reaktion ist sowohl von der Glukose- als auch von der ATP-Konzentration abhängig.

6.3.2 Michaelis-Menten-Kinetik

Bisher haben wir die Geschwindigkeit allgemeiner, unkatalysierter chemischer Reaktionen untersucht. Maud **Menten** und Leonor **Michaelis** dehnten ihre kinetischen Betrachtungen 1913 auf die Welt der Enzyme aus. Sie trafen hierfür eine einfache Annahme:

$$E + S \underset{k_3}{\overset{k_1}{\rightleftharpoons}} ES \overset{k_2}{\longrightarrow} E + P$$

Enzyme bilden mit ihrem Substrat über verschiedenartige Wechselwirkungen (Wasserstoffbrücken, hydrophobe Wechselwirkungen oder Van-der-Waals-Kräfte) einen **Komplex**. Dieser kann nun entweder wieder mit einer Geschwindigkeitskonstanten k_3 in die Ausgangskomponenten zerfallen oder mit einer zweiten Geschwindigkeitskonstanten k_2 sein Produkt bilden. Wie eben gelernt, handelt es sich bei der **Bildung** des Komplexes um eine bimolekulare Reaktion **zweiter Ordnung**, während der **Zerfallsprozess** einer Kinetik **erster Ordnung** folgt.
Stellt man entsprechende Geschwindigkeitsformeln auf ergibt sich nach Umformung für die Geschwindigkeit dieser Enzymreaktion die **Michaelis-Menten-Gleichung:**

$$V = \underbrace{[E_{ges}] \times k_2}_{V_{max}} \frac{[S]}{[S] + K_M}$$

Sie beschreibt die **Reaktionsgeschwindigkeit** einer enzymkatalysierten Reaktion **in Abhängigkeit** von der **Substratkonzentration**. K_M ist hierbei die so genannte **Michaelis-Menten-Konstante** und k_2 (auch k_{cat} genannt) entspricht der **Wechselzahl** des Enzyms.

Die Michaelis-Menten-Konstante K_M

Bei der Michaelis-Menten-Konstanten handelt es sich um eine wichtige charakteristische Eigenschaft eines Enzyms. Sie gibt diejenige **Substratkonzentration** an, bei welcher die **halbmaximale Sättigung** und halbmaximale Reaktionsgeschwindigkeit erreicht wird. Gleichzeitig ist sie ein Maß für die **Affinität** eines Enzyms zu seinem Substrat. Ein **hoher K_M-Wert** zeigt hierbei eine **schwache Enzym-Substrat-Bindung** an, während ein **niedriger K_M-Wert** Ausdruck einer **stabilen Bindung** und damit hoher Affinität ist.

Der K_M-Wert ist neben der Affinität zum jeweiligen Substrat auch von Umgebungsbedingungen wie dem pH-Wert oder der Temperatur abhängig. Er trägt die **Einheit der Konzentration**, zum Beispiel in mol/L.
Ist die Substratkonzentration deutlich unterhalb des K_M-Wertes, so verhält sie sich zur Reaktionsgeschwindigkeit direkt proportional. Die Katalysegeschwindigkeit folgt einer Kinetik erster Ordnung (👁 **6.18**).

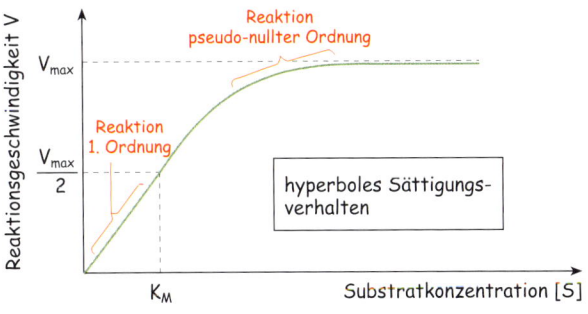

👁 **6.18** Michaelis-Menten-Konstante.

Die Maximalgeschwindigkeit V_{max}

Ist die Substratkonzentration [S] deutlich größer als der charakteristische K_M-Wert des Enzyms, so ist dieses voll **gesättigt**. **Alle aktiven Zentren** sind mit Substrat **besetzt**, die maximale Geschwindigkeit des Systems ist erreicht. Diese ist nun allein von der **Enzymkonzentration** und der charakteristischen **Wechselzahl** der Enzyme abhängig, jedoch nicht mehr von der Konzentration der Substrate. Es handelt sich folglich um eine Reaktion pseudo-nullter-Ordnung (👁 **6.18**). Die Substrate müssen quasi „Schlange stehen", um einen Platz an einem Enzym zu ergattern. Erhöht man die Substratkonzentration weiter, vergrößert sich nicht der Substratumsatz, sondern – um bei der Analogie zu bleiben – die Warteschlange wird länger.

Die Wechselzahl k_{cat}

Unter der Wechselzahl versteht man die **Anzahl der Substrate**, die in **einer Minute** von einem einzigen Enzymmolekül bei vollständiger Sättigung **umgesetzt** werden. Sie entspricht der Geschwindigkeitskonstanten mit der ein Enzym-Substrat-Komplex das zugehörige Produkt bildet und freilässt (k_2). Aus der Wechselzahl ergibt sich die **Enzymeinheit U** (Unit). Sie ist definiert als diejenige Menge an Enzym, die zur Umwandlung von einem μmol Substrat pro Minute benötigt wird.

Lineweaver-Burk-Plot

Zur Bestimmung von K_M und V_{max} kann man eine Versuchsreihe durchführen, in der man für unterschiedliche Ausgangssubstratkonzentrationen [S] die jeweiligen Anfangsgeschwindigkeiten, beispielsweise durch photometrische Messverfahren, bestimmt. Die so erhaltenen [S]-V_0-Paare trägt man nun in einer speziellen doppelt-reziproken ([math.] = Kehrwert) Darstellung auf, in der die Diagrammachsen mit den Werten 1/[S] und 1/V_0 beschriftet werden. Dies hat den Vorteil, dass man eine **Gerade** erhält und gesuchte Größen leicht durch die jeweiligen **Achsenschnitt-**

punkte bestimmen kann, was in der klassischen Auftragung wegen dem asymptotischen Verlauf der Michaelis-Menten-Hyperbel nur schwer möglich ist (👁 **6.19**).

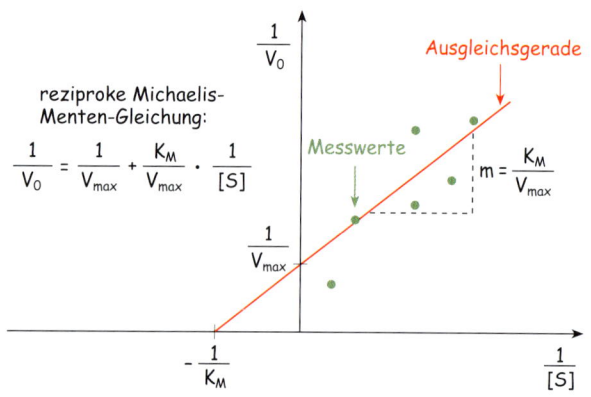

reziproke Michaelis-Menten-Gleichung:

$$\frac{1}{V_0} = \frac{1}{V_{max}} + \frac{K_M}{V_{max}} \cdot \frac{1}{[S]}$$

👁 **6.19** Lineweaver-Burk-Plot.

Reaktionsgrundtyp	Vorgang	Enzym-Hauptklasse
Redoxreaktionen	Übertragung von Elektronen zwischen Molekülen	Oxidoreduktasen (Klasse I)
Gruppenüber-tragungen	Übertragung von funktionellen Gruppen zwischen Molekülen	Transferasen (Klasse II)
Kondensationen & Hydrolysen	Bindung unter Wasser-austritt, Spaltung unter Wasseran-lagerung	Hydrolasen (Klasse III)
Isomerisierungen	Neuordnung von Bindungsverhältnissen	Isomerasen (Klasse V)
Synthesen	Auflösung und Bildung von Atombindungen	Lyasen (Klasse IV): arbeiten ohne NTP-Verbrauch Ligasen (Klasse VI): arbeiten mit NTP-Verbrauch

👁 **6.20** Die fünf Grundtypen von Reaktionen.

6.4 Enzymklassen

Bis heute sind über 83 000 Enzyme von ungefähr 9800 unterschiedlichen Organismen bekannt. Um hier nicht den Durchblick zu verlieren, hat man ein eigenständiges internationales Komitee eingesetzt, welches jedes Enzym entsprechend der von ihm katalysierten Reaktion kategorisiert und nach einer eindeutigen Nomenklatur benennt. Man kennt bisher ungefähr 4800 verschiedene Reaktionstypen, die von Enzymen beschleunigt werden. Hierbei werden **sechs Enzym-Hauptklassen** unterschieden.

6.4.1 Die Grundtypen von Reaktionen

Die zahlreichen biochemischen Reaktionen in unserem Organismus können in **fünf Grundreaktionstypen** eingeteilt werden, auf die sich auch die sechs Enzym-Hauptklassen zurückführen lassen (👁 **6.20**).

6.4.2 Oxidoreduktasen (Klasse I)

Die Oxidoreduktasen katalysieren **Redoxreaktionen**, also Vorgänge, bei denen Elektronen von einem Donor-Molekül abgegeben (**Oxidation**) und von einem Akzeptor-Molekül aufgenommen (**Reduktion**) werden.
Im **katabolen** Stoffwechsel wird als Akzeptor häufig eines der Cosubstrate **NAD+ oder FAD reduziert**, während bei **anabolen** Vorgängen oft **NADPH** als Elektronendonor **oxidiert** wird. Diese so genannten Reduktionsäquivalente sind sehr energiereich: NADH und $FADH_2$ werden in der Atmungskette für die ATP-Produktion der Zelle herangezogen.
Man unterscheidet je nach Mechanismus der Elektronenübertragung zwischen

- Dehydrogenasen,
- Oxygenasen,
- Oxidasen,
- Reduktasen und
- Peroxygenasen.

Dehydrogenasen

Dehydrogenasen übertragen Elektronen im Verbund mit Protonen. Nahezu alle Reaktionen zur Gewinnung oder Verarbeitung von Reduktionsäquivalenten werden durch sie katalysiert (👁 **6.21**).

6.21 Dehydrogenasen übertragen Elektronen im Verbund mit Protonen.

Oxygenasen

Oxygenasen oxidieren ihr Substrat durch Einbau von einem (**Monooxigenase**) oder zwei (**Dioxygenasen**) **Sauerstoffatomen**. Entsteht hierbei eine Hydroxygruppe, handelt es sich um so genannte **Hydroxylasen**. Meist wird **NADPH** oder **Tetrahydrobiopterin** (THB) als Cosubstrat verbraucht. Viele Oxygenasen sind auch an **Ringspaltungen** aromatischer Moleküle beteiligt (☞ 6.22).

6.22 Die Monooxigenase Tyrosin-Hydroxylase benutzt elementaren Sauerstoff.

Oxidasen

Oxidasen übertragen die bei einer Oxidation freiwerdenden Elektronen auf Sauerstoff. Es entsteht entweder Wasser oder Wasserstoffperoxyd.

6.4.3 Transferasen (Klasse II)

Die Transferasen (lat. transferre = hinübertragen) katalysieren Reaktionen, bei denen **funktionelle Gruppen** von einem Molekül auf ein anderes **übertragen** werden. Je nach transferierter Atomgruppe unterscheidet man zwischen neun unterschiedlichen Transferase-Unterklassen. Wir möchten drei von ihnen kurz vorstellen.

Aminotransferasen (Transaminasen)

Aminotransferasen katalysieren Reaktionen, bei denen eine **Aminogruppe** von einer **Aminosäure (Donor)** auf eine **α-Ketosäure (Akzeptor)** übertragen wird (☞ 6.23). Aus der ursprünglichen Aminosäure wird hierbei eine α-Ketosäure und umgekehrt. Die zwei wichtigsten Transaminasen sind die Alanin-Aminotransferase (ALT) und die Aspartat-Aminotransferase (AST). Alle Aminotransferasen benötigen den Cofaktor **Pyridoxalphosphat** (PALP).

6.23 Die Alanin-Aminotransferase (ALT) katalysiert die Übertragung einer Aminogruppe von einer Aminosäure (Donor) auf eine α-Ketosäure (Akzeptor).

Kinasen

Kinasen sind bei der **Übertragung** eines **Phosphatrestes** von **ATP** auf ein anderes Substrat beteiligt. Sie phosphorylieren häufig **Hydroxygruppen** von Molekülen. Die Hexokinase hängt beispielsweise einen Phosphatrest an neu in die Zelle eintretende Glukosemoleküle an. **Proteinkinasen** phosphorylieren die Aminosäurereste **Serin, Threonin und Tyrosin** in Proteinen und spielen eine wichtige Rolle in Signaltransduktionswegen und der hormonellen Regulation.

Glykosyltransferasen

Viele Glykosyltransferasen kommen im Endoplasmatischen Retikulum und dem Golgi-Apparat unserer Zellen vor, wo sie für die **Übertragung** von aktivierten **Monosacchariden** (UDP-Zucker) auf Hydroxylgruppen von Proteinen zuständig sind (S. 173). Da Plasmaproteine sezerniert werden und damit ihren Weg durch das ER und den Golgi-Apparat nehmen, liegen sie häufig glykosyliert vor. Auch die Ausbildung der Antigene des Blutgruppensystems erfolgt mit Hilfe von Glykosyltransferasen.
Weiterhin gehören die **Phosphorylasen** in diese Klasse (☞ 6.24). Sie **spalten Zuckermoleküle ab** und **übertragen** diese auf anorganisches **Phosphat**. Hierbei wird kein ATP benötigt. Beispiele sind die Glykogen-Phosphorylase oder die Purinnukleosid-Phosphorylase (PNP).

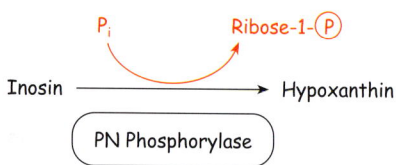

6.24 Phosphorylasen spalten Moleküle mit Hilfe von anorganischem Phosphat.

6.4.4 Hydrolasen (Klasse III)

Die Hydrolasen katalysieren sowohl die **Spaltung** von Molekülen **mit Hilfe von Wasser** (**Hydrolyse**), als auch die umgekehrte Reaktion, bei der Moleküle unter Wasserausscheidung miteinander verknüpft werden (**Kondensation**). Sämtliche Proteine in unserer Zelle entstehen durch Kondensationsreaktionen, die erst durch Ribosomen mit hydrolytischer Aktivität ermöglicht werden. Vertreter der Hydrolasen sind die Peptidasen, Esterasen sowie die Glykosidasen.

Peptidasen und Proteasen

Peptidasen und Proteasen **spalten**, wie der Name schon sagt, **Peptidbindungen**. Man unterscheidet hierbei zwischen **Endopeptidasen**, die Proteine **innerhalb** ihrer Polypeptidkette schneiden, und **Exopeptidasen**, die jeweils nur die **erste** oder **letzte** Aminosäure eines Peptids abspalten können (👁 **6.25**).

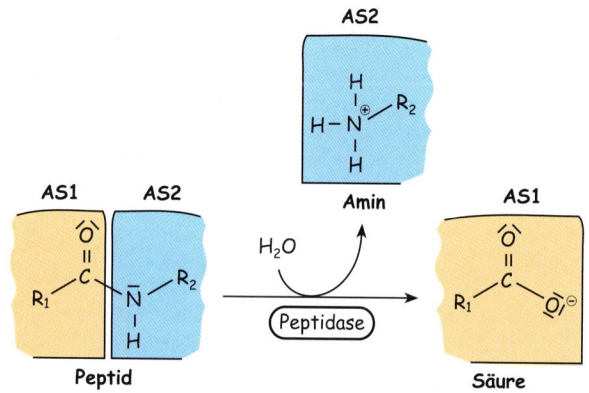

6.25 Peptidasen und Proteasen spalten Peptidbindungen.

Esterasen

Esterasen **spalten Esterbindungen**. Wichtigste Vertreter sind die **Phosphatasen**, die von einem Molekül unter Wassereinlagerung einen Phosphatrest abspalten können. Auch die **Nukleasen**, die am Abbau von DNA- und RNA-Molekülen beteiligt sind, gehören zur Gruppe der Esterasen.

Glykosidasen

Glykosidasen helfen dabei glykosidische Bindungen mit Hilfe von Wasser zu spalten. Hierfür wird meist keine Energie benötigt. Sie sind damit der genaue Gegenspieler der Glykosyltransferasen.

6.4.5 Lyasen (Klasse IV)

Lyasen arbeiten, indem sie **kleine Moleküle** wie Wasser oder CO_2 **an Doppelbindungen** von größeren Molekülen an**knüpfen** (= **Synthasen**). Sie sind auch in der Lage, in umgekehrter Richtung einzelne Gruppen von Molekülen **abzuspalten**, wobei Doppelbindungen entstehen. Die Synthasen arbeiten im Gegensatz zu den Synthetasen (Klasse VI) **ohne** Verwendung von **ATP**.

Decarboxylasen

Decarboxylasen katalysieren die **Abspaltung von Carboxylgruppen** (-COOH). Ein Beispiel ist die Pyruvat-Decarboxylase als Teil des Pyruvat-Dehydrogenase-Komplexes. Sie ermöglicht die Decarboxylierung von Pyruvat zu Acetyl-CoA.

Hydratasen und Dehydratasen

Dehydratasen spalten Wasser von Molekülen ab. Hydratasen lagern Wasser an Moleküle an. Die Fumarase hilft etwa im Citratzyklus bei der Wasseranlagerung in Fumarat (👁 **6.26**).

$$
\begin{array}{ccc}
COO^{\ominus} & & COO^{\ominus} \\
| & & | \\
CH & \xrightarrow{\ H_2O\ } & HO-C-H \\
|| & \text{Fumarase} & | \\
HC & & H-C-H \\
| & & | \\
COO^{\ominus} & & COO^{\ominus} \\
\text{Fumarat} & & \text{Malat}
\end{array}
$$

6.26 Die Fumarase hilft im Citratzyklus bei der Wasseranlagerung in Fumarat.

6.4.6 Isomerasen (Klasse V)

Isomere sind Moleküle, welche **dieselbe Summenformel**, jedoch **unterschiedliche Strukturen** besitzen. Isomerasen sind in der Lage, isomere Moleküle ineinander überzuführen.

Epimerasen

Epimerasen katalysieren die **Ineinanderüberführung von Epimeren**. Das sind Moleküle, die sich nur in **einem** ihrer **Stereozentren** durch ihre Konfiguration unterscheiden. Zu nennen wären Glukose und Galaktose, die Epimere an C^4 sind (👁 **6.27**).

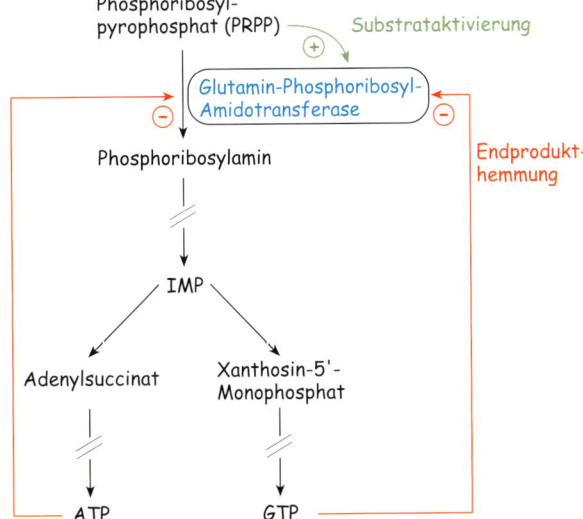

6.27 Eine Epimerase führt Glukose und Galaktose ineinander über.

Mutasen

Mutasen **verschieben funktionelle Gruppen** innerhalb von Molekülen. Ein prominentes Beispiel ist die Phosphoglycerat-Mutase der Glykolyse. Sie verschiebt eine Phosphat-Gruppe von C^3 nach C^2, so dass aus 3-Phosphoglycerat das 2-Phosphoglycerat entsteht.

6.4.7 Ligasen (Klasse VI)

Die Ligasen (lat. ligare = verbinden) beschleunigen ähnlich wie die Lyasen (Klasse IV) das **Verknüpfen von Molekülen**. Im Unterschied zu den Lyasen benötigen sie hierfür jedoch Energie, die häufig aus der hydrolytischen Spaltung energiereicher Säureanhydridbindungen von **Nukleosidtriphosphaten** (NTP) stammt. Eines der Substrate wird zunächst mit einer Phosphorylgruppe aktiviert und kann anschließend mit dem zu verknüpfenden zweiten Molekül verbunden werden. Die Phosphatgruppe wird neben dem verbleibenden NDP wieder freigesetzt

Carboxylasen

Carboxylasen fügen in ihr Substrat **Kohlenstoffdioxid** als Carboxylgruppe ein. Bei diesem Vorgang verbrauchen sie ATP. Carboxylasen besitzen im menschlichen Organismus **Biotin** als prosthetische Gruppe. Wichtige Carboxylasen sind die Acetyl-CoA-Carboxylase, die Pyruvat-Carboxylase (☞ **6.28**) sowie die Propionyl-CoA-Carboxylase.

6.28 Pyruvat-Carboxylase.

6.5 Enzymregulation

Da Enzyme bereits durch ihre An- oder Abwesenheit als **molekulare Schalter** für Stoffwechselwege wirken, müssen sie ihrerseits sensibel kontrolliert und in ihrer Aktivität an die Situation jeder einzelnen Zelle spezifisch angepasst werden.

Diese Enzymregulation erfolgt auf **fünf** unterscheidbaren **Ebenen**:
1. Klassische Enzymhemmung und Enzymaktivierung
2. Kovalente Modifikation und Interkonvertierung
3. Zymogene – inaktive Vorstufen
4. Isoenzyme – organspezifische Enzymunterformen
5. Enzymturnover – Auf- und Abbau von Enzymen

6.5.1 Enzymhemmung und Enzymaktivierung

Enzyme, die an besonders exponierter Stelle im Stoffwechsel stehen – vor allem so genannte **Schrittmacherenzyme** – werden häufig in besonderem Maße kontrolliert. Hierbei besitzen diese Enzyme nicht nur katalytische, sondern auch **regulatorische Zentren**. Andere Moleküle binden an diese so genannten **allosterischen** Zentren und verändern so die dreidimensionale Konformation und Aktivität des Enzyms.

Häufig haben Substrate des Enzyms einen aktivitätssteigernden Einfluss, während Produkte der katalysierten Reaktion hemmend wirken. Man spricht von **Substrataktivierung** und **Produkthemmung**. Steht das rückwirkende Produkt ganz am Ende einer langen Reaktionskette und hemmt ein Enzym, das eine Reaktion an erster oder zweiter Stelle dieser Kette katalysiert, bezeichnet man diesen Mechanismus als **Endprodukt- oder Feedbackhemmung**. Auf diese Art wird garantiert, dass der Organismus nicht Energie und Ressourcen verschwendet, um ein Produkt zu erzeugen, das bereits in ausreichendem Maße zur Verfügung steht (☞ **6.29**).

6.29 Endprodukt- oder Feedbackhemmung.

Andererseits können auch Medikamente oder toxische Stoffe die Aktivität von Enzymen herabsetzen; dies erfolgt häufig über irreversible oder reversibel-kompetitive Hemmung (☞ **6.30**).

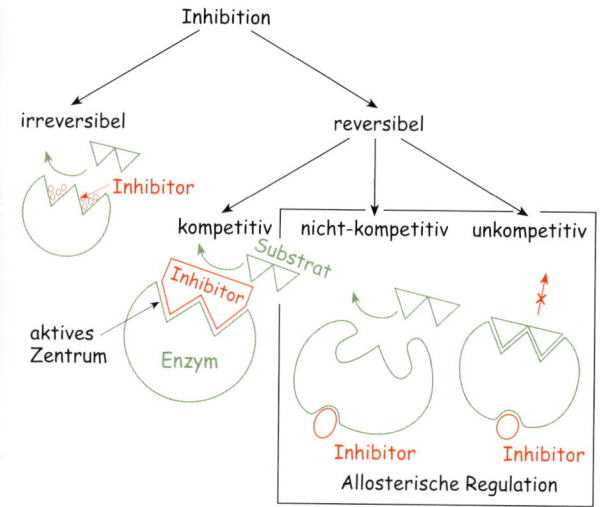

☞ **6.30** Irreversible, kompetitive und allosterische Hemmung.

Irreversible Hemmung

Durch **kovalente** oder nicht-kovalente Modifikationen des katalytischen Zentrums eines Enzyms, wird dieses in seiner Aktivität **dauerhaft** reduziert oder sogar komplett ausgeschaltet.

Ein Beispiel ist das Antibiotikum **Penicillin**, das die Glykopeptid-Transpeptidase von Bakterien durch **kovalente Modifikation** irreversibel inhibiert und damit die Zellwandbiosynthese der Bakterien unterbricht. Auch **Aspirin** bindet irreversibel an sein Zielprotein - die Cyclooxygenase - und blockiert dieses so bis zu seinem Abbau.

Kompetitive Hemmung

Ein dem Substrat in seiner Struktur ähnlicher Inhibitor (ein so genanntes **Substratanalogon**) **konkurriert** mit dem **natürlichen Substrat** um eine Bindungsstelle am aktiven Zentrum des Enzyms. Dieses kann immer nur eines der beiden Moleküle binden, wobei sich ein gebundener Inhibitor vom Enzym nicht umsetzen lässt. Die Wirkungsweise kompetitiver Hemmung besteht also darin, einen mehr oder weniger großen Anteil der Enzyme durch temporäres Besetzen zu blockieren. Die nicht betroffenen Katalysatoren können nach wie vor ganz normal arbeiten. Durch **Erhöhung** der **Substratkonzentration** wird der kompetitive Inhibitor wieder aus den funktionellen Zentren **verdrängt**.

Betrachtet man die Kinetik kompetitiver Hemmung, stellt man fest, dass sich die **Maximalgeschwindigkeit** des Enzyms **nicht verändert**, während der **K_M-Wert** - also diejenige Substratkonzentration, ab welcher die halbmaximale Reaktionsgeschwindigkeit erreicht wird – **ansteigt** (☞ **6.31**).

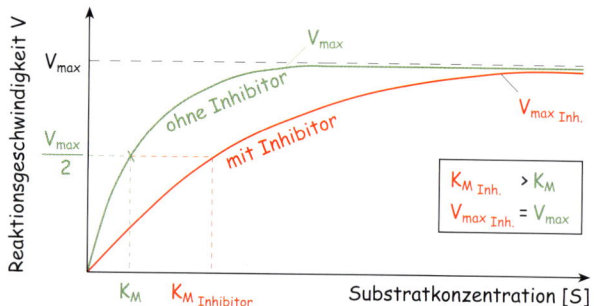

☞ **6.31** Kompetitive Hemmung.

Bei der kompetitiven Hemmung wird folglich nicht das Enzym verändert, sondern allein die Zusammensetzung des Substratangebots.

Ein Beispiel kompetitiver Hemmung ist das Medikament **Allopurinol**, welches die Aktivität der Xanthin-Oxidase (Enzym des Purinabbaus) herabsetzt; es unterbricht damit den Purinabbau zu Harnsäure. Allopurinol wird bei **Gicht** eingesetzt, da es die Bildung von Harnsäure reduziert (☞ **6.32**) (vgl S. 250).

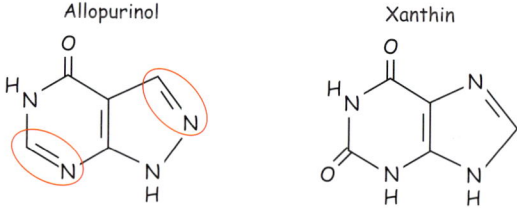

☞ **6.32** Allopurinol hemmt das Enzym Xanthin-Oxidase sowohl kompetitiv als auch nicht kompetitiv.

Nicht-kompetitive Hemmung

Bei der nicht-kompetitiven Hemmung bindet ein Inhibitor an eine **regulatorische Untereinheit** eines Enzyms und verändert hierdurch dessen **Konformation**. Durch diese Veränderung der dreidimensionalen Struktur, die vor allem das aktive Zentrum betrifft, können **weniger Wechselwirkungen** zwischen Enzym und Substrat ausgebildet werden. Die Wechselzahl dieses Enzyms wird verringert.

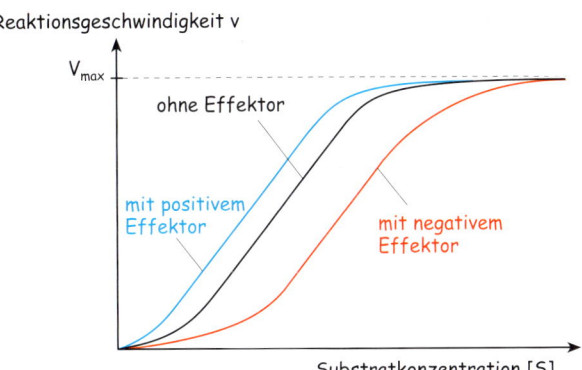

6.34 Allosterie.

> Bei der nicht-kompetitiven Hemmung werden allein die Eigenschaften des Enzyms verändert.

Folglich lässt sich dieser Hemmeffekt auch nicht durch Erhöhen der Substratkonzentration aufheben. Das Substrat kann, wenn auch nicht mehr so stabil, weiterhin an den veränderten Enzym-Inhibitor-Komplex binden, die Katalysedauer hat sich jedoch verlängert, so dass die **maximale Reaktionsgeschwindigkeit reduziert** wurde. Der K_M-Wert bleibt hierbei **unverändert** (☞ 6.33).

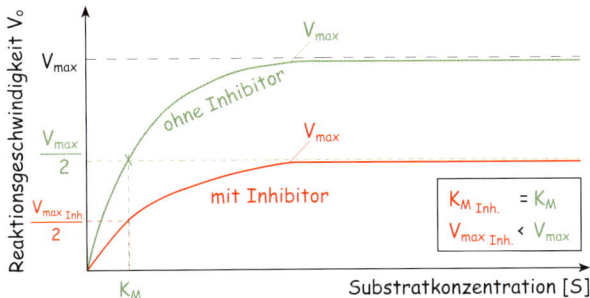

6.33 Nicht-kompetitive Hemmung.

Unkompetitive Hemmung

Mit Bindung eines Substrats an sein Enzym kann letzteres in seiner Tertiär- bzw. Quartärstruktur so verändert werden, dass eine neue regulatorische Bindungsstelle außerhalb des aktiven Zentrums zum Vorschein kommt. Hier kann nun ein unkompetitiver Inhibitor binden, der die weitere Umsetzung verhindert.

Allosterie

Der Begriff Allosterie entstammt dem Griechischen: *Allos* bedeutet *anders* und *stereós* bezeichnet den *Ort*. Gemeint sind hier die regulatorischen Untereinheiten eines Proteins außerhalb seiner eigentlichen Bindungsstelle für Substrate oder Liganden. Enzyme können so durch externe Effektoren oder Inhibitoren in ihrer Aktivität moduliert werden (☞ 6.34). Allosterische Proteine mit **mehreren** funktionellen **Untereinheiten** zeigen die Eigenschaft der **Kooperativität**. Diese zeichnet sich dadurch aus, dass die Aktivität eines funktionellen Zentrums die Aktivitäten der anderen beeinflusst.

Im Geschwindigkeits-Substratkonzentrations-Diagramm folgen allosterische Proteine nicht der hyperbolen Michaelis-Menten-Kinetik, sondern weisen einen **sigmoidalen** Verlauf auf. Beispiele sind das Hämoglobin sowie die Aspartat-Carbamoyl-Transferase, die als Teil eines Multienzymkomplexes den ersten Schritt der Pyrimidinbiosynthese katalysiert.

6.5.2 Kovalente Modifikation und Interkonvertierung

Einige Enzyme können durch kovalentes Anfügen einer niedermolekularen Gruppe, wie beispielsweise einer **Phosphoryl- oder Acetylgruppe**, in ihren katalytischen Eigenschaften deutlich verändert werden. Dies kann sowohl aktivitätssteigernde als auch -senkende Auswirkungen haben. Werden hierdurch Enzyme komplett an- oder ausgeschaltet, spricht man von **Interkonvertierung** (☞ 6.35). Alle kovalenten Modifikationen sind **reversibel**, die häufigste unter ihnen ist die Phosphorylierung.

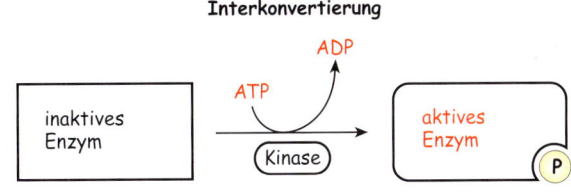

6.35 Interkonvertierung.

Phosphorylierung

Die Phosphorylierung wird durch so genannte **Kinasen** vermittelt und ist **ATP-abhängig**. Hierbei entsteht unter Wasserfreisetzung eine Esterbindung zwischen dem Akzeptormolekül und dem übertragenen Phosphatrest (☞ 6.36). In Proteinen können nur Aminosäuren mit einer Hydroxygruppe im Rest phosphoryliert werden, darunter fallen **Serin, Threonin und Tyrosin**. Enzyme, die Phosphatgruppen hydrolytisch wieder von Proteinen abspalten können, werden als **Phosphatasen** bezeichnet.

Phosphorylierungsreaktion

$$R - \overset{O}{\underset{\|}{C}} - \underset{H_2}{N} - \overset{\overset{O}{\underset{\|}{C}}\overset{O^\ominus}{/}}{\underset{H}{C}} - C - OH \; + \; HO - \overset{\overset{O}{\underset{\|}{}}}{\underset{\underset{O^\ominus}{|}}{P}} - O^\ominus$$

$$\longrightarrow \quad \dots - C - O - \overset{\overset{O}{\underset{\|}{}}}{\underset{\underset{O^\ominus}{|}}{P}} - O^\ominus \; + \; H_2O$$

👁 **6.36** Phosphorylierung.

Mit der Übertragung einer Phosphorylgruppe auf ein Molekül werden diesem automatisch zwei negative Ladungen hinzugefügt. Dies führt zwangsläufig zu veränderten elektrostatischen Wechselwirkungen mit anderen Molekülen. Um sich das Auswendiglernen der konkreten Auswirkungen von Phosphorylierungsreaktionen zu ersparen, gilt als Faustregel:

> In fast allen anabolen Stoffwechselwegen der Kohlenhydrate und deren Regulierungen wirkt eine Phosphorylierung inaktivierend und eine Dephosphorylierung aktivierend.

Beim katabolen Kohlenhydratstoffwechsel verhält es sich genau umgekehrt. Beispielsweise wird die Glykogen-Synthase (anabol) durch Phosphorylierung inaktiviert, während die Glykogen-Phosphorylase – das Schlüsselenzym des Glykogenabbaus (katabol) – durch Phosphorylierung aktiviert wird.

6.5.3 Zymogene

Die Aktivität vieler **extrazellulärer** Enzyme und Proteine wird erst bei Eintreten eines bestimmten Stimulus oder mit Erreichen eines bestimmten Zielorts benötigt. Um diese **zeitliche** und **räumliche Koordination** zu meistern, hat die Evolution das Prinzip der **proteolytischen Aktivierung** erschaffen. Inaktive Vorstufen, die auch als **Zymogene** oder **Proenzyme** bezeichnet werden, können hierbei nach hydrolytischem Abschneiden einer Peptidsequenz am Bestimmungsort ihre endgültige Faltung einnehmen und werden dadurch **irreversibel aktiviert**. So werden die Verdauungsenzyme des Magens und des Pankreas – die Peptidasen Pepsin, Trypsin, Chymotrypsin und Pankreaselastase – aus den Zymogenen Pepsinogen, Trypsinogen, Chymotrypsinogen und Proelastase freigesetzt. Hormone wie Insulin oder Strukturproteine wie Kollagen werden ebenfalls aus Vorläufermolekülen proteolytisch aktiviert. Oftmals sind die aktivierten Zymogene selbst proteolytisch aktiv und setzen ihrerseits Vorläufermoleküle frei. Diese Methodik gestattet einen weitreichenden Regulationsmechanis-

mus: die **katalytische Kaskade**. Bereits eine geringe Menge eines Faktors reicht aus, um eine ganze Lawine von Folgereaktionen in Gang zu setzen. Eine derart ausgeprägte Kaskade von Zymogenaktivierungen findet sich bei der **Blutgerinnung** oder der Arbeitsweise von **Caspasen** im Rahmen der Apoptose (👁 **6.37**).

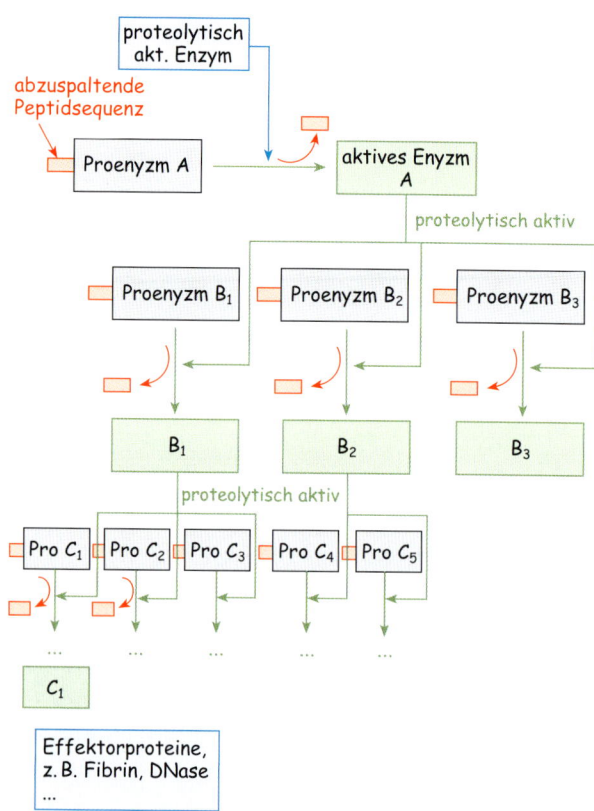

👁 **6.37** Katalytische Kaskade (grün = aktiv, grau = inaktiv).

6.5.4 Isoenzyme

Verschiedene Organe folgen teilweise sehr **unterschiedlichen Stoffwechselmustern**. So verhalten sich Leber und Gehirn bei Nahrungskarenz gänzlich verschieden. Während Nervenzellen obligat auf den Import und die Verarbeitung von Glukose aus dem Blut angewiesen sind, besitzen Hepatozyten noch weitere Möglichkeiten – wie Glukoneogenese oder Glykogenabbau –, um in schlechten Zeiten Glukose und somit Energie zu gewinnen. Es wäre kontraproduktiv, wenn ein so großes Organ wie die Leber die letzten Blutzuckerreserven in einer solchen Situation ohne zwingenden Grund verbrauchen würde.

Wie wir sehen, stellen sich unterschiedliche Anforderungen an die am Glukose-Import beteiligten Enzyme dieser beiden Organe. Aus diesem Grund existieren für manche Enzyme in unserem Körper verschiedene **homologe Varianten**, die zwar strukturell sehr ähnlich sind und auch **identische Reaktionen katalysieren,** die sich in ihren kinetischen Eigenschaften, also ihren K_M- und V_{max}-Werten jedoch deutlich voneinander **unterscheiden** und auch getrennt reguliert werden können. Derartige Enzyme werden **Isoenzyme** genannt. Sie gehen häufig aus einem gemeinsamen Gen durch alternatives Spleißen hervor. Erwähnenswert sind die bereits angedeuteten Enzyme Glukokinase und Hexokinase sowie die Proteine der Laktat-Dehydrogenase-Familie (LDH-Isoenzyme, ☞ **6.38**). Je nach Organ bzw. Entwicklungsphase werden unterschiedliche Varianten dieser Enzyme exprimiert, die jeweils für ihre spezifischen Aufgaben optimiert sind.

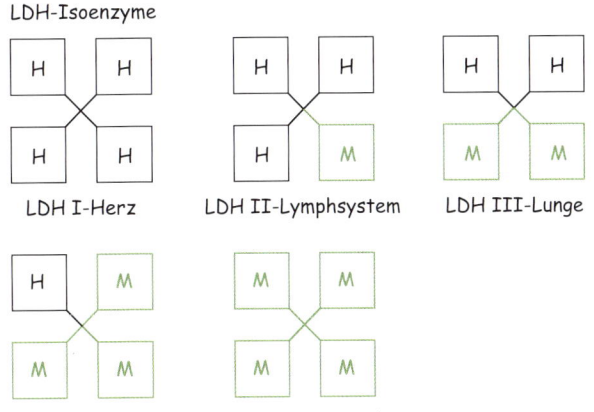

☞ **6.38**   LDH-Isoenzyme.

Es existieren fünf verschiedene Isoenzyme der LDH, die aus vier Untereinheiten der H- bzw. M-Form (H für Herz und M für Muskel) zusammengesetzt sind. Es ergeben sich jeweils andere kinetische Eigenschaften und Regulationsmöglichkeiten.

6.5.5   Enzym-Turnover

Nicht zuletzt beeinflusst die **Enzymkonzentration** selbst die katalytische Potenz eines Systems. Sie ist neben der Wechselzahl die entscheidende Komponente der Maximalgeschwindigkeit einer katalysierten Reaktion

$$V_{max} = k_{cat} \times [E]$$

Folglich muss sie entsprechend der vorherrschenden Stoffwechselbedingungen sensibel reguliert werden. Dies geschieht auf zwei Ebenen: Die Anzahl der zellulären Enzymmoleküle wird einerseits **transkriptionell** – z.B. durch Transkriptionsfaktoren oder epigentische DNA-Modifikationen – andererseits durch ihre **Halbwertszeit** kontrolliert. Je nachdem, wie schnell oder langsam der Abbau von Enzymen durch Ubiquitinierung eingeleitet wird, bzw. wie viele Enzyme neu exprimiert werden, steigt oder fällt der jeweilige Turnover.

Enzyme in der Medizin

Da den Enzymen im menschlichen Organismus eine äußerst zentrale Rolle zukommt und sie die Koordination und den Ablauf nahezu aller Stoffwechselprozesse verantworten, wird ihnen auch in der Medizin eine besondere Bedeutung beigemessen. So groß die Anzahl der Enzyme in unserem Körper ist, so groß ist auch die Zahl möglicher Defekte. Der Ausfall oder die Überexpression eines einzigen Enzyms kann den fein regulierten Stoffwechsel stören und letale Folgen haben. Andererseits sind Enzyme wertvolle **Marker** und geben Auskunft über den Status eines Organismus. Durch **Pharmazeutika** kann ein Arzt gezielt in die Welt dieser Katalysatoren eingreifen und Krankheiten bekämpfen.

Enzymdefekte Der Grund für Enzymdefekte liegt entweder direkt in einer fehlerhaften DNA oder aber in einem fehlerhaften Weg der Genexpression begründet. Im häufigsten Fall sind Enzym-Gene betroffen, die der Organismus bereits defekt geerbt hat, weshalb viele klinische Bilder bereits im **Kindes- oder Säuglingsalter** manifest werden. Eines vieler Beispiele ist die **Propionazidämie**, bei der das Enzym Propionyl-CoA-Carboxylase defekt ist, das für den Abbau von vier Aminosäuren sowie letztendlich aller ungeradzahliger Fettsäuren zuständig ist. Als Folge kumuliert Propionyl-CoA – das Substrat des Enzyms – in den Mitochondrien der kleinen Patienten und bedingt eine Azidose sowie Hyperammonämie (☞ **6.39**).

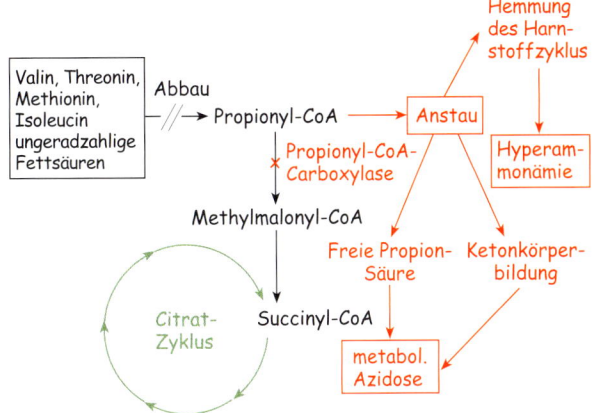

☞ **6.39**   Propionazidämie.

Enzymdefekte können aber auch bei älteren Patienten auftreten, z.B. durch fehlerhaftes Spleißen im Zuge der RNA-Prozessierung, fehlerhafte Proteinfaltung oder durch somatische DNA-Mutationen von Protoonko-Enzym-Genen, beispielsweise der Telomerase. Ist hierbei das aktive Zentrum von der Änderung betroffen, arbeitet das Enzym meist überhaupt nicht mehr. Sequenzveränderungen an anderer Stelle verursachen häufig weniger ausgeprägte Funktionsverluste.

Diagnostik In der Diagnostik existieren für Enzyme zwei Anwendungsbereiche: Einerseits werden sie für **enzymatische Tests** verwendet, um spezifisch und schnell Stoffe im Blut und anderen Körperflüssigkeiten nachweisen zu können, andererseits als **Marker** für Erkrankungen.

Enzymatische Messung. Ein Enzym katalysiert aufgrund seiner hohen **Substratspezifität** oftmals nur eine einzige, für das Enzym typische, Reaktion. Diesen Sachverhalt macht man sich im Klinikalltag zu Nutze, um bestimmte Stoffe in Körperflüssigkeiten quantitativ nachzuweisen. Hierbei werden zu der zu untersuchenden Flüssigkeit entsprechende Enzyme gegeben und anschließend die Konzentration der durch die katalysierte Reaktion entstandenen Produkte mit Hilfe **photometrischer Messverfahren** bestimmt (vgl. S. 24). Ist die Stöchiometrie der ablaufenden Reaktion bekannt und liegt das Gleichgewicht der Reaktion weit auf Seiten des Produkts, so lässt sich der ursprüngliche Substratgehalt des Enzyms und damit die Menge des zu bestimmenden Moleküls berechnen.

Prinzipiell sind auf diesem Weg nahezu alle Stoffwechselzwischenprodukte in einfacher Weise mit hoher Empfindlichkeit nachweisbar. Sehr häufig wird dieses Verfahren eingesetzt, um den **Blutzucker- oder Blutalkoholspiegel** zu bestimmen.

Enzymmarker. Viele Enzyme kommen physiologischerweise nur intrazellulär vor, so dass eine Aktivitätserhöhung dieser Enzyme im Serum auf pathologische Zellveränderungen und **Nekrosen** hindeutet. Da einige Enzyme – insbesondere Isoenzyme – nur in bestimmten Organen exprimiert werden, sind sie wichtige klinische **Marker** für **Organschäden**. Ein Herzinfarkt geht etwa mit einer Erhöhung der Serumkonzentration der Creatinphosphokinase (CPK) und der Laktat-Dehydrogenase (LDH) einher. Wird dagegen eine erhöhte Plasmaaktivität der Alanin-Aminotransferase (ALT = GPT) oder der Aspartat-Aminotransferase (AST = GOT) gemessen, so kann dies ein Zeichen für eine Leberzellschädigung im Rahmen einer Hepatitis sein.

Medikamente. Viele Medikamente hemmen oder verstärken die Wirkung von Enzymen und greifen so in die fein regulierte Koordination des zugehörigen Stoffwechselweges ein. Im Kapitel „Enzymregulation" wurden die Pharmazeutika Penicillin, Aspirin und Allopurinol beispielhaft vorgestellt.

7 Stoffwechsel der Kohlenhydrate

Ist von Kohlenhydraten die Rede, geht es in erster Linie um die **Glukose**, die im Zentrum des Kohlenhydratstoffwechsels steht. Zum einen, weil sie – meist als Bestandteil größerer Moleküle – mengenmäßig den Hauptanteil in unserer Nahrung ausmacht, zum anderen, weil sich in unserem Körper alle Kohlenhydrate in Glukose umwandeln lassen. Zwei Dinge sind grundsätzlich bei jedem Stoffwechselweg zu hinterfragen:

- In welchem Organ läuft der Stoffwechselweg überhaupt ab: Nur wenige der *möglichen* Reaktionswege, welche die Glukose einschlagen kann, laufen in *jeder* Zelle unseres Körpers ab.
- Außerdem muss man sich stets klar machen, in welchem Kompartiment ein bestimmter Stoffwechselweg abläuft. Dies nicht aus rein akademischem Interesse, sondern weil man sonst Interaktionen zwischen Zyklen nicht verstehen kann. Dies wird vor allem für das Verständnis von Stoffwechselerkrankungen wichtig.

7.1 Überblick

7.1.1 Reaktionswege der Kohlenhydrate

Glukose kann man einfach abbauen (Glykolyse), aufbauen (Glukoneogenese) oder speichern (als Glykogen). Einen besonderen Abbauweg der Glukose stellt der Pentosephosphatweg dar, der zwei weitere wichtige Aufgaben (Lieferung von NADPH/H$^+$ und Pentosen) im Stoffwechsel der Kohlenhydrate erfüllt.

Da wir mit der Nahrung auch Fruktose und Galaktose aufnehmen, kommen auch kurz der Fruktose- und der Galaktosestoffwechsel zur Sprache.

Die Glykolyse. Der Abbau der Glukose erfolgt im Rahmen eines der ältesten energieliefernden Reaktionswege überhaupt, der Glykolyse (gr. *glykys* = süß; *lysis* = auflösen). Sie findet in **allen Zellen** statt und liefert Energie in Form von Pyruvat, ATP und NADH/H$^+$, das anschließend in der Atmungskette noch mehr ATP liefert.

Pyruvat hat zwei Möglichkeiten, weiter zu reagieren:

- Unter aeroben Bedingungen führt der weitere Weg zum **Acetyl-CoA,** dem zentralen Molekül des Stoffwechsels, das über den Citratzyklus dann vollständig abgebaut werden kann.
- Unter anaeroben Bedingungen reagiert es zum **Laktat**, das eine Endstation bei der Energiegewinnung darstellt.

Der Glykogenstoffwechsel. In der Resorptionsphase, also direkt nach einer Mahlzeit, liegt mehr Glukose vor, als zur Grundversorgung unseres Körpers erforderlich ist. Dann nutzen vor allem die **Leber** und die **Muskulatur** die über-

schüssige Glukose, um daraus den **Speicherstoff** Glykogen herzustellen.

Über Nacht und in Notzeiten, also wenn wir nichts essen, ist zu wenig Glukose im Blut, um damit das Gehirn und die Erythrozyten versorgen zu können – beide sind absolut auf Glukose als Energielieferanten angewiesen. Jetzt wird in der Leber Glykogen zu Glukose abgebaut und zur Versorgung dieser Organe an das Blut abgegeben.

Der Muskel hingegen baut sein Glykogen ab, wenn er arbeiten muss und verbraucht die entstehende Glukose selbst.

Die Glukoneogenese. Die Glukosebiosynthese bezeichnet man als Glukoneogenese (gr. *neo* = neu; *genesis* = Erzeugung). Sie läuft hauptsächlich in der **Leber** ab und dient wie der Glykogenabbau dazu, den **Blutglukosespiegel** zwischen den Mahlzeiten und während längerer Hungerzeiten aufrechtzuerhalten. (Der Glykogenspeicher ist nämlich begrenzt und reicht nur für etwa 24 Stunden.)

Neben der Leber sind nur noch die Nieren und ein wenig auch der Darm in der Lage, Glukose zu erzeugen und damit andere Organe zu versorgen.

Der Pentosephosphatweg. Auch der Pentosephosphatweg findet in **allen Zellen** statt, wenn auch mit unterschiedlicher Aktivität. Ihm fallen zwei recht unterschiedliche Aufgaben zu.

- Er liefert **NADPH/H$^+$** als Wasserstofftransporter für die Biosynthese von Fettsäuren, Cholesterin und Steroiden. Auch für die Biotransformation in der Leber und zur Entfernung giftiger Peroxide im Erythrozyten wird NADPH/H$^+$ benötigt.
- Außerdem können auf diese Weise **Ribosen** für die Biosynthese von Nukleotiden (ATP, GTP...) hergestellt werden, die vor allem für die Herstellung von RNA und DNA benötigt werden.

Fruktose- und Galaktosestoffwechsel. Mit der Nahrung aufgenommene Fruktose wird in aller Regel in der Leber in Zwischenprodukte der Glykolyse umgewandelt, um so abgebaut werden zu können.

Die Galaktose wird zunächst in eine Form umgewandelt, in der sie vor allem für Glykosylierungen verwendet werden kann, nur überschüssige Galaktose wird über Umwege in den Glukosestoffwechsel eingeschleust.

7.1.2 Die Wege des Glukose-6-Phosphat

Der grundsätzlich erste Schritt nach der Aufnahme einer Hexose in eine Zelle ist dessen Phosphorylierung mittels des Enzyms **Hexokinase**.

Das negativ geladene Phosphat macht die Hexosen so polar, dass sie das lipophile Innere einer Zellmembran nicht mehr überwinden können, und verhindert damit, dass die Zucker der Zelle sofort wieder entwischen, was man als **Phosphatfalle** bezeichnet.

Außerdem wird durch diese Reaktion die Glukose selbst aus dem Gleichgewicht entfernt. Erst so können per Diffusion neue Glukosemoleküle aus dem Blut nachströmen.

Verschiedene Organe haben nun unterschiedliche Aufgaben und verwerten deshalb auch die Glukose jeweils anders. Dem wird auch bei der Ausstattung der Zellen mit Enzymen Rechnung getragen.

> Glukose-6-Phosphat ist der Ausgangspunkt all der angesprochenen Stoffwechselwege:

Glukose-6-Phosphat in jeder Zelle. Werden Energie oder Baustoffe für Fettsäuren und Cholesterin benötigt, kann Glukose-6-Phosphat über die Glykolyse abgebaut werden. Werden Ribosen für Nukleotide oder Reduktionsäquivalente (NADPH/H$^+$) für die Biosynthese von Fettsäuren und Cholesterin benötigt, kann Glukose-6-Phosphat den Pentosephosphatweg einschlagen.

Als quasi letzte Möglichkeit kann das Glukose-6-Phosphat auch in das Endoplasmatische Retikulum transportiert werden, wo es beispielsweise in die Glykosylierung von Proteinen involviert ist (👁 **7.1**).

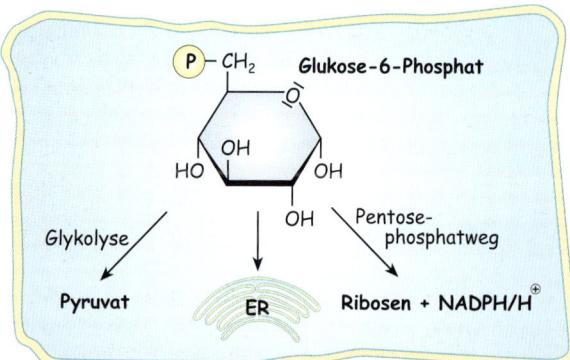

👁 **7.1** Verwendungsmöglichkeiten von Glukose-6-Phosphat.

Glukose-6-Phosphat in der Muskulatur. Neben der Glykolyse und dem Pentosephosphatweg kann in der Muskelzelle aus Glukose-6-Phosphat noch die Reaktion zum Glykogen erfolgen. Die Glykogen-Biosynthese läuft nur ab, wenn viel Glukose-6-Phosphat zur Verfügung steht.

Bei Beanspruchung des Muskels wird Glykogen über Zwischenprodukte wieder zu Glukose-6-Phosphat abgebaut, das in der Muskelzelle bleibt und dort über die Glykolyse zu Energie (ATP) verstoffwechselt wird (👁 **7.2**).

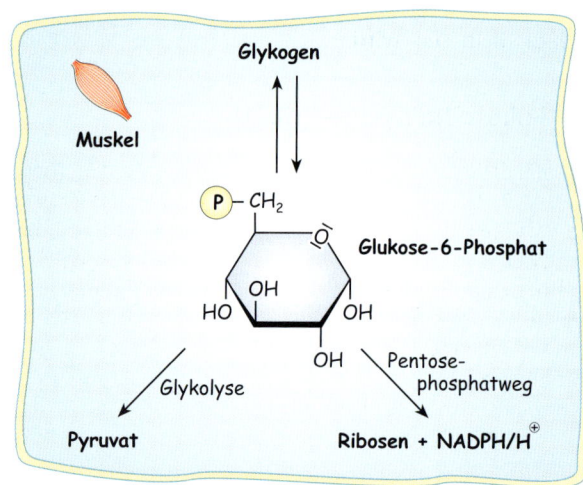

👁 **7.2** Glukose-6-Phosphat in der Muskulatur.

Glukose-6-Phosphat in der Leber. Glykolyse, Pentosephosphatweg sowie der Glykogen-Stoffwechsel laufen auch in den Leberzellen ab. Im Unterschied zu den Muskelzellen kann die Leber jedoch aus Glukose-6-Phosphat auch noch freie Glukose herstellen und ins Blut abgeben (👁 **7.3**).

Der Grund dafür ist ein besonderes Enzym, die Glukose-6-Phosphatase, die natürlich nur die Organe exprimieren, die auch Gluconeogenese betreiben (Leber, Nieren und ein wenig der Darm).

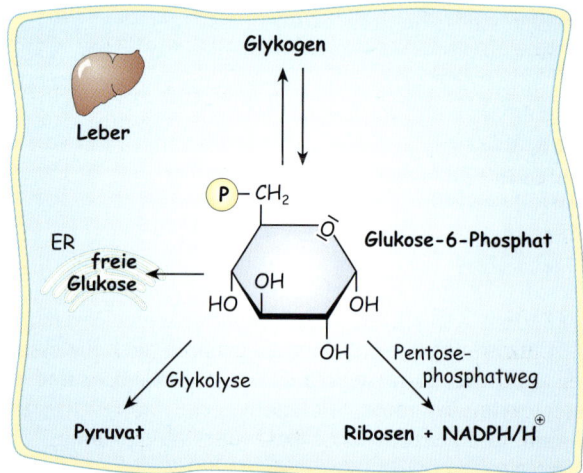

👁 **7.3** Glukose-6-Phosphat in der Leber.

7.1.3 Versorgung unserer Zellen mit Glukose

Die Hexosen werden direkt vor der Phosphorylierung in die Zellen aufgenommen, wobei die sogenannten Glukose-Transporter (GLUT) diese Aufnahme vermitteln. Wichtig wird dann das gewebespezifische Zusammenspiel definierter GLUTs und bestimmter Hexokinasen, wovon unten noch die Rede sein wird.

Die Glukose-Transporter (GLUT)

An den Zielzellen angekommen, müssen die Monosaccharide zuerst die Zellmembran überwinden, um in das Zytosol zu gelangen, denn dort laufen die meisten Reaktionen des Stoffwechsels ab. Nun ist die Fettschicht in unseren Zellmembranen für Glukose zwar nicht prinzipiell undurchlässig, aber doch etwas hinderlich. Daher haben sich im Laufe der Evolution spezielle **Glu**kose-Transporter (**GLUTs**) entwickelt, die die Hexosen entsprechend dem Konzentrationsgefälle in die Zelle hineintransportieren.

Dieser Vorgang wird als **erleichterte Diffusion** bezeichnet und erfordert es, die Konzentration an Glukose in der Zelle niedrig zu halten, damit ständig welche von außen – *mit dem Konzentrationsgefälle* – nach fließen kann. Die Zelle löst dieses Problem, indem sie die Glukose sofort nach ihrem Eintritt mit einem Phosphat versieht. Damit ist die Glukose selbst aus dem Gleichgewicht genommen, und es kann neue nach fließen (☞ **7.4**). Bei den GLUTs muss man dann noch unterscheiden, ob sie permanent tätig sein können, oder ob sie auf die Anwesenheit von **Insulin** angewiesen sind.

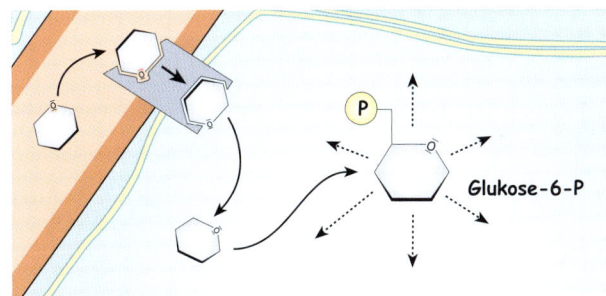

☞ **7.4**   Erleichterte Diffusion mithilfe von GLUTs.

GLUT 1 und 3 sind für die Grundversorgung vieler Gewebe mit Glukose verantwortlich, dazu gehören auch die essenziell auf Glukose angewiesenen Zellen des Gehirns und die Erythrozyten. Um dieser Aufgabe gerecht zu werden, befördern GLUT 1 und 3 Glukose **insulinunabhängig** und haben eine **hohe Affinität** für Glukose.

GLUT 2 ist auf Hepatozyten sowie auf den β-Zellen des Pankreas zu finden und sorgt für eine angemessene Reaktion dieser Organe auf den wechselnden Blutglukosespiegel.
GLUT 2 befindet sich auch auf der basolateralen (also zur Blutseite gelegenen) Seite von Zellen der intestinalen Mukosa. Dort schleust er die Nahrungsglukose aus den Zellen hinaus ins Pfortaderblut. Dieser Transporter ist ebenfalls **insulinunabhängig,** hat aber nur eine **geringe Affinität** für

Glukose, damit die Zellen auf schwankende Blutzuckerwerte reagieren können.

GLUT 4 kommt auf Fettzellen und Muskelzellen vor. Gespeichert wird er im Zytosol dieser Zellen in der Membran von Vesikeln. Befindet sich viel Glukose im Blut, steigt der Insulinspiegel. Das Hormon Insulin verursacht in Muskel- und Fettzellen den Einbau der Speichervesikel mit GLUT 4 in die Zellmembran. GLUT 4 ist also **insulinabhängig**.
Das ist sinnvoll, da so der hohe Blutglukosespiegel nach einer Nahrungsaufnahme durch die Insulinwirkung rasch gesenkt und die Glukose als Glykogen (im Skelettmuskel) gespeichert oder in Triacylglycerin (in Leber und Fettgewebe) umgewandelt werden kann.

Die verschiedenen Hexokinasen

Von der Hexokinase gibt es gewebeabhängig verschiedene Isoenzyme, mit zum Teil sehr unterschiedlichen Eigenschaften. So unterscheidet man die „klassische" Hexokinase (I) von der Hexokinase IV aus Leber und Pankreas, die besser unter dem Namen **Glukokinase** bekannt ist.
Eine Kinase ist ein Enzym, das sich das Phosphat von einem ATP abspalten muss. Phosphorylasen hingegen verwenden freies Phosphat.

Die „klassische" Hexokinase findet man in **allen Zellen** unseres Körpers, und wie der Name schon andeutet, kann dieses Enzym neben Glukose auch andere Hexosen umsetzen, beispielsweise Fruktose, Galaktose und Mannose.
Die Hauptaufgabe der **Hexokinase** besteht in der basalen Versorgung der Zellen mit Glukose. Daher hat sie eine **hohe Affinität** zu ihren Substraten, also einen niedrigen K_M-Wert, und kann auch bei niedrigem Blutzuckerspiegel noch maximal schnell arbeiten. Das Produkt der Reaktion, Glukose-6-Phosphat, **hemmt** rückwirkend die Aktivität der Hexokinase, was man als negative Rückkopplung bezeichnet.
Normal ist ein Blutglukosespiegel von 70 bis 110 mg/dl. Da die Hexokinase sogar bei etwa 2 mg/dl Glukose im Blut noch mit halbmaximaler Geschwindigkeit arbeitet, setzt sie unter physiologischen Bedingungen ihre Substrate immer mit Maximalgeschwindigkeit um.

Das Hexokinase-Isoenzym Glukokinase katalysiert die gleiche Reaktion wie die Hexokinase, kommt jedoch nur in den **Leberzellen** und den β-Zellen des **Pankreas** vor. Im Gegensatz zur Hexokinase phosphoryliert sie **spezifisch Glukose** und beginnt erst bei einem hohen Blutglukosespiegel effektiv zu arbeiten (z. B. nach einer Nahrungsaufnahme).
Die **Glukokinase** besitzt im Gegensatz zur Hexokinase eine **geringe Affinität** für Glukose. Sie weist einen hohen K_M-Wert auf, wodurch die Glukokinase erst bei einer Glukosekonzentration von etwa 200 mg/dl mit halbmaximaler Geschwindigkeit arbeitet. Dies wird unter physiologischen Bedingungen nur kurz nach der Nahrungsaufnahme in

der Pfortader erreicht. Anders als die Hexokinase wird die Glukokinase **nicht** von Glucose-6-Phosphat **gehemmt**.
Die Glukokinase passt sich daher über weite Strecken dem Glukoseangebot im Blut an und verstoffwechselt bei Mangel wenig, bei Überangebot sehr viel Glukose. Dieses Enzym stellt also eine Art Puffer bzw. **Sensor** für den Blutzuckerspiegel dar.

Einsatzorte der Glukose-Transporter und Hexokinasen

Die Ausstattung unserer Zellen mit speziellen Glukose-Transportern und den entsprechenden Isoenzymen der Hexokinase erfolgt natürlich nicht per Zufall, sondern wird entsprechend der jeweiligen Funktion der Zellen vorgenommen.

GLUT 1 und 3 und die **Hexokinase** sind die Zucker-Grundversorger. Sie verfügen über eine **hohe Affinität** für Glukose und befinden sich in den Zellen, die auf Glukose als Energielieferanten angewiesen sind. Selbst bei niedrigem Blutglukosespiegel arbeitet dieses System noch maximal und kann die Versorgung einer Zelle mit Glukose sicherstellen. Die Menge an Glukose, die in der Zelle verstoffwechselt wird, ist relativ *unabhängig* vom Blutglukosespiegel. Sie hängt vielmehr von der Menge der in der Zelle vorliegenden Hexokinase ab, was wiederum durch den Glukosebedarf dieser Zelle gesteuert wird. Je mehr Glukose eine Zelle braucht, desto mehr Hexokinase muss sie produzieren.
Eine Zelle, die über dieses System mit Glukose versorgt wird, „weiß" dabei nicht, wie viel Glukose sich im Blut befindet (und es interessiert sie auch nicht …) – sie nimmt sich einfach immer, was sie gerade benötigt.

Auch der GLUT 4 liegt mit der **Hexokinase** zusammen vor. Allerdings wird dieser Transporter erst „auf Befehl" von Insulin in nennenswerten Mengen in die Zellmembran eingebaut. Er dient also nicht der Grundversorgung der Zellen, sondern vielmehr einer Entfernung von Glukose aus dem Blut, die in hohen Konzentrationen auch nicht gesund ist (was man an den Folgen des Diabetes mellitus sehen kann).

Der GLUT 2 und die **Glukokinase** befinden sich in der Leber und den β-Zellen des Pankreas. Beide weisen eine **niedrige Affinität** für Glukose auf. Entsprechend den Glukosespiegeln im Blut wird so einmal mehr, einmal weniger Zucker in die Zelle transportiert. Da dieses System gut auf schwankende Blutglukosespiegel reagieren kann, dient es als **Glukosesensor**.
In der **Leber** wird nach einer Nahrungsaufnahme die überschüssige (von den übrigen Organen nicht benötigte) Blutglukose in ihre Speicherform Glykogen umgewandelt oder dient dem Aufbau von Fettsäuren (für die Fettzellen). In Hungerzeiten sichert die geringe Affinität der Glukokinase für Glukose zunächst die Versorgung der Organe, die auf Glukose angewiesen sind (z. B. Gehirn und Muskulatur, die ja mit Hexokinase bestückt sind), bevor sie den Überschuss in der Leber speichert.
Im **Pankreas** sorgt die Glukokinase dafür, dass entsprechend der Glukosemenge im Blut Insulin gebildet und ins Blut abgegeben wird. Befände sich dort die Hexokinase, die ja *ständig* maximal arbeitet, wären die β-Zellen völlig unflexibel (quasi blind) und würden permanent Insulin ausschütten.

7.2   Die Glykolyse

Im Rahmen der Glykolyse, die vollständig im **Zytosol** stattfindet, wird die **Glukose** zur Energiegewinnung in zehn Schritten zum **Pyruvat** umgewandelt. **Jede** unserer **Zellen** ist in der Lage, Glykolyse zu betreiben, einige sind sogar essenziell auf sie angewiesen, so die Erythrozyten und die Gehirnzellen (☞ **7.5**).

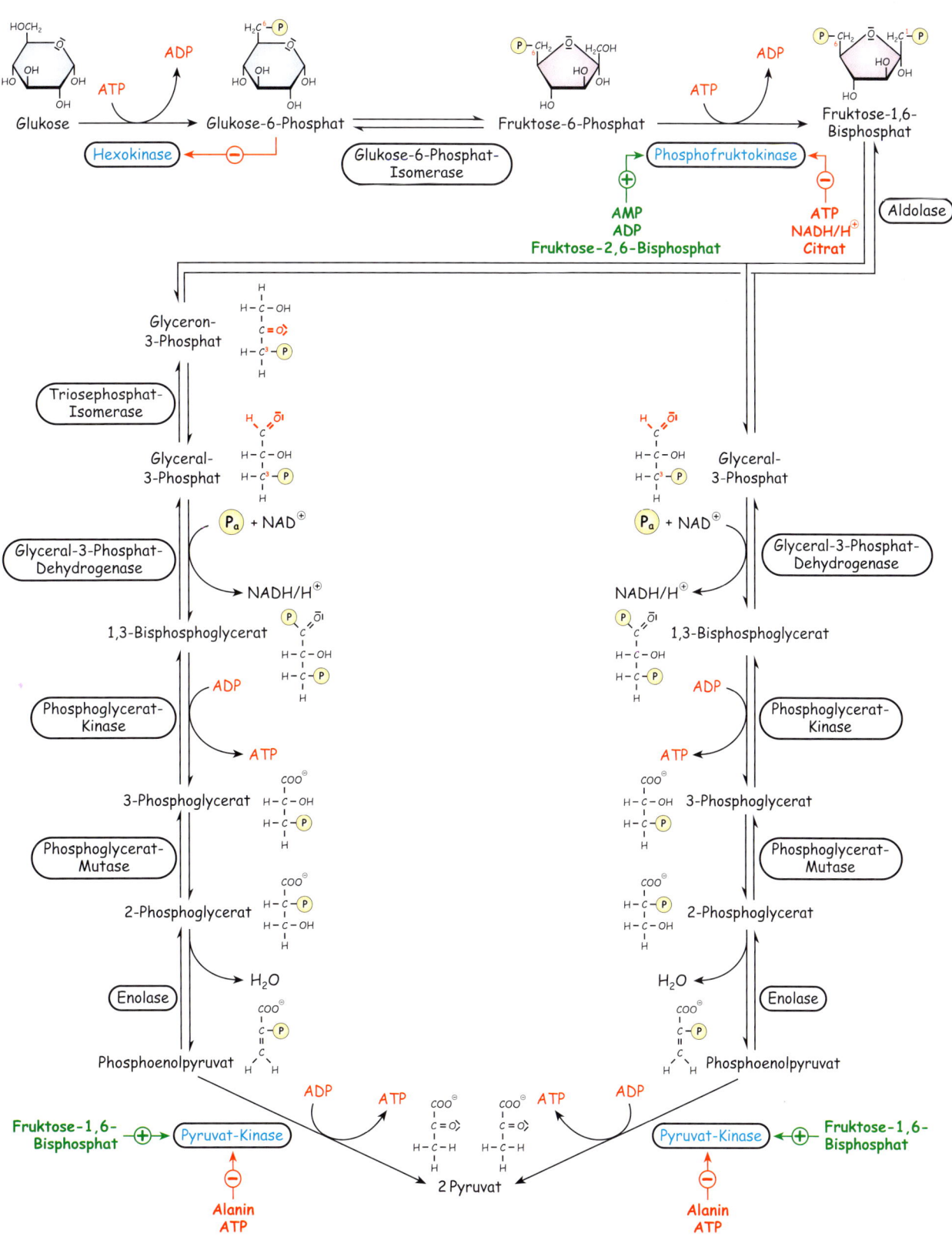

Bei der Glykolyse (gr. *glykys* = süß; *lysis* = auflösen) handelt es sich um die wohl wichtigste Reaktionsabfolge in der Biochemie. Zum einen betreiben Zellen sie schon seit Ewigkeiten, zum anderen war sie eine der ganz frühen Entdeckungen der Biochemiker.

Zum weiteren Abbau kann das Endprodukt der Glykolyse, das Pyruvat, zwei verschiedene Wege einschlagen (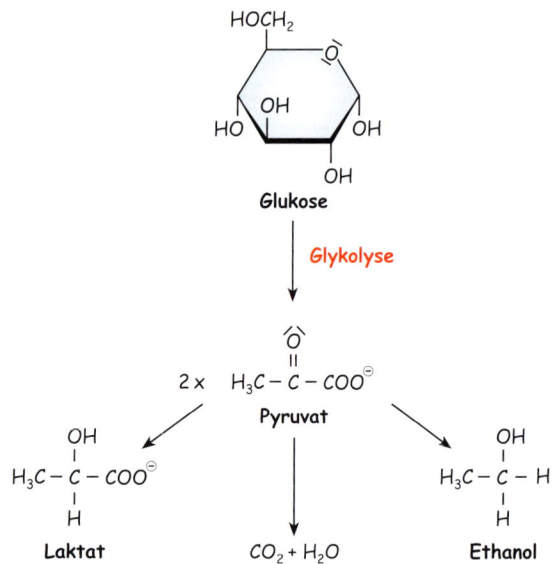 7.6):

- Ist genügend Sauerstoff vorhanden, erfolgt die komplette Oxidation zu CO_2 und H_2O über die Atmungskette.
- Bei Sauerstoffmangel erfolgt die Reduktion zu Laktat, das ins Blut abgegeben wird.

7.6 Das Endprodukt der Glykolyse, das Pyruvat, kann verschiedene Wege einschlagen.

Andere Organismen, wie beispielsweise die **Bierhefe**, können Pyruvat zu Ethanol umbauen (7.6); eine Möglichkeit, die wir als Menschen zwar nicht haben, die für uns jedoch trotzdem nicht ganz uninteressant ist. Man stelle sich einmal vor, unsere Zellen wären noch in der Lage, Pyruvat zu Ethanol umzubauen: 20 Kniebeugen, und man hätte einen Vollrausch.

Man unterscheidet eine „aerobe" von einer „anaeroben" Glykolyse, wobei die Glykolyse selbst (auch die aerobe) *keinen* Sauerstoff benötigt, auch wenn dies die Unterscheidung von „aerober" und „anaerober" Glykolyse nahelegt. Eine Besonderheit der Glykolyse ist, dass sie in **jeder Zelle** ablaufen kann. Da sie im **Zytosol** lokalisiert ist, findet sie sogar in so hoch differenzierten Zellen wie den Erythrozyten statt, die keine Mitochondrien mehr besitzen. Außerdem bietet die Glykolyse die einzige Möglichkeit für unseren Körper, ohne Sauerstoff Energie zu erzeugen. Damit kann weder der Stoffwechsel der Fettsäuren noch der der Aminosäuren aufwarten … (Die Glykolyse lieferte den Vorläufern unserer Zellen schon Energie, als es noch gar keinen Sauerstoff in unserer Atmosphäre gab.)

In unseren Zellen hat die Glykolyse also zwei Aufgaben:
- Sie dient dem Abbau von Glukose zur Erzeugung von **Energie** (zum einen *direkt* in Form von ATP, zum anderen *indirekt* in Form von NADH/H$^+$, das dann über die Atmungskette ATP liefert).
- Sie liefert **Bausteine** für Biosynthesen (z. B. das Acetyl-CoA aus Pyruvat für die Biosynthese von Fettsäuren und Cholesterin).

Die Nettoausbeute an Energie beim Abbau eines Glukosemoleküls bis zu Pyruvat beträgt **2 ATP**. Diese 2 ATP sind zwar – verglichen mit der Energie, die später die Atmungskette durch den vollständigen Abbau von Pyruvat liefert – ziemlich dürftig. Für Zellen jedoch, die gar keine Atmungskette besitzen (Erythrozyten) ist dies die einzige Möglichkeit, überhaupt Energie zu erzeugen. Zudem ermöglicht dieser kleine Energiegewinn vielen Zellen, einen vorübergehenden Sauerstoffmangel zu überleben – allerdings nur, wenn dieser von kurzer Dauer ist. Dies gilt beispielsweise für Muskelzellen zu Beginn einer Anstrengung bzw. beim Sprint auf der Zielgeraden.

Reaktionsprinzip. Beim Abbau von Glukose werden Bindungen gespalten, wodurch Energie freigesetzt wird. Unter dem Gesichtspunkt der Energiegewinnung kann man die Glykolyse in zwei Phasen teilen:
- Die **Vorbereitungsphase**: Für die ersten fünf Reaktionen der Glykolyse wird Energie in Form von zwei ATP investiert. Das Ergebnis sind zwei Moleküle Glyceral-3-Phosphat pro eingesetztem Molekül Glukose, die dann weiter verstoffwechselt werden.
- Die **Phase der Energieerzeugung**: Durch die nächsten fünf Reaktionen entstehen zwei Moleküle NADH/H$^+$, vier Moleküle ATP und zwei Moleküle Pyruvat.

Bevor wir jetzt Schritt für Schritt die einzelnen Reaktionen der Glykolyse durchsprechen, noch eine letzte prinzipielle Bemerkung: Sämtliche Zwischenprodukte zwischen Glukose und Pyruvat liegen in **phosphorylierter Form** vor und können daher das Zytosol nicht verlassen.

7.2.1 Vorbereitungsphase – von Glukose zu Glyceral-3-Phosphat

In diesem ersten Teil der Glykolyse wird der 6er-Zucker Glukose unter Energieaufwand in zwei gleich große, phosphorylierte 3er-Zucker gespalten.

Da Glukose-6-Phosphat zu vielen Stoffwechselwegen gehört, wurde ihre Bildung bereits kurz vorgestellt. Aus historischen Gründen wird diese Reaktion allerdings meist der Glykolyse zugerechnet, weshalb sie hier noch einmal genauer besprochen wird.

Nachdem Glukose durch erleichterte Diffusion mithilfe der Glukosetransporter (GLUT) in die Zelle gelangt ist, wird sie durch das Enzym **Hexokinase** unter ATP-Verbrauch sofort phosphoryliert. Die Hexokinase-Reaktion ist **stark exergon**, daher **irreversibel** und eine der drei **Schlüsselreaktionen** der Glykolyse (☞ **7.7**).
Schlüsselenzyme sind die Regulationsstellen innerhalb eines Stoffwechselwegs: Sie bestimmen die Geschwindigkeit, mit der ein Stoffwechselweg abläuft.

Die Phosphofruktokinase-Reaktion ist der langsamste Schritt der Glykolyse und daher die **Schrittmacherreaktion**. Aus diesem Grund ist sie die am strengsten regulierte Reaktion innerhalb der Glykolyse und die PFK das **Schlüsselenzym** Nummer zwei. Die Tatsache, warum erst diese recht späte Reaktion die Schrittmacherreaktion darstellt, liegt darin begründet, dass die Hexokinase ja nicht exklusiv zur Glykolyse gerechnet werden kann, sondern Beginn vieler verschiedener Stoffwechselwege ist.

☞ **7.7** Hexokinase phosphoryliert Glukose zu Glukose-6-Phosphat.

Fruktose-6-Phosphat. In den beiden nächsten Schritten wird die Hexose (C_6-Zucker) auf die bevorstehende Teilung vorbereitet. Zunächst erfolgt eine Umgestaltung von Glukose-6-Phosphat, die nur die Form, nicht aber die Zusammensetzung des Moleküls betrifft: Mithilfe der Glukose-6-Phosphat-Isomerase wird Glukose-6-Phosphat in Fruktose-6-Phosphat umgewandelt; ein Schritt, der leicht reversibel ist (☞ **7.8**).

☞ **7.9** Die Phosphofruktokinase (PFK) phosphoryliert Fruktose-6-Phosphat zu Fruktose-1,6-Bisphosphat.

☞ **7.8** Mithilfe der Glukose-6-Phosphat-Isomerase wird Glukose-6-Phosphat in Fruktose-6-Phosphat umgewandelt.

Fruktose-1,6-Bisphosphat. Anschließend wird ein zweiter Phosphatrest in das Molekül eingebaut, damit nach der Teilung beide entstehenden Triosen mit jeweils einem Phosphat ausgestattet sind. Diese Phosphorylierung an C^1 zu Fruktose-1,6-Bisphosphat erfolgt durch die **Phosphofruktokinase** (**PFK**) ein besonders wichtiges Enzym der Glykolyse (☞ **7.9**).
Analog zur Hexokinase-Reaktion handelt es sich auch hier um eine Reaktion, bei der zur Lieferung des Phosphats ATP gespalten wird und die stark exergon verläuft.

Das „Bis" im Bisphosphat ist übrigens kein Druckfehler, sondern stellt klar, dass die beiden Phosphatreste an unterschiedliche C-Atome gebunden sind (jeweils über eine Esterbindung). Wären sie dagegen an einem einzigen C-Atom hintereinander gebunden (wie bei ADP), spräche man von einem Diphosphat.

Glyceral-3-Phosphat und Glyceron-3-Phosphat. Nun folgt die Spaltung von Fruktose-1,6-Bisphosphat in zwei Triosen (C_3-Zucker). Das zuständige Enzym ist die Aldolase (☞ **7.10**).
Durch diese Reaktion entstehen nicht zwei identische Produkte. Die beiden Moleküle haben zwar dieselbe Summenformel, die Atome der Fruktose sind also gerecht verteilt, aber ihre Strukturformeln unterscheiden sich leicht. Es entstehen die beiden Isomere Glyceron-3-Phosphat und Glyceral-3-Phosphat.

● **7.10** Spaltung von Fruktose-1,6-Bisphosphat in zwei C 3-Zucker durch die Aldolase.

Zweimal Glyceral-3-Phosphat. Weiterreagieren kann nur das Glyceral-3-Phosphat, weshalb das Glyceron-3-Phosphat noch eine kleine Umwandlung erfahren muss. Für die Umwandlung der Ketose (Glyceron-3-Phosphat, mit Keto-Gruppe) in die Aldose (Glyceral-3-Phosphat, mit Aldehyd-Gruppe) sorgt die Triosephosphat-Isomerase (● **7.11**).

● **7.11** Umwandlung des Glyceron-3-Phosphat in Glyceral-3-Phosphat durch die Triosephosphat-Isomerase.

Diese Isomerisierung erfolgt, obwohl das Verhältnis weit (über 95 %) auf Seite des Glyceron-3-Phosphats liegt. Der Grund dafür ist, dass das Glyceral-3-Phosphat schnell weiter abgebaut, das Produkt dieser Reaktion also schnell entfernt wird, wodurch sich eine Gleichgewichtslage einstellt, die Glyceron-3-Phosphat zu Glyceral-3-Phosphat weiterreagieren lässt.

Für beide Triosen existieren auch immer noch deren alte Namen: Glycerinaldehyd-3-Phosphat für das Glyceral-3-Phosphat und Dihydroxyaceton-Phosphat für Glyceron-3-Phosphat. Die neuen erscheinen uns jedoch wesentlich handlicher, weshalb wir sie entgegen der nostalgischen Überlegungen konsequent verwenden.

7.2.2 Die Phase der Energieerzeugung – von Glyceral-3-Phosphat zu Pyruvat

Für den weiteren Abbau stehen jetzt also zwei Moleküle Glyceral-3-Phosphat zur Verfügung, und die folgenden Reaktionen laufen demnach pro Glukosemolekül zweimal ab.

1,3-Bisphosphoglycerat. Nun kommen wir zu einer Reaktion der Glykolyse, in der das einzige Mal eine Oxidation abläuft. Die Glyceral-3-Phosphat-Dehydrogenase oxidiert Glyceral-3-Phosphat und fügt an C^1 ein anorganisches, also nicht aus ATP stammendes, Phosphat ein. Als Redoxpartner dient das Coenzym NAD^+, das zu $NADH/H^+$ reduziert wird. Das Produkt ist 1,3-Bisphosphoglycerat mit einer **energiereichen Säureanhydridbindung** am C^1 (● **7.12**).

● **7.12** Glyceral-3-Phosphat-Dehydrogenase oxidiert Glyceral-3-Phosphat zu 1,3-Bisphosphoglycerat.

Diese Reaktion ist biochemisch ziemlich interessant. Die Aldehyd-Gruppe von Glyceral-3-Phosphat wird nämlich nicht einfach zu einer freien Carboxyl-Gruppe oxidiert. Die Energie wird vielmehr genutzt, um ein Anhydrid aus Carbonsäure und Phosphorsäure zu erzeugen. Dadurch wird die Energie der Oxidation kurzfristig konserviert. Außerdem kann auch noch das Coenzym NAD^+ reduziert werden, was in der Atmungskette noch einmal einige Moleküle ATP liefern wird.

3-Phosphoglycerat. Bei der jetzt folgenden Spaltung der Anhydridbindung wird die Energie wieder frei und zur Bildung von ATP aus ADP genutzt. Hierzu überträgt die 3-Phosphoglycerat-Kinase das eben angeheftete Phosphat auf ADP, und es entsteht neben ATP das 3-Phosphoglycerat (● **7.13**).

● **7.13** Mithilfe der 3-Phosphoglycerat-Kinase entsteht neben ATP das 3-Phosphoglycerat.

Erst an dieser Stelle führt die Glykolyse zum ersten Mal zu einem direkten Energiegewinn: Pro Molekül Glukose sind das **zwei ATP**. Damit hat die Zelle nun ihre investierte Energie wieder erwirtschaftet.

Da die bei dieser Reaktionskette freiwerdende Energie nicht als Wärme verloren geht, sondern genutzt wird, um direkt ATP zu erzeugen, bezeichnet man den ganzen Vorgang als **Substratketten-Phosphorylierung**.

2-Phosphoglycerat. Um die nachfolgenden Reaktionen zu ermöglichen, erfolgt nun eine Umlagerung des Phosphats innerhalb des Moleküls. Diese durch eine Mutase (eine Untergruppe der Isomerasen) katalysierte Reaktion führt zu 2-Phosphoglycerat (☞ **7.14**).

3-Phosphoglycerat   **2-Phosphoglycerat**

☞ **7.14**   Eine Mutase katalysiert die Reaktion zu 2-Phosphoglycerat.

Phosphoenolpyruvat. Die folgende Reaktion ist zwar nicht besonders spektakulär, dafür aber biochemisch äußerst trickreich. Durch eine simple Wasserabspaltung mittels der Enolase entsteht Phosphoenolpyruvat, das Molekül mit dem **höchsten Phosphatgruppen-Übertragungspotenzial** unseres Körpers (ΔG^{0I} ca. -60 kJ/mol). Phosphoenolpyruvat ist damit wesentlich energiereicher als ATP (ΔG^{0I} ca. -30 kJ/mol) und kann daher für die Herstellung von ATP aus ADP genutzt werden (☞ **7.15**).

Das Phosphatgruppen-Übertragungspotenzial gibt die Menge an Energie (ΔG^{0I}, S. 63) an, die bei der hydrolytischen Abspaltung von Phosphat aus einem Molekül frei wird.

2-Phosphoglycerat   **Phosphoenolpyruvat**

☞ **7.15**   Durch eine simple Wasserabspaltung mittels der Enolase entsteht Phosphoenolpyruvat.

Pyruvat. In der letzten Glykolyse-Reaktion spaltet die Pyruvatkinase das Phosphat von Phosphoenolpyruvat ab und überträgt es auf ADP, wobei das Pyruvat entsteht (☞ **7.16**).

Pro Molekül Glukose entstehen hier **zwei ATP** (und zwei Pyruvat).

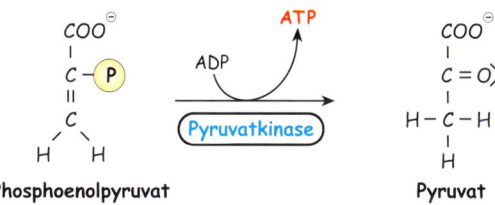

Phosphoenolpyruvat   **Pyruvat**

☞ **7.16**   Die Pyruvatkinase katalysiert die Reaktion zum Pyruvat.

Bei dieser zweiten **Substratketten-Phosphorylierung** in der Glykolyse wird nicht nur ATP aus ADP und anorganischem Phosphat gebildet, sondern es werden zusätzlich noch über 30 kJ/mol an Energie als Wärme frei. Die Reaktion ist also **exergon**, **irreversibel** und die Pyruvatkinase das letzte der drei **Schlüsselenzyme** der Glykolyse.

Einen entscheidenden Beitrag zu dem niedrigen ΔG^{0I}-Wert liefert die Tatsache, dass zunächst nicht das Pyruvat selbst (also seine Ketoform), sondern die Enolform (Enolpyruvat) entsteht (Keto-Enol-Tautomerie).

Die Substratketten-Phosphorylierung ist ein Vorgang, bei dem außerhalb der Atmungskette ATP gebildet wird. Er tritt im Stoffwechsel an drei Stellen auf:
1. Bei der Phosphoglycerat-Kinase-Reaktion in der Glykolyse.
2. Bei der Pyruvatkinase-Reaktion – ebenfalls in der Glykolyse.
3. Bei der Succinyl-CoA-Synthetase-Reaktion im Citratzyklus.

Bei der Substratketten-Phosphorylierung geht die Energie, die bei der Umwandlung von *Substraten* in einer Reaktions*kette* frei wird, nicht als Wärme verloren, sondern wird durch *Phosphorylierung* in einer energiereichen Bindung konserviert. Diese Bindung wird anschließend gespalten und das Phosphat auf ADP übertragen, wodurch energiereiches ATP neu gebildet wird.

Diese Art der ATP-Bildung ist von der *oxidativen Phosphorylierung* der Atmungskette zu unterscheiden, bei der aus ADP und anorganischem Phosphat ATP hergestellt wird. Allerdings muss beachtet werden, dass es sich bei der Pyruvatkinase nicht um eine klassische Substratketten-Phosphorylierung handelt, da das übertragene Phosphat nicht unmittelbar aus anorganischem Phosphat stammt, sondern aus dem ATP, das zur Aktivierung der Glukose genutzt wurde.

7.2.3 Wie NADH/H$^+$ zur Atmungskette gelangt

Das in der Glykolyse gebildete NADH/H$^+$ muss, um Energie (ATP) liefern zu können, in die Atmungskette eingehen. Das Problem dabei ist, dass die Glykolyse vollständig im Zytosol abläuft, die Atmungskette hingegen im Mitochondrium lokalisiert ist und Elektronentransporter wie NADH/H$^+$ nicht in der Lage sind, die innere Mitochondrienmembran zu durchdringen (die äußere Membran ist kein Hindernis...). Doch wie für so viele Probleme, bietet die Natur auch dafür eine Lösung:

Für das Molekül Malat besitzt die innere Mitochondrienmembran einen Shuttle-Mechanismus. Diesen **Malat-Shuttle** nutzt die Zelle ganz geschickt, um den Wasserstoff des NADH/H$^+$ in den Matrixraum des Mitochondriums zu befördern.
Die energiereichen Elektronen aus NADH/H$^+$ werden (zusammen mit ihren Protonen) an Oxalacetat weitergegeben, wodurch dieses zu Malat reduziert wird. Malat wird per Shuttle ins Mitochondrium transportiert. Innen angekommen passiert das Gleiche noch einmal, nur in umgekehrter Richtung: der Wasserstoff wird auf NAD$^+$ übertragen, das sich im Matrixraum befindet und dadurch zu NADH/H$^+$ reduziert wird.

Die Reduktionsäquivalente (NADH, FADH) selbst sind *nicht* in der Lage, Membranen zu durchdringen. Beim Malat-Shuttle wird nur der Wasserstoff durch die innere Mitochondrienmembran transportiert und innen von (mitochondrialem) NAD$^+$ übernommen.

Der Weg, wie Oxalacetat wieder zurück ins Zytosol kommt, ist etwas abenteuerlich und wird erst bei der Atmungskette genau beschrieben. Wer es jetzt schon wissen möchte, kann auf Seite 228 nachsehen.
Übrigens vermutet man schon seit einigen Jahren, dass die Enzyme der Glykolyse als eine Art „Multienzymkomplex" vorliegen, also nicht einfach einzeln frei im Zytosol herumschwimmen, sondern – jedenfalls teilweise – zu Komplexen zusammengelagert sind …

7.2.4 Regulation der Glykolyse oder die Frage nach der Geschwindigkeit

Die Geschwindigkeit aller Stoffwechselwege wird über deren Enzyme reguliert. Für die Regulation der Glykolyse ist es wichtig, sich an ihre Aufgaben zu erinnern: Zum einen ist das die Energiegewinnung, zum anderen die Lieferung von Bausteinen für Biosynthesen. Ziel der Regulation ist es, die Geschwindigkeit der Glykolyse **organabhängig** so zu steuern, dass beide Anforderungen optimal erfüllt werden.

Wir werden zunächst einige allgemeine Prinzipien der Stoffwechselregulation vorstellen, um diejenigen Leser nicht zu verlieren, die sich noch nicht mit den Hormonen beschäftigt haben.

Die Schlüsselreaktionen. Bei einem komplexen Stoffwechselweg, wie z. B. der Glykolyse, werden nie *alle* Enzyme reguliert, sondern nur die Enzyme der Schlüsselreaktionen.

Jeder Stoffwechselweg kann dabei mit mindestens *einer* Schlüsselreaktion aufwarten, die zudem noch häufig am Anfang der Reaktionskette zu finden ist. Es handelt sich um **stark exergone**, also unter zellulären Bedingungen **irreversible** Reaktionen.
Die Schlüsselenzyme arbeiten – verglichen mit den anderen Enzymen – recht **langsam**, verursacht durch eine schwache Wirksamkeit (niedriger K_M-Wert) des zuständigen Enzyms. Die Geschwindigkeit dieser Reaktion hängt daher nicht vom Substratangebot ab (substratbegrenzte Reaktion), sondern von der Enzymaktivität, was man als **enzymbegrenzte Reaktion** bezeichnet.
Die Langsamkeit dieser Reaktionen drosselt die Geschwindigkeit der gesamten Reaktionssequenz und macht diese Enzyme zu wichtigen Kontrollstellen eines Stoffwechselweges.

Die Schrittmacherreaktion. Gibt es mehrere solcher Schlüsselreaktionen, gilt das Prinzip „eine Kette ist so stark wie ihr schwächstes Glied": Der langsamste Teilschritt innerhalb der Reaktionsfolge ist **geschwindigkeitsbestimmend** und wird auch als **Schrittmacherreaktion** bezeichnet. Er ist die wichtigste Kontrollstelle eines Stoffwechselweges.

In der Glykolyse werden drei Enzyme reguliert:
- Hexokinase
- Phosphofruktokinase
- Pyruvatkinase

Alle drei Enzyme katalysieren Reaktionen, die unter zellulären Bedingungen stark exergon sind und damit Schlüsselreaktionen darstellen. Die Schrittmacherreaktion der Glykolyse wird von der Phosphofruktokinase katalysiert.

Regulationsmöglichkeiten einer einzelnen Zelle. Jede Zelle kann in einem gewissen Umfang ihre Stoffwechselwege unabhängig vom Organismus autark regulieren. Dabei werden die Schlüsselenzyme von bestimmten Stoffen kontrolliert, die innerhalb der Zelle gebildet werden und verschiedene Zustände (z. B. Energiemangel oder Energieüberschuss) signalisieren. Man bezeichnet dies als allosterische **Regulation** (S. 75), die zwei wichtige Aufgaben hat:
- Sie sorgt dafür, dass nur so viele Produkte hergestellt werden, wie auch gerade notwendig sind. Damit dient sie der **Homöostase** innerhalb der Zelle.

- Sie stellt sicher, dass eine Zelle trotz der Wünsche des Organismus nur im Rahmen ihrer Möglichkeiten arbeitet und hat daher eine **Schutzfunktion**.

Eine Leberzelle wird z. B. nur dann Glukose für den Organismus herstellen, wenn sie selbst genügend Energie zur Verfügung hat, um sich daran nicht kaputt zu arbeiten – denn davon hätte der Restmensch auch nichts.

Regulationsmöglichkeiten der Organe. Die Stoffwechselwege, wie z. B. die Glykolyse, erfüllen in verschiedenen Organen zum Teil unterschiedliche Aufgaben. Diese Unterschiede machen sich häufig auch in deren Regulation bemerkbar.
Eine ganz besondere Rolle bei der Regulation des Stoffwechsels nimmt die **Leber** ein. Zum einen sichert sie die Versorgung anderer Organe (z. B. Gehirn, Erythrozyten und Muskulatur) mit Glukose, zum anderen puffert sie einen hohen Blutglukosespiegel nach Nahrungsaufnahme durch Bildung des Glukosespeichers Glykogen und die Biosynthese von Fettsäuren (für die Fettzellen) ab.

Regulationsmöglichkeiten des Organismus. Der Körper verwendet zur Steuerung des Stoffwechsels **Hormone** (Botenstoffe). Diese Substanzen erreichen über das Blut zwar alle Organe, übermitteln ihre Information allerdings nur denen, die auch passende **Rezeptoren** für diese Hormone besitzen. Im Falle der „Energiehormone" sind dies nur Zellen, die auch eine Rolle im Energiestoffwechsel des Gesamtorganismus spielen; allen voran die Leber. Über Rezeptoren und einen zweiten, jetzt **intrazellulären Botenstoff** wird die Botschaft an die Zelle weitergeleitet. Für die Hormone des Energiestoffwechsels spielt meist das **cAMP** (= zyklisches Adenosinmonophosphat) die Rolle des zweiten Botenstoffes. Das cAMP ist ein **allosterischer Aktivator** des Enzyms **Proteinkinase A** (für cAMP, S. 342), die eine Reihe für sie spezifische Enzyme phosphoryliert. Ob die entsprechenden Enzyme durch diese **Interkonvertierung** (S. 75) nun aktiviert oder inaktiviert werden, hängt von deren Aufgabe ab.

Ein hoher cAMP-Spiegel in der Zelle und die dadurch verursachte Phosphorylierung interkonvertierbarer Enzyme ist ein **Hungersignal des Organismus**. Es zeigt einen niedrigen Blutglukosespiegel an, den die Leber in der Folge anheben soll.

Aus diesem Satz lassen sich die meisten Stoffwechselregulationen ableiten. Damit ist er bestimmt eine der gewinnbringendsten Merkhilfen der gesamten Biochemie und wird daher in diesem Buch auch noch einige Male auftauchen. Mit ihm kann man sich z. B. leicht herleiten, welche der am Energiestoffwechsel beteiligten Enzyme phosphoryliert aktiv oder inaktiv vorliegen…

Allosterische Regulation der Glykolyse

Hierbei handelt es sich um die **intrazelluläre Regulation** der Glykolyse, die in erster Linie **hormonunabhängig** funktioniert. Grundprinzip ist eine bei den Schlüsselreaktionen ansetzende Aktivierung oder Hemmung von Enzymen.

Bevor wir uns mit einigen Besonderheiten der drei Schlüsselenzyme befassen, sei darauf verwiesen, dass jede Regulation „vernünftig" verläuft. Stoffe, die eine gute Energieversorgung der Zelle anzeigen (z. B. **ATP** und **NADH/H⁺**), wirken als Hemmstoffe der Glykolyse.
Den gleichen hemmenden Effekt hat **Citrat**, eine Substanz, an deren Entstehung das Glykolyseprodukt Pyruvat beteiligt ist. Steigt in einer Zelle der Spiegel an Citrat, wird dieses vermehrt als Baustein für Biosynthesen verwendet. Steigt der Citratspiegel weiter, liegt irgendwann mehr vor, als für Biosynthesen eingesetzt werden kann. Nun hemmt Citrat die Glykolyse und damit seine eigene Neuentstehung, um eine Citrat-Überschwemmung der Zelle zu vermeiden.
ADP und **AMP** hingegen wirken aktivierend auf die Glykolyse, da sie einen Energiebedarf der Zelle anzeigen.

Hexokinase und Glukokinase. Das Produkt der Hexokinasereaktion, **Glukose-6-Phosphat**, hemmt über eine allosterische Rückkopplung das Enzym und damit auch die Aufnahme von Glukose in die Zelle. Wenn eine Zelle also nicht mehr hinterherkommt, die aufgenommene Glukose weiter zu verarbeiten, dann braucht auch keine weitere Glukose aufgenommen und phosphoryliert zu werden.
Interessanterweise wird die Glukokinase *nicht* durch das Produkt Glukose-6-Phosphat gehemmt. Das steht aber ganz im Einklang mit der Funktion dieses Enzyms, einen Überschuss an Blutglukose abzubauen. Auch hier muss natürlich irgendwann einmal Schluss sein, und so erfolgt eine Hemmung der Glukokinase durch das Produkt der *folgenden* Reaktion, **Fruktose-6-Phosphat**.

Phosphofruktokinase (PFK-1). Bei der PFK-1 handelt es sich um eines der kompliziertesten regulatorischen Enzyme überhaupt. Da sie das erste Schlüsselenzym ist, das wirklich ausschließlich zur Glykolyse gehört (die vorgeschaltete Hexokinase kann ja vielen Stoffwechselwegen zugeordnet werden, S. 81), ist sie die **wichtigste Kontrollstelle** (Schrittmacherenzym) des gesamten Stoffwechselweges und wird auch als „Nadelöhr der Glykolyse" bezeichnet.
Neben der eingangs schon erwähnten allosterischen Hemmung durch ATP und Citrat sowie der Aktivierung durch ADP und AMP in allen Zellen gibt es in der Leber und in der Muskulatur noch eine ganz spezielle, hormonell gesteuerte Regulation der PFK-1 (S. 90). Da die regulatorisch wirksame Substanz (Fruktose-2,6-Bisphosphat) die PFK-1 allerdings allosterisch aktiviert, wird sie gleich hier besprochen.

Fruktose-2,6-Bisphosphat kommt nur in der **Leber** und der **Muskulatur** vor. Dort erfüllt es eine besonders wichtige Signalfunktion als starker allosterischer Stimulator der PFK-1 und damit als **Beschleuniger der Glykolyse**.

Für die Produktion und den Abbau dieser Substanz verfügen sowohl Leber- als auch Muskelzellen über ein **bifunktionales Enzym** (ein Enzym mit zwei unterschiedlichen enzymatischen Funktionen):

- Ein Teil des Enzyms ist die **Phosphofruktokinase-2** (**PFK-2**), die die Herstellung von Fruktose-2,6-Bisphosphat aus Fruktose-6-Phosphat in einer Parallelreaktion zur PFK-1 katalysiert.
- Der zweite Teil ist die **Fruktose-2,6-Bisphosphatase**, die ein Phosphat-Molekül aus Fruktose-2,6-Bisphosphat abspaltet, wodurch wieder Fruktose-6-Phosphat entsteht (☞ 7.17).

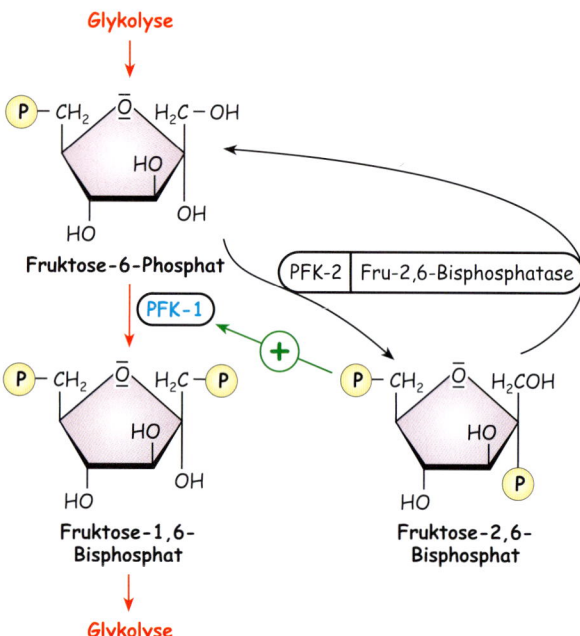

☞ **7.17**   Das bifunktionelle Enzym PFK-2/Fruktose-2,6-Bisphosphatase.

> Die Beschleunigung der PFK-1 durch Fruktose-2,6-Bisphosphat ist eines der wenigen Beispiele einer **positiven Verstärkung** in der Biochemie.

Die Pyruvatkinase ist das dritte allosterisch regulierte Schlüsselenzym der Glykolyse.

Sie wird durch ATP und Alanin allosterisch gehemmt, durch **Fruktose-1,6-Bisphosphat** hingegen allosterisch aktiviert. Der Sinn dieser Aktivierung besteht darin, durch Beschleunigung des letzten Glykolyseschritts die Zwischenprodukte schneller umzusetzen und so einen Stau zu vermeiden.

Das Alanin ist wie Citrat ein Zeichen für genügend vorhandene Bausteine. Besonders viel Alanin kommt in Hungerzeiten aus der Muskulatur, um in der Leber der Glukoneogenese als Substrat zu dienen.

> Die Beschleunigung der Pyruvatkinase durch Fruktose-1,6-Bisphosphat ist das zweite Beispiel für eine **positive Verstärkung** in der Glykolyse.

Hormonelle Regulation der Glykolyse

Die hormonelle Regulation des Kohlenhydratstoffwechsels (durch Glukagon und Insulin) ist im Gegensatz zur allosterischen Regulation der Zelle weniger für die Geschwindigkeit der Glykolyse zuständig, als vielmehr für deren Aktivität überhaupt. Da diese Hormone **überregional** wirken, ist es wichtig, zwischen den einzelnen Zielorganen zu unterscheiden.

> Die Aufgabe des **Glukagons** ist die Anhebung des Blutglukosespiegels. Da eine solche Anhebung nur von der Leber bewerkstelligt werden kann, wirkt Glukagon auch praktisch nur auf dieses Organ. **Insulin** hingegen hat vornehmlich die Aufgabe, den Blutglukosespiegel zu senken, wozu viele Zellen beitragen können. Daher wirkt Insulin auf viele Zielorgane.

Glukagon wird bei einem niedrigen Blutglukosespiegel (im Hungerzustand) ausgeschüttet und erhöht den cAMP-Spiegel (Hungersignal) in der **Leber**. Der hohe cAMP-Spiegel führt dazu, dass die interkonvertierbaren Enzyme der Glykolyse (PFK-2, Pyruvatkinase) **phosphoryliert** und damit gehemmt werden, wodurch der Glukoseabbau der Leber im Hungerzustand gedrosselt wird.

Fazit: Die Glukose wird von den anderen Organen (z. B. Gehirn, Muskulatur), die sie dringender benötigen, verstoffwechselt.

Insulin wird nach Nahrungsaufnahme (Sättigungszustand) ins Blut abgegeben und senkt den cAMP-Spiegel in der Leber, der Muskulatur sowie den Fettzellen. Der niedrige cAMP-Spiegel **dephosphoryliert** die Glykolyseenzyme, aktiviert damit den Glukoseabbau in der Leber sowie den Fettzellen und verlangsamt gleichzeitig die Glykolyse in der Muskulatur.

Fazit: Nach Nahrungsaufnahme wird die überschüssige Glukose in Leber und Fettgewebe abgebaut und in Speicherstoffe (Glykogen und Fett) umgewandelt, während der Muskel dann meist ruht, ebenfalls Glykogen aufbaut und kaum Glykolyse zur Energieproduktion benötigt.

Zusammenfassung der Stoffwechselregulation

Zusammenfassend sollen hier noch einmal die wichtigsten Möglichkeiten zur Regulation des Stoffwechselgeschehens aufgeführt werden:

1. **Allosterische Regulation**: Kleine intrazellulär gebildete Moleküle beeinflussen bestimmte Enzymaktivitäten, ohne am Aktiven Zentrum anzugreifen.

2. **Interkonvertierung**: Ein- oder Ausschalten eines Enzyms (z. B. durch Phosphorylierungen) – meist als „Wunschäußerung" des Organismus über Hormone gesteuert.
3. **Induktion** und **Repression** von Genen, die für Enzyme codieren: Ebenfalls über Hormone wird auf DNA-Ebene die Menge bestimmter Enzyme in einer Zelle variiert.

Bisher wurden allerdings nur die beiden ersten Regulationsmöglichkeiten zur Sprache gebracht. Welche Rolle Induktion und Repression von Genen für den Stoffwechsel spielen, wird erst im Hormonkapitel besprochen (S. 339).

7.3 Schicksal des Pyruvats: PDH oder LDH

Unter normalen Bedingungen läuft in unseren Zellen die aerobe Glykolyse ab; wichtige Ausnahme sind die **Erythrozyten**, die keine Mitochondrien besitzen. Außer den Erythrozyten betreibt die **Muskulatur** zu Beginn einer akuten Anstrengung und später bei Leistungsüberhöhung anaerobe Glykolyse.
Unter aeroben Bedingungen wird die Glukose zu Pyruvat abgebaut, das dann durch die **Pyruvat-Dehydrogenase**

(PDH) weiter zum Acetyl-CoA abgebaut werden kann. Unter anaeroben Bedingungen wird Pyruvat durch die **Laktat-Dehydrogenase** (LDH) zum Laktat umgebaut, damit das in der Glykolyse verbrauchte NAD^+ wiedergewonnen werden kann. Die Reaktionen der **PDH** laufen im **Mitochondrium** ab, die Reaktion der **LDH** hingegen im **Zytosol** (☞ 7.18). Das in der Glykolyse entstandene Pyruvat hat zwar zahlreiche Möglichkeiten, weiter zu reagieren, für den *Abbau* sind aber nur zwei von Bedeutung:
1. Der **aerobe Abbau** zu CO_2 und H_2O im Mitochondrium.
2. Der **anaerobe Umbau** zu Laktat im Zytosol.

Die Wahl des Weges hängt nun davon ab, ob eine Zelle überhaupt Mitochondrien besitzt (Erythrozyten haben keine) und wenn ja, wie viel Sauerstoff gerade zur Verfügung steht.

> Die Glykolyse wird als aerob oder anaerob bezeichnet, obwohl in beiden Fällen an keiner Stelle dieses Stoffwechselwegs Sauerstoff benötigt wird. Findet jedoch die Endoxidation des Pyruvats nicht statt, so kommt auch die Glykolyse zum Erliegen, wenn sie nicht auf den anaeroben Teil zurückgreifen kann.

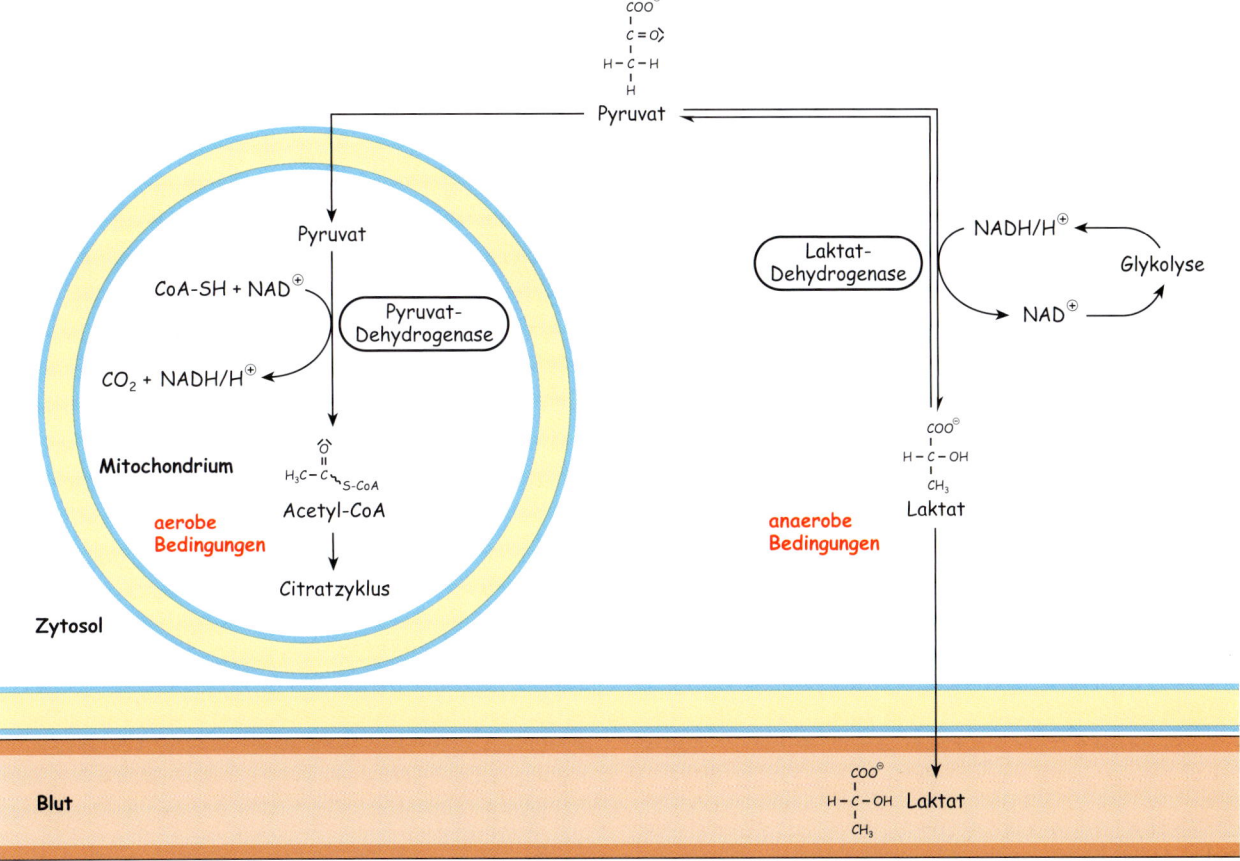

☞ **7.18** Pyruvat-Abbau unter aeroben und anaeroben Bedingungen.

Ein Grundprinzip des Stoffwechsels einer jeden Zelle ist, dass ein Stoff immer wieder „nachgefüllt" werden muss, wenn er an anderer Stelle abgezogen wird. Führt also eine Reaktionskette (hier die Glykolyse) dazu, dass ein Stoff (hier NAD⁺) verbraucht wird, dann muss er durch eine andere Reaktion wieder nachgeliefert werden.

In unseren Zellen gibt es zwar zahlreiche Reaktionen, die NAD⁺ verbrauchen, jedoch nur zwei, die nennenswerte Mengen erzeugen:

1. Die Reduktion von Sauerstoff zu Wasser, die mit der Oxidation von NADH/H⁺ zu NAD⁺ in den Mitochondrien im Rahmen der Atmungskette verbunden ist.
2. Die Reduktion von Pyruvat zu Laktat im Zytosol, bei der gleichzeitig NADH/H⁺ zu NAD⁺ oxidiert wird.

Ist genügend Sauerstoff vorhanden (Normalfall), wird NAD⁺ in der Atmungskette regeneriert. Pyruvat wird dabei in die Mitochondrien eingeschleust und dort vollständig zu CO_2 und H_2O abgebaut (oxidiert).

Der erste Schritt auf diesem Weg ist die Oxidation des Pyruvats zu **Acetyl-CoA** durch die **Pyruvat-Dehydrogenase** (☞ **7.19**). Auch für diesen Schritt ist noch *kein* Sauerstoff erforderlich, den braucht man erst ganz am Ende der Atmungskette. Herrscht dort Sauerstoffmangel, arbeitet allerdings auch die Pyruvat-Dehydrogenase nicht mehr, weshalb man bereits ab hier vom aeroben Abbau spricht.

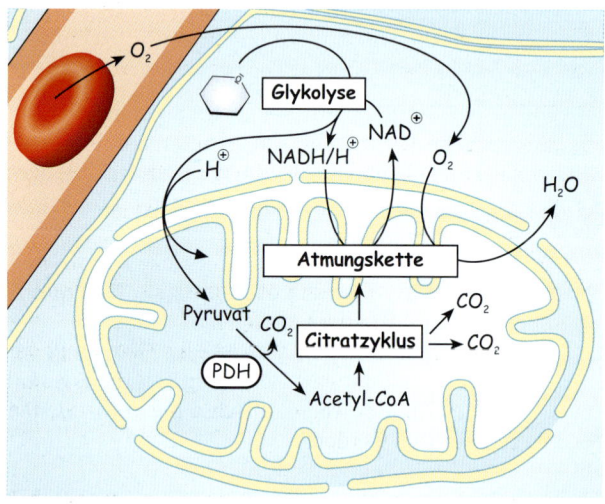

☞ **7.19**   Aerobe Glykolyse: Oxidation des Pyruvats zu Acetyl-CoA durch die Pyruvat-Dehydrogenase.

Über den Citratzyklus, in den das entstandene Acetyl-CoA eintritt, und die sich anschließende Atmungskette werden – wenn auch relativ langsam im Vergleich zur Glykolyse – große Mengen an **ATP** gewonnen.

Intrazellulärer Sauerstoffmangel kann auf verschiedene Art und Weise zustande kommen. Die Folge ist, dass durch die Glykolyse im Zytosol immer mehr NADH/H⁺ entsteht, das in der Atmungskette nicht mehr zu NAD⁺ regeneriert werden kann. Ohne NAD⁺, das für die Reaktion vom

Glyceral-3-Phosphat zum 1,3-Bisphosphoglycerat ständig benötigt wird, kommt jedoch die Glykolyse zum Stillstand. Der Ausweg aus dieser ungünstigen Situation ist die **Reduktion** von **Pyruvat** zu **Laktat**, bei der gleichzeitig NADH/H⁺ zu NAD⁺ reoxidiert wird, und die Glykolyse weiter ablaufen kann (☞ **7.20**). Dieser Mechanismus ist auch evolutionär von großer Bedeutung, da er für die Organismen vor der Sauerstoff-Zeit die einzige Möglichkeit zur Energieerzeugung war.

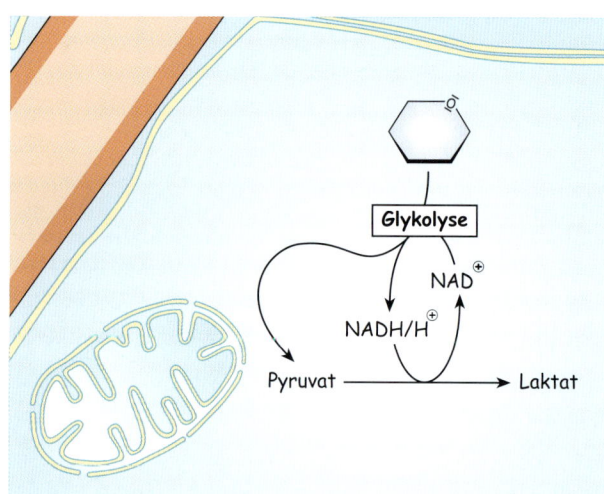

☞ **7.20**   Anaerobe Glykolyse: Reduktion von Pyruvat zu Laktat.

7.3.1   Aerober Abbau – Pyruvat-Dehydrogenase

Man kann es nicht oft genug wiederholen: Ist genügend Sauerstoff vorhanden, tritt Pyruvat in einen weiteren komplexen Stoffwechsel ein, durch den es letztendlich vollständig zu CO_2 und H_2O abgebaut wird. Durch die Pyruvat-Dehydrogenase-Reaktion, die in den Mitochondrien abläuft, wird Pyruvat dafür zunächst in Acetyl-CoA umgewandelt.

Irreversibilität mit weitreichenden Folgen. Die Pyruvat-Dehydrogenase-Reaktion ist wohl eine der folgenreichsten irreversiblen Reaktion in der Biochemie. Ist sie einmal abgelaufen, gibt es – für *unsere* Zellen jedenfalls – keinen Weg zurück zur Glukose.

Aus Acetyl-CoA kann daher nie wieder Pyruvat werden und aus Fettsäuren (die zu Acetyl-CoA abgebaut werden) damit auch keine Glukose. Das ist übrigens eine sehr beliebte Prüfungsfrage...

Transport des Pyruvats in die Mitochondrien. Acetyl-CoA entsteht in unseren Zellen praktisch nur in den Mitochondrien, in denen auch der oxidative Stoffwechsel (also die Atmungskette) abläuft. Folgerichtig liegt auch die Pyruvat-

Dehydrogenase in den Mitochondrien vor, und das Pyruvat muss aus dem Zytosol dorthin gebracht werden. Dies geschieht mittels eines Transporters, der neben Pyruvat noch H^+-Ionen ins Mitochondrium bringt.

Aufbau der Pyruvat-Dehydrogenase

Die Pyruvat-Dehydrogenase (PDH) ist ein Multienzymkomplex, der aus **drei Enzymen** und **fünf Coenzymen** besteht. Die ersten drei der fünf Coenzyme (Thiaminpyrophosphat, Liponamid und Coenzym A) sind für die eigentliche Reaktion zuständig, FAD und NAD^+ hingegen dienen der Wiederherstellung des ganzen Systems.

> Am Aufbau dieser Coenzyme sind die B-Vitamine Thiamin, Niacin und Riboflavin beteiligt, weshalb sich hier auch Mangelerscheinungen bemerkbar machen, wovon vor allem Alkoholiker betroffen sind.

Ein Multienzymkomplex des Citratzyklus hat übrigens dieselben Coenzyme, nämlich die α-Ketoglutarat-Dehydrogenase, die auch in ihrer Arbeitsweise sehr der PDH ähnelt.

Pyruvat-Oxidation

Durch die Pyruvat-Dehydrogenase entsteht Acetyl-CoA, das in den Citratzyklus eingeschleust wird. Acetyl-CoA ist ein mit Coenzym A aktiviertes Essigsäuremolekül, das durch eine dehydrierende (oxidative) Decarboxylierung aus Pyruvat entsteht. Dies klingt nicht nur nach einer höchst komplizierten Reaktion, sondern sie ist es auch – obwohl eigentlich nur Wasserstoff und CO_2 gleichzeitig abgespalten werden (👁 **7.21**).

👁 **7.21** Pyruvat-Oxidation.

Die Pyruvat-Dehydrogenase ist das erste der drei Enzyme des Multienzymkomplexes und hat unglücklicherweise den gleichen Namen wie der Gesamtkomplex.
Zu Beginn der Reaktion lagert sich **Thiaminpyrophosphat** (TPP) an Pyruvat an, und CO_2 wird abgespalten, es handelt sich also um eine Decarboxylierung, und aus dem Pyruvat ist jetzt ein aktives Aldehyd entstanden. Die Oxidation des Aldehyds zum Acetyl-Rest erfolgt durch **Liponamid**, das dadurch selbst reduziert wird. Gleichzeitig entsteht auch wieder freies TPP.

Die Dihydroliponamid-Acetyltransferase überträgt den Acetyl-Rest auf **Coenzym A**, das den Komplex in Richtung Citratzyklus verlassen kann.

Die nötige Energie für die Entstehung der Thioesterbindung im Acetyl-CoA stammt aus der energiereichen Verbindung des Acetyl-Restes mit dem Liponamid. Neben Acetyl-CoA entsteht Dihydroliponamid, das wieder regeneriert werden muss.

Regeneration der PDH

Die folgenden Reaktionen oxidieren Dihydroliponamid wieder zu Liponamid, damit es für die nächste Runde zur Verfügung steht.

Dihydroliponamid-Dehydrogenase. Die Regeneration des Liponamids erfolgt mittels enzymgebundenen **FAD**s, das seinerseits dadurch zu $FADH_2$ reduziert wird. $FADH_2$ wird mit **NAD^+** reoxidiert, wodurch FAD und $NADH/H^+$ entstehen. $NADH/H^+$ wandert direkt zur Atmungskette und lässt sich dort zu NAD^+ oxidieren, womit die Ausgangssituation wiederhergestellt wäre und das nächste Molekül Pyruvat umgesetzt werden kann.

Regulation der Pyruvat-Dehydrogenase

> Die Regulation der PDH erfolgt am ersten Enzym des Komplexes, das ja ebenfalls den Namen Pyruvat-Dehydrogenase trägt. Die PDH unterliegt sowohl einer **allosterischen Regulation** als auch einer Regulation durch **Interkonvertierung**. Anders als bei vielen anderen Enzymen erfolgt hier die Regulation jedoch *nicht* direkt über Hormone und somit auch *nicht* über cAMP.

Die allosterische Regulation erfolgt durch Stoffe, die im Mitochondrium entstehen: ADP, NAD^+ und freies Coenzym A sind Zeichen für wenig Energie (Hunger) in der Zelle und aktivieren daher die PDH.
Gehemmt wird der Multienzymkomplex durch ATP, $NADH/H^+$ und Acetyl-CoA, die alle eine gute Energieversorgung der Zelle (Sättigung) anzeigen.
Langkettige Fettsäuren sind in der Lage, die Hemmung der PDH tatkräftig zu unterstützen. In einem solchen Zustand sollen statt der Glukose eben zunächst die vorhandenen Fettsäuren abgebaut werden.

Regulation über Interkonvertierung. Die „klassische" hormonelle Kontrolle über die cAMP-Konzentration ist bei der PDH nicht möglich, da cAMP (aus dem Zytosol) die Mitochondrienmembran nicht durchdringen kann. Die Regulation der PDH erfolgt jedoch trotzdem über reversible Phosphorylierung (Interkonvertierung).
Bei ausreichender Energieversorgung der Zelle erfolgt also eine Phosphorylierung und damit Inaktivierung der PDH, bei einem hohen Angebot an Pyruvat oder hohem intrazellulären Calciumspiegel (hormonell bedingt) erfolgt hingegen die Dephosphorylierung und damit Aktivierung der PDH, um das Pyruvat loszuwerden und Energie zu produzieren.

Die Pyruvat-Dehydrogenase ist phosphoryliert inaktiv und dephosphoryliert aktiv.

7.3.2 Vitamin B$_1$ (Thiamin)

Ein weiterer Bestandteil der Pyruvat-Dehydrogenase ist das Vitamin B$_1$, das auch für Pentosephosphatweg und Citratzyklus benötigt wird. Das Vitamin B$_1$ (Thiamin) ist ein wichtiges wasserlösliches Vitamin, das als Cofaktor bei oxidativen Decarboxylierungen tätig ist.

Die **Aufnahme** von Vitamin B$_1$ in unseren Körper erfolgt im Jejunum durch aktive Transportprozesse. Nach der Resorption wird es in Darm oder Leber durch die Thiaminkinase (mittels ATP) zu Thiaminpyrophosphat (TPP) aktiviert und danach allen Körperzellen zur Verfügung gestellt.

Der **Tagesbedarf** beträgt etwa **1,2 mg**, die häufig nicht erreicht werden. Außerdem sind die Speichermöglichkeiten gerade für Thiamin sehr begrenzt, und es hat nur eine Halbwertszeit von etwa zwei Wochen.

Aufgaben des Thiamins. Thiaminpyrophosphat (TPP) ist ein Coenzym bei allen **oxidativen** (dehydrierenden) **Decarboxylierungen**, d. h. bei Reaktionen, in denen das Substrat gleichzeitig oxidiert wird und CO$_2$ abgibt. Drei Enzyme sind auf TPP als „Hilfsarbeiter" angewiesen:

1. Pyruvat-Dehydrogenase (PDH, Pyruvat wird zu Acetyl-CoA und CO$_2$).
2. α-Ketoglutarat-Dehydrogenase (α-Ketoglutarat wird im Citratzyklus zu Succinyl-CoA und CO$_2$).
3. Transketolase (verschiedene Substrate im Pentosephosphatweg).

Thiaminmangel. Von einem Mangel an Thiamin sind in erster Linie die glukoseabhängigen Organe betroffen, die aerob arbeiten, das sind vor allem das zentrale und das periphere Nervensystem. Die Erythrozyten besitzen zwar weder PDH noch Citratzyklus, sind dafür aber in besonderem Maße vom Pentosephosphatweg (und damit vom Thiamin) abhängig.

Die klassische Thiaminmangelkrankheit ist **Beriberi**, die in unseren Breiten aber praktisch nicht mehr anzutreffen ist. Häufig kommt sie jedoch in Entwicklungsländern vor, in denen geschälter Reis als Hauptnahrungsmittel verwendet wird. Durch das Schälen geht nämlich ein Großteil des Thiamins, das in den Keimanlagen enthalten ist, verloren. Beriberi („große Schwäche") äußert sich in relativ unspezifischen Symptomen wie Appetitmangel, Müdigkeit, neurologischen Störungen und Muskelatrophie.

Chronische Alkoholiker haben häufig beriberiähnliche Beschwerden bis hin zu **Polyneuropathien** und der lebensbedrohlichen **Wernicke-Enzephalopathie**, die auch auf einen Vitamin-B$_1$-Mangel (meist verursacht durch Mangelernährung) zurückzuführen sind.

7.3.3 Anaerober Abbau – Laktat-Dehydrogenase

Unter anaeroben Bedingungen tritt rasch ein **NAD$^+$-Mangel** im **Zytosol** auf, da die Atmungskette nicht mehr genügend NADH/H$^+$ reoxidieren kann. Die Folge davon wäre fatal: die Glykolyse käme zum Erliegen, und das wäre für die Zelle tödlich.

Damit die Glykolyse nicht zum Erliegen kommt, wird Pyruvat zu Laktat mittels der **Laktat-Dehydrogenase** (LDH) im Zytosol reduziert und gleichzeitig NADH/H$^+$ zu NAD$^+$ oxidiert (☞ 7.22).

Die Reduktion des Pyruvat zu Laktat ist zwar eine Sackgasse, sichert der Zelle aber immerhin zwei ATP pro Molekül Glukose aus der Glykolyse und damit das Überleben.

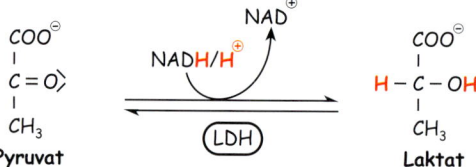

(NADH/H$^⊕$ aus der Glyceral-3-Phosphat-Dehydrogenase-Reaktion)

☞ **7.22** Anaerober Abbau: Pyruvat wird mittels der Laktat-Dehydrogenase (LDH) im Zytosol zu Laktat reduziert, und gleichzeitig wird NADH/H$^+$ zu NAD$^+$ oxidiert.

Die Laktat-Hauptproduzenten

Zwei Zelltypen sind besonders wichtig, wenn es um die Entstehung von Laktat in unserem Organismus geht. Daran zeigt sich auch, dass es für einen „Sauerstoffmangel" ganz unterschiedliche Ursachen gibt.

Unsere Erythrozyten sind in besonderem Maße auf die anaerobe Glykolyse angewiesen, da sie keine Mitochondrien und damit auch keine Atmungskette besitzen. Die anaerobe Glykolyse ist für sie die einzige Möglichkeit, überhaupt Energie zu erzeugen (☞ 7.23). Die Laktat-Dehydrogenase reoxidiert das anfallende NADH/H$^+$, das entstehende Laktat wird ans Blut abgegeben.

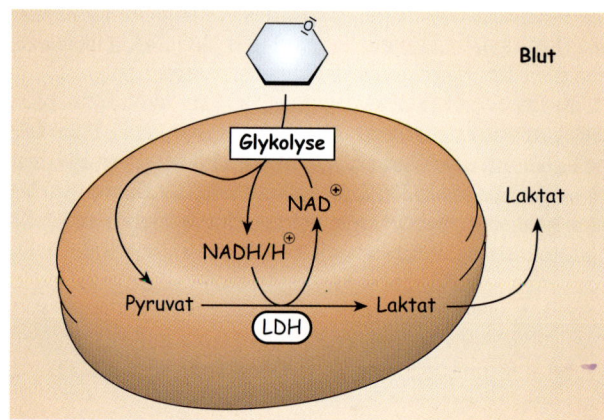

☞ **7.23** Anaerobe Glykolyse in Erythrozyten.

Die Erythrozyten gewinnen dabei zwar nur zwei ATP aus der Glykolyse, aber wer nur durch den Körper „geschwommen wird", um Hämoglobin zu transportieren, der braucht auch nicht viel Energie. (Das meiste ATP benötigen sie übrigens für die Ionenpumpen in der Zellmembran und damit zur Aufrechterhaltung der erforderlichen Ionenkonzentration.)

Bei den Muskelzellen muss man zwei verschiedene „Zustände" unterscheiden, unter denen vermehrt Laktat produziert wird.

Kurz nach einsetzender **starker Muskelaktivität** – z. B. bei einem Sprint – entsteht in unseren Muskeln ein Sauerstoffmangel, da über das Blut nicht schnell genug ausreichend Sauerstoff nachgeliefert werden kann. Citratzyklus und Atmungskette laufen noch nicht optimal, so dass die Muskelzelle auf den Umbau von Pyruvat zu Laktat ausweichen muss, um kurzfristig genügend NAD$^+$ für die Glykolyse zu erhalten. (Selbst ein Spitzensprinter kann so jedoch nur eine knappe Minute laufen...)

Wird – wie bei einem Dauerläufer – die Leistung langsam erhöht, dann transportiert die gesteigerte Durchblutung und vermehrte Herzaktivität viel Sauerstoff zur Muskulatur, wodurch Atmungskette und Citratzyklus Höchstleistungen erbringen. Hier kann nun ein Sauerstoffmangel entstehen, wenn der Sportler seine **Leistung weiter erhöht** – z. B. beim Sprint auf der Zielgeraden. Eine weitere Steigerung der ATP-Bildung ist nur noch durch die *zusätzlich* angeschaltete anaerobe Glykolyse möglich. Dadurch wird noch mehr NAD$^+$ bereitgestellt, und die Glykolyse kann noch ein wenig schneller arbeiten.

Auch dieser Vorgang ist nur zeitlich begrenzt möglich und muss durch anschließende verstärkte Atmung wieder ausgeglichen werden (**Sauerstoffschuld**).

Das Schicksal des Laktats

Die Zelle, in der sich das Laktat anstaut (Erythrozyt oder arbeitender Muskel), hat keine Möglichkeit, dieses zu entsorgen – das Rote Blutkörperchen überhaupt nie, die Muskelzelle momentan nicht. Beide lösen ihr Problem damit, dass sie Laktat ans **Blut** abgeben, womit der Schwarze Peter beim Gesamtorganismus liegt.

Ein zusätzliches Problem ist noch, dass Laktat als **Milchsäure**, also zusammen mit seinem Proton, ans Blut abgegeben wird. Hierdurch kann die pH-Regulation eines Organismus empfindlich gestört werden. Bei einem Dauerlauf wird dadurch sicherlich noch keine behandlungsbedürftige **Laktatazidose** entstehen, bei bestimmten Erkrankungen können jedoch extrem hohe Laktatwerte im Blut anfallen.

Die Reaktion der Laktat-Dehydrogenase führt zwar in eine Sackgasse, es handelt sich allerdings nicht um eine Einbahnstraße. Einige Organe – allen voran **Leber** und **Herz** – sind in der Lage, Laktat wieder zu Pyruvat zu oxidieren und es damit aus dem Organismus zu entfernen. Durch den weiteren Abbau wird auch das Proton schließ-

lich entsorgt. Diese Rückreaktion wird ebenfalls von der Laktat-Dehydrogenase katalysiert (☞ 7.24).

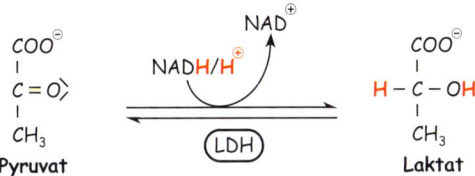

☞ **7.24** Die Rückreaktion: Oxidation von Laktat zu Pyruvat.

Das Ganze funktioniert, weil in diesen Organen das Verhältnis von NADH/H$^+$ zu NAD$^+$ stark auf der Seite der oxidierten Form (NAD$^+$) liegt, wodurch das Gleichgewicht der Laktat-Dehydrogenase-Reaktion auf der Seite des Pyruvat ist.

Außerdem liegt die Laktat-Dehydrogenase in den unterschiedlichen Organen in verschiedenen Formen vor: Es gibt insgesamt fünf Isoenzyme.

Die LDH besteht aus zwei verschiedenen Untereinheiten, die als M (Muskel) und H (Herz) bezeichnet werden. Jeweils vier Untereinheiten bilden ein vollständiges Enzym. Die beiden Extreme sind dabei die LDH-1 (H-H-H-H, also H$_4$) und die LDH-5 (M$_4$).

- Das Isoenzym der **Muskulatur**, die **LDH-5**, sorgt schon bei niedrigen Pyruvatspiegeln für eine schnelle Reduktion zu Laktat.
- Das Isoenzym des **Herzmuskels**, die **LDH-1**, ist spezialisiert auf eine schnelle Oxidation von Laktat zu Pyruvat.

(Die in der Leber vorherrschende LDH-5 ist zwar eher für eine Reduktion ausgelegt, in Hepatozyten läuft jedoch trotzdem fast nur die umgekehrte Reaktion. Das ist zwar lerntechnisch unbefriedigend, zeigt aber einmal mehr, dass das Leben einfach reichlich kompliziert ist und hier noch andere Faktoren eine Rolle spielen...)

Obwohl die Laktat-Dehydrogenase ein intrazelluläres Enzym ist, findet sich eine nicht unerhebliche Menge im Blut. Der Grund dafür ist, dass ständig in unserem Körper Zellen kaputtgehen, wobei die LDH freigesetzt wird. Gerade die Erythrozyten verletzen sich hin und wieder einmal und ergießen ihren Inhalt, so auch die LDH, ins Blut.

LDH im Blut. Normalerweise beträgt die Aktivität der LDH im Blut nicht mehr als 240 U/l. Steigt die Aktivität, ist dies auf einen zusätzlichen (pathologischen) Zerfall von Zellen zurückzuführen. Durch Bestimmung der Isoenzyme ist prinzipiell ein Rückschluss auf die betroffenen Organe möglich. Allerdings findet diese Methode heute praktisch keine Anwendung mehr, weil die Organlokalisation in aller Regel durch weitergehende Laboruntersuchungen (sowie selbstverständlich klinische Zeichen) vorgenommen wird.

Die Leber und der Cori-Zyklus. Neben der Herzmuskulatur spielt vor allem die Leber eine entscheidende Rolle bei der Verwertung des anfallenden Laktats. Je nach Stoffwechsellage (Resorptions- oder Postresorptionsphase) bestehen für das Laktat unterschiedliche Möglichkeiten des Weiterreagierens:

- In der **Resorptionsphase** kann Laktat via Pyruvat in den vollständigen aeroben Abbau eingeschleust werden.
- In der **Postresorptionsphase** ist hingegen die Glukoneogenese aktiv, so dass Pyruvat zu Glukose-6-Phosphat aufgebaut wird, das dann entweder via Glukose-1-Phosphat in Glykogen eingebaut oder via freier Glukose ans Blut abgegeben wird.

> Den Kreislauf – Laktat aus dem Muskel zur Leber, dort Umwandlung zu Glukose durch Glukoneogenese und Transport der Glukose zurück zum Muskel – bezeichnet man als **Cori-Zyklus** nach den Entdeckern Gerty und Carl Cori (☞ **7.25**).

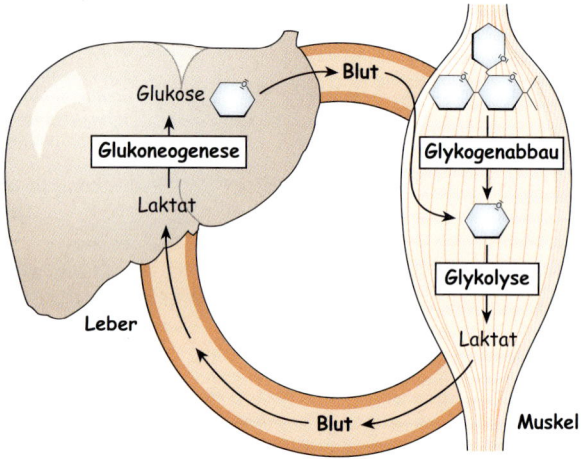

☞ **7.25** Cori-Zyklus.

Die Rolle des Herzmuskels. Wie schon erwähnt, ist unser Herzmuskel aufgrund seiner ausgezeichneten Sauerstoffversorgung und des Isoenzyms LDH-1 in der Lage, Laktat wieder zu Pyruvat umzuwandeln. Pyruvat tritt dann in den aeroben Stoffwechsel ein, indem es (zusammen mit einem Proton) in die Mitochondrien transportiert und über die Pyruvat-Dehydrogenase, den Citratzyklus und die Atmungskette unter Energiegewinn vollständig zu CO_2 und H_2O abgebaut wird.

7.3.4 Energiegewinn mit und ohne Sauerstoff – ein Ausblick

Als Ausblick auf die Atmungskette (S. 218), sei hier schon einmal im Überblick der Abbau der Glukose unter anaeroben und aeroben Bedingungen verglichen. Man muss dazu wissen, dass jedes NADH/H$^+$ in der Atmungskette im Mittel etwa 2,5 und jedes FADH$_2$ etwa 1,5 ATP bringt. So

ergeben sich für den anaeroben Abbau der Glukose **2 ATP** gegenüber etwa **32 ATP** durch den vollständigen aeroben Abbau zu CO_2 und H_2O (☞ **7.26**).

		Aerob	Anaerob
	Zwischenprodukte	ATP	ATP
Glykolyse	2 ATP	2	2
	2 NADH/H$^+$	5	-
	2 Pyruvat	-	-
PDH	2 NADH/H$^+$	5	-
	2 Acetyl-CoA	-	-
Citratzyklus	6 NADH/H$^+$	15	-
	2 FADH$_2$	3	-
	2 GTP	2	-
Gesamt		32	2

☞ **7.26** ATP-Gewinn bei aerobem und anaerobem Abbau.

7.4 Der Pentosephosphatweg

> Der Pentosephosphatweg liefert durch den Abbau von Glukose zum einen die Reduktionsäquivalente **NADPH/H$^+$** und zum anderen **Ribosen** für die Nukleotid-Biosynthese (☞ **7.27**).
> Der Pentosephosphatweg findet vollständig im **Zytosol** statt und läuft in **allen** unseren **Zellen** – wenn auch mit unterschiedlicher Aktivität – ab.

Der Pentosephosphatweg ist eng mit der Glykolyse verknüpft und erfüllt zwei wichtige Aufgaben:
1. Er produziert Reduktionsäquivalente in Form von **NADPH/H$^+$**, die für reduktive Biosynthesen, zur Biotransformation (in der Leber) und zur Entgiftung von Peroxiden (v. a. in den Erythrozyten) benötigt werden. Bei den Biosynthesen stehen die Fettsäuren, das Cholesterin, die Steroide und die Nukleotide im Vordergrund.
2. Er liefert **Ribose-5-Phosphat**, eine Pentose, die ein Grundbaustein aller Nukleotide ist.

Der Pentosephosphatweg läuft in **jeder Zelle** ab, und zwar im **Zytosol**, da dort auch das meiste NADPH/H$^+$ benötigt wird. Seine Aktivität ist aber – je nach Bedarf an NADPH/H$^+$ oder Ribose – in den jeweiligen Geweben ziemlich unterschiedlich. Maximal schlagen 10 % der Glukosemoleküle in einer Zelle diesen Weg ein.
Unter funktionellen Gesichtspunkten ist es sinnvoll, den Pentosephosphatweg in zwei Abschnitte zu unterteilen:
- Einen irreversiblen **oxidativen Teil**, in dem NADPH/H$^+$ und Ribose-5-Phosphat hergestellt werden.
- Einen reversiblen **nicht-oxidativen Teil**, der den Pentosephosphatweg an die Glykolyse koppelt.

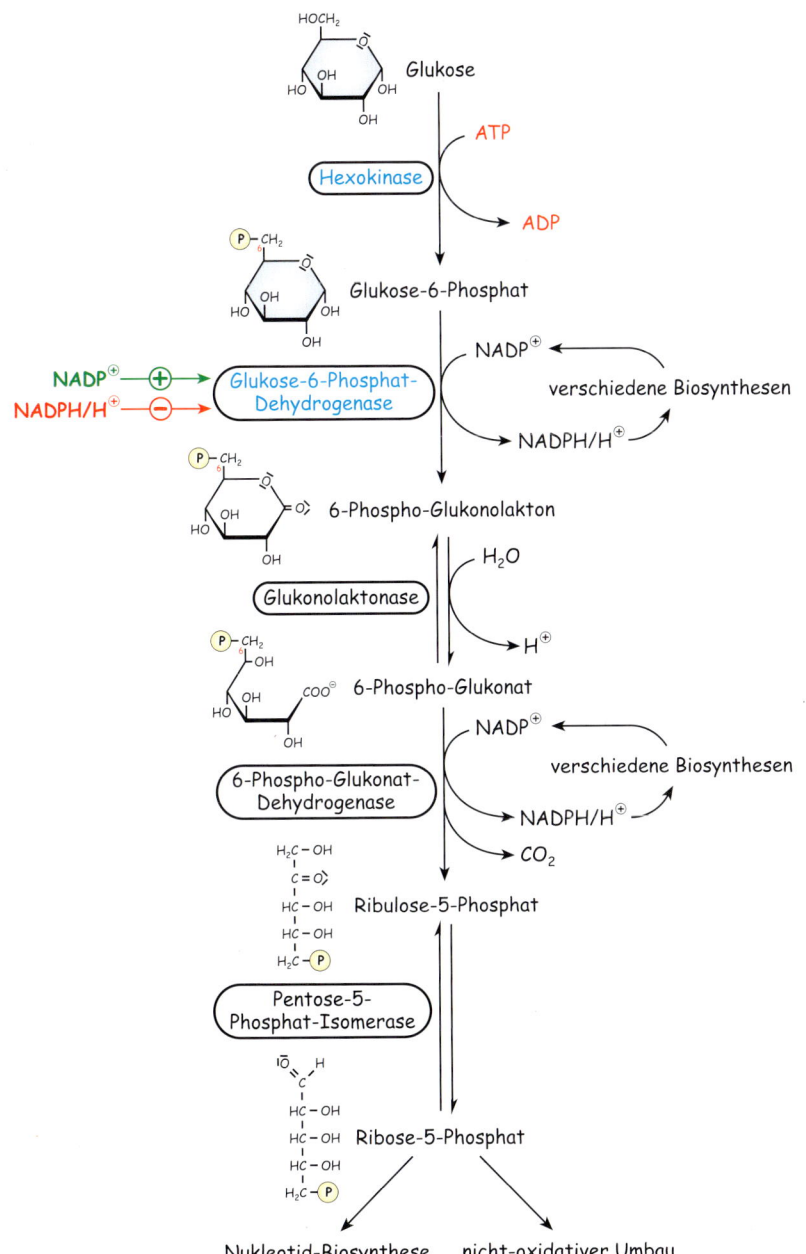

⊙ 7.27 Pentosephosphatweg.

Eine andere NADPH/H$^+$-Quelle sollte man bei aller Wichtigkeit des Pentosephosphatwegs nicht außer Acht lassen: das **Malat-Enzym**. In manchen Geweben (Leber, Fettgewebe, Nebennierenrinde und Gonaden) liefert es z. T. sogar mehr NADPH/H$^+$ als der Pentosephosphatweg. Hierbei stehen die Gewebe im Vordergrund, die Fettsäure-, Cholesterin bzw. Steroidbiosynthese betreiben, also in besonderer Weise auf NADPH/H$^+$ als Reduktionsäquivalente angewiesen sind.

Das Malat-Enzym katalysiert im Zytosol die Decarboxylierung von Malat zu Pyruvat und liefert dabei jeweils ein NADPH/H$^+$ (7.28).

 7.28 Das Malat-Enzym katalysiert die Decarboxylierung von Malat zu Pyruvat.

7.4.1 Teil 1 – oxidativ und irreversibel

Ausgangsstoff des Pentosephosphatwegs ist Glukose-6-Phosphat, das in der Hexokinase-Reaktion aus Glukose entsteht. Durch zweimaliges Oxidieren entsteht Ribulose-5-Phosphat, das anschließend zu Ribose-5-Phosphat umgelagert wird. Die beiden Oxidationen liefern jeweils ein NADPH/H$^+$.

Erste Oxidation. Das Enzym, das die Reaktion von Glukose-6-Phosphat zu 6-Phospho-Glukonolakton katalysiert, ist die **Glukose-6-Phosphat-Dehydrogenase**. Dabei wird bereits das erste Molekül NADPH/H$^+$ gebildet, und es entsteht 6-Phospho-Glukonolakton (7.29).

 7.29 Glukose-6-Phosphat-Dehydrogenase katalysiert die erste Oxidation.

Diese erste Reaktion stellt den geschwindigkeitsbestimmenden Schritt dar und macht die **Glukose-6-Phosphat-Dehydrogenase** zum **Schrittmacherenzym** des Pentosephosphatwegs.

Kleiner Umbau. Anschließend folgt, unter Einbau von Wasser, eine Spaltung des Glukoserings mithilfe der Glukonolaktonase. Es entsteht 6-Phospho-Glukonsäure, die unter zellulären Bedingungen dissoziiert vorliegt: 6-Phospho-Glukonat. Dieses besitzt an einem Ende eine freie Carboxyl-Gruppe (7.30).

 7.30 Mit Hilfe der Glukonolaktonase entsteht 6-Phospho-Glukonsäure.

Zweite Oxidation. Bei dieser Reaktion wird die OH-Gruppe an C^3 zu einer Keto-Gruppe oxidiert. Das beteiligte Enzym, die 6-Phospho-Glukonat-Dehydrogenase, überträgt den Wasserstoff auf NADP$^+$, das dadurch zu seiner reduzierten Form NADPH/H$^+$ wird.

Das gebildete Zwischenprodukt 3-Keto-6-Phospho-Glukonat spaltet spontan CO$_2$ ab (Decarboxylierung) und wird zu dem 5er-Zucker Ribulose-5-Phosphat (7.31).

 7.31 Die zweite Oxidation führt zu Ribulose-5-Phosphat.

Bildung des Ribose-5-Phosphat. Die Ribulose-5-Phosphat-Isomerase wandelt diese Pentose dann zu Ribose-5-Phosphat um (7.32).

 7.32 Reaktion zu Ribose-5-Phosphat.

Für Zellen, die Ribose-5-Phosphat zur Nukleotidbiosynthese benötigen (z. B. für die Zellteilung), ist der Pentosephosphatweg hier zu Ende. Wird noch mehr NADPH/H$^+$ benötigt, so lässt sich das Ribose-5-Phosphat schnell wieder in Glukose-6-Phosphat umwandeln, das dann erneut den Pentosephosphatweg durchlaufen kann. Wird beides momentan in der Zelle nicht benötigt, so werden die Ribosemoleküle über den zweiten Teil des Pentosephosphatwegs zu Zwischenprodukten der Glykolyse umgewandelt. Auch Ribosen aus der Nahrung können auf diese Weise in die Glykolyse eingehen.

7.4.2 Teil 2 – nichtoxidativ und reversibel

Um den Anschluss an die Glykolyse herzustellen, findet eine Reihe von Umlagerungen statt, die als Zwischenprodukte Zucker verschiedener Länge liefern. Die Reaktionsfolge ist ein ständiges Hin und Her von C$_2$- und C$_3$-Bausteinen, was auf den ersten Blick etwas verwirrend erscheint.

Wenn man sich aber merkt, dass daran nur zwei Enzyme beteiligt sind, nämlich eine **Transketolase**, die **C$_2$-Bausteine** überträgt, und eine **Transaldolase**, die **C$_3$-Bausteine** überträgt, dann wird es gleich viel übersichtlicher. Das Molekül, von dem aus die Bausteine übertragen werden, ist dabei immer eine Ketose, der Empfänger eine Aldose. Die Transketolase benötigt übrigens für ihre C$_2$-Übertragung das Coenzym **Thiaminpyrophosphat** (TPP), das aus Thiamin (Vitamin B$_1$) entsteht, die Transaldolase hat dagegen keine Hilfe nötig.

Am Ende entstehen die Glykolyse-Zwischenprodukte: Fruktose-6-Phosphat und Glyceral-3-Phosphat.

Die Verbindung des Pentosephosphatwegs mit der Glykolyse ermöglicht eine genaue Abstimmung dieser Stoffwechselwege auf die Anforderungen unseres Körpers und wird bei der Regulation des Pentosephosphatwegs besprochen.

7.4.3 Aufgaben des NADPH/H$^+$

NADPH/H$^+$ wird für körpereigene Biosynthesen benötigt, in deren Verlauf Elektronen in Form von Wasserstoff eingebaut werden (Reduktionen). Entsprechend nennt man diese Art von Reaktionen auch hydrierende oder **reduktive Biosynthesen**. Außerdem erfüllt NADPH/H$^+$ noch **Schutz-** und **Ausscheidungsfunktionen**.

Bevor auf die einzelnen Aufgaben des NADPH unten noch genauer eingegangen wird, sei kurz der Unterschied zum NADH erläutert: Beide Moleküle sind „Zwischenspeicher" und **Transporter** für **Wasserstoff**. Im Gegensatz zu NADPH/H$^+$ dient der Wasserstoff des NADH/H$^+$ jedoch der ATP-

Herstellung im Rahmen der Atmungskette und der Glukoseproduktion durch die Glukoneogenese.

Durch die Verwendung zweier verschiedener Elektronentransporter ist es möglich, dass beide in verschiedenen Zuständen im Zytosol nebeneinander existieren: NADH liegt im Zytosol zum überwiegenden Teil (etwa 10:1) oxidiert (also als NAD$^+$) vor, wie es in der Glykolyse gebraucht wird; NADPH hingegen bevorzugt in der reduzierten Form (als NADPH/H$^+$), die für Biosynthesen, Schutz und Ausscheidung benötigt wird.

NADPH/H$^+$ für reduktive Biosynthesen. NADPH/H$^+$ benötigen vor allem fünf Organe zu Biosynthesezwecken:
1. Die **Leber** hauptsächlich für die Biosynthese von Cholesterin und Fettsäuren.
2. Das **Fettgewebe** für die Fettsäure-Biosynthese.
3. Die **laktierende Mamma** (milchproduzierende Brustdrüse) ebenfalls zur Biosynthese von Fettsäuren, die Bestandteile der Milchfette sind, wobei die Brustdrüse auch als Teil des Fettgewebes gesehen werden kann.
4. Die **Nebennierenrinde** für die Biosynthese der Steroide (Glukokortikoide, Aldosteron und Geschlechtshormone) aus Cholesterin.
5. **Hoden** und **Ovarien** ebenfalls zur Produktion der Geschlechtshormone aus Cholesterin.

NADPH/H$^+$ für Schutz und Ausscheidung. Für diese Funktionen wird NADPH/H$^+$ an zwei Stellen benötigt:
- In den **Erythrozyten** dient es der Wiederherstellung (Reduktion) von Glutathion und damit dem Oxidationsschutz.
- In der **Leber** findet es bei Hydroxylierungen im Rahmen der Biotransformation Verwendung und ermöglicht damit die Ausscheidung wasserunlöslicher Substanzen.

7.4.4 Aufgaben der Ribose

Das zweite Produkt des Pentosephosphatwegs ist der 5er-Zucker Ribose, der als Ribose-5-Phosphat entsteht. Er ist ein wichtiger Baustein bei der Biosynthese von Nukleotiden (ATP...).

Diese benötigt man außer für die Herstellung von DNA und RNA auch für viele Coenzyme wie NADH, FADH und das Coenzym A (hierzu ist allerdings noch die Aktivierung zum Phosphoribosyl-Pyrophosphat, dem PRPP, erforderlich, (S. 240).

Abgesehen vom Pentosephosphatweg bekommen wir übrigens auch noch ein wenig Ribose über die Nahrung.

7.4.5 Regulation des Pentosephosphatweges

Auch bei der Regulation ist es sinnvoll, die beiden Teile des Pentosephosphatwegs getrennt zu betrachten, denn nur der oxidative Teil wird – je nach Nachfrage – reguliert. Die Reaktionen im nichtoxidativen Teil sind alle frei reversibel und werden von der Verfügbarkeit an Substraten gesteuert, die der Pentosephosphatweg liefern oder umbauen kann.

> Die Geschwindigkeit des oxidativen Teils wird durch die Menge an $NADP^+$ im Zytosol gesteuert. $NADP^+$ aktiviert das Schrittmacherenzym, die Glukose-6-Phosphat-Dehydrogenase, und beschleunigt dadurch den Pentosephosphatweg. Seine reduzierte Form ($NADPH/H^+$) hemmt dagegen die Reaktion.

Muskelzellen benötigen nur wenig $NADPH/H^+$, dafür aber **Ribose**. Bei der starken Beanspruchung von ATP in der Muskulatur ist es des öfteren erforderlich, aus Ribose neues ATP aufzubauen.

Interessanterweise läuft hier der Pentosephosphatweg bis zum Ribose-5-Phosphat *rückwärts* ab – so verhindern die Muskelzellen die Herstellung von $NADPH/H^+$, mit dem sie nicht viel anfangen können. Den Anfang machen hier Fruktose-6-Phosphat und Glyceral-3-Phosphat, die beide aus der Glykolyse abgezweigt werden.

Erythrozyten benötigen hingegen keine Ribose, dafür aber jede Menge **$NADPH/H^+$** als Oxidationsschutz. Sie wandeln

die Ribose sofort weiter um – letztlich zu Glukose-6-Phosphat, das gleich eine neue Runde beginnen kann (👁 **7.33**). **Hormone** spielen bei der Regulation des Pentosephosphatwegs nur eine untergeordnete Rolle. Werden Stoffwechselwege, die auf $NADPH/H^+$ angewiesen sind, durch Hormone aktiviert, erfolgt dadurch natürlich auch indirekt – über steigendes $NADP^+$ – eine Aktivierung des Pentosephosphatwegs.

Ein defektes Enzym oder wenn Erythrozyten platzen. Eine der weltweit häufigsten Erbkrankheiten, an der einige hundert Millionen Menschen auf der Erde leiden (auf Sardinien sind sogar ca. 40 % der Bevölkerung betroffen), hat direkt mit dem Pentosephosphatweg zu tun. Dabei handelt es sich um einen Defekt des Schrittmacherenzyms **Glukose-6-Phosphat-Dehydrogenase**, dem ein Schaden auf dem X-Chromosom zugrunde liegt.

Das Problem. In unserem Körper sind die Erythrozyten am anfälligsten für Störungen des Pentosephosphatwegs. Der Grund dafür ist die große Reaktionsfreudigkeit des Sauerstoffs, der sie permanent ausgesetzt sind. Besonders gefährdet ist die Membran der Erythrozyten, die normalerweise aber durch das Tripeptid Glutathion vor Oxidation geschützt ist.

Beim Entschärfen der Sauerstoff-Radikale und Peroxide wird der Beschützer allerdings zu Glutathiondisulfid („verbrauchtem Glutathion") oxidiert und kann nur mit der Hilfe von $NADPH/H^+$ wieder in seinen reduzierten Ausgangszustand zurückverwandelt werden. Unsere Roten Blutkörperchen benötigen also keine Ribose, dafür aber ständig $NADPH/H^+$. Läuft der Pentosephosphatweg aufgrund des genannten Enzymdefekts nicht ordnungsgemäß ab, fehlt den Erythrozyten bald das $NADPH/H^+$ zur Regeneration des Glutathion. Dadurch sammeln sich Peroxide und andere schädliche Radikale an und schädigen die Zellmembran. Schließlich kommt es zur Auflösung der Erythrozytenmembran und damit zur Zerstörung der Roten Blutkörperchen. Die Folge kann eine schwere **hämolytische Anämie** sein (gr. *aima* = Blut; *lysis* = auflösen).

Die Klinik. Normalerweise ist die oben beschriebene Erkrankung relativ harmlos und macht nur wenige Probleme. Bei oxidativem Stress hingegen erleiden die betroffenen Patienten, bedingt durch den Zerfall der Erythrozyten, eine hämolytische Krise mit Schmerzen, Fieber, Schüttelfrost und plötzlichem Hämatokritabfall. Die Blutaktivität der Laktat-Dehydrogenase, die normalerweise bei Konzentrationen unter 240 U/l liegt, kann durch die Hämolyse bis auf das 40fache ansteigen.

Hauptauslöser des oxidativen Stresses sind Infektionen und Medikamente wie Aspirin oder Sulfonamid-Antibiotika, die ausgerechnet die Schrittmacherreaktion des Pentosephosphatweges hemmen, die sowieso schon fast nicht mehr funktioniert. Ein weiterer Auslöser sind die besonders auf Sardinien verbreiteten Saubohnen (Favabohnen), die dem Krankheitsbild auch den Namen **Favismus** einbrachten.

Prophylaxe und Therapie. Es ist leicht einsichtig, dass betroffene Patienten nicht unbedingt Favabohnen auf ihren

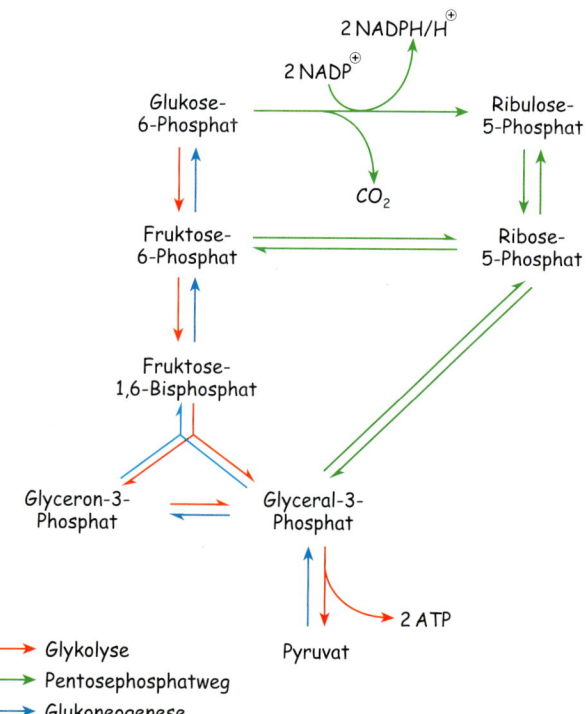

➤ Glykolyse
➤ Pentosephosphatweg
➤ Glukoneogenese

👁 **7.33** Verbindung des Pentosephosphatwegs mit der Glykolyse.

Speiseplan setzen und ihre Kopfschmerzen nicht mit Aspirin bekämpfen sollten. Infektionen müssen rechtzeitig und
mit den richtigen Antibiotika behandelt werden. Bei schweren hämolytischen Krisen werden Bluttransfusionen eingesetzt.

Auch außerhalb Sardiniens sollte man bei entsprechender
Symptomatik, vor allem bei Patienten aus dem Mittelmeerraum, immer an die Möglichkeit des Vorliegens eines Glu-
kose-6-Phosphat-Dehydrogenase-Mangels denken.

7.5 Die Glukoneogenese

Glukoneogenese (gr. *neo* = neu; *genesis* = Erzeugung) ist die
endogene Biosynthese von **Glukose** aus Nicht-Zuckern –
aus **Laktat**, **Aminosäuren** und **Glycerin**. Sie findet als weit-
gehende Umkehrung der Glykolyse vor allem im **Zytosol**
statt. Nur die Reaktion der Pyruvatcarboxylase findet im
Mitochondrium, die der Glukose-6-Phosphatase im **Endoplasmatischen Retikulum** statt (👁 7.34).

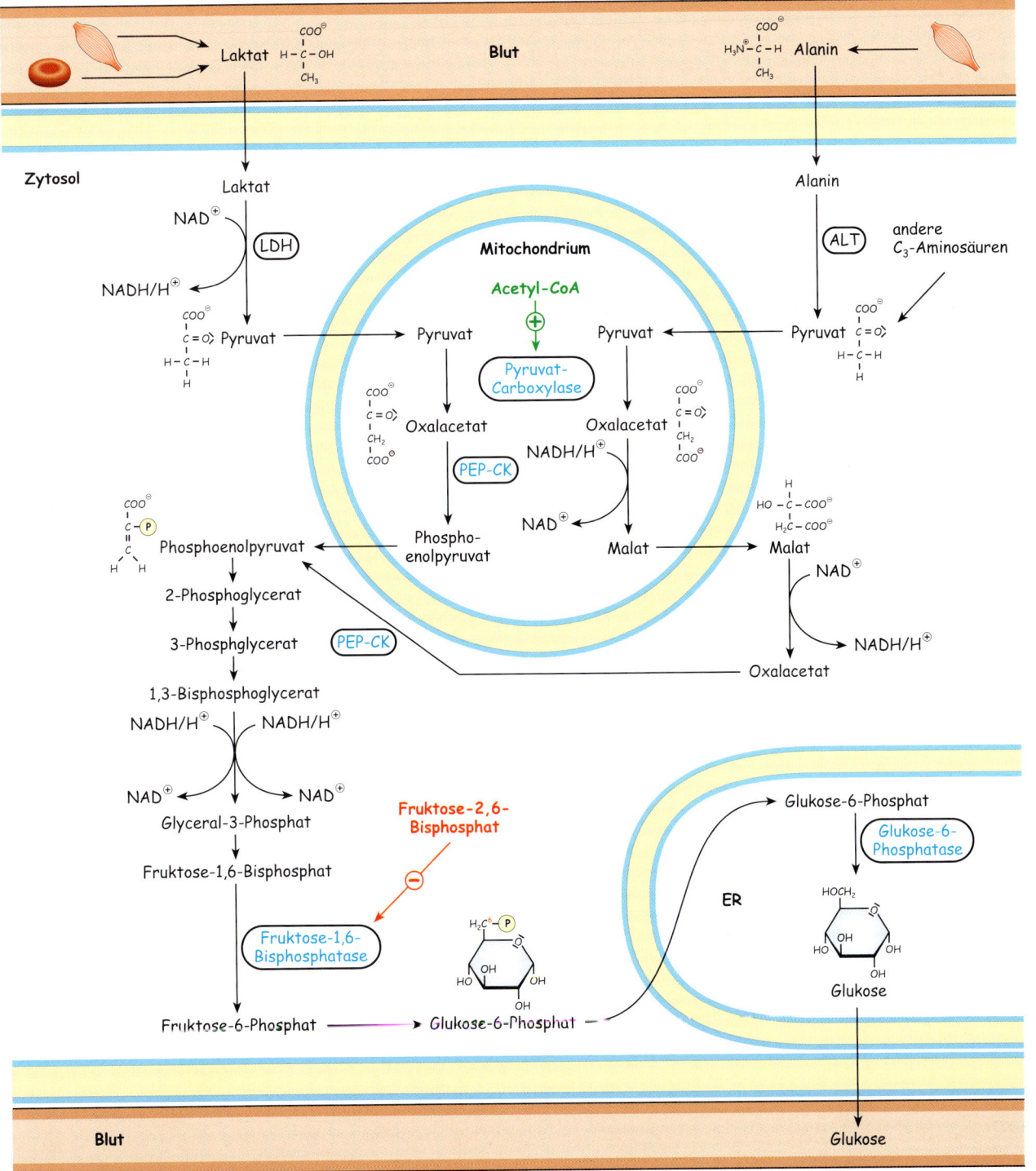

👁 **7.34** Die Glukoneogenese.

Neben Niere und Darm, die nur wenig Glukoneogenese betreiben, ist es vor allem die **Leber**, die unseren Organismus in Hungerphasen mit ausreichend Glukose durch Glukoneogenese versorgt.

Obwohl die Glukoneogenese (wie jede Biosynthese) Energie kostet, ist sie absolut notwendig für das Überleben von Gehirn und Erythrozyten, die etwa 160 g Glukose pro Tag verschlingen (das Gehirn allein verbraucht davon schon rund 120 g – übrigens *unabhängig* von seiner Tätigkeit...). Meist reicht für die Versorgung dieser Zellen die direkte Zuckerbereitstellung aus der Nahrung oder aus dem Glykogen-Abbau der Leber (ca. 150 g Glukose pro Tag) aus. Da die Glykogenvorräte der Leber jedoch beschränkt sind, ist unser Körper in bestimmten Situationen auf eine funktionierende Glukoneogenese angewiesen. Schon nach **einer Nacht** wird verstärkt Glukoneogenese betrieben, richtig kräftig geht es dann bei **längerem Fasten** oder **schwerer körperlicher Arbeit** zur Sache.
Zum Aufbau der Glukose werden in erster Linie die Aminosäure **Alanin** (beim Hungern aus dem Abbau der Skelettmuskulatur) und **Laktat** (aus dem anaeroben Erythrozytenstoffwechsel und aus der arbeitenden Muskulatur) verwendet. Daneben dienen auch einige **andere Aminosäuren** (auch aus der Skelettmuskulatur) und **Glycerin** (beim Hungern aus dem Fettabbau) der Glukoseneubildung.

Aus Acetyl-CoA kann unser Organismus keine Glukose mehr herstellen – daher auch nicht aus dem Abbau der Fettsäuren (S. 130).

Glykolyse rückwärts? Die meisten Reaktionen der Glykolyse sind frei reversibel und laufen bei der Glukoneogenese daher einfach in der umgekehrten Richtung ab (deren ΔG ist nahe Null). Die drei Schlüsselreaktionen der Glykolyse sind jedoch irreversibel und müssen durch Alternativen ersetzt werden. Diese Reaktionen sind dann die Schlüsselreaktionen der Glukoneogenese. Die Glukoneogenese werden wir daher nur noch an den drei Stellen detailliert betrachten, an denen sie sich von der Umkehrung der Glykolyse unterscheidet.

Energetische Betrachtung. Obwohl es vielleicht überraschen mag: auch die Glukoneogenese ist eine **irreversible, exergonisch** ablaufende Reaktionsfolge. Im Gegensatz zur Glykolyse liefert sie allerdings keine Energie, sondern kostet welche.

In unseren Zellen laufen nur exergone (= freiwillige) Reaktionen ab. ΔG muss also immer negativ sein.

Ermöglicht wird die „Freiwilligkeit" der Glukoneogenese dadurch, dass die exergonen Reaktionen der Glykolyse durch **Umgehungsreaktionen** ersetzt werden, die eine andere Gleichgewichtslage besitzen und damit ebenfalls exergon sind.

7.5.1 Welche Organe betreiben Glukoneogenese?

Die Glukoneogenese läuft nur in drei Organen vollständig ab, die dafür auch noch unterschiedliche Motivationen haben: in der Leber, in den Nieren und im Darm.
Die Glukoneogenese benötigt drei Zellkompartimente: das Zytosol, die Mitochondrien und das Endoplasmatische Retikulum (S. 106).

Die Leber betreibt die Glukoneogenese zur **Aufrechterhaltung des Blutglukosespiegels**. Sie ist *das* Stoffwechselorgan schlechthin und damit auch für die Versorgung anderer Organe (etwa des Gehirns und der Erythrozyten) mit entsprechenden Energiestoffen (vor allem Glukose) verantwortlich.

Die Nieren sind nach der Leber das zweitwichtigste Stoffwechselorgan. Wenn man einmal so richtig hungert, kann die **Nierenrinde** zur **Aufrechterhaltung** eines ausreichenden **Blutglukosespiegels** beitragen.
Entscheidend ist die Glukoneogenese in den Nieren allerdings aus einem ganz anderen Grund: Im katabolen Stoffwechsel entstehen in unseren Zellen immer Säuren. Durch die Glykolyse entstehen aus der Glukose z. B. zwei Moleküle Brenztraubensäure, die bei physiologischem pH-Wert dissoziiert als Pyruvat (und H^+) vorliegen. Unsere Nieren haben nun die Aufgabe, diese Protonen wieder auszuscheiden, wozu verschiedene Mechanismen zur Verfügung stehen (S. 574). Kommen dort viele Säuren an (z. B. bei einer metabolischen Azidose, S. 582), nutzen die Nieren auch den aufwendigen Vorgang der Glukoneogenese, um aus **je zwei Säuren** (meist Pyruvat und eine Aminosäure) **Glukose** herzustellen. So werden pro Durchgang zwei Protonen aus dem Körper entfernt, denn die entstandene Glukose ist ja nicht gerade ein saures Molekül...

Der Darm ist das dritte Organ mit der Befähigung zur Glukose-Biosynthese. Genau genommen sind es die **Epithelzellen des Dünndarms**. Diese werden nahrungsbedingt manchmal von einer wahren Flut an Nährstoffen, z. B. Aminosäuren, überschwemmt. Man kann vielleicht sagen, dass sie dann schon einmal eine Art Vorab-Homöostase einleiten, indem sie einige der zahlreichen Aminosäuren in Glukose umwandeln. Die für die Glukoneogenese notwendige Energie (ATP) haben sie ja in dieser anabolen Situation ausreichend zur Verfügung.

Passenderweise besitzen genau diese drei Organe das Enzym **Glukose-6-Phosphatase** – die einzige Möglichkeit für eine Zelle, phosphorylierte Glukose loszuwerden. Da in Prüfungen immer wieder die Frage auftaucht, ob denn die Skelettmuskulatur nicht auch Glukoneogenese betreibe, gehen wir an dieser Stelle kurz darauf ein.

> Der Weg von Pyruvat zu Glukose kostet mehr Energie, als der umgekehrte Weg von Glukose zu Pyruvat liefert. Glukoneogenese zu betreiben, ist also aus energetischer Sicht ziemlicher Blödsinn. Daher wird eine „normale" Zelle (z. B. eine Muskelzelle) diesen Vorgang auch nicht ausführen.

Der Sinn der Glukoneogenese besteht darin, einen ganz besonderen Energielieferanten (Glukose) herzustellen, auf den einige Organe absolut angewiesen sind. Da lohnt es sich für den Organismus sogar, die Leber sehr gut mit Energie (aus Fettsäuren) zu versorgen, damit dieses Organ den energieaufwendigen Vorgang der Glukoseneubildung – für andere – betreiben kann.

7.5.2 Umgehung der drei irreversiblen Reaktionen der Glykolyse

Möchte man die Glykolyse rückwärts beschreiten, müssen unter **Energieverlust** die drei Schlüsselreaktionen umgangen werden, weil diese nur in eine (leider für die Glukoneogenese die falsche) Richtung ablaufen. Dies sind die Reaktionen von:
1. Phosphoenolpyruvat zu Pyruvat
2. Fruktose-6-Phosphat zu Fruktose-1,6-Bisphosphat
3. Glukose zu Glukose-6-Phosphat

Die Reaktion vom Phosphoenolpyruvat zum Pyruvat ist dabei „so irreversibel", dass sie nicht in einem Schritt umgangen werden kann, sondern dafür zwei Schritte benötigt werden.

Pyruvat zu Phosphoenolpyruvat

Die Reaktion in der Glykolyse von Phosphoenolpyruvat (PEP) zu Pyruvat liefert nicht nur ATP, sondern auch noch über 30 kJ/mol an freier Energie. Dies bedeutet, dass man hier eigentlich zwei ATP spalten müsste, um den Rückweg zu ermöglichen. Die Zelle behilft sich, indem sie einen Umweg über zwei andere Reaktionen geht.
Zudem wird bei der Anknüpfung des Phosphats ein alter biochemischer Energiespartrick angewandt: man kombiniert den Phosphat-Transfer mit einer Decarboxylierung des gleichen Moleküls. Da Pyruvat nichts mehr zum Decarboxylieren hat, zumindest nicht, ohne dass daraus ein C_2-Körper entsteht, muss diese Carboxyl-Gruppe zunächst angebaut werden, was mithilfe von Biotin geschieht.

Erster Schritt. Gehen wir von Pyruvat aus, die Substanz, über die die Glukoneogenese am häufigsten betrieben wird, dann sind die anderen Substrate leicht zu verstehen. Die eigentlichen Ausgangssubstanzen sind zwar **Alanin** und **Laktat**, diese werden aber durch die Alanin-Transaminase

(ALT) bzw. die Laktat-Dehydrogenase (LDH) jeweils in Pyruvat umgewandelt.

Pyruvat entsteht im Zytosol und gelangt mithilfe eines Pyruvat/H⁺-Symporters in ein Mitochondrium. Dort wird es mithilfe der **Pyruvat-Carboxylase** zu **Oxalacetat** carboxyliert (7.35).

 7.35 Pyruvat wird mithilfe der Pyruvat-Carboxylase zu Oxalacetat carboxyliert.

Spender der Carboxyl-Gruppe ist das Coenzym **Biotin** (S. 116), das CO_2 zuvor in einer ATP-abhängigen Reaktion aufgenommen hat (7.36).

 7.36 Das Coenzym Biotin als Spender der Carboxyl-Gruppe.

Da Oxalacetat auch ein wichtiges Zwischenprodukt des Citratzyklus ist, stellen sich an diesem Punkt die Weichen. Je nach momentanem Bedarf wird Oxalacetat entweder weiter zu Glukose aufgebaut oder über den Citratzyklus und die Atmungskette abgebaut. Da wir hier von einer Hungerstoffwechsellage des Organismus ausgehen (nur dann wird Glukoneogenese betrieben), betrachten wird natürlich den ersten Fall.

Malat-Shuttle – Elektronen durch die Membran. Oxalacetat ist nicht in der Lage, durch die innere Mitochondrienmembran zu gelangen. Hier wird ein Shuttle-Mechanismus genutzt, den wir schon bei der Glykolyse vorgestellt haben, und der bei der Atmungskette genau besprochen wird: der Malat-Shuttle (S. 228). An dieser Stelle läuft er einfach umgekehrt (☞ **7.37**).

Dabei wird nicht nur **Oxalacetat** (via Malat) ins Zytosol transportiert, sondern es werden zusätzlich noch **Reduktionsäquivalente** (**NADH/H⁺**) aus den Mitochondrien ins Zytosol gebracht, die für eine weitere Glukoneogenese-Reaktion (von 1,3-Bisphosphoglycerat zu Glyceral-3-Phosphat) dringend gebraucht werden.

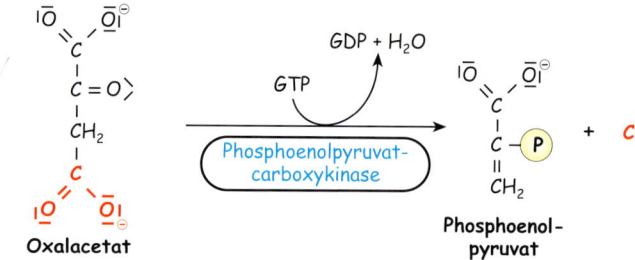

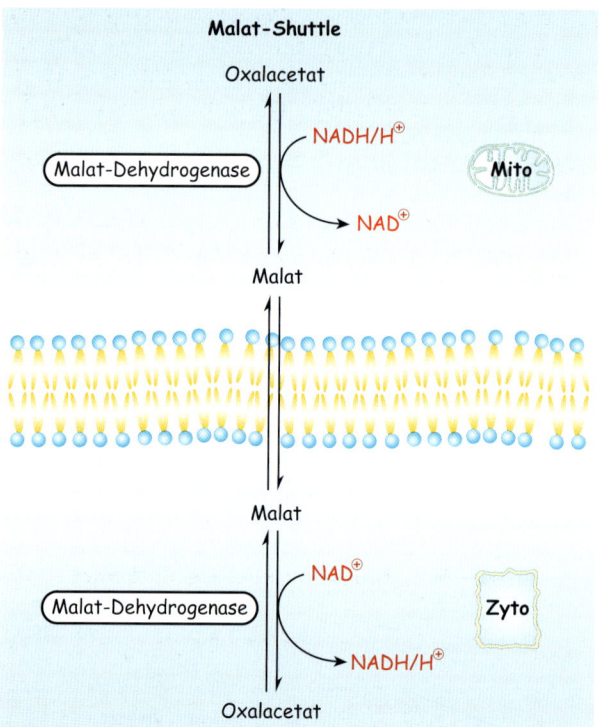

☞ **7.37**   Malat-Shuttle.

Zweiter Schritt. Im Zytosol erfolgt die Oxidation von Malat zum Oxalacetat, das nun zu Phosphoenolpyruvat decarboxyliert wird.

Die **Phosphoenolpyruvat-Carboxykinase** (PEP-CK) spaltet vom Oxalacetat (C₄-Zucker) CO₂ ab und nutzt die dabei frei werdende Energie, um das Molekül am C²-Atom zu phosphorylieren, wodurch Phosphoenolpyruvat (C₃-Zucker) entsteht. (Hier hat man dann die Investition in die Biotin-Reaktion genutzt.) Trotz der Decarboxylierung ist noch weitere Energie notwendig. Hier gibt es nun eine Besonderheit: ausnahmsweise wird **GTP** statt ATP als Energielieferant genutzt (☞ **7.38**).

☞ **7.38**   Phosphoenolpyruvat-Carboxykinase spaltet vom Oxalacetat CO_2 ab, wodurch Phosphoenolpyruvat entsteht.

Die nächsten Schritte werden der Glykolyse entsprechend bis zum Fruktose-1,6-Bisphosphat einfach rückwärts durchschritten, da die Reaktionen relativ frei reversibel sind (man muss nur das Produkt auf der entsprechenden Seite abziehen, was durch die wenigen irreversiblen Reaktionen gewährleistet wird).

Fruktose-1,6-Bisphosphat zu Fruktose-6-Phosphat

Die Reaktion von Fruktose-6-Phosphat zu Fruktose1,6-Bisphosphat ist die stark exergone Schrittmacherreaktion der Glykolyse. An die Stelle der Phosphofruktokinase tritt in der Glukoneogenese die **Fruktose-1,6-Bisphosphatase**, die an C¹ das Phosphat abspaltet. Es entsteht Fruktose-6-Phosphat (☞ **7.39**).

Bei einer direkten *Umkehr* der Glykolyse würde ATP entstehen! Daran sieht man, dass es sich hier um zwei *verschiedene* Reaktionen handelt, wodurch auch ein weiteres Enzym erforderlich ist.

Fruktose-6-Phosphat steht mit Glukose-6-Phosphat im Gleichgewicht, das dann in die letzte Reaktion der Glukoneogenese eingeht.

☞ **7.39**   Die Fruktose-1,6-Bisphosphatase spaltet Phosphat ab, und es entsteht Fruktose-6-Phosphat.

Glukose-6-Phosphat zu Glukose

Das für diese Reaktion notwendige Enzym, die **Glukose-6-Phosphatase**, existiert nur dort, wo auch die Glukoneogenese abläuft, also in der **Leber**, der **Nierenrinde** und im **Dünndarmepithel**.

Dieses Enzym spaltet den letzten Phosphat-Rest ab, wodurch freie Glukose entsteht. Die Glukose-6-Phosphatase befindet sich im **Endoplasmatischen Retikulum**, dem dritten Zellkompartiment, das die Glukoneogenese benötigt (☞ **7.40**).

Die freie, endogen entstandene Glukose kann mithilfe eines Transporters (vermutlich GLUT 2) die Membran der Zelle durchdringen und über die Blutbahn alle Organe des Körpers erreichen.

7.40 Die Glukose-6-Phosphatase katalysiert die Reaktion zu Glukose.

7.5.3 Substrate des Zuckeraufbaus

Welche der Ausgangssubstanzen – Laktat, Aminosäuren oder Glycerin – zur Glukoneogenese herangezogen werden, hängt von den jeweiligen Anforderungen des Organismus ab.

Ständiges Substrat der Glukoneogenese ist **Laktat**, das fortwährend in großer Menge z. B. von Erythrozyten (die nur anaerobe Glykolyse betreiben können), produziert wird. Bei körperlicher Anstrengung kommt noch das Laktat aus dem anaeroben Stoffwechsel der Muskulatur hinzu. In beiden Fällen erfolgt der Abbau des Laktats vor allem in der Leber, die es – je nach Bedarf – entweder der Endoxidation (Atmungskette) zuführt, freie Glukose daraus macht oder ihre Glykogenspeicher auffüllt.

Hungersubstrate sind **Alanin** und andere **glukogene Aminosäuren** (S. 187), die vor allem aus der Muskulatur stammen, sowie das **Glycerin** aus dem Fettgewebe. Der Grund dafür, dass vor allem die Muskulatur Aminosäuren für die Glukoneogenese zur Verfügung stellt, ist wohl der, dass dort Proteine kurzzeitig und problemlos abgebaut werden können – in der Hoffnung, sie bei einer bald folgenden Mahlzeit wieder aufbauen zu können.

Fettsäuren liefern die notwendige Energie. Was die Leber noch benötigt, um Glukose herstellen zu können, sind Fettsäuren. Allerdings nicht als Glukose-Vorstufen, da man aus Acetyl-CoA ja *keine* Glukose herstellen kann, sondern als Energielieferanten. In Hungerzeiten bezieht die Leber ihre Energie vor allem aus der β-Oxidation von Fettsäuren. Zum einen liefern nur Fettsäuren Energie in so rauen Mengen, wie sie in Hungerzeiten von der Leber benötigt werden, zum anderen ist die energieliefernde Glykolyse in der Leber (bedingt durch Glukagon) abgestellt – damit die Glukoneogenese laufen kann.

Neben den Fettsäuren fällt beim Abbau von Fetten (Triacylglycerinen) im Fettgewebe (S. 145) noch **Glycerin** an, das auch zur Leber transportiert wird und dort der Glukoneogenese als Substrat zur Glukoseherstellung dient.

Einstieg in die Glukoneogenese

Über drei verschiedene Einstiegsmoleküle erfolgt die Biosynthese von Glukose (☞ **7.41**):
1. Am wichtigsten ist hier das **Pyruvat**, das aus Laktat und Alanin entsteht, was die beiden wichtigsten Vorstufen für die Glukoneogenese sind. Auch andere (C₃-)Aminosäuren werden zu Pyruvat abgebaut und dienen so der Glukoneogenese.
2. **Oxalacetat** dient vielen (C₄-)Aminosäuren als Transportform.
3. **Glyceron-3-Phosphat** schließlich steigt etwas später in die Reaktionsabläufe ein und entsteht vor allem aus Glycerin.

7.41 Drei verschiedene Einstiegsmoleküle für die Glukoneogenese.

Laktat

Das aus dem Erythrozytenstoffwechsel und dem anaeroben Muskelstoffwechsel stammende Laktat wird mithilfe der Laktat-Dehydrogenase im Zytosol direkt zu Pyruvat umgewandelt und so aus seiner Sackgasse befreit (☞ **7.42**). Laktat, das aus der Muskulatur stammt, wird in der Leber wieder zu Glukose umgewandelt und ans Blut abgegeben, so dass es vom Muskel wieder aufgenommen werden kann (Cori-Zyklus, S. 96).

7.42 Ausgangsprodukt Laktat für die Glukoneogenese.

Alanin

Die in Hungerzeiten wichtigste Vorstufe von Glukose ist das Alanin aus der Muskulatur. Beim Abbau von Muskelproteinen und deren Aminosäuren entsteht zunächst relativ viel Pyruvat, das durch die **Alanin-Transaminase** (**ALT**) zu Alanin umgewandelt wird. Alanin gelangt über das Blut in die Leber und wird dort, ebenfalls durch die ALT (in den Mitochondrien), die jetzt zur Glukoneogenese dient, in Pyruvat rückverwandelt (👁 **7.43**).

👁 **7.43**   Ausgangsprodukt Alanin für die Glukoneogenese.

> Alanin ist – nach Glutamin – die Aminosäure mit der zweithöchsten Konzentration im Blut.

Andere Aminosäuren

Aminosäuren, die vier C-Atome lang sind, treten (nachdem sie zu verschiedenen Zwischenprodukten des Citratzyklus, vor allem Succinyl-CoA, reagiert haben,) über **Oxalacetat** in die Glukoneogenese ein, Aminosäuren mit drei C-Atomen über Pyruvat.

Glycerin

Glycerin, das aus dem Abbau von Triacylglycerin im Fettgewebe (S. 145) stammt, stößt erst an der Stelle des Glyceron-3-Phosphats zur Glukoneogenese. Dies ist energetisch gesehen eine recht billige Angelegenheit, da im Vergleich zu den übrigen Ausgangssubstraten vier Mol ATP gespart werden.
Glycerin wird dazu in der Leber unter ATP-Verbrauch durch die Glycerokinase direkt in Glycerin-3-Phosphat umgewandelt, das nun unter Bildung von NADH/H⁺ zu Glyceron-3-Phosphat oxidiert wird (👁 **7.44**).
Fettgewebszellen besitzen keine Glycerokinase und können daher das Glycerin nicht verwenden.

👁 **7.44**   Ausgangsprodukt Glycerin für die Glukoneogenese.

7.5.4   Die Glukoneogenese und ihre drei Kompartimente in der Zelle

Die Glukoneogenese benötigt das Zytosol, die Mitochondrien und das Endoplasmatische Retikulum der Zelle (👁 **7.45**). Da die Glykolyse vollständig im Zytosol stattfindet, muss es für die Zelle triftige Gründe geben, einige Reaktionen der Glukoneogenese an anderer Stelle stattfinden zu lassen.

👁 **7.45**   Die Glukoneogenese findet in drei Zellkompartimenten statt.

Der Umweg über das Mitochondrium

Um den Umweg über das Mitochondrium verstehen zu können, müssen wir uns kurz die Funktion der Laktat-Dehydrogenase (LDH ins Gedächtnis zurückrufen. Die LDH hat bei der Glykolyse die Aufgabe, das verbrauchte NAD⁺ wieder aus NADH/H⁺ zu regenerieren.
Bei der Glukoneogenese wird nun NADH/H⁺ anstelle von NAD⁺ benötigt. Quelle dieses Elektronentransporters ist vor allem die β-Oxidation, daneben kann noch die Oxidation von Aminosäuren ihren Beitrag leisten. Diese beiden Reaktionsketten laufen allerdings in den Mitochondrien ab, wo also auch das benötigte NADH/H⁺ entsteht. Unsere Zellen mussten sich daher einen Mechanismus ausdenken, mit dem sie die begehrten Elektronentransporter aus den Mitochondrien ins Zytosol transportieren können.

Hauptweg für Pyruvat. Meist entsteht Pyruvat im Zytosol (in Hungerzeiten vor allem aus dem Alanin der Muskulatur) in einer Reaktion, bei der kein NADH/H⁺ gebildet wird. Pyruvat gelangt dann über einen Transporter in ein Mitochondrium, in dem zunächst die Carboxylierung zum Oxalacetat und anschließend die Reduktion zum Malat erfolgen. Hierbei wird Wasserstoff vom Malat aufgenommen und dann über den Malat-Shuttle aus dem Mitochondrium transportiert (👁 **7.46**).

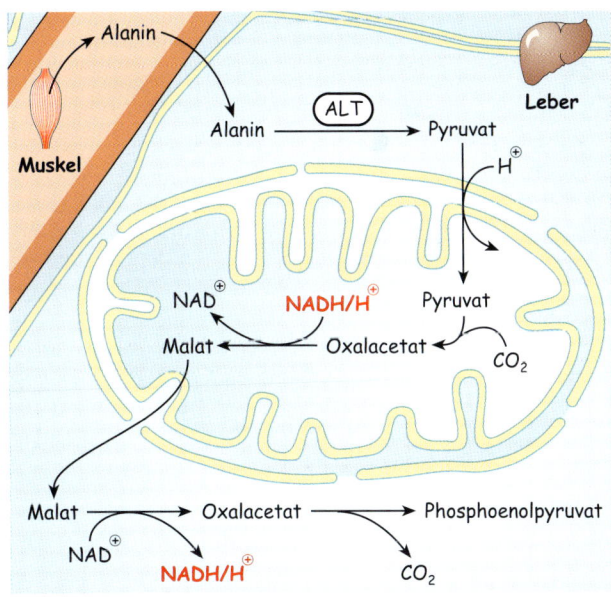

7.46 Hauptweg für Pyruvat.

Alternativweg für Laktat. Dient viel Laktat als Glukose-Vorstufe, wird ein Weg beschritten, bei dem nicht der Malat-Shuttle verwendet wird. Laktat wird im Zytosol zu Pyruvat umgewandelt, eine Reaktion, bei der auch ein NAD^+ zu $NADH/H^+$ reduziert wird (☞ **7.47**).

Stellt sich natürlich die Frage, woher ein Mitochondrium weiß, ob ein hereinkommendes Pyruvat einmal ein Alanin oder ein Laktat gewesen ist. Die Antwort liegt in der Reversibilität des Malat-Shuttles begründet. Seine Aktivität ist von den Konzentrationen der oxidierten und reduzierten Form des NADH in den beiden Kompartimenten Zytosol und Mitochondrium abhängig.

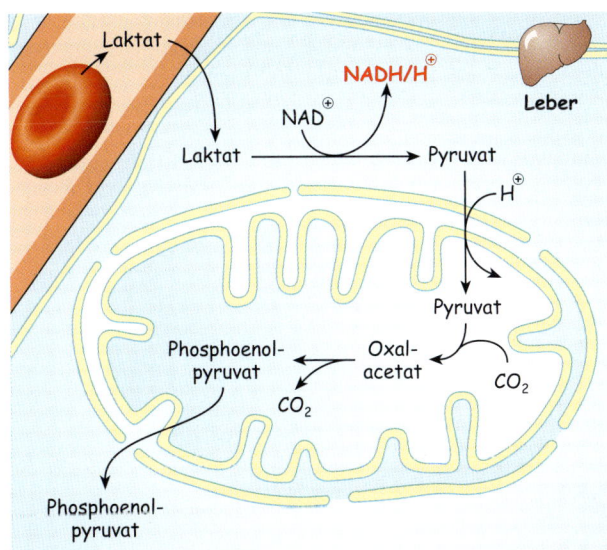

7.47 Alternativweg für Laktat.

Unter stärkerem Laktatangebot (genügend $NADH/H^+$ im Zytosol, z. B. bei starker Muskelaktivität) wird Pyruvat intramitochondrial zu Oxalacetat (ganz normal), dann aber durch eine **mitochondriale Phosphoenolpyruvat-Carboxykinase** (**PEP-CK**) schon zu Phosphoenolpyruvat umgewandelt, das ins Zytosol transportiert wird. Damit entsteht **im Zytosol** kein zusätzliches $NADH/H^+$.

Der Umweg über das Endoplasmatische Retikulum

Glukose-6-Phosphat wird **aktiv** in das Endoplasmatische Retikulum transportiert, in dem sich die Glukose-6-Phosphatase befindet. Wie die Glukose von dort aus ins Blut gelangt, ist noch nicht geklärt. Vermutlich gibt es Vesikel, die sich vom ER abschnüren und mit der Zellmembran fusionieren.

7.5.5 Energiebilanz – oder was kostet Glukose?

Die Biosynthese von Glukose kostet – wie alle Biosynthesen – Energie in Form von ATP, die unser Körper (hier vor allem die Leber) aufwenden muss.

Drei Reaktionen der Glykolyse müssen umgangen werden, wobei jeweils ein ATP verbraucht wird. Dies sind die folgenden Reaktionen:

1. Pyruvat zum Oxalacetat
2. Oxalacetat zum Phosphoenolpyruvat (als GTP)
3. 3-Phosphoglycerat zu 1,3-Bisphosphoglycerat

Für ein Molekül Glukose müssen diese Reaktionen zwei Mal ablaufen. Die Zelle benötigt daher **pro Glukose sechs ATP.** Da man beim Abbau von Glukose zu Pyruvat bzw. Laktat wieder zwei ATP gewinnt, ergibt sich ein **Nettoverlust von vier ATP** für die Biosynthese von Glukose.

Steigen Vorstufen auf der Ebene des **Oxalacetats** in die Glukoneogenese ein, spart sich die Zelle den ersten Schritt, womit **zwei ATP eingespart** werden können (Nettoverlust also zwei ATP). Bei der Verwendung von **Glycerin** als Vorstufe können nochmal zwei ATP eingespart werden (ATP-Bilanz also Plus-Minus-Null).

Keine Zelle wird durch die Glukoneogenese Glukose aufbauen, um sie in der Glykolyse selbst wieder zu Energie abzubauen, da die Bilanz im besten Fall (mit Glycerin als Startmolekül) Plus-Minus-Null wäre.

7.5.6 Regulation der Glukoneogenese

Da die Glykolyse an ihren drei irreversiblen Reaktionen reguliert wird, wundert es sicher nicht, dass hier im Gegenzug auch die Glukoneogenese reguliert wird. Die Regulationsstellen sind die drei Schlüsselenzyme:

1. Pyruvat-Carboxylase
2. Phosphoenolpyruvat-Carboxykinase (PEP-CK)
3. Fruktose-1,6-Bisphosphatase

Die Regulation von Glykolyse und Glukoneogenese erfolgt gegensinnig, da die Glukose, die mühsam in der Glukoneogenese hergestellt wird, nicht gleich wieder in der Glykolyse der gleichen Zelle verbraucht werden soll. Dadurch würde in unserem Körper sinnlos wertvolle Energie verschleudert. (Für andere Organismen, wie z. B. Hummeln, ist diese Art der „Verschwendung" lebenswichtig: sie wärmen so im Frühling ihre Flugmuskeln auf.)

Allosterische Regulation der Glukoneogenese

Man kann bei der allosterischen Regulation so etwas wie einen Schutzmechanismus für die Leberzellen ausmachen. Daneben wird der Bedarf an Glukose durch den Gesamtorganismus – vor allem durch das Hormon Glukagon – angezeigt.

Die Pyruvat-Carboxylase ist für den **geschwindigkeitsbestimmenden Schritt** der Glukoneogenese zuständig. Dieses Enzym arbeitet nur in Gegenwart von **Acetyl-CoA**, seinem allosterischen Aktivator. Daran kann man sehen, dass Leberzellen nur dann Glukoneogenese betreiben, wenn sie selbst genügend Energie – in Form von Acetyl-CoA aus dem Abbau von Fettsäuren – zur Verfügung haben. Daneben stellt die Pyruvat-Carboxylase-Reaktion eine wichtige anaplerotische Reaktion für den Citratzyklus dar (S. 203). Wenn viel Acetyl-CoA in den Mitochondrien vorliegt, bedeutet das, dass relativ gesehen zu wenig Oxalacetat vorliegt, um Citrat bilden zu können. Also fördert Acetyl-CoA die Bildung von Oxalacetat aus Pyruvat.
Zusätzlich hemmt Acetyl-CoA noch die Pyruvat-Dehydrogenase, die in Glukoneogenese-Zeiten nicht benötigt wird, da die Glykolyse ja nicht läuft.

Generell fördern ATP und $NADH/H^+$ – beides Zeichen dafür, dass in den Zellen genügend Energie zur Verfügung steht – die Glukoneogenese. Im Gegenzug hemmt ADP die ganze Aktion.

Die Phosphoenolpyruvat-Carboxykinase (PEP-CK) wird nicht allosterisch reguliert.

Die Fruktose-1,6-Bisphosphatase. Wie bei der Glykolyse spielt auch bei der Glukoneogenese **Fruktose-2,6-Bisphosphat** eine große Rolle. Hier hat es allerdings den gegenteiligen Effekt: die Fruktose-1,6-Bisphosphatase wird durch einen hohen Fruktose-2,6-Bisphosphat-Spiegel allosterisch gehemmt, während ein Mangel an Fruktose-2,6-Bisphosphat einen niedrigen Blutglukosespiegel signalisiert, wodurch dieses Schlüsselenzym aktiviert wird. Dieser Mangel wird in erster Linie durch das Hormon Glukagon verursacht, indem es über die Steigerung des cAMP-Spiegels die Inaktivierung der PFK-2 sowie die Aktivierung der Fruktose-2,6-Bisphosphatase hervorruft.

Hormonelle Regulation der Glukoneogenese

Auch die hormonelle Regulation erfolgt gegensinnig zur Glykolyse. **Glukagon** (Hungersignal) sorgt über eine Erhöhung des cAMP-Spiegels in der Leber für eine Phosphorylierung aller möglichen interkonvertierbaren Enzyme. Phosphoryliert ist die Pyruvatkinase inaktiv und damit die Glykolyse gehemmt, die **Fruktose-1,6-Bisphosphatase** und damit die Glukoneogenese dagegen aktiv. Daneben bewirkt Glukagon noch eine Induktion aller Schlüsselenzyme der Glukoneogenese.
Adrenalin (Stresssignal) spielt in der Leber nur eine untergeordnete Rolle und wirkt analog zu Glukagon über eine Erhöhung des cAMP-Spiegels.
Insulin hingegen hemmt über eine Repression die Biosynthese der Schlüsselenzyme der Glukoneogenese.

7.6 Der Glykogen-Stoffwechsel

Das Glykogen dient unserem Organismus als **Speicher** für **Glukose**, der schnell mobilisiert werden kann. Der Glykogen-Stoffwechsel findet im **Zytosol aller** unserer **Zellen** statt, wobei die **Muskulatur** mit der größten Menge aufwarten kann (⊙ **7.48**).
Die **Leber** betreibt ebenfalls einen erheblichen Glykogen-Stoffwechsel; anders als alle anderen Zellen allerdings nicht für sich selbst, sondern für den Gesamtorganismus.

Im Gegensatz zu den Pflanzen, die Glukose in Form von Stärke speichern, dient in Säugetieren das Glykogen als Speicher des so wichtigen Energiestoffes.
Insgesamt kann ein menschlicher Körper ca. **400 g** Glukose aufbewahren; allerdings nur in Form von Glykogen. Einzelne Glukose-Moleküle lassen sich nicht speichern, da sie osmotisch aktiv sind (zu viel Wasser in die Zelle ziehen), was jede Zelle zum Platzen bringen würde.
Das Blut enthält nur sehr geringe Glukosemengen. Beim Normalwert von 70 – 110 mg/dl sind es ca. 1 g Glukose pro Liter Blut, was bezogen auf das Gesamtvolumen von fünf Litern nur knappe 5 g ergibt.

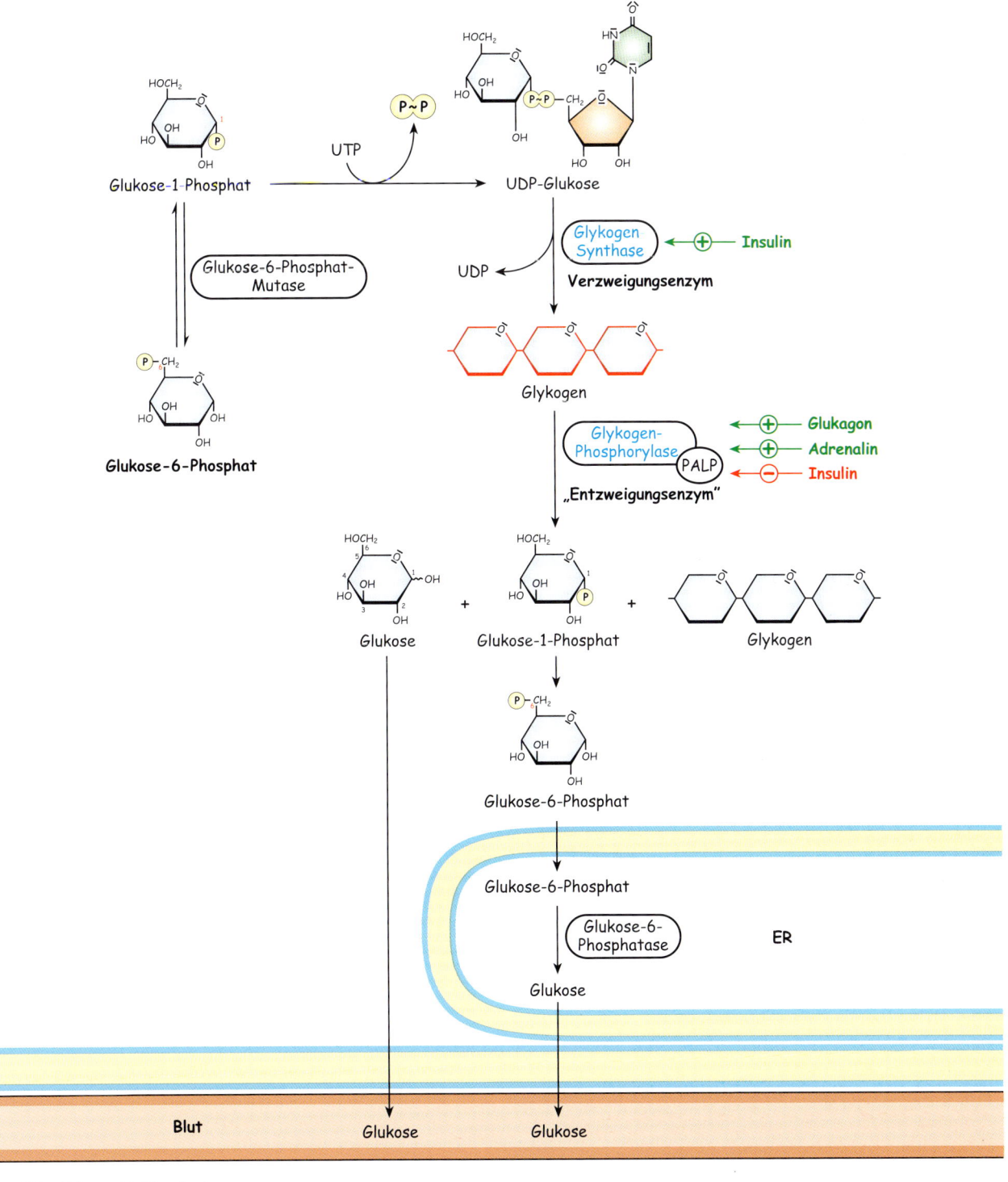

👁 **7.48** Glykogen-Stoffwechsel.

7.6.1 Welche Organe besitzen Glykogen-Vorräte?

Bis auf die Erythrozyten sind alle unsere Zellen in der Lage, Glykogen auf- und abzubauen. Ihre Speicherkapazität ist aber äußerst gering.

> Als Glykogen-Speicher relevant für den gesamten Organismus sind nur zwei Organsysteme (👁 7.49):
> 1. Die **Leber**, die das Glykogen speichert, um den restlichen Organismus mit Glukose versorgen zu können.
> 2. Die **Muskulatur**, die Glykogen – wie alle anderen extrahepatischen Zellen auch – nur für sich selbst speichert. Allerdings in so riesigen Mengen, dass sie in einem Glykogenkapitel nicht unerwähnt bleiben kann.

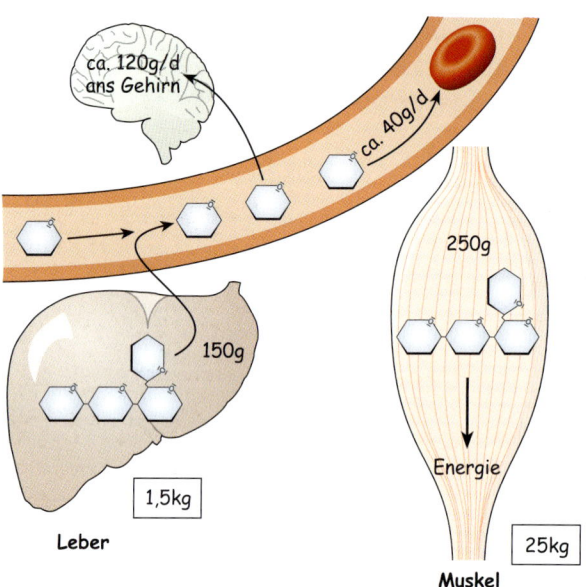

👁 **7.49**   Die beiden relevanten Glykogen-Speicher: Leber und Muskel.

Leber. Das Glykogen der Leber dient zur Auffüllung der Blutglukose und versorgt damit die obligaten Glukose-Verwerter (Erythrozyten und Gehirn), die pro Tag immerhin ca. 160 g benötigen. Unser Glukosespeicher ist daher bereits nach etwa 24 Stunden aufgebraucht.
Wenn die Leber (1,5 kg) ihre Glykogen-Speicher kräftig aufgefüllt hat, besteht sie zu etwa 10 % (150 g) aus Glykogen (100 mg Glykogen pro g Leber), und ist damit das Organ mit der **höchsten Glykogenkonzentration** unseres Körpers.
Muskulatur. Das Glykogen in der Muskulatur dient – wie in allen anderen Zellen auch – nur dem Eigenbedarf. Wobei der „Eigenbedarf" indirekt wieder dem Gesamtorganismus zugute kommt, da dies die Reserven z. B. für eine plötzliche Flucht sind.
Interessant ist der Glykogenstoffwechsel in der Muskulatur einfach aufgrund seiner Menge. Hier sind rund 250 g Glukose als Glykogen gespeichert, die **Glykogenmenge** ist also sogar **höher als in der Leber**.

Was die Menge pro Gramm Gewebe angeht, schneidet die Muskulatur (25 kg) allerdings schlechter ab als die Leber. Sie ist nur in der Lage, unter 1 % ihres Gewichts an Glykogen zu speichern (10 mg Glykogen pro g Muskulatur).

> Die Leber besitzt die höchste *Konzentration* an Glykogen, die Muskulatur verfügt über die größte *Menge*.

7.6.2 Glykogen-Struktur

> Glykogen ist ein verzweigtes Riesenmolekül aus bis zu 50 000 Glukose-Molekülen, das im **Zytosol** gespeichert wird.

Jedes Glykogen-Molekül besitzt ein Startermolekül (Glykogenin, engl. *primer*, S. 112), das im Inneren des Moleküls eingeschlossen ist und von dem die Biosynthese ausgeht. An ihm werden Glukosebausteine zunächst linear durch α-1,4-glykosidische Bindungen miteinander verbunden. Etwa alle 10 Glukose-Moleküle kommt dann zusätzlich eine α-1,6-glykosidische Bindung (Verzweigung) vor.
Der Vorteil der Verzweigung besteht darin, dass man das Glykogenmolekül an vielen Stellen gleichzeitig ab- oder aufbauen kann und damit Zeit spart.

7.6.3 Glykogen-Biosynthese

> Die Aneinanderreihung von Zuckern ist ein endergoner, also nicht freiwillig ablaufender Vorgang, da hier die Ordnung in der Zelle massiv erhöht wird (aus rund 50 000 Molekülen Glukose wird gerade einmal 1 Molekül Glykogen!).

Daher müssen die Glukose-Moleküle vor ihrem Einbau erst einmal **aktiviert** werden, was – wie unter Zuckern üblich – mit **UTP** geschieht. Durch diese Aktivierung wird die ganze Glykogen-Biosynthese dann doch exergon, läuft also freiwillig ab. (Andere Reaktionen können in unseren Zellen auch gar nicht ablaufen, S. 62)
Die aktivierten Glukosemoleküle werden jetzt durch die **Glykogen-Synthase** an einen bestehenden Glykogenast angebaut. Selbst bei maximalem Glykogenabbau bleibt übrigens immer ein Restgerüst um den Primer übrig, an das wieder angeknüpft werden kann.

Aktivierung der Glukose

Nach der Nahrungsaufnahme wird ein Teil der Glukose erst einmal von den **Erythrozyten** aufgenommen und zu Laktat abgebaut. In dieser Form gelangt es in die Leber, die es weiter verstoffwechselt. Bei hohem Blutglukosespiegel nimmt auch die **Leber** Glukose aus dem Blut auf (geringe Substrataffinität der Glukokinase). Die **Muskulatur** ist weniger altruistisch und besorgt sich immer so viel Glukose, wie sie braucht (hohe Substrataffinität der Hexokinase). Ausgangspunkt der Biosynthese von Glykogen ist unser mittlerweile alter Bekannter, das **Glucose-6-Phosphat**, das auf verschiedene Weisen entstehen kann: In der Leber entsteht es hauptsächlich aus Laktat über die Glukoneogenese, daneben aus Glukose über die Glukokinase-Reaktion; in der **Muskulatur** wird es über die Hexokinase-Reaktion gewonnen.

Glukose-1-Phosphat. Vor der weiteren Aktivierung der Glukose wird Glukose-6-Phosphat durch die Glukose-6-Phosphat-Mutase in Glukose-1-Phosphat umgewandelt (👁 **7.50**).

👁 **7.50** Glukose-6-Phosphat wird durch die Glukose-6-Phosphat-Mutase in Glukose-1-Phosphat umgewandelt.

UDP-Glukose. Die weitere Aktivierung findet nun durch die UDP-Glukose-Pyrophosphorylase statt. Dieser – zugegebenermaßen etwas unhandliche – Name beschreibt das Ergebnis der ganzen Reaktion in einem Wort. Das Enzym spaltet aus UTP Pyrophosphat (PP_a) ab. Das entstandene UMP wird mit seinem übrig gebliebenen Phosphatrest an den Phosphatrest des Glukose-1-Phosphats gebunden, wodurch die UDP-Glukose mit ihrer einen **energiereichen Anhydridbindung** entsteht (👁 **7.51**).

👁 **7.51** Die UDP-Glukose-Pyrophosphorylase katalysiert die Reaktion zu UDP-Glukose.

Diese Reaktion ist bis jetzt noch reversibel. Durch die Hydrolyse des abgespaltenen Pyrophosphats mittels der überall in der Zelle vorkommenden Pyrophosphatasen wird dieses jedoch aus dem Gleichgewicht entfernt, wodurch die ganze Sache irreversibel wird. Diesen Mechanismus findet man auch bei vielen anderen Biosynthesen von Polymeren.

Biosynthese der geraden Kette

Die Aneinanderreihung der einzelnen Glukose-Moleküle erfolgt durch die **Glykogen-Synthase**, über deren Aktivität die Glykogen-Biosynthese auch reguliert wird (= Schlüsselenzym).

Die Glykogen-Synthase heftet die aktivierten Zuckereinheiten unter Abspaltung von UDP an den bestehenden Glykogenbaum. Dabei knüpft sie nur α-1,4-glykosidische Bindungen, so dass ein linearer Strang entsteht. Die große Aufzweigung des schon bestehenden Baumes erweist sich hier als Vorteil, denn an jedes freie Glukose-C^4-Ende mit Hydroxyl-Gruppe kann ein neues Glukosemolekül angelagert werden, was die Synthesegeschwindigkeit um ein Vielfaches beschleunigt (👁 **7.52**).
So baut die Glykogen-Synthase Stück für Stück das Riesenmolekül auf. Bleibt die Frage, wie die α-1,6-Verzweigungen zustande kommen.

👁 **7.52** Die Aneinanderreihung der einzelnen Glukose-Moleküle erfolgt durch die Glykogen-Synthase.

Biosynthese der Verzweigungsstellen

Für die Verzweigungen gibt es ein eigenes Enzym, das Verzweigungsenzym (engl. *branching enzyme*), das bei seiner Arbeit einem ganz bestimmten Muster folgt. Seine Arbeitsgrundlage ist eine Glykogenkette von mindestens 11 α-1,4-glykosidisch verknüpften Glukose-Molekülen. Davon spaltet es einen Teil ab, der aus 6 – 7 Glukosemolekülen besteht, und verbindet diesen mit einem C^6-Atom einer Glukose, die sich weiter vorne in der Kette befindet. Diese Verzweigungsglukose muss mindestens vier Moleküle von der letzten Verzweigung entfernt sein (7.53).

Das Verzweigungsenzym verlagert also α-1,4-verknüpfte Glukoseketten auf andere α-1,4-verknüpfte Glukoseketten und knüpft dabei α-1,6-glykosidische Bindungen. Im Endeffekt entsteht alle 8 bis 12 Glukose-Moleküle eine Verzweigung.

Da das umgelagerte Stück (genauso wie das zurückgelassene) ein freies C^4-Ende enthält, entsteht mit jeder Umlagerung eine neue Bindungsstelle, an die weitere Glukose-Moleküle angebaut werden können.

Beginn eines neuen Glykogen-Moleküls

In einer Zelle hält nichts ewig, und es wird auch einmal erforderlich, ein ganz neues Glykogen-Molekül aufzubauen. Auch bei Zellteilungen muss das eine oder andere Glykogen-Molekül neu angelegt werden. In diesen Fällen ist die Biosynthese neuer Glykogen-Startermoleküle gefragt. Der Primer **Glykogenin** ist das Herzstück eines jeden Glykogen-Moleküls, das den stark verzweigten Glykogenbaum zusammenhält. Es ist der Ausgangspunkt für den Neuaufbau von Glykogen. Dieses **Protein** dient als Startermolekül und bleibt im Inneren des Glykogen-Moleküls eingeschlossen. An das Glykogenin werden zunächst durch das Glykogenin selbst bis zu acht Glukose-Moleküle hintereinander angehängt. Erst dann übernimmt die Glykogen-Synthase und synthetisiert die Kette (7.54).

 7.53 Synthese der Verzweigungsstellen.

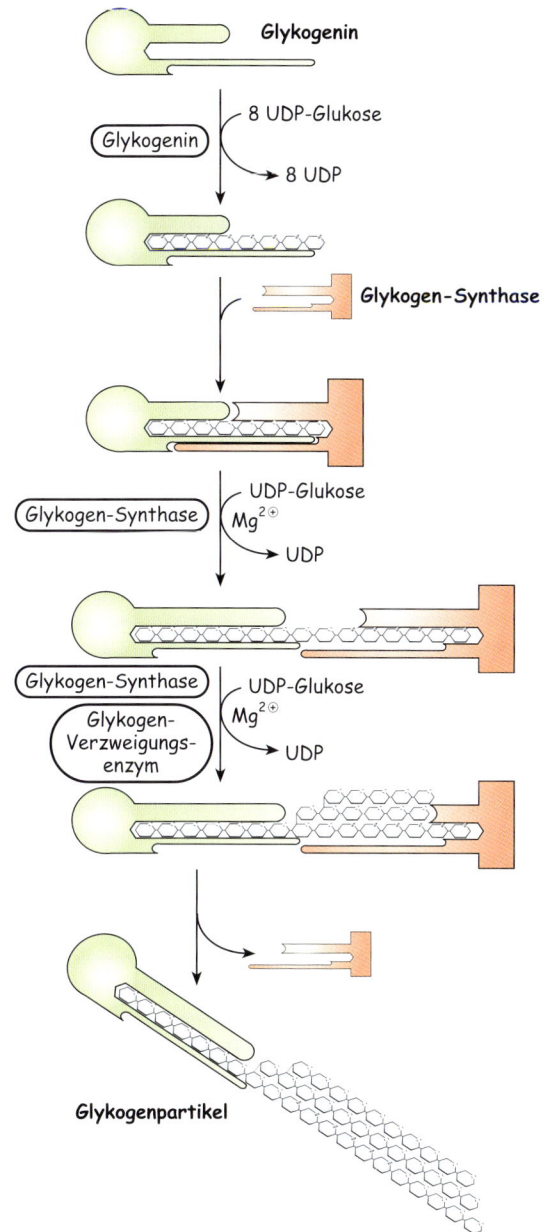

👁 **7.54**   Biosynthese neuer Glykogen-Startermoleküle mithife von Glykogenin.

7.6.4   **Glykogen-Abbau**

> Der Glykogen-Abbau (Glykogenolyse) nimmt einen anderen Weg als der Aufbau und liefert direkt eine energiereiche Verbindung, nämlich **Glukose-1-Phosphat**.

Für die **Muskulatur** ist dies ein Vorteil, da sie so zum einen Energie spart (sie muss Glukose nicht mehr mit ATP phosphorylieren), zum anderen ihr die phosphorylierte Glukose nicht entwischen kann. Im Gegensatz dazu muss die **Leber** die Phosphat-Gruppe, nach Umwandlung von Gluko-

se-1-Phosphat in Glukose-6-Phosphat, durch die Glukose-6-Phosphatase entfernen, da nur freie Glukose ins Blut abgegeben und somit zu anderen Organen gelangen kann. Eine Ausnahme hiervon bilden die Verzweigungsstellen, bei deren Spaltung je ein Molekül **freie Glukose** entsteht.

Phosphorolytische Spaltung der geraden Kette

Der Gegenspieler der Glykogen-Synthase ist die **Glykogen-Phosphorylase** (benötigt Pyridoxal-Phosphat [PALP] als Cofaktor). Dieses Enzym spaltet ausschließlich α-1,4-glykosidische Bindungen **phosphorolytisch** – also unter Anlagerung eines Phosphatrests an die Glukose – vom Glykogenbaum ab. Hier ist es wichtig, sich zu merken, dass es sich dabei um **anorganisches Phosphat** aus dem Zytosol und nicht um Phosphat aus ATP handelt. Bei jeder phosphorolytischen Spaltung entsteht ein Molekül **Glukose-1-Phosphat**. Durch jede Reaktion wird dabei der Baum um eine Zuckereinheit kleiner, wobei so viele Enzyme gleichzeitig arbeiten können, wie es freie Enden gibt (👁 **7.55**).

Die Glykogen-Phosphorylase ist das Schlüsselenzym des Glykogen-Abbaus. Problematisch wird es an den Verzweigungsstellen, da die Glykogen-Phosphorylase nicht in der Lage ist, α-1,6-glykosidische Bindungen zu spalten. Na ja, eigentlich beginnt das Problem schon vier Glukose-Moleküle vor einer Verzweigungsstelle. Ist die Phosphorylase dort angelangt, kann sie ihre Arbeit nicht mehr fortsetzen und wird von einem anderen Enzym abgelöst.

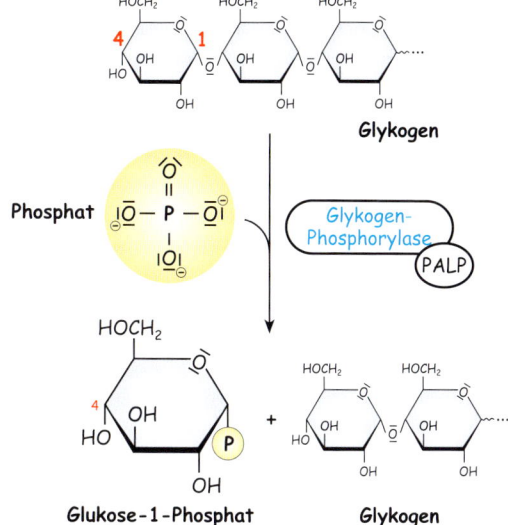

👁 **7.55**   Phosphorolytische Spaltung der geraden Kette.

Abbau der Verzweigungsstellen

Für den Abbau von Verzweigungsstellen sind zwei „enzymatische Aktivitäten" (Glykosyl-Transferase und α-1,6-Glukosidase) notwendig. Beide befinden sich an einem Enzym, das somit zwei Funktionen ausübt (= bifunktionales Enzym). Dieses „Entzweigungsenzym" ist besser bekannt unter seinem englischen Namen: **debranching enzyme**.

👁 **7.56**   Abbau der Verzweigungsstellen.

Die Glykosyl-Transferase springt vier Glukose-Moleküle vor einer Verzweigungsstelle für die Phosphorylase ein und überträgt drei der vier Glukosemoleküle auf eine andere Kette. Übrig bleibt ein Glukose-Molekül an C^6, das erst im nächsten Schritt entfernt wird (👁 **7.56**).

Die α-1,6-Glukosidase entfernt diese einzelne α-1,6-glykosidisch gebundene Glukose unter Anlagerung von **Wasser**, also **hydrolytisch**. Die Folge ist, dass statt des üblichen Glukose-1-Phosphats nur **Glukose** entsteht. Wenn diese der Zelle erhalten bleiben soll, muss sie unter Einsatz eines Moleküls ATP sofort zu Glukose-6-Phosphat phosphoryliert werden, andernfalls verschwindet sie ins Blut. In der Leber ist diese Glukose-Wanderung ins Blut dagegen erwünscht. Nach erfolgreicher Beseitigung dieser Hindernisse kann die Phosphorylase an der linearen Kette weiterarbeiten.

Wie geht der Abbau in Muskulatur und Leber weiter?

In beiden Organen wird das Hauptprodukt Glukose-1-Phosphat wieder durch die Glukose-6-Phosphat-Mutase in Glukose-6-Phosphat umgewandelt. Danach trennen sich die Wege...

Glykogen-Abbau in der Leber. Die Leberzellen besitzen in ihrem **Endoplasmatischen Retikulum** die **Glukose-6-Phosphatase**, die den Phosphatrest von der Glukose abspaltet, so dass diese die Zelle verlassen und **ins Blut** gelangen kann (👁 **7.57**).

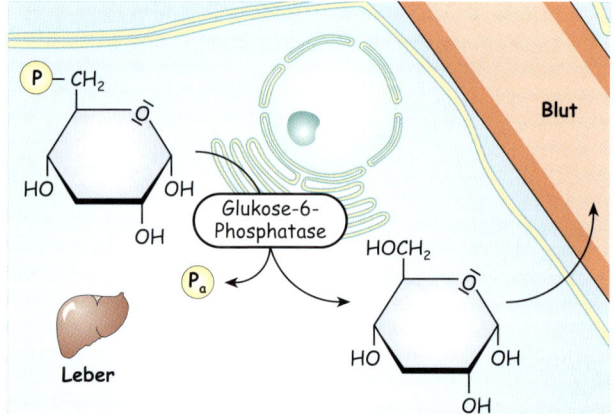

👁 **7.57**   Glykogen-Abbau in der Leber.

Dadurch ist die Leber in der Lage, den Blutglukosespiegel bei Bedarf zu erhöhen und normalerweise konstant bei 80 – 120 mg/dl zu halten.

Glykogen-Abbau in der Muskulatur. Hier und in allen anderen Organen (Ausnahme: Erythrozyten, die ja kein Glykogen speichern) verbleibt Glukose-6-Phosphat in den Zellen und wird unter **Energiegewinn** in die **Glykolyse** eingeschleust. Diese Energie benötigen die Muskeln in großem Umfang für ihre Kontraktionsarbeit (S. 589).

So ist es leicht nachzuvollziehen, dass Muskelzellen (und fast alle extrahepatischen Zellen ebenso) *keine* Glukose-6-Phosphatase besitzen (IMPP-Frage...).

7.6.5 Regulation des Glykogen-Stoffwechsels

Da der Glykogen-Stoffwechsel in der Leber und in der Muskulatur (als Stellvertreter für die übrigen Organe) verschiedene Aufgaben hat, wird er auch unterschiedlich reguliert.

Glücklicherweise werden von den am Glykogen-Stoffwechsel beteiligten Enzymen nur zwei reguliert:
1. Die Glykogen-**Synthase**, die für den Aufbau zuständig ist.
2. Die Glykogen-**Phosphorylase**, die den größten Teil des Abbaus durchführt.

Die Regulation kann allosterisch und hormonell erfolgen. Auch für diesen Stoffwechselweg gilt, dass der Biosynthese- und der Abbauweg niemals zusammen ablaufen.

Allosterische Regulation des Glykogen-Stoffwechsels

Die allosterische Regulation setzt innerhalb der Zelle an. Bekommt sie über den hormonellen Weg den „Wunsch" des Organismus nach einer bestimmten Stoffwechselleistung mitgeteilt, kommt sie diesem nach – sofern es der innere Zustand der Zelle zulässt.
Für die Aktivierung des Glykogen-Abbaus in der Leber spielt die hormonelle Regulation die entscheidende Rolle (S. 353).
Die **Glukose** selbst wirkt – über eine Inaktivierung der Glykogen-Phosphorylase – allosterisch hemmend auf den Abbau. Dies hat den Sinn, dass es keinen Glykogen-Abbau gibt, wenn sowieso genügend Glukose vorhanden ist.

In der Muskulatur führt das vermehrte Auftreten von **AMP** zu einer Aktivierung der Phosphorylase – hier liegt also ein Mangel an ATP vor, der durch einen vermehrten Abbau von Glykogen mit anschließender gesteigerter Glykolyse wettgemacht werden soll. Andererseits wirken **ATP** und **Glukose-6-Phosphat** als Hemmstoffe der Phosphorylase. Diese beiden zeigen an, dass genügend Energie und auch Glukose vorhanden ist und somit kein Glykogenabbau stattfinden muss.
Eine solche Regulation kann es übrigens in der Leber nicht geben, da sie die Glukose ja nicht selbst verbraucht, sondern für andere Organe bereitstellt. Leberzellen selbst weichen auf eine andere Energiequelle aus: die Fettsäuren.
In der Muskulatur gibt es noch einen weiteren interessanten Regulationsmechanismus. Hier ist auch Calcium in der Lage, den Glykogen-Abbau zu stimulieren. Wenn die Muskelzelle arbeitet, steigt der Calciumspiegel an. Genau dann wird Energie in Form von Glukose benötigt und Glykogen abgebaut. Die eigentliche Aktivierung der Glykogen-Phosphorylase erfolgt dabei durch den **Calcium-Calmodulin-Komplex** (also Calcium an ein bestimmtes Calciumbindendes Protein gebunden, S. 345).

Hormonelle Regulation des Glykogen-Stoffwechsels

Wie für den Kohlenhydratstoffwechsel üblich, erfolgt die Regulation auch beim Glykogen durch die Hormone Insulin, Glukagon und Adrenalin und über ihren intrazellulären Botenstoff **cAMP**.

Und wie immer führt dabei cAMP letztlich zu einer reversiblen Phosphorylierung (= Interkonvertierung) verschiedener Enzyme (S. 75).

Glykogen-Abbau. Glukagon signalisiert der Leber, dass ein Bedarf an Glukose im Organismus vorhanden ist. Für die Muskulatur ist **Adrenalin** zuständig. Es meldet der Muskulatur, dass ziemlich bald ihre Arbeit gefragt sein wird (z. B. für eine Flucht). In beiden Fällen steigt der cAMP-Spiegel in den Zellen und die interkonvertierbaren Enzyme werden phosphoryliert. Da cAMP immer ein Notsignal (Hunger oder Flucht, S. 342) ist, verursacht es den Abbau von Glykogen (☞ **7.59**).

Die Glykogen-abbauenden Schlüsselenzyme sind phosphoryliert aktiv, die Glykogen-aufbauenden phosphoryliert inaktiv.

Glykogen-Aufbau. In der gegenteiligen Stoffwechsellage sieht die Sache genau umgekehrt aus. **Insulin** senkt den cAMP-Spiegel in den Zellen und sorgt so für die Dephosphorylierung der entsprechenden Enzyme. Die Glykogen-Synthase wird durch die Phosphatabspaltung aktiviert und baut Glykogen auf, die Phosphorylase wird entsprechend gehemmt (☞ **7.58**).

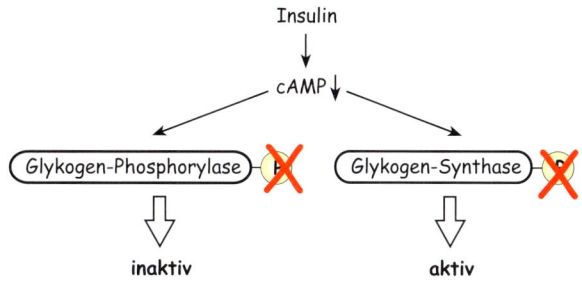

☞ **7.58** Regulation des Glykogen-Aufbau durch Insulin.

Die Verstärker. Die direkte Phosphorylierung und Dephosphorylierung der Glykogenstoffwechsel-Enzyme erfolgt durch zwei spezialisierte Enzyme: die **Phosphorylase-Kinase**, die für die Phosphorylierung zuständig ist, und eine **Protein-Phosphatase**, die die Enzyme dephosphoryliert. Der Vorteil dieser scheinbar überflüssigen zusätzlichen Enzyme liegt in der dadurch erreichten enormen Verstärkung des hormonellen Signals. Ein Hormonmolekül kann also die Freisetzung Tausender von Glukosemolekülen veranlassen (☞ **7.59**).

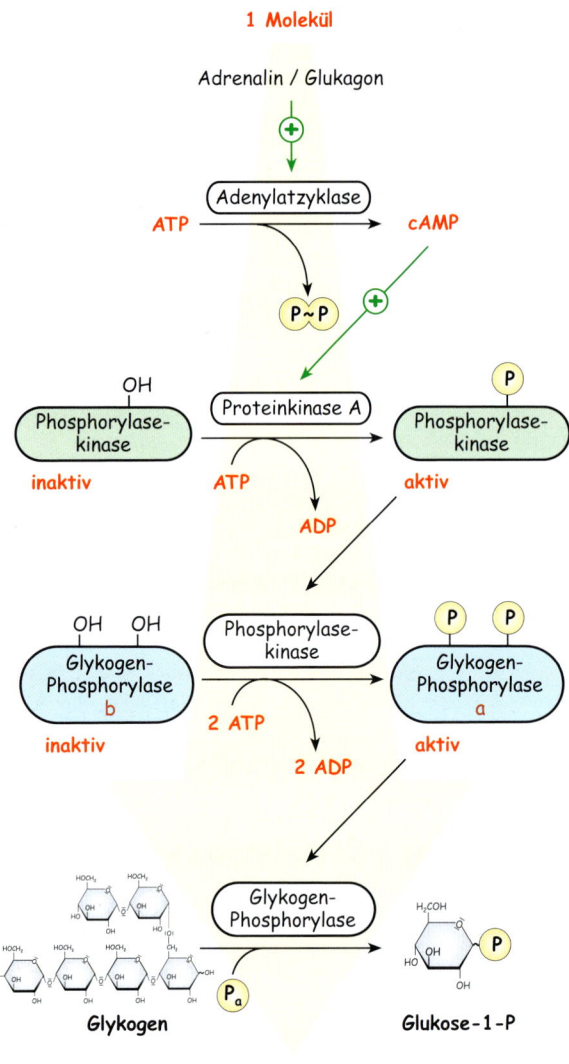

⊙ 7.59 Signalverstärkung durch Phosphorylierungen.

Wenn die Leber 10 kg wiegt... Wie man sich jetzt bestimmt vorstellen kann, stellt ein Defekt im Glykogenstoffwechsel ein schwer wiegendes Problem für den Organismus dar. Für jedes der beteiligten Enzyme ist ein Mangel bekannt, bei dem man von einer **Glykogenose** spricht. Insgesamt ist die Erkrankung aber ziemlich selten, weshalb wir sie nur kurz erwähnen.
Am häufigsten findet man einen **Mangel** des Enzyms **Glukose-6-Phosphatase**, das benötigt wird, um freie Glukose ins Blut abzugeben. Bei diesem autosomal-rezessiv vererbten Defekt wird Glykogen zwar noch aufgebaut, die beim Abbau entstehende Glukose kann die Zelle jedoch nie mehr verlassen. Folglich speichert und speichert die Leber Glykogen, was dazu führt, dass sie extrem anschwillt und ein Gewicht von bis zu 10 kg erreichen kann.

Ein weiteres Problem, das durch diesen Defekt auftritt, ist die Konstanthaltung des Blutzuckerspiegels. Zwischen den Mahlzeiten fehlen im Blut die Glukose aus dem Abbau des Leberglykogens (schwere **Hypoglykämie**) und damit der Energienachschub für Gehirn und Erythrozyten.
Die Therapie zielt auf eine Verhinderung der Hypoglykämie ab. Vor allem nachts werden glukosehaltige Präparate gegeben, die ein gefährliches Absinken des Glukosespiegels verhindern sollen. Bei guter Einstellung des Glukosespiegels ist die Prognose relativ gut.

7.7 Das Vitamin Biotin

Das Vitamin Biotin dient in unserem Körper drei wichtigen Carboxylasen und einer etwas weniger wichtigen Carboxylase als Coenzym.

Chemie des Biotin

Biotin ist wasserlöslich und gehört in die Gruppe der B-Vitamine. Chemisch betrachtet besteht es aus zwei Ringsystemen, an die noch Valeriansäure gekoppelt ist (⊙ **7.60**).

⊙ 7.60 Biotin.

Die Aufnahme von Biotin

Biotin kommt zwar in ziemlich vielen Nahrungsmitteln vor, oft allerdings in nur geringen Mengen. Viel findet sich mal wieder in Leber (was verständlich ist, wenn man etwas Biochemie beherrscht, s. u.).
In tierischen Nahrungsmitteln liegt das Vitamin in der Regel gebunden an sein Protein vor, da Biotin als prosthetische Gruppe (S. 67) arbeitet. Die Schweine- oder Rinder-Carboxylasen werden dann im Magen-Darm-Trakt hydrolysiert und das so genannte **Biocytin** wird freigesetzt. Hierbei handelt es sich um Biotin, das noch einen Teil des Ankers zur Carboxylase enthält. Nun kommt eine **Biotinidase** zum Zuge, die Biocytin zum Biotin (und freiem Lysin) hydrolysiert, das dann endlich (vor allem im proximalen Dünndarm) aufgenommen werden kann.
Unsere Darmbakterien produzieren ebenfalls Biotin, ob uns das viel bringt, ist allerdings momentan noch nicht geklärt.
Der tägliche Bedarf an Biotin liegt für Erwachsene bei etwa 70 µg.

Molekularer Mechanismus

Die Biotine binden als prosthetische Gruppen kovalent an ihre vier Carboxylasen, wodurch diese erst voll funktionsfähig werden.

Die Arbeit der Carboxylasen. Enzymgebundenes Biotin lagert dann ATP-abhängig CO_2 (via HCO_3) an, wodurch die Carboxylase dann sozusagen „geladen" wäre. Diese Carboxyl-Gruppe kann dann auf ein entsprechendes Substrat übertragen werden (7.61).

 7.61   Die Arbeit der Carboxylasen.

Der Biotin-Zyklus. Ein Protein, dem noch etwas zur Vollkommenheit fehlt (beispielsweise seine prosthetische Gruppe), nennt man Apoprotein; das vollständige dann Holoprotein. Die Carboxylasen ohne ihr Biotin heißen entsprechend Apocarboxylasen.
Nun findet sich in unseren Zellen eine **Holocarboxylase-Synthetase**, die nichts anderes zu tun hat, als Biotine an Apocarboxylasen zu binden, damit die fertigen Holocarboxylasen entstehen.
Werden die Carboxylasen dann am Ende ihres Lebens zerlegt, so fällt wieder das uns schon bekannte Biocytin an. Und auch hier zerlegt die Biotinidase das Biocytin in Biotin und Lysin.
Auf diese Weise kann Biotin erneut von einer Holocarboxylase-Synthetase eingefangen und an eine Carboxylase gebunden werden.

Aufgaben von Biotin

Das Vitamin Biotin ist Coenzym dreier biochemisch wirklich wichtiger Carboxylasen:
- der Pyruvat-Carboxylase,
- der Propionyl-CoA-Carboxylase und der
- Acetyl-CoA-Carboxylase.

Die vierte biotinabhängige Carboxylase spielt eine Rolle beim Abbau von Leucin, der biochemisch kompliziert und klinisch nicht sonderlich wichtig ist; daher schenken wir ihn uns.

Pyruvat-Carboxylase Die Pyruvat-Carboxylase ist eines der Schlüsselenzyme der Glukoneogenese, daher findet man sie vor allem in der Leber (und ein wenig in Niere und Darm). Dieses Enzym sitzt in den Mitochondrien und katalysiert die Reaktion vom Pyruvat zum Oxalacetat.

Propionyl-CoA-Carboxylase. Propionyl-CoA ist eines der Endprodukte ungeradzahliger Fettsäuren, außerdem entsteht es beim Abbau der Aminosäuren Valin, Isoleucin, Methionin und Threonin.
Damit es wieder Anschluss an den Stoffwechsel bekommt, wandeln es unsere Zellen über drei Schritte in Succinyl-CoA um, das dann im Rahmen des Citratzyklus weiterverarbeitet werden kann. Den ersten der drei Schritte übernimmt dabei die Propionyl-CoA-Carboxylase und lässt aus Propionyl-CoA D-Methyl-Malonyl-CoA werden.

Acetyl-CoA-Carboxylase. Die Acetyl-CoA-Carboxylase schließlich benötigt man, um aus Acetyl-CoA das Malonyl-CoA aufzubauen. Hieraus können unsere Zellen Palmitinsäure (und dann noch weitere Fettsäuren) aufbauen.

Biotinmangel. Ein Zuviel an Biotin scheint keine Probleme zu machen, einen Mangel könnte es geben, er scheint aber zumindest selten vorzukommen.
Allerdings gibt es Kinder, die mit einem Defekt der Biotinidase geboren werden. Ihnen gibt man freies Biotin, was deren Leiden etwas zu verbessern vermag (im Darm nützt das was, in den Zellen wenig).

Biotin und Avidin

Normalerweise kann Biotin wie geschildert im Darm aus Proteinen freigesetzt werden. In Eiklar von Vogel-, Amphibien- und Reptilieneiern kommt jedoch ein Protein vor, bei dessen Anwesenheit das nicht funktioniert: Avidin.
Avidin ist ein Glykoprotein mit vier Bindungsstellen für Biotin, die eine so große Affinität zu Biotin aufweisen, dass es daher sogar seinen Namen hat (lat. *avidus* = begierig). Man sollte sich also nicht gerade literweise mit Eiklar vollpumpen.
Nach dem Kochen des Eies funktioniert dieser Effekt vom Avidin natürlich nicht mehr, weil es als Protein dadurch denaturiert und damit biologisch inaktiviert wird.

Avidin in der Forschung. Forscher machen sich dies zunutze, indem sie Avidin oder Streptavidin (aus Streptokokken) verwenden, um biotingekoppelte Proteine zu immobilisieren oder um ein Signal in einer Messreaktion zu verstärken.
Man kann beispielsweise an eine der vier Bindungsstellen von Avidin einen Antikörper via Biotin koppeln, an die anderen drei hingegen gekoppelte Enzyme, die dann irgend etwas in der Lösung bunt machen, was gemessen werden kann.

7.8 Andere Monosaccharide – oder noch ein paar süße Moleküle

Zu guter Letzt beschäftigen wir uns noch mit den bisher vernachlässigten Monosacchariden Fruktose, Galaktose, Mannose und den Aminozuckern. Diese Zucker benötigt unser Körper z. B. zur Biosynthese von Glykoproteinen. Daneben sind sie aber auch Bestandteil unserer Nahrung und können unter Energiegewinn abgebaut werden.

7.8.1 Fruktose

Der Fruktose-Stoffwechsel ist aus mehreren Gründen für Mediziner von Interesse.

1. Wir nehmen reichlich Fruktose (Fruchtzucker) mit der **Nahrung** auf (rund 100 g pro Tag), hauptsächlich in Form von Saccharose (Rohrzucker), die aus Fruktose und Glukose besteht.
2. Die Samenblasen synthetisieren eine ganze Menge Fruktose, um die **Spermien** mit genügend Energie zu versorgen.
3. Für **Diabetiker** ist der Fruktose-Stoffwechsel sehr wichtig – und zwar sowohl in positiver als auch in negativer Hinsicht.

Die mit der Nahrung aufgenommene Fruktose gelangt – wie alle Monosaccharide – über die Pfortader zuerst in die Leber. Da dort auch gleich der größte Teil verstoffwechselt wird, sehen wir uns das Schicksal der Fruktose in der Leber genauer an.

> Fruktose wird – im Gegensatz zur Glukose – insulinunabhängig in die Körperzellen aufgenommen. Deshalb können Diabetiker, die an einem Mangel des Hormons Insulin leiden, Fruktose als Glukose-Ersatz zu sich nehmen.

Abbau von Fruktose

> Der Abbau von Fruktose findet vor allem in der Leber statt, mit dem Ziel, aus Fruktose **Energie** zu gewinnen.

Zu diesem Zweck wird Fruktose zu Zwischenprodukten umgewandelt, die man in die Hauptstoffwechselwege der Kohlenhydrate einschleusen kann. Abbauweg „Nummer 1" für die Fruktose ist die **Glykolyse**.

Fruktose-1-Phosphat in der Leber. Der größte Teil der Nahrungsfruktose wird sofort mithilfe des Transporters GLUT 5 **insulinunabhängig** in die Zellen der Leber aufgenommen. (GLUT 5 war zunächst als Glukose-Transporter beschrieben worden, bis sich herausstellte, dass er nur Fruktose transportiert; sozusagen ein FRUT.)
Innen angekommen, wird Fruktose sofort durch die **Fruktokinase** zu Fruktose-1-Phosphat phosphoryliert. Diese Phosphorylierung hat den gleichen Sinn wie die Hexokinase-

Reaktion zu Beginn der Glykolyse: das Festhalten des Zuckers in der Zelle (☞ **7.62**). Anschließend wird Fruktose-1-Phosphat zu Zwischenprodukten der Glykolyse abgebaut.

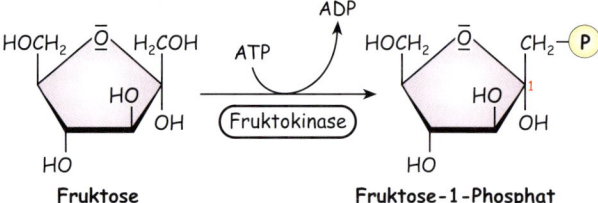

☞ **7.62**   Fruktose wird durch die Fruktokinase zu Fruktose-1-Phosphat phosphoryliert.

Glyceron-3-Phosphat und Glyceral-3-Phosphat. Das in der Leber gebildete Fruktose-1-Phosphat wird durch die Fruktose-1-Phosphat-Aldolase in Glyceron-3-Phosphat und Glyceral gespalten. Glyceron-3-Phosphat kann unverändert in die Glykolyse eingeschleust werden, Glyceral bedarf noch einer kleinen Umwandlung: Es muss phosphoryliert werden, was durch die Triosekinase unter ATP-Verbrauch geschieht. Als Glyceral-3-Phosphat steht seinem Abbau über die Glykolyse nichts mehr im Wege (☞ **7.63**).

☞ **7.63**   Fruktose-1-Phosphat wird zu Glyceron-3-Phosphat und Glyceral gespalten.

Es existieren noch zahlreiche weitere Abbauwege für Glyceral, die aber weitaus weniger Bedeutung besitzen und daher hier nicht näher beleuchtet werden.

Energiegewinn. Genau wie die Glukose liefert auch die Fruktose in der Glykolyse in der Leber **zwei ATP pro Molekül**.

Fruktose-6-Phosphat in extrahepatischen Geweben. Da der Großteil der Fruktose bereits von der Leber abgefangen wurde, bleibt für die extrahepatischen Gewebe (v. a. Niere, Muskulatur und Fettgewebe) nur wenig übrig. Der kleine Rest an Blut-Fruktose wird – analog zur Leber – **insulinunabhängig** über GLUT 5 aufgenommen.

Da im extrahepatischen Gewebe keine Fruktokinase vorliegt, wird Fruktose dort von der **Hexokinase** zu Fruktose-6-Phosphat, einem Zwischenprodukt der Glykolyse, phosphoryliert. Auch hier liefert der Fruktoseabbau ebenso wie der Abbau von Glukose zwei ATP pro Molekül.

Herstellung von Fruktose

> Die Biosynthese von Fruktose beginnt mit Glukose und findet vor allem in den **Samenblasen** statt, die diesen Zucker für die Spermien herstellen.

Es werden zwei Enzyme benötigt, um Glukose über den **Alkohol Sorbit** (engl. Sorbitol) zu Fruktose umzuwandeln (👁 **7.64**):

👁 **7.64** Biosynthese von Fruktose.

1. Die Aldose-Reduktase reduziert Glukose zu Sorbit. Elektronenspender dieser Reaktion ist NADPH/H$^+$;
2. Sorbit wird durch die Sorbit-Dehydrogenase am C^2-Atom oxidiert, wodurch Fruktose entsteht. Die Elektronen werden bei dieser Reaktion durch NAD$^+$ aufgenommen.

Die Samenblasen sind der einzige Ort, der ein gesteigertes Interesse an Fruktose hat, da sich Spermien hauptsächlich von Fruktose ernähren. Fruktose wird den Spermien als Überlebenspaket in der Samenflüssigkeit mit auf den Weg gegeben. Da sich die Zellen des weiblichen Genitaltrakts vor allem von Glukose ernähren, hat so jedes Geschlecht sein eigenes Futter und die sonst üblichen Geschlechterkämpfe werden vermieden...

Die Samenflüssigkeit enthält immerhin 100 – 200 mg/dl Fruktose. Das ist deutlich mehr Zucker als im Blut, wo sich unter physiologischen Bedingungen 80 – 120 mg/dl Glukose befinden.

Medizinisch von Interesse ist noch, dass die beiden an der Fruktoseentstehung beteiligten Enzyme in den Samenblasen unter der hormonellen Kontrolle der **Androgene** (v. a. des Testosterons, S. 399) stehen, was diagnostisch wichtig ist.

Diabetiker und der Fruchtzucker. Wie schon angedeutet, ist der Fruktose-Stoffwechsel für Diabetiker von besonderem Interesse, da er die Möglichkeit der „unproblematischen Zuckeraufnahme" in die Zellen bietet.

Diabetikerzucker. Sowohl Fruktose, als auch Sorbit dienen Diabetikern als **Zuckerersatzstoffe**, da sie **insulinunabhängig** verstoffwechselt werden. Sorbit wird dabei vor dem Abbau in der Glykolyse – vor allem in der Leber – zu Fruktose umgewandelt.

Diabetisch bedingte Erkrankungen. Bei schlecht eingestellten Diabetikern (Hyperglykämie) entsteht intrazellulär aus Glukose vermehrt Sorbit. Diese Substanz reichert sich nun v. a. in Neuronen und den Zellen der Augenlinse an und kann, durch einen noch nicht ganz verstandenen Mechanismus, zur Trübung der Linse (diabetischer Katarakt) bzw. Neuropathien führen.

Exogenes Sorbit (aus der Nahrung) ist für Diabetiker als Zuckerersatzstoff von großem Nutzen, endogenes Sorbit (von Körperzellen produziert) schädigt manche Gewebe.

7.8.2 Galaktose

Auch der Galaktose-Stoffwechsel birgt einige für Mediziner interessante Gesichtspunkte, auf die wir uns hier konzentrieren.

1. Galaktose wird für die Biosynthese vieler **Glykoproteine** und **Glykolipide** benötigt.
2. Galaktose ist Bestandteil des Milchzuckers, der **Laktose**, die aus Galaktose und Glukose besteht. In Form von Muttermilch hat sie den meisten von uns die ersten Lebenstage versüßt.

Die Laktose (die natürlich nicht nur in der menschlichen Milch, sondern auch in der Kuhmilch vorkommt) wird in unserem Darm durch das Enzym Laktase in Galaktose und Glukose zerlegt (S. 472). Anschließend gelangen beide ins Blut und über die Pfortader zur **Leber**, wo sie größtenteils verstoffwechselt werden.
Als Monosaccharid wird Galaktose kaum mit der Nahrung aufgenommen.

Umbau von Galaktose

Anders als die Fruktose wird die Galaktose in der Leber vor allem in ihre UDP-Form umgewandelt. Der Grund dafür ist wohl, dass Galaktose im Gegensatz zur Fruktose (= Energielieferant) häufig für **Biosynthesen** Verwendung findet.

Galaktose-1-Phosphat. Nun wird es fast schon langweilig, denn es gibt auch eine **Galaktokinase**, die eine ATP-abhängige Phosphorylierung von Galaktose zu Galaktose-1-Phosphat vornimmt. Auch dieses Phosphat kann die Zelle nun nicht mehr verlassen.
Wie gut, dass wenigstens der weitere Weg der Galaktose etwas Abwechslung bietet...

UDP-Galaktose. Galaktose-1-Phosphat wird mithilfe von UDP-Glukose, die auch Zwischenprodukt der Glykogensynthese ist, zu UDP-Galaktose aktiviert (👁 **7.65**).

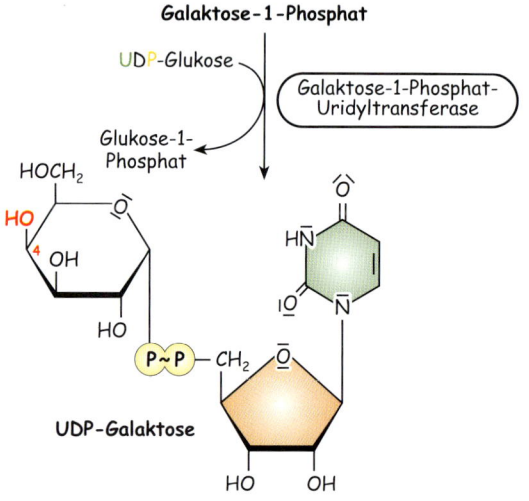

👁 **7.65** UDP-Galaktose.

Den Austausch von UDP und Phosphat übernimmt die Galaktose-1-Phosphat-Uridyltransferase, wobei auch Glukose-1-Phosphat entsteht.

Weitere Verwendung. Die **Leber** hat zwei Möglichkeiten, was sie mit UDP-Galaktose anfangen kann:
1. Wird gerade UDP-Galaktose für die Biosynthese von **Glykoproteinen** benötigt, so wird die Galaktose dort eingebaut.

2. Werden keine Glykoproteine benötigt, erfolgt die **Umwandlung** (Epimerisierung) der UDP-Galaktose in UDP-Glukose, was von der UDP-Galaktose-4-Epimerase nachhaltig unterstützt wird.

Da sich das Ganze in der Leber abspielt, können sowohl die UDP-Glukose als auch das bei der vorigen Reaktion entstandene Glukose-1-Phosphat in den **Glykogenaufbau** eingehen oder unter Energiegewinn über die **Glykolyse** abgebaut werden (UDP-Glukose nach Umwandlung in Glukose-1-Phosphat).

Herstellung von Galaktose und Laktose

Die verschiedenen Zellen, die Glykoproteine bzw. Glykolipide herstellen, sind manchmal auch auf endogene Galaktose-Produktion angewiesen. In erster Linie ist es jedoch die Brustdrüse, die Galaktose für die Laktose-Herstellung benötigt.

Galaktose wird aus **Glukose** hergestellt, allerdings nicht auf direktem Weg, sondern über den Umweg der **UDP-Glukose**. Damit treffen wir hier auf eine uns schon bekannte Reaktion, die von der UDP-Galaktose-4-Epimerase katalysiert wird. Diesmal läuft sie einfach in die andere Richtung ab, was ja eine der leichtesten Übungen für Enzyme ist. Die entstandene **UDP-Galaktose** kann entweder für die Biosynthese von Glykoproteinen bzw. Glykolipiden verwendet oder in der Brustdrüse durch das Enzym Laktose-Synthase hydrolysiert und mit Glukose verknüpft werden, wobei Laktose und UDP entstehen (👁 **7.66**).

Die Laktose-Synthase entsteht interessanterweise aus der Galaktosyl-Transferase, die durch ein nach der Geburt gebildetes Protein modifiziert wurde.
Die meiste Zeit unseres Lebens überträgt die Galaktosyl-Transferase UDP-Galaktose auf Glykoproteine. Nur ganz wenige Moleküle UDP-Galaktose werden unter Bildung von Laktose auf Glukose übertragen.
Nach der Geburt wird jedoch unter dem Einfluss von Hormonen, die die Milchproduktion anregen, auch vermehrt ein Milchprotein namens α-Laktalbumin gebildet. Dieses bindet sich an die Galaktosyl-Transferase und der entstandene α-Laktalbumin-Galaktosyl-Transferase-Komplex heißt von nun ab Laktose-Synthase, weil er die UDP-Galaktose nun viel lieber auf Glukose statt auf Glykoproteine überträgt.

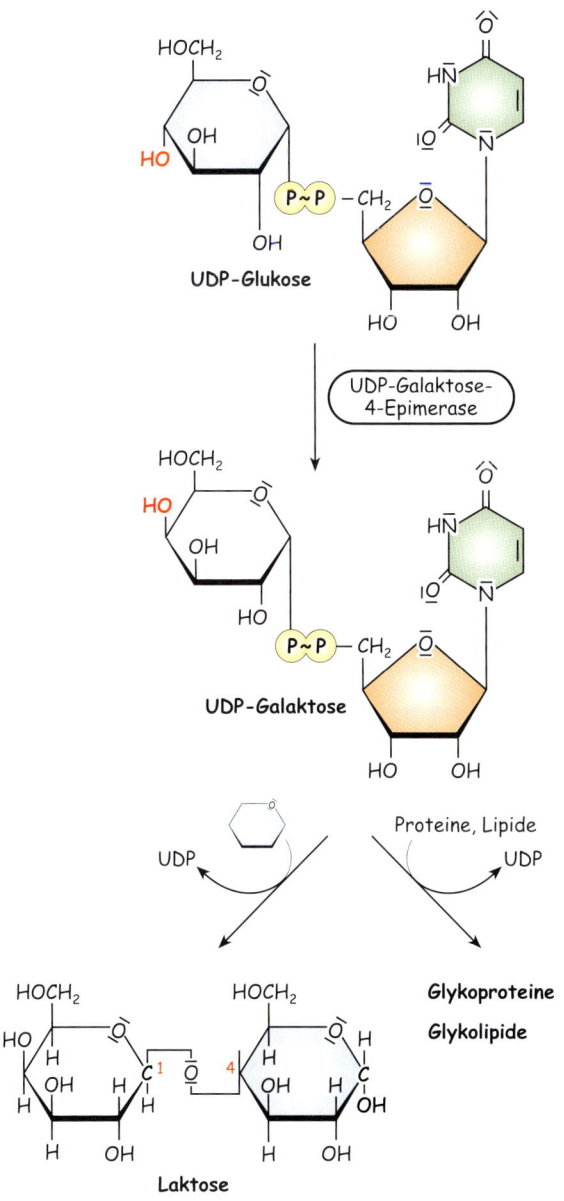

◉ 7.66 Herstellung von Galaktose und Laktose.

Die Therapie dieses Stoffwechseldefekts besteht in einer lebenslangen galaktosefreien Diät. Dies ist möglich, da unser Körper in der Lage ist, die benötigte Menge an Galaktose selbst herzustellen. Dabei wird die Galaktose-1-Phosphat-Uridyltransferase nicht benötigt, und weder freie Galaktose noch Galaktose-1-Phosphat entstehen.

7.8.3   Mannose

Die Mannose ist vor allem für den Einbau in **Glykoproteine** gedacht. Man unterscheidet bei den N-glykosidisch verknüpften Glykoproteinen nämlich einen mannosereichen Typ von einem komplexen, der allerdings auch noch reichlich Mannose enthält (S. 174). Da Glykoproteine zahlreich auf jeder Zelle sitzen, nehmen wir auch über die Nahrung nicht gerade wenig Mannose auf.

Abbau von Mannose

Gelangt freie Mannose in eine Zelle, wird sie durch die **Hexokinase** zu Mannose-6-Phosphat phosphoryliert, damit sie die Zelle nicht mehr verlassen kann. Wird sie nicht für neue Glykoproteine benötigt, erfolgt durch die Mannose-Phosphat-Isomerase die Umwandlung zu **Fruktose-6-Phosphat**, das unter Energiegewinn die **Glykolyse** durchlaufen kann.

Herstellung von Mannose

Die Biosynthese von Mannose nimmt ihren Ausgang bei **Glukose-6-Phosphat**. Dieses wird, analog zur Glykolyse, durch die Glukose-6-Phosphat-Isomerase in **Fruktose-6-Phosphat** umgewandelt. Eine weitere Isomerisierung durch die Mannose-Phosphat-Isomerase führt zu **Mannose-6-Phosphat**.

GDP-Mannose. Die Mannose ist insofern außergewöhnlich, weil hier nicht UTP zur Aktivierung verwendet wird, sondern **GTP**. Dazu muss Mannose-6-Phosphat allerdings erst zu **Mannose-1-Phosphat** umgewandelt werden, das dann weiter zu GDP-Mannose reagieren kann. Es handelt sich hier um die gleiche Reaktionsfolge wie von Glukose zu UDP-Glukose bei der Glykogensynthese (◉ **7.67**).

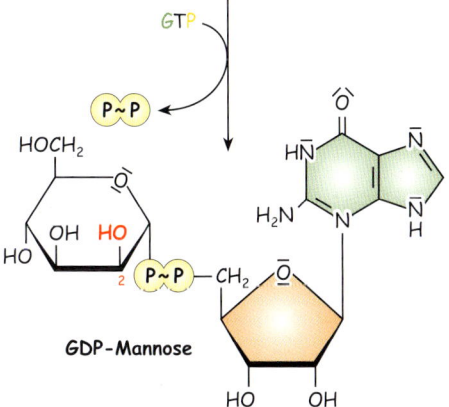

◉ 7.67 GDP-Mannose.

Galaktosämie bei Säuglingen. Verschiedene Enzyme des Galaktosestoffwechsels können Defekte aufweisen. Der einzige, der keine Rarität darstellt, ist ein Defekt der **Galaktose-1-Phosphat-Uridyltransferase**. Man spricht hier von kongenitaler (also angeborener) **Galaktosämie**, die schon direkt nach der Geburt zu schweren Störungen führt, welche verständlicherweise durch Stillen dramatisch verschlechtert werden können.
Das Hauptproblem bei dieser Erkrankung besteht in einer vermehrten Bildung des schädlichen Galaktits. Daher wird bei jedem in Deutschland geborenen Säugling – neben vielen anderen Tests – auch die Funktionsfähigkeit des Galaktose-Abbaus untersucht.

7.8.4   Aminozucker

Da die Aminozucker eine wichtige Rolle für die Glykoproteine spielen – vor allem in ihrer acetylierten Form –, soll auch deren Biosynthese noch kurz vorgestellt werden.

Herstellung von Aminozuckern

Ausgangspunkt für die Aminozucker ist **Fruktose-6-Phosphat**, das über Glukose-6-Phosphat aus Glukose entstanden ist. Durch eine Transaminierungsreaktion zwischen Fruktose-6-Phosphat und der Aminosäure **Glutamin** entsteht der „Basisaminozucker" **Glukosamin-6-Phosphat** (☞ 7.68).

☞ **7.68**   Herstellung von Aminozuckern.

Acetylierung der Aminozucker

Die meisten Aminozucker liegen in acetylierter Form vor. Daher schließt sich an die Biosynthese von Glukosamin-6-Phosphat meist eine Acetylierung durch Acetyl-CoA an C^2 an. Das Produkt **N-Acetyl-Glukosamin** (GlcNAc) wird meist zunächst mit UTP zu UDP-N-Acetyl-Glukosamin aktiviert. Anschließend können spezifische Epimerasen noch eine Umwandlung zu **UDP-N-Acetyl-Galaktosamin** (GalNAc) oder **UDP-N-Acetyl-Mannosamin** (ManNAc) vornehmen (☞ 7.69).

☞ **7.69**   Acetylierung der Aminozucker.

Herstellung der Sialinsäure NANA

Da der Aminozucker **NANA** (N-Acetyl-Neuraminsäure, die wichtigste Sialinsäure) für die Verweildauer der Glykoproteine im Blut ausschlaggebend ist (S. 517), sei zu guter Letzt auch ihrer Biosynthese ein kurzer Absatz gewidmet.

NANA ist häufig das randständige Zuckermolekül bei Glykoproteinen (bei Blut-Glykoproteinen sogar immer!). Die Herstellung erfolgt mittels **N-Acetyl-Mannosamin** durch Kondensation (Zusammenlagerung unter Wasserabspaltung) mit Phosphoenolpyruvat (☞ 7.70). Auch hier ist wieder eine Aktivierung mittels UTP nötig, um diese Sialinsäure in die Glykoproteine einbauen zu können.

☞ **7.70**   Herstellung von NANA.

8   Stoffwechsel der Lipide

Lipide erfüllen zahlreiche und sehr unterschiedliche Aufgaben für unseren Organismus. Neben speziellen Funktionen – vor allem in unseren **Membranen** – sind sie der wichtigste **Energieträger** unseres Körpers. Zu diesem Zweck werden sie in den Adipozyten (Fettzellen) des Fettgewebes gespeichert.

Es gibt, im Gegensatz zur zentralen Rolle der Glukose, keine Zellen, die unbedingt auf Lipide als Energielieferanten angewiesen sind. Im Gegenteil: Nur wenige Zellen nutzen Lipide als Nährstoffe zur Grundversorgung. Lipide dienen dem Stoffwechsel hauptsächlich als **Energiereserve** für Notzeiten (z. B. Hunger) und lang anhaltende körperliche Belastung (z. B. Dauerlauf). Sie ersetzen dann die Glukose als Brennstoff und überlassen den darauf angewiesenen Zellen (z. B. Erythrozyten) den Zucker. Stehen unserem Organismus genügend andere Energieträger zur Verfügung (Glukose, Aminosäuren...), werden kaum Lipide abgebaut. Wie bei den Kohlenhydraten, findet man auch bei den Lipiden nicht in jeder Zelle alle Reaktionen. Die meisten Zellen können zwar alle Reaktionen ausführen, aber mengenmäßig sind für den Lipidstoffwechsel des Gesamtorganismus nur wenige Organe von Bedeutung; allen voran (wie könnte es anders sein...) die **Leber**.

8.1   Einleitung

Bevor wir speziell in den Stoffwechsel der einzelnen Lipide einsteigen, soll wie gewohnt zunächst ein kleiner Überblick über verschiedene Aspekte der wichtigsten Vertreter und deren Stoffwechsel gegeben werden.

8.1.1   Überblick über die stoffwechselrelevanten Lipide

Eine Gemeinsamkeit der Lipide ist, dass sie alle aus **Acetyl-CoA** (aktivierter Essigsäure) aufgebaut und mehr oder weniger **lipophil** (fettlöslich) sind. Ansonsten handelt es sich hier aber um eine relativ heterogene Gruppe. Trotz ihrer Heterogenität lassen sie sich ganz passabel in fünf Klassen gliedern:
- Fettsäuren
- Triacylglycerine
- Phospholipide
- Glykolipide
- Isoprenoide

Bei den Fettsäuren (👁 8.1) handelt es sich um Carbonsäuren, die einen langen Schwanz aus (meist 16 oder 18) Kohlenwasserstoffen besitzen. Diese Substanzen haben also sowohl einen hydrophilen (Säuregruppe) als auch einen lipophilen (Kohlenwasserstoffrest) Anteil und sind daher **amphiphil** (fett- und wasserlöslich).

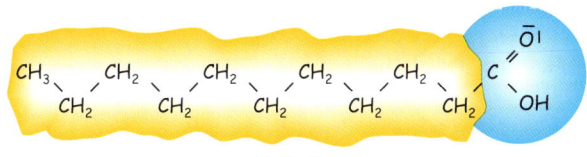

👁 **8.1**   Fettsäure.

Die Triacylglycerine (TAGs) (👁 8.2) bestehen aus einem Glyceringerüst, an dessen drei OH-Gruppen über eine Esterbindung jeweils eine Fettsäure gebunden ist. Alle TAGs sind **lipophil**.

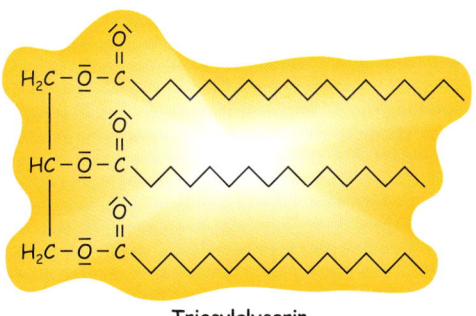

👁 **8.2**   Triacylglycerin.

Phospholipide (👁 8.3) sind die Hauptbestandteile unserer Zellmembranen. Sie besitzen ein Grundgerüst aus Glycerin (**Glycerophosphatide**) oder Sphingosin (**Sphingosinphosphatide**), einen Schwanzteil aus Fettsäuren (lipophiler Anteil) und einen Kopfteil aus Phosphat mit einer weiteren hydrophilen Gruppe. Damit gehören sie zu den **amphiphilen** Stoffen.

Glycerophosphatide
z. B. Phosphatidyl-Cholin (Lecithin)

Sphingolipide
z. B. Sphingomyelin

👁 **8.3** Phospholipide.

Die **Glykolipide** (👁 8.4) sind in unseren Zellmembranen ebenfalls zahlreich vertreten. Sie haben alle Sphingosin als Grundgerüst, eine Fettsäure als lipophilen Schwanz sowie einen oder mehrere Zucker als hydrophilen Anteil. Damit sind auch diese Lipide **amphiphil**.

Cerebrosid

👁 **8.4** Glykolipide.

Die **Isoprenoide** (👁 8.5) leiten sich vom Isopren ab und lassen sich in zwei Gruppen einteilen:
1. Moleküle mit einigen Isoprenen in Ketten hintereinander bezeichnet man als **Terpene**. Zu ihnen zählen die Vitamine A, E und K sowie das in der Atmungskette vorkommende Ubichinon (S. 35).
2. Durch die wundersame Faltung einer Isoprenkette entsteht **Cholesterin**, aus dem wiederum Steroidhormone, Calcitriol und Gallensäuren hergestellt werden können.

Isoprenoide

Terpene

z. B. **Vitamin A**

Steroide

z. B. **Cholesterin**

👁 **8.5** Isoprenoide.

8.1.2 **Was können unsere Zellen mit Lipiden anfangen?**

Im Zentrum des Lipidstoffwechsels steht das **Acetyl-CoA**, das nicht nur Sammelpunkt aller Abbauvorgänge, sondern auch Ausgangsverbindung für die Biosynthese sämtlicher Lipide in unseren Zellen ist (👁 **8.6**).

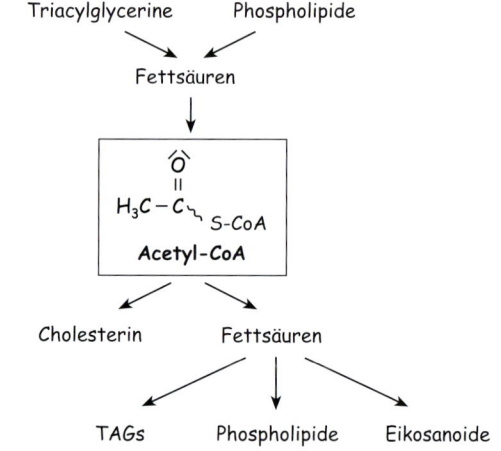

👁 **8.6** Acetyl-CoA.

Die zahlreichen Stoffwechselreaktionen der Lipide lassen sich in zwei Kategorien einteilen. Die meisten Reaktionen stehen im Dienste der **Energiegewinnung** und -**speicherung**. Manche Lipide erfüllen jedoch ganz **spezielle Aufgaben** in unseren Zellen, vor allem im Zusammenhang mit den Membranen.

Lipide für den Energiestoffwechsel

Für die Energiegewinnung aus Lipiden sind vor allem die Fettsäuren wichtig. Unser Körper kann sie sowohl auf- als auch abbauen sowie in Form von Triacylglycerin im Fettgewebe speichern.

Bei Bedarf werden diese Fettdepots abgebaut und die Fett- säuren unter großem Energiegewinn oxidiert (β-Oxidati- on, Citratzyklus, Atmungskette) oder in der Leber zu Ke- tonkörpern umgewandelt. Die dadurch freigesetzte Ener- gie (ATP) wird für andere Stoffwechselvorgänge genutzt. Wie schon angemerkt, gibt es keine Zellen, die ihre Energie ausschließlich aus Lipiden beziehen, und nur wenige Orga- ne (so beispielsweise Herz und Leber), die Fettsäuren zur Grundversorgung verwenden.

Die β-Oxidation dient dem Abbau von Fettsäuren zu ein- zelnen Acetyl-CoA-Einheiten; sie spielt sich in den **Mito- chondrien** unserer Zellen ab. Acetyl-CoA kann in den Ci- tratzyklus eingeschleust werden, an den sich die Atmungs- kette anschließt und auf diesem Wege ATP herstellen. Vor allem für Leber, Skelett- und Herzmuskel spielt die Oxida- tion von Fettsäuren zur Energiegewinnung eine große Rol- le.
Die Erythrozyten betreiben keine β-Oxidation, da sie nicht mit den erforderlichen Mitochondrien ausgestattet sind. Auch unser Gehirn kann keine Fettsäuren verbrennen, al- lerdings aus einem anderen Grund: Fettsäuren sind nicht in der Lage, die Blut-Hirn-Schranke zu durchdringen.

Die Fettsäure-Biosynthese erfolgt im **Zytosol** der meisten unserer Zellen. Eine Ausnahme stellen die Erythrozyten dar, die gar keine Fettsäuren herstellen.
Bei der Biosynthese wird aus acht Acetyl-CoAs Palmitin- säure hergestellt, die anschließend noch weiter umgebaut werden kann – zu längeren oder ungesättigten Fettsäuren. Die Fettsäure-Biosynthese ermöglicht den Zellen Folgen- des:
1. Unsere Zellen können wichtige Fettsäuren selbst her- stellen, um sie z. B. in Membranen einzubauen.
2. Überschüssige Glukose wird in Fett (TAG) umgewandelt und kann so gespeichert werden. Dies erfolgt vor allem in der Leber und im Fettgewebe nach einer kohlenhy- dratreichen Mahlzeit.

Die Biosynthese der Triacylglycerine (TAGs) dient in ers- ter Linie der Speicherung der sehr energiereichen Fettsäu- ren im Fettgewebe. Entweder in der Leber oder im Fett- gewebe werden jeweils drei Fettsäuren mit einem Glycerin verbunden und anschließend als TAG im Fettgewebe ge- speichert. Der **Abbau von TAGs**, die Lipolyse, erfolgt immer dann, wenn unser Organismus vermehrt auf Energie ange- wiesen ist: in Hungerzeiten oder bei längerer körperlicher Anstrengung.

Ketonkörper sind kleine Moleküle, die sich aus Acetyl-CoA in der **Leber** bilden, wenn diese überreichlich damit ver- sorgt ist. Dies ist vor allem in Notzeiten der Fall, wenn viel Lipolyse betrieben wird und dadurch massenhaft Fettsäu- ren in die Leber gelangen. Aus deren Abbau geht so viel Acetyl-CoA hervor, dass die Leber neben ihrem eigenen Energiebedarf auch noch den der restlichen Organe decken kann.

Dazu wandelt sie Acetyl-CoA, das selbst nicht in der Lage ist, Membranen zu durchdringen, in Ketonkörper um. Ke- tonkörper sind nur die **Transportform von Acetyl-CoA**: Sie durchdringen Membranen und lösen sich gut im Blut. Auf diese Weise gelangen die Ketonkörper in andere Organe, wo sie wieder in Acetyl-CoA umgewandelt und in den Citratzyklus eingeschleust werden. Bis auf die Leber (sie produziert Ketonkörper nur für andere Organe...) und die Erythrozyten (sie haben ja keine Mitochondrien...) können alle Organe Ketonkörper zur Energiegewinnung nutzen (☞ 8.7).
Ketonkörper sind daher ein lebenswichtiger Glukose-Er- satzstoff. Sogar unser Gehirn kann nach einiger Zeit mit wesentlich weniger Glukose auskommen, wenn es ausrei- chend mit Ketonkörpern versorgt wird.

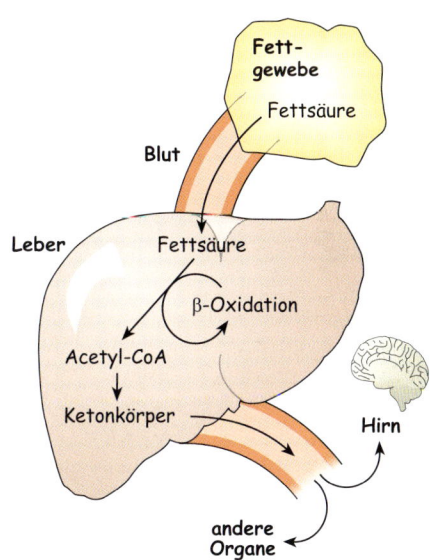

☞ **8.7**   Ketonkörper sind die Transportform von Acetyl-Gruppen.

Lipide und Membranen

Manche Lipide sind Bestandteil der Zellmembran und erfül- len spezielle Aufgaben, die primär nicht der Energieversor- gung dienen. Hierbei handelt es sich zum einen um die Phospho- und Glykolipide, zum anderen um das Choleste- rin.

Phospho- und Glykolipide sind die wichtigsten Bestand- teile unserer **Zellmembranen**. Aus manchen Phospholipi- den können auch intrazelluläre Botenstoffe (zweite Boten- stoffe) freigesetzt werden, manche Glykolipide dienen als Membranrezeptoren. Alle unsere Zellen sind zur Biosyn- these und zum Abbau dieser Lipide befähigt.

Cholesterin ist für unsere Zellen ein lebenswichtiger Stoff, der als **Membranbaustein** einen entscheidenden Anteil an der Stabilität der Zellmembranen hat. Daneben können aus Cholesterin sämtliche **Steroidhormone** hergestellt werden, die viele Funktionen in unserem Körper ausüben. Die **Gallensäuren** sind nicht nur die Ausscheidungsform von Cholesterin, sondern auch wichtige Emulgatoren für die Fettverdauung.

Zur Biosynthese von Cholesterin sind zwar alle Zellen befähigt, aber auch hier ist die **Leber** einmal mehr der Hauptproduzent, der außer für sich selbst auch für den restlichen Organismus sorgt.

Berühmt und berüchtigt ist die Rolle des Cholesterins bei der Entstehung der **Arteriosklerose**, was es für angehende Ärzte zu einem der wichtigeren biochemischen Moleküle macht.

Lipide als Vitamine

Alle fettlöslichen Vitamine sind Lipide der **Isoprenoid**-Klasse. Die Vitamine A, E und K sind für unseren Körper essenziell und müssen daher mit der Nahrung aufgenommen werden. Vitamin D (Calcitriol) dagegen kann aus Cholesterin hergestellt werden und wird daher jetzt den Steroidhormonen zugeordnet.

8.1.3 Vom Teller bis in unsere Zellen

Was geschieht mit der Butter auf dem Brot, nachdem wir sie verspeist haben? Dieser überaus interessanten Frage werden wir jetzt nachgehen...

Aufnahme über die Verdauung. Die Verdauung der Lipide stellt eine besondere Herausforderung für unseren Körper dar. Dummerweise sind die fettabbauenden Enzyme nämlich nicht in der Lage, im lipophilen Milieu zu arbeiten, da sie, als Proteine, wasserlöslich sind.

Da Lipide alle mehr oder weniger lipophil sind, müssen sie zunächst *emulgiert* werden. Dadurch bilden sich Grenzschichten zwischen den lipophilen und den hydrophilen Teilen. Nur an den Grenzschichten können die wasserlöslichen Enzyme angreifen und somit die Lipide zerlegen. Die Enzyme befinden sich also weitgehend in hydrophiler Umgebung, arbeiten aber im lipophilen Bereich.

Durch die Arbeit der Enzyme entstehen Lipidbruchstücke, die zusammen mit Gallensäuren **Mizellen** bilden und anschließend von den Darmzellen aufgenommen (resorbiert) werden.

> Bemerkenswert ist, dass die Lipide nach der Aufnahme in die Darmzellen nicht ans Blut, sondern ans **Lymphsystem** abgegeben werden. Erst über den Ductus thoracicus gelangen die Lipide in den linken Venenwinkel und damit ins Blut.

Der Grund für diesen Umweg ist die Funktion der Lipide als Energiespeicher unseres Körpers: Nach der Nahrungsaufnahme ist unser Körper mit reichlich Nährstoffen (Glukose, Aminosäuren, Lipide) versorgt. Er muss also nicht auf die Lipide als Energiequelle zurückgreifen, sondern kann sie

als Energiespeicher – an der Leber vorbei – direkt ins Fettgewebe transportieren.

Im Gegensatz zu den Kohlenhydraten gibt es für unseren Organismus **essenzielle Lipide**, also solche, die nicht selbst synthetisiert werden können, sondern mit der Nahrung zugeführt werden müssen. Dies sind:

- Zwei essenzielle Fettsäuren, die **Linolsäure** und die **Linolensäure**.
- Die drei lipophilen **Vitamine A**, **E** und **K**.

Alle anderen Lipide können von unserem Organismus in ausreichenden Mengen selbst hergestellt werden.

Transport der Lipide im Blut. Nicht nur die Resorption, sondern auch der Transport der Lipide im Blut stellt für unseren Organismus ein Problem dar. Als lipophile Stoffe können Fette nicht einfach so im wässrigen Blut zu unseren Zellen schwimmen. Zur Lösung dieses Problems verfügt unser Blut über zwei Lipidtransporter (👁 **8.8**):

1. Viele Lipide werden gebunden an das Protein **Albumin** transportiert (z. B. Fettsäuren und Schilddrüsenhormone). Für manche gibt es dann zusätzlich noch spezielle Transportproteine wie das Schilddrüsenhormon-bindende Globulin (S. 372).
2. TAGs und Cholesterinester werden vor allem im Inneren von **Lipoproteinen** zu den Zielorganen transportiert. Die Hülle bilden amphiphile Moleküle (Phospholipide und Cholesterin), die nach innen lipophil und nach außen hydrophil sind.

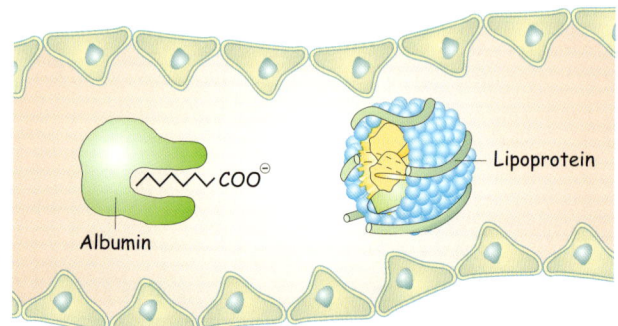

👁 **8.8** Lipidtransporter.

Wie kommen die Lipide in die Zellen? Bisher ist die Lipophilie unserer Lipide meist als Nachteil in Erscheinung getreten. Für die Aufnahme in die Zellen erweist sie sich jedoch als durchaus vorteilhaft, da die fettige Zellmembran für Lipide kein Hindernis darstellt. Sie diffundieren ohne weitere Hilfsmittel in ihre Zielzellen.

Neue Untersuchungen lassen vermuten, dass es auch für Lipide aktive Transportmechanismen gibt. Ob und welche das sein könnten, bleibt jedoch noch abzuwarten.

Lipide und Krankheiten. Der Lipidstoffwechsel ist für angehende Ärzte in vielerlei Hinsicht von erheblichem Interesse: Zum einen sind auch in diesem Bereich einige **Enzymdefekte** bekannt (sie spielen jedoch keine so große Rolle wie beim Aminosäurenstoffwechsel), zum anderen sind die Zusammenhänge des Lipidstoffwechsels wesentlich für das Verständnis der **Arteriosklerose**, deren Folgen in unseren Landen die häufigste Todesursache darstellen. Gerade die Kenntnis des Cholesterinstoffwechsels ist daher für jeden Arzt heutzutage unabdingbar.

Bei einer **Gangliosidose** handelt es sich beispielsweise um eine Krankheit, bei der aufgrund eines Enzymdefektes übermäßig viele Ganglioside – vor allem im Gehirn – gespeichert werden. Die Prognose ist äußerst schlecht, und eine Therapie ist nicht bekannt.

8.1.4 Regulation des Lipidstoffwechsels

Wie üblich kann man zwischen einer allosterischen und einer hormonellen Regulation unterscheiden.

Die allosterische Regulation erfolgt auf verschiedenen Ebenen bei allen Reaktionswegen und dient dazu, ein unkontrolliertes Ablaufen von Reaktionen zu verhindern. Beispielsweise hemmt die Ausgangsverbindung der Fettsäure-Biosynthese die β-Oxidation (Fettsäure-Abbau). Dadurch wird wirkungsvoll ein gleichzeitiges Ablaufen von Fettsäureaufbau und -abbau innerhalb einer Zelle – was eine sinnlose Energieverschwendung wäre – verhindert.

Hormonelle Regulation. Wie bei den Kohlenhydraten bereits angesprochen, gibt es fünf Hormone, die für die Koordination des Energiestoffwechsels zuständig sind.

- Glukagon
- Adrenalin
- Insulin
- Glukokortikoide
- Schilddrüsenhormone

Alle fünf Hormone sind jedoch in erster Linie mit der Regulation des Kohlenhydratstoffwechsels beschäftigt, da ein Absinken des Blutglukosespiegels für unsere glukoseabhängigen Organe (z. B. Erythrozyten und Gehirn) fatale Folgen hätte.
Die Regulation des Lipidstoffwechsels steht ebenfalls ganz im Zeichen der Blutglukose. Soll z. B. der Blutglukosespiegel angehoben werden, muss die Leber vermehrt Glukoneogenese betreiben und ist für ihr eigenes Überleben auf die Energie aus der β-Oxidation von Fettsäuren angewiesen. Daher macht es Sinn, dass bei einer Anregung der Leber zur Glukoneogenese auch das Fettgewebe zur Lipolyse angeregt wird, wodurch die Leber mit Fettsäuren und Glycerin versorgt wird.
Glukagon und **Adrenalin** sind für eine Anhebung des Blutglukosespiegels zuständig. Da hierzu – wie gerade angesprochen – Energie aus der Oxidation von Fettsäuren erforderlich ist, veranlassen diese Hormone nicht nur die

Leber zur Glukoneogenese, sondern auch das Fettgewebe zur Lipolyse.

> **Insulin** ist das einzige Hormon, das dafür sorgt, dass Lipide in die Speicher im Fettgewebe eingelagert werden und auch dort bleiben.

Für die langfristige Regulation sind die **Glukokortikoide** (v. a. Kortisol) und die **Schilddrüsenhormone** zuständig. Ihre Aufgabe ist es, den Blutglukosespiegel langfristig anzuheben. Hierzu fördern sie auch die Herstellung der für den Abbau von Fettsäuren notwendigen Enzyme.

8.2 Fettsäure-Abbau

> Der Abbau der Fettsäuren (☞ 8.9) erfolgt im Rahmen der **β-Oxidation**, die in den **Mitochondrien** unserer Zellen stattfindet. Die **meisten** unserer **Zellen** können Fettsäuren abbauen; bemerkenswerte Ausnahmen sind die Gehirnzellen, da Fettsäuren die Blut-Hirn-Schranke nicht überwinden können, und die Erythrozyten, die keine Mitochondrien besitzen.

Fettsäuren werden nur unter aeroben Bedingungen abgebaut, da das ATP – im Unterschied zur Glykolyse – erst in der Atmungskette entstehen kann.
Obwohl Fettsäuren ganz brauchbare Energielieferanten sind, sind sie nicht gerade die reaktionsfreudigsten Moleküle. Vor Eintritt in den energieliefernden Abbauvorgang müssen sie daher **aktiviert** werden. Diese Aktivierung erfolgt im **Zytosol**. Da der Abbau jedoch in den **Mitochondrien** stattfindet und die aktivierten Fettsäuren die innere Mitochondrienmembran nicht durchdringen können, benötigen sie außerdem noch einen **Transporter**, der sie ins Innere der Mitochondrien befördert. Erst dort können sie durch die β-Oxidation abgebaut werden.
Einige Organe beziehen mehr als 50% ihrer benötigten Energie aus der Oxidation von Fettsäuren: die Leber, das Herz und die arbeitende Skelettmuskulatur.
Erwähnt sei noch, dass hier versucht wurde, möglichst einfache Enzymnamen zu wählen. In der Literatur findet man für jedes Enzym mindestens drei verschiedene Namen, einer komplizierter als der andere. Häufig bleibt da vor lauter Namen-Lernerei ganz auf der Strecke, was überhaupt hinter den Reaktionen steckt.

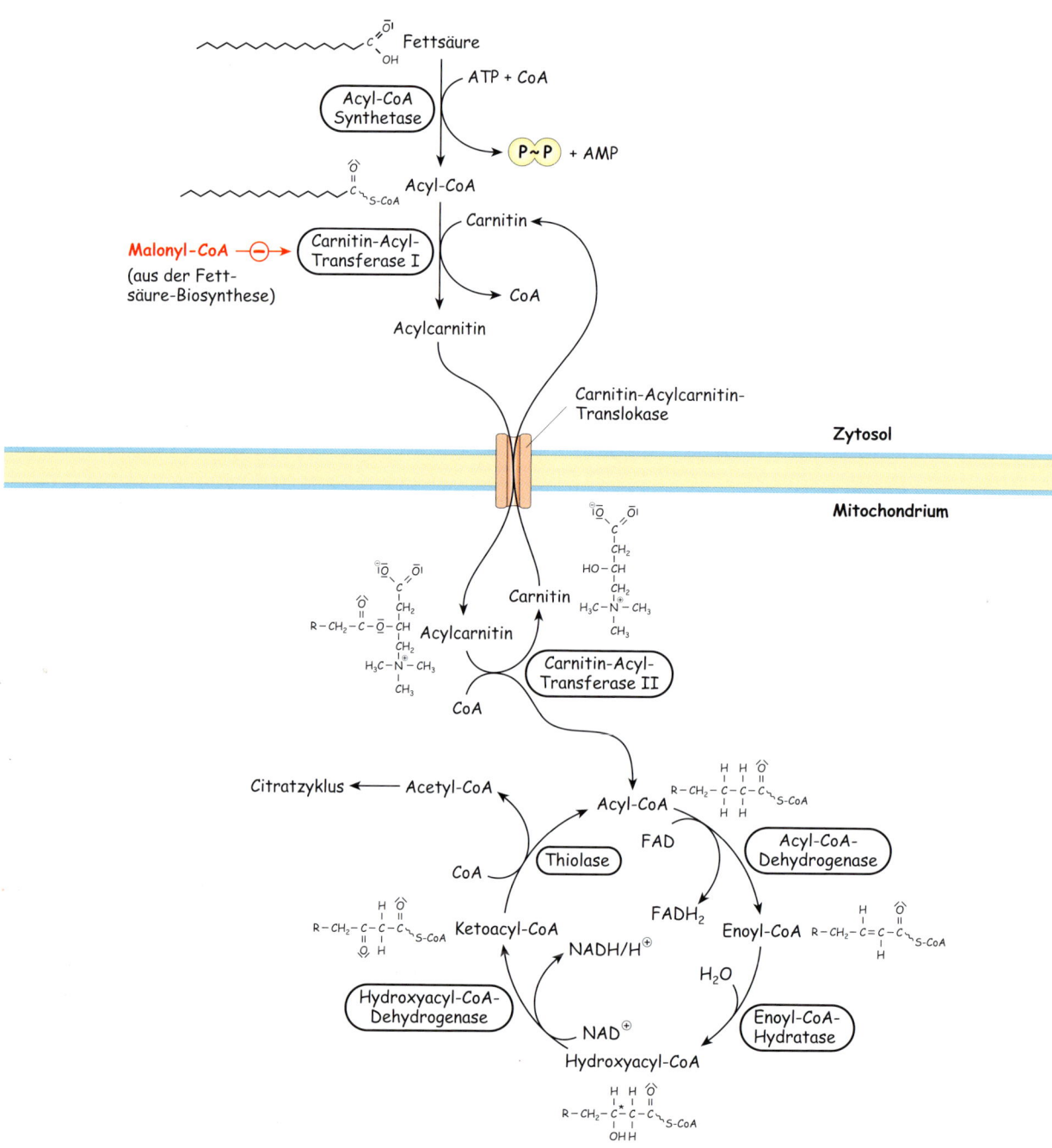

👁 **8.9**   Abbau der Fettsäuren.

8.2.1   Aktivierung der Fettsäuren

Die Aktivierung der Fettsäuren erfolgt im Zytosol mittels **Coenzym A**. Allerdings geht das nicht direkt, sondern in zwei Schritten:

Im ersten Schritt gehen die Fettsäure und ATP eine recht kurzlebige Verbindung ein, wobei vom ATP Pyrophosphat (PPa) abgespalten wird. Das katalysierende Enzym, die **Acyl-**

CoA-Synthetase, hält das Zwischenprodukt, das man als Acyl-Adenylat bezeichnet, weiterhin gebunden. Hierbei handelt es sich um ein gemischtes Säureanhydrid, da es aus einer Phosphorsäure und einer Fettsäure besteht (👁 **8.10**).

Im zweiten Schritt erscheint der nächste Akteur, das Coenzym A, und verdrängt das AMP aus seiner Bindung. Aus Acyl-Adenylat entsteht Acyl-CoA, das eine Thioesterbindung enthält. Auch diese Reaktion wird von der Acyl-CoA-Synthetase katalysiert (8.11).

Die Rolle des Pyrophosphats. Bei dieser Reaktion ist ein sehr interessanter Mechanismus zu beobachten, der häufig in biochemischen Systemen angewandt wird, um irreversible Reaktionen zu erzeugen.

Die Energie, die bei der Abspaltung des Pyrophosphats aus ATP frei wird, und die Energie, die zur Bildung des gemischten Säureanhydrids benötigt wird, sind annähernd gleich. Das Gleichgewicht des ersten Reaktionsschritts der Acyl-CoA-Synthetase liegt somit ziemlich in der Mitte (ΔG ist nur etwas über 0).

Da der Organismus aber sehr an der Entstehung des Acyl-CoA interessiert ist, muss das Gleichgewicht auf die rechte Seite verschoben werden. Dies geschieht mittels der in jeder Zelle reichlich vorhandenen **Pyrophosphatasen**, die PP_a in zwei anorganische Phosphate spalten. Das Pyrophosphat wird dadurch aus dem Gleichgewicht entfernt und die Reaktion damit irreversibel.

 8.10 Aktivierung der Fettsäuren: erster Schritt.

8.2.2 Transport der Fettsäuren ins Mitochondrium

Obwohl Fettsäuren durch Zellmembranen diffundieren können, also auch ungehindert die Mitochondrienmembran überwinden könnten, gibt es ein großes Problem: Die Enzyme der β-Oxidation können mit noch nicht aktivierten Fettsäuren nichts anfangen und die Aktivierung findet nur im Zytosol statt. Die aktivierten Fettsäuren (Acyl-CoAs) sind nicht mehr in der Lage, Membranen zu durchdringen.

Fettsäuren müssen daher **aktiv** in das Mitochondrium hineintransportiert werden. Diesen Transport übernimmt ein Hilfsstoff, das **Carnitin**, das aus der Aminosäure Lysin gebildet wird (8.12).

 8.12 Carnitin.

 8.11 Aktivierung der Fettsäuren: zweiter Schritt.

Die zum Acyl-CoA aktivierten Fettsäuren treffen auf der Außenseite der inneren Mitochondrienmembran auf das Enzym **Carnitin-Acyl-Transferase I**. Dieses katalysiert die Übertragung des Acyl-Rests vom Coenzym A auf das Carnitin (☞ **8.13**).

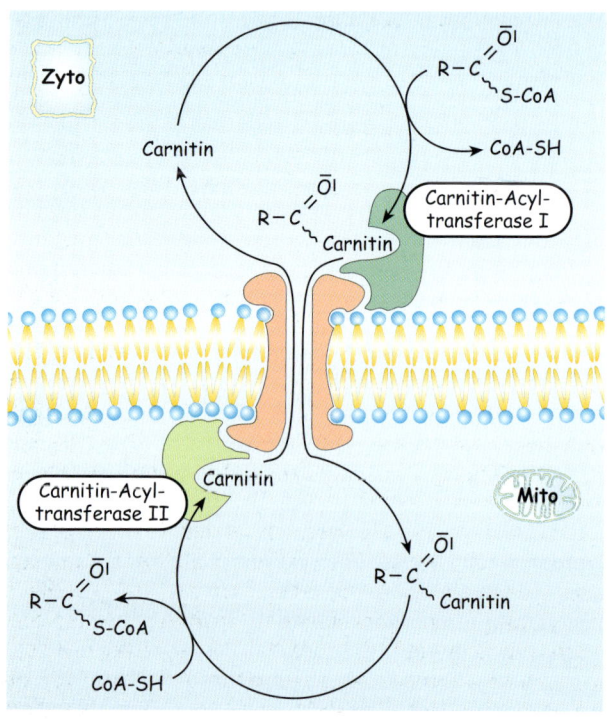

Reaktion hier zeigend: Carnitin → Acylcarnitin mit Carnitin-Acyl-Transferase I.

Carnitin + **Acyl-CoA** + CoA−SH → **Acylcarnitin**

☞ **8.13** Das Enzym Carnitin-Acyl-Transferase I katalysiert die Übertragung des Acyl-Rests vom Coenzym A auf das Carnitin.

Dieses Acyl-Carnitin wird nun mittels der **Carnitin-Acylcarnitin-Translokase** durch die Membran ins Mitochondrieninnere transportiert (☞ **8.14**). Der Name legt schon nahe, dass im Gegenzug ein unbeladenes Carnitin wieder ins Zytosol geschafft wird. Dieses entsteht durch die im Matrixraum der Mitochondrien erfolgende entgegengesetzte Reaktion. Die **Carnitin-Acyl-Transferase II** überträgt den Acyl-Rest auf ein (mitochondriales) CoA, Carnitin wird wieder frei und kann zurück ins Zytosol befördert werden (☞ **8.14**).

☞ **8.14** Transport der Fettsäuren ins Mitochondrium.

Regulation. Vorgreifend sei schon einmal erwähnt, dass der entscheidende Mechanismus zur Regulation vor der β-Oxidation eingreift.

Die **Carnitin-Acyl-Transferase I** wird durch **Malonyl-CoA** gehemmt. Malonyl-CoA hemmt so den Transport von Fettsäuren in die Mitochondrien und damit auch deren Abbau. (Malonyl-CoA ist ein Ausgangsstoff der Biosynthese von Fettsäuren.)

Sind (aktivierte) Fettsäuren nämlich erst einmal im Mitochondrium, werden sie auch abgebaut. Abgesehen davon, haben unsere Zellen bei einem so aufwendigen Transportmechanismus wahrscheinlich keine Lust, sie erst hinein und dann gleich wieder herauszuschaffen...

8.2.3 Die β-Oxidation

Fettsäuren werden in unseren Mitochondrien derart abgebaut, dass jeweils zwei C-Atome in Form von **Acetyl-CoA** abgespalten werden.

Da Acetyl-CoA eine Keto-Gruppe enthält, die Fettsäureschwänze jedoch nicht, muss dieses Sauerstoffatom zunächst in die Fettsäure eingebaut werden. Dazu sind vier Reaktionen erforderlich:
1. Oxidation in Form einer Dehydrierung (2 H weg).
2. Hydratisierung (H_2O dran).
3. Oxidation in Form einer Dehydrierung (2 H weg).
4. Thiolyse (Abspaltung mithilfe einer SH-Gruppe).

Diese vier Reaktionen entsprechen übrigens den letzten vier Reaktionen im Citratzyklus (S. 203), bei denen ebenfalls ein Sauerstoffatom – auch hier als Keto-Gruppe – eingefügt werden muss.

Noch was zum Namen dieser Reaktionen: Die Fettsäure-Oxidation heißt β-Oxidation, weil das Einfügen des Sauerstoffs (also die Oxidation) jeweils am β-C-Atom der Fettsäure stattfindet (☞ **8.15**).

$$R - CH_2 - \overset{\beta}{C}H_2 - CH_2 - C \overset{O}{\underset{S-CoA}{\big\|}}$$

☞ **8.15** Oxidation am β-C-Atom der Fettsäure.

Die vier Reaktionen der β-Oxidation

Die Reaktionen der β-Oxidation liefern pro Durchlauf ein **FADH₂** und ein **NADH/H⁺**, die an die Atmungskette abgegeben werden. Zusätzlich erhält man noch ein **Acetyl-CoA,** das an den Citratzyklus weitergereicht wird und eine um zwei C-Atome verkürzte aktivierte Fettsäure: ein **Acyl-CoA.** Die vier Reaktionsschritte wiederholen sich nun so lange, bis die Fettsäure vollständig abgebaut ist.

Zu Beginn werden wir den einfachsten Fall, die Oxidation einer geradzahligen, gesättigten Fettsäure besprechen. Alle anderen Fettsäuren bedürfen einer kleinen Sonderbehandlung.

Erste Reaktion – Dehydrierung. Zunächst wird das Acyl-CoA mittels der Acyl-CoA-Dehydrogenase zu Enoyl-CoA dehydriert (oxidiert). Es werden also **zwei Wasserstoffatome entfernt**, wodurch eine (trans-)Doppelbindung entsteht (☞ **8.16**).

☞ **8.16** Dehydrierung.

Die Acyl-CoA-Dehydrogenase enthält dabei FAD als prosthetische Gruppe, das die Elektronen (zusammen mit zwei Protonen) aufnimmt und so zu $FADH_2$ wird. Der Wasserstoff wird sofort an ein Flavoprotein, das **E**lektronen-**T**ransport-**P**rotein (**ETF**), weitergegeben. Das ETF steht in direktem Kontakt mit der Atmungskette und gibt die Elektronen an das Ubichinon weiter, den zentralen Aufnahmepunkt für Elektronen in der Atmungskette.

Die Acyl-CoA-Dehydrogenase gleicht dabei in vielem der Succinat-Dehydrogenase des Citratzyklus, die ihren Wasserstoff allerdings direkt an das Ubichinon abgibt.

> Der Grund, warum bei dieser Reaktion FAD und nicht NAD^+ reduziert wird, ist, dass diese Dehydrierung nicht genügend Energie abwirft, um ein NAD^+ reduzieren zu können. Für eine Reduktion von FAD ist viel weniger Energie erforderlich. In der Atmungskette bringt das energieärmere $FADH_2$ dann aber auch weniger ATP als ein $NADH/H^+$.

Zweite Reaktion – Hydratisierung. Der zweite Reaktionsschritt besteht in der Wasseranlagerung (Hydratisierung) an das Enoyl-CoA. Damit wird die Doppelbindung zwischen C^2 und C^3 aufgelöst, und es entsteht L-β-Hydroxyacyl-CoA mit einem asymmetrischen C-Atom in β-Position (☞ **8.17**).

Das katalysierende Enzym, die Enoyl-CoA-Hydratase, kann nur die trans-Form des Enoyl-CoA umsetzen. Eine bemerkenswerte Tatsache, wenn man bedenkt, dass die meisten Doppelbindungen in der Natur – und damit auch die in unserer Nahrung – cis-konfiguriert sind, doch dazu später mehr...

* asymmetrisches C-Atom

☞ **8.17** Hydratisierung.

Dritte Reaktion – Dehydrierung. Nun findet erneut eine Dehydrierung (Oxidation) statt, da aus der OH-Gruppe eine Keto-Gruppe gemacht werden soll. Die L-β-Hydroxyacyl-CoA-Dehydrogenase katalysiert die Abspaltung zweier H-Atome und damit die Ausbildung einer Keto-Gruppe am β-C-Atom. Das Produkt heißt daher β-Ketoacyl-CoA (☞ **8.18**).

☞ **8.18** Dehydrierung.

Da die Hydroxyacyl-Dehydrogenase spezifisch nur L-β-Hydroxyacyl-Isomere umsetzt, ist nun auch klar, warum im dritten Schritt unbedingt dieses Isomer entstehen musste. Bei dieser Art von Reaktion wird genügend Energie frei, um ein NAD^+ zu reduzieren. Das entstandene $NADH/H^+$ schwimmt ganz allein zum Komplex I der Atmungskette, der den Wasserstoff dann wieder auf Ubichinon überträgt.

Vierte Reaktion – Thiolyse. Im letzten Reaktionsschritt wird nun ein Acetyl-CoA vom ursprünglichen Acyl-Rest abgespalten. Die Spaltung erfolgt **vor** der neu gebildeten Keto-Gruppe und zwar thiolytisch (Spaltung unter Anlagerung von Schwefel). Unter Mithilfe eines zweiten Coenzyms A wird Acetyl-CoA abgespalten und das neue CoA an den „nackten" Acyl-Rest angelagert. Das beteiligte Enzym wird als Thiolase bezeichnet (☞ **8.19**).

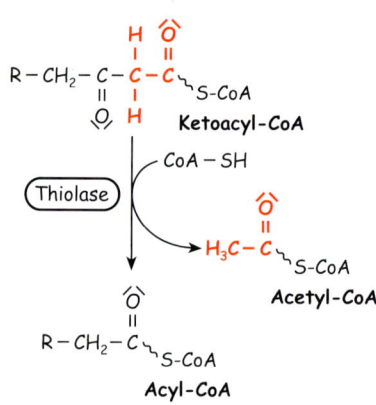

⊙ **8.19** Thiolyse.

Und wieder von vorne. Das um zwei C-Atome verkürzte Acyl-CoA kann nun erneut in die β-Oxidation eintreten, beginnend mit der Acyl-CoA-Dehydrogenase. Die vier Reaktionen laufen dann so oft ab, bis die Fettsäure ganz zerlegt ist.

Vor dem letzten Schritt der letzten β-Oxidationsrunde muss die Zelle eine Entscheidung treffen: Bei den geradzahligen Fettsäuren entsteht an dieser Stelle Acetoacetyl-CoA. Diese Substanz kann je nach Stoffwechsellage zwei Wege einschlagen:
1. Sie kann durch die Acetoacetyl-CoA-Thiolase zu zwei Molekülen Acetyl-CoA zerlegt werden, die in den Citratzyklus gelangen.
2. Bei Glukosemangel im Blut dient Acetoacetyl-CoA in der Leber der Biosynthese von Ketonkörpern, die für manche Organe (z. B. Gehirn) überlebensnotwendig sind.

Energieausbeute der β-Oxidation

Auch an dieser Stelle sollte man berücksichtigen, dass (noch...) keine ganz genauen Angaben über die Menge des gebildeten ATP gemacht werden können. Wie schon bei den Kohlenhydraten geht man davon aus, dass pro $FADH_2$ im Mittel 1,5 und pro NADH/H$^+$ rund 2,5 ATP gebildet werden.
Wird nun Palmitinsäure (16 C-Atome) in die β-Oxidation eingeschleust, muss diese Reaktionskette sieben Mal durchlaufen werden, bis nur noch Acetyl-CoA Moleküle übrig sind. In jedem Zyklus entstehen je ein $FADH_2$ und ein NADH/H$^+$.
Die Oxidation eines Acetyl-CoA im Citratzyklus erzeugt 10 ATP. Für die 8 Acetyl-CoA aus der Palmitinsäure ergibt das insgesamt 80 ATP. Zusätzlich liefert die Oxidation jedes $FADH_2$ 1,5 und jedes NADH/H$^+$ 2,5 ATP in der Atmungskette. Das ergibt für die 7 $FADH_2$ und NADH/H$^+$ aus der Palmitinsäure insgesamt 28 ATP. Damit liefert der vollständige Abbau einer schlappen C_{16}-Fettsäure 108 ATP! Obwohl die vor dem Abbau notwendige Aktivierung des Pal-

mitinrests zwei ATP, verschlingt, bleiben netto noch satte **106 ATP** übrig.

8.2.4 Abbau anderer Fettsäuren

Viele Fettsäuren, die wir aufnehmen, lassen sich leider nicht so einfach in der β-Oxidation abbauen wie die Palmitinsäure.
- **Ungesättigte Fettsäuren** (also solche mit einer oder mehreren Doppelbindungen) benötigen zum Abbau zusätzlich Enzyme.
- Bei **ungeradzahligen Fettsäuren** entsteht am Ende des Abbaus noch ein Propionyl-CoA, das auch entsorgt werden muss.

> Beide Wege sollte man sich merken: Den der ungesättigten Fettsäuren, weil wir sie einfach zahlreich und häufig mit der Nahrung aufnehmen, den der ungeradzahligen, weil man zu ihrem vollständigen Abbau die Hilfe von gleich **zwei** Vitaminen benötigt, was auch das IMPP sehr interessiert...

Abbau ungesättigter Fettsäuren. Die meisten Fettsäuren, die von Tieren und Pflanzen produziert werden, sind ungesättigt und **cis**-konfiguriert. Wir nehmen diese Fettsäuren mit der Nahrung zu uns und möchten sie natürlich auch energiegewinnend abbauen. Da unsere Enoyl-CoA-Hydratase allerdings nur **trans-** Δ^{gerade}-konfigurierte Fettsäuren abbauen kann, hat unser Körper hier ein Problem, das zusätzliche Enzyme notwendig macht. Zunächst läuft die β-Oxidation jedoch ganz normal ab, bis das Problem „Doppelbindung" an irgendeiner Stelle auftritt.
- Befindet sich eine Doppelbindung nach einem **ungeraden** C-Atom (cis-Δ^3), dann reicht ein Enzym, eine **Isomerase**, aus. Sie wandelt einfach die cis-Δ^3-Doppelbindung in eine trans-Δ^2-Doppelbindung um und die β-Oxidation kann weiter ablaufen.
- Fettsäuren, die **mehrfach ungesättigt** sind, benötigen vor der Isomerase-Reaktion noch die Aktivität einer **Reduktase**, die zunächst aus zwei Doppelbindungen eine cis-Δ^3-Doppelbindung macht. Anschließend kann die Isomerase die Umwandlung zur trans-Δ^2-Doppelbindung katalysieren.

Abbau ungeradzahliger Fettsäuren. Im Gegensatz zu den ungesättigten Fettsäuren sind die ungeradzahligen in der Natur eher selten, weshalb wir auch nicht so viele davon zu uns nehmen. Ihr Abbau führt zu **Propionyl-CoA** (3 C-Atome), dessen weiteres Schicksal recht abenteuerlich ist. Aus Propionyl-CoA soll nämlich **Succinyl-CoA** (4 C-Atome) werden, das in den Citratzyklus geht. Diese Umwandlung erfordert zwei Vitamine als Coenzyme – **Biotin** und **Vitamin B$_{12}$** – und ist daher medizinisch nicht ganz uninteressant. Hier ist es ausnahmsweise möglich, aus einem Stück ehemaliger Fettsäure Glukose herzustellen, da Succinyl-CoA – über Oxalacetat – als Substrat für die Glukoneogenese dienen kann.

Auch die Aminosäuren Methionin, Threonin, Isoleucin und Valin werden zum Teil über Propionyl-CoA in den Citratzyklus eingeschleust, was vor allem unter klinischen Gesichtspunkten zu beachten ist.

1. Schritt: Propionyl-CoA wird in D-Methylmalonyl-CoA verwandelt. Dafür ist die (Biotin-abhängige) Propionyl-CoA-Carboxylase verantwortlich (☞ 8.20).

☞ 8.20   Abbau ungeradzahliger Fettsäuren: erster Schritt.

Das Vitamin Biotin wird zunächst unter Aufnahme von HCO_3 zum Carboxy-Biotin. Ein Vorgang, der mit der Freisetzung von Pyrophosphat aus ATP verbunden ist.

2. Schritt: Die Methylmalonyl-CoA-Epimerase stellt das Molekül auf die L-Form um (☞ 8.21).

☞ 8.21   Abbau ungeradzahliger Fettsäuren: zweiter Schritt.

3. Schritt: Die L-Methylmalonyl-CoA-Mutase katalysiert eine intramolekulare Umlagerung, die Vitamin B_{12} benötigt. Das entstandene Succinyl-CoA kann nun problemlos im Citratzyklus weiter verstoffwechselt werden (☞ 8.22).

☞ 8.22   Abbau ungeradzahliger Fettsäuren: dritter Schritt.

Die wichtigsten Organazidopathien. Diesen Krankheitsbildern liegen Defekte der Propionyl-CoA-Carboxylase (führt zur Propionazidämie, S. 77) bzw. der Mutase (führt zur Methylmalonazidämie) zugrunde. Betroffene Kinder leiden aufgrund der Beeinträchtigung einer normalen Mitochondrienfunktion unter schweren Stoffwechselentgleisungen, die bei verzögerter Therapie schnell zum Tode führen können.

8.2.5   Regulation der β-Oxidation

Für eine aktivierte Fettsäure (Acyl-CoA) gibt es zwei Möglichkeiten des Schicksals – abhängig von den momentanen Bedürfnissen unseres Körpers.
1. Bei schlechter Energieversorgung der Zelle (kataboler „hungriger" Zustand) kommt es zum Abbau der Fettsäuren unter Energiegewinn in der β-Oxidation im Mitochondrium.
2. Ist viel Energie vorhanden (anaboler gesättigter Zustand), erfolgt der Einbau in Triacylglycerin oder in Phospholipide im Zytosol.

Entscheidend dafür, welcher Weg eingeschlagen wird, ist die Menge an Glukose im Blut.

Bei einem hohen Glukosewert im Blut (nach Nahrungsaufnahme) wird die β-Oxidation gestoppt. Anstatt aus Fettsäuren wird dann aus Glukose Energie gewonnen. Bei einem niedrigen Blutglukosespiegel (Hunger) werden vermehrt Fettsäuren zur Energiegewinnung genutzt und die Glukose für Gehirn und Erythrozyten aufgespart.

Die Reaktionen der β-Oxidation werden nicht direkt reguliert. Aktivierte Fettsäuren, die einmal ins Mitochondrium gelangt sind, werden also auch abgebaut.
Die entscheidende Regulation der β-Oxidation erfolgt schon vorher, beim Transport der Fettsäuren ins Mitochondrium und zwar bei der **Carnitin-Acyl-Transferase I** im Intermembranärraum.

Malonyl-CoA ist der entscheidende **Hemmstoff** der **Carnitin-Acyl-Transferase I** und damit der β-Oxidation. Diese Substanz liegt dann vermehrt in einer Zelle vor, wenn diese Fettsäuren synthetisiert. In dieser Situation macht es keinen Sinn, gleichzeitig β-Oxidation zu betreiben, und die Fettsäuren verbleiben daher im Zytosol.
Ist kein oder nur wenig Malonyl-CoA vorhanden, transportiert die Carnitin-Acyl-Transferase I die aktivierten Fettsäuren hingegen munter zum energieliefernden Abbau in die Mitochondrien.

8.2.6   Fettsäure-Oxidation in den Peroxisomen

Nicht nur die Mitochondrien, sondern auch die Peroxisomen sind in der Lage, β-Oxidation zu betreiben. Vermutlich haben sie Fettsäuren sogar schon oxidiert, als es noch gar keine Mitochondrien in unseren Zellen gab.

Die Peroxisomen beteiligen sich vor allem nach vermehrter Aufnahme von Lipiden in die Zelle am Fettsäure-Abbau. Dabei entsteht allerdings **kein ATP**, da Peroxisomen nicht mit der Atmungskette – einem sehr geschätzten Mitbringsel der Mitochondrien – ausgestattet sind. Stattdessen entsteht **Wasserstoffperoxid** (H_2O_2). Diese gefährliche Substanz wird sofort durch die Katalase zu Wasser und O_2 entgiftet (S. 452). Weiterhin unterscheidet sich die Fettsäure-Oxidation in den Peroxisomen dadurch, dass die Aktivierung der Fettsäuren erst nach deren Diffusion in die Peroxisomen erfolgt und dass das Endprodukt der β-Oxidation, das Acetat, ins Zytosol übertritt. Die übrigen vier Reaktionsschritte sind die gleichen wie in den Mitochondrien.

8.3 Fettsäure-Biosynthese

Die Biosynthese der Fettsäuren erfolgt im **Zytoplasma** der **meisten** unserer **Zellen**, die Leber ist hier aber einmal mehr besonders fleißig (☞ **8.23**). Wichtig ist die Fettsäure-Biosynthese auch in den **Gehirnzellen**, weil Fettsäuren grundsätzlich nicht durch die Blut-Hirn-Schranke gelangen können. Die Gehirnzellen sind damit auf ihre eigene Herstellung angewiesen.

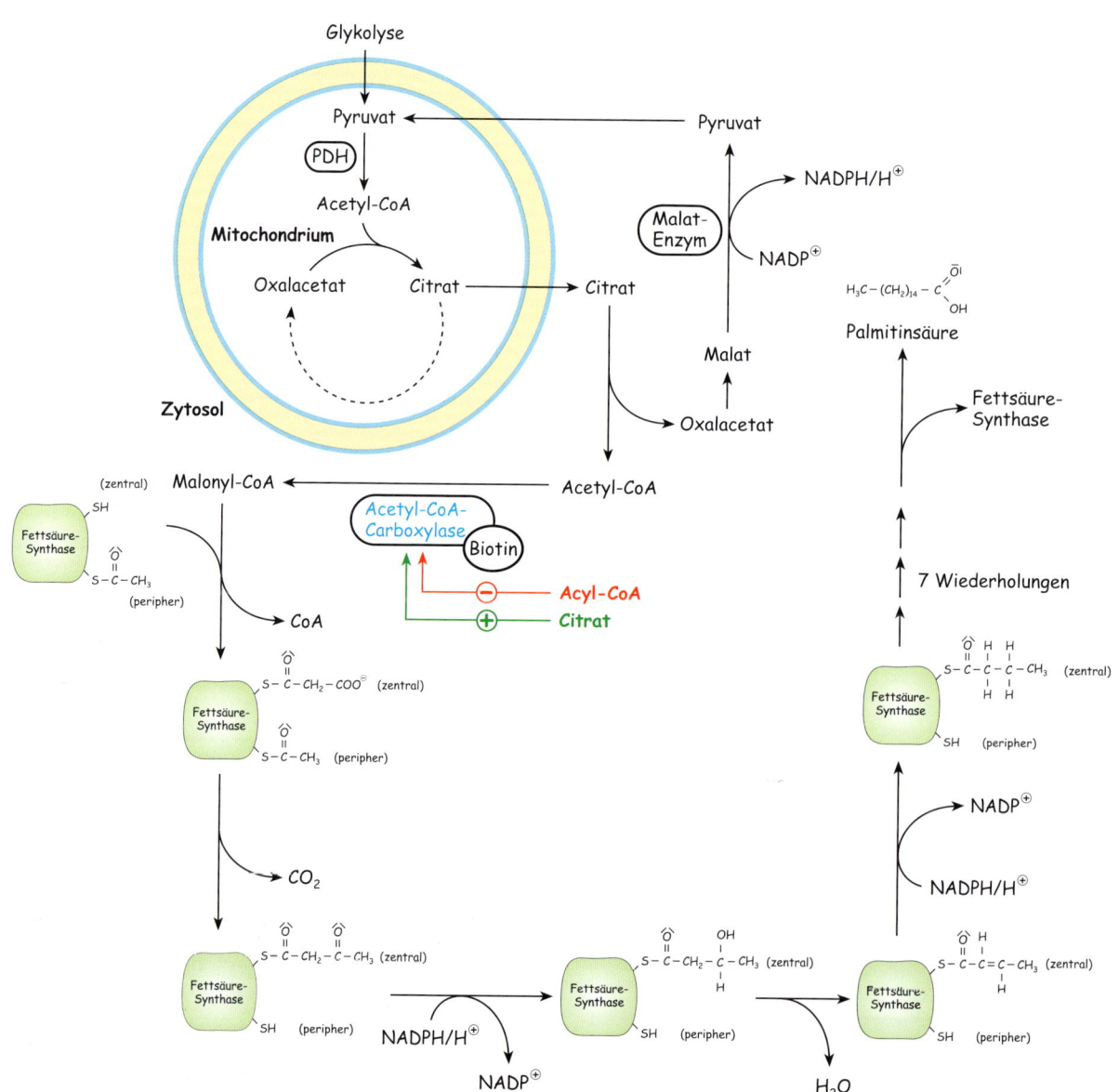

☞ **8.23** Biosynthese der Fettsäuren im Zytosol.

Wenn wir mehr Energie in Form von Nährstoffen zu uns nehmen, als in diesem Moment benötigt wird, werden Vorräte angelegt. Da Fette sehr effiziente Energiespeicher sind – sehr zum Leidwesen der Ideallinie –, wird **überschüssiges Acetyl-CoA** zur Fettsäure-Biosynthese genutzt. Das Acetyl-CoA entsteht dabei in erster Linie über die Glykolyse und die folgende Pyruvat-Dehydrogenase-Reaktion aus Glukose, ein wenig auch über die Oxidation von Aminosäuren. (Die β-Oxidation trägt nicht dazu bei, da sie ja gegensätzlich reguliert ist.)

Die Fettsäure-Biosynthese kann in fast allen Zellen ablaufen, Hauptsyntheseort ist jedoch mal wieder die **Leber**. Dort werden die frisch synthetisierten Fettsäuren dann auch in Triacylglycerine eingebaut und über VLDL (engl. *very low density lipoproteins* = Lipoproteine sehr geringer Dichte) in die Peripherie (z. B. zu den Fettzellen) verschickt (S. 159).

> Die Reaktionen der Fettsäure-Biosynthese finden (wie die meisten Biosynthesen) ausschließlich im Zytosol statt. Das ist auch ganz verständlich, denn unsere Zellen müssen Biosynthesen ja schon betrieben haben, bevor sie sich mit den Mitochondrien auf eine WG geeinigt haben.
> Für die Fettsäure-Biosynthese wird Energie sowohl in Form von ATP als auch in Form energiereicher Elektronen benötigt, die – wie bei Biosynthesen allgemein üblich – vom NADPH/H+ gespendet werden.

Was genau wird hergestellt? Die entscheidenden Reaktionen laufen an einem Multienzymkomplex ab: der **Fettsäure-Synthase**. Dieses Enzympaket stellt fast ausschließlich **Palmitinsäure** (16 C-Atome) her. Die Biosynthese längerer gesättigter oder gar ungesättigter Fettsäuren geht immer von der Palmitinsäure aus und erfolgt meist an anderer Stelle (S. 140). Ungeradzahlige Fettsäuren werden kaum synthetisiert, weil es einfach einen zusätzlichen Aufwand bedeuten würde, der nicht erforderlich ist. Ein C-Atom mehr ändert die chemischen Eigenschaften nur marginal.

> Die Fettsäure-Biosynthese ist *nicht* die Umkehr der β-Oxidation, was schon aus der Tatsache hervorgeht, dass völlig unterschiedliche Enzyme beteiligt sind. Außerdem läuft die Fettsäure-Biosynthese im Zytoplasma, die β-Oxidation dagegen in den Mitochondrien ab.

8.3.1 Biosynthese der Palmitinsäure

Bevor der **Multienzymkomplex Fettsäure-Synthase** in Aktion treten kann, sind zwei Probleme zu lösen:

1. Da Acetyl-CoA nur in den Mitochondrien entsteht, die Fettsäure-Biosynthese hingegen vollständig im Zytosol stattfindet, muss es einen Mechanismus geben, der Acetyl-CoA aus dem Mitochondrium herausschleust.

2. Unter den Bedingungen, die in der Zelle herrschen, ist es energetisch schlecht möglich, zwei Acetyl-CoAs miteinander zu verbinden. Daher muss die Zelle den Umweg über **Malonyl-CoA** gehen.

Wie kommt Acetyl-CoA ins Zytosol?

Acetyl-CoA ist nicht in der Lage, eine Membran zu durchdringen, und es gibt keinen Transporter dafür. Dennoch gelangt dieses Molekül aus den Mitochondrien ins Zytosol. Die Lösung besteht darin, Acetyl-CoA in einen Stoff zu verwandeln, der die innere Mitochondrienmembran passieren kann, und der, im Zytosol angekommen, wieder zu Acetyl-CoA reagiert. Dieser Stoff ist das **Citrat**, das in den Mitochondrien mithilfe der Citrat-Synthase aus Acetyl-CoA und Oxalacetat entsteht (☞ 8.24).

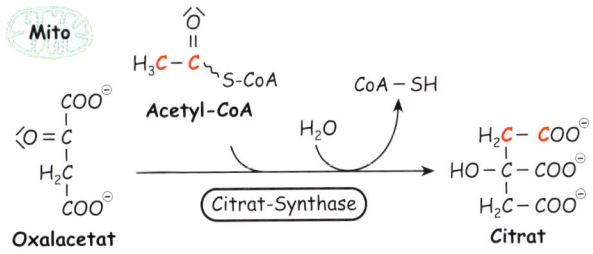

☞ **8.24** Citrat entsteht in den Mitochondrien aus Acetyl-CoA und Oxalacetat.

Citrat gelangt über einen für Tricarbonsäuren spezifischen Transporter aus dem Mitochondrium ins Zytoplasma und wird dort von der ATP-Citrat-Lyase gespalten (☞ 8.25). Dieses Enzym benötigt ATP zur Arbeit. Daher wird pro transportiertem Acetyl-CoA ein ATP verbraucht.

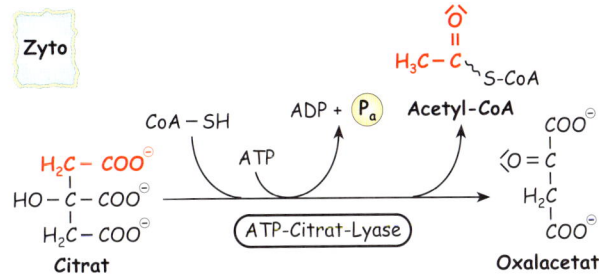

☞ **8.25** Citrat gelangt ins Zytoplasma.

Oxalacetat muss ins Mitochondrium zurück. Für dieses Problem gibt es zwei Möglichkeiten: die eine ist die Reduktion durch die NADH/H+-abhängige Malat-Dehydrogenase zu **Malat**, das wieder ins Mitochondrium eingeschleust wird (Malat-Shuttle, S. 228). Eine zweite Möglichkeit besteht darin, das entstehende Malat zunächst zu **Pyruvat** zu decarboxylieren, das dann mittels eines Transporters ins Mitochondrium gebracht wird. Diese Reaktion katalysiert das NADP+-abhängige Malat-Enzym, wobei pro Molekül Pyruvat auch noch ein NADPH/H+ entsteht. Dieses NADPH/H+ kann dann – neben den NADPH/H+-Molekülen aus dem Pentosephosphatweg – für die Biosynthese der Fettsäuren verwendet werden.

Wie reagieren die ersten beiden Acetyl-CoAs miteinander?

Wie eingangs schon erwähnt, kann man nicht einfach zwei Moleküle Acetyl-CoA hintereinander hängen. Eines der beiden muss zuvor zu Malonyl-CoA aktiviert werden. Diese **Aktivierung** übernimmt die **Acetyl-CoA-Carboxylase** (Schlüsselenzym der Fettsäure-Biosynthese), die mithilfe von **Biotin** das Acetyl-CoA zu Malonyl-CoA carboxyliert (👁 **8.26**).

👁 **8.26** Aktivierung von Acetyl-CoA zu Malonyl-CoA.

Anschließend reagiert das Malonyl-CoA mit einem Acetyl-CoA. Dabei wird die CO_2-Gruppe gleich wieder abgespalten, was so viel Energie freisetzt, dass die Bindung geknüpft werden kann.
Diese erste Reaktion der Fettsäure-Biosynthese ist nicht nur die genau regulierte und geschwindigkeitsbestimmende **Schrittmacherreaktion**, sondern auch die einzige, die *nicht* von dem großen Multienzymkomplex „**Fettsäure-Synthase**" katalysiert wird.

Odyssee des Kohlenstoffs. Ein einzelnes Kohlenstoffatom einer Fettsäure, das als Glukosebestandteil in die Zelle eingebracht wurde, erlebt also eine regelrechte Odyssee, bis es schließlich in eine neu synthetisierte Fettsäure eingebaut wird. Zuerst die Glykolyse im Zytosol, dann wird es als Pyruvat ins Mitochondrium gebracht, wo es der Pyruvat-Dehydrogenase zum Opfer fällt. Anschließend das kurze „Gastspiel" im Citratzyklus (Acetyl-CoA und Oxalacetat reagieren zum Citrat), der Wiedereintritt ins Zytosol, die Schleife über Malonyl-CoA und dann endlich der Einbau in eine neue Fettsäure.

Die Rolle des Biotins ist die eines Carboxylierungshelfers. Um diese Aufgabe zu erfüllen, wird Biotin, das als prosthetische Gruppe einem Enzym angelagert ist, zunächst selbst carboxyliert. Diese Umwandlung zum **CO_2-Donator** erfordert Energie in Form von ATP (👁 **8.27**).
Wenn wir schon beim Biotin sind, sollen hier auch noch einmal die beiden anderen wichtigen Reaktionen genannt werden, die auf Biotin als Coenzym zurückgreifen – wir haben sie schon kennen gelernt (S. 117).
- Die Pyruvat-Carboxylase, die die Reaktion von Pyruvat zum Oxalacetat im Rahmen der Glukoneogenese katalysiert.
- Die Propionyl-CoA-Carboxylase, die eine wichtige Rolle beim Abbau ungeradzahliger Fettsäuren spielt.

👁 **8.27** Biotin ist ein Carboxylierungshelfer.

Alle drei Enzyme haben einen sehr ähnlichen Arbeitsmechanismus.

Reaktionen der Fettsäure-Synthase

Die Reaktionsfolge der Fettsäure-Biosynthese lässt sich grob in drei Schritte einteilen.
1. Zunächst erfolgt die Bindung der Substrate an den Multienzymkomplex und deren Kondensation.
2. Jetzt muss die Zelle das im Acetyl-CoA enthaltene oxidierte C-Atom wieder reduzieren, also einige Schritte umgekehrte β-Oxidation betreiben.
3. Diese Reaktionsfolge läuft dann sieben Mal ab, bis das Produkt, die Palmitinsäure, entlassen werden kann.

Bindung der Ausgangsstoffe und deren Kondensation. Im Zentrum der Fettsäure-Synthase stehen zwei **SH-Gruppen**, an denen die Reaktionen ablaufen: die zentrale und die periphere SH-Gruppe.
Um die etwas wirr erscheinenden Hin- und Herschiebereien zwischen den beiden SH-Gruppen besser zu verstehen, erklären wir hier zunächst deren Aufgaben.
- Die **periphere SH-Gruppe** dient nur der **Zwischenlagerung** von Fettsäureketten. Hier finden keine Reaktionen statt – außer der Aufnahme des ersten Acetyl-CoA.
- Die eigentliche Arbeit macht die **zentrale SH-Gruppe.** Hier lagern sich nicht nur die weiteren Ausgangssubstrate zur Verlängerung der Fettsäurekette an, sondern es laufen dort auch sämtliche **Reaktionen** ab.

Kommen wir nun zu den einzelnen Reaktionen der Fettsäure-Synthase.

Bindung des Acetyl-Rests. Das erste Substrat, das von der Fettsäure-Synthase gebunden wird, ist ein Acetyl-Rest. Er wird vom Acetyl-CoA an die **periphere SH-Gruppe** abgegeben (☞ 8.28). Die Acetyl-Transferase katalysiert diese Reaktion und entlässt das entstehende Coenzym A in die zytosolische Freiheit.

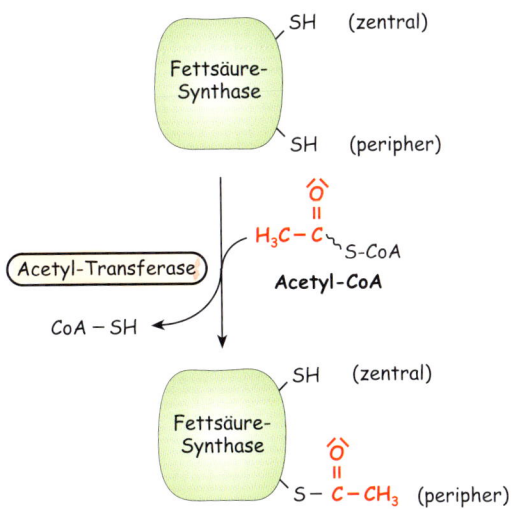

☞ **8.28** Reaktionen der Fettsäure-Synthase: Bindung des Acetyl-Rests durch die Acetyl-Transferase.

Bindung des Malonyl-Rests. Nun erfolgt die Bindung der Malonyl-Gruppe an die zentrale SH-Gruppe. Diese Reaktion wird von der Malonyl-Transferase katalysiert, die nebenbei auch das Coenzym A wieder entlässt (☞ 8.29).

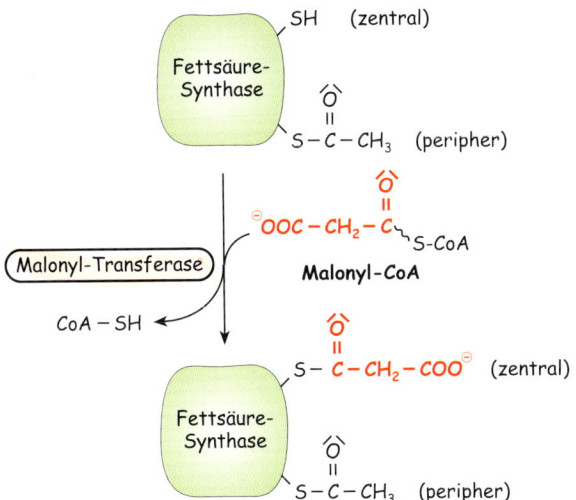

☞ **8.29** Reaktionen der Fettsäure-Synthase: Bindung des Malonyl-Rests durch die Malonyl-Transferase.

Acetyl-(C_2-) und Malonyl-(C_3-)Rest liegen nun relativ dicht beieinander und die Verkettung kann beginnen.

Die Kondensation. Der Acetyl-Rest bindet mithilfe der Ketoacyl-Synthase an den Malonyl-Rest der zentralen SH-Gruppe, wobei **CO_2** abgespalten wird. Ergebnis dieser ersten Reaktion ist eine Acetoacetyl-Gruppe (C_4), die an der zentralen SH-Gruppe gebunden ist (☞ 8.30).

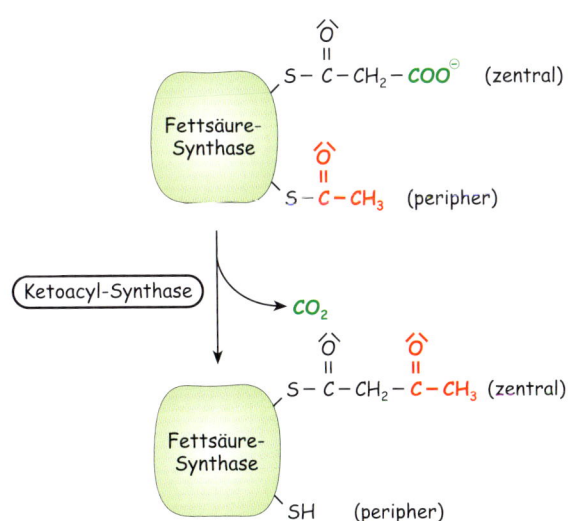

☞ **8.30** Reaktionen der Fettsäure-Synthase: Die Kondensation durch die Ketoacyl-Synthase.

Dieses Produkt entsteht natürlich nur in der ersten der insgesamt acht Runden dieser Reaktionsfolge, da der Fettsäure-Rest ja immer länger wird. In der nächsten Runde hat dieses Zwischenprodukt dann schon sechs C-Atome und folglich einen anderen Namen.

Und auch die Enzyme unterscheiden sich mit sich ändern der Kettenlänge, was in der Kinderheilkunde wichtig wird, weil es dort verschiedene Enzymdefekte zu erkennen gilt. Wir wollen es hier jedoch bei der allgemeinen Betrachtung belassen, weil diese Stoffwechseldefekte sehr selten sind und die Biochemie dahinter sich in vertretbarem Rahmen nicht gerade übersichtlich darstellen lässt.

Die Reduktionen. Es folgen drei Reaktionen, die die Keto-Gruppe des alten Acetyl-Rests entfernen. Im Prinzip werden dabei die drei zentralen Reaktionen der β-Oxidation umgekehrt.

Erste Reduktion: Zunächst wird die Keto-Gruppe des Ketoacyl-Rests an C^3 reduziert. Katalysierendes Enzym ist die Ketoacyl-Reduktase, das Produkt ein Hydroxyacyl-Rest (☞ 8.31).

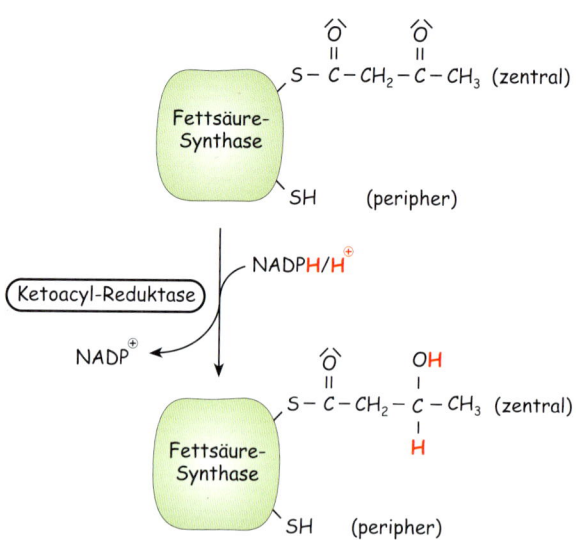

👁 **8.31** Reaktionen der Fettsäure-Synthase: Erste Reduktion durch die Ketoacyl-Reduktase.

In Umkehrung zur β-Oxidation, bei der Elektronen in Form von Wasserstoff bei der Reaktion frei und auf NAD⁺ übertragen werden, benötigt die Fettsäure Biosynthese energiereiche Elektronen. Lieferant ist – wie bei Biosynthesen üblich – das NADPH/H⁺.

Dehydratisierung: Der Hydroxyacyl-Rest verliert nun durch die Hydroxyacyl-Dehydratase **Wasser**, das zwischen C^2 und C^3 abgespalten wird (👁 **8.32**).

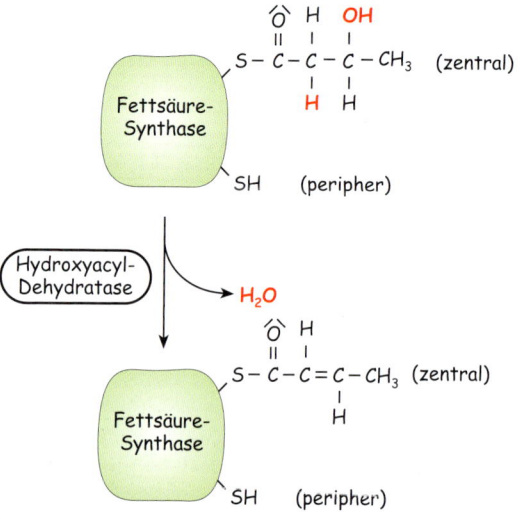

👁 **8.32** Reaktionen der Fettsäure-Synthase: Dehydratisierung durch die Hydroxyacyl-Dehydratase.

Zweite Reduktion: Anschließend wird durch die Enoyl-Reduktase die Doppelbindung reduziert. Wasserstoffspender ist auch hier das NADPH/H⁺ (👁 **8.33**).

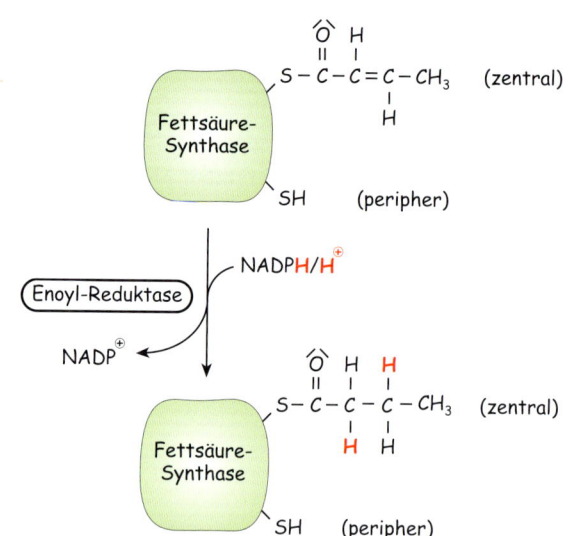

👁 **8.33** Reaktionen der Fettsäure-Synthase: Zweite Reduktion durch die Enoyl-Reduktase.

Wiederholung des Zyklus: Endlich ist an der zentralen SH-Gruppe ein gesättigter Acyl-Rest entstanden, der in weiteren Zyklen um je zwei C-Atome verlängert werden kann. Hierzu wird der ganze Acyl-Rest auf der peripheren SH-Gruppe zwischengelagert, so dass ein neuer Malonyl-Rest über die zentrale SH-Gruppe aufgenommen werden kann. Es folgen noch sechs Zyklen, mit Kondensation, den drei Reduktionen und der Aufnahme eines neuen Malonyl-Rests, bis das Ergebnis (Palmitinsäure, C_{16}) freigesetzt werden kann.

Freisetzung der Palmitinsäure: Nach insgesamt sechs dieser Reaktionsfolgen befindet sich an der zentralen SH-Gruppe eine Palmitoyl-Gruppe (C_{16}). Jetzt kommt die Acyl-Hydrolase ins Spiel. Sie setzt Palmitinsäure frei, die beim zellulären pH-Wert sofort zu Palmitat dissoziiert (👁 **8.34**). (Das Enzym wird manchmal auch als Thioesterase bezeichnet, da hier ein Thioester gespalten wird.)

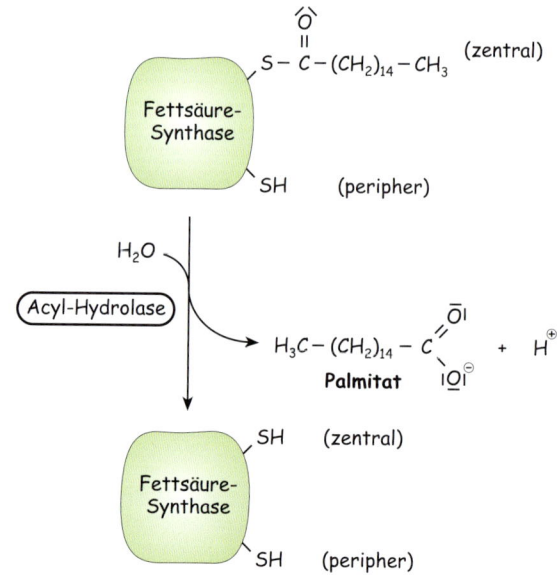

👁 **8.34** Freisetzung der Palmitinsäure.

> Wichtig ist, dass die entstandene Fettsäure frei vorliegt und nicht an Coenzym A oder sonst irgendetwas gebunden ist.

Was durch die Fettsäure-Synthase noch entstehen kann.
Palmitat ist das häufigste Produkt der Fettsäure-Synthase. Machmal kommt es jedoch auch vor, dass längerkettige Fettsäuren entstehen, vor allem Stearinsäure bzw. Stearat (C_{18}).
Interessant ist vielleicht auch noch, dass zwar die Malonyl-Transferase sehr spezifisch arbeitet, die Acetyl-Transferase jedoch nicht. Dadurch wird manchmal (zufällig) ein Propionyl-CoA gebunden, was zu den seltenen ungeradzahligen Fettsäuren (C_{15} oder C_{17}) führt.

Aufbau der Fettsäure-Synthase

Die Fettsäure-Synthase ist ein Multienzymkomplex, der nur als **Dimer** funktioniert. Die sechs daran beteiligten Enzyme (pro Monomer…) haben wir ja schon alle kennen gelernt, und auch die beiden wichtigen SH-Gruppen sind schon zur Sprache gekommen. Nun soll es noch kurz um die Teile des Multienzymkomplexes gehen, an denen diese SH-Gruppen hängen.

Die periphere SH-Gruppe. Die periphere Bindungsstelle ist nicht weiter spektakulär. Sie hängt einfach an einem Cystein der Proteinkette und dient ja auch nur der Zwischenlagerung von Substraten.

Die zentrale SH-Gruppe. Wichtiger ist jedoch der „Hintergrund" der zentralen SH-Gruppe (▶ 8.35). Sie hängt an einem Abschnitt des Multienzymkomplexes, der als Acyl-Carrier-Protein (**ACP**) bezeichnet wird. An einem Serin-Rest dieses ACP hängt nun ein Abkömmling der Pantothensäure, die für uns Menschen essenziell ist (gehört zum Vitamin-B-Komplex, S. 203), und die auch im Coenzym A vorkommt. Die Pantothensäure liegt als 4'-Phosphopantethein vor, an dessen Ende sich eine SH-Gruppe befindet; eben die zentrale SH-Gruppe, an der die entscheidenden Reaktionen ablaufen.
Der entstehende Acyl-Rest wird also in der Fettsäure-Synthase ganz ähnlich gebunden wie in der Acyl-CoA-Bindung. Entscheidend sind die Enden, an denen die SH-Gruppen hängen, und die sind bei beiden Molekülen gleich.

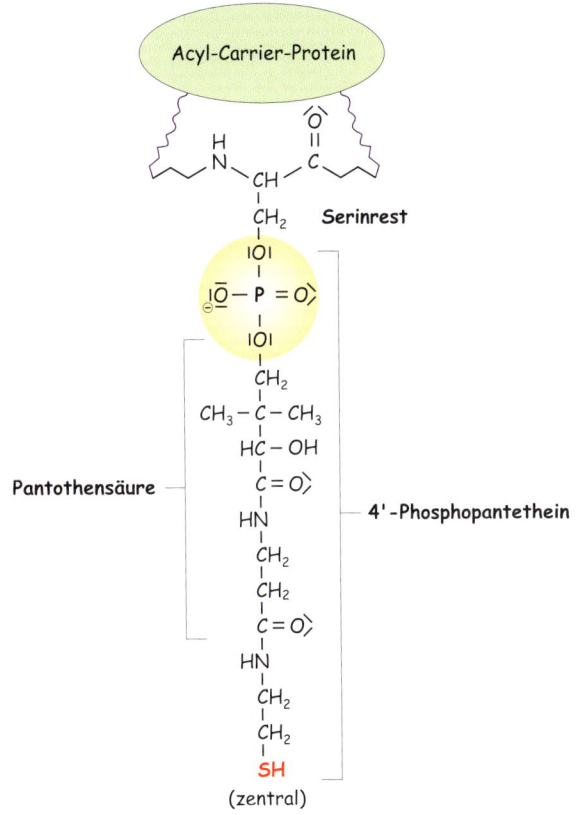

▶ **8.35** Die zentrale SH-Gruppe der Fettsäure-Synthase.

Herkunft des NADPH/H⁺

> Viele der für die Fettsäure-Biosynthese benötigten Reduktionsäquivalente (NADPH/H⁺) liefert der **Pentosephosphatweg** (S. 96). Vor allem in der Leber und der Brustdrüse sorgt er für den Großteil der benötigten energiereichen Elektronen.

Im Fettgewebe gibt es den Pentosephosphatweg zwar ebenfalls, hier spielt jedoch zusätzlich ein anderer Mechanismus eine große Rolle für die Bereitstellung von zytosolischem NADPH/H⁺: das **Malat-Enzym** (S. 98). Wie schon besprochen, verlässt Acetyl-CoA das Mitochondrion als Citrat über den Tricarbonsäure-Transporter. Im Zytosol erfolgt dann die Spaltung in die beiden Ausgangsstoffe Acetyl-CoA und Oxalacetat.
Oxalacetat hat dann zwei Möglichkeiten, wie es weiterreagieren kann.
1. Es kann durch die PEP-CK in Phosphoenolpyruvat umgewandelt werden – was allerdings nur in Hungerzeiten (wenn also keine Fettsäuren synthetisiert werden…) geschieht (s. Glukoneogenese, S. 106).
2. Aus Oxalacetat wird Malat durch die zytosolische Malat-Dehydrogenase. Dieses Malat wird durch das Malat-

Enzym in Pyruvat umgewandelt und dabei entsteht NADPH/H$^+$ (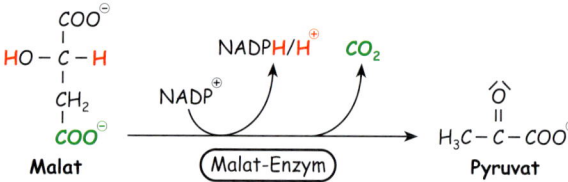 **8.36**).

8.36 Malat wird in Pyruvat umgewandelt.

Das bedeutet, dass pro in die Fettsäure-Biosynthese eingeschleustem Acetyl-CoA ein NADPH/H$^+$ entstehen kann. Jedes aus dem Mitochondrium kommende Acetyl-CoA bringt also sein für den Aufbau einer Fettsäure benötigtes Reduktionsäquivalent NADPH/H$^+$ gleich mit. Dieser Weg liefert zum Teil 50 % der benötigten Reduktionsäquivalente.

Eine Parallele zur anaeroben Glykolyse – oder wo *hier* **das NAD$^+$ herkommt.** Wenn man sich den ganzen Vorgang der Fettsäure-Biosynthese einmal im Überblick ansieht, dann wird man feststellen, dass nur Fette gebildet werden, wenn die Glykolyse und die anschließende Pyruvat-Dehydrogenase schneller laufen als der oxidative Abbau des Acetyl-CoA über den Citratzyklus gefolgt von der Atmungskette. Denn nur so entsteht überschüssiges Citrat, das aus dem Mitochondrium entweichen kann (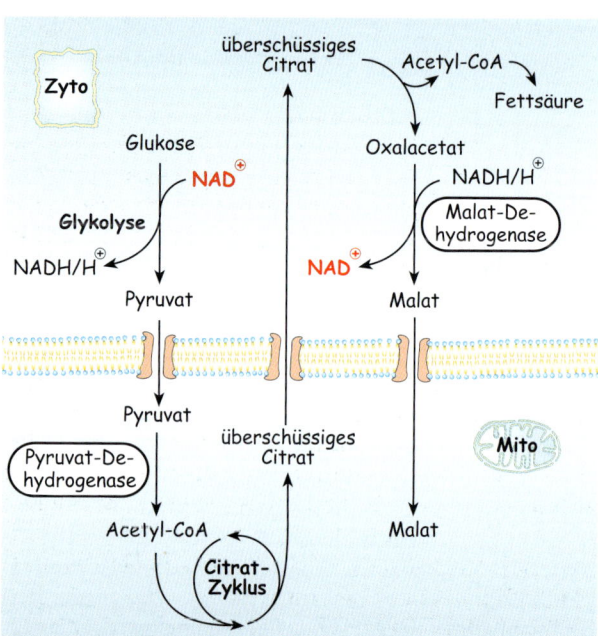 **8.37**).

8.37 Überschüssiges Citrat kann aus dem Mitochondrium entweichen.

Dass die Glykolyse manchmal schneller läuft als die Endoxidation, kennen wir ja schon von der anaeroben Glykolyse (S. 94). Was man in einer solchen Lage erwarten müsste, ist ein NAD$^+$-Mangel, da das in der Glykolyse entstande-

ne NADH/H$^+$ nicht schnell genug in der Atmungskette regeneriert werden kann.

Und genau das tritt auch bei der Fettsäure-Biosynthese ein. Allerdings hat die Zelle auch hier wieder eine Lösung. Citrat verlässt das Mitochondrium und wird im Zytosol zu Acetyl-CoA und Oxalacetat. Die Lösung ist das Oxalacetat. Das wird nämlich, da es selbst auch nicht durch die innere Mitochondrienmembran gelangen kann, zu Malat *reduziert*. Bei dieser durch die Malat-Dehydrogenase katalysierten Reaktion wird gleichzeitig NADH/H$^+$ zu NAD$^+$ oxidiert. Damit haben wir dann unser NAD$^+$ wieder, das für das Weiterlaufen der Glykolyse unabdingbar ist.

8.3.2   Biosynthese längerer Fettsäuren

Neben den mehr zufällig durch die Fettsäure-Synthase gebildeten längeren Fettsäuren existiert in unseren Zellen auch noch ein System, das diese Verlängerung gezielt vornimmt. Auch Malonyl-CoA dient als Vorstufe. Die Aufgabe des ACP erfüllt das Coenzym A. Da die beiden sich an den entscheidenden Stelle sehr ähnlich sind, ändert sich aber nichts am Reaktionsmechanismus. Häufigstes Endprodukt ist die Stearinsäure bzw. das Stearat (C$_{18}$).

8.3.3   Biosynthese ungesättigter Fettsäuren

Bei der Fettsäure-Biosynthese entsteht bevorzugt die geradzahlige und gesättigte Fettsäure Palmitinsäure (C$_{16}$). In unseren Zellen kommen zwar meist geradzahlige, allerdings sehr häufig ungesättigte Fettsäuren vor, die unser Körper nur zum Teil selbst herstellen kann. Doppelbindungen können wir nämlich nur bis C^9 einfügen, was erklärt, warum Linolsäure (Doppelbindung bei C^9 und C^{12}) und Linolensäure (bei C^9, C^{12} und C^{15}) nicht synthetisiert werden können und daher essenzielle Fettsäuren sind. Pflanzen haben damit glücklicherweise keine Probleme und stellen uns diese beiden Fettsäuren gerne zur Verfügung. Ausgehend von der Stearinsäure kann unser Körper die **Ölsäure** bzw. das Oleat (C$_{18}$, Doppelbindung bei C^9), das sehr häufig in unseren Zellen vorkommt, selbst herstellen. Auch die für das Hormonsystem sehr wichtige **Arachidonsäure** bzw. das Arachidonat (20:4; C^5, C^8, C^{11}, C^{14}) können wir entweder aus der Linolsäure oder aus der Linolensäure synthetisieren.

Die Enzyme, die Doppelbindungen in Fettsäuren einfügen, nennt man **Desaturasen** (lat. *desaturare* = ungesättigt machen).

8.3.4   Regulation der Fettsäure-Biosynthese

Da Lipide rund 40 % unserer Nahrung ausmachen, sind wir nicht permanent auf eine endogene Biosynthese von Lipiden angewiesen. Trotzdem synthetisieren wir bei hoher Kohlenhydrat-Zufuhr eine beträchtliche Menge an Fettsäuren, was natürlich auch reguliert sein will – allosterisch und hormonell.

Wie schon erwähnt, ist das erste Enzym der Fettsäure-Biosynthese, die **Acetyl-CoA-Carboxylase**, das Schrittmacherenzym und damit der geschwindigkeitsbestimmende Schritt der Reaktionskette. Daher setzt die Regulation auch bei diesem Enzym an.

> Eine katabole Stoffwechsellage (Fasten, Stress) hemmt, eine anabole Stoffwechsellage (hohe Energiebeladung, Kohlenhydrat-Zufuhr...) steigert die Lipogenese. In einer Zelle, die Fettsäure-Biosynthese betreibt, ist die β-Oxidation gehemmt, damit frisch gebildete Fettsäuren nicht gleich wieder abgebaut werden.

Allosterische Regulation der Fettsäure-Biosynthese

Die Aktivatoren der Acetyl-CoA-Carboxylase signalisieren eine anabole Stoffwechsellage. Sie sind Zeichen dafür, dass genügend Energielieferanten vorhanden sind und die Fettspeicher aufgefüllt oder vergrößert werden können.

Bei den Hemmstoffen muss man unterscheiden zwischen solchen, die eine Energieunterversorgung der Zelle anzeigen und denen, die signalisieren, dass bereits zu viele Fettsäuren vorliegen (Produkthemmung).

Aktivatoren der Acetyl-CoA-Carboxylase. Steigen in den Mitochondrien die Konzentrationen an Acetyl-CoA und ATP, dann bildet sich mehr **Citrat**. Dieses wird vermehrt ins Zytosol transportiert, wo es als allosterischer Aktivator der Acetyl-CoA-Carboxylase dient. Gleichzeitig hemmt Citrat die Phosphofruktokinase-1, wodurch die Glykolyse etwas gebremst wird.

Hemmstoffe der Acetyl-CoA-Carboxylase. Zeichen einer schlechten Energieversorgung der Zelle ist das **AMP**, das folgerichtig die Acteyl-CoA-Carboxylase allosterisch hemmt. Dieses Enzym wird ebenfalls gehemmt, wenn bei (über-)mäßiger Fettzufuhr oder Fettsäure-Biosynthese die Menge an **Acyl-CoA** (aktivierte Fettsäuren) in der Zelle ansteigt (negative Rückkopplung, ☞ 8.38).

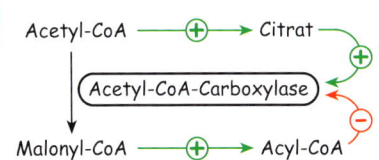

☞ **8.38** Regulatoren der Acteyl-CoA-Carboxylase.

Hormonelle Regulation

Die hormonelle Regulation der Fettsäure-Biosynthese ist nicht schwer zu verstehen: Die katabolen Hormone **Adrenalin** und **Glukagon hemmen** die Schlüsselreaktion in der Zelle über eine Erhöhung des cAMP-Spiegels. Im Gegensatz dazu wirkt **Insulin** anabol und damit **aktivierend** auf die

Acetyl-CoA-Carboxylase – dies geschieht über eine Senkung des cAMP-Spiegels in der Zelle. Zusätzlich aktiviert Insulin auch noch die Citrat-Lyase.

Die Fettsäure-Synthase selbst wird nicht reguliert. Insulin ist allerdings in der Lage, die Menge an Fettsäure-Synthasen in der Zelle zu erhöhen, indem es die Synthese der entsprechenden mRNAs steigert. Ein Vorgang, der als **Induktion** bezeichnet wird.

Die Pyruvat-Dehydrogenase (PDH) wird ebenfalls vom Fettstoffwechsel beeinflusst. In Anwesenheit von Insulin wird die PDH erstens direkt aktiviert, zweitens indirekt durch den unter Insulin gesteigerten Glukoseeinstrom, der die Glykolyse auf Hochtouren bringt. Durch das vermehrte Angebot von Acetyl-CoA erfolgt dann eine gesteigerte Biosynthese von Fettsäuren und Triacylglycerinen (s. u.).

8.4   Triacylglycerine (TAGs)

> Im Rahmen der **Lipogenese** (☞ 8.39) werden aus Glycerin und drei Fettsäuren Triacylglycerine (TAGs) hergestellt. Dies erfolgt vor allem im **Fettgewebe**, aber auch andere Zellen, vor allem Hepatozyten, stellen nicht unerhebliche Mengen TAGs her.
> Der Abbau der TAGs wird als **Lipolyse** bezeichnet, und auch dies findet vornehmlich im **Fettgewebe** sowie an den Lipoproteinen im Blut statt.

Die Fettsäuren, die sich in unseren Zellen befinden, stammen entweder aus der Nahrung oder sind Marke Eigenbau – Produktionsort ist dabei vor allem die Leber. Eine wichtige Verwendungsmöglichkeit für Fettsäuren ist deren Einbau in Triacylglycerine (TAGs), die dann vornehmlich im **Fettgewebe** gespeichert werden.

TAGs sind Speicherstoffe. TAGs werden in erster Linie im Zytosol der Fettgewebszellen (Adipozyten) gespeichert, da sich das Fettgewebe genau darauf spezialisiert hat. Diese Fettspeicher machen bei normalgewichtigen Menschen etwa 12 % des Körpergewichts aus, womit man schon einige Wochen über die Runden kommen kann ... (Auf alle Fälle länger als mit Glykogen, das ja nur ca. 24 Stunden vorhält.)

TAGs (und mit ihnen die Fettsäuren) dienen deshalb unserem Körper vor allem als Speicher für „Notzeiten" (z. B. nachts und beim Hungern).

Herkunft der Bausteine. TAGs bestehen aus zwei verschiedenen Bestandteilen:
1. Glycerin
2. drei Fettsäuren

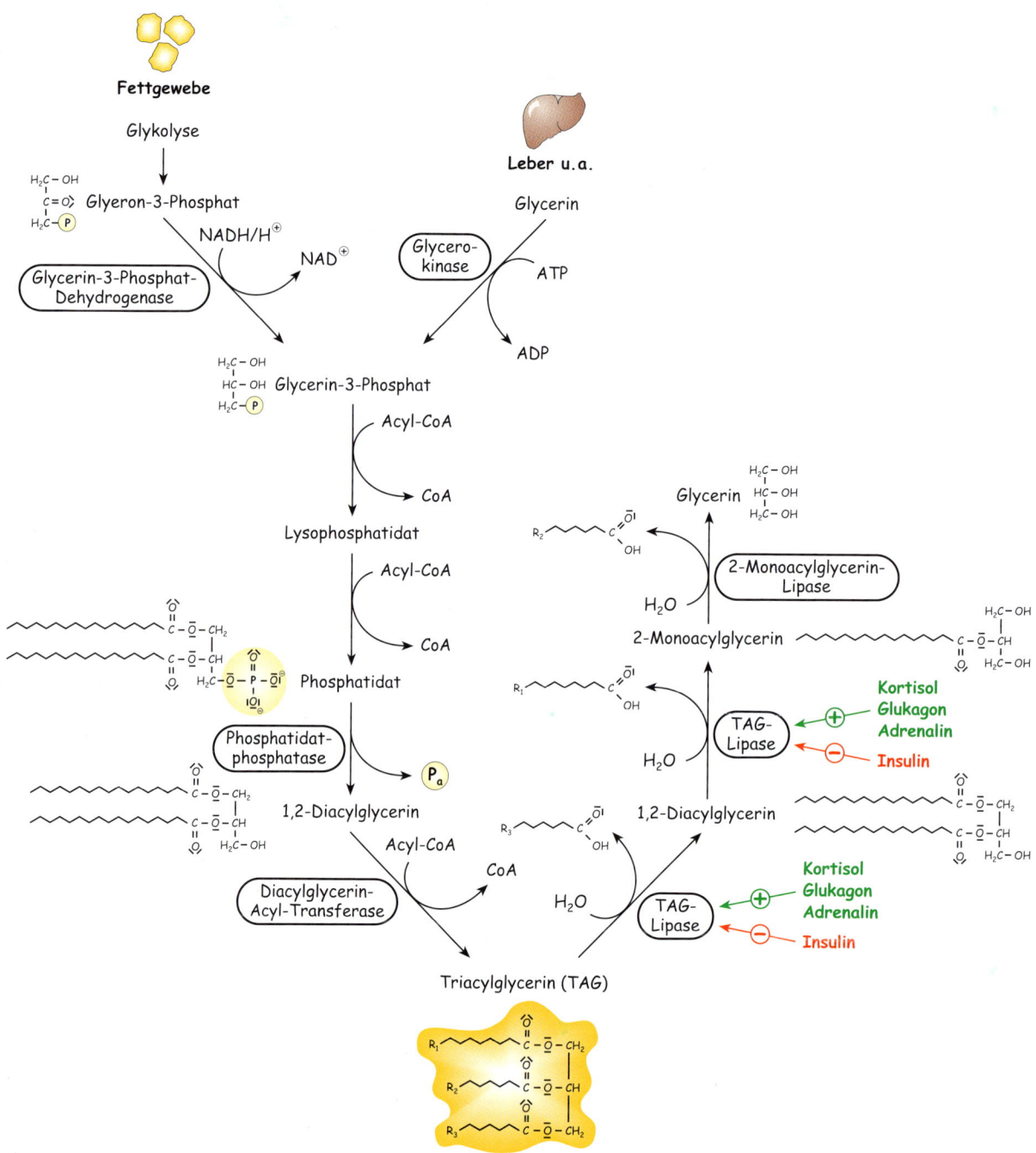

👁 **8.39** Lipogenese.

Beide können im **Fettgewebe** selbst entstehen, aber auch aus anderen Regionen unseres Körpers angeliefert werden. Da TAGs nicht durch Membranen gelangen, müssen sie vorher zerlegt werden.

Aus der **Nahrung** stammende TAGs werden im Darm zerlegt (👁 8.40), in die Darmzellen aufgenommen und dort wieder zusammengebaut. Als **Chylomikronen** gelangen sie dann über das Lymphsystem – also an der Leber vorbei (!) – in die Peripherie, vor allem zu Fettgewebe und Muskulatur.

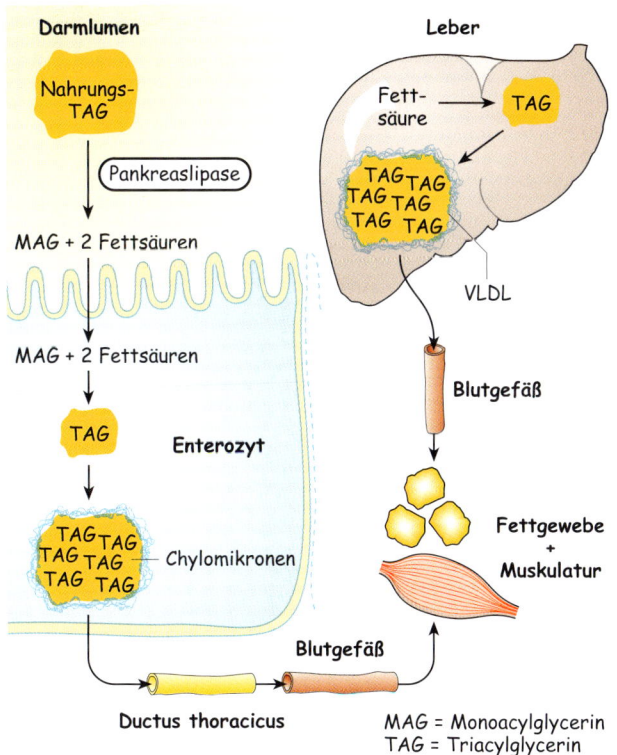

⊙ **8.40**   Transport der TAGs.

Endogen in der **Leber** synthetisierte Fettsäuren werden in TAGs eingebaut und ebenfalls in die Peripherie geschickt – diesmal jedoch als **VLDL** (engl. *very low density lipoprotein* = Lipoproteine sehr geringer Dichte) und auf dem Blutweg. Chylomikronen und VLDLs sind beides **Lipoproteine**, die wir ab S. 156 noch ganz genau besprechen.
Es macht durchaus Sinn, dass die TAGs nach der Nahrungsaufnahme erst einmal an der Leber vorbei in die Speicher geführt werden. In der Resorptionsphase kann die Leber mit ihnen nämlich nichts anderes anfangen als sie aufzunehmen, wieder zusammenzubauen und dann ebenfalls in die Peripherie zu schicken. Und das kann man ja auch einfacher haben...

Die Lipoprotein-Lipase (LPL) ist ein Enzym in der Zellmembran von Adipozyten und am Kapillarendothel, das die TAGs in **Fettsäuren** und **Glycerin** spaltet. Erst so – zerlegt in ihre Bestandteile – gelangen die TAGs in ihre Zielzellen.

8.4.1   Lipogenese – die TAG-Biosynthese

Bei der TAG-Biosynthese oder Lipogenese (gr. *lipos* = Fett; *genesis* = Erzeugung) werden drei Fettsäuren mit einem Glycerin verknüpft. Dazu müssen alle vier Partner zunächst aktiviert werden; erst dann können sie miteinander reagieren.

Ein Zwischenprodukt der TAG-Biosynthese ist die Phosphatidsäure (liegt als Phosphatidat vor), von der aus noch verschiedene andere Biosynthesen möglich sind, die wir später noch besprechen werden (S. 161). Jetzt geht es erst einmal um die TAG-Herstellung.

Aktivierung der Fettsäuren

Fettsäuren kommen entweder aus der Leber (meistens) oder sie werden von der Fettzelle selbst hergestellt. In der Fettzelle angekommen (oder entstanden), werden sie von der Acyl-CoA-Synthetase unter ATP-Verbrauch (wie der Name schon sagt...) zu **Acyl-CoA** aktiviert.

Aktivierung des Glycerins

Glycerin wird durch Phosphorylierung zu **Glycerin-3-Phosphat** aktiviert (⊙ **8.41**):

- Im Fettgewebe wird das Glykolysezwischenprodukt Glycer**on**-3-Phosphat durch die zytosolische Glycerin-3-Phosphat-Dehydrogenase zu Glycerin-3-Phosphat.
- In der Leber, den Nieren, der Darmmukosa und der laktierenden Mamma gibt es darüber hinaus die Möglichkeit, Glycerin direkt durch die Glycerokinase zu phosphorylieren.

Glycerin-3-Phosphat aus der Glykolyse. Die Glycerin-3-Phosphat-Dehydrogenase setzt Glycer**on**-3-Phosphat um und ist auf NADH/H⁺ als Wasserstoffspender angewiesen. Dieses wird dabei zu NAD⁺ oxidiert und kann in dieser Form in der Glykolyse wieder verwendet werden (⊙ **8.41**).

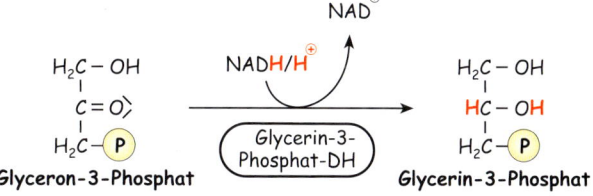

⊙ **8.41**   Aktivierung des Glycerins im Fettgewebe.

Dies bedeutet, dass im Fettgewebe die TAG-Biosynthese nur mithilfe der Glykolyse ablaufen kann. Oder anders ausgedrückt: Nur wenn im Organismus genügend Glukose vorhanden ist, wird das Fettgewebe Fett aufbauen. Voraussetzung dafür ist auch noch, dass sich Insulin im Blut befindet, da nur Insulin eine vermehrte Aufnahme der Glukose in die Fettzellen ermöglicht.

Glycerokinase. In der Leber, den Nieren, der Darmmukosa und der laktierenden Mamma kann Glycerin-3-Phosphat auch direkt aus Glycerin erzeugt werden, da hier das Enzym Glycerokinase ausreichend aktiv ist (⊙ **8.42**).

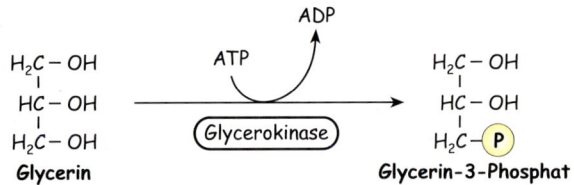

◉ **8.42** Aktivierung des Glycerins in Leber, Nieren, Darmmukosa und laktierender Mamma.

Ein Vorteil, dass das Fettgewebe dieses Enzym *nicht* hat, ist der, dass das bei der Lipolyse frei werdende Glycerin nicht gleich wieder in der Zelle phosphoryliert wird (das würde dann ja wieder zur TAG-Biosynthese führen ...), sondern ans Blut abgegeben werden kann. Von dort aus gelangt Glycerin zur Leber, die daraus im Rahmen der Glukoneogenese Glukose macht.

Herstellung des Phosphatidats

Das gebildete Glycerin-3-Phosphat kann sich nun mit einem Acyl-CoA zum Lysophosphatidat verbinden. Anschließend erfolgt durch Bindung eines weiteren Acyl-CoAs die Bildung des 1,2-Diacylglycerin-3-Phosphats, auch bekannt unter dem Namen Phosphatidat (◉ **8.43**). Das katalysierende Enzym heißt übrigens Acyl-CoA-Glycerin-3-Phosphat-Acyl-Transferase, was zwar ein logischer, aber nicht gerade handlicher Begriff ist ...

Phosphatidat

◉ **8.43** Bildung von Phosphatidat.

Weiterer Aufbau des TAG

Vom Phosphatidat geht es nun über das Diacylglycerin zum TAG.

Entfernen des Phosphats. Durch die Phosphatidat-Phosphatase wird das Phosphat aus dem Molekül entfernt und es entsteht 1,2-Diacylglycerin (◉ **8.44**).

Phosphatidat

Phoshatidat-Phosphatase

P_a

1,2-Diacylglycerin

◉ **8.44** Entfernen des Phosphats.

Anbau der letzten Fettsäure. Das dritte Acyl-CoA wird nun durch die Diacylglycerin-Acyl-Transferase an das 1,2-Diacylglycerin geheftet und: Fertig ist das TAG (◉ **8.45**).

1,2-Diacylglycerin

Diacylglycerin-Acyl-Transferase

$HS-CoA$

Triacylglycerin (TAG)

◉ **8.45** Anbau des dritten Acyl-CoA.

Nun wird das TAG – je nach Organ – seinem vorbestimmten Zweck zugeführt: Eine Leberzelle wird es in VLDLs einbauen und in die Peripherie schicken, eine Fettzelle wird es speichern und eine Milchdrüsenzelle ein kleines Baby beglücken.

8.4.2 Lipolyse – der TAG-Abbau

TAGs werden an mehreren Orten unseres Körpers in ihre Bestandteile zerlegt:
- Darm
- Blut
- Fettgewebe

Die fettspaltenden Enzyme werden als **Lipasen** bezeichnet. Im Fettgewebe findet man eine intrazelluläre hormonsensitive Lipase, im Darm die Pankreas-Lipase und im Blut die Lipoprotein-Lipase (beide *nicht* hormonsensitiv).

Abbau der TAGs im Darm

Lipide stellen für unseren Organismus aufgrund ihrer Lipophilie ein Problem dar, da Enzyme nur in wässriger Umgebung arbeiten. Sollen Lipide abgebaut werden, müssen sie zunächst in eine Emulsion gebracht werden. Dadurch entsteht eine lipophil-hydrophile Grenzschicht, an der die Lipasen arbeiten können.

Die Pankreas-Lipase wird vom exokrinen Teil der Bauchspeicheldrüse ins Duodenum sezerniert und spaltet dort Nahrungs-TAGs, die zuvor – vor allem durch die Gallensäuren – emulgiert wurden. Die entstehenden Spaltprodukte (Diacylglycerine, Monoacylglycerine und freie Fettsäuren) werden in gemischte Mizellen eingebaut und anschließend von den Enterozyten (Darmzellen) aufgenommen (S. 474).

Abbau der TAGs im Blut

Im Blut können die TAGs aufgrund ihrer Lipophilie nur im Inneren der **Lipoproteine** (S. 156) transportiert werden. Um von dort in die Zielzellen – z.B. Adipozyten – zu gelangen, müssen sie zerlegt werden, da die TAGs so lipophil sind, dass sie nicht einmal die kurze Strecke zwischen Lipoprotein und Zellmembran im Blut überwinden können.

Die Lipoprotein-Lipase befindet sich im Blutgefäßsystem auf den Kapillarendothelzellen und im extravasalen Extrazellulärraum auf der Außenseite der Zellmembran von Adipozyten. Sie spaltet die TAGs, die mit den Lipoproteinen abgeliefert werden. Die Spaltprodukte können dann in die Zellen eindringen.

Abbau der TAGs im Fettgewebe

Das Fettgewebe spielt eine wichtige Rolle bei der Koordination des Energiestoffwechsels. Es kann TAGs nämlich nicht nur speichern, sondern eben auch bei Bedarf freisetzen.

Wann wird Fett abgebaut? Diese für alle Arten von Diäten äußerst wichtige Frage lässt sich pauschal mit „**bei Energiemangel...**" beantworten. Energiemangel meint hier vor allem einen Mangel an Glukose im Blut, weniger einen abgesunkenen Blut-Fettsäurespiegel. Bei niedrigem Blutglukosespiegel muss die Leber ja über die **Glukoneogenese** für Glukose-Nachschub sorgen. Da in dieser Situation die Glykolyse in der Leber stillsteht, kann sie ihre Energie nur über die β-Oxidation beziehen. Die Leber ist daher ganz besonders auf die Lipolyse des Fettgewebes angewiesen. Das dabei neben den Fettsäuren frei werdende Glycerin wird in der Leber für die Glukoneogenese verwendet.

Die hormonsensitive Lipase. Werden die Fettzellen von Hormonen über einen bestehenden Energiemangel informiert, dann wird dort die hormonsensitive Lipase aktiviert. Die Aktivierung dieses Lipolyse-**Schrittmacherenzyms** erfolgt über den zweiten Botenstoff **cAMP**, der ja als „Hungersignal" (S. 342), ausgelöst durch **Adrenalin** und/oder **Glukagon**, in der Zelle ansteigt. Die hormonsensitive Lipase ist daher in der phosphorylierten Form aktiv.

Das Enzym mit dem Zweitnamen **Triacylglycerin-Lipase** spaltet Triacylglycerin zu Diacylglycerin und einer Fettsäure. Anschließend katalysiert sie auch noch die Abspaltung einer zweiten Fettsäure, nur die mittlere bleibt zunächst gebunden (👁 **8.46**).

👁 **8.46** Die hormonsensitive Lipase: die Triacylglycerin-Lipase.

Die 2-Monoacylglycerin-Lipase. Das entstandene Monoacylglycerin wird durch ein weiteres Enzym, die 2-Monoacylglycerin-Lipase in Glycerin und die letzte freie Fettsäure zerlegt (👁 **8.47**).

8.47 2-Monoacylglycerin-Lipase.

Alle vier Spaltproduke (Glycerin und die drei Fettsäuren) verlassen anschließend die Fettzelle und dienen anderen Zellen (vor allem Leber, Herz, Skelettmuskulatur und Nieren) als Brennstoff (Fettsäuren in der β-Oxidation, Glycerin in der Glykolyse) oder als Substrat für die Glukoneogenese in der Leber (Glycerin).

8.4.3 Regulation des TAG-Stoffwechsels

Der TAG-Stoffwechsel wird in erster Linie vom **Fettgewebe** reguliert. Die Entscheidung darüber, ob Lipogenese oder Lipolyse überwiegt, wird nicht nur durch Hormone, sondern auch durch die Verfügbarkeit von Glukose beeinflusst.

Regulation über die Glykolyse

Bei einem hohen **Blutglukosespiegel** läuft die Glykolyse in den Fettzellen auf Hochtouren. Damit stehen der Lipogenese aus Glycerin-3-Phosphat (das ja aus dem Glyceron-3-Phosphat der Glykolyse entsteht) und freien Fettsäuren alle Türen offen.
Bei Glukosemangel hingegen sinkt die Geschwindigkeit der Lipogenese, da es an Glyceron-3-Phosphat fehlt. In dieser Situation überwiegt im Fettgewebe die Lipolyse.

Hormonelle Regulation

Die Lipolyse im Fettgewebe wird von Hormonen ausgelöst, die einen Hungerzustand des Organismus anzeigen: **Glukagon** und das Stresshormon **Adrenalin**. Zur Förderung des Fettaufbaus haben wir hingegen nur das **Insulin**.

Adrenalin und Glukagon sind in der Lage, über eine Erhöhung des cAMP-Spiegels in den Fettzellen („Hungersignal") die Lipolyse zu aktivieren. Dadurch wird das Schrittmacherenzym, die (hormonsensitive) **TAG-Lipase**, durch Phosphorylierung aktiviert. Parallel dazu wird das Schrittmacherenzym der Fettsäure-Biosynthese, die **Acetyl-CoA-Carboxylase** natürlich inaktiviert.

Insulin ist das einzige Hormon, das die TAG-Biosynthese aus Kohlenhydraten fördert. Der Wirkmechanismus beruht auf einer Erniedrigung des cAMP-Spiegels in den Fettzellen. Die TAG-Lipase wird nicht mehr aktiviert und die Lipolyse dadurch gehemmt. Außerdem induziert Insulin die Lipoprotein-Lipase (setzt TAG-Spaltprodukte aus Chylomikronen und VLDLs frei) und stimuliert die Aufnahme von Blutglukose in die Adipozyten – beides wichtige Voraussetzungen für die Lipogenese.

8.5 Ketonkörper

Welche Rolle die Ketonkörper in unserem Körper spielen, ist bis heute in der Wissenschaft noch nicht völlig geklärt. Die Ketonkörper entstehen ausschließlich in den **Mitochondrien** der **Leber** und zwar hauptsächlich als Nebenprodukt der β-Oxidation. Sie werden dann ins Blut entlassen und verteilen sich im Organismus (☞ 8.48).
Der **Abbau** der Ketonkörper erfolgt ebenfalls in Mitochondrien; logischerweise allerdings nicht in der Leber. Dankbarster Abnehmer ist nach einiger Zeit des Hungerns das **Gehirn**, das die Ketonkörper als Ersatz für Glukose verwenden kann.

Ketonkörper dienen in Hungerzeiten dem Körper als Energiespender (außer der Leber und den Erythrozyten). In der Postresorptionsphase wird viel β-Oxidation betrieben, um die Glukoneogenese energetisch zu ermöglichen, woraus sekundär eine erhöhte Ketonkörperproduktion resultiert.
Die Ketonkörper sind vor allem für unser Gehirn in Notzeiten enorm wichtig, weil es nach einigen Tagen des Hungerns einen großen Teil seiner Energie (etwa zwei Drittel) aus diesen Ketonkörpern statt der eigentlich obligatorischen Glukose beziehen kann. Das Gehirn kommt dann mit etwa 40 g statt 120 g Glukose pro Tag aus.
Bei verstärkter Lipolyse in der Postresorptionsphase betreibt die Leber viel β-Oxidation. Der daraus folgende erhöhte Acetyl-CoA-Spiegel in den Lebermitochondrien hat eine Umkehr der Thiolasereaktion zur Folge, sodass vermehrt Acetoacetyl-CoA gebildet wird, eine Vorstufe der Ketonkörper. Außerdem entsteht bei erhöhter β-Oxidation ein CoA-Mangel, der durch die Bildung von Ketonkörpern regeneriert werden kann.

Warum existieren Ketonkörper überhaupt?
Es gibt Überlegungen aus der Evolutionsbiologie, warum die Ketonkörper von der Natur „erfunden" worden sein könnten. Der hohe Fettgehalt in der Muttermilch soll eine Rolle spielen, weil in der frühkindlichen Phase die Glukose bei der Gehirnentwicklung weniger bedeutend zu sein scheint. Es ist offensichtlich so, dass das Gehirn eines Erwachsenen zunehmend von Glukose abhängig wird. Alternativ kann es nach längerer Fastenzeit, was vor einigen Millionen Jahren sicherlich keine Seltenheit war, Ketonkörper verwenden.

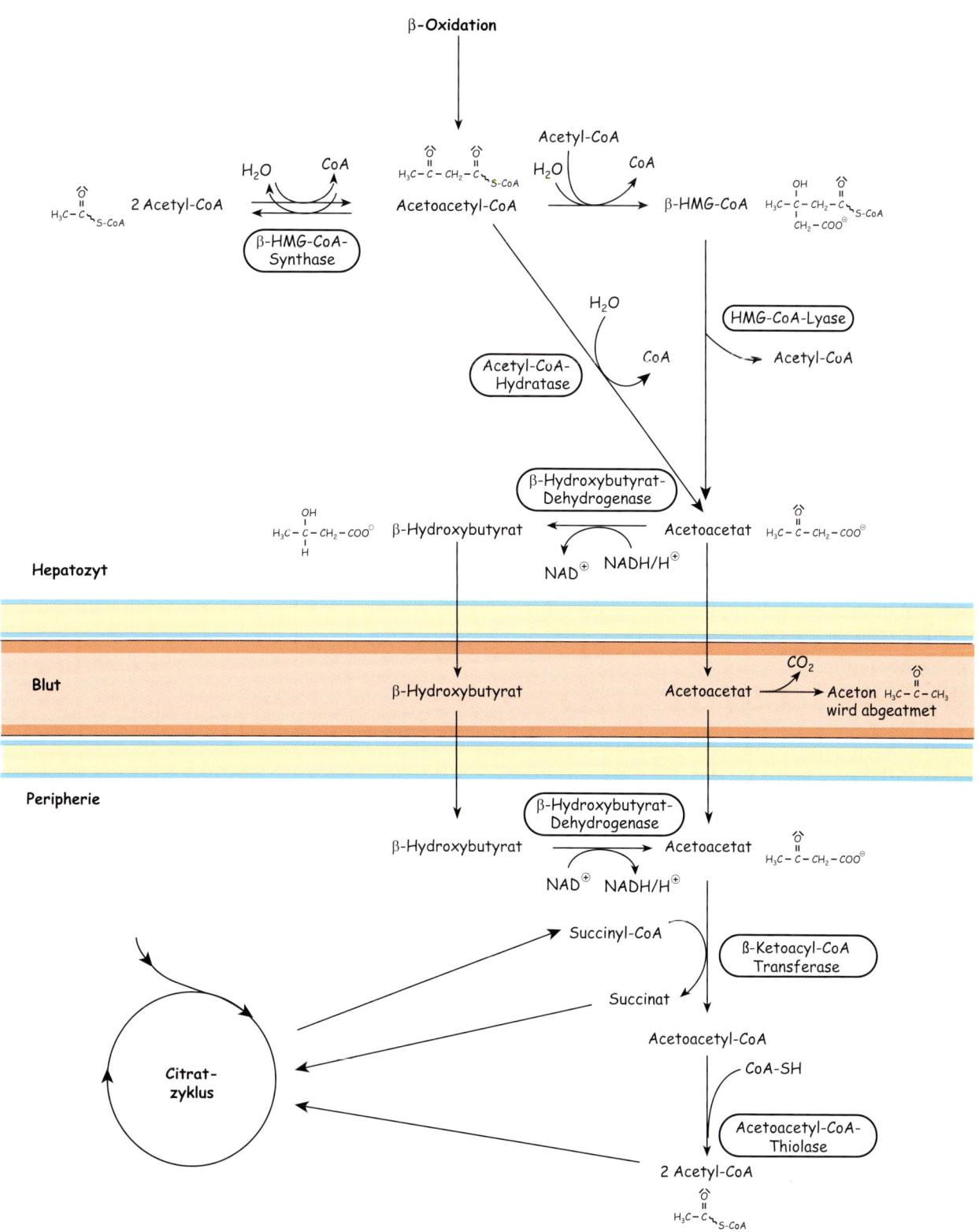

8.48 Ketonkörper entstehen ausschließlich in den Mitochondrien der Leber.

Welche Ketonkörper gibt es? Man unterscheidet drei verschiedene Ketonkörper (☞ 8.49):

- **β-Hydroxybutyrat**
- **Acetoacetat**
- **Aceton**

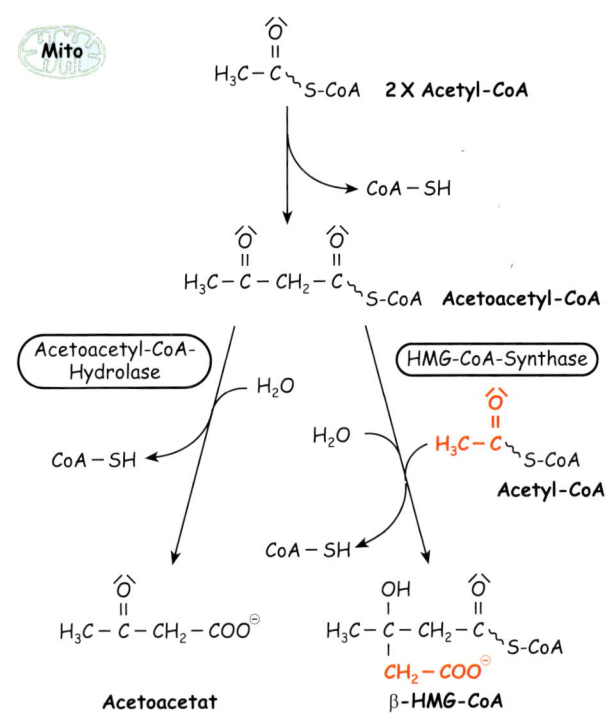

☞ **8.49** Die drei verschiedenen Ketonkörper.

Der im Blut hauptsächlich vorkommende Ketonkörper ist das β-Hydroxybutyrat. Die Blutkonzentration von Acetoacetat ist wesentlich geringer. Aceton hat nach heutigen Erkenntnissen vor allem diagnostische Bedeutung.

8.5.1 Biosynthese der Ketonkörper

Ketonkörper werden ausschließlich in den **Mitochondrien** der **Leber** gebildet, entweder aus akkumuliertem **Acetyl-CoA** oder aus dem Schlussprodukt der β-Oxidation (Acetoacetyl-CoA).

Biosynthese des Acetoacetats

Betreibt die Leber in großem Umfang β-Oxidation (Hungerzustand), entsteht entsprechend viel Acetyl-CoA, das vom Citratzyklus und der Atmungskette nicht mehr abgebaut werden kann. Daneben entsteht noch etwas Acetyl-CoA aus dem Abbau der ketogenen Aminosäuren (S. 187). Je zwei Moleküle Acetyl-CoA reagieren unter CoA-Abspaltung zu **Acetoacetyl-CoA**. Anschließend kann durch die Acetoacetyl-CoA-Hydrolase direkt **Acetoacetat** entstehen (☞ 8.50).

Aufgrund der großen Menge an Acetyl-CoA verbindet sich jedoch meist noch ein weiteres Acetyl-CoA mit dem Acetoacetyl-CoA und es entsteht β-Hydroxy-β-Methylglutaryl-CoA (**HMG-CoA**). Diese Reaktion wird durch die HMG-CoA-Synthase katalysiert.

> Hier handelt es sich um die **mitochondriale** HMG-CoA-Synthase. Sie darf nicht mit der **zytosolischen** HMG-CoA-Synthase verwechselt werden, die für die Cholesterin-Biosynthese zuständig ist.

☞ **8.50** Direkte Biosynthese des Acetoacetats.

Kaum gebildet, wird HMG-CoA bereits wieder gespalten und zwar von der HMG-CoA-Lyase, wodurch **Acetoacetat** und ein freies Acetyl-CoA entstehen (☞ 8.51). Acetoacetat kann ins Blut diffundieren, wo es wegen seiner Polarität gut löslich ist und so in die Peripherie gebracht wird.

☞ **8.51** Biosynthese des Acetoacetats aus HMG-CoA.

β-Hydroxybutyrat

Häufig reagiert das Acetoacetat in einer reversiblen NADH/H⁺-abhängigen Reaktion zu β-Hydroxybutyrat weiter (☞ 8.52), was von der β-Hydroxybutyrat-Dehydrogenase katalysiert wird. (Übrigens ein anderes Enzym als das der β-Oxidation, da die OH-Gruppe auf der anderen Seite steht und beide Enzyme stereospezifisch arbeiten.)

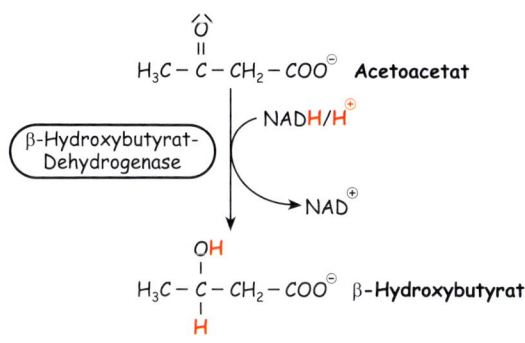

◉ 8.52 β-Hydroxybutyrat.

β-Hydroxybutyrat ist der Vertreter der Ketonkörper, der am häufigsten im Blut zu finden ist. Diese Reaktion läuft so häufig ab, weil sich in einem im Hungerzustand befindlichen Körper in den Leber-Mitochondrien reichlich NADH/H⁺ sammelt (Grund: Die Atmungskette kommt in der Leber nicht hinterher...). Mit jedem β-Hydroxybutyrat wird also auch ein NADH/H⁺ aus den Lebermitochondrien in die Peripherie gebracht, wo es in der Atmungskette wieder ATP liefert.

Der Ketonkörper für die Diagnose

Acetoacetat kann auch spontan (also ohne Enzymeinwirkung) zu **Aceton** „zerfallen" (decarboxylieren), das allerdings von unseren Zellen nicht verwendet werden kann und daher hauptsächlich über die Lungen abgeatmet wird (◉ 8.53).

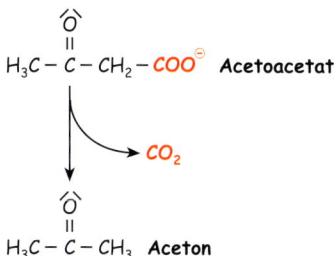

◉ 8.53 Aceton.

Wichtig ist dieser dritte Vertreter allerdings für die Diagnose einer übermäßigen Ketonkörper-Produktion, da Aceton der Atemluft einen typischen Geruch nach Nagellackentferner (ein Lösungsmittel) verleiht.

Wie es zur Bildung der Ketonkörper kommt

Auch unter normalen Bedingungen bildet die Leber ein paar Ketonkörper, so dass sich etwa 2 mg/dl davon im Blut befinden. Die Ketonkörper-Biosynthese (Ketogenese) steigt an, wenn die Plasmafettsäurespiegel über den Nor-

malwert hinausgehen. Dazu kommt es, wenn im Fettgewebe fleißig Lipolyse betrieben wird (Hungerzustand).

Hunger und Diabetes. In diesen beiden Fällen wird gesteigert Aminosäurenabbau, Gluconeogenese und Lipolyse betrieben. Die vielen anfallenden Fettsäuren und die ketoplastischen Aminosäuren können zwar noch zu Acetyl-CoA abgebaut werden, dieses kann jedoch nicht mehr über Citratzyklus und Atmungskette endoxidiert werden und staut sich dadurch an.
Der Stau verschlimmert sich noch dadurch, dass Oxalacetat aus dem Mitochondrium für die Gluconeogenese abgezogen wird, wodurch dem Acetyl-CoA sein erster Reaktionspartner im Citratzyklus fehlt.
Dass im Hungerzustand vermehrt Ketonkörper produziert werden, ist sehr sinnvoll, da sie von anderen Zellen als Energiespender herangezogen werden können; nach einigen Tagen sogar vom menschlichen Gehirn, das sonst auf Glukose angewiesen ist.
Skelettmuskulatur, Herz und Nierenrinde sind für die zusätzliche Energie ebenfalls sehr dankbar.

Einfluss der Ketonkörper auf die β-Oxidation. Die β-Oxidation wird kaum durch ihre Produkte gehemmt. Der entscheidende Regulationspunkt dieses Stoffwechselwegs liegt außerhalb der Mitochondrien, bei der Aktivierung der Fettsäuren. Da jedoch die Menge mitochondrialen Coenzyms A begrenzt ist, würden bei vermehrtem Ablauf der β-Oxidation irgendwann ein CoA-Mangel und damit eine Hemmung der β-Oxidation auftreten. Dies kann durch die Biosynthese von Ketonkörpern, bei der ja auch Coenzym A wieder entsteht, verhindert werden.

8.5.2 Abbau der Ketonkörper

Der Abbau der Ketonkörper erfolgt **nicht** in der **Leber**, sondern in der Peripherie – dafür macht die Leber sich ja die Mühen. In den extrahepatischen Geweben werden die Ketonkörper aufgenommen und in den Mitochondrien abgebaut.

Der Abbau geht dabei vom **Acetoacetat** aus. Sofern es nicht vorliegt, muss es aus β-Hydroxybutyrat durch die β-Hydroxybutyrat-Dehydrogenase hergestellt werden (◉ 8.54). Dabei entsteht bereits ein NADH/H⁺, das in der Atmungskette ATP liefert. Anschließend überträgt die β-Ketoacyl-CoA-Transferase ein Coenzym A von **Succinyl-CoA** (Zwischenprodukt des Citratzyklus auf das Acetoacetat, was durch diese Aktion zum **Acetoacetyl-CoA** wird. (Succinat wird weiter im Citratzyklus abgebaut.) Die Acetoacetyl-CoA-Thiolase aus der β-Oxidation katalysiert dann die Spaltung in zwei Moleküle Acetyl-CoA, die in den Citratzyklus eingehen können.

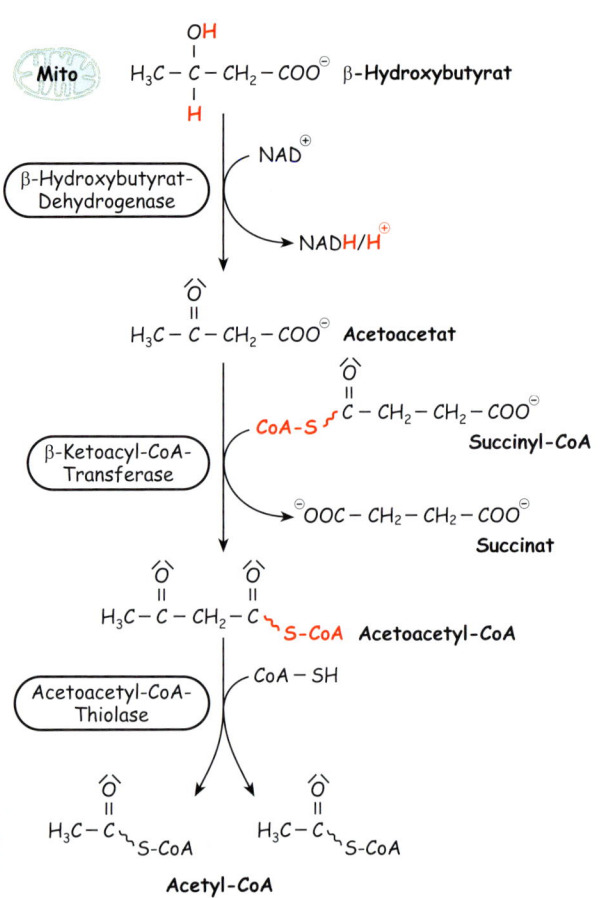

◉ 8.54 Abbau der Ketonkörper.

Hungern. Bei lang andauernder Nahrungskarenz ist die Fähigkeit zur Ketonkörperbildung lebensrettend. Ketonkörper können als leicht wasserlösliche Teilabbauprodukte von Fettsäuren gut zu den Organen transportiert werden. Sie sind leicht oxidierbar und können in manchen Organen fast komplett die Glukose als Energielieferanten ersetzen. Beispielsweise kann die Glukoneogenese aus Aminosäuren, die bei längerem Hungern zwangsläufig zu einem Abbau der Strukturproteine führen würde, stark gedrosselt werden, da der Bedarf an Glukose dank des Ketonkörperabbaus sinkt. Nur so kann der Mensch Hungerperioden von Wochen oder sogar Monaten überstehen.

Schlecht wird so eine Nulldiät allerdings, wenn man sie zu lange betreibt, da die Nieren nur begrenzt die sauren Ketonkörper ausscheiden können. Dadurch kann sich eine schwere **metabolische Azidose** entwickeln, die durchaus lebensbedrohlich werden kann. In diesem Zustand wird auch vermehrt Aceton gebildet, das hauptsächlich über die Lungen abgeatmet wird und in der Atemluft den typischen Geruch nach Nagellackentferner erzeugt.

Diabetes mellitus. Ein hungerähnlicher Zustand ist die diabetische Stoffwechselentgleisung. Da Insulin das einzige Hormon ist, das die Lipogenese ankurbelt und das Fett in den Adipozyten hält, kommt es unter Insulinmangel zu einer massiven Lipolyse, in deren Folge die Ketonkörperproduktion stark ansteigt. Da unser Körper so viele Ketonkörper aber beim besten Willen nicht verbrauchen kann, steigt auch hier die Ketonkörper-Konzentration im Blut stark an. Im Extremfall kann es durch die Belastung des Körpers mit den sauren Ketonkörpern zu einem lebensgefährlichen **ketoazidotischen Koma** kommen.

Die β-Ketoacyl-CoA-Transferase wird in der Leber nicht exprimiert, daher können dort auch keine Ketonkörper abgebaut werden. Auch das Gehirn benötigt einige Zeit, um ausreichende Mengen dieses Enzyms herstellen zu können. Daher ist es erst nach einigen Tagen in der Lage, die angebotenen Ketonkörper zu verwenden.

> Ketonkörper sind „nur" die Transportform von Acetyl-CoA. Sie werden in der Leber aus Acetyl-CoA gebildet und in den Zielzellen wieder zu Acetyl-CoA abgebaut.

8.5.3 Zu viele Ketonkörper sind gar nicht gut

Aus den normalen 2 mg/dl Ketonkörpern im Blut, die natürlich nicht schädlich sind, kann im Hungerzustand oder bei Diabetes schnell mehr werden. Bei diabetischer Ketoazidose sind dabei Blutwerte bis zu 100 mg/dl möglich – und das ist dann wirklich nicht mehr gesund.

> Die Ketonkörper β-Hydroxybutyrat und Acetoacetat sind die dissoziierten Formen der Säuren β-Hydroxybuttersäure und Acetessigsäure. Sie führen daher konzentrationsabhängig zu einem Absinken des Blut-pHs, also zu einer Azidose.

8.6 Cholesterin

Die Biosynthese des Cholesterins (◉ 8.55) erfolgt in praktisch allen unseren Zellen; entscheidend für den Gesamtstoffwechsel ist allerdings nur die Produktion in der **Leber**. Die Biosynthese erfolgt dabei im **Zytosol** und im **Endoplasmatischen Retikulum**.

Ein **Abbau** von Cholesterin ist in unserem Organismus nicht möglich. Um überschüssiges Cholesterin wieder loszuwerden, muss es in Gallensäuren umgewandelt werden, die dann über den Darm ausgeschieden werden können.

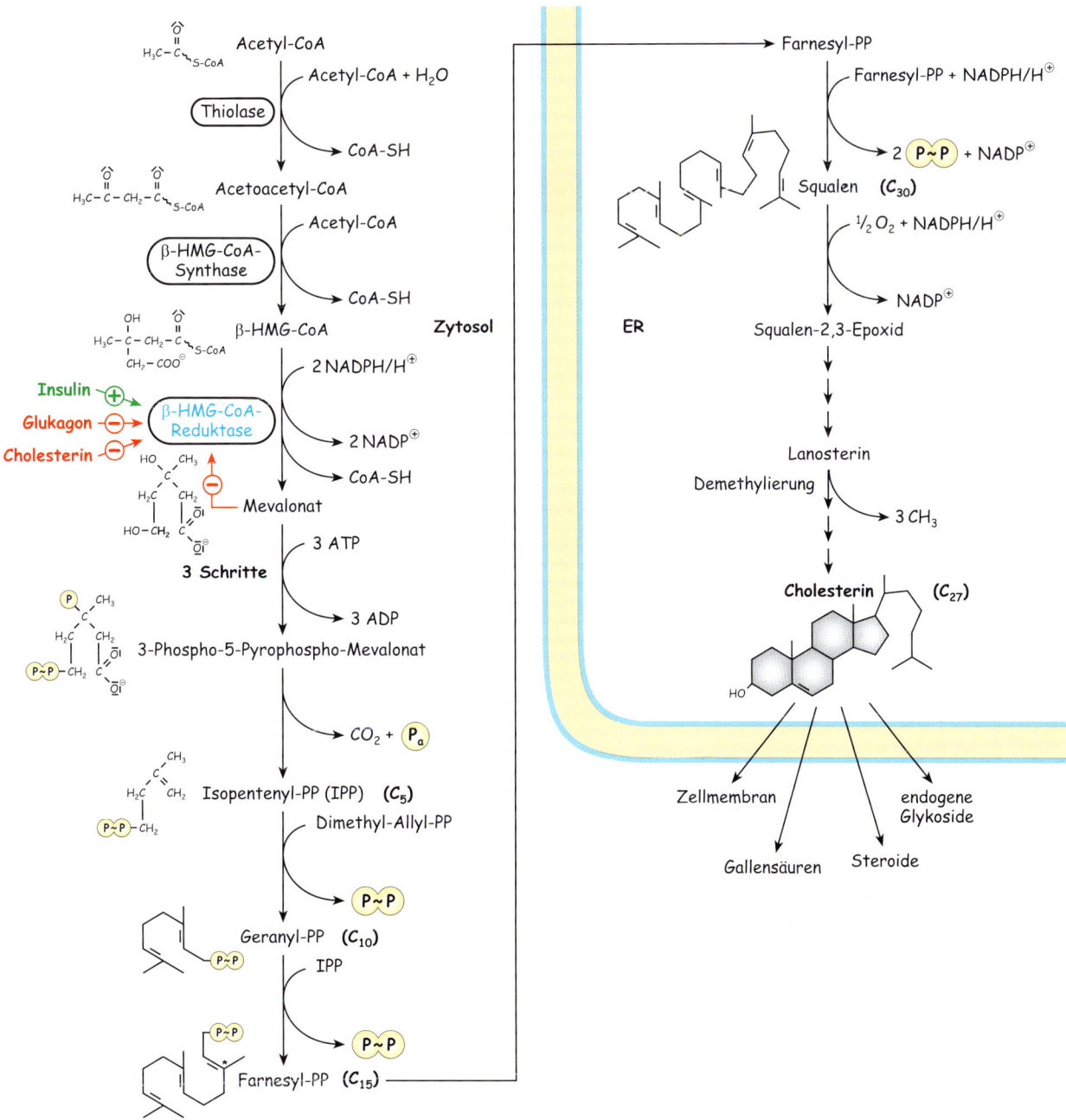

8.55 Biosynthese des Cholesterins.

Das Cholesterin gehört sicher zu den bekannteren Molekülen der Biochemie. Für Erkenntnisse rund um dieses Molekül sind auch schon einige Nobelpreise vergeben worden. Für unsere Zellen ist Cholesterin lebenswichtig. Da wir selbst jedoch genügend Cholesterin herstellen können, sind wir nicht auf eine Zufuhr mit der Nahrung angewiesen. Die Cholesterin-Biosynthese ist reichlich kompliziert und wird daher nur im Überblick und vereinfacht zur Sprache kommen. Für anstehende Prüfungen sollte es aber dennoch reichen ...

Wichtig ist Cholesterin übrigens nicht nur für unsere Zellen, sondern auch für den behandelnden Arzt, da die häufigste Todesursache in den Industrienationen vor allem auf einen zu hohen Cholesterinspiegel im Blut zurückzuführen ist, der z. B. zu Arteriosklerose führt (S. 156).

Bedarf an Cholesterin. Unser Körper benötigt pro Tag etwa 1 000 mg Cholesterin, da ebenso viel täglich über den Darm – in Form von Gallensäuren – verloren geht. Weniger als 500 mg werden dabei mithilfe der Nahrung (v. a. durch tierische Produkte) ersetzt, der größere Teil wird endogen synthetisiert.

8.6.1 Cholesterin-Biosynthese

Alle unsere Zellen können Cholesterin herstellen, wobei die Leber- und Darmzellen wieder einmal eine besonders wichtige Rolle spielen.

Cholesterin gehört in die Gruppe der **Steroide** und besteht aus 27 C-Atomen, die alle vom **Acetyl-CoA** stammen (☞ 8.56).

☞ **8.56** Cholesterin – ein Steroid.

Wie schon angedeutet, ist die Cholesterinherstellung eine der kompliziertesten Biosynthesen überhaupt. Sie lässt sich praktischerweise in vier große Schritte einteilen, die leicht nachvollziehbar sind und für ein späteres ärztliches Dasein ausreichen sollten.

- Zunächst entsteht aus drei Acetyl-CoA (C_2-Körper) **Mevalonat** (C_5-Körper). Dieser Vorgang ist geschwindigkeitsbestimmend für die gesamte Biosynthese.
- Aus Mevalonat wird das aktive Isopren, das **Isopentenyl-PP** (C_5) gebildet.
- Sechs aktive Isoprene lagern sich zum **Squalen** (C_{30}) zusammen.
- Schließlich bildet sich **Cholesterin** (C_{27}).

Die ersten Reaktionen der Cholesterin-Biosynthese finden im **Zytosol** statt, die Fertigstellung erfolgt im **glatten Endoplasmatischen Retikulum** einer Zelle.
Nachfolgend wird für das häufig vorkommende Wort „Pyrophosphat" die Abkürzung „PP" verwendet, um die Begriffe etwas übersichtlicher zu halten.

Bildung des Mevalonats

Die ersten Reaktionen sind denen der Ketonkörper-Biosynthese sehr ähnlich, mit dem Unterschied, dass die Ketonkörperbildung in den Mitochondrien stattfindet, die ersten Schritte der Cholesterin-Biosynthese jedoch im Zytosol.

β-HMG-CoA. Zunächst entsteht im **Zytosol** aus zwei Molekülen Acetyl-CoA das Acetoacetyl-CoA, das mit einem weiteren Acetyl-CoA zum β-HMG-CoA wird (β-Hydroxy-β-Methylglutaryl-CoA, ☞ 8.57). Das Acetyl-CoA verlässt das Mitochondrium wie üblich als Citrat. Im Zytosol erfolgt dann die Zerlegung in Acetyl-CoA und Oxalacetat.

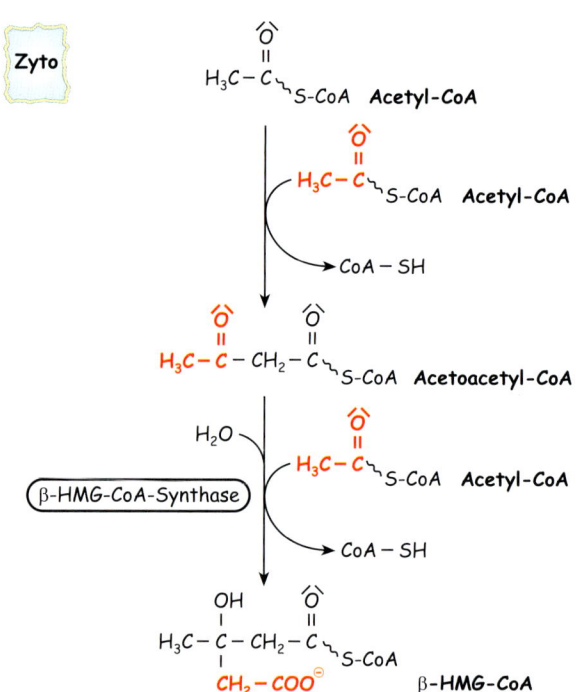

☞ **8.57** Die Bildung von β-HMG-CoA.

Mevalonat. Diese Reaktion ist der geschwindigkeitsbestimmende Schritt der Cholesterin-Biosynthese (Schlüsselreaktion, ☞ 8.58). Das Enzym β-HMG-CoA-Reduktase katalysiert mithilfe von NADPH/H^+ die Reduktion des β-HMG-CoA zum Mevalonat (dissoziierte Form der Mevalonsäure). Die β-HMG-CoA-Reduktase ist ein integrales Membranprotein im **glatten ER** der Zellen. Die Reaktionen laufen allerdings im Zytosol ab, da das Aktive Zentrum auf der zytosolischen Seite liegt.

☞ **8.58** Die Mevalonat-Bildung.

Bildung des Isopentenyl-PP

Mevalonat wird in drei ATP-abhängigen Reaktionen dreifach phosphoryliert, wobei das Zwischenprodukt 3-Phospho-5-Pyrophospho-Mevalonat entsteht.
Dieses erfährt dann unter gleichzeitiger Abspaltung eines Phosphates eine Decarboxylierung, wodurch wir dann das **Isopentenyl-Pyrophosphat** erhalten haben (👁 **8.59**).

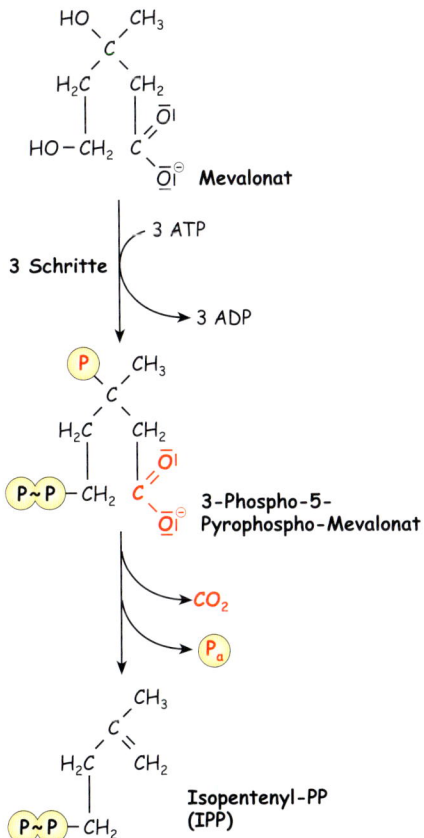

👁 **8.59**   Bildung des Isopentenyl-Pyrophosphat.

Bildung des Squalen

Ein Molekül Isopentenyl-PP wird nun zu Dimethyl-Allyl-PP isomerisiert – beide bezeichnet man als aktive Isoprene.

Geranyl-PP. Ein Isopentenyl-PP und ein Dimethyl-Allyl-PP verbinden sich zu einem Molekül Geranyl-PP, das es nun schon auf 10 C-Atome bringt (👁 **8.60**). Geranyl-PP klingt dabei nicht zufällig wie „Geranie". Der Name kommt tatsächlich daher, dass Geranin nach Geranien riecht.

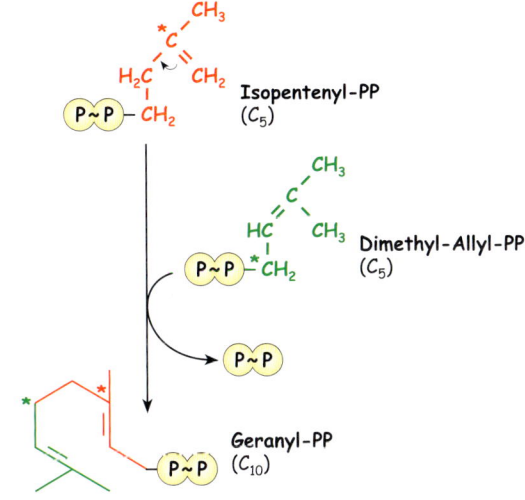

👁 **8.60**   Bildung von Geranyl-PP.

Farnesyl-PP. An das frisch gebildete Geranyl-PP wird nun ein weiteres Isopentenyl-PP gebunden, und man erhält Farnesyl-PP, mit 15 C-Atomen (👁 **8.61**). Der Name kommt ebenfalls von einem Duftstoff, dem Farnesin, was nichts mit Farnen zu tun hat, sondern mit der Akazienart *Acacia farnesiana*.

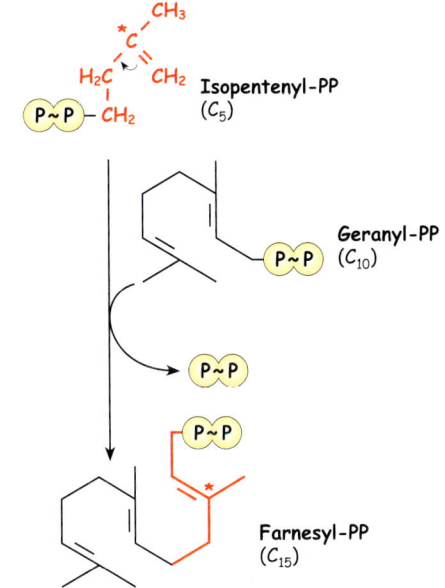

👁 **8.61**   Bildung von Farnesyl-PP.

Squalen. Alle jetzt folgenden Reaktionen finden im **Lumen** des **glatten Endoplasmatischen Retikulums** statt. Zunächst kondensieren zwei Moleküle Farnesyl-PP zu einem aus 30 C-Atomen bestehenden linearen Molekül, dem Squalen. Auch hier werden wieder einmal Reduktionsäquivalente in Form von NADPH/H$^+$ benötigt (👁 **8.62**).

Das Squalen hat seinen Namen nun nicht von einer Pflanze, sondern von der Hai-Gattung Squalus, aus dessen Leber das erste Squalen isoliert worden ist.

👁 **8.62** Bildung von Squalen.

Bildung des Cholesterins

Durch die Squalen-Monooxygenase entsteht das Squalen-2,3-Epoxid. Hierfür wird außer NADPH/H⁺ auch **molekularer Sauerstoff** benötigt.

> Die Cholesterin-Biosynthese funktioniert erst, seit Sauerstoff in unserer Atmosphäre ist. Die Membranen von Bakterien und die unserer Mitochondrien (Endosymbionten ...) enthalten daher auch fast kein Cholesterin.

Lanosterin. Eine Zyklase katalysiert nun die Ringbildung (Zyklisierung) zu einem Stoff namens Lanosterin, das immer noch 30 C-Atome enthält, aber schon einige Ähnlichkeit mit dem Endprodukt Cholesterin aufweist. Auch wenn wir *optisch* dem Ziel nun schon recht nahe sind, trennen uns immerhin noch etwa 20 Reaktionen vom fertigen Cholesterin. Es soll aber reichen, sich zu merken, dass noch drei Methyl-Gruppen entfernt werden und einige Umlagerungen, z. B. von Doppelbindungen, folgen (👁 **8.63**).

👁 **8.63** Bildung von Cholesterin.

Regulation der Cholesterin-Biosynthese

Um zwar ausreichend, aber auch nicht zu viel Cholesterin herzustellen, ist eine genaue Regulation der Cholesterin-Biosynthese notwendig. Pharmakologisch bietet sich hier die bislang beste Möglichkeit, in den Lipid-Stoffwechsel einzugreifen (S. 161).

Die Regulation (allosterisch und hormonell) des gesamten Stoffwechselweges erfolgt auch hier nur beim Schlüsselenzym, der β-HMG-CoA-Reduktase.

Allosterische Regulation der Cholesterin-Biosynthese. Die β-HMG-CoA-Reduktase wird allosterisch sowohl durch sein direktes Produkt, das **Mevalonat**, als auch durch **Cholesterin**, dem Endprodukt der ganzen Reaktionskette, gehemmt. Zusätzlich verringert sich auch die Halbwertszeit des Enzyms in Anwesenheit von Mevalonat und Cholesterin (es wird schneller abgebaut).

Hormonelle Regulation der Cholesterin-Biosynthese. Die Kontrollhormone der Cholesterin-Biosynthese sind die beiden Gegenspieler **Insulin** und **Glukagon**. Insulin fördert die Cholesterin-Biosynthese, Glukagon dagegen hemmt sie. Die Effekte werden durch eine Veränderung des cAMP-Spiegels in der Zelle hervorgerufen (S. 342). Die durch Glukagon ausgelöste Phosphorylierung der β-HMG-CoA-Reduktase inaktiviert das Enzym und hemmt dadurch die Cholesterin-Biosynthese, mit Insulin verhält es sich genau umgekehrt.

Auch auf DNA-Ebene wird die Cholesterin-Biosynthese genauestens reguliert. Alle Effekte aufzuzählen würde hier aber den Rahmen sprengen und darum verzichten wir darauf.

8.6.2 Veresterung von Cholesterin

Ist viel Cholesterin vorhanden, kann die Zelle einiges davon für schlechtere Zeiten im Zytosol lagern. Cholesterin selbst kann man allerdings aufgrund seiner Struktur unheimlich schlecht speichern. Cholesterin ist zwar amphiphil, die kleine OH-Gruppe reicht jedoch nicht aus, um viele Cholesterin-Moleküle zusammen als Mizelle in einer Zelle lagern zu können, der lipophile Anteil ist einfach zu groß. Als Fetttröpfchen kann es aber aufgrund der (wenn auch sehr kleinen) hydrophilen OH-Gruppe auch nicht gespeichert werden. Die Lösung für dieses Problem ist die Veresterung der störenden OH-Gruppe, die dadurch verschwindet. Der entstandene **Cholesterinester** ist komplett apolar und kann in kleinen Tropfen im Zytosol gespeichert werden (☞ 8.64).

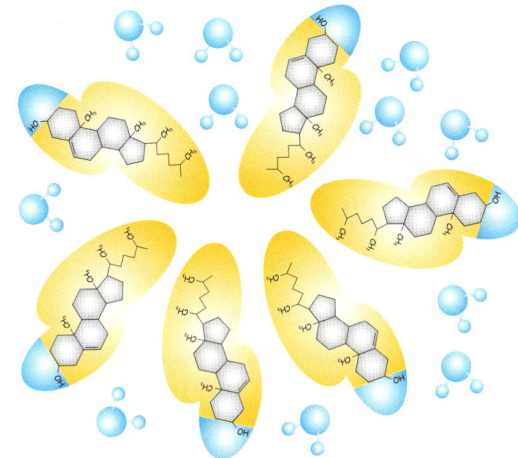

☞ **8.64**   Veresterung.

Nicht nur die Speicherung, sondern auch der Transport von Cholesterin fällt in der normalen Form nicht gerade leicht. Auch hier erfolgt oft eine reversible Veresterung, um das Cholesterin im Inneren der Lipoproteine zusammen mit ebenfalls lipophilen Triacylglycerinen transportieren zu können.

> Cholesterin wird von zwei verschiedenen Enzymen verestert: der ACAT und der LCAT.

ACAT in den Zellen. Die **A**cyl-CoA-**C**holesterin-**A**cyl**t**ransferase (**ACAT**) befindet sich im **Endoplasmatischen Retikulum** der Zellen. Dort verestert sie Cholesterin, indem sie die Fettsäure eines Acyl-CoAs – meist ein CoA mit Ölsäure oder Stearinsäure – auf das Cholesterin überträgt (☞ 8.65). Große Mengen an Cholesterin steigern die Aktivität der ACAT, wodurch mehr Cholesterin verestert wird.

LCAT im Blut. Im Blut hingegen wird die Veresterung von der **L**ecithin-**C**holesterin-**A**cyl**t**ransferase (**LCAT**) übernommen (☞ 8.66). Dieses Enzym überträgt eine Fettsäure von Lecithin (Phosphatidyl-Cholin) auf Cholesterin. Dabei entsteht neben einem Cholesterinester das Lysolecithin.

Cholesterin

$$H_3C-(CH_2)_n-C{\overset{O}{\Vert}}\!-S\text{-}CoA$$

ACAT

Acyl-CoA

HS — CoA

Cholesterinester

☞ **8.65**   Acyl-CoA-Cholesterin-Acyltransferase (ACAT) verestert in den Zellen.

Cholesterin   OH

$$\overset{O}{\underset{\Vert}{C}}-\overline{\underline{O}}-CH$$

LCAT

$$CH_2-\overline{\underline{O}}-\overset{O}{\underset{\Vert}{C}}$$

$$CH_2-\overline{\underline{O}}-P-\overline{\underline{O}}-CH_2-CH_2-\overset{\oplus}{N}-CH_3$$

Lecithin

$$CH_2-\overline{\underline{O}}-\overset{O}{\underset{\Vert}{C}}$$

HO — CH

$$CH_2-\overline{\underline{O}}-P-\overline{\underline{O}}-CH_2-CH_2-\overset{\oplus}{N}-CH_3$$

Lysolecithin

Cholesterinester

$$\overline{\underline{O}}-\overset{O}{\underset{\Vert}{C}}$$

☞ **8.66**   Lecithin-Cholesterin-Acyltransferase (LCAT) verestert im Blut.

8.6.3 **Verwendung von Cholesterin**

Wie schon erwähnt ist Cholesterin für unseren Körper unbedingt erforderlich. Vier wichtige Aufgaben fallen dem Steroid zu:
- Einbau in die Zellmembran
- Umbau zu Gallensäuren
- Biosynthese von Steroidhormonen
- Biosynthese herzwirksamer Glykoside

Einbau in die Zellmembran. Unsere Zellmembranen – vor allem die Zytoplasmamembran – enthalten relativ viel Cholesterin, das für deren **Fluidität** erforderlich ist (☞ 8.67).

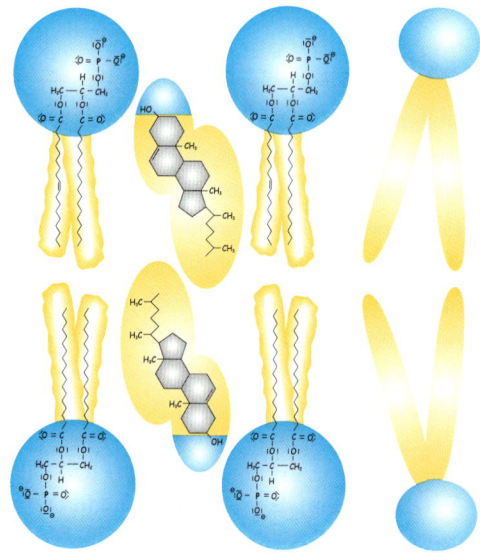

☞ **8.67** Die Zytoplasmamembran enthält Cholesterin.

Cholesterin kann seine Aufgabe in der Zellmembran nur *mit* seiner hydrophilen OH-Gruppe wahrnehmen, als apolarer Cholesterinester ist es für diesen Zweck unbrauchbar. Da die Biosynthese der Zellmembran vom ER ausgeht, trifft es sich ganz gut, dass dort auch die Biosynthese des Cholesterins endet und es daher gleich eingebaut werden kann. Cholesterin, das nicht für die Membran benötigt wird, erfährt – ebenfalls im ER – eine Umwandlung zum Cholesterinester durch die ACAT und wird in dieser Form im Zytosol gespeichert.

Umbau zu Gallensäuren. Die Biosynthese von Gallensäuren aus Cholesterin findet nur in den **Leberzellen** statt (S. 549). Ausgeschieden werden etwa 1000 mg Gallensäuren pro Tag, und so viele müssen auch täglich aus Cholesterin hergestellt werden.

Biosynthese von Steroidhormonen. Für das Funktionieren unseres Organismus ist die Herstellung der Steroidhormone aus Cholesterin absolut notwendig. Neben den **Ovarien** und **Hoden** ist dabei die **Nebennierenrinde** ein wichtiger Steroidsyntheseort (S. 335).

Biosynthese herzwirksamer Glykoside. Erst vor einigen Jahren hat man herausgefunden, dass unser Körper auch in der Lage zu sein scheint, herzwirksame Glykoside selbst herzustellen.
Dass man Digitalis aus dem Fingerhut isolieren und zur Therapie einer Herzinsuffizienz einsetzen kann, wusste man schon lange. Welche Bedeutung die endogen synthetisierten Glykoside haben, wird derzeit intensiv beforscht.

Cholesterin und die Arteriosklerose. Die genaue Rolle von Cholesterin bei der Entstehung der Arteriosklerose („Arterienverkalkung") ist auch heute noch nicht ganz geklärt. Klar ist jedoch, dass weniger das Cholesterin selbst ein Problem darstellt, als vielmehr die Menge bestimmter Lipoproteine (LDL) im Blut, die den Transport von Cholesterin im Blut übernehmen (s. u.).
Trotzdem kann man beachtliche therapeutische Erfolge erzielen, indem man pharmakologisch die Cholesterin-Biosynthese hemmt.
Hemmstoffe der HMG-CoA-Reduktase, des Schlüsselenzyms der Cholesterin-Biosynthese, sind in der Lage, die Mortalität an Arteriosklerose signifikant zu senken. Diese Substanzen – als Prototyp mag hier das Lovastatin dienen – hemmen dieses Enzym kompetitiv und führen damit zu einer Reduktion der endogenen Cholesterin-Biosynthese.

8.7 Der Lipoproteinstoffwechsel

Fette können aufgrund ihres lipophilen Charakters nicht einfach so im Blut gelöst werden. Sie werden in unserem Organismus in Form so genannter **Lipoproteine** transportiert, die aus einem lipophilen Kern und einer amphiphilen Hülle bestehen, in die zusätzlich noch Proteine eingelagert sind (☞ 8.68).

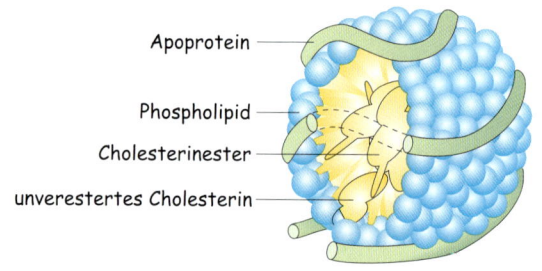

☞ **8.68** Lipoproteine.

Da das Molekulargewicht von Proteinen im Allgemeinen größer ist als das der Fette, sind Lipoproteine um so schwerer, je größer dieser Proteinanteil am Gesamtvolumen ist – oder anders ausgedrückt: Sie sind dichter (Dichte ist Masse durch Volumen).

	Chylomikronen	VLDL	LDL	HDL
Durchmesser (~)	100 - 1000 nm	50 nm	20 nm	10 nm
Form				
Inhalt (~)	85 % TAG	50 % TAG 20 % Phospholipide 10 % Cholesterinester 10 % Protein	40 % Cholesterinester 20 % Protein 20 % Phospholipide 10 % TAG	50 % Protein 25 % Phospholipide 15 % Cholesterinester
Apoproteine (die wichtigen)	B_{48}, E, C	C, B_{100}, E	B_{100}	C, A, E
Bildungsort	Darm	Leber	Leber	Leber
Lebensdauer (~)	10 Minuten	6 Stunden	5 Tage	7 Tage

👁 **8.69** Überblick über die Lipoproteine.

Je nach Dichte werden nun fünf Klassen unterschieden, wobei Chylomikronen die größten und am wenigsten dichten sind und HDL die kleinsten und dichtesten.

- Chylomikronen
- VLDL (engl. *very low density lipoproteins*)
- IDL (engl. *intermediate density lipoproteins*)
- LDL (engl. *low density lipoproteins*)
- HDL (engl. *high density lipoproteins*)

8.7.1 Überblick

Aus funktionellen Gründen ist es sinnvoll, noch einmal zwischen den Chylomikronen und den VLDL auf der einen und den IDL, LDL und HDL auf der anderen Seite zu unterscheiden (👁 **8.69**).

Chylomikronen und VLDL. Die **Chylomikronen** sind die größten Lipoproteine mit der zugleich kürzesten Lebensdauer. Ihre Aufgabe ist es, alle im Darm resorbierten Nahrungsfette, hauptsächlich Triacylglycerine (TAG) und Cholesterin, zuerst den peripheren Geweben zuzuführen und mit dem Rest die Leber zu versorgen. Deshalb umgehen die Chylomikronen die Pfortader, indem sie aus der Darmmukosa direkt in die Lymphe entlassen werden.
Dadurch kann man sich auch die Bezeichnung „Brustmilchgang" (Ductus thoracicus) erklären, da die Lymphe kurz nach Nahrungsaufnahme durch die Chylomikronen (gr. *chylus* = Milchsaft) getrübt oder „milchig" aussieht.
Der Rest der Fette, der dann in der Leber landet, wird dort zu kleineren, portionierbareren **VLDL** umgebaut und erneut ins Blut abgegeben. Die Lebensdauer der VLDL beträgt wenige Stunden und ihre Aufgabe ist die Verteilung der TAG an die peripheren Gewebe – besonders an das Fettgewebe.

IDL, LDL und HDL. Durch TAG-Abgabe verlieren die VLDL an Größe und werden über die Zwischenstufe **IDL** letzten Endes zu kleineren, überwiegend aus Cholesterin bestehenden **LDL**.
Man kann es sich ungefähr so vorstellen, dass die VLDL Vorstufen der LDL sind, die möglichst viel TAG an ihren Speicherplatz transportieren sollen. Am Ende entstehen dadurch cholesterinreiche LDL-Partikel, die dann über spezifische Rezeptoren von den Zellen aufgenommen werden; dadurch sparen sie sich einen beträchtlichen Teil der aufwendigen Cholesterin-Biosynthese. Indem LDL eine Lebensdauer von einigen Tagen besitzen, stellen sie einen rasch verfügbaren Cholesterinspeicher für den Organismus dar.
Die **Ausscheidung von Cholesterin** findet hauptsächlich über die Galle statt, weshalb ein Mechanismus existieren muss, der gewährleistet, dass Cholesterin aus der Peripherie zur Leber zurücktransportiert wird. Das übernehmen die **HDL**, die Cholesterin aus der Peripherie einsammeln und überwiegend in Form von Cholesterinestern zur Leber zurückbringen (👁 **8.70**).

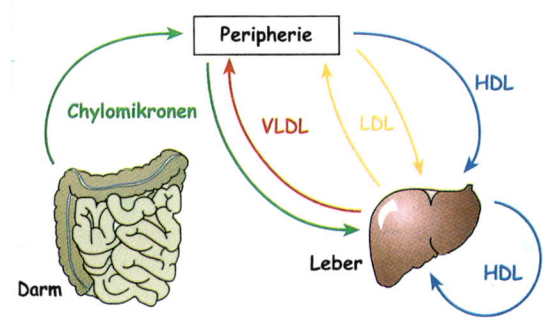

👁 **8.70** Überblick über Lipoproteinstoffwechsel.

8.7.2 Was transportieren Lipoproteine?

Sämtliche Lipide – bis auf freie Fettsäuren – werden in unserem Organismus in Lipoproteinen transportiert.
- Triacylglycerine (TAG)
- Phospholipide
- Cholesterin
- Cholesterinester
- fettlösliche Vitamine

Entsprechend ihren chemischen Eigenschaften lagern sich die Lipide dann zusammen: Die apolaren TAG, Cholesterinester und fettlöslichen Vitamine bilden den hydrophoben Kern, die amphiphilen Phospholipide und Cholesterine ummanteln diesen, wobei ihre hydrophilen Köpfe nach außen zeigen.

Dieser Komplex, der an eine gemischte Mizelle erinnert, ist zum einen noch relativ schlecht wasserlöslich, zum anderen enthält er keinerlei Signalstrukturen, die seinen Metabolismus regulieren. Diese zwei Aufgaben übernimmt der Proteinanteil, die so genannten Apoproteine, die fast alle in der Leber gebildet werden.

8.7.3 Die Apoproteine

Zunächst sei darauf hingewiesen, dass die Bezeichnung „Lipoprotein" eigentlich gar nicht korrekt ist, da hierbei definitionsgemäß der Proteinanteil größer als der Lipidanteil sein müsste; dies trifft jedoch nicht einmal für die schon sehr dichten HDL zu. Chemisch korrekt wäre also die Bezeichnung Proteolipide ... So ist die Bezeichnung „Apo"-Protein etwas leichter zu verstehen, da hiermit nur der reine Proteinanteil ohne die Lipide des Lipoproteins gemeint ist.

Die Apoproteine zeichnen sich durch einen relativ großen Anteil amphiphiler Helices aus, die sich zwischen die Phospholipide der äußersten Schicht einlagern und den Komplex dadurch wasserlöslich machen und stabilisieren.

Daneben fungieren sie je nach ihrem Aufbau als Liganden für Rezeptoren oder Enzymaktivatoren, was wir jetzt etwas genauer betrachten wollen.

Apoprotein A. Das Apoprotein A aktiviert das Enzym **LCAT** (Lecithin-Cholesterin-Acyltransferase). Dieses verestert Cholesterin mit Lecithin (Phosphatidylcholin), wodurch die vollständig apolaren Cholesterinester entstehen. Diese gelangen in das Innere der HDL und können so besser gespeichert werden.

Apoprotein B$_{48}$ und B$_{100}$. Beide Apoproteine werden vom gleichen Gen transkribiert. Während ApoB$_{100}$ jedoch in der Leber entsteht und als Rezeptorligand dient, wird ApoB$_{48}$ in den Mukosazellen des Darms hergestellt und fungiert lediglich als Trägerprotein.

Molekular liegt diesem Unterschied der Mechanismus der RNA-Editierung zugrunde (S. 278): In der Darmzelle wird die mRNA posttranskriptional modifiziert, so dass nach 48 % des Molekulargewichts von ApoB$_{100}$ ein Stopp-Codon erscheint. Dadurch geht die rezeptorbindende Domäne verloren, weshalb ApoB$_{48}$ an keinen Rezeptor mehr binden kann.

(Evolutionär dürften die Chylomikronen zunächst ApoB$_{100}$ enthalten haben – und sind vermutlich über das Blut und die Leber in den Organismus gelangt. Es erscheint ziemlich wahrscheinlich, dass dem ApoB$_{100}$ neben seiner Rezeptorbindungsfunktion auch die Möglichkeit genommen worden ist, das Partikel zum Blut zu dirigieren. ApoB$_{48}$ kann das nicht mehr und die Chylomikronen landen in der Lymphe. Aber das nur am Rande...)

Im Unterschied zu allen anderen Apoproteinen sind die beiden Apoproteine ApoB$_{100}$ und ApoB$_{48}$ nicht zwischen den Lipoproteinen übertragbar.

Apoprotein C-II. Das Apoprotein C-II dient als Cofaktor für die Lipoproteinlipase (LPL). Diese sitzt insbesondere am Kapillarendothel von Muskel- und Fettzellen und spaltet TAG in Glycerin und freie Fettsäuren, die dann von den Zellen aufgenommen werden können.

Apoprotein E. Das Apoprotein E ist für die Endozytose der Lipoproteine in der Leber zuständig, indem es dort die Bindung an den **ApoE/ApoB$_{100}$-Rezeptor** vermittelt.

Dieser Rezeptor wird auf nahezu allen Geweben des Körpers exprimiert, wobei sich die größte Anzahl auf den Zellen der Nebennierenrinde und der Gonaden befindet, da diese das Cholesterin zur Produktion von Steroidhormonen benötigen.

In der Leber können beide Apoproteine (E und B$_{100}$) binden, in der Peripherie jedoch ist ApoB$_{100}$ der wichtigste Ligand, weshalb er dort als LDL-Rezeptor bezeichnet wird.

8.7.4 Weg der Nahrungsfette – die Chylomikronen

Nach der Resorption der Nahrungsbestandteile sind in den Mukosazellen des Dünndarms massenhaft Lipide vorhanden. Sie werden im Endoplasmatischen Retikulum und Golgi-Apparat in Chylomikronen verpackt und hauptsächlich mit ApoB$_{48}$ in die Lymphe entlassen.

Funktion der Chylomikronen. Die Funktion der Chylomikronen besteht darin, die im Darm aufgenommenen Fette weitgehend auf die peripheren Zellen zu verteilen und die restlichen zur Leber zu transportieren. Denn erst, wenn sie viele ihrer TAGs abgegeben haben, passen sie durch die Poren der Lebersinusoide (S. 539), die bis 400 nm groß sind.

Die Apoproteine der Chylomikronen. Im linken Venenwinkel gelangen die Chylomikronen dann aus dem Ductus thoracicus ins Blut, wo sie von den HDL **ApoC** zur Aktivierung der Lipoproteinlipase und **ApoE** zur Endozytose in die Leber erhalten. Durch die Übertragung des Proteinanteils zwischen den Lipoproteinen muss der Organismus viel weniger Apoproteine synthetisieren.

Auf dem Weg zur Leber werden die TAG der Chylomikronen durch die Lipoproteinlipase (mit ApoC-II als Cofaktor) zu freien Fettsäuren und Glycerin gespalten. Während Glycerin in Leber, Darm und Niere weiterverwendet wird (nur diese drei besitzen die Glycerokinase), gelangen die Fettsäuren in die anderen Gewebe – hauptsächlich Skelettmuskulatur und Fettgewebe.

Inzwischen hat man herausgefunden, dass dies nicht nur durch freie Diffusion, sondern auch mit Hilfe von Trägerproteinen geschieht (dem so genannten FATP, **f**atty **a**cid **t**ransport **p**rotein), wobei der genaue Mechanismus noch nicht geklärt ist.

Die freien Fettsäuren werden in den Zellen je nach Gewebeart unterschiedlich verwertet:
- Im Speicherfett (also den Adipozyten) erfolgt der Aufbau zu TAGs.
- In allen anderen Zellen erfolgt hingegen der Einbau in die Zellmembranen.
- Weiterhin können Fettsäuren zu wichtigen Signalmolekülen umgebaut werden (vor allem zu IP$_3$, DAG und Arachidonsäure).

Die durch den TAG-Verlust kleineren **Chylomikronen-Reste** (engl. *remnants* = Reste) werden durch ApoE-Rezeptor-vermittelte Endozytose in die Leber aufgenommen und dort abgebaut (👁 **8.71**).

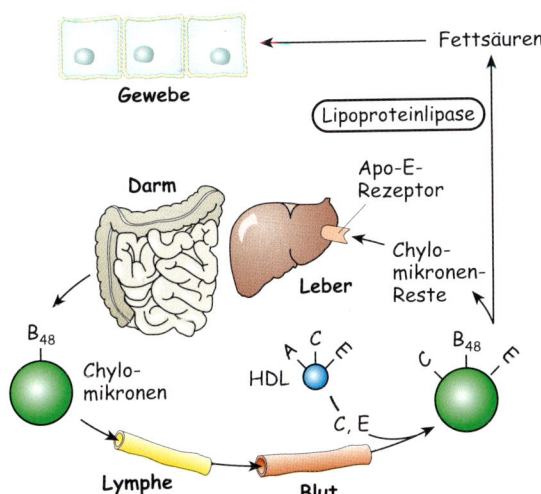

👁 **8.71** Abbau der Chylomikronen-Reste.

8.7.5 Die Verteilung der Fette – die VLDL

Die Leber als zentrales Stoffwechselorgan reguliert ebenfalls die Homöostase der Lipide. Das bedeutet, dass sie je nach Angebot (Nahrung, zirkulierende Lipoproteine) und Nachfrage (Bedarf des Körpers) hauptsächlich TAG und Cholesterin herstellt.

Der Bedarf des Körpers zeigt sich dabei in der Hormonlage. So ist zum Beispiel nach einem Essen der Insulinspiegel erhöht. Durch die gesteigerte Glykolyse fällt vermehrt Acetyl-CoA an, wodurch die TAG- und damit die VLDL-Biosynthese gesteigert wird. Umgekehrt verhält es sich bei einem Anstieg von Glukagon während einer Hungerphase.

> Das Cholesteringleichgewicht wird durch die Cholesterinresorption aus der Nahrung, der endogenen Neusynthese und der Cholesterinausscheidung reguliert, wobei cholesterinreiches Essen die endogene Produktion hemmt.

Die Apoproteine der VLDL. Die Leber verpackt nun die Fette, die sie nicht selbst verwerten kann, in **VLDL** und sezerniert sie mit **ApoB$_{100}$** sowie wenig **C-II** und **E** ins Blut. **ApoB$_{100}$** benötigen später die LDL, um an ihren Rezeptor auf den peripheren Geweben zu binden. **ApoE** dient der Endozytose von aus den VLDL entstandenen IDL in der Leber. Ein zusätzlich noch vorhandenes **ApoC-I** verhindert wahrscheinlich eine vorzeitige Aufnahme der VLDL über den ApoE-Rezeptor in die Leber, in dem es die Rezeptorbindungsstelle blockiert – die erst durch Konformationsänderung aufgrund von TAG-Abgabe wieder frei wird.

Die TAG-Abgabe wird wie bei den Chylomikronen mit dem Coenzym **ApoC-II** und der Lipoproteinlipase erreicht. Chylomikronen und VLDL konkurrieren im Prinzip um die Lipoproteinlipase, wobei die LPL zu Chylomikronen jedoch eine zehnfach höhere Affinität besitzt. Außerdem wird die LPL durch Insulin aktiviert, wodurch die TAG nach einer Mahlzeit schneller verstoffwechselt werden.

Die Rolle der IDL. Die recht kurzlebigen VLDL werden während der Zirkulation zu kleineren **IDL**, die zwei Wege einschlagen können:
- Etwa 70 % (wahrscheinlich die TAG-reicheren) werden über den ApoE-Rezeptor der **Leber** aufgenommen und verarbeitet (so zum Beispiel wieder als VLDL sezerniert).
- Rund 30 % werden zu dichteren **LDL**, indem die **hepatische Lipase**, die auf der Oberfläche der Hepatozyten gebunden ist, weitere TAG abspaltet und sich so der Cholesteringehalt prozentual erhöht. Dabei ändert sich die Struktur des Lipoproteins, wodurch wahrscheinlich der Apo-B$_{100}$-Rezeptor frei wird, Dies wäre auch eine Erklärung dafür, warum VLDL und IDL vorher nicht über den LDL-Rezeptor in das Gewebe aufgenommen werden. Die Apoproteine C und E, welche die LDL nicht mehr benötigen, übernehmen die HDL (👁 **8.72**).

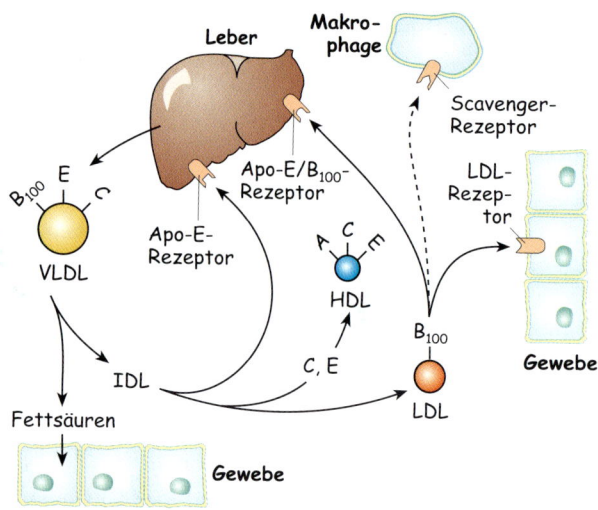

👁 **8.72** Rolle der IDL.

8.7.6 Das Cholesterinreservoir LDL

> Die LDL schwimmen zunächst einige Zeit im Blut und werden dann über Rezeptoren von der Leber oder in der Peripherie aufgenommen.

Die Wege der LDL. Die kleineren, cholesterinreichen LDL kreisen im Gegensatz zu VLDL einige Tage im Blut und sind deshalb besonders für Steroidhormon-produzierendes Gewebe ein schnell verfügbares Cholesterinreservoir. Sie besitzen fast nur noch **ApoB$_{100}$** (das von den VLDL übrig geblieben ist) und können ihrerseits wieder zwei Wege einschlagen:

- Sie können an den ApoE/ApoB$_{100}$-Rezeptor der **Leber** binden und werden so in die Hepatozyten aufgenommen.
- Sie binden an den LDL-Rezeptor der **peripheren Gewebe** und gelangen dort in die Zellen.

Indem sowohl IDL als auch LDL immer wieder von der Leber aufgenommen werden, ist die Leber darüber im Bilde, wieviel Fette peripher verbraucht werden und wie viel sie selbst synthetisieren muss. Zudem kann sie darüber je nach Hormonlage ihren Eigenbedarf decken, zum Beispiel zur Ketogenese im Hungerstoffwechsel (S. 146).

Der LDL-Rezeptor. Der LDL-Rezeptor ist auf fast allen Körperzellen zu finden. Mit Hilfe von Clathrin bewirkt er eine Endozytose der Ligand-Rezeptor-Komplexe. Nach Entfernung des Clathringerüsts im Zytosol fusioniert dieser Komplex mit dem Endosom. ATP-abhängige Protonenpumpen senken den pH des Endosoms unter 6,5, was eine Dissoziation des LDL von seinem Rezeptor bewirkt. Der Rezeptor gelangt in Vesikeln zur Zelloberfläche zurück (**rezeptorabhängige Reinternalisierung**), während im Lysosom das ApoB$_{100}$ abgebaut, die Cholesterinester hydrolysiert und

das freie Cholesterin in das Zytosol entlassen wird, wo es vor allem zweierlei bewirkt.

- Es aktiviert die **ACAT** (Acety-CoA-Cholesterin-Acyltransferase) im Endoplasmatischen Retikulum. Diese verestert das Cholesterin, wodurch es in Vesikeln im Zytosol gespeichert werden kann.
- Es verhindert die Bindung des Transkriptionsfaktors **SREBP** (**B**indungs**p**rotein des **S**teroid-**re**sponsiven **E**lementes) an sein Verstärkerelement (S. 346), wodurch die Transkription der β-HMG-CoA-Reduktase und des LDL-Rezeptors reduziert wird. Somit bewirkt freies Cholesterin im Zytosol eine Hemmung der Cholesterin-Neusynthese und über einen negativen Rückkopplungsmechanismus eine geringere LDL-Rezeptor-Expression und damit eine geringere Cholesterinaufnahme.

Auf diese Weise regulieren die Zellen, insbesondere die Hepatozyten, ihren Cholesterinmetabolismus. Das Problem dabei ist nur, dass die LDL bei einem hohen Cholesterinspiegel länger im Blut bleiben und sie dabei leicht verändert werden (oxidiert, acetyliert u. a.), wodurch das Arterioskleroserisiko steigt (s. u.).

Lipoprotein (a). Das Lipoprotein (a) stellt eine Untergruppe der LDL dar, die hier kurz erwähnt werden soll, da sie in der Klinik immer häufiger auftaucht. Es handelt sich dabei um einen Teil der Lipoproteine, der wohl genetisch determiniert ist. Sein Spiegel im Körper schwankt innerhalb eines Individuums fast nicht, zwischen verschiedenen Individuen jedoch recht stark. Die Funktion ist nach wie vor nicht genau bekannt, man kennt nur einen Einfluss auf die Blutgerinnung. Mit einem erhöhten Spiegel (über 30 mg/dl) verbindet man jedoch ein deutlich erhöhtes Arteriosklerose-Risiko, weshalb der Wert als Prognosefaktor genutzt wird.

8.7.7 Der reverse Cholesterintransport – das HDL

Die entscheidende Funktion der Lipoproteine bestand bislang darin, die peripheren Zellen mit TAG und Cholesterin zu versorgen. Während TAG von den Zellen abgebaut werden können (die Fettsäuren durch die β-Oxidation), fehlen ihnen dafür beim Cholesterin die Enzyme (obwohl beinahe jede Zelle in der Lage ist, Cholesterin-Biosynthese zu betreiben).

> Cholesterin kann nur über zwei Mechanismen aus dem Körper ausgeschieden werden.
> - Über den Darm durch Abschilferung cholesterinhaltiger **Mukosazellen**.
> - Über die Leber durch die Produktion von **Gallensäuren** aus Cholesterin, die dann ebenfalls in den Darm abgegeben werden können.
>
> Da Cholesterin aber im Blut frei nicht gelöst werden kann, wird es in **HDL** zur Leber transportiert.

Aufgaben der HDL. Die Aufgabe der HDL ist es nun, überschüssige Cholesterinester aus der Peripherie einzusammeln und ihre Verteilung je nach Bedarf zu regulieren. Das heißt, sie führen Cholesterin entweder der Leber zur Ausscheidung zu (Produktion von Gallensäuren) oder versorgen Gewebe zum Aufbau von Steroidhormonen.

Außerdem stehen sie mit den anderen Lipoproteinen in engem Kontakt und haben eine unterstützende Funktion bei deren jeweiliger Aufgabe. So können sie Cholesterinester aus den Chylomikronen und VLDL aufnehmen und den LDL zuführen oder umgekehrt TAG aus den LDL in VLDL transferieren.

Zudem sind sie für die Verteilung der austauschbaren Apoproteine (C und E) verantwortlich. So geben sie entweder Apoproteine an Chylomikronen ab oder nehmen überschüssige von den IDL auf.

Mechanismus des reversen Cholesterintransportes. HDL werden in scheibchenförmigen Vorstufen, so genannten **naszenten HDL** mit **ApoA**, **C** und **E** versorgt und von der Leber ins Blut sezerniert.

Die Reifung zu größeren kugeligen HDL erfolgt hauptsächlich durch Cholesterinaufnahme aus den peripheren Zellen (z. B. Endothelzellen, Makrophagen...).

Dafür besitzen diese einen ATP-abhängigen Cholesterintransporter, der in die Gruppe der **ABC-Transporter** (engl. **A**TP-**b**inding **c**assette) gehört. Er schleust Cholesterin unidirektional aus den Zellen ins Blut, wo es mit Hilfe von ApoA und **LCAT** (Lecithin-Cholesterin-Acyl-Transferase, S. 155) an der Oberfläche von HDL gebunden und verestert wird. Danach erfolgt die Speicherung im hydrophoben Kern des HDL, wodurch an der Oberfläche wieder Platz für neues Cholesterin frei wird.

Aufnahme der HDL in die Zellen. HDL können entweder über ApoE-Rezeptoren in die Leber aufgenommen werden, oder sie geben – je nach Bedarf – nur partiell Cholesterinester ab. Letzteres geschieht über die so genannten **Scavenger-Rezeptoren** an den Zielgeweben (engl. *scavenger* = Aasfresser).

Eine Untergruppe von ihnen ist auf der Leber und auf Steroidhormon-produzierendem Gewebe zu finden und vermittelt dort hauptsächlich die Aufnahme von Cholesterinestern aus den HDL in die Zelle. Im Gegensatz zum LDL-Rezeptor unterliegen sie keinem negativen Rückkopplungsmechanismus (s. u.).

Eine andere Untergruppe dieser Rezeptoren sitzt auf den Makrophagen und spielt eine wichtige Rolle bei der Entstehung einer Arteriosklerose.

LDL und Arteriosklerose. Man hört immer wieder, dass erhöhte LDL-Werte (über 160 mg/dl) das Arterioskleroserisiko verstärken. Wie funktioniert das eigentlich?

Bei einem erhöhten LDL-Gehalt im Blut reichern sich überschüssige LDL in der Intima der Gefäße an, wo dann Lipidanteile oxidiert werden. Durch diese Veränderungen schütten Endothel- und glatte Muskelzellen Zytokine und Prosta-

glandine aus, wodurch T-Lymphozyten und Makrophagen angelockt werden.

Makrophagen regulieren ihre Cholesterinaufnahme wie andere Zellen über den LDL-Rezeptor. Oxidiertes LDL hingegen wird von ihnen über Scavenger-Rezeptoren aufgenommen, die im Gegensatz zum LDL-Rezeptor eben keinem negativen Rückkopplungsmechanismus unterliegen. Dadurch reichern sich in den Makrophagen immer mehr LDL an.

Auf diese Weise entstehen aus den Makrophagen die so genannten **Schaumzellen**, die teilweise aufplatzen und so ihre gespeicherten Lipide freisetzen. In der Intima bildet sich dadurch ein Lipidkern (Plaque). Darüber bilden glatte Muskelzellen (die Myofibroblasten der Tunica media) eine fibröse Kappe aus Kollagen. Diese Plaques stellen den wichtigsten Risikofaktor für einen Herzinfarkt dar.

Der **Schutzeffekt der HDL** besteht darin, dass sie zum einen Cholesterin aus dem Gewebe und den Makrophagen entfernen und zum anderen Enzyme mit sich führen, die oxidierte Lipide abbauen können.

Angriffspunkte zur Verhinderung einer Arteriosklerose sind Medikamente zur Lipidsenkung:

- Nicht-resorbierbare **Anionenaustauscherharze** (z. B. Colestyramin) binden im Darm Gallensäuren und verhindern damit deren Rückaufnahme im terminalen Ileum.
- **Statine** (z. B. Lovastatin) hemmen ein Schrittmacherenzym der Cholesterin-Biosynthese (die β-HMG-CoA-Reduktase).

8.8 Noch ein paar andere Lipide

Chemisch lassen sich noch zwei weitere Gruppen von Lipiden unterscheiden, die entweder Glycerin (Glycerinderivate) oder Sphingosin (Sphingosinderivate) als Grundstruktur haben. Eine weitere Einteilungsmöglichkeit ergibt sich aus der Funktion der Lipide. So kann man die **Phospholipide** (mit einer Ausnahme aller Glycerinderivate) von den **Glykolipiden** (ausschließlich Sphingosinderivate) unterscheiden.

8.8.1 Phospholipide

Phospholipide sind wichtige Bestandteile **biologischer Membranen** und **intrazelluläre Signalmoleküle**. Außerdem sind sie ein wichtiger Bestandteil der **Gallenflüssigkeit** und des **Surfactant** in der Lunge.

Bis auf eine Ausnahme dient das Glycerin als Grundstruktur für die Phospholipide. Von diesen **Glycerophosphatiden** sollte man sich vier merken:

- Phosphatidyl-Cholin (auch Lecithin genannt)
- Phosphatidyl-Ethanolamin
- Phosphatidyl-Serin
- Phosphatidyl-Inositol

Das einzig wichtige Phospholipid mit Sphingosin als Grundstruktur ist das Sphingomyelin.

Die Biosynthese der Phospholipide ist untrennbar mit der Biosynthese von Membranen verbunden und findet daher in **allen Zellen** statt. Das Lecithin (Phosphatidyl-Cholin) nimmt dabei eine zentrale Stellung ein.

Sich ein wenig mit der Biosynthese der Phospholipide zu beschäftigen, ist sinnvoll, denn erst dadurch wird deutlich, wie z. B. die Asymmetrie der biologischen Membran zustande kommt.

Membran und Zelltod. Die meisten Phospholipide kommen bevorzugt nur auf einer Seite der Zellmembran vor. So findet sich Phosphatidyl-Serin z. B. fast überhaupt nicht auf der Membranaußenseite. Erst nach der Aktivierung zum programmierten Zelltod (Apoptose, S. 252) wird als einer der ersten Effekte Phosphatidyl-Serin von der Innenseite der Membran auf die Außenseite befördert. Diese Verlagerung dient vermutlich der Umgebung der sterbenden Zelle als Signal, dass hier gleich einiges an Zellschrott wegzuräumen sein wird.

Das Glycerophosphatid Lecithin (Phosphatidyl-Cholin)

Phosphatidyl-Cholin, kurz auch als Lecithin bezeichnet, wird an der zytosolischen Seite des **Endoplasmatischen Retikulums** synthetisiert. Am Anfang steht die Bildung von Phosphatidat, einer Substanz, die auch schon bei der TAG-Biosynthese vorkam.

Phosphatidat (☞ 8.73) entsteht, indem an Glyceron-3-Phosphat (stammt vor allem aus der Glykolyse) via Acyl-CoA zwei Fettsäuren angehängt werden. Als Zwischenstufe entsteht dabei Lysophosphatidat (Glyceron-3-Phosphat und eine Fettsäure).

Phosphatidat

☞ **8.73** Phosphatidat.

Das frisch gebildete Phosphatidat bleibt mit seinen beiden Fettsäure-Resten in der Membran des ER hängen und kann jetzt zwei verschiedene Wege einschlagen: Die Biosynthese von Triacylglycerinen (TAGs) oder von Phosphoglyceriden. Um ein Phosphoglycerid herzustellen, wird an das Phosphatidat ein spezifischer Rest gebunden. Im Falle des Lecithins ist das ein Cholin-Rest, der zuvor noch aktiviert werden muss.

CDP-Cholin. Das beim Menschen vor allem aus der Nahrung stammende Cholin wird mit ATP zum Phosphoryl-Cholin phosphoryliert. Anschließend erfolgt die endgültige Aktivierung mit CTP zum CDP-Cholin.

Phosphatidyl-Cholin. Zunächst spaltet eine Phosphatase vom Phosphatidat ein Phosphat ab, wodurch Diacylglycerin entsteht. Anschließend katalysiert die Cholin-Phosphotransferase die Abspaltung des CMP und die Übertragung des Phosphoryl-Cholins auf das Diacylglycerin und fertig ist das Phosphatidyl-Cholin (Lecithin, ☞ 8.74)!

Translokation ins ER. Phospholipide sind nicht in der Lage, einfach so die Seite der Membran zu wechseln. Solch einen spontanen Seitenwechsel nennt man „Flip-Flop". Es gibt nun aber spezielle Translokations-Enzyme (Flippasen), die in der Lage sind, Lecithin von der zytosolischen Membranseite des ER auf die luminale Seite zu transportieren.

Von dort aus geht es dann den klassischen Exozytose-Weg via Vesikel zur Zellmembran (S. 172). Lecithin befindet sich deshalb vor allem auf der extrazellulären Seite der Zellmembran.

> Die luminale Seite des ER wird zur Außenseite der Zellmembran. Die zytosolische Seite des ER bleibt auch die zytoplasmatische Seite der Zellmembran.

Drei weitere wichtige Glycerophosphatide...

...sind Phosphatidyl-Ethanolamin, Phosphatidyl-Serin und Phosphatidyl-Inositol. Die Biosynthese dieser drei anderen Phospholipide, die sich vom Glycerin ableiten, wird hier nur ganz kurz vorgestellt.

Unspektakulär ist die Biosynthese des **Phosphatidyl-Ethanolamin**, die genau so abläuft wie die Lecithin-Biosynthese, nur eben über CDP-Ethanolamin anstelle von CDP-Cholin. Die Biosynthese der beiden anderen Glycerophosphatide erfolgt beim Menschen über einen anderen Mechanismus, bei dem das Phosphatidat selbst aktiviert wird: durch CTP zum CDP-Diacylglycerin. Nach Abspaltung von CMP kann Serin angelagert werden, wodurch **Phosphatidyl-Serin** entsteht oder der dreiwertige zyklische Alkohol Inositol gebunden wird, was zu **Phosphatidyl-Inositol** führt.

> Diese drei Phospholipide werden an der zytoplasmatischen Seite der Membran des ER synthetisiert und finden sich später auf der zytoplasmatischen Seite der Zellmembran wieder. Für sie gibt es keine Flippasen.

Alternativreaktionen. Es gibt noch eine ganze Reihe weiterer Reaktionen, die zu den verschiedenen Phospholipiden führen. Sie tragen mit zu der unterschiedlichen Zusammensetzung biologischer Membranen bei.

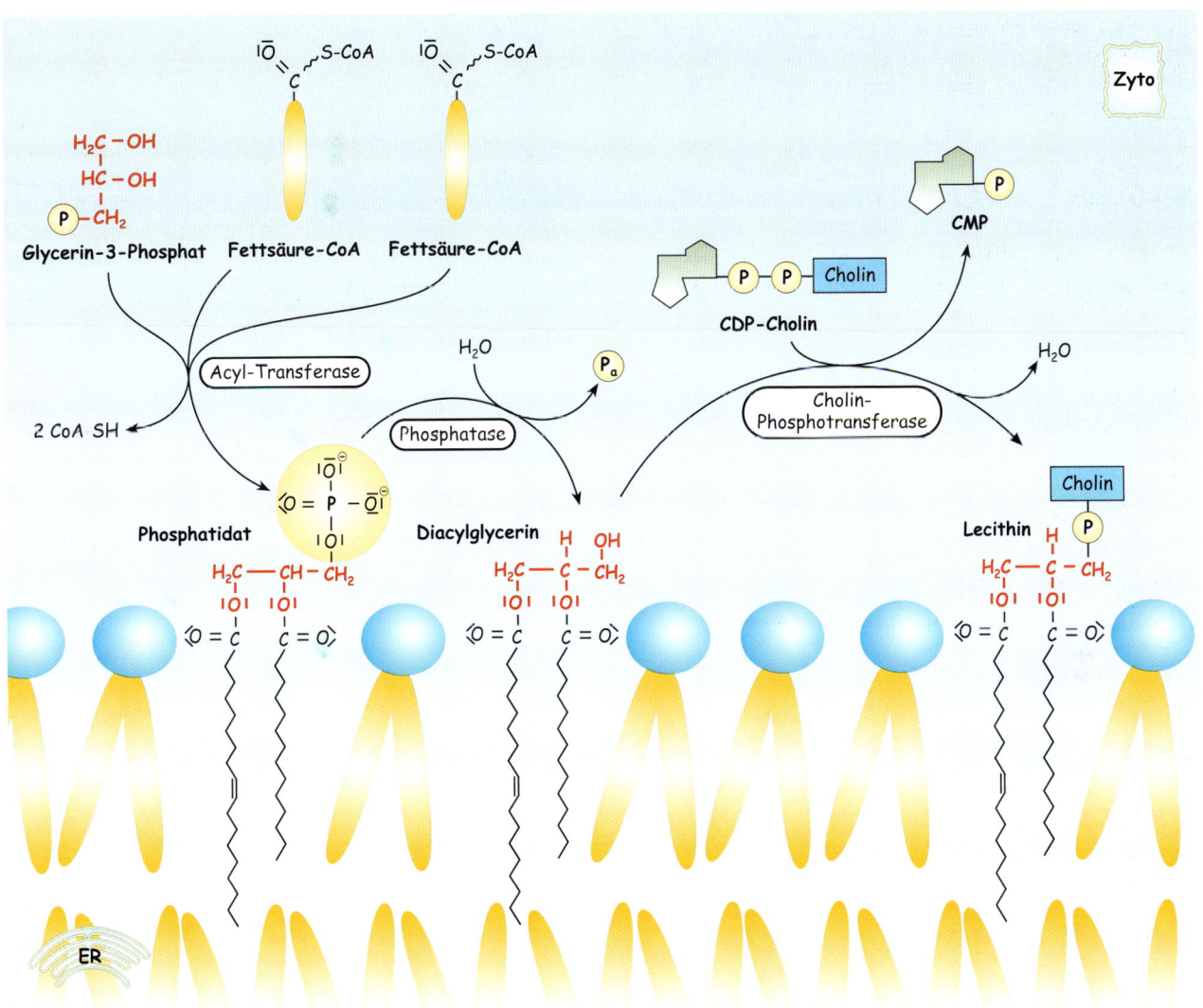

👁 **8.74**   Synthese von Lecithin (Phosphatidyl-Cholin).

Das etwas andere Phospholipid: Sphingomyelin

Das einzige Phospholipid, das sich nicht vom Glycerin ableitet, wird im **Lumen** des Endoplasmatischen Retikulums und im Golgi-Apparat synthetisiert, was schon nahe legt, dass sich Sphingomyelin vor allem auf der Außenseite der Zellmembran befindet.
Sphingomyelin leitet sich vom Aminoalkohol Sphingosin ab und hat als Grundstruktur das Ceramid, dessen Biosynthese der des Sphingomyelins vorausgeht.

Sphingosin. Die aktivierte C_{16}-Fettsäure Palmitoyl-CoA und die Aminosäure Serin reagieren über verschiedene Zwischenstufen zum Aminoalkohol Sphingosin. Als Coenzym dient das Pyridoxalphosphat (PALP).

Ceramid. Der chemische Name von Ceramid ist N-Acyl-Sphingosin, was die Struktur dieses Moleküls gut be-

schreibt (👁 **8.75**). Es entsteht, indem an den Aminoalkohol Sphingosin eine zweite Fettsäure gebunden wird (Amidbindung, S. 12). Auch für diese Reaktion wird PALP als Coenzym benötigt. Ceramid wird anschließend zum **Golgi-Apparat** transportiert.

👁 **8.75**   Ceramid (N-Acyl-Sphingosin).

Sphingomyelin. Aus Ceramid können im Golgi-Apparat nun Glykolipide synthetisiert werden, oder es reagiert mit Phosphoryl-Cholin zum Sphingomyelin. Das Phosphoryl-Cholin stammt von einem Phosphatidyl-Cholin, das dann seinerseits zum DAG wird (☞ 8.76). Das Sphingomyelin kann dann über Vesikel in die Plasmamembran eingelagert werden, wo es sich auf der Außenseite befindet.

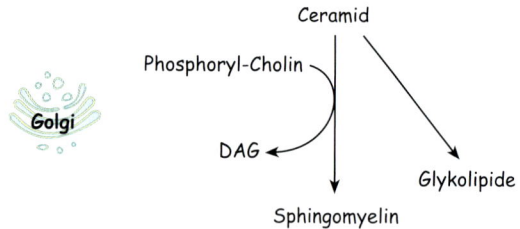

☞ **8.76** Synthese von Sphingomyelin aus Ceramid.

Membran-Biosynthese

> Die Herstellung neuer Membranen erfolgt immer im **Endoplasmatischen Retikulum** und im **Golgi-Apparat**. Die meisten Organellen stehen dabei direkt mit dem Golgi-Apparat in Verbindung, da sie sich von ihm abschnüren (z. B. die Lysosomen); sie nehmen quasi bei ihrer „Geburt" ihre Membran mit. Mitochondrien und Peroxisomen teilen sich jedoch unabhängig vom Golgi-Apparat selbstständig (☞ 8.77).

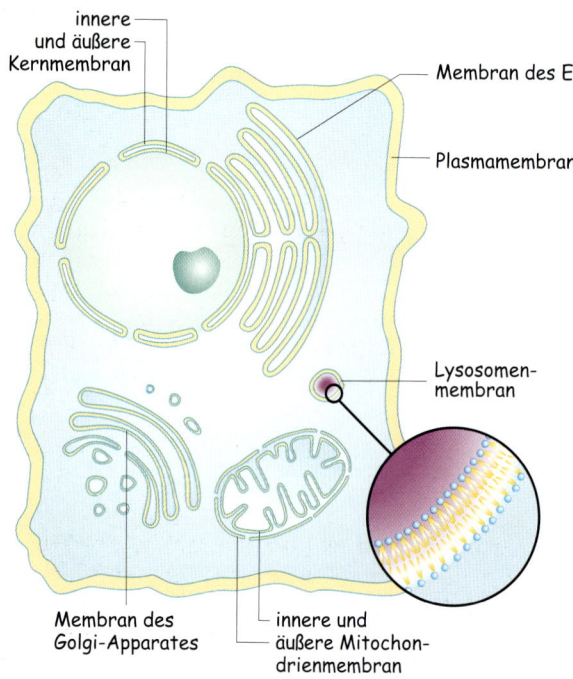

innere und äußere Kernmembran

Membran des ER

Plasmamembran

Lysosomen-membran

Membran des Golgi-Apparates

innere und äußere Mitochondrienmembran

☞ **8.77** Membran-Biosynthese.

Die Lipide der Zellmembran sind die Phospholipide (vier Glycerophosphatide und das Sphingomyelin) und das Cholesterin, d. h., die Zellmembran besteht vorwiegend aus diesen 5 Phospholipiden und Cholesterin.

Alle vier **Glycerophosphatide** werden an der zytosolischen Seite des ER synthetisiert. Nur das Lecithin wird von dort in einem enzymkatalisierten Prozess (Flippase) auf die luminale Seite des ER verlagert. Daher gelangt Lecithin an die Außenseite der Zellmembran, während die übrigen an die zytoplasmatische Seite transportiert werden. Die Biosynthese des **Sphingomyelin** erfolgt in ER und Golgi-Apparat, also luminal, wo es auch verbleibt – es sitzt später also auf der Außenseite der Zelle.

Die letzten Schritte der **Cholesterin-Biosynthese** laufen ebenfalls im ER ab. Da Cholesterin jedoch selbst in der Lage ist, die Seite der Membran zu wechseln, verteilt es sich dort halbwegs gleichmäßig.

Mitochondrien und Peroxisomen. Die Lipide der Mitochondrien und der Peroxisomen entstehen ebenfalls am ER, beide Organellen teilen sich jedoch selbstständig, sie schnüren sich also nicht direkt vom ER ab.

Sie erhalten ihre Phospholipide unter anderem über Phospholipid-Transferproteine, die spezifisch für einen bestimmten Typ von Phospholipiden sind. Es wandern also Proteine mit den benötigten Phospholipiden vom ER zu den Mitochondrien und Peroxisomen, die sie benötigen. Daneben gibt es noch andere Mechanismen, die jedoch noch nicht hinreichend aufgeklärt sind.

Abbau der Phospholipide

Phospholipide werden von Phospholipasen gespalten. Diese Enzyme gehören zur Gruppe der Hydrolasen, da sie Bindungen unter Einfügung von Wasser spalten.

- Einige Phospholipasen gehören zu den Verdauungsenzymen. Sie werden in der Bauchspeicheldrüse (dem Pankreas) hergestellt und hydrolysieren im Darm die Phospholipide aus der Nahrung (S. 469).
- Andere dienen in den Zellen zum Abbau oder zur Herstellung von Signalmolekülen.

Eine andere Einteilungsmöglichkeit der Phospholipasen beruht auf deren verschiedenen Angriffsorten an den Phospholipiden (☞ 8.78).

R = Cholin, Ethanolamin, Inositol, Serin

Phospholipase A₁
Phospholipase A₂
Phospholipase B
Phospholipase C

8.78 Die verschiedenen Angriffsorte der Phospholipasen an den Phospholipiden.

Phospholipasen A₁ und A₂. Beide Enzyme spalten **Fettsäuren** aus Phospholipiden ab: Die Phospholipase A₁ spaltet die Esterbindung am C¹ des Phospholipids, die Phospholipase A₂ spaltet am zweiten C-Atom.

Phospholipase B spaltet ebenfalls **Fettsäuren** ab, allerdings sowohl an C¹ als auch an C². Durch die Wirkung einer der beiden Phospholipasen A entsteht häufig Lysolecithin, das eine hämolysierende Wirkung auf Rote Blutkörperchen hat. Hier greift dann die häufig vorkommende Phospholipase B ein und entfernt eine weitere Fettsäure, was den ungünstigen Effekt auf die Erythrozyten verhindert. Daher wird die Phospholipase B auch als **Lysophospholipase** bezeichnet.

Phospholipase C katalysiert die für die Hormonwirkung wichtige Spaltung des Phospholipids Phosphatidyl-Inositol-4,5-Bisphosphat zu Inositol-Trisphosphat (IP₃) und Diacylglycerin (DAG). Der Angriff erfolgt hier also nicht an den Fettsäuren, sondern am **hydrophilen Phosphatrest** des Phospholipids.

Phospholipase D scheint beim Menschen nur eine untergeordnete Rolle zu spielen. Sie schneidet ebenfalls an Position drei, allerdings auf der anderen Seite des Phosphats.

Schlangen- und Bienengifte. Diese Gifte enthalten neben allen möglichen anderen unangenehmen Stoffen häufig Phospholipasen (vor allem PLA₂), die aus Lecithin das reaktive Lysolecithin machen. Dadurch kann es zu einer Schädigung der Erythrozytenmembran mit anschließender Hämolyse kommen. So schädigt z.B. die Klapperschlange ihre Opfer.

8.8.2 Glykolipide

Glykolipide, also Lipide mit einem Zuckeranteil, befinden sich vorwiegend an der Oberfläche einer Membran und sind mit einem Anker in der Membran befestigt (S. 33). Alle Glykolipide leiten sich vom **Sphingosin** bzw. **Ceramid** ab. Das Ceramid wird im ER synthetisiert und von dort in den Golgi-Apparat transportiert, wo die weiteren Biosyntheseschritte bis hin zu den einzelnen Glykolipiden ablaufen.

Cerebrosid-Biosynthese. Wird an das Ceramid **ein Zucker** gehängt, dann bezeichnet man das Ganze als Cerebrosid. Häufig handelt es sich bei dem Zucker um **Galaktose**, hin und wieder aber auch um **Glukose**. Daneben kommen auch manchmal Aminozucker wie das **N-Acetyl-Galaktosamin** vor. Alle Zucker werden über ihre entsprechende UDP-Form eingebaut.

Gangliosid-Biosynthese. Werden **mehrere Zucker** hintereinander an das Ceramid gehängt, entsteht ein Gangliosid. Glukose, Galaktose und N-Acetyl-Galaktosamin werden über die UDP-Form eingebaut. Die Sialinsäure N-Acetyl-Neuraminsäure wird dagegen über eine CMP-Form angehängt.
Die höchste Konzentration an Gangliosiden findet man im **ZNS** und dort vor allem in der grauen Substanz.

Abbau von Glykolipiden. Die Glykolipide oder ganz allgemein alle Sphingolipide werden in den **Lysosomen** (S. 452) unserer Zellen in ihre Einzelbestandteile zerlegt.

8.9 Vitamin A

Als Vitamin, das sehr vielfältigen Aufgaben in unserem Körper nachkommt, soll Vitamin A hier an dieser „neutralen" Stelle besprochen werden. Nicht nur für den Sehvorgang ist das lipophile Vitamin A essenziell, sondern auch für eine ganze Reihe weiterer Effekte, die vor allem im Zusammenhang mit Wachstum und Differenzierung verschiedener Zellen stehen.

8.9.1 Was ist Vitamin A?

Alle Substanzen, die in der Lage sind, sämtliche biologische Aktivitäten des Vitamin A wahrzunehmen, werden als solches bezeichnet. Hierzu zählen Retinol, Retinal und Retinylester als die drei wichtigsten, die hier zur Sprache kommen sollen. Die Retinsäure wird nicht zum Vitamin A gerechnet, sondern vielmehr zu den Retinoiden, da aus Retinsäure die anderen Metaboliten nicht mehr entstehen können (☞ 8.79).

Vitamin A	Retinoide
Retinol	Retinsäure
Retinal	
Retinylester	

👁 **8.79** Vitamin A.

Die Namen der Retinoide sind von der Netzhaut (Retina) abgeleitet, da dem Vitamin A zunächst nur die Effekte auf das Sehsystem nachgewiesen werden konnten (Retina von lat. *rete* = Netz). Dann erhalten sie einfach noch eine Endung, die der Chemie entspricht (–ol für einen Alkohol etc.).

Chemisch betrachtet handelt es sich bei all diesen Verbindungen um Isoprenoide, also Terpene (S. 34), hier als Beispiel die Retinsäure (👁 **8.80**).

👁 **8.80** Retinsäure.

Retinsäure und Retinal sind die aktiven Metaboliten, die die beiden wichtigen Aufgaben des Vitamin A wahrnehmen.

- Die **Retinsäure** ist für alle Wirkungen verantwortlich, die im Zusammenhang mit Wachstum und Differenzierung der Zellen stehen.
- Das **Retinal** ist hingegen das entscheidende Derivat, das in den Sehvorgang involviert ist.

Retinol ist Zwischenprodukt bei vielen Umwandlungen im Vitamin-A-Stoffwechsel und außerdem die wichtigste Transportform im Körper.

Retinylester haben bei Tieren eine große Bedeutung als wichtigste intrazelluläre Speicherform des Vitamin A und sind daher auch häufig in dieser Form in unserer Nahrung anzutreffen.

β-Carotin ist der wirksamste Vertreter aus der Gruppe der Carotinoide, die zum einen als **Provitamine A** eine Rolle für den Vitamin-A-Stoffwechsel spielen, zum anderen aber auch eigene direkte Effekte zeigen. Das β-Carotin kann bei Bedarf in unserem Körper durch eine Dioxygenase in zwei Moleküle Retinal gespalten werden.

Eine Umwandlung der einzelnen Metaboliten des Vitamin A untereinander ist in unseren Zellen grundsätzlich möglich. Nur die Oxidation des Retinal zur Retinsäure ist irreversibel, daher wird die Retinsäure auch nicht zum Vitamin A gezählt (👁 **8.81**).

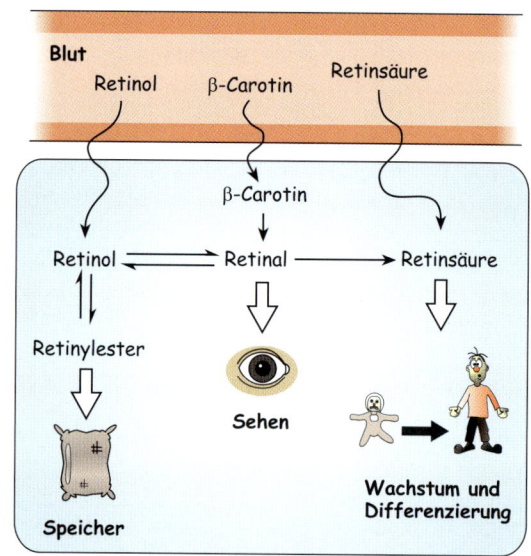

👁 **8.81** Umwandlung der einzelnen Metaboliten des Vitamin A untereinander.

8.9.2 Stoffwechsel des Vitamin A

Kurz ein Überblick über den Stoffwechsel des Vitamin A, bevor wir die Wirkungen der einzelnen Substanzen besprechen werden.

Die Aufnahme in den Körper erfolgt vor allem über die **Retinylester**, die hauptsächlich in Tierprodukten vorkommen, da sie auch bei den **Tieren** als Vitamin-A-Speicher dienen. Die Cholesterin-Esterase des Pankreas (S. 473) sorgt für eine Hydrolyse, wodurch das dann entstandene Retinol (und die Fettsäure) aufgenommen werden können. Als lipophile Substanzen benötigen sowohl die Retinylester als auch das β-Carotin Lösungsmittel, um aufgenommen werden zu können. Daher gehört an Mohrrüben (Möhren, Karotten – je nach Landstrich) immer ein Tropfen Öl!

In **Pflanzen** kommt vor allem das Provitamin A, das β-Carotin, vor. Durch eine Dioxygenase, die im Darm und in der Leber vorkommt, wird β-Carotin bei Bedarf in zwei Moleküle Retinal aufgespalten. Wie alle lipophilen Substanzen werden sie nun in der Darmzelle häufig wieder verestert, in **Chylomikronen** verpackt und an das **Lymphsystem** abgegeben. Über den linken Venenwinkel gelangen sie dann endlich in den Blutkreislauf.

Der **Tagesbedarf** an Vitamin A ist nicht genau bekannt, es werden aber für nicht-schwangere Erwachsene **1 mg** empfohlen – für Schwangere etwas mehr (etwa 1,8 mg). Vitamin-A-reiche Lebensmittel sind vor allem Leber, aber auch Vollmilch oder Fisch. Das β-Carotin ist hingegen in vielen roten und grünen Gemüsen, z. B. in Karotten, anzutreffen.

Aufnahme in die Zelle. Retinylester aus den Lipoproteinen werden in der Peripherie durch die Lipoproteinlipase (LPL) gespalten, und das Retinol kann in die Zellen gelangen. Je nach Bedarf kann es nun zu Retinal (im Auge) oder weiter bis zur Retinsäure oxidiert werden. Auch eine Speicherung in Form der Retinylester ist möglich. Die Chylomikronenreste gelangen dann zur Leber, die vor allem für die Speicherung zuständig ist.

Speicherung. In der Leber wird nun entschieden, wie viel Vitamin A wieder in die Peripherie geschickt wird, und was gespeichert werden soll. Das meiste wird dabei als Retinylester (verestert mit einer Fettsäure, vor allem als Retinyl-Palmitat) in den so genannten Stellatumzellen (Itozellen) gespeichert. Dieser Vorrat macht immerhin 50 – 80 % des gesamten Speichers für Vitamin A in unserem Körper aus. Das β-Carotin hingegen wird vor allem im Fettgewebe gespeichert, nur ein wenig in der Leber.

Der Transport des Vitamin A erfolgt vom Darm aus in erster Linie in den Chylomikronen, die schließlich als Chylomikronenreste zur Leber gelangen. Von der Leber aus erfolgt der Transport hingegen vor allem in Form von **Retinol**, das im Blut zu über 90 % an ein so genanntes **R**etinol**b**indendes **P**rotein (**RBP**) gebunden befördert wird.
Auch β-Carotin und die Retinsäure kommen im Blut vor und können von den Zielzellen aufgenommen werden.

Die Ausscheidung erfolgt über Galle und Urin in Form verschiedener glukuronidierter Produkte, die zum Teil noch eine biologische Aktivität aufweisen.

8.9.3 Direkte Wirkungen des β-Carotin

Das β-Carotin (👁 8.82) ist zum einen ein nicht unwichtiges Provitamin für das Vitamin A. Seit einiger Zeit werden ihm aber auch bedeutende *direkte* Effekte zugeschrieben; man geht heute davon aus, dass β-Carotin *selbst* für den Menschen essenziell ist.

👁 8.82 β-Carotin.

Radikalfänger. In der Zelle wirkt β-Carotin als sehr gutes Antioxidans, indem es freie Radikale, vor allem Sauerstoffradikale (S. 490), entschärft. Das Geniale am β-Carotin ist, dass es bei diesen Reaktionen selbst zum Radikal wird, aber – anders als seine Reaktionspartner – nicht mit anderen Molekülen reagiert, sondern einfach durch Abgabe von Wärme wieder in seinen Ausgangszustand zurückfällt.

Auf das Immunsystem wirkt β-Carotin stimulierend, was eine große Rolle bei der Verhinderung und Abwehr von Tumoren zu spielen scheint.

Empfohlen sind **2 mg** β-Carotin pro Tag. Als optimal werden allerdings um die 15 mg angesehen, da Nebenwirkungen nicht bekannt sind, aber seine Fähigkeiten zur Krebsprophylaxe mittlerweile erwiesen wurden.

Die Umwandlung in Vitamin A ist sehr streng kontrolliert, weshalb auch von dieser Seite nicht mit Nebenwirkungen zu rechnen ist. Nimmt man sehr große Mengen β-Carotin zu sich, dann steigen zwar *dessen* Plasmawerte, nicht aber die des Retinols.
Eine Regulation erfolgt auf der Ebene der Umwandlung von β-Carotin in Retinal. Die Dioxygenase wird *inaktiver*, wenn *mehr* Vitamin A im Körper vorliegt. Steigt der Bedarf an Vitamin A, erfolgt hingegen eine Aktivierung der Dioxygenase, wodurch mehr β-Carotin in Retinal umgewandelt wird.

8.9.4 Retinsäure und Zellwachstum

Aus verschiedenen Vitamin-A-Vorstufen entsteht durch Oxidation die Retinsäure, die einen wichtigen Einfluss auf Wachstum und Differenzierung zahlreicher Zellen – vor allem der Epithelzellen – hat („Epithelschutzvitamin"). Neben einer Förderung der Differenzierung in vielen Zelltypen findet sich in höheren Konzentrationen auch eine verstärkte Induktion der Apoptose (S. 264).

Als überwiegend lipophile Substanz wirkt die Retinsäure wie die Steroide und andere lipophile Hormone über einen intrazellulären Rezeptor, der dann als aktivierter Transkriptionsfaktor die Genexpression bestimmter Gene aktivieren oder reprimieren kann.

Unter Retinsäure versteht man in der Regel die all-trans-Retinsäure (engl. *all trans retinoic acid*, ATRA). Eine wichtige Rolle spielt allerdings auch die 9-cis-Retinsäure, bei der die Doppelbindung an C^9 in cis-Konfiguration vorliegt. Weitere Metaboliten sind (für ein Lehrbuch) noch nicht ausreichend untersucht.

Retinsäure-Rezeptoren. Man unterscheidet zwei Subtypen mit zahlreichen (über 30) Subsubtypen, die verschiedene Affinitäten für unterschiedliche Retinoide aufweisen.
- Der **RAR** (**R**etinsäure[-**a**cid]-**R**ezeptor) hat die höchste Affinität für die all-trans-Retinsäure.
- Der **RXR** (**R**etinsäure-**X**-**R**ezeptor) weist hingegen eine höhere Affinität für die 9-cis-Retinsäure auf.

Das Interessante am RXR ist dabei, dass er nur als Heterodimer zusammen mit einem anderen Kernrezeptor wirken kann, z. B. mit einem anderen Retinoid-Rezeptor, mit dem Calcitriolrezeptor (S. 392) oder einem der anderen Steroidrezeptoren. Nach dem Partner entscheidet sich auch, welche Gene genau angeschaltet werden.

Zielgene der Retinsäure-Rezeptoren sind – beim RXR auch abhängig vom Partner – vor allem Gene, die einen

Einfluss auf Wachstum und Differenzierung der Zellen haben.

- Darunter sind einige Gene für **Protoonkogene** (S. 263), die direkt in das Wachstum der Zelle involviert sind.
- Auch **Zytokine** (S. 407) werden von Retinsäure induziert; sie wirken – vor allem im Immunsystem – auf viele Zellen wachstumsfördernd.
- Auch Gene für **Zell-Zell-Interaktionen**, so z. B. für das Fibronektin (S. 459), erfahren eine Expressionssteigerung. Dies steht vor allem für eine vermehrte Differenzierung, da die Zell-Zell-Interaktionen die Gewebe festigen und ihrem letztendlichen Zustand zuführen.

Vor allem die Haut besteht vornehmlich aus Zellen epithelialen Ursprungs und profitiert daher besonders von der Retinsäure. Sie bewirkt hier eine Differenzierung und hilft sogar prophylaktisch gegen Hauttumoren.

Auch in der Embryonalentwicklung übernimmt die Retinsäure einige wichtige Aufgaben. Neben einer Beteiligung an der Morphogenese verschiedener Organsysteme ist sie auch für die Entwicklung der Fingerstrahlen verantwortlich, die vor allem durch Apoptosevorgänge entstehen.

> **Behandlung von Tumoren.** Nicht nur zur Prophylaxe von Tumoren eignet sich die Retinsäure. Einer bestimmten Form der akuten myeloischen Leukämie (AML) liegt ein fehlerhafter Rezeptor (RAR-α) zugrunde. Hohe Dosen an oral gegebener all-trans-Retinsäure können diesen Effekt aufheben und die Tumorzellen in vielen Fällen zur vollständigen Ausdifferenzierung führen, den Patienten also heilen.

8.9.5 Retinal und der Sehvorgang

> Von den vielen Vitamin-A-Derivaten ist das Retinal für den Sehvorgang der entscheidende Metabolit. Es kann durch Oxidation aus Retinol entstehen, das die Haupttransportform im Blut darstellt.

In der Retina, der lichtempfindlichen Schicht des Auges, existieren zwei Arten von Sinneszellen: Zapfen und Stäbchen. Jede von beiden enthält einen eigenen Sehfarbstoff (Pigment), der vor allem in den Sehscheiben der Stäbchen und Zapfen eingelagert ist.

- **Stäbchen** (verantwortlich für Helligkeitsunterschiede) enthalten Rhodopsin als Pigment.
- **Zapfen** (verantwortlich für das Farbensehen) dagegen verschiedene farbempfindliche Pigmente (so genannte Zapfenopsine).

Sowohl die Stäbchen als auch die Zapfen enthalten Retinal als entscheidenden Lichtsensor für die Absorption von Lichtquanten. Da das Vitamin für die Funktion der Stäbchen jedoch wichtiger ist, wollen wir es hier mit einer Betrachtung des Phototransduktionsprozesses in den Stäbchen belassen.

Rhodopsin („Sehpurpur"), das Pigment der Stäbchen, ist aus Opsin (einem Protein) und Retinal aufgebaut. Retinal ist dabei kovalent an die ε-Amino-Gruppe eines spezifischen Lysinrestes des Opsins gebunden (☞ 8.83).
Beim Rhodopsin handelt es sich um einen G-Protein-gekoppelten Rezeptor, wobei das G-Protein ein weiteres Protein mit dem Namen Transduzin ist (lat. *traducere* = hinüberführen).

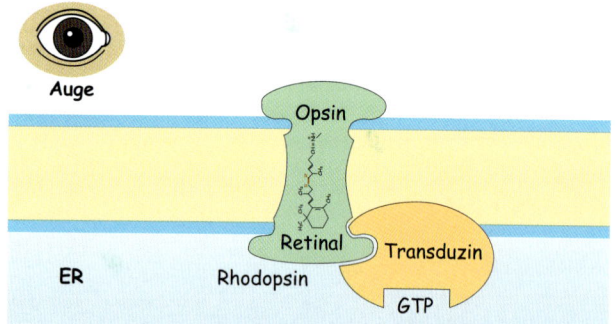

☞ **8.83** Rhodopsin („Sehpurpur").

Im „Grundzustand", wenn also kein Licht auf die Retina fällt (Auge geschlossen), liegt Retinal in der 11-cis-Form vor, d. h., am C-Atom Nummer 11 ist die Doppelbindung in cis-Stellung. In diesem Zustand sorgt eine hohe Konzentration an zyklischem GMP (cGMP) in der Sinneszelle für das Offenhalten eines Na^+- und Ca^{2+}-Kanales in der Zellmembran. Durch diesen konstanten Kationen-Einstrom wird die Zelle **depolarisiert** („Dunkelsignal", ☞ 8.84). Als Folge der Depolarisation schütten die Sinneszellen ständig Transmitter aus.

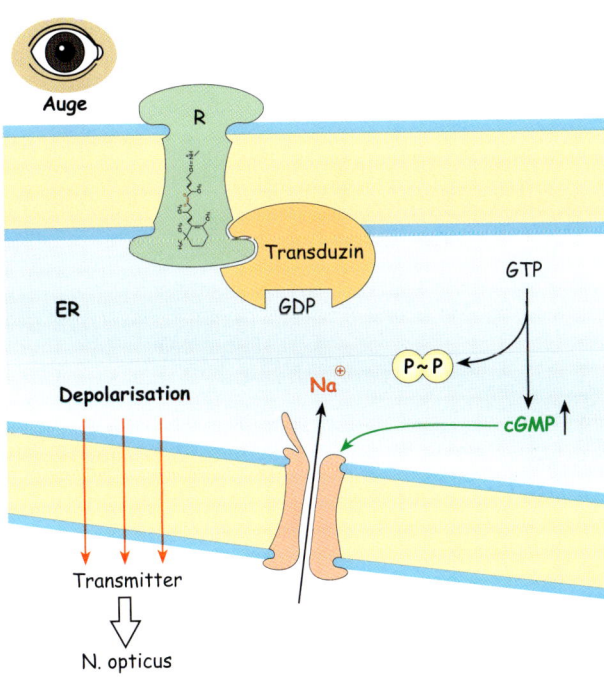

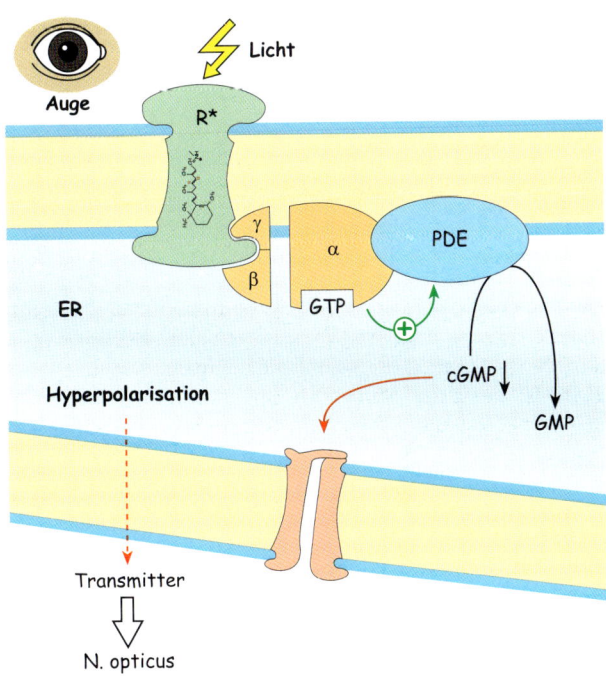

cGMP zu GMP abgebaut und die Konzentration von cGMP fällt stark ab. Dadurch schließen sich die Ionenkanäle, und die Zelle wird **hyperpolarisiert** („**Belichtungssignal**", 👁 **8.86**).

Die Ausschüttung von Neurotransmittern wird damit unterbrochen, was als Information über den N. Opticus zur Sehrinde geleitet wird.

👁 **8.84** „Dunkelsignal"

👁 **8.86** „Belichtungssignal".

Bei Belichtung (Auge auf) kommt es nun zu einer photoinduzierten Isomerisierung von der 11-cis-Form in die all-trans-Form: Alle Doppelbindungen sind nun zick-zack-förmig angeordnet (👁 **8.85**).

11-cis-Retinal

Licht

all-trans-Retinal

👁 **8.85** Photoinduzierte Isomerisierung.

Diese Zwischenform bezeichnet man als **aktives Rhodopsin** (R*), das nun in der Lage ist, an das G-Protein **Transduzin** zu binden und es zu aktivieren. Die α-Untereinheit des Transduzins wird dadurch freigesetzt und stimuliert ein Enzym, die **cGMP-abhängige Phosphodiesterase** (**PDE**). Wie der Name schon sagt, wird durch dieses Enzym

Was passiert mit dem isomerisierten Retinal? Das arme Molekül muss durch den Lichteinfall noch eine Reihe weiterer Konformationsänderungen durchmachen, bis es dann schließlich vom Opsin abgespalten wird. Danach wird aber das Sehpigment sofort durch Wiederherstellung des 11-cis-Retinals (durch eine Isomerase) und Assoziation mit Opsin regeneriert.

8.9.6 Zu viel und zu wenig Vitamin A

Ein Zuviel an Vitamin A ist zwar prinzipiell möglich, jedoch in der Praxis recht selten. Nur in der Schwangerschaft sollte man darauf achten, vor allem nicht zu viel Leber zu essen – schon gar nicht Eisbärenleber, die Unmengen an Vitamin A enthält.

Auch bei Kindern findet man selten einmal eine Vergiftung durch übervorsichtige Eltern, die ihre Kleinen mit Vitamin A überversorgt haben. Hier stehen meist Haut- und Schleimhautveränderungen im Vordergrund.

Vitamin-A-Mangel. Besonders in Entwicklungsländern und dort vor allem im Kindesalter ist Vitamin-A-Mangel eine nicht zu unterschätzende Ursache für Erblindung. Mangelnde Zufuhr von Vitamin A führt zu einer Störung des Aufbaus von Rhodopsin. Dies äußert sich als Erstes als **Nachtblindheit**, da die Stäbchen von einem Vitaminmangel stärker betroffen sind als die Zapfen.

Aber auch bei vielen **Infekten** macht sich ein Vitamin-A-Mangel bemerkbar. Fast schon klassisches Beispiel ist die Maserninfektion, die bei gleichzeitig bestehendem Vitamin-A-Mangel (vor allem in Entwicklungsländern) weitaus schwerwiegender verläuft.

Außerdem führt Vitamin-A-Mangel zu einer **Dedifferenzierung** von Epithelzellen, was das Risiko einer malignen Entartung (Krebs) erhöht.

9 Stoffwechsel der Proteine und Aminosäuren

Für die meisten Biochemiker sind Proteine die interessantesten Moleküle überhaupt. Der Grund dafür ist sicherlich vor allem, daß viele von ihnen sich als Enzyme betätigen und so den gesamten Stoffwechsel am Laufen halten. Chemisch gesehen besteht jedes Protein aus einer unterschiedlich langen Kette von Aminosäuren.

Das wohl bemerkenswerteste an den Proteinen ist, dass sie (neben der RNA) die einzigen Moleküle sind, über deren Aufbau Informationen in jeder kernhaltigen Zelle gespeichert sind: Auf der DNA befindet sich die Bauanleitung für alle Proteine. Auf diese Weise ist es möglich, auch Stoffwechselvorgänge auf der DNA zu speichern, die auf den ersten Blick nichts mit Proteinen zu tun haben, z. B. die Anleitung zur Biosynthese für sämtliche Enzyme der Cholesterinbiosynthese. Damit ist dann indirekt auch die Struktur von Cholesterin auf unserem Erbgut vermerkt.

Proteine bestehen aus langen Aminosäureketten und erfüllen in unserem Körper sehr unterschiedliche Funktionen. Außergewöhnlich sind diese Moleküle insofern, als dass es nur über sie möglich ist, die in unserem Erbgut gespeicherten Informationen an die Zellen weiterzugeben. Die Information darüber, welche Aminosäuren an welcher Stelle eingebaut werden, steht auf der DNA im Zellkern. Sie wird in mRNA umgeschrieben (Transkription, S. 269) und dann an den Ribosomen im Zytosol in eine Aminosäuresequenz übersetzt (Translation, S. 281).

Aminosäuren sind streng genommen α-Aminocarbonsäuren: sie besitzen eine Carboxyl-Gruppe, eine Amino-Gruppe und eine variable Seitenkette.
Von den zahlreichen bekannten Aminosäuren werden nur **20** in Proteine eingebaut und daher als **proteinogene Aminosäuren** bezeichnet (S. 37).
Aminosäuren erfüllen aber auch ganz allein wichtige Funktionen, auf die ebenfalls eingegangen werden soll.

9.1 Die Proteinbiosynthese

Die Biosynthese von Proteinen erfolgt nach dem Bauplan der DNA an **Ribosomen**. Etwa 400 g Proteine werden auf diese Weise pro Tag in unserem Körper hergestellt.
Eng verbunden mit dem Vorgang der Translation ist die Frage nach der Adressierung der Proteine, also wo in der Zelle sie ihre Arbeit verrichten sollen; hier kann man einen zytosolischen von einem sekretorischen Weg unterscheiden.

9.1.1 Translation

Die mRNA gelangt durch die Kernporen aus dem Zellkern in das Zytosol und wird von einem der dort reichlich vorhandenen Ribosomen gebunden. Dort erfolgt die Translation, in deren Verlauf Aminosäuren nach dem Bauplan der mRNA zu einer Peptidkette zusammengebaut werden. Wie das genau funktioniert, wird ab S. 281 genau beschrieben.

9.1.2 Sortierung von Proteinen

Auf der DNA befindet sich nicht nur die Information über die genaue Struktur des Proteins, sondern auch über dessen genauen Arbeitsplatz.
Interessant ist dabei die Frage, wie die frisch synthetisierten Proteine wissen, wo sie hin müssen. Dieser Vorgang, den man als Proteinsortierung bezeichnet, wurde erst in den letzten Jahren zunehmend verstanden. (Für Günter Blobel gab es dafür 1999 den Nobelpreis für Medizin.)

Man kann zwei verschiedene Wege der Proteinbiosynthese unterscheiden, die beide an freien Ribosomen im Zytosol beginnen:
- Den **zytosolischen Weg** der Proteinbiosynthese, bei dem die gesamte Synthese im Zytosol stattfindet.
- Den **sekretorischen Weg** der Proteinbiosynthese. Bei diesem Weg findet ein Teil der Synthese im ER und im Golgi statt. Er wird beschritten, wenn die Proteine mit einer **Signalsequenz** für das **Endoplasmatische Retikulum** ausgestattet sind.

Außer der Signalsequenz für das ER findet man bei Proteinen noch sogenannte **Translokationssignale**, die dann schlussendlich darüber entscheiden, wo *genau* das Protein seine Arbeit zu verrichten hat, also beispielsweise im Zellkern oder im Golgi-Apparat.

Zytosolischer Weg der Proteinbiosynthese

Enthält die mRNA keine Signalsequenz (für das ER), dann erfolgt die gesamte Biosynthese des Proteins an **freien Ribosomen** im Zytosol. Auf diesem Weg erhalten Zytosol und einige Zellorganellen ihre Proteine.

Proteine für das Zytosol sind vor allem Enzyme, die dort ihre Aufgaben verrichten. Sie werden nach der Translation von den freien Ribosomen entlassen und beginnen ihre jeweilige Reaktion zu katalysieren, z. B. innerhalb der Glykolyse.

Proteine für die Mitochondrien werden entweder gleich im Mitochondrium selbst hergestellt (das sind allerdings nur 13) oder sie werden im Zellkern kodiert und im Zytosol an freien Ribosomen synthetisiert. Im zweiten Fall müssen die fertigen Proteine eine Translokalisationssequenz enthalten, was ihnen die rezeptorvermittelte aktive Aufnahme in die Mitochondrien ermöglicht.

Proteine für den Zellkern sind ebenfalls mit einer Translokalisationssequenz – der nukleären Lokalisierungssequenz (NLS) – versehen, die den Transport in den Zellkern vermittelt. Die mRNA wird ganz normal im Kern gebildet und gelangt ins Zytosol, wo die Protein-Biosynthese erfolgt. Das fertige Protein wird über die Kernpore wieder in den Kern aufgenommen und übt dort seine Funktion aus.

Proteine für die Peroxisomen schließlich enthalten ebenfalls eine Translokalisationssequenz, werden vollständig an freien Ribosomen synthetisiert und anschließend in die Peroxisomen aufgenommen.

Zytosolischer Weg

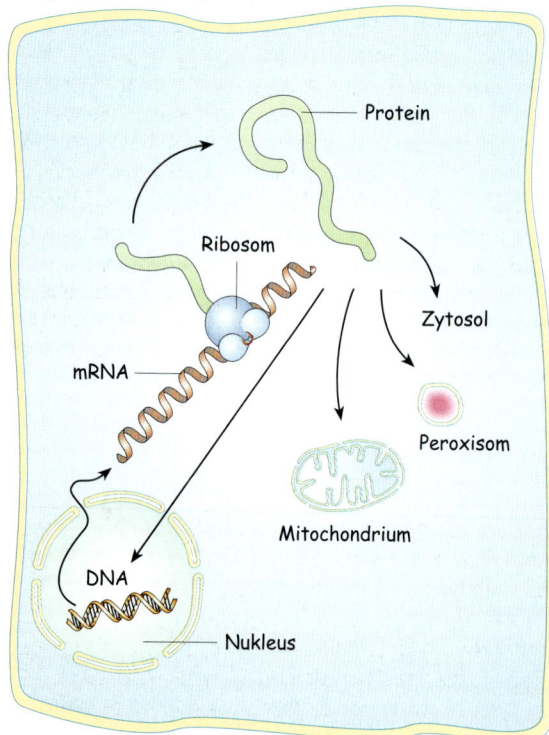

⬦ **9.1** Zytosolischer Weg der Proteinbiosynthese.

Sekretorischer Weg der Proteinbiosynthese

Entstehende Proteine, die den Weg über das (raue) ER nehmen (sekretorischer Weg), besitzen eine Signalsequenz, ihre Biosynthese beginnt allerdings zunächst ebenfalls an den freien Ribosomen im Zytosol. Die Signalsequenz, wird am Beginn der mRNA kodiert. Sobald sie in die Aminosäuresequenz umgeschrieben ist, wird diese durch ein „Signalerkennungs-Partikel" erkannt und gebunden, was die weitere Translation zunächst verhindert.

Erste Station: das Endoplasmatische Retikulum. Das Ribosom wird ans ER dirigiert und die weitere Translation erfolgt durch einen speziellen Kanal direkt in dessen Lumen hinein. Dort werden die Proteine meist noch ein wenig verändert (modifiziert), z. B. mit einem Kohlenhydratrest versehen (glykosyliert).

Nächste Station: der Golgi-Apparat. Vom ER aus geht die Reise der Proteine über Vesikel immer erst zum Golgi-Apparat, in dem noch weitere Modifizierungen vorgenommen werden. Anschließend erfolgt die Verschickung ebenfalls über Vesikel an den vorgesehenen Arbeitsplatz durch die Translokationssignale, deren Vorhandensein ebenfalls auf dem Erbgut festgelegt ist.
ER und Golgi können gemeinsam als „Poststation" betrachtet werden, in der Päckchen geschnürt, verpackt und an die festgelegte Adresse verschickt werden.

Exportproteine durchlaufen alle diesen Weg. Beispiele sind das Kollagen und das Hormon Insulin. Und auch die zahlreichen Plasmaproteine werden auf diese Weise hergestellt und ans Blut abgegeben.

Membranproteine. Proteine, die in der Zellmembran ihren Dienst tun, durchlaufen ebenfalls den sekretorischen Weg der Proteinbiosynthese; sie werden aber, sobald die Ribosomen am ER angekommen sind, direkt in die ER-Membran hineinsynthestisiert und werden dann in der Membran von Vesikeln auf die weitere Reise geschickt.

Proteine für ER und Golgi schlagen ebenfalls den sekretorischen Weg ein. Auch die ER-Proteine gehen zunächst ganz klassisch zum Golgi-Apparat, bevor sie durch ein Retentionssignal (die Aminosäurensequenz KDEL) in das ER zurückdirigiert werden.

Lysosomale Proteine. Da die Lysosomen (anders als die Peroxisomen) vom Golgi-Apparat gebildet werden, ist es sinnvoll, dass auch die lysosomalen Proteine den sekretorischen Weg einschlagen.

Sekretorischer Weg

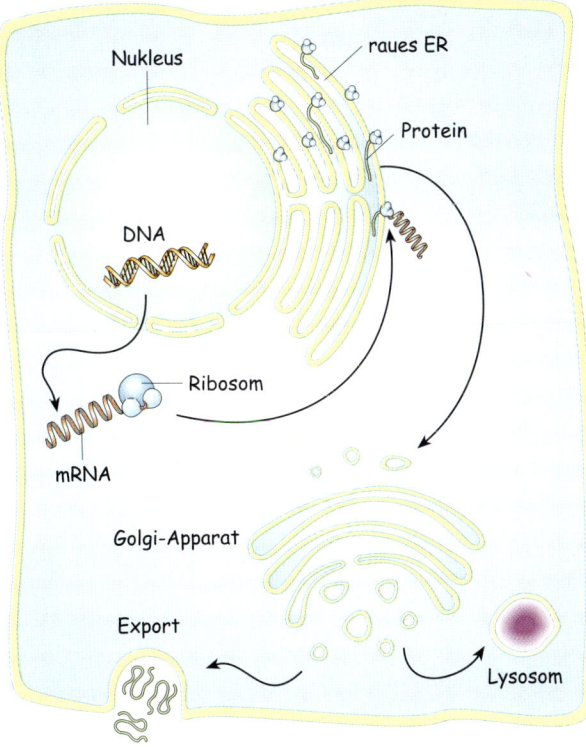

● **9.2** Sekretorischer Weg der Proteinbiosynthese.

9.2 Posttranslationale Prozessierung

Wir haben jetzt kennen gelernt, wie die Zelle sich Proteine herstellen kann. Leider funktionieren diese so noch nicht. Die Zelle muss noch eine Reihe ko- oder posttranslationaler Modifizierungen vornehmen, bevor die Proteine biologisch aktiv werden und ihre Funktion wahrnehmen können. Wir wollen im folgenden Abschnitt eine Übersicht darüber liefern, was für Veränderungen an den Proteinen noch vorgenommen werden müssen, damit sie einsatzfähig sind.

- Zunächst müssen sich die Proteine nach der Translation richtig falten.
- Anschließend erfolgen die eigentlichen Modifizierungen (Veränderungen) der Proteine, vor allem die Glykosylierung.

Es gibt drei wichtige Maßnahmen, mit denen frisch translatierte Proteine verändert werden können. Bei einigen Proteinen ist dies erforderlich, damit sie überhaupt funktionieren.

- Die wichtigste Modifizierung stellt dabei die **Glykosylierung** dar, die wir als Erstes vorstellen.
- Anschließend geht es um den Vorgang der **Proteolyse**, der zum Teil schon besprochen wurde.
- Häufig werden anschließend noch **einzelne Aminosäuren** modifiziert, was auch kurz dargestellt wird.

9.2.1 Herstellung der nativen Proteinform (Proteinfaltung)

Die meisten Proteine haben keine Chance, ihre Tertiärstruktur spontan auszubilden, da die Möglichkeiten der Faltung einfach zu zahlreich sind. Es haben sich daher „molekulare Helfer" gefunden, die den Proteinen bei ihren Bemühungen ein wenig unter die Arme greifen. Diese **Chaperone** (engl. für Anstandsdamen) sind die wichtigsten Katalysatoren der Proteinfaltung.

Eine wichtige Rolle spielen dabei die Proteine aus der Gruppe der **H**itze**s**chock-**P**roteine (z. B. **HSP**60), die unter ATP-Verbrauch bei der Faltung helfen. Sie werden auch bei Hyperthermie vermehrt gebildet, was zu ihrer Namensgebung führte.

Wenn Proteine durch Membranen müssen. Proteine haben das Problem der Faltung nicht nur zu Beginn ihres Daseins, sondern immer, wenn sie eine Membran durchdringen möchten (Ausnahme die Kernmembran). Dazu müssen sie nämlich entfaltet und nach dem Durchtritt wieder zurückgefaltet werden. Auch das übernehmen die Hitzeschock-Proteine.

Notwendig ist das z. B., wenn ein Protein, das im Zytosol hergestellt worden ist, ins Mitochondrium gelangen soll. Es ist deshalb für die Zelle auch energetisch wesentlich günstiger, dass sie Proteine, die für die Außenwelt der Zelle bestimmt sind, gleich ins Lumen des Endoplasmatischen Retikulums hineinsynthetisiert werden. So spart sie sich einmal Falten und Entfalten.

Die Hitzeschockproteine haben in der Zelle allerdings auch noch eine Reihe anderer Funktionen. Das HSP90 dient z. B. als Bindungsprotein für intrazelluläre lipophile Hormonrezeptoren.

9.2.2 Glykosylierungen

Glykosylierung bezeichnet die Anheftung einer Kohlenhydratkette an ein Protein. Die Glykosylierung von Proteinen ist die häufigste Proteinmodifikation und zudem für viele Zellfunktionen sehr wichtig. Die Blutgruppenantigene beruhen z. B. auf Unterschieden bei der Glykosylierung von Proteinen auf der Oberfläche unserer Erythrozyten.

Die Glykosylierung ist ein komplexer Vorgang, der im **Endoplasmatischen Retikulum** und im **Golgi-Apparat** der Zellen stattfindet. Hier stellen wir nur das Prinzip der Glykosylierung vor, die einzelnen **Glykoproteine** werden in den jeweiligen Kapiteln besprochen.

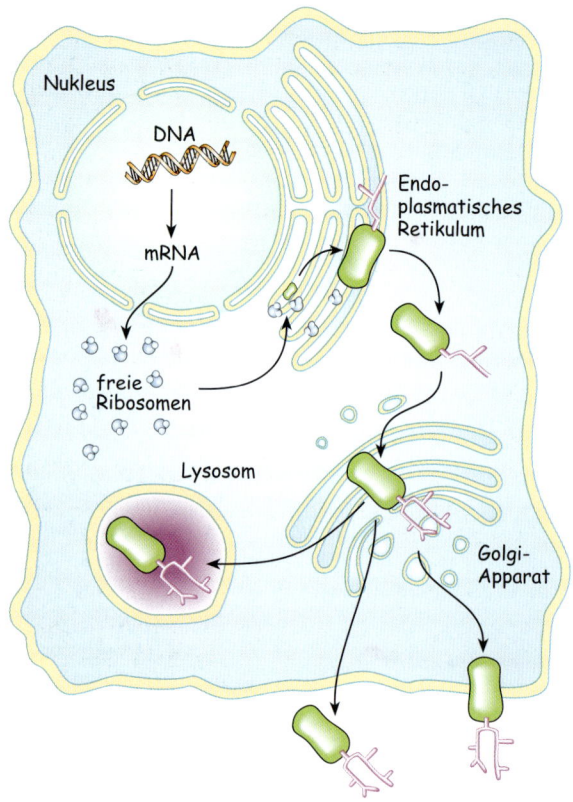

◉ 9.3 Glykosylierungen im Rahmen des sekretorischen Weges der Proteinbiosynthese.

> Da die Glykosylierung nur im ER und im Golgi-Apparat abläuft, sind intrazelluläre Proteine in der Regel nicht glykosyliert; extrazelluläre, lysosomale und Zellmembran-Proteine werden dagegen fast immer glykosyliert.

An welcher Stelle im Protein erfolgt die Glykosylierung?
Die Glykosylierung erfolgt an bestimmte Aminosäureresten im Protein (Serin, Threonin und Asparagin).

◉ 9.4 An den farbig markierten Gruppen dieser drei Aminosäuren findet die Glykosylierung statt.

Je nachdem, ob die Kohlenhydrat-Seitenkette über eine OH- (Serin, Threonin) oder eine NH-Gruppe (Asparagin) mit der Aminosäure verknüpft wird, bezeichnet man die entstandene Bindung als **O-glykosidisch** oder **N-glykosi-**

disch, wobei Letztere die weitaus häufigere Variante darstellt.

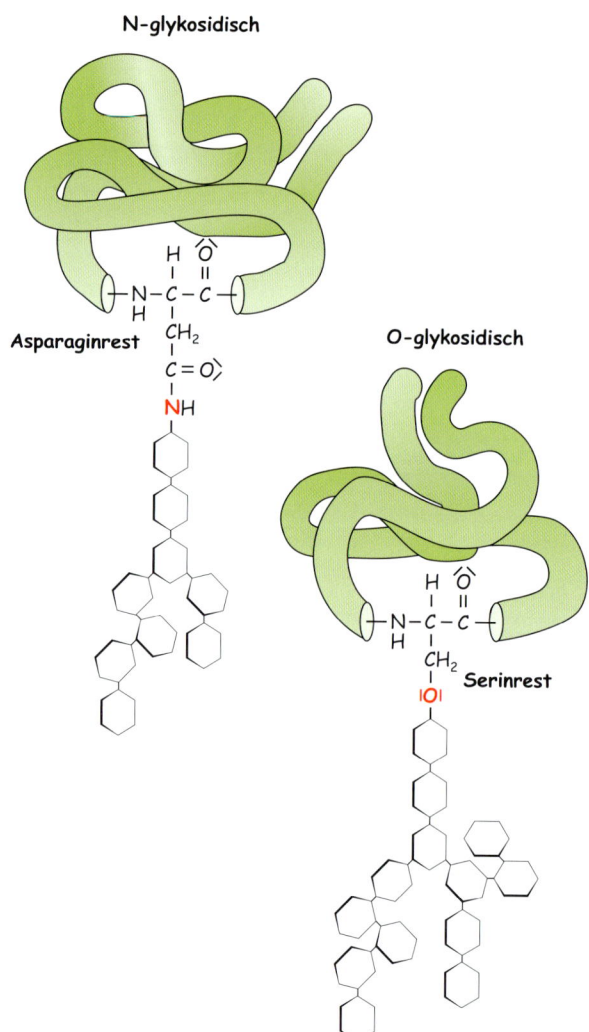

◉ 9.5 N- und O-Glykosylierung.

Die N- und O-Glykosylierung erfolgen dabei auf sehr unterschiedliche Art und Weise, wobei die O-glykosidische Glykosylierung nur im Golgi-Apparat erfolgt, die N-Glykosylierung sowohl im Golgi als auch im ER.

N-glykosidische Bindungen

Die Herstellung der N-glykosidisch verknüpften Saccharidketten ist mittelmäßig kompliziert, wir beschränken uns daher auf das Wesentliche:
Die N-glykosidisch an Proteine gebundenen Saccharidketten werden nicht an das Protein selbst, sondern zunächst an einen Stoff namens **Dolicholphosphat** (Dol-P) synthetisiert und erst in einem zweiten Schritt komplett auf das Protein übertragen.
Wie schon erwähnt, erfolgt die Glykosylierung in ER und Golgi-Apparat, wobei im ER zunächst ein gleicher Rest an

alle Proteine gehängt wird. Erst im Golgi-Apparat erfolgt die spezifische Glykosylierung durch ebenfalls ganz spezifische Enzyme.

Man kann also sagen, dass im ER die Entscheidung fällt, *ob* ein Protein glykosyliert werden soll und im Golgi-Apparat, *wie* es glykosyliert wird.

Beginn im Zytosol. Die Glykosylierung beginnt mit dem Isoprenderivat Dolicholphosphat, das mit einem Lipidanker in der Membran des Endoplasmatischen Retikulums steckt, wobei der Phosphatrest in das Zytosol der Zelle ragt.

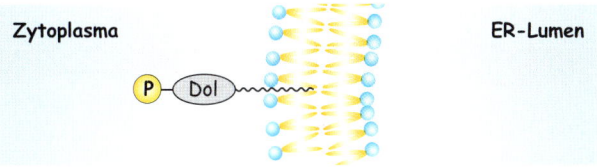

👁 **9.6** Dolicholphosphat.

Von der zytosolischen Seite aus werden zunächst – wie üblich nach Aktivierung mit UTP – einige Zucker (als UDP-Zucker) an das Dolicholphosphat gehängt.

> Das durch den Zusammenbau entstehende Kohlenhydrat-Grundgerüst ist für alle Glykoproteine identisch, die Differenzierung erfolgt erst später im Golgi-Apparat am Protein selbst.

Weiter geht es im ER. Nach dem Erreichen dieser Grundform erfolgt die **Translokation** (lat. *trans* = jenseits; *locare* = stellen, legen) des entstandenen Dol-PP-Saccharids; es wechselt auf die Lumenseite des ER. Der zusätzliche Phosphatrest stammt vom UDP, das in der Folge der Reaktion zum UMP wird. Der Pyrophosphatrest mit angehängter Kohlenhydratkette zeigt jetzt ins Lumen des ER.

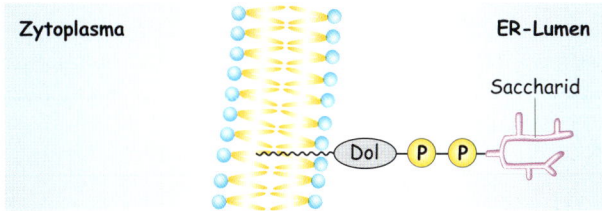

👁 **9.7** Oligosaccharid am Dolicholpyrophosphat.

Nun erfolgt eine weitere Anlagerung von Kohlenhydraten (vor allem Glukose und Mannose) an das Grundgerüst. Die Zucker werden zunächst an weitere ins ER-Lumen ragende Dol-P-Moleküle, und erst anschließend auf die schon bestehende Saccharidkette am Dol-PP übertragen.

Nach ihrer Fertigstellung (noch immer für alle Proteine gleich!) wird die gesamte Kohlenhydratkette auf einen Asparaginrest innerhalb einer bestimmten Erkennungs-

sequenz auf das wachsende Protein, das durch einen Kanal hindurch in das Lumen des ER hineinsynthetisiert wird, übertragen. Die Glykosylierung findet also **kotranslational** statt.

Der Vorteil des Umweges über Dolicholphosphat liegt auf der Hand: Würde man dieses Grundgerüst an Kohlenhydraten direkt an die Proteine hängen, so wäre für jedes von ihnen ein eigener Satz an Enzymen erforderlich; dies sparen sich unsere Zellen auf diese Weise.

Das Dol-PP gibt einen Phosphatrest ab und transloziert als Dol-P wieder auf die zytosolischen Seite des ER, um weiteren Glykosylierungen zur Verfügung zu stehen.

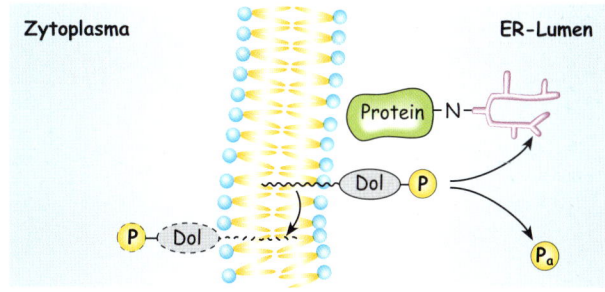

👁 **9.8** Übertragung des Oligosaccharids vom Dol-PP auf das Protein.

Im ER befindet sich das Protein mit der Kohlenhydratkette. Manche der angehängten Glukose- und Mannosereste werden nun wieder abgespalten, so dass nur ein kurzes Oligosaccharid aus 5 Zuckerresten übrigbleibt (sog. **Trimmen**). Dann wandert das Protein über Vesikel weiter in den Golgi-Apparat. Dafür ist übrigens keine weitere Signalsequenz erforderlich, da dieser Weg immer eingeschlagen wird. Selbst Proteine, die für das ER bestimmt sind, müssen diesen Umweg über den Golgi-Apparat gehen.

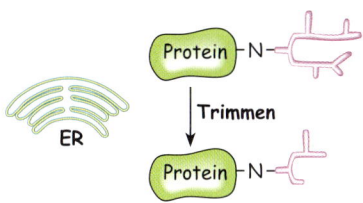

👁 **9.9** Trimmen des Oligosaccharids im ER.

Abschluss im Golgi-Apparat. Mit Hilfe **spezifischer Glykosyl-Transferasen** werden nun die für das jeweilige Glykoprotein typischen Saccharidreste angeheftet. Angehängt werden bei diesem letzten Schritt vor allem **N-Acetyl-Glukosamin**, **Galaktose**, **Fukose** und **Sialinsäure** (**N-Acetyl-Neuraminsäure**).

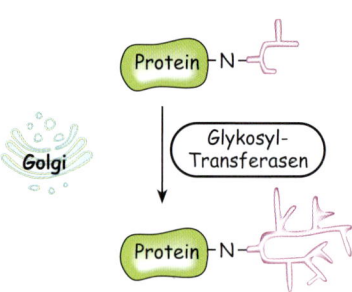

9.10 Verlängerung der Glykosylreste durch spezifische Glykosyltransferasen im Golgi-Apparat.

Zwei Typen von N-glykosidischen Glykoproteinen lassen sich unterscheiden:
- Ein **mannosereicher Typ**, bei dem die Zuckerreste fast ausschließlich aus Mannose bestehen.
- Von einem **komplexen Typ**, an dem zwar ebenfalls viel Mannose, aber auch eine Menge anderer Zucker beteiligt sind.

O-glykosidische Bindungen

Die Glykoproteine mit O-glykosidisch verknüpften Kohlenhydratketten bekommen ihre Zuckeranteile in den **Zisternen** des **Golgi-Apparats**, wobei kein Dolicholphosphat oder etwas Ähnliches im Spiel ist. Die Anheftung des ersten Zuckers erfolgt an einen Serin- bzw. Threoninrest direkt am Protein. Auch hier müssen wieder alle Kohlenhydrate zuvor mit UTP aktiviert werden.

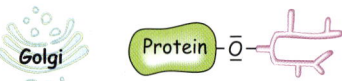

9.11 O-Glykosylierung findet im Golgi-Apparat statt.

9.2.3 Weitere posttranslationale Modifikationsmöglichkeiten

Die kontrollierte Proteolyse

Das Entfernen der **Signalsequenzen** durch Proteolyse haben wir schon kennen gelernt.
Wichtig ist diese Proteolyse auch für die Verdauungsenzyme, die aus Sicherheitsgründen in einer inaktiven Vorstufe gespeichert und ausgeschüttet werden (Zymogene). Erst im Lumen des Darms werden sie durch **limitierte Proteolyse** aktiviert, damit **keine Selbstverdauung** des betreffenden Organs erfolgt. Geschieht diese Proteolyse schon innerhalb des Organs, führt dies zu einer Zellzerstörung, wie z. B. bei der Entzündung der Bauchspeicheldrüse, der Pankreatitis. Ein weiteres Vorkommen der kontrollierten Proteolyse ist das Herausschneiden von definierten Peptiden aus großen

Vorläuferproteinen, wie es z. B. beim **Proopiomelanocortin** (**POMC**) der Fall ist. Durch die proteolytische Spaltung an bestimmten Stellen im POMC entstehen die gewünschten Endproteine Kortikotropin, verschiedene Melanotropine, Lipotropine, Enkephaline und Endorphine, die alle sehr verschiedene Aufgaben haben und z. T. im Hormonteil noch einmal ausführlicher besprochen werden.

Modifikationen einzelner Aminosäuren

Häufig werden in Proteinen noch einzelne Aminosäuren verändert. Hier werden nur die beiden wichtigsten vorgestellt, die übrigen Modifikationen werden in den entsprechenden Kapiteln besprochen.
Etwa die Hälfte aller Proteine besitzt an ihrem N-Terminus einen Essigsäurerest (Acetyl-Gruppe, **Acetylierung**).
Außerordentlich wichtig ist die nachträgliche **Phosphorylierung** zellulärer Proteine. Durch diesen Mechanismus wird die biologische Aktivität von Enzymen beeinflusst.
Einige Blutgerinnungsfaktoren werden Vitamin-K-abhängig am γ-C-Atom carboxyliert (**γ-Carboxylierung**), was dort noch ausführlich besprochen werden wird.

9.3 Der Proteinabbau

Proteine werden fast ausschließlich innerhalb der Zellen abgebaut. Zum Teil befinden sie sich schon dort, zum Teil müssen sie von außen – z. B. aus dem Blut – hineintransportiert werden.

Beim Abbau der eigenen intrazellulären Proteine ist jede Zelle für sich selbst verantwortlich. Plasmaproteine werden vor allem von der Leber (die Glykoproteine) und – vermutlich – den Nieren (das Albumin) abgebaut.

Daneben gibt es noch spezialisierte Zellen, die nur ganz bestimmte Proteine abbauen.

Proteinabbauende Enzyme werden als **Peptidasen** bezeichnet und gehören in die Enzymklasse der **Hydrolasen** (spalten also Peptidbindungen unter Anlagerung von Wasser). Peptidasen kann man nach deren biologischer Funktion und Lokalisation folgendermaßen einteilen:
- Verdauungsenzyme
- Extrazelluläre Peptidasen (mit spezifischen Funktionen)
- Intrazelluläre Peptidasen (z. B. in den Lysosomen)

Manchmal unterteilt man die proteinspaltenden Enzyme auch in Peptidasen, die Peptide spalten, und **Proteinasen**, die Proteine zerlegen. Wählt man diese Einteilung, dann lassen sich die Proteinasen noch weiter nach ihrer reaktiven Gruppe unterteilen. Am wichtigsten sind die **Serin-Proteinasen** (z. B. Trypsin), die die Aminosäure Serin in ihrem aktiven Zentrum haben.

Angriffsort. Peptidasen und Proteinasen unterscheiden sich auch in ihrem Arbeitsplatz:

- Die eigentlichen **Peptidasen** sind **Exopeptidasen**, also Enzyme, die an den Enden von Peptiden angreifen. Exopeptidasen können noch weiter in Carboxypeptidasen und Aminopeptidasen unterteilt werden, je nachdem ob sie vom C- oder vom N-Terminus her schneiden. Die Exopeptidasen sind **substratspezifisch**.
- **Proteinasen** sind **Endopeptidasen**, die ein Protein irgendwo in der Mitte spalten. Sie sind meist **nicht substratspezifisch** und erkennen lediglich bestimmte Regionen an Proteinen.

Diese Unterschiede werden verständlich, wenn man sich vorstellt, dass Proteinasen bei einem riesigen Protein wohl kaum den Anfang oder das Ende finden werden. Also schneiden sie an der Oberfläche des Proteins (bestimmte Regionen) an Stellen, die sich meist irgendwo mitten in der Aminosäurenkette befinden. Auch eine Substratspezifität gestaltet sich bei Proteinasen nicht sonderlich einfach, da ein Substrat, das ähnlich groß ist wie das Enzym selbst, schlecht als Ganzes erkannt werden kann.

Peptidasen dagegen können ihr Substrat, die viel kleineren Peptide, im Ganzen erkennen und sind deshalb in der Lage, vor allem im Blut sehr substratspezifische Aufgaben (z. B. Aktivierung von Blutgerinnungsfaktoren) zu erfüllen.

Nur die Peptidasen im Darm (von denen viele in Wirklichkeit als Proteinasen bezeichnet werden müssten...) sind relativ unspezifisch, da ihre Aufgabe darin besteht, Nahrungsproteine in kleine Bruchstücke zu spalten (Di-, Tripeptide und Aminosäuren), die dann ins Blut aufgenommen werden können.

Schutz vor Selbstverdauung. Peptidasen stellen für einen Organismus immer eine Gefahr dar, da er zu großen Teilen aus Proteinen besteht und verhindern muss, dass er selbst verdaut wird. Ein Schutzmechanismus sind **Enzymhemmer**, wie z. B. die Serin-Protease-Inhibitoren, die immerhin rund 10 % der menschlichen Plasmaproteine ausmachen. Ein weiterer Schutz sind **inaktive Enzymvorstufen**. Die Verdauungsenzyme werden z. B. als inaktive Vorstufen (Zymogene) sezerniert und erst an ihrem Wirkort, im Darmlumen aktiviert. Auch bei der Blutgerinnung spielen inaktive Vorstufen, die erst bei Bedarf kaskadenartig aktiviert werden, eine wichtige Rolle.

> Proteine haben recht unterschiedlich lange Halbwertszeiten von einigen Sekunden bis zu vielen Tagen. Die Schlüsselenzyme des Stoffwechsels werden besonders rasch abgebaut ($T_{1/2}$ manchmal nur eine halbe Stunde), damit die Zelle schnell auf wechselnde Bedingungen reagieren kann.

Andere Proteine – wie die Laktat-Dehydrogenase – werden ständig in gewissem Maße benötigt und weisen daher eine recht lange Halbwertszeit auf.

Nach welcher Zeit ein Protein abgebaut wird, hängt von bestimmten Aminosäure-Sequenzen ab. Die einen signalisieren, dass ein Protein schnell abgebaut werden soll, andere, dass es langlebiger sein soll.

Für den Abbau von Proteinen stehen der Zelle zwei Möglichkeiten zur Verfügung:

1. Große Proteinabbau-Maschinen, die **Proteasomen**, bauen (**ATP-abhängig**) Proteine, die mit einem bestimmten Markierungsprotein gekennzeichnet sind, ab.
2. **Lysosomen** zerlegen Proteine **ATP-unabhängig**.

9.3.1 Proteasomen und Ubiquitin

Proteasomen gibt es in großer Anzahl in allen eukaryontischen Zellen. Neben der wichtigen Funktion, fehlgefaltete Proteine abzubauen, zerlegen sie auch anderweitig geschädigte Proteine. Sie sind auch für die hohen Umsatzraten mancher Proteine verantwortlich.

Ein Proteasom ist ein **Multienzymkomplex**, der sich im Zytosol befindet: eine **unspezifische** und damit **multikatalytische Protease**.

Abgebaut werden nur Proteine, die zuvor mit dem kleinen Protein Ubiquitin markiert wurden. Ein abzubauendes Protein wird dabei gleich mit **mehreren Ubiquitinen** versehen. Ubiquitin ist übrigens das am stärksten konservierte Protein, das man derzeit kennt.

Ob ein Protein nun schnell oder langsam ubiquitiniert wird, hängt von dessen Aminosäure-Sequenzen am N-Terminus ab.

Ubiquitin ist der Hinweis für die „große Proteinzerstörungsmaschine Proteasom", ein Protein abzubauen. Die Ubiquitinierung erfolgt an der Aminosäure Lysin (an der ε-Amino-Gruppe) der abzubauenden Proteine.

Ubiquitin wird beim Abbau des Proteins als Ganzes freigesetzt und wieder verwendet, also nicht abgebaut.

9.3.2 Lysosomaler Abbau

Abbau intrazellulärer Proteine

Lysosomen bauen oft keine einzelnen Proteine, sondern gleich ganze **Organellen** ab, z. B. greise Mitochondrien. Dafür besitzen Lysosomen eine ganze Reihe hydrolytisch arbeitender Enzyme, wie **Peptidasen** und das **Kathepsin**, das man praktisch nur dort findet. An intrazellulären Proteinen werden vor allem membranassoziierte oder langlebige Proteine abgebaut.

Abbau extrazellulärer Proteine

Extrazelluläre Proteine sind in erster Linie die Plasmaproteine, die sich bezüglich ihres Abbaus in zwei verschiedene Gruppen einteilen lassen:

1. **Glykoproteine** werden aus dem Blut über rezeptorvermittelte **Endozytose** in die **Leberzellen** aufgenommen und dort in den Lysosomen abgebaut.

2. **Albumin**, das einzige nicht glykosylierte Plasmaprotein, wird vermutlich von den **Nierenepithelzellen** aufgenommen und dort lysosomal abgebaut.

9.4 Strategien des Aminosäurenstoffwechsels

In der Natur sind 20 bzw. 21 proteinogene Aminosäuren bekannt; daneben allerdings auch noch zahlreiche weitere, die ganz verschiedene Aufgaben in unserem Organismus wahrnehmen. Unangenehm ist, daß sie alle ein wenig unterschiedlich auf- und abgebaut werden. Viele Wege treffen sich jedoch schließlich bei einigen zentralen Vertretern der Aminosäuren wieder und gehen dann meist über in den Citratzyklus.

Daher beginnen wir unsere Betrachtungen des Aminosäurenstoffwechsels mit der Vorstellung solch zentraler Aminosäuren. Anschließend werden kurz die drei wichtigsten Reaktionstypen der Aminosäuren besprochen, bevor wir die Rolle unserer Organe bei der ganzen Sache beleuchten.

9.4.1 Die wichtigsten Aminosäuren und deren Verwandte

Um die Grundprinzipien des Aminosäurenstoffwechsels verstehen zu können, reicht es aus, sich vier der 20 Aminosäuren einzuprägen. Über diese werden dann fast alle anderen ab- und umgebaut.

- Alanin
- Aspartat
- Glutamat
- Glutamin

Zusätzlich benötigt man von dreien von ihnen die zugehörigen α-Ketosäuren, die für die Umbauvorgänge (Transaminierungen) ganz wichtig sind. Um sich unter „Ketosäuren" etwas vorstellen zu können, muss man wissen, dass die Aminosäuren offiziell Amino-Carbonsäuren heißen. Entsprechend heißen die, die an der entsprechenden Stelle keine Amino-Gruppe, sondern eine Keto-Gruppe besitzen, Keto-Carbonsäuren – oder äquivalent zu den Aminosäuren einfach Ketosäuren (👁 **9.12**).

👁 **9.12**   Aminosäure und α-Ketosäure unterscheiden sich in ihren funktionellen Gruppen.

Alanin und Pyruvat. Eine wichtige Rolle im Aminosäure-Stoffwechsel spielt die α-Ketopropionsäure, besser bekannt unter dem Namen Brenztraubensäure oder Pyruvat

(👁 9.13). Sie steht in enger Verbindung zur Aminosäure Alanin.

👁 **9.13**   Alanin und Pyruvat.

Aspartat und Oxalacetat. Ein weiteres enges Aminosäuren-Ketosäuren-Verhältnis besteht zwischen der α-Ketobernsteinsäure, populärer unter dem Namen Oxalacetat, und der Aminosäure Aspartat (👁 9.14).

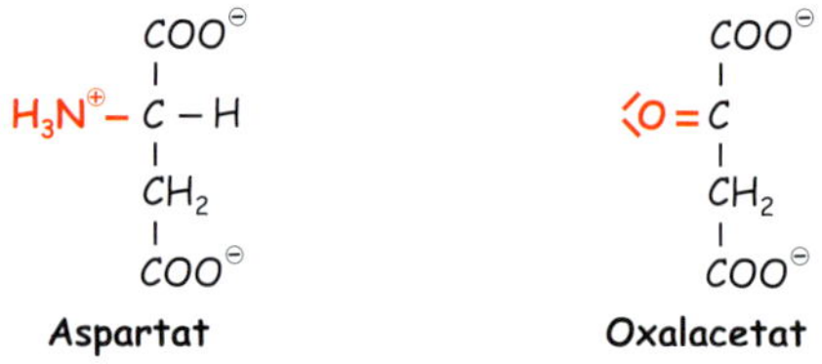

👁 **9.14**   Aspartat und Oxalacetat.

Glutamat und α-Ketoglutarat. Die wichtigste Rolle unter den Aminosäuren nimmt das Glutamat ein, das mit dem α-Ketoglutarat (also der α-Ketoglutarsäure) in „Beziehung" steht.

Glutamin. Die vierte Aminosäure, das Glutamin, steht über das Glutamat ebenfalls mit dem α-Ketoglutarat in Verbindung, wodurch uns eine weitere Ketosäure erspart bleibt. Damit haben wir schon die wichtigsten Moleküle beisammen und können uns jetzt den zentralen Reaktionen der Aminosäuren zuwenden.

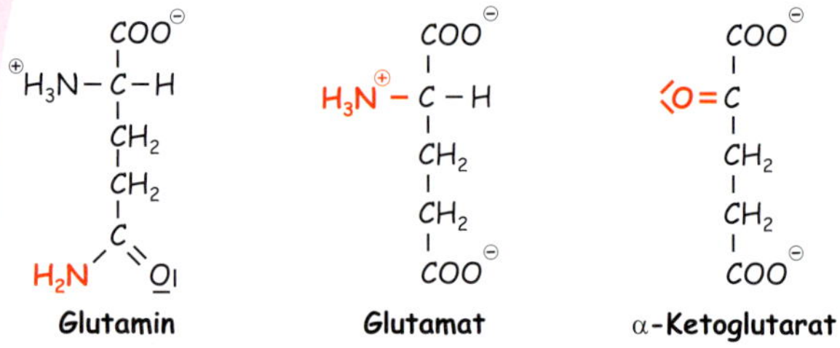

👁 **9.15**   Glutamin und α-Ketoglutarat stehen über Glutamat miteinander in Verbindung.

9.4.2 Wie reagieren Aminosäuren?

Aminosäuren sind für unseren Organismus unwahrscheinlich wichtig, da sie für die Proteinbiosynthese benötigt werden.

Nach der Nahrungsaufnahme wird unser Körper meist von einer ganzen Flut von Aminosäuren überschwemmt. Da die Nahrung aber meist nicht genau die richtige Menge an jeder der einzelnen Aminosäuren enthält, müssen unsere Zellen in der Lage sein, Aminosäuren ineinander umzuwandeln oder sie abzubauen.

Stickstoff als Problem. Die Aminosäuren unterscheiden sich von den meisten anderen Kohlenstoffverbindungen in unserem Körper durch ihre Amino-Gruppe, also den Stickstoff. Das Problem am Stickstoff ist, dass unsere Zellen nicht in der Lage sind, ihn vollständig (also zu N_2) zu oxidieren. Daher produzieren sie als primäres Abbauprodukt Ammoniak (NH_3), das allerdings toxisch ist und daher schnell in ein anderes, nicht-toxisches und gut wasserlösliches, Molekül umgewandelt werden muss: den Harnstoff.

◉ **9.16** Harnstoff ist das Endprodukt beim Aminosäureabbau.

Bei jedem Ab- oder Umbau von Aminosäuren geht es daher auch immer um die Entsorgung des Stickstoffs. Dies gelingt mit Hilfe zweier Reaktionen:
1. Bei der **Transaminierung** wird die Amino-Gruppe auf ein anderes Molekül übertragen.
2. Bei der **Desaminierung** erfolgt die Abspaltung der Amino-Gruppe unter Bildung von Ammoniak, der dann weiter zu Harnstoff umgebaut wird.

Biogene Amine. Aminosäuren können noch auf eine dritte Art reagieren, bei der die Carboxyl-Gruppe abgespalten wird. Diese Decarboxylierung spielt mengenmäßig zwar nicht die größte Rolle, die entstehenden Produkte sind für den Körper aber wichtig.

PALP. Alle drei Reaktionstypen sind abhängig von einem Coenzym namens **P**yridox**al**phosphat (PALP). PALP entsteht aus Vitamin B_6, dem Pyridoxin, das mit der Nahrung aufgenommen und erst in unseren Zellen zu Pyridoxalphosphat phosphoryliert wird.

Die Leber und der Rest.
Es sei hier schon einmal kurz angemerkt, dass verschiedene Organe in unserem Körper auch unterschiedliche Aufgaben in Bezug auf den Aminosäurenstoffwechsel erfüllen. Manche der folgenden Reaktionen laufen dabei bevorzugt in gewissen Organen ab. Wie wir es ja schon gewohnt sind, spielt auch hier wieder die Leber eine zentrale Rolle.

Transaminierung

Die Transaminierung ist ein Vorgang, bei dem die Amino-Gruppe einer momentan nicht benötigten Aminosäure auf eine α-Ketosäure übertragen wird. Letztere wird dadurch zu einer neuen, gerade benötigten Aminosäure und die

Ausgangsaminosäure entsprechend zu ihrer α-Ketosäure (◉ **9.17**).

Enzyme, die eine Transaminierung katalysieren, heißen **Aminotransferasen** und wurden früher **Transaminasen** genannt (und werden es heute in der Klinik noch immer…).

◉ **9.17** Die Reaktion der Aminotransferasen.

Für jede Aminosäure, die mittels Transaminierung umgesetzt werden kann (das sind nicht alle, aber die meisten), existiert eine spezifische Transaminase. Pyridoxalphosphat (PALP) ist bei allen Transaminierungen als Coenzym beteiligt.

Eine Transaminierung findet immer in zwei Teilschritten statt (◉ **9.18**, ◉ **9.19**). Zunächst wird die Amino-Gruppe der ersten Aminosäure auf **PALP** übertragen, dann überträgt PALP die Amino-Gruppe auf die zweite Ketosäure, die dadurch zur Aminosäure wird.

◉ **9.18** Transaminierung: Bildung einer Schiffschen Base.

Zunächst lagert sich die Aminosäure über ihre Amino-Gruppe an das PALP an, und Wasser wird frei. Dabei entsteht die Imino-Gruppe (C = N), die man auch als **Schiffsche Base** bezeichnet.

Gleich darauf wird wieder Wasser eingelagert – diesmal allerdings an die Ex-Aminosäure, die nun eine Ketosäure geworden ist. PALP wird durch diese Aktion zum **P**yridox-**am**in**p**hosphat (PAMP). Aus dem -al-, dem Aldehyd, ist ein -amin- geworden.

9.19   Transaminierung: Entstehung des Pyridoxaminphosphats.

Um nun auch noch die neue Aminosäure zu erhalten, müssen die Reaktionen einfach rückwärts laufen. Eine (andere) α-Ketosäure lagert sich an PAMP an und die oben genannten Reaktionsschritte laufen nun in entgegengesetzter Richtung ab, bis PALP rückgebildet und die neue Aminosäure entstanden ist.

Bedeutung der Aminotransferasen. Über die Transaminierungsreaktionen kann der Stickstoff (via Glutamat und Aspartat) zu guter Letzt in den Harnstoffzyklus in der Leber eingehen. Außerdem lassen sich durch Aminotransferasen praktisch alle Aminosäuren ineinander umwandeln. Da die Reaktionen zudem reversibel sind, können auch neue Aminosäuren gebildet werden, solange die entsprechenden α-Ketosäuren vorliegen, sogar essenzielle.

Die beiden wichtigsten Aminotransferasen für angehende Mediziner (und überhaupt in der Biochemie des Menschen) sind die Aspartat-Aminotransferase und die Alanin-Aminotransferase. Beiden gemeinsam ist die zugehörige Ketosäure, das α-Ketoglutarat.

Da sich die Kliniker (einmal mehr) nicht recht an die neue Nomenklatur gewöhnen können, ist hier auch meist noch von Transaminasen anstatt von Aminotransferasen die Rede.

Die **Aspartat-Aminotransferase** (**AST**) katalysiert die Übertragung der Amino-Gruppe von Aspartat auf α-Ketoglutarat (⊙ 9.20). Dabei entstehen Oxalacetat und Glutamat. Aus diesem Grund wurde das Enzym früher (in der Klinik auch oft heute noch…) als Glutamat-Oxalacetat-Transaminase (**GOT**) bezeichnet.

9.20   Reaktion der Aspartat-Aminotransferase.

Das zweite zentrale Enzym ist die **Alanin-Aminotransferase** (**ALT**) oder Glutamat-Pyruvat-Transaminase (**GPT**), die folgende Reaktion katalysiert (⊙ 9.21).

9.21   Reaktion der Alanin-Aminotransferase.

Man sollte sich bei den beiden zentralen Aminotransferasen unbedingt alte und neue Namen einprägen, da beide ähnlich gebräuchlich sind, und man nicht immer beide Bezeichnungen findet. Außerdem ist die gesamte Reaktion in beiden Namen enthalten.

Neben diesen beiden speziellen Reaktionen können auch die meisten anderen Aminosäuren mit Hilfe von **α-Ketoglutarat** transaminiert werden. Das α-Ketoglutarat spielt dabei immer den Akzeptor und wird zu **Glutamat**. Die Konsequenz daraus ist, dass sich die Amino-Gruppen der ab- und umzubauenden Aminosäuren hauptsächlich auf Glutamat sammeln und dieses damit die häufigste intrazelluläre Aminosäure ist.

Desaminierung

Auch bei der Desaminierung wird die Amino-Gruppe von der Aminosäure entfernt. Allerdings entsteht in diesem Fall freies Ammoniak, da die NH_2-Gruppe auf kein anderes Molekül übertragen wird. Aufgrund verschiedener Mechanismen können drei verschiedene Desaminierungen unterschieden werden.

Die oxidative Desaminierung ist die wichtigste Desaminierung. Hier wird die Amino-Gruppe zunächst zu einer Imino-Gruppe (C = N, wieder eine Schiffsche Base) oxidiert, wobei eine Doppelbindung zum Stickstoff entsteht (☞ **9.22**). Die Elektronen werden dabei in Form von Wasserstoff auf NAD$^+$ oder NADP$^+$ übertragen.

Anschließend erfolgt die hydrolytische Spaltung der Imino-Gruppe und es entsteht deren α-Ketosäure. Das gewählte Beispiel zeigt die wichtigste Desaminierung: die Glutamat-Dehydrogenase-Reaktion (die ausschließlich in der Leber abläuft).

☞ **9.22** Glutamat-Dehydrogenase-Reaktion.

Bei der hydrolytischen Desaminierung wird NH$_3$ aus den Säureamid-Gruppen unserer Aminosäuren (Glutamin und Asparagin) abgespalten. Die Amid-Gruppen werden einfach durch Wasseranlagerung entfernt (☞ **9.23**). Dabei wird eine OH-Gruppe an die Aminosäure angelagert und die Aminogruppe als NH$_3$ abgespalten (Beispiel hier: die Glutaminase).

☞ **9.23** Glutaminase-Reaktion.

Bei der eliminierenden Desaminierung wird NH$_3$ eliminiert und eine Doppelbindung bleibt zurück. Es handelt sich aber um eine seltene Reaktion.

Bis auf die Reaktion der Glutamat-Dehydrogenase (GLDH) sind alle Desaminierungen – im Gegensatz zu den Transaminierungen – irreversibel.

Decarboxylierung zu biogenen Aminen

Eine Decarboxylierung von Aminosäuren führt zu den biogenen Aminen (☞ **9.24**). Auch hier benötigt man Pyridoxalphosphat (PALP) als Coenzym. Biogene Amine sind keine Säuren mehr. Da sie nur noch die Amino-Gruppe haben, bezeichnet man sie als Amine und da diese Amine *so* wichtig für unser Leben sind, bezeichnet man sie als biogene Amine (S. 198).

☞ **9.24** Decarboxylase-Reaktion.

9.5 Vitamin B$_6$

Das wasserlösliche Vitamin B$_6$ ist das wichtigste Coenzym des Aminosäurenstoffwechsels. **Chemisch** betrachtet handelt es sich beim Vitamin B$_6$ um einen Sammelbegriff für verschiedene Moleküle, die dieselbe Vitaminwirkung haben. Am wichtigsten sind die alkoholische Form Pyridoxin, das Aldehyd Pyridoxal und das Amin Pyridoxamin. Die biologisch aktive Form ist der 5'-Phosphorsäureester des Pyridoxals, das **Pyridoxalphosphat** (PALP, ☞ **9.25**).

☞ **9.25** Pyridoxalphosphat.

Die **Aufnahme** aller (zumeist unphosphorylierter) B$_6$-Vitamine aus der Nahrung erfolgt passiv über den gesamten Dünndarm. In der Leber übernimmt dann eine Pyridoxal-Kinase die Phosphorylierung aller drei Formen. Um schließlich zum PALP zu gelangen, muss noch eine Oxidase aktiv werden.

Der **Tagesbedarf** an Vitamin B$_6$ beträgt etwa **2 mg**. Obwohl das Vitamin in unseren Nahrungsmitteln recht gut vertreten und ein isolierter Mangel äußerst selten ist, nimmt auch in unseren Breiten die Mehrheit der Bevölkerung zu wenig Vitamin B$_6$ zu sich. Eine Tatsache, die verwundert, aber noch nicht geklärt werden konnte. Die **Ausscheidung** erfolgt in Form von Pyridoxinsäure, die selbst biologisch unwirksam ist.

Der Mechanismus. PALP wird an Lysinreste verschiedener Enzyme gebunden und bildet dort mit der Aminosäure eine Schiffsche Base, indem es zu Ladungsverschiebungen innerhalb des Moleküls kommt.

> Findet am C^2-Atom einer Aminosäure eine Reaktion statt, ist PALP immer mit von der Partie. Es ist das essenzielle Coenzym für Transaminasen und Decarboxylasen.

Vitamin-B_6-abhängige Reaktionen. Es gibt zahlreiche Reaktionen in unseren Zellen, die von Vitamin B_6 als Coenzym abhängig sind. In diesem Buch wird allerdings nur exemplarisch auf die wichtigsten Umwandlungen eingegangen.

Vier Enzyme gehören dabei in die Gruppe der **Transferasen**:

- Alanin-Aminotransferase, ALT (Aminosäuren-Stoffwechsel)
- Aspartat-Aminotransferase, AST (Aminosäuren-Stoffwechsel)
- δ-Aminolävulinsäure-Synthetase (Hämoglobin-Biosynthese)
- Glykogen-Phosphorylase (Glykogen-Abbau).

Außerdem sind zwei wichtige **Decarboxylasen** auf PALP als Coenzym angewiesen:

- Glutamat-Decarboxylase (GABA-Biosynthese)
- Tyrosin-Decarboxylase (Tyramin-Biosynthese).

Auch die Lysin-**Oxidase** (Kollagen-Biosynthese) kommt nicht ohne Pyridoxalphosphat aus.

9.6 Die Rolle der verschiedenen Organe

Alle Organe betreiben einen mehr oder weniger ausgeprägten Aminosäurenstoffwechsel. Zwischen der Leber, der Muskulatur und den übrigen Organen bestehen jedoch einige Unterschiede, die wir im Folgenden näher beleuchten. Wenn wir die aus dem Darm resorbierten Aminosäuren auf ihrem weiteren Weg begleiten, so zeigt es sich, dass sie zunächst unweigerlich über den Pfortaderkreislauf auf die Leber treffen. Die Leberzellen nehmen erst einmal den größten Teil (etwa ¾) der Aminosäuren auf. Der Rest steht allen übrigen Körperzellen über den Systemkreislauf zur Verfügung. In der Leber wird, kurz nach der Nahrungsaufnahme, ein erheblicher Teil der Aminosäuren einfach oxidiert (abgebaut), so dass rund 90 % der Energie in dieser Stoffwechsellage aus dem Abbau der Aminosäuren stammen. Durch diese Maßnahme erhöht sich der Blutspiegel der einzelnen Aminosäuren auch nach Nahrungsaufnahme kaum.

9.6.1 Die Zelle am kleinen Zeh

Für irgendeine x-beliebige Zelle irgendwo in unserem Körper, z. B. am kleinen Zeh, ist die Sache mit den Aminosäuren eigentlich ganz einfach. Die Konzentrationen der verschiedenen Aminosäuren im Blut sind relativ konstant, und die Zelle nimmt einfach diejenigen Aminosäuren aus dem Blut auf, die sie gerade für ihre eigenen Biosynthesen benötigt. Fallen beim eigenen intrazellulären Abbau von Proteinen vermehrt Aminosäuren an, dann kann sie die Zelle wiederverwerten und erneut für eigene Biosynthesen verwenden. Teilweise werden sie vorher auch noch durch Transaminierung ineinander umgewandelt.

Aminosäuren, die (gerade) nicht benötigt werden, werden abgebaut. Das Problem ist hier wieder der Stickstoff der Amino-Gruppe, mit dem eine extrahepatische Zelle nichts anfangen kann und ihn daher in einer Transaminierungsreaktion auf **Glutamat** überträgt, das dadurch zu **Glutamin** wird (☞ **9.26**).

Glutamin wird an das Blut abgegeben, womit für diese Zelle das Problem erledigt ist.

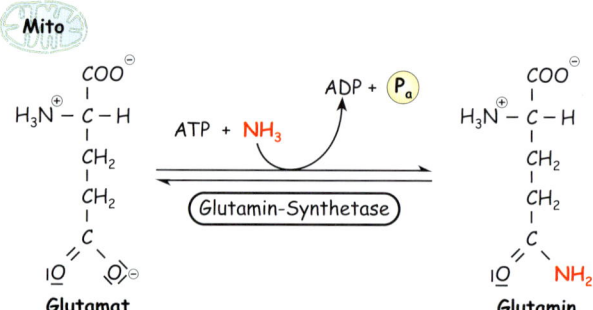

☞ **9.26** Glutamin-Synthase-Reaktion.

Glutamin ist der zentrale Transporter von Amino-Stickstoff zwischen den Zellen in unserem Körper. Es wird von der Leber (und den Nieren) aufgenommen. Der Stickstoff wird weiter entsorgt, Glutamat zu anderen Aminosäuren transaminiert (☞ **9.23**, S. 181).

> Wegen dieser Funktion ist **Glutamin** mit Abstand die Aminosäure mit der **höchsten Konzentration** im **Blut**.

9.6.2 Die Muskulatur und Aminosäuren

Im Großen und Ganzen gelten für die Muskelzellen die gleichen Bedingungen wie für die Zelle am kleinen Zeh. Da der Abbau von Muskelprotein jedoch die einzige Möglichkeit darstellt, ohne größere Schäden für den Organismus Aminosäuren bereitzustellen, ergeben sich noch wichtige weitere Funktionen.

In langandauernden Hungerperioden werden – neben unseren Fettspeichern – auch Muskelproteine zur Energieerzeugung herangezogen.

Glukoneogenese. Schon nach einigen Stunden (z. B. einer Nacht) ist der Glykogenvorrat in der Leber weitestgehend aufgebraucht. Dann dienen (glukogene) Aminosäuren aus Muskelproteinen als einzig brauchbare Substrate für die Glukoneogenese.

Nach dem Abbau der Muskelproteine wird die Amino-Gruppe der entstehenden Aminosäuren (anders als bei anderen Zellen) auf **Pyruvat** übertragen (☞ **9.27**). Durch diese wichtige Transaminierungsreaktion entsteht die Aminosäure **Alanin**, die ins Blut abgegeben wird. Über das Blut gelangt Alanin in die Leberzellen, wird dort in die Mitochondrien verschifft und zu Pyruvat rückverwandelt, woraus dann Glukose entsteht. Das wichtige Gruppen-übertragende Enzym ist dabei die **Alanin-Aminotransferase** (**ALT**). Man kann sich leicht vorstellen, dass die Konzentration dieses Enzyms sowohl in der Muskulatur als auch in der Leber besonders hoch ist, was für diagnostische Zwecke bedeutsam ist.

Alanin ist die Aminosäure mit der zweithöchsten Konzentration im Blut, allerdings mit einigem Abstand zum Glutamin. Im Fastenzustand sind immerhin rund 30 % aller Aminosäuren in den Lebervenen Glutamin und Alanin.

9.6.3   Die Leber und Aminosäuren

Die Leber ist das entscheidende Organ für die Konstanthaltung des normalen Blutspiegels der einzelnen Aminosäuren.

Um nach der Aufnahme einer großen Menge irgendwelcher x-beliebiger Aminosäuren wieder die richtige Menge von jeder einzelnen Aminosäure zu erhalten, werden – vor allem in der Leber – viele Aminosäuren ineinander umgewandelt. Eine große Bedeutung erlangen hier die **Aminotransferasen** (Transaminasen).

Auch die endgültige Entsorgung der Aminosäuren – namentlich ihres Stickstoffs – übernimmt die Leber, indem sie ihn zu **Harnstoff** umwandelt (Harnstoffzyklus).

Proteinbiosynthese. Die Leberzellen, durch die nun einmal alle Aminosäuren zuerst hindurch müssen, können kurz nach einer Nahrungsaufnahme aus dem Vollen schöpfen und betreiben daher reichlich Proteinbiosynthesen. Dem altruistischen Wesen der Leber entsprechend, tut sie das natürlich nicht nur für sich, sondern vor allem für den restlichen Organismus. Besonders wichtig ist in diesem Zusammenhang die Biosynthese der **Plasmaproteine**, da der gesamte Organismus darauf angewiesen ist.

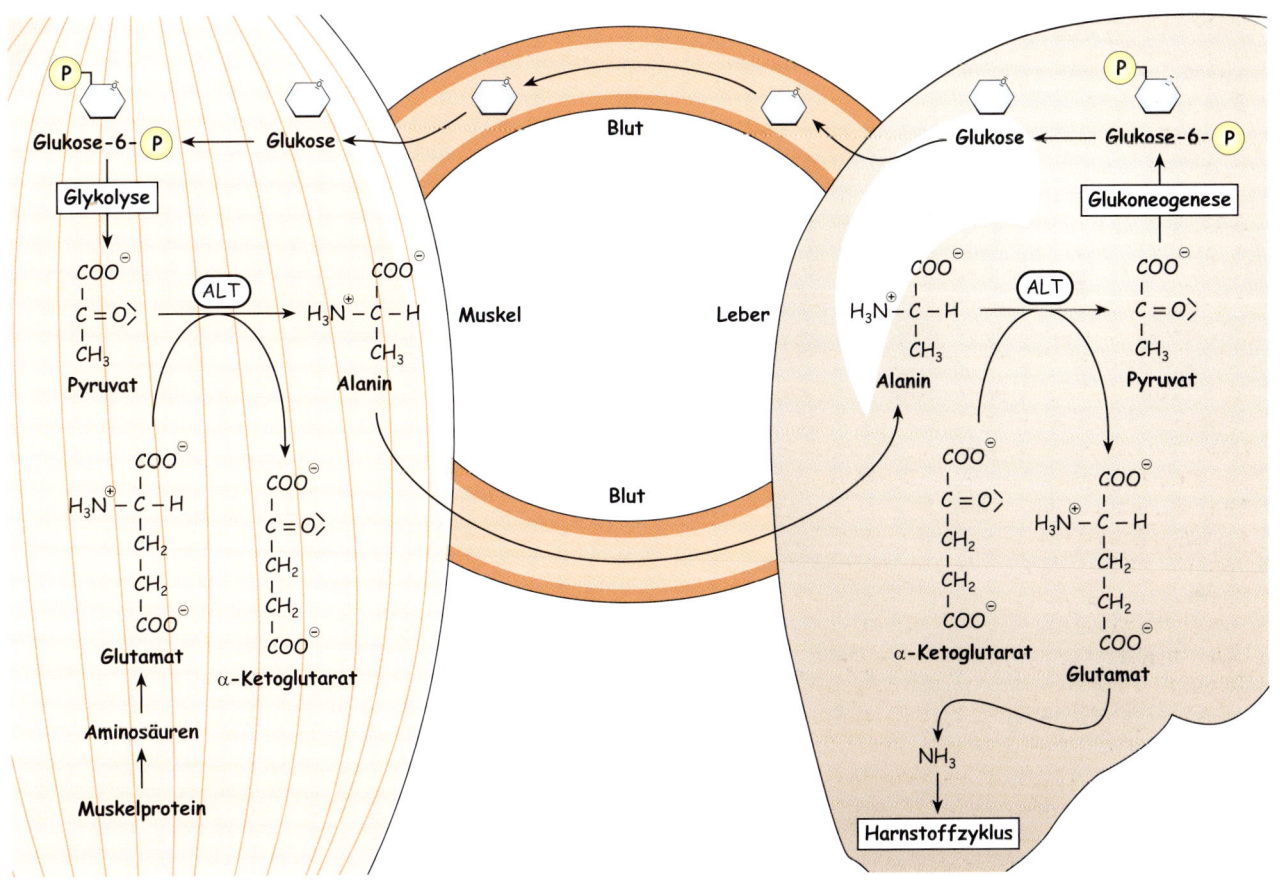

☞ **9.27**   Alanin aus der Muskulatur dient in Hungerzeiten der Glukoneogenese in der Leber.

Umbau von Aminosäuren. Der Umbau von Aminosäuren ineinander erfolgt durch Transaminierungsreaktionen. Spezifische Aminotransferasen übertragen die NH_2-Gruppe vieler Aminosäuren auf α-Ketoglutarat oder Oxalacetat. Eine Schlüsselstellung nehmen hier die **Aspartat-Aminotransferase** (**AST**) und die **Alanin-Aminotransferase** (**ALT**) ein.

Abbau der Aminosäuren. Bei einem Überschuss an Aminosäuren werden viele von ihnen oxidiert und damit vollständig abgebaut. Die Amino-Gruppe wird entweder als NH_3 (Ammoniak) entfernt (Desaminierung) oder auf eine Ketosäure übertragen (Transaminierung). Die Ketosäure ist dabei meistens das α-Ketoglutarat, das dadurch zur zentralen Aminosäure **Glutamat** wird.
Die **Leber** spielt hier insofern eine zentrale Rolle, als dass sie als einziges Organ in der Lage ist, den Stickstoff der Aminosäuren in nennenswerten Mengen loszuwerden (Harnstoffzyklus). (In der **Niere** dienen dieselben Reaktionstypen vor allem der Regulation des Säure-Basen-Haushalts und nicht der Entsorgung des Stickstoffs.)
Eine ganz wichtige Reaktion ist die **oxidative Desaminierung von Glutamat** in den Leber-Mitochondrien durch die **Glutamat-Dehydrogenase** (**GLDH**). Bei dieser Reaktion entsteht neben α-Ketoglutarat auch freies Ammoniak (NH_3, 👁 **9.28**). Diese Reaktion ist reversibel und läuft deshalb je nach den vorherrschenden Konzentrationsverhältnissen der beteiligten Partner entweder in Richtung Glutamat oder Ammoniak und α-Ketoglutarat ab.

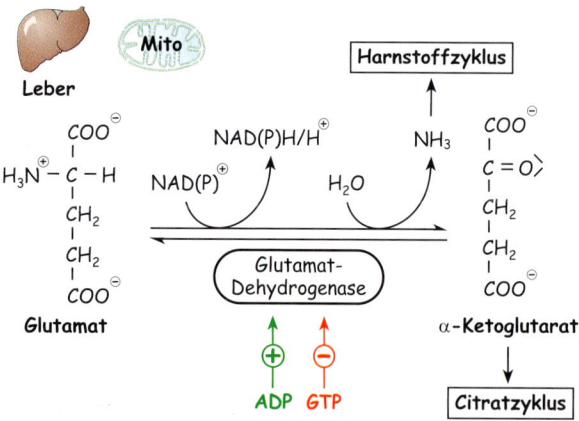

👁 **9.28**   Oxidative Desaminierung von Glutamat zu α-Ketoglutarat.

Harnstoffzyklus. Ammoniak ist ein relativ starkes Zellgift und muss entsorgt werden. Diese Aufgabe wird durch den Harnstoffzyklus gelöst, in dessen Reaktionsfolge in der Leber aus Ammoniak, Aspartat und CO_2 Harnstoff hergestellt wird.

nasen vermehrt im Blut, liegt meist eine **Schädigung der Leberzellen** vor. Die unterschiedliche Lokalisation der beiden Enzyme – AST überwiegend im Mitochondrium, ALT vor allem im Zytosol – ermöglicht es, etwas über die Schwere der Zellschädigung auszusagen:

- Findet sich nur ALT im Blut, so sind die Mitochondrien noch unversehrt und die Zellschädigung ist weniger schwerwiegend.
- Sind die Mitochondrien mitbetroffen, taucht auch die AST im Blut auf, und es liegt eine schwere Zellschädigung vor.

Ausschließlich im Mitochondrium vorkommende Enzyme, wie die **GLDH,** sind hier noch deutlichere Indikatoren für einen schwerwiegenden (nekrotischen) Leberschaden.

9.7   Biosynthese der Aminosäuren

In den folgenden Abschnitten geht es um die Biosynthese der zwölf nicht essenziellen Aminosäuren. Wie die Mikroorganismen und Pflanzen für uns die essenziellen Aminosäuren herstellen, lassen wir als Mediziner einfach außer Acht – Hauptsache sie machen es…
Obwohl jede Zelle in unserem Körper Aminosäurenbiosynthese betreiben kann, kommt die größte Bedeutung wieder der **Leber** zu. Hierbei spielen sowohl Transaminierungen als auch direkte Umwandlungen der Aminosäuren ineinander eine große Rolle.

9.7.1   Einfache Biosynthese aus den α-Ketosäuren

Die drei für uns wichtigsten Aminosäuren werden direkt aus ihren α-Ketosäuren gebildet.

Biosynthese von Alanin. Alanin entsteht durch die Alanin-Aminotransferase (ALT) aus Pyruvat, das wiederum aus der Glykolyse stammt (👁 **9.29**). Die Amino-Gruppe ist dabei eine Spende von Glutamat, dem Zentrum des Aminosäurenstoffwechsels. Daher auch der alte Name des Enzyms: Glutamat-Pyruvat-Transaminase, GPT. Alanin spielt u. a., wie schon angesprochen, eine wichtige Rolle bei der Glukose-Homöostase im Rahmen der Glukoneogenese in der Leber.

👁 **9.29**   Biosynthese von Alanin.

Biosynthese von Aspartat. Analog dazu entsteht Aspartat aus **Oxalacetat**, katalysiert durch die Aspartat-Aminotransferase (AST, ☞ **9.30**). Wieder ist Glutamat der Spender der Amino-Gruppe, was am alten Namen des Enzyms noch sichtbar ist: Glutamat-Oxalacetat-Transaminase, GOT. Aspartat erfüllt in unserem Körper folgende Aufgaben:

- Im Harnstoffzyklus ist es einer der beiden Stickstoff-Donatoren.
- Es findet sowohl bei der Pyrimidin- als auch bei der Purin-Biosynthese Verwendung.
- Es stiftet seine Amino-Gruppe für die Bildung von Adenin.

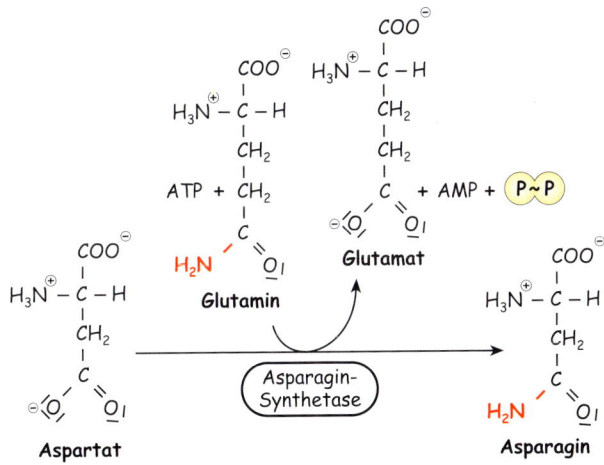

☞ **9.30** Biosynthese von Aspartat.

Biosynthese von Glutamat. Kommen wir endlich zur wichtigsten (und intrazellulär häufigsten) Aminosäure, dem Glutamat. Es entsteht durch Übertragung einer Amino-Gruppe auf α-Ketoglutarat, einem wichtigen Molekül des Citratzyklus (S. 203).

Durch Transaminierung können Amino-Gruppen von ganz verschiedenen Aminosäuren auf α-Ketoglutarat übertragen werden. Die zwei wichtigsten haben wir gerade kennen gelernt (**ALT** und **AST**). Eine weitere Möglichkeit zur Herstellung von Glutamat bietet das Enzym **Glutamat-Dehydrogenase** (GLDH). Dieses nur in den Mitochondrien vorkommende Enzym katalysiert die Bildung von Glutamat aus α-Ketoglutarat unter Verwendung freien Ammoniaks. Die GLDH kommt vor allem in der Leber vor (S. 210).

9.7.2 Biosynthese der zwei Amide Glutamin und Asparagin

Unter den 20 proteinogenen Aminosäuren befinden sich zwei Amide. Ihre Biosynthese ist nicht sonderlich kompliziert, da sie einfach aus ihren entsprechenden Säuren hergestellt werden.

Biosynthese von Glutamin. Die Glutamin-Synthetase katalysiert in einer ATP-abhängigen Reaktion die Biosynthese von Glutamin aus **Glutamat** und NH_3. Durch diese Reaktion kann in der Peripherie freies Ammoniak aus dem Abbau von Aminosäuren entgiftet werden. Wenn man die wichtige Aufgabe des Glutamin als Aminogruppen-Transporter zwischen den Organen betrachtet, kann man sich leicht vorstellen, dass diese Reaktion auch zu den häufigeren im Aminosäurenstoffwechsel gehört. Tatsächlich kommt die

Glutamin-Synthetase in den **Mitochondrien** sämtlicher Organe vor.

Der im Glutamin fixierte Stickstoff findet bei vielen Biosynthesen Verwendung:

- Biosynthese von Pyrimidinen (N^3) und Purinen (N^3 und N^9, S. 239).
- Herstellung der Aminozucker (z. B. Glukosamin, S. 122).
- Amino-Gruppe im Guanin stammt vom Glutamin, (S. 241).
- Stiftung der Amid-Gruppe des Asparagin.
- Außerdem hilft Glutamin den Nieren bei der Regulation des pH-Werts, wobei hier allerdings das Ammonium-Ion die Hauptrolle spielt (S. 573).

Biosynthese von Asparagin. Die Asparagin-Synthetase katalysiert die Bildung des Asparagin aus **Aspartat** (☞ **9.31**). Anders als bei der Biosynthese des Glutamin dient hier allerdings nicht freies Ammoniak als Spender des Amid-Stickstoffs, sondern Glutamin.

☞ **9.31** Biosynthese von Asparagin.

9.7.3 Biosynthese von Prolin, Serin und Glycin

Bisher haben wir die Biosynthese der fünf wichtigsten Aminosäuren besprochen, so dass leicht nachvollziehbar ist, dass sie nicht essenziell sind, sondern der Körper sie selbst herstellen können muss. Nun kommen wir zu drei Aminosäuren, bei denen das nicht sofort ersichtlich ist (☞ **9.32**). Da deren Herstellung aber auch nicht weiter aufwendig ist, hat unser Körper sich diese Fähigkeit erhalten. Da das Ganze medizinisch nicht sehr relevant ist, werden wir allerdings nur Ausgangs- und Endprodukte vorstellen.

- Prolin entsteht aus Glutamat
- Serin aus 3-Phosphoglycerat (kommt aus der Glykolyse)
- Glycin hat verschiedene Möglichkeiten der Biosynthese, z. B. aus Serin.

● **9.32** Biosynthese von Prolin, Serin und Glycin.

● **9.33** Biosynthese von Tyrosin.

9.7.4 Biosynthese der nicht ganz essenziellen Aminosäuren

Die besprochenen acht Aminosäuren kann ein gesunder Körper zu jeder Zeit und unter allen Bedingungen selbst herstellen. Daneben gibt es jedoch auch Aminosäuren, die unsere Zellen zwar selbst herstellen können, dafür aber essenzielle Aminosäuren als Ausgangssubstrat benötigen. Solche Aminosäuren bezeichnet man als **halbessenziell**. Diese sind nicht zu verwechseln mit den **bedingt essenziellen** Aminosäuren, die nur während bestimmter Lebensphasen eines Menschen (Wachstum, Schwangerschaft etc.) essenziell werden können.

Biosynthese der halbessenziellen Aminosäuren

Zu dieser Gruppe gehören Tyrosin und Cystein. Eine halbessenzielle (semiessenzielle) Aminosäure kann dann zu einer essenziellen Aminosäure werden, wenn die zu ihrer Biosynthese benötigte essenzielle Aminosäure nicht in ausreichender Menge über die Nahrung bereitgestellt wird.

Tyrosin entsteht aus der essenziellen Aminosäure Phenylalanin durch die Phenylalanin-Hydroxylase (● **9.33**). Bei diesem Enzym handelt es sich um eine (mischfunktionelle) Monooxygenase (S. 556), was besagt, dass von dem verwendeten molekularen Sauerstoff (O_2) nur *ein* Atom in das Tyrosin eingebaut wird – reicht ja auch... Das verbleibende Sauerstoffatom wird wie üblich zu Wasser reduziert. Dazu ist jedoch ein Wasserstoffdonator nötig. Dies übernimmt das **Tetrahydrobiopterin**, das ähnlich wie Folsäure ein Pteridinderivat ist. Das Tetrahydrobiopterin wird durch die Abgabe der beiden Wasserstoffatome zu Dihydrobiopterin oxidiert. Die Rück-Reduktion erfolgt durch NADH/H$^+$. Dabei ist noch wichtig zu wissen, dass diese Reaktion **irreversibel** ist – aus Tyrosin also nicht wieder Phenylalanin entstehen kann und Phenylalanin damit vollständig essenziell ist.
Tyrosin dient als Vorstufe der Hormone **Adrenalin** und **Noradrenalin** (S. 429) sowie der **Schilddrüsenhormone** (S. 370) und daneben auch noch für **Melanin**.

Cystein. Die Aminosäure Cystein entsteht aus Serin, einer ebenfalls nicht essenziellen Aminosäure. Dennoch gehört es zu den halbessenziellen Aminosäuren, da es sein Schwefelatom vom essenziellen Methionin bekommt. Methionin muss dazu zunächst zu **S-Adenosyl-Methionin** (SAM, S. 195) aktiviert werden. Anschließend erfolgt seine Umwandlung zu S-Adenosyl-Homocystein, woraus Homocystein entsteht. Homocystein und Serin wandeln sich dann gegenseitig in Cystein und Homoserin um.
Cystein spielt nicht nur als Schwefelgruppenspender in Form von **PAPS** (S. 195), sondern auch in Proteinen eine große Rolle, weil es in der Lage ist, (mit einer anderen SH-Gruppe) **Disulfidbrücken** zu bilden (S. 4).

Biosynthese der bedingt essenziellen Aminosäuren

Zwei Aminosäuren sind bekannt, die zwar normalerweise nicht essenziell sind, bei denen aber die Biosynthesekapazität unseres Körpers sehr begrenzt ist. In Zeiten überdurchschnittlichen Bedarfs (z. B. bei Schwangerschaft, Stillzeit oder auch nach Operationen) werden sie zu essenziellen Aminosäuren. Auch der Kinder-Körper ist auf eine Zufuhr dieser Aminosäuren von außen angewiesen. Die beiden bedingt essenziellen Aminosäuren sind **Arginin** und **Histidin**.
Arginin kann im Rahmen das Harnstoffzyklus gebildet werden, Histidin in einer komplizierten Reaktion aus 11 Reaktionsschritten, an denen 8 verschiedene Enzyme beteiligt sind (deshalb brauchen Sie sich diese Synthese auch gar nicht zu merken).

9.7.5 Essenzielle Aminosäuren

Da einige Aminosäuren recht aufwendig herzustellen sind, hat es sich für uns Menschen in der Evolution wohl als günstiger erwiesen, auf die Eigenproduktion zu verzichten. Die Herstellung übernehmen für uns pflanzliche Zellen und Mikroorganismen. Da wir diese Aminosäuren aber trotzdem brauchen, müssen wir sie in ausreichender Menge mit der Nahrung zu uns nehmen. Tatsächlich sind die essenziellen Aminosäuren diejenigen, bei deren Biosynthese die meisten Enzyme benötigt werden.

Die acht essenziellen Aminosäuren sind:
- **Valin**, **Leucin** und **Isoleucin** (verzweigtkettige Aminosäuren)
- **Phenylalanin** und **Tryptophan** (Aromaten)
- **Lysin**
- **Methionin**
- **Threonin**

Die essenziellen Aminosäuren stehen nicht gerade im Zentrum des Zellstoffwechsels – sonst wäre unser Organismus auch vermutlich geneigt, sie doch selbst herzustellen. Sie werden allerdings für die Proteinbiosynthese benötigt und erfüllen zum Teil noch wichtige Spezialaufgaben, z. B. Methionin als SAM (S. 195).

Das Problem mit dem C-Skelett. Der Begriff „essenziell" bezieht sich nur auf das Kohlenstoffskelett der Aminosäuren. Ist dieses Grundgerüst erst einmal da, kann durch Transaminierung die gewünschte Aminosäure hergestellt werden. Unseren Zellen fehlt also genau genommen nur die Enzymausstattung zur Herstellung des C-Gerüstes. Anders ausgedrückt: unser Körper kann nur die Kohlenstoff-Gerüste nicht essenzieller Aminosäuren selbst synthetisieren und anschließend transaminieren.

9.8   Abbau von Aminosäuren

Beim Abbau der Aminosäuren muss man die Entsorgung der Amino-Gruppe, die letztlich unsere Leber übernimmt, vom Abbau der C-Gerüste trennen. Letzterer kann von jeder Zelle vorgenommen werden – sofern sie über Mitochondrien verfügt (Erythrozyten können das also nicht). Meist beginnt der Abbau mit einer oder mehreren Transaminierungen der Aminosäuren.

> Der gesamte Aminosäurenstoffwechsel ist über ein Netzwerk von Transaminierungsreaktionen verknüpft, das in jeder Zelle existiert. Am wichtigsten ist es jedoch für die Leber, da sie für die Aufrechterhaltung eines konstanten Aminosäurenspiegels im Blut verantwortlich ist.

Fast jede Aminosäure kann mit Hilfe spezifischer Aminotransferasen umgesetzt werden. Was nach der Transaminierung oder manchmal auch Desaminierung übrig bleibt, ist das Kohlenstoffgerüst der Aminosäure. Dieses C-Gerüst wird bei den verschiedenen Aminosäuren auf unterschiedliche Art und Weise abgebaut. Über kurz oder lang entstehen dabei Moleküle, die in den Citratzyklus eingehen können (S. 203).
Der Stickstoff wird in den extrahepatischen Zellen meist auf Glutamat übertragen, das entstandene Glutamin gelangt über das Blut in die Leber, wo die Amino-Gruppe endgültig im Rahmen des Harnstoffzyklus in Harnstoff verwandelt wird.

Abbau des C-Gerüstes. Die meisten Kohlenhydrat-Gerüste der Aminosäuren werden schließlich zu einem Zwischen-

produkt des Citratzyklus abgebaut. Damit ist der gesamte Abbau der Aminosäuren eng mit diesem wichtigen Knotenpunkt des Stoffwechsels verknüpft. Der Abbau der nach der Transaminierung vorliegenden α-Ketosäuren beginnt mit einer **dehydrierenden Decarboxylierung**. Diese Reaktion wird von mitochondrialen Multienzymkomplexen katalysiert. Einen davon, die Pyruvat-Dehydrogenase, haben wir ja schon kennen gelernt (S. 92), die anderen arbeiten nach dem gleichen Prinzip.
Beim Abbau mancher Aminosäuren wird so viel Energie frei, dass CoA-Thioester entstehen. Diese Reaktionen sind dann allerdings irreversibel. Daher können unsere Zellen aus Acetyl-CoA auch keine Glukose mehr herstellen – wohl aber aus Pyruvat.

Glukogene und ketogene Aminosäuren. Man teilt die Aminosäuren nach ihren Abbauprodukten in zwei Gruppen ein:
1. Die eine (größere) Gruppe liefert bei ihrem Abbau Produkte, die noch zu Glukose aufgebaut werden können; man bezeichnet sie als **glukogene Aminosäuren** (Zuckererzeugend). Das geschieht dann, wenn die Abbauprodukte spät genug in den Citratzyklus einsteigen und nicht mehr decarboxyliert werden.
2. Die andere Gruppe sind die **ketogenen Aminosäuren** (Ketonkörper-erzeugend). Deren Abbauprodukte werden entweder im Citratzyklus abgebaut, dienen der Biosynthese von Fettsäuren oder von Ketonkörpern.

Manche Aminosäuren werden zu zwei Produkten abgebaut, einem glukogenen und einem ketogenen; nur zwei Aminosäuren sind rein ketogen.

> Rein ketogen sind nur die beiden Aminosäuren mit „L": Lysin und Leucin. Alle anderen können wenigstens zur Hälfte zur Herstellung von Glukose herangezogen werden.

9.8.1   Sammelbecken Oxalacetat

Zwei Aminosäuren – Aspartat und Asparagin – werden zu Oxalacetat abgebaut (☞ 9.34). Asparagin wird zu Aspartat desaminiert, Aspartat durch die Aspartat-Transaminase (AST) unter Mithilfe von α-Ketoglutarat transaminiert. Oxalacetat wird dann entweder im Citratzyklus weiter verstoffwechselt oder bei entsprechender Stoffwechsellage in der Gluconeogenese zu Glukose aufgebaut. Daher sind die beiden Aminosäuren glukogen.

☞ **9.34** Der Abbau von Aminosäuren zum Oxalacetat.

9.8.2 Sammelbecken α-Ketosäure

Glutamat wird einfach zu seiner α-Ketosäure, dem α-Keto-glutarat transaminiert. Die vier anderen Aminosäuren, die auch noch über α-Ketoglutarat in den Citratzyklus einflie-ßen können, gehen ebenfalls den Weg über Glutamat (☞ 9.35). Namentlich sind das Arginin, Histidin, Prolin und Glutamin. Alle fünf sind glukogen.

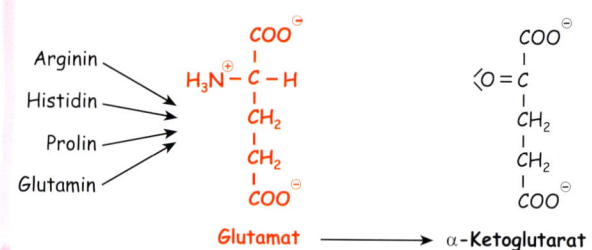

☞ **9.35** Der Abbau von Aminosäuren zum α-Ketoglutarat.

9.8.3 Sammelbecken Succinyl-CoA

Drei Aminosäuren finden über das Succinyl-CoA Anschluss an den Citratzyklus (☞ 9.36). Zum einen Valin, Methionin und Threonin, zum anderen das Isoleucin, das allerdings zusätzlich noch zu einem Molekül Acetyl-CoA wird. Alle vier sind also glukogen, Isoleucin außerdem noch ketogen.

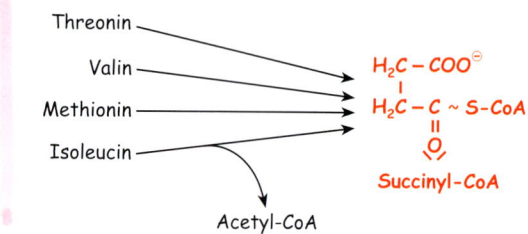

☞ **9.36** Abbau der Aminosäuren zum Succinyl-CoA.

9.8.4 Abbau von Phenylalanin und Tyrosin

Den Abbau der beiden Aminosäuren Tyrosin und Phenyla-lanin werden wir etwas detaillierter beschreiben, da eine Reihe schwerer Stoffwechselerkrankungen damit im Zu-sammenhang stehen.
Der Abbau von Phenylalanin beginnt normalerweise mit einer Hydroxylierung zum Tyrosin durch die **Phenylalanin-Hydroxylase** und entspricht damit der Tyrosin-Biosynthese (S. 186). Im Normalfall wird Tyrosin anschließend trans-aminiert und schrittweise zu **Fumarat** und **Acetoacetat** ab-gebaut. Ein Defekt eines Enzyms dieser letzten Schritte führt zur extrem seltenen Alkaptonurie. Phenylalanin und Tyrosin sind sowohl gluko- als auch ketogen.

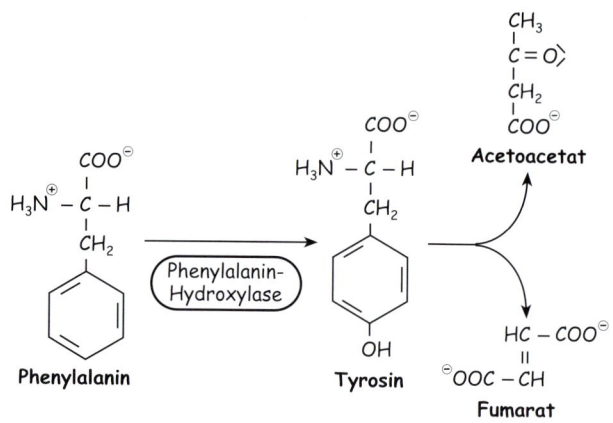

☞ **9.37** Abbau von Phenylalanin.

Phenylketonurie (PKU). Bei der Phenylketonurie (PKU) handelt es sich um eine autosomal-rezessiv vererbbare Stoffwechselkrankheit, die auf einem Defekt des Enzyms **Phenylalanin-Hydroxylase** beruht. Phenylalanin kann nicht mehr hydroxyliert werden und reichert sich in den betroffenen kleinen Patienten. Tyrosin wird dadurch zur voll essenziellen Aminosäure.
Phenylpyruvat. Um den Phenylalanin-Stau zu umgehen, versucht der Körper, auf einen anderen Stoffwechselweg auszuweichen und baut Phenylalanin zu Phenylpyruvat um. Da Phenylpyruvat eine α-Ketosäure ist und aufgrund der hohen Mengen auch vermehrt im Urin auftaucht, ergibt sich der Name der Erkrankung: Phenyl-keton-urie. Phenylpy-ruvat wird zwar auch weiter abgebaut, doch leider sind die entstehenden Produkte alle mehr oder weniger toxisch. Sie beeinträchtigen speziell die Myelinscheidenbildung in den Oligodendrozyten, was die zurückgebliebene geistige Ent-wicklung der Erkrankten erklärt.
Therapie. Der einzige Ausweg aus diesem Dilemma besteht darin, den Neugeborenen eine phenylalaninarme und tyro-sinreiche Kost zu verabreichen, die in den ersten zwei Le-bensmonaten begonnen werden muss. Durchgeführt wird diese strenge Diät, bis die Myelinisierung abgeschlossen ist (mindestens bis zum 12. Lebensjahr). Diese Maßnahme ge-währleistet eine normale geistige Entwicklung.
Reihenuntersuchung. Da die PKU eine recht häufige Er-krankung ist (ein Fall auf 7000 Geburten), werden alle Neu-geborenen in Deutschland routinemäßig auf Phenylketonu-rie untersucht.

9.8.5 Sammelbecken Pyruvat

Fünf Aminosäuren werden zu Pyruvat verstoffwechselt, wobei hier sicherlich das Alanin (über ALT) an erster Stelle zu nennen ist (☞ 9.38). Auch Cystein reagiert zu Pyruvat, wobei der Schwefel letztlich zu Sulfat (SO_4^{3-}) wird. Dane-ben werden noch Glycin, Serin und Threonin zu Pyruvat abgebaut.

Aus Pyruvat kann in der Leber im Rahmen der Glukoneogenese Glukose hergestellt werden. Die wichtigste Pyruvat-liefernde Aminosäure ist das Alanin, das bei Hunger in großer Menge von der Muskulatur über das Blut zur Leber kommt (S. 105).

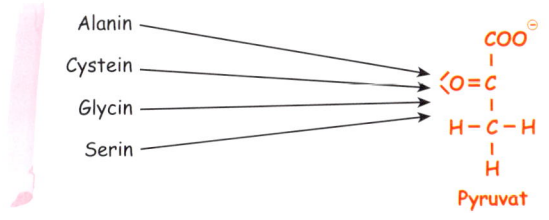

9.38 Abbau der Aminosäuren zu Pyruvat.

9.8.6 Der Rest und der große Überblick

Der Abbau der übrigen Aminosäuren ist nicht gerade das medizinisch Wichtigste, was die Biochemie zu bieten hat, und wird daher nur im Überblick dargeboten.

Als Überblick ist auch die folgende Tabelle gedacht, aus der noch einmal die glukogenen und ketogenen Abbauprodukte ersichtlich werden.

Aminosäure	Glukogenes Abbauprodukt	Ketogenes Abbauprodukt
Arginin, Histidin, Prolin, Glutamin, Glutamat	α-Ketoglutarat	—
Asparagin, Aspartat	Oxalacetat	—
Phenylalanin, Tyrosin	Fumarat	Acetoacetat
Valin, Methionin, Threonin	Succinyl-CoA	—
Isoleucin	Succinyl-CoA	Acetyl-CoA
Alanin, Cystein, Glycin, Serin	Pyruvat	—
Tryptophan	Pyruvat	Acetyl-CoA
Lysin, Leucin	—	Acetyl-CoA

9.40 Tabellarische Zusammenfassung zum Abbau der Amninosäuren.

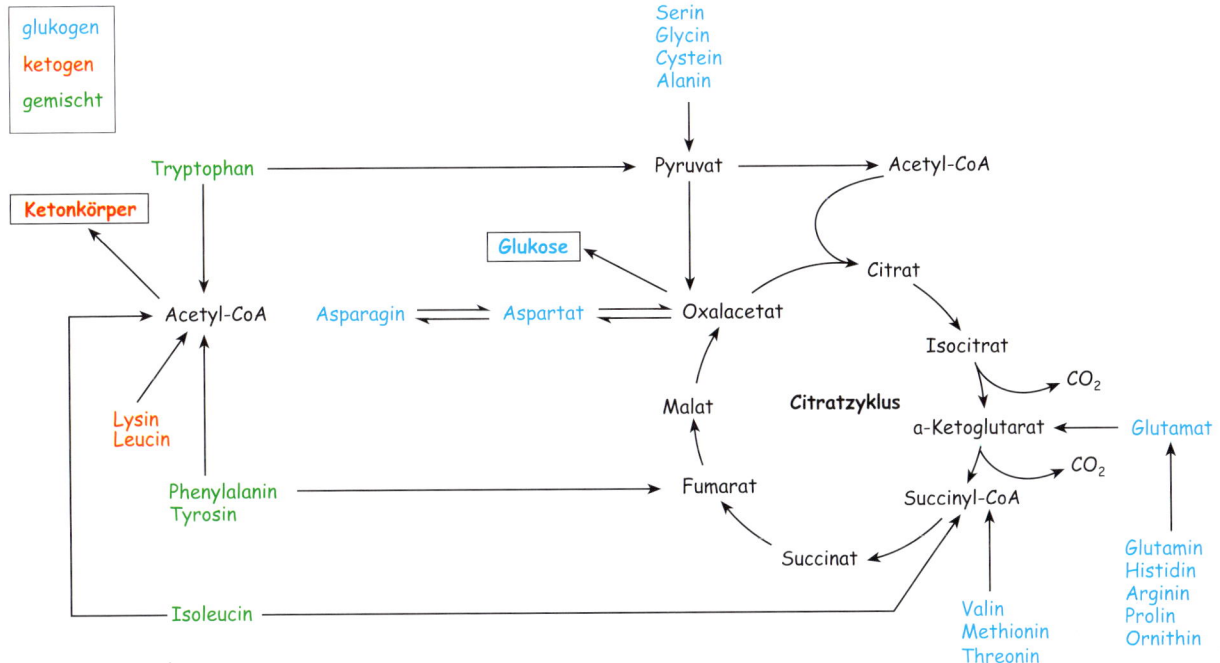

9.39 Übersicht zum Abbau der Aminosäuren.

9.9 Der Harnstoffzyklus

Im Rahmen des Harnstoffzyklus wird durch den Aminosäurenstoffwechsel anfallendes **Ammoniak** durch fünf Reaktionen in **Harnstoff**, die Hauptausscheidungsform für Stickstoff beim Menschen, umgewandelt. Die ersten beiden Reaktionen laufen dabei in den **Mitochondrien** ab, die weiteren drei im **Zytosol**. Die Reaktionen des Harnstoffzyklus, die vollständig ausschließlich in der **Leber** ablaufen, dienen nicht nur der Harnstoffbiosynthese, sondern sind auch an einigen anderen Reaktionswegen beteiligt. Erst, wenn all diese Wege „bedient" worden sind, wird tatsächlich Harnstoff produziert (s. u.).

Hepatische Enzephalopathie. Enzymdefekte sind bei allen fünf Enzymen des Harnstoffzyklus bekannt und gar nicht einmal so selten. Noch häufiger sind allerdings **Leberschäden**, die dazu führen, dass das giftige Ammoniak nicht mehr über den Harnstoffzyklus entsorgt werden kann und in die Blutbahn gerät. Schwere Folge einer Leberzirrhose kann daher eine (hepatische) Enzephalopathie sein, die vor allem dadurch entsteht, dass sich im Gehirn das toxische Ammoniak anstaut.

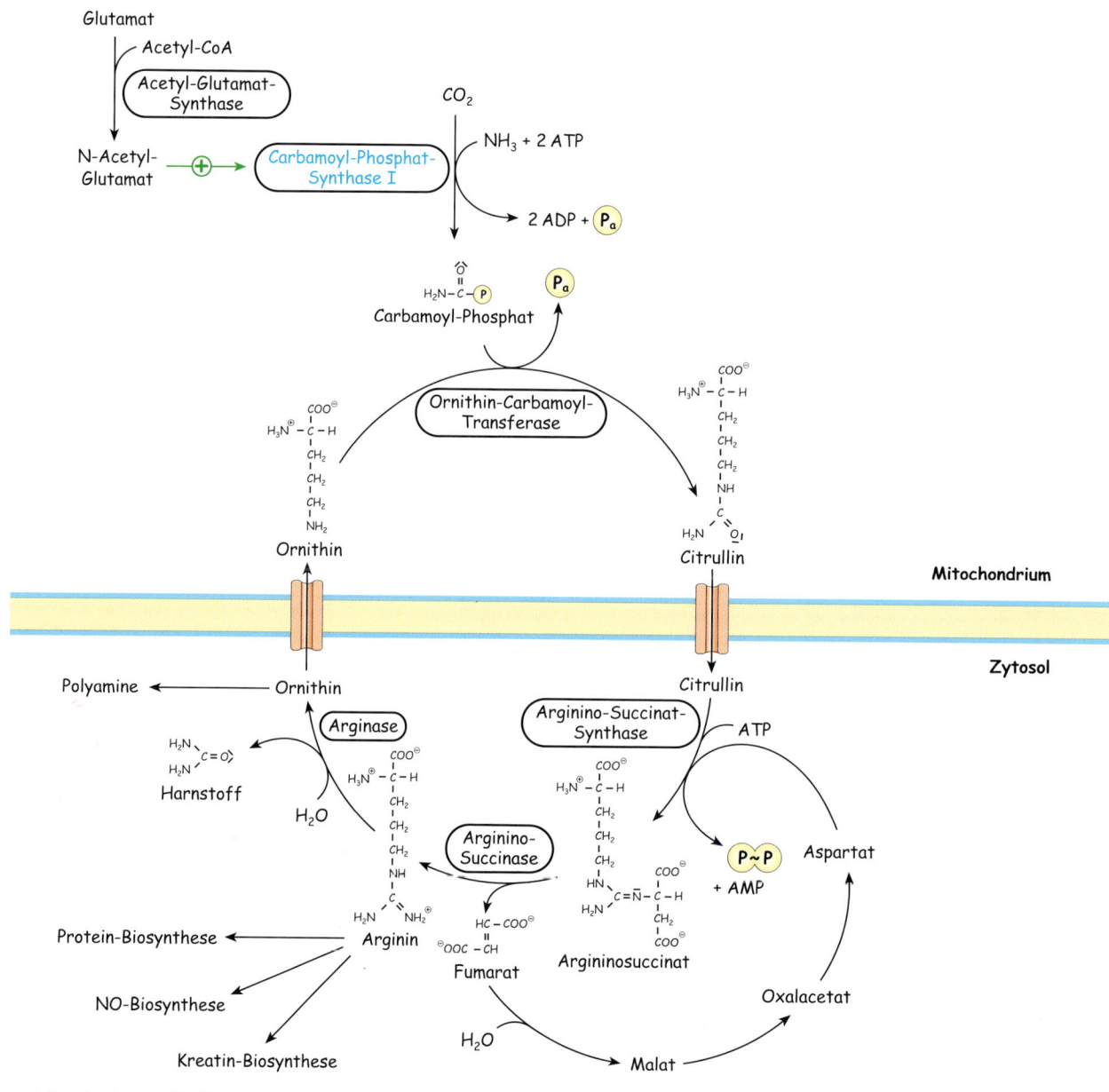

👁 **9.41** Der Harnstoffzyklus.

9.9.1 Die Stickstoffentsorgung

Beim Abbau von Aminosäuren steht fast immer eine Transaminierung an erster Stelle. Ausnahmen sind lediglich Lysin und Threonin – die wohl „essenziellsten" Aminosäuren – und Prolin, dessen Imino-Gruppe nicht so einfach übertragen werden kann.

Am Ende der Umlagerungen entsteht meist Glutamat, die zentralste Aminosäure in unseren Zellen. In der Peripherie wird daraus noch durch die **Glutamin-Synthetase** Glutamin gebildet, das ins Blut abgegeben wird. In der Leber entsteht durch die Glutaminase aus Glutamin wieder Glutamat, das schließlich desaminiert wird. Der Ammoniak wird in Harnstoff fixiert, in dieser ungiftigen Form ans Blut abgegeben und über die Nieren ausgeschieden (☞ **9.42**).

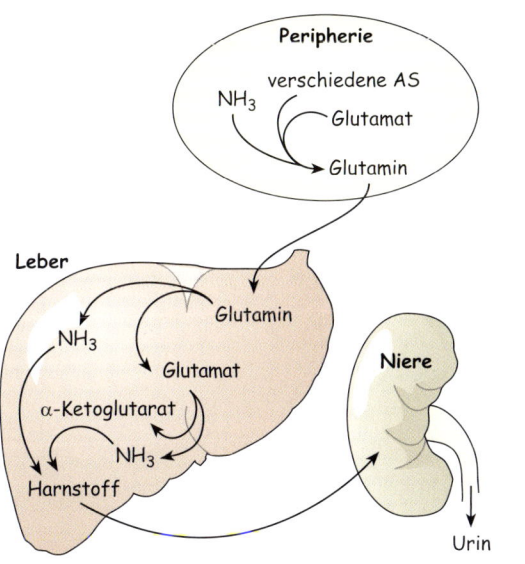

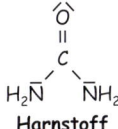

☞ **9.42** Wege des Stickstoffs aus der Peripherie über die Leber zur Niere.

9.9.2 Herkunft der beiden Stickstoffe

An der chemischen Formel erkennt man, dass im Harnstoff zwei Stickstoffatome fixiert sind (☞ **9.43**). Ein Stickstoffatom stammt aus Ammoniak, das zweite stößt in Form von Aspartat dazu.

$$H_2\overset{\displaystyle \overset{O}{\underset{\|}{C}}}{N} \quad \overset{}{N}H_2$$

Harnstoff

☞ **9.43** Harnstoff.

Stickstoff Nummer 1 entsteht oft durch eine Transaminierung mit anschließender Desaminierung: Glutamin wird von den Hepatozyten aufgenommen und kann so zunächst im Zytosol für Vorgänge verwendet werden, bei denen Glutamin als Aminogruppenspender (S. 182) benötigt

wird. Das übriggebliebene Glutamat – oder auch überflüssiges Glutamin selbst – kann über Transporter nun ins Mitochondrium aufgenommen werden. Dort wird Glutamat oxidativ desaminiert (S. 184), wodurch α-Ketoglutarat und **Ammoniak** (NH_3) entsteht. Der Ammoniak liefert den ersten Stickstoff für die Harnstoff-Biosynthese.

Alternativ kann auch das Glutamin durch die Reaktion der Glutaminase das erste NH_3 liefern; abhängig ist diese Entscheidung von den Konzentrationsverhältnissen in den Mitochondrien.

Stickstoff Nummer 2 entsteht durch zwei Transaminierungen (☞ **9.44**). Bis zum Glutamat läuft alles wie bei Stickstoff Nummer 1. Jetzt wird Glutamat allerdings ein zweites Mal transaminiert (durch die Aspartat-Aminotransferase, S. 184), wobei aus Oxalacetat **Aspartat** wird, was dann den zweiten Stickstoff für die Harnstoff-Biosynthese liefert.

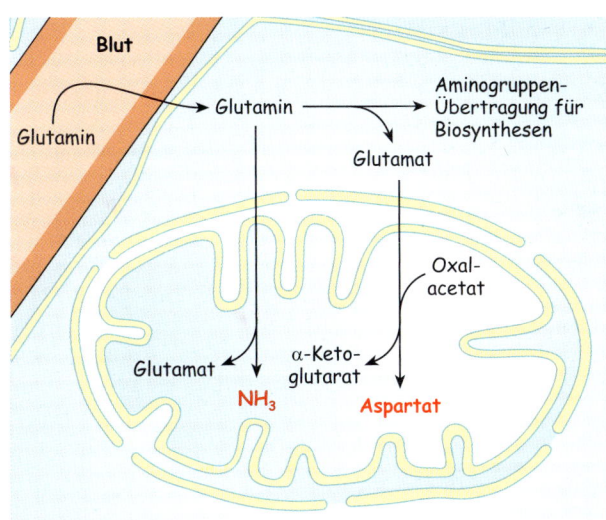

☞ **9.44** Herkunft der beiden Aminogruppen für den Harnstoffzyklus.

9.9.3 Die Schrittmacherreaktion

Die **Carbamoyl-Phosphat-Synthetase I** katalysiert eine Reaktion, bei der NH_3 mit CO_2 eine Verbindung eingeht. Hierzu sind **zwei Moleküle ATP** erforderlich: ein Phosphat wird hydrolysiert, eines bleibt erst einmal gebunden. Produkt ist das Carbamoyl-Phosphat. Diese Verbindung besteht aus Kohlenstoff (= carb) und einem Amino-Rest (= amyl), der an ein Phosphat gebunden ist. Durch diese Reaktion ist das erste Stickstoffatom im zukünftigen Harnstoff fixiert.

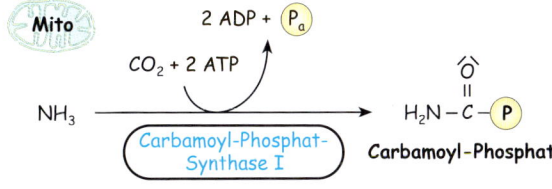

☞ **9.45** Schrittmacherreaktion des Harnstoffzyklus.

Carbamoyl-Phosphat-Synthetase I und II. Die Carbamoyl-Phosphat-Synthetase I befindet sich im Mitochondrium und ist von einer zweiten (II) zu unterscheiden, die sich im Zytosol befindet. Die Carbamoyl-Phosphat-Synthetase II katalysiert die erste Reaktion bei der Pyrimidin-Biosynthese (S. 243). Die beiden Isoenzyme unterscheiden sich außerdem dadurch, dass die Synthetase II als Stickstoffspender Glutamin anstelle von NH_3 verwendet.

> Mitochondriales Carbamoyl-Phosphat ist Ausgangssubstanz der Harnstoff-Biosynthese, zytosolisches Carbamoyl-Phosphat dient der Pyrimidin-Biosynthese. Die beiden Carbamyl-Phosphate werden durch unterschiedliche Enzyme synthetisiert.

9.9.4 Die Harnstoffbildung

Ist Carbamoyl-Phosphat entstanden, folgen noch vier Reaktionen bis zum Harnstoff.

Citrullin. Carbamoyl-Phosphat reagiert, noch immer im Mitochondrium, mit einem Akzeptormolekül, dem Ornithin, unter Phosphatabspaltung zum Citrullin (☞ 9.46). Das zuständige Enzym ist die **Ornithin-Carbamoyl-Transferase (OCT)**, die beiden beteiligten Stoffe Ornithin und Citrullin sind zwei wichtige Vertreter der Gruppe der **nicht-proteinogenen Aminosäuren.** Da die weiteren Reaktionen des Harnstoffzyklus im Zytosol ablaufen, wird Citrullin durch ein Trägerprotein dorthin befördert.

☞ **9.46** Bildung von Citrullin.

Der Grund dafür, dass der Harnstoffzyklus im Mitochondrium beginnt, kann vielleicht darin gesehen werden, dass das toxische Ammoniak im Rahmen der Aminosäure-Oxidation dort entsteht. So liegt es nahe, dieses Gift auch gleich an Ort und Stelle zu fixieren und nicht erst durch die ganze Zelle zu transportieren. Zudem ist im Laufe der Evolution eine Trennung der Pyrimidin-Biosynthese und der Harnstoff-Biosynthese erforderlich geworden, weil die

beiden sich mit den gleichen Anfangsreaktionen aber so unterschiedlichen „Motivationen" schwer stören würden.

> Die ersten beiden der fünf Reaktionen des Harnstoffzyklus finden in den Mitochondrien statt, die restlichen drei im Zytosol.

Argininosuccinat. Das zweite Stickstoffatom wird von der Aminosäure Aspartat zur Verfügung gestellt. Aspartat lagert sich in einer ATP-abhängigen Reaktion an Citrullin an, wodurch Argininosuccinat entsteht (☞ 9.47). Dieser Schritt wird von der **Argininosuccinat-Synthetase** katalysiert, die nicht nur ein Phosphat, sondern gleich ein **Pyrophosphat** vom beteiligten ATP abspaltet. Das Pyrophosphat wird in der Zelle dann sehr schnell zu zwei einzelnen Phosphatresten hydrolysiert. Hier werden also zwei energiereiche Bindungen gespalten, womit die drei ATP, die insgesamt zur Harnstoff-Biosynthese benötigt werden, auch schon verbraucht sind.

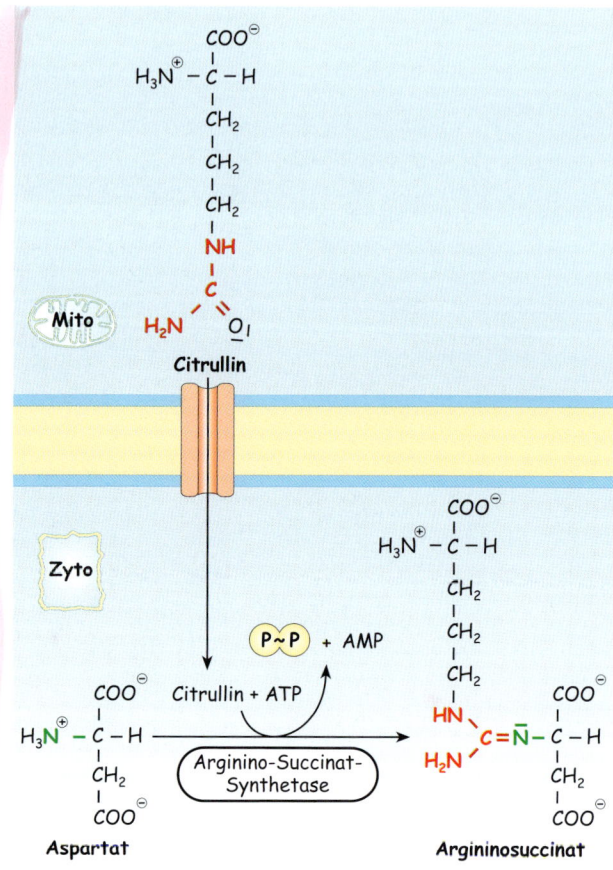

☞ **9.47** Bildung von Argininosuccinat.

Arginin. Durch Abspaltung von Fumarat durch die **Argininosuccinat-Lyase** bleibt die Aminosäure Arginin übrig (☞ 9.48). Dies ist die einzige Reaktion im Harnstoffzyklus, die frei **reversibel** ist; alle anderen laufen nur in einer Richtung ab.

Das entstandene Fumarat reagiert nun im Zytosol über Malat und Oxalacetat wieder zum Aspartat, womit sich ein zusätzlicher Kreis schließt. Diese drei Reaktionen sind übrigens die gleichen wie im Citratzyklus – laufen aber im Zytosol ab.

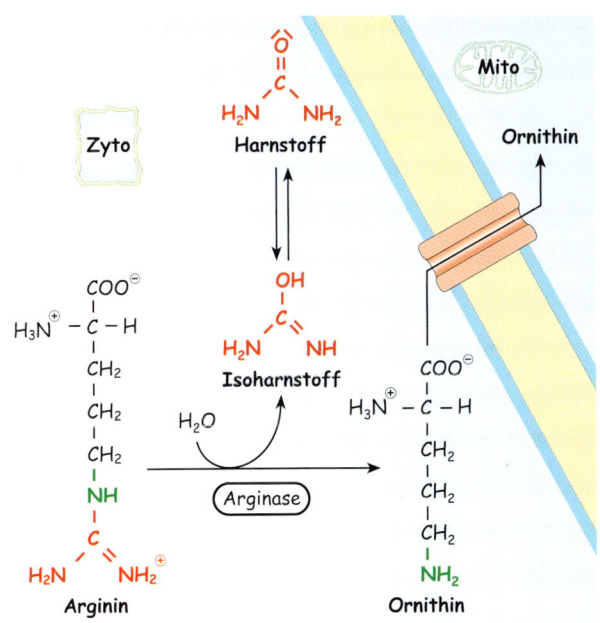

Argininosuccinat

Zyto

Fumarat

Argininosuccinat-Lyase

Arginin

👁 **9.48** Die reversible Entstehung von Arginin.

Harnstoff. Jetzt sind wir nur noch einen Schritt von unserem eigentlichen Ziel entfernt. Durch die **Arginase** entsteht aus Arginin zunächst Isoharnstoff, der sich spontan zu Harnstoff umlagert. Als weiteres Reaktionsprodukt der Arginase entsteht die Akzeptor-Aminosäure Ornithin, die wieder in das Mitochondrium zurückgeschleust wird und für den nächsten Zyklus zur Verfügung steht.

Zyto

Harnstoff

Isoharnstoff

H_2O

Arginase

Arginin

Ornithin

Mito

Ornithin

👁 **9.49** Abspaltung des Isoharnstoffs vom Arginin.

9.9.5 Bilanz der Harnstoff-Biosynthese

Die an der Harnstoff-Biosynthese beteiligten Stoffe Ornithin, Citrullin, Argininosuccinat und Arginin liegen nach dem Zyklus unverändert vor. Wirklich verbraucht werden dagegen die beiden Stickstoff-Spender Ammoniak und Aspartat – was ja auch der Sinn der ganzen Aktion „Harnstoffzyklus" ist – sowie CO_2 und ATP.

Für die Harnstoff-Biosynthese werden drei ATP-Moleküle, aber vier energiereiche Bindungen benötigt, weil bei der Entstehung von Argininosuccinat von einem ATP ein Pyrophosphat abgespalten wird, das dann in zwei anorganische Phosphatreste abgespalten wird. Allerdings liefert der Weg des Fumarat zurück zum Aspartat ein Reduktionsäquivalent (NADH/H+), welches die Energiebilanz in der Atmungskette (S. 218) auf nur noch **ein** verbrauchtes **ATP** aufbessert.

> Für die Harnstoff-Biosynthese werden drei ATP-Moleküle, aber vier energiereiche Bindungen benötigt.

Die Harnstoff-Biosynthese kostet also Energie, lohnt sich für unseren Organismus aber dennoch, weil Ammoniak im Blut oder in den Zellen eben nicht gerade gesundheitsförderlich ist.

9.9.6 Regulation der Harnstoff-Biosynthese

Wie so oft wird auch bei der Harnstoff-Biosynthese das Schlüsselenzym der Reaktionskette reguliert: die Carbamoyl-Phosphat-Synthetase I im Mitochondrium. Allosterischer Aktivator ist **N-Acetyl-Glutamat**, ein Stoff, der in den Mitochondrien durch die N-Acetyl-Glutamat-Synthase gebildet wird und als Indikator für reichlich vorhandenes Glutamat (also Aminosäuren bzw. Stickstoff) und Acetyl-CoA (also Energie) dient.

Eine längerfristige hohe Proteinzufuhr führt ebenso wie die Wirkung von Glukokortikoiden (S. 364) langfristig zu einer Induktion der Enzyme des Harnstoffzyklus.

9.9.7 Glutamin-Biosynthese in der Leber

Vor allem für das Verständnis pathologischer Vorgänge ist es wichtig zu wissen, dass Ammoniak in der Leber auch noch an Glutamat gehängt werden kann, um es in Glutamin zu fixieren.

Der Harnstoffzyklus läuft in den periportalen Hepatozyten ab – also am Eingang zu einem Leberläppchen (S. 539). Hier wird Glutamin und Ammoniak von den Zellen aufgenommen und in Harnstoff umgewandelt. Da auf diese Weise allerdings nicht das gesamte Ammoniak erwischt wird, hat sich in der Leber – und zwar am Ausgang eines Leberläppchens – noch die Reaktion vom Glutamat zum Glutamin entwickelt. Die Glutamin-Synthetase katalysiert diesen Vorgang, durch den dann auch das letzte Ammoniak in der Leber entsorgt wird.

9.9.8 Weitere Stoffwechselleistungen des Harnstoffzyklus

Ausgehend vom Harnstoffzyklus zweigen noch einige weitere, ebenfalls Stickstoff verbrauchende, Biosynthesewege ab, von denen hier nur die wichtigsten genannt werden können. Erst, wenn diese alle mit Stickstoff versorgt worden sind, entsteht am Ende der Harnstoff, da dieser nur noch ausgeschieden werden kann, sonst aber keinem Zweck mehr dient.

Dies fängt schon mit dem Glutamin ganz zu Beginn an, dessen Amid-Gruppe zunächst Enzymen im Zytosol angeboten wird, bevor das überflüssige Glutamin bzw. Glutamat dann doch in ein Mitochondrium eintritt.

Arginin-Biosynthese. Es wird vermutet, dass der Harnstoffzyklus ursprünglich nur der Biosynthese von Arginin diente – und diese Aufgabe auch heute noch wahrnimmt. Zieht man Arginin aus dem Zyklus ab, so entsteht gar kein Harnstoff.

Kreatin-Biosynthese. Das Arginin kann sich dann in der Leber – falls es nicht in Proteine eingebaut wird – mit Glycin verbinden, wodurch ebenfalls kein Harnstoff gebildet wird, sondern neben Ornithin noch **Guanidinoacetat**. Dieses erfährt noch eine Methylierung mit Hilfe von S-Adenosyl-Methionin (SAM, S. 195), wodurch das Endprodukt **Kreatin** entsteht. Kreatin kann dann – vor allem von der Muskulatur – zum Phosphokreatin umgewandelt werden, mit dem kurzfristig ADP zum ATP rephosphoryliert werden kann S. 589).

NO-Biosynthese. Arginin bildet auch den Ausgangspunkt der Biosynthese von NO, das vor allem für die Regulation der Kontraktion der glatten Muskelzellen eine wichtige Rolle spielt. Im Zuge der Umwandlung entsteht am Ende Citrullin, das weiter verstoffwechselt werden kann.

Biosynthese von Polyaminen. Polyamine gehören in die Gruppe der sogenannten biogenen Amine S. 198), und sie spielen eine große Rolle für die Proliferation von Zellen. Im Einzelnen gehören Putrescin, Spermidin und Spermin dazu. Der entscheidende erste Schritt in Richtung der Polyamine wird dabei von der Ornithin-Decarboxylase gegangen – ein bemerkenswertes Enzym mit einer Halbwertszeit von nur wenigen Minuten.

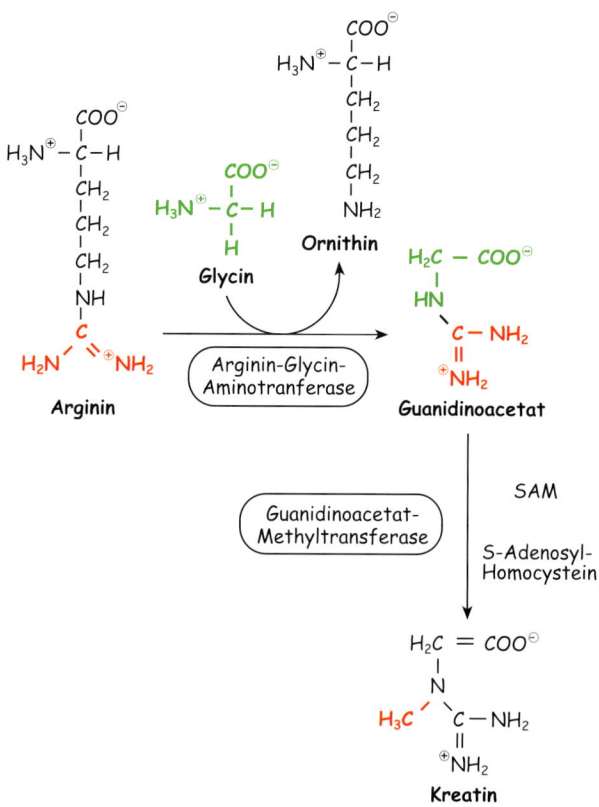

9.50 Kreatin-Biosynthese.

Harnstoffzyklusdefekte. Harnstoffzyklusdefekte gehören mit einem Fall auf etwa 20 000 Geburten durchaus zu den häufigeren Stoffwechselstörungen. Ein zu spätes Erkennen dieser Erkrankung führt häufig zum Tode der kleinen Patienten. Das Problem bei einer akuten Entgleisung der Kinder in den ersten Lebenstagen ist zum einen ein erhöhter Ammoniakspiegel (**Hyperammonämie**), der auf noch nicht bekannte Weise toxisch wirkt. Entscheidender in dieser Phase scheinen aber die ebenfalls exzessiv erhöhten Blutwerte an **Glutamin** zu sein. Durch den verzweifelten Versuch der perivenösen Hepatozyten, den anfallenden Ammoniak durch Fixierung in Glutamin unschädlich zu machen, schaden sie dem Kind vermutlich noch mehr. Glutamin führt im Gehirn zu osmotischen Schwellungen, die schnell tödlich enden können. Außerdem geraten die Biosynthesen einiger Neurotransmitter durcheinander.

Diagnose. Die Kinder fallen durch die Folgen der zerebralen Schädigung mit Erbrechen, Lethargie und eventuell Krämpfen auf. Neben der Messung des Ammoniakspiegels im Blut steht eine Aminosäurenanalyse im Vordergrund, mit der auch Zwischenprodukte des Harnstoffzyklus erfasst werden.

Therapie der akuten Entgleisung. Wichtig zu Beginn der Therapie einer akuten Entgleisung ist die konsequente Anabolisierung mit Glukose, damit keine weitere Proteolyse (vor allem) in der Muskulatur erfolgt. Die Proteinzufuhr muss zunächst gestoppt werden, um eine weitere Schädigung durch Ammoniak und Glutamin zu verhindern. Sehr bald müssen dann aber zumindest die essenziellen Aminosäuren wieder zugeführt werden, damit der Organismus sich nicht von selbst auf eine katabole Stoffwechsellage einstellt und Proteine abbaut.

PAPS hat zwei Hauptaufgaben:

- Die Sulfatierung zur Biosynthese der Cerebroside und Glykosaminoglykane S. 34).
- Die Sulfatierung körpereigener und körperfremder Stoffe, um sie wasserlöslicher und damit ausscheidungsfähig zu machen. Dies geschieht im Rahmen der Biotransformation in der Leber (S. 558).

9.10 Aminosäuren als Gruppenspender

Wie wir gesehen haben, fungieren einige Aminosäuren als wichtige Spender bestimmter funktioneller Gruppen.

- Glutamin und Aspartat dienen häufig als Spender von **Amino-Gruppen**.
- Cystein dient als Phosphoadenosin-Phosphosulfat (PAPS) als **Schwefelspender**.
- Methionin spendet als S-Adenosin-Methionin (SAM) **Methyl-Gruppen**.

9.10.1 Glutamin und Aspartat als Amino-Spender

Sowohl Glutamin als auch Aspartat nehmen in unseren Zellen eine wichtige Aufgabe als Aminogruppen-Spender wahr und sind an entsprechender Stelle schon besprochen worden (S. 184).

9.10.2 Cystein und PAPS

Beim Abbau von Cystein entsteht unter anderem Sulfat. Unserem Körper liegt ziemlich viel daran, dieses Sulfat bzw. das Schwefelatom, das in ihm steckt, nutzbar zu machen. Es gibt nämlich durchaus einige Biomoleküle, die für ihre Struktur Schwefel benötigen, und Cystein ist eine ergiebige Schwefelquelle. Um Sulfat für Sulfatierungsreaktionen verwenden zu können, muss es erst aktiviert werden. Diese aktive Form ist **3-Phosphoadenosin-5-Phosphosulfat** (PAPS, ☞ **9.51**), das mit Hilfe von zwei Molekülen ATP hergestellt wird.

☞ **9.51**   3-Phosphoadenosin-5-Phosphosulfat.

9.10.3 Methionin und SAM

Methionin wird in der Regel nicht transaminiert, sondern reagiert gleich mit einem Molekül ATP zu einem äußerst reaktiven Produkt: dem **S-Adenosyl-Methionin** (☞ **9.52**).
In diesem Molekül befindet sich die Methyl-Gruppe in einer äußerst prickelnden Verbindung mit dem Schwefelatom und wartet nur darauf, endlich abgespalten und auf ein anderes Molekül übertragen zu werden. Genau das ist auch der tiefere Sinn, denn SAM wird für sehr viele **Methylierungsvorgänge** im Körper genutzt. Methyliert werden dabei im Allgemeinen Stickstoff- oder Sauerstoffatome, wodurch man von einer N- oder O-Methylierung sprechen kann. An dieser Stelle wollen wir kurz die wichtigsten vorstellen.

☞ **9.52**   Die Bildung von SAM (S-Adenosyl-Methionin).

Das SAM ist der wichtigste Überträger von Methyl-Gruppen in unseren Zellen. Auch die Tetrahydrofolsäure (THF) ist in der Lage, C_1 Einheiten zu übertragen, allerdings weist diese ein wesentlich niedrigeres Gruppenübertragungspotential auf, das für viele Reaktionstypen einfach nicht ausreicht (S. 246). Durch die positive Ladung des Schwefelatoms direkt neben der Methyl-Gruppe wird diese extrem elektrophil, was die Abgabe sehr begünstigt. Nach der Übertragung der Methyl-Gruppe wird auch das

Adenosin entfernt, übrig bleibt **Homocystein**, dessen Stoffwechsel wir im Anschluss genauer besprechen müssen.

Biosynthese von Cholin. Ethanolamin (biogenes Amin von Serin) wird sogar dreimal methyliert, bis daraus Cholin entstanden ist; für alle drei Methylierungen ist SAM verantwortlich. Cholin wird für die Biosynthese des Transmitters Acetylcholin und als Baustein des Membranlipids Phosphatidylcholin (Lecithin) benötigt (S. 32).

Biosynthese von Kreatin. Die in der Leber stattfindende abschließende Methylierung von Guanidinoacetat zum Kreatin erfordert ebenfalls den Einsatz von SAM (S. 194).

Stoffwechsel der Hormone. Im Nebennierenmark findet die Methylierung von Noradrenalin zum **Adrenalin** statt, die ebenfalls auf SAM als Methylgruppenspender angewiesen ist (S. 359). (Und auch der Abbau von Adrenalin mittels der COMT zum Metanephrin erfordert wieder dessen Methyl-Gruppe, S. 362).
Die Methylierung von N-Acetyl-Serotonin zum Hormon **Melatonin** (N-Acetyl-5-Methoxy-Serotonin) erfolgt unter dem Einsatz von SAM.

DNA-Stoffwechsel. Das Wachstum unserer Zellen ist auf die Anwesenheit so genannter **Polyamine** angewiesen, die schlussendlich mittels verschiedener Reaktionen aus Ornithin hergestellt werden. Viele dieser Reaktionen sind Methylierungen, die SAM als Methylgruppenspender benötigen.
Ein wichtiger Mechanismus, die Genexpression in unseren Zellen zu regulieren, stellt die reversible Methylierung bestimmter Basenkonstellationen dar (**DNA-Methylierung**, S. 289).

9.10.4 Homocystein

Schon seit einigen Jahren ist bekannt, dass ein erhöhter Spiegel an Homocystein als unabhängiger Risikofaktor für die Entstehung eines Herzinfarktes oder eines Schlaganfalles anzusehen ist. Aus diesem Grunde ist es erforderlich, sich gut mit dem – zugegebener Maßen recht komplexen – Stoffwechsel des Homocystein vertraut zu machen.

Herstellung von Homocystein. Homocystein entsteht aus der essenziellen Aminosäure Methionin und kann somit selbst als halbessenziell bezeichnet werden. Methionin wird dabei zunächst zu S-Adenosyl-Methionin (SAM, s. o.) aktiviert, um dann in S-Adenosyl-Homocystein umgewandelt zu werden. Dieses gibt Adenosin unter Wasseranlagerung ab, dabei entsteht die Aminosäure Homocystein.

Funktion von Homocystein. Die Funktion von Homocystein besteht in der Aufnahme der Methyl-Gruppe vom Methyl-THF (S. 246), wodurch es wieder zum Methionin wird.

Diese von der Methionin-Synthase katalysierte Reaktion hat zwei Funktionen.
- Bildung von **Methionin**, das anschließend in Proteine eingebaut oder aber zu SAM umgebaut werden kann.
- Regeneration der Methyl-THF zu **aktiver THF**, die nur so aus ihrer Sackgasse befreit werden kann (Folsäure-Falle, S. 247).

Umbau zum Methionin. Dabei reagiert das Homocystein zunächst mit Methyl-Cobalamin zum Methionin (☞ 9.53). Die Methyl-Gruppe dazu stammt aus Methyl-THF, welches diese zuvor an Cobalamin abgegeben hatte. Das Enzym Methionin-Synthase ist daher auf die Anwesenheit gleich zweier Vitamine angewiesen: Vitamin B_{12} und Folsäure.

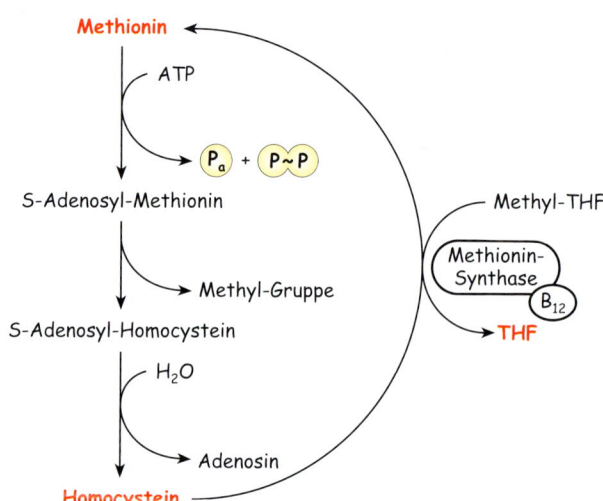

☞ **9.53** Umbau von Homocystein in Methionin.

Betain. In der Leber und den Nieren besteht noch eine Alternativreaktion, die nicht unerwähnt bleiben soll, weil Betain mittlerweile als Medikament Einzug in die Kliniken gehalten hat (benannt nach der Zuckerrübe Beta vulgaris). Betain ist **Trimethylglycin** und in der Lage, eine seiner drei Methyl-Gruppen an Homocystein abzugeben, wodurch – wie bereits bekannt – das Methionin entsteht. Das zuständige Enzym ist die Betain-Homocystein-Methyltransferase (BHMT), die ohne die Anwesenheit von Vitaminen arbeiten kann. Nebenprodukt der Reaktion ist natürlich noch Dimethylglycerin (vgl. ☞ 9.55).
In die Gruppe der Betaine gehören übrigens auch noch Carnitin (S. 129) und Taurin (S. 199), die ebenfalls die charakteristischen quartären Ammonium-Gruppen enthalten.

Abbau von Homocystein. Anstatt es „nur" umgebaut zu werden, kann Homocystein auch vollständig abgebaut werden, wozu aber auch nur ausgesuchte Gewebe in der Lage sind, allen voran die Leber. Produkte dieser Reaktionskette sind die Aminosäure Cystein und das Succinyl-CoA, das dann im Rahmen des Citratzyklus weiter verstoffwechselt werden kann.

Homocystein reagiert dabei zunächst, vermittelt durch die Cystathionin-β-Synthase zum Zwischenprodukt **Cystathionin**. Dieses reagiert dann mittels der Cystathionin-γ-Synthase weiter zum Homoserin (☞ 9.54). Außerdem wird gleichzeitig die Aminosäure Serin in die schwefelhaltige Aminosäure Cystein umgewandelt, was man parallel zur Transaminierung auch als **Transsulfurierung** bezeichnen kann. Der Gemeinsamkeiten nicht genug, arbeiten auch die beiden Synthasen nur unter Mithilfe von PALP (also Vitamin B$_6$, S. 181). (Die ganze Wahrheit ist, dass die beiden Enzyme sogar homolog zur AST sind.)

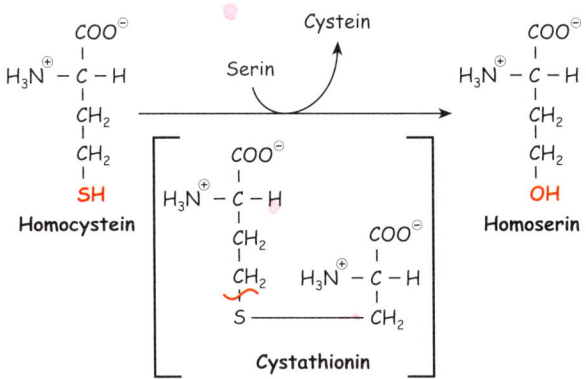

☞ **9.54** Die Entstehung von Homocystein.

Nun muss nur noch das Homoserin den Anschluss an den Citratzyklus finden, was via Desaminierung zum α-Ketobutyrat (dem Pyruvat sehr ähnlich...) und anschließender Reaktion zum Propionyl-CoA erfolgt. Propionyl-CoA wird ganz normal zum Succinyl-CoA umgewandelt, welches Zwischenprodukt im Citratzyklus ist.

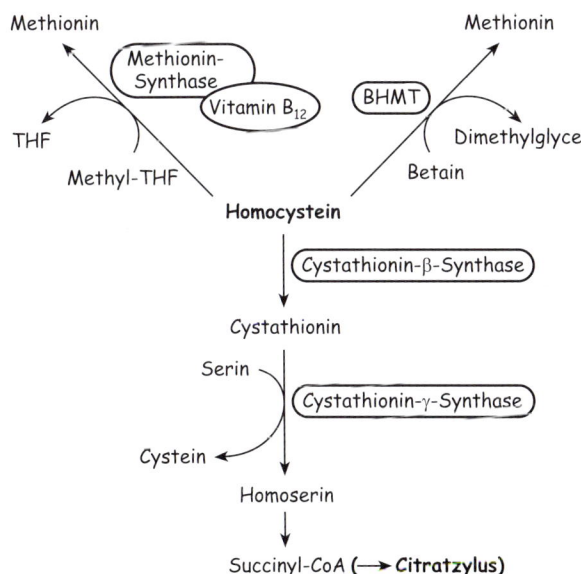

☞ **9.55** Überblick zum Homocystein.

Homocystinurie. Der klassischen Homocystinurie liegt ein (sehr seltener) autosomal-rezessiver Defekt der Cystathionin-β-Synthase zugrunde. Die betroffenen Kinder haben statt der normalen 5 bis 15 μmol/l Homocystein im Blutplasma Werte zwischen 200 und 400 μmol/l, was zu schweren Nierenschäden führen kann, weil die Löslichkeitsgrenze von Cystin schnell überschritten wird.

Homocystin ist übrigens ein Dimer aus zwei Homocysteinen, die sich über ihre SH-Gruppen zusammengeschlossen haben – ähnlich wie dies schon von Cystein und Cystin bekannt ist. Aufgrund der hohen Plasmawerte findet sich auch vermehrt Homocystin im Urin, was zur Namensgebung geführt hat. Therapeutisch gibt man die angesprochenen Vitamine und eventuell zusätzlich noch Betain, um auch den Alternativweg voll auszunutzen (s. o.).

Homocystein und die Arteriosklerose. Neben dem Rauchen, dem Diabetes, der Hypertonie und Störungen im Lipidstoffwechsel gilt Homocystein mittlerweile als weiterer Risikofaktor für die Entstehung einer Arteriosklerose. Diese wiederum kann zu einem Herzinfarkt oder einem Schlaganfall führen, also zwei sehr häufigen Todesursachen in den Industriestaaten.

Über den Mechanismus, wie Homocystein seine atherogene Wirkung hervorruft, gibt es bislang nur Vermutungen, weshalb wir hier den Schwerpunkt auf die biochemischen Hintergründe gelegt haben.

Homocystein scheint aber an der Radikalbildung während der Entstehung einer Arteriosklerose beteiligt zu sein. Außerdem soll es irgendwie zu einer Reduktion von NO (S. 419) führen, was bei frühen Stadien der Arteriosklerose eine wichtige Rolle zu spielen scheint. Die Folge ist eine endotheliale Dysfunktion (S. 528), die schließlich in einer Verkalkung der Arterien enden kann.

MTHFR-Mangel. Vor einiger Zeit hat man herausgefunden, dass immerhin 10 % unserer Bevölkerung homozygot für eine bestimmte Mutation im Gen der Methylen-THF-Reduktase (MTHFR, S. 248) sind, die dann nicht mehr optimal arbeitet. Die Folge ist ein Mangel an Methyl-THF, die für die Remethylierung von Homocystein zu Methionin benötigt wird, wodurch sich dezent erhöhte Werte an Homocystein ergeben. Diese scheinen mit dem erhöhten Risiko der Entstehung einer koronaren Herzkrankheit einherzugehen.

Die **klassische Homocystinurie** ist sehr selten, geht aber mit sehr hohen Werten an Homocystein einher, die bei den betroffenen Kindern früh zu schweren Schäden führen. Der **Methylen-THF-Mangel** führt zu nur minimal erhöhten Homocysteinwerten, es sind aber sehr viele Menschen von dem Defekt betroffen.

9.11 Biogene Amine

Fast alle Aminosäuren können **decarboxyliert** werden, wodurch sie zu Aminen werden. Da es sich hierbei zumeist um biologisch sehr wichtige Stoffe handelt, bezeichnet man sie auch als biogene Amine.

Die Biosynthese dieser biogenen Amine erfolgt in ganz unterschiedlichen Organen. Die Herstellung von Histamin aus Histidin erfolgt z. B. hauptsächlich in Mastzellen, die als Neurotransmitter wirkenden biogenen Amine werden vor allem im Gehirn produziert.

Allgemeine Biosynthese

Biogene Amine entstehen aus den entsprechenden Aminosäuren durch CO_2-Abspaltung (Decarboxylierung). Die Enzyme (Decarboxylasen) sind für die jeweiligen Aminosäuren spezifisch. Ihre allgemeine Bezeichnung lautet: **L-Aminosäure-Decarboxylasen**. Sie sind alle auf **Pyridoxalphosphat** (**PALP**) als Coenzym angewiesen, das aus Vitamin B_6 entsteht (S. 181).

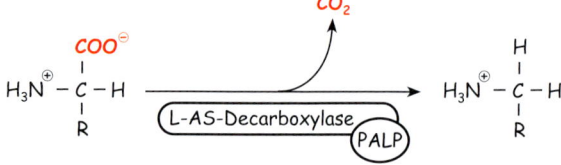

● **9.56** Entstehung eines biogenen Amins.

Allgemeiner Abbau

Den Abbau biogener Amine übernehmen vor allem die **Amin-Oxidasen**. Hierbei handelt es sich um Flavoproteine, die eine Oxidation der Amine (genauer Dehydrierung, also Entfernung von 2 Wasserstoffatomen) zu den zugehörigen Iminen katalysieren. Der freiwerdende Wasserstoff wird dabei auf molekularen Sauerstoff übertragen, was zur Entstehung von H_2O_2 (Wasserstoffperoxid) führt.

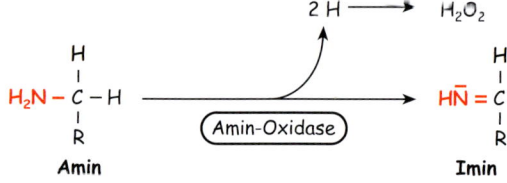

● **9.57** Abbau eines biogenen Amins zum Imin.

Die C = N-Bindung der Imine ist leicht hydrolysierbar, wodurch ein Aldehyd und freies Ammoniak entstehen. Das Aldehyd wird anschließend meist zur entsprechenden Säure oxidiert.

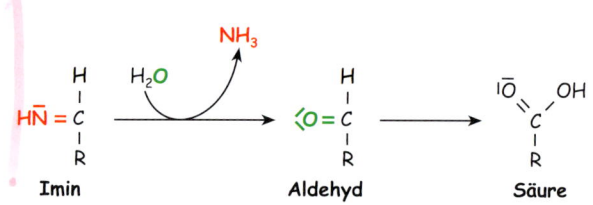

● **9.58** Abbau des Imins zur Säure.

Je nachdem, ob das Ausgangsamin eine oder zwei Amino-Gruppen besitzt, wird hier entweder die **Monoamin-Oxidase** (**MAO**) oder die Diamin-Oxidase aktiv.

MAO-A und MAO-B. Bei den Monoamin-Oxidasen ist es ganz wichtig, zwischen zwei Isoenzymen (A und B) zu unterscheiden, da sich hieraus auch klinische Konsequenzen ergeben.
- MAO Typ A befindet sich vor allem im ZNS, wo sie Noradrenalin und Serotonin abbaut.
- MAO Typ B findet man vornehmlich in der Leber und daneben im Gehirn, wo sie v. a. Dopamin abbaut.

Hemmstoffe der Monoamin-Oxidasen sind für verschiedene Erkrankungen pharmakologisch verwendbar. Mittlerweile kann man Medikamente verabreichen, die selektiv MAO-A oder MAO-B hemmen. Die alten unselektiven Pharmaka waren mit entsprechend ausgeprägten Nebenwirkungen verbunden und sind fast alle aus dem Handel genommen worden. MAO-Hemmstoffe finden vor allem in der **Psychiatrie** breite Anwendung (MAO-A-Hemmstoffe), aber auch bei der Behandlung des **Morbus Parkinson** (MAO-B-Hemmstoffe, S. 431) in der Neurologie.

Diamin-Oxidasen katalysieren den Abbau von Aminen mit zwei Amino-Gruppen. Am wichtigsten ist hier der Abbau von Histamin (S. 422).

Einzelne biogene Amine

Hier werden die wichtigsten biogenen Amine einzeln vorgestellt.

GABA. Nach der CO_2-Abspaltung entsteht aus **Glutamat** γ-Aminobutyrat, vielleicht besser als GABA (engl. γ-amino butyric acid) bekannt. GABA ist ein wichtiger inhibitorischer (hemmender) Überträgerstoff im ZNS, vor allem im Rückenmark (S. 429).

Histamin. Das biogene Amin von **Histidin** ist das Histamin (S. 420). Es besitzt große Bedeutung als Gewebshormon, das überwiegend von Mastzellen gebildet wird und so unangenehme Sachen wie Quaddeln und Hautrötung hervorruft (allergische Reaktion). Diese entstehen durch lokale Vasodilatation (Gefäßweitstellung) und erhöhte Gefäßpermeabilität. Außerdem verengt Histamin die Bronchien, was sich vor allem bei Allergikern mit starker Luftnot bemerkbar macht (Asthma).

Dopamin. Als Vorstufen für die Katecholamine Dopamin, Noradrenalin und Adrenalin (alles Stresshormone) dienen **Phenylalanin** und **Tyrosin**. Das biogene Amin in dieser Reihe ist der Neurotransmitter **Dopamin**, das durch Decarboxylierung aus der Zwischenstufe L-Dopa (eine nicht proteinogene Aminosäure) entsteht (S. 358).

Serotonin. Serotonin entsteht aus **Tryptophan.** Dieses wird zunächst zu **5-Hydroxytryptophan** hydroxyliert (eine OH-Gruppe wird also angehängt). Erst in dieser Form kann es zu 5-Hydroxytryptamin (= Serotonin) decarboxyliert werden. Dieses ist wie Histamin ein wichtiges Gewebshormon. Die Serotonin-Rezeptoren tragen allerdings die Abkürzungen der systematischen Namen: 5-HT-Rezeptoren (S. 431). Serotonin ist außerdem ein wichtiger Neurotransmitter im Gehirn. Bei depressiven Menschen ist dieser meist in zu geringer Konzentration im ZNS vorhanden.
Aus Serotonin kann noch das Hormon **Melatonin** entstehen. Melatonin findet sich in der Epiphyse, wo es für den Tag-Nacht-Rhythmus von Bedeutung ist.

Taurin. Taurin entsteht aus **Cystein**, das vor allem in der Leber zu Cysteamin decarboxyliert und anschließend weiter an der SH-Gruppe zu Taurin oxidiert wird.
Taurin ist ein Stoff, der Flügel verleiht – allerdings eher Schwimmflügel, denn Taurin dient hauptsächlich im Rahmen der **Biotransformation** dazu, schlecht wasserlösliche Substanzen besser löslich und damit ausscheidungsfähig zu machen (S. 554). Ein Beispiel für diesen Vorgang sind die Gallensäuren, die in der Leber häufig mit Taurin konjugiert (gekoppelt) werden. Dadurch entstehen die wasserlöslichen Taurocholsäuren (S. 551).

Ethanolamin. Ethanolamin entsteht nach Decarboxylierung aus **Serin**. Es ist ein wichtiger Baustein bei der Biosynthese von Membran-Phospholipiden (Phosphatidyl-Ethanolamin).
Außerdem kann Ethanolamin weiter zu **Cholin** methyliert werden. Cholin wiederum dient als Baustein für den Transmitter Acetylcholin oder ebenfalls zur Synthese von Membran-Phospholipiden (Phosphatidyl-Cholin, auch Lecithin genannt). Acetylcholin ist ein Überträgerstoff an der neuromuskulären Endplatte und im vegetativen Nervensystem.

Kadaverin. Liegt im Dickdarm noch nicht resorbiertes **Lysin** vor, wird diese Aminosäure dort von Mikroorganismen zu Kadaverin decarboxyliert. Der Name verrät schon, dass dieses biogene Amin einen Anteil am unangenehmen Geruch des Stuhls hat...

10 Herkunft des ATP

Der ganze katabole Stoffwechsel einer Zelle zielt darauf ab, ATP zu erzeugen. Dieses sehr energiehaltige Molekül ermöglicht es unseren Zellen, auch solche Reaktionen ablaufen zu lassen, die aus energetischen Gründen normalerweise nicht stattfinden würden.

Bis jetzt haben wir die drei Hauptnahrungsstoffe nur bis zum **Acetyl-CoA** abgebaut. Acetyl-CoA und seine Quellen werden hier noch einmal zusammenfassend vorgestellt. Anschließend verfolgen wir Acetyl-CoA auf seinem weiteren Weg durch den Stoffwechsel. Dabei landet es irgendwann im **Citratzyklus** und wird dort entweder zu **CO_2 abgebaut** oder für **Biosynthesen** verwendet (👁 10.1).

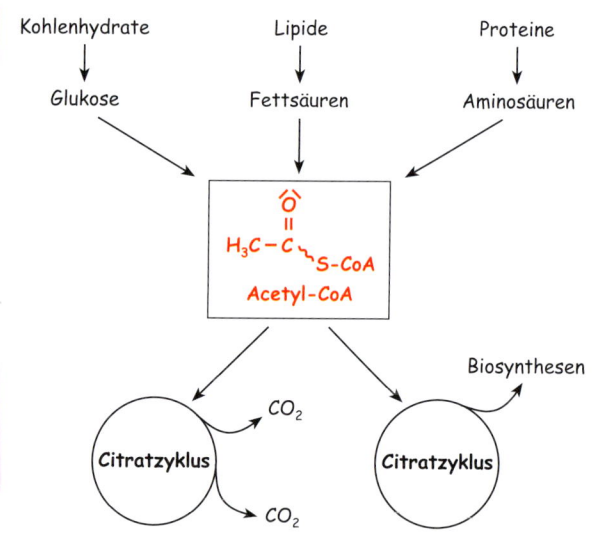

👁 **10.1** Acetyl-CoA als zentrales Molekül des Stoffwechsels.

Sowohl beim Abbau der drei Hauptnahrungsmittel zu Acetyl-CoA als auch im Rahmen des Citratzyklus werden Elektronen (zusammen mit Protonen) direkt auf die beweglichen Elektronentransporter NAD⁺ und FAD übertragen. Die Funktionen dieser **Reduktionsäquivalente** für den Stoffwechsel werden wir uns hier noch einmal genauer ansehen. Schlussendlich geben die Reduktionsäquivalente ihre Elektronen immer an die **Atmungskette** ab, die sie in kleinen Einzelschritten auf Sauerstoff überträgt und dabei den universell einsetzbaren **Energieträger ATP** erzeugt (👁 10.2).

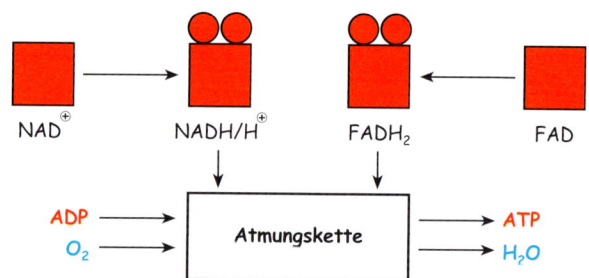

👁 **10.2** Reduktionsäquivalente liefern die Energie zur ATP-Herstellung.

10.1 Was ist denn jetzt Acetyl-CoA?

Acetyl-CoA ist das wichtigste Zwischenprodukt im Zellstoffwechsel der drei Hauptnährstoffe Kohlenhydrate, Lipide und Aminosäuren. Die Moleküle dieser drei völlig verschiedenen Stoffklassen werden in der Zelle zu einem einzigen Stoff abgebaut: dem Acetyl-CoA (👁 10.3). Eine Ausnahme bilden nur die Aminosäuren. Von denen werden nur wenige zu Acetyl-CoA abgebaut, die meisten reagieren zu Zwischenprodukten des Citratzyklus.

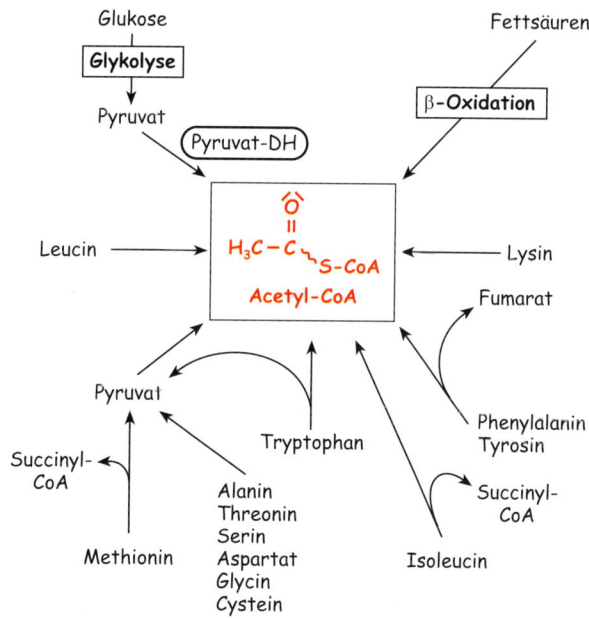

👁 **10.3** Bildung von Acetyl-CoA im katabolen Stoffwechsel.

10.1.1 Wie sieht Acetyl-CoA aus?

Chemisch gesehen besteht Acetyl-CoA aus Coenzym A und einem Acetat-Rest, der, wie bei Resten üblich, als „Acetyl" bezeichnet wird.

Da in unseren Zellen aufgrund des pH-Wertes die meisten Carboxyl-Gruppen dissoziiert vorliegen, gibt auch die Essigsäure hier ihr Proton ab und wird zum Acetat (☞ 10.4).

☞ 10.4   Acetat.

Das Coenzym A verfügt über eine SH-Gruppe, mit der es mit verschiedenen Stoffen reagieren kann, z. B. mit Acetat zu Acetyl-CoA. Dabei reagiert die SH-Gruppe des Coenzyms A mit einer OH-Gruppe des entsprechenden Substrats, und Wasser wird freigesetzt. Das Ergebnis ist eine äußerst **energiereiche Thioesterbindung**. Ausnahmsweise entsteht hier eine **kovalente** (also eine sehr feste) **Bindung** zwischen Substrat und Coenzym (☞ 10.5).

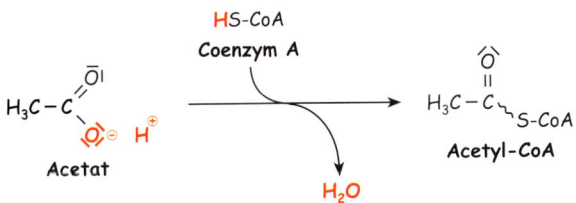

☞ 10.5   Acetyl-CoA besteht aus Coenzym A und einem Acetat-Rest.

Um die Beteiligung der SH-Gruppe an der Reaktion deutlich zu machen, wird manchmal auch die Schreibweise CoA-SH oder Acetyl-S-CoA verwendet. Die energiereiche Thioesterbindung kann auch – wie andere energiereiche Bindungen – mit einer Welle dargestellt werden. Ihr Standard-Gruppenübertragungspotenzial beträgt für Acetyl-Gruppen – 31,5 kJ pro Mol.

Andere CoA-aktivierte Säuren sind die Propionsäure (Propionyl-CoA, Abbau einiger Aminosäuren und ungeradzahliger Fettsäuren), die Malonsäure (Malonyl-CoA, Fettsäure-Biosynthese) und die Bernsteinsäure (Succinyl-CoA, Citratzyklus). Die aktivierte Acetessigsäure (Acetoacetyl-CoA) spielt sowohl für Ketonkörper als auch für die Cholesterin-Biosynthese eine wichtige Rolle.
Möchte man sich bei der Säure nicht auf eine bestimmte festlegen, sondern z. B. alle Fettsäuren mit einschließen, dann spricht man von Acyl-CoA. Da man von einer Fettsäure erst ab einer Länge von vier C-Atomen spricht, sollte man die eben genannten aktivierten Säuren jedoch nicht als Acyl-CoA bezeichnen.

10.1.2 Wobei entsteht Acetyl-CoA?

Acetyl-CoA ist das gemeinsame Abbauprodukt der drei großen Nahrungsstoffgruppen. Bei allen dreien läuft die Reaktion zum Acetyl-CoA in den **Mitochondrien** ab:

- Beim Abbau der Kohlenhydrate entsteht das Acetyl-CoA aus Pyruvat durch die Pyruvat-Dehydrogenase-Reaktion,
- bei der β-Oxidation der Fette aus Acyl-CoA und
- beim Abbau der ketoplastischen Aminosäuren direkt oder über Pyruvat.

Pyruvat-Dehydrogenase

Der wichtigste Abbauweg der Kohlenhydrate in unseren Zellen, die Glykolyse, verläuft im Zytosol und liefert als Produkt Pyruvat. Unter aeroben Bedingungen gelangt Pyruvat durch einen aktiven Transportmechanismus (als Symport mit H^+-Ionen) in die Mitochondrien. Dort erfolgt die oxidative Decarboxylierung des Pyruvat zum Acetyl-CoA – katalysiert durch die Pyruvat-Dehydrogenase (☞ 10.6).

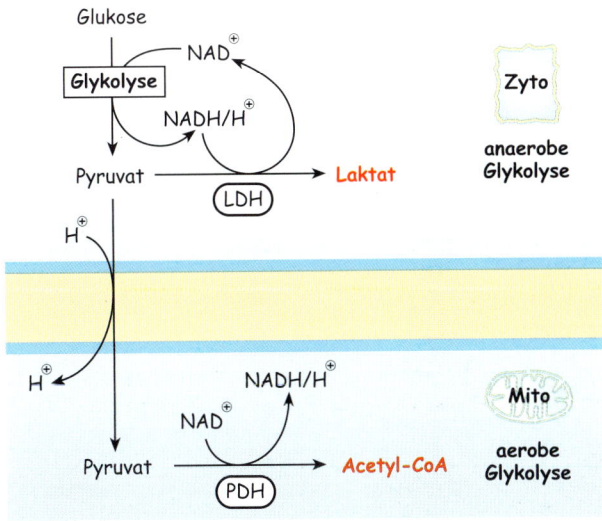

☞ 10.6   Anaerober und aerober Abbau des Pyruvat.

β-Oxidation

Auch beim Abbau der Fettsäuren, der β-Oxidation, fällt Acetyl-CoA an: Nach der Aktivierung der Fettsäuren mit Coenzym A zum Acyl-CoA und anschließender Umesterung zum Acylcarnitin werden sie ins Mitochondrium transportiert. Dort angelangt, erfolgt in vier Schritten der Einbau einer Keto-Gruppe (Oxidation), woraufhin eine C_2-Einheit – das Acetyl-CoA – abgespalten wird (☞ 10.7).

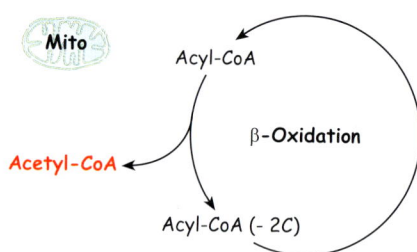

● **10.7** Auch bei der β-Oxidation entsteht Acetyl-CoA.

Aminosäuren-Stoffwechsel

Je nachdem, ob sich Aminosäuren in Glukose umwandeln lassen oder nicht, unterscheidet man zwischen ketogenen und glukogenen Aminosäuren.

> Aminosäuren, deren Abbau direkt zu Acetyl-CoA führt, lassen sich nicht mehr in Glukose umwandeln und sind daher ketogen, weil die Reaktionen der Pyruvat-Dehydrogenase irreversibel sind.

Die keto- und glukogenen Aminosäuren. Die meisten Aminosäuren werden zu Pyruvat, zu Zwischenprodukten des Citratzyklus oder zu Stoffen, die *nach* den Decarboxylierungen in den Zyklus einsteigen, abgebaut (● **10.8**):

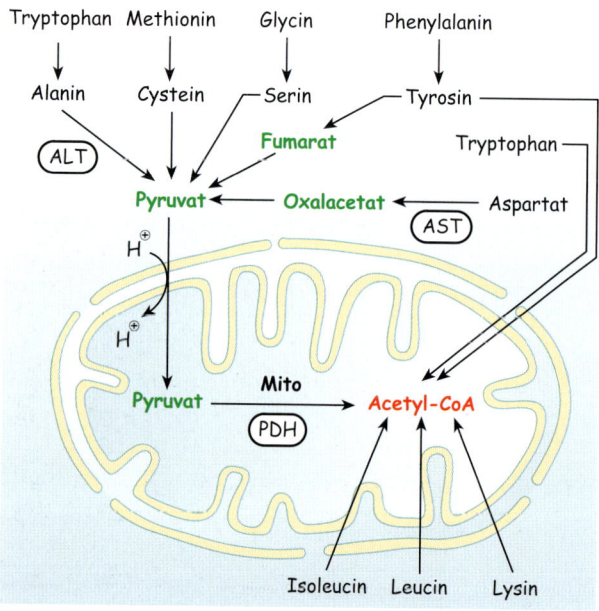

● **10.8** Abbau der glukogenen und ketogenen Aminosäuren.

- Aus Alanin, Serin, Glycin, Threonin und Cystein entsteht **Pyruvat**, das wahlweise wieder zu Glukose aufgebaut oder zu Acetyl-CoA abgebaut werden kann.
- Tryptophan wird zu **Pyruvat** und **Acetyl-CoA** abgebaut.
- Aus Methionin wird **Pyruvat** und **Succinyl-CoA**.

- Phenylalanin und Tyrosin werden zu **Fumarat** und **Acetyl-CoA** abgebaut.
- Isoleucin zu **Succinyl-CoA** und **Acetyl-CoA**.
- **Aspartat** und **Asparagin** werden zu **Oxalacetat** abgebaut.
- Nur Lysin und Leucin sind rein ketogen, werden also ausschließlich zu **Acetyl-CoA** abgebaut.

10.1.3 Was kann man mit Acetyl-CoA anfangen?

Unsere Zellen können Acetyl-CoA entweder abbauen, was im Rahmen des Citratzyklus geschieht, oder sie verwenden es für Biosynthesen – vor allem von Lipiden. Auf die Tatsache, dass man aus Acetyl-CoA **keine Glukose** mehr herstellen kann, wurde ja schon mehrfach hingewiesen …

Da die Biosynthesen im Zytosol stattfinden, Acetyl-CoA aber im Mitochondrium entsteht, muss es zunächst in eine „Transportform" umgewandelt werden. Hierzu eignet sich Citrat besonders gut, da es für Tricarbonsäuren einen Transporter gibt. Unabhängig von der Stoffwechsellage reagiert daher Acetyl-CoA in einer ersten Reaktion mit Oxalacetat immer zu Citrat. Dieses kann dann entweder im Rahmen des Citratzyklus weiter abgebaut oder ins Zytosol transportiert werden, wo es dann Biosynthesen dient.

Abbau von Acetyl-CoA

Der weitere (vollständige) Abbau von Acetyl-CoA zu CO_2 erfolgt im Mitochondrium in einer Kette von Reaktionen, die aufgrund ihres Einstiegsmoleküls als Citratzyklus bezeichnet werden. In der ersten Reaktion verbinden sich Acetyl-CoA und Oxalacetat zu Citrat, das dann in den sieben noch folgenden Reaktionen zu zwei Molekülen CO_2 und regeneriertem Oxalacetat umgebaut wird.

Biosynthesen aus Acetyl-CoA

Aus Acetyl-CoA werden vor allem neue **Fettsäuren** und **Cholesterin** hergestellt. Außerdem erfolgt bei einem Überangebot an Acetyl-CoA dessen Kondensation zu **Ketonkörpern** – eine Reaktion, die allerdings *nicht* über Citrat läuft. So ist es möglich, mehrere Acetyl-Reste – ohne Coenzym A – über das Blut in die Peripherie zu verschicken (● **10.9**).

Fettsäure-Biosynthese. Die Fettsäure-Biosynthese erfolgt im Zytosol durch die Reaktionen der Fettsäure-Synthase. Hierbei werden (meist) acht Acetyl-CoA zu einer Fettsäure (der Palmitinsäure) zusammengebaut.

Cholesterin-Biosynthese. Hier wird zunächst aus Acetyl-CoA Isopren hergestellt. Dann werden einige Isoprene hintereinander gehängt und das Ganze anschließend zum Cholesterin gefaltet. Hauptbiosyntheseort ist einmal wieder die Leber, die das hergestellte Cholesterin in den Lipoproteinen an andere Organe verschickt oder selbst zu Gallensäuren umbaut.

Ketonkörper-Biosynthese. Bei den Ketonkörpern handelt es sich um die verschiffbare Form von Acetyl-CoA. Staut sich viel Acetyl-CoA in der Leber an – im Hungerzustand –, dann werden daraus vermehrt Ketonkörper gebildet und dem restlichen Organismus zur Verfügung gestellt. Vor allem das Gehirn ist im Hungerzustand in der Lage, einen erheblichen Teil des Energiebedarfs durch die Oxidation von Ketonkörpern zu decken.

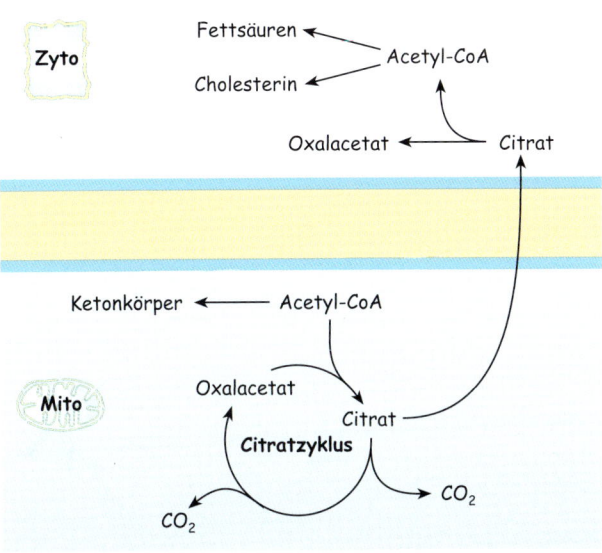

⊕ **10.9** Biosynthesen aus Acetyl-CoA.

10.1.4 Das Vitamin Pantothensäure

Wenden wir uns noch kurz der Pantothensäure zu, die als Vitamin der B-Gruppe unserem Körper zugeführt werden muss. Die Biosynthese übernehmen die Mikroorganismen der Darmflora für uns: Sie stellen aus Pantoinsäure (einem Buttersäure-Derivat) und β-Alanin die Pantothensäure her.

> Die Pantothensäure fristet ihr Dasein entweder als Teil des **Coenzym A** (A steht übrigens für Acetylierung) oder in der **Fettsäure-Synthase**.

Der Tagesbedarf an Pantothensäure beträgt etwa **5 mg**. Ein Mangel ist wegen der weiten Verbreitung und damit verbundenen üppigen Aufnahme über die Nahrung allerdings kaum bekannt (daher auch der Name, gr. *pantothen* = überall). Hin und wieder wird einmal das „burning feet syndrome" erwähnt, das man bei wenigen Kriegsgefangenen im Zweiten Weltkrieg gefunden hat.

Die Aufnahme in unseren Körper erfolgt entweder als Coenzym A oder eingebaut in die Fettsäure-Synthase. Nach Zerlegung in Panthethein oder Pantothensäure wird dieses Vitamin in unsere Darmzellen aufgenommen. Im Blut ist Pantothensäure an Proteine gebunden und wird so zu den verschiedenen Zellen transportiert.

In unseren Zellen erfolgt die Verknüpfung der Pantothensäure mit ADP (via ATP). Anschließend wird das Produkt mit Cystein amidiert und phosphoryliert, womit Coenzym A entstanden ist (⊕ **10.10**). Coenzym A kann entweder so, wie es ist, seiner Funktion im Stoffwechsel nachgehen, oder es wird in die Fettsäure-Synthase eingebaut.

⊕ **10.10**   Coenzym A.

10.2 Der Citratzyklus

> Im Rahmen des Citratzyklus wird **Acetyl-CoA** zu zwei Molekülen **CO₂** umgewandelt, wobei zusätzlich noch Energie in Form von GTP sowie **Reduktionsäquivalente** in Form von NADH/H⁺ und FADH₂ entstehen (⊕ **10.11**).
> Der Citratzyklus findet vollständig in den **Mitochondrien** statt und kann daher in **allen** unseren **Zellen** – mit Ausnahme der Erythrozyten – ablaufen.

Der Citratzyklus verbindet so ziemlich alle Abbau- und auch viele Biosynthesewege von Kohlenhydraten, Lipiden, Aminosäuren und anderen biochemischen Stoffklassen. (Dennoch wurde die Erstpublikation des Citratzyklus von der renommierten Zeitschrift „Nature" abgelehnt …)

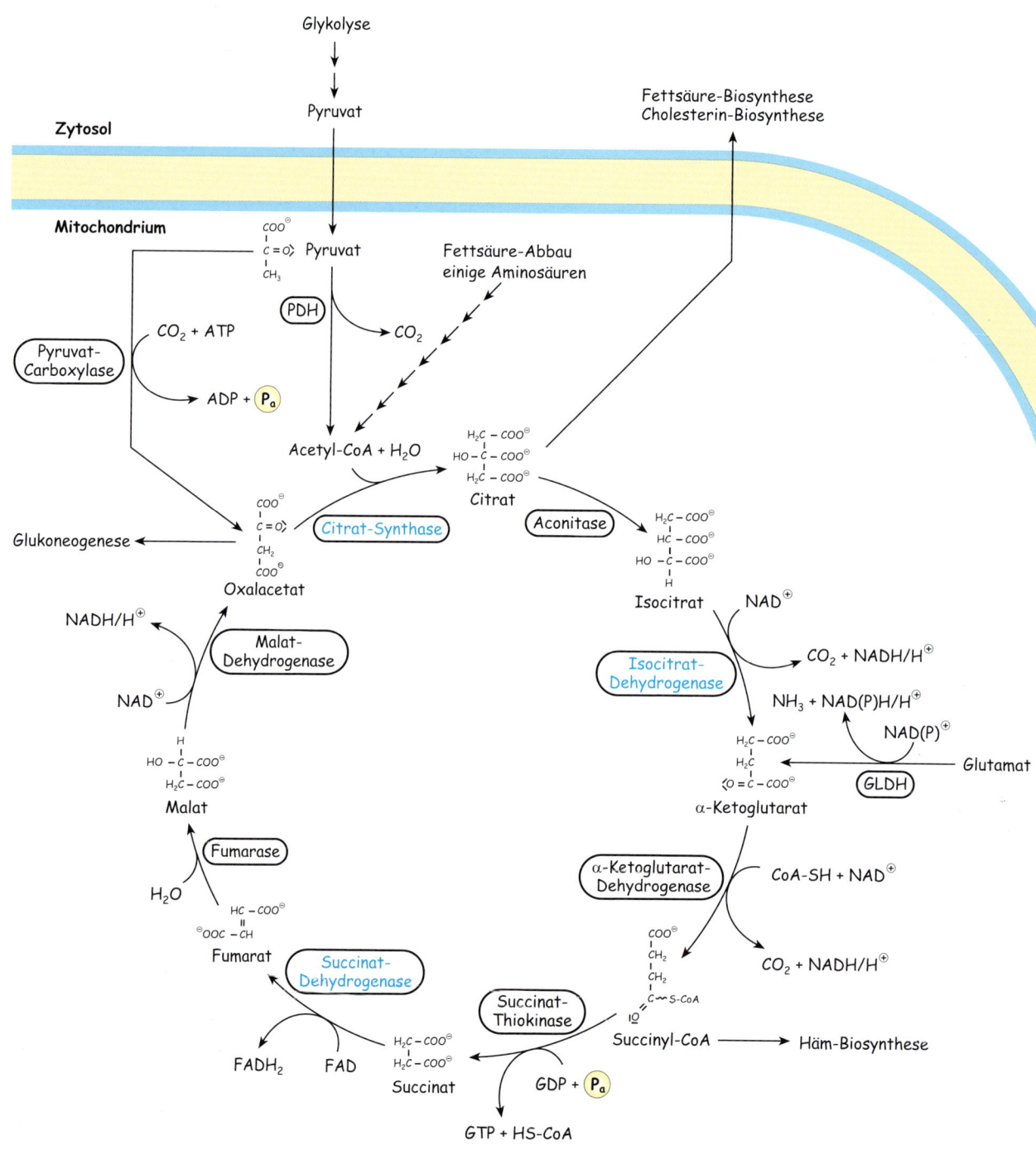

👁 **10.11** Citratzyklus.

Die Abbauprodukte der drei Hauptnährstoffe (v. a. Acetyl-CoA) werden durch den Citratzyklus vollständig verstoffwechselt und danach einer gemeinsamen Endstrecke, der Atmungskette, zugeführt. Daraus erklärt sich auch die Lokalisation des Citratzyklus im **Mitochondrium**, in dessen **Matrix** sich alle dazu benötigten Enzyme befinden. Der Citratzyklus liegt also in nächster Nähe zu den Komplexen der Atmungskette, wodurch beide Prozesse optimal aneinander gekoppelt sind. Ein Enzym des Citratzyklus wird (als Komplex II) sogar direkt der Atmungskette zugerechnet.

Seinen Namen hat er übrigens vom Einstiegsmolekül Citrat, einer Tricarbonsäure, die aus der Reaktion von Acetyl-CoA mit Oxalacetat entsteht (👁 **10.12**).

$$H_2C - COO^{\ominus}$$
$$HO - C - COO^{\ominus}$$
$$H_2C - COO^{\ominus} \quad \textbf{Citrat}$$

👁 **10.12** Citrat.

Der Citratzyklus wurde schon 1937 von Hans Krebs (1900 – 1981) postuliert, weshalb er gelegentlich auch **Krebs-Zyklus** genannt wird. (Die Nationalsozialisten haben Krebs übrigens gezwungen, das Land zu verlassen, weshalb er zum Zeitpunkt der Entdeckung in England lebte. Daher wird der Citratzyklus im anglo-amerikanischen Sprachraum als *Krebs Cycle* bezeichnet.)

10.2.1 Worum geht es beim Citratzyklus?

Die entscheidende Aufgabe des Citratzyklus besteht darin, Acetyl-CoA in einem Kreisprozess zu **CO$_2$, NADH/H$^+$, FADH$_2$** und **GTP** abzubauen. Die Reduktionsäquivalente NADH/H$^+$ und FADH$_2$ liefern dann in der Atmungskette das, wofür die Zelle den ganzen Aufwand eigentlich betreibt, nämlich Energie in Form von ATP. CO$_2$ ist ein Abfallprodukt und wird abgeatmet.

Um den Acetyl-Rest nur einfach abzubauen, scheint der Citratzyklus reichlich kompliziert geraten. Und in der Tat steckt da noch mehr dahinter: Der Citratzyklus bietet nämlich auch zahlreiche Ein- und Ausgangsmöglichkeiten für **Biosynthesewege**.

Katabole Funktionen des Citratzyklus

Chemisch betrachtet sind vier der acht Reaktionen des Citratzyklus Oxidationen, bei denen die Elektronen (zusammen mit Protonen) an NAD$^+$ oder FAD weitergegeben werden. Bei NAD$^+$ und FAD handelt es sich um spezialisierte Elektronentransporter, die die Elektronen zur Atmungskette transportieren.
Der Citratzyklus ist ein Kreisprozess, da das Eingangsmolekül Oxalacetat nach den acht Reaktionen wieder unversehrt vorliegt. Beim Durchlauf eines Acetyl-Restes entstehen dabei **zwei Moleküle CO$_2$, acht Wasserstoffatome**, die an die Elektronentransporter weitergegeben werden, und **ein GTP**.

Anabole Funktionen des Citratzyklus

Zwischenstufen des Citratzyklus dienen häufig als Biosynthesevorstufen für die folgenden Moleküle:
- Glukose
- Aminosäuren
- Häm
- Fettsäuren

Nach Verbrauch der Zwischenstufen ist es erforderlich, diese wieder nachzuliefern, da der Zyklus sonst unterbrochen und kein Oxalacetat regeneriert würde. Diese auffüllenden Reaktionen werden nach dem griechischen Wort dafür als anaplerotische Reaktionen bezeichnet.

10.2.2 Reaktionen des Citratzyklus

Man kann die Reaktionen des Citratzyklus in zwei große Abschnitte untergliedern (👁 **10.13**):
1. Im ersten Abschnitt erfolgt die Reaktion vom Citrat zum Succinat, was dem Abbau des Acetyl-Restes zu zwei Molekülen CO$_2$ entspricht.
2. Im zweiten Abschnitt wird das Succinat wieder zu Oxalacetat regeneriert, um eine neue Runde starten zu können.
Beide Abschnitte liefern Energie, sowohl als GTP (direkt verwertbar) als auch in Form von NADH/H$^+$ und FADH$_2$, wo die Energie zunächst „gespeichert" wird.

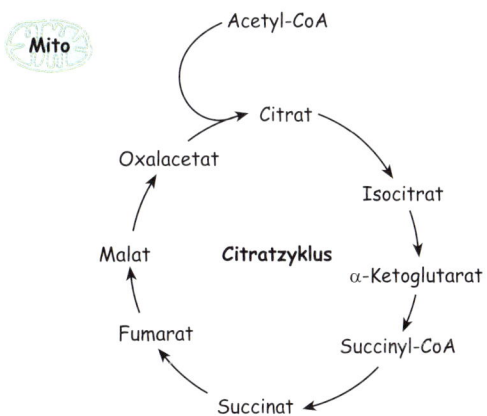

👁 **10.13** Citratzyklus im Überblick.

Da Acetyl-CoA keine vier (wie sie für zwei CO$_2$ benötigt werden ...) Sauerstoffatome, sondern nur ein Sauerstoffatom enthält, müssen die restlichen drei aus anderen Quellen stammen. Zwei von ihnen entstammen Wasser, das im Rahmen des Zyklus addiert wird; eines kommt aus der Reaktion von Succinyl-CoA zum Succinat, bei der durch Bildung von GTP aus GDP und anorganischem Phosphat stöchiometrisch ebenfalls Wasser hinzugefügt wird.

Erster Abschnitt: Zerlegung des Acetyl-CoA in zwei CO$_2$ und zwei H

Bei der Reaktion vom Isocitrat (C$_6$) zum α-Ketoglutarat (C$_5$) wird das erste CO$_2$ abgespalten. Bei der sich anschließenden Reaktion zum Succinyl-CoA (C$_4$) das zweite. Angemerkt sei noch, dass das CO$_2$ nicht direkt vom Acetyl-CoA stammt. Um genau *diese* C-Atome abzubauen, sind mehrere Umläufe erforderlich (👁 **10.14**).

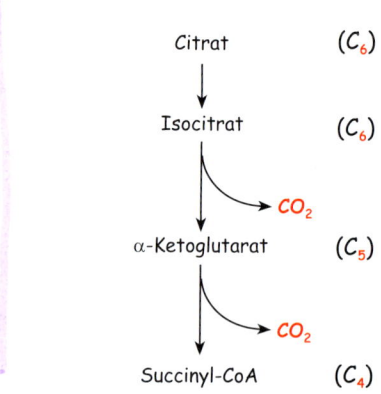

● 10.14 Bei der Zerlegung des Acetyl-CoA werden zwei CO_2 frei.

Bildung des Einstiegsmoleküls Citrat. Bei der ersten Reaktion des Citratzyklus handelt es sich um eine **Kondensation**, bei der der Acetyl-Rest des Acetyl-CoA an das „Trägermolekül" Oxalacetat addiert wird. Diese durch die Citrat-Synthase katalysierte Reaktion ist stark exergon ($\Delta G^{0'}$ = – 38 kJ/mol), was wichtig ist, da nur wenig Oxalacetat vorhanden ist und die Reaktion dennoch ablaufen soll (● **10.15**).

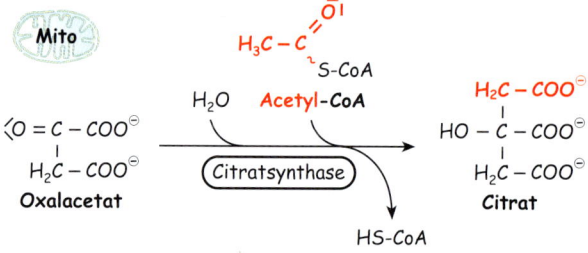

● 10.15 Bildung des Einstiegsmoleküls Citrat.

Das Coenzym A hat seine Aufgabe mit der Abgabe des Acetyl-Restes erfüllt und kann sich neuen Aufgaben zuwenden.

Bildung von Isocitrat. Ziel des Citratzyklus ist es, Moleküle zu oxidieren, um Energie zu erzeugen. Am Citrat kann man jedoch die OH-Gruppe nicht mehr oxidieren, da es sich um einen tertiären Alkohol handelt.
Aber die Zelle weiß sich natürlich zu helfen und lagert die Hydroxyl-Gruppe einfach um. Dadurch entsteht ein sekundärer Alkohol (das Isocitrat), der oxidiert werden kann. Auf molekularer Ebene wird dabei zunächst Wasser vom Citrat abgespalten, um es an anderer Stelle wieder anzulagern (● **10.16**). Das dabei entstehende Zwischenprodukt nennt sich cis-Aconitat und das zuständige Enzym daher Aconitase (formaler auch Aconitat-Hydratase). Es katalysiert zunächst eine **Dehydratisierung** und gleich anschließend eine **Hydratisierung**. Diese Reaktion ist reversibel, läuft aber gerichtet ab, da das entstehende Isocitrat schnell weiterreagiert.

![Bildung von Isocitrat: Citrat ⇌ (Aconitase) ⇌ Isocitrat]

● 10.16 Bildung von Isocitrat.

Oxidation von Isocitrat zu α-Ketoglutarat. Jetzt kommen wir zur ersten Reaktion, die richtig Energie abwirft. Die Isocitrat-Dehydrogenase katalysiert die **oxidative Decarboxylierung** von Isocitrat zu α-Ketoglutarat, wobei das erste Molekül CO_2 und das erste **NADH/H⁺** entstehen (● **10.17**).

![Oxidation von Isocitrat zu α-Ketoglutarat mit NAD⁺ → NADH/H⁺ + CO₂, Enzym Isocitrat-DH]

● 10.17 Oxidation von Isocitrat zu α-Ketoglutarat.

Oxidation von α-Ketoglutarat zu Succinyl-CoA. Die Reaktion von α-Ketoglutarat zu Succinyl-CoA ist wieder eine **oxidative Decarboxylierung** und entspricht im Prinzip der vorangegangenen Reaktion. Bei beiden Reaktionen werden α-Ketosäuren unter CO_2-Abspaltung oxidiert (● **10.18**). Die Energie aus der Oxidation wird dieses Mal jedoch zusätzlich noch benutzt, um die **Thioesterbindung** von Succinyl-CoA zu bilden. Dadurch wird die Energie also kurze Zeit in einer energiereichen Bindung gespeichert. Elektronenakzeptor ist erneut NAD⁺, das zu **NADH/H⁺** wird ($\Delta G^{0'}$ = – 37 kJ/mol).

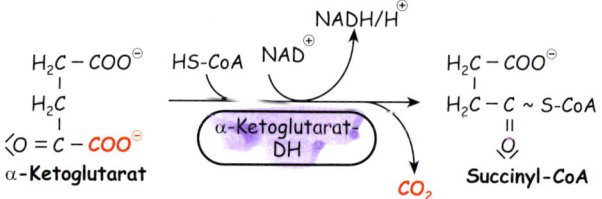

● 10.18 Oxidation von α-Ketoglutarat zu Succinyl-CoA.

Der α-Ketoglutarat-Dehydrogenase-Komplex gleicht strukturell der Pyruvat-Dehydrogenase (PDH), die beiden katalysieren auch eine ähnliche Art von Reaktion. Auch die α-Ketoglutarat-Dehydrogenase besteht aus **drei Enzymen**, wobei das erste Enzym eine andere Aminosäuresequenz als die PDH aufweist, was zur Substratspezifität der beiden Enzyme führt. Die anderen beiden Enzyme sind sich allerdings sehr ähnlich. Beide enthalten kovalent gebundene Lipoyleinheiten, ferner auch enzymgebundenes **TPP**, gebundenes **Lipoat** sowie **FAD**, **NAD⁺** und **CoA**.

Reaktion von Succinyl-CoA zu Succinat. Wie beim Acetyl-CoA bringt die Hydrolyse der Thioesterbindung von Succinyl-CoA eine Menge Energie ($\Delta G^{0'} = -36$ kJ/mol), die für die Herstellung einer Phosphorsäureanhydridbindung im **GTP** genutzt wird (10.19). Bei dieser Reaktion handelt es sich um eine **Substratkettenphosphorylierung**, wie wir sie ja schon bei der Glykolyse kennen gelernt haben. Man nennt das so, um den Unterschied zur oxidativen Phosphorylierung in der Atmungskette zu verdeutlichen. Das Enzym, das diese reversible Reaktion katalysiert, hat den Namen Succinyl-CoA-Synthetase – oder häufig auch Succinat-Thiokinase (10.19).

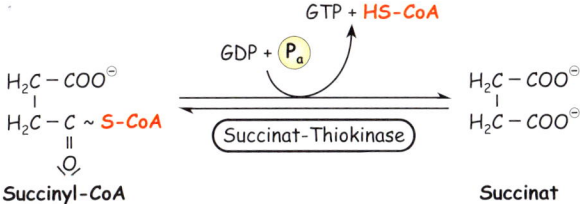

 10.19 Reaktion von Succinyl-CoA zu Succinat.

Die Phosphorylierung eines GDP zum GTP ist rechnerisch mit der Phosphorylierung eines ADP zu einem ATP gleichzusetzen, da beide Nukleotide durch die Nukleosiddiphosphat-Kinase leicht und ohne Energieverlust ineinander umzuwandeln sind (10.20).

$$GTP + ADP \rightleftharpoons GDP + ATP$$
Nukleosiddiphosphat-Kinase $\Delta G^{0'} = 0$ kJ/mol

 10.20 Nukleosiddiphosphat-Kinase.

Zweiter Abschnitt: Regeneration des Oxalacetat

Die folgenden drei Reaktionen dienen dem Wiedereinbau eines Sauerstoffatoms in das Molekül. Die Reaktionsfolge entspricht dabei den ersten drei Schritten der β-Oxidation, bei denen ebenfalls ein Sauerstoffatom neu in ein Molekül eingefügt wird. Dieses O-Atom hatte man sich weiter vorne nur geliehen, um ein ganzes Molekül CO_2 abzuspalten (10.21).

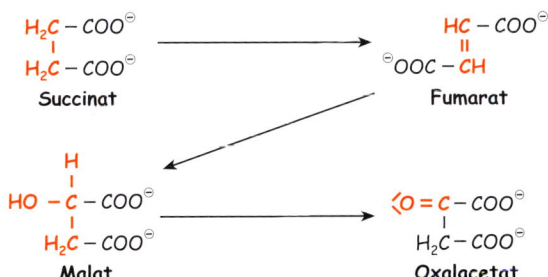

 10.21 Regeneration des Oxalacetat in drei Reaktionsschritten.

Oxidation von Succinat zu Fumarat. Bei dieser ersten Reaktion der Regeneration von Oxalacetat nimmt die Succinat-Dehydrogenase die **Dehydrierung** von Succinat zu Fumarat vor. Dabei wird nicht genug Energie frei, um ein

NAD^+ zu reduzieren, so dass die Zelle auf FAD ausweicht, das schon mit niedrigeren Oxidationsenergien zu **FADH₂** reduziert werden kann (10.22).

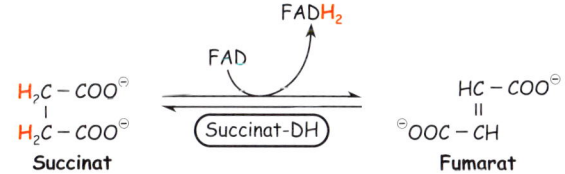

 10.22 Oxidation von Succinat zu Fumarat.

> Die Succinat-Dehydrogenase ist das einzige Enzym des Citratzyklus, das nicht in der Mitochondrien-Matrix herumschwimmt, sondern fest an die innere Mitochondrienmembran gebunden ist.

Da das FAD im Enzym kovalent gebunden vorliegt, handelt es sich bei der Succinat-Dehydrogenase um ein Flavoprotein. Sie enthält zusätzlich noch Eisen-Schwefel-Zentren und wird auch als **Komplex II** der **Atmungskette** bezeichnet. Die aufgenommenen Elektronen gehen dabei vom Succinat auf das FAD über, das zum FADH₂ reduziert wird. FADH₂ überträgt sie auf die Fe-S-Zentren, die sie dann an einen Sammelpunkt in der Atmungskette, das Ubichinon, weitergeben. Die Succinat-Dehydrogenase reagiert dabei direkt mit dem Ubichinon, das Wasserstoff von verschiedenen Enzymen aufnehmen kann (10.23).

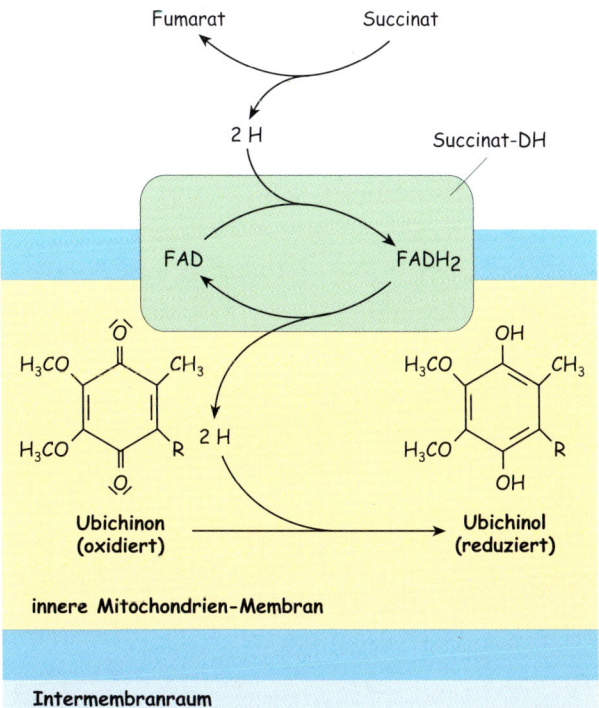

 10.23 Rolle der Succinat-Dehydrogenase als Komplex II der Atmungskette.

Hydratisierung von Fumarat zu Malat. Das Enzym Fumarase (oder formaler Fumarat-Hydratase) lagert an Fumarat reversibel Wasser an, wodurch es zum Malat wird (👁 **10.24**).

$$HC-COO^{\ominus} \quad \xrightarrow[\text{Fumarase}]{H_2O} \quad HO-\overset{H}{\underset{|}{C}}-COO^{\ominus}$$
$$^{\ominus}OOC-CH \qquad\qquad\qquad H_2C-COO^{\ominus}$$
Fumarat **L-Malat**

👁 **10.24** Hydratisierung von Fumarat zu Malat.

Oxidation von Malat zu Oxalacetat. Durch eine **Dehydrierung** mit der NAD$^+$-abhängigen Malat-Dehydrogenase wird aus Malat Oxalacetat. Die dabei freiwerdenden Elektronen werden zusammen mit einem Proton auf den Elektronentransporter NAD$^+$ übertragen, das zum **NADH/H$^+$** wird (👁 **10.25**).

$$HO-\overset{H}{\underset{|}{C}}-COO^{\ominus} \quad \xrightarrow[\text{Malat-DH}]{NAD^{\oplus} \to NADH/H^{\oplus}} \quad \overset{\bar{|}\bar{O}}{\underset{|}{C}}-COO^{\ominus}$$
$$H_2C-COO^{\ominus} \qquad\qquad\qquad H_2C-COO^{\ominus}$$
L-Malat **Oxalacetat**

👁 **10.25** Oxidation von Malat zu Oxalacetat.

Das Gleichgewicht der Reaktion liegt weit auf der Seite des Malat. Da Oxalacetat jedoch weiter reagiert, läuft die Reaktion trotz eines $\Delta G0'$ von +28 kJ/mol ab.

> Neben dieser mitochondrialen Malat-Dehydrogenase gibt es noch eine zytosolische, die vor allem für den Malat-Shuttle eine wichtige Rolle spielt.

10.2.3 Anabole Funktionen – was der Citratzyklus noch alles kann

Der Citratzyklus ist sicher nicht der einfachste Weg vom Acetat zum CO$_2$. Aufgrund seiner zusätzlichen wichtigen Rolle für einige Biosynthesen hat er sich aber wohl in der Evolution als der günstigste für die gesamte Zelle herausgestellt. Wegen der zusätzlich zum katabolen Acetat-Abbau existierenden anabolen Funktion bezeichnet man den Citratzyklus auch als **amphibolen** Stoffwechselweg.

Biosynthese der Aminosäuren

Verschiedene Zwischenprodukte des Citratzyklus dienen der Biosynthese von Aminosäuren. Es handelt sich hier um die entsprechenden α-**Ketosäuren**. Aus α-Ketoglutarat kann z. B. durch eine Transaminierung Glutamat entstehen – eine der häufigsten Transaminierungsreaktionen in unse-

ren Zellen. Parallel entsteht beispielsweise die Aminosäure Aspartat aus Oxalacetat.

Die Biosynthese der Aminosäuren erfolgt dabei sowohl im Zytosol als auch in den Mitochondrien – je nach Aminosäure und eingeschlagenem Biosyntheseweg (👁 **10.26**).

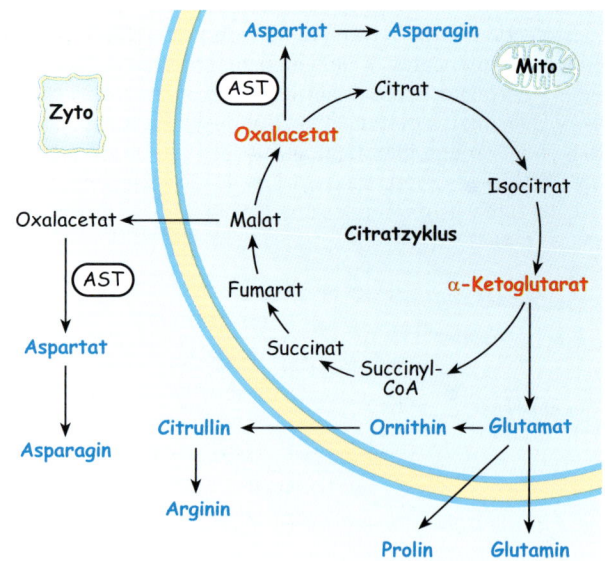

👁 **10.26** Biosynthese der Aminosäuren.

Glukoneogenese

Für die Herstellung von Glukose (Glukoneogenese) eignet sich **Oxalacetat** sehr gut. Die Zelle zieht es im Bedarfsfall aus dem Citratzyklus ab. Das Enzym, das den ersten Schritt katalysiert, ist die Phosphoenolpyruvat-Carboxykinase (PEP-CK), die in erster Linie **zytosolisch** vorkommt. Oxalacetat wird dazu mit Hilfe des Malat-Shuttles aus den Mitochondrien geschafft. Im Zytosol wird es dann von der PEP-CK decarboxyliert und gleichzeitig phosphoryliert, wodurch Phosphoenolpyruvat entsteht (👁 **10.27**).

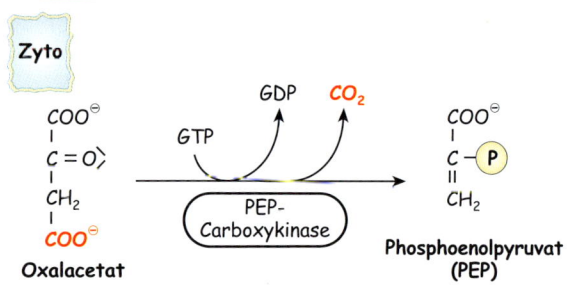

👁 **10.27** Oxalacetat wird von der PEP-CK zu Phosphoenolpyruvat decarboxyliert und phosphoryliert.

Die Decarboxylierung von Oxalacetat liefert zusammen mit der Hydrolyse eines GTP genug Energie, um eine energiereiche Enolphosphat-Bindung in das Molekül einzubauen. Diese Reaktion läuft natürlich vor allem in der Leber und den Nieren ab, da das die einzigen Organe sind, die ordentlich Glukoneogenese betreiben können.

Häm-Biosynthese und Ketonkörperabbau

Succinyl-CoA ist Ausgangsstoff für die Häm-Biosynthese (S. 500). Häm benötigt der Körper, um es in Hämoglobin (Hb) oder Cytochrome einzubauen; diese sind aufgrund ihres Zentralatoms Eisen in der Lage, Sauerstoff (im Hb) oder Elektronen (in den Cytochromen) zu transportieren. In der ersten und geschwindigkeitsbestimmenden Reaktion (☞ 10.28) reagiert Succinyl-CoA in den Mitochondrien mit der einfachsten Aminosäure Glycin zu **δ-A**minolävulinsäure (**δ-ALS**).

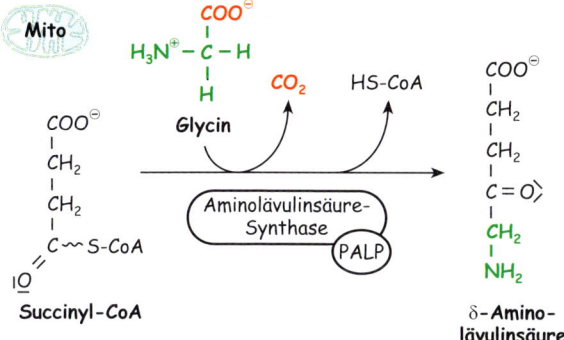

☞ **10.28** Succinyl-CoA ist Ausgangsstoff für die Häm-Biosynthese.

Das Enzym Aminolävulinsäure-Synthase benötigt dazu das Coenzym **Pyridoxalphosphat** (PALP), das aus Vitamin B$_6$ entsteht. Genau an dieser Stelle wirkt sich dann auch ein Vitamin-B$_6$-Mangel aus, da die entscheidende Reaktion für die Häm-Biosynthese nicht stattfindet. Langfristig führt das zu einer Anämie.
Daneben benötigt man Succinyl-CoA noch, um Ketonkörper abzubauen. Diese müssen nämlich zunächst mit Succinyl-CoA aktiviert werden, bevor man sie oxidieren kann (☞ **10.29**).

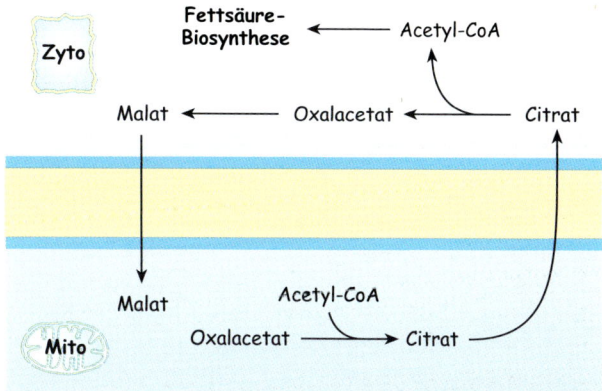

☞ **10.29** Ketonkörper werden mit Succinyl-CoA aktiviert.

Fettsäure- und Cholesterin-Biosynthese

Während der Abbau von Fettsäuren, die β-Oxidation, in den Mitochondrien der Zellen stattfindet, läuft die Biosynthese neuer Fettsäuren, wie die meisten Biosynthesen, im **Zytosol** ab. Diese Trennung des Ab- und Aufbaus gleichartiger Stoffe ist ja eines der Grundprinzipien des Stoffwechsels. Für die Zwischenprodukte des Citratzyklus sind daher Transportsysteme notwendig, die sie aus den Mitochondrien ins Zytosol bringen.

Für die Fettsäure-Biosynthese benötigt die Zelle Acetyl-CoA, das allerdings nur im Mitochondrium entsteht und dieses auch nicht so ohne weiteres verlassen kann. Der Trick des Acetyl-CoA, doch ins Zytosol zu gelangen, liegt darin, sich mit Oxalacetat zu Citrat zu verbinden, das die Mitochondrienmembran (über einen Tricarbonsäuren-Transporter) durchdringen kann. Im Zytosol erfolgt dann durch die ATP-abhängige Citrat-Lyase die Aufspaltung zurück in Acetyl-CoA und Oxalacetat (☞ **10.30**). (Oxalacetat kann zu Malat reduziert werden und so über den Malat-Aspartat-Shuttle bzw. durch das Malat-Enzym via Pyruvat wieder ins Mitochondrium gelangen.)
Auch für die im Zytosol beginnende Cholesterin-Biosynthese wird Acetyl-CoA benötigt.

☞ **10.30** Für die Fettsäure-Biosynthese benötigt die Zelle Acetyl-CoA.

10.2.4 Anaplerotische Reaktionen – wie der Citratzyklus wieder aufgefüllt wird

Da aus dem Citratzyklus auch Stoffe abgezogen werden, um sie für Biosynthesen zu verwenden, muss man diese hin und wieder nachfüllen, damit der Zyklus nicht stehen bleibt.

Diese Auffüll-Aktionen nennt man **anaplerotische Reaktionen**. Sie sind unbedingt erforderlich, da die Konzentrationen der Zwischenprodukte des Citratzyklus recht gering sind. Entnahme und Nachschub unterliegen dabei einem dynamischen Gleichgewicht, was dazu führt, dass die Konzentrationen der Zwischenprodukte immer annähernd gleich bleiben. Drei anaplerotische Reaktionen spielen eine besonders große Rolle für unsere Zellen und werden daher hier erläutert.

Pyruvat-Carboxylase

Dieses Enzym katalysiert die wichtigste anaplerotische Reaktion, bei der Pyruvat biotinabhängig zu Oxalacetat carboxyliert wird. Das Vitamin Biotin fungiert dabei als Coenzym der Pyruvat-Carboxylase (☞ 10.31).

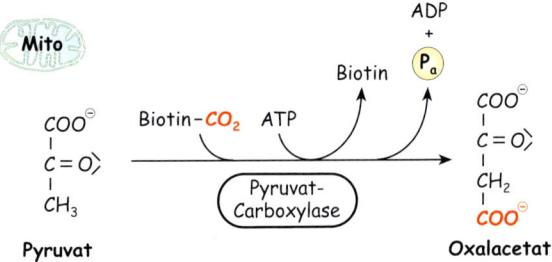

☞ 10.31 Pyruvat-Carboxylase carboxyliert Pyruvat biotinabhängig zu Oxalacetat.

Die Funktion dieser Reaktion ist es, bei Bedarf Oxalacetat in größeren Mengen zur Verfügung zu stellen, damit der **Citratzyklus schneller** läuft. Staut sich Pyruvat vor dem Citratzyklus an, da dieser nicht mehr hinterher kommt, wird einiges von diesem Pyruvat **intramitochondrial** zu Oxalacetat carboxyliert. Damit kann wieder mehr Acetyl-CoA zu Citrat reagieren und der Stau ist beseitigt.

Gluconeogenese. Die Pyruvat-Carboxylase-Reaktion läuft besonders in Leber und Niere ab, den beiden Organen, die Gluconeogenese für den restlichen Organismus betreiben. Die Gluconeogenese verbraucht nämlich Oxalacetat, was über die Pyruvat-Carboxylase wieder nachgeliefert wird.

Glutamat-Dehydrogenase (GLDH)

Die Glutamat-Dehydrogenase (in der Klinik kurz GLDH) katalysiert die **Desaminierung** von Glutamat zu α-Ketoglutarat, das in den Citratzyklus eingeschleust werden kann (☞ 10.32). Die GLDH kommt in allen Organen vor, vor allem aber in den **Mitochondrien** der **Leber**.

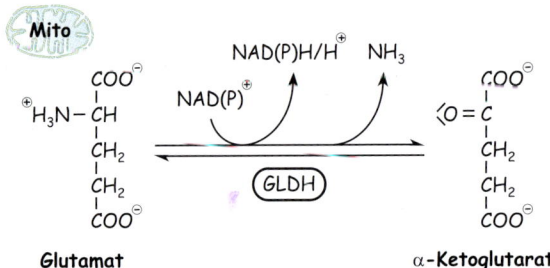

☞ 10.32 GLDH katalysiert die Desaminierung von Glutamat zu α-Ketoglutarat.

GLDH im Blut. Kann man die GLDH im Blut nachweisen, spricht das für eine starke Schädigung der Leber, da die mitochondrialen Enzyme erst freigesetzt werden, wenn selbst die Mitochondrien der Zelle zerstört sind. Die Normalwerte der GLDH liegen bei unter 3 U/l im Blut.

Malat-Enzym

Das zytosolische Malat-Enzym katalysiert die Reaktion von Malat zum Pyruvat. Es stellt damit eine weitere Möglichkeit dar, zytosolisches Malat wieder in das Mitochondrium zu schaffen (☞ 10.33).

Wie schon erwähnt, kann **Citrat** aus dem Mitochondrium in das Zytosol transportiert werden, um dort in Acetyl-CoA und Oxalacetat zerlegt zu werden. **Acetyl-CoA** kann dann als Ausgangsstoff für die Fettsäure-Biosynthese dienen; das **Oxalacetat** muss wieder in das Mitochondrium gebracht werden.

Dazu wird es zunächst durch die Malat-Dehydrogenase zu **Malat** reduziert (ein Vorgang, der reversibel ist). Malat kann dann entweder selbst durch den Malat-Shuttle in das Mitochondrium gelangen, oder aber es wird durch das **Malat-Enzym** zu **Pyruvat** umgewandelt.

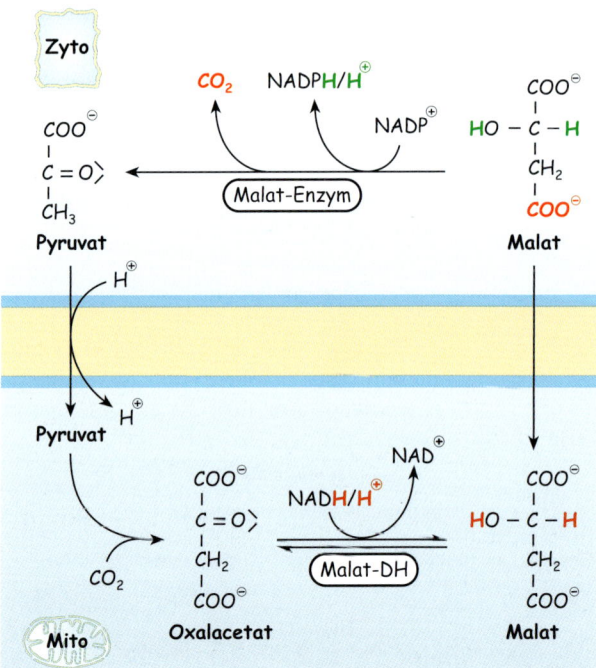

☞ 10.33 Malat-Enzym.

Wie zu erkennen ist, wird bei dieser Reaktion auch noch **NADPH/H⁺** gebildet, das die Zelle für die Fettsäure-Biosynthese gut gebrauchen kann.

Pyruvat kann dann über den Pyruvat/H⁺-Symporter wieder in das Mitochondrium gelangen und verschiedene Reaktionen eingehen – beispielsweise die Decarboxylierung zum Acetyl-CoA, womit der Kreis dann geschlossen wäre.

10.2.5 Regulation des Citratzyklus

Die Durchsatzgeschwindigkeit des Citratzyklus hängt vom energetischen Zustand der Zelle ab. ATP, Citrat und reduzierte Coenzyme (NADH/H$^+$ u. a.) weisen darauf hin, dass es der Zelle energetisch gut geht, worauf der Citratzyklus gehemmt wird.

> Drei Enzyme des Citratzyklus katalysieren besonders exergone Reaktionen. Hier besteht daher die Möglichkeit einer wirkungsvollen Regulation. Es handelt sich dabei um die **Citrat-Synthase**, die den ersten Schritt im Citratzyklus katalysiert, und um die beiden oxidativen Phosphorylierungen, die durch die **Isocitrat-Dehydrogenase** und die **Succinat-Dehydrogenase** katalysiert werden.
> Die Regulation des Citratzyklus betrifft vor allem den Stoffwechsel einer Zelle und nur indirekt den Gesamtorganismus. Daher erfolgt die Regulation nur allosterisch. Hormone greifen an dieser Stelle nicht in den Zellstoffwechsel ein.

Steuerung über die Pyruvat-Dehydrogenase. In erster Linie entscheidend für die Aktivität des Citratzyklus ist jedoch der Nachschub an Acetyl-CoA durch die Pyruvat-Dehydrogenase (PDH), deren Aktivitätszustand durch gezielte Phosphorylierung und Dephosphorylierung verändert werden kann. Die PDH ist im dephosphorylierten Zustand aktiv, phosphoryliert hingegen inaktiv (☞ **10.34**).

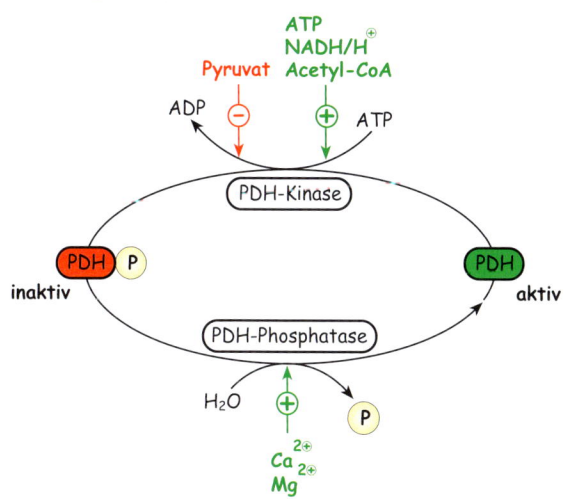

☞ **10.34** Steuerung des Citratzyklus über die Pyruvat-Dehydrogenase.

Pyruvat-Carboxylase. Ein erhöhtes Angebot an Acetyl-CoA stimuliert die Pyruvat-Carboxylase. Dadurch wird vermehrt Pyruvat zu Oxalacetat umgebaut (anaplerotische Reaktion) und der Citratzyklus beschleunigt.

10.2.6 Zwischenbilanz

Bevor wir weiter zur Atmungskette gehen, ziehen wir eine Zwischenbilanz und schauen, was bisher an Energie in die Speicherformen ATP, NADH/H$^+$ oder FADH$_2$ umgewandelt wurde. Als Beispiel dient die Glukose, mit der sich die Energieausbeute sehr anschaulich zeigen lässt (☞ **10.35**).

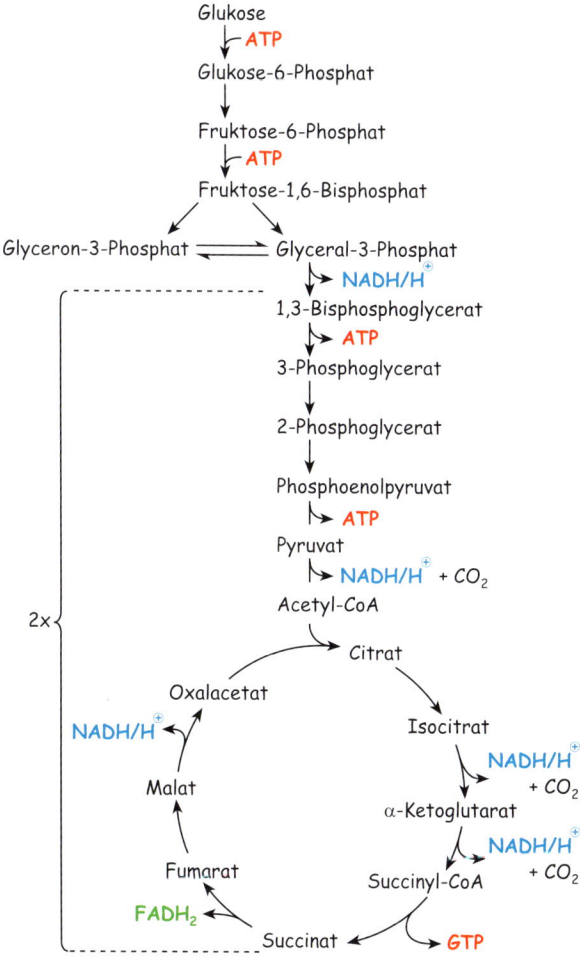

☞ **10.35** Energieausbeute am Ende des Citratzyklus.

Wir haben jetzt – am Ende des Citratzyklus – die Glukose immerhin schon in sechs Moleküle CO$_2$ und jede Menge Elektronen und Protonen zerlegt. Um diese Elektronen nicht völlig ihrem Schicksal zu überlassen, haben sich spezialisierte Elektronentransporter gefunden, die ihnen den Weg zur Atmungskette weisen. Wie viel Energie kann man damit nun erzeugen?

ATP. Pro Molekül Glukose haben wir aus der Glykolyse direkt zwei ATP gewonnen und aus dem Citratzyklus (zwei Durchläufe...) noch einmal direkt zwei ATP (als energetisch gleichwertiges GTP). Das ist natürlich nicht so üppig. Wichtiger sind die nicht nur zahl-, sondern auch energiereichen Elektronen, die zusammen mit Protonen an NADH/H$^+$ und FADH$_2$ gebunden sind.

Elektronen. In der Glykolyse haben wir pro Molekül Glukose zwei Moleküle NADH/H$^+$ gewonnen. Durch die anschließende Pyruvat-Dehydrogenase-Reaktion entstehen noch einmal zwei. Zwei Durchläufe des Citratzyklus produzieren sechs Moleküle NADH/H+ und zwei Moleküle FADH2, die alle jeweils zwei Elektronen an die Atmungskette abgeben können. Macht also insgesamt 24 Elektronen.

Ausbeute in der Atmungskette. Wenn wir jetzt schon einmal vorausschicken, dass in der Atmungskette im Mittel pro NADH/H+ etwa 2,5 und pro FADH2 etwa 1,5 Moleküle ATP entstehen, ergibt das zusammen 32 ATP.
Während anaerob in der Glykolyse also nur zwei ATP entstehen, werden es im aeroben Zustand immerhin 32 ATP. Es war also durchaus eine schlaue Idee der ersten Eukaryonten, sich Mitochondrien als „Haustiere" zu halten.

10.3 Die Reduktionsäquivalente – NADH und seine Kollegen

Die verschiedenen Elektronentransporter (NADH, FADH und NADPH) sind uns nun schon einige Male im Stoffwechsel begegnet. Hier beschäftigen wir uns mit allen Dreien zusammen und zeigen deren Gemeinsamkeiten und Unterschiede auf.

Allen Reduktionsäqivalenten gemeinsam ist, dass sie **Redox-Coenzyme** sind. Sie beteiligen sich an den Elektronen-Verschiebungen bei Redoxreaktionen und besitzen ein Vitamin als Grundgerüst.
Wir verwenden NADH und FADH als Abkürzungen für die Form, bei der nicht zwischen oxidierter (NAD+ bzw. FAD) und reduzierter (NADH/H+ und FADH2) Form unterschieden wird. Bei Redoxreaktionen werden die Elektronen meist zusammen mit Protonen übertragen. Allgemein spricht man daher von **Reduktionsäquivalenten**. Sauerstoff ist nur selten beteiligt.

Oxidoreduktasen katalysieren sowohl Oxidationen als auch Reduktionen (S. 70) und benötigen für ihre Arbeit Coenzyme.
- Entweder fallen bei der Oxidation eines Stoffes (z. B. Alkohol zu Aldehyd) Elektronen an, die von jemandem aufgenommen werden müssen.
- Oder es werden für reduktive Reaktionen (z. B. Aldehyd zu Alkohol) Elektronen benötigt, die jemand spenden muss.

Diese „Jemande" sind die erwähnten spezialisierten Elektronentransporter, die reversibel Elektronen aufnehmen und (meist an anderer Stelle) wieder abgeben können.

Die Coenzyme der Oxidoreduktasen sind also Elektronentransporter. Sie lassen sich noch einmal in **lösliche Coenzyme** und kovalent an die Enzyme gebundene **prosthetische Gruppen** unterteilen.

- NADH und NADPH sind lösliche Coenzyme, die sich reversibel an Oxidoreduktasen (meist Dehydrogenasen) anlagern.
- FADH ist meist kovalent an Oxidoreduktasen gebunden und wird dann als prosthetische Gruppe bezeichnet.

Katabolismus und Anabolismus. Man kann die Coenzyme auch nach ihrer Rolle im Stoffwechsel einteilen:
- NADH und FADH sind meist an **katabolen Oxidationen** beteiligt, bei denen sie die frei werdenden Elektronen aufnehmen. Beide liegen daher im Zytosol eher in ihren oxidierten Formen vor (NAD+ und FAD) – bereit, reduziert zu werden.
- NADPH befindet sich im Zytosol, wo es in seiner reduzierten Form (NADPH/H+) vor allem **Biosynthesen** als Spender energiereicher Elektronen dient.

Vorteil dieser funktionellen Spezialisierung der Coenzyme ist, dass im Zytosol *einer* Zelle zwei verschiedene Elektronentransporter mit ganz unterschiedlichen Aufgaben gleichzeitig nebeneinander vorliegen können.

Zurzeit sind übrigens mehr als 200 Enzyme bekannt, die entweder NADH oder NADPH als Coenzym verwenden. Nur sehr wenige Enzyme können mit beiden Coenzymen arbeiten. Zu diesen bemerkenswerten Ausnahmen gehört die mitochondriale Glutamat-Dehydrogenase (S. 181).

Glykolyse und Fettsäure-Biosynthese. Da die Enzyme jeweils nur mit einer Sorte an Coenzymen arbeiten, können im Zytosol gleichzeitig Abbaureaktionen und Biosynthesen ablaufen. Nur so ist es überhaupt möglich, dass die Glykolyse (hier wird NAD+ benötigt) und die Fettsäure-Biosynthese (ist auf NADPH/H+ angewiesen) gleichzeitig ablaufen können. Mit anderen Worten: nur so kann aus Glukose Fett entstehen.
Ganz interessant ist vielleicht noch, dass die Gesamtkonzentration von NADH die von NADPH um etwa das 10fache übersteigt. Abbauvorgänge scheinen also ganz offensichtlich in unseren Zellen im Vordergrund zu stehen.

10.3.1 NAD+ und FAD für den katabolen Stoffwechsel

Neben der Tatsache, dass NADH als lösliches Coenzym und FADH als prosthetische Gruppe seine Funktionen wahrnimmt, gibt es noch einen wichtigen Unterschied zwischen diesen beiden Coenzymen:

Um ein NAD+ zu reduzieren, muss deutlich mehr Energie aufgewandt werden, als zur Reduktion eines FAD. Daher bringt ein NADH/H+, das seine Elektronen in der Atmungskette abgibt, auch mehr Energie in Form von ATP als ein FADH2.

Es gibt also Oxidationen, bei denen nicht genügend Energie frei wird, um ein NAD$^+$ reduzieren zu können. Die Energie reicht dann aber häufig noch für die Reduktion eines FAD.

Die Energie. Für die Reduktion eines NAD$^+$ werden etwa 220 kJ/mol an Energie benötigt, für die Reduktion eines FAD nur etwa 150 kJ/mol.
Hierbei muss man allerdings beachten, dass es sich um Standardwerte handelt – die wirklichen liegen noch um einiges höher, da die Konzentrationen der beteiligten Stoffe weit auseinander liegen. Da die tatsächlichen Werte von Zelle zu Zelle stark variieren, wollen wir hier bei den Standardwerten bleiben; die sind wenigstens für alle Zellen gleich unrealistisch...
Des Weiteren ist der Wert für FAD zusätzlich noch recht variabel, da er vom Enzymkontext abhängt. Man kann für das FAD also eigentlich nur einen Wert für das komplette Flavoenzym angeben – die 150 kJ/mol beziehen sich auf den Komplex II der Atmungskette, die Succinat-Dehydrogenase (S. 219).
Allgemein lässt sich sagen, dass Dehydrierungen, bei denen eine Doppelbindung in ein Molekül eingebaut wird – also etwa im Citratzyklus oder der β-Oxidation – nur genügend Energie für die Reduktion eines FAD liefern.

10.3.2 Das Vitamin Niacin und NADH

NADH leitet sich vom Vitamin **Niacin** (früher Vitamin B$_3$) ab und ist eines der wichtigsten Coenzyme für Redoxreaktionen. Die wichtigsten Enzyme, die mit NADH als Cofaktor arbeiten, sind alle **Dehydrogenasen**.

- Im Zytosol liegt NADH vor allem in seiner oxidierten Form (also NAD$^+$) vor – bereit, die bei Oxidationen anfallenden Elektronen aufzunehmen.
- In den Mitochondrien liegt vor allem die reduzierte Form NADH/H$^+$ vor – darauf wartend, in der Atmungskette wieder oxidiert zu werden.

Da die Coenzyme bei den Reaktionen nicht verbraucht, sondern immer wieder regeneriert werden, ist der Bedarf an Niacin auch nicht sonderlich groß. Der **Tagesbedarf** beträgt etwa **15 mg**, wobei Mangelerscheinungen wie Pellagra in Deutschland äußerst selten sind.

Aufnahme von Niacin in unseren Körper. Der Begriff Niacin ist eine Sammelbezeichnung für die beiden Stoffe **Nikotinsäure** und **Nikotinamid** (☞ 10.36). In der Nahrung befinden sich sowohl Nikotinsäure als auch Nikotinamid – vor allem in Form ihrer Coenzyme, z. B. NADH in tierischen Nahrungsmitteln. Nikotinamid wird im Darm meist zu Nikotinsäure umgewandelt, die (passiv) in die Darmzellen aufgenommen wird und über die Pfortader zunächst in die Leberzellen gelangt.

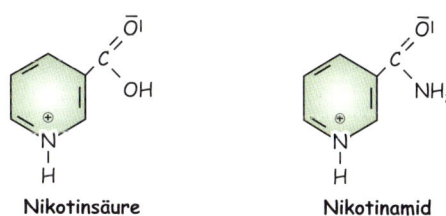

☞ **10.36**   Nikotinsäure und Nikotinamid.

Biosynthese von NADH. Die Biosynthese von NADH findet in den **Hepatozyten** statt. Dort entsteht im **Zytosol** aus Nikotinsäure zunächst ein Mononukleotid, das später im **Zellkern** zum Dinukleotid NAD$^+$ umgewandelt wird.

NADH-Biosynthese für Interessierte. Die genaue Biosynthese ist zwar interessant aber nicht gerade prüfungsrelevant...
In der Leberzelle erfolgt die Verbindung von Nikotinsäure mit Phosphoribosyl-Pyrophosphat (PRPP), das auch eine ganz zentrale Rolle bei der Biosynthese der Nukleotide spielt (S. 240). Dabei entstehen Nikotinsäure-Ribonukleotid und PP$_a$, das weiter durch Pyrophosphatasen zerlegt wird (S. 129).
Anschließend reagiert das Nikotinsäure-Ribonukleotid mit ATP zu Nikotinsäure-Adenin-Dinukleotid und PP$_a$. Nun muss noch der Nikotinsäure-Ring in einen Nikotinamid-Ring umgelagert werden. Dazu reagiert das Nikotinsäure-Adenin-Dinukleotid mit Glutamin zu NAD$^+$ und Glutamat. Auch hierbei ist die viel Energie liefernde Hydrolyse von ATP zu AMP und Pyrophosphat erforderlich.

Das NADH in der Peripherie. Die NADH-Biosynthese findet nur in der Leber statt, benötigt wird NADH aber von allen Zellen in unserem Körper. Hat die Leber mehr NADH als sie gerade benötigt, dann zerlegt sie es in Nikotinamid und gibt es ins Blut ab. NADH selbst ist nicht in der Lage, Membranen zu durchdringen. Die Zellen in der Peripherie bauen aus Nikotinamid dann wieder NADH auf. Dies ist wesentlich bequemer als die NADH-Biosynthese ausgehend von der Nikotinsäure.

Aufbau von NAD$^+$. Da der Nikotinamid-Ring im NAD$^+$ dem Pyridin-Ring ähnelt, bezeichnet man NADH auch als **Pyridinnukleotid**. Der Nikotinamid-Ring ist entscheidend für die Elektronenübertragung. Die übrigen Komponenten sind weniger spektakulär. Es handelt sich dabei um ein **Dinukleotid**, bestehend aus der Base **Adenin**, und zwei **Phosphaten**, die zwischen zwei **Ribosen** sitzen. Die positive Ladung des NAD$^+$ ergibt sich durch das Stickstoffatom im Ringsystem, das indirekt an der Aufnahme des Wasserstoffs beteiligt ist (☞ 10.37).

hier wird das Hydrid-Ion (= H^-) angelagert

NAD^+

hier sitzt das ⓟ bei $NADP^+$

👁 **10.37**   NAD+.

Mechanismus der Elektronenaufnahme. Der Mechanismus der Elektronenaufnahme ist nicht nur wichtig für unsere Zellen, sondern auch, um die verschiedenen Schreibweisen der reduzierten Form von NADH verstehen zu können. Hier gibt es leider häufig einige Verwirrung.
Wird ein Substrat (z. B. durch eine Dehydrogenase) oxidiert, fallen dabei zwei Wasserstoffatome an, also zwei Elektronen und zwei Protonen. NAD^+ nimmt davon allerdings nur die beiden Elektronen und ein Proton auf. Es findet daher keine Übertragung zweier Wasserstoffe, sondern nur die eines **Hydrid-Ions** (**H^--Ion**) auf das NAD^+ statt (👁 **10.38**).

$$H–H \xrightarrow[\text{Spaltung}]{\text{heterolytische}} H\!:^- + H^+$$

2e⁻

keine e⁻

👁 **10.38**   Nur ein Hydrid-Ion (H^--Ion) wird auf das NAD^+ übertragen.

Das ebenfalls noch abgespaltene Proton wird einfach in das umgebende (wässrige) Lösungsmittel abgegeben. Von dort kann es bei der umgekehrten Reaktion auch problemlos wieder aufgenommen werden. Als Reaktion ergibt sich dann (👁 **10.39**):

NAD^+

$NADH/H^+$

Ribose — ⓟ
ⓟ — Adenosin

👁 **10.39**   Bei der Hydrid-Übertragung (H^-) neutralisiert sich die positive Ladung des NAD^+.

Wegen der Hydrid-Übertragung (H^-) neutralisiert sich auch die positive Ladung des NAD^+. Jetzt wird wahrscheinlich auch klar, warum die Schreibweise $NADH/H^+$ oder $NADH +H^+$ korrekt, $NADH_2$ dagegen nicht so ganz richtig ist. Bei $FADH$, ist dagegen die Schreibweise $FADH_2$ vollkommen korrekt, weil dort tatsächlich zwei Elektronen und zwei Protonen (also zwei Wasserstoffatome) vom FAD aufgenommen werden.

NADH im Photometer. Das NADH ist bei vielen Reaktionen in unseren Zellen als Coenzym beteiligt. Einige davon sind auch für die Diagnose verschiedener Erkrankungen zu gebrauchen. In diesem Zusammenhang erweist es sich als sehr günstig, dass sich die oxidierte von der reduzierten Form des NADH im Photometer unterscheidet – aufgrund unterschiedlicher Absorptionseigenschaften des Nikotinamid-Rings.

Laktatbestimmung im Blut. Sowohl NAD^+ als auch $NADH/H^+$ zeigen ein Absorptionsmaximum bei 260 nm, nur das $NADH/H^+$ zeigt bei 340 nm ein zusätzliches Maximum an. Misst man daher bei dieser Wellenlänge, lassen sich photometrisch die Konzentrationen von NAD^+ und $NADH/H^+$ unterscheiden. Auf diese Art lässt sich z. B. über die Konzentration von $NADH/H^+$ auch die Menge an Laktat bestimmen, die in einer Blutprobe vorliegt (👁 **10.40**).

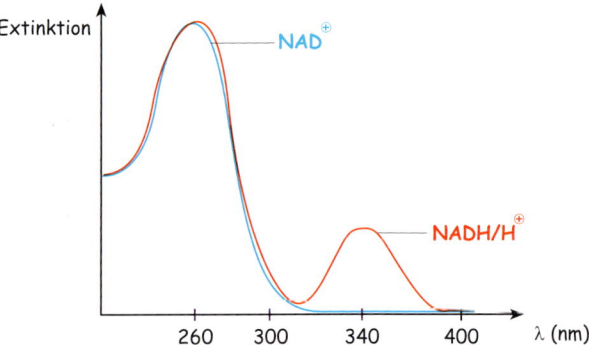

👁 **10.40**   NADH im Photometer.

Wichtige Enzyme, die mit NADH arbeiten. Die wichtigsten Enzyme, die mit NADH arbeiten, sind alle **Dehydrogenasen**. Die meisten befinden sich in den **Mitochondrien**, wo die Reduktionsäquivalente als Elektronen-Spender für die Atmungskette dienen.

- Aus dem Citratzyklus sind dies die drei Enzyme Isocitrat-Dehydrogenase, die α-Ketoglutarat-Dehydrogenase und die Malat-Dehydrogenase.
- Aus der β-Oxidation die β-Hydroxyacyl-CoA-Dehydrogenase.

Wichtige **zytosolische** Dehydrogenasen sind vor allem die drei folgenden:

- Die Glyceral-3-Phosphat-Dehydrogenase aus der Glykolyse.
- Die Laktat-Dehydrogenase, die eine Alternative zur Atmungskette darstellt und NADH/H⁺ wieder in die oxidierte Form überführen kann.
- Die Alkohol-Dehydrogenase, das wichtigste Enzym des Alkoholabbaus in unseren Zellen.

10.3.3 Das Vitamin Riboflavin und FADH

Enzyme, die FADH enthalten, bezeichnet man als **Flavoproteine** oder **Flavoenzyme**. Häufig haben sie zusätzlich noch Metall-Ionen wie Eisen oder Molybdän gebunden.

- **Flavinnukleotide** (FADH und FMNH) sind meist – anders als die Pyridinnukleotide – fest an ihre entsprechenden Enzyme gebunden; manchmal kovalent (z. B. FADH bei der Succinat-Dehydrogenase, manchmal reversibel (wie FADH bei der Xanthin-Oxidase, die eine wichtige Rolle im Nukleotidstoffwechsel spielt).
- Die Struktur, an der die Redox-Reaktionen ablaufen, ist ein Ringsystem, das sich vom Vitamin Riboflavin (B₂) ableitet.

Der **Tagesbedarf** an Riboflavin für einen erwachsenen Menschen beträgt etwa **1,5 mg**. Hauptlieferant ist dabei die Milch und das, was man daraus alles machen kann. (Man sollte die Milchspeisen allerdings nicht allzu lange in der Sonne liegen lassen, da Vitamin B₂ sehr lichtempfindlich ist und dabei zerfällt.) Ein Mangel ist in unseren Breiten allerdings äußerst selten.

Aufnahme von Riboflavin. Die Aufnahme des Riboflavins in unseren Körper erfolgt vor allem in Form von Flavoproteinen, die im Darm zu Riboflavin gespalten werden. Dieses nehmen unsere Darmzellen (vor allem aktiv) auf und machen daraus wieder FAD (und FMN). (Vorteil: Riboflavin selbst wird aus dem Gleichgewicht entfernt und kann leichter aus dem Darm „nachströmen".) Ans Blut wird dann wieder freies Riboflavin abgegeben, das dort allerdings ziemlich schlecht löslich ist und daher an Albumin gebunden transportiert wird. Riboflavin wird über aktive Sekretion von den Nierentubuli ausgeschieden.

Die Biosynthese von FADH. Die Biosynthese von FADH erfolgt vor allem in Leber-, Herz- und Muskelzellen aus Riboflavin.

Aufbau von FADH. Charakteristikum aller Flavinnukleotide ist der Isoalloxazinring, der sich vom Riboflavin ableitet. Dieser Ring ist mit einem Alkohol, dem Ribit, verbunden. Anders betrachtet, ist FADH ein Ester des ADP (☞ 10.41)

☞ **10.41** Aufbau von FAD(H₂).

Mechanismus – ein oder zwei Elektronen. Der Mechanismus der Flavinenzyme ist insofern raffinierter als der der Pyridinnukleotide, da FAD **ein oder zwei Elektronen** aufnehmen kann. Wird nur ein Elektron aufgenommen, bildet sich die Semichinonform des Isoalloxazinrings (= FADH). In vollständig reduzierter Form liegt FADH₂ vor. Hier wurden alle beiden Elektronen zusammen mit ihren Protonen übertragen, also zwei komplette Wasserstoffatome.

Durch diese Flexibilität ist FAD in der Lage, als Vermittler zwischen Systemen zu arbeiten, die nur mit einem oder nur mit zwei Elektronen arbeiten können. Dies ist besonders in der Atmungskette wichtig (S. 218).

FADH im Photometer. Auch bei den Flavinnukleotiden ergeben sich Verschiebungen der Absorptionsmaxima im Photometer – je nachdem, ob die oxidierte oder die reduzierte Form vorliegt.

Wichtige Enzyme, die mit FADH arbeiten. Es sind für den Menschen mehr als 60 Flavoproteine bekannt, die Flavinnukleotide enthalten. Exemplarisch sei hier die Succinat-Dehydrogenase des Citratzyklus genannt.

Es gibt auch noch FMNH. Nicht nur FADH, sondern auch das Flavin-Mononukleotid (FMNH) ist ein Flavinnukleotid; es kommt allerdings weniger häufig im Stoffwechsel unserer Zellen vor. FMN kann zwei Elektronen und zwei Protonen (also zwei H) aufnehmen und liegt dann als $FMNH_2$ vor (☞ 10.42). Der wichtigste Vertreter ist der **Komplex I der Atmungskette**, die NADH-Dehydrogenase, die mit FMN als Coenzym arbeitet (S. 223). Im FMNH ist Riboflavin einfach mit Phosphorsäure verestert.

Alle drei Formen – Riboflavin, FADH und FMNH – werden als Vitamin B_2 bezeichnet.

☞ **10.42** $FMNH_2$.

10.3.4 NADPH – für den anabolen Stoffwechsel

Die Hauptaufgabe des Nikotinamid-Adenin-Dinukleotid-Phosphats (NADPH) ist die Stiftung von Elektronen für reduktive Biosynthesen. Die wichtigsten Beispiele sind die **Fettsäure-Biosynthese** und die **Cholesterin-Biosynthese**. Außerdem wird NADPH zur Reduktion des **Glutathion-Systems** benötigt, das unsere Zellen vor Oxidationen – vor allem durch Radikale – schützt (S. 490).

Das Phosphat. Einziger Unterschied zum NADH ist das Phosphat, das am 2-C-Atom der Ribose durch die NAD-Kinase eingefügt wird. An diesem Phosphat erkennen die zuständigen Enzyme, ob es sich um ihr Coenzym handelt oder nicht. Wir hatten ja schon gesagt, dass die Enzyme meist sehr spezifisch mit nur einem der beiden Coenzyme (NADH oder NADPH) arbeiten.

In unseren Zellen gibt es zwei verschiedene Systeme, die oxidiertes NADPH wieder reduzieren können.

- Der **Pentosephosphatweg** ist am wichtigsten für die meisten Zellen; er kann durch den Abbau von Glukose relativ viel NADPH reduzieren (S. 96).
- Das **Malat-Enzym** katalysiert die Reaktion vom Malat zum Pyruvat, wobei $NADP^+$ zu $NADPH/H^+$ reduziert wird (S. 98). Dies ist vor allem im Fettgewebe eine wichtige $NADPH/H^+$-Quelle: Es findet hier vor allem in der Fettsäure-Synthase Verwendung.

10.3.5 Wo wir schon dabei sind – die drei restlichen Redox-Coenzyme

In unseren Zellen kommen noch drei weitere Coenzyme vor, die mit der Betreuung von Oxidoreduktasen beschäftigt sind:

- Liponamid
- Ubichinon
- Häm

Das Liponamid arbeitet mit SH-Gruppen als Redoxzentren und ist kovalent an sein Enzym gebunden. Übertragen werden stets zwei Elektronen zusammen mit zwei Protonen (Wasserstoff). Wichtige Enzyme, die Liponamid als Coenzym besitzen, sind die **Pyruvat-Dehydrogenase** (S. 92) und die α-Ketoglutarat-Dehydrogenase (S. 206) in unseren Mitochondrien.

Das Ubichinon ist ein zentrales Molekül der Atmungskette, das den einfließenden Wasserstoff aufnimmt und dabei zu Ubichinol reduziert wird (S. 224). Ubichinon ist relativ lipophil und daher frei in der inneren Mitochondrienmembran beweglich.

Auch das Häm spielt eine zentrale Rolle in der Atmungskette, wo es über sein zentrales Eisenatom *ein* Elektron reversibel aufnehmen kann. Hierdurch erfolgt dann ein Wechsel von Fe^{3+} zu Fe^{2+} (S. 224).

Achtung: Dies hat *nichts* mit der Aufnahme von Sauerstoff durch das Hämoglobin zu tun. Im Hämoglobin wird das Eisenatom nicht verändert. Es findet *keine* Oxidation, sondern eine *Oxygenierung* (eine reversible Anlagerung von Sauerstoff, S. 503) statt.

10.3.6 Wo entstehen die Reduktionsäquivalente in der Zelle?

Im Überblick zeigen wir hier noch einmal, wo und wofür in der Zelle die Reduktionsäquivalente benötigt werden.

Das $NADH/H^+$ entsteht vor allem im Rahmen der Glykolyse im Zytosol sowie im Rahmen der β-Oxidation und des Citratzyklus in den Mitochondrien (☞ 10.43). Die Regeneration (also Reoxidation) erfolgt vor allem durch die Atmungskette, aber auch mithilfe spezieller Einzelreaktionen im Zytosol (z. B. Malat-Dehydrogenase-Reaktion).

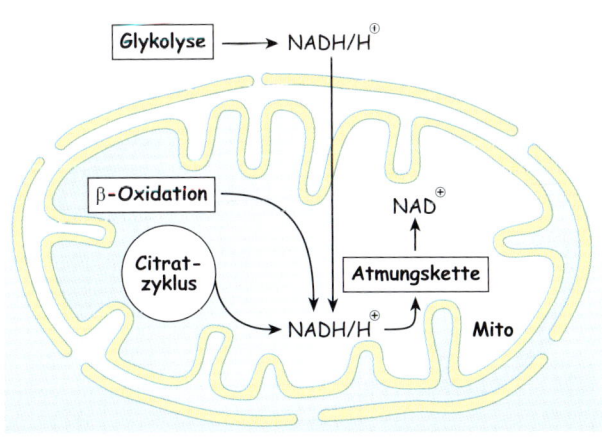

⊙ **10.43**   NADH/H$^+$.

Das FADH$_2$ entsteht vor allem im Mitochondrium in der β-Oxidation und im Citratzyklus (⊙ **10.44**). Die Reoxidation erfolgt im Rahmen der Atmungskette.

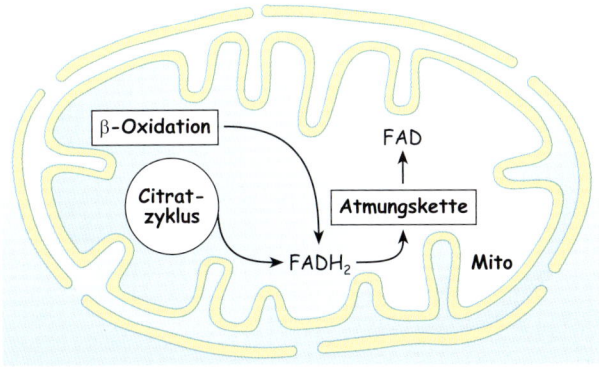

⊙ **10.44**   FADH$_2$.

Das NADPH/H$^+$ wird vor allem für Biosynthesen im Zytosol verwendet. Wichtig sind hier die Fettsäure-Biosynthese und die Cholesterin-Biosynthese (⊙ **10.45**). Die Regeneration (hier handelt es sich um eine Re-Reduktion) erfolgt durch die Reaktionen des Pentosephosphatwegs oder durch das Malat-Enzym im Zytosol.

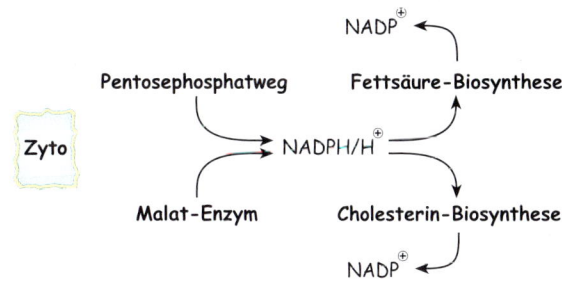

⊙ **10.45**   NADPH/H$^+$.

Der Malat-Aspartat-Shuttle für NADH/H$^+$. Reduktionsäquivalente sind nicht in der Lage, Membranen zu durchqueren. Da das reduzierte NADH/H$^+$ aus der zytosolischen Glykolyse jedoch in der Atmungskette in den Mitochondrien oxidiert werden soll, muss es hier einen Transportmechanismus geben. Die Lösung bietet der Malat-Aspartat-Shuttle, bei dem die Reduktionsäquivalente, in Malat versteckt, durch die Membran gebracht werden. Für das Malat gibt es nämlich einen spezifischen Transportmechanismus (S. 103). NADH selbst durchquert also gar nicht die Membran, sondern nur sein Wasserstoff.

10.4 Die Atmungskette

Die Atmungskette stellt die **Endstrecke** des gesamten oxidativen Stoffwechsels dar. Hier werden die Elektronen der überall im Stoffwechsel entstandenen reduzierten **Reduktionsäquivalente** abgegeben. Sie werden über eine Abfolge von Redoxsystemen weitergeleitet, die mit der Energie der Elektronen einen **Protonengradienten** aufbauen (☞ 10.46).

Dieser Protonengradient wird genutzt, um aus ADP und anorganischem Phosphat **ATP** herzustellen. Als Endprodukt entsteht aus den Elektronen und **Sauerstoff** einfaches Wasser. Die Atmungskette läuft bei allen Eukaryonten, also auch beim Menschen, ausschließlich in der **inneren Mitochondrienmembran** ab.

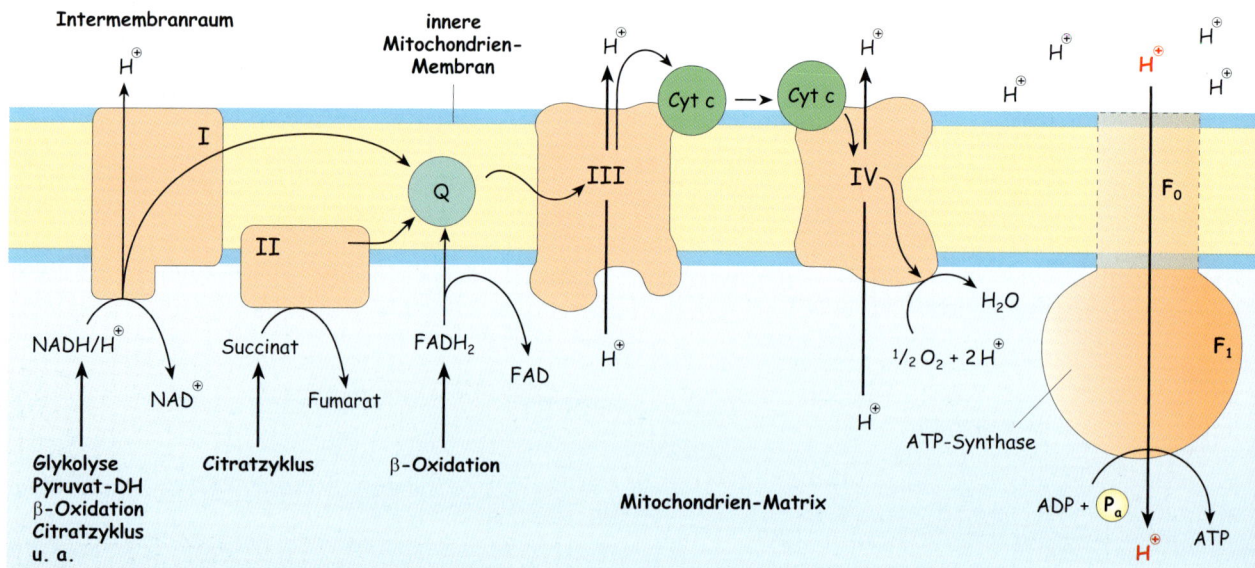

☞ **10.46** Die Atmungskette.

10.4.1 Prinzip der Atmungskette

Das Prinzip der Atmungskette ist relativ einfach, kompliziert sind nur die tatsächlichen Vorgänge an den einzelnen Komponenten, auf die wir aber nur am Rande eingehen werden.

In der Atmungskette werden die bei verschiedenen Reaktionen in der Zelle entstandenen Elektronen aufgenommen. Diese laufen in einer **Kette** von **Redoxstufen** in Richtung Sauerstoff, werden auf ihn übertragen und reduzieren ihn dadurch zu Wasser. Auf ihrem Weg dorthin geben die Elektronen ihre Energie ab, welche genutzt wird, um einen **Protonengradienten** über die innere Mitochondrienmembran aufzubauen. Dieser Gradient ermöglicht schließlich die Herstellung von **ATP** aus ADP und anorganischem Phosphat (☞ 10.47).

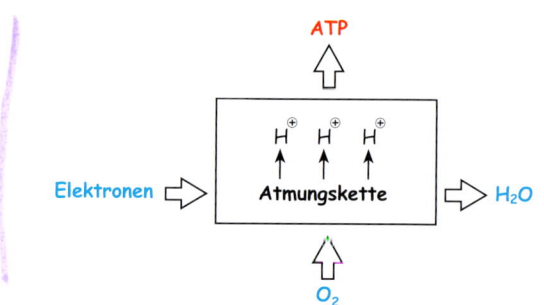

☞ **10.47** Prinzip der Atmungskette.

Was dahinter steckt. Das derzeitige Verständnis der ATP-Synthese in den Mitochondrien basiert auf einer 1961 von Peter Mitchell eingeführten Hypothese, nach der ein Protonengradient die entscheidende Rolle spielt (chemiosmotische Theorie). Die Energie der Elektronen wird dabei in einen Protonengradienten umgewandelt, der später der ATP-Synthese dient. Die Komplexe I, III und IV sind dafür mit Protonenpumpen ausgestattet.

Die Elektronentransporter. In unseren Zellen werden vielerorts energiereiche Elektronen frei und sofort von Elektronentransportern aufgenommen. Diese bringen die Elektronen zur Atmungskette und geben sie dort ab. Die Elektronen fließen in der Atmungskette über eine Kette von Redoxsystemen zum Sauerstoff, der mit ihrer Hilfe zu Wasser reduziert wird.

Aufnahme der Elektronen in die Atmungskette

Im Mitochondrium angelangt, geben die Reduktionsäquivalente (NADH/H$^+$ und FADH$_2$) ihre Elektronen an verschiedenen Eintrittsstellen der Atmungskette ab. Die Reduktionsäquivalente werden dabei oxidiert und stehen dem Organismus für eine neue Reduktions-Oxidations-Runde zur Verfügung.

Auf Komplex I werden die Elektronen aller NADHs, die in unseren Zellen anfallen, übertragen. Die Elektronenaufnahme kann dabei nur von der mitochondrialen Seite aus erfolgen, da die NADH-Bindungsstelle in Richtung der Matrix zeigt. Zytosolisches NADH muss daher zuvor ins Mitochondrium transportiert werden. Komplex I pumpt daraufhin Protonen von der Matrixseite auf die zytosolische Seite der inneren Mitochondrienmembran (in den Raum zwischen innerer und äußerer Mitochondrienmembran, also den Intermembranraum).

Komplex II ist die Succinat-Dehydrogenase des Citratzyklus. Er nimmt nur die Elektronen dieser einen Reaktion aus FADH$_2$ auf. Komplex II kann – anders als Komplex I – keine Protonen aus den Mitochondrien herauspumpen.

Das lipophile Molekül Ubichinon übernimmt dann die Elektronen der beiden ersten Komplexe – und auch noch die einiger anderer Reaktionen, die mit der Reduktion von FAD einhergehen. Dabei wird Ubichinon zum Ubichinol reduziert – also ein Keton zu einem Alkohol (☞ 10.48). Von hier ab beginnt dann die gemeinsame Endstrecke aller Elektronen.

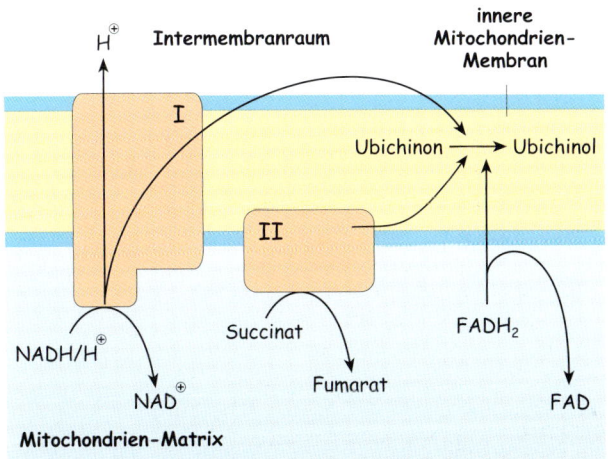

☞ 10.48 Aufnahmemöglichkeiten der Elektronen in der Atmungskette.

Die gemeinsame Endstrecke

Ubichinol gibt seine Elektronen nun an den Komplex III der Atmungskette weiter.

Komplex III wirkt wieder als Protonenpumpe und transportiert Protonen aus der Matrix in den mitochondrialen Intermembranraum. Die Elektronen werden von dort aus weiter zum Cytochrom c geleitet.

Cytochrom c ist ein kleines lösliches Protein, das an der Außenseite der inneren Mitochondrienmembran sein Dasein fristet. Es transportiert die Elektronen von Komplex III zu Komplex IV der Atmungskette (☞ 10.49).

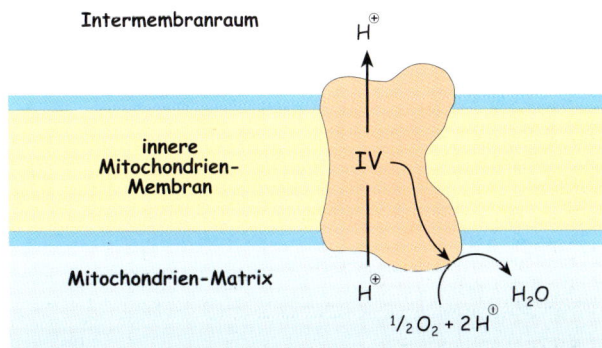

☞ 10.49 Cytochrom c transferiert Elektronen von Komplex III zu Komplex IV.

Der letzte Komplex (IV) der Atmungskette ist die Cytochrom-Oxidase. Sie katalysiert die Übertragung der Elektronen auf Sauerstoff, der damit zum Wasser reduziert wird (☞ 10.50).

☞ 10.50 Die Cytochrom-Oxidase (Komplex IV) überträgt die Elektronen auf den Sauerstoff.

Die ATP-Synthase

Durch die Reaktionen der ATP-Synthase erfolgt der Abbau des Protonengradienten unter Bildung von ATP. Die Protonen fließen aus dem Intermembranraum wieder in die Matrix des Mitochondriums zurück, und zwar durch einen besonderen Kanal in der inneren Mitochondrienmembran, dessen „dickes Ende" aus ADP und Phosphat ATP herstellt (☞ 10.51).

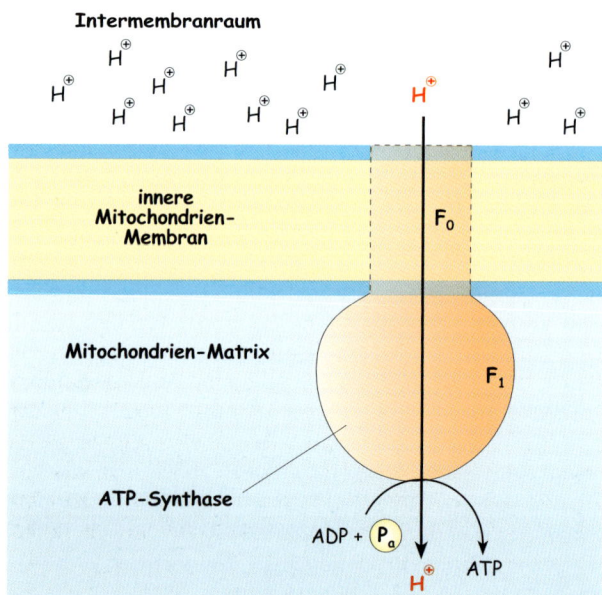

Intermembranraum

innere Mitochondrien-Membran

F_0

Mitochondrien-Matrix

F_1

ATP-Synthase

$ADP + P_a$ ATP

👁 **10.51** Durch die ATP-Synthase entsteht aus ADP und anorganischem Phosphat schließlich ATP.

So weit der Überblick über die Abläufe in der Atmungskette. Nun beschäftigen wir uns kurz mit dem chemisch-physikalischen Hintergrund der ganzen Sache, bevor wir weiter ins Detail gehen…

10.4.2 Chemie und Physik der Atmungskette

Grundlage sämtlicher Arbeit, die von lebenden Organismen verrichtet wird, ist der **Elektronenfluss** bei **Redoxreaktionen**. Eine Redoxreaktion besteht aus zwei Reaktionen, einer Oxidation und einer Reduktion. Bei der Oxidation werden Elektronen abgegeben, und Energie wird frei. Diese Elektronen werden von einer anderen Verbindung aufgenommen, die dadurch reduziert wird (👁 **10.52**).
Unterwegs (also zwischen Abgabe und Aufnahme) können die Elektronen Arbeit verrichten.

Redoxreaktion

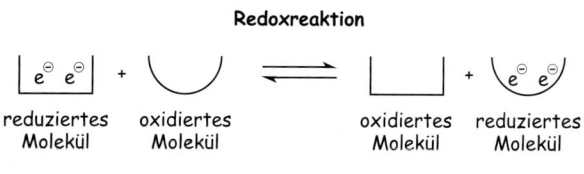

reduziertes Molekül   oxidiertes Molekül   oxidiertes Molekül   reduziertes Molekül

👁 **10.52** Redoxreaktionen.

Im folgenden Abschnitt geht es nun um die Menge an Energie, die in den Elektronen steckt; also darum, wie viel Arbeit (u. a. Herstellung von ATP) von ihnen verrichtet werden kann.

Batterie und Atmungskette

Es gibt Stoffe, die gerne Elektronen abgeben und solche, die gerne welche aufnehmen. Bringt man zwei solcher Stoffe zusammen, fließen die Elektronen mit einer gewissen Kraft (einem gewissen Antrieb) von einem Partner zum anderen. Diesen Elektronendruck bezeichnet man auch als die Spannung, die zwischen beiden Partnern herrscht; die Differenz folglich als Spannungsdifferenz oder **Potenzialdifferenz**.

Eine Batterie funktioniert nach dem gleichen Prinzip. Sie besteht aus zwei getrennten Kammern. In der einen ist ein Stoff, der gerne Elektronen abgibt, davon getrennt, in einer anderen Kammer, ein Stoff, der gerne Elektronen aufnimmt. Ort der Oxidation und Ort der Reduktion sind also getrennt. Die zwischen den Kammern herrschende Spannung wird in Volt gemessen.
Verbindet man die beiden Drähte einer Batterie, fließen die Elektronen von einer Kammer in die andere – bis sie leer ist. Auf dem Weg dorthin sollte man die Elektronen natürlich etwas arbeiten lassen, z. B. eine Glühbirne zum Leuchten bringen.

Die Spannung (in Volt) ist ein Maß für die Menge an Arbeit, die Elektronen verrichten können. Sind Elektronen z. B. in der Lage, bei einer vorhandenen Spannung von 2 V eine gewisse Menge an Arbeit zu verrichten, so wird die verrichtete Arbeit bei einer vorhandenen Spannung von nur 2 mV tausend mal kleiner sein. Die Anzahl der Elektronen, die diese Arbeit verrichten, ist in beiden Fällen dieselbe.
Die Spannung beschreibt nicht die Menge an Arbeit selbst, sondern nur die Möglichkeit, Arbeit zu verrichten – das dazu vorhandene Potenzial also. Anders gesagt ist das Potenzial ein Maß für die Tendenz der Elektronen zu reagieren oder für den Elektronendruck.

Menge der Arbeit und Leistung. Die Spannung beschreibt die Potenz der Elektronen, etwas zu tun. Die Stromstärke (in Ampere) beschreibt, wie viele Elektronen wirklich etwas tun. Die Spannung multipliziert mit der Stromstärke ergibt dann die Leistung, die ein System erbringt, ihre Einheit ist das Watt.

$$W = V \times A$$

Watt = Volt × Ampere

Der Standard. Da es theoretisch viele verschiedene Möglichkeiten gibt, Elektronen zwischen unterschiedlichen Stoffen hin- und herfließen zu lassen, hat man sich darauf geeinigt, das zu vereinfachen. Man lässt die Elektronen des einen Stoffes gedanklich erst zu einem festgelegten Standard fließen. Von diesem virtuellen Standard aus fließen sie dann dorthin, wo sie eigentlich hinsollen.
Die Differenz der beiden Potenziale in Bezug auf den Standard ist dann proportional zur Tendenz der Elektronen, auf Wanderschaft zu gehen.

Wie kommt man zu diesem Standard?

Als Referenzstandard wurde die Oxidation von Wasserstoffgas (H_2) zu gelösten Protonen unter Standardbedingungen gewählt. Die Standardbedingungen sind ein umgebender Atmosphärendruck von 1013 mbar (101,3 kPa), eine Temperatur von 25 °C und eine Konzentration der Stoffe von 1 mol/l.

$$H_2 \longrightarrow 2\,H^{\oplus} + 2\,e^{\ominus}$$

Man legte hier willkürlich eine Spannung von 0 Volt fest und bezeichnete das Ganze als **Normalwasserstoffelektrode**.
Verbindet man diese Wasserstoffelektrode nun über einen äußeren Stromkreis mit einer anderen Halbzelle, in der sowohl die oxidierte als auch die reduzierte Form eines Stoffes unter Standardbedingungen vorliegen, dann wandern Elektronen von einem dieser beiden Partner zum anderen.

Standardreduktionspotenzial E_0. Um das Ganze auch in Zahlen ausdrücken zu können, führte man das Standardreduktionspotenzial E_0 ein. Hier hat man sich darauf geeinigt, dass die Halbzelle, die leichter reduzierbar ist – also die mit der stärkeren Tendenz Elektronen aufzunehmen –, einen positiven Wert von E_0 (in Volt) bekommt. Ein hoher positiver E_0-Wert bedeutet also, dass eine Substanz sehr gerne Elektronen aufnimmt (leicht reduziert wird).

Vergleich mit anderen Stoffen. Die uns interessierenden Stoffe, z. B. NADH/H^+ und O_2, geben die Elektronen nun entweder zu den beiden Substraten der Normalwasserstoffelektrode ab, oder sie nehmen welche auf. Geben sie Elektronen ab (Oxidation), ergibt sich ein negativer Wert für E_0, nehmen sie welche auf (Reduktion), ein positiver.
Man spricht auch häufig von E^{0l}, wobei hier nicht nur die Standardbedingungen, sondern auch noch ein pH-Wert von 7 vorliegt. Weichen die Konzentrationen der beteiligten Stoffe von 1 mol/l ab, führt das wieder zu anderen Potenzial-Werten.
So kann man die Tendenzen vieler verschiedener Stoffe, Elektronen entweder von diesem Wasserstoff-Standard aufzunehmen oder an ihn abzugeben, (in Volt) messen. Die sich ergebenden Werte bei Standardbedingungen sind in den Normalpotenzialtabellen zusammengetragen und können daraus zum Rechnen entnommen werden.

Sauerstoff und NADH/H^+. Für das Redoxpaar Sauerstoff/Wasserstoff ergibt sich zum Beispiel ein E_0 von 820 mV, Sauerstoff nimmt also gerne Elektronen auf, was in der Atmungskette dann auch stattfindet.
Das Redoxpaar NAD^+/NADH/H^+ hingegen besitzt ein E_0 von – 320 mV. Es hat also die Tendenz, seine Elektronen abzugeben und genau das passiert dann ja auch in der Atmungskette.

$$NADH/H^{\oplus} \longrightarrow NAD^{\oplus} + 2\,H^{\oplus} + 2\,e^{\ominus}$$
$$E^{o'} = -0,32\ V$$

Der Gesamtwert einer Reaktion – z. B. der Elektronenfluss von NADH/H^+ zu O_2 – errechnet sich dann, indem man die Elektronen erst zum Standard hin fließen lässt, dann vom Standard weiter zum positiven Wert. Es ergibt sich für diese Reaktion dann eine Differenz der Werte (ΔE) von 1,14 Volt.

Von der Spannung zur Energie …

Nun können wir also zahlenmäßig eine Aussage darüber machen, wie groß die Potenz der Elektronen ist, in der Atmungskette Arbeit zu verrichten. Viel wichtiger ist es jedoch, eine Aussage darüber machen zu können, wie viel Energie zur Verfügung steht, um etwas arbeiten zu können. (Der Begriff „Arbeit" ist gleichbedeutend mit „Energie".)

Energie eines Balls. Die Berechnung der Energie der Elektronen erfolgt in ähnlicher Weise wie die Berechnung der kinetischen Energie eines Balls. Hier berechnet sich die Energie aus der Masse des Balls multipliziert mit dem Potenzial, Arbeit verrichten zu können. Dieses Potenzial errechnet sich aus der Erdbeschleunigung multipliziert mit der Höhe, von der der Ball herunterfällt.

$$E = m \times g \times h$$

Energie von Elektronen. Parallel kann man die Energie von Elektronen bestimmen, indem man die Kraft, die zwischen zwei Redoxpartnern wirkt (ΔE in Volt), in Beziehung setzt zur Änderung der freien Energie (ΔG in Joule). Die Beziehung zwischen diesen beiden Parametern wird durch die elektromotorische Kraft (EMK) beschrieben.

Die elektromotorische Kraft (EMK). Entsprechend der kinetischen Energie des Balls ergibt sich für die Energie, die Elektronen tragen (ΔG): das Potenzial (ΔE) multipliziert mit einem Faktor F und der Zahl der Elektronen n.

$$\Delta G^{o'} = -n \times F \times \Delta E^{o'}$$

Hierbei ist n die Zahl der pro Reaktion übertragenen Elektronen in mol, wobei bei Elektronen (e^-) das Vorzeichen immer negativ ist. F ist die Faraday-Konstante. Sie beschreibt die elektrische Ladung, die ein Mol Elektronen besitzen. Ihre Größe ist etwa 96 500 C/mol. (C steht für Coulomb und ist die Stromstärke multipliziert mit der Zeit: C = A × t.) Beachtenswert ist, dass ein positiver E-Wert eine negative freie Energie nach sich zieht.

Wie man zur Faraday-Konstante kommt. Die Faraday-Konstante F steht für die elektrische Ladung, die ein Mol Elektronen besitzen. Ein Elektron besitzt eine Ladungsmenge von $1{,}6 \times 10^{-19}$ Coulomb (oder Ampere-Sekunden), ein Mol umfasst definitionsgemäß $6{,}023 \times 10^{23}$ Teilchen, ein Wert, der als Avogadrosche Zahl (N_A) bekannt geworden ist. Die Faraday-Konstante ergibt sich aus der Multiplikation der beiden Werte.

$$F = e \times N_A$$
$$= 1{,}6 \times 10^{-19}\ C \times 6{,}023 \times 10^{23}$$
$$= 96\,500\ C/mol$$

Die Knallgasreaktion

Die Knallgasreaktion ($H_2 + \frac{1}{2} O_2 \rightarrow H_2O$) spielt sich bei pH 7 zwischen den Potenzialen -420 mV und 820 mV ab (beide Werte kann man aus Tabellen entnehmen). Sauerstoff hat ein hohes Reduktionspotenzial (nimmt gerne Elektronen auf). Aus der Potenzialdifferenz $\Delta E^0 = 1{,}24$ V lässt sich die Energie berechnen, die bei der Bildung von einem Mol Wasser frei wird.

$$\Delta G^{o'} = -n \times F \times \Delta E^{o'}$$
$$= -2 \times 96\,500\ C/mol \times 1{,}24\ V$$
$$= -239\ kJ/mol$$

Die Reaktion hat eine so große Triebkraft, dass das Gasgemisch nach Zündung explodiert – was einer Zelle nicht gerade dienlich wäre. Daher läuft in der Atmungskette nur die entschärfte Version der Knallgasreaktion ab.

Die Rechnung für das NADH

In der Atmungskette findet nicht die klassische Knallgasreaktion statt, da die Elektronen im NADH/H+ nicht ganz optimal gebunden sind. Die Potenzialdifferenz zwischen den beiden Redoxpaaren NAD+/ NADH/H+ und O_2/H_2O beträgt hier nur 1,14 Volt.
In die Gleichung

$$\Delta G^o = -n \times F \times \Delta E^o$$

eingesetzt ergibt sich

$$\Delta G^o = -2 \times 96\,500\ C/mol \times 1{,}14\ V$$
$$= -220\ kJ/mol$$

Das ist also die Energie, die jedes NADH/H+ freisetzt, das die Atmungskette durchläuft. Die gleiche Energie benötigt man, um ein NAD+ zu reduzieren.

Die Rechnung für das FADH

Das Potenzial für das FAD/FADH$_2$-Paar beträgt E = 0,2 V. Daher liegt die Potenzialdifferenz auch nur bei 820 mV. In die Formel eingesetzt ergeben sich etwa 150 kJ/mol an Energie, die beim Durchlauf dieser Elektronen durch die Atmungskette frei werden – ebenso viel benötigt man dann auch für die Reduktion eines FAD.

$$FAD + 2\,H^{\oplus} + 2\,e^{\ominus} \rightleftharpoons FADH_2$$
$$E^{o'} = 0{,}2\ V$$

Der Protonengradient

Die Energie (220 kJ/mol aus NADH/H+, 150 kJ/mol aus FADH$_2$) wird verwendet, um einen Protonengradienten über der inneren Mitochondrien-Membran aufzubauen. Protonen sind als geladene Teilchen ja nicht in der Lage, Membranen zu durchdringen. Insgesamt ergibt sich so ein Unterschied im elektrochemischen Potenzial zwischen Außen- und Innenseite der inneren Mitochondrien-Membran von etwa 200 mV. Das sind immerhin 250 kV pro Zentimeter! Die Kraft, die in diesem Gradienten steckt, wird auch als **protonenmotorische Kraft** (**PMK**) bezeichnet (👁 **10.53**).

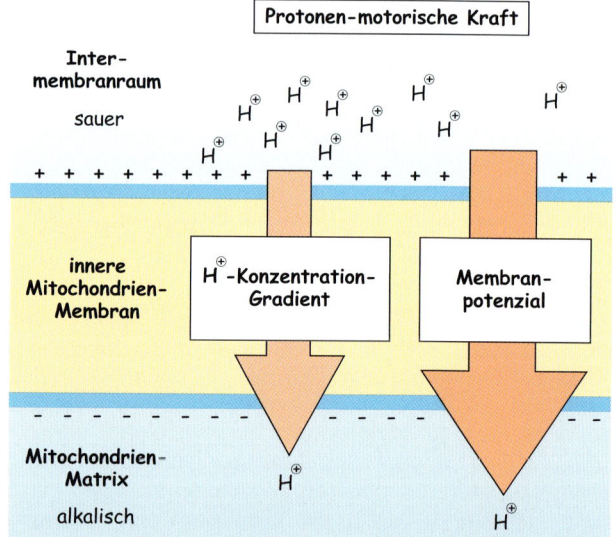

👁 **10.53** Bestandteile der protonenmotorischen Kraft (PMK).

10.4.3 Elektronen, Protonen und der Wasserstoff

Aus gegebenem Anlass sei hier noch einmal auf den fundamentalen Unterschied zwischen Elektronen, Protonen und Wasserstoff hingewiesen. Diese drei Teilchen werden häufig verwechselt, und gerade die Atmungskette ist ein Meister der Verwirrung, weil hier alle drei eine unterschiedliche Rolle spielen (👁 **10.54**).

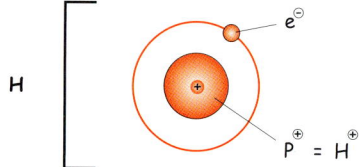

👁 **10.54** Elektronen, Protonen und Wasserstoff.

Elektronen (e⁻) sind negativ geladene Elementarteilchen in der Hülle von Atomen/Ionen, die bei Redoxreaktionen übertragen werden.

Protonen (p⁺) und Wasserstoffionen (H⁺). Protonen sind positiv geladene Elementarteilchen im Kern von Atomen/Ionen. Warum wird nun das H⁺-Ion meist als Proton bezeichnet? Ein Wasserstoffatom hat nur ein Proton im Kern und ein Elektron in der Hülle. Gibt der Wasserstoff sein Elektron ab, bleibt nur das Proton übrig. H⁺-Ionen sind die Reaktionspartner bei den Säure-Basen-Reaktionen, die daher auch als Protonen-Übertragungsreaktionen bezeichnet werden.

Wasserstoff ist ein Element, dessen Atome aus einem Elektron und einem Proton bestehen. Spricht man von Wasserstoff – z. B. im Rahmen von Redoxreaktionen –, so sind hier in erster Linie die Elektronen wichtig und nicht die Protonen – die werden nur häufig aus Praktikabilitätsgründen mit übertragen.

Im Rahmen der Atmungskette spielen alle drei Teilchen – alle aus unterschiedlichen Gründen – eine entscheidende Rolle.

> Zunächst werden die **Elektronen** zusammen mit den Protonen – als **Wasserstoff** – an die Atmungskette abgegeben. Der Wasserstoff sammelt sich beim Ubichinon, das dadurch zu Ubichinol reduziert wird. Ab Ubichinol werden dann nur noch die Elektronen – ohne die Protonen – weitergegeben und schließlich auf den Sauerstoff übertragen. **Protonen** werden aus dem Matrixraum des Mitochondriums in den Intermembranraum transportiert. Einige Protonen stammen aus NADH/H⁺ und FADH₂, der Rest aus der Matrix. Die Protonen fließen schließlich durch die ATP-Synthase wieder in den Matrixraum zurück und erzeugen dabei ATP.

10.4.4 Arbeitsweise der Atmungskette

Im folgenden Abschnitt wollen wir uns die einzelnen Komponenten der Atmungskette noch etwas genauer zu Gemüte führen. Insgesamt finden sich hier rund 40 Proteine und noch eine große Zahl weiterer wichtiger Bestandteile. Die einzelnen Komplexe sitzen nicht einfach brav hintereinander, sondern liegen in ganz unterschiedlichen Konzentrationen vor, die sich auch noch von Gewebe zu Gewebe unterscheiden.

Die Reihenfolge der Elektronenweitergabe wird allerdings streng eingehalten. Es gibt also keine Kurzschlüsse, z. B. zwischen Komplex I und Komplex IV. Die Wechselwirkungen zwischen den einzelnen Komplexen sind sehr spezifisch und nicht austauschbar. (Ubichinol wird seine Elektronen z. B. nur an Komplex III abgeben, weil es nur mit diesem reagieren kann…)

Die Redoxkomponenten der Atmungskette. An den Redoxreaktionen beteiligen sich Cytochrome, Eisen-Schwefel-Komplexe, Kupfer-Ionen und Flavoproteine. Die drei Erst-

genannten können immer nur ein Elektron nach dem anderen befördern. NADH/H⁺ bringt allerdings zwei Elektronen mit, und Sauerstoff benötigt zur vollständigen Reduktion sogar vier. Es muss also auch noch Verteilungs- und Sammelstellen geben, die dieses Ungleichgewicht ausbügeln.

Cytochrome. Die Molekülgruppe der Cytochrome (gr. *zytos* = Zelle; *chromos* = Farbe) bekommt ihre Farben durch die prosthetische Häm-Gruppe, deren Gerüst aus einem **Porphyrin-Ring** besteht.

Man unterscheidet, gemäß der verschiedenen Lichtabsorptionsspektren drei Klassen von Cytochromen: a, b und c. Die Häm-Gruppen der Cytochrome vom c-Typ sind kovalent an ihre Proteine gebunden, die der Cytochrome a und b zwar fest, aber nicht kovalent.

Einstiegsmöglichkeiten in die Atmungskette

Energiereiche Elektronen in Form von Wasserstoff fallen in unseren Zellen an verschiedenen Orten und auf unterschiedliche Art und Weise an. Für die Atmungskette bedeutet dies, dass es auch verschiedene Einstiegsmöglichkeiten geben muss.

- Mengenmäßig die größte Rolle spielt hier das **NADH/H⁺**, das in der Glykolyse im Zytosol und in großer Menge auch mitochondrial (PDH, β-Oxidation, Citratzyklus) entsteht. Dieser Wasserstoff wird über den **Komplex I** der Atmungskette aufgenommen.
- Der Citratzyklus liefert neben NADH/H⁺ auch **FADH₂**. Diese Reaktion katalysiert die Succinat-Dehydrogenase, die gleichzeitig **Komplex II** der Atmungskette ist.
- Daneben gibt es noch weitere Möglichkeiten der Elektronenabgabe an die Atmungskette (z. B. FADH₂ aus der β-Oxidation), wobei allerdings ziemlich direkt **Ubichinon** (auch Coenzym Q genannt) reduziert wird.

Die Nummerierung der Komplexe erfolgte dabei zu einer Zeit, als deren Funktion noch relativ unbekannt war. Komplex I und II stellen nämlich keine hintereinander geschalteten Systeme dar, sondern sind als Einstiegsalternativen für die Atmungskette zu werten (besser wäre daher Ia und Ib gewesen …).

Komplex I ist der größte Komplex der Atmungskette, er heißt **NADH-Dehydrogenase** und katalysiert die Übertragung des Wasserstoffs von NADH/H⁺ auf Ubichinon. Die NADH-Dehydrogenase ist ein Flavoprotein mit **FMN** als prosthetischer Gruppe, das den Wasserstoff aufnimmt (und dadurch zu FMNH₂ wird). Dann erfolgt die Übertragung der Elektronen auf **Eisen-Schwefel-Komplexe**, die ebenfalls Bestandteil der NADH-Dehydrogenase sind. Von dort werden Elektronen auf Ubichinon übertragen (👁 **10.55**).

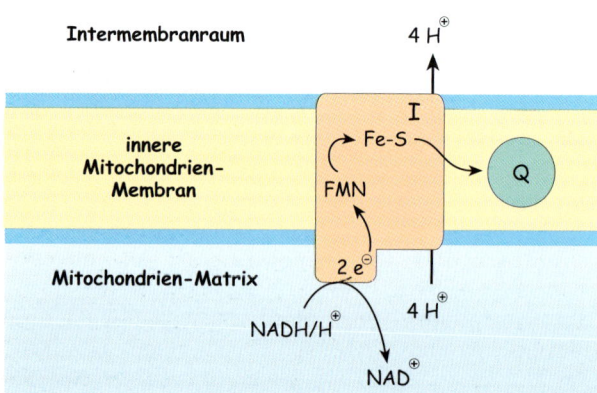

● **10.55** Komplex 1: NADH-Dehydrogenase. Übertragung des Wasserstoffs über Komplex I auf Ubichinon

Über die Elektronentransportkette werden also **zwei Wasserstoffatome** zum Ubichinon weitertransportiert. Vereinfacht lässt sich diese erste Reaktion wie in ● **10.56** aufschreiben.

$$NADH/H^{\oplus} + Q \longrightarrow NAD^{\oplus} + QH_2$$

● **10.56** Über die Elektronentransportkette werden zwei Wasserstoffatome zum Ubichinon weitertransportiert.

Bei dieser Reaktion werden **vier Protonen** in den Intermembranraum geschleust. Die NADH-Dehydrogenase wirk also auch als Protonenpumpe.

Komplex II ist die **Succinat-Dehydrogenase**, ein wichtiges Flavoenzym des Citratzyklus; sie katalysiert die Oxidation von Succinat zum Fumarat. Der anfallende Wasserstoff wird vermutlich vom FADH$_2$ auf **Eisen-Schwefel-Komplexe** übertragen und von dort auf **Cytochrom b.** Cytochrom b überträgt den Wasserstoff dann auf Ubichinon, wodurch Ubichinol entsteht (● **10.57**).

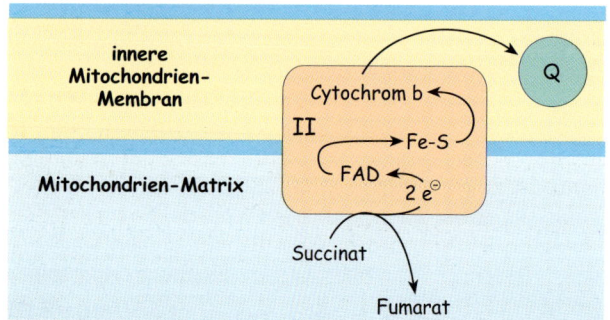

● **10.57** Übertragung des Wasserstoffs über Komplex II auf Ubichinon.

Komplex II ist **nicht** am Aufbau des Protonengradienten beteiligt, daher erhält man durch die Oxidation von FADH$_2$ nur etwa 1,5 ATP, im Gegensatz zu NADH/H$^+$, das 2,5 ATP liefert.

Andere mitochondriale Dehydrogenasen geben ihren Wasserstoff ebenfalls an das Ubichinon ab, das dadurch zu Ubichinol reduziert wird (● **10.58**); hier dienen immer **Flavoproteine** als Vermittler.

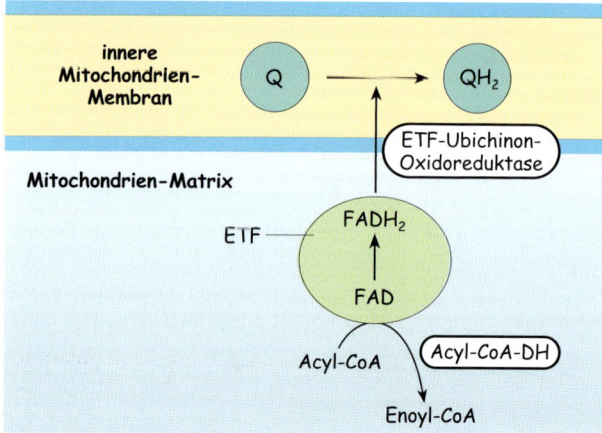

● **10.58** Ubichinon wird zu Ubichinol reduziert.

Das für uns wichtigste Flavoprotein ist die **Acyl-CoA-Dehydrogenase** aus der β-Oxidation. Hier gehen die Elektronen in Form von Wasserstoff von der Fettsäure auf das FAD der Dehydrogenase und dann gleich weiter an das **elektronentransferierende Flavoprotein** (**ETF**) über. Die ETF-Ubichinon-Oxidoreduktase katalysiert die Weitergabe des Wasserstoffs an das Ubichinon, das dadurch zum Ubichinol reduziert wird (● **10.59**).

● **10.59** Übertragung von Wasserstoff über Flavoproteine.

Ubichinon – zentrale Aufnahmestelle für Elektronen

Letztlich sammeln sich also alle Elektronen (als Wasserstoff) auf dem Ubichinon (Coenzym Q). Hierbei handelt es sich um einen beweglichen Wasserstoff-Überträger, der den Wasserstoff von Komplex I und II, vom ETF und anderen Flavoproteinen auf Komplex III überträgt (☞ **10.60**).

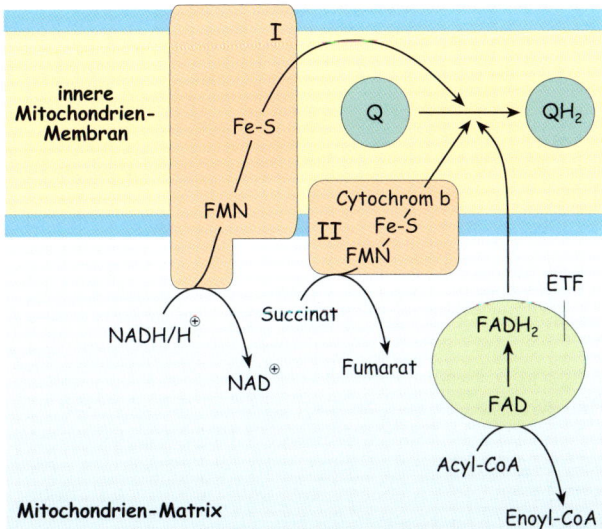

☞ **10.60** Ubichinon als zentrale Sammelstelle für die aufgenommenen Elektronen.

Ubichinon ist ein lipophiles Molekül, das fest in die innere Mitochondrien-Membran eingelagert ist. Es besteht aus einer variablen Isoprenoid-Seitenkette, die beim Menschen aus 10 Isopren-Einheiten zusammengesetzt ist. Seinen Namen hat das Molekül zum einen vom Chinonring, zum anderen von seinem ubiquitären (lat. *ubique* = überall) Vorkommen.

Elektronenschalter. Das Besondere am Ubichinon ist, dass es wahlweise ein oder zwei Elektronen aufnehmen kann. Erst wird ein Semichinon-Radikal gebildet (☞ **10.61**), das dann in einem zweiten Schritt vollständig zum Ubichinol reduziert wird.

Ebenso wie die Flavoproteine (FADH...) kann Ubichinon somit als Schalter zwischen Ein-Elektronentransportern und Zwei-Elektronentransportern dienen.

Komplex III

Der Komplex III der Atmungskette ist die **Cytochrom-c-Reduktase**, die die Elektronen (ab nun ohne Protonen) vom Ubichinol übernimmt und schließlich auf (zwei) Cytochrome c überträgt.

Zunächst erfolgt hier die Reduktion eines Cytochroms vom b-Typ, das die Elektronen an einen Eisen-Schwefel-Komplex weitergibt. Von dort geht es zu einem Cytochrom c_1, das dann schließlich den löslichen Elektronentransporter Cytochrom c reduziert (☞ **10.62**).

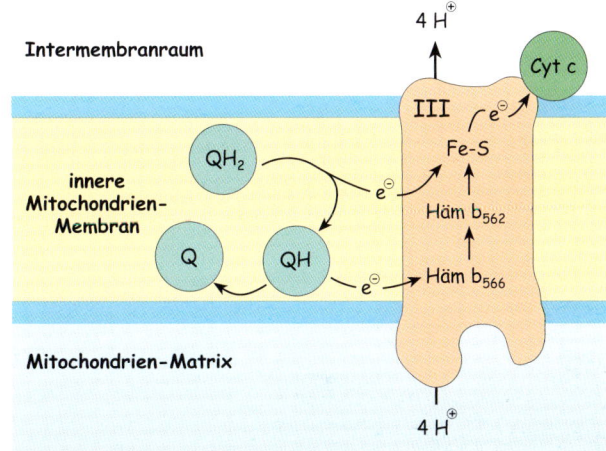

☞ **10.62** Komplex III: Cytochrom-c-Reduktase.

Da Ubichinol zwei Elektronen transportiert, die Cytochrome aber Ein-Elektronentransporter sind, erfolgt die Weitergabe über eine ganze Reihe komplexer Reaktionen, die als **Q-Zyklus** bekannt geworden sind, hier aber nicht weiter Beachtung finden sollen (Q wegen des Coenzyms Q, also Ubichinon).

Wie Komplex I fungiert auch Komplex III als **Protonenpumpe**. Die Protonen, die bei der Oxidation von Ubichinol entstehen, werden in den Intermembranraum abgegeben. Pro Elektronenpaar werden – wie bei Komplex I – insgesamt **vier Protonen** befördert.

Cytochrom c

Das Cytochrom c ist ein bewegliches, wasserlösliches Protein, das als Elektronentransporter zwischen Komplex III und IV fungiert. Wegen seiner guten Wasserlöslichkeit befindet es sich an der Außenseite der inneren Mitochondrienmembran (☞ **10.63**).

H$_3$CO ⎯ CH$_3$
O•

H$_3$CO ⎯ OH ⎯ R   **Semichinon (QH˙)**

☞ **10.61** Semichinon-Radikal.

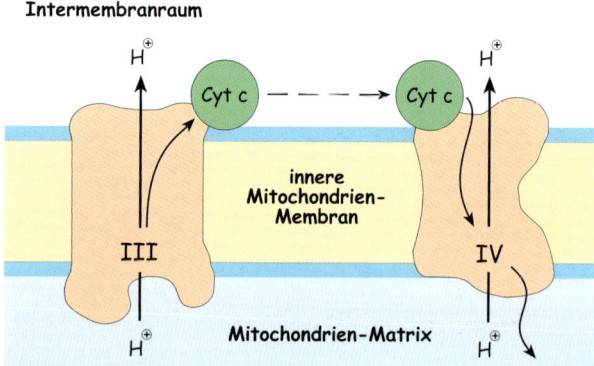

◉ 10.63 Cytochrom c überträgt Elektronen von Komplex III zu Komplex IV.

Apoptose.
Das Cytochrom c ist noch aus einem ganz anderen Grund äußerst interessant. Nimmt die Anzahl der Cytochrom-c-Moleküle im Zytosol einer Zelle zu, begibt sie sich in die Apoptose, den programmierten Zelltod.
Bei allen Apoptose-Vorgängen erfolgt zu einem bestimmten Zeitpunkt eine Freisetzung von Cytochrom c von der inneren Mitochondrienmembran. In einer noch lebenswilligen, intakten Zelle sorgen bestimmte Proteine (z. B. BCL-2, S. 266) dafür, dass Cytochrom c an der inneren Mitochondrienmembran und somit die Zelle am Leben bleibt.

Komplex IV

Die **Cytochrom-Oxidase** katalysiert die letzte Reaktion der Atmungskette: die Reduktion von molekularem Sauerstoff zu Wasser. Die Cytochrom-Oxidasen in unserem Körper verbrauchen dabei täglich fast die gesamten **500 Liter O₂**, die wir über die Lungen aufnehmen!

Wichtige Bestandteile der Cytochrom-Oxidase sind **zwei Häm-Gruppen** und **Kupfer-Ionen**, die für die Übertragung der Elektronen auf den Sauerstoff notwendig sind. Man kann ein Häm-a-Cu_A-Zentrum von einem Häm-a_3-Cu_B-Zentrum unterscheiden.
Anschließend werden die Elektronen auf molekularen Sauerstoff (O_2) übertragen, der dadurch zu Wasser wird (◉ **10.64**).

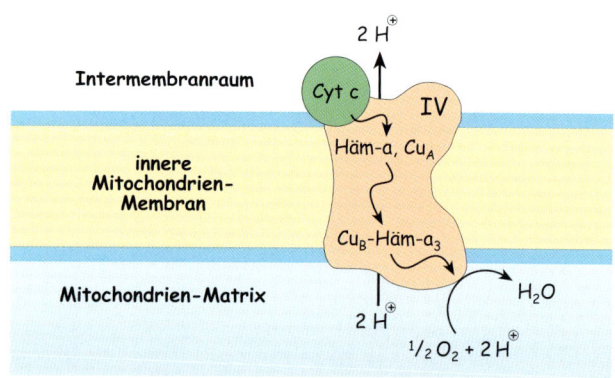

◉ 10.64 Komplex IV: Cytochrom-Oxidase reduziert Sauerstoff zu Wasser.

Protonenpumpe. Auch Komplex IV der Atmungskette fungiert als Protonenpumpe. Anders als bei den beiden vorangegangenen Komplexen (I und III) werden hier jedoch pro Elektronenpaar nur **zwei Protonen** aus dem Mitochondrium herausgepumpt, weil den Elektronen mittlerweile doch eine Menge an Energie verloren gegangen ist.

Umgang mit einem „Radikalen". Die Reaktionen der Cytochrom-Oxidase sind nicht ganz ungefährlich, da der Sauerstoff ein recht reaktives Molekül ist. Wenn O_2 nicht zu Reaktionen angestoßen wird, benimmt es sich aber recht gesittet …
Chemisch ausgedrückt bedeutet das, dass O_2 – sobald es ein Elektron erhalten hat – äußerst begierig ist, auch noch die drei anderen zu bekommen, zu deren Aufnahme es befähigt ist. Da die Elektronen einzeln angeliefert werden, muss die Cytochrom-Oxidase die Freisetzung von Zwischenprodukten (also unvollständig reduziertem Sauerstoff) unbedingt verhindern. Die Kunst der Cytochrom-Oxidase ist es also, die Reduktion von Sauerstoff zu Wasser zwar zu katalysieren, jedoch keine reaktiven Zwischenprodukte freizusetzen, die sich sonst die Elektronen von irgendeinem zellulären Molekül stehlen und damit großen Schaden anrichten würden.
Der Komplex IV der Atmungskette hält das O_2 daher so lange gebunden, bis wirklich vier Elektronen darauf übertragen sind (hier spielen die Kupfer- und Eisen-Ionen die entscheidende Rolle).
Der reduzierte Sauerstoff reagiert dann mit Protonen unter der Bildung von Wasser. Wasser ist also der endgültige „Auffangort" für die Elektronen (◉ **10.65**).

$$O_2 + 4\,e^{\ominus} \longrightarrow 2\,O^{2\ominus}$$

$$O^{2\ominus} + 2\,H^{\oplus} \longrightarrow H_2O$$

◉ 10.65 Reduzierter Sauerstoff reagiert mit Protonen und bildet Wasser.

Die Komplexe im Überblick

Wir haben nun eine ganze Reihe von Redox-Coenzymen kennen gelernt, die in der Atmungskette verwendet werden. Hier sind alle im Überblick dargestellt, da es doch erstaunlich viele Fragen zu diesem Thema gibt.

Man kann Flavine von zwei verschiedenen Klassen eisenhaltiger Proteine – den Cytochromen und den Eisen-Schwefel-Komplexen – unterscheiden.

- Flavine befinden sich in den Komplexen I (FMN) und II (FAD) der Atmungskette.
- Eisen-Schwefel-Zentren finden sich in den ersten drei Komplexen (I, II und III).
- Häm-Gruppen kommen in den letzten zwei Komplexen (III und IV) vor.

> Das Vorkommen der Eisen-Schwefel-Zentren am „oberen" Ende und der Cytochrome am Sauerstoff-Ende der Atmungskette hängt mit deren Redoxpotenzialen zusammen. Cytochrome haben meist höhere Redoxpotenziale, sind also begieriger, Elektronen aufzunehmen und daher am O_2-Ende der Atmungskette zu finden.

10.4.5 Die ATP-Produktion

Die Elektronen sind nun an ihrem Ziel, dem Sauerstoff, angekommen. Dabei haben sie ihre Energie für den Aufbau eines Protonengradienten zur Verfügung gestellt. Diese Protonen werden jetzt verwendet, um ATP zu erzeugen, was durch die **ATP-Synthase** erfolgt. Sie wird manchmal auch als Komplex V bezeichnet, gehört aber streng genommen nicht mehr zur Atmungskette.

Die in diesen Protonengradienten gesteckte Energie dient allerdings nicht nur der Phosphorylierung von ADP zu ATP. Auch andere wichtige Transportprozesse durch die innere Mitochondrienmembran werden von diesem Protonengradienten angetrieben (z. B. Transport von Pyruvat).

Der elektrochemische Gradient

> Der Transport von Protonen aus dem Matrixraum führt zu einem Protonengradienten über der inneren Mitochondrienmembran. Er setzt sich aus zwei Komponenten zusammen, einer elektrischen und einer chemischen. Daher spricht man auch vom **elektrochemischen Gradienten**. Eine andere Bezeichnung dafür lautet: **protonenmotorische Kraft (PMK)**.

1. Das **elektrische Potenzial** entsteht, da ein positiver Ladungsträger (das H^+-Ion) ohne ein negativ geladenes „Gegen-Ion" durch die Membran transportiert wird. Die Membranaußenseite ist also gegenüber der Innenseite positiv geladen.
2. Das **chemische Potenzial** entsteht, da H^+ nicht nur eine Ladung ist, sondern auch ein Teilchen, das zusätzlich den pH-Wert beeinflusst. Außerhalb des Mitochondriums befinden sich mehr H^+-Ionen als innen. Dadurch

ist auch der pH-Wert außerhalb des Mitochondriums niedriger als drinnen.

Beachten sollte man noch, dass die Protonen nicht brav im Intermembranraum verweilen, sondern sich in der ganzen Zelle verteilen (die äußere Mitochondrienmembran lässt ja so gut wie alles durch). Daher ist es sinnvoll zu sagen: Die Matrix der Mitochondrien ist alkalischer (um etwa 0,75 pH-Einheiten) als das Zytosol und nicht nur als der Intermembranraum.

Struktur der ATP-Synthase

Der Enzymkomplex „ATP-Synthase" besteht aus zwei Teilen. Einem knopfartigen F_1-Kopf und einem die innere Mitochondrienmembran durchspannenden Fußteil (F_0-Teil). Nur als zusammenhängender F_0F_1-Komplex ist sie in der Lage, unter Abbau des Protonengradienten ATP zu bilden.

Der F_0-Teil ist ein Kanal, der aus vier verschiedenen Polypeptidketten besteht. Durch ihn fließen die Protonen entlang des Gradienten wieder in die Mitochondrienmatrix zurück.

Beim „o" handelt es sich übrigens nicht um eine Null, sondern um ein kleines tiefgestelltes „oh", was daher rührt, dass dieser Teil der ATP-Synthase unter Laborbedingungen durch das Antibiotikum **O**ligomycin gehemmt werden kann.

Der F_1-Teil ist fest mit dem F_0-Teil verbunden. Er befindet sich auf der Matrixseite der Mitochondrien und besteht aus fünf verschiedenen Polypeptid-Untereinheiten. Am F_1-Teil erfolgt die ATP-Bildung aus ADP und anorganischem Phosphat.

Arbeitsweise der ATP-Synthase

Der vollständige isolierte F_0F_1-Komplex ist interessanterweise auch in der Lage, ATP zu ADP und P_a zu **hydrolysieren**. Die ATP-Synthase entspricht also einer rückwärts laufenden ATP-abhängigen Protonenpumpe und kann auch als ATPase bezeichnet werden (vom Typ „F", daher der Name der Komplexe).

> Die ATP-Synthase gehört in die Enzym-Klasse der Hydrolasen und nicht in die der Synthasen und erst recht nicht in die Klasse der Synthetasen, wie des Öfteren zu lesen ist.

10.4.6 Transporte durch die Mitochondrienmembran

Mitochondrien besitzen zwei Membranen (wie Gram-negative Bakterien):

- Die äußere Membran ist für kleinere Moleküle und Ionen leicht durchlässig, da sie zahlreiche Kanäle enthält, die aus dem Protein **Porin** bestehen.

- Die innere Membran ist nur für Verbindungen permeabel, für die spezielle Transportproteine vorhanden sind.

Zwischen Mitochondrien und Zytosol findet ein kontrollierter Stoffaustausch statt:
- Im Zytosol entstandene Reduktionsäquivalente werden – vor allem mit Hilfe des **Malat-Shuttles** – in die Mitochondrien transportiert.
- Zahlreiche Stoffwechselprodukte müssen in die Mitochondrien hinein- oder aus ihnen heraustransportiert werden – eine Aufgabe, die spezifische Transporter übernehmen.

Transport der Reduktionsäquivalente

PDH, β-Oxidation und Citratzyklus als wichtige Lieferanten von NADH/H$^+$ zur Atmungskette befinden sich ja schon in den Mitochondrien. Die Glykolyse läuft jedoch im Zytosol ab, und deren Reduktionsäquivalente müssen auch in der Atmungskette reoxidiert werden.

Der Malat-Shuttle. Da NADH selbst nicht in der Lage ist, durch die innere Mitochondrienmembran zu gelangen, ist ein Umweg über den Malat-Shuttle, der auch Malat-Aspartat-Zyklus genannt wird, erforderlich. Im Rahmen des Malat-Shuttles wird zytosolisches Oxalacetat von NADH/H$^+$ zu Malat reduziert. Malat kann in ein Mitochondrium gelangen und dort wieder zu Oxalacetat oxidiert werden. Bei dieser Citratzyklus-Reaktion wird ein mitochondriales NAD$^+$ zu NADH/H$^+$ reduziert. Damit hätten wir die Elektronen schon einmal dort, wo sie hin sollen.
Das Malat gelangt dabei über einen **Antiporter** gegen α-Ketoglutarat ins Mitochondrium. Im Mitochondrium erfolgt eine **Transaminierungsreaktion** vom Oxalacetat zum Aspartat durch die Aspartat-Aminotransferase (AST). Die Amino-Gruppe stammt vom Glutamat, das dabei zum α-Ketoglutarat wird.
Im Zytosol läuft die entsprechende Reaktion in Gegenrichtung. Von dort wird also Glutamat ins Mitochondrium hinein und Aspartat im Gegenzug heraustransportiert.

> Die Reaktionen des Malat-Shuttles sind frei reversibel und können in beide Richtungen ablaufen. Über die Richtung entscheidet die momentan vorhandene Menge an NAD$^+$ bzw. NADH/H$^+$.

Der Glycerophosphat-Shuttle. Die Rolle des Glycerophosphat-Shuttles für den Menschen ist noch nicht ganz klar. Er scheint eine wichtige Rolle im Gehirn und in der Skelettmuskulatur zu spielen. Gesichert ist, dass er für die Flugmuskulatur von Insekten wichtig ist. Aber das muss ein Mediziner ja nun wirklich nicht wissen... Daher kommt hier nur ganz kurz das Prinzip:
Der Wasserstoff eines **zytosolischen NADH/H$^+$** wird an Glyceron-3-Phosphat abgegeben – katalysiert durch die zytosolische Glycerin-3-Phosphat-Dehydrogenase. Das entstandene Glycerin-3-Phosphat

reagiert durch die Katalyse einer mitochondrialen Glycerin-3-Phosphat-Dehydrogenase wieder zu Glyceron-3-Phosphat zurück, wobei gleichzeitig ein enzymgebundenes **FAD** reduziert wird. Der Wasserstoff wird anschließend über Ubichinon in die Atmungskette eingeschleust.
Vorteil: Anders als beim Malat-Shuttle können hier Reduktionsäquivalente auch gegen ein Konzentrationsgefälle an NADH/H$^+$ ins Mitochondrium gebracht werden.
Nachteil: Die ATP-Ausbeute ist geringer, da FADH$_2$ ja nur 1,5 ATP anstelle der 2,5 ATP des NADH/H$^+$ liefert. Hierdurch kommen die 36 statt der 38 ATP pro vollständig oxidiertem Glukosemolekül (nach der alten Rechnung, s. u.) zustande.

Transport anderer wichtiger Stoffe

Neben den Reduktionsäquivalenten muss noch eine Reihe anderer Stoffe durch die Mitochondrienmembran transportiert werden.
Die wichtigsten Transporter sind:
- Ein Antiporter für ATP und ADP, die **ADP/ATP-Translokase**, die ATP aus dem Mitochondrium hinaus- und ADP im Gegenzug hineinbringt.
- Ein Symport von Pyruvat bzw. anorganischem Phosphat (als H$_2$PO$_4^-$), die jeweils zusammen mit **Protonen** aufgenommen werden – Pyruvat vor allem für die Pyruvat-Dehydrogenase, Phosphat für die Phosphorylierung von ADP.
- Ein **Tricarbonsäuretransporter**, der Citrat (für die Biosynthese der Lipide aus Acetyl-CoA) aus den Mitochondrien heraustransportiert, da Acetyl-CoA (und Oxalacetat) selbst nicht hinauskönnen.
- Der **Malat-Shuttle**, der Malat und α-Ketoglutarat in beide Richtungen transportieren kann.

Austausch von ADP gegen ATP. Die ADP/ATP-Translokase wird in ihrer Arbeit vom elektrochemischen Protonengradienten unterstützt. ADP verfügt über drei negative Ladungen (ADP^{3-}), ATP hingegen über vier. Aufgrund des Protonengradienten über der inneren Mitochondrienmembran (außen mehr positive, innen mehr negative Ladungen), werden negative Ladungen gerne nach außen transportiert. ATP zieht es also stärker nach draußen als ADP. Daher treibt die Protonen-motorische Kraft auch den ADP-ATP-Austausch an.

10.4.7 Regulation der Atmungskette

> Der Energiebedarf unseres Organismus beträgt täglich etwa 8000 kJ, was etwa **80 kg ATP** entspricht! Da die Menge an Coenzymen in unserem Körper jedoch begrenzt ist (nur etwa 4 g freie Adenin-Nukleotide), wird jedes ADP täglich mehrere tausend Mal phosphoryliert. Dieser Vorgang muss streng reguliert werden, damit immer soviel ATP gebildet wird, wie benötigt wird.

Ganz allgemein lässt sich sagen, dass ein hoher Protonengradient den Elektronentransport der Atmungskette hemmt (negative Rückkopplung). Ein hohes Verhältnis von NADH/H$^+$ zu NAD$^+$ hemmt den Citratzyklus (ebenfalls eine negative Rückkopplung). Dadurch wird die Anlieferung von Reduktionsäquivalenten verlangsamt und damit auch der Ablauf der Atmungskette gebremst.

Die Konzentration an ADP in unseren Zellen ist der wichtigste Anzeiger für ihren Energiestatus. Das Verhältnis von ATP zu ADP liegt normalerweise stark auf der Seite des ATP. Dieses Verhältnis schwankt nur sehr wenig, selbst wenn die Zelle einmal kräftig arbeiten muss.

Die Atmungskontrolle. Durch den Protonengradienten sind der Elektronenfluss und die Phosphorylierung eng aneinander gekoppelt (= chemiosmotische Theorie).
- Eine Hemmung des Elektronentransports zum Sauerstoff hemmt die ATP-Synthese.
- Im Gegenzug blockiert eine Hemmung der ATP-Synthase die Elektronenübertragung.

Die entscheidende Kontrolle der Atmungsgeschwindigkeit erfolgt über die **Konzentration** an **ADP** in der Zelle über den zweiten Hemmmechanismus. Durch ADP-Zugabe kann die Geschwindigkeit der Atmungskette verzehnfacht werden. Zusätzlich beschleunigen erhöhte Mengen an ADP in der Zelle auch noch die Geschwindigkeit von Citratzyklus, Pyruvat-Dehydrogenase und Glykolyse, den Zulieferern von Reduktionsäquivalenten für die Atmungskette.

Entkopplung. Beide Phänomene – der Elektronentransport und die oxidative Phosphorylierung – treten normalerweise zusammen auf. In den Mitochondrien einiger Gewebe (z. B. braunes Fettgewebe) ist es möglich, diese beiden Vorgänge zu entkoppeln, wobei **Wärme** entsteht.

10.4.8 Bilanz des gesamten aeroben Abbaus

Bei der ATP-Ausbeute der Atmungskette entsteht häufig Verwirrung, da mit unterschiedlichen Fakten operiert wird. Wir legen der Rechnung die momentan aktuellen Zahlen zugrunde (s. u.).
NADH unterscheidet sich energiemäßig vom FADH dahingehend, dass die gebundenen Elektronen mehr Energie besitzen. Daher entsteht durch die Oxidation von NADH im Rahmen der Atmungskette auch mehr ATP.

Ausgehend vom NADH/H$^+$ werden in der Atmungskette insgesamt zehn Protonen aus dem Matrixraum in den Intermembranraum transportiert (je vier über Komplex I und III, zwei über Komplex IV).
Je ein Proton wird benötigt, um ein Phosphat aus dem Zytosol in das Mitochondrium zu transportieren, drei Protonen benötigt man für die Phosphorylierung eines ADP. Die Bildung eines ATP kostet daher vier Protonen. Zehn geteilt durch vier ergeben nach Adam Riese 2,5.

Ausgehend von FADH$_2$ werden nur sechs Protonen aus der Matrix gepumpt, da der Einstieg in die Atmungskette erst bei Komplex II erfolgt, der selbst nicht in der Lage ist, Protonen aus den Mitochondrien zu pumpen. Die Bildung von ATP kostet auch hier vier Protonen und sechs geteilt durch vier ergibt 1,5.

> Aus der Oxidation eines NADH/H$^+$ in der Atmungskette entstehen etwa 2,5 ATP. Durch die Oxidation eines FADH$_2$ entstehen etwa 1,5 ATP.

Der P:O-Quotient

Mit dem **P**hosphat-Sauerstoff-(**O**-)Quotienten kann man ausdrücken, wie viel Sauerstoff für die Phosphorylierung einer bestimmten Menge an ATP benötigt wird. Aufgrund der unterschiedlichen Energie der Elektronen von NADH und FADH ergibt sich für die beiden Reduktionsäquivalente auch ein unterschiedlicher P:O-Quotient. Zahlenmäßig muss man sich aber glücklicherweise nichts Neues merken, denn:
- Beim NADH werden für einen Sauerstoff rund 2,5 Phosphate in ADP eingebaut, der P:O-Quotient beträgt also 2,5.
- Beim FADH sind es entsprechend nur 1,5.

Bilanz des gesamten Glukoseabbaus

Über die Ausbeute an ATP durch den vollständigen oxidativen Abbau im Rahmen von Glykolyse, PDH, Citratzyklus und Atmungskette herrscht reichlich Verwirrung. In der Literatur tauchen so ziemlich alle Zahlenwerte zwischen 30 und 38 ATP-Molekülen pro Glukosemolekül auf. Um den Grund der Verwirrung zu erleuchten, gehen wir – nur für die Interessierten – kurz auf die Zahlenwerte ein und erläutern, warum wir uns für **32 ATP** entschieden haben.

38 ATP. Für viele Jahrzehnte ging man davon aus, durch die Oxidation eines NADH/H$^+$ ließen sich 3 ATP und durch die Oxidation eines FADH$_2$ ließen sich 2 ATP erzeugen. Durch Addition der Zahlenwerte (nachvollziehbar auf S. 96) erhält man 38 ATP pro Glukosemolekül.
36 ATP. Der Berechnung, die zu 38 ATP führt, legt man für den Transport der Reduktionsäquivalente in die Mitochondrien den Malat-Aspartat-Shuttle zugrunde.
Unter Verwendung des alternativen Glycerophosphat-Shuttles ergeben sich jedoch zwei ATP weniger. Da die Bedeutung dieses Transportsystems für den Menschen reichlich unklar ist, sollte man die 36 ATP auch lieber vergessen.
32 ATP. In neueren Untersuchungen hat man nun herausgefunden, dass pro NADH/H$^+$ nur etwa 2,5 und pro FADH$_2$ nur etwa 1,5 Moleküle ATP entstehen. Hierdurch ergeben sich dann für die vollständige aerobe Oxidation eines Glukosemoleküls insgesamt 32 Moleküle ATP.
31 ATP. Nun kann man noch berücksichtigen, dass die gepumpten Protonen auch für andere Transportprozesse verwendet werden

müssen, so ergeben sich – nach heutigen Kenntnissen – die 31 ATP. (Für den Glycerophosphat-Shuttle dann übrigens 29,5 ATP.)
30 ATP. Manche Autoren (z. B. Lubert Stryer) stehen auf dem Standpunkt, genau könne man es zur Zeit einfach nicht sagen, daher solle man von rund 30 ATP pro Glukosemolekül ausgehen.
Diese Einschätzung ist vielleicht die vernünftigste. Da aber viele Biochemiker ihre Studenten gerne die genaue Bilanz ausrechnen lassen, haben wir hier beschlossen, dies zu ermöglichen, indem wir nur einfach die nach unten korrigierten Werte zugrunde legen – ohne weitere Verwendungen der Protonen (31 ATP...) zu berücksichtigen.

10.4.9 AMP und die anderen Nukleotide

Die Atmungskette kann nur ADP zu ATP phosphorylieren. Wer phosphoryliert eigentlich die anderen Nukleotide?

Regeneration von AMP

Bei einigen Biosynthesen entsteht nicht ADP, sondern sogar das „doppelt dephosphorylierte" AMP (z. B. bei der Aktivierung von Fettsäuren), das im Rahmen der Atmungskette nicht phosphoryliert werden kann. Die Lösung bietet das Enzym **Adenylat-Kinase,** das sich im Intermembranraum der Mitochondrien befindet und aus ATP und AMP zweimal ADP macht (☞ **10.66**). Diese Reaktion ist frei reversibel, was den Vorteil hat, dass sie z. B. in der Muskulatur – wenn einmal besonders viel ATP benötigt wird – auch aus zwei ADP ein ATP und ein AMP machen kann.

$$\text{ATP} + \text{AMP} \underset{\text{Adenylat-Kinase}}{\rightleftharpoons} \text{ADP} + \text{ADP}$$

☞ **10.66** Adenylat-Kinase.

Regeneration der anderen Nukleotide

Andere Nukleotide (GDP, UDP, CDP...) werden durch die **Nukleosiddiphosphat-Kinase** mittels ATP zu Triphosphaten phosphoryliert. Das dabei entstandene ADP kann wieder in der Atmungskette zu ATP phosphoryliert werden (☞ **10.67**). Auch diese Reaktion weist ein ΔG^{0l} von etwa Null auf. Da in einer Zelle ATP jedoch in wesentlich höherer Konzentration als ADP vorliegt, macht die Herstellung der anderen Nukleotide keine Probleme.
Fallen einmal Nukleosid-Monophosphate dieser Nukleotide an, so werden sie durch eine Nukleosidmonophosphat-Kinase zunächst mit Hilfe von ATP zu ihren Diphosphaten phosphoryliert.

$$\begin{matrix} \text{GDP} \\ \text{UDP} \\ \text{CDP} \end{matrix} + \text{ATP} \underset{\substack{\text{Nukleosiddiphosphat-} \\ \text{Kinase}}}{\rightleftharpoons} \begin{matrix} \text{GTP} \\ \text{UTP} \\ \text{CTP} \end{matrix} + \text{ADP}$$

☞ **10.67** Nukleosiddiphosphat-Kinase.

10.4.10 Entkoppler und Hemmstoffe der Atmungskette

Bei Stoffen, die die Funktion der Atmungskette beeinflussen, kann man zwischen Entkopplern und Hemmstoffen unterscheiden.
- **Entkoppler** ermöglichen einen Abbau des Protonengradienten, *ohne* dass ATP produziert wird.
- **Hemmstoffe** greifen in die Elektronentransportkette ein und blockieren an irgendeiner Stelle den Weitertransport der Elektronen.

Entkoppler der Atmungskette

Normalerweise gehören Atmungskette und oxidative Phosphorylierung zusammen. Der aufgebaute Protonengradient kann aber auch abgebaut werden, ohne dass die Protonen durch die ATP-Synthase zurück in die Mitochondrienmatrix fließen. In diesem Fall wird auch kein ATP hergestellt, sondern nur Wärme – was unter bestimmten Umständen allerdings erwünscht ist.

Braunes Fettgewebe. Diese Art von Fettgewebe findet man beispielsweise vermehrt bei Neugeborenen (und Winterschläfern). Seine Farbe hat es wegen der zahlreichen Mitochondrien, deren Häm-Gruppen in den Cytochromen viel Licht absorbieren. Hier erfolgt in großem Maßstab eine kontrollierte Entkopplung der Atmungskette zur Aufrechterhaltung der Körpertemperatur, was für die Kleinen (und Verschlafenen) lebensnotwendig ist.
Möglich wird diese Wärmebildung durch das Entkopplungsprotein **Thermogenin**, das in die innere Mitochondrienmembran eingelagert ist. Thermogenin wirkt als Protonenkanal, durch den Protonen aus dem Intermembranraum wieder ins Mitochondrium zurückfließen (Kurzschluss). Die frei werdende Energie wird nicht in ATP gespeichert, sondern steht als Wärme direkt zur Verfügung. Eine Induktion des Thermogenin erfolgt hier physiologischer Weise z. B. durch die Wirkung der Schilddrüsenhormone.

Mit Entkopplern läuft die Atmungskette normal oder sogar schneller weiter, ohne jedoch ATP zu erzeugen. Der P:O-Quotient sinkt daher bis auf Null.

Hemmstoffe der Atmungskette. Einige Substanzen sind in der Lage, die Atmungskette an irgendeiner Stelle zu unterbrechen. Ohne Therapie, die häufig zu spät kommt, führt eine Ausschaltung der Atmungskette innerhalb kürzester Zeit zum Tod.
Alle folgenden Stoffe, die zu Vergiftungen beim Menschen führen können, wirken dabei über eine **Hemmung der Cytochrom-Oxidase**, blockieren also Komplex IV der Atmungskette. Die Folge ist ein inneres Ersticken, das tückischerweise *nicht* mit der für Atemnot (Sauerstoffmangel)

typischen bläulichen Gesichtsfarbe einhergeht, weil die Erythrozyten in diesem Fall ja sogar mit mehr als reichlich Sauerstoff (oder Kohlenstoffmonoxid) ausgestattet sind.

Kohlenstoffmonoxid (CO) entsteht bei unvollständigen Verbrennungen (also Bränden unter Sauerstoffmangel). Das CO bindet an Fe^{2+}, das vor allem im Hämoglobin in den Erythrozyten vorliegt. CO wird mit einer über 200-mal stärkeren Affinität an das Eisen der Häm-Gruppe gebunden als der Sauerstoff. Auch die Cytochrom-Oxidase wird gehemmt (Affinität für CO rund 40-mal stärker als für Sauerstoff), da das Eisen hier im Wechsel als Fe^{2+} und Fe^{3+} vorliegt.

Klinisch wichtiger ist allerdings die Verdrängung von Sauerstoff aus seiner Bindung mit dem Hämoglobin, weshalb die CO-Vergiftung auch erst beim Blut besprochen wird.

Schwefelwasserstoff (H_2S) hemmt ebenfalls die Cytochrom-Oxidase, führt allerdings nur selten zu Vergiftungen, da der Geruch nach faulen Eiern schon bei geringsten (noch ungefährlichen) Konzentrationen nicht zu überriechen ist.

Blausäure und Zyankali. Zyanide sind ebenfalls Hemmstoffe der Atmungskette. Man kann sie entweder als Blausäure (HCN) oder als deren Salz aufnehmen, wobei das Kaliumzyanid (K^+CN^-, auch Zyankali genannt) die wichtigste Substanz darstellt. Was vorne am CN^- hängt, ist allerdings relativ egal, da das Problem das Zyanid-Ion selbst darstellt. Da Blausäure schon bei 26° Celsius siedet, wird sie in erster Linie als Gas aufgenommen. Die Wirkung macht sich hier schon nach Sekunden bemerkbar, bei oral aufgenommenem Zyankali hingegen erst nach einigen Minuten. Vergiftungen erfolgen – wenn nicht in suizidaler Absicht – häufig bei Bränden, an denen Kunststoffe beteiligt sind.

Wirkmechanismus. Anders als CO bindet das CN^--Ion an dreiwertiges Eisen (Fe^{3+}). Neben allen möglichen anderen Enzymen ist das Hauptziel die Cytochrom-Oxidase unserer Zellen. Durch Bindung von Zyanid wird hier der Elektronentransfer auf den Sauerstoff unterbunden, die Atmungskette kommt zum Stillstand, und die Zelle stirbt sehr bald an einem ATP-Mangel.

Klinik und Diagnose. Am auffälligsten sind die Anzeichen des inneren Erstickens. Atemnot führt bei letalen Dosen innerhalb weniger Minuten zum Tod. Klinisch auffällig sind auch die rosige Hautfarbe (Hämoglobin ist reichlich mit Sauerstoff beladen, da der Hauptabnehmer Atmungskette ja ausgefallen ist) und der Geruch nach Bittermandelöl. (Bittermandeln enthalten zyanidbildende Inhaltsstoffe.)

Therapie. Neben den allgemeinen Maßnahmen bei dieser Art von Vergiftungsunfällen – Patienten unter Eigenschutz aus der Gefahrenzone bringen, bei oraler Aufnahme Magenspülung – kommen bei schweren Intoxikationen spezifische Antidote (Gegenmittel) zur Anwendung. Die Therapie basiert auf zwei Mechanismen.

■ Die Gabe von **DMAP** (4-**D**imethyl-**A**mino-**P**henol-HCl) führt zu einer Bildung von Met-Hämoglobin (mit Fe^{3+}) in den Erythrozyten. Diese sind dann ebenfalls in der Lage, Zyanid-Ionen zu binden und „ziehen" CN^- von der Cytochrom-Oxidase weg.

■ Zusätzlich erfolgt die Gabe von **Natriumthiosulfat**, das mit freiem Zyanid zu Rhodanid (= Thiozyanat) reagiert. Rhodanid ist ungiftig und wird renal eliminiert (also über die Nieren ausgeschieden).

Die zweite Reaktion entspricht der physiologischen Ausscheidung von CN^-, bei der eine Rhodanase in der Leber mit körpereigenem Schwefel aus CN^- Rhodanid macht. Bei einer Zyankalivergiftung ist dieser Weg allerdings viel zu langsam.

10.5　Was ist eigentlich ATP?

Das Zentrum des gesamten Energiestoffwechsels einer Zelle ist das Adenosintriphosphat (ATP), das durch die Atmungskette ständig regeneriert wird. Eine einzelne Zelle ist mit etwa einer Milliarde ATP-Molekülen ausgestattet, die jeweils einige tausend Mal pro Tag hydrolysiert und wieder phosphoryliert werden.

ATP als Speicher? Man kann sich nun darüber streiten, ob man ATP als Speicher chemischer Energie bezeichnet oder nicht. Einerseits führt die Energieerzeugung in einer Zelle immer zunächst zum ATP, weshalb man von einer Art Speicher sprechen kann. Andererseits wird aber nur so viel ATP gebildet, wie gerade benötigt wird. So richtig aufbewahrt wird ATP also nicht.

„Neu entstehen" bedeutet hier übrigens immer „phosphorylieren", also recyceln des vorhandenen ADP. Die richtige *Biosynthese* des ATP erfolgt auf einem anderen Weg, der erst im Genetikkapitel besprochen wird (S. 240).

10.5.1　Wie sieht ATP aus?

ATP besteht aus der Pentose Ribose, die an einem Ende die Base Adenin, am anderen drei Phosphate gebunden hält.

Die Base ist dabei über eine N-glykosidische Bindung am C^1-Atom der Ribose gebunden, die Phosphate hängen an deren 5′-OH-Gruppe. Wie ersichtlich bezeichnet man die Phosphate auch mit α, β und γ (☞ **10.68**).

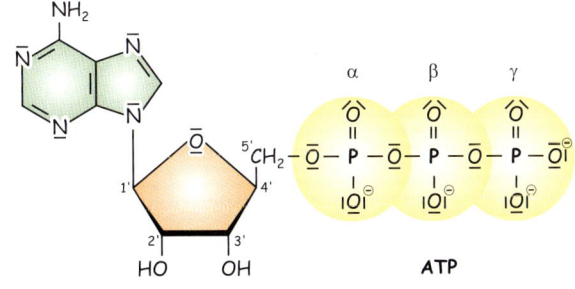

☞ **10.68**　Adenosintriphosphat ATP.

Die Ladung des ATP. Da die OH-Gruppen aller Phosphate unter physiologischem pH-Wert dissoziiert vorliegen, trägt ATP in unseren Zellen vier negative Ladungen (ATP^{4-}). Einen kleinen stabilisierenden Ausgleich schafft hier ein Magnesium-Ion (Mg^{2+}), das an jedes ATP gebunden ist. ATP liegt also streng genommen als Mg^{2+}ATP^{4-} vor (👁 **10.69**).

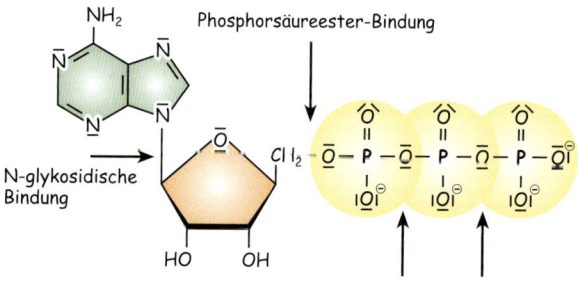

👁 **10.69**   Ladung des ATP.

Die Bindungen des ATP. Zwischen der Ribose und der Base Adenin befindet sich eine N-glykosidische Bindung. Viel wichtiger für die Funktion sind allerdings die Bindungen zwischen den Phosphaten.

Zwischen dem ersten Phosphat und der Ribose befindet sich eine O-glykosidische Bindung, in diesem speziellen Fall eine Phosphorsäureester-Bindung; die beiden folgenden Bindungen sind wesentlich energiereichere Phosphorsäure-anhydrid-Bindungen (👁 **10.70**).

O-glykosidische Bindung

Phosphorsäureester-Bindung

N-glykosidische Bindung

Phosphorsäureanhydrid-Bindungen

👁 **10.70**   Bindungen des ATP.

10.5.2 ATP-Hydrolyse

Obwohl die freie Enthalpie (ΔG^{0l}) bei der ATP-Hydrolyse stark negativ ist, ist ATP unter zellulären Bedingungen (kinetisch) stabil. Der Grund hierfür liegt in einer recht hohen Aktivierungsenergie begründet, die dazu führt, dass ATP nur mithilfe von Enzymen hydrolysiert wird.

Das Phänomen der Mesomerie (S. 17) findet sich auch beim ATP. Nach der Abspaltung eines Phosphats kann dieses Mesomerie-stabilisiert werden, was dessen Abspaltung noch stärker begünstigt (👁 **10.71**).

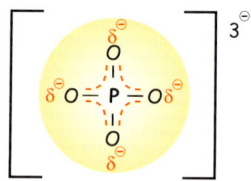

Phosphat

👁 **10.71**   Mesomerie des Phosphats.

Die Energie der ATP-Bindungen

Wie schon angesprochen, findet man im ATP zwei verschiedene Arten von Phosphat-Bindungen.
Bei der Abspaltung des ersten Phosphats (ATP zum ADP) liegt die freie Enthalpie bei etwa – 30,5 kJ/mol. Bei der Abspaltung eines Pyrophosphats (ATP zum AMP) hingegen bei rund – 46 kJ/mol – alles unter Standardbedingungen, wohl bemerkt. Bei diesen beiden Bindungsarten handelt es sich um die beiden energiereichen Phosphorsäureanhydrid-Bindungen im ATP. Die Abspaltung des letzten Phosphats (ADP zum Adenosin) liefert nur noch etwa – 9 kJ/mol an freier Enthalpie.

Adenosin. Das letzte Phosphat im ATP wird nur bei starkem Mangel an Substraten oder Sauerstoff abgespalten. Dazu passt recht gut, dass das entstehende Adenosin in den Koronargefäßen sehr stark vasodilatatorisch wirkt. Es sorgt also dafür, dass möglichst viel Sauerstoff und Nährstoffe über das Blut zu den Mangel leidenden Zellen kommt.

Die Rolle des Pyrophosphats

Bei einigen Biosynthesen werden gleich zwei Phosphate gleichzeitig als Pyrophosphat abgespalten (👁 **10.72**).

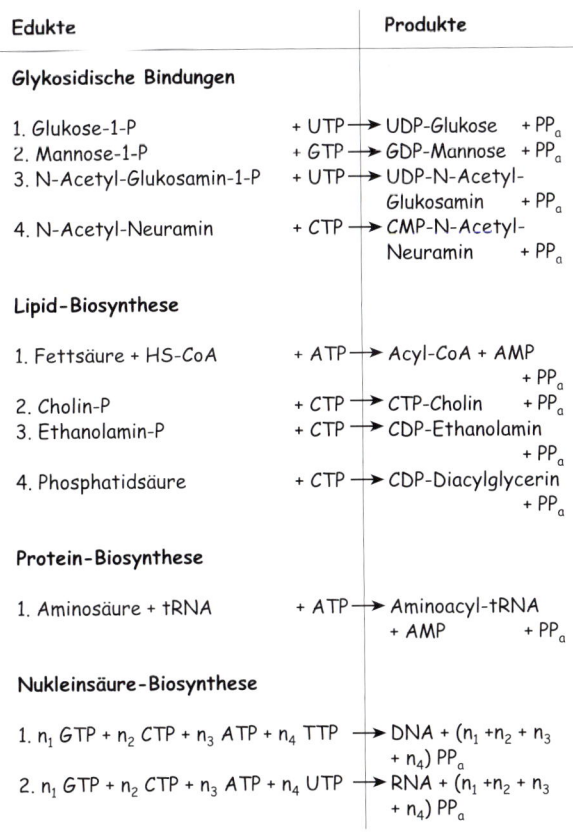

Edukte		Produkte	
Glykosidische Bindungen			
1. Glukose-1-P	+ UTP →	UDP-Glukose	+ PP$_a$
2. Mannose-1-P	+ GTP →	GDP-Mannose	+ PP$_a$
3. N-Acetyl-Glukosamin-1-P	+ UTP →	UDP-N-Acetyl-Glukosamin	+ PP$_a$
4. N-Acetyl-Neuramin	+ CTP →	CMP-N-Acetyl-Neuramin	+ PP$_a$
Lipid-Biosynthese			
1. Fettsäure + HS-CoA	+ ATP →	Acyl-CoA + AMP	+ PP$_a$
2. Cholin-P	+ CTP →	CTP-Cholin	+ PP$_a$
3. Ethanolamin-P	+ CTP →	CDP-Ethanolamin	+ PP$_a$
4. Phosphatidsäure	+ CTP →	CDP-Diacylglycerin	+ PP$_a$
Protein-Biosynthese			
1. Aminosäure + tRNA	+ ATP →	Aminoacyl-tRNA + AMP	+ PP$_a$
Nukleinsäure-Biosynthese			
1. n_1 GTP + n_2 CTP + n_3 ATP + n_4 TTP →		DNA + $(n_1 + n_2 + n_3 + n_4)$ PP$_a$	
2. n_1 GTP + n_2 CTP + n_3 ATP + n_4 UTP →		RNA + $(n_1 + n_2 + n_3 + n_4)$ PP$_a$	

👁 **10.72** Reaktionen bei denen Pyrophosphat abgespalten wird.

Bis zu diesem Schritt ist die Gesamtreaktion meist noch frei reversibel. Das Pyrophosphat wird jedoch sofort durch die, in jeder Zelle reichlich vorhandenen, **Pyrophosphatasen** aus dem Gleichgewicht entfernt, indem es zu zwei Phosphaten hydrolysiert wird. Der ΔG^{0l}-Wert beträgt etwa – 19 kJ/mol und die Gesamtreaktion ist damit irreversibel.

Poly-Phosphate. Nur ganz kurz erwähnt sei, dass Phosphate in unseren Zellen auch in Ketten von mehreren Hundert Phosphaten hintereinander vorliegen. Die Funktion dieser Poly-Phosphate ist noch völlig unbekannt. Sie scheinen eine Art Speicher für anorganisches Phosphat zu sein. Die Aneinanderreihung übernimmt ein Enzym namens Polyphosphat-Kinase – unter ATP-Spaltung.

Reaktionsmechanismus mit ATP

Bei den meisten Reaktionen, an denen ATP beteiligt ist, wird ATP nicht einfach hydrolysiert, da so nur Wärme entstünde, sondern es werden Phosphoryl-Gruppen übertragen.

Phosphoryl-Gruppen. Da bei der Übertragung des Phosphats eigentlich Phosphoryl-Gruppen übertragen werden, ist auch klar, zu welcher Seite der Sauerstoff bei einer „Hydrolyse" gehört (👁 **10.73**).

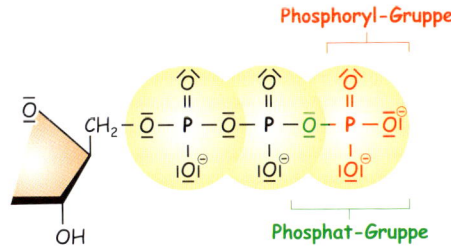

👁 **10.73** Phosphoryl-Gruppen.

Zunächst wird die Phosphoryl-Gruppe (oder das Pyrophosphat oder das AMP) auf ein Substrat übertragen. Anschließend wird die Phosphoryl-Gruppe durch das Molekül ersetzt, was eigentlich hier angebaut werden soll (👁 **10.74**).

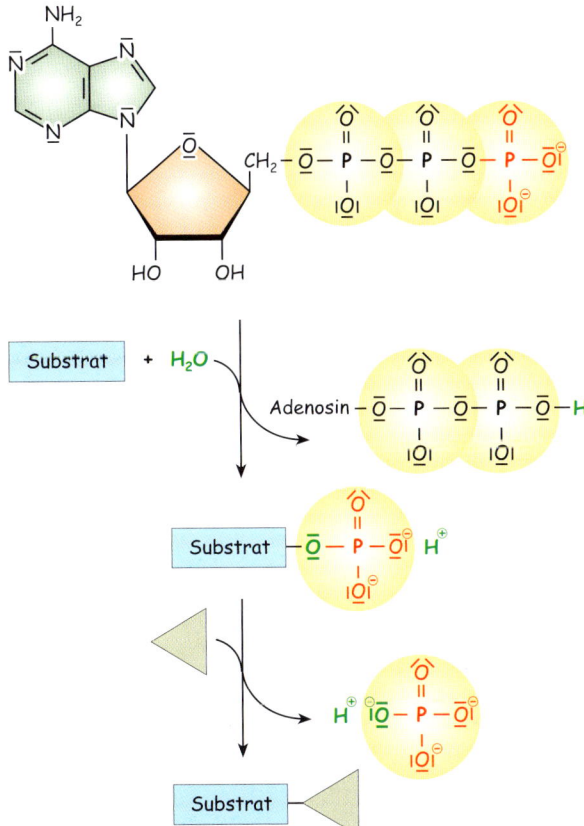

👁 **10.74** Zunächst wird die Phosphoryl-Gruppe auf ein Substrat übertragen und dann ersetzt.

Eine einfache Hydrolyse von ATP gibt es bei der Muskelkontraktion. Hier erfolgt, unter der Abspaltung des Phosphats, eine Konformationsänderung des betreffenden Proteins.

10.5.3 Andere Phosphatspender

Neben ATP gibt es auch noch andere Moleküle, die begierig sind, ihr Phosphat (bzw. ihre Phosphoryl-Gruppe) abzugeben. Hier sollen die vier zur Sprache kommen, deren $\Delta G^{0'}$ so hoch ist, dass von ihnen sogar ATP gebildet werden kann.

> Als Stoffe mit einem hohen Gruppenübertragungspotenzial bezeichnet man solche mit einem ΔG^{0I} unter -25 kJ/mol. Stoffe mit einem niedrigen Gruppenübertragungspotenzial sind solche, mit einem ΔG^{0I} positiver als -25 kJ/mol.

- **Phosphoenolpyruvat** kann bei einem ΔG^{0I} von fast -62 kJ/mol mit dem höchsten Wert aufwarten
- gefolgt wird es von **1,3-Bisphosphoglycerat** mit -49 kJ/mol
- und **Kreatinphosphat** mit -43 kJ/mol.
- **Acetyl-CoA** besitzt als Thioester immerhin ein ΔG^{0I} von $-31,4$ kJ/mol.

Die hohen Potenziale resultieren daraus, dass die entstehenden Produkte immer auf irgendeine Art und Weise stabilisiert sind. Diese Stabilisierung kann durch **Dissoziation** erfolgen (wenn also das Produkt noch zu seiner dissoziierten Form weiterreagiert), durch **Tautomerisierung** oder **Mesomerie**.

10.5.4 ΔG^{0I} und das wahre ΔG

Bisher sind wir bei unseren Überlegungen immer von ΔG^{0I}-Werten ausgegangen. Also von Reaktionen, die unter Standardbedingungen (S. 221) ablaufen. In unseren Zellen herrschen allerdings alles andere als Standardbedingungen – vor allem die Konzentrationen der beteiligten Stoffe sind von den 1-Mol-pro-Liter-Werten weit entfernt!
ATP ist z. B. in unseren Zellen in wesentlich höherer Konzentration vorhanden als ADP (etwa 10fach mehr). Die Folge ist, dass bei der Hydrolyse von ATP unter den (wahren) zellulären Bedingungen nicht etwa nur $-30,5$ kJ/mol an freier Enthalpie entstehen, sondern zwischen -50 kJ/mol und -65 kJ/mol.
Dieser Sachverhalt ist umgekehrt auch bei der Phosphorylierung von ADP zu ATP in der Atmungskette zu berücksichtigen.

10.5.5 Aufgaben von ATP

Die Einsatzgebiete für ATP sind sehr vielfältig und von Zelle zu Zelle unterschiedlich.

- Für jede Zelle wichtig und der Hauptverbraucher von ATP sind allerdings die verschiedenen Ionenpumpen in der Zellmembran (z. B. Na^+-ATPase), die damit beschäftigt sind, intrazellulär die richtigen Ionenkonzentrationen aufrechtzuerhalten.
- Aber auch die Muskelkontraktion wird durch die Hydrolyse von ATP angetrieben (S. 586).
- Nicht zu vernachlässigen ist auch die Funktion des ATP bei der Biosynthese von RNA und DNA.

10.5.6 Die vier anderen Nukleotide

Neben ATP gibt es noch die vier anderen Nukleotide (GTP, UTP, CTP und TTP, S. 50), die im Stoffwechsel für völlig andere Aufgaben eingesetzt werden, obwohl ihre chemischen Eigenschaften denen von ATP sehr ähnlich sind. Sie unterscheiden sich lediglich durch ihre anderen Basen.

Biosynthese und Rephosphorylierung

Durch die **Nukleosiddiphosphat-Kinase** werden die vier anderen Nukleotide mittels ATP wieder zu Nukleosidtriphosphaten phosphoryliert. ADP selbst kann im Rahmen der Atmungskette wieder zu ATP phosphoryliert werden (👁 **10.75**). Diese Reaktionen sind eigentlich frei reversibel. Aufgrund der hohen Konzentration von ATP, erfolgt jedoch vorrangig die Phosphorylierung der benötigten anderen Nukleotide.

👁 **10.75** Nukleosiddiphosphat-Kinase.

Aufgaben der Kollegen des ATP

Neben dem Einbau in **RNA** und **DNA** sind die anderen Nukleotide für zum Teil sehr spezielle Aufgaben des Stoffwechsels wichtig.
GTP spielt häufig eine wichtige Rolle bei Bewegungen innerhalb der Zelle. Viele Transportvorgänge sind an die Hydrolyse von GTP gekoppelt. Der Aufbau der Mikrotubuli (S. 443) ist z. B. von einer GTP-Hydrolyse abhängig. Eine weitere wichtige Aufgabe des GTP liegt im Bereich der hormonellen Signaltransduktion, da die GTP-bindenden Proteine, die **G-Proteine**, auf die Hydrolyse von GTP angewiesen sind (S. 341).
UTP dient dazu, Zucker zu aktivieren, die in längere Ketten eingebaut werden sollen (z. B. Glukoseeinbau in Glykogen, S. 111).

III Molekularbiologie

11 Die Grundstoffe

11.1 Das menschliche Genom

In diesem Abschnitt soll es um die Organisation unseres Genoms gehen, wobei man als Genom die Gesamtheit aller Gene und die intergene (zwischen den Genen gelegene) DNA einer Zelle bezeichnet.

Zunächst geht es darum, wie es unsere Zellen schaffen, die riesige Menge an Daten, die auf 46 Chromosomen aufgeteilt ist, überhaupt in dem nicht gerade geräumigen Zellkern unterzubringen. Anschließend folgt ein kurzer Überblick über das menschliche Genom.

11.1.1 Chromatin und Chromosomen – oder wie bekommt man einen 2-m-DNA-Faden in einen 10 µm großen Zellkern?

Auf unserem Erbgut steht die Information für viele zehntausend Proteine und für eine Reihe von RNA-Molekülen. Man kann sich also leicht vorstellen, dass unsere DNA nicht gerade ein handliches Gebilde darstellt. Die Kunst liegt nun darin, diese rund zwei Meter lange DNA (46 Chromosomen je etwa 5 cm) in einen nicht einmal 10 µm großen Zellkern zu bekommen.

> An dieser Verpackung der DNA sind **Histone** (basische Proteine) und **Nicht-Histonproteine** (Enzyme wie Polymerasen, Transkriptionsfaktoren u. a.) beteiligt. Die Chromosomen, die man schon lichtmikroskopisch sehen kann, stellen dabei schon die maximal verdichtete Form der DNA dar.

Das Chromatin

Die DNA liegt nicht einsam in den Zellkernen unserer Zellen herum, sondern ist an viele Proteine gebunden. DNA und assoziierte Proteine zusammen bezeichnet man als Chromatin, das sich noch weiter in Heterochromatin und Euchromatin unterscheiden lässt (gr. *chromos* = Farbe).

Im **Heterochromatin** liegt die DNA dichter gepackt vor und lässt sich daher dunkel anfärben (gr. *heteros* = verschieden [von der Umgebung]). Heterochromatin ist transkriptionell inaktiv, davon werden also keine Gene abgelesen. Ein Beispiel dafür ist das zweite X-Chromosom der Frauen, das **Barr-Körperchen**.

Das **Euchromatin** ist schlecht anfärbbar und ebenfalls zum großen Teil transkriptionell inaktiv. Aber auch die wenigen zu einem bestimmten Zeitpunkt transkriptionell aktiven Gene gehören zum Euchromatin.

Obwohl über die genauen Strukturen der Verpackung noch sehr wenig bekannt ist, teilt man sie heute in drei Stufen ein:

1. Die erste Stufe stellen so genannte **Nukleosomen** dar, an deren Bildung Histone beteiligt sind.

2. Nukleosomen winden sich zur **30-nm-Chromatinfaser**.

3. **Chromosomen** stellen die höchste Organisationsform dar.

Histone und Nukleosomen – die erste Stufe

Die DNA liegt nicht isoliert in der Gegend herum, sondern ist an Proteine – die basischen Histone – gebunden (gr. *istos* = Webebaum, Gewebe).

> Da die DNA wegen der Phosphate stark negativ geladen ist, bietet es sich an, als Histone möglichst positiv geladene Moleküle zu wählen – die binden sich dann aufgrund der ionischen Wechselwirkungen ganz von alleine an die DNA (👁 **11.1**).

Die drei einzigen basischen und damit positiv geladenen Aminosäuren sind Arginin, Lysin und Histidin. Daher wundert es nicht, dass Histone reichlich Arginin und Lysin enthalten – je nach Histonart zwischen 20 und 30 %.

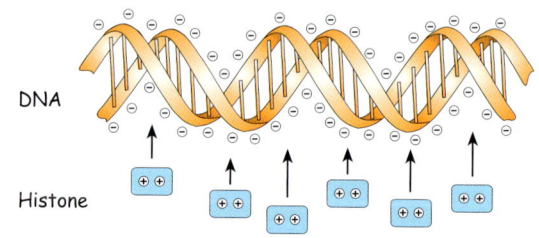

👁 **11.1** Positiv geladene Histone binden an die negativ geladene DNA.

Eine Zelle besitzt riesige Mengen an Histonen – verglichen mit anderen Proteinen. Auch hier kann man wieder zwei verschiedene Sorten unterscheiden. Zum einen die Nukleosomenhistone, zum anderen das H1-Histon, auch Verbindungshiston genannt.

Die Nukleosomenhistone. Vier verschiedene Histone (H2 A, H2 B, H3 und H4) lagern sich zu einem **Oktamer** zusammen – von jeder Sorte immer zwei Moleküle. Um diese Oktamere windet sich die DNA (146 Basenpaare) nun fast zweimal herum (👁 **11.2**).

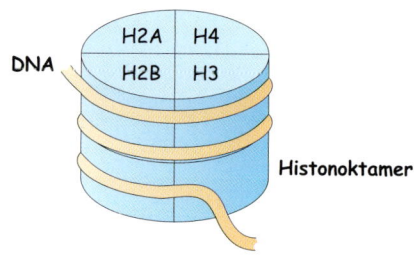

👁 **11.2** Nukleosomenhistone.

Das H1-Histon verbindet verschiedene Nukleosomen miteinander, indem es an die DNA-Abschnitte bindet, die zwei Nukleosomen miteinander verbinden. Dementsprechend werden diese Histone auch als „linker"-Histone (engl. *to link* = verbinden) bezeichnet (11.3).

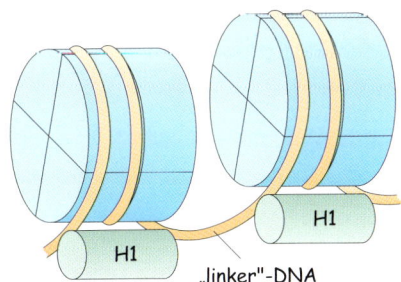

 11.3 „Linker"-Histone.

Den Komplex aus DNA und Histonen bezeichnet man als Nukleosom (Core-Partikel). Ein Nukleosom besteht aus neun Proteinen und rund 200 Nukleotiden. Eine Reihe von Nukleosomen erscheint im Elektronenmikroskop als Perlenschnur, und die DNA ist damit schon einmal um den Faktor 6 kürzer geworden.

Histone (besonders H3 und H4) sind übrigens evolutionär sehr stark konserviert, weshalb sich die Aminosäure-Sequenzen dieser Proteine bei Tieren und Pflanzen fast nicht unterscheiden. Das wiederum bedeutet, dass sich diese Struktur in der Evolution ganz gut bewährt hat.

30-nm-Chromatinfaser – die zweite Stufe

Die H1-Histone vermitteln die Organisation der Nukleosomen zu übergeordneten Strukturen, indem sie die einzelnen Nukleosomen untereinander verbinden. Hierbei entsteht die 30-nm-Chromatinfaser, die manchmal auch als **Solenoid** bezeichnet wird – ein Begriff, der aus der Physik stammt (11.4).

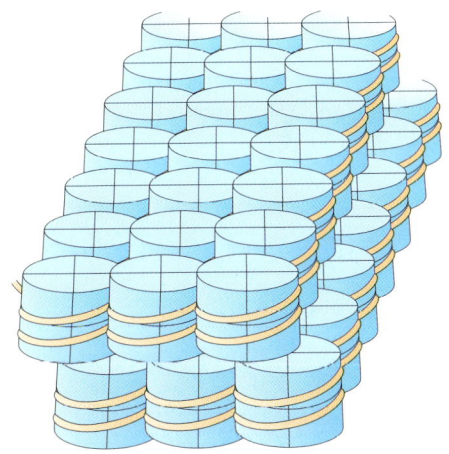

 11.4 Solenoid (30-nm-Chromatinfaser).

Diese 30-nm-Chromatinfasern bilden schleifenartige Überstrukturen (Supertwist), die allerdings noch sehr schlecht verstanden sind. Etwa 20 Schleifen formieren **Minibanden**, die man nach Anfärbung schon lichtmikroskopisch sehen kann. Diese enthalten schon ungefähr 1,5 Millionen Basenpaare und sind ein wichtiger Faktor bei der Zuordnung der Chromosomen zu ihren Gruppen. Man hat allerdings bis heute keine Ahnung, wie es zu diesen Banden kommt...

Chromosomen – die dritte Stufe

Die Chromosomen stellen die „Transportform" der DNA dar. Streng genommen bezeichnet man das Erbmaterial nur in der Metaphase (S. 254) als Chromosom, in den anderen Phasen des Zellzyklus liegen die DNA-Moleküle als Chromatin vor. Der Name rührt daher, dass man das Erbgut in der Metaphase gut anfärben und dadurch lichtmikroskopisch sichtbar machen kann (gr. *chromos* = Farbe und *somatos* = Körper, also Farbkörper, 11.5).

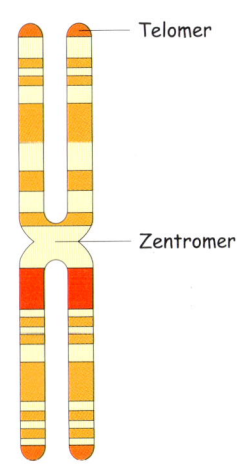

Telomer

Zentromer

 11.5 Chromosom.

Die Chromosomen stellen die am stärksten verdichtete Form der DNA dar (fast 10 000fache Verkürzung gegenüber der B-Form), die verständlicherweise viel besser zu transportieren ist, als das langgestreckte Chromatin. Dafür ist aber eine Transkription in diesem Zustand nicht möglich. Bei den Chromosomen muss man noch die Ein-Chromatid-Chromosomen von den Zwei-Chromatid-Chromosomen unterscheiden. Letztere sind eine Folge der Replikation (S. 295) und besitzen verdoppelten DNA-Gehalt; sie liegen also nur in der S-Phase des Zellzyklus so vor (S. 253).

Durch Phosphorylierung bestimmter Histone wird der Prozess der Kondensierung des Chromatins zu Chromosomen eingeleitet (die Acetylierung und Desacetylierung von Histonen spielt eine wichtige Rolle bei der Genexpression, S. 289).

11.1.2 Unser Genom

Mit wenigen Ausnahmen besitzt jede menschliche Zelle 46 Chromosomen, wobei 23 von der Mutter und 23 vom Vater stammen. Man nennt dies einen **diploiden** Chromosomensatz (gr. *diploos* = doppelt), da jedes der 23 Chromosomen zweimal vorhanden ist (11.6).

Die Chromosomen liegen dabei als Ein-Chromatid-Chromosomen vor, erst bei der Verdopplung des genetischen Materials – der Replikation – entstehen die Zwei-Chromatid-Chromosomen.

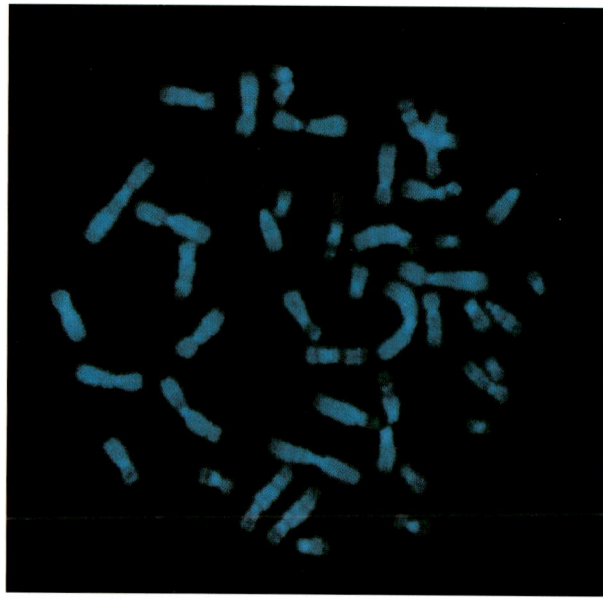

 11.6 Diploider Chromosomensatz.

Zwei der 46 Chromosomen bestimmen dabei das Geschlecht des Organismus. Man bezeichnet sie als **Gonosomen** (gr. *gonos* = Geschlecht), die anderen 22 nennt man **Autosomen.**
Nur die Geschlechtszellen, also Ei- und Samenzellen und deren Vorläufer haben einen **haploiden Chromosomensatz** (gr. *haploos* = einfach) mit insgesamt 23 Chromosomen. Die befruchtete Eizelle besitzt dann wieder den vollen diploiden Chromosomensatz.
Die beiden sich entsprechenden Chromosomen eines diploiden Satzes (z.B. Chromosom Nummer 17 vom Vater und Nummer 17 von der Mutter) bezeichnet man als **homologe Chromosomen.** Sie enthalten die Information für das gleiche Produkt, können sich jedoch in einzelnen Nukleotiden – bedingt durch Mutationen – unterscheiden.
Führt eine Mutation auf einem Gen zu einem funktionslosen Produkt, kann die Aktivierung des analogen Gens auf dem zweiten Chromosom (das normalerweise inaktiviert wird) dessen Funktion häufig übernehmen.

Was auf unserer DNA alles steht

Es mag überraschen, aber nur etwa 30% unseres Erbguts sind Gene oder genähnliche Sequenzen. Die restlichen 70%

bezeichnet man als intergene DNA, die keine Information zu tragen scheint (zumindest ist sie noch nicht bekannt...). Von den 30% genähnlicher DNA sind jedoch noch einmal etwa 90% nicht codierend, da sie Abschnitte innerhalb von Genen darstellen, die vor der Proteinbiosynthese entfernt werden (die so genannten Introns). Alles in allem sind also nur etwa 2–3% unseres Genoms überhaupt für ein Genprodukt codierend (11.7).
In diesen wenigen codierenden Bereichen liegt aber die Information aller unserer Gene (die Wissenschaftler der **HU**man **G**enom **O**rganisation gehen von etwa 30 000 Genen aus!).

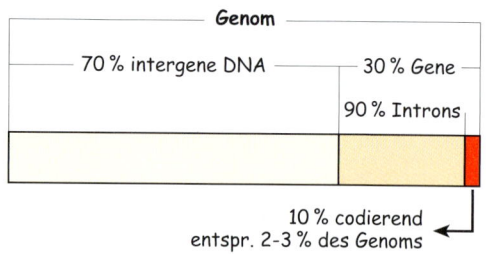

 11.7 Nur 2–3% unseres Genoms codieren für ein Genprodukt.

Wiederholungen auf unserem Erbgut. Man unterscheidet **Einzelkopie-DNA** (die meisten proteincodierenden Gene) von der **repetitiven DNA**, von der es 10- bis millionenfache Wiederholungen gibt. Beispielsweise die Gene für rRNA und tRNA können dabei in Tandemanordnung hintereinander liegen (moderat repetitiv); einfache, kurze DNA-Sequenzen können über das Genom verstreut als kleine Inseln (Mikrosatelliten) vorliegen.
Vor allem im Bereich des Zentromers und der Telomere findet man die hochrepetitiven, kurzen DNA-Sequenzen. Da sie bei verschiedenen Menschen sehr unterschiedlich ausfallen, werden sie als genetische Marker verwendet.

Das Dogma der Molekularbiologie. Bis 1970 ging man davon aus, dass der Fluss der Erbinformation immer von der DNA über die RNA zum Protein laufen müsse. 1970 hat man dann ein Enzym bei Viren gefunden, das diesem „Dogma der Molekularbiologie" zuwiderlief. Es handelt sich um die **Reverse Transkriptase** (S. 320), die in der Lage ist, RNA in DNA umzuschreiben. Der Weg vom Protein zur RNA zurück scheint aber nicht möglich zu sein (11.8).

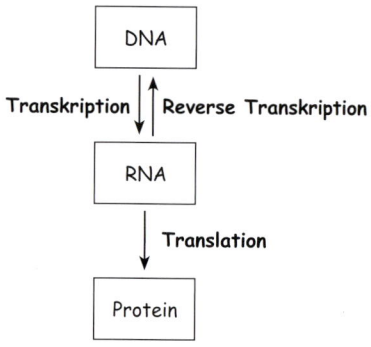

 11.8 Informationsfluss zwischen DNA, RNA und Protein.

Gene und Allele

Wie schon erwähnt, enthält unser Erbgut die Information für einige zehntausend Gene. Diese Gene codieren zum einen für eine ganze Menge Proteine (v. a. Enzyme), zum anderen jedoch auch für verschiedene Sorten von RNA. (Wobei natürlich auch die Information für die Proteine erst einmal an eine RNA, die mRNA, weitergegeben werden muss.) Ein Gen trägt also *immer* die Information für ein RNA-Molekül.

> Der Bereich auf der DNA, der die Information für eine RNA trägt, inklusive aller diese Sequenz betreffenden regulatorischen Elemente, wird als Gen bezeichnet (gr. *–gen* = erzeugend). Die Information steht entweder nur für eine RNA oder wird nochmals zum Protein umgeschrieben.

Menschliche Gene haben sehr variable Größen. Die kleinsten Gene (< 100 Basenpaare) sind die für tRNAs. Die großen Gene für Proteine können durchaus über zwei Millionen Basenpaare lang sein.
Zusätzlich zur codierenden Region gibt es Bereiche auf der DNA, die für die Steuerung der Transkription dieser Region verantwortlich sind, aber nicht mit abgeschrieben werden. Auch diese Bereiche gehören noch zum „Gen" (☞ **11.9**).

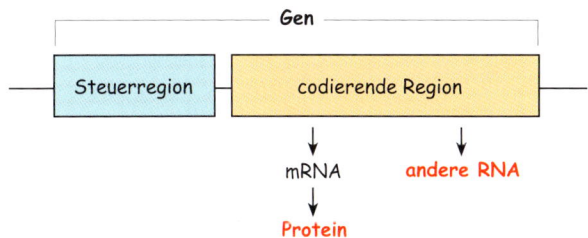

☞ **11.9** Aufbau von Genen aus Steuerregion und codierender Region.

Introns. Die Information eines Gens steckt ja bekanntlich in der Abfolge der Basen, entspricht also der Basenfolge auf der DNA im betreffenden Abschnitt. Dabei werden bei eukaryontischen Genen codierende Bereiche – die **Exons** (für *ex*primierte Regionen) – von nicht codierenden Bereichen – den **Introns** (für *inter*venierende Sequenzen) – unterbrochen (☞ **11.10**).

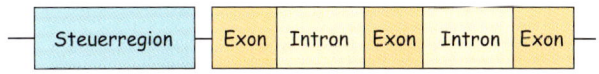

☞ **11.10** Aufbau von Genen aus Steuerregion, Exons und Introns.

Über die Funktion der Introns ist in letzter Zeit einiges mehr bekannt geworden. Sie scheinen u. a. eine Rolle beim Transport von RNA aus dem Zellkern in das Zytoplasma zu spielen. Dieser kann erst dann erfolgen, wenn die Introns entfernt (herausgespleißt) wurden.

Allele. Gene, die auf homologen Chromosomen an der gleichen Stelle liegen, werden als Allele bezeichnet. Sind die beiden Allele identisch, so ist das Individuum homozygot (reinerbig) in Bezug auf dieses Genpaar. Bestehen hier Unterschiede, so ist der Genotypus heterozygot (= mischerbig).

Mitochondrien-Gene

Nicht nur im Zellkern gibt es DNA, sondern auch in unseren Mitochondrien. Die Transkription und anschließende Proteinbiosynthese dieser DNA erfolgt ebenfalls in den Mitochondrien. Allerdings erfolgt die Synthese nur für den Eigenbedarf und vieles muss zusätzlich „importiert" werden.

In jedem menschlichen Mitochondrium liegen dabei 10 identische Moleküle einer ringförmigen DNA. Jedes DNA-Molekül besteht aus 16 569 Basenpaaren – eine Zahl, die man sich nicht unbedingt merken muss.

Auf der mitochondrialen DNA gibt es 37 Gene. Sie enthalten die Information für alle benötigten RNAs (zwei rRNA-Gene und 22 tRNA-Gene – die Mitochondrien kommen mit weniger aus tRNAs aus als die dazugehörige Zelle) und für 13 Proteine, die sie für sich selbst herstellen. Alle anderen werden von der DNA im Zellkern codiert und gelangen über ein spezielles Signal ins Mitochondrium (S. 171).
Das Mitochondriengenom ist dabei unheimlich kompakt, nur wenige Nukleotide gehören nicht zu einem offenen Leserahmen.
Die Gründe für die im Laufe der Evolution erfolgte Wanderung von Mitochondriengenen in den Zellkern sind noch nicht geklärt, aber Gegenstand intensiver Forschung.

11.2 Biosynthese der Nukleotide

Wir wissen, wie die Nukleotide und Nukleinsäuren in unseren Zellen aussehen (S. 52). Das Problem ist bloß, dass der Körper die Nukleotide nicht so systematisch und didaktisch einleuchtend synthetisiert. Wir müssen uns also noch damit beschäftigen, wie unsere Zellen zu den fertigen Nukleotiden kommen.

> Auch wenn man es nicht übertreiben sollte, sind doch einige Punkte der Nukleotid-Biosynthese für angehende Ärzte von großem Interesse. Denn auch in diesem Bereich gibt es wieder den einen oder anderen **Enzymdefekt**, so z. B. beim **Lesch-Nyhan-Syndrom** (S. 243). Außerdem wird für einige Schritte der Nukleotid-Biosynthese das Vitamin **Folsäure** benötigt, was aus zweierlei Hinsicht bemerkenswert ist (S. 246):
> 1. Ein **Folsäuremangel** ist auch in unseren Breiten nicht so selten und muss behandelt werden.
> 2. Da Zellen, die sich häufig teilen, in besonderem Maße auf Folsäure angewiesen sind, sind **Folsäure-Antagonis-**

ten häufig eingesetzte Medikamente in der Krebstherapie.

Die Biosynthese der Purine und Pyrimidine läuft auf sehr verschiedene Art und Weise ab, weshalb wir sie auch nacheinander vorstellen.

Was jedoch bei beiden Basenarten gleich ist, ist der Zucker, den wir schon aus dem Pentosephosphatweg kennen. Es handelt sich um das **Ribose-5-Phosphat**, das zunächst zu Phosphoribosyl-Pyrophosphat (**PRPP**) aktiviert werden muss, um verwendet werden zu können.

Bevor wir also in die einzelnen Biosynthesen einsteigen, schauen wir uns die Herstellung des PRPP an, die nicht besonders schwierig, aber sehr wichtig ist.

11.2.1 PRPP-Biosynthese

Das hauptsächlich aus dem Pentosephosphatweg stammende Ribose-5-Phosphat liefert für die Nukleotide nicht nur den Zuckeranteil, sondern auch das erste Phosphat. Um jedoch verwendet werden zu können, muss es zunächst – wie so vieles im Körper – in einer ATP-abhängigen Reaktion aktiviert werden.

Diese Aktivierung erfolgt durch Pyrophosphat, das von einem ATP auf das 1'-C-Atom des Ribose-5-Phosphats übertragen wird. (Der Einsatz von Pyrophosphat bedeutet formal, dass **zwei ATP** verbraucht wurden, da man zur Regeneration von ATP auch wieder zwei ATP opfern muss.)

Durch diese Pyrophosphorylierung entsteht **P**hospho**r**ibosyl-**Pyro**phosphat oder kurz **PRPP**. Das beteiligte Enzym heißt dankenswerter Weise einfach **PRPP-Synthetase**. Man beachte, dass das Pyrophosphat hier in der α-Konfiguration gebunden ist – es hängt also unten an der Ribose (☞ **11.11**).

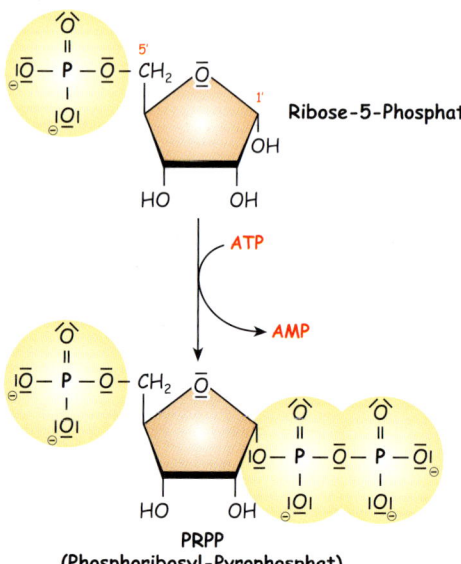

☞ **11.11** PRPP-Biosynthese.

Es gibt nun einen entscheidenden Unterschied zwischen der Purin- und der Pyrimidin-Biosynthese.

Bei den **Purinderivaten** wird die Base Stück für Stück an ein schon bestehendes Grundgerüst aus Ribose und Phosphat synthetisiert (ein PRPP-Nachfolger). Die Zelle ist strenggenommen gar nicht in der Lage, Purin-Biosynthese zu betreiben, sondern nur eine Purin*nukleotid*-Biosynthese (☞ **11.12**).

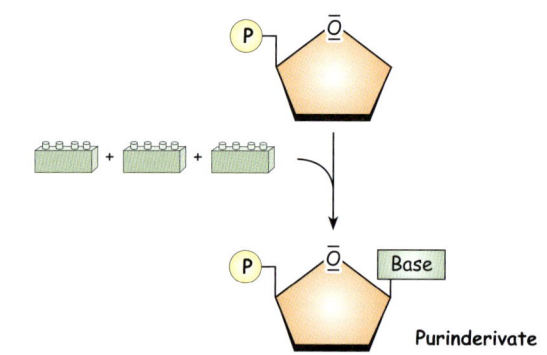

☞ **11.12** Prinzip der Purinnukleotid-Biosynthese.

Bei den **Pyrimidinderivaten** erfolgt zuerst die Fertigstellung der Base, an die dann der Zucker mit seinem Phosphatrest (als PRPP) angehängt wird (☞ **11.13**).

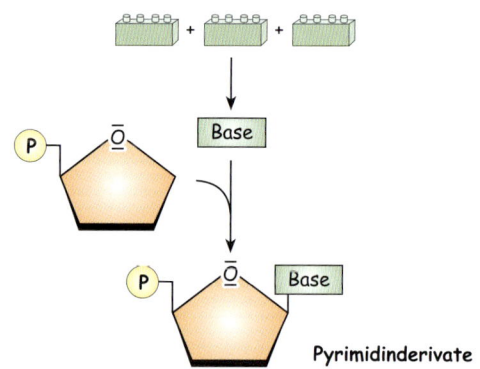

☞ **11.13** Prinzip der Pyrimidinnukleotid-Biosynthese.

11.2.2 Purinnukleotid-Biosynthese

Bei der Herstellung der Purinnukleotide stehen unseren Zellen zwei Möglichkeiten zur Verfügung:

1. Sie sind in der Lage, die Nukleotide vollständig neu zusammenzubauen, was man als **De-novo-Synthese** bezeichnet.
2. Sie haben die Möglichkeit, durch eigenen Abbau oder durch die Nahrung in die Zelle gelangte Basen direkt wieder zu vollständigen Nukleotiden aufzubauen. Diesen Vorgang, der 80 – 90 % der Purinnukleotid-Biosynthese ausmacht, bezeichnet man als **Salvage-Pathway** („Bergungsweg").

Ob es diesen Bergungsweg in menschlichen Zellen auch für *Pyrimidine* gibt, ist zur Zeit noch nicht bekannt.

De-novo-Synthese der Purine

Ausgangsmolekül für die Biosynthese der Purine ist das PRPP, an das nach und nach die Base synthetisiert wird. Das PRPP liefert dabei mit seinem Pyrophosphat die für diesen ersten Schritt notwendige Energie. Der weitere Aufbau der Nukleotide erfolgt dann über die Synthese der Purinbase Inosin-Monophosphat (**IMP**). Vom IMP aus können **AMP** und **GMP** hergestellt werden (☞ **11.14**).

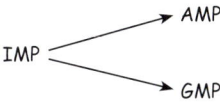

☞ **11.14**   Vom IMP aus können AMP und GMP hergestellt werden.

5-Phosphoribosylamin. In der ersten Reaktion wird die Pyrophosphatgruppe des PRPP durch die Amidseitengruppe eines **Glutamins** ersetzt, wodurch 5-Phosphoribosylamin entsteht (☞ **11.15**). Hierbei kommt es zu einer Konfigurationsänderung, da die Amino-Gruppe in der β-Stellung gebunden ist – im Gegensatz zum Pyrophosphat, das noch in α-Stellung gebunden war. Diese glykosidische C-N-Bindung in β-Konfiguration ist typisch für alle natürlichen Nukleotide.

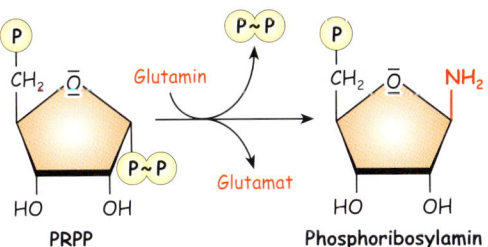

☞ **11.15**   Schrittmacherreaktion: Die Synthese von 5-Phosphoribosylamin.

Diese Reaktion ist besonders wichtig, da sie für die gesamte Biosynthese geschwindigkeitsbestimmend ist und damit die **Schrittmacherreaktion** darstellt. Das beteiligte Enzym besitzt den etwas spaßfreien Namen **Amido-Phosphoribosyl-Transferase**.

Ringbildung. Der genaue Mechanismus der Entstehung des kompletten Ringsystems der Base ist unheimlich kompliziert und medizinisch ziemlich uninteressant. Wir beschränken uns daher darauf, die Herkunft der einzelnen Ringbestandteile aufzuzeigen.
Zunächst wird an das Phosphoribosylamin die Aminosäure **Glycin** gehängt, die C^4, C^5 und N^7 zum Ring beiträgt. Zwei **Glutamine** steuern ihre Amid-Gruppe bei (für N^3 und N^9) und das **Aspartat** sogar seine Amino-Gruppe (für N^1). HCO_3^- geht in C^6 und der daran hängenden Keto-Gruppe

auf (bemerkenswerterweise ist zu dieser Carboxylierung *kein* Biotin erforderlich!).
Bei C^2 und C^8 wird es jetzt klinisch relevant, denn beide C-Atome kommen vom Vitamin **Folsäure** (S. 246). Aktiviert zur Tetrahydrofolsäure (THF) überträgt sie als **Formyl-THF** die C^1-Gruppen auf den wachsenden Ring (☞ **11.16**). Wie man sich leicht vorstellen kann, führt ein Mangel an Folsäure zu Störungen im Purinstoffwechsel.

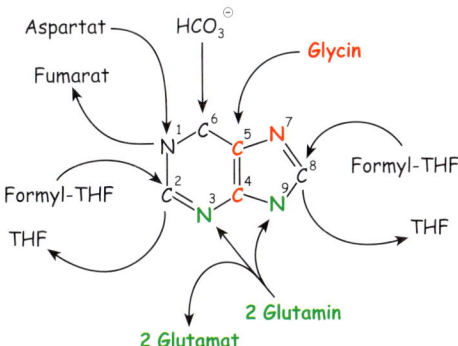

☞ **11.16**   Ringbildung und Wirkung der Folsäure in Form der THF.

Als Produkt der Ringbildung ist das Inosin-Monophosphat (IMP) entstanden, das die Ausgangsverbindung für die Purinnukleotide AMP und GMP und damit auch deren Triphosphate darstellt. Die Base des IMP ist das bereits bekannte Hypoxanthin (☞ **11.17**).

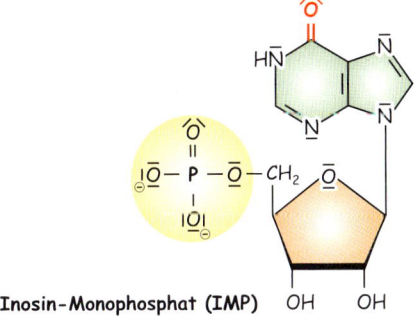

Inosin-Monophosphat (IMP)

☞ **11.17**   Inosin-Monophosphat (IMP) als Produkt der Ringbildung.

Herstellung des ATP. Zur Herstellung von AMP aus IMP muss die Keto-Gruppe an C^6 durch eine Amino-Gruppe ersetzt werden. Hierzu wird zunächst **Aspartat** in einer **GTP**-abhängigen Reaktion an IMP angelagert, was als Zwischenprodukt Adenylosuccinat liefert. Anschließend wird Fumarat entfernt, womit unser AMP entstanden ist (☞ **11.18**).

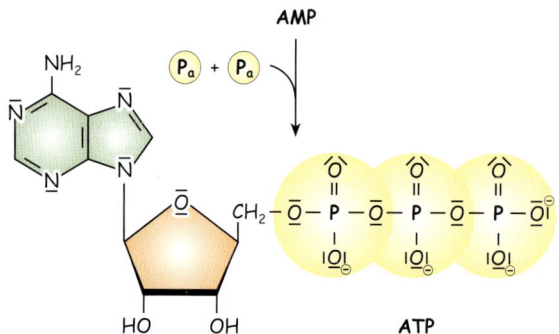

👁 **11.18** Herstellung des AMP als Vorstufe des ATP.

Die Herstellung des Triphosphats ATP erfolgt durch zweifache Phosphorylierung mithilfe der Nukleosidmonophosphat-Kinase und Nukleosiddiphosphat-Kinase oder durch einfache Phosphorylierung aus ADP im Rahmen der Atmungskette (👁 **11.19**).

👁 **11.19** Herstellung des ATP.

Herstellung des GTP. Für die GTP-Herstellung benötigen wir zusätzlich zur schon vorhandenen Keto-Gruppe an C^6 eine Amino-Gruppe an C^2, die wie immer über den Umweg einer Keto-Gruppe eingebaut wird. Aus IMP wird also zunächst ein Stoff namens Xanthosin-Monophosphat (XMP), der anschließend eine NH_2-Gruppe von Glutamin erhält. Hier ist im Gegenzug die Hydrolyse eines ATP notwendig. Das entstandene Produkt ist das GMP.

Die Herstellung des GTP erfolgt analog zu ATP durch zweifache Phosphorylierung des GMP (👁 **11.20**).

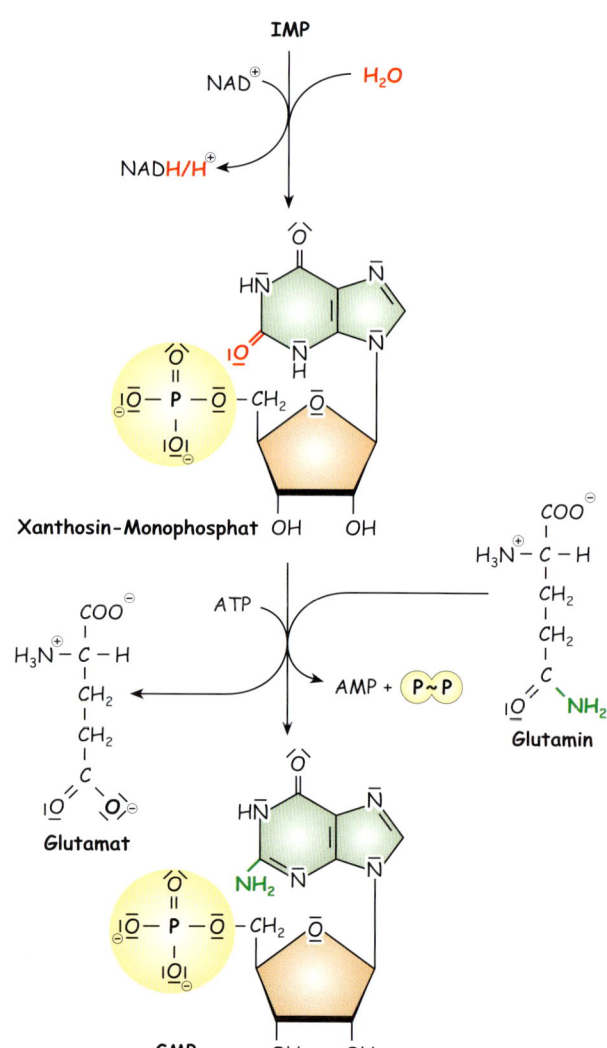

👁 **11.20** Herstellung des GMP als Vorstufe des GTP.

Regulation der De-novo-Purinnukleotid-Biosynthese

Auf- und Abbau der Purine müssen sehr genau reguliert werden, da die einzelnen Nukleotide als Bausteine der DNA und RNA die Grundlage des gesamten **Informationssystems** unseres Körpers darstellen. Zusätzlich spielen sie eine wichtige Rolle bei der **Energieversorgung** zahlreicher Stoffwechselreaktionen.

Man unterscheidet bei den Purinen drei entscheidende **Rückkopplungsmechanismen** (👁 **11.21**):

1. IMP, AMP und GMP hemmen zwei wichtige Reaktionen. Die vom Ribose-5-Phosphat zum PRPP und die folgende vom PRPP zum 5-Phosphoribosylamin.
2. AMP hemmt seine eigene Biosynthesereaktion aus IMP. GMP hemmt im Gegenzug die vom IMP zum GMP.
3. Wie wir schon wissen, braucht man ATP für die GTP-Synthese und GTP für die ATP-Synthese, was ebenfalls schon eine Regulation darstellt. Viel ATP führt zu viel GTP und umgekehrt.

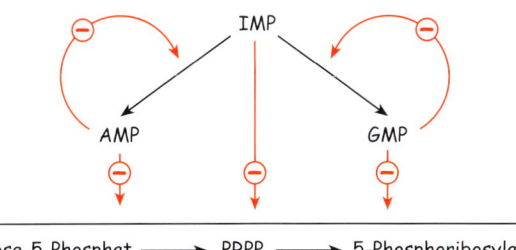

☞ **11.21**   Regulation der De-novo-Purinnukleotid-Biosynthese.

Wiederverwertung der Basen (Salvage-Pathway)

Beim Abbau von Nukleotiden entstehen freie Purinbasen, die wiederverwendet werden können. Der Nukleotidaufbau über diesen Weg verläuft einfacher und weniger aufwändig als die De-novo-Synthese, weshalb unsere Zellen diesen Weg auch bevorzugen. Hierzu wird auf die freien Purinbasen unter Pyrophosphatabspaltung ein Ribosephosphat von PRPP übertragen, wobei das entsprechende Nukleotid entsteht (☞ **11.22**).

Mögliche freie Purinbasen, die in der Zelle anfallen können, sind Adenin (aus AMP), Guanin (aus GMP) und Hypoxanthin (aus IMP).

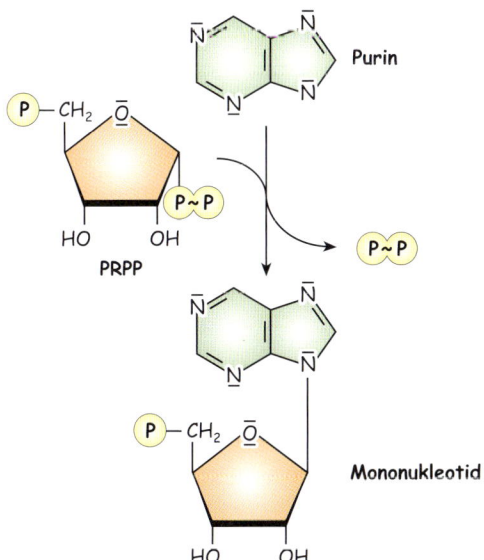

☞ **11.22**   Salvage-Pathway.

AMP. Für die Synthese von AMP verfügt die Zelle über das Enzym **A**denin-**P**hosphoribosyl-**T**ransferase (**APRT**). AMP hemmt die Aktivität der APRT, es handelt sich also um einen klassischen Fall von Produkthemmung.

GMP und IMP werden von einem gemeinsamen Enzym wieder aufgebaut (☞ **11.23**). Es besitzt den schlichten Namen **H**ypoxanthin-**G**uanin-**P**hosphoribosyl-**T**ransferase oder „einfach" **HGPRT** – hier ist selbst die Abkürzung noch unhandlich... IMP und GMP hemmen die Aktivität der HGPRT (auch eine Produkthemmung).

$$\text{Hypoxanthin} + \text{PRPP} \longrightarrow \text{IMP} + \text{PP}_a$$

$$\text{Guanin} + \text{PRPP} \longrightarrow \text{GMP} + \text{PP}_a$$

☞ **11.23**   GMP und IMP werden durch HGPRT gebildet.

> **Lesch-Nyhan-Syndrom.** Die große Bedeutung dieser „Bergungswege" wird deutlich, wenn man sich das Krankheitsbild der kleinen Patienten anschaut, die an einem Mangel der Hypoxanthin-Guanin-Phosphoribosyl-Transferase (HGPRT) leiden.
> Die wegen des hohen Harnsäurespiegels auch als **Kindergicht** bezeichnete Erkrankung ist zwar sehr selten, führt aber zu schweren ZNS-Störungen (Folgen u. a.: Selbstverstümmelung), da das Gehirn in besonderem Maße von der Purinwiederverwertung abhängig zu sein scheint.

11.2.3 Pyrimidinnukleotid-Biosynthese

Wie schon erwähnt, liegt der bedeutende Unterschied zwischen der Pyrimidin-Biosynthese und der Purin-Biosynthese darin, dass im Gegensatz zum Purin beim Pyrimidin zunächst die Synthese der Base erfolgt und erst anschließend der Zucker (via PRPP) angehängt wird. Zentrales Zwischenprodukt für alle Pyrimidinderivate ist – in Analogie zum IMP des Purinstoffwechsels – das UMP, das dann zu UTP, CTP oder dTTP weiter reagieren kann – je nachdem, was die Zelle gerade braucht (☞ **11.24**).

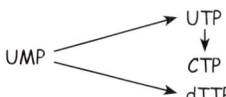

☞ **11.24**   Zwischenprodukt für alle Pyrimidinderivate ist das UMP.

Für die Herstellung der Pyrimidinbasen benötigen wir die Ausgangsstoffe Carbamoyl-Phosphat und Aspartat.

Carbamoyl-Phosphat wird hergestellt durch die **Carbamoyl-Phosphat-Synthetase II**, die in jeder Zelle im **Zytosol** vorliegt und nur der Pyrimidin-Biosynthese dient (☞ **11.25**).

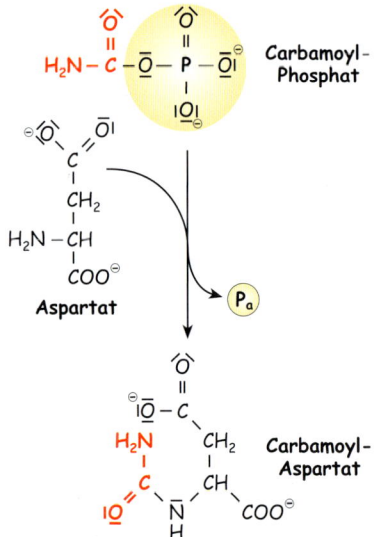

👁 **11.25** Synthese des Carbamoyl-Phosphat.

Der entscheidende Unterschied zur Carbamoyl-Phosphat-Synthetase I (ein Einzym im Harnstoffzyklus) ist, dass die Synthetase II *nicht* in der Lage ist, freies Ammoniak zu verwenden. Es ist auf die NH_2-Gruppe von **Glutamin** angewiesen.

Carbamoyl-Aspartat entsteht, indem sich Carbamoyl-Phosphat mit der Aminosäure **Aspartat** verbindet. Das Phosphat hat damit seine Funktion erfüllt und schwimmt weiter, neuen Aufgaben entgegen (👁 **11.26**).

👁 **11.26** Reaktion zum Carbamoyl-Aspartat.

Orotidin-Monophosphat (OMP). Aus dem Carbamoylaspartat entsteht – über den Stoff Dihydroorotsäure – die Orotsäure, die dann mit PRPP zum Orotidin-5'-Phosphat, dem ersten Monophosphat (OMP), reagiert (👁 **11.27**).

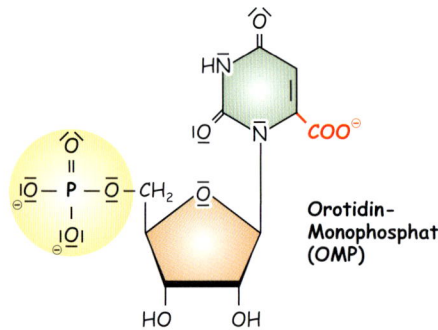

👁 **11.27** Orotidin-Monophosphat (OMP).

Uridin-Monophosphat (UMP). Die Orotidin-5-Phosphat-Decarboxylase katalysiert schließlich die Reaktion zum Uridin-Monophosphat (UMP), dem Ausgangsmolekül für die weitere Pyrimidin-Biosynthese (👁 **11.28**).

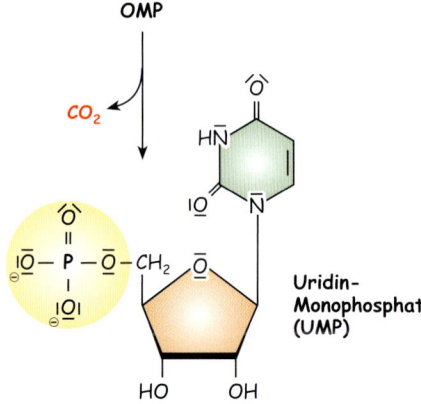

👁 **11.28** Reaktion zum Uridin-Monophosphat (UMP).

Wie bei der Purin-Biosynthese erfolgt die Bildung von UTP durch Nukleosidmono- und Nukleosiddiphosphat-Kinasen.

Herstellung von CTP

Die Herstellung von CTP – und dTTP – erfolgt nun leider nicht, wie bei den Purinen, einfach über deren Diphosphate, sondern auf ganz verschiedenen Stufen.
Ausgangsverbindung für die CTP-Biosynthese ist nicht das UMP, sondern dessen Triphosphat UTP, das zunächst hergestellt werden muss. Anschließend katalysiert die CTP-Synthetase die Reaktion zum CTP (👁 **11.29**). Benötigt werden dazu die Aminosäure **Glutamin**, die ihre Amid-Gruppe spendet, und **ATP**.
Es ist wichtig sich zu merken, dass eine Reaktion vom UMP direkt zum CMP nicht möglich ist, sondern der Umweg über die Triphosphate gegangen werden muss.

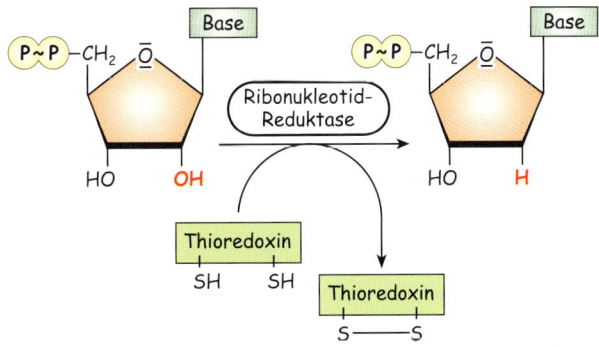

◉ **11.29** Herstellung von CTP.

Herstellung von dTTP

Noch ein klein wenig komplizierter ist der Wechsel vom Uridin- zum Thymidinnukleotid. Er erfolgt erst auf der Ebene der reduzierten Nukleotide, was gleich im Anschluss besprochen wird. Die Thymidylat-Synthase methyliert dUMP zum dTMP, das dann weiter zum dTTP phosphoryliert werden kann (◉ **11.30**). Die Methyl-Gruppe stammt von der Methylen-THF. Dies ist die zweite Stelle, an der **Folsäure** bei der Nukleotid-Biosynthese benötigt wird. Bei der Übertragung wird die Methylen-Gruppe zur Methyl-Gruppe reduziert und gleichzeitig die Tetrahydrofolsäure (THF) zur Dihydrofolsäure (DHF) oxidiert – ein Vorgang, den es bei keiner weiteren Reaktion in unseren Zellen gibt.

◉ **11.30** Herstellung von dTMP als Vorstufe von dTTP.

Interessanterweise handelt es sich hierbei um den geschwindigkeitsbestimmenden Schritt der gesamten DNA-Biosynthese!

Anschließend erfolgt die Regeneration der DHF zur THF durch die Dihydrofolsäure-Reduktase mithilfe von NADPH/H$^+$.

Regulation des Pyrimidinstoffwechsels

Die Regulation des Pyrimidinstoffwechsels erfolgt vor allem über die **allosterische** Hemmung der **Aspartat-Carbamoyl-Transferase** durch CTP. Damit wird nach klassischer Produkthemmung ein früher Schritt der Reaktionsfolge durch ein Endprodukt gehemmt.

11.2.4 Desoxyribonukleotid-Biosynthese

In der DNA benötigen wir nicht die normale Form der Ribose, sondern die reduzierte Desoxyform, bei der am 2'-C-Atom keine OH-Gruppe steht, sondern nur ein Wasserstoffatom.
Der Grund für diese doch recht aufwändige Umbaumaßnahme ist, dass eine freie OH-Gruppe sehr reaktiv ist und durchaus Interesse an einer Verbindung mit dem Phosphat der 3'-OH-Gruppe bekunden kann.

Da die 2'-OH-Gruppe in der DNA nicht benötigt wird, wird sie in unseren Zellen entfernt, um die DNA **stabiler** zu machen.

Die Herstellung der reduzierten Desoxyribonukleotide für die DNA erfolgt auf der Stufe der **Diphosphate**. Das Enzym **Ribonukleotid-Reduktase** katalysiert diesen Vorgang, bei dem gleichzeitig das Protein Thioredoxin – ein starkes Reduktionsmittel mit SH-Gruppen – oxidiert wird (◉ **11.31**).

◉ **11.31** Desoxyribonukleotid-Biosynthese.

Anschließend werden die d-Nukleotide zu ihren Trinukleotiden phosphoryliert und können in die DNA eingebaut werden. Die Desoxyribonukleotide werden nur während der DNA-Replikation benötigt.

Die Regeneration des Thioredoxin erfolgt durch das Flavoenzym Thioredoxin-Reduktase, die FADH als prosthetische Gruppe enthält. Reaktionspartner ist hierbei NADPH/H$^+$, das in der Folge zu NADP$^+$ oxidiert wird (👁 **11.32**).

Reduziertes NADPH/H$^+$ erhält die Zelle aus den ersten Reaktionen des Pentosephosphatwegs, der NADPH/H$^+$-Nachschub wird also einfach durch den Abbau von Glukose gewährleistet.

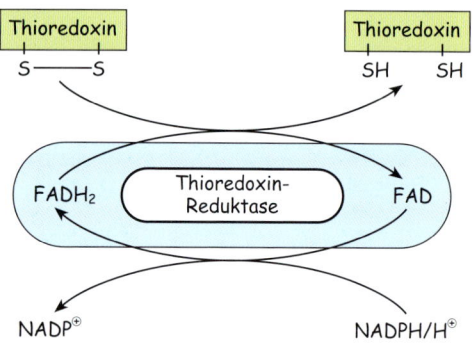

👁 **11.32** Regeneration des Thioredoxin.

11.3 Das Vitamin Folsäure

Aus etwa vier Tonnen Spinat gelang die Isolation des wasserlöslichen Vitamins Folsäure (lat. *folium* = Blatt, also „Blättersäure"), die ein wichtiger **Überträger von C$_1$-Einheiten** im Stoffwechsel ist.

Kenntnisse des Stoffwechsels der Folsäure sind gleich aus mehreren Gründen klinisch immens wichtig, weshalb wir sie auch ausführlich betrachten wollen. Eine herausragende Rolle spielt sie bei der DNA-Synthese, bei der sich Störungen am ehesten bemerkbar machen.

11.3.1 Chemie der Folsäure

Chemisch betrachtet besteht Folsäure aus einem Pteridin-Ring, aus p(ara)-Aminobenzoesäure und aus Glutamat (👁 **11.33**).

Folsäure bzw. Folat

Pteridin-Ring

p-Aminobenzoesäure

Glutamat

👁 **11.33** Folsäure.

Da Säugetiere nur in der Lage sind, den Pteridin-Ring zu synthetisieren, nicht aber, die restlichen zwei Gruppen anzuheften, müssen wir Folsäure mit der Nahrung zu uns

nehmen. Die Biosynthese übernehmen Bakterien und Pflanzen für uns.

Drei chemische Modifikationen sind bei der Folsäure zu beachten und stoffwechselrelevant:

- Der Hydrierungsgrad am Pteridin-Ring kann variieren, wobei nur die vollständig reduzierte Folsäure in der Lage ist, C$_1$-Einheiten aufzunehmen.
- Die C$_1$-Einheiten hängen an N^5 oder N^{10} (oder beiden zusammen) des Folsäure-Moleküls und können in verschiedenen Oxidationsstufen vorliegen.
- Die Anzahl der Glutamate kann ebenfalls variieren, wobei die Folsäure in Form von Polyglutamaten in unseren Zellen gespeichert werden kann; sie kann mit solchen Klötzen am Bein die Zellmembran nämlich nicht mehr durchqueren...

11.3.2 Der Hydrierungsstatus der Folsäure

Die aktive Form der Folsäure ist die vollständig reduzierte Tetrahydrofolsäure (THF), die vor allem in den **Mitochondrien** unserer Zellen hergestellt wird.

In einer ersten Vitamin-C-abhängigen Reaktion wird die Folsäure durch die Folsäure-Reduktase zur **Dihydrofolsäure** (DHF) reduziert. Anschließend erfolgt die zweite Reduktion mittels der DHF-Reduktase zur **Tetrahydrofolsäure**. Bei beiden Reaktionen wird NADPH/H$^+$ als Elektronenspender benötigt (👁 **11.34**).

Folsäure

Folsäure-Reduktase

Vitamin C

NADPH/H$^+$

NADP$^+$

Dihydrofolsäure

DHF-Reduktase

NADPH/H$^+$

NADP$^+$

Tetrahydrofolsäure

👁 **11.34** Hydrierungsstatus der Folsäure.

Die Tetrahydrofolsäure ist dann in der Lage, die verschiedenen C_1-Einheiten aufzunehmen und mithilfe der entsprechenden Enzyme auf Zielmoleküle zu übertragen. Aus dieser Übertragung geht die Folsäure stets als THF wieder hervor. Einzige Ausnahme von dieser Regel ist die Reaktion der Thymidylat-Synthase, bei der zusätzlich zur C_1 Einheit auch noch Reduktionsäquivalente übertragen werden. Die Folsäure geht hier als DHF aus der Reaktion hervor und muss zunächst wieder reduziert werden, bevor sie erneut ihrer Aufgabe nachkommen kann.

Folsäure-Antagonisten sind in der Lage, die DNA-Synthese effektiv zu stören. Gewünscht ist dies bei Zellen, die stärker wachsen, als sie eigentlich sollen, also bei Krebszellen.
Als prominentes Beispiel sei hier das Zytostatikum **Methotrexat** (MTX) genannt, das fast wie Folsäure aussieht, allerdings zwei entscheidende Veränderungen aufweist. Es hemmt als falsches Substrat die **DHF-Reduktase**, wodurch die normale DNA-Biosynthese gestört wird und die Tumoren nicht mehr so schnell wachsen können. Gehemmt wird vor allem die Entstehung von dTTP, aber das reicht natürlich aus, um den gewünschten Effekt zu erzielen.
Auch bei **Autoimmunerkrankungen** kommt Methotrexat zum Einsatz, da es die stark proliferierenden Immunzellen ebenfalls sehr wirkungsvoll unterdrückt und somit als **Immunsuppressivum** wirkt.

11.3.3 Aufnahme und Transport im Blut

Die Resorption der Folsäure erfolgt über einen aktiven Transportprozess vor allem im Duodenum und oberen Jejunum. In den Darmzellen erfolgt oft schon die vollständige Reduktion zur Tetrahydrofolsäure, die dann auch methyliert werden kann. Die Zielzellen werden also nicht nur mit der Folsäure, sondern auch gleich der ersten Methyl-Gruppe versorgt. (Kaufen Sie eine Folsäure, und Sie erhalten eine Methyl-Gruppe gratis dazu...)
Der Vorteil dieser beiden Aktionen liegt auf der Hand. Während der Nahrungsaufnahme ist eine Darmzelle mit reichlich Nährstoffen ausgestattet, so auch mit Glukose für den Pentosephosphatweg (liefert NADPH/H$^+$ für die beiden Reduktionen) und Aminosäuren für die Methylierung.
Im **Blut** schwimmt die Methyl-THF dann in die Peripherie und kann von den Zielzellen über ein spezielles Transportprotein aufgenommen werden.

11.3.4 Der C_1-Status der Folsäure

Die C_1-Einheit der Folsäure kann nun in verschiedenen Oxidationszuständen gebunden vorliegen. Die drei wichtigsten beim Menschen sind die am stärksten oxidierte 10-Formyl-THF, die mittelmäßig oxidierte 5,10-Methylen-THF und die am stärksten reduzierte 5-Methyl-THF (👁 **11.35**).

👁 **11.35** Die drei wichtigsten Oxidationszustände der Folsäure.

Quellen der C_1-Reste für die THF gibt es derer viele, wir wollen es aber bei den wichtigsten bewenden lassen.
- Der Umbau der Aminosäure Serin zu Glycin liefert eine **Methylen-Gruppe**, die auf THF übertragen werden kann. Sie ist die wichtigste C_1-Quelle für die Folsäure.
- **Formyl-THF** wird vor allem reversibel aus Methylen-THF gebildet.
- Die **Methyl-THF** entsteht ausschließlich aus der Methylen-THF, diese Reaktion ist allerdings irreversibel, was klinisch folgenreich und noch zu besprechen ist.

11.3.5 Regeneration der THF in den Zellen

Die Tatsache, dass die meiste Folsäure in den Zielzellen in Form von Methyl-THF ankommt, dieses jedoch nicht direkt in benötigte andere Folsäure-Derivate rückverwandelt werden kann, macht besondere Maßnahmen nötig.

Die Rolle des Homocysteins. Das in letzter Zeit viel geschundene Homocystein (S. 196) spielt dabei eine Schlüsselrolle, denn es ist in der Lage, dem Methyl-THF die Methyl-Gruppe abzunehmen, wodurch die verwendungsfähige THF entsteht.
Diese Reaktion findet im Zytosol statt und wird von der **Methionin-Synthase** katalysiert, die Vitamin B$_{12}$ (Cobalamin) als Cofaktor benötigt. Genau genommen gibt das Methyl-THF nämlich seine Methyl-Gruppe an das Cobalamin ab, das dadurch zum **Methyl-Cobalamin** wird. Dann

erst erfolgt die Übertragung auf das Homocystein, das durch diese Aktion zum Methionin wird (☞ **11.36**).

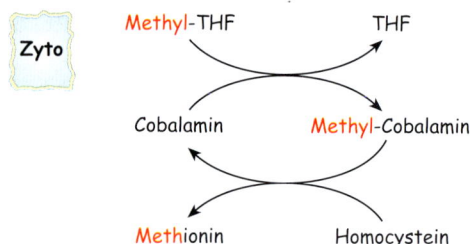

☞ **11.36** Folsäure- oder Methyl-THF-Falle.

Dieser Umstand wird auch als **Folsäure- oder Methyl-THF-Falle** bezeichnet, weil nur durch diese eine Reaktion verwendbare THF in unseren Zellen entstehen kann. Liegen hier Defekte vor, so verarmen unsere Zellen an funktionierender Folsäure, obwohl unser Körper mit reichlich Methyl-THF ausgestattet ist; man kann es vielleicht als funktionellen Folsäuremangel bezeichnen.

Speicherung in den Zellen. Die Speicherung von Folsäure in unseren Zellen erfolgt in Form ihrer Polyglutamate, die jedoch auch nur aus der THF entstehen können, nicht aus der methylierten Form.
Wenn also aus irgendwelchen Gründen die Übertragung der Methyl-Gruppe auf das Homocystein nicht funktioniert, kommt es intrazellulär zu einem Mangel an Folsäure. Die überschüssige Methyl-THF gelangt zurück ins Blut (wo der Arzt sie messen kann) und auch vermehrt in den Urin (wo man sie ebenfalls messen kann).

Folsäure und SAM. Die Reaktion der Methionin-Synthase führt nicht nur zu funktionsfähiger THF, sondern stellt gleichzeitig einen Biosyntheseweg für Methionin dar. Diese Aminosäure kann nun entweder in Proteine eingebaut, oder aber in den wichtigen Methylgruppenspender **S-Adenosyl-Methionin** (SAM, S. 195) umgewandelt werden. Genau genommen landet die Methyl-Gruppe aus dem Darm also entweder in einem Protein oder im SAM, hat also mit dem Folsäure-Stoffwechsel selbst gar nichts zu tun.

MTHFR. In unseren Zellen befindet sich die Methylen-THF-Reduktase, die auch unter der nicht aussprechbaren Abkürzung MTHFR läuft. Etwa 10% der Bevölkerung weisen im *MTHFR*-Gen eine folgenreiche Mutation auf, die zu einem nicht sehr gut arbeitenden Enzym führt.
Die Methylen-THF-Reduktase bildet aus Methylen-THF das Methyl-THF, was vor allem in unseren Darmzellen von Relevanz ist. Die Folge ist ein vermindertes Angebot an Methyl-THF, was zu einem Anstau von Homocystein (und einem Mangel an SAM) führt (☞ **11.37**). Homocystein aber ist vor einigen Jahren als unabhängiger Risikofaktor für kardiovaskuläre Erkrankungen und Schlaganfälle erkannt worden (S. 197).

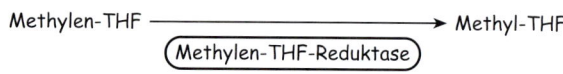

☞ **11.37** Reaktion zum Methyl-THF.

11.3.6 Aufgaben der Folsäure

Die Folsäure spielt eine gewisse Rolle für den Aminosäurenstoffwechsel, was wir schon an verschiedenen Stellen kennen gelernt haben. Klinisch wichtig ist sie aber vor allem für den Nukleinsäurenstoffwechsel, weshalb dieses Kapitel auch im Genetikteil untergebracht ist.

Der Aminosäurenstoffwechsel. Das 3-Phosphoglycerat aus der Glykolyse kann in unseren Zellen zu **Serin** umgebaut werden. Dieses wiederum mithilfe von THF in **Glycin**, wobei die Folsäure gleichzeitig in Methylen-THF umgewandelt wird. Cofaktor dieser reversiblen Reaktion ist übrigens PALP.
Wie wir auch gerade schon gesehen haben, kann unter Mithilfe von Methyl-THF aus Homocystein das **Methionin** werden.

Der Nukleinsäurenstoffwechsel. Nicht nur für die gesamte Biosynthese der Purine, sondern auch für die Biosynthese des Thymidylats wird Folsäure benötigt.
Für die **Purinbiosynthese** liefert die Folsäure zwei der fünf Kohlenstoffatome des Purinkerns, nämlich C^2 und C^8. Überträger ist in beiden Fällen die **Formyl-THF**, die nach der Reaktion als THF vorliegt.
Interessant ist, dass die Formyl-THF wie erwähnt aus der Methylen-THF gebildet werden kann. Diese entsteht aber aus der THF unter Verwendung der Aminosäure Serin. Produkt ist Glycin, das selbst auch Eingang in den Purinkern erhält.
Für die **Pyrimidinbiosynthese** wird ebenfalls Folsäure benötigt, nämlich bei der Reaktion vom dUMP zum dTMP durch die Thymidylat-Synthase, der entscheidenden Umstellungsreaktion von Zellalltag zu Zellvermehrung (denn nur hier wird TTP für die DNA benötigt). Überträger ist in diesem Fall die **Methylen-THF** selbst, die bei der Reaktion zu DHF wird, da sie noch ein Hydrid-Ion zusätzlich an das dTMP abgeben muss.

11.3.7 Bedarf an Folsäure

Der Tagesbedarf an Folsäure beträgt rund **400 µg**, wobei etwa 10 mg (vor allem in der Leber) gespeichert werden können, was für einige Monate ausreicht.
Die Versorgung mit Folsäure ist in unseren Breiten gerade einmal ausreichend, meist sogar zu gering. Vor allem während der Schwangerschaft ist ein Mangel an Folsäure recht häufig, da hier besonders viele neue Zellen in Form eines kleinen Babys entstehen.

In der Nahrung befindet sich Folsäure sowohl in Pflanzen (Spinat, Salat usf.) als auch in tierischen Produkten wie Leber oder Niere.

Die **Ausscheidung** erfolgt über die Galle, allerdings unterliegt die Folsäure einem enterohepatischen Kreislauf. Folsäure, die (zumeist oxidiert) aus der Peripherie zur Leber gelangt, wird dort vollständig reduziert, methyliert und in die Galle abgegeben. Dies scheint wichtig für eine konstante Versorgung mit Folsäure zwischen den Mahlzeiten zu sein.

Folsäuremangel. Ein Folsäuremangel macht sich vor allem bei der Nukleotid-Biosynthese bemerkbar. Da unser Knochenmark besonders fleißig im Herstellen neuer Zellen (und damit bei der Nukleotid-Biosynthese ist), macht sich ein Mangel an Folsäure als Erstes beim Blutsystem bemerkbar. Es werden weniger Erythrozyten hergestellt, die aber den gesamten Sauerstofftransport bewerkstelligen müssen. Die Folge ist, dass die zu wenigen („Anämie") noch vorhandenen Erythrozyten ziemlich groß („megaloblastär") werden. Man nennt das Ganze daher **megaloblastäre Anämie** (11.38).

Bei schwangeren Frauen kann ein Folsäuremangel zu einem Neuralrohrdefekt bei ihrem ungeborenen Kind führen. Ursächlich liegt dem wohl eine erhöhte Konzentration an Homocystein zugrunde.

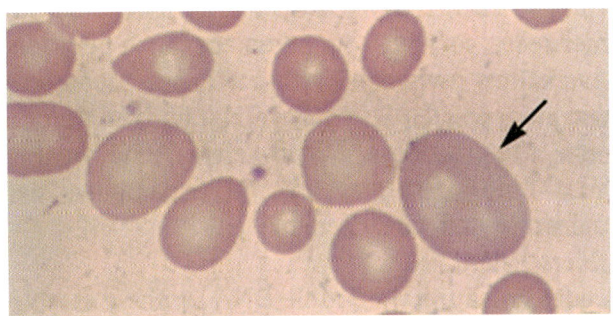

 11.38 Megaloblastäre Anämie.

11.3.8 Weitere C_1-Gruppen-Überträger

Ebenfalls Methyl-Gruppen überträgt das schon erwähnte **SAM** (S. 195), das an zahlreichen Methylierungen beteiligt ist. Sein Gruppenübertragungspotenzial ist wesentlich höher als das der Folsäure.

Der am höchsten oxidierte C_1-Kohlenstoffrest (also CO_2) benötigt für seine Übertragung ein anderes Coenzym, das wir schon kennen gelernt haben, nämlich **Biotin** (S. 116). CO_2-Übertragungen werden daher auch nicht zu den „klassischen" Reaktionen des C_1-Stoffwechsels gezählt.

11.4 Abbau der Nukleotide

Das Erbgut einer Zelle, also die intakte DNA, wird erst nach dem physiologischen Tod der Zelle abgebaut. Mononukleotide fallen jedoch ständig in der Zelle an, zum Beispiel beim Abbau von RNA oder durch Aufnahme mit der Nahrung. Da die Biosynthese der Nukleotide sehr energieaufwändig ist, verwertet der Körper ziemlich viele wieder.

Von den **Purinbasen** werden die meisten (80 – 90 %) wieder verwertet (Salvage-Pathway), die wenigsten werden endgültig zur **Harnsäure** abgebaut, wobei der Purinring intakt bleibt. Die **Pyrimidine** werden hingegen vor allem in kleine Bruchstücke zerlegt, die entweder wieder in den Stoffwechsel eingeschleust oder ausgeschieden werden. Ob ein Bergungsweg in unseren Zellen auch für die Pyrimidine existiert, ist noch nicht bekannt.

11.4.1 DNasen und RNasen

Desoxyribonukleasen (DNasen) und Ribonukleasen (RNasen) gehören in die Gruppe der Hydrolasen, genauer gesagt zu den Esterasen, da sie die Esterbindungen zwischen Nukleotiden spalten.

Desoxyribonukleasen. DNase I und II werden von der Bauchspeicheldrüse produziert und dienen der Zerlegung von DNA, die mit der Nahrung aufgenommen wurde.

Apoptose. Auch intrazellulär liegt eine Desoxyribonuklease vor, die allerdings erst nach der Einleitung des programmierten Zelltodes, der Apoptose (S. 252), aktiv wird.

Im inaktiven Zustand liegt sie im Zytosol, gebunden an ein Inhibitorprotein, vor. Nach der Einleitung der Apoptose wird dieses Hemmprotein abgebaut und die DNase kann in den Zellkern transportiert werden. Dort erfolgt dann die Zerlegung der DNA der betreffenden Zelle.

Ribonukleasen

Die Ribonukleasen (RNasen) sind wesentlich zahlreicher vertreten – so zahlreich, dass sie schon so manchen RNA-Forscher schier zur Verzweiflung gebracht haben, weil das Objekt seiner Begierde einfach zerlegt worden ist.

Wichtig sind die Ribonukleasen für den Abbau der mRNA in einer Zelle, die in der Regel sehr kurzlebig sind, um hier schnell regulierend eingreifen zu können.

11.4.2 Abbau der Purinnukleotide

Purinnukleotide – in erster Linie AMP und GMP – können nicht vollständig in ihre Einzelbausteine zerlegt werden. Sie werden vom menschlichen Körper daher nur bis zur **Harnsäure** abgebaut (11.39).

11.39 Harnsäure.

AMP wird hauptsächlich zunächst zu IMP desaminiert. Anschließend erfolgt die Reaktion über Inosin zu Hypoxanthin (☞ **11.40**).

11.40 Abbau von AMP.

GMP reagiert über Guanosin zu Guanin, das anschließend zu Xanthin desaminiert wird (☞ **11.41**).

11.41 Abbau von GMP.

Hypoxanthin wird durch das Flavoenzym **Xanthinoxidase** (XO) zu Xanthin umgewandelt, ein Enzym, das **Molybdän**

als Cofaktor benötigt. Die Xanthinoxidase katalysiert auch die anschließende Reaktion vom Xanthin zur Harnsäure, dem Endprodukt des Purinabbaus (☞ **11.42**).

11.42 Abbau von Hypoxanthin.

Fast alle anderen Säuger besitzen das Enzym Urikase, mit dem eine Ringöffnung der Harnsäure zum Allantoin möglich ist, ein Stoff, der in der Kosmetikindustrie als hautberuhigend gilt...

Gicht

Der menschliche Körper ist nicht in der Lage, die Harnsäure weiter zu verstoffwechseln. Er scheidet sie – vor allem renal – unverändert aus. Das Problem an der Harnsäure ist ihre unheimlich schlechte Wasserlöslichkeit. Hier liegt die Ursache für die häufigste Stoffwechselerkrankung der westlichen Welt: die **Hyperurikämie**. Von ihr sind etwa 10 % unserer Bevölkerung betroffen. Infolge eines chronisch erhöhten Harnsäurespiegels kann es zu einem akuten Gichtanfall kommen.

Harnsäure wird in erster Linie als Dinatrium-Urat ausgeschieden, das etwas besser wasserlöslich ist. Hierzu muss die Harnsäure in ihrer Enolform vorliegen (☞ **11.43**).

11.43 Harnsäure wird in erster Linie als Dinatrium-Urat ausgeschieden.

Hyperurikämie. Steigt der Harnsäurespiegel im Blutplasma, der normalerweise unter **7 mg/dl** liegt, auf höhere Werte an, spricht man von Hyperurikämie. Meist liegt hierbei nicht eine erhöhte Produktion von Harnsäure vor, sondern eine verminderte Ausscheidung durch die Nieren (zu über 90 % angeboren).

Das Problem bei der renalen Harnsäure-Ausscheidung ist, dass dieses System schon bei den physiologischen Harnsäure-Konzentrationen an der oberen Grenze seiner Kräfte arbeitet. Ernährt man sich dann noch purinreich (Fleisch, Innereien) oder senkt seinen pH-Wert im Blut (alkoholbedingte Laktatazidose), dann kann es zum Ausfallen von Natrium-Urat-Kristallen im Gewebe kommen.

Akuter Gichtanfall. Fallen einzelne Natrium-Urat-Kristalle aus, so kommt es zu einem akuten Gichtanfall. Makrophagen und Neutrophile Granulozyten werden angelockt, phagozytieren die Fremdkörper, gehen daran aber zugrunde. Dadurch werden massiv Entzündungsmediatoren freigesetzt, die weitere Makrophagen und Neutrophile anlocken, die sich erneut an der Phagozytose versuchen und wieder verenden.

Die Entzündungsreaktion, die sehr schmerzhaft sein kann, beginnt meist in den Großzehengrundgelenken, da die Natrium-Urat-Kristalle leichter in kälteren Regionen ausfallen. Häufig tritt ein Gichtanfall – von dem Männer rund 10-mal häufiger betroffen sind – nach einem Alkoholexzess auf. Alkohol bedingt – in erster Linie durch Hemmung des Citratzyklus – eine Zunahme des anaeroben Glukoseabbaus, was mit einem erhöhten Laktatspiegel im Blut einhergeht. Die hierdurch bedingte Laktatazidose verursacht eine pH-Wert-Erniedrigung, die zu einem vermehrten Ausfallen der Kristalle führt.

Therapie der Gicht. Unterscheiden muss man hier die Therapie des akuten Gichtanfalls von der Therapie der Hyperurikämie.

Beim **akuten Gichtanfall** kommt in erster Linie **Colchicin** zur Anwendung, das an das Tubulin der Neutrophilen Granulozyten bindet, wodurch deren Motilität gehemmt wird (die Fortbewegung erfolgt in diesen Zellen mittels Tubulin). Das wiederum verhindert deren Einwandern in die betroffenen Gebiete.

Bei der **Hyperurikämie** ist vor allem eine purinarme Diät mit Vermeidung von Alkohol angesagt. Außerdem kann man die Harnsäure-Ausscheidung medikamentös steigern und die Bildung der Harnsäure verhindern.

Eine solche **Steigerung der Harnsäureausscheidung** erreicht man durch Substanzen, die die Rückresorption der Harnsäure in der Niere verhindern (z. B. durch Probenecid). So wird vermehrt Harnsäure über den Harn ausgeschieden. Hemmung der Xanthinoxidase (XO) mit dem kompetitiven Inhibitor **Allopurinol** (z. B. Gichtex) verhindert die Bildung von Harnsäure (☞ 11.44). Allopurinol ist strukturanalog zum Hypoxanthin, wird aber von der XO viel schlechter und damit langsamer umgesetzt. Das Produkt der Reaktion ist Oxipurinol, das ebenfalls noch als Substrat die Xanthinoxidase beschäftigt – und das reichlich lange.

Allopurinol

☞ **11.44** Allopurinol.

Durch die Hemmung der XO kommt es zu einem Rückstau von Xanthin und Hypoxanthin, die beide wesentlich besser wasserlöslich sind als die Harnsäure und daher vermehrt ausgeschieden werden.

11.4.3 Abbau der Pyrimidinnukleotide

Sowohl CMP als auch UMP werden über das Nukleosid Uridin zur Base Uracil abgebaut. Aus Thymidin wird die Base Thymin. Deren Pyrimidinringe werden zunächst reduziert und dann hydrolytisch gespalten, wobei CO_2 und NH_3 frei werden.

Uracil wird zu β-Alanin, das weiter zu Acetat, CO_2 und NH_3 reagieren kann. **Thymin** wird zu β-Aminoisobutyrat abgebaut, das zu Propionat, CO_2 und NH_3 zerlegt werden kann. Acetat und Propionat werden mit Coenzym A aktiviert und können so in den Citratzyklus eingeschleust werden.

12 Zellzyklus und Apoptose

In einem vielzelligen Organismus ist es existenziell, dass Geburt und Tod von Zellen genau geregelt sind. Der **Zellzyklus** beschreibt das **Leben** einer einzelnen Zelle von ihrer Entstehung aus einer Mutterzelle bis zu ihrer eigenen Teilung. Die **Apoptose** dient dazu, Zellen nach einem exakten Plan aus dem Organismus zu entfernen; sie wird daher auch als **programmierter Zelltod** bezeichnet.

Entscheidend für angehende Ärzte ist ein Grundverständnis der *Regulation* dieser Vorgänge, da viele Erkrankungen mit einer Entgleisung des Zellzyklus assoziiert sind. Bei Tumorzellen sind z. B. entscheidende Gene des Zellzyklus-Kontrollsystems mutiert und damit wichtige Wachstumsregulationen ausgeschaltet.

Die Zellteilung. Zellen vermehren sich, indem sich eine Mutterzelle einfach in der Mitte teilt und aus ihr zwei Tochterzellen entstehen. Doch ganz so einfach, wie es zunächst klingt, ist dieser Vorgang natürlich nicht. Bevor die Zelle sich teilen kann, muss sie erst einmal ihr Erbgut verdoppeln, denn jede neue Zelle benötigt den gesamten Satz der Erbinformation. Die „Erlaubnis" dazu erhalten die Zellen vom Gesamtorganismus in Form der Wachstumsfaktoren (S. 255).

Im Folgenden beschäftigen wir uns mit dem Teilungsmechanismus somatischer Zellen (normaler Körperzellen): der **Mitose**. Die Meiose, die Bildung der Keimzellen, lassen wir hier außer Acht.

Lebensphasen einer Zelle. Betrachtet man das Leben einer Zelle genauer, ergibt sich eine Einteilung in verschiedene Phasen. Unter dem „Leben" einer Zelle versteht man die Zeit zwischen ihrer Entstehung aus der einen Hälfte einer Mutterzelle und ihrer eigenen Teilung in zwei Tochterzellen. Eine menschliche Zelle benötigt für einen vollständigen Durchlauf eines Zellzyklus in vitro mindestens 24 Stunden. Viele Zellen lassen sich aber (vor allem in vivo) deutlich mehr Zeit und manche teilen sich überhaupt nicht.

In der Phase nach ihrer Entstehung geht die Zelle ihrem Alltag nach, stellt Proteine her und lebt so vor sich hin (☞ **12.1**). Da diese Phase zwischen zwei Mitosephasen liegt, bezeichnet man sie als **Interphase** (lat. *inter* = zwischen).

Geht diese zu Ende, bereitet sich die Zelle auf die kommende Zellteilung vor, die mit der Teilung des Kerns (**Mitose**) eingeleitet wird. Mitose meint nämlich nicht die Teilung der Zelle, sondern nur des genetischen Materials nach Auflösung der Kernhülle. Dies geschieht in vier Phasen, die man als Pro-, Meta-, Ana- und Telophase bezeichnet. In der Mitose- oder **M-Phase** wird also das Erbgut geteilt. Mit der Abschnürung der ganzen Zelle und der folgenden Zellteilung (**Zytokinese**) findet der Zellzyklus seinen Abschluss (☞ **12.2**).

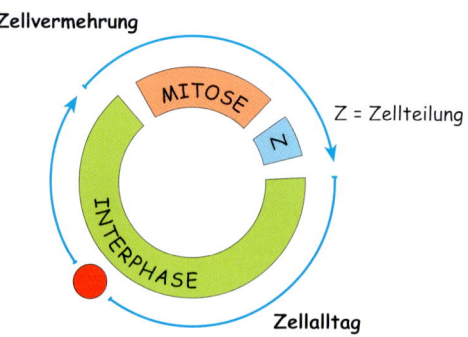

☞ **12.2** Lebensphasen einer Zelle.

12.1 Interphase des Zellzyklus

Die Interphase kann man noch weiter in drei Phasen unterteilen, die als G_1-, S- und G_2-Phase bezeichnet werden (☞ **12.3**).

- Die **G_1-Phase** stellt die Alltagsphase dar, in der die Zelle ihre Aufgaben im Organismus erfüllt.
- Irgendwann erreicht sie einen Punkt, an dem sie „alt genug" ist und beschließt, sich zu teilen. Dazu verdoppelt sie in der Synthese- oder **S-Phase** ihr Erbmaterial (DNA-Replikation, S. 295).
- Anschließend kontrolliert sie in der **G_2-Phase** die geleistete Arbeit und nimmt eventuell Reparaturen vor.

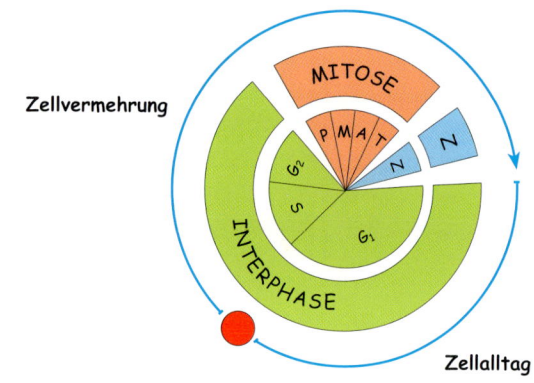

☞ **12.3** Interphase des Zellzyklus.

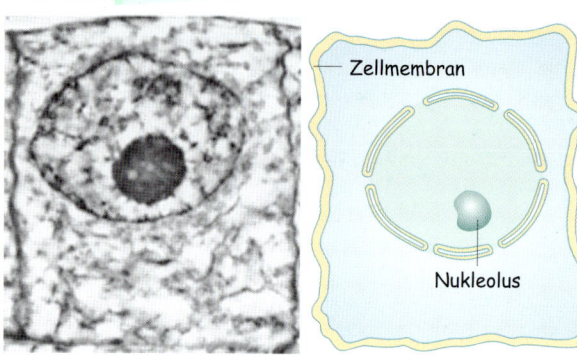

☞ **12.1** Zelle in der Interphase.

Das „G" der G_1- und der G_2-Phase kommt von „gap", was auf Englisch so viel wie Lücke oder Pause heißt. Der Name ist etwas verwirrend, da die Zelle in diesen beiden Phasen alles andere als Pause macht. Das war zum Zeitpunkt der Namensgebung jedoch noch nicht bekannt. Und in Bezug auf die Zellteilung verhält sich die Zelle in der Tat sehr ruhig.

12.1.1 Die G_1-Phase

In der G_1-Phase geht die Zelle ihren eigentlichen Aufgaben im Organismus nach. Die Länge kann stark variieren, weist aber eine Mindestzeit auf, die bei etwa 12 Stunden liegt. Das bedeutet, dass sich Zellen direkt nach der Entstehung aus einer Mutterzelle nicht sofort wieder teilen können. Sie benötigen eine gewisse Zeit, um wieder etwas zu wachsen und nicht durch ständige Teilung immer kleiner zu werden.

Ausgehend von der G_1-Phase hat die Zelle drei Möglichkeiten, weiter zu reagieren:
1. Sie kann nach den 12 Stunden wieder in einen **neuen Teilungszyklus** eintreten, also in die S-Phase gehen.
2. Sie kann – vor allem durch Entzug wichtiger Überlebensfaktoren – in die teilungsinaktive **G_0-Phase** wechseln.
3. Sie kann sich **endgültig differenzieren**, wobei es dann für sie kein Zurück zum Teilungszyklus mehr gibt.

Die letzten beiden Punkte verlaufen nicht immer streng getrennt.

Die **G_0-Phase** ist von der G_1-Phase zu unterscheiden, da sich die Zellen hier aus dem aktiven Teilungszyklus ausklinken.

Verantwortlich dafür ist die Umgebung der Zelle selbst, die über Wachstumsfaktoren (S. 255) und Adhäsionsmoleküle (S. 453) den Teilungszyklus einer Zelle mitsteuert. Bei sich ändernder Umgebungslage ist ein Wiedereintritt in die G_1-Phase möglich (👁 **12.4**).

Zellen unterschiedlicher Herkunft weisen in unserem Körper ganz verschiedene Zellzyklus-Eigenschaften auf.
Leberzellen z. B. teilen sich normalerweise ein- bis zweimal im Jahr und befinden sich den Rest der Zeit über in der G_0-Phase. Nach einem akuten Leberschaden sind die Hepatozyten allerdings in der Lage, sich alle 1 – 2 Tage zu teilen und so die normale Organgröße relativ schnell wieder herzustellen.
Die Extreme – Nervenzellen und Tumorzellen. Nervenzellen befinden sich nach der Ausreifung Zeit ihres Lebens in der G_0-Phase. Sie treten nie wieder in die G_1-Phase über, können sich also auch nicht mehr teilen. Hier sollte man also eher von einer „endgültigen Differenzierung" sprechen. Im Gegensatz dazu befinden sich viele Tumorzellen nie in der G_0-Phase. Sie teilen sich ständig, also mit minimaler Dauer der G_1-Phase.

Der G_1-Restriktionspunkt. Am Ende der G_1-Phase gibt es einen wichtigen, als Restriktionspunkt bezeichneten, **Kontrollpunkt**, an dem die Entscheidung fällt, ob eine Zelle „reif" ist, in die S-Phase einzutreten – also sich teilen zu können – oder nicht.
Für die Überwindung des Restriktionspunkts sind vor allem äußere Faktoren verantwortlich, z. B. ein ausreichendes Angebot an Nährstoffen, bestimmte Adhäsionsmoleküle und vor allem die Wachstumsfaktoren. Ist dieser Punkt einmal überwunden, ist die Zelle von äußeren Faktoren unabhängig (Restriktion = „Einschränkung der Entscheidungsmöglichkeit").
Die molekularen Mechanismen, die zur Überwindung des G_1-Restriktionspunkts führen, sind für die gesamte Zellbiologie so wichtig, dass sie später noch genau besprochen werden.

12.1.2 Die S-Phase

In der Synthese-Phase stellt die Zelle eine Kopie ihres Erbguts her (Replikation, S. 295), damit beide Tochterzellen mit der gesamten Erbinformation ausgestattet sind.

Bei Säugetierzellen dauert dieser Vorgang ziemlich konstant etwa 7 Stunden. In dieser Zeit müssen ungefähr 3 Milliarden Basenpaare abgeschrieben werden.
Vor der Synthese-Phase liegen die 46 Chromosomen als Ein-Chromatid-Chromosomen vor. Am Ende ist das genetische Material verdoppelt, und die Chromosomen bestehen aus zwei Chromatiden, die beide identisch sind. Die Zelle ist nun tetraploid (4n), die S-Phase damit beendet und die Zelle in die G_2-Phase übergetreten.

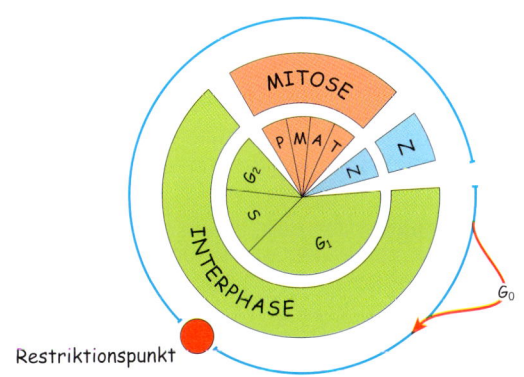

👁 **12.4** G_0-Phase.

12.1.3 Die G₂-Phase

In der G₂-Phase, die bei menschlichen Zellen etwa 4 Stunden dauert, **kontrolliert** die Zelle zum einen, ob die Erbgutverdopplung abgeschlossen worden ist, zum anderen, ob die Replikation auch richtig durchgeführt wurde, und nimmt gegebenenfalls **Korrekturen** am Erbgut vor.

Ist sie mit sich und ihrer Arbeit zufrieden, kann sie beginnen, zunächst ihren Zellkern und dann sich selbst zu teilen. Dauern Reparaturvorgänge zu lange, sind also zu viele Fehler aufgetreten, leitet die Zelle ihren Selbstmord ein, was man als Apoptose bezeichnet. Das entscheidende Protein, das an dieser Stelle das Weiterlaufen des Zellzyklus verhindert, ist das P53.

12.2 Mitose und Zellteilung

Nach der Interphase findet sowohl die Mitose (= Zellkernteilung) als auch die Teilung der ganzen Zelle statt. Dazu benötigt eine menschliche Zelle etwa eine Stunde Zeit, also wesentlich weniger, als für die verschiedenen Vorbereitungsphasen. Bevor die Zelle sich selbst teilen kann, muss sie dafür sorgen, dass die **Chromosomen** als wichtigste Kernbestandteile gleichmäßig auf beide „Pole" der Mutterzelle verteilt werden.

Die exakte Aufteilung der restlichen **Organellen** ist nicht mehr so entscheidend. Sie werden nur zu etwa gleichen Teilen auf beide Tochterzellen verteilt – je nachdem, wo sie sich zum Zeitpunkt der Zelldurchschnürung in der Mutterzelle gerade befinden.

12.2.1 Die Mitose

Die Kernteilung hat ihren Namen vom griechischen Wort *mitos*, was „Faden" bedeutet. Versehen mit der ebenfalls griechischen Endung für biologische Vorgänge im Allgemeinen, *-ose*, wird daraus die Mitose. Mit diesen Fäden sind die Spindelfasern gemeint, die an den Chromosomen ansetzen, um deren Chromatiden auseinander zu ziehen. Dies ist der entscheidende Vorgang der Zellteilung, weil durch den Spindelapparat gewährleistet wird, dass das Erbgut exakt gleich auf beide Tochterzellen verteilt wird. Ursprung der Spindelfasern sind dabei die beiden **Zentriolen**, die sich zu Beginn der Mitose zu den Zellpolen bewegen.

In der M-Phase findet keine Transkription statt, weil die Chromosomen so stark kondensiert sind, dass ein Ablesen des genetischen Codes nicht möglich ist. In den anderen Phasen des Zellzyklus erfolgt jedoch eine praktisch unverminderte Proteinbiosynthese.

Im Folgenden besprechen wir noch kurz die hoffentlich noch aus dem Biologieunterricht bekannten Phasen der Mitose:

- Prophase
- Metaphase
- Anaphase
- Telophase

Prophase – Herstellung der DNA-Transportform „Chromosomen"

Die Prophase (☞ **12.5**) hat ihren Namen vom griechischen Wort *pro*, das „vor" bedeutet und den Anfang der Mitose kennzeichnet. In dieser Vorbereitungsphase wird die DNA durch **Spiralisierung** und Verdichtung zu Chromosomen gebündelt. Daneben wandern die Zentriolen zu den Zellpolen, womit die Teilungsrichtung der Zelle festgelegt wird. Schön zu sehen ist dies am Beispiel der grampositiven Bakterienart Streptokokkus (S. 312), die als Folge ihrer Teilung Ketten bildet, da die Teilungsrichtung (vorgegeben durch die Wanderung der Zentriolen) immer in der gleichen Ebene liegt.

Am Ende der Prophase verschwinden die Nukleoli, und die **Auflösung der Kernhülle** leitet zur Metaphase über. Die Länge der Prophase ist im Unterschied zu den anderen Phasen sehr variabel und kann zwischen 30 Minuten und 5 Stunden liegen.

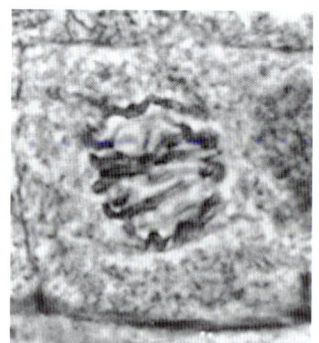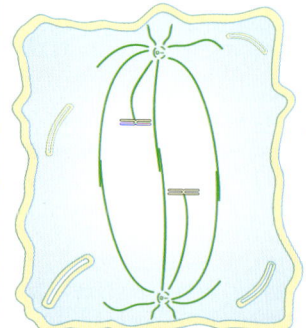

☞ **12.5** Prophase.

Metaphase – Andocken der Spindelfasern

Die Metaphase (☞ **12.6**) bezeichnet die Phase hinter oder besser nach der Prophase. Jetzt beginnt die eigentliche Zellkernteilung.

Der **Spindelapparat** der Zelle, der an den Zentriolen seinen Ursprung hat, bildet sich aus. Dabei lagern sich so lange Spindelmikrotubuli an, bis die Spindelfasern die Äquatorialebene erreicht haben. Durch diese Bewegung der Mikrotubuli werden die Chromosomen ebenfalls in die Äquatorialebene gebracht. Anschließend beginnen die Tubulinpolymere mit der Teilung der Zentromere, womit die Anaphase eingeleitet wird, in der die Trennung der Chromatiden erfolgt.

Größere Organellen verschwinden in dieser Phase aus dem Spindelbereich, damit sie bei der Wanderung der Chromatiden nicht „im Weg stehen". Die Dauer der Metaphase ist mit rund 10 Minuten deutlich kürzer als die der vorbereitenden Prophase und auch bei allen menschlichen Zellen relativ konstant.

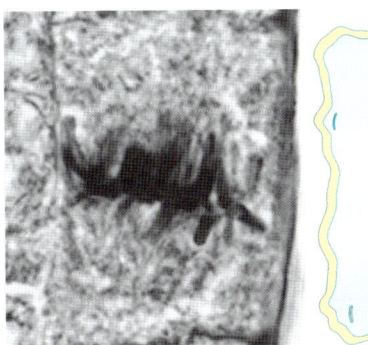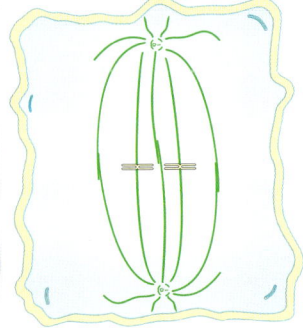

👁 **12.6** Metaphase.

In 👁 **12.6** sieht man die eigentlichen Chromosomen. Streng genommen bezeichnet man diese nämlich nur in der Metaphase als solche (ansonsten heißen sie Chromatin).

> Einige **Krebsmedikamente** wirken durch die Störung der Bildung von Tubulinspindeln proliferationshemmend.

Anaphase – Trennung der Chromatiden

In der Anaphase (gr. *ana* = auf, hinauf) sammeln sich die Chromosomenhälften an den beiden entgegengesetzten Polen der Kernspindeln (dauert etwa 2 bis 20 Minuten). Durch die Teilung der Zentromere in der Metaphase ist die Trennung der Chromatiden mithilfe der Spindelfasern möglich geworden (👁 **12.7**).

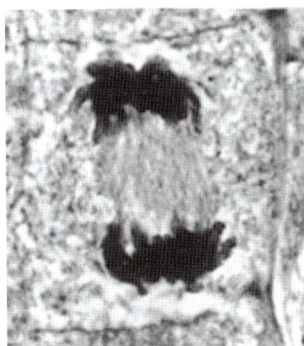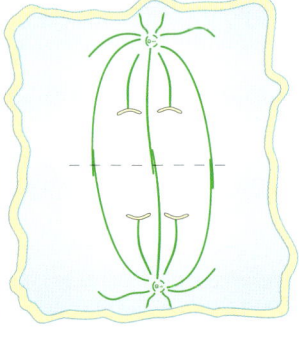

👁 **12.7** Anaphase.

Telophase – Wiederherstellung des Zellkerns

Telos ist (wer hätte das gedacht) ebenfalls griechisch, bedeutet „das Ziel" oder „das Ende", und bezeichnet die Schlussphase der Zellkernteilung (👁 **12.8**).

Die Telophase ist geprägt von der Wiederherstellung einer neuen Kernhülle und neuer Nukleoli, wodurch ein neuer „Arbeitskern" entsteht. Auch die Chromosomen werden wieder entspiralisiert, also zu ihrer Arbeitsform aufgefaltet, denn nur in dieser Form kann die DNA von den Enzymen erreicht und abgelesen werden.
Die Telophase dauert bei verschiedenen Organismen und Organen unterschiedlich lang und geht fließend in die Phase der Zellteilung über.

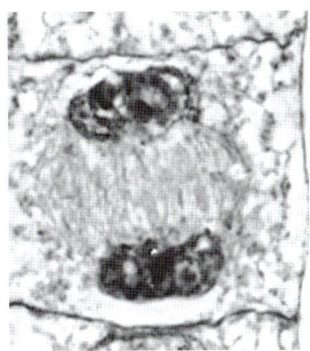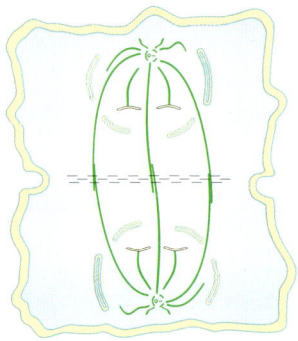

👁 **12.8** Telophase.

12.2.2 Die Zellteilung – Zytokinese

Die Teilung der ganzen Zelle (Zytokinese, gr. *zyto* = Zelle und *kinesin* = bewegen) beginnt gewöhnlich schon mit der Telophase der Mitose. Unter Mitwirkung von Aktinfilamenten (Stabilität) und Endoplasmatischem Retikulum (Membran-Biosynthese) entstehen durch Abschnürung in der Zellmitte zwei Tochterzellen, und der ganze Spaß kann wieder von vorne beginnen! (Über die Grenzen der Zellteilung und die Rolle der Telomere siehe S. 298)

12.3 Regulation des Zellwachstums

Im Körper eines Erwachsenen entstehen in einer Sekunde einige Millionen neuer Zellen. Es leuchtet sicherlich ein, dass dies nicht willkürlich passieren darf, sondern genau geregelt sein muss. Zu diesem Zweck hat sich ein Zellzyklus-Kontrollsystem entwickelt, das es schon seit über einer Milliarde Jahren gibt.

12.3.1 Wachstumsfaktoren

Wie wir gleich sehen werden, sind Zellen in einem Vielzeller so „manipuliert", dass sie sich nur teilen, wenn dazu von außen das „O.K." gegeben wird. Diese Erlaubnis erteilen die Wachstumsfaktoren, die vor allem von benachbarten Zellen ausgeschüttet werden.

Das Leben in einem Vielzeller

Einzeller, z. B. Hefezellen, teilen sich munter, wenn man sie anständig füttert. Sie beenden ihr Wachstum erst, wenn man ihnen z. B. die Nahrung entzieht.

> Tierische Zellen stoppen in ihrem Wachstum so lange, bis sie durch Signale von außen (= Wachstumsfaktoren) den Impuls zur Teilung erhalten – auch wenn sie permanent mit ausreichend Nährstoffen versorgt sind.

Bei der Entwicklung vom Einzeller zum Vielzeller ist der Teilungswunsch der Zelle also abgestellt worden. Oder anders ausgedrückt, hat sich der Überlebenstrieb von der einzelnen Zelle auf den Gesamtorganismus übertragen. Bleibt die interessante Frage: Wohin?

Aufgabe der Wachstumsfaktoren

> Wachstumsfaktoren sind nicht nur für die Kontrolle des **Wachstums** einer Zelle zuständig, sondern auch für deren **Differenzierung** und **Spezialisierung**.

Einige Wachstumsfaktoren erreichen ihre Zielzellen über den Blutweg, die meisten wirken jedoch direkt in der Nachbarschaft (also parakrin, S. 330).
Heute sind schon über 50 Wachstumsfaktoren bekannt; die meisten sind **Proteine**, einige wenige **Steroide**. Hier die wichtigsten im Überblick:

- PDGF – Blutplättchen-Wachstumsfaktor *(platelet derived growth factor)*
- NGF – Neuronen-Wachstumsfaktor *(nerve growth factor)*
- EGF – epidermaler Wachstumsfaktor *(epidermal growth factor)*
- Erythropoetin

Um die Übersichtlichkeit etwas zu fördern, kann man die Wachstumsfaktoren noch einteilen in solche, die auf alles Mögliche wirken, und solche mit einem engen Wirkungsspektrum:

- **PDGF** wirkt z. B. auf alle möglichen Zellen.
- **Erythropoetin** (als Dopingmittel auch unter dem Namen EPO bekannt) wirkt nur auf bestimmte Vorläufer Roter Blutkörperchen (S. 484).

Etwa 12 Stunden nach Inkubation der Zellen mit Wachstumsfaktoren beginnen diese mit der DNA-Synthese, also mit der S-Phase.

Auf die richtige Mischung kommt es an. Wachstum und Differenzierung der meisten Zellen sind auf eine bestimmte Kombination von Wachstumsfaktoren angewiesen.
Wie unterschiedlich die Effekte der Wachstumsfaktoren oder auch deren Kombination sind, wird vielleicht deutlich, wenn man einmal das Aussehen von Lymphozyten mit

dem von Neuronen vergleicht. Beide haben exakt die gleiche DNA, aber ein deutlich unterschiedliches Äußeres.
Ein Neuronen-Wachstumsfaktor (NGF) lässt Nervenzellen zwar wachsen, sich aber nicht teilen. Ein anderer wichtiger Wachstumsfaktor, das EGF (= epidermaler Wachstumsfaktor), kann hingegen je nach Zelltyp zu Wachstum *oder* Differenzierung führen.

Signaltransduktion bei Wachstumsfaktoren

Da die meisten Wachstumsfaktoren Proteine sind, die die Zellmembran nicht durchdringen können, muss es membranständige Rezeptoren geben, die die Information der Wachstumsfaktoren an das Zellinnere weitergeben.

> Die meisten Wachstumsfaktoren sind an Rezeptoren gekoppelt, die **Tyrosinkinase-Aktivität** besitzen (S. 339). Diese Rezeptoren geben ihre Information vor allem über **RAS-Proteine** an das Zellinnere weiter. Dort erfolgt eine Induktion von Genen, deren Produkte für den Übergang von der G_1- in die S-Phase benötigt werden.

Tyrosinkinase-Rezeptoren sitzen außen auf der Zellmembran und sind dazu da, die Information von Wachstumsfaktoren zu empfangen.
Nach Bindung eines Delinquenten leitet der Rezeptor sein Signal in die Zelle, also auf die zytoplasmatische Seite der Membran, weiter. Dort werden zunächst die Tyrosinreste des Rezeptors selbst phosphoryliert (Autophosphorylierung) und anschließend andere Proteine – häufig Transkriptionsfaktoren – die dann (phosphoryliert) aktiv vorliegen.
Die meisten der Tyrosinkinase-Rezeptoren sind Monomere, die nach Ligandenbindung dimerisieren oder sogar oligomerisieren und erst dann aktiv sind.

RAS-Proteine sind die entscheidenden Proteine, die die intrazelluläre Weitergabe von Informationen der Tyrosinkinase-Rezeptoren vermitteln.
Normalerweise liegen die RAS-Proteine in inaktivem Zustand, GDP-gebunden, an der Zellmembran vor. Durch die Bindung eines Wachstumsfaktors an den Tyrosinkinase-Rezeptor erfolgt ein Austausch des GDPs durch GTP und damit eine Aktivierung der RAS-Proteine (☞ 12.9).

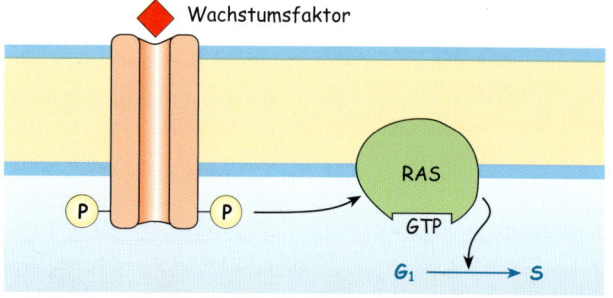

☞ **12.9** RAS-Proteine.

Über diese aktive Form werden weitere Proteine im Zellinneren aktiviert. Im Fall der Wachstumsfaktoren sind das die Regulatoren des Zellzyklus, die zu einem Eintritt der Zelle in die S-Phase führen.

Erwähnt sei kurz das Insulin, denn auch die Wirkung dieses Hormons (S. 351) wird über einen Tyrosinkinase-Rezeptor vermittelt, der an ein RAS-Protein gekoppelt ist. Diese Tatsache ist sicherlich nicht völlig überraschend, da Insulin – neben seiner eher kurzfristigen Wirkung auf den Blutglukosespiegel – langfristig außerordentlich wichtig ist für das Wachstum und die Entwicklung unserer Zellen.

Entzug von Wachstumsfaktoren

Werden einer Vielzeller-Zelle Wachstumsfaktoren entzogen, so geht die Zelle in die G_0-Phase über. Nach einer längeren Zeit ohne Wachstumsfaktoren wird sogar die Apoptose gestartet.

> Nach der Überschreitung des **Restriktionspunktes** läuft die Zellteilung ohne das Zutun von Wachstumsfaktoren ab. Davor muss jedoch eine Anregung durch Wachstumsfaktoren erfolgen, da die Zelle sonst wieder in die G_0-Phase übergeht. Das entscheidende Protein, das diese Vorgänge vermittelt, ist das **P27**.

12.3.2 Von den Wachstumsfaktoren zur Zellteilung

Die Regulation des Zellzyklus ist zwar unwahrscheinlich interessant, aber bei erster Betrachtung nicht gerade das einfachste Kapitel der Zellbiologie. Dieser Abschnitt ist daher so aufgebaut, dass die entscheidenden Sachverhalte so oft wiederholt werden, bis man sie wirklich behalten hat. Man sollte also bei ersten Verständnisschwierigkeiten nicht gleich die Flinte ins Korn werfen. Also: einfach einmal zurücklehnen und lesen.

Nachdem nun schon klar ist, dass eine menschliche Zelle Wachstumsfaktoren von außen zum Wachsen und Differenzieren benötigt, geht es nun um das **intrazelluläre System**, das von diesen Wachstumsfaktoren beeinflusst wird, also um den Weg der Wachstumsfaktoren, bis die Zellteilung erfolgt.

Unter dem Einfluss von Wachstumsfaktoren werden Gene angeschaltet, die für die DNA-Replikation, also die S-Phase des Zellzyklus, erforderlich sind. Der entscheidende Schritt hierbei ist die Überwindung des Restriktionspunkts der G_1-Phase.

Wachstumsfaktoren vermitteln den Befehl zum Teilen von außen an die Zelle. Das Hauptziel der vielfältigen Effekte ist dabei ein Protein, das sich vor allem im **Zellkern** befindet und das Zentrum des gesamten Zellzyklus-Kontrollsystems darstellt. Dieses Protein mit dem unscheinbaren

Namen **RB** wird durch die Wirkung von Wachstumsfaktoren phosphoryliert und damit inaktiviert.

> Das **RB-Protein** ist das zentralste Protein des Zellzyklus überhaupt und unheimlich wichtig für den Übergang von der G_1-Phase in die S-Phase.

RB („**R**uhe**b**ringer") ist in ruhenden Zellen für die Inaktivierung eines Transkriptionsfaktors verantwortlich, der – in Freiheit entlassen – eine Aktivierung der S-Phase-Gene bedingt (👁 **12.10**). Bei diesem Transkriptionsfaktor handelt es sich um den E2-Faktor (**E2 F**).

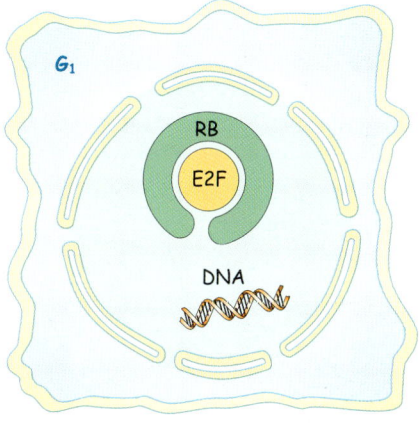

👁 **12.10** Das RB-Protein ist das zentrale Protein des Zellzyklus.

Wachstumsfaktoren verursachen eine schrittweise Phosphorylierung des RB-Proteins und damit dessen Inaktivierung mit folgender Freilassung des E2 F, der die S-Phase einleitet (👁 **12.11**).

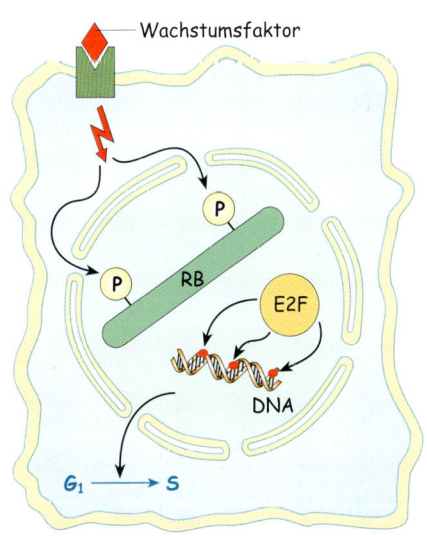

👁 **12.11** E2 F leitet die S-Phase ein.

Zellzyklus-Kontrollpunkte

Während des Ablaufs des Zellzyklus sind ständige Rückmeldungen über den jeweiligen Stand der Arbeit notwendig. Es gibt ein zentrales Zellzyklus-Kontrollsystem, das vor allem an zwei Punkten eingreift.

- Der **G₁/S-Kontrollpunkt** (= Restriktionspunkt) erlaubt eine Anschaltung der DNA-Replikation.
- Am **G₂/M-Kontrollpunkt** erfolgt die Kontrolle, ob die DNA vollständig und fehlerfrei repliziert worden ist.

Außerdem kennt man noch einen Spindelkontrollpunkt, der am Ende der Mitosephase kontrolliert, ob die Chromosomen korrekt verteilt sind.

Die Cycline und ihre Kinasen

Dass Wachstumsfaktoren zu einer Phosphorylierung und damit Inaktivierung von RB führen, ist schon erläutert worden. Nun soll es noch um den Weg von den Wachstumsfaktoren bis zur Phosphorylierung von RB gehen, der bisher außer Acht gelassen wurde.

> Von Wachstumsfaktoren aktivierte, phosphorylierende Enzyme (bestimmte Kinasen) übernehmen die Phosphorylierung von RB. Die Aktivität dieser Kinasen ist von **Cyclinen** abhängig, weshalb man sie auch als Cyclin-abhängige Kinasen (**CDKs**, engl. *cyclin dependend kinases*) bezeichnet (👁 12.12).

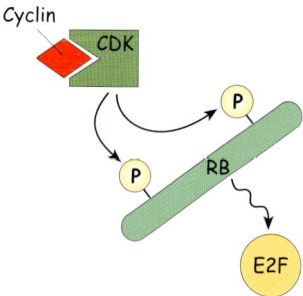

👁 **12.12** Cyclin-abhängige Kinasen (CDKs).

Damit das Leben nicht zu langweilig wird, kommen in Säugerzellen nicht nur verschiedene Cycline, sondern auch unterschiedliche CDKs vor.

Cycline sind Proteine, die die Aktivität der Cyclin-abhängigen Kinasen (CDKs) kontrollieren. Die Bezeichnung „Cycline" rührt daher, dass die meisten von ihnen bei jedem Durchlaufen des Zellzyklus zyklisch auf- und wieder abgebaut werden. Man kann zwei Hauptklassen von Cyclinen unterscheiden (👁 12.13).

1. **G₁-Phase-Cycline** verhelfen der Zelle von der G₁- in die S-Phase (Überwindung des Restriktionspunkts, s. o.), am wichtigsten sind hier die D- und E-Cycline.

2. **Mitotische Cycline** binden während der G₂-Phase an CDKs und werden für den Übergang in die M-Phase benötigt (Überwindung des G₂-/M-Kontrollpunkts), hier vor allem das B-Cyclin.

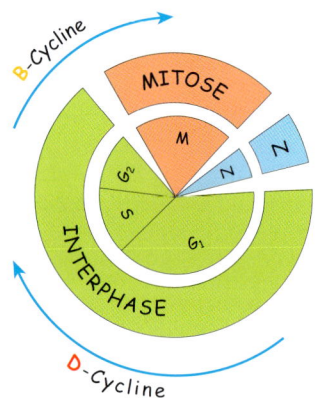

👁 **12.13** Cycline.

Neben den **D- und B-Cyclinen** gibt es noch **A- und E-Cycline**. Bis auf die D-Cycline sind alle Cycline nur in bestimmten Phasen des Zellzyklus in der Zelle vorhanden. Sie werden nach Erledigung ihrer Aufgabe durch Anhängen mehrerer Ubiquitinreste (Ubiquitinierung) markiert und in den Proteasomen abgebaut (S. 177).

Die **Konzentration der D-Cycline** ändert sich im Verlauf des Zellzyklus nicht – außer bei einem Entzug von Wachstumsfaktoren, was zu jeder Zeit des Zellzyklus zu einem Abbau von D-Cyclinen führt.

Die Cyclin-abhängigen Kinasen (CDKs). Cyclin-abhängige Kinasen (CDKs) sind bei einer Vielzahl von Vorgängen beteiligt, die mit dem Zellzyklus zu tun haben, indem sie verschiedene Proteine phosphorylieren. Sie phosphorylieren vor allem das RB-Protein – wenn sie von Wachstumsfaktoren dazu angeregt werden.

CDKs sind evolutionär hoch konserviert und werden zu jeder Zyklusphase (konstitutiv) exprimiert. Eine Aktivierung erfolgt jedoch nur an bestimmten Zellzyklus-Übergängen.

Eine **positive Regulation** erfahren die CDKs zum einen durch die regulatorischen Cycline, zum anderen durch eigene Phosphorylierung. Eine **negative Regulation** erfolgt durch eine Vielzahl von CDK-Inhibitoren.

Die in der G₁-Phase wichtigsten Cyclin-abhängigen Kinasen sind die CDK4 und die CDK6.

12.3.3 Ablauf eines kontrollierten Zellzyklus

Nachdem wir nun alle wichtigen Bestandteile des Zellzyklus-Kontrollsystems kennen, beschäftigen wir uns jetzt damit, wie die Zelle durch den Zellzyklus dirigiert wird. Wie schon angesprochen, muss sie dazu einige Kontrollpunkte durchlaufen.

Der Übergang von der G$_1$-Phase in die S-Phase ist dabei wesentlich komplexer reguliert, als die anderen Übergänge. Das ist nicht sonderlich verwunderlich, denn eine Zelle wird – bevor sie die ganze Teilungsmaschinerie anwirft – sicher erst einmal überlegen, ob sie dazu geeignet ist.

Die späteren Arreste im Zellzyklus stellen eher „Notbremsen" dar, wenn z. B. bei der Replikation etwas schief gelaufen ist.

G$_0$-Zellen

Zellen unseres Organismus benötigen zum Proliferieren eine kontinuierliche Stimulation durch Wachstumsfaktoren. Bei einem Mangel daran gehen sie in die G$_0$-Phase. Auch das Zellzyklus-Kontrollsystem wird nach Wachstumsfaktormangel schnell inaktiviert und benötigt einige Stunden, um nach Zugabe von Wachstumsfaktoren wieder in Gang zu kommen.

Zellen, die sich in der G$_0$-Phase befinden, haben dabei niedrige Mengen an CDK-Enzymen und G$_1$-Cyclinen, da beide in dieser Phase des Zellzyklus abgebaut werden. Entzieht man einer Zelle ihre Wachstumsfaktoren, verschwinden also z. B. ihre D-Cycline.

Das P27-Protein spielt bei diesen Vorgängen die entscheidende Rolle – es gehört in die Familie der **CDK-I**nhibitoren (**CKI**s).

> P27 vermittelt den Eintritt in und den Austritt aus der G$_0$-Phase, indem es die D-Cycline und die E-Cycline nebst zugehöriger CDKs hemmt.

Einleitung der S-Phase

Der wichtigste Kontrollpunkt des Zellzyklus ist der Restriktionspunkt, also der Übergang von der G$_1$- in die S-Phase. Wie schafft es die Zelle, diesen Kontrollpunkt zu überwinden und mit der DNA-Replikation zu beginnen?

> Nach der **Bindung von Wachstumsfaktoren** an Tyrosinkinase-Rezeptoren der Zelle erfolgt über RAS-Proteine eine Phosphorylierung verschiedener Proteine, was eine Proliferation begünstigt.

Die einzigen Cycline, die von Wachstumsfaktoren abhängig sind, sind die **D-Cycline**, sie werden als erste im Zellzyklus exprimiert. Die genaue Signaltransduktion von den Wachstumsfaktoren zu den Cyclinen ist dabei noch nicht bekannt. Man weiß nur, dass nach der Einwirkung von Wachstumsfaktoren die Menge der D-Cycline in der Zelle ansteigt und geht davon aus, dass diese Wirkung von den Wachstumsfaktoren verursacht wird.

Die D-Cycline bilden zusammen mit ihren CDKs (4 und 6) den **D-Cyclin/CDK4/6-Kinasekomplex**. Dieser hat als wichtigstes Ziel das RB-Protein, das in der Folge zunehmend phosphoryliert wird.

Das RB-Protein wird von Beginn der G$_1$-Phase an schrittweise phosphoryliert. Gegen Ende der G$_1$-Phase bestimmt dann ein weiterer Cyclin-CDK-Komplex, der **E-Cyclin/CDK2-Komplex** das Geschehen, indem er die letzten Phosphate an das RB-Protein hängt.

An dieser Stelle im Zellzyklus erfolgt die wichtige Umschaltung von D-Cyclin/CDK4/6-Komplexen, die von der Anwesenheit der Wachstumsfaktoren abhängig sind, auf E-Cyclin/CDK2-Komplexe, die wachstumsfaktorunabhängig wirken. Der Punkt, ab dem der Zellzyklus auch in Abwesenheit von Wachstumsfaktoren weiter läuft, der schon erwähnte Restriktionspunkt, ist hiermit erreicht (☞ **12.14**).

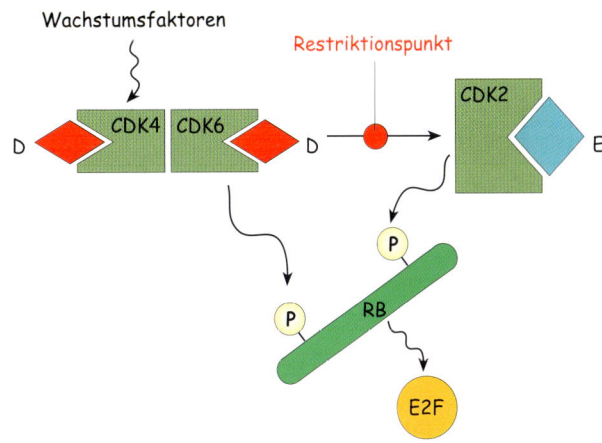

☞ **12.14** Restriktionspunkt.

E2 F. Das phosphorylierte RB-Protein entlässt den Transkriptionsfaktor E2 F, der zur Aktivierung der ihm zugehörigen Gene führt. Diese Gene codieren vor allem für Proteine, die für die jetzt beginnende S-Phase benötigt werden.

Weiteres Dirigieren durch den Zellzyklus

Der weitere Ablauf des Zellzyklus wird ebenfalls von Cyclinen und den von ihnen abhängigen Kinasen kontrolliert (☞ **12.15**).

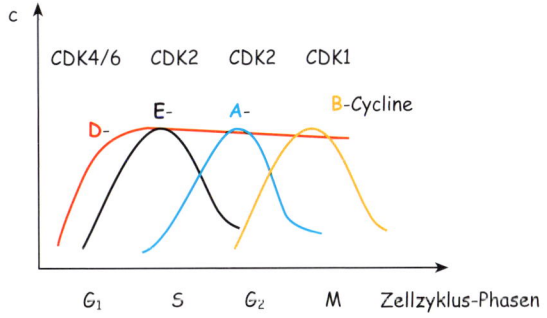

☞ **12.15** Cycline und die von ihnen abhängigen Kinasen kontrollieren den Zellzyklus.

Cyclin B übernimmt die Kontrolle der CDK1 und führt die Zelle von der G₂- in die Mitosephase. CDK1 phosphoryliert verschiedene Proteine, was letztendlich zu einem Zerfall der Kernlamina und zu einer Reorganisation des Zytoskeletts führt.

Am Ende der G_2-Phase befindet sich der G_2/M-Kontrollpunkt, an dem die Entscheidung getroffen wird, ob die Zelle in die Mitose eintreten darf oder nicht. Am Ende der Mitose (genau in der Anaphase) wird Cyclin B abgebaut; ein Vorgang, der auf die Minute genau reguliert ist. Anschließend geht die Zelle dann in die Telophase der Mitose über, die direkt in die Zellteilung, die Zytokinese, mündet.

12.3.4 Inhibitoren der CDKs

Mittlerweile sind einige Proteine bekannt, die ganz spezifisch die CDKs hemmen und damit eine Progression (ein Fortschreiten) des Zellzyklus verhindern können. Eingeteilt werden sie in zwei Familien, die jeweils nach einem typischen Vertreter benannt sind.

P16-Familie der CDK-Inhibitoren

In diese erste Gruppe gehören Proteine, die spezifisch nur CDK4 und CDK6 hemmen. Alle verdrängen kompetitiv die D-Cycline, spielen also nur in der **G₁-Phase** beim Übergang zur S-Phase eine Rolle.
Das **Protein P16** ist der wichtigste Vertreter dieser Familie. Es inhibiert – wie alle Familienmitglieder – den D-Cyclin/CDK4/6-Komplex und verhindert damit die Phosphorylierung von RB. In der Folge bleibt E2F gebunden und die S-Phase wird *nicht* eingeleitet.
Wichtig ist P16, weil es sehr häufig in Tumoren inaktiviert ist (S.310). Die Zellen wachsen also munter weiter, auch wenn sie dazu nicht von außen durch Wachstumsfaktoren angeregt werden.

P21-Familie der CDK-Inhibitoren

Die Mitglieder der zweiten Familie hemmen nicht nur die CDK4 und CDK6 – also nicht ausschließlich in der G₁-Phase –, sondern auch noch die CDK2. Diese Proteine sind also auch in der Lage, den Übergang von der G₂-Phase in die M-Phase zu verhindern.
Die beiden prominentesten Vertreter sind die Proteine P21 und P27 – Letzteres ist ja schon bei der Vorstellung der G₀-Phase zur Sprache gekommen.

Protein P21. In der G₁-Phase liegt das **Protein P21** als Komplex vor, der aus D-Cyclinen, CDK4 und CDK6 und einer Untereinheit der DNA-Polymerase δ besteht, die vor allem für die DNA-Replikation (S.295) zuständig ist (👁 **12.16**).

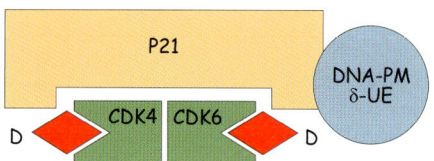

👁 **12.16**   Protein P21.

Auch in der G₂-Phase spielt das P21 eine wichtige Rolle, da der P53-vermittelte G₂-Arrest über eine vermehrte Expression von P21 vermittelt wird. Trotz der offensichtlichen Wichtigkeit von P21 sind zur Zeit keine Tumoren bekannt, die eine Mutation des *P21*-Gens aufweisen.

Das Protein P27.   P27 ist das entscheidende Regulatorprotein, das Ein- und Ausgang der G₀-Phase von Zellen reguliert. Dies geschieht über eine Hemmung von D- und E-Cyclinen. Verschiedene Moleküle sind bekannt, die eine Veränderung der Expression von P27 bewirken können. Dadurch kann eine Zelle gewollt in die G₀-Phase geschickt und auch wieder herausgeholt werden.
Interleukin-2, ein wichtiger Mediator des Immunsystems (S.410), führt zu einer Senkung des P27-Spiegels in den Zellen. Die Folge ist, dass die betreffenden Leukozyten wieder in die G₁-Phase eintreten und sich teilen können.
Drei **Aktivatoren von P27** sind besonders wichtig und sollen daher hier zur Sprache kommen.

■ Der Immunmediator **TGF-β** (S.411) wird z.B. von Zellen ausgeschüttet, die von Viren befallen sind. TGF-β bindet dann an Nachbarzellen und schickt diese über eine Erhöhung des P27-Spiegels in die G₀-Phase. Da sich die meisten Viren nur in Zellen vermehren können, die sich teilen, wird so eine weitere Verbreitung des Virus verhindert.

■ Eine Erhöhung des Hungersignals **cAMP** in der Zelle führt über eine P27-Erhöhung zu einem Wachstumsstopp. Ohne ausreichend vorhandene Energie ist also auch keine Zellteilung möglich.

■ Die **Kontaktinhibition** führt zu einer P27-Induktion. Zellen, die rundherum von Nachbarzellen umgeben sind, werden aus Platzmangel am weiteren Wachstum gehindert – es sei denn, es sind Tumorzellen; dort ist dieser wichtige Regulationsmechanismus ausgeschaltet.

12.3.5 Das RB-Protein – Zentrum der Zellzykluskontrolle

Da das RB-Protein so außerordentlich wichtig für die Regulation des Zellzyklus ist, werden hier noch einmal die wichtigsten Eigenschaften im Zusammenhang dargestellt.
RB ist ein **Zellkern**-Protein mit einem Molekulargewicht von 105 kD, weshalb es manchmal auch unter der Bezeichnung RB-105 läuft. Der Name „RB" leitet sich von einer bestimmten Tumorart im Auge ab, dem **R**etino**b**lastom. Bei diesem Tumor, an dem vor allem kleine Kinder erkran-

ken, wurde das Protein – als erstes Mitglied aus der Gruppe der **Tumorsuppressoren** (S. 310) – entdeckt.

Die Konzentration von RB im Zellkern ist in den meisten unserer Zellen relativ hoch und bleibt während des gesamten Zellzyklus konstant. Was sich ändert, ist nur der Phosphorylierungsgrad, der gegen Ende der G_1-Phase ansteigt und erst während der Mitose wieder abfällt.

Aufgaben des RB-Proteins

Die Hauptaufgabe des RB-Proteins besteht in einer Verknüpfung der Zellzyklus-Uhr mit der Transkriptions-Maschinerie. Damit steht es im Zentrum der Regulation des Zellzyklus. Gesteuert durch Wachstumsfaktoren, erlaubt es die Expression einer Reihe von Genen, die für verschiedene Phasen des Zellzyklus wichtig sind.

Neben einigen anderen Faktoren bindet RB vor allem an den Transkriptionsfaktor E2 F, der dadurch inaktiviert wird. Diese Funktion kann RB nur im dephosphorylierten Zustand wahrnehmen. Nach der Phosphorylierung von RB wird E2 F in die Freiheit entlassen und kann die S-Phase einleiten (☞ **12.17**).

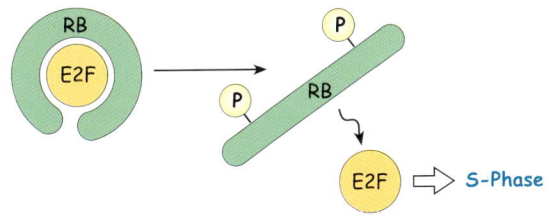

☞ **12.17** Das RB-Protein steht im Zentrum der Zellzyklusregulation.

Zielgene von E2 F

Der Transkriptionsfaktor E2 F kontrolliert eine ganze Reihe von Zielgenen, die für wichtige Proteine des Zellzyklus codieren.

Der freigelassene E2 F erkennt seine Zielsequenz auf der DNA (wen es interessiert: 5'-TTT-CGC-GC-3') und bindet daran. Diese Zielsequenz kommt in den Promotoren vieler Gene vor, die etwas mit Zellwachstum zu tun haben. Nach der Bindung von E2 F werden diese Gene aktiviert und die Information abgeschrieben.

Alle Zielgene des E2 F sind wichtig für das Überschreiten des Restriktionspunkts, für die DNA-Replikation, aber auch für Apoptosefaktoren. E2 F steigert z. B. die Expression der Cycline E und A sowie des **MYC-Proteins**. Dabei handelt es sich um einen Transkriptionsfaktor, der wiederum Gene aktiviert, die das Zellwachstum fördern. Das MYC-Protein ist sehr häufig in Tumoren überaktiv (= [Proto-]Onkogen). Seine normale zelluläre Funktion zeigt sich in der Zellteilung. Ohne MYC kann sich eine Zelle trotz Anregung durch einen Wachstumsfaktor nicht teilen.

Eine weitere Wirkung von E2 F ist die gesteigerte Expression verschiedener Enzyme, die für die DNA-Replikation wichtig sind.

- Die Thymidin-Kinase und die Thymidylat-Synthase sind an der Biosynthese von TTP beteiligt (S. 245). Dieses wird nur während der Replikation benötigt, da nur in der DNA Thymin vorkommt.
- Auch die Dihydrofolsäure-Reduktase ist indirekt an der Biosynthese vom TTP beteiligt und wird nur für die DNA-Biosynthese benötigt.
- Eine bestimmte DNA-Polymerase (α) wird schließlich auch noch durch den Effekt von E2 F verstärkt exprimiert (S. 298).

Der Name E2 F (= E2-Faktor) kommt übrigens von der E2-Genregion der Adenoviren, bei denen er entdeckt wurde.

RB und Tumoren. Aufgrund seiner außerordentlichen Wichtigkeit für die Regulation des Zellzyklus wundert es nicht, dass es für einen Tumor fast unumgänglich ist, *RB* (ein Tumorsuppressorgen) irgendwie zu inaktivieren, um dann unbegrenzt wachsen zu können.

Es ist kein einziger Tumor bekannt, bei dem RB nicht direkt oder indirekt fehl reguliert ist!

Das *RB*-Gen selbst ist bei über 60 % aller menschlichen Tumoren mutiert. Bei Kindern mit Retinoblastom ist es sogar in fast 100 % der Fälle inaktiviert.

12.3.6 Das P53-Protein – Wächter des Genoms

Das *P53*-Gen codiert für das gleichnamige, im **Zellkern** lokalisierte Protein mit einem Molekulargewicht von 53 kD. Es ist die wichtigste Kontrollinstanz für die Unversehrtheit der DNA, weshalb ihm 1992 der Titel „Wächter des Genoms" verliehen wurde.

Neben dem RB-Protein ist P53 ein zweites, äußerst wichtiges Protein für die Kontrolle des Zellwachstums und damit auch die Krebsmedizin.

Die **Konzentration des P53-Proteins** in einer normalen Zelle ist außerordentlich gering und seine Halbwertszeit liegt nur bei maximal 20 Minuten. Bei DNA-Schäden steigt der P53-Spiegel in einer Zelle stark an.

Aufgaben von P53

P53 sorgt im normalen Zellzyklus dafür, dass sich eine Zelle nur dann weiter teilen kann, wenn ihr Erbgut in Ordnung ist. Hat die DNA größere Schäden, verhindert es die weitere Teilung der Zelle oder leitet sogar ihren Selbstmord – die Apoptose – ein. So kann normalerweise verhindert werden, dass sich mutierte Zellen weiter vermehren.

P53 hat also zwei Hauptwirkungen:

- **Zellzyklus-Arrest**, vor allem am G_1-S-Übergang und am G_2-M-Übergang.
- Einleitung der **Apoptose**.

Verschiedene Mechanismen sind in der Lage, P53 in einer Zelle zu akkumulieren. Am wichtigsten ist eine Schädigung unserer DNA, wodurch innerhalb weniger Minuten die Konzentration von P53 stark ansteigt (z. B. in bestimmten Hautzellen nach einem Sonnenbrand).
Anders als beim RB wird die Funktion von P53 sowohl über dessen **Konzentration** als auch über den **Phosphorylierungsgrad** gesteuert.

Der Abbau von P53

Der Abbau von P53 erfolgt mittels Ubiquitinierung und anschließendem Abbau in Proteasomen im Zytosol (S. 177). Vermittelt wird er vor allem durch ein Protein, das als **HDM-2** bezeichnet wird und das in unversehrten Zellen an P53 bindet (12.18).
Nach DNA-Schäden wird P53 phosphoryliert, wodurch HDM-2 nicht mehr binden kann und P53 folglich nicht abgebaut wird – seine Konzentration steigt an.
P53 steigert die Expression von HDM-2, also seines eigenen Hemmstoffes. (Der Name HDM-2 kommt übrigens von engl. *„humane double minute chromosome 2"*.)

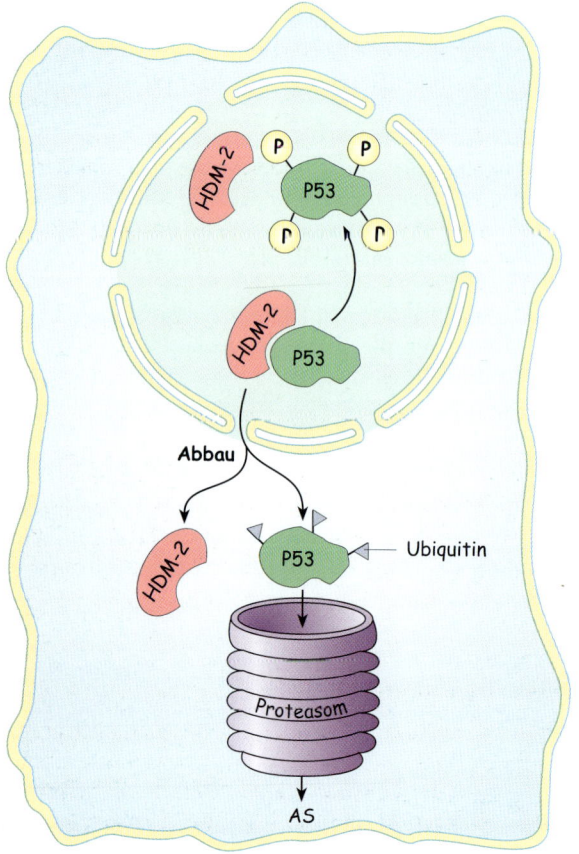

 12.18   Abbau von P53.

Zielgene von P53

Das P53-Protein wirkt vor allem als Transkriptionsfaktor und beeinflusst – nach heutigem Erkenntnisstand – die Transkriptionsrate von fast 100 Genen.
Klinisch-molekularbiologisch wichtig ist, dass P53 als Tetramer an die DNA bindet und damit die Gene aktiviert.
Entscheidend für die beiden wichtigsten P53-Funktionen sind vermutlich zwei Gene (bzw. deren Produkte), die aktiviert werden (12.19):

- Der Zellzyklus-Arrest erfolgt vor allem über eine Induktion des *P21-Gens*, das für das P21-Protein codiert.
- Die Einleitung der Apoptose erfolgt unter anderem über eine Induktion des *BAX-Gens*.

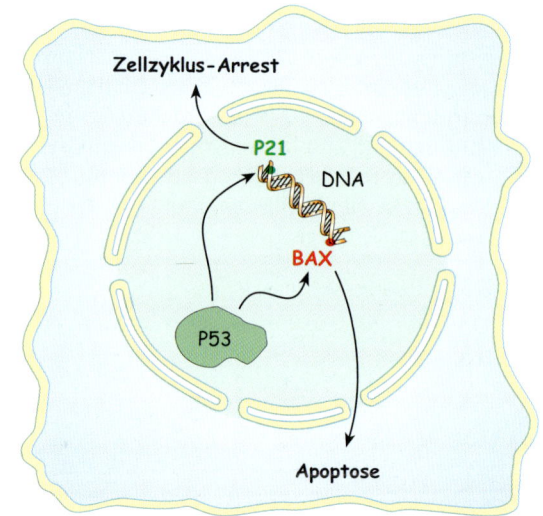

 12.19   Zielgene von P53: P21-Gen und Bax-Gen.

Der Zellzyklus-Arrest

Eine wichtige Funktion von P53 ist die Verhinderung der Zellteilung, wenn das Genom der Zelle beschädigt ist. Liegt ein Genomschaden vor, dann steigt die Konzentration von aktivem P53 in der Zelle stark an. Bei genomischen Schäden kann man zwei Entstehungsmechanismen unterscheiden:

- Direkte DNA-Schädigung durch UV- oder γ-Strahlen oder durch genotoxische Stoffe (z. B. Zytostatika wie Methotrexat, S. 247).
- Die außerplanmäßige, isolierte Aktivierung eines einzelnen Gens, das das Zellwachstum fördert. Hierbei handelt es sich sozusagen um einen indirekten genomischen Schaden, weil eine Genregion nicht mehr so funktioniert wie sie soll.

Durch **genomischen Stress** – welcher Art auch immer – steigt die Konzentration einer bestimmten Kinasefamilie (ATM-Kinasen) in der Zelle an. Ein wichtiges Substrat der ATM ist das P53, das durch sie phosphoryliert wird. Das phosphorylierte P53 kann nicht mehr von seinem Inhibitor, dem HDM-2, gebunden werden und entfaltet daher seine Wirkung.

Je nachdem, in welcher Phase des Zellzyklus die DNA-Schäden registriert werden, kann P53 die Zellteilung zu verschiedenen Zeitpunkten stoppen.

Ein **G₁-Block**, also die Arretierung der Zelle vor dem Restriktionspunkt, wird von P53 durch eine vermehrte Expression von P21 verursacht. Das P21 hemmt das weitere Fortschreiten des Zellzyklus durch eine Hemmung des D-Cyclin/CDK4/6-Komplexes.

Ein **G₂-Block** erfolgt, wenn das Genom unvollständig oder fehlerhaft repliziert wurde oder die Schädigung erst nach der S-Phase auftrat. P53 verhindert über eine ganze Reihe von Schritten die Aktivierung des B-Cyclin/CDK1-Komplexes und damit die Einleitung der Mitose.

Ein weiterer Mechanismus ist die vorzeitige Zellalterung (Seneszenz), bei der durch P53 ein **irreversibler Teilungsstopp** für die Zelle eingeleitet wird. Die Schädigungen sind aber nicht so groß, dass die Apoptose eingeleitet wird. Die Konzentration von P53 steigt in solchen Zellen stark an, was auch die Menge an P21 und P16 vergrößert, die ihrerseits verschiedene Cyclin/CDK-Komplexe hemmen.

Einleiten der Apoptose

Sind die Schäden am Erbgut so gravierend, dass eine Reparatur nicht mehr möglich ist, dann erfolgt die Einleitung des programmierten Zelltods, der Apoptose.

Entscheidender Übermittler der „Todesbotschaft" ist ein Protein namens **BAX**, das ebenfalls durch den Transkriptionsfaktor P53 vermehrt exprimiert wird und im kommenden Apoptosekapitel noch zur Sprache kommen wird.

P53 und Tumoren

Neben dem RB-Protein ist das P53 das zweite außerordentlich wichtige Protein, das häufig in Tumoren inaktiviert ist. Ein intaktes P53 ist nämlich in der Lage, nach DNA-Schäden Schlimmeres zu verhindern, indem es mehr Zeit für die Reparatur zur Verfügung stellt oder die Apoptose einleitet. Eine Mutation im *P53*-Gen findet sich in über der Hälfte aller menschlichen Tumoren.

P53 arbeitet als Tetramer. Erschwerend kommt beim P53 hinzu, dass es nicht alleine, sondern als Tetramer aktiv ist. Ist nur *ein* für P53 codierendes Gen mutiert, ergibt sich trotzdem eine starke Minderung der P53-Aktivität, da sich ein mutiertes und drei normale P53 zusammenlagern können und solch ein Komplex nicht mehr in der Lage ist, seine Aufgabe zu erfüllen.

Bestrahlung und Chemotherapie. Aufgrund der Funktion von P53 ist es nachvollziehbar, dass Tumoren mit einer *P53*-Mutation nur sehr schlecht auf Chemotherapie und Radiotherapie ansprechen. Sinn dieser Therapien ist

es, die DNA der Tumorzellen zu schädigen. Registriert jedoch kein (funktionierendes) P53 die Schäden, dann kann die Zelle auch nicht in die Apoptose gehen.

Die Funktion von P53 ist so wichtig, dass man als Arzt die Therapie seines Tumorpatienten auf das Vorhandensein von P53 abstimmen muss! Bei einem Tumor mit inaktivem P53 ist die Prognose für den Patienten in der Regel wesentlich schlechter als bei funktionsfähigem P53.

12.3.7 Was hat der Zellzyklus mit Tumoren zu tun?

Für das Verständnis der Entstehung von Tumoren ist es unabdingbar, mit den Vorgängen im Zellzyklus vertraut zu sein.

Tumorzellen entstehen, indem entscheidende Proteine verändert sind, die in Zellwachstum und Differenzierung involviert sind. Es lassen sich zwei verschiedene Proteinsorten bzw. deren Gene unterscheiden:

- Solche, die das Zellwachstum fördern und als **Proliferationsgene** bezeichnet werden.
- Und solche, die hemmend auf das Zellwachstum wirken, also **Antiproliferationsgene** sind.

Tumorzellen weisen Mutationen in genau solchen Genen auf. Dadurch sind Proliferationsgene aktiver als normal und Antiproliferationsgene inaktiv. Eine einzelne Mutation reicht übrigens niemals aus, um einen Tumor zu erzeugen.

Proliferationsgene

Genabschnitte, die dafür zuständig sind, die reguläre Teilung, das Wachstum und die Differenzierung der Zelle zu fördern, bezeichnet man als Proliferationsgene oder **Protoonkogene**, zum Beispiel:

- das *RAS*-Gen,
- das *HDM-2*-Gen,
- das *MYC*-Gen,
- das *BCL-2*-Gen
- oder auch die Gene der D-Cycline.

Jedes Gen bzw. dessen Produkt, das auf irgendeine Weise das Zellwachstum fördert, wird als Protoonkogen bezeichnet. Normale Protoonkogene lösen also noch keinen Tumor aus. Krebserzeugend wirken sie erst dann, wenn sie durch eine Mutation aktiver als vorher geworden sind.

Antiproliferationsgene

Antiproliferationsgene codieren für Proteine, die das Zellwachstum bremsen oder stoppen (früher auch als Anti-Onkogene bezeichnet). Aufgrund ihrer antiproliferativen Effekte leuchtet es ein, dass es zu Tumoren kommen kann, wenn sie ausgeschaltet sind.

Die **zwei wichtigsten Zellzyklus-Bremser** sind die Proteine **P53** und **RB**. Beide sind Hemmstoffe des Zellwachstums und werden als kernständige Proteine beim kritischen Übergang von der G_1- zur S-Phase benötigt.
Wichtige Tumorsuppressoren sind:

- RB
- P53
- P21
- P27
- P16
- BAX

Rolle des Zellzyklus für Viren

Die zentrale Bedeutung von RB und P53 haben die kleinen DNA-Tumorviren schon lange vor uns erkannt. Da sie für ihre Replikation auf die DNA-Polymerase angewiesen sind, die nur während der S-Phase gebildet wird, sind sie auf Zellen angewiesen, die sich teilen.
Und weil so ein Virus einfach keine Lust hat, darauf zu warten, bis eine der Zellen sich irgendwann einmal bequemt, sich zu teilen, nimmt es die Sache einfach selbst in die Hand.

Adenoviren sind z. B. DNA-Viren (S. 318), die häufig für eine Erkältung verantwortlich sind. Sie sind unter anderem mit zwei Proteinen ausgestattet, die die Zelle nicht nur zur Teilung anregen, sondern auch noch deren Apoptose verhindern.

- Das adenovirale Protein E1 A inaktiviert das RB-Protein, wodurch die Zelle in die S-Phase übergeht.
- Das E1-B-Protein inaktiviert P53, wodurch eine Induktion der Apoptose verhindert wird.

12.4 Apoptose – der programmierte Zelltod

In einem Vielzeller muss es nicht nur möglich sein, eine Zelle dazu zu bringen, sich zu differenzieren, zu wachsen oder sich zu teilen. Auch das bewusste Entfernen von Zellen, die nicht mehr benötigt werden, ist erforderlich. Es gibt in jedem vielzelligen Organismus eine fein regulierte Balance zwischen Zellteilung und Zelltod. Den programmierten Zelltod nennt man Apoptose (gr. *apoptosis*, was den Fall welker Blätter von herbstlichen Bäumen beschreibt...).
Ein bisschen erinnert der ganze Vorgang an die Grauen Herren aus Michael Endes Momo, die „zum Wohle der anderen" ihre Zigarren abgeben müssen und damit sterben...

Apoptosevorgänge finden sich in allen Organen auch beim erwachsenen Menschen. Die Menstruation ist beispielsweise Folge von Apoptoseinduktionen im Uterus.
Außerdem findet während der Embryonalentwicklung nicht nur Wachstum statt, sondern auch aktives „Schrumpftum". Die Fingerstrahlen einer Hand entstehen

z. B. dadurch, dass die Zellen zwischen den einzelnen Fingern in die Apoptose gehen (👁 12.20). Auch viele andere Zellen werden während der Entwicklung eines Embryos aktiv durch Apoptosevorgänge entfernt.

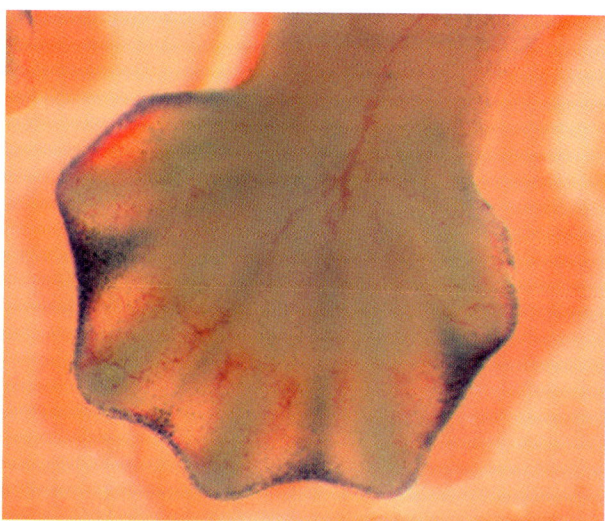

👁 **12.20** Fingerstrahlen einer Hand entstehen unter anderem durch Apoptose.

Die Nekrose einer Zelle (gr. *nekros* = Leichnam) muss von der Apoptose unterschieden werden. Zu einer Nekrose kommt es, wenn eine Zelle so stark geschädigt wurde, dass sie nicht mehr in der Lage ist, eine ordentliche Apoptose einzuleiten. Als Folge geht sie einfach zugrunde, was damit beginnt, dass sie kräftig anschwillt, und damit endet, dass die DNA abgebaut wird. Eine Nekrose wird häufig von entzündlichen und immunologischen Reaktionen begleitet.

> Eine Zelle wird nach einer Schädigung – egal welcher Art – zunächst immer versuchen, die Apoptose einzuleiten. Ist der Schaden jedoch zu groß oder die Energieversorgung der Zelle zu schlecht, geht sie einfach zugrunde, was man als Nekrose bezeichnet.

12.4.1 Induktion der Apoptose

Die Apoptose kann von einer Zelle selbst eingeleitet werden („Selbstmord") oder von einer anderen Zelle aus der Umgebung induziert werden („Brudermord").

Apoptose von innen induziert. DNA-Schäden oder Sauerstoffmangel führen dazu, dass eine Zelle in die Apoptose geht. Über eine Kaskade werden eine ganze Reihe von beteiligten Stoffen aktiviert.
Das **Protein P53** ist hier ein zentrales Molekül, auch wenn der genaue Mechanismus bei der Einleitung der Apoptose nach wie vor nicht ganz klar ist. In normalen, gesunden Zellen ist P53 nur in sehr geringen Konzentrationen vor-

handen. Erst nach einer Schädigung steigt dessen Konzentration stark an.

Apoptose von außen induziert. Während von innen induzierte Apoptose eher eingeleitet wird, wenn etwas schief gegangen ist, spielt die von außen induzierte Apoptose eine wichtige Rolle für die normale Funktion von Geweben und Organen. Eine ganze Reihe von Botenstoffen können unter bestimmten Bedingungen die Apoptose induzieren, hier seien nur einige wichtige erwähnt.

- Fas L (S. 609)
- Zytokine, v. a. TNF-α (S. 408)
- Retinsäure (S. 167)
- Glukokortikoide (S. 363)

Der **Entzug** von **Wachstumsfaktoren** führt ebenfalls nach einiger Zeit zur Einleitung der Apoptose in den betroffenen Zellen. Auch die Bestrahlung einer Zelle mit **UV-** oder **γ-Strahlen** führt zu einer von außen induzierten Schädigung der DNA – und daher ebenfalls zur Apoptose (entspricht aber einem DNA-Schaden, der auch von innen verursacht worden sein kann...).

Im Immunsystem spielt die Apoptose eine besondere Rolle. Fast alle T-Lymphozyten werden nach ihrer „Ausbildung" im Thymus durch Apoptose aus dem Organismus entfernt. Zytotoxische T-Zellen sind dann in der Lage, in virusinfizierten Zellen oder in Tumorzellen die Apoptose zu induzieren, was in ☞ 12.21 zu erkennen ist. Die kleinere Zelle ist dabei der T-Lymphozyt.

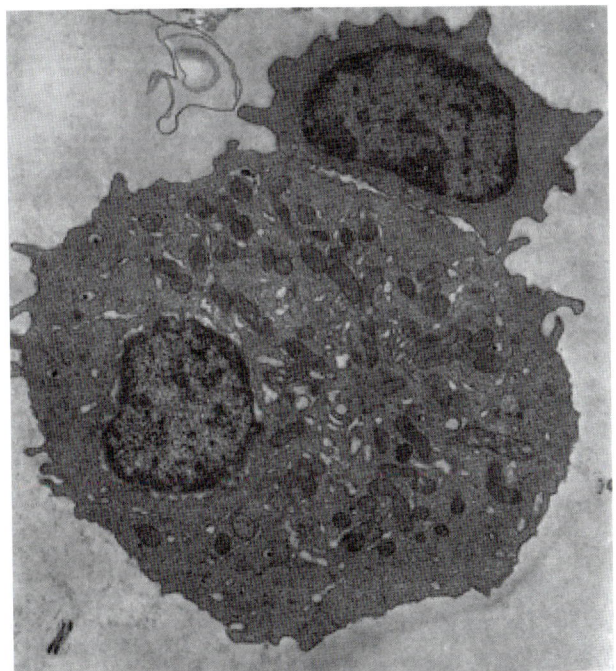

☞ **12.21** Apoptose im Immunsystem.

12.4.2 Am Apoptosevorgang Beteiligte

Neben einer Gruppe von Enzymen, den Caspasen, spielen auch die Mitochondrien für den Apoptosevorgang eine wichtige Rolle.

Die Caspasen

Die Aktivierung einer Gruppe von Enzymen, den Caspasen, steht im Zentrum der Apoptose.

Ihren Namen haben sie daher, weil sie **C**ystein-Proteasen sind und hinter **Asp**artat schneiden, was relativ ungewöhnlich ist (und **-ase** ist die Enzymendung). Man unterscheidet hier mittlerweile eine ganze Reihe von Caspasen, die unterschiedliche Aufgaben haben und sich zum Teil gegenseitig aktivieren. In der normalen, gesunden Zelle liegen sie immer schon als Procaspasen vor und müssen nur durch Proteolyse aktiviert werden.

Nach ihrer Aufgabe unterscheidet man zwei Subtypen, die Adaptercaspasen und die Effektorcaspasen.

Effektorcaspasen sind für die eigentlichen morphologischen Veränderungen der Zelle nach der Induktion der Apoptose verantwortlich. Sie übernehmen die geordnete Zerstörung der Zelle („Exekution") nach einem vorgesehenen Programm.

Diese Caspasen – am wichtigsten ist hier die **Caspase 3** – haben verschiedene Ziele in der Zelle. Sie zerlegen z. B. das Kernskelett, indem sie Lamine spalten (S. 443). Auch Aktin (Zytoskelett), das RB-Protein als Zentrum der Zellzykluskontrolle und ein Hemmstoff einer Desoxynuklease (ICAD) sind – unter anderem – Ziele der Effektorcaspasen.

Die Adaptercaspasen vermitteln die Verbindung des Apoptose auslösenden Signals mit den Effektorcaspasen, ihre Substrate sind dabei die Effektorcaspasen selbst. Als wichtigste Adaptercaspasen sind die **Caspasen 8** und **9** zu nennen.

Die eingangs schon erwähnten Rezeptoren FasL und TNFR-1 haben z. B. auf der zytoplasmatischen Seite Todesdomänen, die im Endeffekt die **Caspase 8** aktivieren, die dann ihrerseits die Effektor**caspase 3** aktiviert (☞ **12.22**).

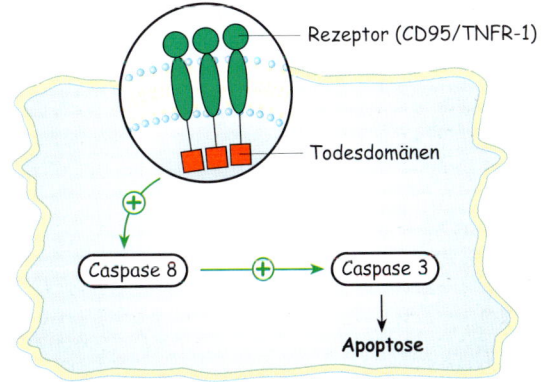

☞ **12.22** Adaptercaspasen.

Die Rolle der Mitochondrien

Interessanterweise spielen die Mitochondrien eine entscheidende Rolle bei der Durchführung der Apoptosevorgänge. **Cytochrom c** ist hier das zentrale Molekül, das vom so genannten **BCL-2-Protein** an Ort und Stelle gehalten wird.

Cytochrom c ist als Elektronentransporter zwischen Komplex III und Komplex IV der Atmungskette eingesetzt (S. 219). Es befindet sich an der Außenseite der inneren Mitochondrienmembran.
Nach der Einleitung der Apoptose wird Cytochrom c in das Zytosol freigesetzt, wo es zu einer Aktivierung der **Caspase 9** führt. Diese kommt ihrer Aufgabe als Adaptercaspase nach und aktiviert die Effektor**caspase 3**, die dann die Zelle in die Apoptose führt (☞ **12.23**).

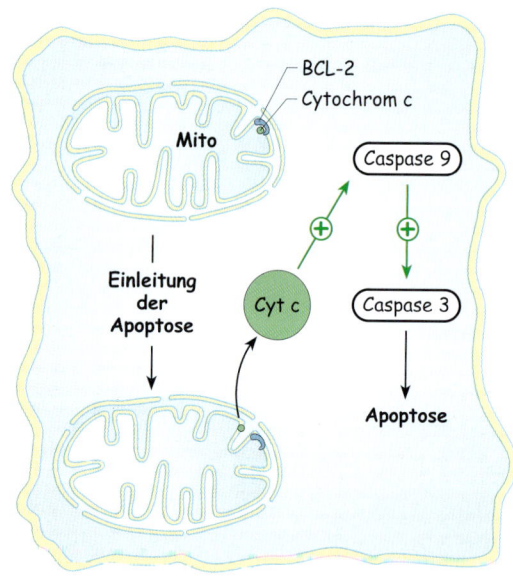

☞ **12.23** Rolle der Mitochondrien bei der Apoptose.

Bei einer Apoptose, die durch DNA-Schäden eingeleitet worden ist (P53!), erfolgt die Freisetzung des Cytochroms c relativ früh. Aber auch bei allen anderen Apoptosevorgängen findet man es im Zytosol, so dass man wohl von einem generellen Verstärkungsschritt für den Vorgang der Apoptose ausgehen kann.

Das BCL-2-Protein scheint der entscheidende Faktor zu sein, der die Freilassung des Cytochrom c ins Zytosol verhindert. Es sitzt normalerweise an den Mitochondrien und stabilisiert deren äußere Membran, damit das Cytochrom c nicht „herausfällt". Damit führt BCL-2 zu einer **Hemmung der Apoptose** – und zwar vor allem von Apoptosen, die durch DNA-Schäden entstehen, also die durch P53 eingeleiteten.
Ein Mechanismus, mit dem P53 die Apoptose zu induzieren scheint, ist die Herunterregulation der Genexpression für

das *BCL-2*-Gen. Aus nachvollziehbaren Gründen ist es daher für einen Tumor interessant, viel BCL-2 zu exprimieren, um damit der P53-gesteuerten Apoptose zu entgehen. In der Tat hatte man dieses Protein zunächst bei einem B-Zell-Lymphom gefunden (engl. **b**-**c**ell **l**ymphoma).

Das BAX-Protein gehört neben einigen anderen ebenfalls in die BCL-2-Gruppe von Proteinen, die aber nicht nur antiapoptotisch, sondern auch proapoptotisch wirken können. BAX ist der typische Vertreter der proapoptotisch wirksamen Proteine, die aber ebenfalls an den Mitochondrien tätig werden. Sie fördern die Freisetzung des Cytochrom c aus den Mitochondrien und damit die Apoptose.
Anders als beim BCL-2 *steigert* P53 die Genexpression des *BAX*-Gens, was ebenfalls die P53-gesteuerte Apoptose fördert.

12.4.3 Zellveränderungen in der Apoptose

Apoptotische Zellen zeigen besondere Charakteristika, die hier kurz zur Sprache kommen sollen.

Morphologische Veränderungen. Wurde bei einer Zelle die Apoptose eingeleitet, zeigen sich bestimmte morphologische Veränderungen, die zum Teil schon vor über 100 Jahren beschrieben worden sind:

- Zunächst **verlieren** die apoptotischen Zellen den **Kontakt** zu ihren Nachbarzellen.
- Dann erfolgt eine **Kondensation** („Verklumpung") von Zellkern und Zytoplasma, wodurch die Zelle stark zu schrumpfen beginnt – ein platzsparender Tod.
- Anschließend stülpt sich die Zellmembran aus, die Zelle verpackt ihren Inhalt in **Vesikel** und löst sich so langsam selbst auf.

Bemerkenswert bei der Apoptose ist, dass sich die Zelle dabei in kleine Portionen auflöst, die leicht von Makrophagen phagozytiert werden können. Es gibt also keine starke „Umweltverschmutzung" durch freiwerdende Zellbestandteile (Enzyme, Transmitter usw.) wie bei einer Nekrose.
Obwohl man lange Zeit annahm, bei der Apoptose gäbe es keine Immunreaktion, werden doch in geringem Umfang Entzündungsmediatoren freigesetzt, die die Phagozytose vorantreiben, indem sie zytotoxische T-Zellen und Makrophagen informieren.

Die Fragmentierung des Genoms. Das sichere Ende einer Zelle ist besiegelt, wenn ihr Genom abgebaut wird. So steht eine Fragmentierung des Genoms auch mit auf dem Apoptoseplan einer jeden Zelle (☞ 12.24).
In allen unseren Körperzellen befindet sich eine Desoxyribonuklease (DNase) im Zytosol – gebunden an einen Inhibitor, der seine Translokation in den Zellkern verhindert. Da die DNase durch eine Caspase aktiviert werden kann, wird sie als **C**aspase-**a**ktivierte **D**esoxyribonuklease (**CAD**) bezeichnet.

Die schon erwähnte Effektorcaspase 3 führt nach deren Aktivierung zum Abbau des Inhibitors (ICAD), wodurch eine nukleäre Lokalisationssequenz der CAD freigelegt wird. Diese kann nun in den Zellkern schwimmen und zerlegt dort die DNA zwischen den Nukleosomen.

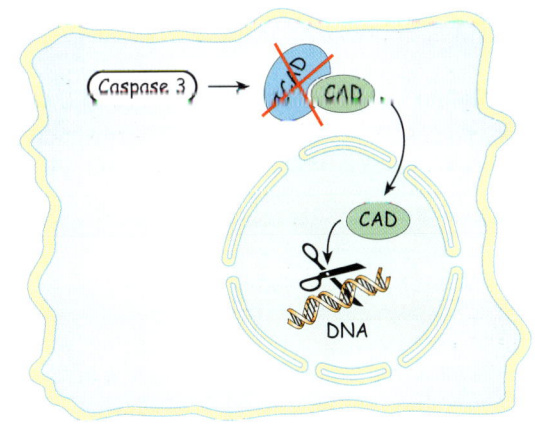

👁 **12.24**   Eine Fragmentierung des Genoms gehört zur Apoptose.

13 Zellalltag einer menschlichen Zelle

Dieses Kapitel ist das zentrale Kapitel des Genetikteils, was auch schon am Umfang deutlich wird. Hier geht es um das tägliche Leben der eukaryontischen Zelle und um eine ihrer großen Aufgaben: der Herstellung von Proteinen.

DNA als Vorlage und Informationsspeicher. Auf der DNA steht die Information für einige zehntausend mRNAs, deren Information wiederum im Rahmen der Translation zur Herstellung von Proteinen dient. Warum so umständlich?

> Die DNA kann den Zellkern nicht verlassen, die Ribosomen (Proteinproduzenten) jedoch befinden sich im Zytosol. Aus diesem Grund muss die Zelle mit einem Boten arbeiten, der die Information von der DNA zu den Orten der Proteinbiosynthese bringt.

Dieser Bote ist die **mRNA** (**messenger-RNA**, auch Boten- oder Matrizen-RNA genannt). Sie fungiert als transportfähiger Informationsübermittler, der selbst eine Kopie von gerade benötigten Teilen der DNA ist, den Zellkern verlassen kann und im Zytosol an den Ribosomen als Matrize (Vorlage) für die Proteinbiosynthese dient (☞ **13.1**).

der Transkription stattfindet, nennt man ihn posttranskriptionale Prozessierung – oder auch RNA-Reifung.

Nukleozytoplasmatischer Transport. Nach der posttranskriptionalen Prozessierung erhalten die RNAs, die für das Zytoplasma bestimmt sind, die Erlaubnis, den Zellkern zu verlassen. Dieser Transportvorgang erfolgt in unseren Zellen nicht einfach so, sondern wird von einer ganzen Reihe Proteine unterstützt – oder auch verhindert. Eine Zelle überlässt einfach (fast) nichts dem Zufall.

Translation – Übersetzung der Nukleinsäure-Information. Im Zytosol kann endlich die eigentliche Proteinbiosynthese ablaufen, die man als Translation bezeichnet (☞ **13.2**). Sie findet an den zahlreichen Ribosomen statt. Hierbei erfolgt die Umschreibung des Nukleotidcodes in eine Aminosäurensequenz. Die Transfer-RNAs (tRNAs) übernehmen hier die Funktion der Übersetzer, da sie sowohl mRNA als auch Aminosäuren binden können – und das natürlich sehr spezifisch. Die Ribosomen bestehen aus einer ganzen Reihe von Proteinen und aus RNA-Molekülen – der ribosomalen RNA (rRNA).

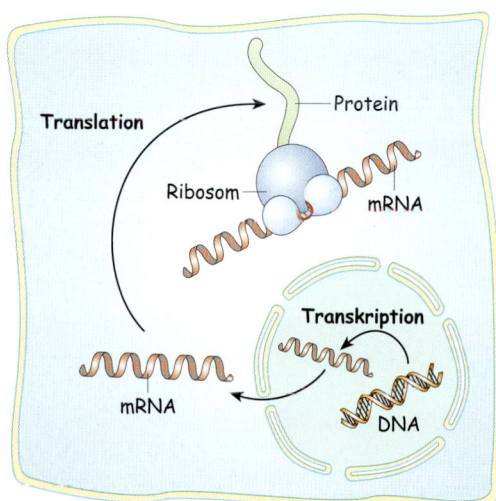

☞ **13.1** Transkription und Translation.

Transkription – Abschreiben der DNA-Information. Bei der Transkription handelt es sich nicht nur um die Herstellung von mRNA, sondern von jeglicher Art RNA (auch tRNA, rRNA und viele kleine RNAs).

Posttranskriptionale Prozessierung. Nach der Transkription muss die RNA noch ein wenig verändert (= prozessiert) werden, um funktionsfähig zu sein. Da dieser Vorgang *nach*

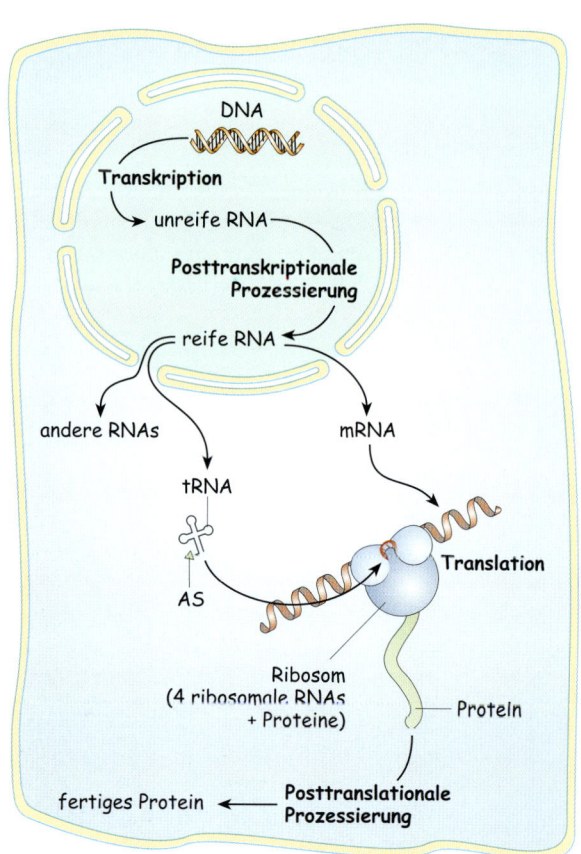

☞ **13.2** Von der DNA zum Protein.

Posttranslationale Prozessierung. Die neusynthetisierten Proteine sind leider noch nicht ganz betriebsbereit und müssen daher noch prozessiert werden. Konsequenterweise nennt man diesen Vorgang posttranslationale Prozessierung, er ist an anderer Stelle schon besprochen worden. Eine sehr wichtige und häufige Prozessierung ist das Anhängen von Zuckerresten an die Proteine – die **Glykosylierung** (S. 173).

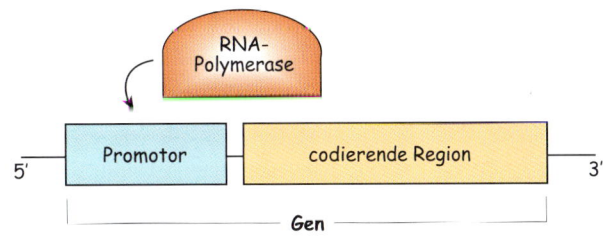

◉ **13.3** Die Startstelle für die Transkription: der Promotor.

13.1 Transkription der DNA – Herstellung von RNA

Der Vorgang des Umschreibens der DNA-Information, die in Form ihrer Basensequenz gespeichert ist, in die komplementäre Basensequenz der RNA – also mit anderen Worten die Biosynthese der RNA – wird **Transkription** genannt (lat. *transcribere* = hinüberschreiben). Dieser Vorgang findet im **Zellkern** unserer Zellen statt, in dem sich auch die DNA befindet.

Die **RNA** (Ribonukleinsäure) ist in der Regel einzelsträngig. Sie liegt jedoch oft gefaltet vor, wodurch sich abschnittsweise Doppelstränge bilden, wie z. B. bei der „Kleeblattstruktur" der tRNA. Im Gegensatz zur DNA enthält die RNA als Zucker statt der Desoxyribose die **Ribose**, und statt der Pyrimidinbase Thymin wird **Uracil** eingebaut.

13.1.1 Ablauf der Transkription

Die Transkription kann in drei Phasen eingeteilt werden. Während der **Initiation** (Einleitung) wird der benötigte Abschnitt der DNA für den Ablesevorgang vorbereitet. Die **Elongation** (Verlängerung) beschreibt die eigentliche Synthese des RNA-Strangs, und bei der **Termination** handelt es sich um das Beenden der Transkription – den Abbruch des Ablesens –, wenn das Ende des benötigten Abschnitts erreicht ist.

Transkriptionsinitiation

Das Ablesen des codogenen Strangs und die Biosynthese der RNA erfolgen durch eine **DNA-abhängige RNA-Polymerase**. *DNA-abhängig* heißt, dass das Enzym die DNA als Matrize benutzt. *RNA* ist das Produkt der Polymerase. Der Name stammt wiederum von der Arbeit dieses Enzyms, der Polymerisation (= Aneinanderreihung) vieler Nukleotide zu einer vollständigen RNA (gr. *poly* = viel und *meros* = Teil).

Die RNA-Polymerase muss zunächst einmal die Startstelle für die Transkription finden, also den Anfang des Abschnitts auf der DNA, der für das Protein codiert, das hergestellt werden soll. Diese Startstelle liegt in einer bestimmten Region auf der DNA, die als **Promotor** bezeichnet wird (◉ **13.3**).

Da es sich bei der Transkriptionsinitiation um den **geschwindigkeitsbestimmenden Schritt** der gesamten Transkription handelt, erfolgt vor allem hier die Regulation der Genexpression (S. 288).

Der Promotor. Der Promotor (lat. *promovere, promotum* = befördern – daher auch die Promotion) stellt die regulatorische Einheit des Gens dar. Als Promotor werden Abschnitte der DNA bezeichnet, die die Transkription beeinflussen können. Der Promotor befindet sich dabei immer „stromaufwärts", also *vor* dem Gen. Als Startpunkt für die RNA-Polymerase dienen dabei die **basalen Promotorelemente**, von denen man sich zwei merken sollte (◉ **13.4**):
- Die **TATA-Box** ist eine Thymin- und Adenin-reiche Region, die in Genen zu finden ist, die reguliert werden (das sind nahezu alle).
- Das **Inr-Element** (= Initiationselement) findet man in ständig exprimierten Genen, die auch als konstitutive Gene bezeichnet werden.

Wichtig ist, dass sich die Bezeichnung der Regionen immer auf den codierenden Strang bezieht. Die TATA-Box liegt also in der beschriebenen Sequenzabfolge nur auf dem Strang, der bei der Transkription nicht direkt als Vorlage dient.

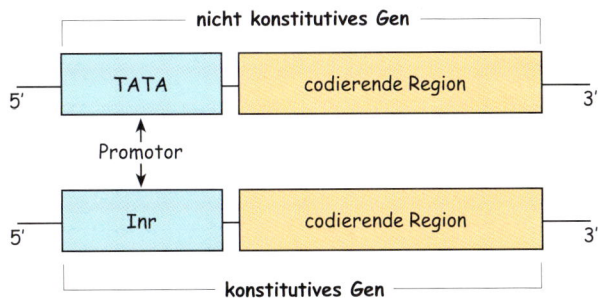

◉ **13.4** Die basalen Promotorelemente.

Transkriptionsfaktoren. Die RNA-Polymerase ist selbst nicht in der Lage, an den Promotor zu binden. Hierzu ist eine Reihe von Hilfsproteinen erforderlich, die man als Transkriptionsfaktoren bezeichnet (◉ **13.5**). Die Namen der Transkriptionsfaktoren richten sich nun zunächst nach den RNA-Polymerasen, von denen es drei verschiedene gibt (RNA-Polymerase I–III). Für die Gene, die für Proteine codieren, ist immer die RNA-Polymerase II zuständig, die zugehörigen **T**ranskriptions**f**aktoren heißen **TFII**. Anschließend werden noch Buchstaben vergeben, um die Vielzahl der Faktoren benennen zu können – also z. B. TFIID.

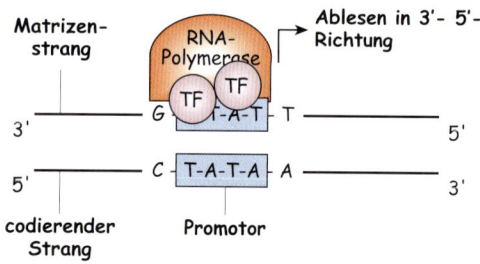

13.5 Transkriptionsinitiation.

Der **Transkriptionsfaktor IID** sei stellvertretend für alle anderen genannt, da er einer der wichtigsten für die Einleitung der Transkriptionsinitiation ist. TFIID bindet mit einer seiner Untereinheiten, dem TATA-Bindeprotein (TBP), an die TATA-Box. Anschließend lagern sich eine Reihe weiterer Transkriptionsfaktoren an (TFIIH ist z. B. das Enzym Helikase, s. u.), worauf die Bindung der RNA-Polymerase erfolgt und die Transkription endlich beginnen kann.

Transkriptionselongation

Bevor die eigentliche Transkription durch die RNA-Polymerase erfolgt, sind aber noch einige Vorarbeiten an der DNA erforderlich.

Die Vorarbeit. Nach der Initiationsphase hat die RNA-Polymerase an den Promotor auf der DNA gebunden. Damit sie mit dem Ablesen des codogenen Stranges beginnen kann, müssen zunächst die beiden DNA-Stränge voneinander getrennt werden. Diese Arbeit übernimmt das Enzym **Helikase**. Die Helikase entspiralisiert vor der RNA-Polymerase die DNA und trennt die Basen voneinander. Hinter der Polymerase verdrillt sie die beiden Stränge wieder zu einer Doppelhelix. So entsteht das **Transkriptionsauge** (☞ 13.6).

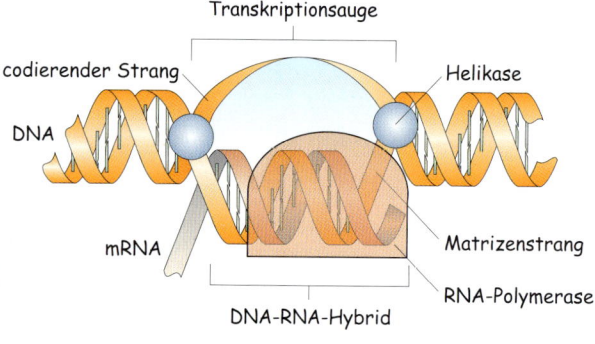

13.6 Transkriptionsauge.

Ein Problem dabei ist, dass bei dieser örtlich begrenzten Entspiralisierung innerhalb der Doppelhelix erhebliche Spannungen entstehen und bei fehlenden Gegenmaßnahmen zumindest ein Ende des DNA-Moleküls anfangen würde, sich um sich selbst zu drehen. Damit dies im Zellkern nicht passiert, schreiten die Enzyme **Topoisomerasen** ein (*topos* heißt Platz, *isos* gleich und *meros* Teil – ist alles griechisch). Durch ihre Arbeit können die Rotationen zum Teil verhindert werden.

- Die **Topoisomerase I** spaltet nur einen der beiden DNA-Stränge und verbindet ihn wieder.
- Die **Topoisomerase II** setzt sogar Doppelstrangbrüche, die sie anschließend auch wieder verbindet.

Die Hauptarbeit. Nun ist die ganze Vorarbeit geleistet und die RNA-Polymerase kann mit ihrer eigentlichen Arbeit beginnen.

> Die Biosynthese eines neuen Nukleinsäure-Strangs kann nur in 5'-3'-Richtung erfolgen, da eine freie 3'-OH-Gruppe die α-Phosphatgruppe angreifen muss. Auch die RNA-Polymerase kann daher nur in **5'-3'-Richtung synthetisieren**. Das **Ablesen** des codogenen Stranges erfolgt daher immer vom 3'-Ende (Hydroxylende) der DNA zum 5'-Ende (Phosphatende), also in **3'-5'-Richtung**. Die RNA-Polymerase liest den DNA-Strang ausgehend vom Promotor in Richtung 5'-Ende des Strangs ab (☞ 13.7).

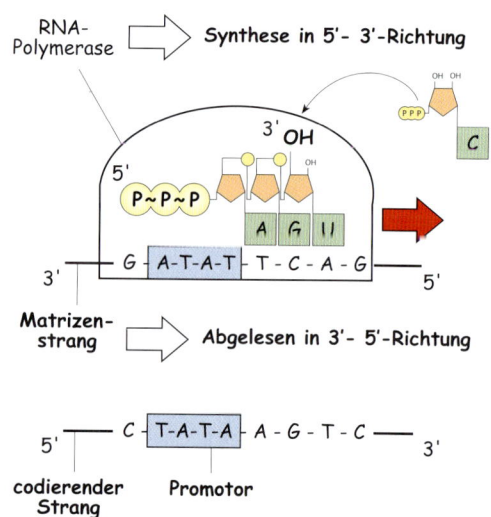

13.7 Die RNA-Synthese erfolgt in 5'-3'-Richtung.

Das erste Ribonukleosidtriphosphat stellt das 5'-Ende des entstehenden RNA-Strangs dar. Es handelt sich dabei in aller Regel um ein Purinderivat (meist ATP), das als **Triphosphat** vorliegt. Die weitere Synthese erfolgt durch Zusammensetzen der **Ribonukleosidtriphosphate** ATP, UTP, GTP und CTP unter **Pyrophosphatabspaltung** (PP_a, ☞ 13.8). Es wird immer das Molekül als **Nukleosidmonophosphat** eingebaut, dessen Base komplementär zu der gerade abgelesenen Base des DNA-Strangs ist. Beim Anfügen des nächsten Nukleotids an das vorangegangene entsteht zwischen der

3'-OH-Gruppe des ersten und dem Phosphatrest des letzteren eine **Esterbindung**.

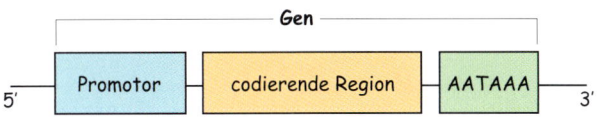

13.8 Transkriptionselongation.

Transkriptionstermination

Die RNA-Polymerase wandert so lange am DNA-Strang entlang, liest ihn ab und synthetisiert die RNA, bis sie auf ein **Poly(A)-Signal** stößt. Dieses führt zum Ablösen des Enzyms und damit zum Beenden der Transkription (⊚ **13.9**). Ergebnis der Arbeit ist ein RNA-Strang, der sich immer noch im Zellkern befindet, aber bereits die Bauanleitung für das benötigte Protein enthält.

13.9 Transkriptionstermination.

Bei dem Poly(A)-Signal handelt es sich um eine adeninreiche Region, die durch die Konsensussequenz 5'-AATAAA-3' gekennzeichnet ist. Sie liegt auf dem codierenden Strang und dient außerdem als Signal für eine der drei Modifizierungen, die an einer gebildeten RNA noch vorgenommen werden muss, die **Polyadenylierung**. Von diesem Poly(A)-Signal muss das Stoppcodon unterschieden werden. Es dient bei der späteren Translation an den Ribosomen als Signal, dass hier keine Aminosäure mehr folgen soll.

13.1.2 Was ist eigentlich RNA?

Bei den Nukleinsäuren unterscheidet man zwei verschiedene Sorten, die DNA und die RNA. Diese Unterscheidung ergibt sich aufgrund der Verschiedenheiten zwischen beiden Nukleinsäuren. Die **DNA** einer Zelle dient der Speicherung und Weitergabe der genetischen Information. Diese Information liegt in Form von 23 verschiedenen Chromosomen in den Zellkernen vor. Die Desoxyribonukleinsäure enthält als Zucker Desoxyribose, die Base Thymin statt Uracil und liegt doppelsträngig vor.
Die **RNA** ist eine Ribonukleinsäure und enthält normale Ribose als Zuckeranteil sowie Uracil statt Thymin. Sie liegt häufig einzelsträngig, abschnittsweise allerdings auch doppelsträngig vor. Von ihr gibt es einige ganz verschiedene Moleküle, die auch unterschiedliche Aufgaben im Organismus wahrnehmen.

Verschiedene RNA-Arten

Die bekannteste RNA ist vermutlich die mRNA, die die Information für die Proteine trägt. Neben der mRNA gibt es aber noch drei weitere Gruppen von RNA in eukaryontischen Zellen (⊚ **13.10**). Sie alle haben etwas mit der Proteinherstellung zu tun. Die Transkription erfolgt bei ihnen auf gleiche Art und Weise, nur stehen drei verschiedene Enzyme (RNA-Polymerasen) zur Verfügung, die jeweils eine andere RNA-Sorte transkribieren.
Neben den drei Hauptklassen gibt es noch eine Menge kleiner RNA-Arten (sRNAs = small RNAs), die man jedoch zusammenfassen kann.

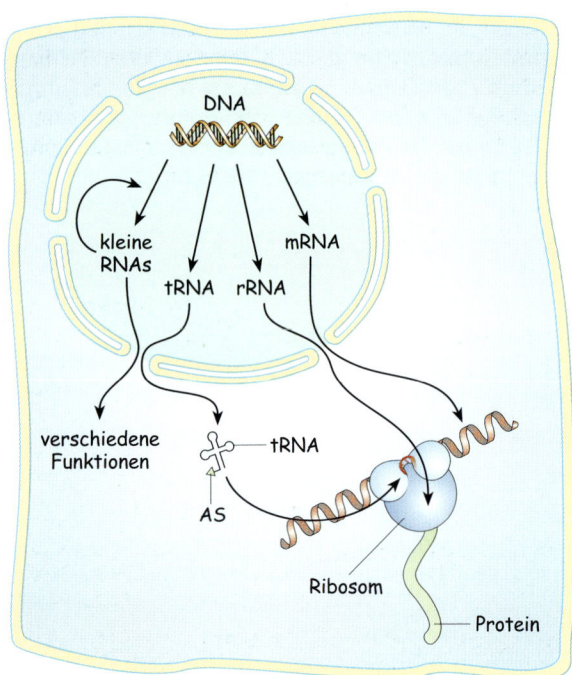

◉ **13.10**   Verschiedene RNA-Arten.

> Die **rRNAs**, die **tRNAs** und die **sRNAs** sind im Gegensatz zur mRNA Endprodukte der Genexpression und erfüllen ihre jeweilige Aufgabe in der Zelle als RNA-Moleküle.

mRNA.   Bei der Transkription entsteht nicht gleich die mRNA, sondern ihr Vorläufer, die **hnRNA** (prä-mRNA). Die Abkürzung steht für heteronukleäre RNA, also heterogene Kern-RNA. Der Name rührt daher, dass es von ihr im Zellkern so viele verschiedene gibt – für jedes zu exprimierende Protein mindestens eine. Erst im Rahmen der posttranskriptionalen Prozessierung entsteht die fertige mRNA aus der hnRNA. Die ach so bekannte mRNA macht dabei maximal 5 % der gesamten Menge an RNA in einer Zelle aus (◉ **13.11**).

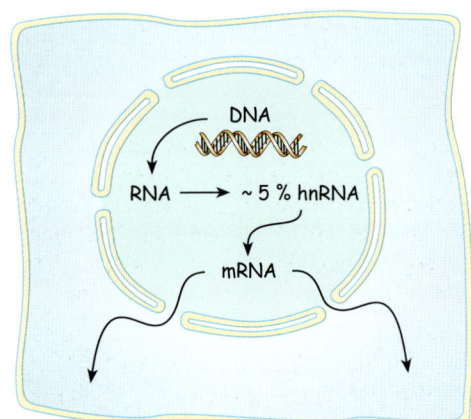

◉ **13.11**   Die mRNA.

rRNA.   Von der ribosomalen RNA (rRNA) besitzen wir vier verschiedene Arten, die alle für die Ribosomen bestimmt sind. Jedes Ribosom hat ein Molekül einer jeden rRNA-Sorte, folglich sitzen in jedem Ribosom also vier Moleküle rRNA.

Bevor wir uns der Synthese der ribosomalen RNA zuwenden, wollen wir kurz den Begriff der **Sedimentationskonstanten** vorstellen. Dieser Begriff ist insofern wichtig, als dass man einigen Bestandteilen in der Zelle hierdurch zu einem Namen verholfen hat. Größere Teilchen, so auch Organellen, können in einer Ultrazentrifuge nach ihren Sedimentationseigenschaften (Absinken im Zentrifugenröhrchen) getrennt werden. Die Geschwindigkeit der Sedimentation wird dabei in der Einheit Svedberg (S) gemessen, da der Schwede Theodor Svedberg dazu einiges herausgefunden und unter anderem 1925 eben diese Ultrazentrifuge erfunden hat. Die Geschwindigkeit der Sedimentation ist dabei nicht nur vom Molekulargewicht, sondern auch von der Größe und der Dichte der untersuchten Teilchen abhängig. Damit wird klar, dass man die Svedberg-Werte zweier Teilkomponenten eines Komplexes nicht einfach addieren kann, wenn man den gesamten Sedimentationswert ermitteln möchte.

Man unterscheidet nun also **vier verschiedene rRNAs** und benennt sie nach ihren Sedimentationskonstanten. Da man alle vier nur gemeinsam gebrauchen kann, überrascht es nicht, dass drei von ihnen aus einem gemeinsamen Vorläufermolekül entstehen. Nur eine spielt da nicht mit – ohne dass man schon den wissenschaftlichen Grund dafür kennt. Die Größe der rRNAs ist recht variabel – von 120 Nukleotiden bis über 4700 gibt es so ziemlich alles und sie haben recht interessante Formen (in ◉ **13.12** ausnahmsweise zwei bakterielle Beispiele).

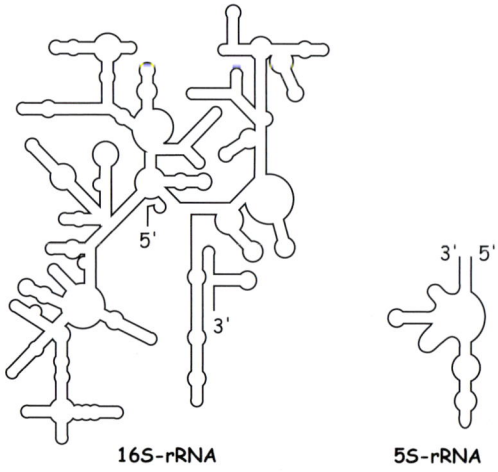

◉ **13.12**   Bakterielle rRNAs.

Das besagte Vorläufermolekül nennt man 45 S-Vorläufer-rRNA, und aus ihr entstehen durch eine spezifische Endonuklease die 5,8 S-, die 18 S- und die 28 S-rRNA. Die 5 S-rRNA ist die Ausnahme und steht auf einem anderen Genabschnitt – weit entfernt von den übrigen rRNA-Genabschnitten (◉ **13.13**).

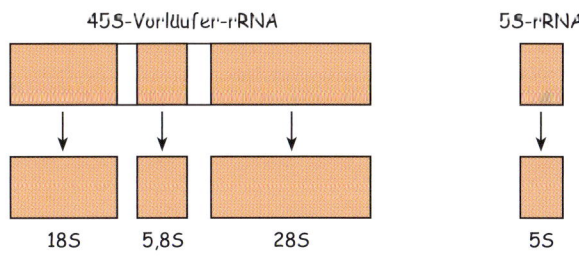

▣ 13.13 Die verschiedenen rRNAs und ihre Vorläufermoleküle.

Die **Biosynthese der ribosomalen Proteine** erfolgt – wie die aller Proteine – an Ribosomen, die sich im Zytosol befinden. Anschließend werden sie in den **Zellkern** transportiert, wo sie zusammen mit den ribosomalen RNAs zu den beiden Untereinheiten zusammengebaut werden und den Zellkern wieder verlassen. Die Zusammenlagerung der beiden Untereinheiten zu einem vollständigen Ribosom erfolgt erst nach Anlagerung der mRNA im **Zytosol**.

Die **Gene für die rRNA** gibt es in menschlichen Zellen in vielen tausend Kopien, da deren Produkte in außerordentlich großen Mengen benötigt werden.

Der **Nukleolus** ist die Region im Zellkern, in der die rRNA von der DNA transkribiert wird. Dieser Bereich im Kern, der in großen Mengen rRNA enthält, ist sogar lichtmikroskopisch sichtbar und wird auch **Kernkörperchen** genannt. Hier erfolgt auch der Zusammenbau der Ribosomen-Untereinheiten. Die rRNA-Gene befinden sich nur auf den kurzen Armen der akrozentrischen Chromosomen (Chromosomen-Nummern 13, 14, 15 und 21, 22), die deshalb auch als **nukleolus-organisierende Regionen** (**NOR**) bezeichnet werden. Lichtmikroskopisch erscheinen diese NORs dann als Nukleolus (▣ **13.14**).

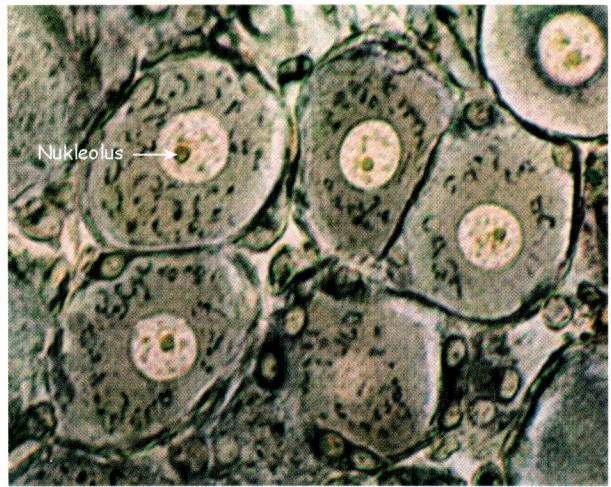

▣ 13.14 Nukleolus.

Die rRNAs machen dann auch den Löwenanteil in unseren Zellen aus: Rund 80 % der RNA in einer Zelle ist ribosomale RNA.

tRNA. Die Transfer-RNA-Moleküle, von denen man beim Menschen 31 verschiedene kennt, bestehen jeweils aus rund 80 Nukleotiden und sind damit eher klein. Sie dienen als Adapter zwischen der Sprache der Nukleotide (in Form der mRNA) und der Sprache der Proteine (in Form der Aminosäuren). Die tRNAs haben in vereinfachter Schreibweise die Form eines Kleeblatts (▣ **13.15**).

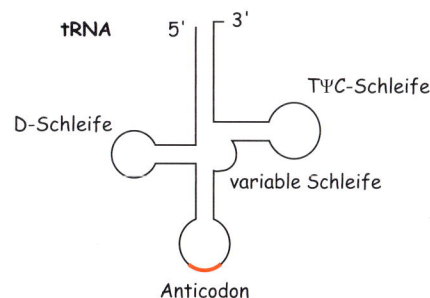

▣ 13.15 Die Kleeblattstruktur der tRNA.

In Wirklichkeit sieht natürlich alles ganz anders aus. Bei räumlicher Betrachtung sehen die tRNAs eher wie ein „L" aus (▣ **13.16**).

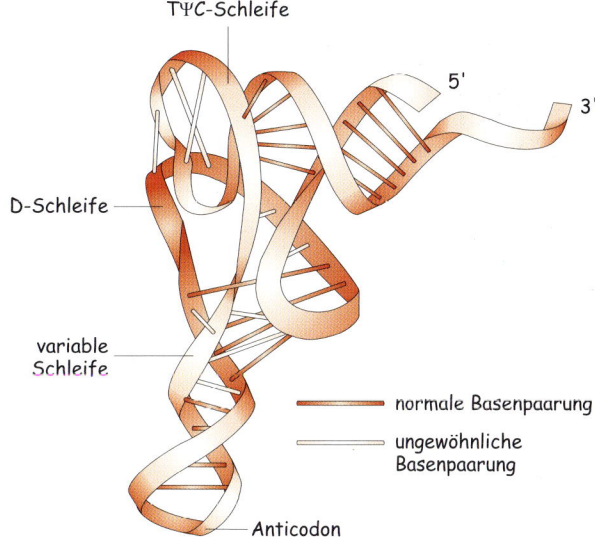

▣ 13.16 Die räumliche Struktur der tRNA.

Für die 31 tRNAs gibt es immerhin 1300 Gene, was den Vorteil hat, dass immer genügend tRNAs für die Translation abgeschrieben werden können. An der Gesamtmenge von RNA im Zellkern haben sie einen Anteil von rund 15 %. Es sei an dieser Stelle noch erwähnt, dass unsere Mitochondrien mit nur 22 tRNAs auskommen.

> Die beiden wichtigen Abschnitte der tRNAs sind erstens die Stelle, an der die Aminosäure gebunden wird, und zweitens der Ort, an dem das **Anticodon** sitzt, womit der Kontakt zur mRNA hergestellt wird.

Erst posttranskriptional wird an das 3'-OH-Ende einer jeden tRNA das **Trinukleotid CCA** gehängt, wofür die tRNA-Nukleotid-Transferase zuständig ist. Dieses spezielle 3'-Ende ist notwendig, um später das Binden der entsprechenden Aminosäure an die tRNA zu ermöglichen (👁 **13.17**).

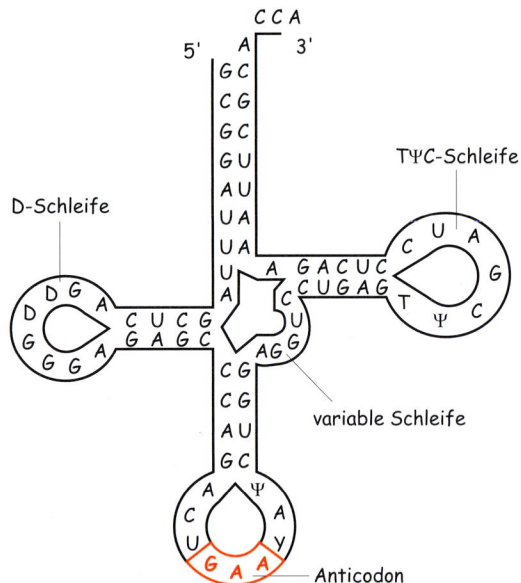

👁 **13.17** Eine tRNA mit Anticodon und der Aminosäurebindungsstelle, dem Trinukleotid CCA.

sRNAs. Die verschiedenen „kleinen RNAs" nehmen in unseren Zellen ganz bestimmte Funktionen wahr. Erwähnt seien hier die **snRNA** (kleine Kern-RNA), die für den Spleißvorgang wichtig ist. Im Zytoplasma findet man eine „kleine zytoplasmatische RNA", die **scRNA**, die dafür sorgt, dass manche Ribosomen an das Endoplasmatische Retikulum dirigiert werden. Die kleinen RNAs machen nur etwa 1 % der gesamten RNA-Menge einer Zelle aus.

Verschiedene RNA-Polymerasen

Die RNA-Polymerasen heißen ausführlich DNA-abhängige RNA-Polymerasen, da sie nur von der *DNA* Informationen abschreiben können. Im menschlichen Körper gibt es davon drei verschiedene, die mit den Nummern I bis III versehen werden. Sie docken an verschiedenen Promotoren an. So können sie unterscheiden, für welche Gene sie zuständig sind, welche sie also abschreiben sollen.

Für uns reicht übrigens die Kurzbezeichnung völlig aus, da wir keine RNA-abhängige RNA-Polymerase besitzen, im Gegensatz zu einigen Viren (z. B. Polioviren), die *RNA* anstelle von DNA als Genom haben und damit zur Replikation oder Transkription RNA-abhängige RNA-Polymerasen benötigen, die sie sich daher auch selbst mitbringen müssen.

Die RNA-Polymerase I transkribiert **drei** der vier **rRNAs** (die 5 S-rRNA ist wieder die Ausnahme). Da die Transkription der rRNAs – jedenfalls der drei „braven" – im **Nukleolus** erfolgt, ist auch die RNA-Polymerase I dort anzutreffen (👁 **13.18**).

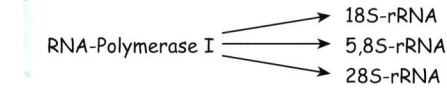

👁 **13.18** RNA-Polymerase I.

RNA-Polymerase II. Dieses Enzym ist für sämtliche Gene zuständig, die für Proteine codieren, sie synthetisiert also die **hnRNA**. Auch viele der kleinen RNAs werden von der RNA-Polymerase II transkribiert, so die meisten Gene für die **snRNA** (👁 **13.19**).

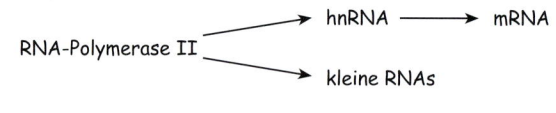

👁 **13.19** RNA-Polymerase II.

Die RNA-Polymerase III ist für die Synthese der 31 **tRNAs** und der kleinen **5 S-rRNA** zuständig. Daneben kann sie auch noch einige kleine RNAs herstellen (👁 **13.20**).

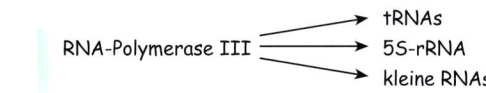

👁 **13.20** RNA-Polymerase III.

Die Promotoren der RNA-Polymerase III liegen nicht – wie normal – am Anfang, sondern *innerhalb* des Gens. Das Enzym bindet hier an den Promotor und fährt dann zum Anfang des Gens zurück, um dort die Transkription zu starten.

Knollenblätterpilz-Vergiftung

In Deutschland versterben etwa 50 bis 100 Menschen pro Jahr an den Folgen einer Pilzvergiftung. Etwa 95 % davon sind verursacht durch den grünen Knollenblätterpilz (Amanita phalloides, 👁 **13.21**), ein Verwandter des weit weniger giftigen Fliegenpilzes (Amanita muscarina). Häufig ist eine Verwechslung mit dem sehr ähnlichen Champignon für die Vergiftung verantwortlich. Das Gift eines einzigen Pilzes kann dabei schon tödlich sein. Was erschwerend hinzukommt ist, dass das Toxin durch Kochen nicht zerstört werden kann.

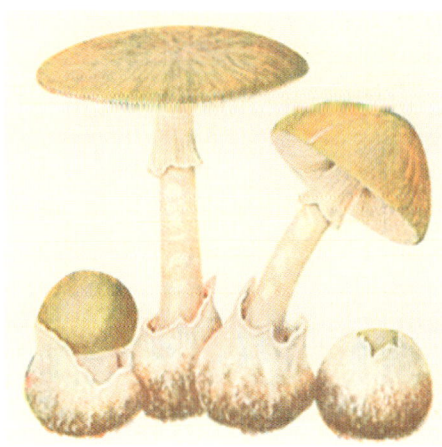

👁 **13.21**   Knollenblätterpilz.

Pathomechanismus. Das Hauptgift des Knollenblätterpilzes ist das **α-Amanitin,** das schon in sehr niedrigen Dosierungen die eukaryontische **RNA-Polymerase II** und damit die Synthese von mRNA hemmt. Bei hohen Konzentrationen wird zusätzlich die RNA-Polymerase III und damit die Produktion von tRNA unterbunden (👁 **13.22**). Beide Effekte verhindern die Proteinbiosynthese, was die toxische Wirkung dieses Stoffes ausmacht.

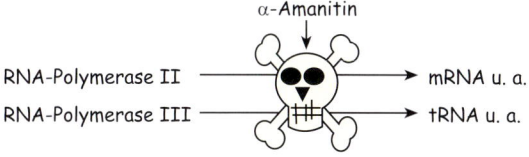

👁 **13.22**   Die Wirkung von α-Amanitin.

Pathogenese und Klinik. Die Erkrankung verläuft in drei Phasen, die auf die Toxinwirkung in unterschiedlichen Organen zurückzuführen ist.
1. Nach dem Verspeisen eines Knollenblätterpilzes gelangt das α-Amanitin zunächst in die Darmzellen, wodurch die **gastroenteritische Phase** (1. Phase) verursacht wird. Sie setzt 6 – 24 Stunden nach der Pilzmahlzeit mit starkem **Brechdurchfall** ein.
2. Diese Symptome klingen nach 1 – 2 Tagen ab und täuschen eine Besserung vor, was als **trügerische Phase** (2. Phase) bezeichnet wird. Nur ein Anstieg der Transaminasen ist in dieser Zeit hinweisend auf das drohende Schicksal.
3. Am 3. – 4. Tag macht sich dann die Toxinwirkung auf Leber und Niere bemerkbar. In dieser **hepatorenalen Phase** (3. Phase) kann es schnell zu einem fulminanten **Leberversagen** und/oder zu einem akuten **Nierenversagen** kommen.

Therapie. Die Patienten werden nach dem Verdacht auf eine Pilzvergiftung sofort intensivmedizinisch betreut. Die Maßnahmen dienen in erster Linie dazu, eine weitere Giftaufnahme in den Organismus und in die Zellen zu verhindern. Des Weiteren wird die Giftelimination unterstützt.

Eine Lebertransplantation kann unter Umständen das Leben der Patienten retten.
Die Letalität liegt trotz guter intensivmedizinischer Versorgung immerhin noch bei über 25 %, bei Kindern sogar noch höher. Das Problem ist vor allem, dass meist erst sehr spät an eine Vergiftung mit dem grünen Knollenblätterpilz gedacht wird.

13.2 Posttranskriptionale Prozessierung – was nach der Transkription geschieht

Die von der DNA abgeschriebenen (transkribierten) RNA-Moleküle sind noch nicht funktionsfähig und müssen daher erst noch ein wenig verändert (prozessiert) werden. Diesen Vorgang nennt man auch **RNA-Reifung.**
In diesem Kapitel geht es zunächst um die drei Modifikationen, die an *jeder mRNA* vorgenommen werden müssen. Anschließend sollen noch zwei wichtige Spezialfälle zur Sprache kommen, mit denen mRNA in unseren Zellen noch verändert werden kann. Auch die anderen RNA-Arten unterliegen einer Reifung, die jedoch weniger komplex ist. Da sie funktionell von untergeordneter Bedeutung sind, werden sie hier nicht zur Sprache kommen.

13.2.1 Was bei jeder mRNA prozessiert wird

Das primäre Transkriptionsprodukt auf dem Weg zur mRNA ist die heteronukleäre RNA (**hnRNA**), an der drei Modifikationen vorgenommen werden müssen, damit das RNA-Molekül sich mRNA nennen und den Zellkern verlassen kann.

Erste Modifikation – ein Käppchen für das 5'-Ende

An dieser Stelle sei noch einmal kurz wiederholt, dass die erste Base, die bei der Transkription synthetisiert wird, am 5'-Ende entsteht und in aller Regel ein *Purin*derivat ist, das als Trinukleotid gebunden wird. An dieses 5'-Ende des sich gerade neu bildenden RNA-Stranges bindet ein GTP-Molekül – und zwar ausnahmsweise nicht über das 3'-C-Atom, sondern über eine 5'-5'-Bindung (👁 **13.23**). Dazu wird von dem Trinukleotid am 5'-Ende der RNA ein Phosphat abgespalten, GTP zu GMP hydrolysiert und über sein verbleibendes Phosphat an das 5'-Ende der mRNA gehängt.
Anschließend wird das Guanin an seinem N^7-Atom methyliert, wodurch 7-Methyl-Guanosin entsteht. Donor der Methyl-Gruppe ist dabei S-Adenosin-Methionin (SAM, S. 195). Dieses methylierte Guanosin am 5'-Ende der mRNA bezeichnet man auch als Kappe (engl. *cap*).

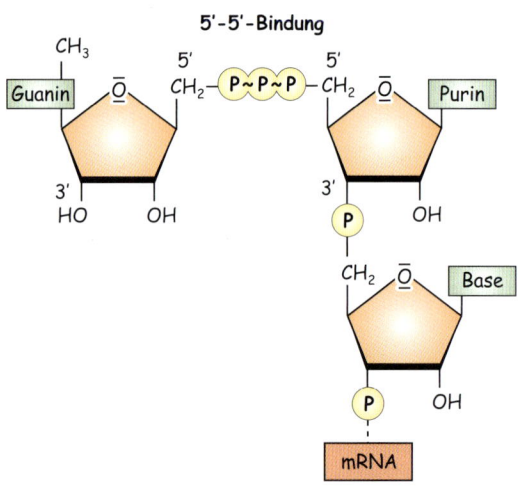

Die **Funktion der 5'-Kappe** ist noch nicht vollständig geklärt, scheint aber sehr vielfältig zu sein. Sie unterstützt den Spleißvorgang bei der hnRNA, spielt eine Rolle beim Transport der mRNA aus dem Zellkern ins Zytoplasma, erhöht deren Stabilität und ist an der Initiation der Translation beteiligt.

Zweite Modifikation – ein Schwänzchen für das 3'-Ende

Am 3'-Ende (auf dem codierenden Strang!) der meisten unserer Gene befindet sich ein Poly(A)-Signal (⊚ **13.24**). Dieses dient der RNA-Polymerase als Signal, dass hier das Gen zu Ende ist und sie von der DNA abdissoziieren kann.

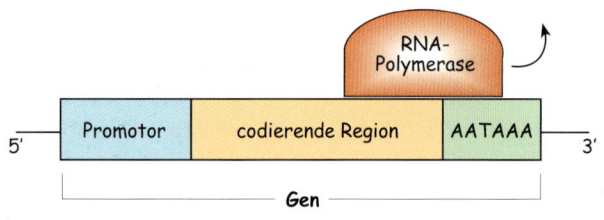

⊚ **13.24** Das Poly(A)-Signal.

Der Vorteil von Adenin- und Thymin-reichen Abschnitten liegt auf der Hand: Durch die nur zwei Wasserstoffbrückenbindungen sind die Nukleotide nicht ganz so fest aneinander gebunden und lassen sich leichter trennen.

Die Polyadenylierungssequenz dient aber auch einer Poly-A-Polymerase als Signal, hier – posttranskriptional – noch einmal einige hundert **AMPs** an das 3'-Ende der hnRNA zu hängen (beim Menschen sind es meist um die 250). Dabei wird jeweils ATP zu AMP hydrolysiert und dieses an das

freie 3'-OH-Ende gebunden. Die entstandene AMP-Kette wird dann als **Poly-A-Schwanz** bezeichnet (⊚ **13.25**).

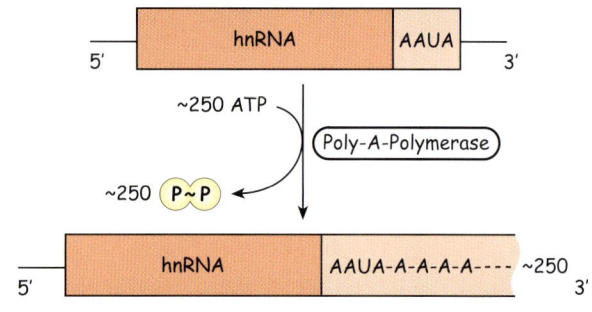

⊚ **13.25** Das 3'-Ende erhält einen Poly(A)-Schwanz.

Seine Funktion besteht ebenfalls in einer Stabilisierung der mRNA und einer Unterstützung des nukleozytoplasmatischen Transports.

Keine Poly(A)-Schwänze findet man hingegen bei den mitochondrialen mRNAs und bei einigen Histon-mRNAs.

Dritte Modifikation – Entfernen der Introns und Spleißen der Exons

Als man sich die mRNA in einem DNA-mRNA-Hybridisierungsversuch einmal genauer anschaute (1977), brach unter den beteiligten Wissenschaftlern ein ziemliches Erstaunen aus. Bei einer **Hybridisierung** lies man ein bestimmtes Gen der DNA mit seiner zugehörigen mRNA paaren. Bei dem Versuch stellte man fest, dass die DNA viel mehr Nukleotide enthält als die entsprechende mRNA (⊚ **13.26**).

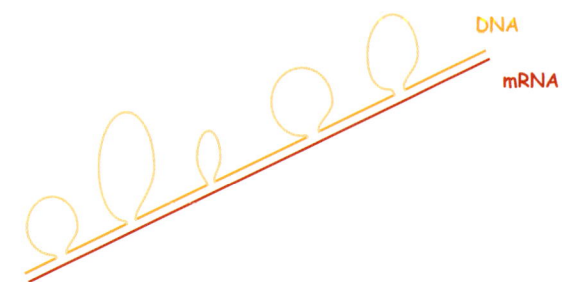

⊚ **13.26** Die DNA besteht aus Introns und Exons.

Die Information für das herzustellende Protein liegt also auf der DNA nicht direkt hintereinander, sondern ist immer wieder durch Bereiche getrennt, auf denen keine Information für das zukünftige Protein steht.

Die nicht-codierenden Genabschnitte nennt man **Introns**, die Genabschnitte, auf denen sich die Information für ein Protein befindet, werden als **Exons** bezeichnet. Ein Gen ist der gesamte Abschnitt auf der DNA, der für ein Protein codiert, es enthält also sowohl Exons als auch Introns.

In manchen Genen findet man über 75 Introns, andere sind völlig intronfrei (z. B. die Gene für α- und β-Interferon). Auch die Länge der Introns (50 bis über eine Million Nukleotide) und Exons (7 bis über 7000 Nukleotide) ist sehr variabel.

Da die hnRNA die Eins-zu-eins-Abschrift eines Teils der DNA darstellt, enthält auch sie Introns, welche entfernt werden müssen, bevor sie als mRNA den Zellkern verlassen kann. Das Herausschneiden der Introns muss auf das Nukleotid genau erfolgen, da das entstehende Protein sonst in den meisten Fällen funktionslos ist.

Das Herausschneiden der Introns und Zusammenfügen der Exons („Spleißen") ist – neben dem Anheften der Kappe und des Poly-A-Schwanzes – eine weitere Prozessierung der hnRNA. Der Begriff Spleißen beschreibt das Verbinden der Exons miteinander, nachdem die Introns herausgeschnitten wurden (☞ 13.27), und ist auch in der Seemannssprache bekannt, wo er das Verbinden zweier Taue bedeutet.

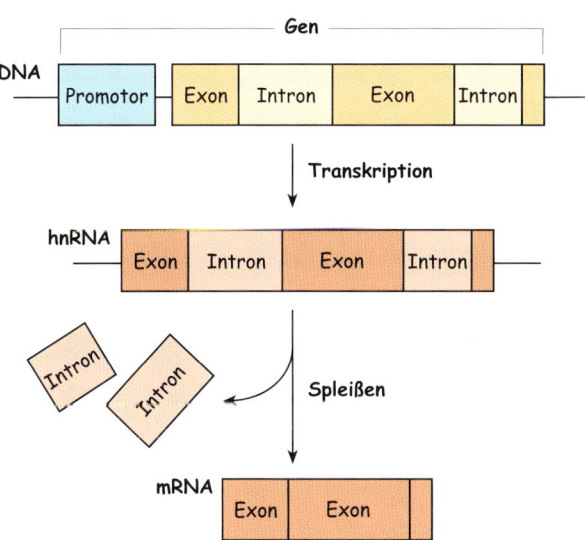

☞ 13.27 Spleißen.

Im **Grenzbereich**, in dem Exons und Introns zusammenstoßen, befinden sich charakteristische Basensequenzen, die Spleißsignale darstellen. Da als Ursache vieler Erkrankungen mittlerweile **mutierte Spleißsignale** erkannt worden sind, ist es für angehende Ärzte unabdingbar, sich mit den grundsätzlichen Abläufen dieses Vorgangs etwas vertraut zu machen. Die Phenylketonurie (PKU, S. 188) hat ihre Ursache beispielsweise häufig in einer mutierten Spleißregion.

Wo findet das Spleißen statt? Für den Spleißvorgang, der ausschließlich im **Zellkern** stattfindet, ist ein komplexes Gebilde mit dem Namen **Spleißosom** verantwortlich. Ein Spleißosom besteht aus mehreren Proteinen und den small nuclear RNAs (snRNAs), die zur U-Klasse gehören, da sie sehr Uracil-reich sind. Diese Bestandteile der Spleißosomen werden auch **snRNPs** (engl. = *small nuclear ribonucleoprotein particle*) genannt, ein Begriff, der sowohl die snRNA-Moleküle als auch die Proteine umfasst.

- Die **snRNA-Moleküle** sind notwendig, da sie spezifisch die Exon-Intron-Übergänge erkennen und so an die hnRNA binden können.
- Die **Proteine** arbeiten eng mit den snRNAs zusammen und bewerkstelligen den eigentlichen Spleißvorgang.

Wie funktioniert ein Spleißosom? Befindet sich eine hnRNA im Spleißosom, greift die freie 2'-OH-Gruppe eines Adenosins, das sich innerhalb einer AU-reichen Region des Introns befindet, den 5'-Intron-Exon-Übergang an (☞ 13.28 a) und bildet dort mit dem Phosphat eine Bindung, wodurch der RNA-Strang bricht und eine Art Lassostruktur entsteht. Dabei entsteht eine 5'-2'-Phosphodiesterbindung. An diesen Übergängen liegen in den meisten Fällen GU-AG-Bereiche, die ein Spleißsignal darstellen.

Die durch diese Aktion frei gewordene OH-Gruppe am Ende des Exons greift nun am Übergang zum folgenden Exon an (☞ 13.28 b). Anschließend werden beide Exons verbunden (verspleißt) (☞ 13.28 c). Die Introns werden anschließend im Zellkern zu Mononukleotiden abgebaut. Um wieder verwendet werden zu können, müssen sie erneut zu ihren Triphosphaten phosphoryliert werden, was von der Nukleosidmonophosphat-Kinase und der Nukleosiddiphosphat-Kinase übernommen wird.

Der Vorgang des Herausschneidens und Spleißens wiederholt sich nun so oft, bis sämtliche Introns aus der RNA entfernt und die Exons ordnungsgemäß miteinander verbunden worden sind.

Die Frage nach der Funktion der Introns lässt sich mit heutigem Wissen noch nicht zufrieden stellend beantworten. In den letzten Jahren ist jedoch deutlich geworden, dass zumindest einige Introns eine wichtige Rolle als regulatorische Elemente spielen. Auch die Möglichkeit des alternativen Spleißens (s. u.) ist für die Zelle von großer Bedeutung.

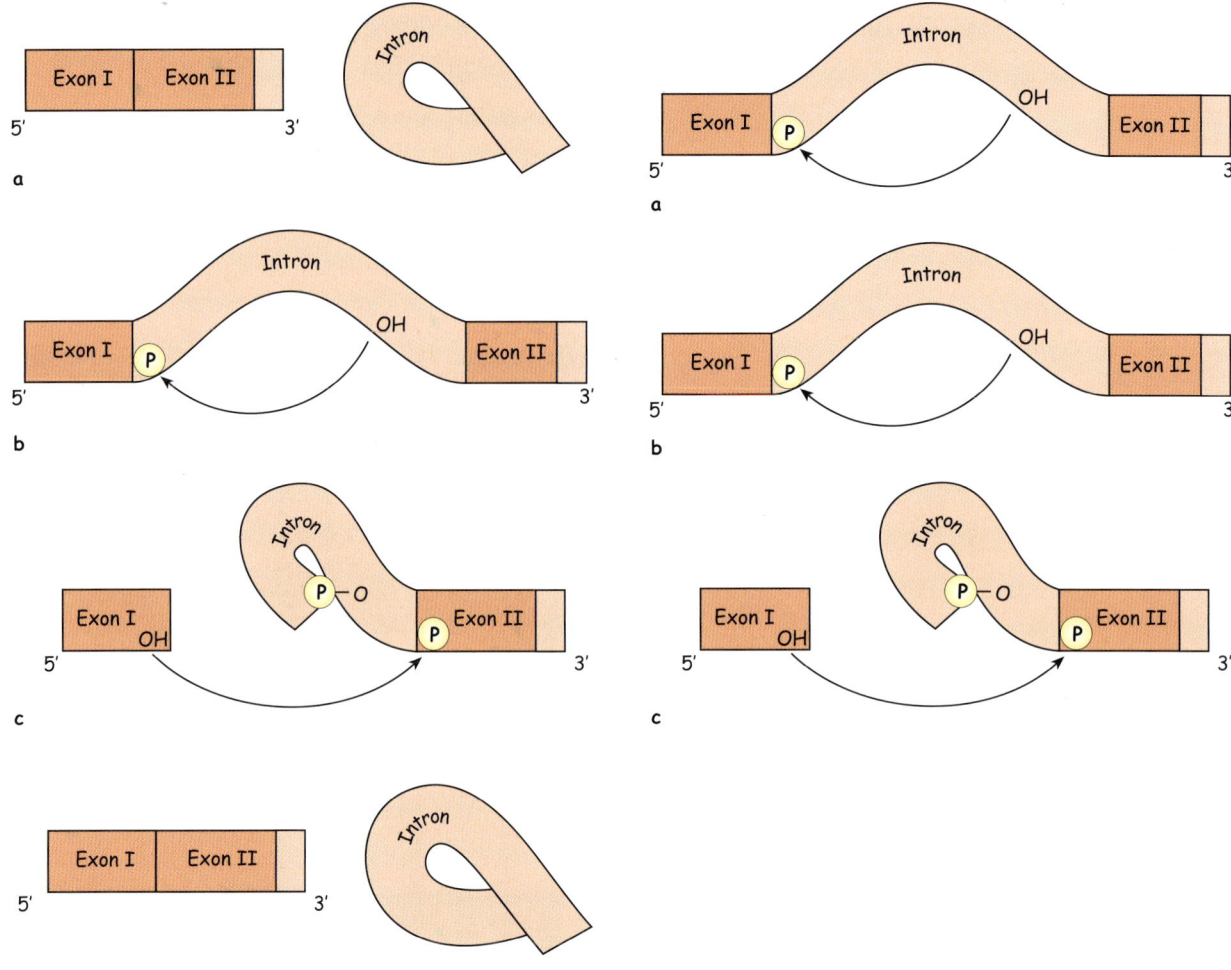

👁 **13.28** Vorgänge am Spleisosom.

13.2.2 Besondere Prozessierungsvorgänge

Hier zeigen wir zwei wichtige Methoden unserer Zellen, die zu einer noch größeren Vielfalt an Proteinen führen.

■ Bei der **mRNA-Editierung** wird die mRNA nach deren Transkription noch einmal derart verändert, dass ein anderes Protein dabei herauskommt.

■ Beim **alternativen Spleißen** führt eine Variation im Spleißvorgang zu unterschiedlichen Spleißprodukten.

mRNA-Editierung

Der Körper nutzt zum Teil schon die genetische Ebene zur Vergrößerung der Proteinauswahl. Bestimmte Zellen können die mRNA modifizieren, indem sie die Basensequenz verändern, was die Herstellung eines neuartigen Proteins nach sich zieht. Im Deutschen wird dieser Vorgang auch als „Redigieren (überarbeiten) von RNA" bezeichnet (engl. *RNA editing*).

Ein erheblich verändertes Molekül entsteht z. B., wenn eine Base so ausgetauscht wird, dass anstatt eines Aminosäure-Codons ein Stoppcodon vorliegt. Dadurch wird das Protein je nach Lokalisation des Basenaustauschs stark verkürzt und ändert unter Umständen seine Funktion.

Apo-B. Als Beispiel für eine Editierung haben wir ein Protein aus der Leber gewählt, das für den Lipidstoffwechsel eine wichtige Rolle spielt. Es trägt den Namen **Apo B$_{100}$** und besitzt ein Molekulargewicht von 513 kD. In den Darmzellen existiert natürlich das gleiche Gen für das Apo B$_{100}$, und auch die mRNA wird von der DNA identisch transkribiert. Anschließend erfolgt hier jedoch ein Basentausch an Codon 2152 (unbedingt merken...), bei dem Cytosin gegen Uracil ausgetauscht wird. Es entsteht das Codon UAA statt CAA, das nun nicht für die Aminosäure Glutamin codiert, sondern ein Terminationscodon darstellt. Das Enzym, das diese Reaktion vornimmt (die Cytidin-Desaminase), erkennt dabei eine Nukleotidsequenz an der entscheidenden Stelle, die es wohl bei keiner anderen mRNA zu geben scheint.

Das Protein, das am Ende dabei herauskommt, hat nur noch ein Molekulargewicht von 250 kD, was etwa 48% der Masse des Apo B_{100} der Leber entspricht, weshalb man es einfach **Apo B_{48}** getauft hat. Die Cytidin-Desaminase wird dabei nur in den Darmzellen exprimiert, nicht jedoch in der Leber (☞ **13.29**). In Folge dieser Aktion ergeben sich unterschiedliche Funktionen der fertigen Proteine.

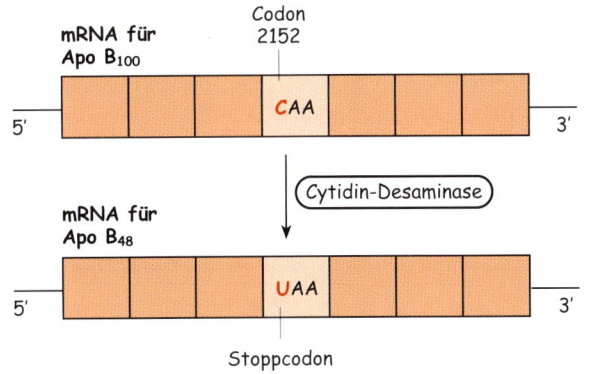

☞ **13.29** Apo-B als Beispiel für mRNA-Editing.

Alternatives Spleißen

Das alternative Spleißen stellt eine weitere Möglichkeit dar, aus einem hnRNA-Transkript unterschiedliche Proteine herzustellen. Dabei werden bei diesem Vorgang nicht nur Introns herausgeschnitten, sondern auch verschiedene Exons.

Bei menschlicher mRNA sind zahlreiche Fälle alternativen Spleißens gefunden worden. Man geht heute davon aus, dass etwa die Hälfte (!) unserer Genprodukte durch alternatives Spleißen noch einmal verändert wird, was natürlich zu einer erheblichen Vergrößerung der Proteinvielfalt führt.

Dies führt zu der Beobachtung, dass unser **Proteom** (die Gesamtheit aller Proteine) wesentlich größer als unser **Genom** (die Gesamtheit aller Gene) ist.

Immunglobulin M (IgM, S. 612), das von einer bestimmten Sorte der Weißen Blutkörperchen – den Plasmazellen –, gebildet wird, soll hier als Beispiel dienen. Die B-Lymphozyten bzw. Plasmazellen verwenden das IgM gleich für zweierlei Aufgaben:

1. Sie bauen IgM in ihre Membran ein, wo es als Rezeptor dient.
2. Sie entlassen IgMs ins Blut, wo sie bei der frühen Abwehr von Eindringlingen eine sehr wichtige Rolle spielen.

Das vollständige IgM-Gen besitzt neben mehreren Exons eine Sequenz, die für eine Transmembrandomäne codiert. Nach der Art des Spleißens unterscheiden sich die entstehenden mRNAs und damit die Proteine in dieser Transmembrandomäne (☞ **13.30**). IgM-Moleküle, die sie besitzen, können in der Zellwand fixiert werden und sind damit membrangebundene IgMs. Die anderen, die keine Transmembrandomäne bekommen, sind löslich und schwimmen frei im Blut herum (freie IgMs) – dabei sind immer fünf miteinander verbunden (Pentamere).

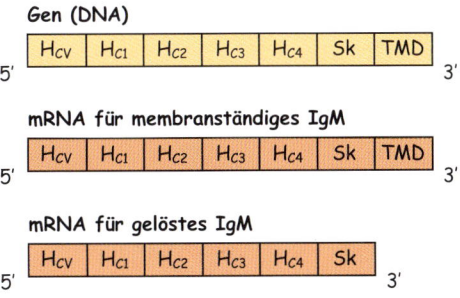

TMD = Transmembrandomäne
SK = Sekretorische Domäne

☞ **13.30** Die beiden Formen des IgM entstehen durch alternatives Spleißen.

Reguliert wird dieser Vorgang durch zwei verschiedene Poly(A)-Signale, die unterschiedlich stark sind. In Abhängigkeit von zu unterschiedlichen Zeiten in der Zelle gebildeten Faktoren wird das erste (schwächere) Poly(A)-Signal entweder berücksichtigt oder übergangen.

Viren. Der Vorgang des alternativen Spleißens spielt auch für Organismen eine große Rolle, die wenig Platz für Gene haben – z. B. für Viren. Diese verwenden häufig sich überschneidende Leseraster, um bestimmte Proteine zu codieren (z. B. HIV).

13.3 Nukleozytoplasmatischer Transport

Erst im Laufe der Evolution hat sich das Kompartiment entwickelt, in dem heute die DNA beherbergt ist: der Zellkern. Durch diese Kompartimentierung ergaben sich ganz neue Möglichkeiten der Regulation, aber auch die Erfordernis, einen geregelten Stoffaustausch zwischen Zellkern und Zytoplasma sicherzustellen. Man geht davon aus, dass in einer durchschnittlichen Zelle pro Minute etwa eine Million Transportvorgänge zwischen Zellkern und Zytoplasma stattfinden.

13.3.1 Der Zellkern und das Zytoplasma

Die Trennung von Zellkern und Zytoplasma führt dazu, dass ein Transport verschiedener Moleküle zwischen diesen beiden Kompartimenten erforderlich geworden ist. Alle mRNAs und tRNAs müssen z. B. aus dem Kern hinaus transportiert werden. Die Histone oder DNA- und RNA-Polymerasen hingegen sind Proteine, die im Zytosol hergestellt und anschließend in den Zellkern gebracht werden. Die ribosomalen Bestandteile haben eine wahre Odyssee hinter sich, bis schließlich das fertige Ribosom im Zytosol vorliegt.

RNA wird vor allem gebunden an Adapterproteine transportiert, die den Transport vermitteln. Von einigen hundert Proteinen ist mittlerweile bekannt, dass sie als Adapterproteine an diesem riesigen Stoffaustausch beteiligt sind.

Die Kernporen stellen den Kontakt zwischen Zellkern und Zytoplasma her, der sonst strikt durch zwei Doppelmembranen getrennt ist (👁 **13.31**). Diese Kernporenkomplexe (engl. *nuclear pore complex*, NPC) sind für zelluläre Verhältnisse gewaltige Gebilde mit einem Molekulargewicht von etwa 125 000 kD. Sie bestehen aus 50–100 Proteinen und sind 100–200 nm lang, der Durchmesser der Poren beträgt nur etwa 9 nm. In einer normalen Zelle findet man einige tausend Kernporen, die Zahlen schwanken aber beträchtlich.

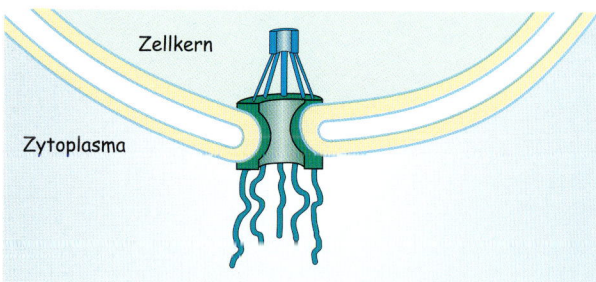

👁 **13.31**   Eine Kernpore.

Die passive Diffusion zwischen Zellkern und Zytoplasma ist nur bei Molekülen möglich, die einen Durchmesser aufweisen, der weit unter der 9-nm-Marke liegt. Bis etwa 30 kD kann dies relativ problemlos erfolgen, ab etwa 60 kD ist praktisch kein passiver Transport mehr möglich. Allerdings werden auch kleine Moleküle aktiv transportiert, da die Zelle meist nicht auf die viel zu langsame Diffusion warten kann.

Eine wichtige Rolle beim Transport spielt eine kleine **GTPase** mit dem Namen **RAN**. Sie ist in der Lage, entweder GTP oder GDP zu binden. Im Zellkern befindet sich das RAN-GTP, im Zytoplasma hingegen RAN-GDP, da es dort hydrolysiert wird. RAN vermittelt im Zellkern die Freisetzung des transportierten Moleküls von den Transportern. Wie dies genau geschieht, wird derzeit intensiv erforscht.

Regulation durch Ex- oder Import. Durch die Trennung von DNA und dem Ort der Proteinbiosynthese ergibt sich natürlich auch eine weitere Regulationsmöglichkeit. Manche Moleküle, z. B. verschiedene Hormonrezeptoren oder das NF-χB werden nur kontrolliert in den Zellkern gelassen. Andere Stoffe – wie beispielsweise das P53 – unterliegen einem regulierten Export.

13.3.2 Kernimport

Die Zelle stellt ihre Proteine an den zytosolischen Ribosomen her. Anschließend erfolgt dann der Transport zu den entsprechenden Arbeitsplätzen, was im Rahmen der Adressierung schon besprochen wurde. Proteine, deren Arbeitsstelle der Zellkern ist, besitzen eine **n**ukleäre **L**okalisierungs**s**equenz (**NLS**). Über diese Sequenz – meist 4–8 basische Aminosäuren – erfolgt deren Aufnahme in den Zellkern.

Importine. Die Aufnahme vieler Proteine erfolgt dabei mithilfe der Importine, die als **NLS-Rezeptoren** fungieren. Bei vielen Transportprozessen in den Zellkern spielen die beiden Proteine Importin α und Importin β eine große Rolle. Sie binden an das zu transportierende Molekül und vermitteln den Import in den Zellkern.

Im Zellkern angelangt, bindet RAN-GTP an Importin β, wodurch die Entladung des Transporters erfolgt und die Fracht entlassen wird. Importin β und RAN-GTP werden nun gemeinsam reexportiert und auch Importin α gelangt wieder ins Zytoplasma (👁 **13.32**).

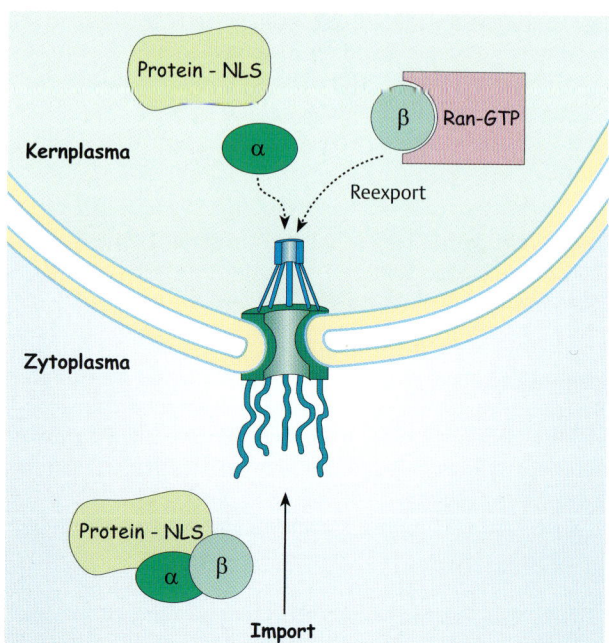

👁 **13.32**   Kernimport.

Anders als bei allen anderen Organellen werden in den Zellkern intakte, also vollständig gefaltete Proteine transportiert. Beim Transport in andere Zellorganellen werden die Proteine vorher vollständig entfaltet und erst im Inneren des entsprechenden Kompartiments wieder zusammengebaut.

Nach einer Zellteilung erfolgt der Zerfall der gesamten Kernmembran. Daher ist es im Anschluss daran erforderlich, sämtliche nukleären Proteine wieder in den Zellkern zu reimportieren. Dies ist auch der Grund, warum die Signalsequenz bei den nukleären Signalen nicht entfernt wird.

13.3.3 Kernexport

Nicht nur RNA, sondern auch viele Proteine müssen vom Zellkern ins Zytoplasma transportiert werden. Die Proteine besitzen dabei ein **n**ukleäres **E**xport**s**ignal (**NES**), über das der Export vermittelt wird. Die RNAs binden entweder direkt an einen Exportrezeptor (z. B. die tRNA) oder an Adapterproteine (viele mRNAs), die dann mittels eines eigenen NES den Export vermitteln (👁 **13.33**).

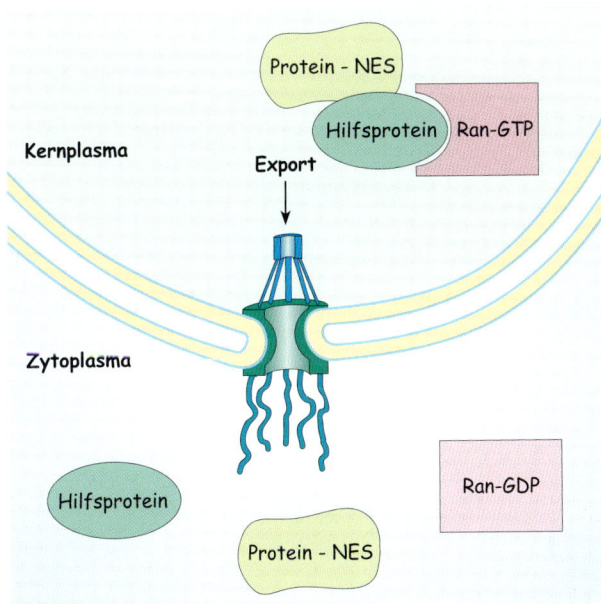

👁 **13.33** Kernexport.

Als Shuttleproteine bezeichnet man Proteine, die unter bestimmten Umständen zwischen Zellkern und Zytoplasma hin- und hertransportiert werden. Solche Proteine besitzen nicht nur ein **NES**, sondern auch ein **NLS**. Beispiele für solche Shuttleproteine sind viele Adapterproteine. Selbst wenn sie eine Fracht nur in eine Richtung transportieren, müssen sie ja nach dem Transport wieder in das Kompartiment zurück, aus dem sie gekommen sind.

Viren (z. B. HIV) haben ein Problem, wenn sie ihr Genom in den Zellkern schleusen, um sich von dort aus zu replizieren. Dann nämlich müssen sie zum Teil ungespleißte RNA – z. B. ihr gesamtes Genom – aus dem Zellkern der Wirtszelle hinaus ins Zytoplasma transportieren. Ohne weiteres funktioniert das nicht, da ungespleißte RNA normalerweise den Zellkern nicht verlassen kann. Hier sind Hilfsproteine erforderlich, die auch ungespleißte RNA ins Zytoplasma schaffen können. Beim HIV ist dies das Rev-Protein, das an die ungespleißte RNA bindet. Der Komplex bindet dann seinerseits an einen Rezeptor, der das ganze Gebilde ins Zytoplasma befördert.

13.3.4 Transport der mRNA über weitere Strecken

Bei manchen Zellen sind der Zellkern und der Ort der Proteinbiosynthese reichlich weit voneinander entfernt. Bei Neuronen kann die Distanz sogar über einen Meter betragen, da die Zellleiber häufig im Rückenmark liegen, die Axone oder Dendriten jedoch durch den ganzen Körper gespannt sind. In diesem Fall wird die mRNA in die Peripherie transportiert, wo dann die Translation erfolgt. Verschiedene Adapterproteine sind in diesen Prozess involviert, bei dem die Mikrotubuli eine wichtige Rolle zu spielen scheinen.

Der Transport von mRNA statt der fertigen Proteine hat für die Zelle einige Vorteile: Zum einen muss nur *eine* mRNA statt möglicherweise zahlreicher Proteine transportiert werden. Zum anderen besteht so die Möglichkeit, die mRNAs zunächst in der Peripherie zu „lagern" und erst dort auf lokale Signale hin zu translatieren.

13.4 Translation – die Proteinbiosynthese

Der Schritt der Translation wird nur von einer Sorte von RNA – der **mRNA** – beschritten. Alle anderen fristen ihr Dasein in der Zelle als RNA-Molekül. Die Information, die auf der mRNA steht, dient jedoch als Vorlage, um daraus ein Protein herzustellen.

Die im vorhergehenden Schritt der Transkription von der DNA abgeschriebene mRNA besteht ja wie die DNA aus Nukleotiden. Diese „Nukleotidsprache" muss nun in die „Aminosäuresprache" der Proteine übersetzt werden, was man als Translation (Übersetzung) oder Proteinbiosynthese bezeichnet. Dabei werden nach dem Plan der mRNA einzelne Aminosäuren zu einem Protein aneinander gereiht. Das Gleichgewicht dieser Reaktion liegt natürlich stark auf der Seite der Aminosäuren.

Es kostet immer Energie, Einzelbausteine zu einem großen Molekül zusammenzusetzen, da die Entropie (S. 61) hierbei extrem abnimmt.

Um trotzdem Proteine erzeugen zu können, müssen die Aminosäuren zunächst aktiviert werden, erst dann ist ein Einbau in die Polypeptidketten möglich. Die drei Phasen der Translation bezeichnet man – analog der Transkription – als Initiation, Elongation und Termination.

13.4.1 Aktivierung der Aminosäuren

Zur Aktivierung wird jede Aminosäure unter Energieaufwand an ein spezifisches Überträgermolekül tRNA gebunden. Hierbei entsteht eine energiereiche Esterbindung, bei deren Spaltung genügend Energie frei wird, um die einzelnen Aminosäuren zu einem Peptid verknüpfen zu können.

tRNAs und ihre Rolle für die Proteinbiosynthese

Wie bekannt, codieren jeweils drei Basen der mRNA (= Codon) für eine bestimmte Aminosäure. Die tRNA, die die betreffende Aminosäure trägt, hat nun am **Anticodon-Arm** die drei zum Codon der mRNA komplementären Basen. Die tRNA dient also als Bindeglied zwischen der „Nukleotidsprache" der mRNA und der „Aminosäuresprache" des entstehenden Peptids. Mit dem Anticodon bindet die tRNA an das Basentriplett der mRNA, an ihrer anderen Seite (dem 3'-Ende) hängt die entsprechende Aminosäure (☞ **13.34**).

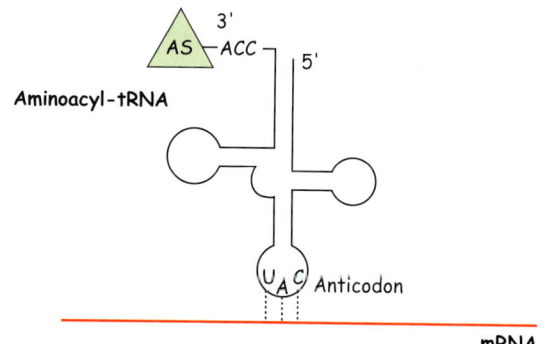

☞ **13.34**   Die tRNA dient als Bindeglied und „Übersetzer" zwischen der mRNA und dem entstehenden Peptid.

Eine tRNA besteht aus rund 80 Nukleotiden; sie bildet eine dreidimensionale Struktur. Am 3'-Ende sitzt immer die Nukleotidsequenz CCA, an welche die Aminosäure binden kann. Das heißt, dass bei einer beladenen tRNA die Aminosäure *immer am Adenosin* der tRNA gebunden ist (☞ **13.35**).

☞ **13.35**   Am Adenosin (am 3'-Ende der tRNA) gebundene Aminosäure.

Wobble-Hypothese. Theoretisch müsste es nun 61 verschiedene tRNAs geben, da es auch 61 verschiedene Codons gibt, die für eine Aminosäure codieren. In Wirklichkeit sind es allerdings in unseren Zellen nur 31 tRNAs, die zum Einsatz kommen. (In den Mitochondrien sogar nur 22!)

Der Grund dafür ist, dass als Basenpaarungen zwischen dem Codon der mRNA und dem Anticodon der tRNA das dritte Nukleotid nicht so wichtig ist und daher auch leicht veränderte Paarungen möglich sind (Codon und Anticodon können „wobbeln", engl. *to wobble* = wackeln).

Reaktionen bei der Aktivierung

Die Aktivierung der Aminosäuren findet im **Zytosol** der Zelle statt und wird durch mehrere Enzyme vermittelt. Wie bei vielen Aktivierungsvorgängen in der Biochemie wird dazu der universelle Energieträger **ATP** benötigt.

Bildung von Aminoacyl-AMP. Zunächst bindet die Aminosäure an ATP, wobei vom ATP Pyrophosphat (PP$_a$) abgespalten und statt dessen die Aminosäure mit ihrem Carboxylende angehängt wird (☞ **13.36**). Entstanden ist Aminoacyl-AMP, wobei *Aminoacyl* nichts anderes als die gebundene Aminosäure beschreibt, die aus einer *Amino*-Gruppe und einer Kohlenstoffkette (*-acyl*) besteht. Die Bindung zwischen der Aminosäure und dem AMP ist eine **energiereiche Säureanhydridbindung** zwischen der Carbonsäure der Aminosäure und der Phosphorsäure des AMP.

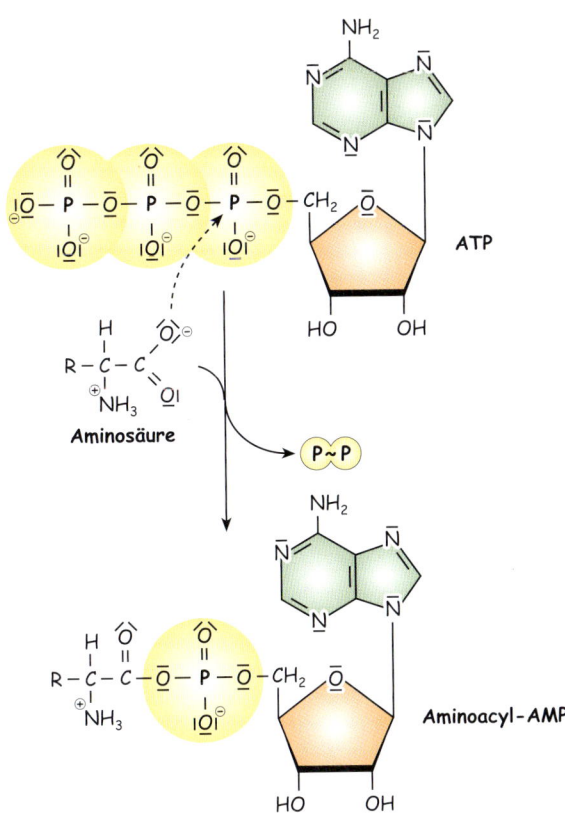

13.36 Bildung von Aminoacyl-AMP.

Bildung der Aminoacyl-tRNA. Im zweiten Reaktionsschritt wird die Aminosäure vom Aminoacyl-AMP auf ihre tRNA übertragen. Dies erledigen spezielle Enzyme, die **Aminoacyl-tRNA-Synthetasen**, von denen es in den meisten Zellen für jede Aminosäure eine eigene gibt (☞ **13.37**).

Dabei wird die Aminosäure vom AMP abgetrennt und am 3'-Ende ihrer spezifischen tRNA an die 3'-OH-Gruppe der Ribose des AMPs über eine Esterbindung gebunden. Um den Überblick nicht zu verlieren, hier alles noch einmal in einer Übersicht (☞ **13.38**).

Aminosäure + ATP   ⟶   Aminoacyl-AMP + PP$_a$

Aminoacyl-AMP + tRNA   ⟶   Aminoacyl-tRNA + AMP

☞ **13.38** Aktivierung der Aminosäuren.

Bindung der *richtigen* Aminosäure. Es ist von entscheidender Bedeutung, dass an eine tRNA die richtige, zum Anticodon passende Aminosäure gehängt wird. Ist eine falsche Aminosäure nämlich erst einmal in ein Protein eingebaut, gibt es keine Möglichkeit mehr, sie auszutauschen. Das dabei entstehende Protein ist dann oft nicht funktionsfähig.

Woher aber weiß eine Aminoacyl-tRNA-Synthetase, welche Aminosäure sie an welche tRNA binden muss? Da alle Aminosäuren am 3'-Ende der tRNA gebunden werden und dieses Ende immer die Nukleotidsequenz CCA enthält, kann dort die Erkennung nicht stattfinden. Bisher mag der Eindruck entstanden sein, dass sich die einzelnen tRNAs nur bezüglich des Anticodons unterscheiden. Das ist jedoch nicht der Fall: Die gesamte Sequenz und, was viel wichtiger ist, daraus resultierend auch die **dreidimensionale Struktur** ist von tRNA zu tRNA unterschiedlich. Daraus ergeben sich auch für jede tRNA andere, spezifische Wechselwirkungen mit Aminosäure und Synthetase, die wiederum darüber entscheiden, ob eine Aminosäure an eine bestimmte tRNA binden kann oder nicht (☞ **13.39**).

> Die Spezifität einer tRNA für ihre Aminosäure wird durch ihre dreidimensionale Struktur und die Wechselwirkung mit der entsprechenden Synthase bestimmt.

5' ⌐ CCA 3'

Aminoacyl-AMP

┌ Aminoacyl-tRNA-Synthetase ┐

AMP ←

5' ⌐ CCA—3' △ AS

Aminoacyl-tRNA

☞ **13.37** Bildung von Aminoacyl-tRNA.

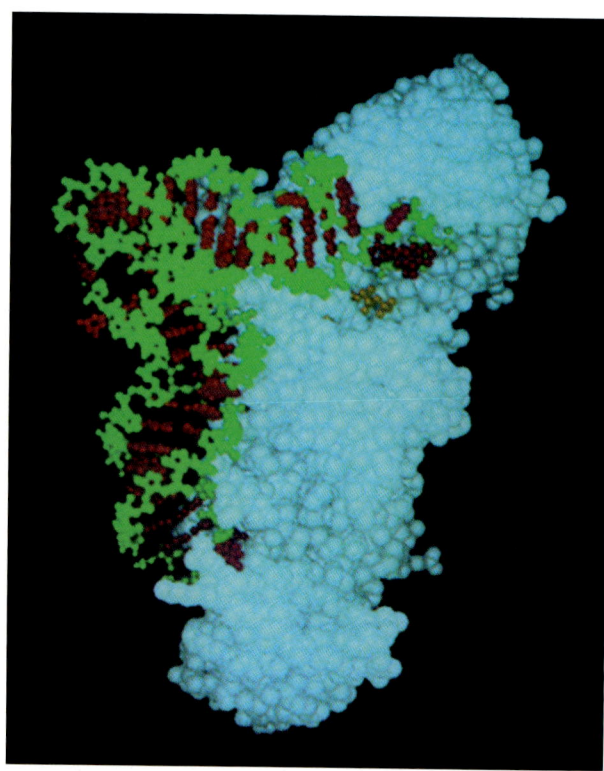

◉ **13.39** Räumliche Struktur von tRNA, Aminosäure und Synthetase.

13.4.2 Translationsinitiation – Zusammenbau der Ribosomen

Nun stellt sich die Frage, wo und wie die aktivierten Aminosäuren zum Protein zusammengesetzt werden. Dazu muss genau der Bauplan auf der mRNA befolgt werden. Auch bei der Translation handelt es sich um einen sehr komplexen Vorgang, der durch eine ganze Reihe von Faktoren gesteuert wird. Wir beschränken uns hier jedoch auf wenige, da die übrigen das Verständnis nicht verbessern und noch nicht abschließend verstanden sind.

Ribosomen

Die Translation erfolgt an einem komplizierten Komplex aus vier ribosomalen RNA-Molekülen (rRNA) und verschiedenen (rund 80) Proteinen, dem Ribosom. Ein Ribosom besteht aus zwei Untereinheiten, die im Zytosol getrennt vorliegen. Zu Beginn einer jeden Translation müssen die beiden Untereinheiten zusammengebaut werden, was man als **Initiation** bezeichnet.
Bei Eukaryonten besteht das Ribosom aus einer großen 60 S- und einer kleinen 40 S-Untereinheit, die zusammen das 80 S-Ribosom bilden. Die große Untereinheit besteht aus drei rRNAs (mit 28 S, 5,8 S und 5 S) und mehreren Proteinen, die kleine aus einer 18 S-rRNA, die ebenfalls mit einigen Proteinen assoziiert ist (◉ **13.40**).

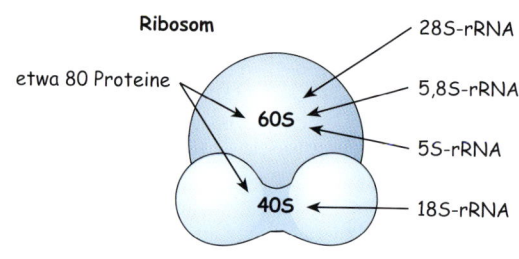

◉ **13.40** Eukaryontisches Ribosom.

Der Initiationskomplex

Der Startpunkt für die Translation ist die **Kappe am 5'-Ende** der mRNA, die von der kleinen Ribosomenuntereinheit erkannt wird. Die mRNA gleitet dann am Ribosom entlang, bis ein Startcodon erscheint. Der Startpunkt auf der mRNA, an dem die Übersetzung in ein Protein beginnen soll, ist immer durch die Basenfolge **AUG** gekennzeichnet. Dieses Startcodon (AUG) codiert für die Aminosäure Methionin, deshalb ist Methionin auch zunächst *immer* die erste Aminosäure eines Proteins.
Das heißt jedoch nicht, dass jedes Protein im Körper an einem Ende Methionin besitzt. Der Anfang eines frisch synthetisierten Peptids dient häufig als Signalsequenz, die den weiteren Weg des Peptids festlegt (z. B. Ausschleusung aus Zelle S. 172) und vor der Verwendung des Peptids meist noch abgeschnitten wird.

Wie geht es nun los? Eine mit Methionin beladene tRNA fungiert als Starter-tRNA. Sie unterscheidet sich von den tRNAs, die Methionin im Inneren eines Proteins einbauen können. Eine wichtige Rolle bei der Initiation spielen eine Reihe von Proteinen, die als **Initiationsfaktoren** bezeichnet werden (in der Kurzform: eIF, **e**ukaryontische **I**nitiations-**f**aktoren). Der eukaryontische Initiationsfaktor 2 (eIF-2) – an GTP gebunden und damit aktiviert – bindet als Erster an die Starter-tRNA (◉ **13.41**).

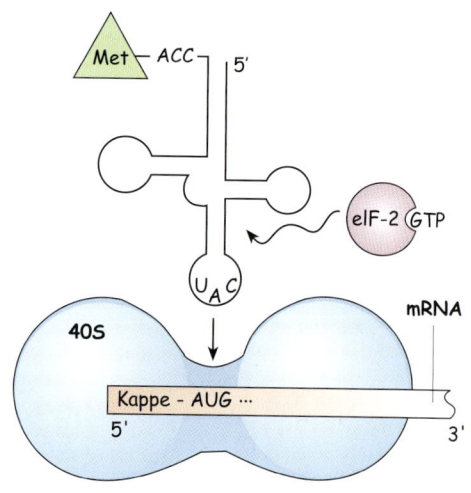

◉ **13.41** Der eukaryontische Initiationsfaktor 2 (eIF-2) bindet als Erster an die Starter-tRNA.

Dieser Komplex kann an die kleine 40 S-Untereinheit binden und sich an die mRNA anlagern, wodurch er zum Initiationskomplex wird. Jetzt wird die mRNA nach dem Startcodon AUG abgesucht. Ist die Startsequenz gefunden, wird das GTP am eIF-2 hydrolysiert und das entstandene GDP-eIF-2 zusammen mit dem verbleibenden Phosphat abgespalten (☞ 13.42).

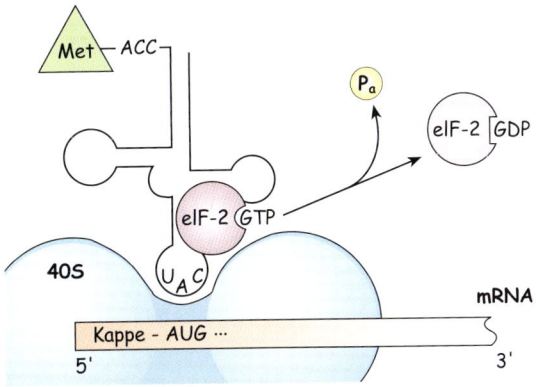

☞ **13.42**   Der Initiationskomplex.

Nach dem Abspalten des Initiationskomplexes kann sich die große 60 S-Untereinheit anlagern, wodurch das funktionsfähige 80 S-Ribosom entsteht (☞ 13.43).

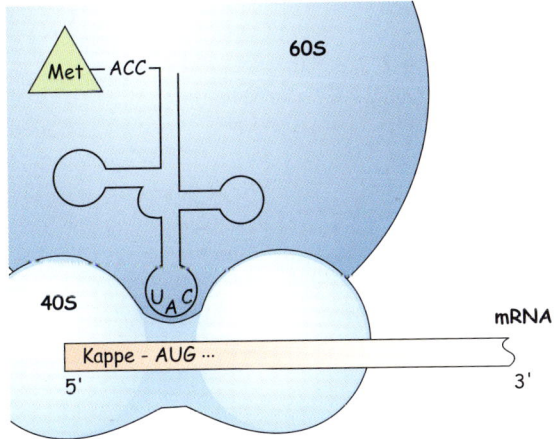

☞ **13.43**   Das funktionsfähige 80 S-Ribosom.

13.4.3   Translationselongation

Nun müssen an die erste Aminosäure (Methionin) weitere Aminosäuren angelagert werden, was man als Elongation (Verlängerung) bezeichnet. Die kleine Untereinheit des Ribosoms hat zwei Bindungsstellen für beladene tRNAs, die **P**eptidyl- und die **A**minoacyl-Bindungsstelle, die auch einfach mit **P** oder **A** bezeichnet werden. Nach erfolgreicher Initiation ist das Ribosom fertig zusammengebaut und die Methionin-tragende Starter-tRNA an der Peptidyl-Bindungsstelle gebunden (☞ 13.44).

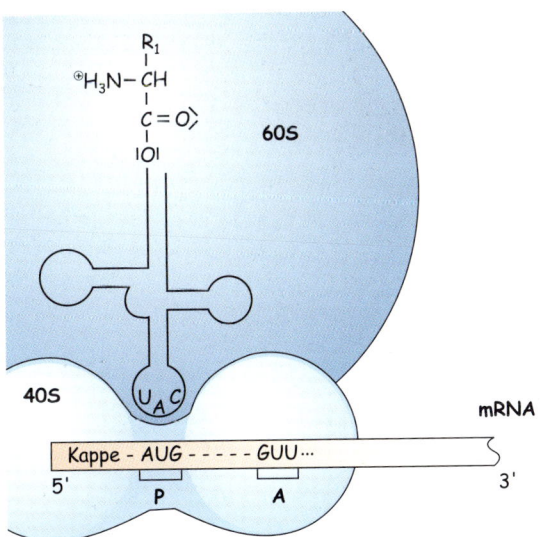

☞ **13.44**   Am Ribosom ist die Starter-tRNA gebunden.

An die Aminoacyl-Bindungsstelle bindet nun eine beladene tRNA, deren Anticodon zum nächsten Codon auf der mRNA passt. Ähnlich wie bei der Initiation spielen auch hier Proteine eine Rolle, die parallel als Elongationsfaktoren bezeichnet werden.

So bindet der **e**ukaryontische **E**longations**f**aktor-1 α (eEF-1α) zusammen mit GTP an die beladene tRNA und hilft ihr beim Auffinden der Aminoacyl-Bindungsstelle. Durch Hydrolyse des GTP zu GDP und Phosphat spaltet sich der Elongationsfaktor wieder ab und die tRNA bindet an die Aminoacyl-Bindungsstelle (☞ 13.45).

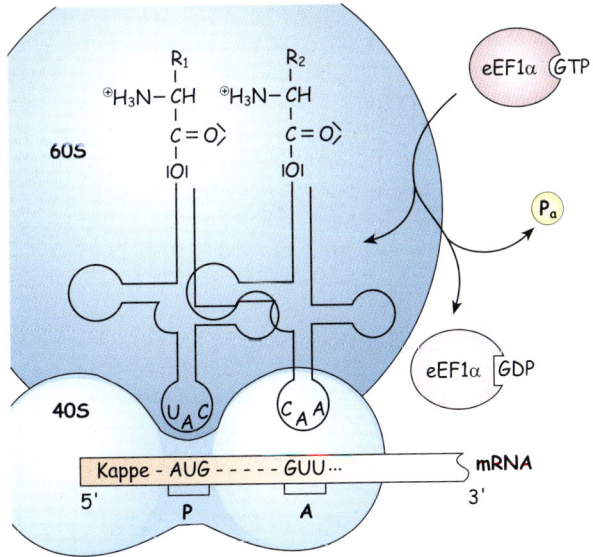

☞ **13.45**   Der eukaryontische Elongationsfaktor-1 α bindet zusammen mit GTP an die beladene tRNA.

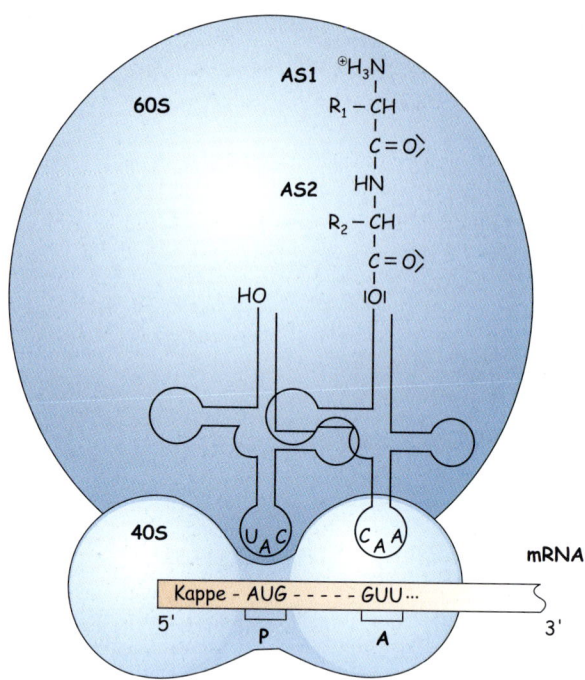

⊙ **13.46** Die entstehende Kette hängt an der Aminoacyl-Bindungsstelle.

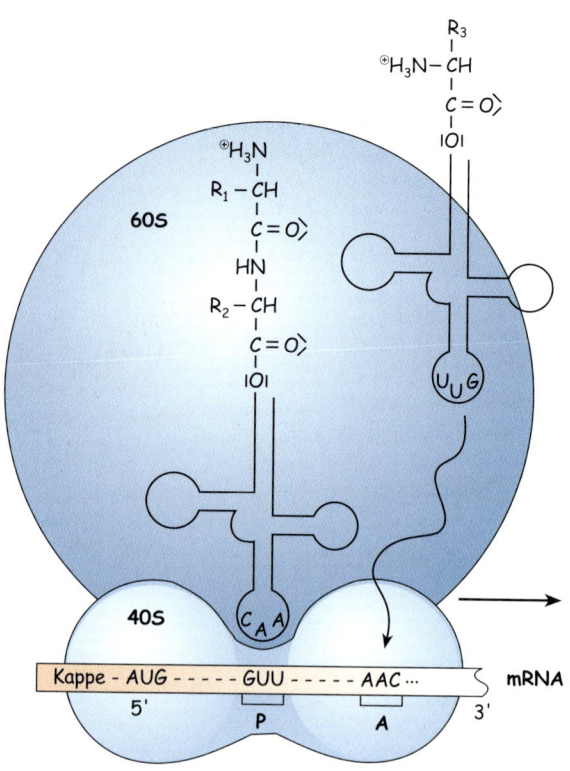

⊙ **13.47** Die entladene tRNA wird abgespalten, und das Ribosom wandert auf der mRNA weiter.

Wie auf dem Bild zu erkennen, greift nun die Amino-Gruppe der Aminoacyl-tRNA die Esterbindung zwischen der Starter-tRNA und dem Methionin an. Dadurch wird eine neue Peptidbindung geknüpft und die entstehende Kette hängt an der Aminoacyl-Bindungsstelle (⊙ **13.46**).
Im letzten Schritt der Elongationsphase wird die entladene tRNA abgespalten und das Ribosom wandert auf der mRNA um ein Basentriplett in Richtung 3'-Ende der mRNA weiter. Die tRNA mit den beiden Aminosäuren befindet sich jetzt auf der Peptidyl-Bindungsstelle. Da nun die Aminoacyl-Bindungsstelle wieder frei ist, kann die nächste, mit einer aktivierten Aminosäure beladene tRNA daran binden und der ganze Spaß beginnt von vorne (⊙ **13.47**).

13.4.4 Translationstermination

Taucht an der Aminoacyl-Bindungsstelle eines der drei Stoppcodons (UAG, UAA oder UGA) auf, bindet daran keine beladene tRNA, sondern ein Freisetzungsfaktor (engl. *eukaryotic release factor* = eRF). Er bewirkt, dass die fertige Peptidkette durch ein Wassermolekül von der Peptidyl-tRNA abgespalten (hydrolytische Spaltung) und damit freigesetzt wird (⊙ **13.48**).

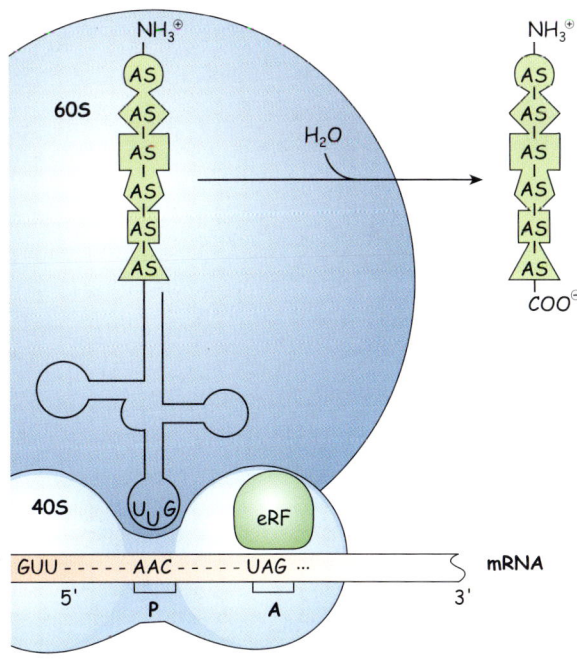

NH₃⊕ / 60S / H₂O / 40S / eRF / UᵤG / GUU - - - - - AAC - - - - - UAG ... / mRNA / 5' / P / A / 3' / NH₃⊕ / COO⊖

⊙ **13.48**   Translationstermination.

Daraufhin zerfällt das Ribosom sofort wieder in seine beiden Untereinheiten, die dann für weitere Proteinbiosynthesen zur Verfügung stehen. Die Biosynthese eines Proteins dauert etwa 20 bis 60 Sekunden.

Polysomen. Meist werden aus einer mRNA nicht nur eines, sondern eine ganze Reihe Proteine hergestellt. Dies
geschieht, indem sich mehrere Ribosomen an eine mRNA
binden. Hat ein Ribosom die ersten paar Nukleotide abgelesen, kann schon wieder ein neues binden. Diese perlen-
kettenartigen Strukturen, die man schön elektronenmikroskopisch darstellen kann, bezeichnet man als Polysomen
(⊙ **13.49**).

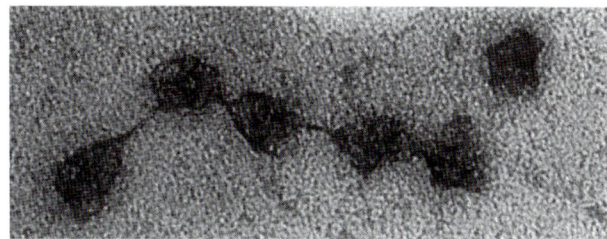

⊙ **13.49**   Polysomen (elektronenmikroskopisch).

14 Regulation der Genexpression

Wie ein Protein in der Zelle entsteht und wie es dann fertig aussieht, wissen wir jetzt. Was wir aber noch nicht wissen, ist, woher die Zelle weiß, *welche* Proteine sie herstellen soll. Auf unserem Erbgut – das ja in praktisch jeder Zelle gleich ist – steht die Information für einige zehntausend Proteine. Zu einem bestimmten Zeitpunkt ist jedoch jeweils nur ein Bruchteil aktiv und wird abgelesen.

In einem menschlichen Körper befinden sich rund 250 verschiedene Zelltypen, die alle ihr eigenes **Expressionsmuster** aufweisen. Diese Muster sind von Dauer und schon früh in der Entwicklung angelegt. Daneben muss eine Zelle auch auf sich ändernde Umwelteinflüsse reagieren können und ihre Genexpression entsprechend umstellen. Für diese Steuerung sind eine ganze Reihe von **Proteinen** und **DNA-Sequenzen** zuständig, die regulierend auf die Genexpression einwirken.

14.1 Differenzielle Genexpression im Menschen

Auf einige Genprodukte sind praktisch alle unsere Zellen in gleicher Weise angewiesen, so beispielsweise auf die Enzyme der Glykolyse. Die entsprechenden Gene werden als **konstitutive** oder **Haushaltsgene** bezeichnet und werden beständig mit einer relativ niedrigen Expressionsrate abgelesen. Etwa 2 000 der runden 30 000 unserer Gene sind Haushaltsgene.

Aufgrund der vielen verschiedenen Zell- und Gewebetypen in einem Menschen ist es erforderlich, die restlichen Gene einer strengen Regulation zu unterwerfen. In einer Zelle werden also neben den konstitutiven Genen nur ganz bestimmte weitere, so genannte **induktive Gene** angeschaltet, was man als differenzielle Genexpression bezeichnet.

Unser Erbgut ist grundsätzlich so verpackt, dass alle Gene ruhen und Mechanismen zu deren Aktivierung eingeleitet werden müssen. Diese aktivierungsorientierte Genexpression ist in einem vielzelligen Organismus wesentlich einfacher zu kontrollieren, weil in einer Zelle nur einige Gene exprimiert werden, der Rest aber „automatisch" ruht.

14.1.1 Zeit- und ortsabhängige Regulation

Beim Menschen kann man grob drei verschiedene Möglichkeiten der Genregulation unterscheiden.

- Einige Gene werden **entwicklungsabhängig** exprimiert – beim Embryo etwa sind andere Gene aktiv als beim fertigen Menschen.
- Zellen in **verschiedenen Geweben** exprimieren unterschiedliche Gene, die Leber beispielsweise ganz andere als unser Gehirn.
- **Hormone** (und ähnliche Signalstoffe) sind in der Lage, in die Genexpression steuernd einzugreifen, damit unsere Zellen auf geänderte Umweltbedingungen reagieren können.

In Pflanzenzellen gibt es noch einen interessanten vierten Mechanismus. Hier werden die Gene für die Photosynthese lichtabhängig exprimiert.

14.1.2 Ebenen der Regulation in unseren Zellen

Die Genexpression wird in unseren Zellen auf sämtlichen Ebenen von der DNA bis zum fertigen Protein reguliert.

Aus nachvollziehbaren Gründen ist die Regulation der **Transkription** am bedeutsamsten, weil dies die einzige Möglichkeit darstellt, regulierend auf die Genexpression einzuwirken, ohne dass überflüssige Zwischenprodukte entstehen. In den letzten Jahren ist allerdings deutlich geworden, dass in unseren Zellen auch auf der Ebene der mRNA noch bedeutsame Eingriffe in die Genexpression vorgenommen werden. Die **posttranskriptionelle Regulation** kann daher als weitere wichtige Ebene bezeichnet werden. Eine dritte Möglichkeit besteht noch in der Steuerung der **Translation**.

14.2 Transkriptionelle Regulation

Grundsätzlich lassen sich zwei verschiedene Strukturen unterscheiden, die zusammen auf die Genexpression Einfluss nehmen.

- Zum einen Abschnitte, die auf der DNA liegen und als **DNA-Steuerelemente** bezeichnet werden.
- Zum anderen DNA-bindende Proteine, die an diese Abschnitte auf der DNA binden und als **Transkriptionsfaktoren** bezeichnet werden.

Liegt eine regulierende Region auf dem gleichen Chromosom wie das regulierte Gen, dann bezeichnet man sie als **cis-aktives Element**. Die beteiligten Proteine werden entsprechend als **trans-agierende Faktoren** bezeichnet. Ein Transaktivator ist also ein *Protein*, das auf eine Genexpression *aktivierend* wirkt.

14.2.1 Chromatin und die Transkription

Bevor so etwas wie Transkriptionsfaktoren allerdings überhaupt an die DNA binden können, muss diese zunächst freigelegt werden, weil sie normalerweise dicht zusammen mit dem Chromatin verpackt ist.

In den letzten Jahren ist die Rolle des Chromatins für die Regulation der Genexpression gründlich untersucht worden. Eine DNA, die in Nukleosomen (S. 236) verpackt ist, kann praktisch nicht transkribiert werden. Die wichtigste chemische Veränderung scheint dabei die Acetylierung zu sein, aber auch Methylierungen und Phosphorylierungen kommen vor und beeinflussen die Genexpression erheblich.

Die Acetylierung von Histonen. An den Stellen, an denen Gene von der DNA abgeschrieben werden sollen, werden bestimmte Histone acetyliert. Sie verlieren dadurch ihre positive Ladung und damit die Fähigkeit, an die negativ geladene DNA zu binden. Erst durch diese Maßnahme wird die Transkription ermöglicht. Die Enzyme, die diese Modifikation vornehmen, sind die Histon-Acetyltransferasen (HATs).

Die Desacetylierung. Die Desacetylierung führt wieder zu nicht acetylierten Histonen. Diese sind positiv geladen, können an die negativ geladene DNA binden und verhindern eine Transkription. Durch die Aktivierung einer Histon-Desacetylase kann also die Genexpression unterdrückt werden.

14.2.2 DNA-Methylierung

Die Methylierung bestimmter Cytosinreste in unserer DNA spielt ebenfalls eine große Rolle für die Stärke der Genexpression, denn etwa die Hälfte der Promotoren unserer Gene sind methyliert. Diesen Mechanismus haben auch viele **Tumorzellen** als hilfreich erkannt, um ihr eigenes Überleben zu sichern, weshalb man als Mediziner hier besonders aufmerksam sein sollte.

Das Prinzip der DNA-Methylierung. Über unser gesamtes Genom verteilt kommen so genannte **CpG-Inseln** vor, also **C**ytosin-Nukleotide, auf die ein **G**uanin-Nukleotid folgt (ganz normal verbunden durch ein **P**hosphat) und die methyliert werden können. Dieser Umstand ist wichtig, weil nur auf diese Weise die Modifikation auch vererbt werden kann. Gegenüber einem Cytosin liegt nämlich immer nur ein Guanin, das nicht methyliert werden kann. Handelt es sich jedoch um eine CpG-Insel (also quasi ein Dinukleotid), so befindet sich direkt schräg gegenüber immer ein Cytosin – das methyliert werden kann (☞ **14.1**).

Die Übertragung der Methyl-Gruppe übernehmen so genannte **DNA-Methyltransferasen** (**Dnmt**) unter Zuhilfenahme von S-Adenosyl-Methionin (SAM).

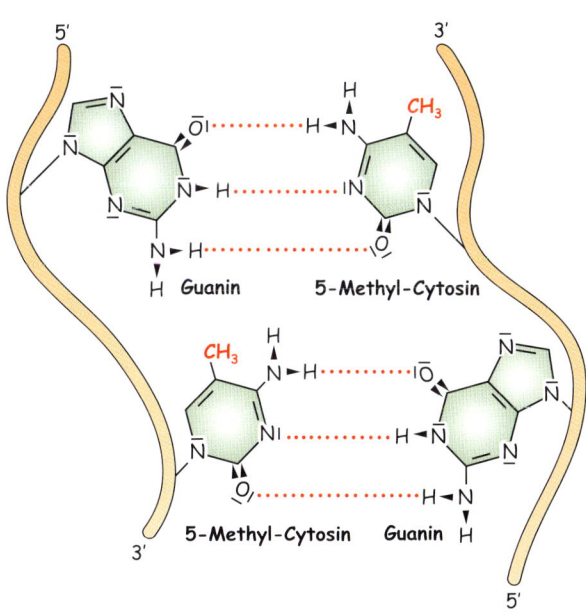

☞ **14.1** CpG-Insel.

In unserem Genom sind die meisten CpG-Inseln dabei methyliert – nur nicht, welche sich im **Promotorbereich** eines Genes befinden, das transkriptionell aktiv ist.

> Die DNA-Methylierung von CpG-Inseln führt also zu einer Verringerung der Genexpression des nachgeschalteten Gens.

Die Erhaltungsmethylierung. Nach der Verdoppelung des Erbgutes (der Replikation) im Rahmen der Zellteilung ist es erforderlich, das spezifische Methylierungsmuster der DNA einer Zelle auch an den Tochterstrang weiterzugeben. Hierzu folgt dem Replikationskomplex noch ein Enzym, die **DNA-Methyltransferase 1** (**Dnmt 1**), das entsprechend dem Elternstrang dessen Methylierungsmuster auch auf den Tochterstrang überträgt.

Die De-novo-Methylierung. Soll in einer Zelle das Expressionsmuster verändert werden, so ist unter Umständen auch eine Veränderung des Methylierungsmusters erforderlich.

> Soll ein Gen abgeschaltet werden, so erfolgt eine Methylierung bestimmter Cytosine in den entsprechenden Promotoren, was mittels der **Dnmt 3a** und der **Dnmt 3b** erfolgt. Hier müssen dann natürlich immer beide Stränge methyliert werden, damit diese Information bei einer Zellteilung nicht verlorengeht. Soll ein Gen hingegen neu dazugeschaltet werden, so ist der umgekehrte Weg, also eine Demethylierung des Promotors erforderlich.

DNA-Hypermethylierung in Tumoren. Tumorzellen können sich die DNA-Methylierung zunutze machen, indem sie bestimmte Promotorregionen von Genen **hypermethylieren**, die eigentlich ein Zellwachstum verhindern sollen. Auffällig häufig ist in zahlreichen Tumoren das Gen des **P16-Proteins** (S. 260) betroffen, das ziemlich im Zentrum der Regulation des Zellzyklus steht und eigentlich eine Proliferation von Zellen verhindern soll. Ist die Promotorregion jedoch hypermethyliert, so schweigt das Gen und die Tumorzelle kann weiterwachsen.

14.2.3 DNA-Steuerelemente

Beschäftigen wir uns nun mit den Elementen auf der DNA, die die Genexpression beeinflussen. Mittlerweile sind zahlreiche kurze Nukleotidsequenzen bekannt, die nach einer Aktivierung einen Einfluss (fördernd oder selten auch hemmend) auf die Genexpression bestimmter Gene nehmen können. Diese **DNA-Steuerelemente** sind in der Regel mit sechs bis zehn Nukleotiden relativ kurz und häufig **Palindrome**.

Der Begriff des Promotors

Der Begriff des Promotors ist ein bisschen problematisch, weil er aus einer Zeit stammt, als man die wahre Komplexität der ganzen eukaryontischen Regulation noch nicht voraussehen konnte. Früher wurde daher als Promotor die Region vor einem Gen bezeichnet, an der die RNA-Polymerase an die DNA binden und die Transkription beginnen kann. Heute bezeichnet man oft die Gesamtheit aller Steuerelemente eines Gens als Promotor, was aber zu einiger Verwirrung führt.

> Häufig wird daher die Bindungsstelle der RNA-Polymerase als **Kernpromotor** bezeichnet, der Rest als weitere Promotor- oder allgemein als **DNA-Steuerelemente**, was vielleicht einen guten Kompromiss darstellt.

Ein Gen wird normalerweise von einer ganzen Reihe an Steuerelementen (manchmal unter 10, nicht selten aber über 30) kontrolliert. Von den drei DNA-Steuerelementen, die man unterscheidet, haben wir schon die basalen Promotorelemente, also den **Kernpromotor**, kennengelernt, der den Startpunkt der Transkription markiert. Zusätzlich gibt es noch zwei weitere Sequenzgruppen auf der DNA, die einen wichtigen Einfluss auf die Transkription haben (👁 **14.2**).

- Zum einen **proximale Promotorelemente**, die relativ unspezifisch die Grundaktivität verstärken können.
- Zum anderen die **Verstärkerelemente**, welche die Aktivität einer Genexpression teilweise um das Tausendfache verstärken (oder selten auch unterdrücken) können. Sie können sehr spezifisch von äußeren oder inneren Faktoren aktiviert werden und werden auch als distale Promotorelemente bezeichnet.

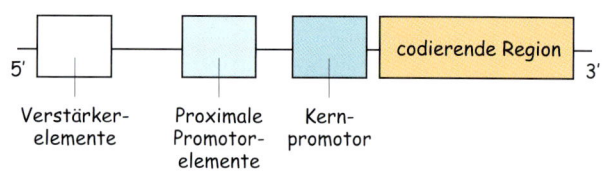

👁 **14.2** DNA-Steuerelemente.

Der Kernpromotor

Beim Kernpromotor kann man vor allem zwei Gruppen von Steuerelementen unterscheiden, wobei beide den Beginn eines Gens kennzeichnen.

- Das **Initiator-Element** (Inr-Element) findet man oft vor Genen, die konstitutiv exprimiert werden, also den so genannten Haushaltsgenen.
- Die **TATA-Box** findet man vor Genen, die nicht konstitutiv exprimiert werden, deren Expression also streng reguliert ist. Hierbei handelt es sich um eine thymin- und adeninreiche Region, die sich etwa 25 Nukleotide stromaufwärts des Gens befindet (Konsensussequenz: 5'-TATA AT-3'). Je nach *genauer* Sequenz kann auch hier noch einmal eine unterschiedlich starke Genexpression erreicht werden. Der Name „Box" ist dabei etwas ungewöhnlich, es handelt sich einfach um eine Sequenzabfolge auf der DNA, in der bevorzugt bestimmte Nukleotide vertreten sind – eben Thymin und Adenin. An die TATA-Box bindet die RNA-Polymerase II mithilfe einiger Transkriptionsfaktoren, vor allem TFIID (👁 **14.3**).

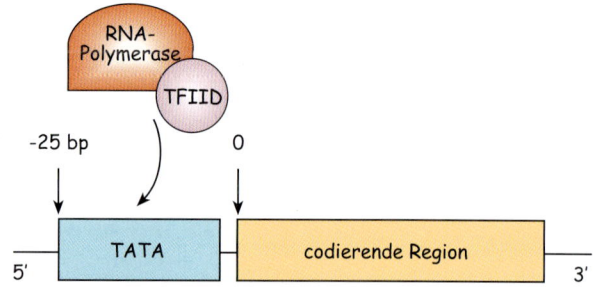

👁 **14.3** TATA-Box.

Virale Promotoren funktionieren besonders gut, da es bei Viren darauf ankommt, in kurzer Zeit möglichst viele virale Genprodukte herzustellen und sich damit zu vermehren. Da sich humanpathogene Viren in unseren Zellen vermehren möchten, müssen sie natürlich auch – anders als die Bakterien – über eukaryontische Promotoren verfügen, damit unsere Transkriptionsfaktoren sie überhaupt anschalten können.

Proximale Promotorelemente

Zusätzlich zum Kernpromotor gibt es noch stromaufwärts gelegene Promotorelemente, die ebenfalls an der Transkriptionsaktivität der RNA-Polymerase II mitwirken.

Diese proximalen Promotorelemente sind zwar nicht sonderlich spezifisch, dafür aber in besonderem Maße für eine effektive Transkriptionsinitiation verantwortlich.

Zwei von ihnen sind außerordentlich häufig und haben einen wichtigen Einfluss auf die Grundaktivität eines Gens (☞ 14.4).

- Zum einen die **GC-Box**, eine guanin- und cytosinreiche Region, die sich 40 Nukleotide vor dem Gen befindet.
- Zum anderen die **CAAT-Box**, die sich 110 Basenpaare stromaufwärts vor dem Gen befindet.

> Proximale Promotorelemente befinden sich bis auf wenige einhundert Basenpaare oberhalb des Genbeginns. Anders als der Kernpromotor sind die proximalen Promotorelemente in beiden Orientierungen aktiv, es spielt also keine Rolle, auf welchem der beiden DNA-Stränge sie sich befinden.

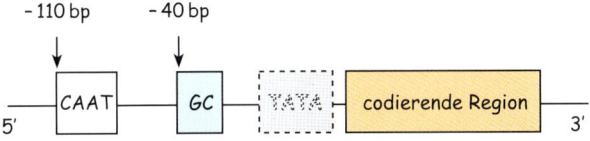

☞ **14.4**　Proximale Promotorelemente.

Auch E2 F-Elemente gehören in die Gruppe der proximalen Promotorelemente. Sie befinden sich in Genen, deren Expression von den verschiedenen Phasen des Zellzyklus abhängig sind. Die E2 F-Elemente beeinflussen dabei die Grundaktivität des Promotors – abhängig von den jeweiligen Phasen des Zellzyklus.

Verstärkerelemente

Die dritte Gruppe der DNA-Steuerelemente bilden die Verstärker- oder distalen Promotorelemente (engl. *enhancer* = Verstärker, ☞ 14.5).

> Hierbei handelt es sich um **Transkriptionsaktivatoren**, die auch über eine Entfernung von einigen tausend Basenpaaren (3' oder 5' vom Gen) noch ihre Wirkung ausüben können. Dies ist der entscheidende Unterschied zu den anderen Promotorelementen. Verstärkerelemente sind in der Lage, die Genexpression bis auf das 1000fache zu verstärken. Genau wie bei den proximalen Promotorelementen ist die Orientierung irrelevant für ihre Funktion. Die Verstärkerelemente sind zum Teil zell- und gewebespezifisch, wodurch sie zur gewebespezifischen Genexpression beitragen.

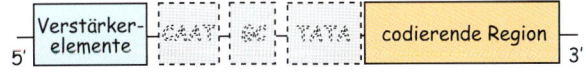

☞ **14.5**　Verstärkerelemente.

Eine Steigerung der Genexpression mittels der distalen Promotorelemente ist nicht nur durch interne Stimuli möglich, sondern kann auch von außen (z. B. durch Hormone) bewirkt werden.

In dieser Gruppe gibt es auch einige wenige DNA-Elemente, die nicht verstärkend wirken, sondern abschwächend. Sie werden entsprechend als **Repressoren** (engl. *silencer* = Dämpfer) bezeichnet.

Hormone. Die wichtigste Eigenschaft der Verstärkerelemente ist ihre **Induzierbarkeit**. Bekannte Beispiele stellen die **responsiven Elemente** (RE, lat. *respondere* = auf etwas antworten) der lipophilen Hormone dar, die ab S. 331 besprochen werden.

Allgemein bezeichnet man sie als Hormon-responsive Elemente (HREs), bei den Glukokortikoiden spricht man z. B. vom glukokortikoid-responsiven Element (GRE).

14.2.4　DNA-bindende Proteine – die Transkriptionsfaktoren

In einer Zelle befinden sich eine ganze Menge Transkriptionsfaktoren, die benötigt werden, damit RNA gebildet werden kann. Sie dienen entweder der basalen Versorgung der Zelle mit RNA und sind immer vorhanden und bereit, oder sie können durch zelleigene Stoffe oder auch von außen (durch Hormone oder deren Übermittler) aktiviert werden.

> Daher unterscheidet man noch einmal dreierlei Sorten von Transkriptionsfaktoren.
> - Basale Transkriptionsfaktoren
> - Stromaufwärts bindende Transkriptionsfaktoren
> - Induzierbare Transkriptionsfaktoren

Basale Transkriptionsfaktoren – Blindenhunde für die RNA-Polymerase. Die basalen Transkriptionsfaktoren werden nicht durch irgendwelche Stoffe induziert, sondern konstitutiv exprimiert (also andauernd hergestellt). Sie sind für die Transkription eines Gens unbedingt erforderlich. Ihre Bindung an den **Kernpromotor** führt zur Bildung des Initiationskomplexes und in der Folge zu einer **basalen Transkriptionsrate**.

Die drei verschiedenen RNA-Polymerasen besitzen dabei auch ihre eigenen Transkriptionsfaktoren, man bezeichnet sie entsprechend als TFI, TFII und TFIII. TF steht dabei für Transkriptionsfaktor, die römische Ziffer für die entsprechende Polymerase und ein noch folgender Buchstabe findet Verwendung, wenn es mehrere von einer Sorte gibt, z. B. TFIID. Die entscheidende Untereinheit von TFIID ist das **T**ATA-Box-**B**indungs**p**rotein (**TBP**), das – wie der Name leicht vermuten lässt – an die TATA-Box bindet.

Stromaufwärts bindende Transkriptionsfaktoren. Sich nicht im Kernpromotor befindliche DNA-Steuerelemente werden dort („stromaufwärts") durch Transkriptionsfaktoren aktiviert. Deren Biosynthese erfolgt reguliert und ist vom Entwicklungsstand und dem momentanen Bedarf der Zelle am entsprechenden Genprodukt abhängig.

Induzierbare Transkriptionsfaktoren. Die induzierbaren Transkriptionsfaktoren unterscheiden sich nur in einem entscheidenden Punkt von den stromaufwärts bindenden: Sie müssen aktiviert werden, um einen Effekt auf der DNA hervorrufen zu können.

Einige dieser Transkriptionsfaktoren befinden sich in inaktiver Form im Zytoplasma, können aber (z. B. durch Hormone oder deren Übermittler) aktiviert werden und wandern dann in den Zellkern. Einige liegen auch schon im Zellkern – manchmal auf der DNA selbst – in inaktiver Form vor und warten auf ihren Bindungspartner.

Zu den induzierbaren Transkriptionsfaktoren gehören vor allem die Rezeptoren für lipophile Hormone, die durch ihre entsprechenden Hormone aktiviert werden können. Auch das vom Zellzyklus her bekannte P53-Protein (S. 261) stellt einen induzierbaren Transkriptionsfaktor dar. Es aktiviert im Bedarfsfall (z. B. bei einem DNA-Schaden) über 100 Gene (👁 **14.6**).

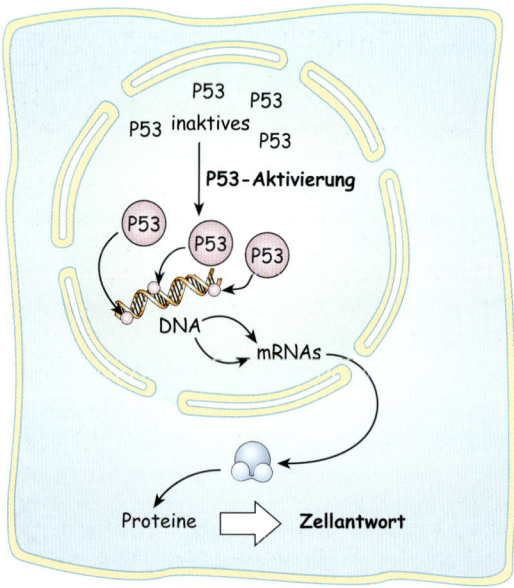

👁 **14.6** P53-Protein.

Die Struktur der Transkriptionsfaktoren

Transkriptionsfaktoren sollen in erster Linie an die DNA binden, wofür nur wenige Strukturen infrage kommen. Zudem wirken Transkriptionsfaktoren häufig erst als Dimere – also zwei Transkriptionsfaktoren binden zunächst aneinander und erst dann an die DNA. Aus diesem Grund sollen auch die Protein-Protein-Wechselwirkungen noch kurz zur Sprache kommen.

Protein-DNA-Wechselwirkungen. Hier gibt es z. B. die **Zinkfinger-Struktur**, die dadurch gekennzeichnet ist, dass in der Polypeptidkette des DNA-bindenden Proteins in gewissem Abstand jeweils zwei Cystein- oder Histidinreste dicht nebeneinander liegen. Vier dieser Reste können gemeinsam ein Zink-Ion binden. Dabei entsteht eine Schleife – der Zinkfinger –, die in der großen Furche der DNA-Doppelhelix an bestimmte Basen binden kann (👁 **14.7**). Ein Beispiel für DNA-bindende Zinkfinger-Proteine sind intrazelluläre **Steroidhormon-Rezeptoren**.

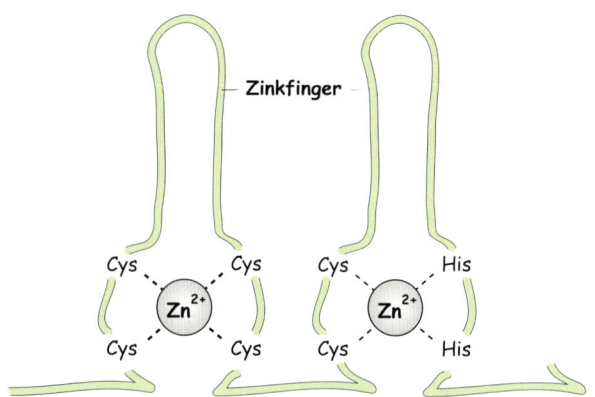

👁 **14.7** Zinkfinger.

Protein-Protein-Wechselwirkungen. Da viele Transkriptionsfaktoren als Dimere wirken, sind auch die Protein-Protein-Wechselwirkungen nicht unwichtig. Am bekanntesten ist sicher der **Leucin-Reißverschluss**, der zwei Proteine zu verbinden vermag. Proteinsequenzen in der Nähe dieser leucinreichen Region – daher der Name – sind dann in der Lage, an die DNA zu binden (👁 **14.8**).

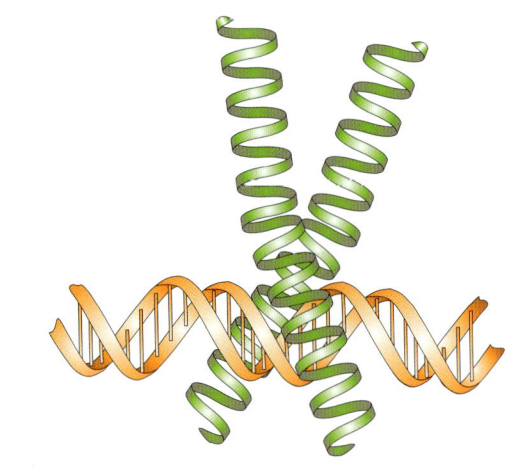

👁 **14.8** Leucin-Reißverschluss.

14.3   Posttranskriptionelle Regulation

Mittlerweile ist eine ganze Reihe von Regulationsmechanismen aufgeklärt worden, die auch noch nach erfolgter Transkription die Genexpression beeinflussen. Die wichtigste Rolle hat dabei in den vergangenen Jahren die posttranskriptionelle Regulation gespielt, von der wir die zwei wichtigsten Mechanismen – die Stabilität der RNA und RNA-Interferenz – kurz besprechen wollen.

14.3.1   Die Stabilität der mRNA

Anders als die Halbwertszeiten der mRNAs von Bakterien sind unsere wesentlich stabiler und können oft noch nach Stunden zur Bildung der entsprechenden Proteine führen. Regulatorische Proteine, die nach der Transkription an die mRNA gebunden werden, spielen hier die entscheidende Rolle. Sie bestimmen, gesteuert von bestimmten Sequenzen auf der mRNA selbst, wann es genau zur Translation kommt.

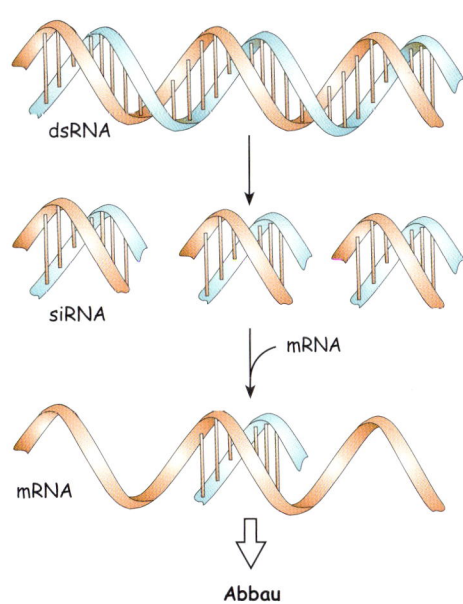

⊙ **14.9**   Bildung der doppelsträngigen siRNA.

14.3.2   RNA-Interferenz (RNAi)

Der Mechanismus der RNA-Interferenz hat in den vergangenen Jahren fast zu einer Revolution in der Genomanalyse geführt. Aber die Forscher sind nicht nur von einer neuen Labormethode begeistert, sondern hegen auch die Hoffnung, dass eine mögliche klinische Anwendung dieses Prinzips viele Erkrankungen wie Tumoren lindern könnte. Grundsätzlich sind die Mechanismen der RNA-Interferenz noch nicht wirklich lehrbuchtauglich verstanden. Vor allem ist nicht klar, was von den Ergebnissen wirklich auf den Menschen übertragen werden kann. Der Aktualität und vermuteten Wichtigkeit Rechnung tragend, wollen wir hier aber einige Grundlagen besprechen, ohne uns auf die Diskussion über Details einzulassen.

Das Prinzip der RNA-Interferenz. Vor wenigen Jahren hat man herausgefunden, dass auch kurze doppelsträngige RNA-Moleküle spezifisch an bestimmte mRNAs binden können, wodurch deren Translation verhindert oder sogar der Abbau eingeleitet wird. Mittlerweile hat man im menschlichen Genom einige hundert Gene für diese kleinen RNA-Moleküle gefunden.

Bildung der doppelsträngigen siRNA. Zunächst werden die doppelsträngigen, etwa 70 Nukleotide langen, RNA-Vorläufer gebildet, die **dsRNA**s genannt werden (engl. *double strand RNA*). Diese werden durch zelluläre **Ribonuklea-sen** in die nur 20 bis 25 Nukleotide langen **siRNA**-Moleküle gespalten (engl. *small interfering RNA*), die nun spezifisch an ihre komplementären mRNAs binden und sie damit ausschalten können (⊙ **14.9**).

Hemmung der Ziel-mRNA. Oft kommt es nach der Bindung der siRNA an die entsprechende mRNA zu deren Abbau im Zytosol durch den Einsatz von Ribonukleasen. Für die **Genomanalyse** bedeutet dies, dass jetzt ganz spezifisch Gene ausgeschaltet werden können, ohne dass man in die DNA-Sequenz eingreifen muss. In der **Medizin** führte das wiederum zu der Hoffnung, überexprimierte Gene (beispielsweise bei Tumoren) oder unerwünschte Fremdgene (so bei Viren) gezielt durch das Einbringen der entsprechenden dsRNA ausschalten zu können; hier darf man sicher gespannt bleiben.

14.4   Translationale Regulation

Auch auf Translationsebene ist es noch möglich, auf die Menge produzierter Proteine Einfluss zu nehmen, was vor allem durch die Phosphorylierung bestimmter Translationsinitiationsfaktoren erfolgt.

Prominentestes Beispiel ist die Regulation der **Hämoglobin-Biosynthese**, die so auch noch in den Retikulozyten gesteuert werden kann, die gar keinen Zellkern mehr besitzen. Die Translation der **Globin-mRNA** erfolgt nur, wenn auch ausreichend Häm-Moleküle (und damit Eisen) in der Zelle vorhanden sind. Sollte das nicht der Fall sein, so phosphoryliert eine bestimmte Häm-kontrollierte Proteinkinase den eukaryontischen Initiationsfaktor 2 (**eIF2**), der dann seiner Funktion nicht mehr nachkommen kann – die Translation der Globin-mRNA kommt zum Erliegen.

14.5 Die Epigenetik

Als Epigenetik (gr. *epi* = auf, nach; *genesis* = Schöpfung) werden alle solche Vorgänge bezeichnet, die auf die Genexpression einen Einfluss nehmen, aber zu keiner Veränderung der DNA-Struktur führen. Beispiele für epigenetische Prozesse sind die im vorherigen Kapitel beschriebene DNA-Methylierung, die posttranslationale Modifikation von Histonen und die RNA-Interferenz. Diese Modifizierungen an der DNA können bei der Mitose sogar auf die Tochterzellen übertragen werden und spielen vor allem in der **Zell- und Gewebedifferenzierung** eine große Rolle. Es ist jedoch noch nicht erwiesen, ob epigenetische Phänomene von Generation zu Generation weiter vererbt werden können.

Epigenetik in Tumorzellen

In den vergangenen Jahren hat sich gezeigt, dass epigenetische Veränderungen einen entscheidenden Anteil an der Entstehung von Tumoren haben. So liegen in vielen Tumorzellen hypermethylierte Gene von Tumorsuppressorproteinen vor, was eine verringerte Genexpression dieser Gene zur Folge hat, und damit die Entstehung eines Tumors begünstigt.

Epigenetische Therapie. Wissenschaftler haben sich die neuerlangten Erkenntnisse in der Epigenetik zunutze gemacht, um neue Formen der Krebstherapie zu erforschen. Erste Erfolge wurden zum Beispiel bei der Therapie von **Akuter Myeloischer Leukämie** (AML) erzielt.

Bei AML ist die Expression von DNA-Methyltransferasen (Dnmt, S. 289) im Knochenmark stärker als bei gesunden Menschen, wodurch Gene vieler, für die Zellzyklusregulation verantwortlicher, Proteine hypermethyliert und somit inaktiviert werden. Hierbei ist die Schwere der Krankheit direkt abhängig von dem Methylierungsgrad der Gene.

Die epigenetische Therapie setzt also an der Demethylierung von Genen an, um – auch bei schon vorhandenen Tumoren – die Zellen wieder in den normalen Zellzyklus zurückzubringen. Erfolgreiche **DNA-Methyltransferase-Inhibitoren** sind die Cytosin-ähnlichen Moleküle Azacytidin und Aza-Desoxy-Cytodin. Sie werden anstelle von Cytosin in die DNA eingebaut und inaktivieren bei ihrer eigenen Methylierung die Dnmts, was zu einer geringer methylierten DNA in den Tochterzellen der nächsten Generation führt.

Die Fortschritte in der epigenetischen Forschung sind zwar durchaus vielversprechend, den Medikamenten fehlt es jedoch noch an Spezifität, wodurch es zu erheblichen Nebenwirkungen kommen kann.

15   DNA-Vervielfältigung

In diesem Kapitel geht es darum, wie die Informationen der DNA an die nachfolgenden Generationen weitergegeben werden. Dazu muss die Zelle zunächst ihre **Erbinformation verdoppeln** (replizieren), also eine Kopie der gesamten DNA-Bibliothek herstellen, um dann beiden Tochterzellen die gesamte Bauanleitung auf deren weiteren Weg mitgeben zu können.

Ein technisches Verfahren, um DNA-Abschnitte zu vervielfältigen, stellt die **Polymerase-Kettenreaktion** (PCR) dar, die wir am Ende dieses Kapitels besprechen.

15.1   DNA-Replikation

Die Replikation (lat. *replicare* = wiederholen) unseres Erbgutes findet in der Synthesephase (S-Phase) des Zellzyklus statt. Begonnen wird die Replikation an **Replikationsursprüngen**, von denen es auf unserem Genom etwa 20 000 gibt.

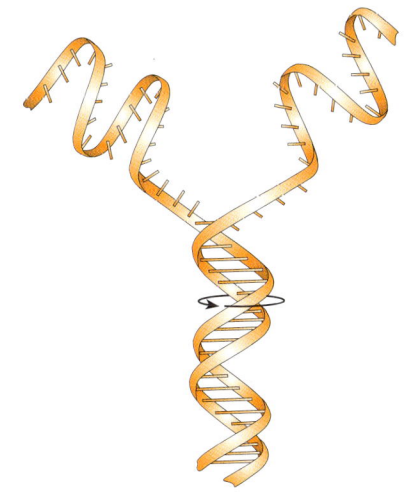

👁 **15.1**   Die beiden Stränge des Ein-Chromatid-Chromosoms trennen sich.

Der gesamte Vorgang der Replikation dauert daher nur etwa 7 Stunden – statt über 500 Stunden, die er bei nur einem Replikationsursprung benötigen würde.

Der jeweils komplementäre Strang wird entlang des einzelsträngigen Bereichs synthetisiert, so dass das Erbmaterial als Zwei-Chromatid-Chromosom vorliegt (👁 **15.2**).

15.1.1   Replikation auf Chromosomenebene

Betrachten wir das Ganze zunächst einmal stark vereinfacht im Überblick und auf einer etwas höheren Ebene.

Vor der Replikation liegt das Erbgut auf einem Ein-Chromatid-Chromosom im Zellkern vor. Von diesen Ein-Chromatid-Chromosomen haben wir in jeder unserer somatischen Zellen 23 verschiedene. Von jedem Ein-Chromatid-Chromosom existiert jedoch ein weiteres – jeweils eines von der Mami und eines vom Papi.

Im Verlauf der Replikation werden die beiden Stränge des Ein-Chromatid-Chromosoms stellenweise voneinander getrennt – so entsteht die „Replikationsgabel" (👁 **15.1**).

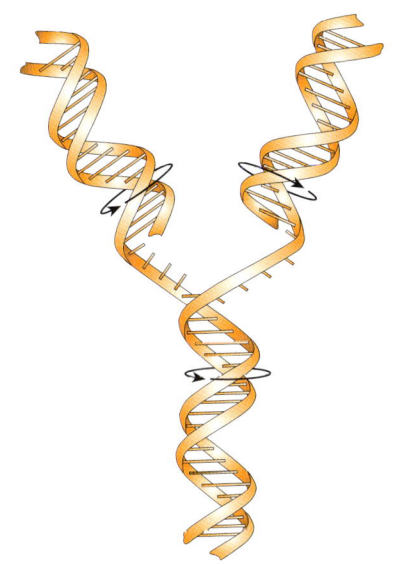

👁 **15.2**   Durch die Synthese der komplementären Stränge entsteht das Zwei-Chromatid-Chromosom.

Jetzt erfolgt die Teilung, indem die beiden Chromatiden eines Chromosoms getrennt werden. Beide Tochterzellen besitzen dann Ein-Chromatid-Chromosomen, womit der Ausgangszustand wieder erreicht wäre.

Da einer der beiden Stränge erhalten bleibt, und jeweils ein neuer synthetisiert wird, bezeichnet man den ganzen Vorgang als **semikonservative** („halb erhaltende") **Replikation**.

15.1.2 Replikation auf molekularer Ebene

Wie die Transkription und die Translation kann man auch die Replikation wieder in die drei Abschnitte Initiation, Elongation und Termination unterteilen.

Während der Initiation wird die Replikation eingeleitet, während der Elongation findet der Abschreibevorgang statt, und die Termination markiert das Ende, an dem das gesamte Genom repliziert wurde.

Replikationsinitiation

Die Entscheidung einer Zelle, sich zu teilen, fällt am Ende der G_1-Phase des Zellzyklus – am Restriktionspunkt (S. 253). Ist dieser überschritten, wird die S-Phase eingeleitet, in der die DNA-Replikation erfolgt. Im Zentrum der Regulation steht das RB-Protein (S. 260), das durch Wachstumsfaktoren reversibel phosphoryliert werden kann. Durch die Phosphorylierung entlässt das RB Transkriptionsfaktoren, die dann die Herstellung bestimmter Proteine für die S-Phase veranlassen.

Die ersten Vorgänge der Replikation selbst entsprechen denen der Transkription (S. 269) und werden daher an dieser Stelle nur in einem kurzen Überblick dargestellt.

Den Anfang macht wieder eine **Helikase**, die die beiden Stränge voneinander trennt, was zur Ausbildung der **Replikationsgabel** führt. Gleichzeitig beugt eine **Topoisomerase** Rotationen vor. Um zu verhindern, dass sich die beiden Stränge sofort wieder verbinden, setzt die Zelle auch hier wieder **einzelstrangbindende Proteine** (Zinkfinger-Proteine, S. 292) ein (👁 **15.3**).

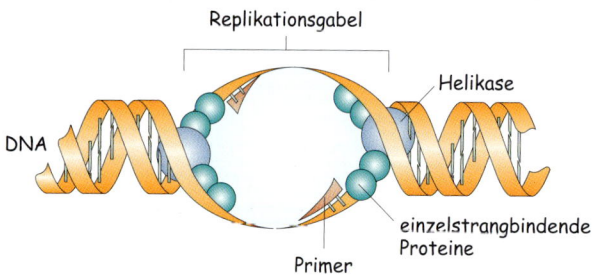

👁 **15.3** Replikationsgabel.

Bereitstellen der 3'-OH-Gruppe. Die eigentliche Arbeit der Replikation wird von der DNA-abhängigen DNA-Polymerase δ erledigt (S. 298). Das Problem dieser DNA-abhängigen DNA-Polymerase ist, dass sie die Replikation *nicht beginnen* kann. Sie ist nur in der Lage, Nukleotide an eine *schon vorhandene* 3'-OH-Gruppe zu synthetisieren. Sie benötigt also ein Startstück. Die Herstellung eines solchen Startstücks übernimmt eine DNA-abhängige RNA-Polymerase: die Primase.

Diese liegt als Komplex mit der DNA-Polymerase α vor, auf deren Funktion wir später noch zu sprechen kommen. Die Primase synthetisiert also zunächst ein RNA-Startstück an die DNA (👁 **15.4**). Dieses Startstück wird **Primer** genannt, woher auch der Name **Primase** kommt. Der Komplex aus Primer und Enzym heißt **Primosom**.

Ein Primer ist etwa 10 Nukleotide lang und stellt der DNA-Polymerase δ das 3'-OH-Ende zur Verfügung. Erst nach dieser Vorarbeit kann sie die DNA replizieren.

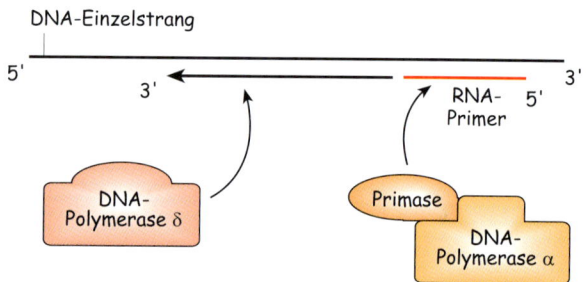

👁 **15.4** Replikationsstart.

Am Ende der Initiationsphase liegt ein Bereich mit zwei entwundenen DNA-Strängen vor, die durch einige Hilfsproteine in ihrer Stellung gehalten werden. An ihnen hängen schon die Startstücke, die als RNA-Primer synthetisiert wurden, wobei die Nukleinsäuren an dieser Stelle als DNA-RNA-Hybride vorliegen (lat. *hibrida* = Mischung).

Replikationselongation

Die DNA-Polymerase δ liest die Basensequenz eines der beiden DNA-Stränge ab und hängt dann – beginnend am 3'-OH-Ende des Primers – die jeweils komplementären Nukleotide an den wachsenden neuen DNA-Strang.

Die Biosynthese von DNA erfolgt natürlich wieder in **5'-3'-Richtung**. Die DNA-Polymerase liest den Strang folglich anders herum, nämlich in der 3'-5'-Richtung, ab.

Für den Einbau in die DNA sind die jeweiligen Trinukleotide erforderlich, die unter Pyrophosphatabspaltung als Mononukleotide nach der Anleitung der DNA zusammengefügt werden (👁 **15.5**).

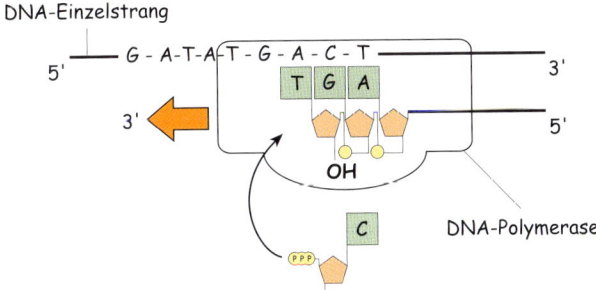

DNA-Einzelstrang

15.5 Replikationselongation.

werden. Ein solches Teilstück besteht aus 150 bis 200 Nukleotiden (**15.7**).

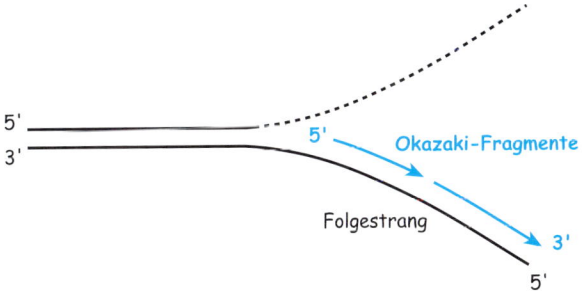

15.7 Replikation am Folgestrang.

Nun ergibt sich aber für einen der beiden Stränge ein Problem, denn für diesen läuft die Replikationsgabel in die falsche (5'-3'-)Richtung. Wir schauen uns daher erst die DNA-Synthese am unkomplizierten **Leitstrang** und anschließend die am **Folgestrang** an, die etwas aufwändiger ist.

Leitstrang. Die Biosynthese am Leit- oder auch Führungsstrang kann kontinuierlich verlaufen, da sich das Enzym in 3'-5'-Richtung auf die sich öffnende Replikationsgabel zu bewegt. Es kann also praktisch der auf der DNA entlangwandernden Replikationsgabel „hinterherlesen".
Verantwortlich für die Biosynthese am Leitstrang ist die DNA-abhängige **DNA-Polymerase δ**, die ein Nukleotid an das Hydroxylende des Primers hängt und daran dann weitere Nukleotide – jeweils unter Pyrophosphatabspaltung (**15.6**).

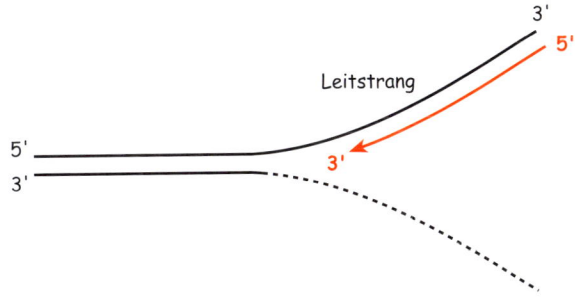

15.6 Replikation am Leitstrang.

Folgestrang. Die Biosynthese am Folge- oder Verzögerungsstrang ist ein wenig komplizierter. Die Replikationsgabel bewegt sich am Leitstrang von 3'- in 5'-Richtung, am Folgestrang demnach von 5'- in 3'-Richtung. Da unsere DNA-Polymerasen nicht in 3'-5'-Richtung synthetisieren können, haben wir ein Problem. Hier springt nun die DNA-Polymerase α ein. Sie synthetisiert vom RNA-Primer (durch die Primase-Aktivität des Polymerase α-/Primase-Komplexes synthetisiert) aus immer nur kurze DNA-Abschnitte in 5'-3'-Richtung, die nach ihrem Entdecker – dem Japaner Reiji Okazaki – **Okazaki-Fragmente** genannt

Ganz perfekt ist der neu synthetisierte DNA-Strang derzeit nicht, da er noch immer die RNA-Primer enthält, die in einem DNA-Molekül natürlich nichts zu suchen haben. Die **Entfernung dieser Primer** erfolgt schon bald nach deren Biosynthese durch die **DNA-Polymerase α**, die auch die Ersetzung der entstandenen Lücken durch DNA-Nukleotide übernimmt.
Lücken schließen können DNA-Polymerasen nicht. Um die einzelnen Okazaki-Fragmente miteinander zu verbinden ist ein weiteres Enzym, die **DNA-Ligase**, notwendig, die zwei nebeneinander liegende DNA-Fragmente miteinander verbindet. Eine Ligase ist eine Synthetase – für diese Reaktion ist also die Hydrolyse von ATP notwendig (**15.8**).

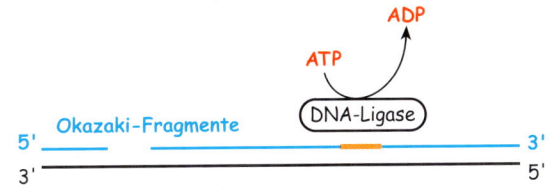

15.8 DNA-Ligase schließt die Lücken.

Replikationstermination

Eine DNA-Polymerase hört auf zu arbeiten, sobald sie auf eine andere – ihr entgegenlaufende – Replikationsgabel trifft. Der gesamte Vorgang der Replikation läuft dabei so lange, bis das Genom vollständig repliziert wurde, was etwa 7 Stunden in Anspruch nimmt.
Anschließend geht die Zelle in die G_2-Phase (S. 254) des Zellzyklus über, in der kontrolliert wird, ob das Erbgut vollständig und richtig repliziert worden ist.

15.1.3 Die DNA-Polymerasen

Bei uns Menschen sind mittlerweile fünf DNA-abhängige DNA-Polymerasen bekannt, die alle mit griechischen Buchstaben versehen wurden.

Am wichtigsten für die Replikation sind die DNA-Polymerasen α und δ, die gleich noch genauer besprochen werden.
Ein Molekül DNA-Polymerase schafft beim Menschen etwa 100 bp (Basenpaare) pro Sekunde.

Korrekturfunktion der DNA-Polymerasen. Bei der Replikation von DNA werden in unseren Zellen von den DNA-Polymerasen nur extrem selten Fehler gemacht. Ein Grund dafür ist auch die Möglichkeit vieler Enzyme, verursachte Fehler wieder ausbügeln zu können.
Entscheidend dafür ist die **3'-5'-Exonuklease-Aktivität**, mit der die beiden Haupt-DNA-Polymerasen (δ und γ) ausgestattet sind. Hierbei wird eine falsch eingebaute Base sofort nach deren Einbau in die DNA wieder entfernt. Diesen Vorgang bezeichnet man als Korrekturlese-Funktion (engl. *proof-reading*, s. auch Reparaturmechanismen S. 304).

Die menschlichen DNA-Polymerasen. Zwei DNA-Polymerasen sind in unseren Zellen für die Hauptarbeit verantwortlich. Beide sind mit der erwähnten 3'-5'-Exonuklease-Aktivität ausgestattet.
- Für das Genom im **Zellkern** die **DNA-Polymerase δ**.
- Für das **Mitochondrien-Genom** die **DNA-Polymerase γ**.

Eine nukleäre DNA-Polymerase β ist nicht für die Replikation zuständig, sondern nur für Reparaturvorgänge.
Die **DNA-Polymerase α** ist für den Beginn der Replikation, die Synthese der Okazaki-Fragmente und die Entfernung des Primers verantwortlich. Sie liegt als Komplex mit der **Primase** vor und leitet direkt die Initiation der Replikation ein. Sie ist aber nicht in der Lage, lange DNA-Stränge zu polymerisieren – dazu scheint ihr etwas das Durchhaltevermögen zu fehlen.
Die **DNA-Polymerase δ** ist nicht in der Lage, die Replikation zu beginnen. Sie ist vielmehr auf die Vorarbeit der Primase angewiesen. Dann kann sie jedoch sehr effizient lange DNA-Ketten zusammenbauen und ist daher für die Hauptarbeit bei der Replikation verantwortlich.

Besondere DNA-Polymerasen. Bei einigen Viren (z.B. HIV) existiert eine RNA-abhängige DNA-Polymerase, die das retrovirale Genom von RNA zunächst in DNA umschreiben muss. Dieses Enzym bezeichnet man als Reverse Transkriptase (S. 321).
Über einen ähnlichen Mechanismus arbeiten in unseren Zellen die Telomerasen, die als zelluläre reverse Transkriptasen angesehen werden können.

15.1.4 Telomerasen und der Traum von der ewigen Jugend

Bei der DNA-Replikation ist bislang noch ein Problem unterschlagen worden. Und dieses Problem ist vermutlich schuld daran, dass sich unsere Zellen nicht ewig teilen

können und wir alle irgendwann das Zeitliche segnen werden.
Es hat sich in der Tat gezeigt, dass sich Zellen von alten Menschen in der Zellkultur nicht mehr so oft teilen können wie die junger Menschen.

Die Zellalterung. Das Problem befindet sich an den Enden der Chromosomen. Nach Entfernung des Primers am **Leitstrang** kann dort keine DNA-Polymerase mehr Nukleotide anhängen. Dadurch verkürzen sich bei jeder Zellteilung unsere Chromosomen (☞ **15.9**).

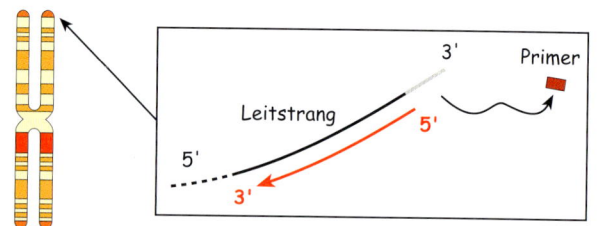

☞ **15.9** Bei jeder Zellteilung verkürzen sich unsere Chromosomen.

Telomere als Chromosomenschutz. Um das Leben unserer Zellen etwas zu verlängern, sind die Enden unserer Chromosomen daher mit Telomeren versehen (gr. *telos* = Ende; *meros* = Teil). Hierbei handelt es sich um eine bestimmte Nukleotidsequenz ohne Informationsgehalt, die hundertfach hintereinander an den Chromosomenenden vorkommt.
Damit kann sich eine Zelle schon einmal eine ganze Weile teilen, bis die Telomere entfernt sind und es unserem Erbgut an die Substanz geht. Trotzdem ist hier natürlich irgendwann Schluss, weil die Telomere ja bei jeder Zellteilung kürzer werden. In der Zellkultur kann eine normale somatische Zelle noch etwa 40 Teilungen durchlaufen, dann ist ihr Ende besiegelt.

Die Telomerase. Wenn das für alle unsere Zellen gelten würde, wäre es mit der Evolution natürlich nicht so weit gekommen und es gäbe uns wahrscheinlich gar nicht.
In einigen Zellen gibt es glücklicherweise ein Protein, dessen Aufgabe darin besteht, abgebaute Telomere wieder an die Chromosomenenden anzubauen.
Dieses Protein – ein Enzym mit dem Namen Telomerase („Telomer-spezifische Transferase") – ist eine spezialisierte **reverse Transkriptase**. Sie beinhaltet eine RNA-Sequenz (etwa 150 bp), die ihr selbst als Vorlage dient, um DNA-Telomere wieder synthetisieren zu können (☞ **15.10**). (Die Telomerase ist im Übrigen trotz ihres RNA-Anteils *kein* Ribozym, S. 60)

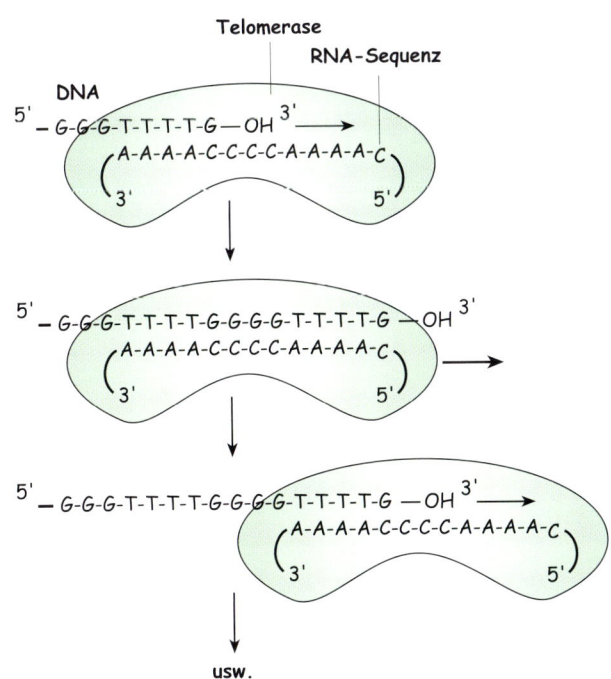

Telomerase
RNA-Sequenz

DNA

5'
— G-G-G-T-T-T-T-G—OH 3'
A-A-A-A-C-C-C-C-A-A-A-A-C
3'   5'

5'
— G-G-G-T-T-T-T-G-G-G-G-T-T-T-T-G —OH 3'
A-A-A-A-C-C-C-C-A-A-A-A-C
3'   5'

5'
— G-G-G-T-T-T-T-G-G-G-G-T-T-T-T-G —OH 3'
A-A-A-A-C-C-C-C-A-A-A-A-C
3'   5'

usw.

👁 **15.10** Die Telomerase synthetisiert abgebaute Telomere wieder an die Chromosomenenden.

Somatische Zellen besitzen keine Telomerase-Aktivität, ihre Teilungsmöglichkeiten sind also entsprechend beschränkt.
Stammzellen hingegen scheinen eine gewisse Telomerase-Aktivität aufzuweisen, vor allem die Stammzellen der Hämatopoese. Hierdurch wird der Alterungsprozess verzögert.
Keimbahnzellen sind natürlich mit der Telomerase ausgestattet, da sie sich unbegrenzt teilen können müssen.
Tumorzellen beginnen nach einiger Zeit, Telomerase-Aktivität zu entwickeln. Da es sich bei ihnen um besonders stark proliferierende Zellen handelt, wären sie besonders schnell vom natürlichen Alterungsprozess betroffen. Die Hoffnung der Forscher ist es natürlich, hier irgendwann einmal medikamentös eingreifen und die Telomerase der Tumorzellen wieder ausschalten zu können.

15.2 Polymerase-Kettenreaktion (PCR)

In vielen Bereichen von Medizin und Forschung spielen heute gentechnische Verfahren eine große Rolle. Ein Problem, das dabei immer wieder auftritt, ist die oft nur winzige Menge einer bestimmten DNA, die man zur Verfügung hat. Im Extremfall handelt es sich dabei nur um ein einziges Molekül, mit dem sich in der Praxis nicht viel anfangen lässt. Will man im Labor mit DNA arbeiten, benötigt man meist viele Kopien von ihr.
Manchmal geht es aber nicht um das **Vervielfältigen** von DNA, sondern nur um den **diagnostischen Nachweis**. Dies

ist z. B. der Fall, wenn man Virus-DNA im Blut nachweisen möchte.

15.2.1 Das Prinzip der PCR

Bei der **Polymerase-Kettenreaktion** oder kurz **PCR** (engl. *polymerase chain reaction*) wurde der Natur auf die Finger geschaut und ein Verfahren entwickelt, mit dem ein bestimmter **DNA-Abschnitt amplifiziert** (vervielfältigt) werden kann.

> Wie bei der Replikation synthetisiert bei der PCR eine DNA-Polymerase den komplementären Strang zum gewünschten Abschnitt der DNA. Durch mehrmalige Wiederholung der einzelnen Schritte erhält man eine hohe Vervielfältigungsrate. Da bei den einzelnen Schritten immer wieder das Gleiche geschieht und dabei von Kopien wieder Kopien erstellt werden, spricht man von einer Kettenreaktion.

Nachweis der amplifizierten DNA. Zum Sichtbarmachen der nun zahlreich vorhandenen DNA-Stücke verwendet man die Gelelektrophorese. Durch eine angelegte elektrische Spannung werden dabei verschieden lange Nukleinsäure-Stücke voneinander getrennt und durch einen Farbstoff sichtbar gemacht (S. 301).
Sinn der PCR ist es in diesem Fall, genügend DNA zu erzeugen, um auf dem Gel überhaupt etwas erkennen zu können.

15.2.2 Die Reaktionen der PCR

Voraussetzung, um eine PCR machen zu können, ist die Kenntnis der Nukleotidsequenz am Anfang und am Ende des gewünschten Bereiches. Man benötigt nämlich – analog zur normalen DNA-Replikation – spezifische Primer als Startpunkte für die DNA-Polymerase.
Verwendet man nun Primer, die spezifisch z. B. an ein bestimmtes Virusgenom binden können, so funktioniert die PCR nur dann, wenn dieses Virus auch im Ansatz war, der Patient also infiziert ist. Im anderen Fall entsteht kein PCR-Produkt, die entsprechende Spur im DNA-Gel bleibt leer.
Verwendet man hier z. B. Primer, die spezifisch an das HIV-Genom binden, so erfolgt eine Bindung nur in solchen Zellen, die ein HIV-Genom in ihre DNA integriert haben. Folglich läuft auch nur dort eine PCR-Reaktion mit einer DNA-Vervielfältigung ab (s. u.).

Der Reaktionsansatz

In den Anfängen war die PCR ein reichlich aufwändiges Unterfangen. Heute gibt es sämtliche Reagenzien zu kaufen und die PCR-Geräte arbeiten vollautomatisch. Man stellt den Ansatz vor dem Mittagessen in ein PCR-Gerät und holt es am Nachmittag wieder heraus. Doch welche Zutaten werden dafür benötigt?

Die Oligos. Zunächst muss die Entscheidung fallen, welcher Abschnitt amplifiziert werden soll. Dann benötigt man zwei spezifische Primer, in der Laborsprache auch als „Oligos" (= Oligonukleotide) bezeichnet. Oligos sind kurze DNA-Einzelstrangstücke mit etwa 20 – 30 Nukleotiden Länge und können einfach bei einer Firma bestellt werden (E-Mail mit Nukleotidsequenz an Firma schicken, am nächsten Tag Post abwarten).

Die Nukleotide. Damit eine Polymerisation (das Aneinanderreihen) von Nukleotiden erfolgen kann, muss man natürlich auch solche hinzugeben – in Form ihrer Desoxyformen dATP, dGTP, dCTP und dTTP.

Als Polymerase verwendet man eine hitzestabile DNA-Polymerase, die kurzfristig auch einmal Temperaturen über 90° Celsius aushalten kann. Da auch dieses Enzym nur bei einem bestimmten pH-Wert arbeitet, benötigt man noch einen Puffer, der den pH-Wert hält und außerdem für die passende Salzkonzentrationen sorgt.

Der Ablauf eines PCR-Zyklusses

Hat man alle Reagenzien in ein Reaktionsgefäß gegeben, in die PCR-Maschine gestellt und diese gestartet, kann man erst einmal Essen gehen. Doch betrachten wir nun einmal, was sich im PCR-Gerät währenddessen tut (☞ **15.11**).

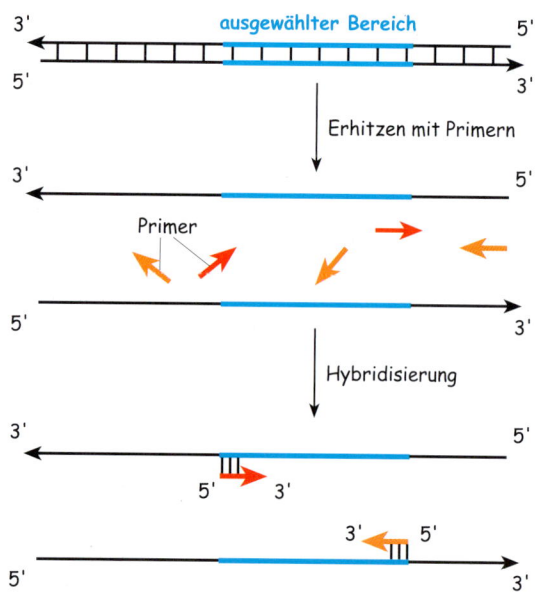

☞ **15.11**   PCR-Zyklus.

Zu Beginn wird der DNA-Doppelstrang auf etwa 90° Celsius erhitzt und damit **denaturiert**. Dadurch werden die Wasserstoffbrückenbindungen zwischen den Basen gelöst, was die Trennung der beiden DNA-Stränge zur Folge hat. Dies ist erforderlich, da sich die Primer ja nicht an einen Doppelstrang anlagern können.
Dann wird das Ganze auf etwa 50° Celsius abgekühlt, damit die Primer an die DNA binden (hybridisieren) können. Meist binden sie schneller als der komplementäre DNA-

Strang, da sie in großem Überschuss vorliegen und zudem kleiner und wendiger sind.
Die DNA-Polymerase synthetisiert jetzt von diesen Primern aus die komplementären Stränge zur DNA in Richtung 5'-Ende. Damit ist der gewünschte DNA-Abschnitt verdoppelt und ein neuer Zyklus kann beginnen. Das Ganze wird so oft wiederholt, bis genügend DNA amplifiziert wurde (☞ **15.12**).

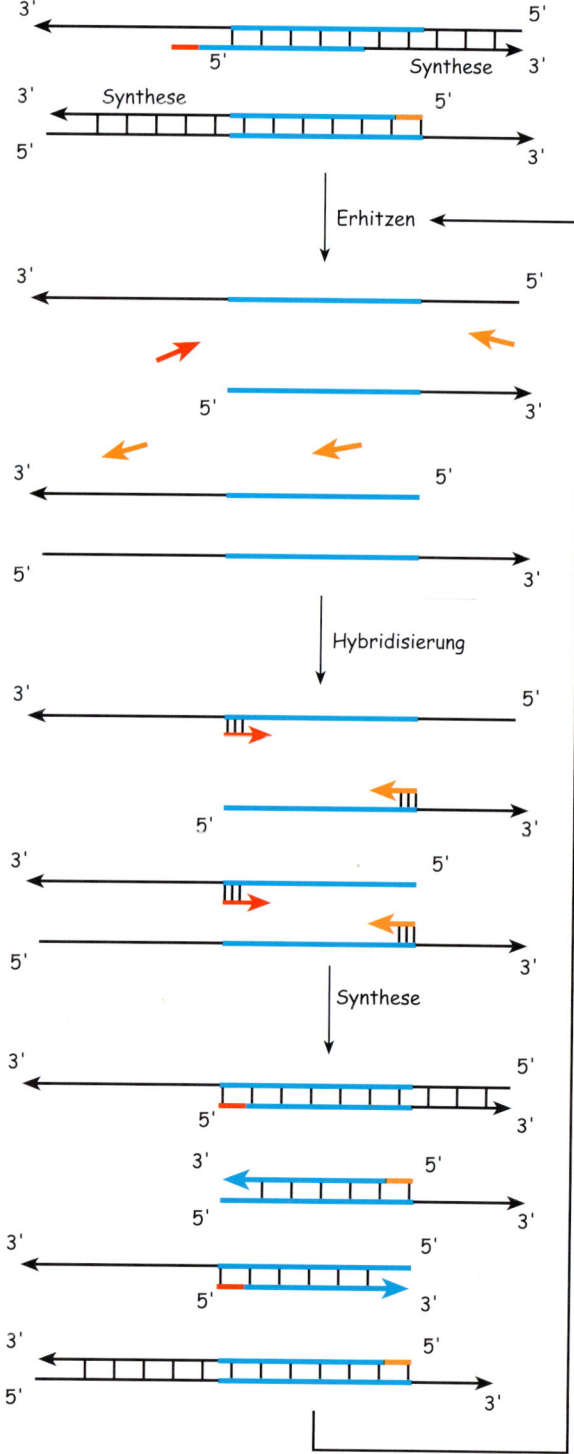

☞ **15.12**   Ein Zyklus wird so oft wiederholt, bis genügend DNA amplifiziert worden ist.

Bei jedem Schritt entstehen außer dem DNA-Fragment mit der *gewünschten* Länge auch DNA-Stücke, die länger sind als dieses. Das liegt daran, dass man an der DNA zwar einen Primer als Anfang, jedoch kein Stoppsignal setzen kann.

Bei jedem Zyklus dienen auch weiterhin die Ausgangsstränge (die, die ganz am Anfang schon da waren) als Vorlage, aus denen verlängerte Kopien entstehen, die über den gewünschten Bereich hinausgehen. Sie spielen jedoch mengenmäßig keine Rolle.

Taq-Polymerase. 1986, als diese Methode bekannt wurde, war sie noch sehr aufwändig und teuer, da bei jedem Erhitzungsschritt die DNA-Polymerasen denaturiert wurden und daher im nächsten Schritt wieder neu zugegeben werden mussten.

Erst später fand man hitzestabile Polymerasen – als erstes die **Taq-Polymerase** (sprich: tack), die bei 72°Celsius ihr Arbeitsoptimum hat. Sie stammt aus einem Bakterium mit dem Namen **T**hermus **aq**uaticus, das in heißen Quellen lebt und daher an so hohe Temperaturen gewöhnt ist.

Die Ausbeute

Die vollautomatischen PCR-Geräte durchlaufen meist 30 – 40 Zyklen, wodurch man theoretisch auf eine Vervielfachung des Ausgangsmaterials um den Faktor 2^{30} bis 2^{40} kommt. In der Praxis erreicht man aus verschiedenen Gründen etwas kleinere Amplifikationsraten, was aber ausreicht.

15.2.3 Das DNA-Agarosegel – gelchromatographische DNA-Auftrennung

Nach der PCR trägt man die DNA auf ein Agarosegel auf. Da die DNA durch ihre Phosphate negativ geladen ist, wandert sie nach Anlegen einer Spannung zum Pluspol hin: kleine DNA-Stücke schneller, große langsamer. Durch Vergleich mit einem mitgeführten Standard ist eine Abschätzung der Größe möglich. Die gewünschten DNA-Banden können aus dem Gel herausgeschnitten und weiterverarbeitet werden.

> **PCR in der Diagnostik** Eine wichtige Rolle spielt die PCR für den Nachweis von Viren bzw. Virusgenomen in Zellen oder im Blut. Mit dieser Methode lassen sich geringste DNA-Mengen nachweisen – theoretisch sogar *ein* DNA-Molekül.
> Dazu fertigt man wie oben beschrieben ein Agarose-Gel an, bei dem durch die angelegte Spannung die DNA-Stücke ihrer Länge nach aufgetrennt werden. Bei einem positiven Testergebnis (gesuchte DNA war vorhanden) und damit erfolgreicher PCR erhält man eine zusätzliche Bande in dem Bereich, der amplifiziert wurde (☞ **15.13**). In diesem

> Fall musste dem Patienten mit dem rechten Bild mitgeteilt werden, dass er HIV-positiv ist…

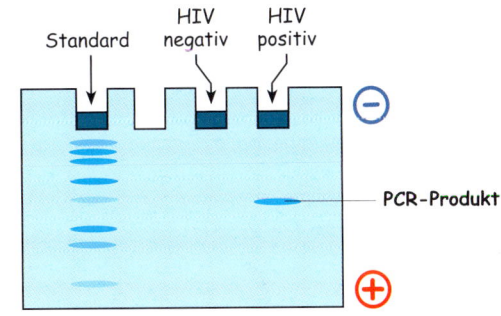

☞ **15.13**   PCR in der HIV-Diagnostik.

Auch RNA kann mittels PCR nachgewiesen werden. Dazu muss sie zuvor allerdings mithilfe des Enzyms reverse Transkriptase in DNA umgeschrieben werden. Das übrige Procedere ist dann das gleiche wie bei einer PCR mit DNA. Die PCR mit RNA wird als **R**everse-**T**ranskriptase-**PCR** bezeichnet, kurz: **RT-PCR**.

15.3   DNA-Sequenzierung

Um die Sequenz eines DNA-Abschnittes zu bestimmen, hat sich die **Kettenabbruchmethode** nach Sanger etabliert. Sie ist schnell und leicht automatisierbar, sodass Apparate heute rund 3 Millionen Basenpaare pro Tag sequenzieren können.

Bei dieser Methode werden entsprechend der Sequenz verschieden lange Bruchstücke hergestellt. Ähnlich der PCR braucht man hierzu Primer, eine DNA-Polymerase und Nukleotide. Allerdings werden hier einige Prozent der Desoxyribonukleotide als **Di**desoxyribonukleotide zugesetzt. Bei Didesoxyribonukleotiden ist die 3'-OH-Gruppe durch ein H ersetzt (☞ **15.14**). An dieser Stelle kann kein weiteres Nukleotid anpolymerisiert werden und die Polymerisierung bricht ab.

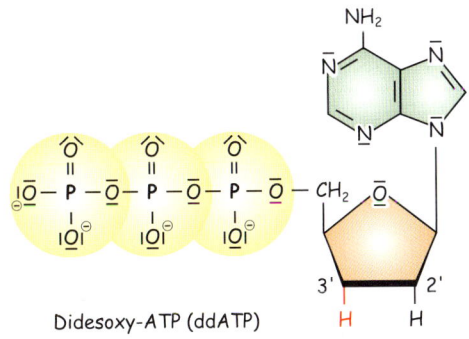

Didesoxy-ATP (ddATP)

☞ **15.14**   Am ddATP ist die 3'-OH-Gruppe durch ein einzelnes H ersetzt.

Außerdem sind die Didesoxyribonukleotide mit einem Fluoreszenzfarbstoff versehen. Jedes der vier verschiedenen Nukleotide trägt eine andere Farbe.

Es sind genügend DNA-Moleküle im Sequenzierungsansatz vorhanden, so dass man davon ausgehen kann, dass die Polymerase an jeder Stelle mindestens einmal ein Didesoxynukleotid einbaut und es zum Kettenabbruch kommt (👁 **15.15 a**).

Nun muss man nur noch die entstehenden Fragmente der Länge nach auftrennen (in diesem Fall werden die Fragmente in einem Polyacrylamidgel aufgetrennt) und man kann anhand der Reihenfolge der Farben die Reihenfolge der eingebauten Didesoxyribonukleotide ablesen – und damit die Nukleotidsequenz der analysierten DNA (👁 **15.15 b**).

Für den Fall, dass keine Primerbindungsstellen bekannt sind, kann man auch das zu sequenzierende DNA-Fragment durch Klonieren vervielfältigen (siehe unten). Es bietet sich an, den einzelsträngigen Bakteriophagen M13 als Vektor zu verwenden, für den auch Primer verfügbar sind.

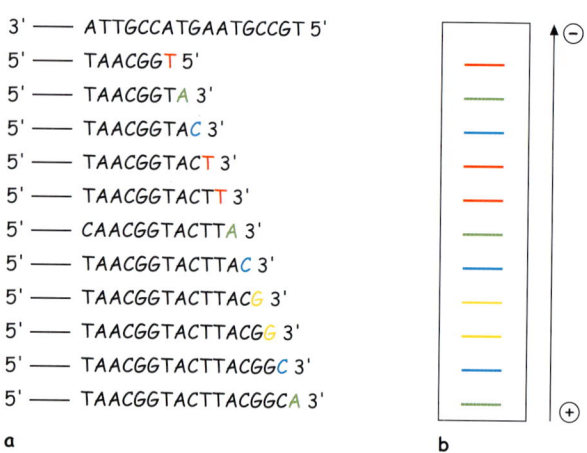

a   b

👁 **15.15** Einbau von ddNTPs und Kettenabbruch.

16 Angriffe auf unser Erbgut

Unser Erbgut wird durch verschiedene innere und äußere Einflüsse mehr oder weniger permanent geschädigt. Durch effiziente Reparatursysteme können jedoch schwer wiegende Erkrankungen für unseren Organismus meist verhindert werden.
Dennoch gehören bei uns Tumoren – eine wichtige, klinisch relevante Folge von Erbschäden – zu den häufigsten Krankheiten überhaupt.

16.1 DNA-Schäden und ihre Reparatur

> Verschiedene Faktoren können zu einer **Schädigung** der DNA führen. Da unsere Zellen über ein sehr gut funktionierendes **Reparatursystem** verfügen, werden die meisten Schäden allerdings auch wieder ausgebügelt. Nur in seltenen Fällen kommt es zu einer stabilen Veränderung, die als **Mutation** bezeichnet wird – und z. B. zu Krebs führen kann.

16.1.1 DNA-Schäden – wie Fehler entstehen können

Die DNA-Schäden werden in drei Gruppen eingeteilt:
1. **Spontane DNA-Schäden** entstehen laufend in unseren Zellen.
2. **Induzierte** DNA-Schäden sind durch externe Noxen (Schadstoffe) verursacht.
3. DNA-Schäden durch Fehler bei der **Replikation**.

Die Mechanismen der Fehlerentstehung sind also verschieden, die Folgen jedoch immer die gleichen.
Unser Reparatursystem ist in erster Linie auf die spontanen Schäden und die Schäden, die während der Replikation entstehen, eingestellt, also auf die Veränderungen, die sich laufend im Zellalltag ereignen. Aber auch von den induzierten Schäden kann eine ganze Menge repariert werden.

Spontane DNA-Schäden

Obwohl unsere DNA – chemisch betrachtet – relativ stabil ist, ergeben sich bei einem so langen Molekül hin und wieder Veränderungen an den Nukleotiden, die ausgebessert werden müssen.
Das Problem an den spontanen Veränderungen der DNA ist, dass sich dadurch neue Basenpaarungen ergeben können. Ist die Base nur eines Stranges verändert, muss die Zelle zusehen, dass sie diesen Schaden behebt. Denn ist die zweite – komplementäre – Base auch noch verändert, gibt es keine Vorlage mehr, um die richtige Base wieder einzusetzen.

Von den verschiedenen Möglichkeiten der spontanen DNA-Schäden betrachten wir hier exemplarisch nur die zwei wichtigsten.

Die Desaminierung führt zu einer Aminogruppen-Abspaltung an Nukleotiden – was natürlich nur geht, wenn vorher auch eine dran war ... also bei Adenin und Cytosin.
Passiert dies zum Beispiel bei der Base Cytosin, so entsteht Uracil, aus Adenin wird Hypoxanthin. Die beiden entstandenen Basen gehören normalerweise nicht in die DNA, werden daher von Reparaturenzymen erkannt und durch die richtige Ursprungsbase ersetzt (☞ **16.1**).

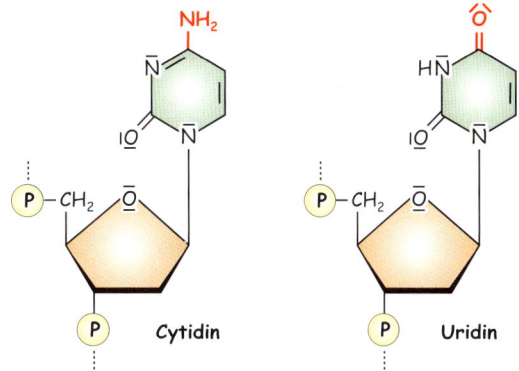

☞ **16.1** Desaminierung.

Eine solche Desaminierung ist vermutlich auch die Ursache dafür, dass sich in der DNA Thymin und nicht Uracil befindet. Nur deshalb kann unser Reparatursystem die häufigen spontanen Desaminierungen effektiv beseitigen.

Thermische Depurinierung. Bereits bei normaler Körpertemperatur kommt es zur wärmebedingten Spaltung der N-glykosidischen Bindung zwischen Purinbasen und der Desoxyribose, was man als Depurinierung bezeichnet (☞ **16.2**).
Den Pyrimidinbasen passiert dies dagegen nur äußerst selten.

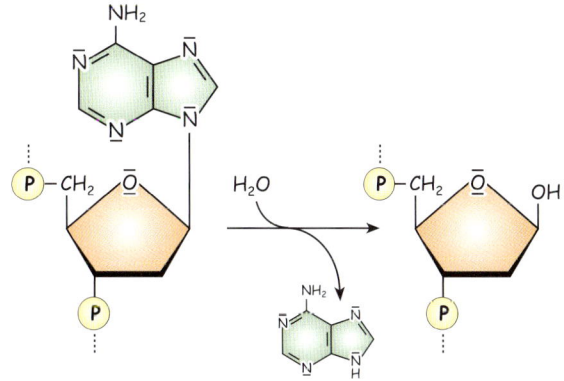

☞ **16.2** Thermische Depurinierung.

Um eine Vorstellung von der Häufigkeit dieser Ereignisse zu bekommen, muss man wissen, dass *einer* menschlichen Zelle das Unglück einer Desaminierung und Depurinierung je etwa 10 000-mal pro Tag passiert.

Induzierte DNA-Schäden

Eine ganze Reihe Noxen sind in der Lage, DNA-Schäden zu induzieren; sie werden daher als **Mutagene** bezeichnet. Solche Mutagene sind chemische Substanzen, Strahlen und bestimmte Viren.

Chemische Stoffe. Viele Farb- und Konservierungsstoffe sind in der Lage, sich in die DNA einzulagern, wodurch deren einwandfreie Replikation nicht mehr gewährleistet ist und Mutationen entstehen können. Auch im Zigarettenrauch befinden sich unzählige Mutagene.

Strahlung. Energiereiche Strahlung (radioaktiv, UV) ist in der Lage, Schäden an der Erbsubstanz zu bewirken. Für den angehenden Arzt ist dieser Mechanismus der Schädigung besonders wichtig, da in der Radiologie sehr viel mit Strahlen gearbeitet wird.
Man unterscheidet bei den strahleninduzierten DNA-Schäden zwischen direkten und indirekten Schäden.
Direkte Schäden an der DNA entstehen, wenn ein **radioaktiver Strahl** auf die DNA trifft und dort selbst einen Schaden setzt. Trifft er nur *einen* Strang, kommt es zum Einzelstrangbruch, trifft er beide Stränge, ist ein Doppelstrangbruch möglich. Auch Veränderungen an einzelnen Nukleotiden können vorkommen.
Durch UV-Strahlen wird vor allem die Dimerisierung von Thyminbasen gefördert, wodurch es zu Strangbrüchen kommen kann.
Indirekte Strahlenschäden an der DNA entstehen, wenn der Strahl nicht die DNA direkt trifft, sondern einige der zahlreichen Wassermoleküle. Hierbei entstehen **freie Radikale**, die ihrerseits Schäden am Erbgut und an anderen Stellen in einer Zelle hervorrufen.

Viren. Verschiedene Viren (z. B. DNA-Tumorviren und Retroviren) sind in der Lage, das Erbgut ihrer Wirtszelle so zu verändern, dass wachstumsregulierende Gene verstärkt oder vermindert exprimiert werden, wodurch es zur Entstehung von Tumoren kommen kann.

Fehler bei der Replikation

Bei der Verdopplung des Erbguts einer Zelle – der DNA-Replikation – machen die DNA-Polymerasen relativ häufig Fehler. Da sie selbst jedoch mit einer Reparaturfunktion ausgestattet sind, werden die meisten gleich wieder behoben. Im Endeffekt wird bei der Replikation nur rund ein Fehler pro abgeschriebenem Genom verursacht.
In unseren Zellen ist die G_2-Phase des Zellzyklus (S. 252) extra dafür da, die Replikation noch einmal zu überprüfen. Während dieser Phase haben die Reparatursysteme rund

drei Stunden Zeit, ihrer Arbeit nachzugehen, bevor die Zelle normalerweise in die Mitose geht.

16.1.2 Reparaturmechanismen – oder wie der Körper die Fehler wieder ausbügelt

Trotz all der möglichen Fehler und schädigenden Einflüsse von außen ist unser Erbgut relativ stabil. Dies weist auf einen äußerst genauen Replikationsmechanismus und ein effizientes und hoch spezifisches Reparatursystem hin.
Außerdem muss man bedenken, dass nicht jede Mutation von biologischer Relevanz ist. Eine Mutation der dritten Base eines Tripletts hat in den meisten Fällen gar keinen Effekt, da dennoch die gleiche Aminosäure entsteht (stille Mutation).
Auch Mutationen in Introns führen in den meisten Fällen zu keiner Beeinträchtigung – obwohl deren Funktion nach wie vor nicht ganz geklärt ist.
Insgesamt sind weniger als 1 % unseres Erbguts gegenüber Mutationen wirklich empfindlich.

Aktivierung des Reparatursystems

Da laufend Schäden entstehen, werden auch ständig Reparaturen in der Zelle vorgenommen. Besonders aktiv sind die Reparatursysteme allerdings in der S-Phase und der sich anschließenden G_2-Phase des Zellzyklus, da hier die korrekte Replikation noch einmal überprüft wird, was für den Fortbestand einer Art extrem wichtig ist.

Das P53-Protein. Entstehen größere Schäden an der DNA, so steigt in der Zelle die Konzentration des Proteins P53 rapide an (S. 261). Wie diese Akkumulation genau verursacht wird, ist noch nicht bekannt, sie ist aber ein äußerst wichtiger Mechanismus, so dass P53 auch als „Wächter des Genoms" bezeichnet wird.
- Die Folge der P53-Aktivierung ist zunächst eine **Blockierung des Zellzyklus**, damit die Zelle die Schäden beheben kann, bevor diese auch noch an die Nachkommen weitergegeben werden.
- Sind die Schäden zu groß, leitet P53 die **Apoptose** (programmierter Zelltod, S. 252) ein.

Einzelstrang- und Doppelstrangschäden. Es macht nun noch Sinn, zwischen Einzel- und Doppelstrangschäden zu unterscheiden.
Bei Schäden auf nur einem Strang kann der zweite Strang einfach als Vorlage für die geschädigten Bereiche dienen. Sind korrespondierende DNA-Bereiche beider Stränge beschädigt, muss sich die Zelle mehr einfallen lassen.

Reparatur von Schäden eines Stranges

Zunächst muss ein Schaden erkannt werden, anschließend wird das betroffene Stück herausgeschnitten und die Lücke wieder mit richtigen Nukleotiden aufgefüllt.

Man kann verschiedene Reparaturmechanismen unterscheiden, hier die zwei wichtigsten:

Basen-Exzisionsreparatur. Schäden an Basen entstehen – wie wir schon gesehen haben – vor allem durch endogene Ursachen. Im Einzelnen laufen anschließend folgende Schritte ab:

1. Nach dem Bemerken eines Schadens schneidet eine **DNA-Glykosylase** die beschädigte Base heraus – trennt sie also vom Zucker-Phosphat-Rückgrat. Im Falle einer Desaminierung von Cytosin zu Uracil übernimmt diesen Schritt z. B. die Uracil-Glykosylase (☞ **16.3**).
2. Eine **Endonuklease** spaltet das übrig gebliebene Desoxyribosephosphat aus der DNA heraus.

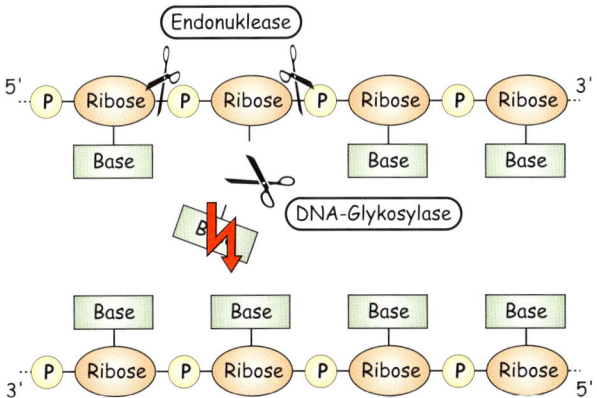

☞ **16.3**   Erster und zweiter Schritt der Basen-Exzisionsreparatur.

1. Manchmal wird die Lücke durch eine **Exonuklease** noch ein wenig vergrößert, bevor die DNA-**Polymerase β** mithilfe der Vorlage des unbeschädigten Komplementärstrangs das richtige Nukleotid wieder einbaut (☞ **16.4**).
2. Das neue Nukleotidstück wird durch die **DNA-Ligase** mit der alten DNA verknüpft.

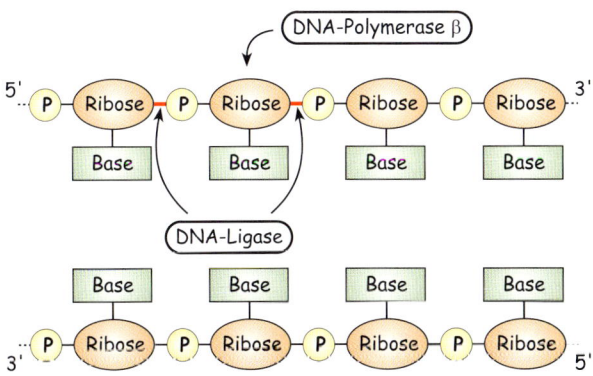

☞ **16.4**   Dritter und vierter Schritt der Basen-Exzisionsreparatur.

Nukleotid-Exzisionsreparatur. Dies ist der wohl wichtigste Reparaturmechanismus, der ähnlich wie die Basen-Exzisionsreparatur abläuft. Hier werden lediglich längere Abschnitte aus der DNA herausgeschnitten und die Base und das Desoxyribosephosphat nicht getrennt entfernt. Ansonsten laufen die gleichen Einzelschritte ab.

Diese Art der Reparatur findet man häufig bei Thymindimeren. Dabei handelt es sich um zwei Thymine, die auf einem Strang nebeneinander liegen und miteinander eine unerwünschte Bindung eingehen. Für diese Art von DNA-Schäden sind häufig UV-Strahlen verantwortlich.

Korrekturlesen. Da eine fehlerfreie Replikation für die Arterhaltung absolut wichtig ist, sind einige DNA-Polymerasen (δ und γ) selbst mit der Fähigkeit zum Korrekturlesen ausgestattet (**3'-5'-Exonukleaseaktivität**). Bildlich kann man sich das so vorstellen, dass die Polymerase in 5'-3'-Richtung synthetisiert und gleichzeitig zurückschaut auf das, was sie gerade fabriziert hat.

Entdeckt sie im neu gebildeten DNA-Strang einen Fehler, wandert sie ein Stück zurück und behebt ihn. So werden falsch eingesetzte Nukleotide unmittelbar nach ihrem Einbau erkannt, sofort abgespalten und durch die richtigen ersetzt.

Die DNA-Polymerase β dient sogar ausschließlich der Reparatur von DNA-Schäden und ist überhaupt nicht für die Replikation von DNA zuständig.

Reparatur von Doppelstrangschäden

Da eine Reparatur von Doppelstrangbrüchen schwer vorstellbar ist, war man viele Jahre davon ausgegangen, dass es sie gar nicht gäbe. Es fehlt hier schließlich die Vorlage, nach der die fehlerhaften Nukleotide wieder eingebaut werden können.

Da unsere Zellen (und deren Erforscher) aber sehr raffiniert sind, sind mittlerweile zwei Mechanismen bekannt, durch die solche – vor allem durch Ionisierende Strahlen entstandenen – Schäden wieder ausgebessert werden können.

Die nicht homologe Reparatur erfolgt vor allem bei Schäden, die in der G_1- oder frühen S-Phase des Zellzyklus auftreten. Um den geschädigten Bereich herum werden noch einige weitere Nukleotide abgebaut, bis sich auf den beiden Strängen wieder einige Übereinstimmungen finden. Dann werden die beiden wieder ergänzt und zusammengefügt.

Bei dieser Art der Reparatur können allerdings kleine Fehler auftreten, die ihrerseits zu Störungen führen. Es handelt sich also eher um ein notdürftiges Zusammenflicken anstelle einer anständigen Operation.

Die homologe Reparatur wird vor allem während und kurz nach der S-Phase bevorzugt und stellt eine vernünftige Wiederherstellung der DNA dar.

Dazu schaut die Zelle einfach auf dem zweiten (dem homologen) Chromosom nach, was dort steht, und übernimmt das für den beschädigten Strang. Dies scheint in der S-Phase einfacher zu sein, da die Stränge dort dicht beieinander liegen.

Der Informationsaustausch erfolgt dabei über das Prinzip der **homologen Rekombination**, das auch in der Meiose eine wichtige Rolle spielt, allerdings noch nicht so gut verstanden ist.

16.1.3 Mögliche Folgen von DNA-Schäden – wenn die Reparatur versagt hat

Eine Schädigung der DNA stellt an sich noch kein Problem dar, wenn die zellulären Reparaturmechanismen diesen Schaden wieder ausbügeln können. Ist dies nicht der Fall, so ist eine **Mutation** entstanden, also eine Veränderung der Nukleotidsequenz der DNA, die weitervererbt werden kann.

Wie schon angedeutet, führen Mutationen nur in weniger als einem Prozent der Nukleotide unserer DNA zu einer feststellbaren Veränderung. Und auch diese muss für den Gesamtorganismus noch kein Problem darstellen, weil die Zelle z. B. absterben kann und durch eine neue ungeschädigte Zelle ersetzt wird.

Man kann die Mutationen daher ganz gut in zwei Gruppen einteilen: die (für den Organismus) unproblematischen und die problematischen Mutationen. Was das jeweilige Ergebnis einer Mutation ist, hängt vor allem davon ab, *wo* die Mutation im Erbgut entstanden ist.

Unproblematische Veränderungen

Verschiedene Mutationen sind für den Gesamtorganismus unproblematisch – auch wenn sie für die einzelne Zelle manchmal tödlich sein können.

Verbesserung. Mutationen sind nicht immer ein Problem, sondern auch der **Motor der Evolution** – ohne Mutationen gäbe es in der Natur keine Veränderungen. Vor allem durch Mutationen ist aus primitiven Einzellern irgendwann einmal der Mensch entstanden – ob sich die Natur damit allerdings einen Gefallen getan hat, sei einmal dahingestellt... Durch Mutation erzielte Verbesserungen eines Proteins sind zwar selten, setzen sich aber nach der Theorie von Charles Darwin schließlich durch.

Keine Veränderung. An vielen Stellen unseres Erbguts bewirkt der Austausch einer Base gar keine biologische Veränderung, was verschiedene Ursachen haben kann.

- **Stille Mutationen** erfolgen innerhalb eines Basentripletts, ohne dass dabei die Information für eine andere Aminosäure entsteht. Die Art der dritten Base spielt beispielsweise in den meisten Fällen keine Rolle für die entsprechende Aminosäure (Wobble-Hypothese, S. 282).
- **Mutationen in Introns** bleiben in der Regel folgenlos, da die Information der Introns im fertigen Protein nicht mehr vorhanden ist.

- Mutationen in Regionen auf der DNA, die für **gar nichts codieren** und auch keine regulatorischen Eigenschaften besitzen, sind natürlich ebenfalls ohne Konsequenz.

Selbst eine veränderte Aminosäure muss noch nicht ernste Konsequenzen haben. Besitzt die neue Aminosäure ähnliche Eigenschaften wie die ursprüngliche, so kann die Funktion des Proteins möglicherweise unbehelligt sein. Eine Veränderung im aktiven Zentrum eines Enzyms wird aber in den meisten Fällen zu dessen Funktionsunfähigkeit führen.

Tod der Zelle. Stellt eine Mutation für eine Zelle ein größeres Problem dar, so hat sie immer noch die Möglichkeit, in die **Apoptose** zu gehen (S. 252). Dieser Selbstmord ist für die einzelne Zelle vermutlich kein freudiges Ereignis, für den Organismus allerdings ohne Folgen, da einzelne Zellen problemlos ersetzt werden können. Die veränderte DNA-Sequenz geht dadurch zugrunde, bevor sie auf Tochterzellen übertragen worden ist.

Problematische Veränderungen

Erst, wenn die Prüfung nach einer Mutation zugunsten des Weiterlebens ausfällt, wird es ernst – und zwar weniger für die einzelne Zelle als vielmehr für den Organismus. Unterscheiden muss man hier noch zwischen Mutationen in somatischen Zellen, die z. B. zu **Tumoren** führen können und solchen in Keimbahnzellen, wo die **Enzymdefekte** im Vordergrund stehen.

Gene für das Zellwachstum. Sind Gene von Mutationen betroffen, die in Zellwachstum und Differenzierung involviert sind, kann es zu unkontrolliertem Wachstum und Entartung der Zelle kommen. Damit wirklich ein Tumor entsteht, müssen nach heutiger Meinung allerdings eine ganze Reihe von Genen verändert sein.

Die alleinige Aktivierung eines Wachstumsgens führt z. B. normalerweise zu einer Aktivierung von **P53** (S. 261), einem Protein, das dann die Apoptose einleitet, damit kein Tumor entstehen kann. Mutiert auch das *P53*-Gen, sieht es schon wesentlich schlechter aus. Aus diesem Grund findet man auch bei vielen Tumoren eine Mutation im *P53*-Gen.

Gene für Enzyme. Relevante Mutationen in Genen, die für Enzyme codieren, können in den Keimzellen zu verschiedenen Enzymdefekten führen.

Genmutationen

Nach der Art der Mutation lässt sich zwischen einer Vertauschung von Basen und dem Wegfall oder Hinzukommen von Basen unterscheiden – mit sehr unterschiedlichen Konsequenzen für das Protein.

Substitution – Vertauschen einzelner Basen. Bei der Substitution werden einzelne Basen innerhalb der DNA vertauscht (Punktmutation), was noch nicht unbedingt eine Veränderung für das Leben der Zelle bedeutet, wie wir schon gesehen haben.

Denn gerade bei den Substitutionen kommt der Zelle die Degeneriertheit des genetischen Codes (mehrere Tripletts können für dieselbe Aminosäure codieren) zu Hilfe (S. 55). An vielen Stellen der DNA führt die Mutation einer Base *nicht* zu einer veränderten Primärstruktur des entstehenden Proteins.

Deletion und Insertion. Hierbei handelt es sich um eine wichtige Gruppe von Mutationen, bei der Nukleotide verschwinden oder hinzukommen.

Als *Deletion* wird dabei der vollständige Verlust, als *Insertion* der Einschub eines oder mehrerer Basenpaare bezeichnet. Dadurch kommt es zu einer **Rasterverschiebung**, was für die Zelle ein wesentlich größeres Problem darstellt als die Substitution einer Base. Denn ab dem Punkt der Mutation werden bei jeder Translation nur noch falsche Aminosäuren aneinander gereiht, da das Leseraster (bestehend aus drei Basen) verschoben wird (👁 **16.5**).

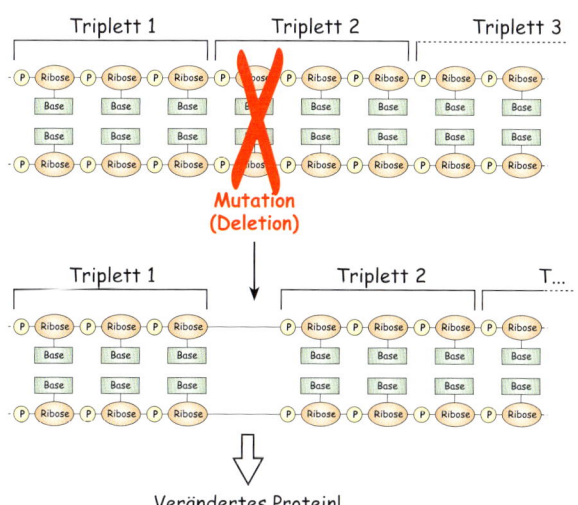

👁 **16.5** Rasterverschiebung.

Im besten Fall kommt es durch eine **Rasterschubmutation** zum Einbau eines Stoppcodons, was allerdings meist trotzdem den Funktionsverlust des Proteins zur Folge hat.

Chromosomenmutationen

Diese **Strukturveränderungen** betreffen ganze Chromosomen und sind daher schon lichtmikroskopisch erkennbar. Wichtig an diesen Mutationen ist, dass es *keine Reparaturmechanismen* in unseren Zellen gibt, um diese Schäden wieder auszugleichen.

Unterscheiden kann man zwischen strukturellen und numerischen Chromosomenmutationen.

Strukturelle Chromosomenmutationen. Hierbei treten Brüche an einzelnen Chromosomen auf, wobei die Bruchstücke auch ausgetauscht werden können, was dann als **Translokation** bezeichnet wird. Die *Struktur* von Chromosomen ist also verändert.

Numerische Chromosomenmutationen. Bei dieser Mutation weicht die Zahl einzelner oder aller Chromosomen vom normalen Chromosomensatz ab.

Bei einer Trisomie liegen z. B. von einem bestimmten Chromosom drei statt zwei Moleküle in den Zellen vor. Prominentes Beispiel ist die Trisomie 21, die zum Down-Syndrom führt.

16.2 Molekulare Tumorbiologie

Wie wir schon gesehen haben, unterliegt das Wachstum unserer Zellen einer ausgeprägten Regulation. Die Kontrolle des Zellzyklus der einzelnen Zellen ist für einen komplexen Organismus wie den unseren unwahrscheinlich wichtig, da es sonst zu unkontrolliertem Wachstum kommen kann. Ist die Wachstumsregulation erst einmal außer Kontrolle geraten, können Tumoren entstehen.

16.2.1 Was ist ein Tumor?

Als Tumor bezeichnet man eine Ansammlung von Zellen, die nicht mehr der Wachstumskontrolle unterliegen, sondern eigene Wege gehen. Ursache für diesen Verlust der Wachstumsregulation sind **Mutationen** in ganz bestimmten Genen, die in Wachstum und Differenzierung der Zellen involviert sind.

Mutationen

Wie wir im vorangegangenen Teil gesehen haben, kommt es ständig zu Schädigungen unseres Erbguts. Versagen die Reparatursysteme, so kann es zu **bleibenden Veränderungen** – Mutationen – kommen. Die meisten biologisch potenziell relevanten Mutationen verlaufen für die betroffene Zelle allerdings tödlich, was für den Gesamtorganismus nicht weiter schlimm ist.

Tragisch wird es erst, wenn die Zelle nicht stirbt und durch die Mutationen Gene betroffen sind, die in irgendeiner Weise die Teilungsrate einer Zelle beeinflussen. In diesem Fall kann es zu einem **autonomen Wachstum** der betroffenen Zelle kommen. Der Zellklon wächst dann ungeachtet der üblichen Gewebs- und Organgrenzen, was zu einem ernsthaften Problem für den Gesamtorganismus werden kann.

Krebs ist eine Erkrankung, deren Ursache in der Mutation einzelner Gene liegt, die vor allem in Wachstum und Differenzierung involviert sind.

Eine mutierte DNA an sich ist noch nicht das Problem. Erst die darüber entstehenden **veränderten Proteine** sind für die Entartung der Zelle zuständig.

Hier gerät hin und wieder die Nomenklatur durcheinander. Häufig wird von „Genen" gesprochen, obwohl das Protein gemeint ist und umgekehrt. Im Endeffekt spielt natürlich immer beides eine Rolle, da die Mutation eines Gens auch die Translation eines fehlerhaften Proteins nach sich zieht, das dann den Effekt verursacht. Da auch eine Mutation im regulatorischen Bereich des Gens einen Effekt hat, ist es jedoch korrekter vom Defekt auf der Genebene zu sprechen.

Krebszellen

Eine einzelne entartete Zelle ist für unseren Organismus immer noch kein Problem – egal, was *in* der Zelle nicht in Ordnung ist. Erst wenn eine entartete Zelle unkontrolliert wächst, kann sich daraus ein Tumor entwickeln.

Ein Tumor geht immer von nur einer einzigen veränderten Zelle aus, die sich in der Folge ungehindert teilt. Krebszellen haben zwei wichtige Eigenschaften:
- Sie vermehren sich unkontrolliert.
- Sie dringen in Gebiete ein, in denen sie nichts zu suchen haben.

Tumor (gr. *onkos* = Geschwulst) ist dabei der Oberbegriff für unkontrolliertes Wachstum. Weiter unterscheidet man ein bösartiges (= malignes) von einem gutartigen (= benignen) Wachstum. **Krebs** steht immer für bösartiges Wachstum. Der Begriff des **Karzinoms** bezeichnet dagegen einen *bestimmten* bösartigen Tumor, nämlich einen, der von Epithelgewebe ausgeht.

16.2.2 Wie ein Tumor entsteht

Im Zentrum der Entstehung von Tumoren stehen Veränderungen der Wachstumseigenschaften einzelner Zellen. Aber auch andere Abweichungen vom „Normalen" können für eine Krebszelle von großem Vorteil sein. Mutationen in Genen, die normalerweise die Apoptose fördern, sind beispielsweise für Tumoren durchaus förderlich und daher auch häufig anzutreffen.

Veränderung des Wachstumsverhaltens

Gene können das Wachstum einer Zelle auf unterschiedliche Art beeinflussen.

Antiproliferationsgene können das Zellwachstum hemmen. Wird ein solches Gen durch eine Mutation inaktiviert, so fördert dies die Tumorentstehung. Antiproliferationsgene werden auch als **Tumorsuppressor-Gene** bezeichnet.

Proliferationsgene fördern die Zellvermehrung und werden auch als **Protoonkogene** bezeichnet. Mutiert solch ein

Gen zu einer aktiveren Variante, so kann es zu unkontrolliertem Zellwachstum kommen.

Mindestens **sechs** der zahlreichen wachstumskontrollierenden Gene scheinen wohl in irgendeiner Weise verändert sein zu müssen, damit eine Zelle wirklich zu einem Tumor werden kann. Eine einzige Mutation ist zu wenig, um eine entartete Zelle entstehen zu lassen, da immer noch Schutzmechanismen existieren, die einer Tumorentstehung entgegenwirken.

Zusätzliche Veränderungen

Zusätzliche Mutationen in anderen Genen können die maligne Entartung fördern, das heißt das Eindringen in andere Gewebe oder die Metastasierung.

Vor allem die Verhinderung der **Apoptose** bringt für eine Tumorzelle einen entscheidenden Vorteil. Auch die natürliche **Zellalterung** ist in vielen Tumoren deaktiviert – anderenfalls gäbe es auch gar keine Tumoren, da die Entstehung einer definitiv malignen Zelle einige Zeit in Anspruch nimmt.

16.2.3 Protoonkogene

Protoonkogene sind normale Gene, die in jeder Zelle vorkommen und für Proteine codieren, die Wachstum, Teilung und Differenzierung einer Zelle kontrollieren und steuern.

Als Protoonkogene werden alle Gene bezeichnet, die geeignet sind, das Wachstum einer Zelle – und damit auch einer Tumorzelle – in *positiver* Weise zu beeinflussen.

Mutiert ein solches Gen, kommt es im häufigsten Fall zu einem Funktionsverlust, die Zellteilung wird nicht mehr gefördert und die Zelle kann sich nicht mehr teilen. Meist zieht das die Apoptose nach sich, was für den Organismus kein Problem darstellt, da sich normalerweise genügend andere teilbare Zellen in der Nachbarschaft befinden.

Aktivierung von Protoonkogenen zu Onkogenen

Es gibt aber auch die Möglichkeit, dass durch die Mutation des Protoonkogens die Zellteilung gefördert wird (z. B. durch einen veränderten Promotor).

Es kann passieren, dass durch Chromosomenumlagerungen ein Wachstumsgen unter den Einfluss eines Promotors gerät, der normalerweise stark aktivierend wirkt. So sind z. B. die Promotoren der Immunglobuline in der Lage, Protoonkogene zu **Onkogenen** zu aktivieren und damit zur Entstehung von Tumoren beizutragen.

Einige Protoonkogene sind bei Tumoren aktiviert und werden dann Onkogene genannt. Aufgrund des Mechanismus ist deren Wirkung dominant, da *ein* mutiertes Allel schon eine Wachstumsförderung bewirken kann.

Welche Protoonkogene haben wir?

Alle Komponenten, die das Wachstum einer Zelle beeinflussen, können als Protoonkogene angesehen werden. Sie können in verschiedene Gruppen eingeteilt werden, die man sich – bei Kenntnis der Grundlagen des Zellwachstums – leicht selbst herleiten kann.
- Wachstumsfaktoren und deren Rezeptoren
- Zytoplasmatische Übermittlerproteine
- Transkriptionsfaktoren
- Viele weitere Proteine

Wachstumsfaktoren und deren Rezeptoren. Durch Wachstumsfaktoren, die außen an die Zellmembran binden, kann das Zellwachstum gefördert werden. Mutiert z. B. der Promotor eines solchen Wachstumsfaktor-Gens so, dass viel zu viel dieses Faktors gebildet wird, beginnen die Zellen in der Nachbarschaft munter zu wachsen.

Wie groß die Bedeutung dieser Gene ist, lässt sich daran erkennen, dass sie bei 50 % aller Krebserkrankungen irgendwie verändert sind.

Wachstumsfaktoren binden außen an die Zelle, worauf der in der Zellmembran sitzende Rezeptor – häufig eine Tyrosin-spezifische Proteinkinase (S. 339) – ein Signal nach innen weiterleitet.

Kommt es im Bereich der Rezeptoren zu einer Mutation, entstehen Rezeptoren nach einer verfälschten Bauanleitung. Diese leiten unter Umständen auch dann wachstumsstimulierende Signale ins Zytoplasma, wenn außen am Rezeptor gar kein Wachstumsfaktor gebunden ist (☞ 16.6).

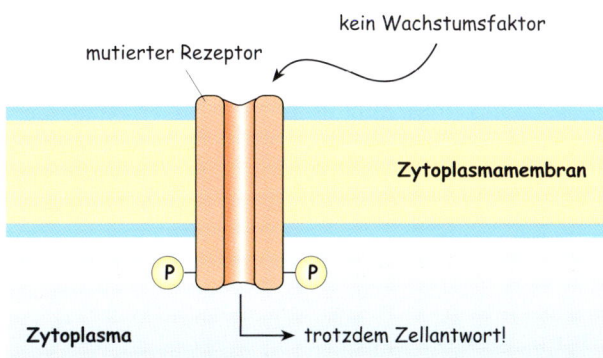

☞ **16.6** Rezeptormutation.

Zytoplasmatische Übermittlerproteine. In diese Gruppe gehören alle Proteine, die an der Signalübermittlung vom Membranrezeptor der Zelle bis hin zur DNA im Zellkern beteiligt sind.

Die RAS-Proteine (S. 352) nehmen hierbei eine klinisch besonders wichtige Stellung ein. Mutationen im *RAS*-Gen führen manchmal dazu, dass ein RAS-Protein entsteht, das nicht mehr in der Lage ist, sich selbst zu deaktivieren. Sie geben der Zelle also ständig den Befehl zu wachsen, egal, ob außen ein Wachstumsfaktor gebunden hat oder nicht (☞ 16.7). Bei rund 25 % aller Tumoren des Menschen hat man solche überaktiven RAS-Proteine gefunden.

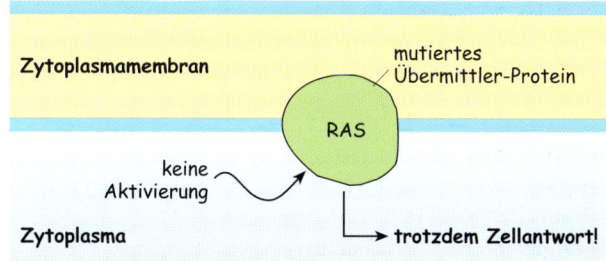

☞ **16.7** Mutationen im RAS-Gen führen zu einem veränderten RAS-Protein.

Bestimmte Transkriptionsfaktoren. Der letzte Schritt dieser Signaltransduktion wird meist von Proteinen übernommen, die an die DNA binden können. Sie beeinflussen dort als Transkriptionsfaktoren durch Induktion die Transkription von Genen. Mutationen dieser Proteine können sich natürlich auch auf das Wachstum einer Zelle auswirken.

Proto-Onkogene können auch Gene sein, die für Transkriptionsfaktoren codieren, die wachstumsfördernde Gene aktivieren. Ein Beispiel dafür ist das *MYC*-Gen. Das resultierende **MYC-Protein** ist ein Transkriptionsfaktor, der verschiedene Gene aktiviert, die in das Zellwachstum involviert sind. Man kennt eine ganze Reihe Tumoren, in denen die MYC-Proteine überaktiv sind.

Andere Proteine. Im Endeffekt werden alle Gene als Protoonkogene bezeichnet, die in *irgendeiner Weise* dem Wachstum einer Zelle förderlich sind.

Daher gehört auch das **BCL-2-Protein** dazu, das die Einleitung der Apoptose einer Zelle verhindert (S. 266). Durch die Überexpression dieses Gens erfolgt zwar keine Proliferationssteigerung. Die Überlebenszeit der Zelle wird allerdings erhöht, so dass diese dann Zeit hat, „Mutationen zu sammeln". Liegt das *BCL-2*-Gen in Tumoren aktiviert vor, so bezeichnet man es als *BCL-2*-Onkogen.

Auch das für den Eintritt in die S-Phase benötigte **Cyclin D** (S. 259) ist ein Protoonkogen, da seine Überexpression das Zellwachstum fördert.

> **Tyrosinkinase-Inhibitoren in der Klinik.** Die Wichtigkeit der Tyrosinkinasen für das Tumorwachstum ist auch von den Medikamentenforschern erkannt worden. Mittlerweile sind schon zahlreiche Inhibitoren von Tyrosinkinasen in der Klinik zugelassen, was einen erheblichen Fortschritt für die Therapie gebracht hat.

16.2.4 Tumorsuppressor-Gene

Tumorsuppressor-Gene codieren für Proteine, die den Protoonkogenen entgegenwirken – sie wurden daher früher auch als Anti-Onkogene bezeichnet.

> Als Tumorsuppressor-Gene werden alle Gene bezeichnet, die geeignet sind, das Wachstum einer Zelle – auch einer Tumorzelle – in *negativer* Weise zu beeinflussen.

Inaktivierung von Tumorsuppressor-Genen

In Tumoren sind viele Tumorsuppressoren durch Mutationen inaktiviert. Bereits eine einzige **Punktmutation** kann zur Inaktivierung eines Tumorsuppressor-Proteins ausreichen.

Die Mutationen sind hier rezessiv, da *ein* verbleibendes funktionierendes Allel häufig ausreicht, um die Funktion zu erhalten (leider nicht so beim wichtigen P53).

Mittlerweile sind eine ganze Reihe Tumorsuppressoren bekannt. Die beiden wichtigsten sind vermutlich das RB-Protein und das P53-Protein. Beide Proteine sind zentrale Hemmstoffe des Zellwachstums und kontrollieren den kritischen Übergang von der G_1-Phase in die S-Phase des Zellzyklus.

RB und die Wachstumskontrolle

Das RB-Protein (S. 257) spielt eine zentrale Rolle beim Übergang der Zellen von der G_1- in die S-Phase des Zellzyklus. Bei über 60 % aller menschlichen Tumoren liegt eine Mutation im *RB-Gen vor – besonders häufig bei **R**etinoblastomen, bei denen diese Proteine entdeckt wurden.*

RB und seine Partner. Es existiert *kein* Tumor, in dem nicht RB in irgendeiner Weise beeinflusst wäre. Um die RB-Wirkung aufzuheben, muss man nicht unbedingt bei diesem Protein selbst angreifen: Viele Wege führen nach Rom und auch zum RB.

Im Zentrum der Zellproliferation stehen außerdem noch das Cyclin D (S. 258) mit seiner CDK4, die beide Protoonkogene sind, da sie das Wachstum fördern. Außerdem ist noch das Protein P16 (S. 260) wichtig – ein Hemmstoff dieser beiden Protoonkogene.

> In jedem Tumor ist eine der Komponenten des **P16-D-Cyclin-CDK4-RB-Weges** der Zellregulation verändert.

Interessanterweise sind keine Tumoren bekannt, in denen mehrere Komponenten dieses Systems verändert sind. Da sie alle an der gleichen Schaltstelle teilhaben, reicht der Ausfall einer Komponente völlig aus; weitere bringen keinen Selektionsvorteil.

P53 und DNA-Schäden

Das *P53*-Gen codiert für ein gleichnamiges Protein mit einem Molekulargewicht von 53 kD (S. 261). Es sorgt im normalen Zellzyklus dafür, dass sich eine Zelle nur dann weiter teilen kann, wenn ihr Erbgut weit gehend in Ordnung ist. Hat die DNA größere Schäden, verhindert es die weitere Teilung der Zelle oder leitet sogar ihren Selbstmord (Apoptose) ein. So kann normalerweise verhindert werden, dass sich mutierte Zellen weiter vermehren.

> Aufgrund seiner zentralen Stellung ist es für einen Tumor günstig, keine funktionierenden P53-Proteine zu besitzen. In mehr als der Hälfte aller menschlichen Tumoren wurde eine Mutation von *P53* gefunden.

Das Besondere am P53 ist, dass es als Tetramer wirkt – also immer vier P53 zusammen. Daher bewirkt schon die Mutation eines einzigen Allels die Beeinträchtigung aller vier Untereinheiten, was der Zelle erhebliche Schwierigkeiten bereiten kann.

Liegen bei Tumoren *P53*-Mutationen vor, zeigen sie in der Regel ein schlechtes Ansprechen auf Chemo- und Radiotherapie. Ein bestrahlter Tumor mag wohl DNA-Schäden davontragen, ohne funktionierendes P53 kann er aber nicht in die Apoptose gehen.

16.2.5 Andere Faktoren, die Tumoren beim Überleben helfen

Neben den angesprochenen Genregionen gibt es noch eine ganze Reihe weiterer Bereiche, in denen Tumoren ein verändertes (Sozial-)Verhalten zeigen, weil das für sie einen Vorteil darstellt.

Gefäßneubildung. Tumoren sind ab einer gewissen Größe auf die Neubildung von Gefäßen angewiesen (Angiogenese), damit sie ausreichend Sauerstoff und Nährstoffe bekommen. Zu diesem Zweck bilden sie häufig **Angiogenesefaktoren**, die eine Neubildung von Gefäßen bewirken.

Metastasen. Damit Tumoren sich aus ihrem alten Zellverband herauslösen können, sind Proteasen erforderlich. Trotzdem ist dann nur eine von einigen Tausend Tumorzellen in der Lage, eine Metastase zu bilden (gr. *metastasis* = Wanderung). Vorteil der Metastasenbildung für den Tumor ist, dass er nun auch an anderen Orten im Körper weiterwachsen kann.

Die Extrazelluläre Matrix. Die Wachstumsregulation im Organismus hängt nicht nur von Wechselwirkungen zwischen den Zellen, sondern auch zwischen Zellen und der Extrazellulären Matrix ab. Für viele Zellen gibt es z. B. eine Verankerungsabhängigkeit der Zellteilung, wobei am G_1-Restriktionspunkt eine Kontrolle der Verankerung erfolgt.

Bei vielen Tumoren ist eine Komponente dieser Verankerungskontrolle ausgeschaltet. Nur so haben sie die Möglichkeit, unbegrenzt weiter zu wachsen, ohne z. B. durch fehlende Verankerung an Nachbarzellen daran gehindert zu werden.

Die Zellalterung (= Seneszenz) ist ein physiologischer Vorgang, durch den Zellen ganz automatisch nach einer gewissen Anzahl an Teilungen in die Apoptose gehen – zumindest, wenn P53 und RB funktionieren.
Bei fast allen Tumoren ist dieser letzte Schutzmechanismus ausgeschaltet, indem das Telomerase-Gen wieder aktiviert wird. Darauf sind sie angewiesen, weil es normalerweise Jahrzehnte dauert, bis eine Zelle ausreichend viele Mutationen für ein malignes Wachstum „gesammelt" hat. Diese Zeit hat sie dadurch.

16.2.6 Rauchen und Lungenkrebs

Zigarettenrauchen kann – wie hinlänglich bekannt – zu Tumoren führen. Bei jedem Zug werden einige Tausend toxische Stoffe eingeatmet, darunter viele hochwirksame Kanzerogene.
Immerhin ein Viertel aller Krebstodesfälle ist auf das Rauchen zurückzuführen. Rauchen verursacht dabei meist ein Bronchialkarzinom (bösartiger Tumor der Bronchien), vor allem das kleinzellige Bronchialkarzinom, das eine äußerst schlechte Prognose hat (5-Jahres-Überlebensrate etwa 5 %).
Beim kleinzelligen Bronchialkarzinom findet man z. B. in über 70 % der Fälle eine *MYC*-Überexpression und in über 50 % eine *BCL-2*-Überexpression.
Außerdem ist das *RB* in über 90 % der Fälle mutiert, das *P53* in über 70 %; es lohnt sich also wirklich, sich ein wenig mit der Tumorbiologie zu beschäftigen – zumal die spezifischen Mutationen bei vielen Tumoren schon Konsequenzen für die jeweilige Therapie haben.

16.2.7 Zytostatika

Leider sind wir noch nicht in der Lage, ganz spezifisch nur Tumoren zu hemmen. Ein Problem bei der Tumortherapie ist, dass Tumorzellen körpereigene Zellen sind, die sich meist von den anderen Zellen in einem Menschen nicht groß unterscheiden.
Einen Unterschied gibt es aber doch: die große Wachstumsgeschwindigkeit der Tumorzellen. Und diese Eigenschaft wird auch ausgenutzt, um Tumoren zu schädigen.

Prinzip der Zytostatika. Zytostatika sind meist Stoffe, die das Wachstum von Zellen unterbinden – und zwar von *allen* Zellen, die sich schnell teilen (sieht man auch an den Nebenwirkungen). Durch eine geschickte Wahl verschiedener Zytostatika ist es möglich, eine ganze Reihe von Tumoren zumindest zurückzudrängen, einige sind sogar dauerhaft auslöschbar.
Ein wichtiger Mechanismus der Zytostatika, die **Schädigung der DNA**, führt es mit sich, dass viele von ihnen leider selbst krebserregend sind. Man muss also bei jedem Patienten individuell abwägen, ob durch eine solche Therapie nicht noch mehr Schäden gesetzt werden.

Allgemeine Nebenwirkungen der Zytostatika. Neben den Tumorzellen werden auch alle normalen Zellen geschädigt, die sich in unserem Körper schnell teilen. Hierzu gehören die Haarwurzelzellen (Haarausfall unter Zytostase), die Zellen des Magen-Darm-Trakts, die Blutzellen (Infekt- und Blutungsneigung) und die Keimzellen.

Verschiedene Zytostatika. Die verschiedenen Zytostatika kann man in drei Gruppen einteilen, die sich nach deren Wirkmechanismus richten. In eine vierte (heterogene) Gruppe fallen dann noch weitere Substanzen, die in irgendeiner Weise das Wachstum von Tumoren hemmen können (z. B. bestimmte Zytokine).
- Zytostatika, die direkt die DNA schädigen (z. B. Actinomycin, Mitomycin).
- Zytostatika, die die DNA-Biosynthese stören (hier unterscheidet man noch einmal falsche Nukleotide von den Folsäure-Hemmstoffen).
- Zytostatika, die die Mikrotubuli stören.

17 Genetik der Bakterien und Viren

Kommen wir nun zu zwei Mikroorganismen, die unser Leben auf meist sehr unangenehme Weise beeinflussen. Sowohl bei den **Bakterien** als auch bei den **Viren** scheint der Lebensschwerpunkt klar in der Vermehrung zu liegen, weshalb deren Lebenszyklus auch hier im Genetikteil besprochen wird.

Wichtig ist es, die Genetik der Bakterien und Viren – und deren grundsätzliche Unterschiede – zu verstehen, um die therapeutischen Möglichkeiten gegen die beiden Plagegeister einschätzen zu können. Nur so lassen sich z. B. die Unterschiede zwischen Bakterium und Mensch und damit die Wirkungsweise der **Antibiotika** verstehen. Und erst wenn man weiß, wie Viren sich vermehren, kann man verstehen, warum sich **antivirale Medikamente** so schwer finden lassen.

Selbstverständlich kommt auch das wohl bekannteste Virus, das **HI-Virus**, zur Sprache sowie das Prinzip der **somatischen Gentherapie**, die in der Zukunft sicherlich eine sehr große Rolle in der Medizin spielen wird.

17.1 Bakterien

In diesem Kapitel werden sicherlich viele neue Begriffe und Fakten zur Sprache kommen. Unserer Meinung nach gehört davon das Wenigste in die Vorklinik, zumal man das in Mikrobiologie alles noch einmal ausführlich behandelt. Andererseits werden aber schon recht viele Dinge zu Bakterien – vor allem Medikamentennamen – im Physikum gefragt. Daher möchten wir hier dem Leser die Möglichkeit bieten, das Ganze im großen Zusammenhang zu lernen – mit einer Systematik, die man sonst leider erst nach dem Physikum lernt.

17.1.1 Was sind Bakterien?

Bakterien (gr. *bakterion* = Stäbchen) sind die wichtigsten Vertreter der **Prokaryonten**, einer Gruppe von einzelligen Mikroorganismen, die zur selbständigen Vermehrung fähig sind, sich aber durch einen **fehlenden Zellkern** auszeichnen. Bakterien besitzen zusätzlich zu einer Membran auch noch eine **Zellwand**, die sie vor Schädigungen von außen schützt. Außerdem hält sie dem beachtlichen osmotischen Druck der Bakterien stand und sorgt somit für Stabilität.

Die Form der Bakterien

Die erste Einteilung der Bakterien erfolgte – in Ermangelung besserer Möglichkeiten – einfach anhand ihrer Form in drei Gruppen. Eine Einteilung, die auch heute noch üblich ist:

- Kokken
- Stäbchen
- Andere

Kokken (☞ **17.1**) sind kugelförmige Bakterien (gr. *kokkos* = Kern, Beere). Hierzu gehören z. B. die Erreger, die am häufigsten die kleinen gelben Punkte im Hals bei einer Erkältung hervorrufen, die **Streptokokken** (gr. *streptos* = Halskette).

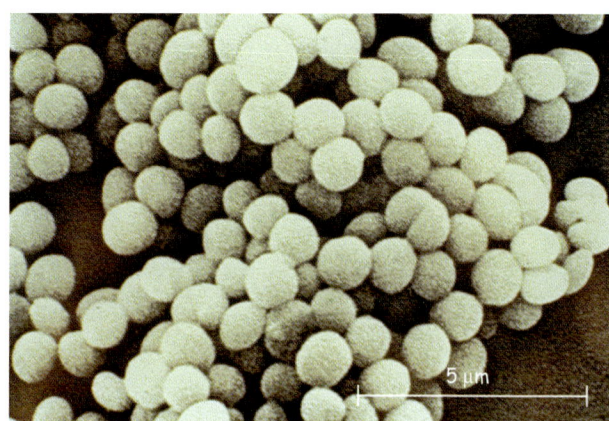

☞ **17.1** Kokken.

Stäbchen (☞ **17.2**) bilden die zweite Gruppe, zu der die meisten humanpathogenen Bakterien gehören. Als Beispiele seien hier die **Salmonellen** und **Escherichia coli** (kurz: E. coli) genannt.

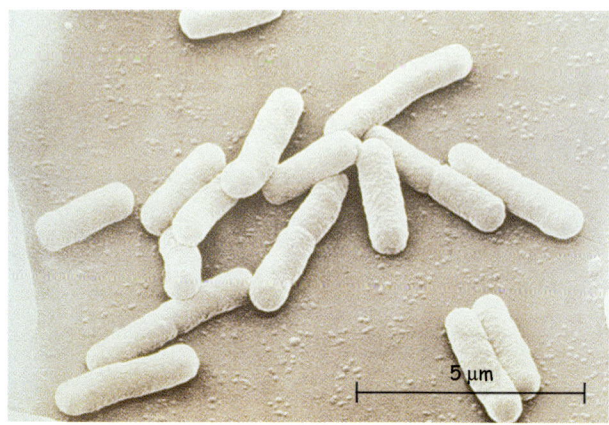

☞ **17.2** Stäbchenförmige Bakterien.

Die Anderen. Die dritte Gruppe ist etwas heterogener und umfasst diejenigen Bakterien, die in keine der anderen Gruppen passen. Dazu gehören:

- Die **Spirochäten**, zu denen z. B. der **Syphiliserreger** gehört (☞ **17.3**).

- Die **Mykoplasmen**, die – anders als die anderen Bakterien – keine Zellwand besitzen.
- Die **obligaten Zellparasiten**, die nur intrazellulär überleben können.

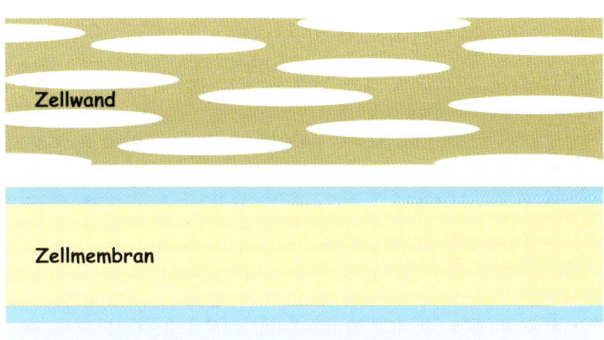

◉ **17.4** Zellwand Gram-positiver Bakterien.

Die Farbe kommt dadurch zustande, dass sich das „Blau", der entscheidende Farbstoff, aus der viel dickeren Zellwand der Gram-positiven Bakterien nicht mehr herauswaschen lässt.

Gram-negative Bakterien. Die Bakterien, die sich rot anfärben, haben zwei Phospholipid-Doppelschichten, zwischen denen sich eine (relativ dünne) Zellwand befindet (◉ **17.5**).

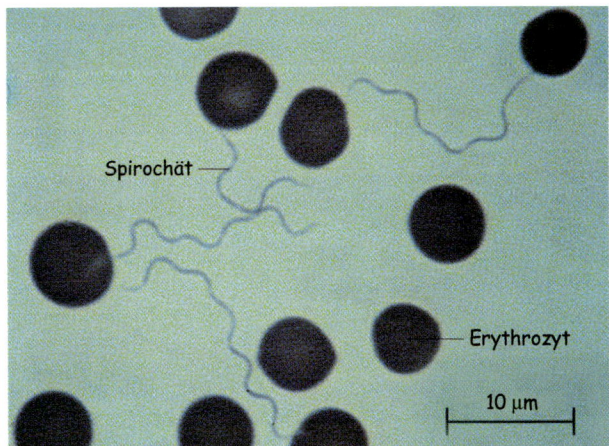

◉ **17.3** Spirochäten.

Die Einteilung ist dabei sicher nicht extrem prüfungsrelevant, aber man tut sich leichter mit dem Verständnis der folgenden Mechanismen, wenn man sich unter „Bakterium" etwas mehr vorstellen kann als nur „kleines Ding".

Die Gram-Färbung

Eine zweite wichtige Einteilung richtet sich nach der Möglichkeit des unterschiedlichen Anfärbens der Bakterien mit einer bestimmten Methode: der Gram-Färbung. Das hat nichts mit „Grämen" zu tun, sondern ist nach dem dänischen Arzt Hans Christian Gram benannt, der diese Methode 1884 veröffentlichte.
Bei der **Gram-Färbung** färbt man die auf einem Objektträger fixierten Bakterien zunächst mit einem blauen Farbstoff. Nach einer Waschphase versucht man eine Gegenfärbung mit einem roten Farbstoff.
Gram hat festgestellt, dass sich die Bakterien nach dieser Färbung im Mikroskop entweder rot oder blau-violett anfärben. Danach teilte man die Bakterien einfach in Gram-positiv (blau) und Gram-negativ (rot) ein. Erst später fand man den Grund für die unterschiedliche Anfärbbarkeit, er liegt in einer unterschiedlichen Struktur der Zellwand dieser Bakterien.

Gram-positive Bakterien. Bei den blauen (Gram-positiven) Bakterien folgt der (einen!) Zellmembran eine um ein Vielfaches dickere Zellwand. Sie besitzen keine äußere Membran (◉ **17.4**).

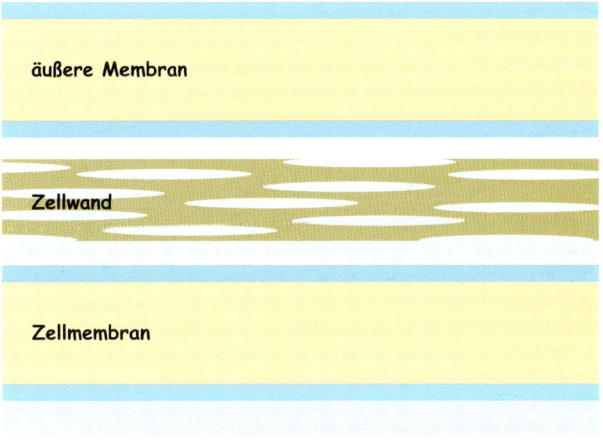

◉ **17.5** Zellwand Gram-negativer Bakterien.

Die Gram-negativen Bakterien geben die blaue Farbe durch den Waschschritt viel leichter wieder ab und können mit dem roten Farbstoff gegengefärbt werden.

Wichtig ist diese Unterscheidung zum einen für die **Pathogenität** der Bakterien. Auf beide Gruppen reagiert unser Immunsystem unterschiedlich, da die Oberfläche der Bakterien anders ist. Zum anderen reagieren auch die **Antibiotika** auf diese Unterschiede anders. Es gibt Medikamente, die nur gegen Gram-positive oder nur gegen Gram-negative Bakterien wirken oder auch ähnlich gegen beide Gruppen.

17.1.2 Genetik der Bakterien

Um zu verstehen, warum die Antibiotika nur bei Prokaryonten wirken, muss man sich ein ganz kleines bisschen mit der Genetik der Bakterien beschäftigen. Es wird hier weitestgehend nur auf die Unterschiede gegenüber dem Menschen eingegangen.

Besonderheiten des bakteriellen Erbguts

Bakterien besitzen **keinen Zellkern**, sondern nur ein Zellkernäquivalent oder **Nukleoid**, das aus *einem* ringförmigen Chromosom besteht. Durch diesen Umstand gibt es bei ihnen keine Trennung der DNA von der Translationsmaschinerie.

Plasmide. Zusätzlich besitzen einige Bakterien noch kleinere (ebenfalls ringförmige) DNA-Fäden, die man als Plasmide bezeichnet. Diese sind nicht essenziell für die Bakterien, tragen aber häufig Informationen, die klinisch eine große Rolle spielen. Am wichtigsten sind Virulenzfaktoren und Resistenzen gegen Antibiotika.

Nicht nur das Erbgut selbst unterscheidet sich von den Eukaryonten, sondern auch die gesamte Maschinerie, die für die Proteinbiosynthese zuständig ist. Ein Teil der Unterschiede wird bei der Besprechung der Mitochondrien zur Sprache kommen, die ja möglicherweise von Bakterien abstammen.

Bakterielle Transkription

Bakterien besitzen nur eine einzige RNA-Polymerase, die für die Transkription sämtlicher Gene zuständig ist. Auch die Prozessierungsvorgänge sind weit weniger komplex als beim Menschen, da es z. B. weder Introns noch einen Poly-A-Schwanz gibt. Die bakterielle mRNA ist daher sofort voll funktionsfähig.

Auch die Herstellung der ribosomalen RNAs unterscheidet sich von der bei Eukaryonten. Sie entstehen aus einem 30 S-Vorläufer-rRNA-Molekül, aus denen dann rRNA-Moleküle mit den Sedimentationskonstanten 23 S, 16 S und 5 S herausgeschnitten werden.

Bakterielle Translation

Die bakterielle Proteinbiosynthese funktioniert – bis auf wenige Ausnahmen – wie die in unseren eukaryontischen Zellen. Ein Unterschied besteht in der Starter-Aminosäure. Bei Prokaryonten ist das Methionin, das für den Start benötigt wird, zu **N-Formyl-Methionin** (**fMet**) modifiziert. Ein weiterer Unterschied besteht darin, dass Bakterien **andere Ribosomen** besitzen. Die kennen wir allerdings schon von unseren Mitochondrien, die die gleichen besitzen. Das gesamte Ribosom ist ein **70 S-Ribosom**, die beiden Untereinheiten haben Sedimentationskonstanten von **50 S und 30 S**, welche wiederum aus den drei verschiedenen rRNA-Arten und diversen Proteinen bestehen (☞ **17.6**).

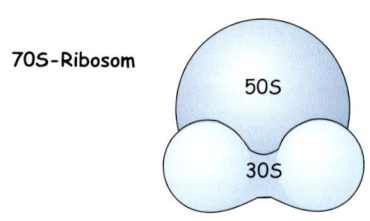

70S-Ribosom

☞ **17.6** 70 S-Ribosom.

Wichtig sind diese Kenntnisse für die Antibiotika-Therapie, da sich aufgrund der anderen Ribosomen-Untereinheiten Möglichkeiten zur selektiven Hemmung ergeben.

Bakterielle DNA-Replikation

Da Bakterien nur über ein relativ kleines Genom verfügen, kommen sie auch mit nur einem einzigen Replikationsursprung aus. Dieser liegt an einer bestimmten Stelle des DNA-Rings und wird auch als „**ori**" bezeichnet (von engl. **ori**gin of replication = Replikationsursprung). Von diesem Ursprung ab erfolgt die Replikation in beide Richtungen (bidirektional), bis sich die beiden Replikationsgabeln auf der gegenüberliegenden Seite treffen, womit das gesamte Genom repliziert ist (☞ **17.7**).

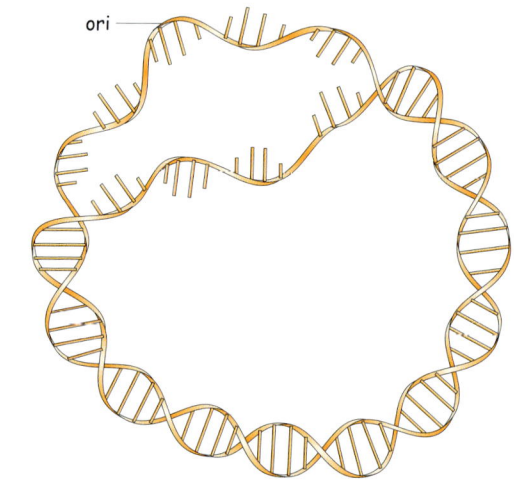

ori

☞ **17.7** Bakterielle DNA-Replikation.

Klinisch wichtig ist die bakterielle Topoisomerase (II), die als **Gyrase** bezeichnet wird und durch Antibiotika aus der Gruppe der Gyrasehemmer irreversibel blockiert werden kann.

17.1.3 Grundlagen der Antibiotika-Therapie

Im folgenden Teil beschäftigen wir uns mit der Wirkungsweise der verschiedenen Antibiotika-Gruppen. Es handelt sich dabei sicher nicht um ein klassisches vorklinisches Gebiet, da aber aus jeder Gruppe mindestens ein Stoff im Physikum gefragt wird, ist es nicht verkehrt, sich gleich mit den zugehörigen Gruppen zu beschäftigen. So hat man wenigstens für später noch etwas davon und kann nicht nur ein paar Namen.

Antibiotika dienen dazu, bakterielle Infektionen zu bekämpfen. Sie sollen **selektiv** nur die Bakterien ausschalten, ohne den Wirt darum herum zu schädigen (selektive Toxizität).

Antibiotika und Chemotherapeutika. Eigentlich bezeichnet man als Antibiotika nur Stoffe, die natürlichen Ursprungs sind, also von Pilzen oder Bakterien produziert werden. Dem gegenüber stehen die Chemotherapeutika, die künstlich hergestellt werden.

Meist spricht man aber bei antibakteriellen Stoffen immer von Antibiotika und benutzt den Begriff Chemotherapeutika eher für Zytostatika, die bei der Behandlung von Tumoren eingesetzt werden.

Bakterizid und bakteriostatisch. Bei den Antibiotika können bakterizid wirkende von bakteriostatisch wirkenden unterschieden werden. Die einen töten die Bakterien (bakterizid), die anderen verhindern nur ihre weitere Vermehrung (bakteriostatisch) – was bei immunkompetenten Patienten in der Regel ausreicht.

Eine andere Einteilungsmöglichkeit ist die in die folgenden beiden Gruppen, die in etwa gleiche Marktanteile haben:

1. Antibiotika, die durch eine **Schädigung der Zellwand** dazu führen, dass die Bakterien (spätestens bei ihrer nächsten Teilung) zugrunde gehen (bakterizide Wirkung).
2. Antibiotika, die den Bakterien Probleme bei der Herstellung von Proteinen oder bei der Replikation verursachen, wirken auf **genetischer Ebene** entweder bakterizid oder bakteriostatisch.

Wir beschreiben immer die entsprechenden Hauptgruppen, die in der Klinik Anwendung finden, und mit denen sich auch die Prüfungsfragen beantworten lassen.

Hemmstoffe der Zellwandsynthese

Mit diesen Antibiotika fing die antibakterielle Therapie an. Im September 1928 machte der britische Bakteriologe Alexander Fleming in London die folgenschwere Entdeckung, dass ein Schimmelpilz in der Lage ist, das Bakterienwachstum zu hemmen. Fleming nannte ihn **Penicillin** (von lat. kleiner Schwanz, Penis), also so etwas wie „Pinselschimmel". Später wurden – neben dem klassischen Penicillin G – noch eine ganze Reihe weiterer Penicilline mit leicht veränderten Eigenschaften entwickelt.

Eine zweite Gruppe von Hemmstoffen der Zellwandsynthese sind die **Cephalosporine**, die mittlerweile rund doppelt so häufig verschrieben werden wie die Penicilline. Beide zusammen haben einen weltweiten Marktanteil von über 50%. Die Penicilline und Cephalosporine wirken alle **bakterizid** auf sich teilende Bakterien (☞ **17.8**).

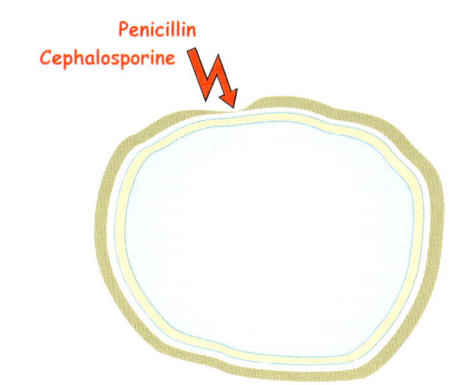

👁 **17.8** Penicilline und Cephalosporine.

Auf genetischer Ebene wirkende Antibiotika

Diese Gruppe von Antibiotika stört die bakterielle Proteinproduktion oder Replikation. Aufgrund des Wirkmechanismus lassen sich hier noch einmal vier verschiedene Untergruppen unterscheiden, je nachdem auf welcher Ebene die Medikamente eingreifen.

1. Hemmstoffe der Nukleotid-Biosynthese (= Folsäure-Antagonisten)
2. Hemmstoffe der bakteriellen Transkription
3. Hemmstoffe der bakteriellen Translation
4. Hemmstoffe der bakteriellen Replikation

Hemmstoffe der Folsäure-Biosynthese

Warum schädigt ein Hemmstoff der Folsäure-Biosynthese selektiv nur Bakterien? Der Grund ist, dass unsere Zellen nicht in der Lage sind, Folsäure herzustellen, da sie für uns ein Vitamin ist.

Bakterien hingegen können sich zwar Folsäure herstellen, diese jedoch nicht *aufnehmen* – auch dann nicht, wenn ihre eigene Folsäure-Biosynthese gehemmt wird. Auf diese Art und Weise wirken die Antibiotika aus der Gruppe der **Sulfonamide bakteriostatisch**.

Hemmstoffe der Transkription

Wichtigster Hemmstoff der bakteriellen Transkription, also der DNA-abhängigen RNA-Polymerase, ist der **bakterizid** wirkende Stoff **Rifampicin** (☞ **17.9**). Da bei häufiger Anwendung leicht die Gefahr einer Resistenzentwicklung besteht, wird Rifampicin ausschließlich zur Therapie von Tuberkulose (Tbc) und Lepra eingesetzt. Und auch dort nur in Kombination mit anderen Medikamenten.

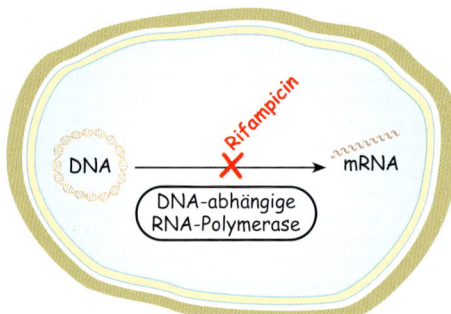

👁 **17.9** Rifampicin.

Hemmstoffe der Translation

Wegen der vielfältigen Angriffsmöglichkeiten macht es Sinn, hier noch einmal vier verschiedene Gruppen zu unterscheiden.

Zwei davon greifen an der **30 S**-Untereinheit der bakteriellen Ribosomen ein und stören diese.

- Tetrazykline
- Aminoglykoside

Die zwei anderen greifen an der größeren **50 S**-Untereinheit der Ribosomen an.

- Makrolide
- Chloramphenicol

Das waren jetzt vermutlich ziemlich viele neue Namen auf einmal, aber wir haben es damit auch fast geschafft und kennen dann alle Antibiotika-Gruppen, die eine Rolle spielen.

Inhibitoren der 30 S-Untereinheit. Die **Tetrazykline** sind typische Breitspektrum-Antibiotika. Sie wirken **bakteriostatisch** auf sämtliche Bakteriengruppen, indem sie die Anlagerung der tRNA-Aminosäure-Komplexe an die mRNA hemmen (👁 **17.10**).

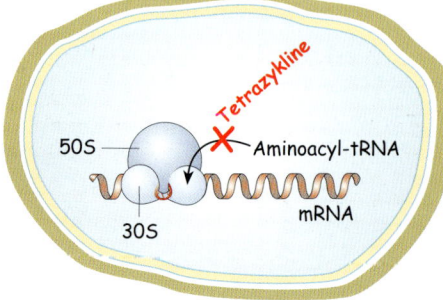

👁 **17.10** Tetrazykline.

Die **bakterizid** wirkenden **Aminoglykoside** gelangen über ein bakterielles Transportsystem in die Bakterienzelle und verursachen dort die Ausbildung falscher tRNA-Aminosäurekomplexe (👁 **17.11**).

Hier unterscheidet man bei der Herkunft der Antibiotika, ob sie von der Bakterienart Streptomyces produziert werden – sie erhalten dann ein „y" am Ende. Wichtigster Vertreter ist das Streptomycin, das in der Tbc-Behandlung eingesetzt wird. Die andere Gruppe wird von der Bakterienart Micromonospora produziert und erhält ein „i" am Ende. Beispiel: Gentamicin.

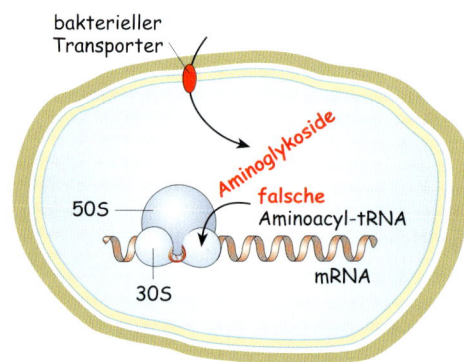

👁 **17.11** Aminoglykoside.

Inhibitoren der 50 S-Untereinheit. Ein Vertreter der **Makrolide**, die das Weiterrücken des Ribosoms unterdrücken, ist das **bakteriostatisch** wirkende **Erythromycin** (👁 **17.12**). Da Erythromycin besonders wenige Nebenwirkungen hat, ist es ein beliebtes Medikament in der Kinderklinik geworden, was man schon an manchen Handelsnamen erkennen kann, z. B. Paediathrocin.

Die zweite wichtige Gruppe beinhaltet nur einen Vertreter: das **Chloramphenicol**. Es hemmt die Peptid-Synthetase und wirkt bakteriostatisch (👁 **17.12**).

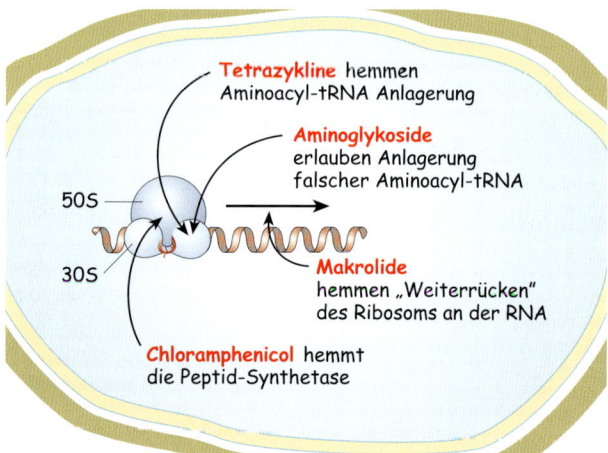

👁 **17.12** Übersicht über die Hemmstoffe der Translation und ihre Wirkung.

Hemmstoffe der DNA-Replikation

Hier greifen die bakterizid wirksamen **Gyrasehemmer** ein, die die bakterielle Topoisomerase II („Gyrase") irreversibel blockieren (👁 **17.13**). Manchmal laufen sie auch unter dem Begriff der 4-Chinolone, was die chemische Struktur der Gyrasehemmer beschreibt.

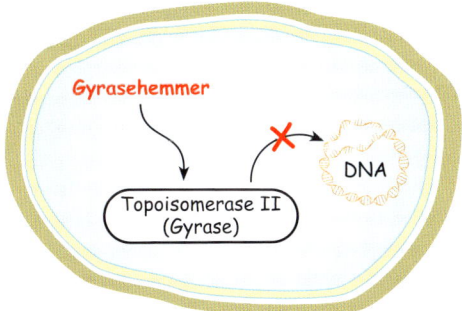

👁 **17.13** Gyrasehemmer.

Resistenzmechanismen bei Bakterien

Resistenzen gegen Antibiotika können auf sehr verschiedene Art und Weise entstehen. Die grundsätzlichen Mechanismen der Resistenzentwicklung werden wir hier besprechen. Zunächst lässt sich die natürliche von der erworbenen Resistenz unterscheiden.

Natürliche Resistenz. Manche Bakterien sind Antibiotika-resistent aufgrund ihres Aufbaus. Ein Beispiel sind die Mykoplasmen, die überhaupt keine Zellwand besitzen und daher eine natürliche Resistenz gegenüber Penicillinen und Cephalosporinen (beides Hemmstoffe der Zellwandsynthese) aufweisen.

Erworbene Resistenz. Hier unterscheidet man drei grundsätzliche Resistenzmechanismen:
1. Bakterielle Enzyme, die Antibiotika direkt inaktivieren. Die von einigen Bakterien produzierten **Penicillinasen** können z. B. Penicilline spalten.
2. Die Aufnahme des Antibiotikums wird verlangsamt oder die Ausscheidung beschleunigt.
3. Die Stelle, an der das Antibiotikum wirken soll, hat sich verändert. Daher kann das Medikament nicht mehr angreifen.

Therapie und Selektionsdruck. Die Entstehung von Resistenzen stellt ein großes Problem in der Klinik dar. Hier ist es ganz wichtig, antibakterielle Therapien in ausreichenden Dosen und lange genug durchzuführen. Werden Bakterien einer zu geringen Antibiotika-Dosis ausgesetzt oder die Therapie zu früh abgebrochen, führt der starke Selektions-druck auf die Bakterien zu einer vermehrten Mutationsrate, die wiederum das Entwickeln von Resistenzen begünstigt.

17.2 Viren

Viren unterscheiden sich grundlegend von anderen Mikroorganismen. Sie bestehen hauptsächlich aus **Nukleinsäure**, also aus Erbinformation, die in einer mehr oder weniger aufwändigen **Kapsel** steckt. Sie besitzen keine Enzyme zur Energieerzeugung oder zur Proteinbiosynthese und sind daher allein nicht in der Lage, mit ihrer eigenen Erbinformation etwas anzufangen.

Aus diesem Grund nisten sie sich in fremde Zellen ein und benutzen deren Werkzeuge für ihre Zwecke. Die Wirtszelle wird dazu missbraucht, Virusproteine herzustellen, die virale Nukleinsäure zu vervielfachen und nach der vom Eindringling mitgebrachten Anleitung neue Tochterviren herzustellen. Viren sind also intrazelluläre Krankheitserreger, was für die Therapie von Viruserkrankungen bedeutsam ist.

Lebewesen? Die Frage, ob Viren Lebewesen sind, lässt sich gar nicht so leicht beantworten. Sie erfüllen zwar nicht alle Definitionen für ein Lebewesen – allerdings auch nicht die für Nicht-Lebewesen...

Wirtsspezifität. Alle Viren haben sich auf ganz bestimmte Wirtszellen spezialisiert: Bakteriophagen befallen ausschließlich Bakterien, Viroide benutzen Kulturpflanzen als Wirtszellen. Viele Viren gönnen sich jedoch leider den besonderen Genuss einer menschlichen Wirtszelle. Da wir als angehende Humanmediziner jedoch weder kranke Kulturpflanzen noch Bakterien, sondern Menschen behandeln wollen, interessieren uns hier auch nur die humanpathogenen Viren.

17.2.1 Woraus besteht ein Virus?

Grundsätzlich besteht ein Virus aus Nukleinsäure und einer Proteinkapsel (Kapsid) drum herum. Manche Viren besitzen zudem noch eine Hülle aus Zellmembranbestandteilen der ehemals infizierten Wirtszelle.

Die Nukleinsäure – DNA oder RNA

Das Genom eines Virus besteht aus RNA oder DNA, niemals jedoch aus beiden zusammen. Die Unterscheidung ist wichtig, weil sich hiernach die gängige **Klassifizierung** der Viren richtet.

Die virale Nukleinsäure trägt die Information für sämtliche Strukturproteine des Virus, häufig aber auch noch für Enzyme und irgendwelche Regulatorproteine, die dazu da sind, dem Virus das Leben in der Wirtszelle möglichst angenehm zu gestalten.

Es sei an dieser Stelle noch einmal auf den wichtigen Unterschied zwischen (+)-RNA und (-)-RNA hingewiesen. Der (+)-RNA-Strang entspricht der mRNA und kann einfach so durch ein Ribosom laufen und Proteine entstehen lassen. Der (-)-RNA-Strang muss hingegen zunächst in seinen komplementären Strang umgeschrieben werden, um funktionsfähig zu sein.

Im Folgenden werden die einzelnen Gruppen der Viren mit einigen typischen Vertretern kurz vorgestellt.

(+)-RNA-Viren. Vertreter dieser Gruppe können ihre RNA sofort dazu verwenden, sich von der Wirtszelle Proteine herstellen zu lassen. Ein (+)-RNA-Genom haben z. B. die Polioviren (Erreger der Kinderlähmung), die Rötelnviren und zwei Hepatitisviren (Erreger der Hepatitis A und C).

Bei (-)-RNA-Viren muss die RNA zunächst von einer RNA-abhängigen RNA-Polymerase in (+)-RNA umgeschrieben werden. Da unsere Zellen solch ein Enzym nicht brauchen und daher auch nicht besitzen, müssen die Viren sie sich selbst mitbringen.

In diese Gruppe gehören das Masernvirus, das Mumpsvirus, das Influenzavirus (Erreger der Virusgrippe) und auch das Ebolavirus, das von Zeit zu Zeit für Schreckensmeldungen sorgt, da es hämorrhagische Fieber mit hoher Letalität zu erzeugen vermag.

Retroviren. Das Besondere der Retroviren – daher auch ihr Name – ist ein Enzym namens **Reverse Transkriptase**, das in der Lage ist, das RNA-Genom der Retroviren in DNA umzuschreiben.

Das bekannteste Retrovirus überhaupt ist wohl das Humane Immundefizienzvirus (HIV). In die Gruppe der Retroviren gehören auch noch viele Tumor-erzeugende Viren, die als Onkoviren bezeichnet werden.

DNA-Viren haben ein Genom, von dem die (+)-RNA abgeschrieben wird – zum Teil, nachdem das virale Genom in das zelluläre Genom integriert wurde.

Beispiele sind das Herpes-simplex-Virus (Verursacher der lästigen Lippenbläschen), das Hepatitis-B-Virus, das Varizella-Zoster-Virus (Erreger der Windpocken), das Ebstein-Barr-Virus (Erreger des Pfeifferschen Drüsenfiebers) und die Adenoviren, die alles mögliche anrichten können. Sie sind z. B. häufig die Verursacher der banalen Erkältung.

Das Kapsid – Proteine zum Schutz

Das Kapsid stellt die Schutzkapsel des Virus dar. Es besteht aus kleineren Bausteinen, den Kapsomeren, deren Anzahl bei einer bestimmten Virusgattung konstant ist. Diese Kapsomere bestehen aus Proteinen, die auf dem Virusgenom codiert sind. Das Kapsid zusammen mit der darin verpackten Nukleinsäure nennt man auch Nukleokapsid (👁 **17.14**).

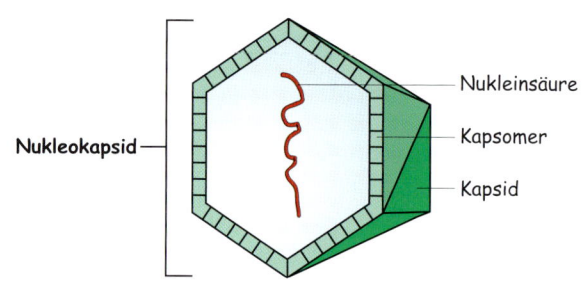

👁 **17.14** Nukleokapsid.

Die Hülle – Zellmembran der Wirtszelle

Manche Viren besitzen zusätzlich noch eine Hülle aus zellulärer Membran, die beim Ausschleusen des Virus aus der Wirtszelle „mitgenommen" wurde. Neben eingebauten viralen Proteinen findet man hier auch noch Bestandteile der Wirtszelle (👁 **17.15**). Als Beispiel für ein Virus *mit* Hülle mag hier HIV dienen; als Beispiel für Viren *ohne* Hülle seien die Adenoviren erwähnt.

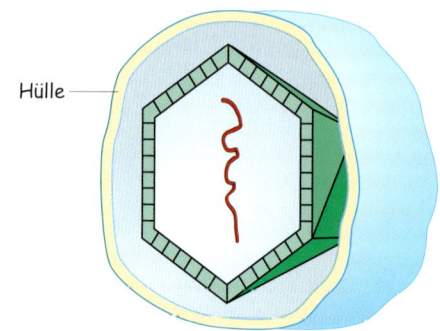

👁 **17.15** Virushülle.

17.2.2 Vermehrungszyklus eines Virus

Auch Viren wollen sich vermehren, doch allein und selbst zu zweit sind sie dazu nicht in der Lage. Sie benötigen das Enzymsystem einer Wirtszelle, das sie für ihre Zwecke einsetzen.

Adsorption. Dazu müssen sie zunächst über einen Rezeptor an eine Wirtszelle andocken (= Adsorption). Dieser Rezeptor kann z. B. auf Zellen des Respirationstrakts oder des Magen-Darm-Trakts liegen.

Entkleidung. Dann werden die Viren in eine Zelle aufgenommen, lassen ihre Hüllen fallen und setzen ihr Erbgut in die infizierte Zelle frei (engl. *uncoating*).

Genexpression. Was nun passiert, ist von der Art der Nukleinsäure abhängig, die das Virus mitgebracht hat. In den meisten Fällen muss irgendetwas umgeschrieben werden, bis man dann translatierbare (+)-RNA hat. Diese dient der Produktion neuer viraler Proteine (= Genexpression).

Replikation. Was außer der Genexpression noch notwendig wird, ist die Vervielfältigung des viralen Genoms. Auch hier hängt der Mechanismus von der virusspezifischen Nukleinsäure ab.

Zusammenbau. Anschließend werden die neuen Viruspartikel zusammengebastelt und als neue Viren von der Wirtszelle ausgeschleust.

17.3 Das Humane Immundefizienz-Virus (HIV)

Nach Angaben des Robert-Koch-Instituts lebten auf der Erde Ende 2004 etwa 40 Millionen HIV-Infizierte. Während man in den Industrienationen jedoch langsam der Epidemie mächtig wird – die Zahlen steigen nicht mehr rapide an –, ist die Lage in den Entwicklungsländern fatal. In einigen Ländern Afrikas sind bis zu 30 % der Bevölkerung infiziert. Vor allem die Zahl der HIV-infizierten Kinder nimmt stark zu.

Seit 1981 kennt man das **H**umane **I**mmmundefizienz-**V**irus (**HIV**), das heute das am besten erforschte Virus überhaupt ist. Es ist der Erreger der erworbenen Immunschwächekrankheit **AIDS** (engl. **a**cquired **i**mmune **d**eficiency **s**yndrome = erworbenes Immunschwäche-Syndrom). Vom Humanen Immundefizienz-Virus, das seinen Ursprung vermutlich bei afrikanischen Affen hat, sind zur Zeit zwei Typen bekannt, HIV-1 und HIV-2. Bis vor einigen Jahren schien wenigstens HIV-2 auf Westafrika beschränkt, mittlerweile hat auch dieses Virus die Kontinentgrenzen überschritten.

17.3.1 Was ist HIV?

Das HIV gehört zur Familie der **Retroviren**, also solcher Viren, die über eine **Reverse Transkriptase** ihr RNA-Genom in DNA umschreiben. Weiter gehört HIV zur Unterfamilie der **Lentiviren** (lat. *lenti* = langsam). In den nächsten Abschnitten geht es zunächst um die Struktur und das Genom von HIV, bevor wir seinen Lebenszyklus behandeln.

Struktur von HIV

HIV ist ein Virus mittlerer Größe (rund 100 nm), das eine Hülle aus einer Phospholipid-Doppelschicht besitzt; also ein Stück Zellmembran von einer ehemals infizierten Zelle.

Die Hülle. Außen am Virus – wichtig für das Andocken an die Zielzelle – unterscheidet man zwei Hüllproteine, die beide Glykoproteine sind. Das eine bezeichnet man als **gp 120** (ein **G**lyko**p**rotein mit einem Molekulargewicht von **120** kD), das andere als gp 41 (☞ **17.16**). An der Zellmembran innen hängen noch eine Reihe Matrixproteine, die für die Diagnose einer HIV-Infektion wichtig sind, da sie relativ früh nachgewiesen werden können.

Kapsid. Das Genom und die es umgebenden Proteine – das Nukleokapsid – werden noch einmal von einer zusammenhängenden Proteinschicht umgeben, die man als Kapsid bezeichnet.

Das HIV-Genom besteht aus einzelsträngiger **RNA** – und zwar aus jeweils zwei RNA-Molekülen, die unverbunden das Genom bilden. HIV besitzt also ein diploides Genom, an das – ähnlich wie bei uns – einige Proteine assoziiert sind. Diese Proteine zusammen mit der RNA bezeichnet man als **Nukleokapsid**. Die Proteine hängen dabei über eine Zinkfinger-Struktur an der RNA.

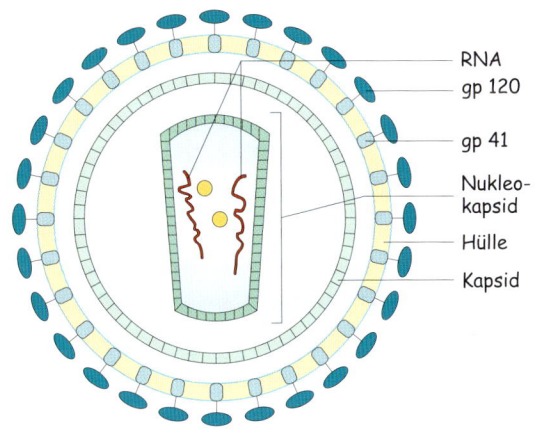

☞ **17.16**   Die Struktur von HIV.

Die HIV-Enzyme. Im HIV-Kapsid befinden sich zusätzlich noch drei Enzyme, die wichtige Funktionen in seinem Lebenszyklus übernehmen.

1. Die **Reverse Transkriptase** (RT), die für die Umschreibung des HIV-RNA-Genoms in DNA zuständig ist.
2. Die **Integrase**, die für die Integration des HIV-Genoms – nun in Form von DNA – in das Genom von Makrophagen, T-Lymphozyten und einiger anderer Zellen zuständig ist.
3. Die **Protease**, die erst später im Lebenszyklus von HIV von Relevanz ist – dafür aber (wie die Reverse Transkriptase) therapeutisch einen wichtigen Angriffspunkt darstellt.

Organisation des HIV-Genoms

Das HIV-Genom ist etwas mehr als neun Kilobasen groß und besteht aus neun Genen, die für Proteine codieren. Drei Gene codieren für Bestandteile des Virus selbst (Strukturgene), die anderen sechs codieren für regulierende Proteine (Regulationsgene).

Zu den Strukturgenen gehören drei Gene, die allerdings alle für mehrere Proteine codieren.
- Das **pol-Gen** („**Pol**ymerase") codiert für alle drei Enzyme von HIV.
- Das **env-Gen** (engl. **env**elope = Hülle) codiert für die beiden Glykoproteine der Virushülle.

- Das **gag-Gen** trägt die Informationen für alle anderen Proteine, also die inneren Strukturproteine. Der Name kommt von der Bezeichnung „**G**ruppenspezifisches **A**ntigen", was daher rührt, dass im Organismus Antikörper gegen viele dieser Protein-Komponenten gebildet werden.

Regulationsgene. Die anderen sechs Gene tragen die Information für regulatorische Proteine, die den Lebenszyklus des Virus steuern und die Wirtszelle nach Wunsch des Virus manipulieren. Bei zwei von ihnen ist bislang sicher, dass sie in vivo essenziell für die Virusreplikation sind (Tat und Rev).

Weitere Genombestandteile. Die RNA von HIV hat eine 5'-Kappe und einen 3'-Poly-A-Schwanz und sieht damit einer menschlichen mRNA zum Verwechseln ähnlich. An den beiden Enden befinden sich noch einige wichtige Wiederholungssequenzen, die „langen terminalen Wiederholungen" oder **LTR**s (engl. *long terminal repeats*). Am 3'-LTR befindet sich der virale Promotor, der die Expression aller Gene steuert. Zusätzlich liegen hier noch einige wichtige Verstärkerelemente, die zum Teil über zelluläre Transkriptionsfaktoren aktiviert werden.

17.3.2 Was macht das HI-Virus?

Was prinzipiell passieren muss, damit ein Virus sich vermehrt, ist eigentlich sehr leicht nachzuvollziehen. Selbst die molekularen Mechanismen erscheinen auf den ersten Blick recht einfach, erweisen sich bei genauerer Betrachtung jedoch als äußerst komplex. Wir beschränken uns hier auf den ersten Blick.
Zunächst muss auch ein HI-Virus mit der Zielzelle Kontakt aufnehmen. Dort eingedrungen, wird das RNA-Genom in DNA umgeschrieben und ins Wirtsgenom integriert. Anschließend werden virale Proteine hergestellt, das Genom repliziert und nach deren Zusammenbau fertige Tochterviren freigesetzt.

Wie HIV in die Zelle kommt

HI-Viren gelangen entweder über die Schleimhäute oder direkt in die Blutbahn, wo sich die Zielzellen des Virus befinden. Über ihr Oberflächenprotein gp 120 binden sie an das menschliche Oberflächenprotein CD 4, das sich auf einigen Blutzellen befindet (Adsorption).

Den **CD 4-Oberflächenrezeptor** findet man auf Makrophagen, T-Helferzellen und Dendritischen Zellen. Nur diese Zellen können von HIV befallen werden (☞ **17.17**). Erste Zielzellen scheinen die Dendritischen Zellen zu sein, die das Virus in die Lymphknoten transportieren, wo es weitere Zellen infiziert – zu Beginn erkranken vor allem Makrophagen, später im Krankheitsverlauf vermehrt T-Lymphozyten. Nach der ersten Kontaktaufnahme mittels gp 120 sorgt das zweite Oberflächen-Glykoprotein von HIV, das gp 41, für eine Fusion der retroviralen Hüllmembran mit der zellulären.
Die *physiologischen* Bindungspartner für CD 4 sind eigentlich die MHC-II-Moleküle (S. 607), die eine wichtige Rolle für das Immunsystem spielen.

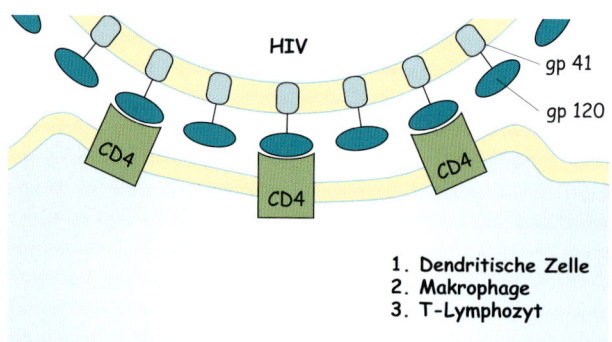

☞ **17.17** HIV bindet über gp 120 am CD 4-Rezeptor der Zielzellen.

In der Zelle erfolgt die Spaltung des Kapsids durch zelluläre Enzyme, wodurch die Nukleinsäure freigesetzt wird (engl. *Uncoating,* ☞ **17.18**).

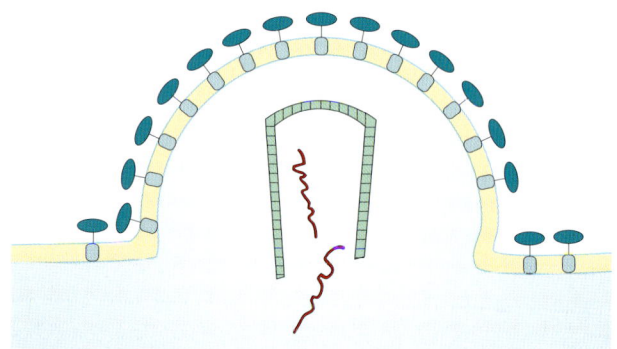

☞ **17.18** Uncoating.

HIV-Genexpression und Replikation

Im Zytosol der Wirtszelle wird als Erstes die virale RNA mithilfe der **Reversen Transkriptase** (RT) in doppelsträngige DNA umgeschrieben (☞ **17.19**).

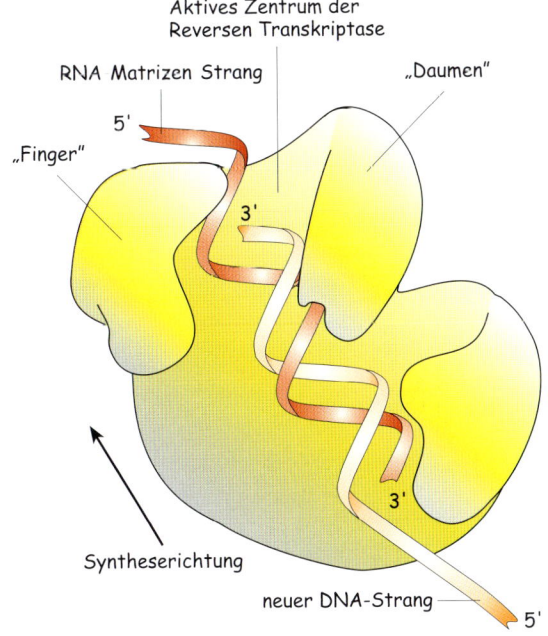

Aktives Zentrum der
Reversen Transkriptase

RNA Matrizen Strang

„Daumen"

„Finger"

5'

3'

3'

Syntheserichtung

neuer DNA-Strang

5'

👁 **17.19** Reverse Transkriptase schreibt die virale RNA in doppelsträngige DNA um.

Dann schneidet die **Integrase** an irgendeiner Stelle das zelluläre Genom auf und baut die virale DNA ein, die man jetzt als integriertes Provirus bezeichnet (👁 **17.20**).

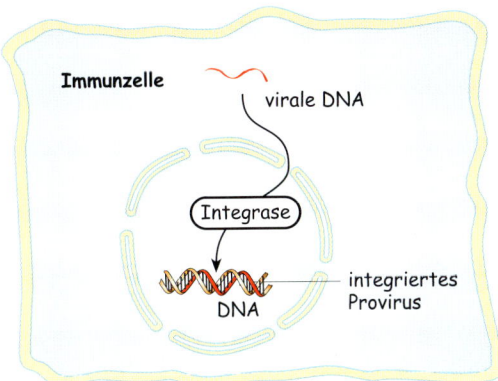

Immunzelle

virale DNA

Integrase

integriertes
Provirus

DNA

👁 **17.20** Integriertes Provirus.

Nun kann die Transkription der viralen Gene beginnen, die von zwei viralen Proteinen tatkräftig unterstützt wird.
- **Tat** (**T**rans**a**ktivator der **T**ranskription) ist in der Lage, die virale Genexpression auf das über 100fache zu verstärken, indem es die virale Transkription stark aktiviert.
- **Rev** (**R**egulator der **E**xpression **v**iraler Proteine) dient posttranskriptionell dem Transport ungespleißter (HIV-Genom) und unvollständig gespleißter RNA (z. B. Hülle) vom Zellkern ins Zytoplasma. Normalerweise wird ungespleißte RNA im Zellkern zurückgehalten, womit das

virale Genom z. B. den Zellkern nicht mehr verlassen könnte.

Die Transkription der viralen Gene übernimmt freundlicherweise (aus Sicht des Virus) die zelluläre **RNA-Polymerase II**.

Translation der Virusproteine

Die Herstellung der viralen Proteine erfolgt nach dem Transport der mRNA ins Zytoplasma an den dortigen zellulären Ribosomen. Wie auch bei unseren zellulären Proteinen werden diejenigen viralen Proteine, die für die Außenseite des Virus bestimmt sind (gp 120 und gp 41), gleich in das Endoplasmatische Retikulum hineinsynthetisiert und dort glykosyliert. Alle anderen Virusproteine werden an freien Ribosomen hergestellt und innen in die Wirtsmembran eingebaut, die dann anschließend den „neuen" Viren als Hülle dient (👁 **17.21**).

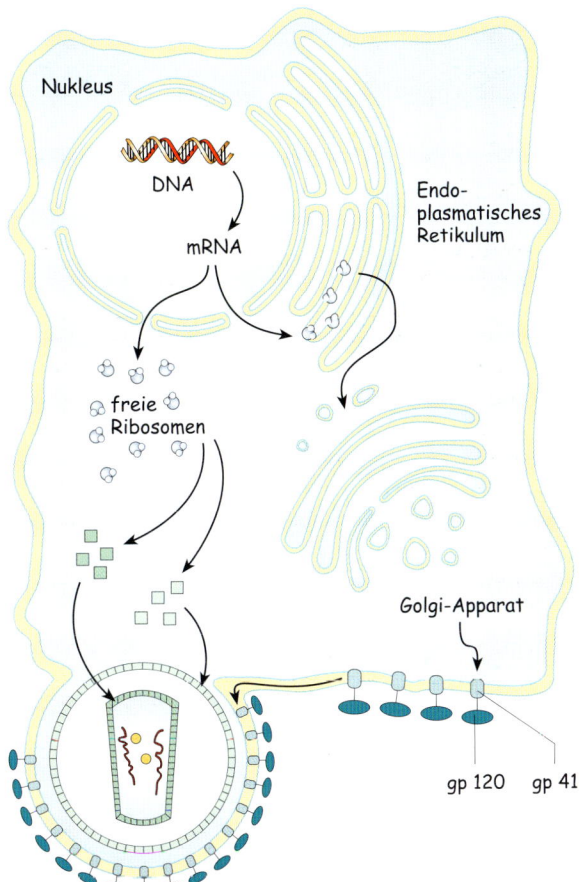

Nukleus

DNA

mRNA

Endo-
plasmatisches
Retikulum

freie
Ribosomen

Golgi-Apparat

gp 120   gp 41

👁 **17.21** Translation der Virusproteine.

Freisetzung und Zusammenbau neuer Viren

Ist alles beisammen (oder auch noch nicht, s. u.), schnürt sich das HI-Virus ab und nimmt ein Stück Zellmembran der Wirtszelle mit (👁 **17.22**). Erst nach der Abschnürung wird das Virus vollständig zusammengebaut – katalysiert durch das Enzym **Protease**.

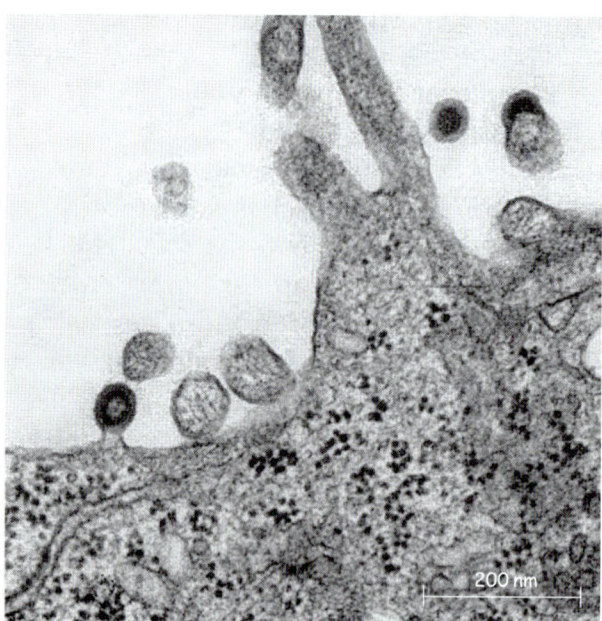

👁 **17.22**   Freisetzung von Viren.

Die meisten Viren, die neu entstehen, weisen dabei an irgendeiner Stelle einen Fehler auf und sind defekt – leider kommen aber immer noch genügend funktionierende dabei heraus.

17.3.3   Was bedeutet das für den Menschen?

Kurz nach einer Infektion mit dem HI-Virus zeigen sich nur selten und wenn, dann sehr unspezifische Symptome. Nach einer meist mehrjährigen Latenzphase schließt sich jedoch bei fast allen Patienten das Vollbild der Erkrankung, die Immunschwächekrankheit AIDS, an.

Übertragung von HIV

Eine Übertragung von HIV ist nur durch direkten Blutkontakt möglich. In Europa erfolgt eine Übertragung meist durch (vor allem homosexuellen) Geschlechtsverkehr. In **Entwicklungsländern** wird HIV allerdings immer häufiger auch von einer HIV-positiven Mutter auf ihr Kind übertragen (intrauterin oder perinatal in etwa 20 % der Fälle). Eine Übertragung kann auch über **kontaminiertes Blut** oder **kontaminierte Blutprodukte** erfolgen, was in Europa jedoch selten geworden ist, da Blut routinemäßig auf HIV untersucht wird. Das Risiko, sich bei einer **Nadelstichverletzung** durch HIV-positives Blut zu infizieren, liegt übrigens bei nur etwa 0,4 %. Es ist nämlich – im Gegensatz zu einigen Hepatitisviren – eine relativ hohe Virusmenge erforderlich, damit eine HIV-Infektion erfolgt.

Immunantwort auf die HIV-Infektion

Unser Immunsystem schaut natürlich nicht untätig zu, wenn sich ein Eindringling an unseren Zellen zu schaffen macht. Allerdings sind die genauen Mechanismen der Immunantwort noch nicht gut verstanden.

Die größte Rolle scheinen die zytotoxischen T-Lymphozyten (S. 604) zu spielen, die in der Lage sind, virusinfizierte Zellen abzutöten. Daneben produzieren Plasmazellen Antikörper gegen Bestandteile des HI-Virus.

Pathogenese und Klinik

Unterscheiden muss man zwischen der HIV-Infektion, die häufig ohne Symptome verläuft und lebenslänglich bestehen bleibt, und der AIDS-Erkrankung, die immer tödlich verläuft. Im zeitlichen Verlauf unterscheidet man auch noch die Primärinfektion von der Latenzphase und schließlich dem Vollbild AIDS.

Die **Primärinfektion** mit dem HI-Virus erfolgt häufig inapparent (symptomlos), nur bei 20 – 30 % zeigen sich grippe- oder mononukleoseähnliche Symptome mit Lymphknoten-Schwellungen, die aber nach einigen Tagen wieder abklingen. Daran an schließt sich die Latenzphase, die meist mehrere Jahre dauert, in denen die Patienten symptomfrei sind. Der Begriff „Latenzphase" ist allerdings etwas irreführend, da auch hier eine massive Virusreplikation stattfindet (rund 10^{10} Viruspartikel pro Tag). Das Immunsystem ist jedoch noch in der Lage, die Infektion in Schach zu halten.

> Diese Tatsache ist wichtig, weil sie dazu führt, dass die Patienten auch während der Latenzphase infektiös sind und das Virus verbreiten können.

AIDS. Dieses Gleichgewicht bricht dann beim Übergang in die symptomatische Phase zusammen, wobei die Gründe noch nicht gut verstanden sind. Es zeigen sich zunehmend Defekte der zellvermittelten Immunantwort und es treten vermehrt Infektionen durch opportunistische Erreger oder maligne Tumoren auf (Kaposi-Sarkom, Lymphome), die charakteristisch für das Vollbild AIDS sind.

Eine wichtige Rolle spielt die **hohe Mutationsrate** des Virus, wodurch im Infektionsverlauf hochvirulente, vom Immunsystem nicht mehr kontrollierbare Viren entstehen. Diese können sich explosionsartig vermehren und zerstören zunehmend die lymphatischen Gewebe. In der Spätphase sinken die HIV-spezifischen Antikörper, und drastisch sinkt die Menge der CD 4-Zellen (S. 604, 👁 **17.23**).

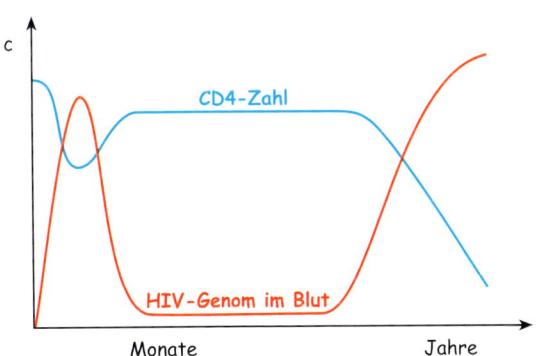

⊙ **17.23** In der Spätphase der HIV-Infektion sinkt die Zahl der CD 4-Zellen drastisch.

Der Tod tritt meist durch nicht mehr beherrschbare opportunistische Infektionen (normalerweise harmlose Infektionen, die erst bei geschwächter Abwehrkraft gefährlich werden) ein, derer das Immunsystem nicht mehr Herr werden konnte.

Therapie der HIV-Infektion. Seit der Einführung einer **Dreifachkombination** mit Hemmstoffen der Reversen Transkriptase und der Protease ist die HIV-Infektion in Mitteleuropa mittlerweile relativ gut zu therapieren.
Eine Impfung ist bisher weder möglich noch in Aussicht, alle Versuche in diese Richtung sind bislang fehlgeschlagen. Probleme sind zum einen die hohe Variabilität des Virus, zum anderen das Unvermögen, durch Totimpfstoffe eine ausreichende zelluläre Immunantwort zu erzeugen, die doch bei der Erkrankung so wichtig zu sein scheint.

Therapie des Vollbilds von AIDS. In dieser Phase der Erkrankung steht der Versuch im Vordergrund, die verschiedenen opportunistischen Infektionen in den Griff zu bekommen, die häufig die Todesursache einer HIV-Infektion darstellen.

Resistenzentwicklung von HIV

Was die Behandlung extrem erschwert, ist die Tatsache, dass sich das HI-Virus sehr schnell verändert, wodurch die gerade entwickelten Medikamente nicht mehr greifen können.

Die Reverse Transkriptase arbeitet relativ schlampig und begeht viele Fehler bei der Umschreibung der Virus-RNA in DNA. Zudem besitzt dieses Enzym nicht die Möglichkeit einer Fehlerkorrektur.

Unsere RNA-Polymerase II stellt allerdings das größere Problem dar, da sie viel öfter die Möglichkeit hat, Fehler (und damit neue Virus-Variationen) zu produzieren. Im Gegensatz zur Reversen Transkriptase, die bei einer Infektion nur einmal RNA in DNA umschreibt, ist die RNA-Polyme-

rase II für die Herstellung sämtlicher Genome der Tochterviren zuständig!
Und dieses Enzym ist einfach nicht dafür gebaut worden, haltbares Erbgut herzustellen, sondern ist eigentlich für die Herstellung von mRNA für Proteine da, weshalb sie nicht gerade präzise arbeitet.

Diagnose einer HIV-Infektion. Die Diagnose einer HIV-Infektion kann entweder durch direkten Nachweis von Viren erfolgen (vor allem mittels PCR, oder aber durch den Nachweis HIV-spezifischer Antikörper: **IgM-Antikörper** werden etwa 3 – 4 Wochen nach der Infektion gebildet und können über einen Zeitraum von einigen Monaten im Blut gemessen werden. Es folgen **IgG-Antikörper** gegen Strukturproteine, die lange Zeit im Blut bestimmt werden können. Erst am Ende der Erkrankung sinkt auch die Konzentration dieser Antikörper ab.

17.3.4 Virustatika

Eine antivirale Therapie ist aus verschiedenen Gründen schwieriger als eine antibakterielle Therapie. Anders als die meisten Bakterien befinden sich die **Viren immer intrazellulär**, sind also für ein Medikament schwieriger zu erreichen. Außerdem verwenden Viren viele unserer eigenen zellulären Mechanismen, die daher für eine antivirale Therapie nicht infrage kommen. Wir wollen uns ja schließlich nicht selbst schaden, sondern den Viren den Garaus machen...
Die Wissenschaft hat aber auch in diesem Bereich in den letzten Jahren enorme Fortschritte gemacht. Die Infektion mit dem **HI-Virus** führt z. B. heute (in unseren Landen) nur noch selten zu der AIDS-Erkrankung, da mittlerweile eine ganze Reihe Virustatika entwickelt wurden, die HIV das Leben so schwer machen, dass sich das Vollbild der Erkrankung häufig nicht mehr entwickeln kann.
Die Bekämpfung von **Herpesviren** mit Acyclovir wurde bereits auf S. 54 besprochen.

17.4 Viren in der Gentherapie

Das Prinzip der Gentherapie ist es, ein defektes Gen zu ersetzen, indem man eine heile **Kopie** dieses Gens in die betroffene Zelle einbringt. Als Transporteure dieser DNA dienen häufig **Viren**, in die man das gewünschte Gen eingebaut hat, und die es zum Zielort bringen.
Bislang wird nur über den Einsatz der Gentherapie bei **somatischen Zellen** nachgedacht (somatische Gentherapie). Eine Manipulation von Keimzellen wird (bislang?) aus ethischen Gründen nicht erwogen.

Enzymdefekte stehen im Vordergrund der Überlegungen über die Anwendungsgebiete der Gentherapie. Davon betroffene Menschen leiden oftmals unter erheblichen Beeinträchtigungen ihrer Gesundheit.

Defekten Enzymen liegt ein defektes Gen zugrunde. Wenn es im Rahmen einer Gentherapie gelänge, ein gesundes Gen in die Zelle einzubringen, wäre der Enzymdefekt und damit das Krankheitsbild verschwunden. Vor den ersten Erfolgen in der Gentherapie war bei Enzymdefekten nur eine symptomatische Therapie möglich.

Bei Tumoren liegen eine ganze Reihe von Gen-Mutationen und damit auch defekte Proteine vor, die sicher nicht alle ersetzt werden können. Wie wir schon gesehen haben (S. 263), spielt bei Tumoren das **P53** eine besonders wichtige Rolle, da es die Apoptose einer Zelle einleiten kann, wenn DNA-Schäden vorliegen. In diesem Zusammenhang versucht man, ein funktionierendes P53 in die entartete Zelle einzubringen, die daraufhin wegen der vielen Mutationen im Tumor in die Apoptose gehen soll.

Viren als Gen-Fähren. Die Erfolg versprechendste Möglichkeit, DNA in eine körpereigene Zelle einzuschleusen, ist momentan die Verwendung eines Virus. Ein Virus kann gentechnisch so verändert werden, dass es in seiner Erbinformation die Nukleotid-Sequenz für das defekte menschliche Gen enthält und dieses in eine Zielzelle transportiert.
Wie man das praktisch macht, zeigen wir im folgenden Abschnitt. Hierzu sind einige molekularbiologische Grundlagen erforderlich, die auch immer prüfungsrelevanter werden.

17.4.1 Molekularbiologische Grundlagen

Damit die Gentherapie überhaupt möglich wurde, waren zwei für die gesamte Molekularbiologie bahnbrechende Entdeckungen erforderlich.
1. Die Entdeckung der **Restriktionsenzyme**, mit denen man DNA an ganz spezifischen Stellen zerschneiden kann. Nur so ist es möglich, das Gen herzustellen, das man benötigt.
2. Die Entdeckung der **Plasmide**, mit denen man DNA in verschiedene Zellen einbringen kann.

Restriktionsenzyme

Restriktionsenzyme sind **bakterielle Proteine**, die in der Lage sind, doppelsträngige DNA an ganz bestimmten Stellen zu schneiden. Das klingt zwar banal, aber solche Enzyme musste man erst einmal finden, da die Forschung noch nicht soweit ist, beliebige Proteine im Reagenzglas herzustellen und wir Menschen nur Enzyme besitzen, die DNA recht unspezifisch zerschneiden.
Bakterien verfügen über Restriktionsenzyme, die mit vollem Namen **Restriktionsendonukleasen** heißen und sie **vor Viren schützen**. Die Restriktionsenzyme zerschneiden doppelsträngige virale DNA an ganz bestimmten Stellen. Ihre eigene bakterielle DNA liegt – im Gegensatz zur viralen – in methylierter Form vor und ist damit vor dem Abbau geschützt.

Palindrome. Die Nukleotid-Sequenzen, die von den Restriktionsenzymen erkannt werden, sind Palindrome, also Sequenzen, die sich in beide Richtungen lesen lassen.

EcoRI. Ein Restriktionsenzym, das relativ häufig angewendet wird, ist das EcoRI, das aus E. coli isoliert wurde. Es erkennt die Sequenz 5'-GAATTC-3' und spaltet die Phosphorsäurediester-Bindungen beider Stränge zwischen G und A (17.24).

$$\begin{array}{ll} \text{5'} & \text{- G} | \text{A A T T C - } \text{3'} \\ \text{3'} & \text{- C T T A A} | \text{G - } \text{5'} \end{array}$$

 17.24   Schnittstelle (Palindrom) für EcoRI.

Die Nomenklatur der Restriktionsenzyme ist ganz einfach. Normalerweise setzt sich der Name aus dem Vornamen und dem Nachnamen des Bakteriums zusammen, aus dem das Enzym isoliert wurde. **EcoRI** ist also das erste (**I**) **R**estriktionsenzym, das aus dem Bakterium **E**scherichia **co**li isoliert worden ist.

Plasmide

Die Plasmide kommen ebenfalls aus Bakterien. Sie dienen in der Gentechnik dazu, das gewünschte Gen in einen doppelsträngigen DNA-Ring einzubauen. Mit diesem Gen auf einem Plasmid kann man dann all die schönen Experimente machen, die einen interessieren. Ein Plasmid verfügt immer über eine gewisse Grundausstattung und daneben noch über einige fakultative „Extras".
Zur Grundausstattung gehören ein **Replikationsstart** (ori), mit dem das Plasmid in den Bakterien vermehrt werden kann, ein Selektionsgen, das meist die Information für eine **Ampicillin-Resistenz** (Amp) trägt und eine **Klonierungsstelle**, an der fremde DNA eingebaut werden kann (**17.25**).

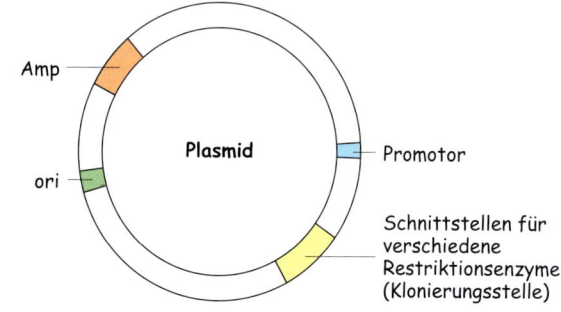

 17.25   Plasmid.

In allen Plasmiden befindet sich ein Promotor, der die Transkription steuert. Hier lassen sich zwei verschiedene Typen unterscheiden:
- Hat ein Plasmid einen **bakteriellen Promotor**, führt das dazu, dass schon in den Bakterien die Transkription angeschaltet und das entsprechende Protein produziert wird („Expressionsplasmid", **17.26**).

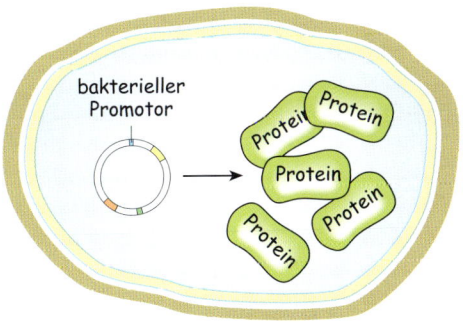

👁 **17.26** Plasmid mit bakteriellem Promotor.

■ Verwendet man einen **eukaryontischen Promotor** – hier finden häufig starke virale Promotoren Anwendung –, dann wird das Plasmid in den Bakterien nur repliziert. Die Transkription und Proteinherstellung erfolgt erst, wenn man dieses Plasmid in eukaryontische Zellen einbringt (👁 **17.27**).

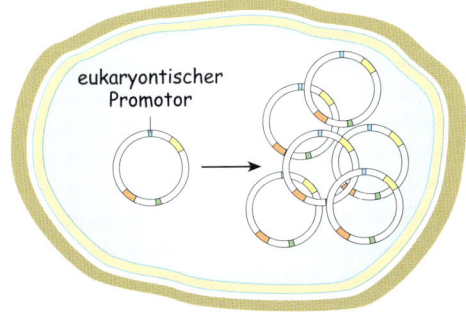

👁 **17.27** Plasmid mit eukaryontischem Promotor.

17.4.2 Herstellung rekombinanter Viren

Um ein rekombinantes Virus zu erhalten, sind verschiedene Arbeitsschritte erforderlich. Zunächst muss man sich den **Vektor** herstellen, also ein Plasmid, in das man das gewünschte Gen eingebaut hat. Dann gibt man dieses Plasmid zusammen mit der viralen DNA auf Zellen, die beides aufnehmen. In diesen Zellen werden beide DNAs gemischt. Durch den Vorgang der „homologen Rekombination" entsteht so ein Virus, das das gewünschte Gen enthält.
Bei der **homologen Rekombination** werden Nukleotidsequenzen ausgetauscht, indem homologe (gleichartige) Bereiche der Gene miteinander interagieren (👁 **17.28**). Das klingt ein wenig schwammig, was daran liegt, dass dieser Vorgang noch reichlich schlecht verstanden ist – aber er funktioniert.

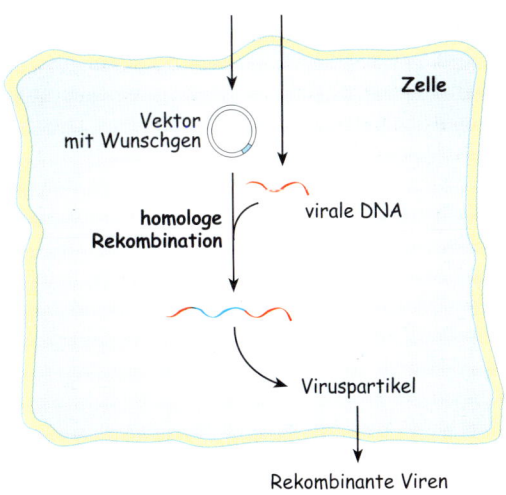

👁 **17.28** Homologe Rekombination.

Herstellung des Vektors

Zunächst schneidet man sein gewünschtes Plasmid an einer bestimmten Stelle mithilfe der Restriktionsenzyme auf. Dann wird das gewünschte Gen zugegeben, das an den Enden die gleichen Schnittstellen besitzt wie das Plasmid. Jetzt werden beide Enden durch eine DNA-Ligase verbunden und ein neukombiniertes (rekombinantes) Plasmid ist entstanden. Dieser ganze Vorgang wird in der Laborsprache auch als „Klonierung" des Vektors bezeichnet (👁 **17.29**).

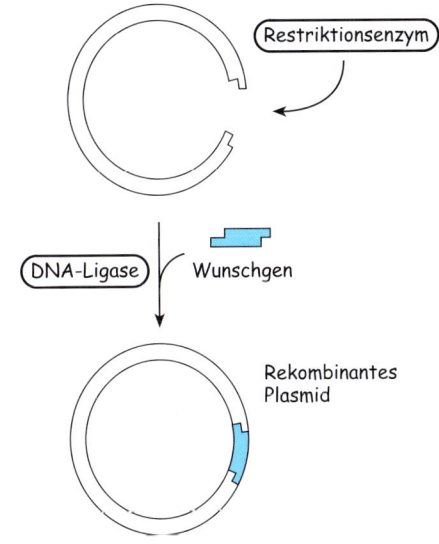

👁 **17.29** Klonierung des Vektors.

Transformation der Bakterien und Vermehrung des Plasmids. Das rekombinante Plasmid lässt man von Bakterien aufnehmen, was als Transformation bezeichnet wird (👁 **17.30**). In einer Nährlösung mit Ampicillin überleben nur die Bakterien mit dem rekombinanten Plasmid und mit dem gewünschten Gen.

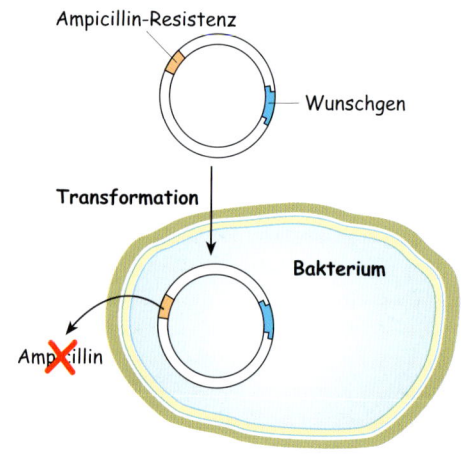

👁 **17.30** Transformation.

Defekte Viren und ihre Hilfszellen

Die hergestellten Viren sollen möglichst nicht mehr in der Lage sein, sich zu vermehren. Nur so hat man die Chance, eine vernünftige Dosis einzustellen, und im Patienten findet keine unkontrollierte Replikation statt. Solche Viren nennt man *replikationsdefizient*; ihnen fehlen entscheidende Genregionen, die zur Replikation benötigt werden. Ein weiterer Vorteil dieser Defizienz ist, dass dadurch im Virus Platz geschaffen wird und auch größere Gene eingebaut werden können.

Um diese Viren herzustellen, müssen sie sich aber noch vermehren können. Dieses Problem wird gelöst, indem man Zelllinien verwendet, die an Stelle der Viren mit den für die Replikation wichtigen Genen ausgestattet sind. Solche Zelllinien heißen **Verpackungszelllinien** (👁 17.31).

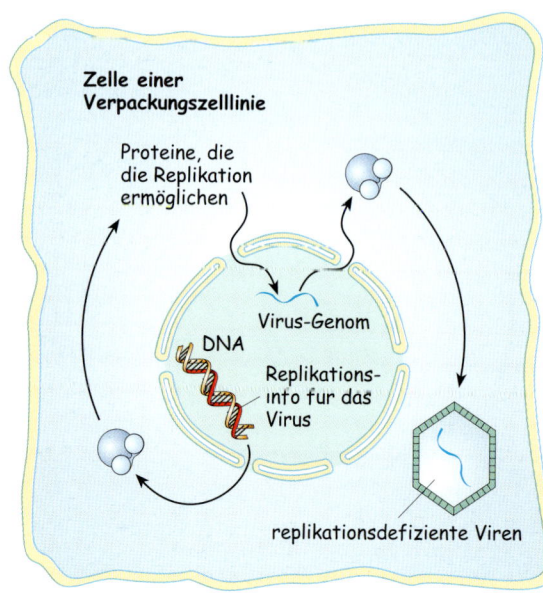

👁 **17.31** Verpackungszelllinie.

Produktion rekombinanter Viren

Die Herstellung der rekombinanten Viren erfolgt, indem man den Vektor (Plasmid) zusammen mit der Virus-DNA auf eukaryontische Zellen gibt. Diese Zellen nehmen beides auf und im Inneren entstehen rekombinante Viren.

Vektor und Viren mischen. Das Einbringen von DNA in *eukaryontische* Zellen wird als **Transfektion** bezeichnet – im Gegensatz zur Transformation bei den Bakterien (👁 17.32). Da man nicht nur einen Vektor, sondern auch die virale DNA als Lösung auf die Zellen gibt, spricht man auch von einer **Kotransfektion**.

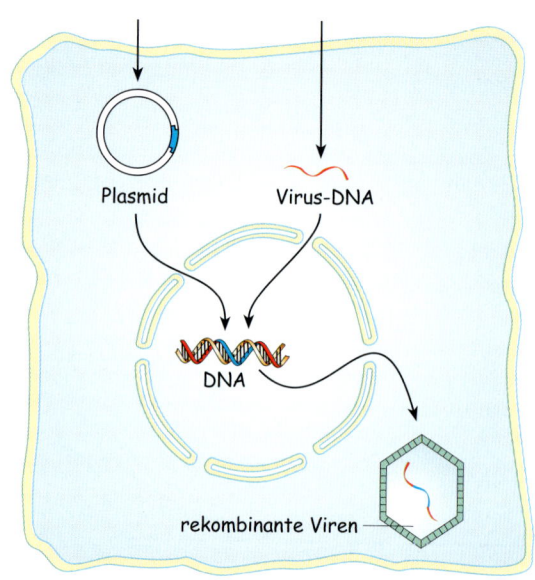

👁 **17.32** Transfektion.

Diese Mischung lässt man einige Tage stehen und hofft, dass sich Virus- und Vektor-DNA homolog rekombinieren. Anschließend werden die fertigen Viren geerntet.

Nach dem Ernten der Viren entnimmt man eine Probe, um zu testen, ob auch wirklich das (richtige) Gen eingebaut wurde. Zu einem gewissen Prozentsatz findet nämlich auch eine Rekombination zurück zum Wildtyp-Virus statt, das man überhaupt nicht gebrauchen kann. Die Ursache dieser unerwünschten Rückmutation ist eine homologe Rekombination zwischen dem replikationsdefizienten Virus und den Virus-Genen der Verpackungszelllinie, wodurch sich manche Viren einfach ihre ausgebauten Genabschnitte wieder zurückholen.

Als Test dient eine **PCR**, mit der man recht eindeutig zeigen kann, ob alles funktioniert hat. Die notwendigen Primer werden so gewählt, dass einer von ihnen im (hoffentlich) eingebauten Gen bindet, der andere an einem Stück Virus in der Nähe. Dadurch wird nur dann ein DNA-Bereich amplifiziert (vermehrt), wenn das Gen auch wirklich in der Virus-DNA sitzt. Mittels eines Agarose-Gels (S. 301) wird die DNA sichtbar gemacht. Ist das Gen drin, bekommt man eine Bande, fehlt das Gen, sucht man die Bande vergebens...

Die Gentherapie

Rekombinante Viren können den Patienten direkt in die Blutbahn gespritzt werden. Sie gelangen dann zu ihren Zielzellen und exprimieren dort das eingebaute Gen.

Eine andere Möglichkeit besteht darin, den Patienten die Zellen, die das Gen nicht besitzen, zu entnehmen und sie außerhalb des Körpers (ex vivo) mit dem Virus zu infizieren. Anschließend kommen die Zellen wieder in den Menschen zurück und funktionieren dann hoffentlich wie erwartet.

Trotz aller Erfolg versprechenden bisherigen Ergebnisse steht der große Durchbruch bei der Gentherapie noch aus. Es bleibt daher abzuwarten, wie sich das Ganze entwickelt.

IV Hormone

18 Die Grundlagen

Jede einzelne Zelle in unserem Organismus ist nur in begrenztem Maße für sich allein verantwortlich und führt damit nur zu einem Teil ein Eigenleben. Auf der anderen Seite hat jedoch auch jede unserer Zellen eine Aufgabe für den Gesamtorganismus übernommen. Damit diese Aufgaben kontrolliert wahrgenommen werden können, bedarf es eines ausgeklügelten **Informationssystems**.

> **Informationen** können auf **elektrischem** oder **chemischem** Wege übertragen werden. Unser **Nervensystem** nutzt die elektrische Informationsübertragung für schnelle Regulationen; unser **Hormonsystem** wirkt über den langsameren chemischen Informationsaustausch. Hier produzieren besondere Zellen einen Botenstoff (Hormon), der eine ganz bestimmte Wirkung auf andere Körperzellen hat.

Der Begriff Hormon kommt übrigens vom griechischen Wort *horman*, was soviel heißt wie antreiben. Es handelt sich bei Hormonen also um Stoffe, die im Körper etwas bewegen, bestimmte Zellen dazu *antreiben*, irgendetwas zu machen.

18.1 Die verschiedenen Botenstoffe

Inzwischen ist eine ganze Reihe von Botenstoffen bekannt geworden, die man nicht alle den klassischen Hormonen zuteilt. Für viele der neuen Substanzen ist daher der Begriff der **Mediatoren** eingeführt worden.

Klassische Hormone

Die klassischen Hormone werden von einer spezialisierten (endokrinen) **Drüse** gebildet und ins **Blut** abgegeben. Als Beispiel mag die Bauchspeicheldrüse (Pankreas) dienen, die nach Steigerung des Blutglukosespiegels Insulin ins Blut ausschüttet.
Klassische Hormone wirken nach Abgabe ans Blut an einer ganz anderen Stelle im Körper, wie zum Beispiel an der Leber (☞ **18.1**). Diesen Vorgang bezeichnet man als **endokrine Wirkung** (gr. *endo* = innerhalb, innen und *krin* = absondernd).
Die Insulin-produzierenden Zellen des Pankreas (β-Zellen) gehören also zum endokrinen Teil dieser Drüse – im Gegensatz zum exokrinen Teil, in dem die Verdauungssäfte produziert (S. 469) und in die Außenwelt (Darm) abgegeben werden (gr. *exo* = außen).

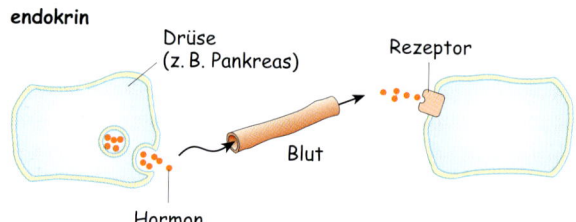

☞ **18.1** Endokrine Wirkung.

Gewebshormone

Ein etwas aus der Mode gekommener Begriff ist der der Gewebshormone. Man spricht von Gewebshormonen, wenn es sich um Substanzen handelt, die **lokal** in einem Gewebe produziert werden und auch dort wirken. Hierzu können die gastrointestinalen Hormone (S. 377) gerechnet werden, auch wenn für sie der Begriff **Mediatoren** eher gebräuchlich ist.

Mediatoren

Als Mediatoren werden Substanzen bezeichnet, die nicht direkt ins Blut abgegeben werden, sondern gleich auf Nachbarzellen wirken, was man als **parakrine Wirkung** (gr. *para* = neben) bezeichnet (☞ **18.2**).
Eine Mediator-produzierende Zelle kann sich auch selbst stimulieren, was man als **autokrine Wirkung** bezeichnet (gr. *autos* = selbst).

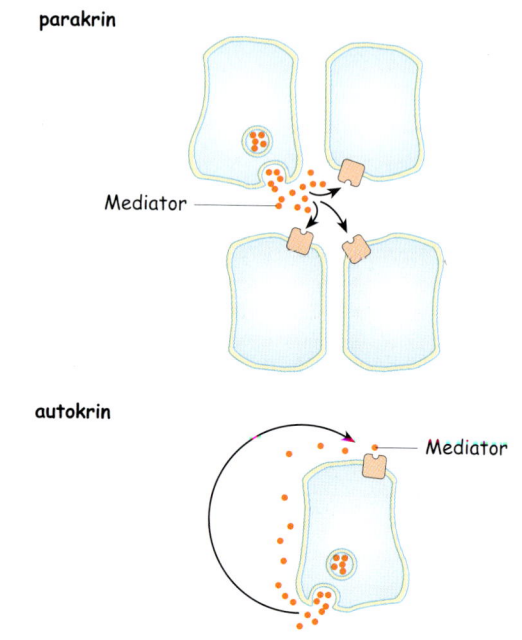

☞ **18.2** Parakrine Wirkung.

Leider gibt es hier immer wieder Überschneidungen. Histamin (S. 420) wird z. B. oft als Mediator bezeichnet, kann aber durchaus endokrine Wirkungen entfalten, die im Extremfall zu einem allergischen Schock führen können.

Interleukine

Interleukine sind Botenstoffe, die zwischen Immunzellen (= Leukozyten) ausgetauscht werden (S. 408). Hier stehen wie bei den Mediatoren parakrine und autokrine Wirkmechanismen im Vordergrund. Daher kann man Interleukine auch als Spezialfälle der Mediatoren bezeichnen.

Neurotransmitter

Ebenfalls parakrin wirken Neurotransmitter, die von Nervenzellen hergestellt und in den synaptischen Spalt abgegeben werden. Unser Nervensystem ist daher im Gegensatz zum Hormonsystem zweisprachig: es kommuniziert elektrisch *und* chemisch (☞ 18.3). (Wobei „elektrisch" auch wieder durch die Chemie vermittelt wird, hier spielen Ionen eine entscheidende Rolle...)

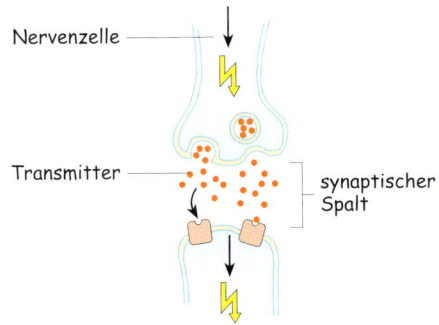

☞ **18.3**   Unser Nervensystem ist zweisprachig: Es kommuniziert elektrisch und chemisch.

18.2   Die Hormonrezeptoren

Der Botenstoff selbst ist nur *eine* wichtige Komponente auf dem Weg vom Hormon bis zu seiner Wirkung. Auf der Seite der Zielzelle ist es der **Hormonrezeptor**, der den Effekt eines Hormons vermittelt.

Zumindest die klassischen Hormone können über den Blutweg theoretisch jede Zelle erreichen. Nun soll aber nicht jede Zelle auf jedes Hormon mit einer Antwort reagieren, sondern nur ausgesuchte.
Die Lösung dieses Problems stellt die selektive Expression verschiedener Rezeptoren auf den Zielzellen dar. Eine Zelle, die z. B. nicht auf Insulin reagieren soll, besitzt einfach keine Insulinrezeptoren – damit kann das Hormon hier auch keine Wirkung entfalten.

18.2.1   Vier verschiedene Rezeptoren

In unserem Körper existieren vier verschiedene Mechanismen, über die eine Hormonwirkung vermittelt werden kann. Um den Wirkmechanismus der Rezeptoren verstehen zu können, ist es auf der Seite der Hormone notwendig, zwischen hydrophilen und lipophilen Hormonen zu unterscheiden.

Hydrophile Hormone. Bei den ersten drei Rezeptorgruppen handelt es sich um **Membranrezeptoren**, an die hydrophile Hormone von außen an die Zellen binden. Diese Rezeptoren vom Typ I-III vermitteln das hormonelle Signal mittels einer begrenzten Anzahl von **zweiten Botenstoffen** (engl. *second messenger*) ans Zellinnere.
Die intrazellulären zweiten Boten greifen direkt in den Zellstoffwechsel ein, indem sie **vorhandene Proteine verändern** – vor allem Schlüsselenzyme verschiedener Stoffwechselwege.

Lipophile Hormone. Der vierte Rezeptortyp liegt **intrazellulär** vor und dient lipophilen Hormonen als Andockstelle. Lipophile Hormone können die Zellmembran einfach überwinden und so an ihre intrazellulären Rezeptoren binden. Anders als bei den hydrophilen Hormonen erfolgt eine Beeinflussung des Stoffwechsels *nicht* direkt über vorhandene Proteine. Die Hormon-Rezeptor-Komplexe binden vielmehr an die DNA im Zellkern und verändern die **Genexpression** einer Zelle. Sie beeinflussen damit die **Anzahl bestimmter Proteine** (v. a. Enzyme) in einer Zelle.

Hydrophile Hormone regulieren meist die Aktivität vorhandener Enzyme (Aktivierung oder Deaktivierung), lipophile Hormone die Menge der Enzyme (Induktion oder Repression). Aktivierung oder Deaktivierung brauchen wesentlich weniger Zeit (Sekunden – Minuten) als die Neuproduktion eines Enzyms (Stunden – Tage). Daher werden kurzfristige Regulationsaufgaben von hydrophilen, längerfristige von lipophilen Hormonen übernommen. Beispiel: Adrenalin (hydrophil) beim Schreck, Kortisol (lipophil) beim Dauerstress.

Enzyme als Rezeptoren (Typ-I-Rezeptoren)

Manche Membranrezeptoren sind Enzyme, die nach Hormonbindung selbst katalytisch aktiv werden. Auf der zytoplasmatischen Seite produzieren sie zweite Botenstoffe, die die intrazelluläre Wirkung des außen an der Zelle gebundenen Hormons vermitteln. Prototyp: der Insulin-Rezeptor (☞ 18.4).
Das Enzym ist dabei in den meisten Fällen eine Tyrosinkinase, also ein Enzym, das Tyrosinreste von Proteinen phosphoryliert.

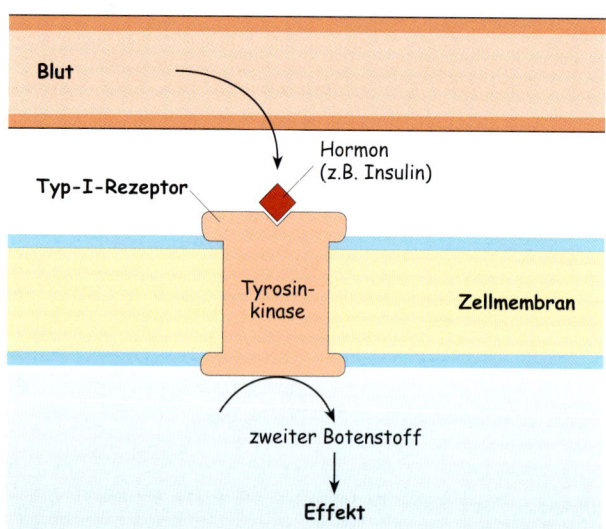

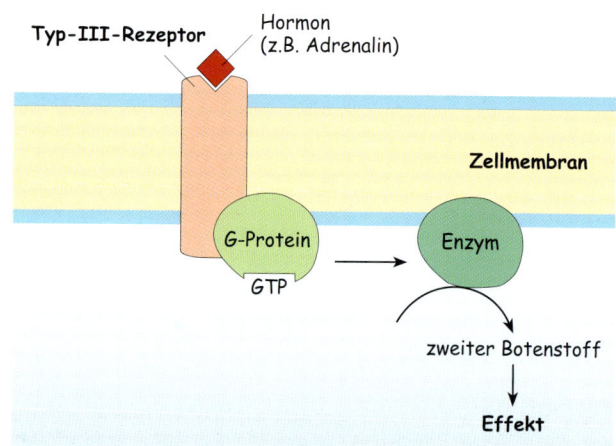

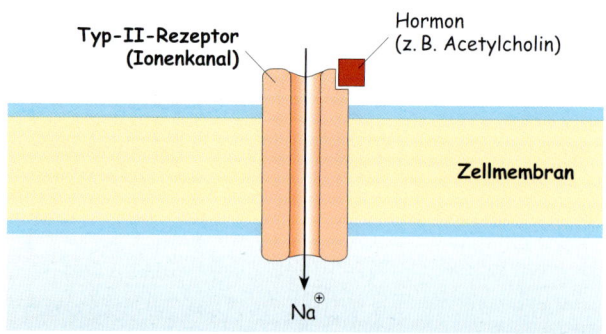

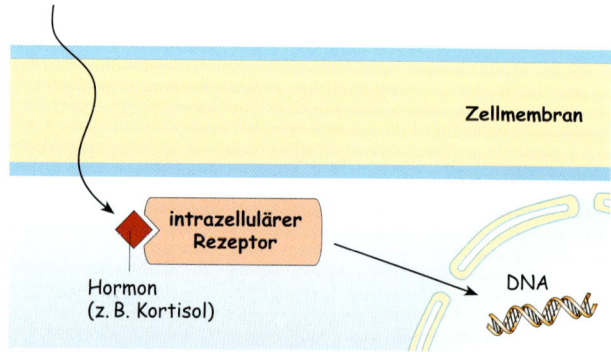

👁 **18.4** Typ-I-Rezeptoren: Enzyme als Rezeptoren – z. B. der Insulin-Rezeptor.

Ionenkanäle als Rezeptoren (Typ-II-Rezeptoren)

Andere Membranrezeptoren sind selbst Ionenkanäle, die nach Hormonbindung (allgemeiner: Ligandenbindung) Ionenströme durch die Membran zulassen. Hierdurch kann eine Depolarisation in der Zelle erfolgen, die dann weitere Effekte nach sich zieht. Prototyp: der Acetylcholin-Rezeptor (👁 **18.5**).

👁 **18.5** Typ-II-Rezeptoren: Ionenkanäle als Rezeptoren – z. B. der Acetylcholin-Rezeptor.

Membranrezeptoren mit G-Proteinen (Typ-III-Rezeptoren)

Die größte Gruppe der Hormonrezeptoren bilden Membranrezeptoren, die selbst *keine Enzyme* sind, aber *indirekt* Enzyme aktivieren.
Die Aktivierung der intrazellulären Enzyme übernehmen **G-Proteine** (**G**uaninnukleotid-bindende **Proteine**), die von den extrazellulären Hormonen über deren Rezeptor aktiviert werden. Die aktivierten Enzyme produzieren dann ihrerseits weitere Botenstoffe, die den Hormoneffekt in der Zelle auslösen. Prototyp: der Adrenalin-Rezeptor (👁 **18.6**).

👁 **18.6** Typ-III-Rezeptoren: Membranrezeptoren mit G-Proteinen – z. B. der Adrenalin-Rezeptor.

Intrazelluläre Rezeptoren

Alle **lipophilen** Hormone können die Zellmembran durchqueren und wirken daher über Rezeptoren, die sich in der Zelle befinden. Im Gegensatz zu den membranständigen Rezeptoren wirken die intrazellulären Rezeptoren in erster Linie auf DNA-Ebene, indem sie dort die Expression verschiedener Gene variieren. Prototyp: der Kortisol-Rezeptor (👁 **18.7**).

👁 **18.7** Intrazelluläre Rezeptoren – z. B. der Kortisol-Rezeptor.

18.2.2 Die Rezeptorverteilung

Hormone sollen nicht in allen Zellen unseres Körpers eine Wirkung auslösen, sondern nur selektiv bestimmte Organe und Gewebe ansprechen. Aus diesem Grund exprimieren nur die Zellen, die auch auf die Wirkung des entsprechenden Hormons reagieren sollen, die dazu passenden Rezeptoren. Soll eine Zelle z.B. nicht von Oxytocin beeinflusst werden – was für die meisten Körperzellen gilt – besitzt sie einfach keine Rezeptoren für dieses Hormon. Damit kann Oxytocin ewig im Blut herumschwimmen, ohne auf diese Zellen irgendeine Wirkung zu haben.

Welche Zelle welche Hormonrezeptoren exprimiert, wird schon sehr früh in deren Entwicklung festgelegt, kann im Laufe der Zeit aber auch variiert werden.

Unser Hormonsystem ist nicht in der Lage, irgendwelche Botenstoffe *gerichtet* an ein bestimmtes Ziel zu schicken. Für die Selektivität – also für die Möglichkeit, gezielt bestimmte Organe anzusprechen – ist allein die Rezeptorverteilung im Körper entscheidend.

18.2.3 Signaltransduktion

Die Übertragung (Transduktion) eines hormonalen Signals auf die entsprechenden Effektormoleküle im Inneren einer Zelle wird als Signaltransduktion bezeichnet.
Lipophile Hormone sind in der Lage, von sich aus durch die Zellmembran zu diffundieren und an intrazelluläre Rezeptoren zu binden.
Bei den **hydrophilen Hormonen** ist dazu ein membranständiger Rezeptor erforderlich, der die Information in das Zellinnere weiterleitet.

Nur wenige zweite Botenstoffe. Das Interessante bei den hydrophilen Hormonen ist, dass es ziemlich viele verschiedene gibt (an die Hundert...), aber nur relativ wenige unterschiedliche intrazelluläre zweite Botenstoffe (S. 339). Der Grund dafür, dass dennoch unterschiedliche Wirkungen erzielt werden können, liegt vor allem darin, dass sich die Ziele der Hormone unterscheiden.

Unterschiedliche Zelltypen als Ziele. Die gleichen Hormone können an verschiedenen Zelltypen unterschiedliche Wirkungen haben. Das liegt daran, dass das intrazelluläre Zielprotein (Enzym) je nach Zelltyp unterschiedlich auf die produzierten zweiten Botenstoffe reagieren kann. Eine Erhöhung des cAMP kann in verschiedenen Zellen sogar gegenteilige Effekte haben: In glatten Muskelzellen führt eine cAMP-Erhöhung zu einer Kontraktion, in Herzzellen hingegen zu einer Erschlaffung (☞ **18.8**).

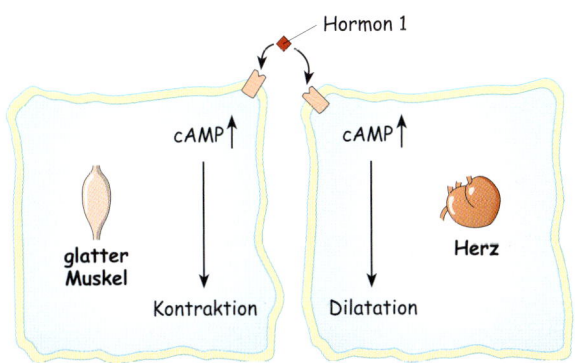

☞ **18.8** Gleiche Hormone können an verschiedenen Zelltypen unterschiedlich wirken.

Innerhalb *einer* **Zelle** bewirkt eine cAMP-Erhöhung allerdings immer das Gleiche – egal durch welches Hormon diese Konzentrationserhöhung verursacht wurde (☞ **18.9**). Die Zelle bekommt ja innen auch nicht mit, wer da außen an ihr dran sitzt ...

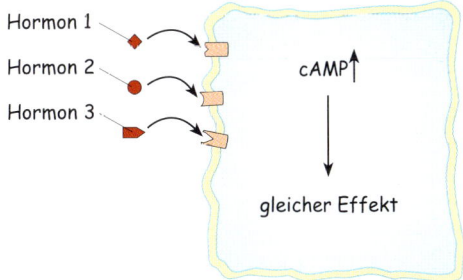

☞ **18.9** Innerhalb einer Zelle bewirkt eine cAMP-Erhöhung immer das Gleiche.

Signalverstärkung. Der Mechanismus der Signaltransduktion ist auch wichtig, um das hormonale Signal zu verstärken. *Ein* Hormon, das an seinen Rezeptor bindet, ist in der Lage, *viele* Effektormoleküle zu aktivieren und damit – zum Teil sich ergänzende – Effekte im Zellinneren zu erzeugen (☞ **18.10**).

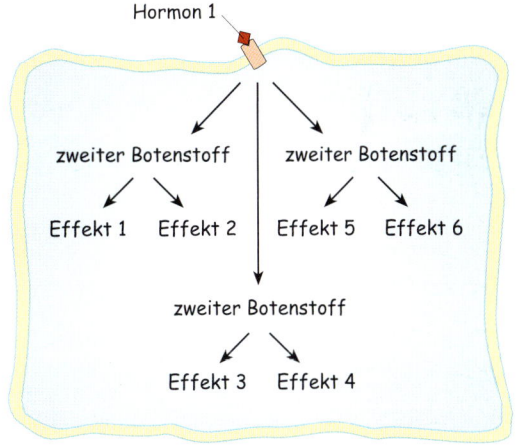

☞ **18.10** Signalverstärkung.

18.3 Hormone und der Stoffwechsel

Im Folgenden geht es um die Frage, *was* Hormone in so einer kleinen Zelle beeinflussen, was also genau der Angriffspunkt der hormonellen Regulation ist.

Regulation des Stoffwechsels

Grundsätzlich wirken Hormone über eine Beeinflussung des Stoffwechsels. Zum Beispiel bei der Leber werden allgemeine Energiefunktionen verändert, die dadurch entweder mehr oder weniger Glukose produziert. In anderen Zellen werden ganz spezielle Mechanismen in Gang gesetzt. Die Tubulus-epithelzellen der Nieren bauen z. B. unter dem Einfluss des Adiuretin (S. 567) Wasserkanäle in ihre Membranen ein.

Wirkung auf die Enzyme

Soll der Stoffwechsel einer Zelle beeinflusst werden, geschieht dies über eine Manipulation der beteiligten Enzyme. Zwei verschiedene Möglichkeiten stehen dafür zur Verfügung:

1. Enzyme können **ein- oder ausgeschaltet** werden, was häufig über den Mechanismus der **Interkonvertierung** (Phosphorylierung und Dephosphorylierung) geschieht (S. 75). Über diesen Mechanismus wirken die hydrophilen Hormone.
2. Die **Menge** der Enzyme kann variiert werden. Soll ein bestimmter Stoffwechselweg vermehrt ablaufen, kann einfach die Anzahl der entscheidenden Enzyme erhöht werden, was die lipophilen Hormone bewirken.

Schlüsselenzyme. Um einen Stoffwechselweg zu beeinflussen, ist es nicht erforderlich, Einfluss auf alle Enzyme zu nehmen. Es reicht völlig aus, die Schlüsselenzyme zu regulieren, da diese Enzyme die Reaktionen katalysieren, die durch das Enzym begrenzt sind. Die große Mehrzahl der Enzyme ist dagegen nicht in ihrer Aktivität beeinflussbar.

18.4 Ein wenig Chemie der Hormone

Bei der Besprechung der Rezeptoren ist ein entscheidender Unterschied verschiedener Hormone ja schon deutlich geworden. Man kann hydrophile Hormone von lipophilen unterscheiden, was wichtig für den Rezeptortyp ist. In diesem Abschnitt werden die chemischen Grundgerüste der Hormone genauer besprochen, weil sich davon sehr viele grundlegende Eigenschaften der unterschiedlichen Hormone ableiten lassen.

Man unterscheidet bei den Hormonen drei verschiedene chemische Grundgerüste:
- (hydrophile) Peptidhormone
- (lipophile) Steroidhormone
- Aminosäure-Derivate (bis auf Thyroxin hydrophil)
Die Prostaglandine und die Retinsäure stellen Ausnahmen dar und werden im Anschluss behandelt.

Hydrophilie und Lipophilie. Die Frage, ob es sich bei einem Hormon um ein hydrophiles oder ein lipophiles handelt, ist für viele Hormoneigenschaften von Bedeutung.
„Similia similibus solvuntur" besagt, dass sich ein hydrophiler Stoff in einem polaren Lösungsmittel (z. B. Wasser) lösen kann, ein lipophiler Stoff hingegen nicht.

Für unseren Organismus, der im Großen und Ganzen als hydrophil anzusehen ist, bedeutet dies, dass hydrophile Stoffe (so auch die Hormone) relativ problemlos transportiert und gespeichert werden können, lipophile Stoffe dagegen nicht.

18.4.1 Peptidhormone

Die meisten klassischen Hormone gehören in die Gruppe der Peptidhormone, die allesamt **hydrophil** sind.

Biosynthese. Die Information über das Aussehen der Peptidhormone steht auf der DNA und kann bei Bedarf abgelesen werden. Vor der Information über das eigentliche Hormon befindet sich immer eine lipophile Signalsequenz, die benötigt wird, um das Peptid aus der Zelle ausschleusen zu können.
Die Translation der mRNA wird an zytoplasmatischen Ribosomen begonnen und dann ans Endoplasmatische Retikulum (ER) verlagert. Die Proteinbiosynthese erfolgt daher am rauen ER und das Protein wird direkt in das Lumen des ER translatiert (👁 **18.11**).

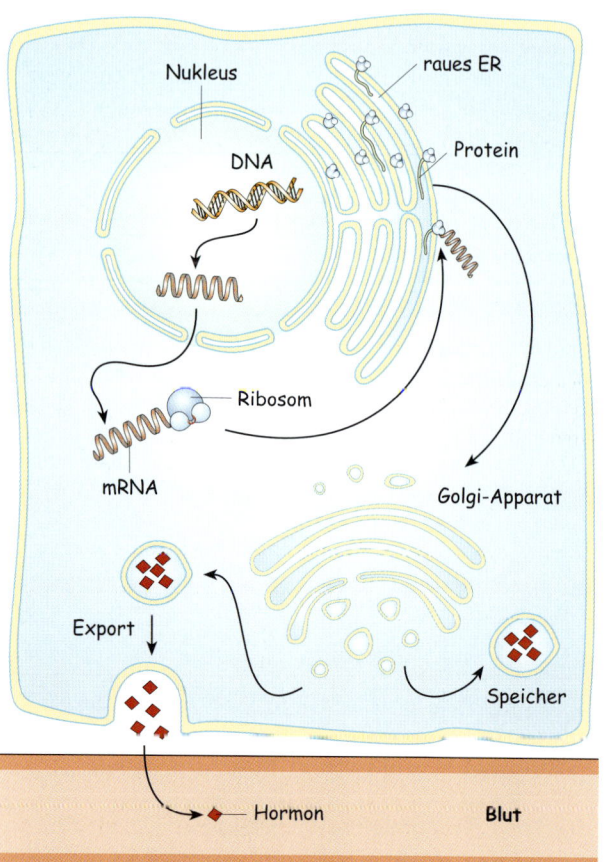

👁 **18.11** Biosynthese der Peptidhormone.

Speicherung. Nach einigen Modifikationen, die im ER und Golgi-Apparat vorgenommen werden, wird das Peptidhormon in intrazellulären Vesikeln gespeichert.

Freisetzung. Auf ein Signal hin – meist eine Erhöhung der intrazellulären **Calcium**-Konzentration – erfolgt die Ausschüttung der Vesikel ins Blut.

Transport im Blut. Aufgrund ihrer Hydrophilie schwimmen Peptidhormone einfach im Blut gelöst zu ihren Zielzellen.

Membranständiger Rezeptor. Da hydrophile Hormone die Zellmembranen, die in ihrem Inneren lipophil sind, nicht durchdringen können, müssen sie über Rezeptoren wirken, die sich an der Außenseite der Zelle befinden. Diese Rezeptoren übermitteln das Signal ins Zellinnere weiter, wo es anschließend durch zweite Botenstoffe weiterübertragen wird.
Man unterscheidet hier drei verschiedene Rezeptortypen, die als Typ-I-III bezeichnet werden.

Wirkmechanismus. Die Wirkung der Hormone wird über zweite Botenstoffe im Zellinneren vermittelt. Diese wirken dort über eine **Umstellung des Stoffwechsels** – je nach Zelltyp unterschiedlich.

Abbau. Peptidhormone werden zum einen durch verschiedene **Peptidasen im Blut** zerlegt. Viele fallen allerdings auch der **Niere** zum Opfer, in der sie filtriert, reabsorbiert und dann intrazellulär abgebaut werden.

18.4.2 Steroidhormone

Die zweite Gruppe umfasst die Hormone, die Abkömmlinge des **Cholesterins** sind. Sie besitzen alle – wie Cholesterin (S. 150) selbst – ein **Sterangerüst** und werden deshalb als Steroid-Derivate bezeichnet (☞ **18.12**). Aufgrund ihrer geringen Polarität zählen sie zu den **lipophilen** Hormonen. Beispiele sind Kortisol und sämtliche Geschlechtshormone.

☞ **18.12** Sterangerüst.

Biosynthese. Die Biosynthese der Steroidhormone erfolgt in den entsprechenden Drüsen, Kortisol wird z.B. in der Nebennierenrinde produziert. Grundgerüst der Steroide ist das Cholesterin, das vor allem in der Leber gebildet wird, zu einem geringeren Teil auch in den hormonbildenden Zellen selbst.

Transport im Blut. Lipophile Stoffe können sich nicht in ausreichendem Umfang im Blut lösen, weshalb hier ein Hilfsmechanismus notwendig ist. Spezielle Proteine (die ja wasserlöslich sind) fungieren als Transporter, indem sie den apolaren Stoff (das lipophile Hormon) im Blut an sich binden und dadurch „schwimmfähig" machen.
Für die meisten Hormone gibt es dabei **spezielle Transporter** – so z.B. das Transkortin für das Kortisol –, die ihre Hormone mit hoher Affinität binden. Häufig wird auch das **Albumin** als zusätzlicher unspezifischer Transporter genutzt.

Intrazellulärer Rezeptor. Die Zellmembran stellt für ein lipophiles Hormon kein Hindernis dar. Es muss sich nur von seinem polaren Transportprotein trennen und kann dann die lipophile innere Schicht der Membran problemlos durchdringen.
Im Zytosol der Zelle befindet sich ein löslicher Hormonrezeptor, an den das lipophile Hormon bindet. Dieser aktive **Hormon-Rezeptor-Komplex** wandert in den Zellkern und aktiviert oder inaktiviert dort eine ganze Reihe verschiedener Gene (meist über 100). Manche intrazellulären Hormon-Rezeptoren sitzen sogar bereits im Zellkern und warten dort auf ihre lipophilen Hormone.

Wirkmechanismus. Der Wirkmechanismus der lipophilen Hormone besteht nicht in einer kurzfristigen Umschaltung des Stoffwechsels, sondern in der **langfristigen** Änderung der **Enzymausstattung** bestimmter Zellen, indem deren Expression verändert wird.

Abbau. Lipophile Hormone werden meist im Rahmen der **Biotransformation** in der Leber inaktiviert und dann über Niere oder Darm ausgeschieden. Im Vordergrund der Metabolisierung der Hormone stehen dabei die Sulfatierung und die Glukuronidierung.

18.4.3 Aminosäure-Derivate

Die dritte große Gruppe der Hormone entsteht durch chemische Veränderungen an einzelnen Aminosäuren (häufig Tyrosin). Die chemische Natur dieser Hormone ist davon abhängig, welche Veränderungen an den Aminosäuren im Einzelnen vorgenommen werden. Man kann zwei Gruppen unterscheiden:

- Die **Schilddrüsenhormone** (S. 369) sind die einzigen Aminosäure-Derivate, die **lipophil** sind. Sie wirken damit wie die Steroidhormone über intrazelluläre Rezeptoren und eine Veränderung der Genexpression.
- **Alle anderen** Aminosäure-Derivate, so z.B. das Adrenalin (S. 358), sind **hydrophil** und wirken über membranständige Rezeptoren auf den Zellstoffwechsel.

18.4.4 Eikosanoide und Retinsäure

Zwei noch nicht allzu lange als Hormone bzw. Mediatoren bekannte Substanzen passen nicht in diese „klassische" Einteilung und kommen daher gesondert zur Sprache. Beide spielen eine wichtige physiologische Rolle in unserem Organismus.

Die Eikosanoide (S. 413) leiten sich von der (lipophilen) Fettsäure Arachidonsäure ab. Diese erfährt eine Reihe von chemischen Veränderungen, so dass die gebildeten Eikosanoide nicht mehr lipophil, sondern recht **hydrophil** sind und daher über einen membranständigen Rezeptor wirken.

Die Retinsäure (S. 167) leitet sich vom Isoprenoid Vitamin A ab und ist recht **lipophil**. Die Retinsäure wirkt daher über einen intrazellulären Rezeptor.

18.4.5 Hormone im Gleichgewicht

Auch die Wirkung der Hormone folgt ganz dem Prinzip der chemischen Gleichgewichtsreaktionen (S. 63). Ein Hormon ist z. B. nicht ständig an ein und dasselbe Transportprotein gebunden, sondern dissoziiert von ihm ab, verbindet sich mit einem anderen und löst sich auch von dem wieder. In dem Augenblick, in dem es gerade für kurze Zeit in freier Form im Blut vorliegt, kann es an einen Rezeptor binden oder in eine Zelle eindringen.
Auch die Hormon-Rezeptor-Interaktionen unterliegen einem Gleichgewicht. Je höher die Konzentration der Hormone im Blut ist, desto wahrscheinlicher ist auch eine Bindung an einen Rezeptor. Gelangt ein Hormon an einen passenden Rezeptor, bindet es daran und bildet mit ihm einen Komplex, der weitere Reaktionen in Gang setzt. Sinkt die Konzentration dieses Hormons ab, sinkt auch die Anzahl von Hormon-Rezeptor-Komplexen und die Hormonwirkung lässt nach.

18.5 Hormone in unserem Körper

Vermutlich jede unserer Zellen produziert irgendeine Art von Mediatoren. Professionelle hormonproduzierende Zellen gibt es in unserem Körper allerdings nicht besonders viele. Die Organe, die Hormone herstellen, werden an dieser Stelle vorgestellt. Anschließend wird dann noch der wichtigste Regelkreis besprochen, von dem eine ganze Reihe Hormone betroffen ist.

18.5.1 Hormonbildungsorte

Aus funktionellen Gesichtspunkten ist es ganz interessant, sich klar zu machen, welche Hormone durch das ZNS gesteuert werden und welche von anderen Faktoren (z. B. Ionenkonzentration).

Alle Hormone, die einen bestimmten Blutspiegel eines Stoffes (Ionen, Glukose u. a.) konstant halten sollen, werden *nicht* vom ZNS beeinflusst, sondern durch die (irgendwann einmal von der Natur festgelegte) Konzentration des betreffenden Stoffes selbst.
Andere Hormone müssen ihre Konzentration im Laufe der Entwicklung des Organismus ändern. Ein Beispiel dafür sind die Sexualhormone. Sie unterliegen – über das Hypothalamus-Hypophysen-System – einer ausgeprägten Regulation durch das ZNS. Im folgenden Abschnitt werden unter den einzelnen endokrinen Drüsen die meisten Hormone schon einmal genannt. Detailliert besprochen werden sie erst an späterer Stelle.

Hypothalamus und Hypophyse. Hypothalamus und Hypophyse werden vom ZNS gesteuert und produzieren Hormone, die eine ganze Reihe endokriner Drüsen stimulieren oder hemmen.

> Alle vom Hypophysen-Hypothalamus-System gesteuerten Hormone (bis auf die Somatomedine) sind lipophile Hormone.

Zwei Hormone werden zwar vom Hypophysenvorderlappen sezerniert, beeinflussen jedoch keine endokrinen Organe, sondern wirken direkt auf ihre Zielzellen: Somatotropin (S. 395) und Prolaktin (S. 404).

Schilddrüse und Nebenschilddrüsen. Direkt neben der Schilddrüse befinden sich (meist vier) Nebenschilddrüsen – lichtmikroskopisch wohl das langweiligste Organ überhaupt…
- Die **Schilddrüse** produziert Schilddrüsenhormone (v. a. **Thyroxin**, S. 369), die für den Energiestoffwechsel von enormer Wichtigkeit sind. Die C-Zellen produzieren **Calcitonin** (S. 393), das den Calciumspiegel des Körpers senken kann.
- Die **Nebenschilddrüsen** oder Epithelkörperchen sind Produzenten des wichtigen **Parathormons** (S. 389), das ebenfalls in den Calciumhaushalt involviert ist. Es sorgt für eine Erhöhung des Calciums im Blut und ist damit Gegenspieler des Calcitonins.

Bauchspeicheldrüse. In der Bauchspeicheldrüse befinden sich die von einem Medizinstudenten namens Langerhans entdeckten Inseln, die den endokrinen Teil des Pankreas darstellen. Hier werden vier verschiedene Hormone produziert, die alle direkt oder indirekt Einfluss auf den Energiestoffwechsel nehmen.
Am wichtigsten sind **Insulin** (S. 350) und **Glukagon** (S. 356), die entscheidenden Regulatoren des Blutglukosespiegels. Auch **Somatostatin** (S. 378) und das **Pankreatische Polypeptid** (S. 380) werden in den Langerhans-Inseln hergestellt.

Magen-Darm-Trakt. Im Gastrointestinaltrakt wird eine ganze Reihe Mediatoren produziert. Häufig handelt es sich um Substanzen, die im Gehirn gleichzeitig als Neurotransmitter wirksam sind – ein Zusammenhang, der noch nicht verstanden ist. Im Magen werden vor allem Gastrin, Histamin und Somatostatin hergestellt. Duodenum und Jejunum produzieren Somatostatin, Sekretin, CCK und GIP. Im Ileum dominiert das Somatostatin.

Nebenniere. Die Nebenniere gliedert sich in das Nebennierenmark (NNM) und die Nebennierenrinde (NNR). Beide sind hormonproduzierende Organe mit einer jedoch gänzlich verschiedenen Herkunft und anderen Hormonen.

- Das **Nebennierenmark** produziert die Katecholamine **Adrenalin** und **Noradrenalin**.
- Die **Nebennierenrinde** ist der Bildungsort für verschiedene **Steroidhormone**.

Keimdrüsen und Plazenta. Die Leydig-Zellen des **Hodens** sind Bildungsort des wichtigen männlichen Sexualhormons **Testosteron** (S. 398). Das wäre dann auch schon das Wichtigste zu den Männern…

In den **Ovarien** werden vor allem **Östrogene** (S. 400) und – besonders in der zweiten Hälfte des Menstruationszyklus – die **Gestagene** produziert.

Die **Plazenta** übernimmt während einer Schwangerschaft in erster Linie die Herstellung der **Östrogene** und **Gestagene**. Außerdem bildet sie noch das **humane Choriongonadotropin (hCG)**, das sich gut für einen Schwangerschaftsnachweis eignet.

18.5.2 Das Hypophysen-Hypothalamus-System

Viele Hormone sind in einen komplexen Regelkreis eingebunden, der auf verschiedenen Ebenen organisiert ist. Ganz oben steht der Hypothalamus, der – selbst durch das Nervensystem gesteuert – durch seine Hormone (Liberine und Statine) den Hypophysenvorderlappen steuert. **Liberine** (engl. *releasing hormones*) fördern, **Statine** (engl. *inhibiting hormones*) vermindern die Hormonproduktion (☞ **18.13**).

Die im Hypophysenvorderlappen entstehenden Hormone nennt man **Tropine** (glandotrope Hormone). Sie stimulieren endokrine Organe, die dann Hormone freisetzen: die glandulären Hormone. Die Hormonproduktion kann auf jeder Stufe durch Rückkopplung mehrfach reguliert werden.

Der Hypothalamus. Die höchste Instanz in der Hormonhierarchie sind die neurosekretorischen Hormone des Hypothalamus. Hier ist das ZNS mit dem Hormonsystem verknüpft, da der Hypothalamus als Teil des Zwischenhirns sowohl übergeordnete Zentren des vegetativen Nervensystems beherbergt (Schlaf-Wach-Zentrum, Atem-Zentrum …) als auch Hormone bildet, die untergeordnete Zentren kontrollieren und steuern.

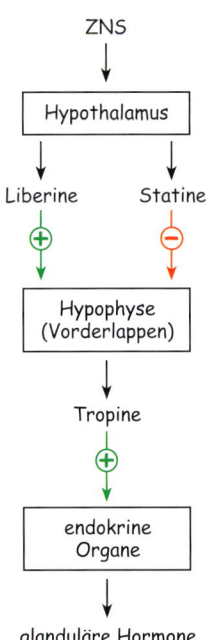

☞ **18.13**   Hypophysen-Hypothalamus-System.

Als Antwort auf nervale Reize produziert der Hypothalamus **Liberine** und **Statine**, die über ein Pfortadersystem auf den Hypophysenvorderlappen (HVL oder Adenohypophyse) wirken (☞ **18.14**).

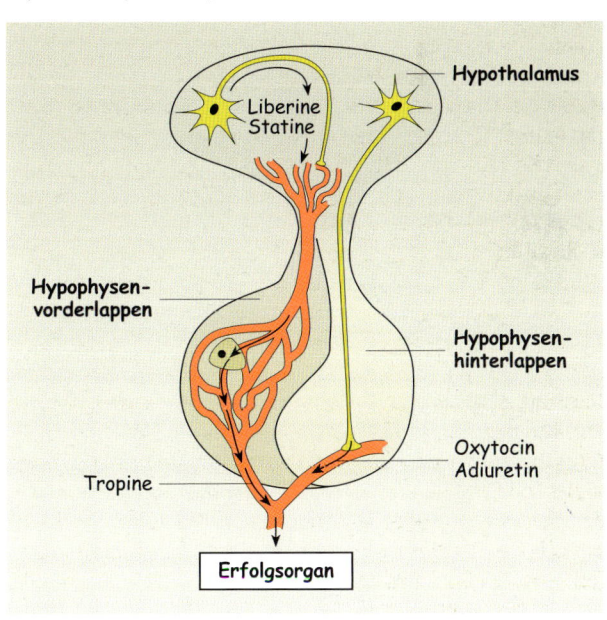

☞ **18.14**   Der Hypothalamus wirkt auf den Hypophysenvorderlappen.

Bis auf eine Ausnahme sind alle Liberine und Statine Peptidhormone oder Glykoproteine – die Ausnahme ist das Dopamin, das ein Aminosäure-Derivat ist.

Außerdem stellt der Hypothalamus noch zwei Neurohormone her, das **Adiuretin** (S. 386) und das **Oxytocin** (S. 405), die durch axoplasmatischen Fluss zum Hypophysenhinterlappen (HHL oder Neurohypophyse) gelangen und dort gespeichert werden. Auf einen Reiz hin werden sie bei Bedarf ausgeschüttet.

Adenohypophyse/Hypophysenvorderlappen. Der Hypophysenvorderlappen bildet, beeinflusst vom Hypothalamus, die glandotropen Hormone (lat. *glandula* = Drüse und *trop* = einwirkend). Sie heißen **Tropine**, stimulieren die Hormonausschüttung der endokrinen Organe und wirken gleichzeitig hemmend auf den Hypothalamus zurück. Neben dem Hypophysenvorderlappen bildet übrigens auch die Plazenta glandotrope Hormone.

Die glandulären Hormone. Eine Stufe tiefer stehen die **glandulären Hormone**, die von den endokrinen Organen (z. B. Langerhans-Inselzellen des Pankreas, Schilddrüse, Nebenschilddrüse, Nebennieren, männliche und weibliche Keimdrüsen, Plazenta) freigesetzt werden und auf die eigentlichen Zielgewebe wirken.

Man muss allerdings beachten, dass auch die übergeordneten Hormone schon direkt Wirkungen an verschiedenen Organen hervorrufen können, dieses System also nicht absolut hierarchisch zu sehen ist.

Hormonelle Regelkreise. Wie in jedem guten Regelkreis gibt es auch hier Sensoren, die den Hormonspiegel messen und diese Information an die übergeordneten Zentren weitergeben. So können hohe Konzentrationen im Sinne einer negativen Rückkopplung z. B. die Sekretion von Liberinen hemmen oder die von Statinen fördern.

19   Molekulare Hormonwirkung

In diesem Kapitel des Hormonteils soll es um die molekularen Mechanismen der Hormonwirkung gehen, die mittlerweile in vielen Fällen recht gut verstanden sind. Außerdem liegt hier ein starker Prüfungsschwerpunkt im schriftlichen Physikum, so dass es sich durchaus lohnt, sich mit diesen molekularen Wirkungen vertraut zu machen.

Wer sich zum ersten Mal mit Hormonen beschäftigt, dem werden auf den nächsten Seiten vermutlich viele neue Begriffe erscheinen. Es ist nicht notwendig, beim ersten Lesen gleich alle Fakten zu behalten, man kann auch beim Studium der einzelnen Hormone noch einmal auf diesen Teil zurückgreifen. *Nach* dem Lesen der einzelnen Hormone eignet sich die Lektüre dieses Kapitels als Überblick und Zusammenfassung.

Wie schon beschrieben, lassen sich die **Membranrezeptoren** in drei große Gruppen einteilen (Typ I bis Typ III); sie sollen hier nacheinander ausführlich vorgestellt werden. Die **intrazellulären Rezeptoren** der lipophilen Hormone kommen anschließend zur Sprache.

Mittlerweile sind noch viele weitere Rezeptortypen entdeckt worden, die zum Teil über ganz andere Mechanismen laufen. Am wichtigsten und bekanntesten sind wohl die **Zytokinrezeptoren**, die daher hier auch besprochen werden.

19.1   Typ-I-Rezeptoren (Enzyme)

Bei den Typ-I-Rezeptoren handelt es sich um **membrandurchspannende** Rezeptoren, die auf der Zellaußenseite eine Hormonbindungsstelle besitzen und auf der zytoplasmatischen Seite als Enzym arbeiten. Meist ist dieses Enzym eine Tyrosinkinase, die intrazellulär die Effekte des Hormons vermittelt (☞ **19.1**). Es kann sich aber auch um eine Guanylatzyklase handeln.

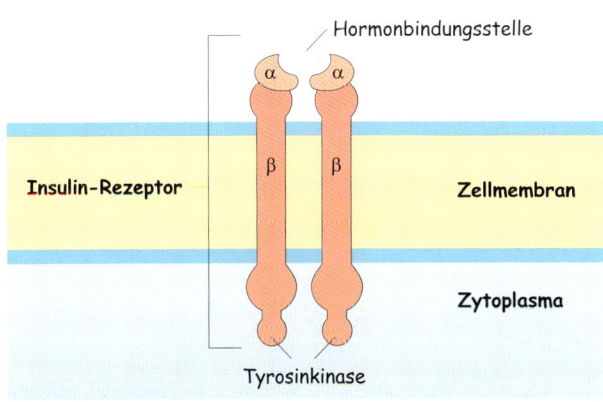

☞ **19.1**   Typ-I-Rezeptoren (Enzyme).

19.1.1   Tyrosinkinasen

Durch die Bindung eines Hormons (z. B. Insulin) an die extrazelluläre Bindungsstelle des Rezeptors wird dieser aktiviert. Die Tyrosinkinase beginnt, im Zellinneren Tyrosinreste an sich selbst zu phosphorylieren, was man als **Autophosphorylierung** bezeichnet (☞ **19.2**).

Diese phosphorylierten Tyrosinreste phosphorylieren wiederum zelluläre Signalproteine, die die Effekte des Hormons in der Zelle vermitteln. Was dabei genau passiert und was das für die Zelle bedeutet, ist noch erstaunlich schlecht verstanden und Gegenstand intensiver Forschung...

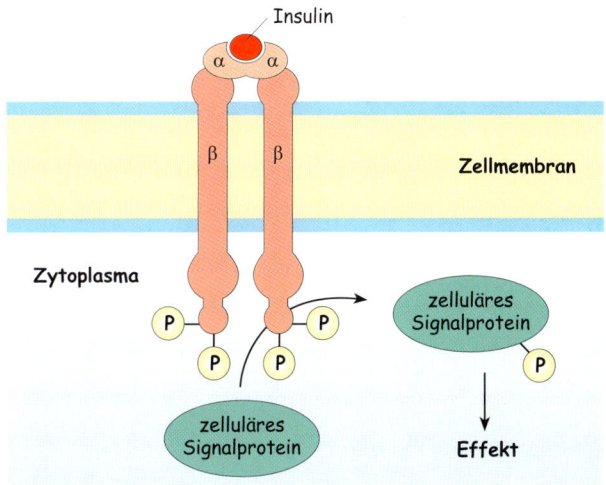

☞ **19.2**   Tyrosinkinase als Beispiel eines Typ-I-Rezeptors.

Folgende Hormone üben ihre Wirkung in der Zelle durch Bindung an Tyrosinasen aus:
- Insulin sowie
- viele Wachstumsfaktoren wie zum Beispiel
  - PDGF – Blutplättchen-Wachstumsfaktor (engl. *platelet derived growth factor*)
  - EGF – epidermaler Wachstumsfaktor (engl. *epidermal growth factor*)
  - IGF-1 – insulinähnlicher Wachstumsfaktor (engl. *insulin like growth factor*)
  - FGF – Fibriblasten-Wachstumsfaktor (engl. *fibroblast growth factor*)
  - NGF – Neuronen-Wachstumsfaktor (engl. *nerve growth factor*)

19.1.2 Die Guanylatzyklase

Die Guanylatzyklase existiert in unserem Organismus in zwei verschiedenen Ausführungen:

- Eine **membrandurchspannende Guanylatzyklase** dient dem Atriopeptin (S. 382) als Rezeptor.
- Das Stickstoffmonoxid (NO, S. 419) bindet an eine **lösliche Guanylatzyklase**, die daher auch nicht in die Gruppe der (typischen) Typ-I-Rezeptoren gehört.

Der zweite Botenstoff – das zyklische GMP (cGMP). Sowohl die membranständige, als auch die lösliche Form der Guanylatzyklase führen zu einer Erhöhung der Konzentration an zyklischem GMP (cGMP) in der Zelle. Im Gegensatz zum cAMP aktiviert das cGMP nicht nur ein Protein, sondern verschiedene Proteine, z. B. die **c**GMP-abhängige **P**roteinkinase (Proteinkinase G oder **PK G**), die dann die zellulären Effekte der entsprechenden Hormone vermittelt.
Der **Abbau des cGMP** erfolgt durch cGMP-spezifische **Phosphodiesterasen**, die es hydrolytisch zu GMP spalten.

> **Sildenafin.** Das cGMP ist auch für einen ganz anderen Vorgang von großem Interesse.
> - Bei sexueller Erregung erfolgt nämlich eine Freisetzung von NO aus Nervenzellen. In den glatten Muskelzellen der Arteriolen im Schwellkörper von Penis und Klitoris wird daraufhin die (lösliche) Guanylatzyklase aktiviert, die cGMP produziert. Das cGMP bewirkt eine Dilatation der Arteriolen und das zieht eine Erektion nach sich.
> - Die Hemmung des Penis-Subtyps der cGMP-spezifischen Phosphodiesterase durch Sildenafin (besser bekannt unter dem Namen **Viagra**) führt zu einem verminderten Abbau des cGMP, wodurch sich eine verlängerte Erektion einstellt.

19.2 Typ-II-Rezeptoren (Ionenkanäle)

Bei diesem Rezeptortyp bindet das Hormon an einen Rezeptor, der gleichzeitig ein Ionenkanal ist. Durch die Bindung des Hormons öffnen oder schließen sich diese Kanäle, wodurch sich der Ionenfluss durch die Membran ändert, was wiederum den Effekt der Hormone vermittelt (👁 **19.3**).

Derartige Rezeptoren findet man nicht nur in der Plasmamembran unserer Zellen, sondern auch intrazellulär, z. B. am ER.

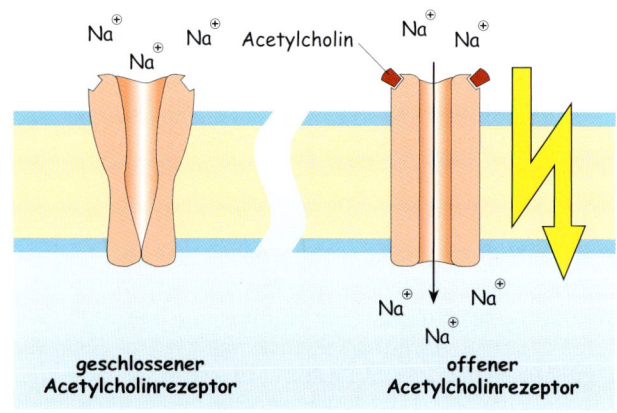

👁 **19.3** Typ-II-Rezeptoren (Ionenkanäle).

19.2.1 Membranständige Ionenkanäle

Welche Ionen strömen, hängt vom Rezeptortyp und dem zugehörigen Signalstoff ab. Eine Aktivierung des Prototyps (nikotinischer) Acetylcholin-Rezeptor führt z. B. zu einer Öffnung des zugehörigen Ionenkanals für Natrium- und Kalium-Ionen. In der Folge strömen die beiden Ionenarten in die Zelle ein und führen dort zu einer Depolarisation.

Liganden für Rezeptoren, die an Ionenkanäle gekoppelt sind, sind in erster Linie Neurotransmitter. Die Signaltransduktion ist hier aufgrund des Mechanismus besonders schnell.
Folgende Hormone wirken über Ionenkanalrezeptoren:
- Acetylcholin
- Glycin
- Glutamat
- GABA

19.2.2 Intrazelluläre membranständige Ionenkanäle

Da auch im Zellinneren verschiedene Kompartimente durch Membranen voneinander getrennt sind und trotzdem Signale übertragen werden müssen, gibt es auch intrazelluläre Membranrezeptoren. Bei den bekannten Rezeptoren dieser Klasse handelt es sich um Typ-II-Rezeptoren.
Ein wichtiges Beispiel ist der **IP₃-abhängige Calcium-Kanal** am ER, auf den wir noch zu sprechen kommen werden.

19.3 Typ-III-Rezeptoren (G-Protein-gekoppelt)

Prototyp der Typ-III-Rezeptoren ist der β-adrenerge Rezeptor des Adrenalins (S. 358). Die G-Protein-gekoppelten Typ-III-Rezeptoren bewirken Folgendes:

1. Sie übertragen ihre vom Liganden ausgelöste Konformationsänderung an **G-Proteine**, mit denen sie gekoppelt sind.
2. Ein aktiviertes G-Protein übernimmt dann die **Aktivierung eines Enzyms**.
3. Das Enzym wiederum, das in die Membran eingelagert ist, produziert nach Aktivierung **zweite Botenstoffe.**
4. Die zweiten Botenstoffe vermitteln dann den **intrazellulären Effekt** der Hormone.

19.3.1 Die Rezeptoren

Es gibt eine ganze Reihe Rezeptoren, die zu den Typ-III-Rezeptoren gezählt werden. Sie alle zeichnen sich durch sieben Transmembrandomänen aus, die für die Verankerung des Rezeptors in der Membran verantwortlich sind. Der N-Terminus des Rezeptors schaut dabei aus der Zelle heraus, der C-Terminus befindet sich intrazellulär.

19.3.2 Die G-Proteine

An der Innenseite der Membran befinden sich die G-Proteine, die aktiviert werden. Es gibt drei Gruppen von G-Proteinen, die sich im Aufbau unterscheiden:

- große heterotrimere G-Proteine
- kleine G-Proteine
- andere G-Proteine

Am wichtigsten für die Signaltransduktion im Hormonsystem sind sicher die **heterotrimeren G-Proteine** (hetcrotrimer, gr. *tri* = drei; *heteros* = verschiedene; *meros* = Teile). Die drei Komponenten werden als α-, β- und γ-Untereinheiten bezeichnet. Die α-Untereinheit hält dabei im inaktiven Zustand ein GDP gebunden, im aktiven ein GTP (☞ **19.4**).

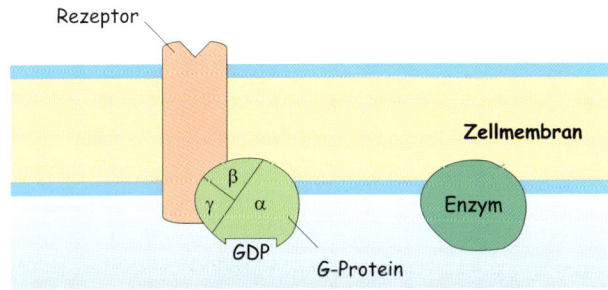

☞ **19.4** G-Protein-gekoppelte Typ-III-Rezeptoren.

Die **kleinen G-Proteine** sind ebenfalls an der Signalübermittlung beteiligt, so z. B. die G-Proteine aus der Familie der **RAS-Proteine**, die bei der Kontrolle von Wachstum und Differenzierung und damit auch bei der Entstehung von Tumoren eine wichtige Rolle spielen (S. 309). Auch Insulin vermittelt einen Teil seiner Wirkungen über die Aktivierung des RAS-Proteins (S. 352).

Aktivierung der heterotrimeren G-Proteine. Durch Bindung eines Hormons an die Außenseite erfolgt die Aktivierung des Rezeptors, wodurch dieser seine Konformation ändert. Dadurch wird das an der α-Untereinheit gebundene GDP gegen ein GTP ausgetauscht. Nun ist das G-Protein aktiviert, löst sich vom Rezeptor und zerfällt in zwei Teile: die α-Einheit, an der ein GTP gebunden ist, und die βγ-Einheit (☞ **19.5**). Die aktive α-Einheit gelangt zu den (aktivierbaren) Enzymen, die die intrazellulären Effekte der Hormone vermitteln.

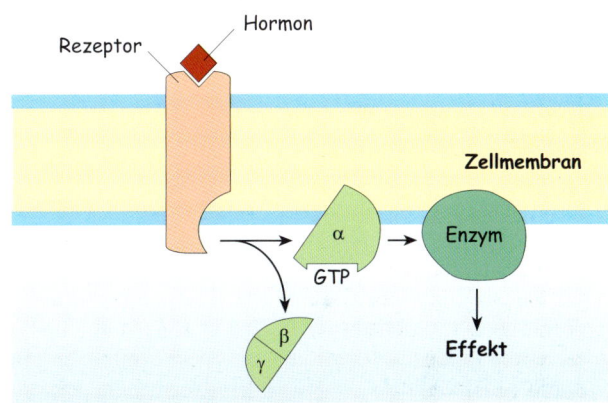

☞ **19.5** Aktivierung der heterotrimeren G-Proteine.

G-Proteine stimulieren oder inhibieren. Es gibt eine ganze Reihe unterschiedlicher heterotrimerer G-Proteine. Wir beschränken uns hier auf die stimulierenden G-Proteine (G_s-Proteine) und die inhibierenden (G_i-Proteine).

19.3.3 Die durch G-Proteine aktivierbaren Enzyme

Nun sind wir endlich bei den Enzymen angelangt, die durch die Hormone aktiviert werden und damit deren zellulären Effekte vermitteln. Die aktivierbaren Enzyme sind die Produzenten der **zweiten Botenstoffe**, die den Zellstoffwechsel beeinflussen.

Regulation der Enzyme

Die Aktivierung erfolgt durch das $G_{s\alpha}$-GTP, das sich vom aktivierten Rezeptor getrennt hat und nun sein Enzym aktivieren kann.

Die Inaktivierung des Systems erfolgt durch die Hydrolyse des an der α-Untereinheit gebundenen GTPs. GTP wird nach einiger Zeit durch eine **intrinsische GTPase-Aktivität** der α-Untereinheit selbst hydrolysiert. Anschließend verbindet sich die nun inaktive α-Einheit wieder mit der βγ-Untereinheit und ist als komplettes G-Protein bereit für einen weiteren Aktivierungszyklus.

Verstärkung und Integration. Dieses kaskadenartige System hat zwei Vorteile:

1. Das Ergebnis jeder Signaltransduktion ist eine gewaltige **Verstärkung** des ursprünglichen Signals (also des Hormons), da ein Rezeptor viele G-Proteine und diese wiederum viele Folgeenzyme aktivieren können.
2. Es ergibt sich eine **Integration** verschiedener Signale, die meist gleichzeitig auf eine Zelle hereinströmen.

Die beiden wichtigsten Enzyme

Von den relativ vielen mittlerweile bekannten Enzymen, die durch G-Proteine aktiviert werden können, besprechen wir hier nur die beiden wichtigsten: die Adenylatzyklase und die Phospholipase C.

- Die **Adenylatzyklase** macht das, was sich aus ihrem Namen schon herauslesen lässt: Aus ATP stellt sie nach Pyrophosphatabspaltung zyklisches AMP her, also das berühmte **cAMP**, das als zweiter Botenstoff fungiert.
- Die **Phospholipase C** spaltet bestimmte Phospholipide, die Phosphatidyl-Inositole. Produkt dieser Reaktion ist zum einen das **Diacylglycerin** (**DAG**), zum anderen das **Inositol-Trisphosphat** (**IP₃**), die beide als zweite Botenstoffe zelluläre Effekte der Hormone vermitteln. Das IP₃ führt vor allem zu einer Freisetzung von **Calcium** aus dem Endoplasmatischen Retikulum, das seinerseits als Signalstoff wirkt.

Da diese Signaltransduktionswege sehr wichtig sind, stehen sie auf der IMPP-Beliebtheitsskala auch ganz weit oben. Aus diesem Grund werden wir sie noch einmal ausführlich vorstellen.

Am Rande sei noch die **Phospholipase A₂** erwähnt, die ebenfalls durch einige Hormone aktiviert werden kann. Da sie jedoch nur die Vorstufe für die Biosynthese der Prostaglandine herstellt, wird deren Signaltransduktion erst dort beschrieben (S. 413).

19.3.4 Die Adenylatzyklase und cAMP

Die Adenylatzyklase ist ein membranständiges Enzym, das die Biosynthese von cAMP aus ATP katalysiert. Das cAMP vermittelt als zweiter Botenstoff die intrazellulären Effekte vieler Hormone.

Mechanismus der cAMP-Herstellung

Die Adenylatzyklase wird durch die Anlagerung eines stimulierenden G-Proteins (Gₛ-Protein) – genauer der Gₛα-Untereinheit – aktiviert. Sie produziert dann **aus ATP** (Vorsicht: nicht AMP!) zyklisches AMP (cAMP, ☞ 19.6).

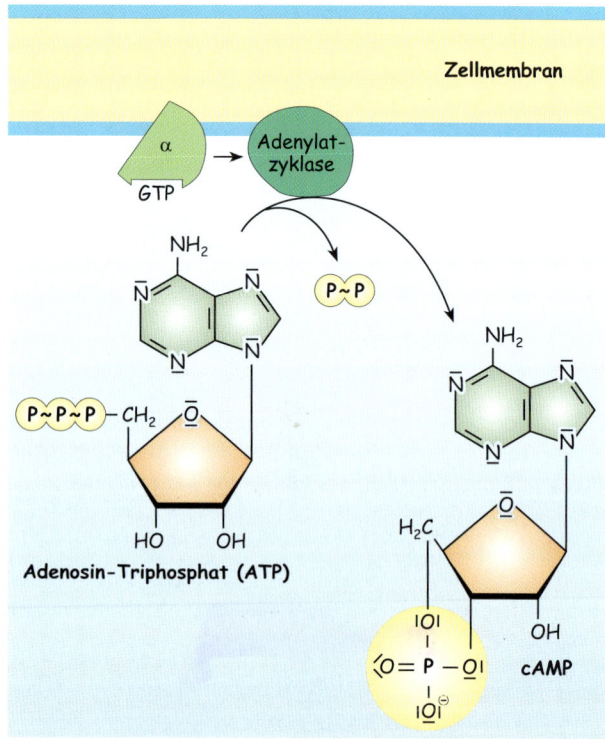

☞ **19.6** Adenylatzyklase produziert cAMP aus ATP.

Inhibitorische G-Proteine (Gᵢ-Proteine) hemmen wiederum die Adenylatzyklase und senken so den cAMP-Spiegel in der Zelle.

Direkte Wirkung auf den Stoffwechsel

Das cAMP übt seinen Einfluss als „Hungersignal" nicht selbst aus, sondern über eine Aktivierung der (cAMP-abhängigen) Proteinkinase A, die direkt Einfluss auf verschiedene Proteine des Stoffwechsels ausübt.

Die Proteinkinase A (PK A) liegt in unseren Zellen in inaktiver Form vor und besteht aus zwei katalytischen (C₂) und zwei regulatorischen (R₂) Untereinheiten. Jeweils vier Moleküle cAMP binden allosterisch an die regulatorischen Untereinheiten. Diese lösen sich dann von den katalytischen Untereinheiten und aktivieren sie damit. Die beiden aktiven katalytischen (C-)Untereinheiten der Proteinkinase A gehen dann der Aufgabe einer Kinase nach: sie **phosphorylieren Proteine** (☞ 19.7).

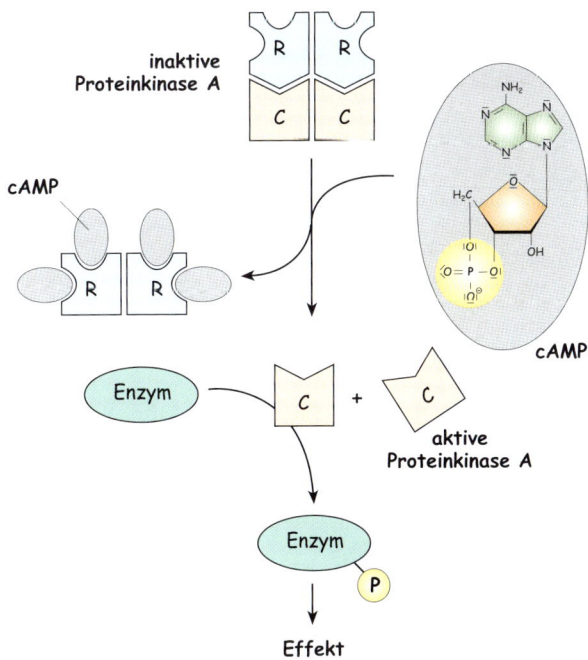

◉ **19.7** Direkte Wirkung auf den Stoffwechsel durch Proteinkinase A.

Die Zielproteine der Proteinkinase A sind verschiedene Proteine des Stoffwechsels, vor allem **Enzyme**, die durch Anhängen eines Phosphatrestes aktiviert oder inaktiviert werden können. Ein Vorgang, der als **Interkonversion** bezeichnet wird – die beteiligten Enzyme entsprechend als interkonvertierbare Enzyme (S. 75).

> Bei der Phosphorylierung von Enzymen handelt es sich um einen molekularen Schalter, durch den Enzyme einfach und schnell ein- und ausgeschaltet werden können.

Ob ein Enzym in phosphorylierter Form aktiv oder inaktiv ist, hängt vom Einzelfall ab – die Natur hat das natürlich ganz vernünftig eingerichtet. Die Enzyme der Glykolyse in der Leber sind z. B. phosphoryliert inaktiv, die der Glukoneogenese phosphoryliert aktiv (vgl. cAMP als Hungersignal, S. 89).

Die Gegenspieler der Proteinkinase A sind verschiedene **Phosphatasen**, die die Phosphatreste von den Enzymen wieder entfernen. Welcher Effekt jeweils überwiegt, hängt von der Menge der Phosphatasen und Proteinkinasen ab. Steigt die Aktivität der Proteinkinasen, dann überwiegen die phosphorylierten Proteine. Durch den Abbau von cAMP sinkt die Menge der aktiven Proteinkinase A in der Zelle wieder und die Phosphatasen bekommen die Oberhand.

Wirkung auf die DNA

Entgegen aller bisherigen Aussagen können auch hydrophile Hormone die Transkription einiger Gene beeinflussen. Nicht die Hormone selbst, sondern intrazelluläre zweite Botenstoffe vermitteln die Effekte auf die DNA und die Genexpression.

Die **P**rotein**k**inase **A** (**PK A**) wandert zu diesem Zweck extra in den Zellkern und phosphoryliert dort das **c**AMP-**r**esponsive-**E**lement-**B**indeprotein (**CREB**). Auf diese Weise aktiviert, bindet CREB auf der DNA an bestimmte Regionen (cAMP-responsive Elemente, CREs), wodurch die Genexpression eines bestimmten Gens aktiviert wird (◉ **19.8**).

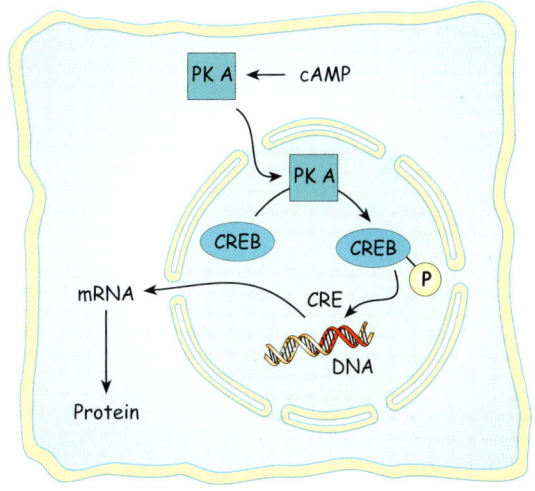

◉ **19.8** Wirkung auf die DNA über Proteinkinase K und CREB.

Abbau von cAMP

Der Abbau des cAMP erfolgt durch die cAMP-spezifische Phosphodiesterase (PDE), die es **hydrolytisch** zu AMP spaltet. Die Zielproteine der PK A werden dann durch den überwiegenden Einfluss der Phosphatasen zunehmend in die dephosphorylierte Form überführt.

Koffein greift genau an dieser Stelle ein, indem es die cAMP-spezifische PDE hemmt. Dies führt zu einem erhöhten cAMP-Spiegel mit all seinen Folgen. Z. B. fördert dies in der Leber die Glukosemobilisation, wodurch der Blutglukosespiegel steigt – man strotzt also nur so vor Energie und hat keine Lust mehr, sich schlafen zu legen...

19.3.5 Die Phospholipase C

Das zweite wichtige Enzym, das über G-Proteine aktiviert wird, ist die Phospholipase C (PL C). Es ist ebenfalls membranständig.

Seinen Anfang nimmt diese Signalkaskade beim Membran-Phospholipid **Phosphatidyl-Inositol-4,5-bisphosphat (PIP$_2$)**, das sich auf der **Innenseite** der Zellmembran befindet (◉ **19.9**).

PIP$_2$ entsteht übrigens aus Phosphatidyl-Inositol, das mit Hilfe von Phosphatidyl-Inositol-Kinasen zweimal ATP-abhängig phosphoryliert wird.

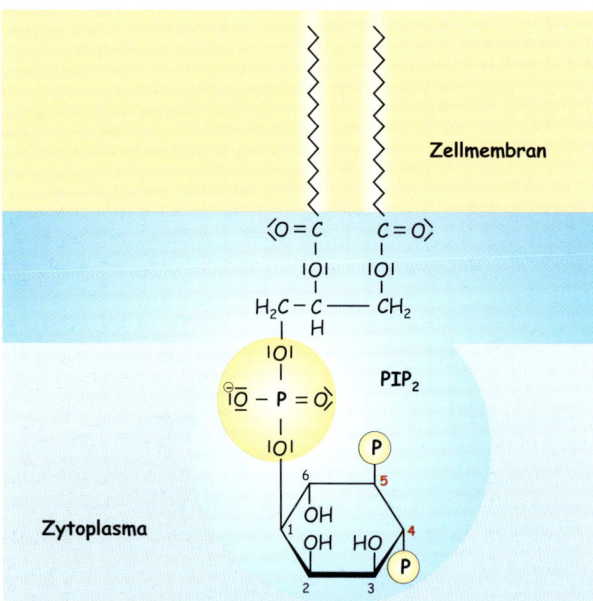

👁 **19.9** PIP$_2$.

Die Phospholipase C (PL C) ist spezifisch für das Membran-Phospholipid PIP$_2$ und spaltet es nach ihrer Aktivierung durch G-Proteine. Dabei entsteht zum einen Diacylglycerin (**DAG**), zum anderen das Inositol-1,4,5-trisphosphat – mit handlicherem Namen auch **IP$_3$** genannt (👁 **19.10**).

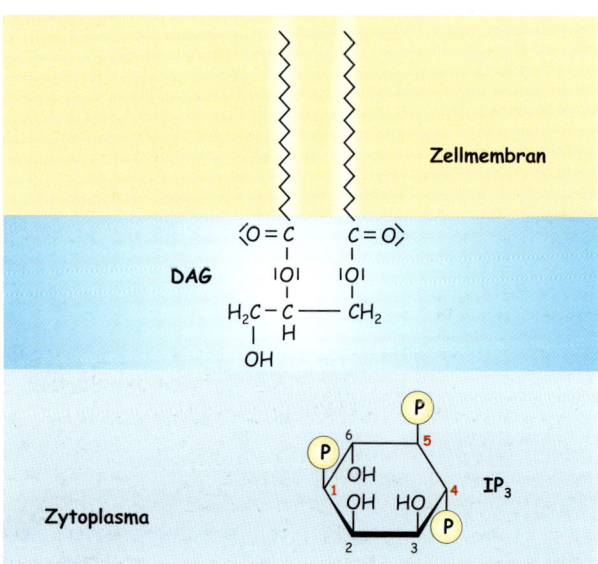

👁 **19.10** Phospholipase C spaltet PIP$_2$: Es entstehen DAG und IP$_3$.

Calcium und Proteinkinase C. IP$_3$ führt zu einer Erhöhung der Ca^{2+}-Konzentration in der Zelle, indem es Kanäle im ER öffnet. **Calcium** wiederum aktiviert als **dritter Botenstoff** zusammen mit DAG die Proteinkinase C.

Sowohl Calcium als auch die PK C sind dann für die zellulären Effekte der betreffenden Hormone verantwortlich. Damit hätten wir den groben Überblick erst einmal geschafft (👁 **19.11**).

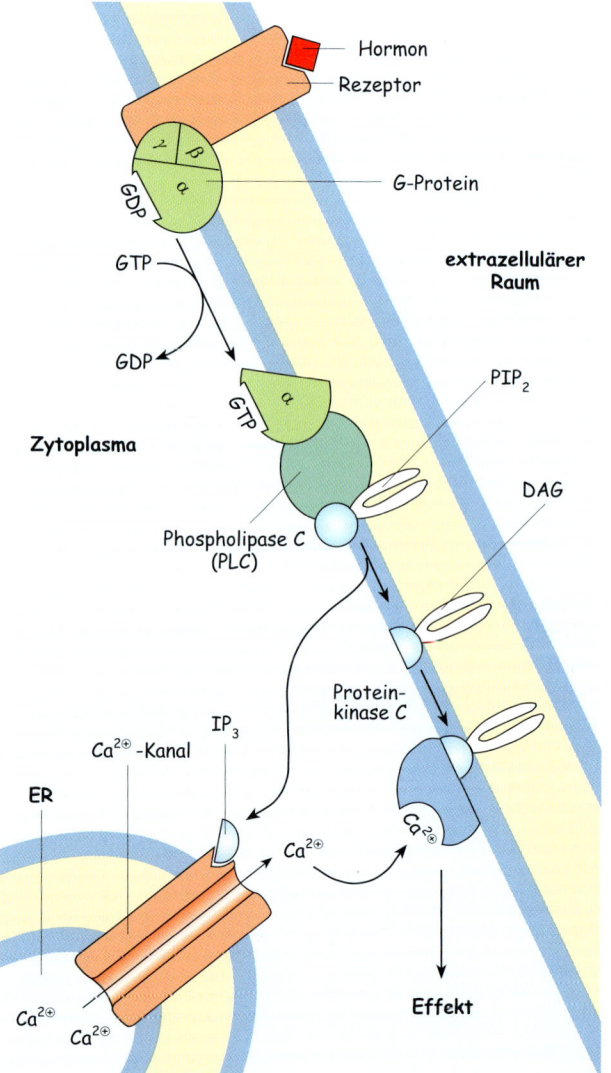

👁 **19.11** Überblick über die von der Phospholipase C gesteuerten Abläufe.

Phospholipase Cβ und PL Cγ. Nun aber das Ganze noch einen Schritt genauer, da es mehrere Wege gibt, die zu einer Aktivierung der Phospholipase C und damit zu einer Spaltung von PIP$_2$ führen:

- Auf der einen Seite gibt es G-Protein-gekoppelte Rezeptoren, die über ihre G-Proteine zu einer Aktivierung der Phospholipase Cβ führen (z. B. der α$_1$-Rezeptor des Adrenalins).

- Auf der anderen Seite gibt es aber auch Tyrosinkinase-Rezeptoren, die in der Zelle – neben anderen Effekten – auch eine Phospholipase Cγ aktivieren.

Ja, ja, das Leben *ist* kompliziert. Hierbei handelt es sich aber wirklich nur um die Kurzfassung – die ganze Wahrheit ist schlicht gesagt eine lerntechnische Katastrophe...

Inositol-Trisphosphat (IP$_3$)

Das durch die Einwirkung der Phospholipase C aus PIP$_2$ entstandene Inositol-Trisphosphat (IP$_3$) führt zu einer Erhöhung der Ca^{2+}-Konzentration in der Zelle. Aber wie? Es gelangt zum Endoplasmatischen Retikulum und bindet dort an einen speziellen **IP$_3$-Rezeptor**. Dieser intrazelluläre Rezeptor ist mit einem Ionenkanal verbunden, durch den nun Calcium-Ionen ins Zytosol fließen.
Der Abbau von IP$_3$ erfolgt mittels Phosphatasen, die es zu myo-Inosit dephosphorylieren, das dann wieder verwendet wird.
IP$_3$ und PIP$_3$ sollte man nicht verwechseln!
- Das IP$_3$ ist Inositol-**1**,4,5-trisphosphat und entsteht durch die Phospholipase C.
- PIP$_3$ hingegen ist Inositol-**3**,4,5-trisphosphat und entsteht durch die Phosphatidyl-Inositol-3-Kinase, die unter anderem durch Insulin aktiviert wird.

Diacylglycerin (DAG)

Neben IP$_3$ entsteht durch die Phospholipase C noch Diacylglycerin (DAG), das in der Membran gebunden bleibt. Die Hauptaufgabe des DAG besteht in einer Aktivierung der (ebenfalls membrangebundenen) **Proteinkinase C** – ein Vorgang, der von den Ca^{2+}-Ionen aus dem ER unterstützt wird.
Die aktivierte Proteinkinase C vermittelt neben Calcium allein die zellulären Hormoneffekte („C" übrigens wegen der Calcium-Ionen, die zu ihrer Aktivierung nötig sind.). Dazu phosphoryliert die PK C spezifische Proteine, die dadurch aktiviert oder inaktiviert werden.
Der Umbau des DAG zur Phosphatidsäure erfolgt durch eine Kinase mittels Phosphorylierung. Phosphatidsäure kann mit CTP zum CDP-Diacylglycerin aktiviert werden, das z. B. mit myo-Inosit wieder zum Phosphatidyl-Inositol reagieren kann.

Calcium

Das zweiwertige Kation Calcium liegt in der Zelle normalerweise in einer Konzentration von etwa 10^{-7} mol/l vor. Nach einer Aktivierung kann die Menge auf immerhin maximal 10^{-5} mol/l ansteigen, also etwa 10 μM.
Neben der Aktivierung der **Proteinkinase C** zusammen mit DAG spielt das Calcium auch alleine eine wichtige Rolle für die Regulation des Zellstoffwechsels.

Viele Effekte werden dabei nicht vom Calcium als Ca^{2+}-Ion vermittelt, sondern von Ca^{2+}-Ionen zusammen mit diversen **Calcium-bindenden Proteinen**, die in großer Zahl in einer Zelle vorliegen. Das wichtigste ist das Calmodulin.

Calmodulin ist ein evolutionär hoch konserviertes saures Protein mit vier hochaffinen Bindungsstellen für Calcium-Ionen. Durch die Bindung von Calcium ändert sich die Konformation des Proteins, wodurch der **Calcium-Calmodulin-Komplex** aktiviert wird. Er wirkt nun als allosterischer Modulator verschiedener Proteine und aktiviert die Calcium-Calmodulin-abhängigen Proteinkinasen (s. o.).
In die Familie der Calmoduline gehört übrigens auch das **Troponin**, das man in Herz- und Skelettmuskel findet (S. 587).

Die Effekte von Calcium auf eine Zelle sind vielfältig. Zwei Wirkungen lassen sich aber mit einer ziemlichen Regelmäßigkeit auf Calcium zurückführen, weshalb sich deren Erwähnung (auch als Merkhilfe) lohnt.
- Ca^{2+}-Ionen führen in entsprechenden Zellen zu einer Ausschüttung von Vesikeln (**Exozytose**).
- Ca^{2+}-Ionen bewirken in den Muskelzellen eine **Kontraktion**.

Das Entfernen des Calciums erfolgt über spezifische Calciumpumpen, die die Ionen wieder aus dem Zytosol herauspumpen – ins ER, in die Mitochondrien und auch in den Extrazellulärraum.

19.4 Intrazelluläre Rezeptoren

Lipophile Hormone haben ja bekanntermaßen Probleme, sich im wässrigen Blut zu lösen, weshalb sie bestimmter Transporter bedürfen. An der Zielzelle angekommen wird dieser Nachteil jedoch zum Vorteil, da sie – lipophil wie sie sind – die Phospholipidschichten der Membran leicht durchdringen können. In der Zelle binden sie dann an für sie spezifische Rezeptoren, gelangen in den Zellkern und beeinflussen dort die Genexpression verschiedener Gene.

19.4.1 Aktivierung des Rezeptors

Die Hormonrezeptoren der lipophilen Hormone befinden sich meist im Zytosol und warten dort auf ihre Partner. In der inaktiven Form sind sie an das **Hitzeschockprotein 90** (**HSP 90**) gebunden.
Nach der Hormonbindung erfolgen eine Konformationsänderung des Rezeptors und damit die Abdissoziation des HSP 90. Nun wird die nukleäre Lokalisierungssequenz (**NLS**, S. 280) des Rezeptors freigelegt, die einen Transport des Hormon-Rezeptor-Komplexes in den Zellkern ermöglicht.
Es gibt auch **nukleäre Rezeptoren**, die sich schon am Wirkort befinden und dort ihres hormonalen Bindungspartners harren. Da für lipophile Hormone auch die Kernmembran

kein Hindernis darstellt, diffundieren sie in den Zellkern und binden dort an ihre Rezeptoren.

19.4.2 Interaktion mit der DNA

Nach der Translokation des Hormon-Rezeptor-Komplexes in den Zellkern – falls sich der Rezeptor nicht schon dort befindet – bindet der Komplex an die DNA. In der Folge kann die Genexpression eines bestimmten Gens aktiviert oder reprimiert werden.

Die Stellen auf der DNA, an die die Komplexe binden, bezeichnet man als **Hormon-responsive Elemente** (**HRE**s). Sie liegen meist einige hundert Basenpaare stromaufwärts des zu beeinflussenden Gens. Bei den Proteinen, deren Expression hier gesteuert wird, handelt es sich meist um Schlüsselenzyme des Stoffwechsels (☞ **19.12**).

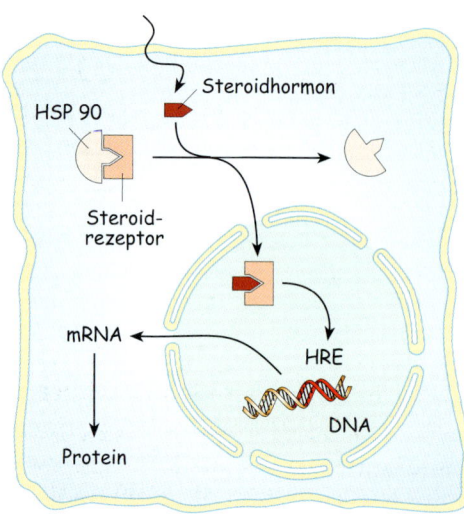

☞ **19.12** Interaktion lipophiler Hormone mit der DNA.

Lipophile Hormone wirken über eine Induktion oder Repression von Enzymen, das heißt, nicht die Aktivität eines vorhandenen Enzyms wird reguliert, sondern seine in der Zelle vorliegende Menge.

Da die Neusynthese eines Proteins einige Zeit in Anspruch nimmt, sind lipophile Hormone *nicht* für kurzfristige Regulationsaufgaben geeignet, sondern dienen zur längerfristigen Einstellung eines veränderten Stoffwechselzustandes.

19.4.3 Hormone mit intrazellulären Rezeptoren

Lipophile Hormone sind nicht so furchtbar zahlreich, weshalb wir die drei Gruppen schon hier vorstellen wollen.

- Sämtliche **Steroidhormone** wirken über für sie spezifische Steroid-Rezeptoren, die sich im **Zytosol** vieler unserer Zellen befinden.

- Die **Schilddrüsenhormone** wirken über den Schilddrüsenhormon-Rezeptor, der im **Zellkern** auf seine Liganden wartet.
- Die **Retinsäure**, die für Wachstum und Differenzierung eine große Rolle spielt, wirkt ebenfalls über verschiedene **intranukleäre** Rezeptoren.

19.5 Zytokinrezeptoren

Wie bereits erwähnt, ist in den vergangenen Jahren noch eine ganze Reihe weiterer Rezeptoren bekannt geworden. Die Natur ist eben leider noch viel komplizierter, als es der Student gerne hätte. Exemplarisch sei hier ein mit der so genannten **Janus-Kinase** (**JAK**) assoziierter Zytokinrezeptor beschrieben; die **Janus-Kinase** leitet die Aktivierung ans Innere der Zelle weiter.

Ein wichtiges Zytokin, das über diesen Signaltransduktionsweg seine Botschaft verbreitet, ist das Interleukin-2 (S. 410).

19.5.1 Die Janus-Kinasen (JAKs)

Sind keine Zytokine vorhanden, so liegen deren Rezeptoren als Monomere an der Oberfläche der Zielzellen vor.

Aktivierung des Rezeptors. Bindet ein Ligand, so bilden je zwei Rezeptor-Monomere ein Dimer, wodurch es zu einer Annäherung der beiden JAKs kommt, die sich am zytoplasmatischen Teil der Rezeptoren befinden. Durch eine **Transphosphorylierung** werden die Janus-Kinasen aktiviert und phosphorylieren daraufhin bestimmte Anteile (Tyrosinreste) des zytoplasmatischen Teils des Rezeptors (☞ **19.13**).

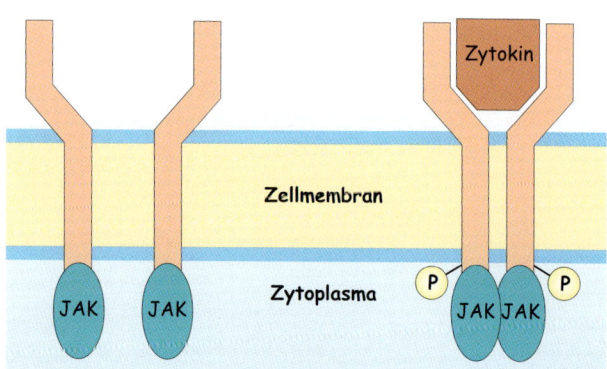

☞ **19.13** Aktivierung der Janus-Kinasen.

Wie JAK zu seinem Namen kam ... Ursprünglich nannte man die Janus-Kinase „Just-another kinase" JAK, da man dachte, es handele sich dabei um Kinasen, wie man sie schon zur Genüge kannte. Nachträglich stellte man dann allerdings fest, dass diese Kinasen eine spezielle Eigenart haben, die sie von den anderen Kinasen unterscheidet.

JAKs entfalten ihre Wirkung – die Phosphorylierung anderer Proteine – nur dann, wenn sie als **Dimer** vorliegen. Um das im Namen zu verdeutlichen, sagte man daher, **JAK** bedeute **J**anus-**K**inase. Janus war ein römischer Gott mit zwei Gesichtern und die JAK funktioniert eben nur als Dimer, also mit zwei Gesichtern (aktiven Zentren).

19.5.2 Die Signaltransduktion

Die Signaltransduktion übernehmen hier bestimmte Proteine, die in den Zellkern wandern und dort an die DNA binden. Auch hier haben wir also wieder ein Beispiel für hydrophile Botenstoffe, die trotzdem über eine Veränderung der Genexpression wirken.

Die STAT-Proteine

Durch die Transphosphorylierung der Janus-Kinasen entstehen am Rezeptor Bindungsstellen für das **STAT-Protein**. **STAT** steht für „**S**ignal**t**ransduktoren und **A**ktivatoren der **T**ranskription", was nichts anderes heißt, als dass diese Moleküle die Information der Rezeptoraktivierung weiterleiten (= transduzieren) und dabei die Transkription bestimmter Proteine anschalten (Aktivierung der Transkription).

Aktivierung der STAT-Proteine

Bindet ein STAT-Protein an den aktivierten Rezeptor, so wird es von den Janus-Kinasen **phosphoryliert**, und je zwei STATs schließen sich zu einem **Dimer** zusammen, das dadurch die Fähigkeit erlangt, in den Zellkern transportiert zu werden (👁 **19.14**).
Dort bindet es an die DNA (genau gesagt an STAT-Bindungssequenzen im Bereich des Promotors) und induziert die Transkription bestimmter Gene.

Unterschiedliche JAKs und STATs vermitteln verschiedene Wirkungen. Verschiedene Zytokine benutzen so zwar das gleiche Signaltransduktionsprinzip, erzielen aber dennoch unterschiedliche Wirkungen, da die einzelnen Komponenten nicht identisch sind.

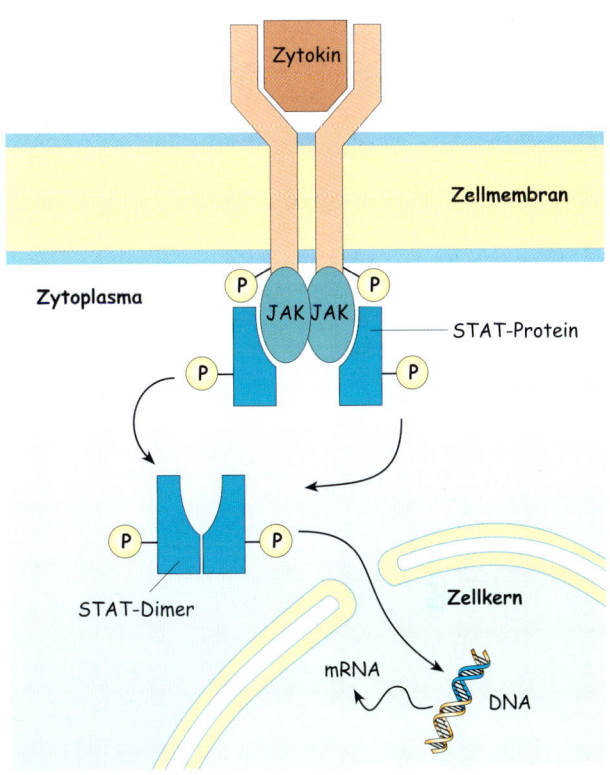

👁 **19.14** Aktivierung der STAT-Proteine.

Signalstoffe, die über Janus-Kinasen wirken

Mittlerweile ist eine ganze Reihe von Stoffen bekannt, die über Janus-Kinasen und den JAK/STAT-Weg laufen. Der bekannteste Vertreter ist sicher das schon erwähnte Interleukin-2, aber auch einige andere Signalstoffe sind keine Unbekannten. In erster Linie handelt es sich um Zytokine, die proliferativ wirken, so die Interleukine 2 bis 7 und GM-CSF (S. 408); außerdem Erythropoetin (S. 483), das manchmal auch zu den Zytokinen gerechnet wird, auch wenn es klassisch endokrin wirkt.
Auch die beiden vom Hypophysenvorderlappen ausgeschütteten Hormone, die direkt Zielgewebe beeinflussen – Somatotropin (S. 395) und Prolaktin (S. 404) – wirken über den JAK/STAT-Signaltransduktionsweg.

20 Energieversorgung

Unser Körper muss energiereiche Bausteine über die Nahrung aufnehmen, um seinen Energiebedarf decken zu können. Bei der Verteilung und Portionierung dieser energiereichen Stoffe hat die Leber eine zentrale Stellung.

Im folgenden Kapitel zeigen wir, wie das alles koordiniert wird. Die Umschaltung von Stoffwechselwegen erfolgt nämlich mittels Signalstoffen (Hormone), da häufig viele Organe zusammenarbeiten müssen, und das will natürlich reguliert sein.

20.1 Der Energiestoffwechsel

Beim Energiestoffwechsel lassen sich in unserem Organismus zwei grundsätzlich verschiedene Stoffwechselzustände unterscheiden.

- Kurz nach einer Mahlzeit ist unser Körper von einer wahren Flut an Nährstoffen überschüttet, er befindet sich in der **Resorptionsphase**.
- Einige Zeit nach der letzten Nahrungsaufnahme müssen die Stoffwechselwege umgeschaltet werden, um den Körper ausreichend mit gespeicherter Energie versorgen zu können, man spricht von der **Postresorptionsphase**.

> **Die Rolle der Glukose.** Es sei hier schon einmal betont, dass sich bei der Regulation des Energiestoffwechsels alles um die Glukose dreht. Der Grund dafür ist, dass die Glukose der älteste Energielieferant für Zellen ist und daher eine ganz besondere Stellung unter den Energielieferanten einnimmt. Einige Zellarten (z. B. Erythrozyten) sind sogar essenziell auf diesen Brennstoff angewiesen.

Die **Regulation** des Energiestoffwechsels haben in unserem Organismus vor allem **fünf Hormone** übernommen, die wir im Folgenden näher betrachten werden.

Die beiden wichtigsten sind **Insulin** und sein Gegenspieler **Glukagon**, die für einen konstanten Blutglukosespiegel (70 – 110 mg/dl) sorgen.

In kurzfristigen Stresssituationen erhöht **Adrenalin** zusätzlich noch den Zuckerspiegel im Blut.

Für die langfristige Regulation des Energiestoffwechsels sind die **Glukokortikoide** und die **Schilddrüsenhormone** zuständig.

> Insulin ist das einzige der fünf Hormone, das den Blutglukosespiegel senkt. Alle anderen Hormone, also Glukagon, Adrenalin, Glukokortikoide und Schilddrüsenhormone, erhöhen – kurz- oder langfristig – den Glukosespiegel im Blutplasma.

20.1.1 Die Resorptionsphase

Die Resorptionsphase zeichnet sich durch ein Überangebot an Nährstoffen aus. Dieses wird genutzt, um Biosynthesen zu betreiben und Speicher für die Postresorptionsphase aufzufüllen.

Der wichtigste Agitator ist das **Insulin**, das die Aufnahme der Nährstoffe in die Zellen und deren Weiterverarbeitung vermittelt. Entscheidend ist hier, wie eingangs schon erwähnt, die Verarbeitung der Glukose als besonders kritischen Energieträger (☞ **20.1**).

Zielort der Insulinwirkung sind praktisch alle Zellen, wobei Leber, Muskulatur und Fettgewebe eine besondere Stellung einnehmen und daher auch hier bevorzugt behandelt werden.

Einbau der Glukose in Glykogen. In der Resorptionsphase ist es für unseren Körper entscheidend, die lebenswichtigen Glukosespeicher aufzufüllen. In Leber und Muskulatur vermittelt Insulin genau diesen Effekt.

Umbau der Glukose in Fett. Zum anderen wird die reichlich vorhandene Glukose auch vermehrt abgebaut: im Rahmen der Glykolyse (S. 83) zu Pyruvat und dann über die Pyruvat-Dehydrogenase (S. 92) zum Acetyl-CoA. Aus Acetyl-CoA werden über die Fettsäure-Biosynthese (S. 134) neue Fettsäuren synthetisiert, die zwar nicht als Glukosespeicher dienen, aber dafür reichlich Energie enthalten, die von vielen Zellen genutzt werden kann.

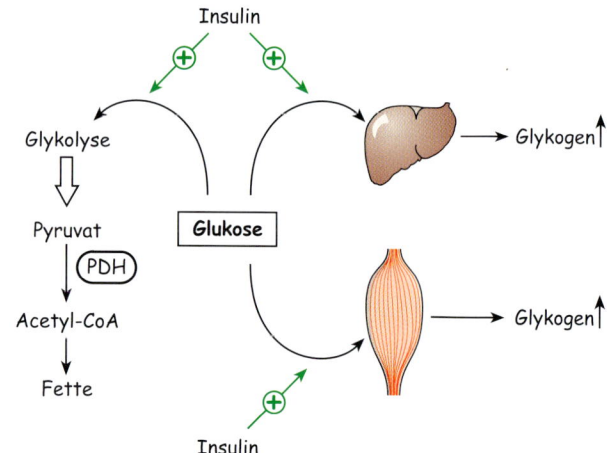

☞ **20.1** Resorptionsphase.

20.1.2 Die Postresorptionsphase

Einige Zeit nach einer Mahlzeit sinken die Spiegel der einzelnen Nährstoffe im Blut und man spricht von der Postresorptionsphase. Diese ist vor allem geprägt von der Anstrengung unseres Körpers, einen ausreichenden Blutglukosespiegel aufrecht zu erhalten. Das entscheidende Hormon ist hier der direkte Gegenspieler des Insulins an der Leber, das **Glukagon** (☞ 20.2). Noch wichtiger scheint aber sowohl biochemisch als auch klinisch ein niedriger Insulinspiegel zu sein, was die Peripherie in der Postresorptionsphase betrifft.

Zielort der Glukagonwirkung ist in erster Linie die Leber, da sie das einzige Organ ist, das ausreichende Mengen an Glukose für den Gesamtorganismus bereitstellen kann.

Glykogenabbau. Unter dem Einfluss von Glukagon wird in der Leber vermehrt Glykogen abgebaut (S. 357). Die frei-werdende Glukose gelangt ins Blut und dient vor allem den Glukose-abhängigen Organen (z. B. Gehirn und Erythrozyten) als Energiespender.

Glukoneogenese. Da die Glykogenspeicher der Leber begrenzt sind (sie bieten Glukose für etwa 24 Stunden), muss auch die Neusynthese von Glukose (Glukoneogenese, S. 101) rechtzeitig eingeschaltet werden.

Da dafür in der Leber die Energie (und NADH/H⁺) aus dem Abbau von Fettsäuren benötigt wird, erfolgt gleichzeitig auch eine Anschaltung der Lipolyse im Fettgewebe und der β-Oxidation in der Leber.

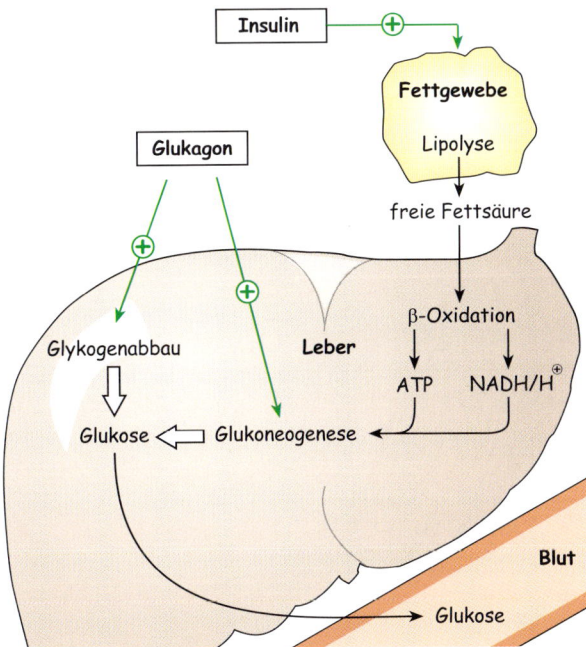

☞ **20.2** Postresorptionsphase.

Weniger in Hungerzeiten, sondern generell in Stresssituationen übernimmt **Adrenalin** (S. 360) die Aufgabe des Glukagon, hat aber – bezogen auf den Glukosestoffwechsel – die gleichen Effekte.

Auch die **Glukokortikoide** (S. 363) führen zu einer Erhöhung des Blutglukosespiegels, allerdings nicht durch direkte schnelle Mechanismen, sondern durch die Induktion verschiedener in den Energiestoffwechsel verwickelter Gene.

Ähnlich wirken die **Schilddrüsenhormone** (S. 369), die für die langfristige Energieregulation vor allem in Hinblick auf Wachstum und Differenzierung wichtig sind.

20.1.3 Die Schlüsselenzyme des Stoffwechsels

Um einen Stoffwechselweg hormonell zu beeinflussen, ist es nicht erforderlich, die Aktivität *sämtlicher* Enzyme zu manipulieren. Es genügt völlig, nur die wenigen Schlüsselenzyme zu aktivieren oder inaktivieren – je nach Stoffwechsellage. Nur bei den Schlüsselreaktionen eines Stoffwechselwegs handelt es sich nämlich um Reaktionen, die von der Menge an vorhandenen Enzymen abhängig sind (enzymbegrenzte Reaktionen).

Resorptionsphase. Wichtige Schlüsselenzyme der Resorptionsphase sind die Glukokinase, die Phosphofruktokinase und die Pyruvat-Kinase der **Glykolyse**. Außerdem die **Pyruvat-Dehydrogenase** für den weiteren Abbau des Pyruvat zu Acetyl-CoA und die Glykogen-Synthase für den **Glykogen-Stoffwechsel**. Wichtig für die **Fettsäure-Biosynthese** sind die Acetyl-CoA-Carboxylase und die Citrat-Lyase (☞ 20.3).

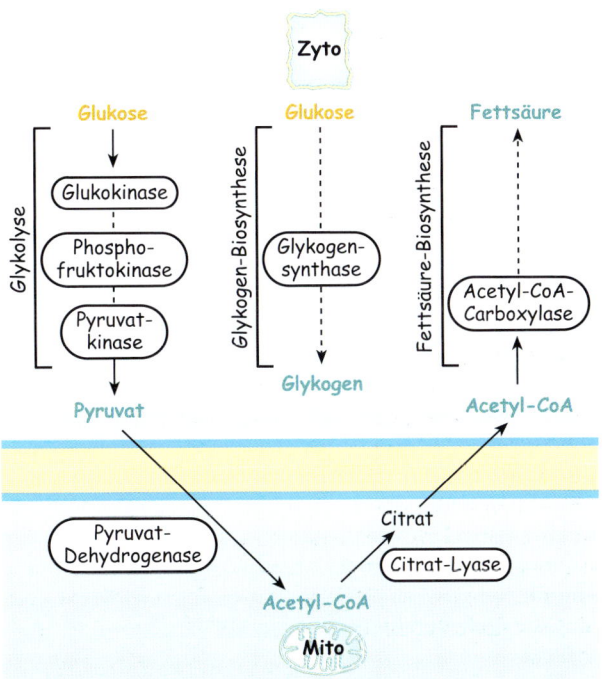

☞ **20.3** Schlüsselenzyme der Resorptionsphase.

Postresorptionsphase. Die Postresorptionsphase ist von der **Glukoneogenese** dominiert, deren Schlüsselenzyme die Pyruvat-Carboxylase, die PEP-Carboxykinase, die Fruktose-1,6-Bisphosphatase und die Glukose-6-Phosphatase sind. Wichtig ist außerdem die Glykogen-Phosphorylase für den **Glykogen-Stoffwechsel** (☞ 20.4).

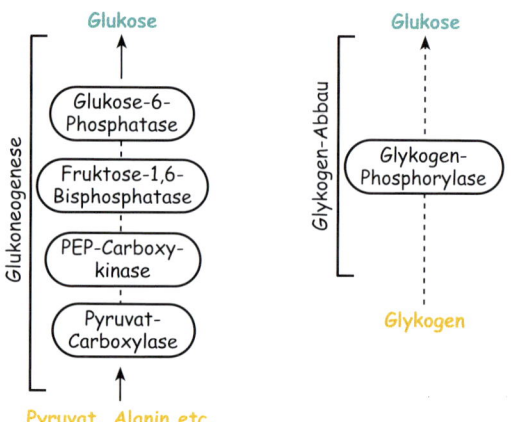

☞ **20.4** Schlüsselenzyme der Postresorptionsphase.

20.2 Insulin

> Das Peptidhormon Insulin (lat. *insula* = Insel, wegen seiner Herkunft aus den Langerhans-Inseln) ist das einzige Hormon, das den **Blutzuckerspiegel senken** kann, der normalerweise zwischen 70 und 110 mg Glukose pro dl Blut konstant gehalten wird. Außerdem ist es das wichtigste **anabole** Hormon, das sämtliche Aufbauprozesse in unseren Zellen fördert.

Gebildet wird Insulin von den B-Zellen des Inselapparats der Bauchspeicheldrüse (Pankreas) und es wirkt auf eine ganze Reihe von Zellen (☞ 20.5).

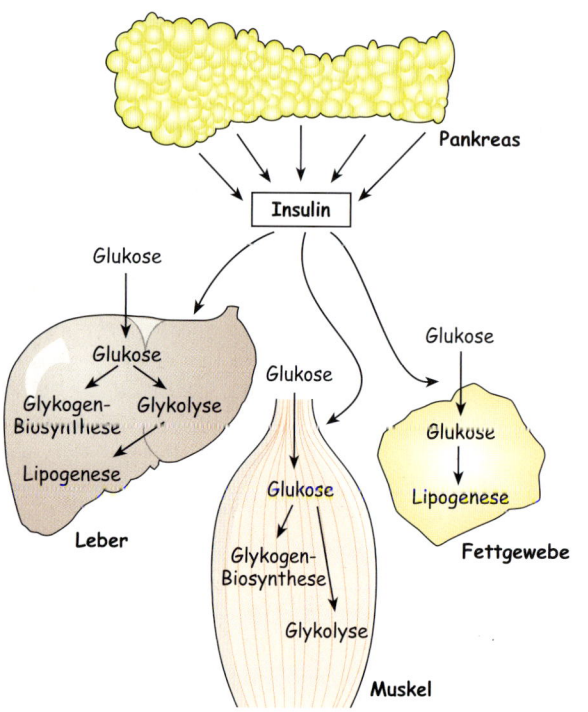

☞ **20.5** Insulin wirkt auf viele Gewebe.

Das Verständnis für die Funktionsweise des Insulins ist insofern von großer Wichtigkeit, als es eigentlich keinen ordentlichen ("typischen") internistischen Patienten gibt, der keinen (meist relativen) Mangel an Insulin aufweist; eine Erkrankung, die man als Diabetes mellitus bezeichnet.

20.2.1 Biosynthese des Insulins

Die Biosynthese des Insulins erfolgt in den **B-Zellen** des endokrinen Teils des Pankreas, die etwa 80 % der Inselzellen ausmachen. Diese Zellgruppen sind im letzten Jahrhundert von dem deutschen Medizinstudenten Paul Langerhans entdeckt worden und werden daher auch als Langerhans-Inseln bezeichnet (☞ 20.6).

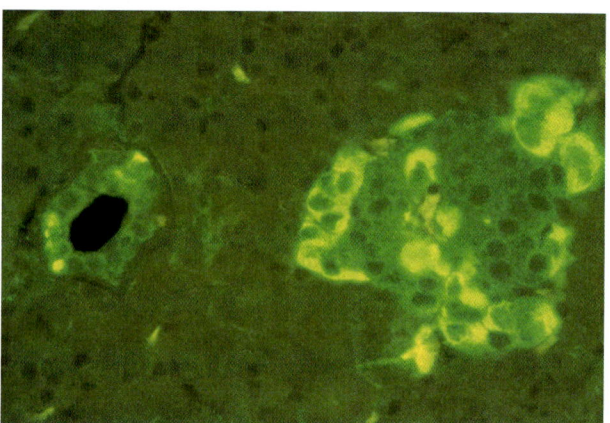

☞ **20.6** Langerhans-Inseln.

Insulin ist ein Peptidhormon mit 51 Aminosäuren, und es besteht aus zwei Polypeptidketten (A und B) unterschiedlicher Länge, die durch zwei Disulfidbrücken miteinander verbunden sind. Eine dritte Disulfidbrücke befindet sich innerhalb der A-Kette (☞ 20.7).

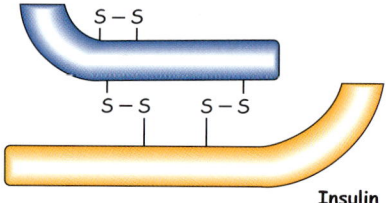

☞ **20.7** Insulin besteht aus zwei Polypeptidketten.

Wie bei allen sekretorischen Peptiden (S. 172) erfolgt auch die Biosynthese des Insulins über ein Vorläuferpeptid. Hydrophobe Signalsequenzen sind erforderlich, um das Hormon in das ER zu dirigieren. (Das gilt übrigens auch für den Insulin-Rezeptor, der zunächst als Präprorezeptor translatiert wird.) Von dort aus kommt es in den Golgi-Apparat und wird dann intrazellulär in Vesikeln gespeichert (☞ 20.8).

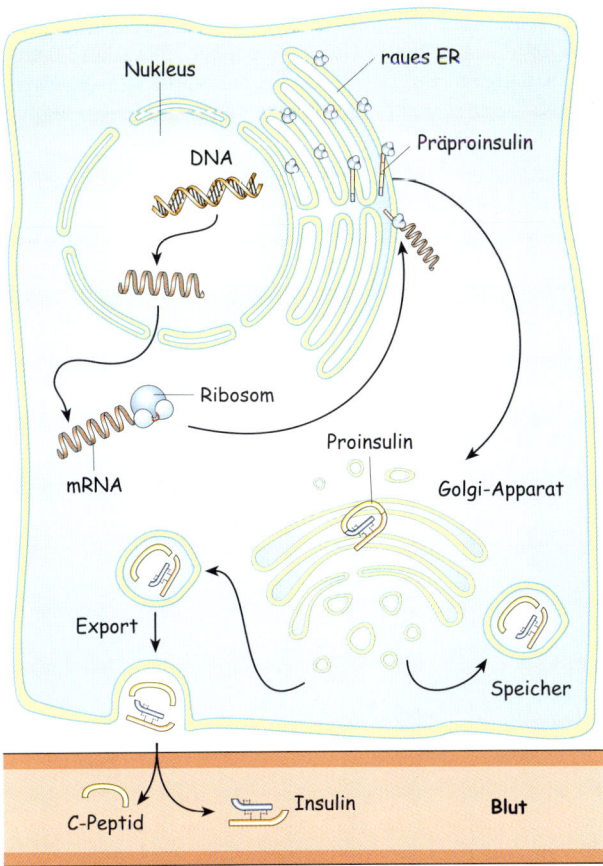

Präproinsulin ist ein einkettiges unverzweigtes Polypeptid. Mithilfe seiner Signalsequenz („prä") gelangt es in das (raue) Endoplasmatische Retikulum der B-Zelle (☞ **20.9**).

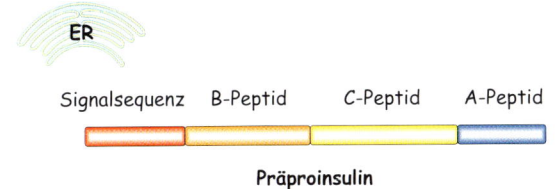

☞ **20.9** Präproinsulin.

Proinsulin. Da das Signalpeptid damit seinen Dienst getan hat und nun überflüssig geworden ist, wird es im ER proteolytisch abgespalten. Im ER bilden sich die für die Wirkung des Insulins essenziellen Disulfidbrücken und man bezeichnet das Peptid jetzt als Proinsulin. Es unterscheidet sich vom fertigen Insulin nur noch durch die C-Sequenz (☞ **20.10**).

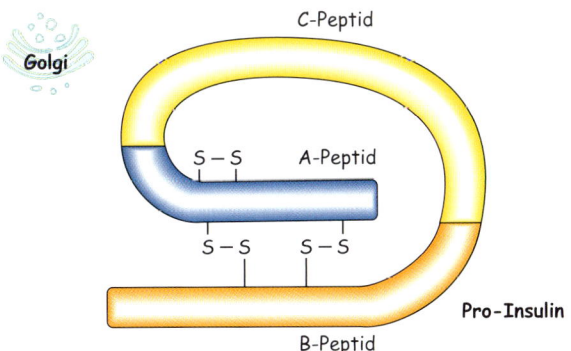

☞ **20.10** Proinsulin.

Insulin-Zink-Komplex. Vom **Golgi-Apparat** wird Proinsulin in sekretorische Granula (Vesikel) verpackt und dort bis zum Gebrauch als Insulin-Zink-Komplex gespeichert. Erst bei Steigen des Blutglukosespiegels schneiden Peptidasen im Vesikel die C-Sequenz aus dem Proinsulin heraus und es entsteht das aktive Insulin, das zusammen mit seinem C-Peptid und Zink ausgeschüttet wird.

> **Das C-Peptid in der Klinik.** Nach der gemeinsamen Sekretion kann die C-Sequenz im Serum nachgewiesen werden und in der Klinik als Maß für die **endogene Insulinproduktion** dienen.
> Interessant ist das bei Diabetikern, die Insulin spritzen, da das synthetisch hergestellte Insulin diese überflüssige C-Sequenz nicht enthält. So kann festgestellt werden, wieviel Insulin der Körper noch selbst herstellt.

Der gesamte Insulin-Vorrat des Pankreas beträgt etwa 10 mg. In der noch immer üblichen Maßeinheit spricht man von rund 250 Insulineinheiten (IE). Täglich werden davon etwa 50 IE ausgeschüttet, der Gesamtvorrat reicht also für rund 5 Tage. (Die Einheit „IE" wird dabei von einer fast schon antiken Labormessmethode abgeleitet.)

20.2.2 Molekulare Wirkungen von Insulin

Die Wirkungen des Insulins sind unheimlich komplex und noch lange nicht alle verstanden. Vor allem die Veränderungen, die Insulin innerhalb der Zelle verursacht, sind trotz intensiver Forschung lediglich bruchstückhaft bekannt. Trotzdem sind einige Effekte schon seit vielen Jahren aufgeklärt und für das Verständnis des Stoffwechsels sowohl beim Gesunden als auch beim Diabetiker sehr wichtig.

- Die wohl wichtigste Wirkung des Insulins ist die **Senkung des Blutglukosespiegels**, die durch verschiedene ineinander greifende Maßnahmen erreicht wird.

- Außerdem ist Insulin das wichtigste anabole Hormon mit vielfältigen Effekten auf **Wachstum und Differenzierung** unserer Zellen und Gewebe.

Zielorte des Insulins sind die meisten Zellen unseres Körpers, da fast alle etwas zu einer Senkung des Blutglukosespiegels beitragen können. Zudem ist die Wachstumsförderung ebenfalls für viele Gewebe von Bedeutung.

> Wichtigster Angriffsort für die Senkung der Blutglukose sind die Insulin-Rezeptoren an den entscheidenden Stoffwechselgeweben: **Skelettmuskulatur**, **Fettgewebe** und **Leber**.

Sie spielen vor allem quantitativ die größte Rolle und stehen daher auch bei der folgenden Betrachtung im Vordergrund.

Insulin-Rezeptor und Signaltransduktion. Beim Insulin-Rezeptor handelt es sich um einen Typ-I-Rezeptor mit Tyrosinkinase-Aktivität (S. 339), der sich auch bei vielen Wachstumsfaktoren findet – auch hier zeigt sich die Bedeutung der wachstumsfördernden Komponente der Insulinwirkung. Die sich anschließende Kaskade der **Signaltransduktion** ist sehr komplex und noch nicht gut verstanden (☞ **20.11**).
Der **Insulin-Rezeptor** ist ein Glykoprotein, das aus zwei α-Ketten besteht, die vollständig extrazellulär liegen, und aus zwei β-Ketten, die sich durch die Membran spannen. Bindet außen an die α-Ketten ein Insulin-Molekül, dann erfolgt innen eine ATP-abhängige Autophosphorylierung des Rezeptors. Dessen β-Ketten sind nämlich mit einer ATP-Bindungsstelle und einer Tyrosinkinase-Aktivität ausgestattet. Außerdem wird der Insulin-Rezeptor-Komplex relativ schnell in die Zelle aufgenommen (internalisiert). Der Rezeptor kann nun entweder wiederverwertet oder zusammen mit Insulin abgebaut werden.

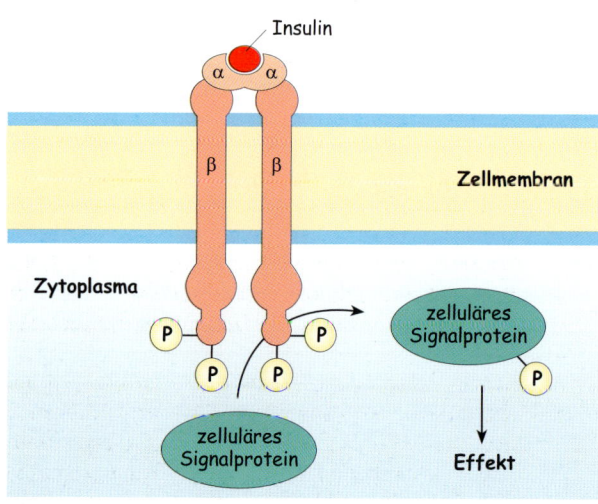

Insulin

α α

β β

Zellmembran

Zytoplasma

P P

P P

zelluläres Signalprotein

P

zelluläres Signalprotein

Effekt

☞ **20.11** Insulin-Rezeptor.

Das IRS-1. Der aktivierte Insulin-Rezeptor aktiviert seinerseits eine Reihe von Proteinen, vor allem aber ein Protein, das für die meisten nachfolgenden Effekte verantwortlich ist: das Insulin-Rezeptor-Substrat 1 (**IRS-1**). Das IRS-1 vermittelt dann vermutlich die meisten der intrazellulären Insulinwirkungen.

Senkung des cAMP-Spiegels. Die wichtigsten Insulineffekte in der Leber scheinen durch eine Senkung des cAMP-Spiegels in den Hepatozyten bedingt zu sein. Insulin scheint hier die cAMP-spezifische **P**hospho**d**i**e**sterase (**PDE**) zu aktivieren und damit das Hungersignal cAMP zu senken. (Die Zelle ist in diesem Zustand ja auch satt.)
Ein niedriger cAMP-Spiegel hat zur Folge, dass die Enzyme in **dephosphorylierter** Form vorliegen, wofür eine spezifische Phosphatase verantwortlich ist.

Der RAS-Weg. Ein weiterer Signaltransduktionsweg des Insulins führt vom IRS-1 über Kopplungsproteine zum G-Protein RAS, das in der Folge die MAP-Kinase (Mitogen-aktivierte Phosphorylase-Kinase) aktiviert. Dieser Weg scheint vor allem für die **mitogenen Effekte** des Insulins verantwortlich zu sein. Die MAP-Kinase wandert in den Zellkern und aktiviert dort eine Reihe von Genen.
Auch alle anderen Rezeptoren mit Tyrosinkinase-Aktivität sind mit dem RAS-Protein gekoppelt, so auch die zahlreichen Wachstumsfaktoren.
Klinisch wichtig ist diese Tatsache, da es unheimlich viele Tumoren gibt, in denen das RAS-Protein durch eine Mutation im *RAS*-Gen aktiviert vorliegt. Hieraus kann sich eine dauerhafte Aktivierung und Zellstimulierung (Wachstum und Teilung) ergeben (S. 309).

20.2.3 Physiologische Wirkungen von Insulin

> Durch Insulin werden **Energiedepots** angelegt, die bei Bedarf (z. B. durch Adrenalin oder Glukagon angeregt) wieder abgebaut werden können.
> - In **Leber** und **Skelettmuskulatur** wird die Glykogen-Biosynthese aktiviert, parallel werden Glykogen-Abbau und Glukoneogenese gehemmt.
> - Im **Fettgewebe** sinkt die Lipolyse, die Liponeogenese steigt hingegen.

Die genomischen Effekte des Insulins dienen langfristig dem Wachstum des Organismus.
- Durch **Induktion** werden in der Leber die Schlüsselenzyme der Glykolyse und der Glykogen-Biosynthese gefördert. Im Fettgewebe außerdem die Lipoprotein-Lipase.
- Durch **Repression** werden die Enzyme der Glukoneogenese gehemmt.

Wirkung auf den Kohlenhydratstoffwechsel

Die bedeutsamste kurzfristige Wirkung des Insulins besteht in einer Senkung des Blutglukosespiegels. Insulin erreicht dies sehr effektiv durch drei sich ergänzende Maßnahmen:
1. Vermehrte **Aufnahme** von Glukose in die Zellen
2. Vermehrter intrazellulärer **Abbau** von Glukose (Glykolyse)
3. Förderung des intrazellulären **Umbaus** der Glukose

Welche der drei Maßnahmen dabei im Vordergrund steht, hängt von der betroffenen Zelle ab, ist also zellspezifisch.

Vermehrte Glukose-Aufnahme in die Zellen. Erster Schritt der Insulin-Wirkung ist die Förderung der Glukose-Aufnahme in die Zellen, wodurch der Blutglukosespiegel schon zu sinken beginnt. Einige Gewebe (Muskel- und Fettzellen) sind für die Aufnahme von Glukose sogar auf die Anwesenheit von Insulin angewiesen. In **Muskel-** und **Fettzellen** werden zur Glukoseaufnahme die **Glukose**transporter Nummer **4** (**GLUT 4**), die in intrazellulären Vesikeln gespeichert vorliegen, in die Zellmembran eingebaut (👁 **20.12**).

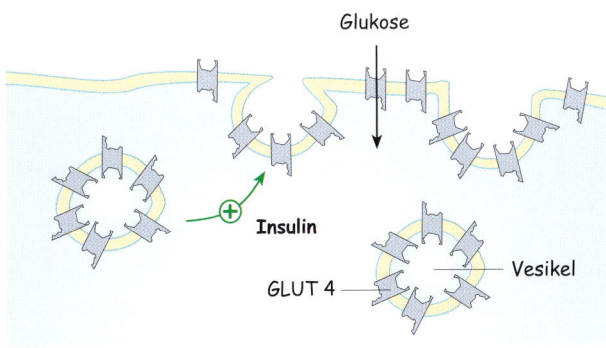

👁 **20.12** Vermehrte Glukose-Aufnahme in die Zellen über GLUT 4.

In **Leber** und **Pankreas** wird Glukose über einen anderen Transporter (**GLUT 2**) **insulinunabhängig** aufgenommen. Langfristig wird dort unter Insulinwirkung vermehrt Glukokinase produziert, wodurch der intrazelluläre Glukoseabbau erleichtert wird.

Verstärkter Glukose-Abbau und Umbau. Die in die Zellen eingeschleuste Glukose soll sich nun natürlich nicht anhäufen, sondern weiterverarbeitet werden, wozu verschiedene Stoffwechselwege aktiviert werden.
- Die **Glykogen-Biosynthese** wird in Leber und Muskel aktiviert (Zielenzym Glykogen-Synthase), der Glykogenabbau entsprechend gehemmt (Zielenzym Glykogen-Phosphorylase).
- Die **Glykolyse** wird in Leber und Muskel aktiviert (Zielenzym Phosphofruktokinase), die Glukoneogenese (in der Leber) entsprechend gehemmt (Zielenzyme Pyruvat-Carboxylase und PEP-CK).

- Außerdem wird die überschüssige Energie genutzt, um vermehrt **Proteine** und **Lipide** (v. a. TAGs) aufzubauen.

Die Effekte auf den Glykogen-Stoffwechsel und die Glukoneogenese scheinen dabei über eine Senkung des cAMP-Spiegels in der Leber zu laufen.

Wirkung auf den Fettstoffwechsel

Auch die Fettsäure-Biosynthese (S. 134) wird – vor allem in der Leber – aktiviert, was dadurch geschieht, dass die Pyruvat-Dehydrogenase (PDH) aktiviert wird. Hierdurch fällt in der Zelle jede Menge Acetyl-CoA an, das durch die ebenfalls aktivierte Acetyl-CoA-Carboxylase zu Malonyl-CoA umgebaut werden kann. Malonyl-CoA dient als direkte Vorstufe für die Fettsäure-Biosynthese.
Außerdem läuft auch mehr Glukose durch den Pentosephosphatweg (S. 96), der die benötigten Reduktionsäquivalente in Form von NADPH/H⁺ liefert.
Acetyl-CoA und NADPH/H⁺ werden zum „Superspeicher" Fett (in Form von TAG) zusammengebaut, in Lipoproteine (VLDL) verpackt und ans Blut abgegeben.

Insulin und die Fettzelle. Weil das ganze Fett der VLDLs ja auch irgendwo bleiben muss, wird im Fettgewebe durch Insulin die (hormonsensitive) Lipoprotein-Lipase aktiviert (und induziert), die die VLDLs abbaut. Daneben erfolgt die Aktivierung der Glykogenbildung und besonders der TAG-Biosynthese.

> Insulin ist das einzige Hormon, das unser Fett in den Depots hält, es hemmt die Lipolyse (hormonsensitive TAG-Lipase) und fördert die Lipid-Biosynthese.

Wirkung auf den Proteinstoffwechsel

Insulin fördert die Aufnahme von Aminosäuren in die Zellen und wirkt langfristig stimulierend auf den gesamten Proteinstoffwechsel. Vor allem die Proteinbiosynthese in der Muskulatur wird unter dem Einfluss von Insulin gesteigert.

Insulin und das Kalium

> Die Tatsache, dass Insulin Kalium-Ionen in die Zellen schafft, macht man sich in der Klinik zunutze, indem man bei einer **Hyperkaliämie** Insulin (zusammen mit Glukose!) infundiert.
> Andererseits sollte man bei einer Insulintherapie hin und wieder auch mal nach dem Kalium des Patienten schauen. Bei Dosierungsfehlern kann es schon einmal zu einer (unter Umständen lebensbedrohlichen) Hypokaliämie kommen, da Kalium ein sehr kritisches Elektrolyt für unseren Körper ist (S. 381).

20.2.4 Steuerung der Insulinsekretion

Man unterscheidet bei der Insulinsekretion eine ständige (basale) Sekretion von einer mahlzeitabhängigen. Die basale Insulinsekretion erfolgt relativ unbeeinflusst von äußeren Faktoren, die mahlzeitabhängige wird vor allem durch den Blutglukosespiegel gesteuert.

Mahlzeitabhängige Insulinsekretion

Die Insulin-Freisetzung wird in erster Linie durch einen Anstieg der Glukose-Konzentration im Blut gefördert. Eine Hemmung der Freisetzung kann durch verschiedene Hormone erfolgen.

Förderung der Insulinfreisetzung. Neben dem bekanntesten Reiz zur Freisetzung von Insulin (der Glukose) gibt es noch andere Mechanismen, die die Insulinausschüttung modulierend verstärken:

- Hohe Fettsäure-, Aminosäure- und Ketonkörper- (v. a. β-Hydroxybutyrat-)Spiegel im Blut
- Gastrointestinale Hormone – hier vor allem das GIP (S. 380)
- Acetylcholin als Anreger der Verdauung (Vagusstimulation)

> Die Tatsache, dass viele gastrointestinale Hormone die Insulinfreisetzung fördern, führt dazu, dass Glukose oral gegeben zu einer höheren Insulin-Ausschüttung führt, als wenn es parenteral verabreicht wird.

Die Hemmung der Insulinfreisetzung erfolgt durch Hormone, die in den B-Zellen des Pankreas den cAMP-Spiegel erniedrigen:

- **Somatostatin** (Wachstumshemmer)
- **Adrenalin** (über α_1-Rezeptoren, die sich in großer Zahl auf den B-Zellen des Pankreas befinden)
- **Noradrenalin** (v. a. nerval als Zeichen einer Sympathikus-Aktivierung)

Die Katecholamine sorgen also nicht nur direkt an der Leber zu einer vermehrten Glukose-Mobilisierung, sondern auch indirekt, indem sie ihren Antagonisten, das Insulin, hemmen.

Molekularer Mechanismus

Die Grundzüge des molekularen Mechanismus der Insulinsekretion sind mittlerweile ganz gut verstanden und auch klinisch-pharmakologisch von Relevanz, da man sonst die Funktionsweise der gängigen Antidiabetika nicht verstehen kann (20.13).
Die B-Zelle des Pankreas nimmt Glukose (wie die Leber) entsprechend der Blutkonzentration über ihren (insulin-*un*abhängigen!) **Glukosetransporter 2** (**GLUT-2**) auf. Auch der erste Schritt des Abbaus der Glukose – die Phospho-

lierung mittels der Glukokinase – erfolgt abhängig vom Blutglukosespiegel.
Der **Abbau der Glukose** erfolgt dann ordnungsgemäß über Glykolyse, Pyruvat-Dehydrogenase, Citratzyklus und Atmungskette. Hierbei entsteht ganz normal ATP, dessen Spiegel in der Zelle ansteigt.
Der erhöhte ATP-Spiegel führt in der B-Zelle zu einer Abnahme der K^+-Permeabilität eines **ATP-sensitiven Kalium-Kanalproteins**. In der Folge sinken die intrazelluläre Kaliumkonzentration und damit das Membranpotenzial der Zelle, bis es zu einer Depolarisation kommt.
Über **spannungsabhängige Calcium-Kanäle** strömt nun Calcium in die Zelle hinein, was zu einer Ausschüttung der Insulin-Vesikel führt. Der Inhalt der Vesikel – Insulin, C-Peptid und Zink – gelangt über das Blut zur Leber.

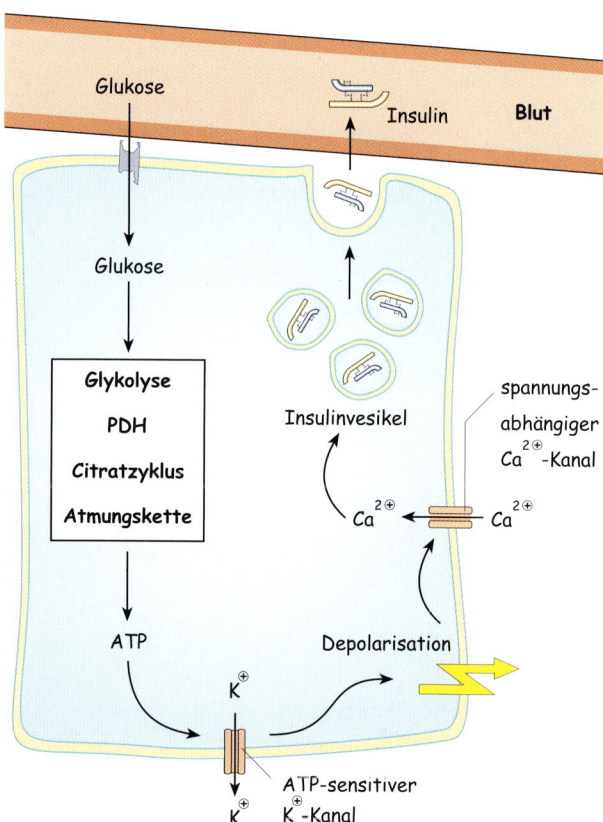

 20.13 Molekularer Mechanismus der Insulinsekretion.

Ist das alles? Sollte dieser Mechanismus die ganze Wahrheit sein, müsste auch die β-Oxidation, die ja ebenfalls den ATP-Spiegel in der B-Zelle erhöht, zu einer massiven Insulin-Freisetzung führen, was aber nicht der Fall ist.
Daher wird heute diskutiert, ob nicht nur Glukose-spezifische Wege die Insulin-Ausschüttung fördern. Vermutet wird, dass Zwischenprodukte der Glykolyse (die Glukokinase?) an der Insulinsekretion beteiligt sind.

20.2.5 Wege des Insulins im Körper

Die Biosynthese des Insulins erfolgt, wie wir gerade schon gesehen haben, in den B-Zellen des Pankreas. Damit es zu einer Ausschüttung von Insulin kommt, muss zunächst die Glukose aus der Nahrung zur Bauchspeicheldrüse gelangen, damit diese überhaupt weiß, dass Insulin benötigt wird (👁 20.14).

Die Glukose und andere Nahrungsstoffe werden von den Darmzellen resorbiert und gelangen ins Blut. Über die Venae mesentericae superior und inferior gelangen sie in die Pfortader, die sie zur Leber bringen.

Dort passiert allerdings noch nicht allzuviel, da die Leber zwar schon vermehrt Nährstoffe aufnimmt, aber ihr Stoffwechsel noch nicht durch Insulin umgestellt worden ist. Die Glukose schwimmt also weiter über die Vena cava zum Herzen und über die Aorta bis in den Truncus coeliacus und die Arteria mesenterica superior zum Pankreas, das von zahlreichen kleineren Arterien versorgt wird.

Weg des Insulins. Dort angelangt führt die Glukose zu einer Ausschüttung von Insulin, das ins Blut gelangt. Zahlreiche Venen bringen das Hormon über Vena splenica und Vena mesenterica superior zur Pfortader und damit direkt zur Leber, wo etwa 50 % des Insulins wirken und anschließend abgebaut werden. Der Rest durchquert die Leber und bindet an Insulin-Rezeptoren in der Peripherie.

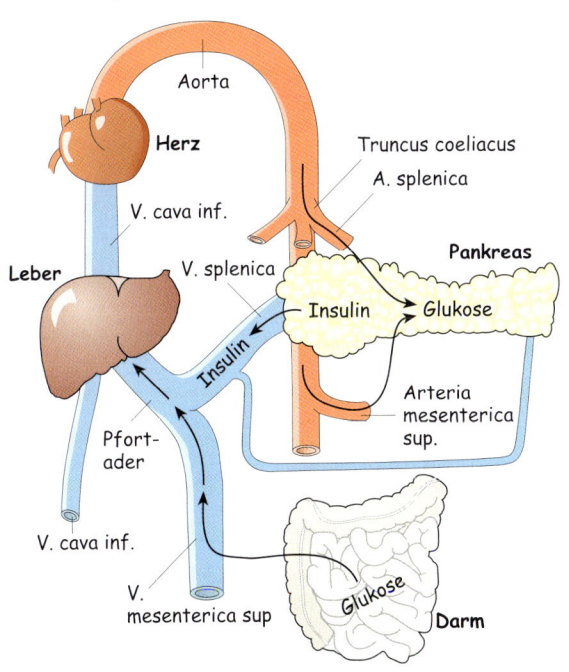

👁 **20.14**   Wege des Insulins im Körper.

Der Blutfluss innerhalb des Pankreas ist noch ganz interessant. Er beginnt bei den Insulin-produzierenden B-Zellen und erreicht erst dann die A- und D-Zellen, die Gluka-gon bzw. Somatostatin herstellen. Diese Tatsache ist für die Beeinflussung der Hormone untereinander von Bedeutung.

20.2.6 Abbau des Insulins

Der Abbau des Insulins erfolgt vor allem in der Leber, der Niere und der Muskulatur mit einer Halbwertszeit von etwa fünf Minuten.

Leber. Rund 50 % des freien Insulins werden schon in der Leber abgebaut, die ja als erstes Organ erreicht wird. Insulin, das an seinen Rezeptor gebunden hat, wird als Insulin-Rezeptor-Komplex in die Zelle aufgenommen und dort abgebaut – z. T. vermutlich in den Lysosomen.

Niere. In den Glomeruli wird Insulin filtriert und damit erst einmal dem Primärharn zugeführt. In den Tubuli erfolgt eine Reabsorption mit sich anschließendem Abbau in den Tubulusepithelzellen.

Diabetes mellitus

Die Zuckerkrankheit (gr. *diabetes* = Harnruhr und lat. *mellitus* = honigsüß) ist eine Erkrankung, bei der entweder absolut (Typ-1-Diabetes) oder relativ (Typ-2-Diabetes) zu wenig Insulin vorhanden ist.

Klinik des Diabetes mellitus. Die Folge des Insulinmangels ist ein permanent zu hoher Blutglukosespiegel, der viele Störungen unseres Organismus nach sich zieht.

Beim nicht eingestellten Diabetiker können sich Blutglukosespiegel bis über 800 mg/dl ergeben, was in vielen Fällen schon zu einem diabetischen Koma führt. Trotz des hohen Blutglukosespiegels sind viele unserer Zellen nicht in der Lage, die Glukose aufzunehmen. Alle GLUT-4-abhängigen Zellen (z. B. Muskel- und Fettzellen) sind auf die Anwesenheit von Insulin angewiesen, um überhaupt Zucker aufnehmen zu können.

Durch das Überwiegen der dem Insulin antagonistischen Hormone kommt es zu einer **vermehrten Proteolyse** (Proteinabbau) mit der Folge eines **erhöhten Harnstoffspiegels** und einer negativen Stickstoffbilanz („Muskelschwund").

Da Insulin das einzige Hormon ist, das Fett in den Zellen hält, führt ein Insulinmangel zu **erhöhtem Fettabbau**, wodurch reichlich Acetyl-CoA in der Leber anfällt, das zu Ketonkörpern umgebaut wird. Bei anhaltender diabetischer Stoffwechsellage kann hieraus eine **metabolische Azidose** entstehen (Ketonkörper sind ja Säuren...), die sich durch die Abatmung von Aceton bemerkbar macht.

Wegen der osmotischen Aktivität der Glukose im Urin kommt es zu einer hohen Ausscheidung von Flüssigkeit und Elektrolyten. Dadurch kann es zu **Hypovolämie**, einer peripheren Minderdurchblutung und schließlich zum Koma kommen.

Nach vielen Jahren diabetischer Stoffwechsellage können sich **sekundäre Stoffwechselfolgen** ergeben. Hierzu zählen die **Hyperlipoproteinämie**, da die Lipoprotein-Lipasen nicht mehr aktiviert werden, und ein erhöhtes Risiko für **Arteriosklerose** und **diabetische Neuropathien**, deren Pathogenese noch nicht abschließend geklärt ist.

Diagnose eines Diabetes mellitus. Die typischen Erstmanifestationen sind meistens häufiger Harndrang und ständiger Durst – Folge der **Glukosurie**.

Normalerweise wird die Glukose in unseren Nieren vollständig filtriert, aber auch wieder zu 100 % rückresorbiert. Ab einer gewissen Menge Glukose im Urin sind unsere Tubulusepithelzellen nicht mehr in der Lage, die ganze Glukose rückzuresorbieren. Als **Nierenschwelle** gelten dabei 180 mg/dl Glukose im Blut. Befindet sich mehr Glukose im Blut, wird zunehmend Glukose ausgeschieden und erscheint im Harn. Da Glukose osmotisch aktiv ist, wird auch mehr Wasser ausgeschieden (**Polyurie** in Folge osmotischer Diurese), was wiederum mit starkem Durst verbunden ist (☞ **20.15**).

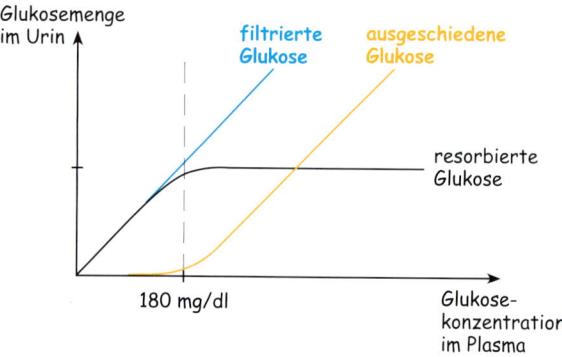

☞ **20.15** Glukosurie.

Ein **Blutglukosespiegel von über 200 mg/dl** gilt als Beweis für das Vorliegen eines Diabetes mellitus.

Diabetes mellitus Typ 1. Beim Diabetes mellitus Typ 1 (juveniler Insulinmangeldiabetes) handelt es sich um einen **absoluten Insulinmangel** aufgrund einer Zerstörung oder Ausschaltung der B-Zellen des Pankreas. Neben einer (z. B. tumorbedingten) Entnahme der Bauchspeicheldrüse (Pankreatektomie) kommt auch eine chronische Pankreatitis mit fortschreitender Zerstörung des Organs ursächlich infrage. In den meisten Fällen ist die genaue Ursache jedoch nicht bekannt, obwohl man heute davon ausgeht, dass es sich hier um eine Autoimmunreaktion handelt.

Die **Therapie des juvenilen Diabetes** beruht zwangsläufig in einer lebenslänglichen Insulingabe (insulinabhängiger Diabetestyp, früher als IDDM, engl. *insulin dependend diabetes mellitus* bezeichnet).

Heute findet vor allem gentechnisch hergestelltes Humaninsulin Anwendung, ohne das der Weltbedarf schon gar nicht mehr gedeckt werden könnte. Früher wurde vor allem Rinder- und Schweine-Insulin verwendet, das allerdings immunologische Schwierigkeiten machen kann, da die Aminosäuren-Sequenz nicht zu 100 % übereinstimmt.

Diabetes mellitus Typ 2. Beim Stoffwechselgesunden liegen die Insulin-Rezeptoren im Überschuss vor; sind einige Rezeptoren besetzt, gibt es schon einen maximalen Insulin-Effekt.

Bei Übergewichtigen scheint die Anzahl der Rezeptoren herunterreguliert zu sein – reversibel. Es werden normale Insulinmengen produziert, das Gewebe spricht aber nicht mehr ausreichend darauf an (Insulinresistenz).

Für die **Therapie des Altersdiabetes** gibt es verschiedene Therapieansätze, die nicht unbedingt eine Insulingabe bedeuten (keine obligate Insulinabhängigkeit, daher früher NIDDM, engl. non *insulin dependend diabetes mellitus*). Im Vordergrund stehen hier vor allem diätetische Maßnahmen und Abmagerungskuren, die in den meisten Fällen als Therapie ausreichen würden.

Da dies bei vielen Patienten allerdings unrealistisch ist, werden trotzdem häufig Medikamente, wie z. B. **Sulfonylharnstoffe**, gegeben. Sulfonylharnstoffe stimulieren die Insulinsekretion – vermutlich indem sie die Kalium-Kanäle (S. 354) hemmen und damit eine Depolarisation auslösen, was schließlich zu einer vermehrten Insulin-Freisetzung führt.

20.3 Glukagon

Das Peptidhormon Glukagon (von Glukose und gr. *agein* = bringen, also „Glukosebringer") wird in den A-Zellen des Pankreas gebildet und hat die Aufgabe, auch zwischen den Mahlzeiten für einen ausreichenden Blutglukosespiegel (70 – 110 mg/dl) zu sorgen. Da hierzu in erster Linie die Leber zuständig ist, finden sich die Rezeptoren für Glukagon auch vor allem dort (☞ **20.16**).

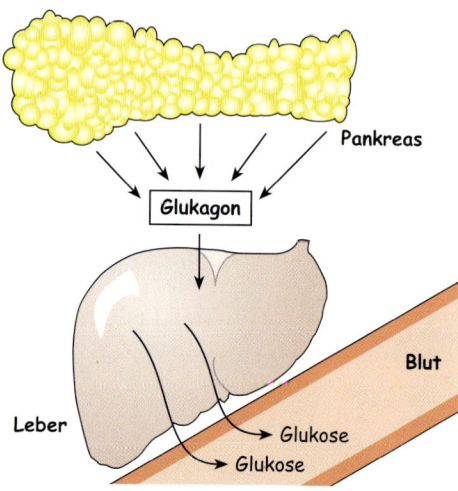

☞ **20.16** Glukagon sorgt für einen ausreichenden Blutglukosespiegel zwischen den Mahlzeiten.

20.3.1 Biosynthese des Glukogons

Wie alle Peptidhormone wird auch Glukagon als Vorläuferpeptid ("Präproglukagon") hergestellt und anschließend in Granula gespeichert, bis es benötigt wird. Anders als Insulin besteht Glukagon aus nur einer einzigen Aminosäurenkette und ist ein wenig kürzer (29 Aminosäuren).

20.3.2 Molekulare und physiologische Wirkungen

Glukagon hat die Aufgabe, in Hungerzeiten für einen ausreichenden Blutglukosespiegel zu sorgen, der normalerweise zwischen 70 und 110 mg/dl konstant gehalten wird. Hierzu eignen sich zwei Maßnahmen:
1. Förderung des Glykogen-Abbaus
2. Förderung der Glukoneogenese

Beides kann nur in der **Leber** erreicht werden, daher wirkt Glukagon auch in erster Linie dort.
Glykogen gibt es zwar auch in der Muskulatur, es ist dort aber nicht für den Gesamtorganismus, sondern nur für den Eigenbedarf der Muskulatur gedacht.
Glukoneogenese betreiben auch noch die Nieren und der Darm – beide jedoch nicht, um den Organismus mit Glukose zu versorgen. Die Nieren tun es, um Säuren loszuwerden, beim Darm ist der Grund nicht geklärt.
Aufgrund der gegensätzlichen Aufgaben in Bezug auf den Glukosestoffwechsel können nun auch leicht die Organspezifitäten von Insulin und Glukagon abgeleitet werden.

- **Insulin** dient dem **Senken** des Glukosespiegels, wobei sehr *viele Organe* helfen können. Sie nehmen zum einen vermehrt Glukose auf, bauen es aber intrazellulär auch vermehrt ab oder um.
- **Glukagon** hingegen soll den Glukosespiegel **erhöhen**, wozu nur *ein Organ* in der Lage ist, nämlich die Leber.

Glukagon-Rezeptor und Signaltransduktion

Das hydrophile Glukagon bindet an einen membranständigen Rezeptor (Typ III), der über ein stimulierendes G-Protein mit dem Adenylatzyklase-System gekoppelt ist (S. 342). Die Folge ist eine Erhöhung des zyklischen AMP – was auch nicht groß verwundert, wenn man die Funktion des cAMP als "Hungersignal" bedenkt. Das cAMP aktiviert die Proteinkinase A, die zu einer Phosphorylierung verschiedener Schlüsselenzyme des Stoffwechsels führt.

Wirkungen von Glukagon

Glukagon führt durch eine Erhöhung des intrazellulären cAMP-Spiegels und einer damit verbundenen Aktivierung der Proteinkinase A in der Leber zu einer vermehrten Bereitstellung von Glukose.

> Glukagon ist in Bezug auf den Glukosestoffwechsel der Antagonist des Insulins, es fördert Glykogenolyse und Glukoneogenese in der Leber.

Phosphoryliert **aktiv** sind folglich die Schlüsselenzyme des Glykogenabbaus und der Glukoneogenese. Die entscheidenden Zielenzyme der PK A sind die **Glykogen-Phosphorylase** und die **Fruktose-1,6-Bisphosphatase**, die aktiviert werden.
Durch diese Phosphorylierung **inaktiv** geworden sind dem entsprechend die gegenläufigen Enzyme; also das entscheidende Enzym der Glykogen-Biosynthese (die **Glykogen-Synthase**) und der Glykolyse (die **Phosphofruktokinase**).

> **Wirkung auf andere Organe.** Ob Glukagon überhaupt einen Effekt auf das Fettgewebe und die Muskulatur hat, ist nach wie vor umstritten. Die dem Glukagon oft zugeordneten Wirkungen in der Peripherie werden vermutlich durch den niedrigen Insulinspiegel verursacht.

20.3.3 Steuerung der Glukagonsekretion

Verschiedene Stimuli sind in der Lage, in den A-Zellen des Pankreas zu einer vermehrten Ausschüttung von Glukagon zu führen. Wichtigster Reiz ist ein Absinken des Blutglukosespiegels unter den Normalwert.

> Die meisten regulierenden Faktoren wirken über eine Veränderung des cAMP-Spiegels in der A-Zelle. Eine Steigerung führt zu einer Ausschüttung von Glukagon, eine Senkung des cAMP-Spiegels führt zu einer Hemmung der Freisetzung.

Stimulation der Freisetzung. Neben dem entscheidenden Reiz – dem Abfall der Blutglukose – gibt es noch einige weitere Stimuli, die zu einer vermehrten Glukagonfreisetzung führen:
- **Sympathikusaktivierung** als Alarmsignal
- **Somatotropin** (ohne Glukose kein Wachstum)
- Sinken der Fettsäurekonzentration

Wenn der Körper Hunger hat und Energie braucht, wird also Glukagon ausgeschüttet. Die Aktivierung über den Sympathikus (über β_2-Rezeptoren) und über Somatotropin erfolgt in beiden Fällen über eine cAMP-Erhöhung in den A-Zellen des Pankreas.
Eine proteinreiche Mahlzeit, also ein hoher Spiegel an Aminosäuren im Blut, führt nicht nur zu einer Insulin-Freisetzung (fördert die Aufnahme von Aminosäuren und Glukose in die Zellen), sondern auch zu einer Glukagonfreisetzung (fördert die Freisetzung von Glukose aus der Leber). Der Sinn scheint in einem Schutz (also ausreichende Ver-

sorgung mit Glukose) der Glukose-abhängigen Organe nach proteinreicher Mahlzeit zu liegen.

Hemmung der Freisetzung. Dass eine Hyperglykämie (viel Glukose im Blut) die Ausschüttung von Glukagon hemmt, ist leicht nachzuvollziehen. Aber auch einige andere Faktoren hemmen die Glukagonfreisetzung:

- **Somatostatin**
- **Insulin** schaltet seinen Antagonisten aus
- Erhöhung des Blutspiegels an freien Fettsäuren

Somatostatin und Insulin erreichen dies über eine Erniedrigung des cAMP-Spiegels in der A-Zelle der Bauchspeicheldrüse, wirken also über ein inhibitorisches G-Protein – und damit genau anders herum als die stimulierenden Hormone.

20.3.4 Wege des Glukagons im Körper

Das Glukagon wird in den A-Zellen der Bauchspeicheldrüse hergestellt und nimmt dann den gleichen Weg zur Leber wie das Insulin. Da nicht sicher bekannt ist, wieviel Glukagon die Leber auf der anderen Seite wieder verlässt, kann auch noch nicht abgeschätzt werden, wie stark die Wirkung dieses Hormones auf andere Organe ist.

20.3.5 Abbau des Glukagons

Das meiste Glukagon wird schon in der Leber proteolytisch abgebaut, nur eine geringe Menge des Hormons kommt in der Peripherie an. Der Abbau beginnt mit der Abspaltung eines N-terminalen Histidins, womit Glukagon seine biologische Aktivität verliert (Halbwertszeit etwa fünf Minuten).

> **Glukagon als Medikament.** Die Wirkung des Glukagons macht man sich in der Klinik bei der Behandlung schwerer **Hypoglykämien** zu Nutze.
> Da die Aminosäure-Sequenzen – anders als beim Insulin – bei Mensch, Rind und Schwein identisch sind, werden hier tierische Produkte eingesetzt.

20.4 Adrenalin

> Das Hormon Adrenalin wird bei akuten Stresssituationen durch nervale Impulse des Sympathikus aus dem **Nebennierenmark** ausgeschüttet. Es wirkt auf so ziemlich alles, was sich bewegt, und führt durch verschiedene Effekte zu einer Art Alarmbereitschaft des Körpers (engl. *fight or flight*).
> Seinen Namen bekam Adrenalin, weil es zuerst aus der Nebenniere (lat. *adrenes*) isoliert wurde.

20.4.1 Biosynthese des Adrenalins

Neben dem Hauptbiosyntheseort des Adrenalins, den chromaffinen Zellen des Nebennierenmarks (NNM), wird auch noch ein wenig im Gehirn produziert (☞ **20.17**).

☞ **20.17** Adrenalin.

Ausgangspunkt ist die Aminosäure Tyrosin, aus der über L-Dopa, Dopamin und Noradrenalin das Adrenalin hergestellt wird – doch eins nach dem anderen.

L-Dopa. Schrittmacher der ganzen Adrenalin-Biosynthese ist die Tyrosin-Hydroxylase. Sie braucht Tetrahydropterin und macht aus Tyrosin das **L-D**ihydr**ox**yph**enyl**alanin (**L-Dopa**, ☞ **20.18**). Die Tyrosin-Hydroxylase wird aktiv, nachdem das Nebennierenmark durch nervale Impulse des Sympathikus angeregt wurde.

☞ **20.18** Synthese von L-Dopa.

Dopamin. Eine relativ unspezifische Aromatische-L-Aminosäure-Decarboxylase decarboxyliert L-Dopa zum biogenen Amin Dopamin (☞ **20.19**). Dieses Enzym liegt im Zytosol vor und ist auch an der Biosynthese der biogenen Amine Histamin und Serotonin beteiligt. Dopamin wird in Vesikel aufgenommen. In dopaminergen Neuronen der Substantia nigra (extrapyramidales System) ist an dieser Stelle Schluss mit Biosynthese.

⊚ **20.19** Synthese von Dopamin.

Noradrenalin. In bestimmten Nervenendigungen und in den Zellen des NNM gibt es eine β-Hydroxylase, die noch eine weitere Reaktion vornimmt – jedenfalls solange sie Vitamin C zur Verfügung hat (⊚ 20.20).

⊚ **20.20** Synthese von Noradrenalin.

Adrenalin. Im Gehirn, aber vor allem im Nebennierenmark, liegt noch ein weiteres Enzym vor, die N-Methyltransferase. Sie koppelt mithilfe von SAM eine Methyl-Gruppe an das Noradrenalin, das dadurch zum Adrenalin wird (⊚ 20.21).

⊚ **20.21** Synthese von Adrenalin.

Katecholamine. Die drei Produkte Adrenalin, Noradrenalin und Dopamin besitzen in ihrer Strukturformel alle den „Katechol-Ring". Außerdem können sie mit einer Amino-Gruppe aufwarten, weshalb man sie als Katechol-Amine bezeichnet. Die Katecholamine stellen eine Untergruppe der biogenen Amine dar (⊚ 20.22).

⊚ **20.22** Katecholring.

Das Nebennierenmark produziert nicht nur Adrenalin (80 %), sondern zu rund 20 % auch **Noradrenalin**, das ähnliche Wirkungen hat. Noradrenalin ist in erster Linie allerdings Neurotransmitter und wird von postganglionären sympathischen Nervenendigungen ausgeschüttet. Wir orientieren uns hier vor allem am Adrenalin, das allein schon kompliziert genug ist. Anschließend kommen noch die (wenigen) Unterschiede zum Noradrenalin zur Sprache.
Das dritte Katecholamin, das in unserem Körper eine Rolle spielt, ist das **Dopamin**, das vor allem im ZNS sein Dasein als Neurotransmitter fristet (S. 430).

20.4.2 Molekulare Wirkungen von Adrenalin

Die Wirkungen von Adrenalin lassen sich am Besten verstehen, wenn man die verschiedenen Rezeptoren betrachtet. Nicht nur für das physiologische Verständnis des Adrenalins sind die Rezeptoren wichtig. Es gibt mittlerweile eine große Zahl von klinisch äußerst wichtigen Medikamenten, die irgendwo und irgendwie an den Subtypen der Katecholamin-Rezeptoren wirken.

Adrenerge Rezeptoren und Signaltransduktion. Die Katecholamine sind **hydrophile** Hormone, können also die Zellmembran nicht passieren und wirken deshalb über membranständige Rezeptoren (Typ III), die ein Signal mittels eines zweiten Botenstoffs ins Innere der Zelle weiterleiten.
Man unterscheidet zwei grundsätzlich verschiedene Typen von Rezeptoren, die α- und die β-Rezeptoren, auf die Adrenalin in etwa gleich gut wirkt – im Gegensatz zu Noradrenalin und den diversen Pharmaka.
Beide Rezeptorarten haben ihrerseits wieder Subtypen, die α$_1$-, α$_2$-, β$_1$- und β$_2$-Rezeptoren, deren Unterscheidung für das Verständnis der Wirkungen der Katecholamine – physiologisch und pharmakologisch – sehr wichtig ist (⊚ 20.23).

Rezeptor	G-Protein	Mechanismus
α$_1$-Rezeptor	G-Protein	IP$_3$/DAG; Ca^{2+}
β-Rezeptor	stimulierendes G-Protein (G$_s$)	cAMP ↑
α$_2$-Rezeptor	inhibitorisches G-Protein (G$_i$)	cAMP ↓

⊚ **20.23** Adrenerge Rezeptoren und Signaltransduktion.

Der **α₁-Rezeptor** wirkt über ein G-Protein, das über den **IP₃/DAG**-Mechanismus die Calcium-Konzentration in der Zelle erhöht. Dadurch erfolgt z. B. die Kontraktion der glatten Muskulatur unter Adrenalinwirkung.

Die **β-Rezeptoren** (von denen es neben β₁ und β₂ auch noch β₃ und β₄ zu geben scheint) wirken hingegen alle über ein stimulatorisches G-Protein, was eine **Erhöhung** der intrazellulären **cAMP**-Konzentration nach sich zieht.

Der **α₂-Rezeptor** dient in erster Linie der Hemmung der Noradrenalin-Ausschüttung durch Noradrenalin selbst. Dies läuft über ein inhibitorisches G-Protein mit nachfolgender **cAMP-Erniedrigung** in der Zelle.

Von den α-Rezeptoren gibt es eine ganze Reihe Subsubtypen, von denen man allerdings noch (!) nicht allzuviel weiß.

Rezeptorverteilung. Die verschiedenen Rezeptoren befinden sich in unterschiedlichen Zielgeweben, wodurch die vielfältigen Wirkungen von Adrenalin zu verstehen sind.

So besitzen bestimmte Teile des Gefäßsystems vorwiegend α₁-Rezeptoren und reagieren auf Adrenalinausschüttung mit Vasokonstriktion, in anderen Teilen überwiegt der Anteil an β₂-Rezeptoren und Adrenalin wirkt vasodilatatorisch. Auf den Sinn dieser Aktion werden wir in Kürze zu sprechen kommen.

20.4.3 Physiologische Wirkungen von Adrenalin

Adrenalin wirkt auf eine ganze Reihe von Organen und Organsystemen, wobei alle Effekte jedoch im Sinne der **Alarmsituation** zu verstehen und durch sie zu erklären sind (👁 **20.24**). Solche Stress- oder Alarmsituationen können psychischer (Angst, Schmerz), aber auch körperlicher Art sein (harte Arbeit, Kälte, Hitze, Hypoglykämie).

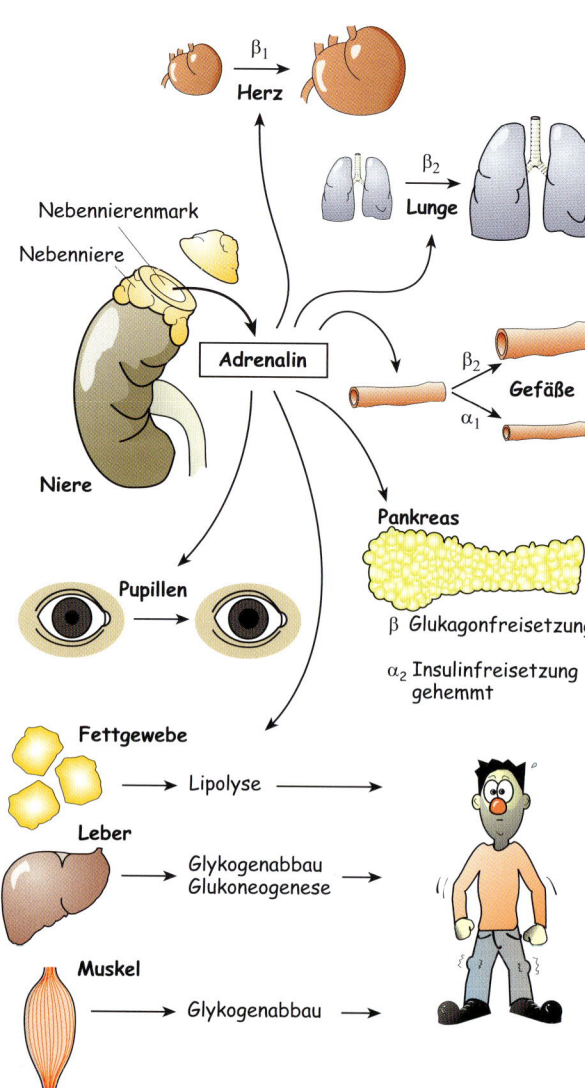

👁 **20.24** Physiologische Wirkungen von Adrenalin.

Stoffwechselwirkungen (β₂)

Unter physiologischen Bedingungen sind die Stoffwechselwirkungen des Adrenalins wohl dessen Hauptfunktion. Eine Erregung der β₂-Rezeptoren führt in den Zielzellen zu einer cAMP-Erhöhung, was zu einer vermehrten Bereitstellung von Energiestoffen – in erster Linie von Glukose – im Blut führt.

In Leber und Muskulatur wird der Glykogenabbau angeschaltet, in der Leber zusätzlich die **Glukoneogenese** aktiviert, was zu einem erhöhten Blutspiegel an Glukose führt. In der Leber hat Adrenalin also die gleichen Effekte wie Glukagon. An der Muskulatur wird deutlich, dass die Effekte von Adrenalin dem Weglaufen dienen sollen.

Im Fettgewebe erfolgt eine Aktivierung der Lipase, wodurch mehr Fettsäuren als Brennstoffe zur Verfügung gestellt werden. Diese Effekte laufen wohl über die noch nicht allzu lange bekannten β₃-Rezeptoren – die auch die Thermogenese im braunen Fettgewebe ankurbeln.

Unterstützend wirkt noch eine Verstärkung der Glukagonfreisetzung, die über β-Rezeptoren auf den A-Zellen des Pankreas vermittelt wird. Glukagon bewirkt dann ebenfalls über eine cAMP-Erhöhung viele dem Adrenalin entsprechende Effekte.

Hemmung der Insulin-Ausschüttung. Die Ausschüttung von Insulin kann theoretisch über β-Rezeptoren gefördert werden. Da die B-Zellen der Bauchspeicheldrüse jedoch fast nur mit α₂-Rezeptoren ausgestattet sind, führt Adrenalin dort zu einer Hemmung der Insulinfreisetzung und damit zu einer weiteren Verstärkung der Katecholamin-Effekte.

Wirkungen auf das Herz (β_1)

Ganz wichtig sind auch die Effekte von Adrenalin auf das Herz, die zusammenfassend als **erregend** bezeichnet werden können (und einem jeden bekannt sein sollten, der schon einmal verliebt war – oder eine Prüfung hatte...). Adrenalin wirkt frequenzsteigernd, erregungssteigernd, erhöht die Fortleitungsgeschwindigkeit und fördert die Kontraktionskraft – oder in der Fachsprache **positiv chronotrop**, **bathmotrop**, **dromotrop und inotrop**.
Die eingangs erwähnte vermehrte Adrenalin-Ausschüttung bei Hypoglykämie führt außerdem noch zu einer **Tachykardie** („Herzjagen"), was als Alarmsignal des Organismus zu verstehen ist.

> **β-Blocker.** Durch die Adrenalin-Wirkungen steigt der Sauerstoffverbrauch des Herzens erheblich. Daher ist bei schon bestehenden O_2-Versorgungsproblemen (koronare Herzkrankheit, KHK) durch Stress eine Verschlimmerung möglich (**Angina pectoris**).
> Medikamentös trägt man dem Rechnung, indem man β-Blocker verschreibt, die das Herz vor einer Überbeanspruchung schützen. Hierbei handelt es sich um sehr selektive β_1-Blocker, wodurch die unerwünschten Effekte auf die β_2-Rezeptoren (vor allem die der Bronchien) stark vermindert werden.

Wirkungen auf die Bronchialmuskulatur (β_2)

Die schon genannten Adrenalin-Effekte sind auf ziemlich viel Sauerstoff angewiesen. Adrenalin trägt dem Rechnung, indem es über β_2-Rezeptoren eine Weitstellung der Bronchien vermittelt – es wirkt also stark **bronchodilatatorisch**.

> **β_2-Sympathomimetika.** Auch dies ist therapeutisch ausnutzbar, indem man bei Patienten, die einen erhöhten Tonus der Bronchialmuskulatur aufweisen (z. B. Asthmatiker), β_2-Sympathomimetika gibt, die die gleichen Effekte wie Adrenalin haben. Im akuten Asthmaanfall kann die Weitstellung der Bronchien lebensrettend sein.

Wirkungen auf die Blutgefäße (α_1 oder β_2)

Die Wirkung des Adrenalins auf die Blutgefäße ist recht komplex. Manche Organe werden zur Alarmbereitschaft benötigt, andere hingegen nicht. Dem wird durch die Verwendung zweier verschiedener Rezeptoren Rechnung getragen, deren Organverteilung unterschiedlich ist.
In den **meisten Organen** überwiegen α_1-**Rezeptoren**, die dort über den IP_3/DAG-Mechanismus zu einer Erhöhung der intrazellulären Calciumkonzentration und damit zu einer **Vasokonstriktion** führen. Wichtig sind vor allem die

Haut und das Splanchnikusgebiet (Darm) – Stuhldrang kann man bei einer Flucht sicher nicht gebrauchen.
Bei **wenigen anderen Organen** überwiegt die über β_2-**Rezeptoren** vermittelte **Vasodilatation**, z. B. bei der Skelettmuskulatur. Hierdurch steigt die Durchblutung und die entsprechenden Organe werden mit mehr Sauerstoff versorgt. Unsere Muskulatur ist somit auf eine Flucht eingestellt.

Wirkungen auf die Nieren (β_1)

An den Nieren führt Adrenalin über seine β_1-Rezeptoren zu einer vermehrten Ausschüttung von Renin, wodurch letztlich über Angiotensin II der Blutdruck angehoben wird (S. 570).

Wie wirkt Noradrenalin?

Im Gegensatz zum Adrenalin wirkt Noradrenalin praktisch *nicht* auf die β_2-Rezeptoren. Der Grund dafür ist, dass man für die β_2-Rezeptoren am Stickstoff des Moleküls noch einen Rest benötigt (beim Adrenalin die Methyl-Gruppe). Die Folge ist, dass die Stoffwechseleffekte weitgehend fehlen – abgesehen von einer Hemmung der Insulin-Ausschüttung, die ja über α_2-Rezeptoren läuft. Auch auf die Bronchialmuskulatur hat Noradrenalin praktisch keinen Effekt.
An der glatten Muskulatur bewirkt Noradrenalin eine Vasokonstriktion, weshalb es nach Noradrenalin-Gabe auch zu einem Anstieg des Blutdrucks kommt, der bei Adrenalin nicht so ausgeprägt ist.

20.4.4 Steuerung der Adrenalinsekretion

Für ein besseres Verständnis ist es wichtig zu wissen, dass das Nebennierenmark aus der Neuralleiste stammt und entwicklungsgeschichtlich einen Teil des Sympathikus darstellt.
Es handelt sich hier um ein umgewandeltes sympathisches Ganglion (man bezeichnet es auch als Paraganglion), dessen postganglionäre Zellen keine Axone mehr besitzen und die von ihnen gebildeten Transmitterstoffe Adrenalin und Noradrenalin stattdessen als Hormone an die Blutbahn abgeben.
Die **Speicherung von Adrenalin** (und Noradrenalin) erfolgt in Vesikeln im Nebennierenmark. Bei Eintreffen nervaler Impulse, die im Falle einer psychischen oder körperlichen Belastung zunehmen, werden sie durch Exozytose ins Blut sezerniert.
Der **Sekretionsreiz** für Adrenalin ist eine Aktivierung präganglionärer Neurone, die vom ZNS über das Rückenmark das Nebennierenmark erreichen. Nervi splanchnici thoraci erreichen die Zellen des Nebennierenmarks und verästeln sich um sie.

Mechanismus. „Nervaler Impuls" bedeutet, dass über die präganglionären sympathischen Nervenfasern ein Aktionspotenzial in den chromaffinen Zellen des Nebennieren-marks ankommt. Diese werden depolarisiert, was zu einem Calcium-Einstrom in die Zelle führt. Calcium-Ionen vermitteln die Exozytose der Vesikel, wodurch Adrenalin und Noradrenalin aus den postganglionären Zellen ins Blut freigesetzt werden und damit ein nervales in ein hormonales Signal umgewandelt wird.

Der Transmitter zwischen prä- und postganglionärer Zelle ist bei dieser Aktion übrigens – wie an allen präganglionären Nervenendigungen – das Acetylcholin (S. 426).

20.4.5 Wege des Adrenalins im Körper

Die arterielle Versorgung der Nebenniere erfolgt über drei größere Gefäße, was für so ein kleines Organ recht üppig ist. Man nennt sie Arteriae suprarenales und unterscheidet eine obere, eine mittlere und eine untere. Die superiore (obere) zweigt aus der A. phrenica inferior ab, die mittlere direkt aus der Aorta und die inferiore (untere) aus der A. renalis (☞ **20.25**).

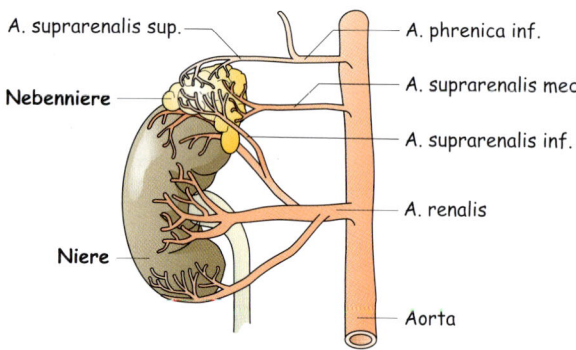

☞ **20.25** Die arterielle Versorgung.

Die Kapillaren schlängeln sich von der Rinde zum Mark und bilden dort ein Geflecht aus Sinusoiden. (Diese anatomischen Kenntnisse sind wichtig für die Tatsache, dass das Kortisol der Rinde direkt auf das Nebennierenmark wirken kann und so seinen Einfluss auf die Adrenalin-produzierenden Zellen ausübt.

Der venöse Abfluss, der das ausgeschüttete Adrenalin dem Körper zuführt, beginnt an den zentralen Markvenen, die sich zur Vena suprarenalis vereinen. Auf der rechten Seite mündet sie direkt in die V. cava inferior, die das Blut zum Herzen bringt, links findet die Vena suprarenalis zunächst Anschluss an die Vena renalis, die dann in die Vena cava mündet.

20.4.6 Abbau des Adrenalins

Für die kurzfristige Beendigung der Adrenalin-Wirkung gibt es verschiedene Mechanismen. Letztendlich erfolgt jedoch – vor allem in der Leber – eine metabolische Umwandlung in inaktive Abbauprodukte, die ausgeschieden werden können.

Adrenalin wird mithilfe dreier Enzyme abgebaut. Das Endprodukt ist **Vanillinmandelsäure**. Besonders große Mengen der beiden entscheidenden Enzyme **COMT** und **MAO** besitzt die Leber – sie spielt daher eine wichtige Rolle bei der Elimination der Katecholamine aus unserem Körper.

Die **COMT** (**C**atechol-**O**-**M**ethyl-**T**ransferase) befindet sich im Zytoplasma vieler Zellen und katalysiert die schon im Namen beschriebene Reaktion. Adrenalin wird hier mittels SAM (S. 195) methyliert – und zwar an der **o**rtho-Stellung des **K**atecholrings. Das Produkt bekommt den Namen Metanephrin (☞ **20.26**).

☞ **20.26** COMT (Catechol-O-Methyl-Transferase).

Die **MAO** (**M**ono**a**min**o**xidase), die sich an der äußeren Oberfläche der **Mitochondrien** befindet, übernimmt die oxidative Desaminierung der Amino Gruppe (☞ **20.27**).

3-Methoxy-4-Hydroxy-Mandelsäurealdehyd

☞ **20.27** MAO (Monoaminoxidase).

Von der MAO gibt es zwei Subtypen (MAO-A und MAO-B), für die mittlerweile ganz spezifische Hemmstoffe zur Verfügung stehen (S. 198).

Es entsteht ein Aldehyd, das mittels einer **Aldehyd-Dehydrogenase** zur Säure oxidiert wird. Diese Säure, die **Vanil-**

linmandelsäure, ist das Endprodukt des Katecholamin-Abbaus und wird mit dem Harn ausgeschieden (☞ **20.28**). Die Vanillinmandelsäure müsste eigentlich 3-Methoxy-4-Hydroxymandelsäure heißen – daran hält sich aber eigentlich niemand.

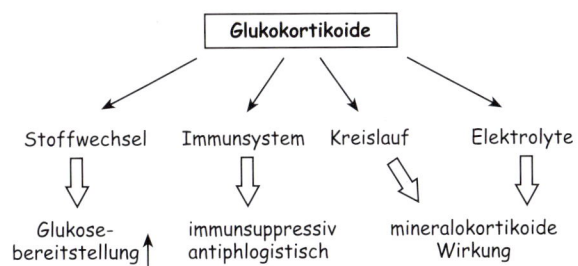

3-Methoxy-4-Hydroxy-Mandelsäurealdehyd

3-Methoxy-4-Hydroxy-Mandelsäure (Vanillinmandelsäure)

☞ **20.28** Bildung der Vanillinmandelsäure.

Adrenalin als Notfallmedikament. Adrenalin wird bei verschiedenen Indikationen als Medikament (z. B. als Suprarenin) eingesetzt.

Beim **allergischen Schock** ist vor allem durch einen massiven Blutdruckabfall infolge einer Histamin-Freisetzung gekennzeichnet (S. 421).

Adrenalin ist hier das Mittel der Wahl, da es über eine Erhöhung der Herzfrequenz, der Kontraktionskraft des Herzens (beides über β_1) und eine Zunahme des peripheren Widerstandes (über α_1) der Schocksymptomatik entgegenwirkt. Außerdem führt die Erregung der β_2)-Rezeptoren in den Bronchien zu deren Dilatation und damit zu mehr O_2, was der Patient in dieser Situation meist auch ganz gut gebrauchen kann.

Bei **Herzstillstand** wird Adrenalin ebenfalls eingesetzt, da es einer der potentesten Kreislaufanreger ist. Hier entscheidet Adrenalin häufig über Leben und Tod.

Zu viel und zu wenig Adrenalin. Beide Zustände sind möglich und führen zu ganz unterschiedlichen klinischen Bildern.

Eine **Überproduktion** von Katecholaminen kann durch ein **Phäochromozytom** (wegen der betroffenen chromaffinen Zellen) verursacht werden. In den meisten Fällen handelt es sich dabei um einen Tumor des Nebennierenmarks, der häufig vor allem Noradrenalin produziert – mit allen damit verbundenen Effekten.

Ein Nichtvorhandensein des Nebennierenmarks (**Nebennierenmark-Aplasie**) verursacht interessanterweise keine klinischen Symptome.

20.5 Glukokortikoide

Die Glukokortikoide sind Steroide der **Nebennierenrinde** und dienen der langfristigen Umstellung des Stoffwechsels auf **Dauerstress**. Ihren entscheidenden Einfluss entfalten sie auf den Kohlenhydratstoffwechsel, indem sie die Bereitstellung von Glukose sichern (☞ **20.29**). Große therapeutische Bedeutung besitzen sie durch ihre entzündungshemmende und immunsuppressive Wirkung.

Glukokortikoide

Stoffwechsel → Glukose-bereitstellung↑

Immunsystem → immunsuppressiv antiphlogistisch

Kreislauf → mineralokortikoide Wirkung

Elektrolyte

☞ **20.29** Glukokortikoide dienen der langfristigen Umstellung des Stoffwechsels auf Dauerstress.

20.5.1 Biosynthese der Glukokortikoide

Der Name Glukokortikoide weist zum einen auf ihren Einfluss auf den Kohlenhydratstoffwechsel, zum anderen auf ihre Herkunft aus der Rinde (lat. *cortex*) der Nebenniere (NNR) hin. In der Zona fasciculata, werden die Glukokortikoide aus Cholesterin aufgebaut und sofort ans Blut abgegeben. Das Cholesterin wird vor allem in der Leber hergestellt und gelangt über die Lipoproteine (v. a. LDL) in die Nebennierenrinde.

Das am häufigsten gebildete Glukokortikoid ist das **Kortisol**, das auch als Hydrokortison bezeichnet wird. Kortison selbst ist unwirksam, wird aber trotzdem in kleinen Mengen hergestellt und in der Leber zu Kortisol umgewandelt (☞ **20.30**).

Die Nebennierenrinde produziert außerdem noch das Mineralokortikoid Aldosteron (S. 385) und die Sexualhormone (S. 398).

Kortisol

☞ **20.30** Kortisol.

20.5.2 Molekulare Wirkungen der Glukokortikoide

Die Wirkung der Glukokortikoide ist ziemlich komplex, es werden über 100 Gene reguliert. Da Glukokortikoide aber in der Klinik eine sehr große Rolle spielen, sollte man als Arzt mit den normalen Wirkungen unbedingt vertraut sein, um auch die eventuellen Nebenwirkungen erkennen zu können.

Der normale Plasmaspiegel der Glukokortikoide ist dabei relativ niedrig, kann jedoch auf das über 10-fache gesteigert werden.

Glukokortikoid-Rezeptor. Die freien **lipophilen** Glukokortikoide können durch die Plasmamembran diffundieren und binden dann an **zytosolische** Rezeptoren. Die Hormon-Rezeptoren liegen normalerweise als Komplex mit einem **H**itze**s**chock**p**rotein (**HSP 90**) im Zytosol der Zelle vor. Die Bindung des Hormons führt zu einer Konformationsänderung des Rezeptors, wodurch das HSP 90 aus dem Komplex entlassen wird (👁 **20.31**).

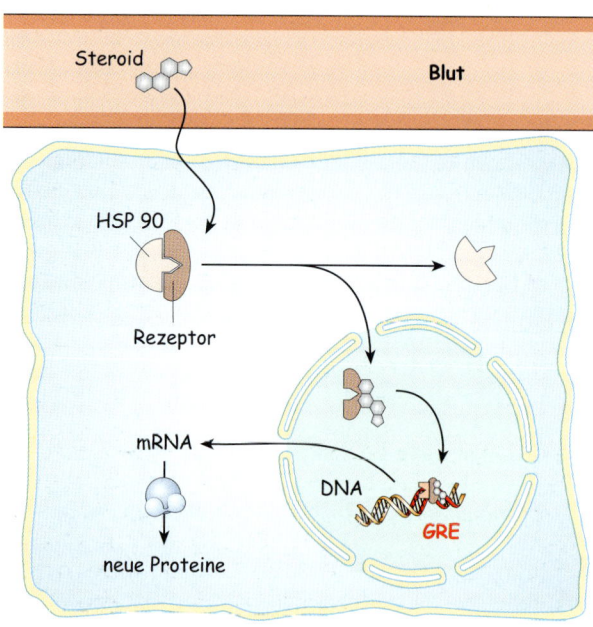

👁 **20.31** Die lipophilen Glukokortikoide diffundieren durch die Plasmamembran und binden an zytosolische Rezeptoren.

Eine dadurch freiwerdende nukleäre Lokalisierungssequenz (NLS, S. 280) ermöglicht dem Hormon-Rezeptor-Komplex den Import in den Zellkern. Dort bindet er an regulatorische Gensequenzen, die **G**lukokortikoid-**r**esponsiven **E**lemente (**GRE**s), die auf der DNA liegen. Dadurch wird die Bildung bestimmter mRNAs und damit Proteine gesteigert oder gehemmt. Die Enzymausstattung einer Zelle kann so entsprechend den Anforderungen des Organismus umgestaltet werden. Dieser Effekt setzt natürlich erst nach längerer Zeit (im Stundenbereich) ein, weil der ganze Prozess der Transkription und Translation einfach ein wenig dauert.

20.5.3 Physiologische Wirkungen der Glukokortikoide

Schauen wir uns die Wirkungen der (lebenswichtigen!) Glukokortikoide an, deren Sinn in einer langfristigen Umstellung des Organismus auf höhere Beanspruchung zu sehen ist, so lassen sich vier Wirkungsbereiche unterscheiden:
1. Stoffwechsel
2. Immunsystem
3. Kreislauf
4. Elektrolyte

Ein Überleben *ohne* Glukokortikoide ist nur unter optimalen äußeren Bedingungen möglich – ein Zustand, der praktisch nicht zu erreichen ist.

Wirkungen auf den Stoffwechsel

Ein wesentlicher Teil der Wirkung der Glukokortikoide besteht in der Induktion wichtiger Enzyme der **Glukoneogenese** in der Leber. Des Weiteren werden in der Peripherie diejenigen Enzyme induziert, die man noch benötigt, damit die Leber anständig Glukose herstellen kann. Also Enzyme, die für einen **vermehrten Proteinabbau** in der Peripherie sorgen, und solche, die den Anteil an **Fettsäuren** im Blut erhöhen.

Glukokortikoide (z. B. Kortisol) sorgen für eine (vermehrte) Bereitstellung von Enzymen in verschiedenen Geweben, die bei Bedarf von Adrenalin und Glukagon angeschaltet werden können, was man als „permissiven Effekt" bezeichnet.

Adrenalin-Biosynthese. Die Glukokortikoide erhöhen die Konzentration der Enzyme im Nebennierenmark, die man für die Adrenalin-Herstellung benötigt. Die Zellen liegen ja gleich nebenan, und außerdem läuft der Blutfluss von der Rinde zum Mark (S. 564).

Erhöhung des Blutzuckerspiegels. Glukokortikoide induzieren in der Leber vor allem die Schlüsselenzyme der **Glukoneogenese**, so vor allem die PEP-Carboxykinase und die Glukose-6-Phosphatase. Nach deren Aktivierung durch Katecholamine oder Glukagon ergibt sich ein erhöhter Blutglukosespiegel. Auch die **Glykogenspeicher** werden (als Reserve) vermehrt gefüllt, was die Glukokortikoide durch eine Induktion der beteiligten Enzyme erreichen.

Damit das alles vernünftig ablaufen kann, bedarf es jedoch noch weiterer Effekte an anderen Orten im Organismus.

Förderung des Proteinabbaus. Als Substrate für die Glukoneogenese dienen vorrangig Aminosäuren. In peripheren Organen fördern Glukokortikoide daher die Proteolyse und hemmen zugleich die Proteinbiosynthese. Dies führt zu einem Anstieg von Aminosäuren im Blut, deren Kohlenstoffskelett in der Leber zur Glukoneogenese verwendet werden kann.

Die verwendeten Aminosäuren stammen vor allem aus der Muskulatur, aber auch aus dem Kollagenabbau in Knochen und Bindegewebe sowie aus dem Proteinabbau im lymphatischen System. Der nicht mehr benötigte Aminostickstoff der Aminosäuren wird in der Leber zu **Harnstoff** weiterverarbeitet. So erklärt sich auch der höhere Harnstoffspiegel im Blut und die **negative Stickstoffbilanz** (Stickstoffausscheidung größer als Stickstoffaufnahme) unter Glukokortikoidwirkung.

Auch eine vermehrte Induktion der Transaminasen in der Leber ist im Sinne dieser Ab- und Umbauvorgänge der Aminosäuren zu verstehen.

Steigerung der Lipolyse. Durch vermehrte Induktion der Zielenzyme steigern Glukokortikoide die lipolytische Wirkung von Katecholaminen (permissive Wirkung) und Kortikotropin (S. 366) im Fettgewebe, was zu einem Anstieg der freien Fettsäuren im Blut führt.

Diese werden vor allem von der Leber durch die β-Oxidation abgebaut, damit sie genügend Energie und NADH/H$^+$ für die aufwändige Glukoneogenese zur Verfügung hat.

Außerdem stellt die Leber daraus vermehrt Ketonkörper (S. 146) her, die dann von anderen Organen verstoffwechselt werden können. Die Glukose steht dann den von ihr abhängigen Organen, den Erythrozyten und dem Gehirn, zur Verfügung.

Wirkungen auf das Immunsystem

Vor allem aufgrund der Effekte auf das Immunsystem werden Glukokortikoide häufig als Medikamente eingesetzt. Sie wirken immunsuppressiv und entzündungshemmend (antiphlogistisch: gr. *anti* = gegen und *phlogisein* = verbrennen).

Der physiologische Sinn dieser Effekte scheint in einem Schutz des Organismus vor einer vollständig aktivierten Entzündungsreaktion zu liegen, die schwer wiegende Folgen hätte. Gleichzeitig mit der Anschaltung einer Entzündungsreaktion wird nämlich immer auch die Freisetzung von Glukokortikoiden gefördert, die das Entzündungsgeschehen kontrollieren und begrenzen.

Grundlagen. Um die Wirkungsweise der Glukokortikoide zu verstehen, müssen wir ein wenig in die Biochemie der Entzündung einsteigen. Eine Entzündung ist eine lokale Immunreaktion, bei der Immunzellen versuchen, ein „Objekt" unschädlich zu machen. Dabei kann es sich um eine Ansammlung von Bakterien oder auch um ein Stück Holz handeln, das in die Haut eingedrungen ist.

Eine entscheidende Rolle spielen dabei die Entzündungsmediatoren, die in die Gruppe der Zytokine gehören. Zytokine führen so häufig zu einer Produktion weiterer Zytokine, die das Entzündungsgeschehen aufrecht erhalten.

Ein zentrales Protein, das intrazellulär an den Entzündungsvorgängen beteiligt ist, ist der Kernfaktor κB (**NF-κB**). Dieser liegt im Zytosol von Lymphozyten (und anderen Zellen) an sein Inhibitorprotein, das **I-κB** gebunden vor (👁 **20.32**).

Bei Aktivierung durch ein Zytokin von außen (z. B. Interleukin-1, S. 408) wird NF-κB frei und schwimmt in den Zellkern, wo er an die DNA bindet und die Transkription einer Reihe proinflammatorischer Proteine (z. B. Interleukin-2) anregt.

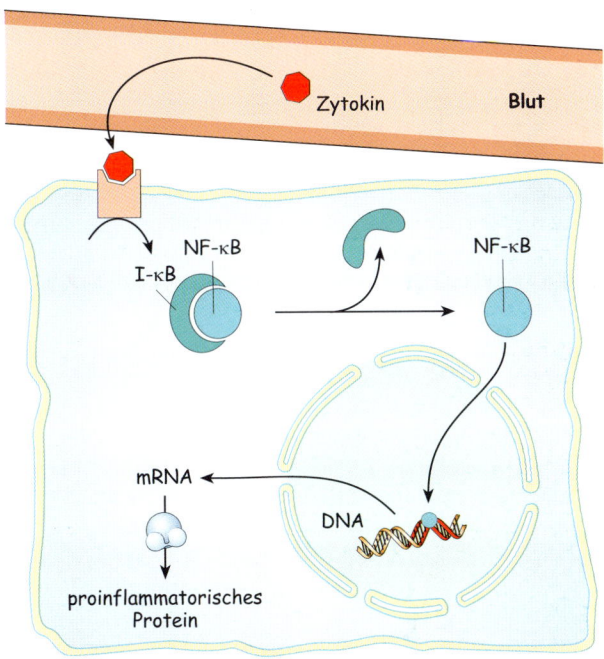

👁 **20.32** Entzündungsreaktion.

Immunsuppressive Wirkung. Glukokortikoide binden zusammen mit ihrem Rezeptor an freies NF-κB, wodurch dessen induktive Effekte verhindert werden. Außerdem induzieren Glukokortikoide die Genexpression des I-κB.

Zytokine stimulieren die Proliferation und Differenzierung von Zellen des Immunsystems. Die Lymphokinblockade führt deshalb zu einer Unterdrückung des gesamten lymphatischen Systems.

Diese Eigenschaften der Glukokortikoide macht man sich beispielsweise bei der Behandlung von Allergien zu Nutze, denen normalerweise eine überschießende Reaktion des Immunsystems zu Grunde liegt.

Antiphlogistische Wirkung. Die entzündungshemmenden Effekte der Glukokortikoide kommen vor allem durch die Induktion eines Proteins namens **Lipokortin** zustande (👁 **20.33**). Lipokortin hemmt die Phospholipase A$_2$, die in aktivierter Form Arachidonsäure aus Membranen herauslöst. Die Arachidonsäure wiederum ist der Ausgangsstoff für die Biosynthese der Entzündungsmediatoren Prostaglandine und Leukotriene, die entscheidend bei entzündlichen Prozessen mitwirken (S. 418).

Die erwähnte Hemmung von NF-κB unterstützt diesen Effekt noch, da dieser Kernfaktor sowohl die Phospholipase A_2, als auch die beiden folgenden entscheidenden Enzyme fördert, nämlich die Cyclooxygenase (COX) und die Lipoxygenase (LOX).

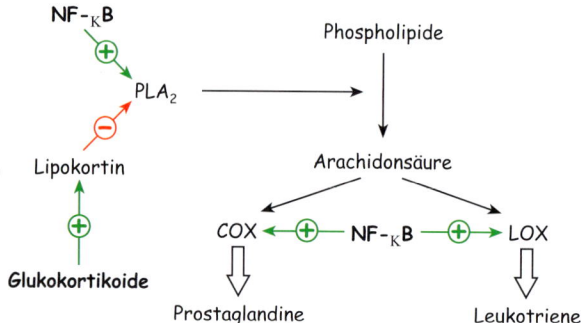

👁 **20.33** Entzündungshemmende Effekte der Glukokortikoide.

Rückkopplung durch das Immunsystem. Entscheidende Zytokine, die früh in der Immunantwort eine wichtige Rolle spielen, sind TNF-α und Interleukin-1 der Monozyten sowie das Interleukin-2 bei den T-Lymphozyten.

Sie alle fördern die Biosynthese der Glukokortikoide, indem sie auf verschiedenen Ebenen regulierend eingreifen. Interleukin-1 fördert z.B. die Freisetzung von Kortikoliberin und Kortikotropin sowie direkt die Ausschüttung von Glukokortikoiden in der Nebennierenrinde (👁 **20.34**).

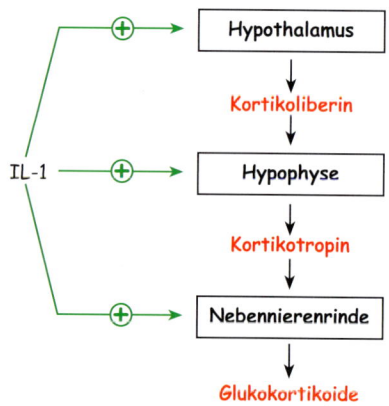

👁 **20.34** Rückkopplung durch das Immunsystem.

Wirkungen auf den Kreislauf

Die Wirkungen der Glukokortikoide auf den Kreislauf sind noch sehr schlecht verstanden. Zum einen scheint die mineralokortikoide Wirkung für eine Steigerung des Blutdrucks verantwortlich zu sein. Außerdem fördern Glukokortikoide an den Gefäßwänden die Expression adrenerger

Rezeptoren, wodurch diese für die Effekte der Katecholamine empfänglicher werden (permissiver Effekt).

Wirkungen auf den Elektrolythaushalt

Glukokortikoide sind in der Lage, auch mit dem Rezeptor der Mineralokortikoide (S. 364) zu reagieren. In Anbetracht der wesentlich höheren Konzentrationen an Glukokortikoiden hätte dies fatale Folgen.

In allen Zellen, in denen ein Mineralokortikoid-Rezeptor vorliegt, also vor allem in den Aldosteron-empfindlichen Tubulusepithelzellen der Nieren, gibt es daher einen Schutzmechanismus vor den Glukokortikoiden. In diesen Zellen wird ein Enzym hergestellt (die 11-β-OH-Steroid-Dehydrogenase), das Kortisol sofort zu Kortison inaktiviert (👁 **20.35**).

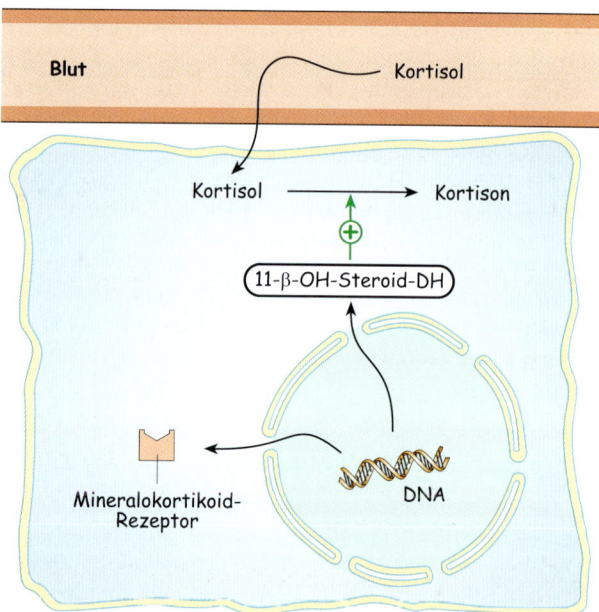

👁 **20.35** Schutzmechanismus: Kortisol wird sofort zu Kortison inaktiviert.

Erst in hohen Dosen stellen sich auch verstärkt mineralokortikoide Wirkungen der Glukokortikoide ein, da das Enzym nicht mehr ganz hinterher kommt: Diese machen sich vor allem in einer Steigerung der Natrium-Retention und dadurch des Blutvolumens bemerkbar, was eine Kreislaufunterstützung in Schock- und Stresssituationen bedeutet.

Bei der medikamentösen Therapie tritt dieser Effekt praktisch nicht auf, da es mittlerweile synthetische Glukokortikoide gibt, die nicht mehr mineralokortikoid wirken (z. B. Dexamethason).

20.5.4 Steuerung der Glukokortikoidsekretion

Neben der erforderlichen basalen Versorgung unseres Organismus mit Glukokortikoiden erfolgt eine verstärkte Ausschüttung bei Stressepisoden: Der NNR wird der Stresszustand durch das Kortikotropin mitgeteilt, das aus der Hypophyse kommt. Dieses wiederum erhält seine Informationen vom Kortikoliberin aus dem Hypothalamus, der sie direkt aus dem Hirn bekommt – aus erster Hand sozusagen.

Wie immer bei diesen Hypothalamus-Hypophysen-Regelkreisen gibt es eine negative Rückkopplung von steigenden Glukokortikoidmengen auf die weitere Freisetzung von Kortikoliberin und Kortikotropin. Auf diesen Regelkreis kommen wir gleich noch zu sprechen.

Wie alle lipophilen Moleküle müssen auch die Glukokortikoide zum **Transport im Blut** an Transportproteine gebunden transportiert werden. Über 90% liegen gebunden an ein Glukokortikoid-bindendes Protein – dem **Transkortin** – vor. Bei höheren Konzentrationen gewinnt auch die Bindung an Albumin an Bedeutung.

Die Glukokortikoid-Freisetzung unterliegt einer ausgeprägten **Tagesrhythmik** mit einem Maximum am Morgen und einem Minimum um Mitternacht. Etwa 80% der Tagesdosis von rund 30 mg werden schon früh morgens zwischen 4 und 8 Uhr ausgeschüttet. Dieser Tages- und Nachtrhythmus ist unter anderem dafür verantwortlich, dass uns Reisen mit Zeitumstellung so schwer fallen!

Wichtig ist dieses Wissen für den Zeitpunkt der Gabe von Glukokortikoid-Präparaten: Man sollte sie nämlich morgens geben, da hier sowieso das physiologische Maximum vorliegt.

20.5.5 Abbau der Glukokortikoide

Wie alle Steroide werden auch die Glukokortikoide nach Glukuronidierung oder Sulfatierung im Rahmen der Biotransformation in der Leber über die Nieren eliminiert. Ein kleiner Teil wird auch über die Galle ausgeschieden und unterliegt dann einem enterohepatischen Kreislauf. Zunächst wird (vor allem in der Leber) die Keto-Gruppe an C^3 reduziert, anschließend die Doppelbindung im A-Ring hydriert (zwei H angelagert). Die Kopplung an Glukuronsäure oder Sulfat erfolgt dann über die neue C^3-OH-Gruppe.

20.5.6 Regelkreis der Glukokortikoide

> Biosynthese und Freisetzung der Glukokortikoide werden über das Hypothalamus-Hypophysen-System kontrolliert. Der Hypothalamus setzt Kortikoliberin frei, was die Ausschüttung von Kortikotropin in der Hypophyse stimuliert, welches dann in der Nebennierenrinde die Freisetzung der Glukokortikoide bewirkt.

Kortikoliberin

Wie alle Liberine ist auch Kortikoliberin ein Peptid. Die Kortikoliberin-Freisetzung aus dem Hypothalamus wird durch niedrige Glukokortikoid-Plasmaspiegel, Stress und emotionale Reize stimuliert – also vom Gehirn aus. Hohe Glukokortikoid-Plasmaspiegel hemmen über eine negative Rückkopplung die Sekretion des Kortikoliberin.

Am Hypophysenvorderlappen (HVL) bewirkt Kortikoliberin (früher engl. *corticotropin-releasing factor*, CRF) über eine cAMP-Erhöhung die Freisetzung von Kortikotropin (👁 **20.36**).

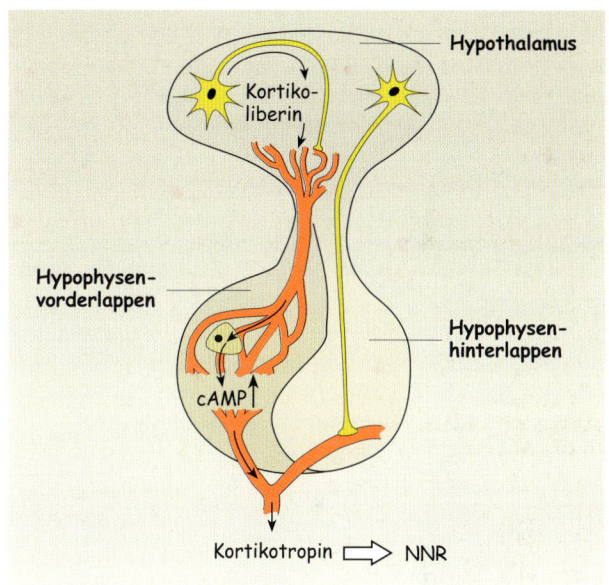

👁 **20.36** Kortikoliberin bewirkt die Freisetzung von Kortikotropin.

Die Freisetzung von Kortikoliberin unterliegt einem zirkadianen Rhythmus, der für die Tagesrhythmik der Glukokortikoide verantwortlich ist (s. o.).

Kortikotropin

Bedingt durch eine Erhöhung des cAMP-Spiegels in den basophilen Zellen des HVL durch Kortikoliberin erfolgt eine vermehrte Biosynthese und Ausschüttung des Kortikotropins (früher **A**dreno**c**orticotropes **H**ormon, **ACTH**) in das Blut.

Biosynthese. Kortikotropin ist ein Peptidhormon und entsteht durch Proteolyse eines größeren Vorläuferpeptids, des Proopiomelanokortins (POMC, s. u.). Aus POMC können durch proteolytische Spaltung an anderen Stellen auch noch andere Hormone (z. B. β-Endorphin, ein endogenes Morphin, S. 432) entstehen.

Molekulare und physiologische Wirkungen. Kortikotropin gelangt auf dem Blutweg zur Nebennierenrinde, bindet dort an spezifische Rezeptoren und fördert sowohl Biosynthese als auch Sekretion der Glukokortikoide.

Als **hydrophiles** Hormon bindet Kortikotropin an **Kortikotropin-Rezeptoren** an der Außenseite der Plasmamembran und entfaltet seine Wirkung über zweite Botenstoffe. Wie fast alle Tropine stimuliert es die Adenylatzyklase und steigert damit die **cAMP**-Konzentration. Das cAMP aktiviert die Proteinkinase A (PK A), die dann verschiedene Enzyme aktiviert.

Welche Enzyme das in erster Linie sind, wird klar, wenn man bedenkt, was alles für die Biosynthese der Glukokortikoide benötigt wird (☞ **20.37**). Zunächst braucht man Cholesterin, das entweder dem Blut entnommen oder selbst hergestellt worden ist. Kurz vor Gebrauch liegt es in der Zelle jedenfalls meist in Form von Cholesterinestern vor (verursacht durch das Enzym **A**cyl-CoA-**C**holesterin-**A**cyl-Transferase, **ACAT**, S. 155). Die Proteinkinase A phosphoryliert die **Cholesterinesterase** und aktiviert sie damit, wodurch die Menge an freiem Cholesterin in der Zelle steigt.

Für die verschiedenen Hydroxylierungen zur Herstellung von Glukokortikoiden benötigt man NADPH/H⁺, das der **Pentosephosphatweg** bereitstellt. Kortikotropin regt also auch die Verstoffwechselung von Glukose im Pentosephosphatweg an.

Darüber hinaus fördert die Kortikotropin-bedingte cAMP-Erhöhung in den Fettzellen die **Lipolyse**. Das Acetyl-CoA aus dem Fettabbau benötigt man vor allem in der Leber als Baustein für die Neusynthese von Cholesterin.

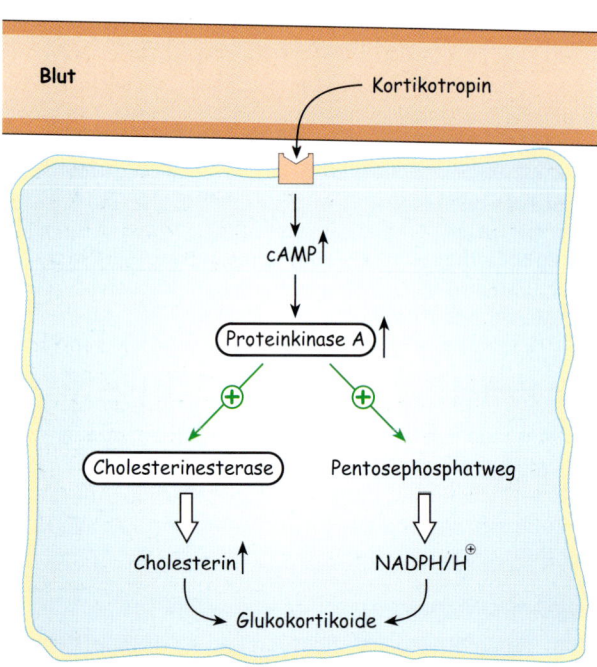

☞ **20.37**   Biosynthese der Glukokortikoide.

Sekretionsreiz. Die Ausschüttung des Kortikotropins wird durch Kortikoliberin stimuliert; außerdem durch Katecholamine und einige Zytokine, die Zeichen vermehrten Stresses sind.

Die übrige NNR. Kortikotropin fördert auch die Biosynthese der Sexualhormone in der Zona reticularis. Die Mineralokortikoide der Zona glomerulosa sprechen hingegen nur schlecht auf Kortikotropin an, was vor allem für die Pathophysiologie (s. u.) von Bedeutung ist.

Abbau des Kortikotropins. Kortikotropin wird proteolytisch nach einigen Minuten abgebaut – die biologische Wirkung hält allerdings rund 90 Minuten an.

20.5.7   Proopiomelanokortin (POMC)

Wie erwähnt, entsteht das Kortikotropin aus dem Vorläuferpeptid Proopiomelanokortin (POMC) durch limitierte Proteolyse.

POMC enthält eine Signalsequenz und wird daher in das Lumen des Endoplasmatischen Retikulums synthetisiert. Dort erfolgt dann das Herausschneiden der gewünschten Produkte. Die wichtigsten Vertreter sind die Folgenden (☞ **20.38**):

- Kortikotropin
- Lipotropine (β und γ)
- Melanotropine (α, β und γ)
- Endorphine (S. 432)

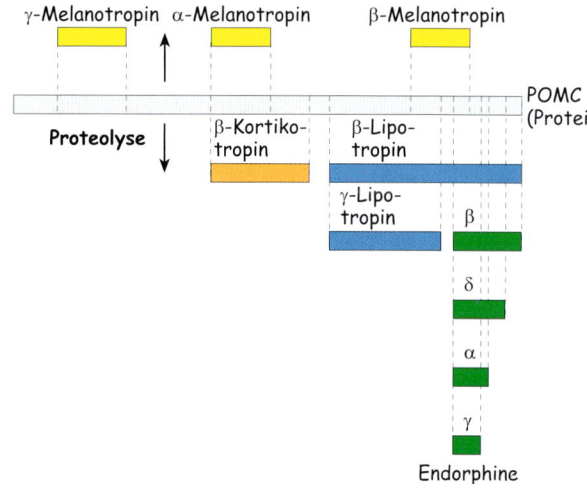

☞ **20.38**   Vorläuferpeptid Proopiomelanokortin (POMC).

Nicht immer entstehen alle Produkte gleichzeitig. Im Hypophysenvorderlappen werden z. B. nur Kortikotropin und β-Lipotropin aus dem POMC herausgeschnitten. Das β-Lipotropin führt zu einer Mobilisierung von Fettsäuren, auch wenn dessen physiologische Rolle fraglich ist. Melanotropine sind für die Pigmentbildung von Bedeutung.

20.5.8   Wege der Glukokortikoide im Körper

Die Information zur Ausschüttung von Glukokortikoiden kommt vor allem aus dem ZNS, kann aber auch durch andere Faktoren auf dem Blutweg moduliert werden.

Rinde und Mark der Nebennieren besitzen ein **gemeinsames Gefäßsystem**, obwohl sie entwicklungsgeschichtlich anderen Ursprungs sind. Die arterielle und venöse Versorgung entspricht damit der des Adrenalins und wurde schon dort besprochen (S. 362).

Glukokortikoidtherapie

Die Glukokortikoide gehören – vor allem wegen ihrer immunsuppressiven und entzündungshemmenden Wirkungen – zu den Medikamenten, die am meisten verschrieben werden. Vor allem zwei Indikationen spielen eine wichtige Rolle:

- Zur **Substitution** bei primärer oder sekundärer NNR-Insuffizienz.
- Im Rahmen einer **antiphlogistischen Therapie**, in der die Glukokortikoide erst in höheren Dosierungen wirksam werden. Sie wirken dann antirheumatisch, antiallergisch, immunsuppressiv, hemmen die Transplantat-Abstoßung und vieles mehr.

Glukokortikoide zur Substitution. Eine Substitution von Glukokortikoiden kann erforderlich werden, wenn die endogene Produktion nicht mehr ausreicht, wofür es verschiedene Ursachen gibt.

- Eine **primäre NNR-Insuffizienz** besteht, wenn eine Störung in der Nebenniere selbst vorliegt.
- Von einer **sekundären NNR-Insuffizienz** spricht man, wenn die zugrunde liegende Schädigung in der Hypophyse liegt, sich also erst *sekundär* bei der NNR äußert.

Glukokortikoide in der antiphlogistischen Therapie. Glukokortikoide finden bei vielen Erkrankungen Anwendung, bei denen das Immunsystem unterdrückt werden soll – so bei verschiedenen rheumatischen Krankheiten und auch in der immunsuppressiven Therapie.

Wichtig ist hier – vor allem auch wegen der Nebenwirkungen – zwischen einer kurzfristigen und einer langfristigen Gabe von Glukokortikoiden zu unterscheiden:

- Nach einmaliger Zufuhr auch in höchsten Dosen (z. T. bis 1000 mg) ergeben sich praktisch keine Nebenwirkungen.
- Nach lange andauernder und hochdosierter (wenige mg) Glukokortikoid-Therapie können sich aber die typischen Nebenwirkungen einstellen, die man als Arzt rechtzeitig erkennen muss.

Iatrogenes Cushing-Syndrom. Die häufigste Ursache eines Cushing-Syndroms ist die Einnahme von Medikamenten mit glukokortikoider Wirkung (exogenes oder iatrogenes Cushing-Syndrom) über längere Zeit hinweg und über der Cushing-Schwelle (Hyperkortisolismus). Benannt ist das Cushing-Syndrom nach dem Chirurgen Harvey W. Cushing, der im letzten Jahrhundert in Philadelphia gewirkt hat.

Stoffwechsel. Drei entscheidende Effekte zeigen sich beim Blick auf den Stoffwechsel:

1. Der **Blutzuckerspiegel steigt**, es bildet sich eine diabetische Stoffwechsellage – im Extremfall ein Steroiddiabetes.

2. Durch vermehrte **Proteolyse** kommt es in den Skelettmuskeln zur Muskelschwäche und in den Knochen zu einem erhöhten Osteoporose-Risiko, weil weniger Knochengrundsubstanz hergestellt wird (und außerdem die Calcium-Mobilisation gesteigert ist). An der Haut können sich die typischen, aber nicht immer vorhandenen Striae (Streifen) bilden.

3. Im Lipidstoffwechsel resultiert eine Mobilisation der physiologischen Fettdepots (**Lipolyse**). Die Fette werden an untypischen Stellen wieder eingelagert, mit der Folge des Vollmondgesichts, des Büffelnackens und der Stammfettsucht.

Immunsystem. Die Effekte auf das Immunsystem sind zwar meist die gewünschten, es steigen aber auch die Infektionsgefahr und das Risiko für Wundheilungsstörungen.

Elektrolyte. Nebenwirkungen, die sich auf den Elektrolythaushalt auswirken, sind heutzutage selten geworden, da viele synthetische Glukokortikoide keinerlei mineralokortikoide Wirkung mehr haben.

Beeinflussung des Regelkreises. Werden Glukokortikoide über längere Zeit zugeführt, besteht die Gefahr einer NNR-Atrophie, da einfach keine endogene Stimulation mehr erfolgt und das Organ daraufhin das Arbeiten einstellt. Außerdem muss man nach längerfristiger Gabe von Glukokortikoiden das Medikament ausschleichen, da sich bei plötzlichem Absetzen ebenfalls eine NNR-Insuffizienz entwickeln kann.

Kortisonsalbe. Aufgrund der Nebenwirkungen sollte man Glukokortikoide möglichst lokal geben, z. B. als Salbe auf die Haut. So appliziert, können sie nicht systemisch wirken. Erwähnt sei noch, dass die viel zitierte Kortisonsalbe gar nicht funktionieren könnte, da Kortison ja erst nach Umwandlung in der Leber zu einem aktiven Stoff metabolisiert wird. Es handelt sich in Wirklichkeit also nicht um Kortison in der Salbe, sondern um Kortisol oder einen verwandten Stoff, der nicht metabolisiert werden muss, um biologisch aktiv zu sein.

Morbus Cushing. Vom Cushing-Syndrom zu trennen ist der „klassische" Morbus Cushing. Die Ursache dieses **Hyperkortisolismus** ist ein Kortikotropin-produzierendes **Mikroadenom** (also ein kleiner Tumor) im Hypophysenvorderlappen. Die Symptome sind aber die gleichen wie beim Cushing-Syndrom.

20.6 Schilddrüsenhormone

Die Wirkung der in der Schilddrüse gebildeten Hormone ist unheimlich komplex (☞ **20.39**). Sie beeinflussen Wachstum und Differenzierung, den Stoffwechsel und haben auch einen Effekt auf das Herz. Allgemein **steigern** sie den **Grundumsatz**.

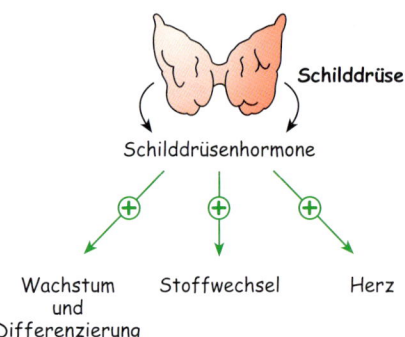

☞ **20.39** Wirkung der Schilddüsenhormone.

20.6.1 Biosynthese der Schilddrüsenhormone

Es gibt zwei Schilddrüsenhormone: das **Trijodthyronin** (T_3) und das **Thyroxin** (Tetrajodthyronin, T_4). Sie leiten sich beide von der Aminosäure **Tyrosin** ab, die über eine Etherbindung mit einem Phenolring verbunden ist, und enthalten drei (T_3) bzw. vier (T_4) **Jodatome** (☞ **20.40**).

(Strukturformel)

☞ **20.40** Trijodthyronin (T_3) und das Thyroxin (Tetrajodthyronin, T_4).

Die Schilddrüsenhormone sind die einzigen bekannten Moleküle in unserem Körper, die auf Jod angewiesen sind. Das ebenfalls in der Schilddrüse (in den C-Zellen) gebildete Calcitonin wird übrigens nicht zu den „Schilddrüsenhormonen" gezählt und nimmt in unserem Körper auch ganz andere Aufgaben wahr (S. 393).

Aufbau der Schilddrüse

Die Schilddrüse besteht mikroskopisch aus Follikeln. Ein **Follikel** wird aus Epithelzellen gebildet, die ein Lumen einschließen (☞ **20.41**). In diesem Lumen sind die Schilddrüsenhormone, gebunden an eine Art Trägermolekül, dem **Thyreoglobulin**, als **Kolloid** gespeichert. „Kolloid" kommt aus dem Griechischen und bedeutet „Leim-ähnlich", was sein Aussehen beim Schnitt von Schilddrüsengewebe beschreibt.

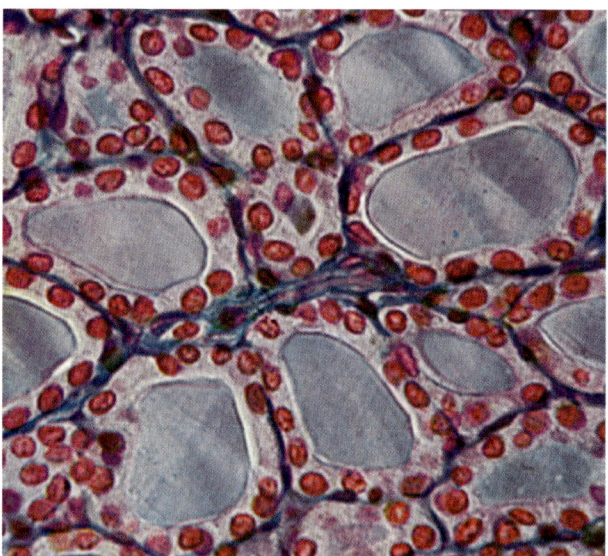

☞ **20.41** Schilddrüsengewebe.

Überblick über die Biosynthese

Die Biosynthese der Schilddrüsenhormone, von denen etwa $100\,\mu g$ pro Tag hergestellt werden, erfordert zwei Maßnahmen (☞ **20.42**):
1. Aufnahme von Jodid-Ionen in die Epithelzelle und deren Transport in das Lumen.
2. Biosynthese des Proteins Thyreoglobulin, das ebenfalls in das Lumen abgegeben wird.

Anschließend werden die fertigen Schilddrüsenhormone (T_3 und T_4) zusammengebaut, die weiterhin an das Thyreoglobulin gebunden vorliegen. Sie werden im Kolloid gespeichert, bis sie benötigt und ausgeschüttet werden.

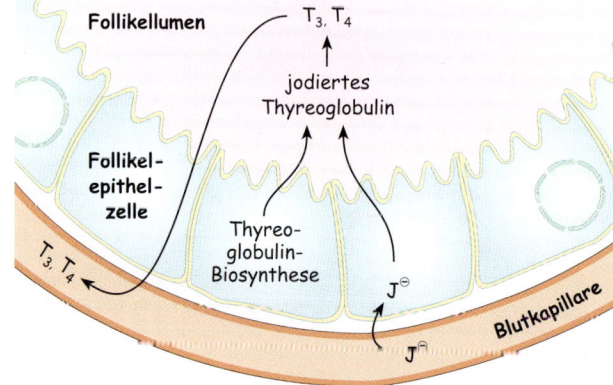

☞ **20.42** Biosynthese der Schilddrüsenhormone.

Die Speicherform erscheint zwar etwas aufwändig, man sollte sich aber klar machen, dass es sich bei den Schilddrüsenhormonen um **lipophile** Hormone handelt, die eigentlich *gar nicht* gespeichert werden können!

Der Grund für die Notwendigkeit der Speicherung liegt vermutlich in der Tatsache, dass Jod für die Biosynthese der Schilddrüsenhormone essenziell, aber nicht permanent verfügbar ist. T_3 und T_4 sind immerhin die einzigen lipophilen Hormone unseres Organismus, die auf einen essenziellen Bestandteil angewiesen sind.

Aufnahme von Jod in die Schilddrüse

Das zur Hormonbiosynthese benötigte Jod wird in Form von Jodid-Ionen (J⁻) durch eine Jodid-Pumpe (eine ATPase) zusammen mit Na^+-Ionen als treibende Kraft in die Follikelepithelzellen aufgenommen. Der Transport erfolgt gegen ein Konzentrationsgefälle, da im Blut niedrige und in den Follikelepithelzellen hohe Konzentrationen an Jodid vorliegen (☞ 20.43).

Jodid-Ionen können Membranen nicht so ohne weiteres passieren, weshalb dieser **aktive Transport** erforderlich ist. Der Vorteil ist, dass Jodid nur in solche Zellen gelangt, die diese Pumpe an ihrer Oberfläche exprimieren – also in die Follikelepithelzellen.

Außerdem kommen die Jodid-Ionen nicht mehr aus der Zelle heraus, da diese Pumpe nur in eine Richtung funktioniert. Das Ganze wird daher auch als **„Jodfalle"** bezeichnet. Als Folge sind in den Epithelzellen große Mengen an Jodid-Ionen gespeichert („selektive Anreicherung").

Die Jodid-Ionen verlassen die Epithelzellen über Kanäle und gelangen so ins Kolloid, wo sie mithilfe einer membranständigen Peroxidase oxidiert werden.

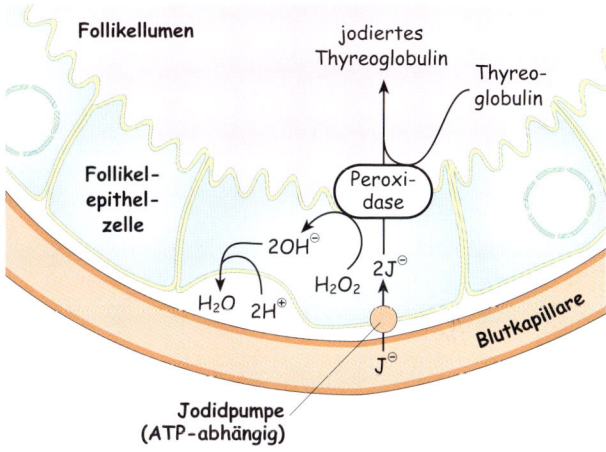

☞ **20.43** Aufnahme von Jod in die Schilddrüse über die „Jodfalle".

> **Radiojodtherapie.** Eine Möglichkeit, Schilddrüsentumoren selektiv zu schädigen, besteht in der Gabe radioaktiven Jods. Dieses lagert sich praktisch nur in der Schilddrüse an und zerstrahlt den Tumor.

Biosynthese des Thyreoglobulins

Thyreoglobuline sind **Glykoproteine**, die in großer Zahl die Aminosäure **Tyrosin** enthalten. Die Information über die Struktur des Thyreoglobulins steht – wie die aller Proteine – auf unserer DNA und kann bei Bedarf abgelesen werden. Nach Transkription und Translation in das Lumen des ER („sekretorischer Weg" der Proteine) werden die fertigen Thyreoglobuline vom Golgi-Apparat in Vesikel verpackt und per Exozytose an das Follikellumen ins Kolloid abgegeben (☞ 20.44).

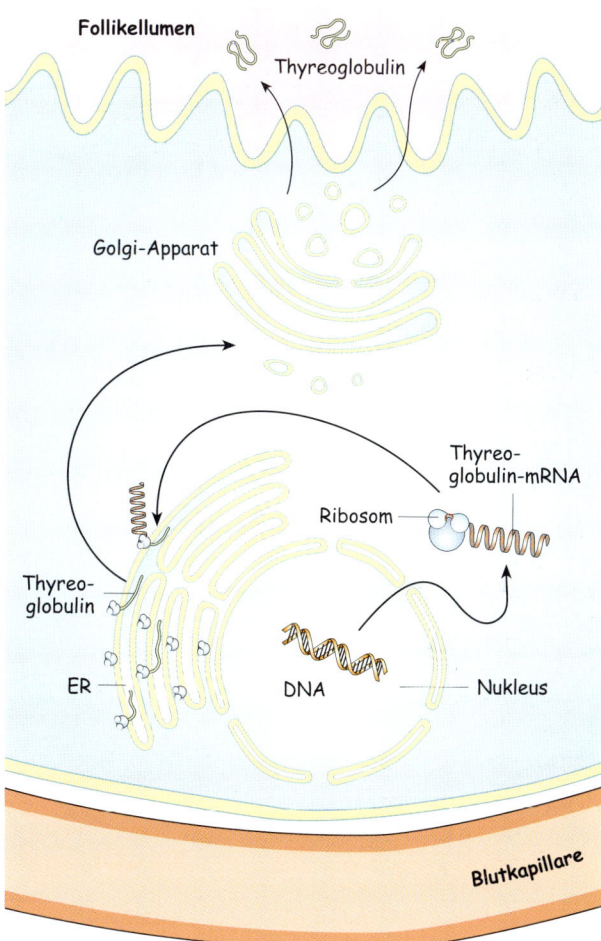

☞ **20.44** Biosynthese des Thyreoglobulins.

Der Zusammenbau

Im Follikellumen erfolgt nun eine (energieunabhängige) Jodierung der Tyrosinreste des Thyreoglobulins (die Jodatome werden an den Ring des Tyrosins gehängt), es entstehen Monojodtyrosin- und Dijodtyrosinreste. Auch diese Reaktion wird von der schon erwähnten Peroxidase unterstützt.

Anschließend reagieren die unterschiedlichen Reste intramolekular (denn sie hängen ja die ganze Zeit weiter am Thyreoglobulin) miteinander, wobei jeweils Alanin abgespalten wird. Aus einem Mono- und einem Dijodtyrosinrest entsteht ein Trijodtyrosinrest (T_3) und aus zwei Dijodtyrosinresten ein Tetrajodtyrosinrest (T_4, ☞ 20.45).

⊚ **20.45** Trijodtyrosin (T₃) und Tetrajodtyrosin (T₄).

Thioharnstoffe. Da die Peroxidase gleich zwei Schritte bei der Biosynthese der Schilddrüsenhormone katalysiert, eignet sie sich besonders gut, um bei einer Überfunktion der Schilddrüse die Hormon-Biosynthese zu hemmen. Selektive Hemmstoffe der Peroxidase sind die Thioharnstoffderivate, die vor allem beim Morbus Basedow zur Anwendung kommen (S. 375).

20.6.2 Molekulare und physiologische Wirkungen

Die komplexen Wirkungen der Schilddrüsenhormone dienen generell dem **Wachstum**, das sie auf vielfältige Weise fördern. Als lipophile Hormone binden sie an einen intrazellulären Rezeptor und wirken über eine Veränderung der Transkription verschiedener Gene.

Transport im Blut

Wie alle lipophilen Hormone können auch T_3 und T_4 im Blut nur an Proteine gebunden transportiert werden. Haupttransporteur der Schilddrüsenhormone ist das Glykoprotein mit dem Namen **Thyroxin-bindendes Globulin** (**TBG**), weitere Transportproteine sind Thyroxin-bindendes Präalbumin (TBPA) und – mal wieder – Albumin. Das Verhältnis von freiem zu Protein-gebundenem Schilddrüsenhormon beträgt etwa 1:1000, was die Lage der Gleichgewichtsreaktion deutlich macht.
Veränderungen der TBG-Konzentration im Blut können die Wirkung der Schilddrüsenhormone entscheidend beein-

flussen. Ist die TBG-Konzentration niedrig, nimmt die Wirkung der Hormone zu, da eine größere Anzahl von Hormonmolekülen nicht an Trägerprotein gebunden ist und damit in wirksamer Form vorliegt. Sind viele Transportproteine vorhanden, liegen weniger Hormonmoleküle in freier Form vor, und die Wirkung der Hormone nimmt ab.
Medizinisch ist dies von Bedeutung, da viele Medikamente (z. B. das Herzglykosid Digitoxin) um die Transportproteine im Blut konkurrieren und sich so Interferenzen mit den Schilddrüsenhormonen ergeben können.

Biologische Wirksamkeit der Schilddrüsenhormone

In der Schilddrüse wird deutlich mehr T_4 als T_3 gebildet – das Verhältnis der Plasmakonzentrationen beträgt etwa 20 : 1.
Die biologische Wirksamkeit von T_3 ist jedoch wesentlich höher, da es durch das fehlende vierte (polare) Jodatom die Zellmembran leichter durchqueren kann. In der Peripherie – vor allem in der Leber – wird dieses vierte Jodatom durch eine 5'-Dejodase vom T_4 abgespalten. Das Plasma-T_3 stammt lediglich zu 20 % direkt aus der Schilddrüse, die restlichen 80 % entstehen durch Umwandlung von T_4 in der Peripherie.
Bei der Umwandlung von T_4 in T_3 schleichen sich regelmäßig Fehler ein. Durch „falsche" Monodejodierung am C^5-Atom des Tyrosinrings statt am C^5-Atom des Phenolrings entsteht **reverses T_3**, das biologisch inaktiv ist.

Halbwertszeiten. Ein Vorteil dieser peripheren Bildung von T_3 nahe am Wirkungsort wird deutlich, wenn man die Halbwertszeiten der beiden Hormone betrachtet.

> Die Halbwertszeit beträgt für T_3 einen Tag, während T_4 erst nach einer Woche zur Hälfte abgebaut ist.

Es ist unter diesem Aspekt also sehr sinnvoll, den Hormontransport in Form des langlebigeren T_4 abzuwickeln und dieses erst möglichst spät in das wirksamere – aber auch kurzlebigere – T_3 zu überführen. T_4 stellt also eine Art „Vorratskammer" für T_3 dar.

Das ist auch der Grund, warum im Rahmen einer Substitutionstherapie immer T_4 gegeben wird. Die Umwandlung in das wirksamere T_3 erfolgt im Körper ganz von alleine, das Thyroxin (T_4) ist aber wesentlich leichter zu dosieren.

Schilddrüsenhormon-Rezeptor

Freie Schilddrüsenhormone (vor allem T_3) können aufgrund ihrer Lipophilie die Zellmembran passieren. Anders als bei den Steroiden befindet sich der T_3-Rezeptor jedoch schon im Zellkern und nicht im Zytosol (die Kernmembran stellt jedoch kein Hindernis dar ...).

Die Schilddrüsenhormon-Rezeptoren sitzen auf der DNA vor den von ihnen regulierten Genen – und schalten sie damit ab. Binden nun Schilddrüsenhormone an ihre Rezeptoren, so werden diese aktiviert und fördern damit die Genexpression einer ganzen Reihe von Proteinen (☞ **20.46**).

Auch T_4 bindet an diesen Rezeptor, allerdings mit einer wesentlich geringeren Affinität als das T_3.

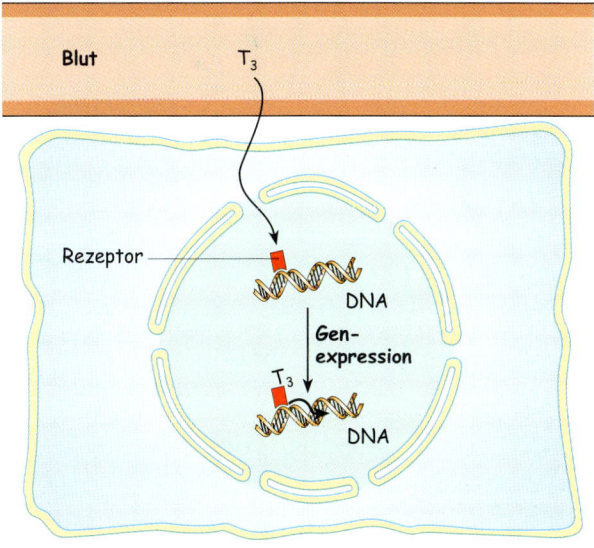

☞ **20.46** Schilddrüsenhormon-Rezeptor.

Wirkungen der Schilddrüsenhormone

Schilddrüsenhormone fördern das Wachstum durch Stimulation der Hypophyse zur Produktion von **Somatotropin** und sind notwendig für eine normale Differenzierung, vor allem von Gehirn und Knochen.

Viele Effekte der Schilddrüsenhormone sind vor allem wegen der Über- und Unterproduktion bekannt (S. 375) – der physiologische Hintergrund ist noch weit weniger gut verstanden.

Gesichert ist eine wichtige Funktion der Schilddrüsenhormone für die **Entwicklung** unseres Gehirns – vor allem während der **Embryonalphase**. Eine Störung kann hier zu irreversibler geistiger Retardierung führen. Am Gehirn werden vor allem Dendritenbildung und Myelinisierung gefördert.

Beim **Stoffwechsel** fördern die Schilddrüsenhormone den Grundumsatz und die Wärmeproduktion. Sie steigern Glukoneogenese, den Glykogenabbau und die Lipolyse. Ansonsten sind die Stoffwechseleffekte der Schilddrüsenhormone noch reichlich schlecht verstanden.

Am **Herzen** sorgt T_3 dafür, dass vermehrt β-Rezeptoren exprimiert werden und auf diesem Wege die Empfindlichkeit der Herzzellen für Katecholamine zunimmt. Das bezeichnet man als permissiven Effekt. Er führt zu einer erhöhten Kontraktilität (positiv inotrop) und zu einer Steigerung der Herzfrequenz (positiv chronotrop).

Außerdem induzieren die Schilddrüsenhormone einige Proteine, die direkt am **Kontraktionsmechanismus** beteiligt sind, so beispielsweise das Myosin.

Entspeicherung der Schilddrüsenhormone

Die Entspeicherung von T_3 und T_4 aus dem Kolloid und ihre Ausschüttung ins Blut erfolgt nach Bindung von Thyreotropin an die entsprechenden Rezeptoren der Schilddrüsenzellen.

Dabei werden Thyreoglobulin-Moleküle per Endozytose in die Follikelepithelzellen aufgenommen, und die entstandenen Vesikel verschmelzen mit Lysosomen zu Phagolysosomen. Die in den Lysosomen enthaltenen Proteasen zerlegen das Thyreoglobulin, wobei neben einer Menge Aminosäuren auch (ein wenig) T_3 und T_4 frei werden (der ganze Vorgang ist tatsächlich eine ziemliche Verschwendung ...). Damit sind nun endlich die reinen Schilddrüsenhormone entstanden, die ins Blut diffundieren und dort an ihre Transportproteine binden (☞ **20.47**).

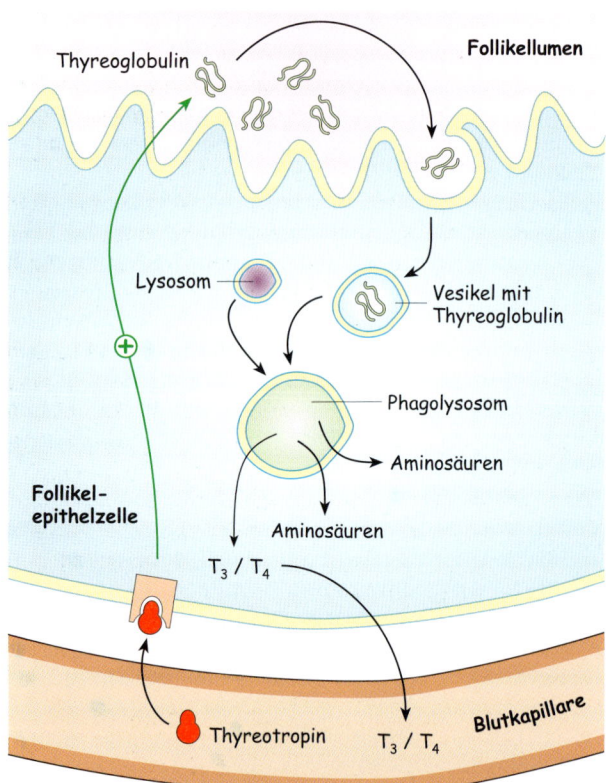

20.47 Entspeicherung von T_3 und T_4 aus dem Kolloid und ihre Ausschüttung ins Blut.

20.6.3 Abbau der Schilddrüsenhormone

Die Wirkung der Schilddrüsenhormone wird zum einen durch Abbau und zum anderen durch Ausscheidung beendet. Häufig steht am Beginn des Abbaus die Abspaltung des Jods mittels einer Dejodase – in erster Linie in Leber und Niere.

Trijodthyronin und Thyroxin können aber auch ohne vorherige Dejodierung ausgeschieden werden – vor allem über die **Galle** (nach Glukuronidierung oder Sulfatierung in der Leber).

20.6.4 Regelkreis der Schilddrüsenhormone

Die Produktion und auch die Ausschüttung der Schilddrüsenhormone ins Blut erfolgt nicht willkürlich, sondern wird durch das Hypothalamus-Hypophysen-System gesteuert – also von unserem Gehirn aus.

Der Hypothalamus erhält zum einen Informationen über die T_3- und T_4-Konzentration im Blut und wird zum anderen durch Signale aus dem ZNS beeinflusst. Er verständigt bei einem niedrigen T_4-Spiegel die Hypophyse mithilfe des Thyreoliberins. Die Hypophyse schüttet darauf hin Thyreo-

tropin aus, das auf die Schilddrüse anregend wirkt (20.48).

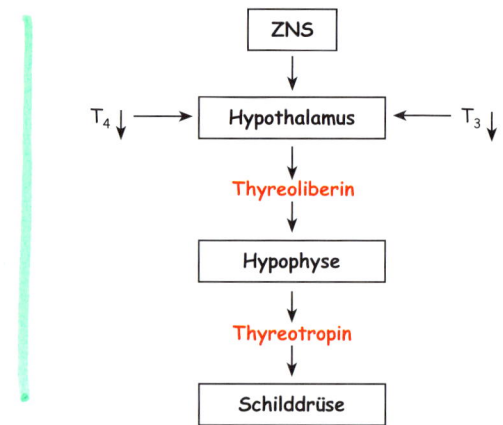

20.48 Regelkreis der Schilddrüsenhormone.

Thyreoliberin

Das kleine Tripeptid Thyreoliberin – sein alter Name ist **TRH** (*engl.* **T**SH-**r**eleasing-**h**ormone) – informiert die Adenohypophyse darüber, dass eine Freisetzung von Thyreotropin notwendig ist. Stärkster Reiz zur Freisetzung von Thyreoliberin ist interessanterweise starke Kälte (Schilddrüsenhormone steigern die Wärmeproduktion ...).

Thyreotropin

Dieses Glykoprotein hieß früher **TSH** oder mit vollem Namen **T**hyroidea-**s**timulierndes **H**ormon. „Alt" ist hier natürlich wieder – wie meistens – in der Bedeutung von „in der Klinik gebräuchlich" zu sehen.

Das im Hypophysenvorderlappen gebildete Thyreotropin gelangt über das Blut zur Schilddrüse, deren Zellen die dazu passenden Rezeptoren besitzen. Die Thyreotropin-Rezeptoren sind an G-Proteine gekoppelt, die intrazellulär eine cAMP-Erhöhung hervorrufen (wie fast alle Tropine, S. 337).

Durch die **Wirkung von Thyreotropin** werden zum einen vermehrt Schilddrüsenhormone aus dem Kolloid freigesetzt, zum anderen auch Jodid-Ionen vermehrt aufgenommen, und die Biosynthese der Hormone gefördert. Außerdem stimuliert Thyreotropin die Thyreozyten zum **Wachstum**, wodurch die Schilddrüse an Größe gewinnt. Dies dauert zwar einige Zeit, kann sich klinisch aber durch das Bild des Kropfes äußern.

Gehemmt wird die Thyreotropin-Ausschüttung durch **Somatostatin** (S. 397), das für eine Wachstumshemmung zuständig ist.

Sind im Blut genügend Schilddrüsenhormone vorhanden, so müssen Hypothalamus und Hypophyse darauf reagieren und die Schilddrüsenstimulation verringern. Dies geschieht durch eine **einfache Rückkopplungshemmung**. Freies, nicht an Proteine gebundenes T_3 und T_4 hemmen sowohl die Thyreoliberin-Ausschüttung aus dem Hypothalamus als auch die Sekretion von Thyreotropin aus der Hypophyse. So bleiben die Blutspiegel von T_3 und T_4 ziemlich konstant.

20.6.5 Wege der Schilddrüsenhormone im Körper

Die Information zur Ausschüttung der Schilddrüsenhormone kommt vor allem über das ZNS, allerdings nicht über Nervenverbindungen, sondern über den Blutweg unter Zuhilfenahme des Hypothalamus-Hypophysen-Systems.

Die **arterielle Versorgung** erfolgt zum einen über die beiden Aa. thyroideae superiores, die jeweils aus der A. carotis externa kommen. Zum anderen über die Aa. thyroideae inferiores, die jeweils via Truncus thyrocervicalis aus der A. subclavia stammen.

Über **die Venen** gelangen die Schilddrüsenhormone in den Kreislauf. Nach oben erfolgt der Abfluss über die Venae thyroideae superiores und mediae zur Vena jugularis interna. Die beiden Vv. thyroideae inferiores gehen in die Vv. brachiocephalicae, die dann in die V. cava superior münden (☞ **20.49**).

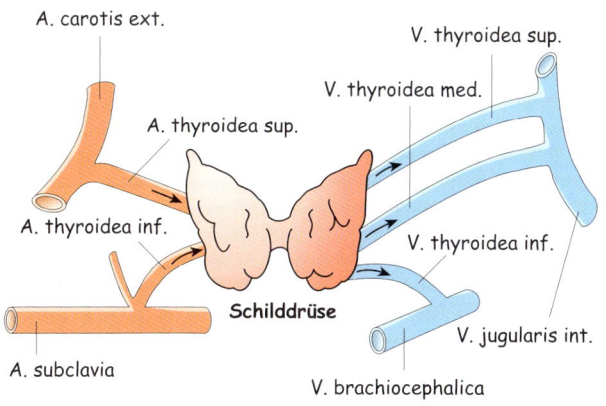

☞ **20.49** Blutversorgung der Schilddrüse.

reichend hohe Jodid-Konzentration aufrechterhalten zu können, müssen wir pro Tag etwa 200 µg Jod zu uns nehmen. Im Gegensatz zu Österreich und der Schweiz handelt es sich bei Deutschland um ein generelles Jodmangelgebiet. Viele Menschen nehmen unzureichende Mengen an Jod zu sich.

Eine gute Maßnahme, sich mit ausreichend Jod zu versorgen, ist die Verwendung jodierten Speisesalzes, was in einigen Ländern sogar gesetzlich vorgeschrieben ist. Auch Fische enthalten relativ viel Jod, da in den Meeren viel Jodid-Salz gelöst ist.

Euthyreote Struma. Wird unsere Schilddrüse über längere Zeit mit ungenügenden Mengen an Jod versorgt, so sinkt der Thyroxinspiegel ab. Aufgrund der Rückkopplungsmechanismen wird mehr Thyreotropin ausgeschüttet. Dies stimuliert die Schilddrüse zu mehr Wachstum, um das wenige Jod maximal ausnutzen zu können. So kann sich über längere Zeit ein normaler Schilddrüsenspiegel ("euthyreot") bei vergrößerter Schilddrüse (Struma = Kropf) einstellen (☞ **20.50**).

Bei lange anhaltendem oder massivem Jodmangel kommt es nach einiger Zeit zu einer Unterfunktion der Schilddrüse, der Patient wird hypothyreot.

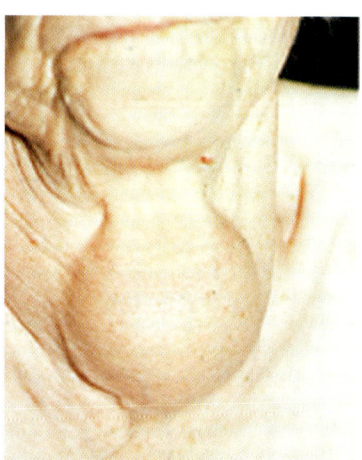

☞ **20.50** Struma (Kropf).

Der Kropf und andere Schilddrüsenerkrankungen

Erkrankungen der Schilddrüse sind zwar relativ häufig, in den meisten Fällen aber auch sehr gut zu therapieren. Eine adäquate Therapie setzt allerdings voraus, dass man die Ursache der Funktionsstörung der Schilddrüse kennt, wozu wenigstens Grundkenntnisse der Biochemie dieses Organs erforderlich sind.

Man unterscheidet Störungen, bei denen die Menge der Schilddrüsenhormone (zunächst noch) normal ist (Kropf), von solchen, bei denen Über- oder Unterfunktionen im Vordergrund stehen (Hyper- bzw. Hypothyreose).

Jodmangel und der Kropf. Die Funktionsfähigkeit unserer Schilddrüse ist von einer ausreichenden Jodzufuhr mit der Nahrung abhängig. Um in der Schilddrüse ständig eine aus-

Hyperthyreose. Auch Überfunktionen der Schilddrüse sind relativ häufig – etwa 2% aller Frauen erkranken in ihrem Leben irgendwann einmal daran. Ursache ist entweder eine funktionelle Autonomie der Schilddrüse (meist ein gutartiger hormonproduzierender Tumor) oder (häufiger) die Autoimmunerkrankung Morbus Basedow.

Beim **Morbus Basedow** haben sich Autoantikörper gebildet, die Thyreotropin-Wirkung besitzen. Sie binden sich an die Thyreotropin-Rezeptoren der Schilddrüsenzellen und stimulieren die Freisetzung der Hormone ständig – ohne dass eine negative Rückkopplung bestünde.

Die Folgen lassen sich leicht aus den physiologischen Wirkungen der Hormone ableiten. Am auffälligsten ist eine Symptomtrias mit **Struma** (wegen der Wachstumsstimulation), **Tachykardie** (wegen der Sensibilisierung gegenüber Katecholaminen) und **Exophthalmus** (wegen einer zusätzlichen Antikörperreaktion in der Orbita, durch die sich das Fettgewebe hinter der Orbita vergrößert). Diese Trias wird auch als **Merseburg-Trias** bezeichnet – da der Entdecker Karl A. von Basedow aus dem kleinen Örtchen Merseburg kam (liegt etwa 10 km südlich von Halle).

Zusätzlich zu diesen typischen Symptomen findet man noch einen erhöhten Grundumsatz und Gesamtstoffwechsel mit erhöhtem O_2-Verbrauch und verstärkter Gewichtsabnahme.

Hypothyreose. Auch eine Unterfunktion der Schilddrüse (Hypothyreose) ist nicht selten. Kennzeichnend ist hierbei ein hoher Thyreotropin-Spiegel, da die Rückkopplungshemmung durch die Schilddrüsenhormone fehlt. Eine Unterfunktion der Schilddrüse im Erwachsenenalter kann beispielsweise durch starken Jodmangel oder durch eine Autoimmunreaktion gegen das Schilddrüsengewebe verursacht sein.

Die **Autoimmun-Thyreoiditis** wird auch **Hashimoto-Thyreoiditis** genannt und ist die häufigste Ursache für eine Hypothyreose (benannt nach dem japanischen Pathologen Hakaru Hashimoto). Hierbei bilden sich ebenfalls Autoantikörper, allerdings gegen Bestandteile der Schilddrüse selbst (z. B. gegen Thyreoglobulin), wodurch die Schilddrüsenfollikel zerstört werden.

Im klinischen Vollbild zeigen sich die Auswirkungen des reduzierten Metabolismus, der verringerten Empfindlichkeit für Katecholamine und ein generalisiertes Myxödem (Weichteilschwellungen im Gesicht und an den Händen sowie Verlangsamung geistiger und körperlicher Funktionen), das durch eine vermehrte Ablagerung von Glykosaminoglykanen verursacht wird.

Bei **Neugeborenen** wird heute gleich nach der Geburt die Funktionsfähigkeit der Schilddrüse untersucht, um eine angeborene Hypothyreose sofort erkennen und ihre schlimmen Folgen vermeiden zu können. Durch diese Maßnahme ist das Vollbild der Erkrankung, der **Kretinismus** (franz. *cretin* = schwachsinnig), in unseren Breiten eine Seltenheit geworden.

21 Gastrointestinale Hormone

Der Magen-Darm-Trakt ist ständig wechselnden Belastungen durch die Nahrungsaufnahme ausgesetzt, wodurch die jeweilige Ausschüttung der Verdauungssäfte permanent kontrolliert und den momentanen Verhältnissen angepasst werden muss – und das möglichst schnell. Da vor allem die Salzsäure besonders stark ist, muss ihre Freisetzung gut reguliert werden.

Bei den Hormonen des Verdauungstrakts handelt es sich fast ausschließlich um kleine Peptidhormone mit einem Molekulargewicht unter 10 kD. Interessant ist, dass viele von ihnen auch als Neurotransmitter (S. 425) im ZNS Verwendung finden – woher dieser Zusammenhang rührt, weiß im Moment noch niemand.

Die hormonproduzierenden Zellen sind im gesamten Intestinaltrakt zwischen die anderen Zellen eingestreut. Ihre Gesamtmasse ist dabei größer als die Massen aller anderen endokrinen Zellen des Organismus zusammen!

Nervale Regulation. Beim Verdauungstrakt spielen jedoch nicht nur die Hormone eine Rolle. Auch die nervale Regulation ist für den Organismus sehr wichtig, da sie noch schneller auf wechselnde Situationen reagieren kann. Der entscheidende Antrieb zur Steigerung des Verdauungsvorgangs kommt vom **Parasympathikus** über den **Nervus vagus** und seinen Transmitter **Acetylcholin**. Diesen Stoff kennt man ja eher in der Funktion eines „Bremsers", da Acetylcholin im gesamten Körper dafür zuständig ist, die Ruhefunktion aufrecht zu erhalten. Doch in den Ruhephasen hat der Körper Zeit, sich um die aufgenommenen Nahrungsstoffe zu kümmern, weshalb der Vagus (via Acetylcholin) ein genereller Anreger der Verdauung ist.

Acetylcholin beschleunigt sämtliche Funktionen, die in irgendeiner Weise den Verdauungsvorgang fördern, z. B. die vermehrte Ausschüttung der Salzsäure oder der Verdauungsenzyme.

Die beteiligten Hormone lassen sich grob in zwei Gruppen einteilen, wobei natürlich eine Menge Überschneidungen die Regel sind. Die einen wirken in erster Linie auf den Magen, die anderen vor allem auf das Duodenum, über die Leber und das Pankreas.

21.1 Regulation der Magensaftmenge

Man unterscheidet vier Hormone, die in erster Linie auf den Magen und seine Funktion wirken.

- Wichtigster **Stimulator** der Magenfunktion ist das Hormon **Gastrin**, das bei seiner Aufgabe von einem Mediator, dem **Histamin**, unterstützt wird.
- Wichtige **Unterdrücker** der Magenfunktion sind die beiden Hormone **Somatostatin** und **VIP** (vasoaktives intestinales Peptid), deren Wirkungen denen von Gastrin und Histamin entgegengesetzt sind.

21.1.1 Gastrin

Das Hormon Gastrin hat die Funktion, bei vollem Magen die Ausschüttung von Salzsäure und Pepsinogen zu steigern (👁 21.1).

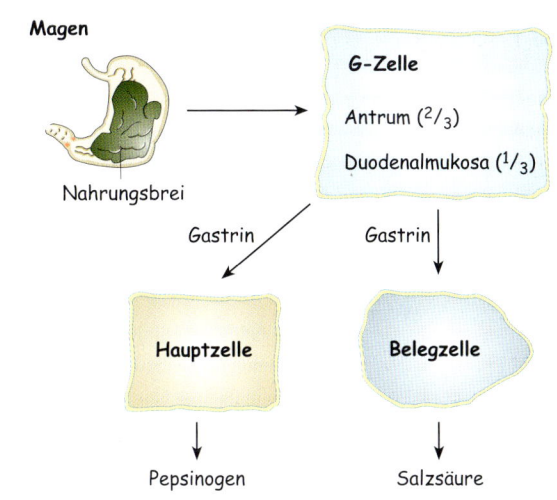

👁 **21.1** Gastrin.

Biosynthese. Gastrin wird in den **G**(astrin)**-Zellen** des Magen-Antrums ($^2/_3$) und der Duodenalmukosa ($^1/_3$) produziert.

Molekulare und physiologische Wirkungen. Gastrin wirkt auf Gastrin-Rezeptoren an der Membran der Beleg- und Hauptzellen des Magens, wodurch diese die Produktion von Salzsäure und Pepsinogen steigern. Zusätzlich ist Gastrin in der Lage, die Stärke der Kontraktionswellen im Antrumbereich zu erhöhen.

Steuerung der Sekretion. Die Ausschüttung von Gastrin unterliegt einer Reihe von Regulationen, die steigernd und hemmend wirken können.

Gesteigert wird die Gastrinsekretion zunächst ganz unspezifisch durch eine Dehnung der Antrumwand, also durch einen vollen Magen. Spezifisch angeregt wird die Gastrinausschüttung vor allem durch Peptide im Magenlumen, den Vagus und die Stoffe Alkohol und Koffein. Hier liegt auch der Grund, warum man von übermäßigem Kaffeegenuss Magenschmerzen bekommen kann.

Gehemmt wird die Freisetzung von Gastrin im Magen durch einen niedrigen pH-Wert. Ab einem pH-Wert von etwa 3 wird die Gastrinsekretion reduziert, ab etwa 2 wird gar kein Gastrin mehr ausgeschüttet, was eine Schutzeinrichtung für den Magen darstellt.

Die **duodenale Gastrinausschüttung** wird vermutlich durch das Vorhandensein von Proteinen im Chymus ausgelöst.

Der Magen erhält dann die Information, dass die Eiweiße noch nicht genug zerlegt worden sind, da hier eigentlich nur noch kleinere Peptide ankommen sollten. Über das Gastrin wird dann die Magenvorarbeit wieder angekurbelt.

21.1.2 Histamin

Das biogene Amin Histamin ist ein Helfer des Gastrins und unterstützt alle seine Funktionen. Da es auch noch andere wichtige Funktionen als Mediator wahrnimmt, wird es ausführlich dort besprochen (S. 420).

Biosynthese. Histamin wird im ganzen Körper vor allem von Mastzellen (S. 599) gebildet. Im Magen-Darm-Trakt jedoch in erster Linie von einer Gruppe von Zellen, die als Enterochromaffin-ähnliche Zellen (engl. *enterochromaffine-like*, daher auch **ECL-Zellen**) bezeichnet werden.
Die Biosynthese erfolgt aus der Aminosäure Histidin durch die Histidin-Decarboxylase. Wie bei jeder Herstellung von biogenen Aminen ist auch hier PALP als Cofaktor erforderlich.

Molekulare und physiologische Wirkungen. Histamin bewirkt eine vermehrte Freisetzung von Salzsäure und Pepsinogen – parallel der Wirkung von Gastrin. Es bindet an die H_2-Rezeptoren der benachbarten Beleg- und Hauptzellen. In der Klinik lassen sich diese H_2-Rezeptoren direkt über H_2-Blocker hemmen (z. B. Cimetidin), was für die Behandlung eines Magengeschwürs nützlich ist.

Steuerung der Sekretion. Die Freisetzung des Histamins erfolgt entweder durch vagale Stimulation oder durch Gastrin. Ist nur sehr wenig Gastrin vorhanden, wird also auch kein Histamin ausgeschüttet.

21.1.3 Somatostatin

Somatostatin wird fast überall im Körper – so auch im Gastrointestinaltrakt – gebildet und wird einmal mehr seinem Ruf als generellem Hemmstoff gerecht. Es hemmt alle gängigen gastrointestinalen Hormone, unabhängig von ihrer Wirkung (👁 **21.2**).

Biosynthese. Das Peptid Somatostatin wird in den D-Zellen des Verdauungstrakts (auch im Pankreas) gebildet.

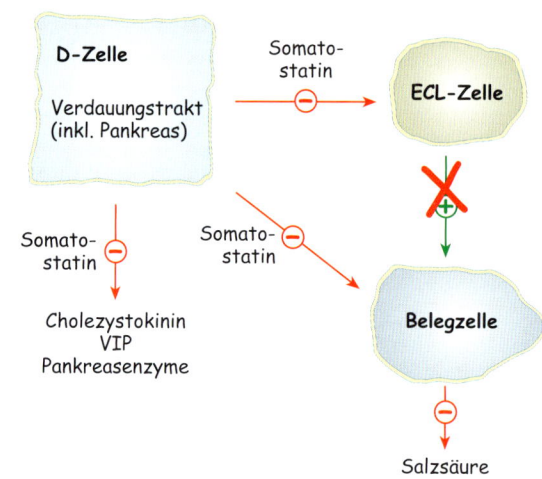

👁 **21.2** Somatostatin.

Molekulare und physiologische Wirkungen. Die Wirkung ist der von Gastrin und Histamin direkt entgegengesetzt, wodurch sich die einzelnen Wirkungen leicht ableiten lassen: Die HCl-Produktion wird direkt über die Belegzellen und indirekt über die Hemmung der Histaminfreisetzung in den ECL-Zellen gehemmt. Weitere hemmende Effekte hat Somatostatin auf Cholezystokinin und VIP, auf die Pankreasenzyme und auf Insulin sowie Glukagon im Pankreas. Der Somatostatin-Rezeptor bewirkt dabei in den Zielzellen über inhibitorische G-Proteine eine Senkung des cAMP-Spiegels, wodurch die Freisetzung dieser Stoffe verhindert wird.

Steuerung der Sekretion. Die Freisetzung von Somatostatin wird durch Gastrin und eine hohe luminale Protonenkonzentration ausgelöst.
Gehemmt wird die Somatostatin-Ausschüttung durch hohe Spiegel an Somatostatin im Blut (es hemmt wirklich *alles*...) und durch eine Erregung cholinerger Neurone. Erregte cholinerge Neurone stehen für eine Aktivierung der Verdauung (s. o.), daher wird die entgegenwirkende Hemmung durch das Somatostatin unterdrückt, indem dessen Ausschüttung verhindert wird.

21.1.4 VIP (Vasoaktives Intestinales Peptid)

Dieses Hormon hat sehr ähnliche Wirkungen wie Sekretin. VIP wirkt jedoch in erster Linie auf den Magen, indem es die Magensaft- und HCl-Produktion hemmt. Zusätzlich wirkt es auf die Pankreasgangzellen.

21.2 Regulation der Pankreas- und Gallensekretion

Es sind vor allen Dingen drei Hormone (Sekretin, Cholezystokinin und GIP), die für die Regulation der beiden großen Drüsen des Magen-Darm-Trakts zuständig sind: der Bauchspeicheldrüse und der Leber. Sie wirken zusätzlich hemmend auf die Funktionen des Magens, um ihren Zweck noch effektiver erfüllen zu können.

Am wichtigsten ist ihre Wirkung auf das Pankreas, da sich hier viele Möglichkeiten der Beeinflussung ergeben. Im Pankreas gibt es zwei Zelltypen, die spezifisch von den hier angreifenden Hormonen beeinflusst werden, wodurch sich auch deren Funktion erklärt:

- Die Pankreasgangzellen, die Wasser und Bikarbonat sezernieren.
- Die Azinuszellen, in denen die spezifischen Verdauungsenzyme hergestellt und in die Pankreasgänge ausgeschüttet werden.

21.2.1 Sekretin

Sekretin wird in Duodenum und Jejunum gebildet und hat die Funktion, sauren Speisebrei, der im Duodenum nichts verloren hat, neutralisieren zu lassen (☞ 21.3).

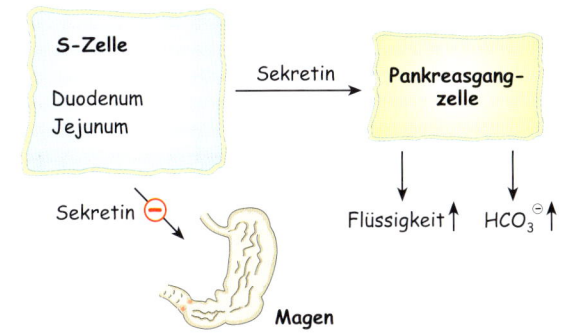

☞ 21.3 Sekretin.

Biosynthese. Sekretin wird in den **S**(ekretin)-**Zellen** des duodenalen und jejunalen Epithels gebildet.

Molekulare und physiologische Wirkungen. Sekretin wirkt auf die Pankreasgangzellen und erhöht die Bikarbonatausschüttung (HCO_3^-) sowie die Menge der ausgeschiedenen Flüssigkeit (wodurch sich auch der Name erklärt). Zunächst wird jedoch die Magenentleerung durch Hemmung der Magenmuskulatur verlangsamt, so dass das Duodenum erst einmal Ruhe vor weiterer Belastung durch Protonen hat, um mit der vorhandenen Situation klarzukommen. Nebenbei wird die Muzinproduktion gesteigert, was einen größeren Schutz der Schleimhaut be-

deutet, jedoch eher zu den langfristigen Maßnahmen zu rechnen ist.

Des Weiteren erfolgt eine Alkalisierung (durch HCO_3^-) und Verflüssigung der Galle, die ebenfalls zur Neutralisierung des Magensafts beiträgt.

Steuerung der Sekretion. Der entscheidende Reiz zur Ausschüttung von Sekretin ist das Auftauchen eines sauren Chymus (Speisebreis) im Duodenum.

21.2.2 Cholezystokinin

Cholezystokinin (CCK, früher auch Pankreozymin genannt) wird in Duodenum und Jejunum gebildet und hat die Aufgabe, die Sekretion der Pankreasenzyme und der Gallenflüssigkeit zu steigern (☞ 21.4).

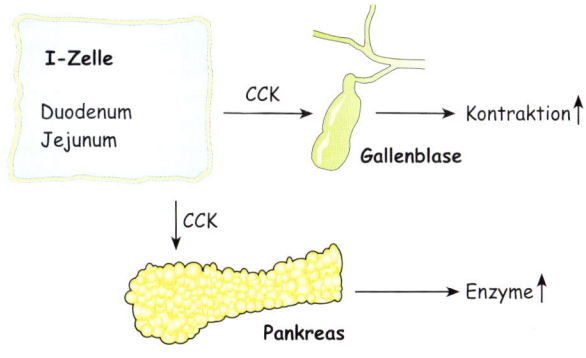

☞ 21.4 Cholezystokinin.

Biosynthese Dieses Peptid wird in den I-Zellen von Duodenum und Jejunum gebildet.

Molekulare und physiologische Wirkungen. Man kann zwei wichtige Wirkungen des Cholezystokinins unterscheiden:

1. Im Pankreas wird die **Menge der ausgeschütteten Enzyme** deutlich gesteigert, weshalb die alte Bezeichnung auch Pankreozymin war.
2. An der Gallenblase bewirkt Cholezystokinin die **Kontraktion der Muskulatur**, wodurch die Gallenblase entleert wird und die Gallensäuren in das Darmlumen gelangen.

Steuerung der Sekretion. Die Freisetzung des CCKs wird durch Chymus im Duodenum bewirkt. Gehemmt wird die CCK-Sekretion durch die Anwesenheit von Trypsin im Darmlumen (negative Rückkopplung), worauf der CCK-Plasmaspiegel sinkt. Die Folge ist ein Nachlassen der Trypsinsekretion und damit verbunden ein verminderter Trypsin-Gehalt im Darmlumen.

21.2.3 GIP (Glukose-induziertes insulinotropes Polypeptid)

Das Hormon GIP wird im gesamten Dünndarm gebildet. Seine Aufgabe besteht in einer Anregung der intestinalen Verdauung und – bei Bedarf – in einer Hemmung der Magenfunktionen (☞ 21.5).

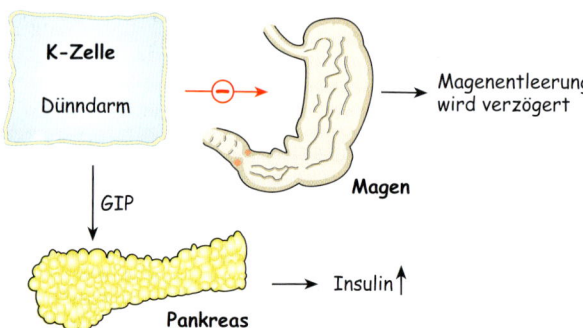

☞ **21.5**   GIP (Glukose-induziertes insulinotropes Polypeptid).

Biosynthese. GIP wird in den K-Zellen des Dünndarms hergestellt.

Molekulare und physiologische Wirkungen. Die Hauptfunktion ist die Stimulation der Insulin-Freisetzung aus der Bauchspeicheldrüse. Dieser Effekt führt dazu, dass oral gegebene Glukose eine stärkere Insulin-Ausschüttung nach sich zieht, als parenteral gegebene. (Ein Phänomen, das zwar schon lange bekannt war, dessen Erklärung aber etwas auf sich warten ließ.)
Die weiteren Wirkungen des GIP lassen sich erst bei höheren Konzentrationen feststellen. Dann kann man das GIP als eine Art *Helferhormon des Dünndarms* verstehen, das zu diesem Zweck auch inhibitorisch auf den Magen wirkt. (Daher auch die alte Bezeichnung „Gastrisches Inhibitorisches Peptid", die zunächst zu der Abkürzung GIP führte.) Die Magensaftsekretion wird gehemmt und die Magenentleerung verzögert, damit das Duodenum mit der Verdauung „hinterher kommt". Neben der Glukose stellt auch ein Absinken des pH-Werts im oberen Duodenum einen adäquaten Reiz für die Ausschüttung des GIP dar.

Steuerung der Sekretion. Taucht Nahrung im oberen Duodenum auf (Glukose, Aminosäuren oder Fette), steigert GIP die Insulinfreisetzung im Pankreas (Hauptfunktion) und stimuliert generell die intestinale Sekretion.

21.3   Sonstige intestinale Hormone

Neben den bereits genannten gibt es noch eine ganze Reihe weiterer Peptide, die in irgendeiner Weise Einfluss auf die Verdauung nehmen – und meist auch im ZNS vorkommen. Erwähnt seien hier nur exemplarisch das Pankreatische Polypeptid (PP), die Substanz P oder das Enteroglukagon (GLP-1), da sie im schriftlichen Physikum schon gefragt wurden. Erwähnt werden sollen auch noch das VIP-ähnliche Neurotensin und das Motilitäts-stimulierende Motilin. Es bleibt abzuwarten, ob diese Hormone in der Prüfung überhaupt gefragt werden...
Als immer interessanter stellt sich ein Zusammenspiel zwischen den beiden Hormonen Leptin und Neuropeptid Y heraus.

Leptin und Neuropeptid Y. Leptin (gr. *leptos* = leicht) wird von Fettzellen produziert und signalisiert dem Körper – vor allem dem Gehirn – den Füllungszustand unserer Fettspeicher. Es scheint über einen spezifischen Transportprozess ins Gehirn zu gelangen und die Ausschüttung des Neuropeptids Y (NPY) zu *hemmen*. Dieses NPY bringt uns dazu, Hunger zu haben und Nahrung zu uns zu nehmen (☞ 21.6).

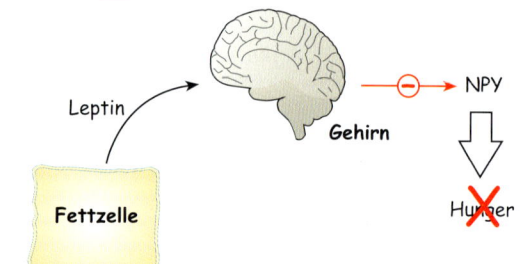

☞ **21.6**   Leptin und Neuropeptid Y.

Leptin und Übergewicht. Bei Übergewichtigen kann nun zwar ein erhöhter Leptinspiegel im Blut gemessen werden („Fettspeicher voll"), die Leptinspiegel im Liquor sind jedoch viel zu niedrig. Deshalb wird heute diskutiert, ob bei Übergewichtigen ein Problem beim Transport des Leptins durch die Blut-Hirn-Schranke vorliegt. Es bleibt abzuwarten, wie sich das Ganze entwickelt, und ob man hier möglicherweise in Zukunft therapeutisch wird eingreifen können.

22 Wasser, Elektrolyte und Mineralstoffe

In diesem Kapitel geht es zunächst um die Natrium-, Kalium- und Wasserregulation, die untrennbar miteinander verbunden sind. Anschließend behandeln wir die Regulation des Calcium- und Phosphathaushalts, die ebenfalls zusammen erfolgt.

22.1 Natrium, Kalium und Wasser

Das Leben ist im Wasser entstanden, so dass auch wir noch die Konzentrationen der Elektrolyte des Urmeeres mit uns herumtragen. So leuchtet es ein, dass die Steuerung der entsprechenden Konzentrationen auch nicht vom Gehirn gelenkt wird, sondern eine festgelegte Größe ist.

22.1.1 Der Wasser- und Elektrolythaushalt

Wasser- und Elektrolythaushalt bilden eine funktionelle Einheit. Eine Konzentrationsänderung der Elektrolyte führt stets auch zu einer Änderung des Wassergehalts und umgekehrt. Elektrolyte und Wasser bestimmen maßgeblich Osmolalität und folglich das Volumen des Extrazellulärraums.

Natrium und Wasser (und zum Teil Kalium) sind die Komponenten des Wasser- und Elektrolythaushalts, die von Hormonen reguliert werden.

> Alle gängigen Elektrolyte hängen über gemeinsame Pumpen mit dem wichtigsten extrazellulären Ion, dem Natrium zusammen. Deshalb kann man über die Natriumregulation auch den Großteil des Elektrolythaushalts steuern – was die Sache bedeutend angenehmer zum Lernen macht.

Natrium

> Das Natrium ist das wichtigste **extrazelluläre Kation** überhaupt.

Die Plasmakonzentration von Natrium beträgt rund 140 mmol/l. Da viele Transportsysteme in unserem Organismus über ein Zusammenspiel mit Natrium funktionieren (z. B. Na^+/H^+-Antiport), wird dessen Konzentration innerhalb enger Grenzen genau reguliert.

Aufgabe. Für den Blutdruck und das Blutvolumen ist Natrium eine entscheidende Komponente. Ein Natriummangel im Extrazellulärraum (EZR) führt dort zum Abfall des osmotischen Drucks. Da im Vergleich dazu in der Zelle nun ein höherer osmotischer Druck herrscht, strömt Wasser zum Druckausgleich in die Zellen. Das intrazelluläre Volumen nimmt zu, während das extrazelluläre Volumen abnimmt; Zellschwellungen und Hypotonie sind die Folge.

Ein Natriumüberschuss im EZR verursacht umgekehrt eine Hypervolämie.

Im Nervensystem sind die Na^+-Ionen für die Entstehung des Aktionspotenzials verantwortlich.

Die **Aufnahme** von Natrium erfolgt vor allem durch den Magendarmtrakt, über das in unserer Nahrung reichlich vorhandene Kochsalz (Natriumchlorid, NaCl).

Die **Ausscheidung** von Natrium erfolgt über die Nieren und wird sehr streng durch verschiedene Hormone reguliert.

Wasser

Der hohe Flüssigkeitsgehalt in unserem Organismus hängt unzertrennlich mit den Elektrolyten zusammen, über die der Wassergehalt auch in erster Linie reguliert wird.

Die **Aufgabe** des Wassers besteht in der eines Universalpartners für die meisten der in uns ablaufenden chemischen Reaktionen. Unser Organismus ist noch auf das Urmeer eingestellt und daher auch auf ausreichende Mengen Wasser angewiesen.

Die **Aufnahme** von Wasser erfolgt über die Nahrung – egal ob fest oder flüssig. Die Resorption findet dann in den verschiedenen Darmabschnitten statt (S. 475).

Die **Ausscheidung** erfolgt vor allem über die Nieren, aber auch über den Darm und über die Haut wird einiges an Flüssigkeit abgegeben.

Kalium

> Kalium ist unser wichtigstes **intrazelluläres Kation**. Über 98 % unseres gesamten Kaliumvorrats ist in der Zelle angesiedelt (etwa 150 mmol/l).

Die **Aufgabe** des Kaliums besteht im Aufrechterhalten des Ruhepotenzials an den Zellmembranen.

Die **Aufnahme** von Kalium erfolgt normalerweise ausreichend durch die Nahrung.

Ausscheidung. Etwa 90 % des Kaliums werden renal eliminiert. Nach der glomerulären Filtration erfolgt die tubuläre Reabsorption. Am bedeutsamsten ist allerdings die aktive Sekretion von Kalium im distalen Tubulus. Der Vorteil davon ist, dass auch bei eingeschränkter Filtrationsleistung – zumindest noch teilweise – das Kalium ausgeschieden werden kann. So werden lebensbedrohlich hohe Blutkaliumspiegel vermieden. Kalium gehört damit zu den harnpflichtigen Substanzen.

Die **Regulation** erfolgt in erster Linie über die wenigen Kalium-Ionen, die sich im extrazellulären Raum befinden (3,5 – 5,0 mmol/l). Hier muss man zwei verschiedene Regulationsmöglichkeiten beachten:

1. Die **schnelle Regulation** des Kaliumhaushalts erfolgt vor allem mittels Umverteilungen zwischen Intra- und Extrazellulärraum, bei denen auch das Insulin eine wichtige Rolle spielt (S. 350).

2. Die **langfristige Regulation** ist eine Aufgabe der Niere unter dem Einfluss der Natrium-Ausscheidung und von **Aldosteron**. Eine vermehrte Na⁺-Resorption durch Aldosteronwirkung bewirkt gleichzeitig eine Erhöhung der K⁺-Ausscheidung durch den Urin und umgekehrt.

Die Regulation des Wasser- und Elektrolythaushalts

Vier Hormone sind in die Regulation des Wasser- und Elektrolythaushalts involviert – und alle beginnen mit einem „A". Sie spielen klinisch eine ziemlich wichtige Rolle, da es häufig Probleme in deren Regulation gibt, es sei nur die Zivilisationskrankheit des Bluthochdrucks genannt. Auch für das Verständnis der Wirkung vieler Medikamente ist es wichtig, dieses System verstanden zu haben.

1. Das einzige Hormon, das in der Lage ist, den Blutdruck wirkungsvoll zu senken, ist das **Atriopeptin**, das seine Wirkung durch eine Steigerung der Natriurese entfaltet.
2. Dem entgegen wirken **Angiotensin II** und das Renin-Angiotensin-Aldosteron-System (**RAAS**), indem sie in den Nieren die Rückresorption von Natrium – und Wasser – fördern.
3. Das wichtigste Mineralokortikoid **Aldosteron** führt langfristig zu einer vermehrten Natriumrückresorption und damit gekoppelt auch zu einer vermehrten Kalium- und H⁺-Ionen-Ausscheidung.
4. Das vierte Hormon **Adiuretin** ist das einzige, das nicht über die Elektrolyte wirkt, sondern direkt einen Einfluss auf die Menge des resorbierten Wassers hat.

Urmeer und Bluthochdruck.
Es fällt vielleicht auf, dass die Mechanismen zur Veränderung des Blutdrucks nicht gerecht auf beide Richtungen verteilt sind. Dieses Ungleichgewicht zugunsten einer *Steigerung* des osmotischen und Blutdruckes ist sicher kein Zufall.
Nach der gängigen Lehrmeinung ist das Leben im Meer entstanden. Die Natur ist seitdem also bestrebt, Mechanismen zu entwickeln, um dieses „Urmeer" in den Organismen zu halten, die das Wasser verlassen haben und nun im Trockenen umherwandeln. Dass zu viel Wasser auch zu einem Problem werden kann, hatte die Natur zunächst vermutlich noch nicht bedacht. Es bleibt abzuwarten, wie sie darauf reagiert, und ob die Mechanismen zur *Senkung* des Blutdruckes noch verbessert werden, da hier vermutlich ein Überlebensvorteil liegt – wir werden es aber wohl nicht mehr erleben...

22.1.2 Atriopeptin

> Das Peptid Atriopeptin (und einige Verwandte) hat die Aufgabe, die Natrium- und damit verbunden die Wasserausscheidung des Organismus zu fördern – und ist damit eines der wenigen bekannten Hormone unseres Körpers, das den Blutdruck senken kann (☞ **22.1**).

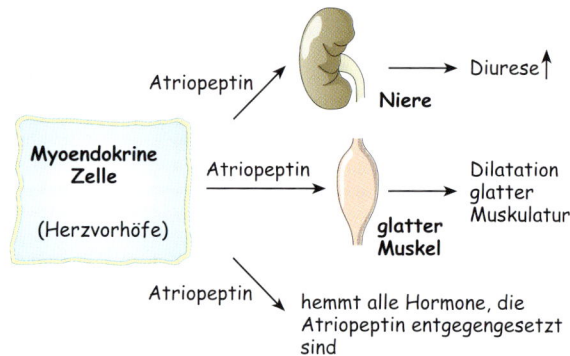

☞ **22.1** Wirkung von Atriopeptin.

Zunächst wusste man nur, dass es ein Hormon des Herzens gibt, das eine blutdrucksenkende Wirkung hat und nannte es den atrialen natriuretischen Faktor (ANF). Als man die Chemie erforscht hatte, bekam der Stoff den Namen atriales natriuretisches Peptid (ANP). Heute wird meist der Begriff Atriopeptin verwendet, in dem sowohl Herkunft („Atrium") als auch Chemie („Peptid") deutlich werden.

Biosynthese des Atriopeptins

Dieses Peptidhormon besteht aus zwei Aminosäureketten, die über eine Disulfidbrücke miteinander verbunden sind. Die Biosynthese erfolgt in den myoendokrinen Zellen der Herzvorhöfe. Dort wird es in Form seines Prohormons in Vesikeln gespeichert und bei Bedarf ausgeschüttet.
In jüngster Zeit ist in der Klinik noch ein weiteres natriuretisches Peptid wichtiger geworden, das **BNP** (engl. *brain natriuretic peptide*), das vor allem von myoendokrinen Zellen der Herzkammern ausgeschüttet wird. Die Wirkungen des BNP sind allerdings denen des Atriopeptins sehr ähnlich.

Molekulare und physiologische Wirkungen

Die Blutdrucksenkung erreicht Atriopeptin zum einen über direkte Effekte, zum anderen über eine Hemmung von Hormonen, die gegenteilige Wirkungen haben.

Der Atriopeptin-Rezeptor. Das Atriopeptin ist eines der wenigen Hormone, die über eine Erhöhung des **cGMP**-Spiegels in der Zelle wirken. Es bindet an einen membranständigen NP-Rezeptor (**n**atriuretische **P**eptide, **NPR**), der die Guanylatzyklase aktiviert, die dann in der Zelle aus GTP das cGMP herstellt (und ist damit ein Typ-I-Rezeptor, S. 331).
Man kann mittlerweile drei Rezeptorsubtypen (A bis C) unterscheiden, wobei für die Wirkungen von Atriopeptin und auch BNP der A-Rezeptor der entscheidende ist.

Wirkungen des Atriopeptins. Die Atriopeptin-Rezeptoren befinden sich vor allem in der Niere und an der glatten Gefäßmuskulatur.

- An den **Tubulusepithelzellen** der Nieren bewirkt Atriopeptin eine **Hemmung der Natrium-Rückresorption** durch Hemmung der Na$^+$-/K$^+$-ATPase. Durch die Natriurese mit begleitender Diurese verringert sich das Blutvolumen.
- An der **glatten Muskulatur der Gefäße** bewirkt Atriopeptin eine Dilatation, was eine Blutdrucksenkung hervorruft. Hier zeigt sich eine interessante Parallele zum NO, das ebenfalls über eine Erhöhung des cGMP-Spiegels zu einer Vasodilatation führt (S. 420).
- Atriopeptin hemmt **alle anderen Hormone**, die an der Regulation des Wasserhaushalts beteiligt sind. Durch die gesteigerte Nierendurchblutung (aufgrund der Vasodilatation) wird die Reninfreisetzung gehemmt und gleichzeitig die glomeruläre Filtrationsrate gesteigert. Außerdem hemmt Atriopeptin direkt das Aldosteron, indem es dessen Ausschüttung aus der Nebennierenrinde verhindert. Im Hypophysenhinterlappen hemmt Atriopeptin die Freisetzung von Adiuretin, was die Diurese noch unterstützt.

Steuerung der Sekretion. Der Reiz zur Ausschüttung des Atriopeptins ist die Dehnung der Herzvorhöfe bei einem Anstieg des Blutvolumens. Dadurch erfolgt intrazellulär die proteolytische Spaltung des Prohormons zum funktionsfähigen Atriopeptin und dessen Ausschüttung ins Blut.

Wege des Atriopeptins im Körper

Atriopeptin wird in den myoendokrinen Zellen der Herzvorhöfe gebildet. Nach der Ausschüttung in die Vorhöfe wird es durch das Herz in die Peripherie verteilt. Zu den Nieren gelangt es über die beiden Nierenarterien, die aus der Aorta abzweigen.

Abbau des Atriopeptins

Atriopeptin wird durch Endopeptidasen in den Nieren gespalten und damit inaktiviert. Eine Rolle scheint auch der C-Rezeptor zu spielen, indem er durch die Endozytose der Hormone diese aus der Zirkulation entfernt.

> **Atriopeptin und BNP in der Klinik.** Fasst man die Wirkung der beiden Hormone zusammen, erkennt man, dass vor allem das Blutvolumen und der Blutdruck vermindert werden. Aus Sicht des Herzens bedeutet dies eine verminderte Vor- und Nachlast. Dadurch muss das Herz weniger Blutvolumen gegen einen niedrigeren Widerstand (Blutdruck in der Aorta) pumpen, wodurch es entlastet wird.
> **Die Herzinsuffizienz.** Interessanterweise werden diese Hormone vor allem dann ausgeschüttet, wenn z. B. eine Herzmuskelschwäche (Herzinsuffizienz) besteht. Eine Herzmuskelschwäche bedeutet aber für den Körper, dass oft nicht mehr ein ausreichender Blutdruck aufgebaut werden kann und die Organe mit zu wenig Blut versorgt werden. Der Körper versucht daher, über verschiedene Mechanismen (Renin-Angiotensin-Aldosteron-System, Adiuretin...) das Blutangebot für die einzelnen Organe zu verbessern

und den Blutdruck zu erhöhen. Dem Herzen ist das herzlich egal, mit ANP und BNP hat es zwei Hormone, die es zumindest anfänglich vor zu viel Arbeit schützen.

Atriopeptin und BNP dienen daher in der Klinik als Marker für die Herzinsuffizienz, die auch prognostische Aussagen zulassen.

22.1.3 Angiotensin II und das RAAS

Das Peptid Angiotensin II ist das Produkt einer Kaskade, die mit dem Enzym Renin beginnt. Daher stammt die Bezeichnung **Renin-Angiotensin-Aldosteron-System** (**RAAS**, ☞ 22.2).

> RAAS reguliert den arteriellen Blutdruck: Es vermindert die Natrium- und Wasserausscheidung und erhöht das Blutvolumen und den Blutdruck.

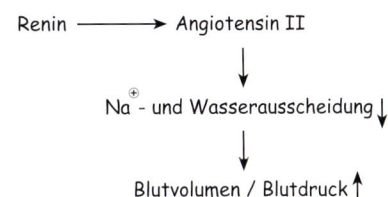

☞ **22.2** Renin-Angiotensin-Aldosteron-System (RAAS).

Biosynthese von Angiotensin II

Das Verständnis der Biosynthese des Angiotensins II (☞ 22.3) ist klinisch ziemlich wichtig, da man sonst weder eine Reihe wichtiger Erkrankungen (allen voran der **Bluthochdruck**) noch deren medikamentöse Therapie verstehen kann.

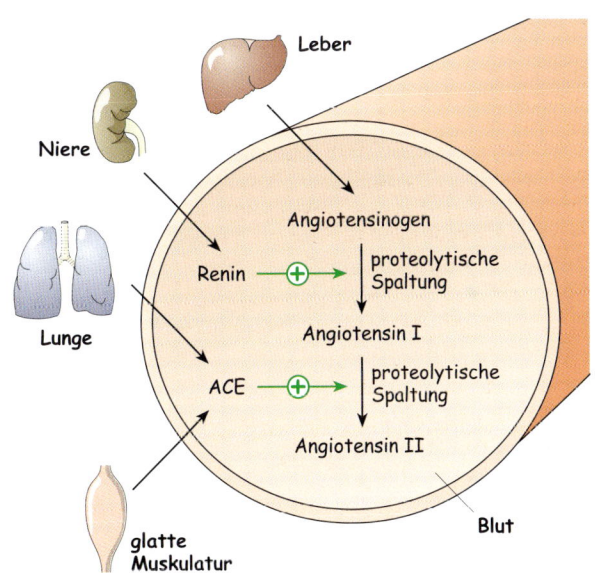

☞ **22.3** Biosynthese des Angiotensin II.

Alles beginnt mit Angiotensinogen, das in der Leber gebildet und proteolytisch gespalten wird, wodurch Angiotensin I und daraus – ebenfalls durch proteolytische Spaltung – Angiotensin II entsteht. Die beiden beteiligten Enzyme sind das Renin für den ersten und das ACE (engl. = *angiotensin converting enzyme*) für den zweiten Schritt.

Renin (lat. *ren* = Niere) ist eine Endopeptidase, die in den juxtaglomerulären (**JG-**)Zellen der Niere gebildet wird (lat. *iuxta* = nahe bei, also nahe bei den Glomeruli). Dort liegt es zunächst in Form seiner inaktiven Vorstufe, dem Prorenin, vor, bevor es durch Abspaltung der Prosequenz im Golgi-Apparat zum proteolytisch aktiven Enzym Renin umgewandelt wird. Renin wird in geringen Konzentrationen in den Blutkreislauf ausgeschüttet. Durch verschiedene Faktoren kann die Sekretion beträchtlich erhöht werden. Renin spaltet aus Angiotensinogen, das im Plasma schwimmt, ein Peptidstück ab, so dass daraus Angiotensin I, ein Dekapeptid (lat. *deka* = zehn), entsteht.

ACE. Angiotensin I wird durch das Angiotensin-Konvertierungsenzym (ACE) um zwei Aminosäuren verkürzt und liegt dann als das Oktapeptid (lat. *okta* = acht) Angiotensin II vor.
ACE ist in den Plasmamembranen vieler Zellen verankert. Besonders zahlreich findet es sich in den glatten Muskelzellen (da soll es ja wirken) und den Endothelzellen in der Lunge. Die Lokalisation des ACE ist wichtig, wenn man die kurze Halbwertszeit (ca. eine Minute) des Angiotensins II bedenkt. Würde die Aktivierung zum Angiotensin II bereits in der Niere passieren, käme es sicher nicht mehr heil an seinem Wirkort in der Peripherie an.

Molekulare und physiologische Wirkungen

Beim Angiotensin II lassen sich zwei Wirkungen unterscheiden: Eine direkte (kurzfristige) Wirkung auf die Blutgefäße und die Freisetzung von Aldosteron, die eine langfristige Blutdruck-Regulation bewirkt.

Angiotensin-II-Rezeptoren. Von den Angiotensin-II-Rezeptoren existieren zwei verschiedene Subtypen, wobei die Rolle der **AT₂-Rezeptoren** noch ziemlich im Dunkeln liegt und wohl erst folgende Medizinstudenten-Generationen beschäftigen wird.
Bei Gesunden finden sich vorrangig **AT₁-Rezeptoren** (Typ III), die an vielen Organen – vor allem jedoch der glatten Muskulatur – vorhanden sind. Sie wirken über G-Proteine und eine Erhöhung der intrazellulären Calcium-Konzentration mittels des **IP₃/DAG**-Mechanismus (S. 345).

Wirkungen des Angiotensin II. Angiotensin II steigert auf zwei Wegen den Blutdruck und das Blutvolumen.
- **Vasokonstriktion.** Zum einen wirkt Angiotensin II stark vasokonstriktorisch (etwa zehnmal wirksamer als Adrenalin), was zu einem schnellen, aber kurzdauernden Anstieg des arteriellen Blutdrucks führt.
- **Aldosteron-Ausschüttung.** Zum anderen wirkt Angiotensin II indirekt auch langfristig, weil das Angiotensin II der beste Reiz für eine Ausschüttung von Aldosteron ist, das seinerseits als Steroidhormon für eine langfristige Blut-

druck-Regulation sorgt. Das Aldosteron selbst bewirkt eine erhöhte Natrium-Rückresorption im distalen Tubulus und damit verbunden auch eine verstärkte Wasser-Rückresorption, da jedes Natrium viele Wassermoleküle mit sich reißt.
- Ein weiterer Effekt von Angiotensin II scheint die **generelle Wachstumsstimulation** verschiedener Zellen des kardiovaskulären Systems zu sein. AT II führt vor allem in Myozyten zu einer verstärkten Expression verschiedener Protoonkogene (S. 263), die das Zellwachstum anregen.

Steuerung der Sekretion. Die Steuerung des Renin-Angiotensin-Aldosteron-Systems erfolgt über eine Aktivierung oder Hemmung des ersten Schritts: der Ausschüttung von **Renin.**
- Die **Steigerung der Reninausschüttung** wird über verschiedene Faktoren geregelt, die alle Ausdruck einer gesunkenen Flüssigkeitsmenge im Extrazellulärraum sind:
  1. In der Wand des Vas afferens der Nierenglomeruli befinden sich **Druckrezeptoren**, die bei Hypovolämie und Blutdruckabfall die Reninsekretion anregen („renale Hypovolämie").
  2. Die Stimulierung renaler β₁-adrenerger Rezeptoren an den JG-Zellen, z. B. durch **Katecholamine** (S. 359) oder durch einen sympathischen Reiz – auch über Katecholamine –, führt ebenfalls zu einer erhöhten Reninsekretion.
  3. Auch **Prostaglandine** (hier vor allem das Prostaglandin E, S. 415), die eine wesentliche Rolle für die Nierendurchblutung spielen, können das RAAS aktivieren.
- Auch die **Hemmung des RAAS** über eine verminderte Reninausschüttung, kann durch verschiedene Faktoren erreicht werden:
  1. Eine **Blutdruckerhöhung** im Vas afferens der Niere führt zu einer Hemmung der Reninfreisetzung.
  2. **Atriopeptin** signalisiert zu viel Flüssigkeit im Vorhof und hemmt daher die Reninausschüttung (s. o.).
  3. Über eine Stimulation afferenter **vagaler Fasern** kann das autonome Nervensystem die Reninsekretion hemmen. Schließlich gibt es noch die negative Rückkopplung durch **Angiotensin II**.

Wege der RAAS-Komponenten im Körper

Die Komponenten des Renin-Angiotensin-Aldosteron-Systems durchlaufen eine wahre Odyssee, bis das Endprodukt Angiotensin II seine Wirkung entfalten kann.
Hauptdeterminante ist das in den juxtaglomerulären Zellen der Niere gebildete **Renin**, das über die Nierenvenen Anschluss an den Kreislauf erhält. **Angiotensinogen**, das in die Gruppe der α₂-Globuline gehört, wird – wie alle Plasmaproteine – in der Leber hergestellt und ins Blut abgegeben. Renin wandelt im Blut das Angiotensinogen in **Angiotensin I** um. Durch die Wirkung des Angiotensin-Konvertierungsenzyms (ACE) entsteht aus dem Angiotensin I direkt

am Ort der geplanten Wirkung – also vor allem an der Plasmamembran der glatten Muskelzellen – das **Angiotensin II**.

Abbau des Angiotensin II

Angiotensin II wird von Angiotensinasen zu inaktiven Peptiden abgebaut. Seine Halbwertszeit im Plasma beträgt nur etwa eine Minute. Renin hat eine Halbwertszeit von etwa 15 Minuten.

> **Volkskrankheit Bluthochdruck.** Bluthochdruck ist ab einem gewissen Alter eine sehr häufige Erkrankung, deren Ursachen meist gar nicht bekannt sind. Man spricht dann von *essenzieller Hypertonie*. In der Therapie sind neben einer möglichst kochsalzarmen Ernährung zwei Gruppen von Medikamenten von besonderer Bedeutung:
> - **Diuretika**, die die Salz- und Wasserausscheidung in der Niere fördern.
> - Reicht die Therapie mit einem Diuretikum nicht aus, wird zusätzlich ein **ACE-Hemmer** verabreicht.
>
> **ACE-Hemmer.** Hierbei handelt es sich um Substrat-Analoga des Angiotensins I, die kompetitiv das Enzym ACE hemmen und so die Herstellung von Angiotensin II verhindern. Eine Nebenwirkung, über die Patienten relativ häufig berichten, ist ein trockener Husten, der wohl daher rührt, dass ACE auch für den Abbau von Kininen in der Bronchialschleimhaut verantwortlich ist (S. 424).
> Um diesen unangenehmen trockenen Husten zu vermeiden, hat man eine neue Gruppe von Medikamenten entwickelt, die spezifisch den AT_1-Rezeptor von Angiotensin II hemmen (**AT_1-Rezeptor-Antagonisten**). Auch wenn noch keine großen klinischen Studien vorliegen, scheinen bei gleich guten blutdrucksenkenden Effekten diese Nebenwirkungen hier nicht aufzutreten.

22.1.4 Aldosteron

> Aldosteron (👁 **22.4**) ist das wichtigste Mineralokortikoid; es wird in der Nebennierenrinde gebildet. Seine Aufgabe ist die Aufrechterhaltung eines konstanten Extrazellulärvolumens über die Steuerung der renalen Natrium-Retention. Außerdem ist es das einzige Hormon, das in die Regulation des Kalium-Haushalts eingreift.

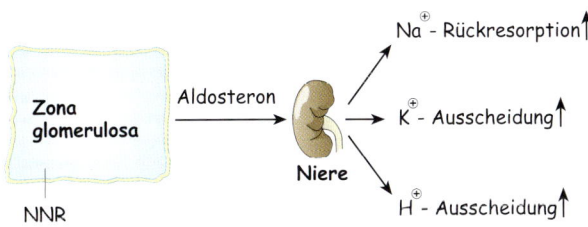

👁 **22.4** Wirkung von Aldosteron.

Biosynthese des Aldosterons

Aldosteron (👁 **22.5**) gehört zu den Steroidhormonen und ist das wirkungsstärkste Mineralokortikoid aus der Nebennierenrinde (NNR). Es wird – ausgehend vom Cholesterin – in der Zona glomerulosa der NNR gebildet. Wie bei all unseren Steroiden, läuft die Biosynthese über Progesteron. Durch die **Ald**chydgruppe, die Alkoholgruppe an C^{11} und die Tatsache, dass es sich um ein **Steroid** handelt, kam **Aldosteron** zu seinem Namen.

👁 **22.5** Struktur von Aldosteron.

Molekulare und physiologische Wirkungen

Nicht nur die Mineralokortikoide, sondern auch die Glukokortikoide beeinflussen den Wasser- und Elektrolythaushalt. In ihrer Wirksamkeit unterscheiden sie sich jedoch beträchtlich voneinander. Aldosteron wirkt z. B. etwa 1000-mal stärker mineralokortikoid als Kortisol.

Der Aldosteron-Rezeptor. Beim Aldosteron-Rezeptor handelt es sich um einen typischen intrazellulären Steroid-Rezeptor (= Typ IV), der seine Wirkung über die Veränderung der Expression verschiedener Gene entfaltet.
Auch Kortisol ist prinzipiell in der Lage, an diesen intrazellulären Rezeptor zu binden. Wäre dies alles, hätte das fatale Folgen, denn die Konzentration an Glukokortikoiden ist etwa 100fach höher als die der Mineralokortikoide. In den Zielzellen des Aldosterons, vor allem den Tubulusepithelzellen der Niere, wird daher ein besonderes Enzym gebildet, dessen einzige Funktion die Inaktivierung eingedrungenen Kortisols zum Kortison ist (das Enzym heißt 11-β-Hydroxy-Steroid-Dehydrogenase).

Wirkungen des Aldosterons. Die Hauptaufgabe des Aldosterons ist die langfristige Homöostase des Extrazellulärvolumens über die Steuerung der renalen Natrium- und damit Wasserretention.
- **Natriumkanäle**. Diese Wirkung wird zum einen dadurch erzielt, dass Natriumkanäle in der Membran der Tubulusepithelzellen aktiviert werden. Daneben werden auch vermehrt Natriumkanäle hergestellt und in die Membran eingebaut.
- **Na^+-ATPase**. Weiterhin werden zusätzliche Na^+-ATPasen aus dem Zytoplasma in die Zellmembran der Tubulusepithelzellen eingebaut.
- **Kalium und Wasserstoff**. Aldosteron ist das einzige Hormon, das die Kalium-Ausscheidung fördert. Über die

zahlreichen eingebauten Na$^+$/K$^+$-ATPasen wird Natrium aus dem Lumen in die Tubuluszellen aufgenommen und gleichzeitig vermehrt Kalium ausgeschieden. Steigt die Menge an Natrium im Lumen an (Natriurese), wird mehr Natrium rückresorbiert und damit auch mehr Kalium ausgeschieden. Daneben werden über die Na$^+$/H$^+$-ATPase vermehrt Wasserstoff-Ionen ins Lumen sezerniert.

Sekretionsreiz für Aldosteron. Stärkstes Stimulans für die Aldosteronsekretion ist das **Angiotensin II**, das einen Abfall des Blutdrucks und/oder Blutvolumens signalisiert. Ähnlich wichtig ist für die Aldosteronausschüttung vermutlich eine **Hyperkaliämie**, die sehr schnell ziemlich ungemütlich für unseren Organismus werden kann. Auch eine **Hyponatriämie** stimuliert direkt die Bildung und Freisetzung von Aldosteron. Die Kortikotropin-Ausschüttung durch die Hypophyse hat hingegen nur wenig Einfluss auf die Aldosteronsekretion.

Wege des Aldosterons im Körper

Die Mineralokortikoide nehmen den gleichen Weg durch den Organismus wie die Glukokortikoide (S. 363). Wichtig ist vor allem der Weg von der Aorta in die Nieren, weil dies ihr Hauptwirkort ist.

Abbau des Aldosterons

Wie alle Steroide wird auch das Aldosteron über Glukuronidierung und Sulfatierung in der Leber inaktiviert (im Rahmen der Biotransformation, S. 554). Außerdem wird es auf diese Weise löslicher gemacht und anschließend über die Nieren – ein wenig auch über die Galle – ausgeschieden.

> **Lakritze und das Conn-Syndrom.** Sowohl übermäßiger Lakritzkonsum als auch das Vorliegen eines Conn-Syndroms führen zu einer verstärkten – pathologischen – mineralokortikoiden Wirkung.
> Da einige Inhaltsstoffe der Lakritze Hemmstoffe der erwähnten 11-β-Hydroxy-Steroid-Dehydrogenase sind, können sich durch exzessive Lakritzorgien verstärkt die mineralokortikoiden Wirkungen der Glukokortikoide bemerkbar machen. Zum Teil zeigen sich hier sogar schon die Symptome einer Hypokaliämie im Rahmen eines Pseudo-Conn-Syndroms.
> Ein richtiges **Conn-Syndrom** ist selten und die Ursache meist ein NNR-Adenom, das autonom und chronisch zu viel Aldosteron produziert.
> Die klinischen Symptome sind Zeichen einer **hypokaliämischen Hypertonie**, die durch erhöhte Kaliumausscheidung und durch Zunahme des intravasalen Flüssigkeitsvolumens infolge der Hypernatriämie zustande kommt. Die Kaliumverarmung verursacht zusätzlich **Herzrhythmusstörungen** und eine **Tetanie**. Außerdem leiden die Betroffenen

aufgrund der vermehrten Ausscheidung von Wasserstoffionen unter einer **metabolischen Alkalose**.

> **NNR-Insuffizienzen.** Eine Nebennierenrinden-Insuffizienz betrifft zwar meist die gesamte Nebennierenrinde, die gefährlichen akuten Effekte sind allerdings durch den Ausfall des Aldosteron und der damit verbundenen Störung des Wasser- und Elektrolythaushalts bedingt.
> Der **Morbus Addison** ist die Folge eines chronischen Ausfalls der Nebennierenrinde und sehr selten. Die Ursachen sind ganz verschieden, meist aber auf ein Autoimmungeschehen zurückzuführen.
> Häufiger – vor allem auch bei jungen Patienten – kommt ein akuter Ausfall der NNR im Rahmen einer Meningokokkeninfektion vor. Dies wird als **Waterhouse-Friderichsen-Syndrom** bezeichnet und ist mit einer sehr hohen Letalität verbunden.

22.1.5 Adiuretin

Adiuretin (👁 **22.6**) ist nicht nur das Hormon, das dafür verantwortlich ist, dass man nach erhöhtem Alkoholgenuss vermehrt pinkeln muss. Es ist *das* Hormon, das die Wasserausscheidung der Nieren kontrolliert – indem es spezielle Wasserkanäle in die Tubulusepithelzellen einbauen lässt.

Damit hält Adiuretin unsere Plasmaosmolalität im Bereich des Urmeeres konstant, also bei rund 290 mosm/kg.

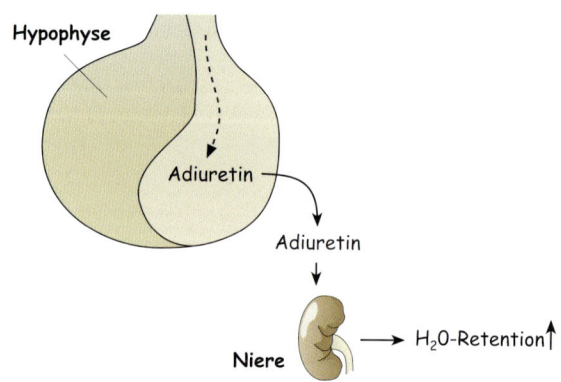

👁 **22.6** Wirkung von Adiuretin.

Biosynthese des Adiuretins

Adiuretin (auch antidiuretisches Hormon = ADH und Vasopressin genannt) wird im **Hypothalamus** gebildet, in den Hypophysenhinterlappen (HHL) transportiert und dort gespeichert. Das Präprohormon wird schon während seines Transports zum HHL von Enzymen, die sich in den Vesikeln befinden, in das zyklische Oktapeptid Adiuretin und noch einige andere Peptide (z. B. Neurophysin II) zerlegt.

Adiuretin ist nicht das einzige Hormon, das über den Hypophysenhinterlappen ausgeschüttet wird. Auch Oxytocin (S. 405) nimmt diesen Weg und hat zudem einige Ähnlichkeit mit dem Adiuretin. Dies führt dazu, dass Adiuretin in höheren Konzentrationen auch Wirkungen des Oxytocin erzeugen kann.

Molekulare und physiologische Wirkungen

Dem Adiuretin wird eine ganze Reihe an Wirkungen zugeschrieben, wobei hier nur die zwei wichtigsten zur Sprache kommen. Die physiologische Bedeutung der meisten anderen ist nach wie vor nicht ganz geklärt.

Adiuretin-Rezeptoren. Die Abkürzungen der Adiuretin-Rezeptoren leiten sich von seinem alten Namen Vasopressin ab, daher die Bezeichnung V_1- und V_2-Rezeptoren.
- Die **V_2-Rezeptoren** (Typ III) sind besonders wichtig und sitzen an den Sammelrohren der Nieren. Eine Aktivierung bewirkt über den Adenylatzyklase-Mechanismus eine Erhöhung der cAMP-Konzentration in diesen Zellen.
- **V_1-Rezeptoren** (Typ III) sitzen an glatten Muskelzellen und wirken über G-Proteine, die über den **IP$_3$/DAG**-Mechanismus die Calcium-Konzentration in der Zelle erhöhen.

Wirkungen des Adiuretins. Man kann grob zwei Hauptwirkungen unterscheiden, die sich abhängig von den beiden Rezeptor-Subtypen ergeben.
- **Renale Wirkungen** (☞ 22.7). Zum einen ist Adiuretin für die Kontrolle der Plasmaosmolalität zuständig. Eine Zunahme (**Hyperosmolalität**) führt zur vermehrten Freisetzung von Adiuretin. Über die **V_2-Rezeptoren** (cAMP-Konzentration steigt) wird so eine Erhöhung der Wasserpermeabilität im distalen Tubulus und Sammelrohr (Hauptzellen) erzielt. Molekular erfolgt dies durch den Einbau zusätzlicher Wasserkanäle – den **Aquaporinen** – die im Zytosol in Vesikeln vorliegen und auf das hormonale Signal hin in Bruchteilen von Sekunden in die Plasmamembran eingebaut werden. (Der Mechanismus entspricht dem Einbau von GLUT-4 unter der Wirkung von Insulin, S. 353). In der Folge wird vermehrt Wasser in den Organismus rückresorbiert.

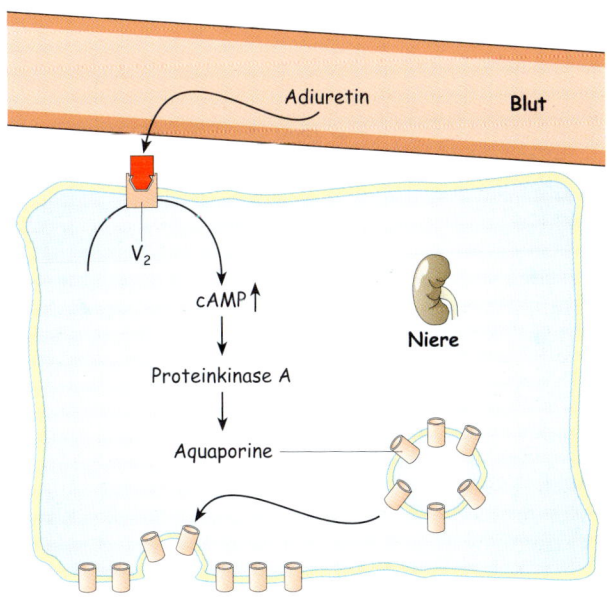

☞ **22.7** Renale Wirkung des Adiuretins.

- **Extrarenale Wirkungen**. Bei höheren Konzentrationen von Adiuretin kommen auch die **V_1-Rezeptoren** der **Gefäßmuskulatur** zum Einsatz. Diese Reaktion ist eine Notreaktion: Bei schwerer Hypovolämie und sehr niedrigem arteriellen Blutdruck bewirken die hohen Adiuretin-Konzentrationen eine Erregung der V_1-Rezeptoren und damit eine Vasokonstriktion (daher auch der alte Name Vasopressin).

Sekretionsreiz. Verschiedene Zustände und Substanzen sind in der Lage, die Freisetzung von Adiuretin zu verändern. Für wenige ist bisher allerdings definitiv eine physiologische Relevanz bewiesen.
- **Freisetzung von Adiuretin**. Ein Aktionspotenzial der supraoptischen oder paraventrikulären Neurone bewirkt eine Depolarisierung der Axonendigung im Hypophysenhinterlappen. Daraufhin wird Adiuretin per Exozytose aus dem HHL freigesetzt und gelangt in den Blutkreislauf. Auslöser für diese Freisetzung sind:
  1. Ein Anstieg der **Plasmaosmolalität**, der über Osmorezeptoren im Hypothalamus registriert wird.
  2. Eine **Abnahme der Extrazellulärflüssigkeit** oder ein **Blutdruckabfall** führen über Dehnungsrezeptoren in den Herzvorhöfen zu einer Ausschüttung von Adiuretin (Gauer-Henry-Reflex).
- Eine **Hemmung der Freisetzung von Adiuretin** erfolgt vor allem durch das Atriopeptin und – nicht ganz physiologisch – durch Alkohol.

Wege des Adiuretins im Körper

Adiuretin wird in den neurosekretorischen Zellen des Hypothalamus gebildet. Diese liegen in zwei Kerngebieten, nämlich in dem Nucleus supraopticus und in dem Nucleus paraventricularis. Hier gelangt das Präprohormon des Adiuretins vom Golgi-Apparat aus in Vesikel, die über die Axone der Zellen bis in den Hypophysenhinterlappen transportiert werden, was man als neuroaxonalen Transport bezeichnet.

Blutweg. Nach der Ausschüttung aus dem HHL gelangt Adiuretin über die Venae hypophysiales zum Sinus cavernosus. Dieses fließt dann vor allem zur Vena jugularis interna ab, die das Blut via Venae brachiocephalicae zum Herzen führt. Über die Aorta und die beiden Nierenarterien gelangt das Hormon dann zu seinem Hauptwirkort: der Niere.

Abbau des Adiuretins

Adiuretin wird nach einer Halbwertszeit von rund 20 – 30 Minuten durch Peptidasen in verschiedenen Geweben, allen voran der Leber und den Nieren abgebaut.

Adiuretin und der Alkohol

Zu wenig Adiuretin ist für die Warteschlangen vor den Toiletten diverser Bierfeste verantwortlich. Alkohol hemmt nämlich die Adiuretin-Ausschüttung aus der Hypophyse und führt so zu einer vermehrten Wasserausscheidung (Harndrang). Der „Nachdurst" am nächsten Morgen ist als Versuch des Körpers zu sehen, den erlittenen Flüssigkeitsverlust wieder auffüllen zu lassen.
Kaffee führt zwar auch zu Harndrang, jedoch über einen ganz anderen Mechanismus: Das Koffein fördert die Durchblutung der Nieren und führt damit zu einer vermehrten Diurese.

> **Diabetes insipidus (DI).** Wird zu wenig Adiuretin gebildet (zentraler DI) oder besteht ein Rezeptordefekt in der Niere (renaler DI), so führt dies zu gravierenden Störungen des Wasserhaushalts, was als Diabetes insipidus bezeichnet wird (lat. *insipidus*, = unschmackhaft). Die Ausscheidung großer Mengen eines hypotonen Harns hat einen andauernden Durst (= Polydipsie) aufgrund des Flüssigkeitsverlusts zur Folge. Der Flüssigkeitsverlust kann dabei bis zu 20 Liter pro Tag betragen.
> Als Therapie kommt, zumindest für den zentralen Diabetes insipidus, die Gabe eines Adiuretin-Derivats in Frage (z. B. Desmopressin). Ein peripherer Diabetes insipidus ist wesentlich schwieriger zu behandeln.

22.2 Calcium und Phosphat

Der Calcium- und Phosphathaushalt sind untrennbar miteinander verbunden – analog der Elektrolyte Natrium und Kalium, die ja mit dem Wasserhaushalt gekoppelt sind. Die Plasmaspiegel von Calcium und Phosphat wurden schon vor einiger Zeit in der Evolution festgelegt. Daher unterliegen die hier beteiligten Hormone – drei sind es an der Zahl – *nicht* dem Einfluss des Gehirns. Die Menge an Phosphat und vor allem Calcium ist genau festgelegt und wird in engen Grenzen konstant gehalten.

22.2.1 Der Calcium- und Phosphathaushalt

Der Vorteil von Calcium und Phosphat gegenüber den gerade besprochenen Elektrolyten Natrium und Kalium ist, dass der nicht unerhebliche Speicher „Knochen" existiert, der kurzfristig missbraucht werden kann, um Calcium und Phosphat aus dem Blut zu entfernen oder wieder aufzufüllen. Andererseits ergeben sich aus dieser Tatsache natürlich wichtige pathophysiologische Konsequenzen.

Calcium

> Unser Körper enthält mehr als 1 kg Calcium, das zu über 99 % gemeinsam mit Phosphat als Calciumphosphat (genauer: Apatit) im Knochen und den Zähnen eingelagert ist. Das restliche 1 % befindet sich zum einen im Extrazellulärraum, zum anderen innerhalb der Zellen.

Die Ca^{2+}-Konzentration im Serum beträgt etwa **2,5 mmol/l**, wovon etwa 45 % an Proteine (vor allem Albumin) gebunden sind. Weitere 10 % sind mit niedermolekularen organischen Stoffen – besonders mit Phosphat – assoziiert. Folglich sind nur rund 45 % des Calciums im Blut wirklich frei, damit biologisch aktiv und regulierbar.

Gemeinsames Löslichkeitsprodukt. Calcium und Phosphat hängen über ein gemeinsames Löslichkeitsprodukt zusammen. Da Phosphat im Blut prima Calcium bindet, führt ein steigender Plasma-Phosphatspiegel immer zu einer Verminderung des freien ionisierten Calciums im Blut.

Aufgabe. Calcium wird vor allem für den Aufbau des **Skeletts** benötigt. Es ist aber auch an zahlreichen anderen Aufgaben im Körper beteiligt, erwähnt sei die **Muskelkontraktion**, die **Blutgerinnung**, seine Rolle bei der **Exozytose** (S. 441) und die Funktion als **zweiter Botenstoff** (S. 345).
Aufnahme. Täglich nehmen wir etwa 800 mg Calcium mit der Nahrung zu uns, davon werden etwa 300 mg im Darm resorbiert. Die (ziemlich ineffektive) Aufnahme erfolgt zum einen über einen Calcitriol-abhängigen aktiven Transportmechanismus im Duodenum. Zum anderen im gesamten Dünndarm mittels erleichterter Diffusion.
Die **Ausscheidung** erfolgt vor allem über den Darm, was nicht reguliert wird, aber quantitativ am bedeutsamsten ist. Eine hormonell regulierte Ausscheidung findet nur über die Nieren statt. Dort wird Calcium glomerulär filtriert (etwa 9 g pro Tag) und zu 98 % wieder reabsorbiert – ein Vorgang der durch das Parathormon reguliert wird.

Eine **Hypokalzämie** führt zu einer Erregbarkeitssteigerung im Zentralnervensystem bis hin zu tetanischen Krämpfen, sobald ein kritischer Wert von etwa 0,7 mmol/l an freien Calciumionen unterschritten wird.
Eine **Hyperkalzämie** äußert sich meist recht unspezifisch z. B. durch Übelkeit und Erbrechen. Außerdem kommt es bei einer Überschreitung des Löslichkeitsprodukts zu Calcium-Phosphat-Ablagerungen in verschiedenen Geweben und zur Bildung von Calcium-Phosphat-Steinen in den Nieren.

Phosphat

Der Phosphorbestand unseres Körpers beläuft sich auf etwa 700 g, wovon der Großteil als Phosphat vorliegt. Etwa 85 % befinden sich im Knochen, 1 % in der Extrazellulärflüssigkeit und der Rest innerhalb unserer Zellen.

Die Phosphat-Konzentration im Plasma unterliegt wesentlich größeren Schwankungen als die des Calciums und beträgt normalerweise **1 – 2 mmol/l**.
Aufgabe. Phosphat ist größtenteils – wie Calcium – als Calciumphosphat in den **Knochen** eingebaut. Zudem ist es als Diester Bestandteil von **Phospholipiden**, **Nukleinsäuren** (DNA, RNA) und des zweiten Botenstoffes **cAMP**. Die energiereiche Säureanhydridbindung zwischen zwei Phosphaten dient als Energieüberträger in Form von **ATP**.
Die **Aufnahme** von Phosphat erfolgt über die Nahrung – täglich sind es etwas mehr als ein Gramm.
Die **Ausscheidung** erfolgt anders als beim Calcium vor allem über die Nieren. Über 90 % des Plasmaphosphats werden glomerulär filtriert, etwa 80 % davon wieder rückresorbiert.

Die Hormone des Calcium- und Phosphathaushalts

Drei Hormone teilen sich die Aufgabe, den Calcium- und Phosphatspiegel im Blut konstant zu halten. Wobei man sagen muss, dass es eigentlich nur um die Regulation des **Calciums** geht, die viel wichtiger für den Organismus ist und in sehr engen Grenzen konstant gehalten werden muss.
- Das **Parathormon** sorgt kurzfristig für eine Anhebung des Calciumspiegels im Blut. Dadurch wird mehr Phosphat, aber auch mehr Calcium ausgeschieden.
- Das Parathormon aktiviert **Calcitriol**, das diesen „Fehler" wieder ausgleicht und sowohl Calcium als auch Phosphat über eine gesteigerte Aufnahme durch den Darm vermehrt in den Organismus bringt.
- Das **Calcitonin** sorgt für eine Senkung des Calciumspiegels im Blut, ein Effekt, der für den Menschen allerdings fast keine Rolle mehr zu spielen scheint.

22.2.2 Parathormon

Das Parathormon (PTH, auch Parathyrin genannt, ☞ **22.8**) ist das Peptidhormon der Nebenschilddrüse (Glandula parathyroidea). Seine Aufgabe besteht darin, ein Absinken des Blut-Calciumspiegels direkt durch kurzfristige Gegenmaßnahmen zu verhindern, da dies fatale Folgen für den Organismus hätte.

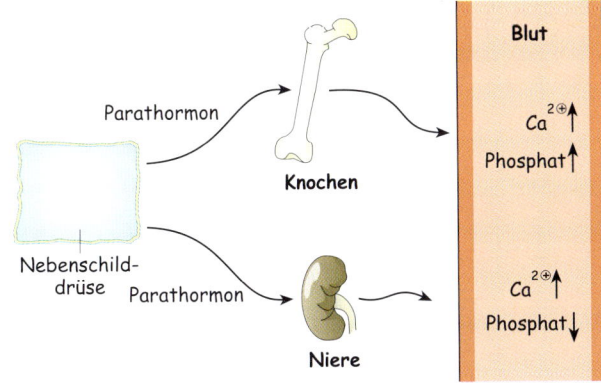

☞ **22.8** Wirkung des Parathormons.

Biosynthese des Parathormons

Parathormon ist ein Polypeptid aus den Epithelkörperchen der Schilddrüse. Die pfefferkorngroßen Epithelkörperchen befinden sich an der Dorsalseite der Schilddrüse, meist sind es vier Stück. Dort wird Parathormon wie alle Peptidhormone als Präprohormon gebildet.

Molekulare und physiologische Wirkungen

Das Parathormon ist das entscheidende Hormon, das unseren Calciumhaushalt reguliert. Es erhöht den Calciumgehalt des Blutes.

Parathormon-Rezeptor. Das hydrophile Parathormon bindet an membranständige Rezeptoren (Typ III), die an stimulierende G-Proteine gekoppelt sind. In den Zielzellen steigt nach Bindung des Parathormons an seinen Rezeptor der cAMP-Spiegel an.

Wirkungen des Parathormons. Zielzellen des Parathormons sind zum einen die **Osteoklasten**, die in der Lage sind, den Calcium- und Phosphatspeicher Knochen abzubauen. Das frei werdende Calcium im Blut geht mit dem ebenfalls aus dem Knochen mobilisierten Phosphat eine Bindung ein, so dass sich an der *freien* Calciumkonzentration im Blut erst einmal nichts ändert. Da Parathormon zusätzlich aber noch auf die Nierenepithelzellen wirkt und dort zu einer vermehrten Ausscheidung von Phosphat führt, steigt die Konzentration an *freien* Calciumionen im Blut schließlich doch an.

- **Wirkung auf den Knochen**. Die Rezeptoren für Parathormon sitzen – genau genommen – nicht auf den Osteoklasten selbst, sondern auf den **Osteoblasten**, die dann Zytokine (vor allem Interleukin-1, S. 408) ausschütten, das die Osteoklasten aktiviert. (Da Osteoklasten Ex-Makrophagen sind, werden sie praktisch wie Immunzellen aktiviert.) Die aktivierten Osteoklasten aktivieren ihre lysosomalen Hydrolasen und schütten Kollagenasen aus, wodurch die Knochengrundsubstanz abgebaut wird und Calcium zusammen mit Phosphat ins Blut gelangt.
- **Wirkung auf die Nieren**. Damit das freie Phosphat die Löslichkeit des Calciums im Blut nicht beeinträchtigt, verhindert Parathormon die Phosphatrückresorption in den Nieren und führt damit zu einer erhöhten renalen Phosphatausscheidung. Gleichzeitig steigert es die renale Calcium-Rückresorption, was den Calciumspiegel im Blut weiter ansteigen lässt.

Insgesamt muss man jedoch sehen, dass unter dem Einfluss von Parathormon *mehr* Calcium ausgeschieden wird als ohne, da einfach mehr mobilisiertes Calcium durch die Nieren fließt. Der Körper verliert also unterm Strich Calcium *und* Phosphat – zugunsten eines kurzfristig höheren Calcium-Blutspiegels.

Da das Parathormon aber ein „schlaues" Hormon ist, und seine suboptimale Arbeitsweise erkennt, aktiviert es in den **Nieren** ein Hormon (= **Calcitriol**, ☞ 22.9), das sowohl Calcium als auch Phosphat wieder vermehrt in den Organismus schafft – allerdings dauert das einige Zeit, da Calcitriol ein Steroidhormon ist.

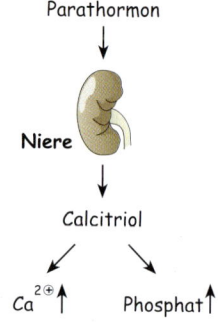

Parathormon

Niere

Calcitriol

Ca$^{2\oplus}$↑   Phosphat↑

☞ 22.9   Parathormon aktiviert Cacitriol.

Sekretionsreiz für das Parathormon. Bei einem Abfall des freien, also ionisierten Plasmacalciums unter die Norm, wird Parathormon freigesetzt. Seine Ausschüttung wird direkt über die Calciumkonzentration im Serum reguliert, die über Calcium-sensitive Oberflächenrezeptoren auf den Epithelzellen gemessen wird. Der Phosphat-Plasmaspiegel scheint keinen Einfluss auf die Ausschüttung von Parathormon zu haben.

Weg des Parathormons durch den Körper

Da der venöse Abfluss der Epithelkörperchen über die Venen der Schilddrüse erfolgt, bietet das Parathormon diesbezüglich nichts Neues (s. Schilddrüsenhormone S. 375).

Abbau des Parathormons

Parathormon wird überwiegend in der Leber und den Nieren abgebaut. Seine Plasmahalbwertszeit beträgt wenige Minuten.

Hyperparathyreoidismus. Eine Überfunktion der Nebenschilddrüse wird als Hyperparathyreoidismus bezeichnet und kommt bei uns ziemlich häufig vor (1:1000). In den meisten Fällen handelt es sich um einen primären Hyperparathyreoidismus, der durch einen gutartigen Tumor in der Nebenschilddrüse verursacht wird.
Der erhöhte Parathormonspiegel führt zu einer Erhöhung des Serumcalciumspiegels und einer Erniedrigung des Serumphosphatspiegels, was zu Lasten des Knochens geht, der demineralisiert wird.

Hypoparathyreoidismus. Eine Unterfunktion der Nebenschilddrüse ist sehr selten und tritt meist nach einer Schilddrüsenoperation auf, bei der die Epithelkörperchen versehentlich mit entfernt oder geschädigt wurden. Das kann leicht passieren, da man bei solch einer OP herzlich wenig sieht.
Die Folgen sind ein erhöhter Plasma-Phosphatspiegel aufgrund der ungenügenden Phophatausscheidung durch die Niere und ein erniedrigter Calciumspiegel im Blut. Die Folgen sind eine Übererregbarkeit bis hin zu tetanischen Krämpfen sowie eine Muskelschwäche, da für die Kontraktion Calcium benötigt wird.

22.2.3 Calcitriol

Calcitriol (alte Bezeichnung: Vitamin D und D-Hormon) ist ein Hormon der **Nieren** und gehört zu den **Steroidhormonen**. Seine Biosynthese erfolgt aus Cholesterin im Rahmen einer Odyssee durch verschiedene Organe unseres Körpers.

Die Funktion von Calcitriol (☞ 22.10) ist eine Steigerung der Aufnahme von Calcium und Phosphat in den Organismus, in erster Linie über den **Darm**.

Bis vor einigen Jahren nahm man an, es sei eine Zufuhr von Calcitriol über die Nahrung erforderlich, weshalb man es Vitamin D taufte. Mittlerweile ist allerdings klar, dass die endogene Biosynthese bei guten äußeren Umständen ausreichend ist.

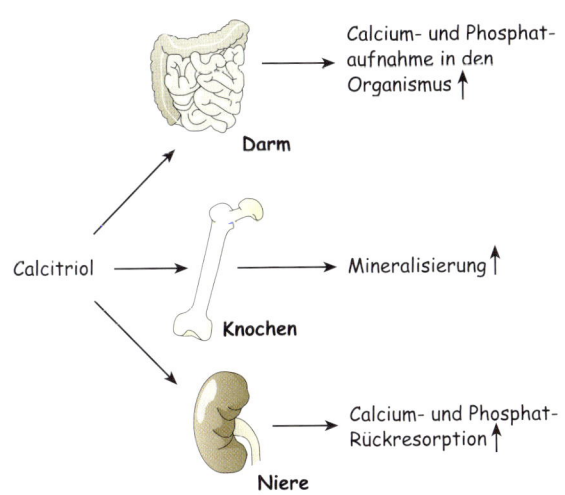

Calcium- und Phosphat-
aufnahme in den
Organismus ↑

Darm

Calcitriol ⟶ Mineralisierung ↑

Knochen

Calcium- und Phosphat-
Rückresorption ↑

Niere

👁 **22.10** Wirkung von Calcitriol.

Biosynthese des Calcitriols

Die einzelnen Biosyntheseschritte sind klinisch recht wichtig, weil man als Arzt später wissen sollte, welche Probleme bei Patienten mit ungenügender Calcitriol-Versorgung zu erwarten sind. Außerdem sind verschiedene Medikamente in Gebrauch, die den einzelnen Biosynthesestufen des Calcitriols entsprechen.

Die Bildung von Calcitriol läuft in drei verschiedenen Organen ab und beginnt in der Leber. Der Transport im Blut zwischen den Organen erfolgt zusammen mit dem Vitamin-D-bindenden Globulin, an das Calcitriol gebunden wird.

Leber. Hier wird aus dem Ausgangsstoff Cholesterin durch die Cholesterin-Dehydrogenase das 7-Dehydro-Cholesterin hergestellt (👁 **22.11**), das in die Haut transportiert wird.

Leber

Cholesterin

HO

7-Dehydro-Cholesterin

👁 **22.11** Der erste Schritt der Calcitriol-Synthese findet in der Leber statt.

Haut. Hier wird der B-Ring durch UV-Strahlen gespalten und es entsteht eine Vorstufe, die spontan zum Cholecalciferol (alte Bezeichnungen Vitamin D_3 und Calciol) isomerisiert (👁 **22.12**).

Haut

7-Dehydro-Cholesterin

HO

UV-Licht

OH

„Vorstufe"

spontan

HO

Cholecalciferol
(Vitamin D_3)

👁 **22.12** Der zweite Schritt der Calcitriol-Synthese findet in der Haut statt.

Leber, Teil 2. Cholecalciferol selbst ist jedoch nur schwach aktiv, wird zurück in die Leber transportiert und dort an C^{25} hydroxyliert (hierzu sind sowohl NADPH/H$^+$ als auch O_2 nötig). Jetzt ist 25-Hydroxy-Cholecalciferol entstanden (👁 **22.13**). (Der Name wird immer länger, aber das Hormon ist noch immer nicht fertig...)

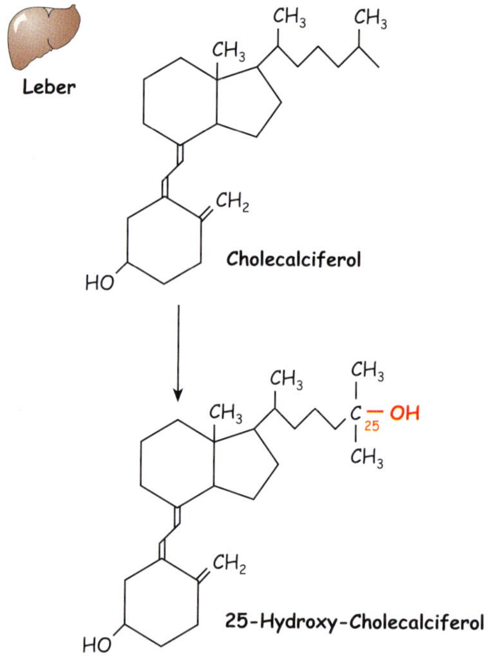

Leber

Cholecalciferol

25-Hydroxy-Cholecalciferol

👁 **22.13** Der dritte Schritt der Calcitriol-Synthese findet wieder in der Leber statt.

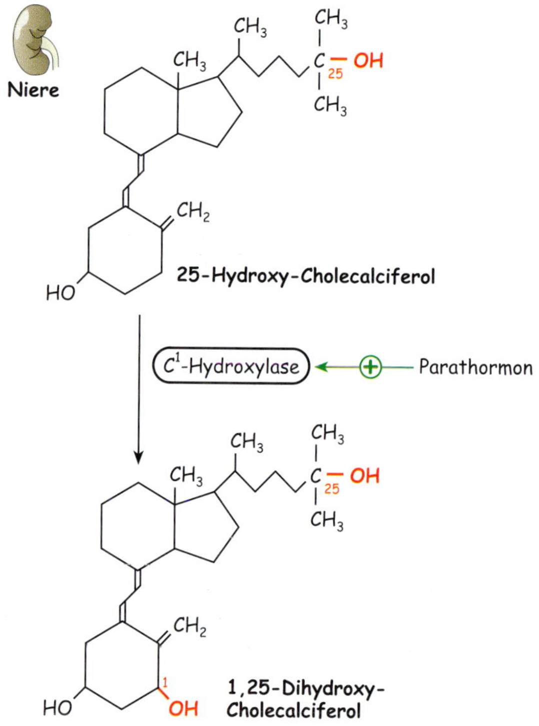

Niere

25-Hydroxy-Cholecalciferol

C^1-Hydroxylase ⊕ ← Parathormon

1,25-Dihydroxy-Cholecalciferol

👁 **22.14** Der vierte Schritt der Calcitriol-Synthese findet in der Niere statt.

Nieren. Der letzte Schritt (👁 **22.14**) ist abhängig vom Parathormon, das das letzte Enzym – die C^1-Hydroxylase – aktiviert. Aus dem 25-Hydroxy-Cholecalciferol (früher Calcidiol) wird das aktive **1,25-Dihydroxy-Cholecalciferol**, das nun endlich seine Arbeit aufnehmen kann (auch hierfür sind $NADPH/H^+$ und O_2 erforderlich). Gehemmt wird dieser letzte Schritt durch hohe Calcium- und Phosphatspiegel im Blut (negative Rückkopplung).

In ähnlicher Weise entsteht aus Ergosterin, einem pflanzlichen Sterin, Vitamin D_2 (Ergocalciferol). Dabei handelt es sich – im Gegensatz zum Calcitriol – wirklich um ein Vitamin, da die Vorstufe Ergosterin von unserem Körper nicht selbst hergestellt werden kann.

Molekulare und physiologische Wirkungen

Als **lipophiles** Hormon wirkt Calcitriol über intrazelluläre Rezeptoren und zwar in Darm, Knochen und den Nieren.

Calcitriol-Rezeptor. Beim Calcitriol-Rezeptor handelt es sich um einen Vertreter aus der Gruppe der Steroidrezeptoren (Typ IV). Er befindet sich im Zytosol und wird nach Hormonbindung in den Zellkern verlagert, wo er verschiedene Gene aktiviert oder inaktiviert. Es wird allerdings vermutet, dass noch weitere, bisher unbekannte Rezeptoren an der Calcitriol-Wirkung beteiligt sind.

Wirkungen des Calcitriols. Die Hauptwirkung des Calcitriols ist die Steigerung der enteralen Calcium- und Phosphataufnahme.

- **Wirkung auf den Darm.** Calcitriol induziert in den Mukosazellen die Bildung eines Ca^{2+}-bindenden Proteins und fördert vermutlich so die enterale Ca^{2+}-Resorption. Auch die Phosphatresorption im Darm wird durch Calcitriol unterstützt.
- **Wirkung auf die Knochen.** Die Bildung von Hydroxylapatitkristallen im Knochen wird begünstigt, Osteoblasten werden stimuliert, eine verstärkte Knochenmineralisierung ist die Folge.
- **Wirkung auf die Nieren.** Die renale Ausscheidung von Calcium und Phosphat wird gehemmt – jedoch nur in Anwesenheit von Parathormon.
- **Weitere Wirkungen.** In den letzten Jahren wurden immer mehr Zellen bekannt, die Calcitriol-Rezeptoren besitzen und nichts mit dem Calciumstoffwechsel zu tun haben. So beeinflusst Calcitriol die Reifung und Differenzierung bestimmter **Immunzellen** und deren **Zytokinproduktion**. Außerdem scheint es bei der Differenzierung und Proliferation vieler Zellen eine Rolle zu spielen. Da die Forschungsergebnisse noch recht neu sind, werden sie klinisch noch nicht richtig genutzt und sollen hier nicht weiter zur Sprache kommen.

Sekretionsreiz für Calcitriol. Der entscheidende regulierte Schritt der Calcitriol-Biosynthese ist die 1-Hydroxylase-Reaktion der Nieren. Die Aktivität dieses Enzyms wird vor allem durch einen Mangel an Calcium und/oder Phosphat

gesteigert. Auch das Parathormon stimuliert die 1-Hydroxylierung des 25-Hydroxy-Cholecalciferol.
Durch hohe Mengen an Calcium, Phosphat und Calcitriol selbst, wird die 1-Hydroxylase gehemmt.

Weg des Calcitriols durch den Körper

Die Odyssee des endogen produzierten Calcitriols wurde ja bereits vorgestellt. Mit der Nahrung aufgenommenes (also exogenes) Calciferol wird nach der Resorption im Darm vor allem in Chylomikronen (S. 157) zum linken Venenwinkel transportiert und dann über Herz, Aorta und die Leberarterien in die Leber gebracht, in der die erste Hydroxylierung erfolgt.

Abbau des Calcitriols

Calcitriol wird vor allem über die **Galle** ausgeschieden, ein hoher Prozentsatz nimmt an einem enterohepatischen Kreislauf teil und gelangt dadurch wieder in den Körper zurück. Die Halbwertszeiten der verschiedenen Zwischenstufen sind recht unterschiedlich, insgesamt aber relativ lang. Das 1,25-Dihydroxy-Cholecalciferol (Calcitriol) weist eine Halbwertszeit von etwa 3 – 5 Stunden auf.

Rachitis und Osteomalazie. Ein Mangel an Calcitriol macht sich bei Kindern als Rachitis und bei Erwachsenen als Osteomalazie bemerkbar (Knochenerweichung). Beide Krankheitsbilder sind in unseren Breiten allerdings mittlerweile Raritäten. Sie werden dennoch hier erwähnt, da sie für die Biochemie sehr anschaulich sind.
Durch einen Mangel an Calcitriol steigt die Konzentration zirkulierenden Parathormons im Blut an, was zu einem Knochenabbau führt.
Rachitis bei Kindern. Bekommt die Haut nicht genügend Sonne, und fehlt zusätzlich Calcitriol in der Nahrung, können aufgrund der gestörten Calcifizierung von Knochen und Knorpel Mangelerscheinungen auftreten, die man als Rachitis bezeichnet (gr. *rachis* = Rücken). Folgen sind Wirbelsäulendeformierungen, Zwergenwuchs und weitere Störungen, die sich aus dem gestörten Calcium- und Phosphathaushalt ergeben.
Osteomalazie bei Erwachsenen. Nach dem Verschluss der Wachstumsfugen kommt es bei einem Calcitriolmangel zur Osteomalazie, die vor allem durch Knochenschmerzen und Muskelschwäche charakterisiert ist.
Der limitierende Faktor für die endogene Calcitriol-Bildung ist meist die Sonnenbestrahlung. Die exogene Zufuhr durch Nahrungsmittel ist begrenzt, da die meisten Nahrungsmittel nur sehr wenig Calcitriol enthalten. Fischlebeöle, wie **Lebertran**, bilden eine Ausnahme. Gerade Menschen in Skandinavien haben so die Möglichkeit, trotz der lang anhaltenden Dunkelheit, ausreichende Mengen an Calcitriol zu bekommen.

Osteoporose. Heutzutage viel häufiger, aber von der Osteomalazie zu trennen, ist die Osteoporose. Die Ursachen sind noch weitgehend unklar. Es liegt jedoch *kein* Calcitriolmangel vor. Als Osteoporose begünstigende Faktoren im Alter gelten der postmenopausale Östrogenmangel sowie eine Immobilisation. Die Folgen sind ein Mangel an der gesamten Knochengrundmasse, verbunden mit einer erhöhten Frakturanfälligkeit (der Knochen bricht leichter...).

22.2.4 Calcitonin

Calcitonin (Thyreocalcitonin) ist ein vermutlich relativ unwichtiges Peptidhormon, das in der **Schilddrüse** hergestellt und bei einer Hyperkalzämie ausgeschüttet wird. Seine Funktion (☞ **22.15**) scheint in früheren Zeiten der Evolution wichtiger gewesen zu sein (und ist es heute noch bei Salzwasserfischen).

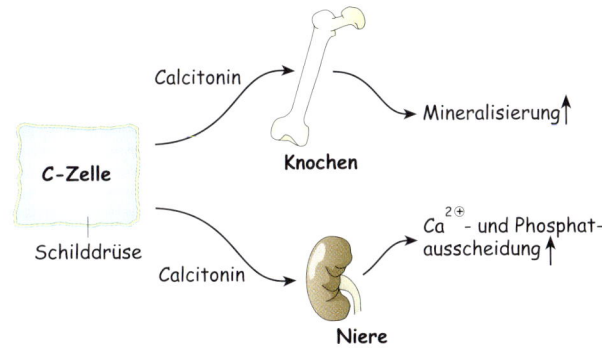

☞ **22.15** Die Wirkung von Calcitonin.

Biosynthese des Calcitonins

Die Bildung des Polypeptids Calcitonin erfolgt in den **parafollikulären** oder **C-Zellen** der Schilddrüse und zum Teil auch in anderen Organen.

Molekulare und physiologische Wirkungen

Was den Calciumspiegel im Blut betrifft, ist Calcitonin der direkte Gegenspieler des Parathormons. Steigt der Blutcalciumspiegel an, wird Calcitonin ausgeschüttet und senkt den Calciumspiegel.
Eine chronische Erhöhung (z. B. durch Tumoren) oder Erniedrigung (z. B. durch Entfernen der Schilddrüse) bewirkt aber keine starken Schwankungen des Calciumhaushalts, weshalb die physiologische Bedeutung dieses Hormons nicht zu hoch eingeschätzt werden sollte.

Den entscheidenden Effekt auf die Höhe des Calciumspiegels im Blut hat die Menge der Parathormon-Sekretion. Steigt der Blut-Calciumspiegel an, sinkt die Ausschüttung des Parathormons, was letztlich auch zu einer Senkung des Blutspiegels an Calcium führt.

Wirkung auf die Nieren. Calcitonin steigert in den Nieren die Ausscheidung von Calcium und Phosphat.

Wirkung auf den Knochen. Calcitonin hemmt die Ca^{2+}- und HPO_4^{2-}-Mobilisierung aus dem Knochen und stimuliert die Osteoblasten zum Einbau von Calcium und Phosphat (= Knochenmineralisation). Daneben hemmt es direkt die Osteoklasten, die mit vielen Rezeptoren für Calcitonin ausgestattet sind.

Die Senkung des Calcium-Spiegels unter Calcitonineinfluss erfolgt dabei innerhalb von rund 30 Minuten.

Weg des Calcitonins durch den Körper

Der Weg von Calcitonin in den Körper entspricht dem der Schilddrüsenhormone (S. 375).

Abbau des Calcitonins

Calcitonin wird nach einer Plasmahalbwertszeit von etwa 10 Minuten abgebaut.

Calcitonin als Medikament. Calcitonin eignet sich als Medikament bei Hyperkalzämie und bei Osteoporose, da es zusätzlich zur Aktivierung der Osteoblasten auch noch die Osteoklasten hemmt. Leider stellt sich nach wenigen Tagen eine Gewöhnung des Organismus ein, was die Anwendungsmöglichkeiten beschränkt.

23 Wachstum und Fortpflanzung

Wachstum und Fortpflanzung hängen biochemisch eng zusammen, weshalb sie auch in einem gemeinsamen Kapitel behandelt werden.

Wachstumsprozesse spielen während unseres ganzen Lebens eine große Rolle. Es ist daher nicht verwunderlich, dass auch diese Vorgänge durch Hormone gesteuert werden.
Auf zellulärer Ebene wird Wachstum durch viele verschiedene **Wachstumsfaktoren** gesteuert, von denen man inzwischen jede Menge kennt, mindestens genau so viele samt ihren Interaktionen aber noch unklar sind.
In diesem Kapitel widmen wir uns jedoch den **klassischen Hormonen**, die das Wachstum beeinflussen. Im Vordergrund steht hier das **Somatotropin**, aber auch die **Schilddrüsen-** und **Sexualhormone** haben einen nicht unerheblichen Einfluss auf unsere Größe.

Die Fortpflanzung. Wenn man im Allgemeinen von Hormonen spricht und dass diese manchmal verrückt spielen, meint man eigentlich immer die Gruppe der Sexualhormone.
Außer den bekannten männlichen und weiblichen Geschlechtshormonen (**Androgenen** bzw. Östrogene **und Gestagenen**) gibt es noch zwei weitere Hormone, nämlich **Prolaktin** und **Oxytocin**, welche speziell bei der Geburt und der Milchproduktion in der Brustdrüse eine Rolle spielen.

> Wichtig ist, dass alle Hormone, egal ob weiblich oder männlich, sowohl bei der Frau als auch beim Mann vorkommen. Was die Geschlechter voneinander unterscheidet, ist vielmehr die Konzentration im Blut und das Verhältnis der Hormone zueinander.

Die Sexualhormone stammen chemisch vom Cholesterin ab (☞ **23.1**), zählen deshalb zu den lipidlöslichen Hormonen und binden an einen löslichen, intrazellulären Rezeptor.

☞ **23.1** Sexualhormone stammen chemisch vom Cholesterin ab.

Man kann sie anhand der Anzahl ihrer Kohlenstoffatome in drei Gruppen einteilen:

- Gestagene (C_{21})
- Androgene (C_{19})
- Östrogene (C_{18})

23.1 Somatotropin

Somatotropin (gr. *soma* = Körper und *tropein* = wenden, richten, hier: spezifisch auf etwas einwirken) ist das eigentliche Wachstumshormon. Es wird auch als somatotropes Hormon (STH) oder häufig englisch als „growth hormone" (GH) bezeichnet.

> Es handelt sich um ein Peptidhormon, das, wie alle Tropine, aus dem Hypophysenvorderlappen (HVL) kommt. Die übergeordnete Steuerung übernimmt der Hypothalamus mittels Somatoliberin und Somatostatin.
> Seine Wirkung entfaltet Somatotropin größtenteils nicht direkt, sondern über weitere Signalstoffe, deren Bildung es in der Leber initiiert; man nennt diese Stoffe **Somatomedine**. Auch dabei handelt es sich um Peptide. Sie werden auf den Somatotropin-Reiz hin in der Leber synthetisiert und fördern das Körperwachstum (☞ **23.2**).

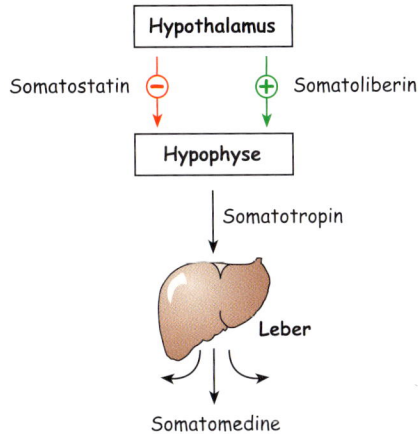

☞ **23.2** Somatotropin wirkt vor allem über Somatomedine.

Somatotropin wird nicht dauernd in gleichen Mengen produziert. Die Sekretion erfolgt stoßweise und ändert sich noch dazu mit dem Alter. Vor der Pubertät erfolgen nur wenige Ausschüttungsschübe pro Tag, während der Pubertät dann so 10 bis 20 pro Tag und im Alter wird das Ganze dann wieder weniger.

23.1.1 Biosynthese des Somatotropins

Somatotropin ist ein Peptidhormon aus 191 Aminosäuren, das im Hypophysenvorderlappen (= Adenohypophyse) synthetisiert wird.

23.1.2 Molekulare und physiologische Wirkungen

Somatotropin macht im Körper genau das, was sein Name aussagt, es lässt den Körper wachsen. Diese direkt auf das Wachstum bezogenen Wirkungen werden hauptsächlich über Somatomedine veranlasst. Die begleitenden Effekte auf den Stoffwechsel vermittelt Somatotropin hingegen überwiegend selbst.

Direkte Somatotropinwirkungen

Bei vielen anderen Hormonen haben die Tropine neben den Liberinen und Statinen nur die Aufgabe, das eigentliche Hormon am Ende der Kaskade zu regulieren. Auch bei Somatotropin wird die Hauptwirkung den Stoffen zugeschrieben, die am Ende der Regelkette gebildet werden: den Somatomedinen. Im Gegensatz zu den übrigen Tropinen übt Somatotropin jedoch zahlreiche direkte Wirkungen aus. Diese sind alle äußerst logisch und gut nachvollziehbar, wenn man sich klar macht, was der Körper zum Wachsen alles benötigt.

So wird z. B. die **Proteinbiosynthese gesteigert**, da für den Aufbau von Gewebe unter anderem viele Proteine benötigt werden. Daneben werden vermehrt Stoffe wie Glukose (liefert Energie) und Aminosäuren (fungieren als Bausteine) aus dem Blut in die Zellen aufgenommen – dies alles sind so genannte Insulin-synergistische Wirkungen.

Gleichzeitig muss aber dafür gesorgt werden, dass der Vorrat an energiereichen Substanzen im Blut nicht ausgeht. Deshalb fördert Somatotropin die **Mobilisierung von energiereichen Substanzen** aus Speichergewebe und wirkt damit Insulin-antagonistisch. Die Glukoneogenese wird gefördert und Glukose ins Blut ausgeschleust. Dies führt also zu einem erhöhten Blutzuckerspiegel. Ähnliches passiert mit dem Fettstoffwechsel. Die Lipolyse im Fettgewebe wird gesteigert und dadurch vermehrt Fettsäuren ins Blut freigesetzt. Die Neusynthese von Fettsäuren, die ja normalerweise der Einspeicherung von Energie dient, wird gehemmt.

Beim **Somatotropin-Rezeptor** handelt es sich um einen membranständigen Rezeptor mit Janus-Kinase-Aktivität (JAK), der sehr den Zytokinrezeptoren ähnelt (S. 346). Durch die Bindung von Somatotropin an diesen als Monomer vorliegenden Rezeptor erfolgt eine Dimerisierung und Phosphorylierung der Rezeptormoleküle.

Dies wiederum ermöglicht so genannten STAT-Molekülen (engl. *signal transducer and activator of transcription*), an den Rezeptor zu binden und schließlich in den Kern zu wandern und dort über eine Bindung an die DNA die Transkription bestimmter Gene zu beeinflussen.

Wirkungen über Somatomedine

Somatotropin führt zur Bildung von Somatomedinen. Dies sind wachstumsfördernde Peptide, die vor allem in der Leber, aber auch im Knochen und in anderen Geweben synthetisiert werden und vorwiegend parakrin wirken. Daneben werden sie aber auch endokrin sezerniert und können wie klassische Hormone wirken (23.3).

Wegen der Ähnlichkeit dieser Stoffe mit Insulin nennt man sie auch Insulin-ähnliche Wachstumsfaktoren oder auf Englisch **i**nsuline like **g**rowth factors (IGFs).

Es gibt zwei wichtige Somatomedine: IGF I und IGF II, wobei IGF I das wichtigere von beiden ist.

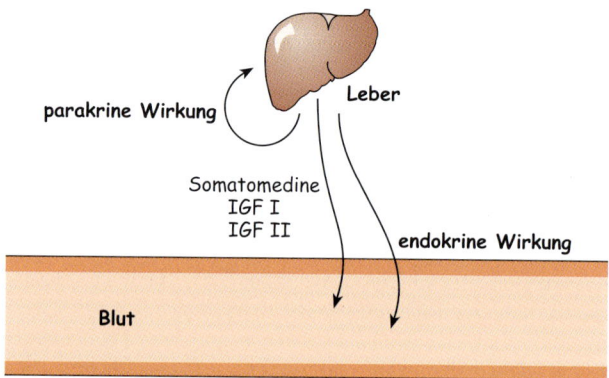

 23.3 Somatomedine wie IGF I und IGF II können parakrin und endokrin wirken.

Somatomedin-Rezeptor. Der Rezeptor, über den das Haupt-Somatomedine IGF I wirkt, ist dem Insulin-Rezeptor sehr ähnlich (was nicht verwundert, da ja auch die Somatomedine selbst dem Insulin ähnlich sind.). Es handelt sich um einen Typ-I-Rezeptor mit Thyrosinkinaseaktivität (S. 339).

Der IGF-II-Rezeptor besteht aus einem Glykoprotein, das zwar phosphorylierbare Tyrosinreste besitzt, selbst jedoch keine **Thyrosinkinaseaktivität** hat.

Wirkung der Somatomedine. IGF I steigert in den Wachstumszonen der Knochen die DNA- und RNA-Synthese und damit auch die Proteinbiosynthese. Es fördert dort die Zellteilung und lässt damit den Knochen in die Länge wachsen. IGF II wirkt ähnlich, spielt aber vor allem beim intrauterinen Wachstum eine Rolle.

IGF I steht stärker unter der Kontrolle von Somatotropin. Eine Erhöhung des Somatotropinspiegels bewirkt immer auch ein Ansteigen von IGF I.

Bei IGF II ist das etwas anders. Ein gewisses Minimum an Somatotropin ist für dessen Bildung zwar notwendig, dann bewirkt eine weitere Zunahme von Somatotropin jedoch kein Ansteigen von IGF II mehr. Dazu kommt, dass der Plasmaspiegel von IGF II ab dem Kleinkindalter das ganze Leben über recht konstant bleibt. Es gibt also vermutlich noch weitere, heute noch unbekannte Wirkungen von IGF II.

Transport der Somatomedine im Blut. Für Peptidhormone eigentlich unüblich ist die Bindung an ein **Transportprotein**. Somatomedine werden im Blut jedoch an **Bindungsproteine (IGF-BP)** gebunden transportiert. Durch diese Bindung an ein Transportprotein verlängert sich die Halbwertszeit auf mehrere Stunden. Die gebundene Form des Somatomedins ist biologisch inaktiv, das Tranportprotein fungiert also als **Dosiervorrichtung**. Auf diese Weise kann über längere Zeit eine relativ konstante Menge Wachstumshormon freigesetzt werden und wirken.

23.1.3 Regelkreis des Somatotropins

Jetzt wollen wir einen Blick auf den übergeordneten Regelkreis des Somatotropins werfen. Dieser beginnt im Hypothalamus, wo Somatoliberin und Somatostatin gebildet werden. Sie steuern den Somatotropinspiegel und darüber auch den Spiegel der Somatomedine.

Somatoliberin wird im Hypothalamus gebildet und fördert die Somatotropin-Produktion im Hypophysenvorderlappen. Für Somatoliberin findet man auch oft die Abkürzung GHRH, was für die englische Bezeichnung growth hormone releasing hormone steht.
Die Ausschüttung dieses Liberins ist durch einen neuralen Glukorezeptor gesteuert. Bei Hypoglykämie wird die Somatoliberin-Ausschüttung und damit auch die des Wachstumshormons erhöht. Wie schon erwähnt, verhält sich Somatotropin diesbezüglich antagonistisch zum Insulin.
Im Schlaf ist die Somatotropin-Sekretion stark erhöht, das heißt, wir wachsen tatsächlich im Bett am besten, was aber jetzt nicht heißt, dass viel schlafen groß macht...

23.1.4 Somatostatin

Somatostatin ist der Gegenspieler zu Somatoliberin. Es besitzt mehrere Vertreter, die jedoch ähnlich wirken. Dabei handelt es sich um Peptide unterschiedlicher Länge.
Gebildet im Hypothalamus, hemmt Somatostatin im Hypophysenvorderlappen die Somatotropin-Ausschüttung.
Analog zum Somatoliberin wird Somatostatin im Englischen als growth hormone inhibiting hormone oder GHIH bezeichnet
Die Benennung dieses Hormons als *Somatostatin* ist jedoch eigentlich nicht ganz richtig, denn Somatostatin hemmt nicht nur die Freisetzung von Somatotropin, sondern auch die von Kortikotropin, Thyreotropin und Prolaktin.
Daneben kommt Somatostatin noch in zahlreichen anderen Organen und im gesamten Magen-Darm-Trakt vor, besitzt also noch vielfältige andere Aufgaben.

23.1.5 Wege im Körper

Wie schon erwähnt, beginnt die übergeordnete Steuerung im Hypothalamus, dort werden Somatoliberin bzw. -statin gebildet und gelangen von dort über ein venöses System direkt in den Hypophysenvorderlappen, wo sie für die Bildung des eigentlichen Wachstumshormons Somatotropin sorgen. Somatotropin gelangt dann in den Kreislauf, wird im gesamten Körper verteilt und kann so seine direkten Wirkungen auf den Stoffwechsel entfalten. Zusätzlich bewirkt es direkt vor Ort (wie z. B. im Knochen), vor allem aber in der Leber die Bildung von Somatomedinen.

23.1.6 Abbau von Somatotropin und Somatomedinen

Da es sich um Peptide handelt, ist der Abbau unkompliziert. Alte Peptidhormone werden durch Proteasen in ihre Aminosäuren zerlegt, die dann weiter abgebaut oder zur Synthese neuer Proteine verwendet werden können.
Somatotropin hat dabei eine Halbwertszeit von nur 15 Minuten. Die Wirkung wird jedoch durch die längere Halbwertszeit der gebundenen Somatomedine (mehrere Stunden) entscheidend verlängert.

Zu groß, zu klein? Die goldene Mitte! So wie überall kann auch bei der Wachstumsregulation etwas schief gehen. Jedes Kind will groß werden, keiner will klein bleiben. Dabei haben überdurchschnittlich große Menschen häufig ernsthafte gesundheitliche Probleme. Noch problematischer wird es, wenn nicht der ganze Körper, sondern nur einzelne Körperteile zu groß werden. Im Folgenden einige Beispiele:

Zu groß. Es kann vorkommen, dass es aus irgendeinem Grund im Körper zu viel Somatotropin gibt. Ein möglicher Grund wäre ein **Hypophysenadenom**, ein gutartiger Tumor der Hypophyse, der jedoch unkontrolliert und in rauen Mengen Somatotropin produzieren kann. Es kommt nun ganz darauf an, wann im Leben eines Menschen dies auftritt. Sind die Epiphysenfugen noch offen, das Längenwachstum also noch nicht beendet, wird der Betreffende einfach größer als normal. Man nennt dies **proportionierten Riesenwuchs**.
Sind die Epiphysenfugen jedoch schon geschlossen, das Längenwachstum also abgeschlossen, wächst plötzlich nicht der ganze Körper, sondern nur die Teile des Skeletts, die noch nicht verknöchert sind. Dies sind vor allem die Akren (Hände und Füße), Kinn und Nase sowie die Weichteile. Dies kann zu sehr großen Händen und Füßen, einer langen Zunge, wulstigen Lippen oder großen Ohren führen und wird als **Akromegalie** bezeichnet.
Therapeutisch versucht man, die Ursache (z. B. das Adenom) chirurgisch zu entfernen. Zusätzlich kann man synthetisches Somatostatin verabreichen, das die Somatotropin-Produktion bremst.

Die Therapie ist dann schwierig, wenn sie erst begonnen wird, nachdem schon starke Symptome sichtbar sind, da ein einmal groß gewachsener Ohrknorpel allein durch Stoppen der Wachstumshormonzufuhr nicht mehr kleiner wird.

Zu klein. Durch angeborene Missbildungen der Hypophyse kann die Somatotropin-Produktion eingeschränkt sein. Die Folge ist ein nur geringes Wachstum des Betroffenen bis hin zum **Zwergwuchs**. Therapeutisch gibt man Somatotropin. Interessant ist, dass Somatotropin das Hormon mit der höchsten Spezies-Spezifität ist. So wirkt zum Beispiel beim Menschen tierisches Somatotropin nicht. Dies machte in der Vergangenheit große Probleme, da für die Therapie Somatotropin aus Leichen gewonnen wurde und damit das Risiko der Übertragung von Krankheiten sehr groß war. Heute verwendet man gentechnisch hergestelltes Somatotropin.

23.2 Schilddrüsenhormone

Schilddrüsenhormone spielen nicht nur im Energiestoffwechsel (S. 369), sondern auch für das Wachstum eine große Rolle. So fördern sie z. B. die Ausschüttung von **Somatotropin**.

Bei der Entwicklung eines Neugeborenen wird die Wichtigkeit der Schilddrüsenhormone offensichtlich. Fehlen sie in dieser ersten Zeit, verläuft die **Entwicklung und Ausreifung des Nervensystems** nicht richtig.

Deshalb gehört in Deutschland zum allgemeinen **Neugeborenen-Screening** auch der Test auf TSH, also Thyreotropin. Ist dieser Wert zu hoch, kann man davon ausgehen, dass das Schilddrüsenhormon fehlt oder zu wenig da ist und das Tropin gegenregulatorisch deshalb erhöht vorliegt. Ersetzt man in diesem Fall das Schilddrüsenhormon konsequent (per täglicher Tablette), steht einer normalen Entwicklung nichts im Wege.

23.3 Androgene – die männlichen Sexualhormone

Androgene, also männliche Sexualhormone wie z. B. das Testosteron (23.4), sind vor allem für die Ausbildung der männlichen Geschlechtsmerkmale in der Pubertät verantwortlich und fördern das Wachstum von Muskeln und männlicher Körperbehaarung. Aufgrund der Eiweiß-aufbauenden Wirkung (Muskeln) spielen sie jedoch auch eine wichtige Rolle beim Wachstumsschub in der Pubertät; und dies sowohl bei Jungs als auch bei Mädels!

Das wichtigste Androgen ist das Testosteron. Es wird vor allem in den Leydig-Zellen des Hodens, zum Teil aber auch in der Nebennierenrinde gebildet (lat. *testis* = Hoden).

 23.4 Testosteron.

23.3.1 Biosynthese der Androgene

Wie bei allen Steroidhormonen beginnt die Biosynthese der Sexualhormone mit dem Cholesterin, das im ersten Schritt zu Pregnenolon reagiert (23.5).

 23.5 Pregnenolon.

Aus Pregnenolon entsteht über den Zwischenschritt 17-α-Hydroxypregnenolon durch eine Lyase Dehydroepiandrosteron (DHEA), welches weiter zu Androstendion reagiert. Parallel entsteht aus Pregnenolon jedoch auch Progesteron (das wichtigste Gestagen, S. 400). Dieses kann über 17-α-Hydroxyprogesteron zum schon bekannten Androstendion werden. Aus Androstendion wird schließlich durch die 17-β-Dehydrogenase Testosteron (23.6).

DHEA. Das Dehydroepiandrosteron stellt eine interessante Zwischenstufe dar. Es ist das mengenmäßig mit Abstand am stärksten vertretene Steroidhormon sowohl beim Mann als auch bei der Frau. DHEA hat im Blut eine recht kurze Halbwertszeit von 10 bis 15 Minuten. Als Reservoir dient deshalb die hormonell unwirksame Form des Sulfat-Esters (DHEA-S) mit einer Halbwertszeit von 10 – 12 Stunden. Bis zu 99 Prozent des Gesamt-DHEAs liegen in dieser Form vor.

Formal zählt DHEA zu den männlichen Geschlechthormonen, es besitzt auch eine schwach androgene Wirkung. Tatsächlich handelt es sich dabei aber um eine Vorstufe von Androgenen *und* Östrogenen. Aus der Beobachtung, dass der DHEA-Spiegel eines Menschen im Laufe des Lebens kontinuierlich absinkt, hat man dem DHEA Auswirkungen auf den Alterungsprozess zugeschrieben. Deshalb wird DHEA – vor allem in den USA und nicht unumstritten – als Anti-Aging-Mittel eingesetzt.

Testosteron wird durch die 5-α-Reduktase zu Dihydrotestosteron reduziert. Dieses Dihydrotestosteron ist stärker wirksam, es hat fast die dreifache biologische Aktivität von Testosteron (☞ 23.7).

☞ **23.7**   Dihydrotestosteron.

23.3.2 Molekulare und physiologische Wirkungen

Testosteron fördert das Wachstum und die Differenzierung der männlichen Geschlechtsorgane während der Embryogenese und auch nach der Geburt. Es ist vor allem in der Pubertät verantwortlich für die Ausbildung der sekundären Geschlechtsmerkmale wie Bartwuchs, männlicher Körperbehaarung und einer Vergrößerung des Kehlkopfes. Es steigert die Potenz und ist für die Spermienbildung im Hoden notwendig.

Daneben bewirken Androgene eine Steigerung der Erythropoetin-Ausschüttung und haben eine Protein-anabole

☞ **23.6**   Testosteronbiosynthese.

Wirkung, führen also zu einer Steigerung der Muskelmasse. Aufgrund dieser Wirkungen werden männliche Geschlechtshormone nicht selten zum Doping im Hochleistungssport missbraucht.

Androgen-Rezeptor. Es handelt sich einen typischen zytosolischen Steroidrezeptor, der nach Bindung von Testosteron oder Dihydrotestosteron als Transkriptionsfaktor die Expression bestimmter Gene beeinflussen kann.

Transport der Androgene im Blut. Androgene (und auch Östrogene) werden im Blut zu 98% an ein Protein gebunden transportiert, nur ein geringer Anteil kommt frei vor und kann damit biologische Aktivität entfalten. Die Transportfunktion übernimmt zum größten Teil das **Testosteron-Östrogen-bindende Protein.**

23.3.3 Regelkreis der Androgene – die Gonadotropine

Die Steuerung „von oben" erfolgt über Gonadoliberin aus dem Hypothalamus. Im Hypophysenvorderlappen entstehen die Gonadotropine **Lutropin** (LH) und **Follitropin** (FSH), die mit denen der Frau identisch sind. Die Sekretion der Gonadotropine erfolgt nicht kontinuierlich, sondern pulsatil im Rhythmus von einigen Stunden. Diese pulsatile Sekretion ist beim Mann jedoch lange nicht so ausgeprägt wie bei der Frau (S. 402). Androgene hemmen sogar die Entwicklung des Pulsationszentrums im ZNS bei Jungen bereits vor der Geburt.
Gonadotropine wirken auf die männlichen Keimdrüsen, die Hoden. Dabei stimuliert Follitropin (FSH) die Sertoli-Zellen in den Tubuli seminiferi und initiiert damit die **Spermiogenese**. Lutropin (LH) wirkt auf die Leydig-Zellen, die daraufhin Testosteron produzieren. Testosteron wiederum wirkt über intrazelluläre Testosteron-Rezeptoren in Sertoli-Zellen darauf hin, die Spermiogenese aufrechtzuerhalten.
Durch ein komplexes Rückkopplungssystem werden der Testosteronspiegel und die Funktion der Hoden reguliert. Erstens hemmt Testosteron auf Hypothalamusebene die Gonadoliberin-Freisetzung. Das dadurch bewirkte Absinken der Gonadotropinkonzentration führt zu einer Hemmung der Testosteronbildung.
Der zweite Regelmechanismus geht von den Sertoli-Zellen aus. Diese bilden das Polypeptid **Inhibin**, welches wiederum die FSH-Freisetzung aus dem Hypophysenvorderlappen hemmt (👁 **23.8**).

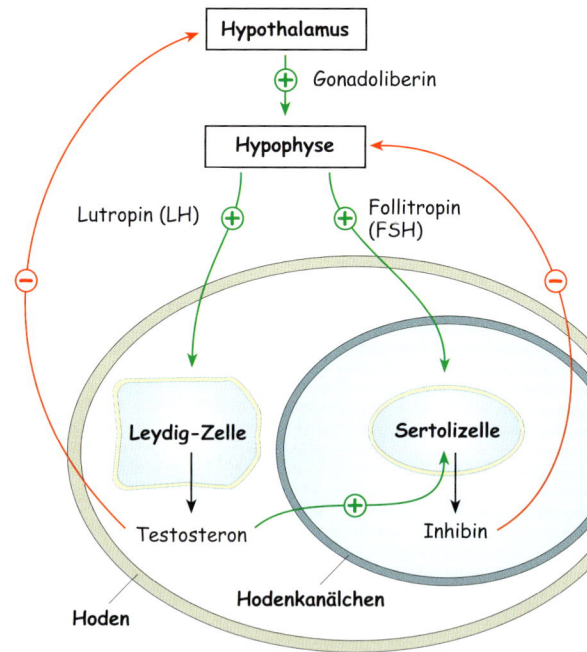

👁 **23.8** Regelkreis der Androgene.

23.3.4 Wege der Androgene im Körper

Die Produktion von Testosteron findet vor allem in den Leydig-Zellen des Hodens statt. Von dort aus gelangt es über die venösen Abflüsse der Hoden in den Blutkreislauf.

23.3.5 Abbau der Androgene

Androgene werden wie alle Steroide in der Leber glukuronidiert oder sulfatiert und dadurch für die Niere ausscheidbar gemacht. Ein kleiner Teil gelangt über die Galle in den Darm und wird von dort zum Teil über den entero-hepatischen Kreislauf wieder rückresorbiert.

23.4 Östrogene und Gestagene – die weiblichen Sexualhormone

Bei der Frau spielen vor allem Östrogene und Gestagene eine Rolle. Die Östrogene haben ihren Namen daher, dass diese Stoffe bei kastrierten Nagern die Zeichen der Brunst auslösen und Brunst lateinisch oestrus heißt. Gestagene heißen so, weil sie vor allem für die Aufrechterhaltung einer Schwangerschaft wichtig sind (lat. *gestare* = tragen).

23.4.1 Biosynthese von Östrogenen und Gestagenen

Die Biosynthese der weiblichen Sexualhormone findet vor allem in den Granulosazellen und den Theca-interna-Zellen des Ovars statt. Der Start der Synthese beginnt wie bei der Biosynthese der Androgene beim Cholesterin. Es reagiert in den Granulosazellen des Ovars über Pregnenolon zu **Progesteron**, dem wichtigsten Gestagen (☞ **23.9**).

☞ **23.9**   Progesteronsynthese.

☞ **23.10**   Östrogensynthese.

Hier beginnt nun eine Besonderheit bei der Östrogen-Synthese. Die Granulosazellen besitzen nur sehr wenig der Enzyme für die weitere Reaktion zum Androstendion, so dass Progesteron in diesen Zellen das vorläufige Endprodukt darstellt.

Progesteron kann nun aber in die daneben liegenden Theca-interna-Zellen diffundieren, die diese Enzymausstattung wiederum besitzen. Dort reagiert Progesteron über 17-α-Hydroxyprogesteron zum Androstendion.

Das Androstendion wiederum geht zurück in die Granulosazellen und reagiert dort teilweise zu Testosteron. Diese beiden Androgene bilden die Vorstufe der Östrogene. Ein Enzym namens Aromatase macht einen Ring des Androgenmoleküls aromatisch und lässt damit Östradiol aus Testosteron entstehen und Östron aus Androstendion. Östriol, das aus Östron entstehen kann, zählt schon zu den Abbauprodukten und hat im Vergleich zu den anderen beiden Östrogenen nur geringe biologische Aktivität (☞ **23.10**).

23.4.2 Molekulare und physiologische Wirkungen

Östrogene und Gestagene besitzen vielfältige Wirkungen auf den Organismus, die sich bei weitem nicht auf die Ausbildung der weiblichen Geschlechtsmerkmale beschränken und zum Teil auch noch nicht vollständig verstanden sind.

Wirkung der Östrogene

Das wichtigste Östrogen ist das Östradiol. Daneben gibt es noch Östron und Östriol, wobei Letzteres bereits ein Abbauprodukt darstellt und weniger wirksam ist als die anderen beiden. Die Wirkungen der Östrogene unterteilt man in solche, die direkt am Genitale angreifen und solche, die sonst irgendwo stattfinden. Die Wirkungen sind stark davon abhängig, in welcher Lebensphase die Frau sich befindet. So steht in der Pubertät die Entwicklung der sekundären weiblichen Geschlechtsmerkmale im Vordergrund, später eher die Wirkung auf den weiblichen Zyklus.

Genitale Wirkungen. Östrogene fördern die Entwicklung der weiblichen Sexualorgane wie Vagina und Uterus und beeinflussen ihre Funktion.

So stimuliert Östradiol die Proliferation der Uterusschleimhaut in der ersten Hälfte des Menstruationszyklus. Während der Pubertät fördert es die Entwicklung der sekundären Geschlechtsmerkmale der Frau.

Extragenitale Wirkungen. Zur allgemeinen Wirkung von Östrogenen gehört die Beeinflussung des Knochenwachstums. Die Knochen werden verstärkt mineralisiert, das Verschließen der Epiphysenfugen beschleunigt und das Längenwachstum dadurch gebremst. Dies ist der Grund, warum Mädchen häufig ganz plötzlich mitten in der Pubertät zu wachsen aufhören.

Östrogene beeinflussen auch den Wasser- und Elektrolythaushalt: Sie fördern die Retention von Na^+ und H_2O im Extrazellulärraum, was zur Gewichtszunahme führen kann. (Dies kann der Grund einer Gewichtszunahme bei Einnahme der „Pille" sein.)

Wirkung der Gestagene

> Das wichtigste Gestagen ist das Progesteron. Progesteron spielt vor allem in der zweiten Hälfte des Menstruationszyklus eine Rolle. Nach dem Eisprung bereitet es die Uterusschleimhaut auf die Einnistung des Eies vor.

Progesteron wird auch als Schwangerschaftshormon bezeichnet. Es steigt in der Schwangerschaft auf höhere Werte als normal an und bewirkt die Aufrechterhaltung der Schwangerschaft, ein Absinken dieses Hormons bricht die Schwangerschaft ab. Auch die normale Menstruationsblutung wird durch ein Absinken des Progesteronspiegels eingeleitet.

> Die **Abtreibungspille Mifegyne** enthält den Stoff RU 486, besser bekannt unter dem Namen **Mifepriston** (☞ **23.11**). Es handelt sich dabei um einen Progesteron-Antagonisten, also einen Stoff, der so ähnlich aussieht wie Progesteron, auch an dessen Rezeptor bindet, dort aber keine Wirkung entfaltet. Er vertreibt Progesteron von seinem intrazellulären Rezeptor und verhindert somit die normale Progesteronwirkung, was zum Abbruch der Schwangerschaft führt.

☞ **23.11** Abtreibungspille Mifegyne (Mifepriston).

Östrogen- und Progesteron-Rezeptor. Beide Steroidhormone besitzen einen zytosolischen Rezeptor. Nach der Bindung eines Hormonmoleküls entfaltet der Komplex seine Wirkung als Transkriptionsfaktor und reguliert die Expression bestimmter Gene im Kern.

Die Bestimmung von Hormonrezeptoren spielt auch in der Klinik eine Rolle, da zum Beispiel Brustkrebs, bei dem Hormonrezeptoren in ausreichender Menge exprimiert werden, mit Anti-Östrogenen behandelt werden kann.

Transport der Sexualhormone im Blut. Östrogene, wie auch Gestagene und Androgene, werden im Blut zu 98% an ein Protein gebunden transportiert, nur ein kleiner Anteil liegt in der wirksamen nicht gebundenen Form vor. Als Transportprotein dient zum größten Teil das **Testosteron-Östrogen-bindende Protein**. Progesteron wird gebunden an Transkortin transportiert, ein Protein, das auch Kortison bindet und daher seinen Namen hat.

23.4.3 Regelkreis der Östrogene und Gestagene – die Gonadotropine

Die Produktion und Freisetzung von Geschlechtshormonen wird durch Gonadoliberin, einem Dekapeptid aus dem Hypothalamus, gesteuert (☞ 23.12). Ein entsprechendes Statin kennt man nicht.

Im Hypophysenvorderlappen werden daraufhin die beiden Gonadotropine **Lutropin** (LH) und **Follitropin** (FSH) freigesetzt. Beide Hormone sind Glykoproteine. Sie sind nach der Wirkung benannt, die sie bei der Frau hervorrufen. FSH heißt Follikel-stimulierendes Hormon und wirkt vor allem auf die Follikelreifung im Ovar. Entsprechend hat das luteinisierende Hormon Einfluss auf die Bildung des Gelbkörpers (Corpus luteum, lat. *luteus* = goldgelb).

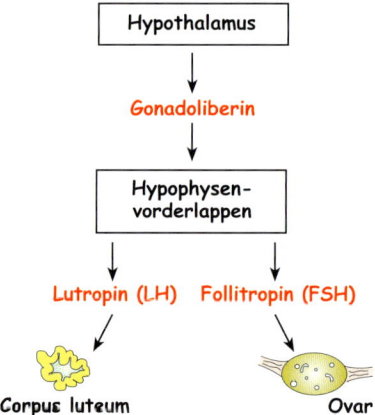

☞ **23.12** Steuerung der Östrogene und Gestagene.

Die Sekretion von Gonadoliberin erfolgt nicht kontinuierlich, sondern stoßweise, in Abständen von 90 bis 120 Minuten. Diese **pulsatile Sekretion** beginnt während der Pubertät und verschwindet mit der Menopause. Nach dem gleichen Muster (also auch pulsatil) werden deshalb auch die Gonadotropine Lutropin und Follitropin sezerniert.

Dieses Pulsieren scheint sehr wichtig für die Funktion der Hypophyse zu sein. Bei einer dauernden Stimulierung der Hypophyse mit Gonadoliberin-Analoga über ein bis zwei Tage schraubt diese ihre Gonadotropinproduktion stark zurück.

Die Gonadotropine wirken auf die weiblichen Keimdrüsen (die Ovarien) und fördern dort die Bildung von Östrogenen und Gestagenen. Sie steuern zusammen mit diesen Geschlechtshormonen den **Menstruationszyklus** und eine eventuelle **Schwangerschaft**.

23.4.4 Wege der Östrogene und Gestagene im Körper

Die Biosynthese von Östrogenen und Gestagenen erfolgt zum größten Teil in den Granulosa- und Theca-interna-Zellen des Ovars, von wo aus sie in den Blutkreislauf abgegeben werden und ihre Zielorgane erreichen. In der zweiten Hälfte des Zyklus und bei einer bestehenden Schwangerschaft produziert auch der Gelbkörper Sexualhormone, vor allem Progesteron.

23.4.5 Abbau der Östrogene und Gestagene

Östrogene und Gestagene werden in der Leber glukuroniert oder sulfatiert und dadurch für die Niere ausscheidbar gemacht (S. 557). Ein Teil der Steroidhormone wandert in die Galle und wird dann teilweise über den Darm wieder rückresorbiert (entero-hepatischer Kreislauf).

> Interessant wird der Abbau der Sexualhormone aber vor allem dann, wenn die Leber dies nicht mehr tut. Bei einer Leberzirrhose zum Beispiel ist die Arbeitsleistung der Leber stark eingeschränkt. Weibliche Geschlechtshormone, die auch beim Mann vorhanden sind, können nun nicht mehr in erforderlicher Menge ausgeschieden werden und sammeln sich an.

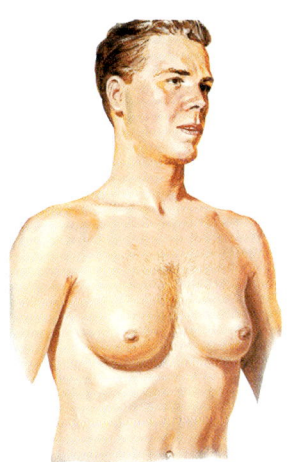

👁 **23.13**   Feminisierung.

> Krankhaft äußern sich hier vor allem ansteigende Östrogenspiegel beim Mann. Sie führen zu einer **Feminisierung** des Betroffenen mit einer Vergrößerung der Brust (= Gynäkomastie) und dem Verlust der männlichen Behaarung (= „Bauchglatze"). Dieses Bild kann man bei langjährigen Alkoholikern relativ häufig beobachten (👁 **23.13**).

23.4.6 Der weibliche Zyklus

> Bei der Frau ist die Ausschüttung von Sexualhormonen nach der Pubertät nicht mehr so einfach geregelt wie beim Mann. Plötzlich hängt der Hormonspiegel vom Menstruationszyklus ab, der sich im 28-Tage-Rhythmus (oder so ähnlich) wiederholt.

Diesen Zyklus kann man grob in drei Phasen einteilen (👁 **23.14**):
1. Proliferationsphase
2. Sekretionsphase
3. Menstruationsphase

Ein Zyklus beginnt definitionsgemäß mit dem ersten Tag der Menstruation. Wir beginnen jedoch mal bei Tag 7, also dem Ende der Blutung.

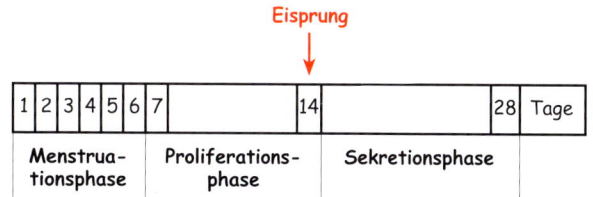

👁 **23.14**   Menstruationszyklus.

An diesem Tag beginnt die Proliferationsphase, in der – wie der Name schon sagt – die Uterusschleimhaut zu wachsen beginnt (= proliferiert). Gleichzeitig reifen im Ovar Follikel heran. Am Ende dieser Phase findet die Ovulation (= Eisprung) statt. In der nun folgenden Sekretionsphase bildet sich im Ovar aus dem Rest des Tertiärfollikels der Gelbkörper (= Corpus luteum). Dieser beginnt, Progesteron und Östrogen zu produzieren. Wird die Eizelle befruchtet, so beginnt um den 6. Tag der Sekretionsphase die Einnistung in den Uterus. Wird sie nicht befruchtet (was meistens der Fall ist), folgt die Menstruationsblutung. Interessanterweise ist die Zeit vom Eisprung bis zur nächsten Menstruation ziemlich konstant, die Dauer von der Menstruation bis zum nächsten Eisprung dagegen kann oft deutlich variieren.

Die Proliferationsphase

Die Bezeichnung der einzelnen Phasen bezieht sich auf die Veränderungen im Uterus. Betrachtet man stattdessen die Vorgänge im Ovar, heißt die Proliferationsphase Follikelphase. FSH fördert im Ovar das **Heranreifen von Follikeln**.

Theca-Zellen, die den Follikel umgeben, beginnen, als Reaktion auf das Einwirken von LH, Androgene zu produzieren. Diese diffundieren in die Granulosazellen und werden dort durch das Enzym **Aromatase** in Östrogene umgewandelt (S. 401). Intelligenterweise wird von FSH auch noch die Synthese dieser Aromatase induziert, was im Zusammenspiel zu einer vermehrten Ausschüttung von Östrogen durch den Follikel führt.

Der steigende Östrogen-Spiegel hemmt durch eine negative Rückkopplung die Ausschüttung von FSH und LH aus der Hypophyse.

Der sehr hohe Spiegel an Östrogen, der kurz vor der Ovulation erreicht wird, fördert durch einen noch nicht genau verstandenen Mechanismus über eine **positive Rückkopplung** auf den Hypothalamus die LH-Sekretion kurzfristig stark und führt so zum so genannten **LH-Gipfel** (⊙ 23.15). Etwa 24 Stunden nach diesem Gipfel kommt es zum Eisprung. Im Uterus verdickt sich unter dem Einfluss von Östrogen die Schleimhaut, Drüsen vermehren sich und wachsen in die Länge, und es bilden sich Spiralarterien.

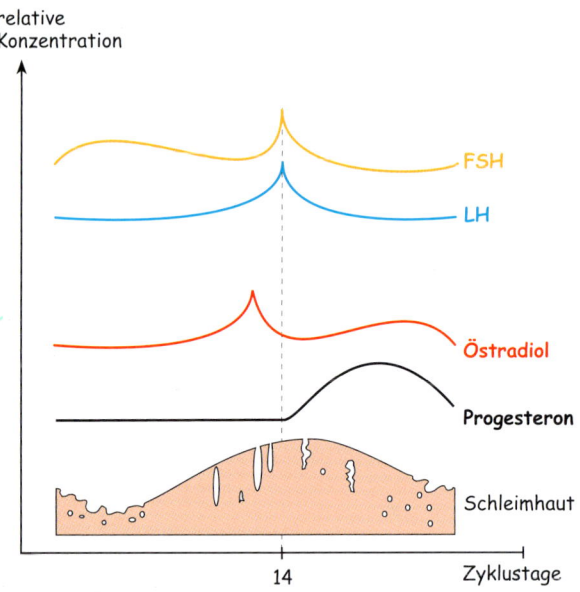

⊙ **23.15** Relative Hormonkonzentrationen während des Menstruationszyklus.

Die Sekretionsphase

Der bei der Ovulation im Ovar verbleibende Rest des Follikels entwickelt sich zum **Gelbkörper** (= Corpus luteum), weshalb diese Phase in der Betrachtung der ovariellen Ereignisse auch Lutealphase genannt wird. Dieser Gelbkörper, der unter der Kontrolle von LH steht, produziert weiterhin etwas Östrogen, vor allem aber **Progesteron**. Dieses Gestagen bereitet die Uterusschleimhaut auf die Einnistung einer Eizelle vor. Dazu wird die Durchblutung erhöht, Drüsen wachsen aus und glykogenhaltiger Schleim wird sezerniert.

Progesteron macht den Zervixschleim zäher, die Gebärmutter wird nach außen hin abgedichtet und dadurch auf eine mögliche Schwangerschaft vorbereitet. Daneben verursacht Progesteron einen Anstieg der basalen Körpertemperatur um etwa 0,5 Grad, der auch zur Bestimmung des Ovulationszeitpunkts verwendet werden kann.

Beide Hormone, Progesteron und Östrogen, hemmen durch **negative Rückkopplung** auf die Hypophyse die LH-Sekretion.

Durch den sinkenden LH-Spiegel wiederum geht der Gelbkörper langsam zugrunde, was logischerweise bewirkt, dass auch die Konzentration der von ihm induzierten Hormone Östrogen und Progesteron sinkt.

Die Menstruationsphase

Auf dieses Absinken von Östrogen und Progesteron reagieren die Gefäße in der Uterusschleimhaut mit einer **Vasokonstriktion**, was zur Minderdurchblutung (= Ischämie) führt. Die absterbende Schleimhaut wird abgestoßen, es kommt zur Menstruation.

Die Wirkung der „Pille". Die bei uns am meisten verbreitete und bislang zuverlässigste Art der Schwangerschaftsverhütung ist die „Pille". Es gibt sie in vielen Variationen, doch sind die meisten der gängigen Präparate Kombinationspräparate aus Östrogenen und Gestagenen.

Durch die Einnahme der Pille ist der normale Spiegel an Östrogenen und Gestagenen erhöht, was über die negative Rückkopplung auf die Hypophyse zu einer Hemmung der Gonadotropinfreisetzung (LH und FSH) führt.

Dadurch bleibt der physiologische Anstieg von Östrogen in der ersten Hälfte des Zyklus aus. Da der Östrogenspiegel dauernd erhöht ist, kommt es nicht zum LH-Gipfel und damit auch nicht zur Ovulation.

Das Gestagen verhindert durch eine Verdickung des Zervixschleims zusätzlich das Eindringen der Spermien in den Uterus.

Da Östrogene nicht nur auf die Geschlechtsorgane wirken, ist diese Form der Kontrazeption leider nicht ganz frei von Nebenwirkungen. Östrogene steigern unter anderem die Synthese von Gerinnungsfaktoren, was der Grund dafür ist, dass für Frauen, die die Pille nehmen, das Thromboserisiko höher ist als normal. Durch gleichzeitiges Rauchen wird dieses Risiko nochmal stark erhöht. Die Einnahme der Pille ist anfangs auch oft mit einer leichten Gewichtszunahme verbunden. Dies liegt an der vermehrten Einlagerung von Wasser ins Gewebe, die durch Östrogene vermittelt wird.

23.5 Prolaktin

Prolaktin ist ein Hormon, das im Zusammenhang mit der Milchproduktion der weiblichen Brust eine große Rolle spielt (lat. *lac, lactis* = Milch) und gegen Ende der Schwangerschaft, sowie danach, wichtig ist.

23.5.1　Biosynthese des Prolaktins

Prolaktin ist ein Peptidhormon aus 198 Aminosäuren und kommt aus dem Hypophysenvorderlappen. Die Sache mit den Liberinen und Statinen ist hier etwas komplexer. **Dopamin** fungiert als Prolaktostatin, ein eigenes Liberin ist nicht bekannt. Man weiß jedoch, dass Somatoliberin (also das Liberin des Wachstumshormons Somatotropin) in gewisser Weise als Prolaktoliberin wirkt. Es wird vermutet, dass noch einige andere Substanzen wie Endorphine (= körpereigene Morphine) als Prolaktoliberin wirken (☞ **23.16**).

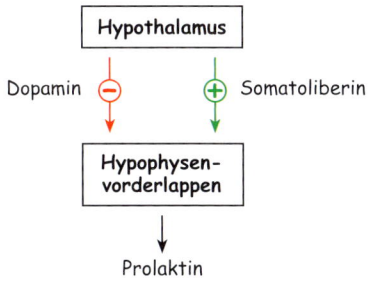

☞ **23.16**　Biosynthese des Prolaktins.

23.5.2　Molekulare und physiologische Wirkungen

> Die wichtigste Funktion von Prolaktin ist die Vorbereitung der Brust auf die Milchbildung während der Schwangerschaft und deren Förderung nach der Geburt.

Ein Saugreiz an der Mamille führt zur Hemmung der Dopaminsekretion und dadurch zu einer vermehrten Ausschüttung von Prolaktin. Dies wiederum regt die Milchproduktion in der laktierenden Mamma an.

Der Serumspiegel von Prolaktin ist bei Männern und Frauen normalerweise annähernd gleich. Bei schwangeren Frauen steigt er jedoch auf das 20fache an und fördert in diesen Mengen das Wachstum der weiblichen Brust und die Milchproduktion.

Ein dauerhaft hoher Prolaktinspiegel hemmt die pulsatile Sekretion der Gonadotropine und darüber die Ovulation. Dies passt zu der Beobachtung, dass voll stillende Mütter in dieser Zeit trotz fehlender zusätzlicher Verhütungsmaßnahmen deutlich seltener schwanger werden, als andere. Man erklärt dies durch den hohen Prolaktinspiegel, der durch den ständigen Saugreiz an der Brust verursacht wird (keine Haftung bei Versagen dieser Verhütungsmethode...).

23.5.3　Wege des Prolaktins im Körper

Prolaktin wird im Hypophysenvorderlappen (der Adenohypophyse) gebildet und in den Blutkreislauf abgegeben, worüber dann die Zielorgane wie die Brustdrüse erreicht werden.

23.5.4　Abbau des Prolaktins

Prolaktin wird durch Proteasen abgebaut, die Halbwertszeit im Serum beträgt etwa 50 Minuten.

> **Das Prolaktinom.** Erhöhte Prolaktinspiegel werden zum Beispiel im Zusammenhang mit einem Prolaktin-produzierenden gutartigen Tumor, dem Prolaktinom, beobachtet. Die Symptomatik kann dabei abhängig von Lebensalter und Geschlecht und sehr vielseitig sein. So gibt es die direkten Effekte auf die Brustdrüse, wie zum Beispiel Ausfluss von Milch aus der Brust (auch bei Männern), zum anderen indirekte Wirkungen über die Hemmung der Gonadotropin-Sekretion, wie ein Ausbleiben der Regelblutung oder Störung der Libido und Erektionsprobleme.

23.6　Oxytocin

Oxytocin wirkt nur auf ganz bestimmte glatte Muskelzellen bei der Frau, die mit der Geburt in Verbindung stehen. Am Uterus bewirkt es die rhythmischen Kontraktionen der Wehen, an der Brustdrüse erleichtert es das Ausstoßen der Milch beim Trinken des Säuglings (griech. *tokos* = das Gebären). Beim Mann ist keine Funktion bekannt.

23.6.1　Biosynthese des Oxytocins

Oxytocin kommt aus dem Hypophysenhinterlappen. Produziert wird es jedoch eigentlich im Hypothalamus, von wo aus es über einen axonalen Transport (also über die Axone von Nervenzellen) in den Hypophysenhinterlappen gelangt. Es handelt sich um ein **Peptidhormon** aus neun Aminosäuren, bei dem sich zwei Cysteinmoleküle über eine Disulfidbrücke zu einem Cystin verbinden. Dadurch ergibt sich eine Ringstruktur. Man spricht deshalb auch manchmal von einem Oktapeptid, obwohl es eigentlich aus neun Aminosäuren besteht (☞ **23.17**).

```
        Cys
       /    Tyr
      S       Ile
      |
      S       Gln
       \    Asn
        Cys
         |      Oxytocin
        Pro
         |
        Leu
         |
        Cly
```

👁 **23.17**   Oxytocin.

23.6.2   Molekulare und physiologische Wirkungen

> Oxytocin wirkt kontrahierend auf die glatte Muskulatur der Brustdrüse und die Muskelzellen des Uterus.

Die Dehnung der Zervix während der Geburt ist ein Reiz für die Ausschüttung von Oxytocin, was eine Kontraktion der Uterusmuskulatur und damit die Wehen einleitet. Für diesen Zweck wird Oxytocin auch in der Geburtshilfe eingesetzt.

Auch in der Brustdrüse führt Oxytocin zu einer Kontraktion der glatten Muskulatur, was zur Exkretion, also dem Ausstoßen der bereits produzierten Milch führt (für die Produktion ist ja Prolaktin zuständig, siehe oben). Diese Oxytocinausschüttung beim Saugreiz an der Brust kann aber auch dazu führen, dass es zu Uteruskontraktionen und damit krampfartigen Unterleibschmerzen beim Stillen kommen.

23.6.3   Wege des Oxytocins im Körper

Wie bereits erwähnt, wird Oxytocin (genau wie Adiuretin, das zweite Hormon aus dem Hypophysenhinterlappen, S. 386) auf einen nervalen Reiz hin im Hypothalamus gebildet und gelangt über die Axone von Neuronen in den Hypophysenhinterlappen (auch Neurohypophyse genannt). Dort wird es in Vesikeln gespeichert.

Wie Adiuretin ist auch Oxytocin während des axonalen Transports an ein Protein gekoppelt, das Neurophysin I, von dem es in den Vesikeln enzymatisch abgespalten wird (Adiuretin ist an Neurophysin II gebunden). Vom Hypophysenhinterlappen aus erreicht das Oxytocin schließlich den Kreislauf und damit den ganzen Körper.

23.6.4   Abbau des Oxytocins

Prolaktin besitzt im Serum eine Halbwertszeit von nur wenigen Minuten. Darüber hinaus gibt es eine Aminopeptidase namens Oxytocinase, die aus der Plazenta stammt und während der Schwangerschaft vermehrt gebildet wird. Sie ist in der Lage, Oxytocin zu inaktivieren. Die Ausscheidung erfolgt über Leber und Niere.

> **Oxytocin als Medikament.** Wie schon erwähnt, wird Oxytocin in der Geburtshilfe zum Auslösen von Wehen verwendet. Dies ist einfach zu verstehen und funktioniert gut, Gefahr besteht nur bei einer Überdosierung. Dann nämlich kann es passieren, dass sich die Uterusmuskulatur statt rhythmischer Kontraktionen tonisch kontrahiert und dem Kind während der Geburt die Sauerstoffzufuhr abschneidet.

24 Zytokine – die Botenstoffe der Abwehr

Um den Körper vor Gefahren bewahren zu können, muss die Abwehr, die Polizei des Körpers, koordiniert vorgehen.

> Die nötige Kommunikation zwischen den Abwehrzellen untereinander und mit anderen Körperzellen erfolgt dabei zum einen über Zell-Zell-Interaktionen, zum anderen über Abwehr-Botenstoffe, die man **Zytokine** nennt.
> Daneben spielen Zytokine eine wichtige Rolle bei Differenzierungs- und Wachstumsvorgängen.

Es ist daher nicht verwunderlich, dass Zytokine nicht nur von Abwehrzellen, sondern auch von einer Reihe anderer Zelltypen gebildet werden. So bilden Endothelzellen beispielsweise VEGF (engl. *vascular endothelial growth factor*), einen Faktor, der über seine Rezeptoren Migration, Proliferation und Differenzierung verschiedener Zellen vermittelt.
Der Name rührt daher, dass diese Proteine in Zellen etwas bewegen, was hier allerdings im Sinne von bewirken gemeint ist. Zytokine können **autokrin**, **parakrin** und **endokrin** wirken – je nachdem, in welcher Konzentration sie gebildet werden, und ob sie die Blutbahn erreichen.

24.1 Einteilung der Zytokine

Die Bestandteile des Zytokinnetzwerkes wurden nach und nach entdeckt. Aufgrund ständig neuer Erkenntnisse unterliegt das System der Zytokine auch heute noch einem ständigen Wandel. Eine einheitliche Nomenklatur hat sich daher noch nicht herausgebildet.

> Ein Großteil der Zytokine wird als **Interleukine** bezeichnet, also als Stoffe, die hauptsächlich *zwischen* (lat. *inter* = zwischen) den *Weißen Blutzellen* (gr. *leukos* = weiß) ihre Wirkung entfalten.

Bis heute sind 26 verschiedene Interleukine bekannt, die entsprechend der Reihenfolge ihrer Entdeckung durchnummeriert wurden (IL-1 bis IL-26). Man kann wohl davon ausgehen, dass im Laufe der Zeit noch weitere hinzukommen werden.
Die Interleukine stehen zum Teil im Dienst der unspezifischen Abwehr, zum Teil erfüllen sie Aufgaben im Rahmen der spezifischen Abwehr.

Eine andere Untergruppe von Zytokinen, die vor allem im Rahmen der unspezifischen Abwehr von Bedeutung sind, stellen die **Chemokine** dar. Sie sind für die Rekrutierung von Abwehrzellen an den Ort einer Entzündung verantwortlich. Daneben scheinen sie auch für die Koordination der Rezirkulation der Lymphozyten von Bedeutung zu sein.

Die Chemokine haben unsystematische Namen erhalten und zum Teil werden auch Interleukine (z. B. IL-8) den Chemokinen zugerechnet.

> Neben den Zytokinen der unspezifischen und spezifischen Abwehr, gibt es noch solche, die die Bildung und Freisetzung der Blutzellen im Knochenmark steuern. Man spricht dabei von **CSF = Kolonie-stimulierenden Faktoren**.

Auch eine Reihe von weiteren Wachstumsfaktoren (engl. *growth factors*) werden den Zytokinen zugerechnet, wie das oben erwähnte VEGF und das in der Niere produzierte Erythropoetin (EPO). Letzteres wird von einigen zu den Hormonen, von anderen zu den Zytokinen gezählt.

24.2 Grundeigenschaften der Zytokine

Zytokine sind (Glyko-)Proteine, die von einer Vielzahl von Zellen gebildet werden können, vorwiegend in nächster Nähe der sezernierenden Zellen wirken und eine relativ kurze Halbwertszeit haben, die im Minutenbereich liegt.
Ein grundlegendes Problem bei der Einteilung der Zytokine ist die Tatsache, dass die meisten von ihnen nicht von einer einzigen Zellart gebildet werden, und dass verschiedene Zytokine teilweise gleiche Wirkungen entfalten (**Redundanz**). Andererseits kann ein Zytokin je nach Zielzelle unterschiedliche Effekte haben (**Pleiotropie**).
Im Körper wirkt kein Zytokin für sich allein – es handelt sich immer um das Zusammenspiel mehrerer Zytokine, die **additiv**, **synergistisch** oder **antagonistisch** wirken.
So gibt es Zytokine, die proliferativ wirken wie IL-2 und die CSFs und solche, die das Zellwachstum hemmen wie TGF-β (TGF = engl. *transforming growth factor*) und TNF-α (TNF = Tumornekrosefaktor).
Man kann in vitro, also außerhalb des Körpers, zwar die Funktion einzelner Zytokine untersuchen, eine endgültige Aussage über die Wirkung in vivo ist aber nicht möglich.
Die Wirkung eines Zytokins kann sich je nach Zielzelle unterscheiden und in der Regel ist eine Zelle im Körper einem Mix aus verschiedenen Zytokinen ausgesetzt.

24.3 Molekulare Wirkung der Zytokine

Um auf ihre Zielzellen wirken zu können, müssen die Zytokine als Proteinbotenstoffe an Rezeptoren der Zellmembran binden.

Man unterscheidet anhand extrazellulärer Domänen folgende Familien von Zytokin-Rezeptoren:

- Typ-I-Zytokin-Rezeptoren (z. B. für IL-2, IL-6, GM-CSF = engl. *granulocyte macrophage colony stimulating-factor*, G-CSF, Prolaktin und Wachstumshormon)
- Typ-II-Zytokin-Rezeptoren (z. B. für IFN-α/-β/-γ und IL-10)
- TNF-Rezeptoren (z. B. für TNF-α, Fas-ligand)
- Immunglobulin-Superfamilie-Rezeptoren (z. B. für IL-1 und M-CSF)
- aus sieben transmembranären α-Helices bestehende Chemokinrezeptoren

Diese Einteilung orientiert sich allein am Aussehen des extrazellulären Anteils der Rezeptoren. Die Wirkung, die durch die Bindung des Zytokins an seinen Rezeptor ausgelöst wird, beruht allerdings auf der intrazellulären Struktur des Rezeptormoleküls, die für die Signaltransduktion entscheidend ist.

Das Ergebnis der Signaltransduktion ist dann in der Regel die Aktivierung von Transkriptionsfaktoren, wodurch die Zelle neue Fähigkeiten erlangt oder zur Proliferation angeregt wird. Nicht selten initiiert ein Zytokin die Produktion anderer Zytokine, so dass es zu **Zytokinkaskaden** kommt. Es gibt unterschiedliche Signaltransduktionspfade. Chemokin-Rezeptoren arbeiten beispielsweise über die Aktivierung von G-Proteinen.

24.4 Die Zytokine der unspezifischen Abwehr

Unmittelbar nach Eindringen eines Fremdstoffes oder nach Gewebeverletzung werden die Zellen der unspezifischen Abwehr aktiv, was unter anderem zur Produktion bestimmter Zytokine führt, die eine wichtige Rolle im Rahmen der frühen Abwehr spielen. Im Folgenden sollen die wichtigsten vorgestellt werden: Interferon-α, Interferon-β, Tumornekrosefaktor-α (TNF-α), IL-1 und IL-6, IL-10 und die Chemokine.

24.4.1 Interferon-α und Interferon-β – die Typ-I-Interferone

Interferon-α wird hauptsächlich von Monozyten und Makrophagen gebildet, weshalb es manchmal auch als Leukozyten-Interferon bezeichnet wird. **Interferon-β kann von vielen Zellen wie z. B. Fibroblasten** produziert werden (Fibroblasten-Interferon). Während es sich beim Interferon-β

um ein einziges Protein handelt, kann man etwa 20 verschiedene Proteine unterscheiden, die der Interferon-α-Familie zugerechnet werden.

Interferone werden von Zellen produziert, die mit einem Virus infiziert sind. Das Produktionssignal ist vermutlich hauptsächlich doppelsträngige RNA, die in uninfizierten Körperzellen nicht vorkommt.

Mithilfe der Interferone versucht die Zelle auf **autokrinem** Weg, die virale Vermehrung in ihrem Inneren zu hemmen, und gleichzeitig vermittelt sie auf **parakrinem** Weg ihren Nachbarzellen die Nachricht von ihrer Infektion. Die so informierten Zellen entwickeln daraufhin Strategien, die die Infektion weiterer Zellen erschweren sollen.

Der Name Interferon soll zum Ausdruck bringen, dass diese Proteine die Vermehrung der Viren stören (lat. *interferre*).

Interferone als Bestandteil der unspezifischen humoralen Abwehr

Interferone hemmen unspezifisch die virale Vermehrung und werden daher der unspezifischen humoralen Abwehr zugerechnet. Die Hauptwirkung der Typ-I-Interferone besteht darin, die Nachbarzellen einer virusinfizierten Zelle in einen antiviralen Zustand zu versetzen. Zu einem gewissen Anteil kommt es auch zu einer autokrinen Wirkung auf die infizierte Zelle.

Wirkungsweise der Interferone

Typ-I-Interferone entfalten ihre Wirkung über den oben beschriebenen JAK/STAT-Pfad, was zur Transkription unterschiedlicher Zielgene führt (S. 346).

Zellen, die von Typ-I-Interferonen stimuliert wurden, synthetisieren verschiedene Proteine, die die virale Replikation hemmen oder die Abtötung infizierter Zellen unterstützen. Es wird zum Beispiel das Enzym **2'-5'-Oligoadenylatsynthetase** gebildet. Dieses Enzym verknüpft mehrere ATP-Moleküle zu einem 2'-5'-Polymer, das dann seinerseits eine Endoribonuklease aktiviert, die die virale RNA abbauen kann. Außerdem stimulieren Interferone die Produktion von TAP- und MHC-I-Molekülen, was die Arbeit der CD 8⁺-T-Zellen verbessert, und sie erhöhen die zytotoxische Aktivität der NK-Zellen (S. 608).

24.4.2 Tumornekrosefaktor-α (TNF-α), IL-1 und IL-6 – die Initiatoren der akuten Phase

TNF-α, IL-1 und IL-6 sind die wichtigsten Zytokine der frühen Abwehr und der Entzündung. Sie sorgen dafür, dass Leukozyten an den Ort der Entzündung gelockt werden und rufen in höheren Konzentrationen systemische Effekte hervor.

Wird TNF-α in enorm großen Mengen produziert, kommt es zu einer Schädigung des Organismus, ein septischer Schock entsteht.

Produktionsort von TNF-α, IL-1 und IL-6. Der größte Teil von TNF-α, IL-1 und IL-6 stammt aus **mononukleären Phagozyten** (Monozyten/Makrophagen). IL-1 und IL-6 können auch von anderen Zellen produziert werden, beispielsweise von Endothelzellen und Fibroblasten.
Synthesereiz ist für TNF-α und IL-1 vor allem das LPS (Lipopolysaccharid) aus gramnegativen Bakterien, aber auch TNF-α selbst stimuliert die Bildung von IL-1 – ein Beispiel für eine Zytokinkaskade. Die Biosynthese von IL-6 erfolgt auf einen IL-1- oder TNF-α-Reiz hin.

Molekulare Wirkung von TNF-α, IL-1 und IL-6. TNF-α und IL-1 führen zu einer Aktivierung von **NF-κB** und **AP-1**, während IL-6 über den **JAK/STAT-Weg** läuft.
In bestimmten Zellen und unter bestimmten Umständen kann TNF-α auch eine Aktivierung von Caspasen und damit die Induktion der Apoptose bewirken (S. 265). Der biologische Sinn dieser TNF-α-Eigenschaft ist noch nicht geklärt.

Biologische Wirkung von TNF-α IL-1 und IL-6. Werden diese Zytokine in geringen Mengen gebildet, kommt es zur Entstehung einer lokalen Entzündung, die durch die Biosynthese von Adhäsionsmolekülen auf Endothelzellen und Chemokinen von Leukozyten und Gewebszellen gekennzeichnet ist. Das Ziel der Entzündung ist die Rekrutierung von Leukozyten in das Gewebe.

> Werden sie in moderaten Mengen gebildet, so dass sie über den Blutweg auch an entfernten Orten wirken können, rufen sie **Fieber**, die Produktion von **Akute-Phase-Proteinen** in Hepatozyten und die vermehrte **Freisetzung von Leukozyten aus dem Knochenmark** hervor. Dies sind drei Auswirkungen, deren Messung in der Klinik zum Entzündungsnachweis genutzt werden: Temperaturmessung, Bestimmung der Entzündungsparameter CRP, BSG und der Leukozytenzahl.
> Aufgrund ihrer Fähigkeit, Fieber zu induzieren, werden IL-1, IL-6 und TNF-α auch als **endogene Pyrogene** bezeichnet (endogen = vom Körper selbst produziert; gr. *pyr* = Feuer, Fieberhitze, Fieber; *-gen* = hervorbringend, verursachend).

Woher TNF-α seinen Namen hat. Erstmals entdeckt wurde TNF-α im Serum von Tieren, denen man LPS verabreicht hatte. Das Serum dieser Tiere war in der Lage, Tumorzellen in vivo zu töten, weshalb man den Stoff, den man dafür verantwortlich machte, Tumor-Nekrose-Faktor (TNF) nannte.
TNF-α führt in hohen Konzentrationen zu einer intravasalen Thrombosierung. Dadurch wird der Tumor von der Blutversorgung abgeschnitten und stirbt.

> Hohe Dosen von TNF-α bewirken außerdem eine verminderte Kontraktilität des Herzmuskels und einen verringerten Tonus der Gefäßwände. Dadurch kommt es zum Blutdruckabfall und zur Ausbildung eines septischen Schocks, der nicht selten zum Tode führt.
> Es verbietet sich also, Tumoren mit TNF-α zu behandeln, da man nicht nur den Tumor, sondern mit ihm auch den Patienten umbringen würde.

24.4.3 Chemokine

> Chemokine sind Polypeptide, deren Hauptaufgabe das **„Anlocken" von Leukozyten** ist. Chemokin ist eine Wortzusammensetzung aus **„chemo**taktisches Zyto**kin".

Der Großteil der gebildeten Chemokine liegt an Endothelzellen gebunden vor, so dass vorbeischwimmende Weiße Blutzellen daran binden können. Durch dieses zunächst lose Anhaften kommen die Leukozyten dann mit den ebenfalls im Entzündungsgebiet exprimierten Endotheladhäsionsproteinen in Berührung – die Auswanderung der Leukozyten ins Gewebe hat begonnen.

Einteilung der Chemokine. In jedem Chemokinmolekül findet man zwei Cysteinreste. Je nachdem, ob die zwei Cysteine direkt aufeinander folgen oder ob eine andere Aminosäure dazwischen liegt, unterscheidet man **CC-Chemokine** und **CXC-Chemokine**.
Außerdem gibt es noch ein Chemokin mit nur einem Cystein (C-Chemokin) und eines, bei dem die beiden Cysteine durch drei andere Aminosäuren getrennt werden, CX₃C-Chemokin.

Es gibt leider keine einheitliche Nomenklatur für die Chemokine. Die folgenden Namen muss man sich daher auch nicht merken, sie sollen nur als Beispiel dienen: IL-8, RANTES (engl. *regulated upon activation normal T cell expressed and secreted*), MIP-1α, MIP-1β (MIP = engl. *macrophage inflammatory protein*).

Produzenten der Chemokine. Chemokine werden von Leukozyten und Gewebezellen (Endothelzellen, Epithelzellen und Fibroblasten) als Antwort auf einen IL-1- oder TNF-α-Reiz hin synthetisiert.

Chemokinrezeptoren. Die Chemokinrezeptoren durchspannen mit sieben α-Helix-Domänen die Membran von Leukozyten, wobei T-Zellen die größte Vielfalt an solchen Rezeptoren tragen. Die Signaltransduktion erfolgt über G-Proteine (👁 **24.1**).

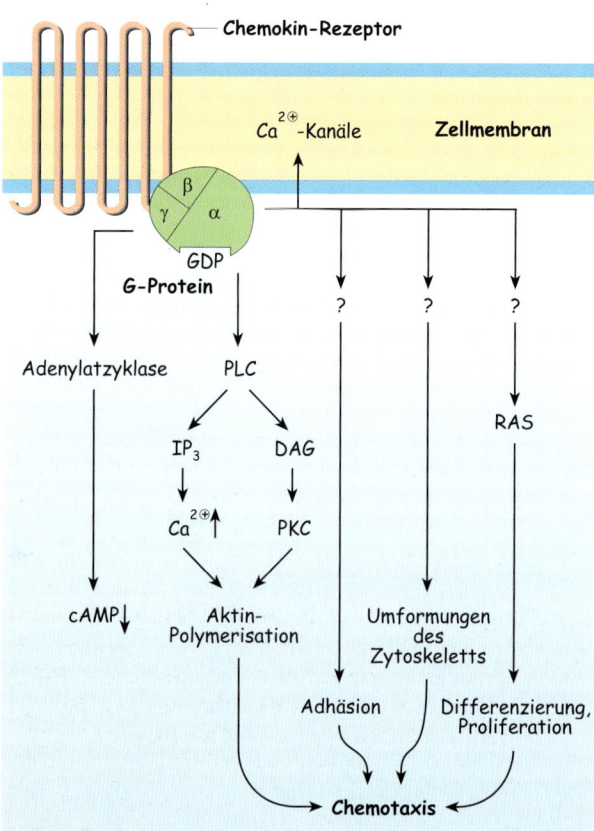

◉ 24.1 Chemokinrezeptoren.

Wie bei den Chemokinen unterscheidet man zwischen Rezeptoren für CXC-Chemokine (CXC-Rezeptoren = CXCRs) und solche für CC-Chemokine (CC-Rezeptoren = CCRs), die dann noch durchnummeriert werden. RANTES und MIP-1α/β binden zum Beispiel an CCR5.

> Im Zeitalter von HIV und AIDS sind die Chemokinrezeptoren von besonderer Bedeutung, da das **HI-Virus** (S. 319) bestimmte Chemokinrezeptoren (**CCR5** und **CXCR4**) als Corezeptoren beim Eindringen in Immunzellen benutzt.

Nicht nur Chemokine wirken anziehend auf Leukozyten. Es gibt auch andere Stoffe, die Weiße Blutzellen an den Ort einer Entzündung locken. Solche Mediatoren sind beispielsweise Leukotrien B_4 und das von Bakterien produzierte Tripeptid N-Formyl-Met-Leu-Phe.

24.4.4 Interleukin-10

Interleukin-10 hemmt aktivierte Makrophagen und dient damit der Kontrolle der unspezifischen Abwehr. IL-10 wird im Rahmen einer negativen Rückkopplung von aktivierten Makrophagen gebildet. Daneben synthetisieren auch T-Zellen und Keratinozyten IL-10.

24.5 Die Zytokine der spezifischen Abwehr

Nachdem Lymphozyten ihr spezifisches Antigen erkannt haben, kommt es zu einer Proliferation und Differenzierung, was zu einem wesentlichen Teil von Zytokinen geregelt wird.

Die wichtigsten Produzenten dieser Zytokine sind die CD 4+-T-Zellen, bei denen man je nach produziertem Zytokinmuster noch T_H1- und T_H2-Zellen unterscheiden kann.

Zu den Zytokinen der spezifischen Abwehr gehören IL-2, IL-4, INF-γ, TGF-β und Lymphotoxin (früher: TNF-β).

24.5.1 Interleukin-2 (IL-2)

Erkennt eine **T-Zelle** ihr spezifisches Antigen, so beginnt sie mit der Produktion von IL-2 und IL-2-Rezeptor. Der Anreiz zur IL-2-Synthese ist also die Antigenbindung. IL-2 wirkt dabei hauptsächlich **autokrin** als **T-Zell-Wachstumsfaktor**, stimuliert aber auch NK-Zellen und B-Zellen zur Proliferation und Antikörperbiosynthese.

Molekulare Wirkung von IL-2. Bindet IL-2 an seinen Rezeptor (übrigens ein Typ-I-Zytokinrezeptor), so kommt es zur Aktivierung des JAK/STAT-Weges, den es nur bei Zytokinrezeptoren gibt. Außerdem werden die Phosphatidylinositol-3-Kinase und der RAS-Signaltransduktionsweg aktiviert, was aber auch durch andere Rezeptortypen möglich ist.

Im Sinne einer positiven Rückkopplung führt die Bindung von IL-2 an seinen Rezeptor zur Hochregulierung der IL-2-Rezeptoren auf der Zellmembran.

Als Ergebnis der Signaltransduktion kommt es innerhalb der IL-2-stimulierten Zelle zu einer vermehrten Produktion von Cyclin D 2 und Cyclin E (S. 259). Diese beiden Proteine assoziieren mit Cyclin-abhängigen Kinasen, die dadurch aktiviert werden. Die aktivierten Kinasen phosphorylieren und aktivieren nun ihrerseits eine Reihe von Proteinen, die eine Progression des Zellzyklus aus der G_1- in die S-Phase des Zellzyklus bewirken.

Zusätzlich nimmt die intrazelluläre Konzentration an P27 ab (S. 259). P27 hemmt die Arbeit der Cyclin-abhängigen Kinasen, und damit das Fortschreiten des Zellzyklus. Durch die Hemmung der P27-Biosynthese wird die Zellteilung also ebenfalls angetrieben.

Außerdem induziert IL-2 die Biosynthese des Apoptoseschutzproteins BCL-2 (S. 266), was ein verlängertes Überleben der Zellen zur Folge hat.

Biologische Wirkung von IL-2. IL-2 entfaltet seine Hauptwirkung autokrin auf die Zellen, von denen es synthetisiert wurde. Daneben ist aber auch eine parakrine Wirkung auf benachbarte Zellen möglich.

Die wichtigste Aufgabe des IL-2 besteht in der klonalen Expansion von T-Zellen, die ihr spezifisches Antigen erkannt haben. Weiterhin schütten IL-2-stimulierte T-Zellen vermehrt Zytokine (IL-4, IFN-γ) aus.

Daneben gibt es aber auch andere Zellen, die von IL-2 stimuliert werden:

- Bei NK-Zellen wirkt IL-2 als Wachstumsfaktor und erhöht deren zytolytische Aktivität.
- B-Zellen werden durch IL-2 zur Proliferation und Antikörperbiosynthese angeregt.

24.5.2 Interleukin-4 (IL-4)

Interleukin-4 wird vorwiegend von T$_H$2-Zellen und **Mastzellen** gebildet. Es ist entscheidend am **Antikörperklassenwechsel zu IgE** beteiligt und stimuliert T$_H$2-Zellen und Mastzellen zur Proliferation.

Daneben führt es zu einer Differenzierung der T$_H$0-Zellen zu T$_H$2-Zellen und hemmt die Aktivierung von Makrophagen. IL-4 verschiebt damit die Abwehrlage in Richtung humorale Abwehr.
Wie IL-2 wirkt auch IL-4 über einen Rezeptor, der mit JAK-assoziiert ist.

24.5.3 Interferon-γ

Während IL-4 das Marker-Zytokin der T$_H$2-Zellen ist, sind T$_H$1-Zellen durch die Produktion von Interferon-γ gekennzeichnet. Auch CD8$^+$-T-Zellen und NK-Zellen synthetisieren Interferon-γ.
Interferon-γ wird auch Typ-II-Interferon oder Immuninterferon genannt. Es besitzt zwar eine geringe antivirale Aktivität, diese reicht allerdings nicht an die der Typ-I-Interferone heran.

Die Hauptaufgabe des Interferon-γ liegt in der Aktivierung von Makrophagen und damit in einer Unterstützung der zellulären Abwehr. Die Makrophagen erlangen durch die Interferon-γ-Aktivierung die Fähigkeit zur Produktion von reaktiven Sauerstoff- und NO-Metaboliten.

Weiterhin fördert Interferon-γ den Klassenwechsel zu IgG und hemmt den Wechsel zu IgE.
Das Signal zur Interferon-γ-Produktion besteht bei T-Zellen in der Stimulierung durch ihr Antigen. Bei NK-Zellen löst das Erkennen fremder Strukturen oder IL-12 die Bildung von Interferon-γ aus.
Der Interferon-γ-Rezeptor leitet das Aktivierungssignal über JAK/STAT weiter.

24.5.4 Transforming-Growth-Factor-β (TGF-β)

TGF-β wird von **Antigen-aktivierten T-Zellen**, **Makrophagen** und **Monozyten** (nach LPS-Stimulation) und von vielen anderen Zellen produziert. So wie IL-10 das hemmende Zytokin der unspezifischen Abwehr ist, handelt es sich bei TGF-β um ein Zytokin, das die Aktivierung der spezifischen Abwehr hemmt.

TGF-β verhindert die Proliferation und Aktivierung von T Zellen und Makrophagen, und vermindert damit das Ausmaß der Abwehr- und Entzündungsantwort.

Im Rahmen der Terminierung von Abwehrprozessen stimuliert TGF-β zusätzlich die Synthese von Proteinen der extrazellulären Matrix und sorgt damit für eine Reparatur des Gewebes im Anschluss an Entzündungen.
Außerdem stimuliert TGF-β B-Zellen zur Produktion von Antikörpern der Immunglobulinklasse A (IgA). IgA sind die Antikörper, die für die Abwehr der Schleimhäute von entscheidender Bedeutung sind.
Neben den Aufgaben im Rahmen der Abwehr hat TGF-β eine Reihe weiterer systemischer Effekte, deren biologische Relevanz aber noch nicht aufgeklärt ist.

24.5.5 Lymphotoxin (TNF-β)

TNF-β hat eine gewisse strukturelle Ähnlichkeit mit TNF-α. Daher kann es auch an die gleichen Rezeptoren binden, was entsprechende Wirkungen nach sich zieht, die schon bei TNF-α beschrieben wurden.
Anders als TNF-α, dessen Hauptquelle aktivierte Makrophagen sind, wird TNF-β von **Antigen-stimulierten T-Zellen** produziert. Die dabei gebildete Menge an TNF-β ist in der Regel so gering, dass es nicht in die Zirkulation gelangt. TNF-β kann daher im Unterschied zu TNF-α keine systemischen Effekte bewirken und wirkt eher lokal an seinem Entstehungsort.

24.6 Zytokine als Regulatoren der Abwehrreaktion

Jeder Gewebeschaden stellt eine potenzielle Eintrittspforte für Krankheitserreger dar. Um die Abwehrzellen im Blut auf eine derartige Schwachstelle aufmerksam zu machen, initiieren die Zellen (Gewebezellen wie Keratinozyten, Makrophagen, Mastzellen usw.) im Schadensgebiet eine Entzündungsreaktion. Dadurch sollen Leukozyten ins Gewebe gelockt werden. Eine wichtige Rolle spielen dabei vor allem TNF und die Chemokine.
Parallel zur Rekrutierung von Leukozyten an den Ort der Entzündung, nehmen Dendritische Zellen eingedrungene Fremdstoffe auf und machen sich damit beladen auf den Weg zum nächsten Lymphknoten.

Dort präsentieren sie das Antigen dann an die dortigen Lymphozyten. Passt deren Antigenrezeptor, werden sie aktiviert und treten ins Blut über, das sie an ihren Einsatzort transportiert.

Damit die Leukozyten im Blutstrom wissen, wo sie gebraucht werden, stimuliert TNF in Endothelzellen die Produktion von bestimmten Adhäsionsmolekülen. An diese können sich Leukozyten mit entsprechenden Gegenrezeptoren binden.

Der Besatz mit Adhäsionsmolekülen ändert sich im Verlauf der Entzündung, so dass zunächst Neutrophile, dann Makrophagen und schließlich Lymphozyten ins Gewebe rekrutiert werden.

Es kommt dabei zunächst nur zu einer losen Anlagerung der Leukozyten ans Endothel, so dass sie noch ein Stück an der Gefäßwand entlangrollen. Schließlich haften die Leukozyten relativ fest an den Endothelzellen und die Leukozyten können zwischen den Endothelzellen hindurch die Blutbahn verlassen und ins Gewebe einwandern (👁 **24.2**).

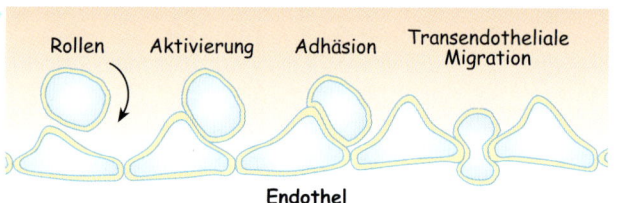

👁 **24.2** Transendotheliale Migration.

Zytokine als Medikamente. Bei zahlreichen Erkrankungen besteht ein wesentlicher Teil der Therapie in der Modulation des Immunsystems.

Während bei Autoimmunerkrankungen und Allergien eine Hemmung der Abwehr angestrebt wird, versucht man bei Krebs und Infektionen dieselbige zu stärken. Zum Einsatz kommen dabei Interferone und Interleukine. Nach Knochenmarkstransplantationen werden Kolonie-stimulierende Faktoren verabreicht, um das mit der Transplantation einhergehende Defizit an Blutzellen möglichst schnell wieder auszugleichen. Neben der Knochenmarkpunktion können hämatopoetische Stammzellen (S. 481) auch aus dem peripheren Blut gewonnen werden. Dabei wird die Bildung und Freisetzung der Blutstammzellen durch die Gabe von G-CSF vor der Spende stimuliert.

25 Mediatoren

Wie die „klassischen" Hormone sind auch Mediatoren Botenstoffe, die eine bestimmte Wirkung vermitteln. Aufgrund ihrer geringen Halbwertszeit (sie zerfallen also sehr schnell wieder) werden sie jedoch meist gar nicht erst ans Blut abgegeben, sondern wirken hauptsächlich lokal begrenzt. Ihre mehrheitlich lokale Produktion in Geweben (und nicht in Drüsen) hat den Mediatoren zusätzlich den Namen der „Gewebshormone" eingebracht. Hierbei sei erwähnt, dass dieser Begriff unter den Biochemikern keinesfalls klar ist, wir uns jedoch für eine synonyme Verwendung von Mediatoren und Gewebshormonen entschieden haben, da eine deutliche Abgrenzung nicht möglich ist.

Einigkeit herrscht jedenfalls in dem Punkt, dass Mediatoren zwei verschiedene Wirkmechanismen nutzen:

- **Autokrin** wirkt ein Mediator dann, wenn er die Zelle, die ihn gerade erst ausgeschüttet hat, zu irgendetwas stimuliert.
- Unter der **parakrinen** Wirkung versteht man die Stimulation der Zellen in der unmittelbaren Nachbarschaft.

Wirft man einen Blick auf die Stoffe, die mehrheitlich zu den Mediatoren gezählt werden, fällt eine starke Inhomogenität auf: Neben den für das Entzündungsgeschehen zentralen **Eikosanoiden** findet sich hier beispielsweise mit dem **Stickstoffmonoxid** ein starker Vasodilatator. Auch das wegen seiner Rolle bei Allergien bekannte **Histamin**, sowie die Gruppe der **Kinine** dürfen sich zu den Mediatoren rechnen lassen.

25.1 Eikosanoide

Die Eikosanoide lassen sich weiter in drei verschiedene Substanzklassen unterteilen, die höchst unterschiedliche Aufgaben wahrnehmen:
- Prostaglandine (PG)
- Thromboxane (TX)
- Leukotriene (LT)

Gemeinsam ist diesen dreien jedoch ihre Abstammung von der vierfach ungesättigten C_{20}-Fettsäure **Arachidonsäure** (Eikosatetraensäure, gr. *eikos* = 20).

Zwar können sie teils auch aus anderen Fettsäuren hergestellt werden, dennoch lässt schon der Name „Eikosanoide" erkennen, dass die Arachidonsäure das mengenmäßig wichtigste Substrat darstellt.

Die Arachidonsäure für die Herstellung der Eikosanoide schwimmt jedoch erst einmal nicht frei herum, sondern

wurde – nach Aufnahme über die Nahrung oder Biosynthese aus Linolsäure (Arachidonsäure ist also halbessenziell) – in Membranphospholipide eingebaut. Hier sitzt sie bevorzugt an der Position 2 (mittlere Bindung) des Glycerins, wie die meisten anderen ungesättigten Fettsäuren auch.

Da für die Eikosanoid-Biosynthese jedoch die freie Arachidonsäure benötigt wird, muss sie zunächst aus den entsprechenden Membranphospholipiden herausgelöst werden. Dies übernimmt die zytosolische **Phospholipase A_2** (**PLA_2**), die übrigens dem Schlangengift seine schädigende Wirkung verleiht. Sie spaltet immer die mittlere Esterbindung der Membranphospholipide, liefert uns unter anderem also die benötigte freie Arachidonsäure (👁 25.1).

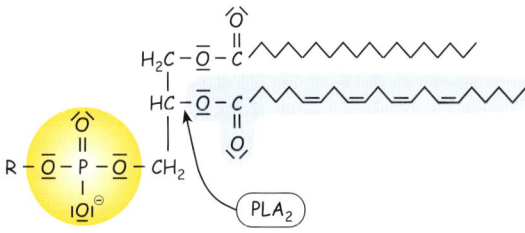

👁 **25.1** Phospholipase A_2 (PLA_2) setzt Arachidonsäure frei.

Nun arbeitet die PLA_2 allerdings nicht wie und wann sie will, sondern sie wird erst durch bestimmte Stoffe aktiviert. Solche Stoffe können andere Mediatoren (wie Bradykinin), aber auch Wachstumsfaktoren und Zytokine sein. Auf der Seite der Hemmstoffe befindet sich mit Lipocortin-1 ein Stoff, dessen Bildung von **Glukokortikoiden** induziert wird. Glukokortikoide hemmen (quasi als Phospholipase A_2-Inhibitoren) also letztendlich die komplette Eikosanoid-Biosynthese, was unter anderem ihre antiphlogistische (= entzündungshemmende) Wirkung erklärt.

Cyclooygenase oder Lipoxygenase? Nach der Entstehung der freien Arachidonsäure trennen sich die Wege für die Synthese der verschiedenen Substanzklassen; sie werden deshalb in den folgenden Kapiteln auch getrennt behandelt:
- Der erste Weg wird durch das Enzym Cyclooxygenase (COX) katalysiert – er heißt daher auch **Cyclooxygenaseweg** – und führt zu den Prostaglandinen und Thromboxanen. Dieser Weg wird auch als zyklischer Weg bezeichnet, da all diese Substanzen einen Ring in ihrer molekularen Struktur besitzen.
- Der **Lipoxygenaseweg** bildet den zweiten Weg. Er wird von der Lipoxygenase (LOX) katalysiert und bringt schlussendlich die Leukotriene hervor; er wird aufgrund der linearen Bauart der Leukotriene auch als linearer Weg bezeichnet.

Zur Namensgebung. Wie eingangs schon erwähnt, entstehen Eikosanoide hauptsächlich aus Arachidonsäure, teilweise aber auch aus anderen Fettsäuren. Dies ist bei der Nomenklatur zu beachten, da alle Eikosanoide einen Index erhalten, der die Anzahl an Doppelbindungen außerhalb des enthaltenen Rings anzeigt. Für die Arachidonsäure-Abkömmlinge gilt:

- Prostaglandine und Thromboxane erhalten den **Index 2** (z. B. PGE_2 und TXA_2).
- Leukotrienen hingegen wird der **Index 4** angehängt (z. B. LTA_4).

Abkömmlinge anderer Fettsäuren würden andere Indizes erhalten, die man aber an dieser Stelle aufgrund ihrer Seltenheit nun wirklich nicht wissen muss…

25.1.1 Prostaglandine und Thromboxane

> Prostaglandine (PG) und Thromboxane (TX) sind die Produkte des Cyclooxygenasewegs und werden in ihrer Gesamtheit als **Prostanoide** bezeichnet.

Zur Namensgebung. Der Begriff *Prostaglandine* leitet sich übrigens von der Prostata ab, da aus dieser Drüse zum ersten Mal anständige Mengen isoliert werden konnten. Das heißt allerdings nicht, dass die Prostaglandine nur dort produziert würden…
Bei den *Thromboxanen* ist das anders: Sie werden tatsächlich hauptsächlich in ihren Namensgebern, den Thrombozyten, hergestellt.

Biosynthese der Prostaglandine und Thromboxane

Wie oben beschrieben, löst die PLA_2 die benötigte Arachidonsäure aus Membranphospholipiden heraus. Für die Biosynthese der Prostaglandine und Thromboxane ist hierbei vermutlich nur diejenige PLA_2 wichtig, die direkt am **glatten Endoplasmatischen Retikulum** sitzt und aus dessen Membran die Arachidonsäure herausschneidet.

Die Arbeit der COX. Die freie Arachidonsäure wird nun direkt an einen großen Enzymkomplex an der Innenmembran des ERs weitergeleitet. Bei dem Enzymkomplex handelt es sich um die oben erwähnte Cyclooxygenase, kurz COX. Diese Bezeichnung ist leider etwas irreführend, da die COX in Wirklichkeit *zwei Aktivitäten* besitzt (👁 **25.2**):

- Ihre **Cyclooxygenaseaktivität** (nach der sie benannt ist) wandelt die Arachidonsäure in PGG_2 um, bewirkt also einen Ringschluss.
- Die **Peroxidaseaktivität** macht im Anschluss aus PGG_2 durch sauerstoffabhängige Reduktion das zyklische Endoperoxid PGH_2.

PGH_2 dient nun als Ausgangssubstanz für alle weiteren Prostaglandine und Thromboxane. Man bezeichnet die

COX daher auch als **PGH_2-Synthase**. Aufgrund ihrer Komplexität werden wir noch einmal auf die COX zu sprechen kommen, möchten aber erst einmal erklären, wie man denn nun zu den einzelnen Prostaglandinen und Thromboxanen gelangt.

Weiterverarbeitung zu Prostaglandinen. PGH_2 kann nun in die verschiedenen Prostaglandine umgewandelt werden. Dies übernimmt die jeweilige Synthase. So entstehen dann die vier wichtigsten Prostaglandine, die alle noch einen Cyclopentanring aufweisen und sich (bis auf das PGI_2) nur in der Stellung der nun eingebauten Hydroxyl- und Keto-Gruppen unterscheiden:

- Prostaglandin D_2 (**PGD_2**)
- Prostaglandin E_2 (**PGE_2**)
- Prostaglandin $F_{2\alpha}$ (**$PGF_{2\alpha}$**) und
- Prostaglandin I_2 (**PGI_2**), das wegen seiner Doppelringstruktur auch als **Prostazyklin** bezeichnet wird.

Weiterverarbeitung zu Thromboxanen. Soll aus PGH_2 ein Thromboxan entstehen, ist die TXA-Synthase gefragt. Sie lässt aus dem altbekannten PGH_2 das Thromboxan A_2 (**TXA_2**) entstehen, das – wie alle anderen Thromboxane auch – einen Oxanring (C_5 und ein O) besitzt. TXA_2 dient jetzt wiederum als Vorstufe für alle anderen Thromboxane, die klinisch allerdings wohl keine große Bedeutung besitzen.

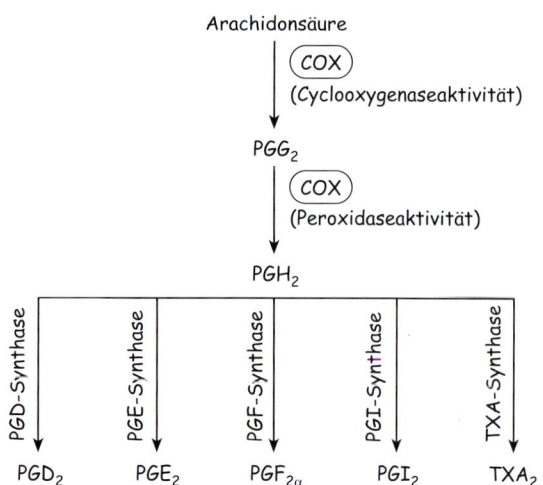

👁 **25.2** Biosynthese der Prostaglandine und Thromboxane.

COX-Isoformen. Noch einmal müssen wir auf die COX zu sprechen kommen: Von diesem Enzym existieren nämlich zu allem Überfluss auch noch mindestens drei Isoformen. Diese katalysieren natürlich dieselbe Reaktion (Arachidonsäure zu PGH_2). Dennoch sind sie in verschiedenen Zellen unterschiedlich stark exprimiert und bewirken letztendlich die Produktion unterschiedlicher Prostaglandine und Thromboxane, was zu unterschiedlichen „Aufgabenbereichen" der Isoformen führt. Über die Existenz folgender Isoformen herrscht mittlerweile Einigkeit:

- Die **COX-I** wird von fast allen Zellen **konstitutiv** exprimiert und ist für die Produktion von Prostaglandinen und Thromboxanen zur Aufrechterhaltung der **„normalen" Zellfunktionen** zuständig. Klinisch besonders wichtig ist die COX-I im Gastrointestinaltrakt und in den Nieren, da hier eine Hemmung durch spezifische COX-Hemmstoffe (z. B. Aspirin) zu ernsten Nebenwirkungen führen kann.
- Die **COX-II** wird nicht konstitutiv ausgebildet, sie ist **induzierbar**. Damit ist auch klar, dass Thrombozyten keine COX-II besitzen und somit die Hauptaufgabe der COX-II letztlich nicht bei der Thromboxan-Produktion liegt. Stattdessen wird sie vor allem bei **Entzündungsprozessen** durch Endotoxine, Zytokine und Wachstumsfaktoren induziert. Sie bewirkt dann die Produktion von bestimmten Prostaglandinen, die die typischen Entzündungszeichen wie Fieber, Schmerz und Schwellung mit bedingen. Bevorzugte Zellen, die mit COX-II ausgestattet sind, sind die Leukozyten und Makrophagen unseres Immunsystems.
- Die **COX-III** ist eine Variante der COX-I, die vor allem im **Zentralnervensystem** zu finden ist. Dort ist sie **konstitutiv** ausgebildet und bewirkt vermutlich die Bildung von Prostaglandinen, die Fieber verursachen. Wirklich geklärt ist ihre Rolle aber nicht.

Rezeptoren der Prostaglandine und Thromboxane

Prostaglandine und Thromboxane wirken zwar auf eine ganze Reihe von Zellen in unterschiedlicher Weise, als erster Schritt erfolgt allerdings in jedem Fall die Bindung an einen Rezeptor. Dabei sind die Rezeptortypen in der unmittelbaren Nachbarschaft entscheidend für die Wirkung der Prostaglandine und Thromboxane, da diese ja hauptsächlich lokal begrenzt wirken.

Trotz ihrer Herkunft (Fettsäure-Abkömmlinge!) sind Prostaglandine und Thromboxane relativ **hydrophil**, da in ihrer Synthese einige polare Gruppen eingebaut wurden. Aus diesem Grund können sie allerdings auch nicht mehr durch Membranen gelangen und müssen an membranständige Rezeptoren binden. Intrazellulär wird nach Bindung ein **G-Protein** aktiviert, das daraufhin (je nach Rezeptortyp) entweder zu einer Veränderung des cAMP-Spiegels führt oder über den IP_3/DAG-Mechanismus wirkt und die intrazelluläre Calcium-Konzentration erhöht.

Die fünf Rezeptortypen. Mittlerweile sind viele verschiedene Rezeptoren bekannt, die in **fünf Haupttypen** eingeteilt werden. Deren Namen richten sich nach dem Prostaglandin oder Thromboxan, das die größte Affinität zu diesem Rezeptor aufweist. (Das bedeutet natürlich nicht, dass dann auch nur dieses daran bindet...)

- Der **EP-Rezeptor** ist der einzige Rezeptortyp, der bisher klinisch manipulierbar ist. Er erfreut sich jedoch nicht nur aus diesem Grund einer großen Aufmerksamkeit. An ihn bindet nämlich zudem hauptsächlich – wie der Name schon sagt – das wichtigste Prostaglandin PGE_2. Bei der Beschreibung des Wirkmechanismus muss hier differenziert werden, da mindestens drei Subtypen des EP-Rezeptors bekannt sind. Der EP_1-Rezeptor wirkt dabei über eine cAMP-Erhöhung, der EP_2-Rezeptor über den IP_3-Mechanismus und der EP_3-Rezeptor schließlich über eine cAMP-Verringerung.
- **DP-Rezeptor** (v. a. für PGD_2, Signaltransduktion über eine cAMP-Erhöhung)
- **FP-Rezeptor** (v. a. für $PGF_{2\alpha}$, Signaltransduktion über den IP_3-Mechanismus)
- **IP-Rezeptor** (v. a. für PGI_2, Signaltransduktion über eine cAMP-Erhöhung)
- **TP-Rezeptor** (v. a. für TXA_2, Signaltransduktion über den IP_3-Mechanismus)

Wirkungen der einzelnen Prostaglandine und Thromboxane

Die Wirkungen der Prostaglandine und Thromboxane sind sehr vielfältig. Wir werden aus diesem Grund die Wirkungen zunächst nach den einzelnen Prostaglandinen und Thromboxanen aufschlüsseln, um sie dann in den Organkontext zu stellen und die Wirkungen miteinander zu verbinden.

Prostaglandin E_2 ist das Hauptprostaglandin und wirkt nicht nur über den EP-Rezeptor, sondern auch über den IP- und den DP-Rezeptor. Seine Hauptwirkungen können jedoch mit einer Erhöhung des cAMP-Spiegels erklärt werden (EP_1-Rezeptor). So bewirkt PGE_2 beispielsweise eine allgemeine **Vaso- und Bronchodilatation**, sowie eine Entspannung der Uterusmuskulatur. Im Fettgewebe wirkt es – dieses Mal aufgrund einer cAMP-Verringerung – ähnlich wie Insulin, verhält sich also antilipolytisch.

Auch für den **Magen-Darm-Trakt** hat PGE_2 eine wichtige Rolle. Hier stimuliert es die Muzinsekretion, was ihm seinen zytoprotektiven Effekt verleiht und zu einer ernsthaften Nebenwirkung des Aspirins (einem COX-Inhibitor) führt.

PGE_2 scheint außerdem dafür verantwortlich zu sein, den **Ductus arteriosus Botalli** eines ungeborenen Kindes lange genug offen zu halten. (Unter anderem aus diesem Grund sollte man im letzten Drittel der Schwangerschaft kein Aspirin mehr zu sich nehmen.)

> All diese Wirkungen sind im Kontext einer „normalen" Zellfunktion zu verstehen; sie werden also meist von der COX-I katalysiert. Die wahrscheinlich wichtigste Wirkung dieses Prostaglandins besteht jedoch in seiner Rolle beim Entzündungsgeschehen und ist somit COX-II-vermittelt. Über diesen Weg führt PGE_2 zur Erzeugung von Fieber, sensibilisiert für Schmerzen und bewirkt die typischen Entzündungsreaktionen.
>
> In letzter Zeit wurde festgestellt, dass bei der häufigsten Form des Kolonkarzinoms über die COX-II vermehrt PGE_2 gebildet wird. Hier spielt es wohl eine Rolle bei der Proliferation und Angiogenese. Aus diesem Grund kann man Hemmstoffe der Prostaglandinsynthese (z. B. Aspirin) prophylaktisch gegen diese Form des Kolonkarzinoms einsetzen.

Prostaglandin D$_2$ fördert nicht nur den Schlaf, sondern bewirkt auch eine Bronchokonstriktion. Aus diesem Grund wird es mit der Entstehung von Asthma bronchiale in Verbindung gebracht.

Prostaglandin F$_{2\alpha}$ führt allgemein zu einer Kontraktion der glatten Muskulatur, verhält sich also antagonistisch zu PGE$_2$. Konkret bewirkt es eine Broncho- und Vasokonstriktion, sowie die Kontraktion der Uterusmuskulatur.

Prostaglandin I$_2$ (= Prostazyklin), das vor allem von Gefäßendothelzellen gebildet wird, hemmt die Thrombozytenaggregation. Außerdem bewirkt es eine Vasodilatation und spielt bei der Entzündungsreaktion eine wichtige Rolle.

Thromboxan A$_2$ kann als der Gegenspieler des Prostazyklins angesehen werden. Es wird vor allem von Thrombozyten hergestellt und fördert ihre Aggregation sowie eine Vaso- und Bronchokonstriktion.

Wirkungen im übergeordneten Kontext

Wirkungen auf den Magendarmtrakt. Die Prostaglandine (vor allem **PGE$_2$** und **PGF$_{2\alpha}$**) wirken auf den Magendarmtrakt hauptsächlich zytoprotektiv (schützen ihn also). Dies erreichen sie, indem sie die Schleimproduktion und -sekretion erhöhen und die Sekretion der Magensäure (= HCl) im Gegenzug hemmen. Auch die angesprochene Vasodilatation trägt mit ihrer Durchblutungsförderung zum Schutz der Wände bei. Die Wirkungen der Prostaglandine auf den Magendarmtrakt sind u.a. wegen der Nebenwirkungen des Aspirins von großer Bedeutung für die Medizin.

Wirkungen auf die Nieren. In den Nieren bewirken die Prostaglandine (hauptsächlich **PGE$_2$** und **PGI$_2$**) eine Funktionssteigerung mit Erhöhung der Wasser- und Natriumchloridausscheidung. Mithilfe der angesprochenen Vasodilatation wird die Durchblutung erhöht. Zusätzlich wird die Ausschüttung von Renin gesteigert.

Wirkungen auf Fortpflanzung und Geburt. Bei schwangeren Frauen führen Prostaglandine (vor allem **PGE$_2$** und **PGF$_{2\alpha}$**) zu einer gesteigerten Frequenz und Intensität der Uteruskontraktionen. Diese Wirkung lässt sich medikamentös verstärken (zur Weheneinleitung) oder antagonisieren (zur Verhinderung einer Frühgeburt). Die entscheidende Rolle bei der Einleitung der Wehen spielt aber das Hormon Oxytocin.

Wirkungen auf Thrombozyten und Gefäßendothel. Wie oben angesprochen entfaltet **PGE$_2$** hier seine Wirkung als Vasodilatator und erhöht somit die Durchblutung bei gleichzeitiger Senkung des Blutdrucks. Zudem wird ihm eine Rolle bei der Angiogenese zugesprochen, die es über VEGF stimulieren soll. Viel wichtiger als PGE$_2$ ist in diesem Zusammenhang allerdings das Verhältnis von **PGI$_2$** und **TXA$_2$**.

PGI$_2$ wird von Endothelzellen gebildet und bewirkt (ebenso wie PGE$_2$, allerdings mit einer fünf Mal größeren Wirksamkeit) eine Vasodilatation. Dies spielt bei der Entzündung eine große Rolle, da eine Erweiterung der Blutgefäße mit der für eine Entzündung charakteristischen Rötung und Schwellung einhergeht. Nicht verwunderlich ist daher, dass die Wirkungen von PGI$_2$ auf das Gefäßendothel von der COX-II vermittelt werden. Zu beachten ist auch, dass PGI$_2$ die Thrombozytenaggregation und damit die Blutgerinnung hemmt (☞ 25.3).

Diese Wirkungen stehen im direkten Gegensatz zu denen des **TXA$_2$**, das in Thrombozyten über die COX-I gebildet wird. (COX-II ist in den Blutplättchen aufgrund eines nicht vorhandenen Zellkerns wohl nicht induzierbar.) Es bewirkt neben einer Vasokonstriktion die Begünstigung der Plättchenaggregation und somit auch der Blutgerinnung.

Über das Verhältnis der beiden Gegenspieler PGI$_2$ und TXA$_2$ wird die Hämostase entscheidend reguliert, was für die Wirkung des Aspirins eine wichtige Rolle spielt.

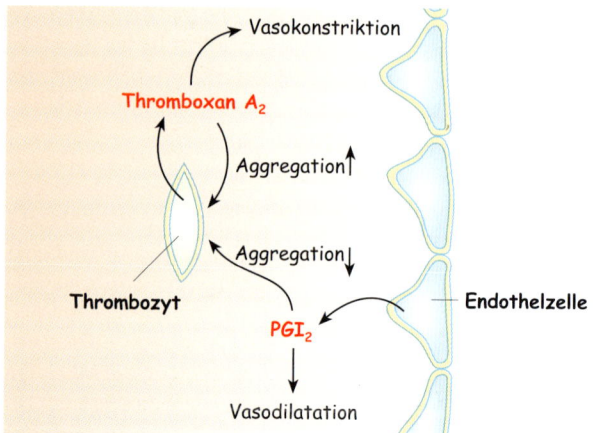

☞ **25.3** Einfluss der beiden Gegenspieler PGI$_2$ und TXA$_2$ auf Thrombozytenaggregation und Blutgerinnung.

Wirkungen auf die Entzündung. Die Entzündungswirkungen der Prostaglandine sind alle hauptsächlich **COX-II-vermittelt**, was für die Forschung bedeutsam ist.

Konkret ist neben PGI$_2$ vor allem das Hauptprostaglandin **PGE$_2$** für die Wirkungen im Entzündungsgeschehen verantwortlich. Es bedingt vier der fünf Kardinalsymptome der Entzündung:

- **Schmerz** („dolor") ruft es durch eine Erhöhung der Schmerzrezeptorempfindlichkeit und der Ausschüttung von Bradykinin und Histamin hervor.
- Bei Entzündungsreaktionen werden außerdem vermehrt LPS und IL-1 ausgeschüttet. Diese erhöhen die PGE$_2$-Produktion im Hypothalamus. PGE$_2$ bewirkt dann im OVLT (Organum vasculosum laminae terminalis) eine Sollwertverstellung – die Konsequenz ist **Fieber** („calor").
- Die angesprochene Vasodilatation durch PGE$_2$ verursacht eine **Rötung** („rubor"),
- sowie eine **Schwellung** („tumor").

Nichtsteroidale Antiphlogistika (NSAP)

Nichtsteroidale Antiphlogistika sind Arzneimittel, die die COX hemmen. Sie wirken deshalb entzündungshemmend (antiphlogistisch), schmerzlindernd (analgetisch) und fiebersenkend (antipyretisch). Im Englischen werden sie „nonsteroidal anti-inflammatory drugs", kurz **NSAIDs** genannt.

Fast alle bekannten, nicht-narkotischen Schmerzmittel wirken über eine Hemmung der COX, so z. B. Ibuprofen, Naproxen und Aspirin. (Bei Paracetamol ist der Wirkmechanismus hingegen noch nicht bekannt!)

Aspirin (= Acetylsalicylsäure = ASS). Schon die alten Griechen erkannten, dass sie der Saft der Weidenrinde (lat. *salicaceae*) von Schmerzen und Fieber befreite. Dass mittlerweile eine große Arzneimittelfirma allein in Deutschland jährlich 50 000 Tonnen dieses „Saftes" produziert, haben sie sich allerdings wahrscheinlich nicht träumen lassen – ein Grund mehr, sich dieses Arzneimittel etwas näher zu betrachten (👁 25.4).

👁 **25.4** Aspirin (Acetylsalicylsäure).

Aspirin **inhibiert die Cyclooxygenaseaktivität** der COX-I und COX-II irreversibel, indem es seinen Acetylrest an ein Serin im COX-Molekül bindet und damit das aktive Zentrum des Enzyms blockiert. Die Folge ist, dass sowohl die Prostaglandin- als auch die Thromboxansynthese gehemmt ist. Die Arachidonsäure wird deshalb vermehrt über die LOX zu Leukotrienen verarbeitet (s. u.).

Zu beachten ist, dass Thrombozyten (im Gegensatz zu fast allen anderen Zellen) nicht in der Lage sind, neue COX-Enzyme nachzubilden, da ihnen der Zellkern fehlt. Die Wirkung der ASS auf Thrombozyten hält aus diesem Grund wesentlich länger an (etwa 10 Tage, was deren Lebenszeit entspricht) als die Wirkung auf „normale" Zellen. Die **Anwendungsgebiete** des Aspirins lassen sich (ebenso wie die Nebenwirkungen) leicht aus den Wirkungen der einzelnen Prostaglandine und Thromboxane herauslesen:

- Bekanntlich wirkt Aspirin gegen **Schmerzen und Fieber**. In sehr viel höheren Dosen kann es auch als Entzündungshemmer und damit **Antirheumatikum** eingesetzt werden. Wie oben besprochen ist hierbei die Ausschaltung der COX-II entscheidend.
- Ein weiteres Einsatzgebiet liegt beispielsweise bei der **Herzinfarktprophylaxe**. Aspirin wirkt gerinnungshemmend, was auf den ersten Blick gar nicht so logisch erscheint, da es ja sowohl die Thromboxansynthese in den Thrombozyten als auch die Prostaglandinsynthese

in den Endothelzellen verhindert. Hierbei muss man allerdings bedenken, dass Endothelzellen in der Lage sind, die COX nachzubilden, wohingegen Thrombozyten diese Fähigkeit mit Abgabe des Zellkerns verloren haben. Es überwiegt also die Wirkung auf die Thrombozyten, weshalb Aspirin letztendlich dann doch die Blutgerinnung hemmt.

Die **Nebenwirkungen** sind ebenso leicht verständlich und werden hauptsächlich COX-I vermittelt:

- Aufgrund des mangelnden Schutzes der Magenschleimhaut kann es zu Schädigungen bis hin zu **Magengeschwüren** kommen. (Die Entstehung von Kolonkarzinomen scheint es jedoch über die Hemmung der PGE_2-Synthese eher zu verhindern.)
- Ebenso kann die Nierenfunktion unter Aspirin-Einfluss leiden, da sich die Durchblutung verschlechtert und daher Salz und Wasser zurückgehalten werden. Im schlimmsten Fall kommt es zu einer **Niereninsuffizienz**.
- Eine ebenfalls sehr ernste Nebenwirkung ist das sogenannte „**Analgetikum-Asthma**". Es entsteht, da bei Hemmung der COX die Arachidonsäure vermehrt zu Leukotrienen verarbeitet wird und diese bronchokonstriktorisch wirken.
- In schweren Fällen kann es zu einer Hepatoenzephalopathie kommen. Diese Nebenwirkung tritt vor allem bei Kindern auf und wird als „**Reye-Syndrom**" bezeichnet. Warum es entsteht, weiß man noch nicht.

Selektive COX-II-Hemmstoffe. Aufgrund der vielfältigen COX-I vermittelten Nebenwirkungen des Aspirins kam die Idee auf, Arzneimittel zu entwickeln, die selektiv die COX-II hemmen (sogenannte „Coxibe", z. B. Rofecoxib und Celecoxib). Sie sind allesamt nicht wirklich selektiv, da sie in hohen Dosierungen auch die COX-I hemmen, sie haben aber doch eine recht hohe Spezifität. Die Hoffnungen der Forscher in diese neuen Medikamente wurden allerdings enttäuscht. Zwar fielen die Schädigungen der Magenschleimhaut geringer aus, jedoch wurden vermehrt **kardiovaskuläre Zwischenfälle** beobachtet, weshalb einige dieser Medikamente schon wieder vom Markt genommen wurden. Warum diese Zwischenfälle auftraten, ist unklar. Es wird jedoch vermutet, dass auch die COX-II nicht ausschließlich induzierbar ist, sondern in manchen Geweben konstitutiv ausgebildet wird und physiologische Funktionen besitzt. Selektive COX-II-Inhibitoren werden deshalb nur sehr selten und dann zeitlich stark begrenzt eingesetzt.

25.1.2 Leukotriene

Leukotriene (LT) werden ebenfalls aus Arachidonsäure hergestellt. Dies geschieht jedoch nicht über die COX sondern über die **Lipoxygenase (= LOX)**. Der Arbeitsplatz der Leukotriene ist hauptsächlich das Immunsystem und die allergische Reaktion.

Zur Namensgebung. Da *Leukotriene* zuerst im Zusammenhang mit Leukozyten gefunden wurden, wurden sie auch so ähnlich benannt. Sie besitzen alle jeweils vier Doppelbindungen (sie stammen ja von der vierfach ungesättigten Arachidonsäure ab). Dennoch enthalten sie in ihrem Namen ein „tri", da bei der Namensgebung nur die konjugierten Doppelbindungen berücksichtigt wurden. Nur in ihrer Indexzahl ist die Gesamtzahl an Doppelbindungen noch enthalten: Jedes Leukotrien erhält den **Index 4** (z. B. LTB_4, LTE_4).

Biosynthese der Leukotriene

Wie oben beschrieben wird die **Arachidonsäure** durch die Phospholipase A_2 aus Phospholipiden herausgelöst und dient als Ausgangsstoff für die Leukotrienbiosynthese (☞ **25.5**).

Die Arbeit der LOX. Die Arachidonsäure wird nun von der Lipoxygenase weiterverarbeitet. Von diesem Enzym existieren einige Isoformen. Hier interessiert uns jedoch nur die **5-Lipoxygenase**, da nur sie zu Leukotrienen führt. Die 5-Lipoxygenase findet man nicht in allen Zellen, sie kommt vor allem in Leukozyten, Makrophagen und Mastzellen vor. Die LOX baut in die Arachidonsäure zunächst molekularen Sauerstoff ein und bildet so ein instabiles Hydroperoxid, die sog. **5-H**ydro**p**eroxy-**E**ikosa**t**etra**e**nsäure (**5-HPETE**). Aus dieser entsteht – ebenfalls durch die LOX – durch Umlagerung der Doppelbindungen das **Leukotrien A_4** (LTA_4), ein Epoxid. Hier teilen sich nun die Wege. Der erste führt zum Leukotrien B_4, der andere zu einigen Leukotrienen, die unter dem Namen Peptidoleukotriene zusammengefasst werden.

Weiterverarbeitung zu LTB_4. Das Leukotrien B_4 entsteht aus dem Leukotrien A_4 durch die Arbeit der LTA_4-Hydrolase.

Weiterverarbeitung zu Peptidoleukotrienen. Die Peptidoleukotriene werden auch als **Cysteinyl-Leukotriene** bezeichnet. Diese Gruppe umfasst die **Leukotriene C_4, D_4 und E_4.** Zunächst wird durch die LTC_4-Synthase Glutathion an LTA_4 angelagert. Es entsteht das Leukotrien C_4. Vom LTC_4 kann mittels der γ-Glutamyltransferase Glutamat abgespalten werden und Leukotrien D_4 wird gebildet. An diesem kann nun wiederum eine Dipeptidase angreifen, Glycin freisetzen und somit das Leukotrien E_4 entstehen lassen. Nun wird auch der Begriff Cysteinyl-Leukotriene verständlich. Glutathion besteht ja bekanntlich aus Glutamat,

Cystein und Glycin, weshalb sowohl LTC_4 als auch LTD_4 und LTE_4 Cystein enthalten.

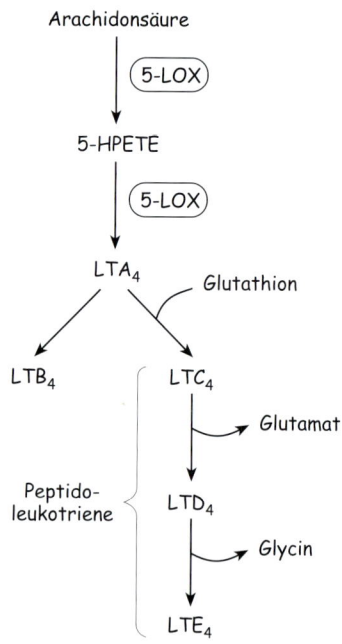

☞ **25.5** Biosynthese der Leukotriene.

Molekulare und physiologische Wirkungen

Die physiologische Rolle der Leukotriene konnte bislang nicht geklärt werden. Pathophysiologisch spielen sie jedoch eine Rolle bei der Entzündungsreaktion und im allergischen Geschehen.

Leukotrien-Rezeptoren. Wie die Prostanoide sind auch die Leukotriene hydrophil. Sie müssen also an **membranständige Rezeptoren** binden. Diese sind ebenfalls **G-Protein-gekoppelt** und bewirken im weiteren Signaltransduktionsweg die Aktivierung der Phospholipase C.
Die Leukotrien-Rezeptoren können – entsprechend der Leukotriene selbst – in zwei Gruppen unterteilt werden:
- An den **BLT-Rezeptor**, den man hauptsächlich auf Leukozyten findet, bindet vor allem LTB_4.
- Der **CysLT-Rezeptor** dient den Cysteinyl-Leukotrienen als Bindungspartner und ist in erster Linie auf glatten Muskelzellen zu finden.

Wirkungen der Leukotriene. Auch bei ihren Wirkungen kann man die Leukotriene in ihre zwei Gruppen unterteilen.
Das **Leukotrien B_4** wird von Makrophagen bei einer Entzündung ausgeschüttet. Es wirkt als **chemotaktischer Faktor**, begünstigt also die Einwanderung von Leukozyten in die Entzündungsgebiete.
Die **Peptidoleukotriene** führen zu einer starken Bronchokonstriktion und spielen so eine Rolle bei der Entstehung des Asthma bronchiale. Früher machte man SRS (sog. Slow

reacting Substance) mit für Asthma verantwortlich. Heute weiß man, dass SRS lediglich eine Mischung aus LTC₄, LTD₄ und LTE₄ ist. LTC₄ und LTD₄ sind unter den Peptidoleukotrienen wohl die wichtigsten und erstaunlicherweise rund 1000fach potenter als Histamin. Sie verursachen aber nicht nur eine **Bronchokonstriktion**, sondern auch eine gesteigerte Schleimproduktion in den Bronchien und eine erhöhte Kapillarpermeabilität, was zu (Schleimhaut-) Ödemen führen kann. Nicht verwunderlich ist deshalb, dass Peptidoleukotriene nicht nur bei anaphylaktischen Reaktionen, sondern auch bei Entzündungen ausgeschüttet werden.

Dass man diese Wirkungen gerne unterbinden möchte, erscheint logisch. Aus diesem Grund wurden sowohl **5-Lipoxygenasehemmer** (z. B. Zileuton) als auch **Leukotrien-Rezeptorantagonisten** (z. B. der CysLT-Rezeptor-Antagonist Montelukast) entwickelt. Letzterer vermindert immerhin die Schwere der Asthmaanfälle und deren Frequenz. Zu mehr sind diese Medikamente jedoch (noch) nicht in der Lage.

Steuerung der Sekretion der Leukotriene. Wenn eine Zelle aktiviert wird, steigt der intrazelluläre Calciumspiegel an. Dies wiederum führt vermutlich dazu, dass **FLAP** (5-Lipoxygenase-aktivierendes-Protein) an die LOX bindet, ihre Assoziation mit der Zellmembran bewirkt und sie aktiviert.

25.2 Stickstoffmonoxid (NO)

Das Radikal Stickstoffmonoxid (NO), das dem Laien wohl eher als giftiges Gas bekannt ist, hat im Organismus vielfältige (auch physiologische) Funktionen, hauptsächlich im Sinne einer **Vasodilatation** (👁 25.6). Trotz seiner geringen Halbwertszeit sollte man dieses kleine Molekül nicht unterschätzen. Seine Reichweite ist nämlich aufgrund seiner raschen und ungehinderten Diffusion durch die Gewebe relativ groß.

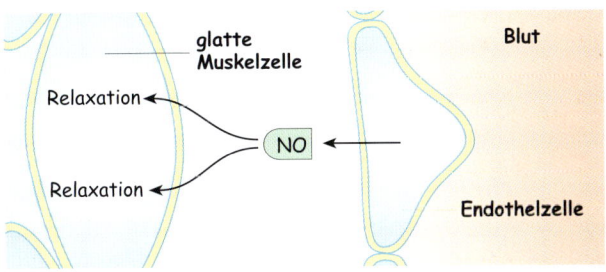

👁 **25.6** Vasodilatatorische Wirkung von NO.

25.2.1 Biosynthese des NO

NO wird von NO-Synthasen (NOS) hergestellt, von denen es verschiedene Isoformen gibt. Die Reaktionsschritte sind jedoch dieselben: Aus **Arginin** entstehen über N-Hydroxy-Arginin Citrullin und das benötigte Stickstoffmonoxid. (Arginin und Citrullin sollten einem aus dem Harnstoffzyklus bekannt vorkommen…) Für diese beiden Reaktionsschritte werden jeweils sowohl molekularer Sauerstoff als auch NADPH/H⁺ benötigt (👁 25.7).

👁 **25.7** Biosynthese des NO.

Drei Isoformen der NOS sind bekannt. Die sogenannte NOS-I heißt auch **nNOS** (= neuronale NOS), weil sie in Neuronen vorkommt.
Anders die NOS-III oder **eNOS** (= endotheliale NOS): Sie ist – wie der Name schon sagt – vor allem in Endothelzellen vorhanden.
Diese beiden Isoformen sind calciumabhängig und werden in ihren jeweiligen Zellen konstitutiv ausgebildet.
Im Gegensatz dazu ist die NOS-II oder **iNOS** (= induzierbare NOS) calciumunabhängig und nicht konstitutiv ausgebildet, kommt also normalerweise nicht in unseren Zellen vor. Zytokine und Endotoxine sind jedoch in der Lage, diese Isoform in Makrophagen und Neutrophilen zu induzieren.

25.2.2 Molekulare und physiologische Wirkungen

Bei der Wirkung von NO kann man grundsätzlich zwei verschiedene Wirkungsweisen voneinander unterscheiden, die Wirkung über cGMP und die direkte Wirkung als giftiges Gas.

Wirkungen über cGMP

NO ist in der Lage, an die lösliche Guanylatzyklase zu binden und diese damit zu aktivieren. Die aktivierte Guanylatzyklase bildet dann aus GTP das zyklische GMP (cGMP), und dieses sorgt wiederum für die unterschiedlichen Effekte des NO in diesem Kontext.

Dieser Weg steht hauptsächlich mit der **nNOS** und der **eNOS** in Verbindung, was ausgerechnet die beiden calciumabhängigen NO-Synthasen sind. NO ist hier also ein Vermittler zwischen erhöhtem Calciumspiegel und Steigerung des cGMP-Spiegels.

Neurotransmitterwirkung. Die neuronale NOS stellt Stickstoffmonoxid in Neuronen her. Hier im Nervensystem dient NO als Neurotransmitter und ist an Lernprozessen beteiligt.

Vasodilatation. Die endotheliale NOS bildet das NO in Endothelzellen. NO relaxiert dann über cGMP die glatte Gefäßmuskulatur, führt also zu einer Vasodilatation. Dies ist nicht nur im Herzen z. B. bei Behandlung einer Angina pectoris wichtig. Auch die Funktion im Magendarmtrakt kann über NO gesteuert werden.

> NO ist zudem maßgeblich an der Peniserektion beteiligt. Durch die Vasodilatation schwillt der Corpus cavernosum an, und es kommt zu einer Erektion. Bei Impotenz gibt man bekanntermaßen Viagra. Dieser Stoff hemmt die Phosphodiesterase 5, verhindert also den Abbau von cGMP zu GMP und verlängert so dessen (vasodilatierende) Wirkung.

Hemmung der Thrombozytenaggregation. NO hemmt über die cGMP-Erhöhung die Plättchenaggregation.

Direkte Wirkungen als giftiges Gas

Wird die **iNOS** in Makrophagen und Neutrophilen induziert, so werden dort große Mengen von NO produziert. NO verbindet sich daraufhin mit Hyperoxyd-Radikalen ($O_2^-\cdot$) zu Peroxynitrit ($OONO^-$). Dieses wiederum reagiert mit Wasser zu einem sehr reaktiven Hydroxydradikal ($OH\cdot$), mit Hilfe dessen die Zellen eindringende Bakterien oder andere Mikroorganismen abtöten können. NO ist somit ein Bestandteil der **unspezifischen Immunantwort**.

Reiz zur Freisetzung von NO

Der Reiz für die Herstellung von NO durch nNOS und eNOS ist vermutlich ein erhöhter **Calciumspiegel**. Letztendlich wird eine Ausschüttung hauptsächlich durch Acetylcholin, Histamin und Bradykinin verursacht.

Die iNOS ist calciumunabhänig und kann nur induziert werden, was einige Zeit in Anspruch nimmt. Die **Induktion** geschieht vermutlich durch Zytokine und Endotoxine.

> **NO und die Angina pectoris.** Bei einer akuten Herzenge (Angina pectoris) kommt es aufgrund einer Verengung der Koronargefäße zu starken, anfallsartigen Schmerzen in der Brust. Zur Behandlung kann man unter anderem **NO-Donatoren** geben, also Stoffe, die ihre Stickstoffmonoxidmoleküle sehr schnell abgeben und so die Verengung und die damit verbundenen Schmerzen rasch nehmen. Am bekanntesten ist sicherlich Glyceryl-Trinitrat (Nitroglycerin, „Nitro"), das in der Klinik oft als Spray zur Anwendung kommt (☞ 25.8).
>
> Ursache einer Angina pectoris sind meist atherosklerotisch veränderte Gefäßwände, die übrigens mit einer Verminderung der freien NO-Konzentration einhergehen. Der genaue Pathomechanismus der Atheroskleroseentstehung ist jedoch noch nicht ausreichend geklärt.

$$H_2C - \underset{|}{\overline{O}} - NO_2$$
$$H_2C - \underset{|}{\overline{O}} - NO_2 \quad \text{Glyceryl-Trinitrat}$$
$$H_2C - \overline{O} - NO_2$$

☞ **25.8** Glyceryl-Trinitrat.

25.2.3 „Abbau" des NO

NO zerfällt in der Regel innerhalb weniger Sekunden in Nitrit und Nitrat.

25.3 Histamin

Histamin ist das **biogene Amin** des Histidins und ebenfalls ein sehr wichtiger Mediator. Es besteht aus einem Imidazolring und einer Aminogruppe, die über zwei Methylgruppen miteinander verknüpft sind. Wahrscheinlich jeder, der schon einmal schmerzhafte Bekanntschaft mit einer Biene gemacht hat, konnte beispielsweise seine Wirkung in der **allergischen Sofortreaktion** quasi im Selbstexperiment nachvollziehen. Aber auch bei der **Magensäureproduktion**, bei verschiedenen Funktionen im **ZNS** und im **Entzündungsgeschehen** spielt Histamin eine Rolle.

25.3.1 Biosynthese des Histamins

Wie oben schon erwähnt, wird Histamin aus **Histidin** hergestellt. Dies geschieht mit Hilfe der PALP-abhängigen Histidin-Decarboxylase (25.9).

COO⁻
H₃N⁺−C−H
CH₂
(Histidin)

CO_2

H₂N−CH₂
CH₂

Histidin-Decarboxylase
PALP

Histamin

 25.9 Biosynthese des Histamins.

Histamin kommt in fast allen menschlichen Geweben vor – daher auch sein Name (gr. *histos* = „Gewebe"). Die höchsten Konzentrationen weisen jedoch **Lungen**, **Haut** und **Gastrointestinaltrakt** auf. Auf zellulärer Ebene wird Histamin hauptsächlich in **Mastzellen** gespeichert. Aber auch die enterochromaffinartigen Zellen der Magenschleimhaut, die basophilen Granulozyten und die histaminergen Neurone im ZNS können mit großen Histaminmengen aufwarten.

25.3.2 Histamin-Rezeptoren

Histamin entfaltet seine Wirkungen im Gegensatz zu NO erst nach Bindung an einen spezifischen Rezeptor. Dabei gibt schon die Lokalisation der Rezeptor-Subtypen Aufschluss über die einzelnen Wirkungen des Histamins. Histamin ist hydrophil und bindet daher an **membranständige Rezeptoren**. Von diesen Histamin-Rezeptoren sind momentan vier verschieden Subtypen bekannt, wobei bis jetzt hauptsächlich die ersten beiden Rezeptortypen pharmakologisch genutzt werden.

- Der **H₁-Rezeptor** führt über ein G-Protein und den IP₃/DAG-Mechanismus zu einer intrazellulären Erhöhung der Calcium-Konzentration. Er ist beispielsweise auf glatten Muskel- und Gefäßendothelzellen lokalisiert und daher hauptsächlich für die Wirkungen auf das Gefäßsystem und die Bronchien verantwortlich.
- Der **H₂-Rezeptor** führt durch Aktivierung eines stimulatorischen G-Proteins letztlich zu einer intrazellulären Erhöhung des cAMP-Spiegels. Der wichtigste Lokalisationsort dieses Rezeptors sind die Belegzellen des Magens, was schon vermuten lässt, dass sein Aufgabenbereich in der Steuerung der Magensäuresekretion liegt.
- Der **H₃-Rezeptor** bewirkt im Gegensatz zum H₂-Rezeptor über ein inhibitorisches G-Protein eine Senkung des cAMP-Spiegels. Er ist auf histaminergen Neuronen des ZNS zu finden und vermittelt hier seine Wirkung.
- Der **H₄-Rezeptor** ist ebenfalls G-Protein-gekoppelt, sitzt hauptsächlich auf Mastzellen und Lymphozyten und nimmt so vermutlich Einfluss auf das entzündliche Geschehen.

25.3.3 Wirkungen des Histamins

Schon bei Betrachtung der Lokalisationsorte der Rezeptoren fällt auf, dass Histamin nicht nur auf Gefäßsystem und Bronchien wirkt (und damit eine Rolle bei Allergien spielt), sondern beispielsweise auch auf den Magen und das ZNS einen Einfluss hat.

Wirkungen auf das Gefäßsystem

Vasodilatation. Histamin bewirkt im Gefäßsystem eine starke Vasodilatation der Arteriolen und Venolen, was beim allergischen Schock wichtig ist. Diese Wirkung wird auf zwei Wegen vermittelt (25.10):

- Auf den Endothelzellen sitzen **H₁-Rezeptoren**. Nach Aktivierung dieser Rezeptoren führt der erhöhte Calciumspiegel zu einer Freisetzung von NO. Dieses wiederum bewirkt quasi sekundär eine Vasodilatation, indem es die Gefäßmuskulatur erschlaffen lässt.
- Auf den glatten Muskelzellen führt die Aktivierung von **H₂-Rezeptoren** über den erhöhten cAMP-Spiegel zu einer Tonusminderung und damit Vasodilatation.

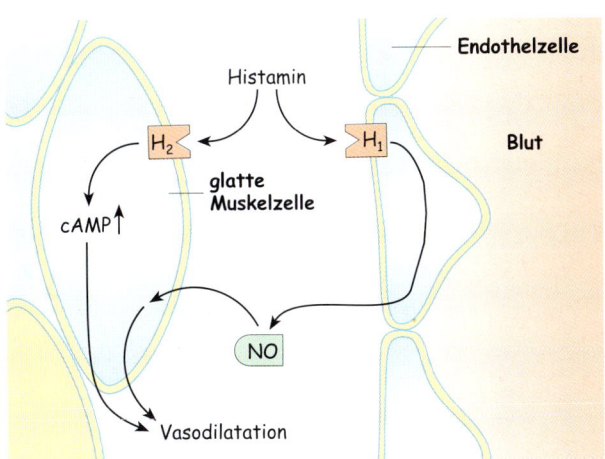

 25.10 Wirkungen des Histamins auf das Gefäßsystem.

Kapillarpermeabilität. Zusätzlich zu der Vasodilatation fördert Histamin die Permeabilität der Kapillaren. In der Folge kann Plasma in das Gewebe austreten, wodurch Ödeme entstehen können. Diese Wirkung wird über den **H₁-Rezeptor** vermittelt.

Wirkung auf die Bronchien

Auch hier steht die Wirkung des **H₁-Rezeptors** im Vordergrund. Mit seiner Calciumerhöhung führt er zu einer Kontraktion der glatten Muskulatur in den Bronchien. Die Folge ist eine **Bronchokonstriktion.** Zu beachten ist jedoch, dass der Effekt der Leukotriene in diesem Kontext etwa 1000-mal stärker ist.

Wirkungen auf Haut und Schleimhaut

In Haut und Schleimhaut kann Histamin **Juckreiz und Schmerzen** hervorrufen, da die sensiblen Nervenendigungen mit **H_1-Rezeptoren** ausgestattet sind. Eine Bindung von Histamin bewirkt dann die Erregung der afferenten Nervenfasern.

Wirkungen auf den Magen

Im Magen bewirkt Histamin eine Steigerung der **Magensäuresekretion** in den Säure-produzierenden Belegzellen. Diese Wirkung wird über die **H_2-Rezeptoren** vermittelt und ist wohl bedeutsamer als die des Gastrins. Dass dies beispielsweise bei Magengeschwüren kritisch sein kann, ist einleuchtend; aus diesem Grund wurden H_2-Antihistaminika entwickelt.

H_2-Antihistaminika (z. B. Ranitidin) sind letztlich H_2-Rezeptor-Antagonisten, binden also an Stelle des Histamins an diesen Rezeptor. Sie unterdrücken so die Magensäureproduktion und werden z. B. bei Gastritis eingesetzt oder bei Magengeschwüren, die durch übermäßige Säureproduktion entstanden sind.
Obwohl sie relativ billig sind, werden sie von Protonenpumpenblockern in den Hintergrund gedrängt, da diese eine bessere Wirksamkeit zeigen.

Wirkungen auf das ZNS

Histamin übernimmt im ZNS die Rolle eines Neurotransmitters und Modulators. So befinden sich im ZNS beispielsweise **H_3-Rezeptoren**, die als präsynaptische Autorezeptoren die Freisetzung von Histamin aus histaminergen Neuronen hemmen. Die physiologische Rolle der H_3-Rezeptoren ist aber noch nicht ausreichend geklärt. Vermutlich spielen sie eine Rolle für **Lernen** und **Gedächtnis**.
Auch **H_1-Rezeptoren** kann man im ZNS gehäuft vorfinden, vor allem im Hypothalamus. Hier steigert Histamin wohl die **Schlaflosigkeit**, was die sedierenden Nebenwirkungen der älteren H_1-Antihistaminika erklären könnte.

Wirkungen auf die Entzündung

Im Entzündungsgeschehen spielt Histamin wohl über **H_4-Rezeptoren** eine Rolle, wahrscheinlich im Sinne einer chemotaktischen Wirkung auf Mastzellen und Leukozyten. Aber auch dieser Wirkungsbereich ist bis jetzt nicht ausreichend geklärt.

25.3.4 Sekretionsreiz für die Ausschüttung von Histamin

Die Freisetzung von Histamin aus den Vesikeln geschieht grundsätzlich in zwei Situationen:
- Bei einer Zerstörung der Zellen tritt Histamin aus und führt beispielsweise zu Rötung und Juckreiz (z. B. bei einem Weichteilschaden).
- Ansonsten wird Histamin bei einer **Erhöhung des intrazellulären Calciumspiegels** ausgeschüttet. Dies ist z. B. der Fall, wenn eine Mastzelle durch Bindung eines Antigens an ihren IgE-Antikörper aktiviert wird. Zu einer ganzen Reihe von Folgereaktionen gehört auch ein Calciumeinstrom, der dann zur Histaminausschüttung führt.

25.3.5 Abbau von Histamin

Histamin wird in zwei Reaktionen inaktiviert. Zunächst wird eine N-Methylierung am Imidazolring durch die Histamin-N-Methyl-Transferase durchgeführt Anschließend findet eine Oxidation durch die **Monoaminoxidase B** (MAO-B) statt, was schließlich zur **N-Methylimidazolessigsäure** führt.

Histamin und die Allergie

Einige der beschriebenen Wirkungen des Histamins spielen bei der Allergie eine große Rolle. Bei einer allergischen Reaktion werden die Mastzellen durch Antigenbindung aktiviert, und es kommt zu einer Histaminausschüttung mit unter Umständen folgenden Reaktionen:
- In Haut und Schleimhaut werden Juckreiz und Schmerz ausgelöst.
- Die Bronchien ziehen sich zusammen, was – vermutlich im Zusammenspiel mit den Leukotrienen – zu einem allergischen Asthmaanfall führen kann.
- Die Gefäße dilatieren stark, und die Permeabilität der Kapillaren wird erhöht, wodurch Plasma austritt. Dies alles führt dazu, dass das Blut quasi „versackt" und der Blutdruck rapide abfallen kann. Im Extremfall kommt es zum **anaphylaktischen Schock**.

H_1-Antihistaminika. Um dies zu vermeiden, wurden H_1-Antihistaminika entwickelt, da all diese Wirkungen hauptsächlich über den H_1 Rezeptor vermittelt werden. H_1-Antihistaminika binden an Stelle des Histamins und verhindern so die Wirkung des Histamins über diesen Rezeptor. Ältere H_1-Antihistaminika hatten sedierende Effekte (vermutlich wegen der Wirkungen auf das ZNS). Mittlerweile wurde jedoch eine neue Generation von H_1-Antihistaminika entwickelt, die ohne diese Effekte auskommt (z. B. Fexofenadin, Cetirizin) und so den von Allergie geplagten Patienten auch prophylaktisch und langfristig von seinen Beschwerden befreien kann, ohne ihn gleich ins Reich der Träume zu befördern...

Mastzellstabilisatoren. Eine andere prophylaktische Behandlungsmöglichkeit von Asthma bronchiale stellen die sogenannten Mastzellstabilisatoren (z. B. Cromoglykat) dar. Sie hemmen die Freisetzung von Histamin, Leukotrienen und einigen anderen Stoffen aus den Mastzellen.

25.4　Kinine

Die wichtigsten Vertreter der Kinine sind die Mediatoren **Bradykinin** und **Kallidin**. Sie unterscheiden sich lediglich insofern, als das Dekapeptid Kallidin einen Lysinrest mehr besitzt als das Nonapeptid Bradykinin. (Aus diesem Grund wird Kallidin auch als Lysylbradykinin bezeichnet.) Sie spielen eine wichtige Rolle bei der **Entzündungsreaktion**. Entdeckt wurde das Kininsystem (genauer: das Kallikrein) übrigens, als man Urin in den Blutkreislauf von Patienten injizierte und die (von Kininen vermittelte) Blutdrucksenkung bemerkte...

25.4.1　Biosynthese der Kinine

Die Biosynthese erscheint auf den ersten Blick etwas komplex (👁 **25.11**). Vorstufe für die Kinine ist das in der Leber gebildete Prohormon **Kininogen**, das aus α_2-Globulinen des Plasmas abgespalten wird. Es gibt zwei Arten von Kininogen, das hochmolekulare (HMWK = high molecular weight kininogen) und das niedermolekulare (LMWK). Grundsätzlich greifen an das Kininogen nun Serinproteasen an. Die Serinprotease mit der höchsten Spezifität wird in diesem Fall als **Kallikrein** bezeichnet. Von diesem gibt es wiederum zwei verschiedene Formen:
- Das Gewebskallikrein bildet aus HMWK oder LMWK das Kallidin.
- Das Plasmakallikrein bildet aus HMWK das Bradykinin.

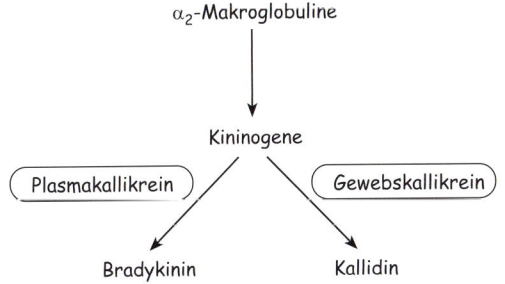

👁 **25.11**　Biosynthese der Kinine.

Die Kallikreine arbeiten jedoch nur, wenn sie nicht in ihrer inaktiven Vorstufe, dem **Präkallikrein** vorliegen, sondern aktiviert wurden. Bei der Aktivierung spielt der **Gerinnungsfaktor XII** (Hageman-Faktor) eine entscheidende Rolle.

25.4.2　Kinin-Rezeptoren

Die Kinin-Rezeptoren sind **G-Protein-gekoppelt** und können in zwei Subtypen eingeteilt werden:
- Der **B_2-Rezeptor** wird von den meisten Zellen konstitutiv (also immer) exprimiert und ist wohl für die normalen – entzündungs*un*abhängigen – Effekte der Kinine verantwortlich.
- Der **B_1-Rezeptor** wird im Rahmen einer Entzündung vermehrt gebildet und vermittelt vor allem die pathophysiologischen Effekte.

25.4.3　Wirkungen der Kinine

Die Wirkungen der Kinine sind noch nicht ausreichend gut verstanden. Sie spielen jedoch wohl eine wichtige Rolle bei der Entzündungsreaktion.

Vasodilatation. Die Kinine bewirken eine Vasodilatation. Es wird vermutet, dass die Bindung der Kinine an ihre Rezeptoren den intrazellulären Calciumspiegel erhöht und die Vasodilatation dann durch die Bildung von NO bewirkt wird. Diese Gefäßerweiterung kann zu einer Schwellung führen, die man im Rahmen einer Entzündung oft beobachtet.

Erhöhung der Gefäßpermeabilität. Die Permeabilität des Endothels wird durch Kinine erhöht. Dies kann zum Austritt von Plasma und so ebenfalls zu den für eine Entzündung typischen Schwellungen führen.

Hemmung der Thrombozytenaggregation. Kinine behindern offensichtlich die Blutgerinnung. Vermutlich löst die angesprochene Calciumerhöhung hier eine Aktivierung der Phospholipase A_2 aus. In der Folge werden vermehrt Eikosanoide produziert, die die Thrombozytenaggregation hemmen.

Kontraktion der glatten Muskulatur. Auf Uterus, Darm und Bronchien üben die Kinine eine kontrahierende Wirkung aus.

Leukozytenmigration. Kinine aktivieren Rezeptoren auf Leukozyten und führen so zu einer verstärkten Leukozytenwanderung in entzündete Gewebe.

Schmerz. Auch auf Nervenendigungen sind Kinin-Rezeptoren vorhanden. Hier löst eine Bindung von Kininen stark brennende Schmerzen aus.

25.4.4　Sekretionsreiz für die Kinine

Kinine werden hauptsächlich bei Entzündungsreaktionen ausgeschüttet. Wie dies genau vor sich geht, ist nicht bekannt.

25.4.5 Abbau der Kinine

Die Kinine haben eine durchschnittliche Halbwertszeit von 15 Sekunden, werden also sehr schnell wieder inaktiviert. Dies übernimmt die **Kininase II**, die ein Dipeptid abspaltet. Für den weiteren Abbau ist dann die Kininase I zuständig.

Verbindungen mit dem Renin-Angiotensin-Aldosteron-System. Beim Abbau fällt eine interessante Verbindung des Kininstoffwechsels mit dem Renin-Angiotensin-Aldosteron-System ins Auge. Die Kininase II ist nämlich identisch mit dem Angiotensin-Konvertierungsenzym (**ACE**, S. 384). Eine Inaktivierung dieses Enzyms durch **ACE-Hemmer** verlangsamt den Abbau der Kinine. Diese Tatsache ist vermutlich für einige Nebenwirkungen der ACE-Hemmer verantwortlich (z. B. für den trockenen Husten).

26 Neurotransmitter

Neurotransmitter sind **chemische Substanzen**, die Informationen der Nervenfasern (in Form **elektrischer Aktionspotenziale**) über die Synapse auf die nächste Nervenzelle oder das Endorgan (z. B. Muskulatur, Drüsen) übertragen. Neurotransmitter liegen in Nervenendigungen in **Vesikeln** gespeichert vor, diffundieren nach Freisetzung durch den synaptischen Spalt und binden an **Rezeptoren** auf den Effektorzellen. Diese Zielzellen öffnen oder schließen daraufhin diverse Ionenkanäle, wodurch die weitere Reaktion in Gang gesetzt wird. Diese kann erregend (exzitatorisch) durch **Depolarisation** oder hemmend (inhibitorisch) durch **Hyperpolarisation** ausfallen.

26.1 Grundlagen der Neurotransmission

Ein Aktionspotenzial depolarisiert die Nervenendigung, was zu einem Einstrom von **Calcium** in das Axonplasma der Nervenendigung führt. Die durch Synapsin am Zytoskelett fixierten Vesikel mit den Neurotransmittern lösen sich durch Ca^{2+}-abhängige Phosphorylierung von Synapsin, und es kommt zur Anheftung und Fusion der synaptischen Vesikel an die präsynaptische Membran der Nervenendigung. Die korrekte Fusion mit der präsynaptischen Membran wird durch spezifische Proteine organisiert.

Die ausgeschütteten Transmitter binden an Rezeptoren der subsynaptischen (postsynaptischen) Membran.
- Bei einem **exzitatorischen Rezeptor** kommt es zur lokalen Depolarisation aufgrund einer erhöhten Leitfähigkeit für Kationen (Na^+-/K^+-).
- Bei einem **inhibitorischen Rezeptor** steigt die Leitfähigkeit für K^+ und Cl^-, was zur Hyperpolarisation führt.

Zur Beendigung der Wirkung kann der Transmitter zum einen einfach enzymatisch abgebaut werden (z. B. Acetylcholin).
Es ist aber auch eine Wiederaufnahme in die präsynaptische Nervenzelle oder eine benachbarte Gliazelle möglich. Hier werden die Neurotransmitter (z. B. Noradrenalin) durch einen speziellen Na^+-abhängigen Amintransporter, genauer einen sekundär-aktiven Transmitter-H^+-Antiporter, wieder aufgenommen. Nach der Aufnahme werden die Transmittermetaboliten (falls erforderlich) recycelt, in Vesikel verpackt und konzentriert.

Im Ruhezustand werden konstant kleine Mengen an Transmitter freigesetzt, was für die Aufrechterhaltung der physiologischen Reaktionsfähigkeit des Effektororgans notwendig ist. Man vermutet eine trophische (gewebsernäh-

rende) Funktion der Transmitter und anderer von den Neuronen freigesetzter Substanzen für die prä- und postsynaptischen Rezeptoren sowie für Enzyme, die wichtig für die Inaktivierung und Biosynthese der Transmitter sind.

26.1.1 Die Gemeinsamkeiten der Neurotransmitter

Im Folgenden geht es um allgemeine Eigenschaften der Neurotransmitter, bevor wir uns die einzelnen Substanzen mit ihren spezifischen Wirkungen anschauen.

Der Effekt der Neurotransmitter ist nur kurz und lokal begrenzt, da sie sofort wieder abgebaut (z. B. Acetylcholin durch eine Esterase) und/oder wieder aufgenommen werden (z. B. Acetat und Cholin oder auch Noradrenalin).

Chemie der Transmitter. In jeder Neuronenendigung findet man verschiedene Transmitter. Einerseits gibt es **biogene Amine** (z. B. Noradrenalin, Serotonin, Dopamin), eine **Aminosäure** (z. B. Glutamat, Glycin) oder **Acetylcholin**, die alle für die **spezifische Wirkung** zuständig sind.
Zusätzlich gibt es dort auch **Peptidtransmitter** (z. B. Enkephaline, Substanz P, Neuropeptid Y, VIP, Somatostatin, Adenosin oder auch ATP), die für die **Modulation der Wirkung** verantwortlich sind.

Die Biosynthese der *nicht* aus Peptiden bestehenden Transmitter erfolgt in der Region der axonalen Endigung des Neurons, wo sie auch in Vesikel verpackt werden.
Die Peptid-Neurotransmitter werden im Perikaryon (Zellkörper mit dem Zellkern) synthetisiert und – in Vesikeln verpackt – entlang des Axons transportiert.
Die einzelnen Neurotransmitter werden der Übersicht halber in erregende, hemmende und komplex wirkende eingeteilt.

26.1.2 Die Rezeptoren

Für die Neurotransmitter existieren zwei verschiedene Arten von Rezeptoren:
- G-Protein-gekoppelte Rezeptoren
- Rezeptoren mit Ionenkanälen

Die genauen Signaltransduktionswege der einzelnen Rezeptoren werden im ersten und zweiten Kapitel des Hormonteils besprochen (S. 330).

26.1.3 Die Synapsen

Bei den Synapsen kann man grundsätzlich die elektrischen von den chemischen Synapsen unterscheiden.

Elektrische Synapsen

Die Zellen sind direkt miteinander verbunden (über Gap Junctions, S. 454), daher erfolgt die Informationsausbreitung sehr schnell.
Elektrische Synapsen kommen hauptsächlich in **Hirnarealen** vor, da dort eine schnelle Synchronisierung von Ganglienzellgruppen notwendig ist. Ganglienzellen können über diese Synapsen zweite Botenstoffe wie Ca^{2+}, cAMP oder IP_3 austauschen.

Chemische Synapsen

Die chemischen Synapsen kommen wesentlich **häufiger** (man könnte auch sagen überall...) vor. Hier übernehmen die Neurotransmitter indirekt die Signalübertragung.
Die Synapse besteht aus dem verdickten Ende eines Axons mit seiner präsynaptischen Membran, dem synaptischen Spalt und der subsynaptischen (= postsynaptischen) Membran der Zielzelle, die den subsynaptischen Faltenapparat bildet (☞ **26.1**).

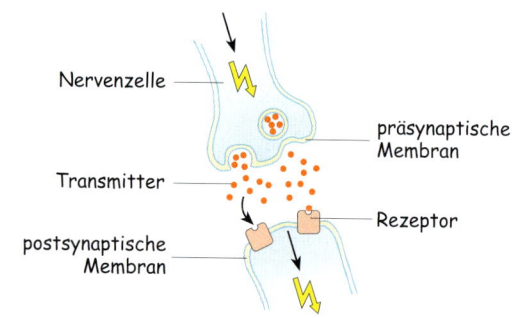

Nervenzelle
präsynaptische Membran
Transmitter
Rezeptor
postsynaptische Membran

☞ **26.1** Chemischen Synapsen.

26.2 Erregende Neurotransmitter

Zwei wichtige Neurotransmitter werden zu den erregenden Neurotransmittern gezählt, das Acetylcholin und das Glutamat.

26.2.1 Acetylcholin

Acetylcholin ist ein außerordentlich wichtiger Neurotransmitter, der von sämtlichen **präganglionären Neuronen** des Sympathikus und des Parasympathikus ausgeschüttet wird. Dem Parasympathikus dient es als Botschafter des postganglionären Neurons und als Überträgerstoff an der motorischen Endplatte (☞ **26.2**).

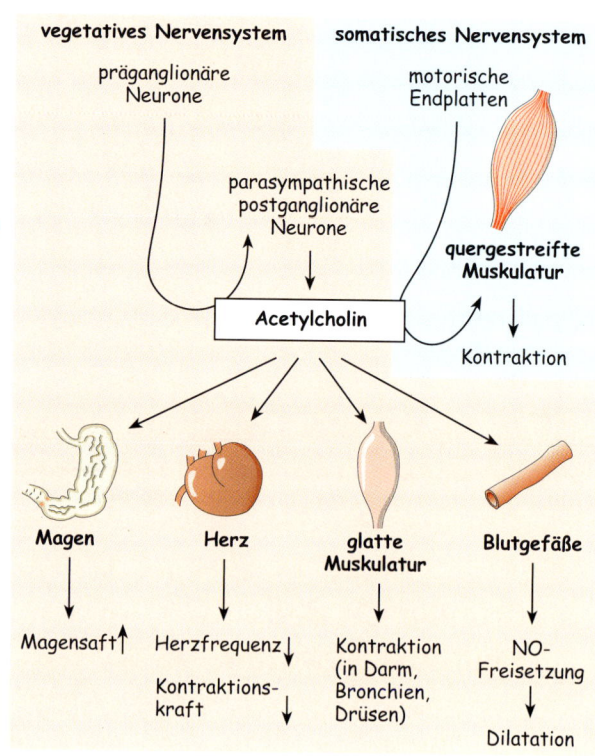

vegetatives Nervensystem   somatisches Nervensystem
präganglionäre Neurone   motorische Endplatten
parasympathische postganglionäre Neurone   quergestreifte Muskulatur
Acetylcholin   Kontraktion
Magen   Herz   glatte Muskulatur   Blutgefäße
Magensaft↑   Herzfrequenz↓   Kontraktion (in Darm, Bronchien, Drüsen)↓   NO-Freisetzung
        Kontraktionskraft↓   Dilatation

☞ **26.2** Wirkungen des Acetylcholin.

Biosynthese. Acetylcholin entsteht aus der Verknüpfung von Acetyl-CoA und Cholin in den Neuronen (☞ **26.3**).
Acetyl-CoA wird in den **Mitochondrien** im Axonende gebildet und durch die **Cholin-Acetyltransferase** an Cholin gekoppelt, wodurch Acetylcholin und Coenzym A entstehen.

$$H_3C-C-\overline{O}-CH_2-CH_2-\overset{CH_3}{\underset{CH_3}{\overset{|}{\underset{|}{N}}}}{}^{\oplus}-CH_3$$

Acetylcholin

☞ **26.3** Acetylcholin.

Cholin selbst kann zwar von unseren Zellen hergestellt werden, wird jedoch meist über einen speziellen Transporter aus der extrazellulären Flüssigkeit aufgenommen.

Acetylcholin-Rezeptoren und Signaltransduktion. Acetylcholin hat in unserem Körper vielfältige Funktionen übernommen, was sich auch in unterschiedlichen Rezeptor-Subtypen äußert. Für Acetylcholin unterscheidet man zwei Rezeptoren, die durch unterschiedliche Agonisten erregt werden können:
- Der **nikotinische Rezeptor** (benannt nach Nikotin, dem Gift der Tabakpflanze) wird besonders durch den Agonisten Nikotin erregt. Er findet sich an den postganglionären Neuronen des autonomen Nervensystems und an der motorischen Endplatte des Skelettmuskels.

- Der **muskarinische Rezeptor** (benannt nach Muskarin, dem Gift des Fliegenpilzes) wird durch den Agonisten Muskarin erregt und befindet sich auf den parasympathisch innervierten Erfolgsorganen.

Bei den **nikotinischen Rezeptoren** handelt es sich um ligandengekoppelte Ionenkanäle. Nach Bindung von Acetylcholin erfolgt eine unspezifische Permeabilitätserhöhung für Kationen und anschließend die Depolarisation der Zielzelle. Durch den damit verbundenen Einstrom von Ca^{2+}-Ionen kontrahiert sich die **Muskelzelle**. Das **postganglionäre Neuron** gibt durch diese Depolarisation seine Erregung an sein Ziel weiter.

Bei den **muskarinischen Rezeptoren** unterscheidet man mittlerweile fünf verschiedene Subsubtypen, von denen aber nur drei näher untersucht sind. Alle Rezeptoren sind **G-Protein-gekoppelt** und können von Atropin antagonisiert werden – was auch klinisch Verwendung findet.

Die muskarinischen Rezeptoren befinden sich an parasympathisch innervierten Endorganen – mit Ausnahme der sympathisch innervierten Schweißdrüsen.

- Der **M_1-Rezeptor** sitzt auf den Nervenzellen selbst und bewirkt über den **IP_3/DAG**-Mechanismus eine **Ca^{2+}**-Erhöhung.
- Der **M_2-Rezeptor** sitzt an der Herzmuskulatur und läuft über ein inhibitorisches G-Protein (**G_i**). Durch die Hemmung der Adenylatzyklase sinkt die **cAMP**-Konzentration in der Zelle.
- Der **M_3-Rezeptor** sitzt an der glatten Muskulatur und an diversen Drüsen. Durch Aktivierung der Phospholipase C über den **IP_3/DAG**-Mechanismus kommt es zu einem **Ca^{2+}**-Anstieg und somit zu einem erhöhten Muskeltonus oder einer erhöhten Sekretion der Drüsen.

Wirkungen. Über den **nikotinischen Rezeptor** erfolgt entweder eine Aktivierung der nachfolgenden postganglionären Neurone in den Ganglien oder eine Kontraktion der quergestreiften Muskulatur.

Die Wirkungen der **muskarinischen Rezeptoren** sind etwas vielfältiger.

- Die Steigerung der **Magensaftsekretion** erfolgt über den M_1-Rezeptor.
- Am **Herzen** bewirkt Acetylcholin (über M_2) vor allem eine Abnahme der Herzfrequenz, aber auch der Kontraktionskraft.
- An den parasympathisch innervierten **Endorganen** entfaltet Acetylcholin seine Wirkung über den M_1-Rezeptor.
- **Glatte Muskulatur** von Darm, Bronchien und diversen Drüsen wird durch den M_3-Rezeptor zur Kontraktion gebracht.
- Die **Blutgefäße** werden unter dem Einfluss von Acetylcholin dilatiert – allerdings *indirekt* über eine NO-Freisetzung aus Endothelzellen.

Abbau und Inaktivierung. Acetylcholin wird durch die Acetylcholin-Esterase inaktiviert, die unter Mithilfe von Wasser das Acetylcholin in Acetat und Cholin spaltet (☞ **26.4**).

Nach der Hydrolyse im synaptischen Spalt wird Cholin über spezifische Rezeptoren wieder in die präsynaptische Nervenzelle aufgenommen.

☞ **26.4** Abbau von Acetylcholin.

Atropin hemmt den Parasympathikus. Aufgrund seiner hemmenden Wirkung an den muskarinischen Rezeptoren wird Atropin während Operationen eingesetzt, wenn die Herzfrequenz des Patienten gesteigert werden soll.

26.2.2 Glutamat

Glutamat ist ein extrem starker und schneller exzitatorischer Transmitter, der vor allem für die synaptische Plastizität, die Gedächtnisbildung und die Gehirnentwicklung wichtig ist. Glutamat kommt im gesamten **ZNS** in hohen Konzentrationen vor.

Biosynthese. Die Aminosäure Glutamat entsteht durch Aminierung der Ketosäure α-Ketoglutarat, die eine wichtige Rolle im Citratzyklus spielt. Dies kann durch drei verschiedene Enzyme erfolgen (☞ **26.5**):

- Glutamat-Dehydrogenase,
- Aspartat-Transaminase,
- Alanin-Transaminase.

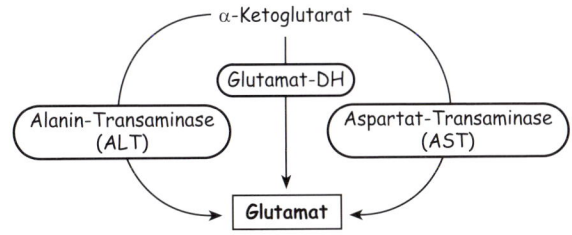

☞ **26.5** Biosynthese des Glutamats.

Molekulare und physiologische Wirkungen. Die sehr komplexen Wirkungen des Glutamats leiten sich aus den unterschiedlichen Rezeptor-Subtypen ab. Grundsätzlich spielt Glutamat eine wichtige Rolle für verschiedene **Denkprozesse**.

Bei den Rezeptoren unterscheidet man – neben einigen anderen – drei Haupttypen:

- NMDA-Rezeptor
- AMPA-Rezeptor
- Kainat-Rezeptor

Alle drei wirken über **ligandengekoppelte Ionenkanäle**. Daneben gibt es noch metabotrope Rezeptoren, die ihre Wirkung über G-Proteine entfalten.

Der NMDA-Rezeptor (**N**-**M**ethyl-**D**-**A**spartat) vermittelt hauptsächlich die Induktion verschiedener Formen von synaptischer Plastizität und von Langzeitpotenzierung.

Bei ruhendem Membranpotenzial wird der Ionenkanal des Rezeptors durch ein Magnesium-Ion blockiert – Glutamat kann hier noch nichts bewirken (☞ **26.6**).

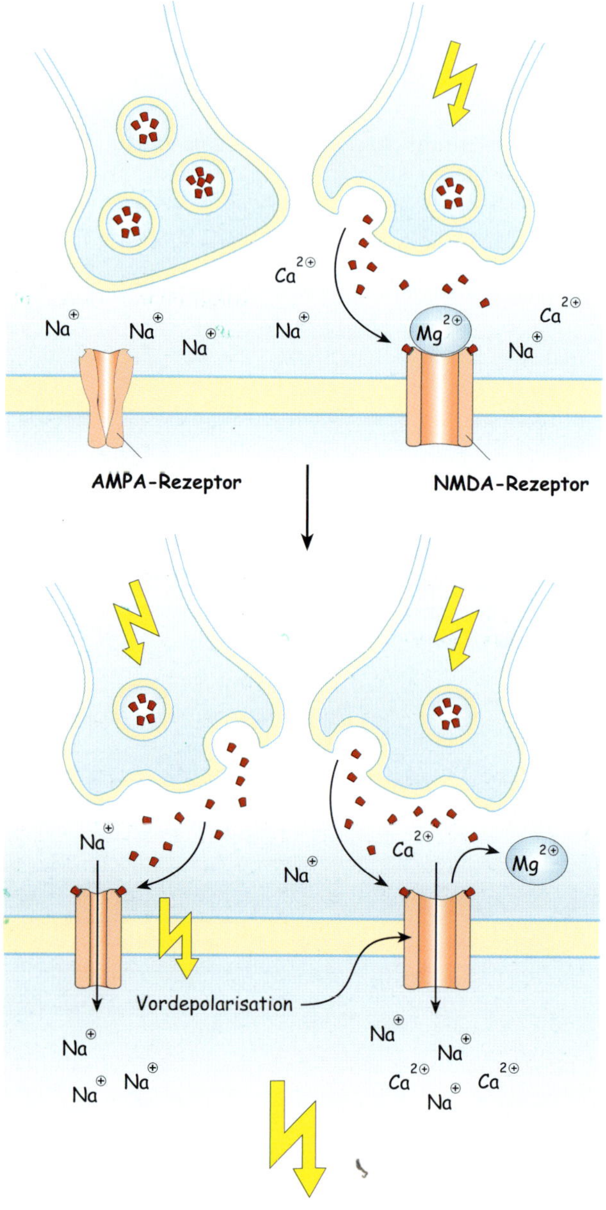

AMPA-Rezeptor   NMDA-Rezeptor

Vordepolarisation

☞ **26.6** Rezeptoren des Glutamats.

Erst durch eine Aktivierung von AMPA- oder Kainat-Rezeptoren auf der gleichen Zellmembran wird die zugehörige Zelle vordepolarisiert, wodurch das Magnesium-Ion vom NMDA-Rezeptor diffundiert. Nun kann hier Glutamat binden und der Kanal wird für Na^+- und Ca^{2+}-Ionen durchgängig. Die Zelle wird nun vollständig depolarisiert.

AMPA-Rezeptoren (α-Amino-3-Hydroxy-5-Methyl-4-Isoxazolpropionat) und **Kainat-Rezeptoren** bewirken eine schnelle Depolarisation glutaminerger Synapsen im Gehirn und Rückenmark. Auch der Mechanismus dieser Rezeptoren läuft über eine Permeabilitätssteigerung für Ca^{2+}- und vor allem Na^+-Ionen (☞ **26.6**).

„Abbau" des Glutamats. Die Inaktivierung von Glutamat als Transmitter erfolgt durch Wiederaufnahme mittels eines Na^+-abhängigen Amintransporters in Neurone und Astrozyten (= Gliazellen).

„Glutamat trifft der Schlag". Bei einer Überstimulation oder erhöhten Empfindlichkeit für Glutamat kommt es schon nach wenigen Minuten – wegen der übermäßigen Aktivierung der NMDA-Rezeptoren – zu einer Ca^{2+}-Überladung der Zielzellen und dadurch zu einem neurotoxischen Mechanismus, der vermutlich auch beim **Schlaganfall** und bei der **Epilepsie** eine Rolle spielt.

26.3 Hemmende Neurotransmitter

Die beiden wichtigsten hemmenden Neurotransmitter für den Menschen sind Glycin und GABA. Glycin wirkt vor allem im Rückenmark, GABA im Gehirn.

26.3.1 Glycin

Glycin ist die kleinste Aminosäure des Körpers. Ihre hemmende Wirkung entfaltet sie vor allem im Rückenmark, sie kommt aber auch im Stammhirn vor.

Biosynthese. Glycin wird hauptsächlich durch eine reversible, PALP-abhängige Abspaltung der Hydroxymethyl-Gruppe aus der Aminosäure Serin hergestellt.

Glycin-Rezeptor und Signaltransduktion. Glycin entfaltet seine Wirkung über einen Glycin-Rezeptor im Rückenmark. Der Rezeptor ist ein direkt **ligandengekoppelter Cl⁻-Kanal** und damit sehr schnell. Durch den Einstrom von Chlorid in die Zelle kommt es zur Hyperpolarisation und somit zur Hemmung.

Wirkungen. Im Rückenmark ist Glycin der Neurotransmitter der **Renshaw-Zellen**, die von absteigenden Fasersystemen und Kollateralen der α-Motoneurone moduliert werden. Die Renshaw-Zellen hemmen mit Glycin nachfolgende α-Motoneurone, die eine sehr hohe Erregungseigenfrequenz haben.

Inaktivierung. Glycin wird transportervermittelt wieder in die präsynaptische Nervenzelle aufgenommen und dort recycelt oder abgebaut (Abbau S. 188).

> **Tetanus – der Wundstarrkrampf.** Durch das Tetanustoxin, das über retrograden Transport im α-Motoneuron zur Vorderhornzelle gebracht wird und so die Renshaw-Zellen erreicht, wird die präsynaptische Freisetzung von Glycin gehemmt. Es kommt zu einer relativen Enthemmung der Motoneurone (erhöhter Muskeltonus, tonische Krämpfe) und der Reflexe des willkürmotorischen Systems.
> Durch das Gift Strychnin, das ein Antagonist des Glycin-Rezeptors ist, kommt es übrigens zu den gleichen Symptomen.

26.3.2 GABA

> **GABA** (γ-Aminobuttersäure, engl. *gamma-aminobutyric acid*) hat – analog zum Glycin im Rückenmark – eine hemmende Funktion im übrigen Zentralnervensystem.
> Immerhin ein Drittel aller Hirnsynapsen enthält GABA. Eine Erhöhung der GABA-Konzentration in den Synapsen hat eine beruhigende und entspannende Wirkung auf die Skelettmuskulatur und dämpft nervöse Übererregbarkeit und Verhaltensstörungen.

Biosynthese. Das **biogene Amin** GABA entsteht in einer PALP-abhängigen Reaktion durch die Glutamat-Decarboxylase aus Glutamat (☞ **26.7**).

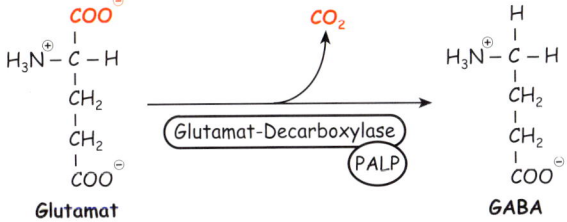

☞ **26.7** Biosynthese von GABA.

Molekulare und physiologische Wirkungen. GABA wirkt im Gehirn hemmend auf alle möglichen Neurone, indem es über zwei verschiedene Rezeptor-Isoformen wirkt, die in unterschiedlichen Gehirnregionen lokalisiert sind.

- Der GABA$_A$-Rezeptor ist ein ligandengekoppelter Cl⁻-Kanal. Durch den Einstrom von Chlorid kommt es zur Hyperpolarisation der nachfolgenden Zelle und somit zur Hemmung.
- Der GABA$_B$-Rezeptor ist G-Protein-gekoppelt und wirkt über eine Erhöhung der Aktivität der Adenylatzyklase (cAMP-Erhöhung). Über den biochemischen Signaltransduktionsweg kommt es auch hier zu einer Regulierung von Ionenkanälen (vor allem von K⁺-Kanälen).

Abbau. GABA wird zurück in die Nervenzelle aufgenommen und dann entweder einfach inaktiviert oder über den GABA-Shunt (engl. *shunt* = Nebenweg) wieder in Glutamat zurückverwandelt. Außer im Gehirn ist der GABA-Shunt in unserem Körper allerdings nicht von großer Bedeutung.

> **Benzodiazepine.** Durch Interaktion der Benzodiazepine mit dem GABA$_A$-Rezeptor kommt es zu einer erhöhten Affinität von GABA an die GABA$_A$-Rezeptoren. Dadurch wird die Wirkung von GABA verstärkt, was sich an der Mindererregbarkeit der nachfolgenden Nervenzellen zeigt. Andere Neurotransmitter wie Acetylcholin, Noradrenalin und Serotonin können dann ihre Wirkung nur noch abgeschwächt entfalten.
> Durch die vielfältige Wirkung von GABA im Gehirn wirken diese Präparate z. B. anxiolytisch (Angst-lösend), sedativ-hypnotisch (beruhigend) und emotional entspannend.

26.4 Komplex wirkende Neurotransmitter

Einige Neurotransmitter lassen sich nicht ausschließlich der erregenden oder der hemmenden Gruppe zuordnen und werden daher als komplex wirksame Neurotransmitter bezeichnet. Hier geht es um Noradrenalin, Dopamin, Serotonin und die endogenen Opioide.

26.4.1 Noradrenalin

> Noradrenalin ist der entscheidende Neurotransmitter in den postganglionären Neuronen des sympathischen Nervensystems. Weiterhin kommt es in Neuronen des Hypothalamus und der Substantia nigra vor. Noradrenalin ist an der Erhaltung des Wachzustandes, am Träumen und an der Regulierung der Stimmungslage beteiligt.

Biosynthese. Noradrenalin entsteht – wie Dopamin und Adrenalin – aus der Aminosäure Tyrosin, je nach Enzymausstattung der Nervenzelle. Alle drei Substanzen gehören zur Gruppe der Katecholamine.
Die Aminosäure Tyrosin wird aktiv aus dem Extrazellulärraum aufgenommen. Die Umwandlung von Tyrosin in L-Dopa ist Tetrahydrobiopteridin-abhängig, die von L-Dopa in das biogene Amin Dopamin ist PALP-abhängig (☞ **26.8**).

Tyrosin

↓

L-Dopa

↓

Dopamin

↓

Noradrenalin

👁 **26.8** Biosynthese des Noradrenalins.

Adrenerge Rezeptoren und Signaltransduktion. Noradrenalin hat vielfältige Wirkungen aufzuweisen und entsprechend viele Rezeptoren. Die Noradrenalin-Rezeptoren sind die adrenergen Rezeptoren, über die auch das Adrenalin wirkt und wurden dort schon ausführlich besprochen.

Im Gegensatz zum Adrenalin wirkt Noradrenalin jedoch kaum auf die β_2-Rezeptoren. Der Grund dafür ist, dass man für die β_2-Rezeptoren am Stickstoff des Moleküls noch einen Rest benötigt (die Methyl-Gruppe des Adrenalins).

Wirkungen. Die Folge der Rezeptorspezifität ist, dass Noradrenalin kaum Effekte auf den Stoffwechsel hat – abgesehen von einer Hemmung der Insulin-Ausschüttung, die über die α_2-Rezeptoren läuft. Auch auf die Bronchialmuskulatur hat Noradrenalin daher praktisch keinen Einfluss. An der **glatten Muskulatur** bewirkt Noradrenalin eine **Vasokonstriktion**, weshalb es nach Noradrenalin-Gabe auch zu einem Anstieg des Blutdrucks kommt, was bei Adrenalin nicht so ausgeprägt ist.

Abbau und Inaktivierung. Der Abbau des Noradrenalins entspricht im Prinzip dem des Adrenalins. In seiner Funktion als Neurotransmitter spielt allerdings die Inaktivierung noch eine größere Rolle, wobei man verschiedene Wege unterscheiden kann:

- Einfache Wiederaufnahme ins Neuron (über einen Na^+-abhängigen Transport) und Speicherung in Vesikeln.
- Nach Wiederaufnahme ins Neuron, Abbau durch die mitochondriale Monoaminooxidase A (MAO-A, S. 198).
- Aufnahme in die Effektorzelle und dort Abbau durch die Catechol-O-Methyl-Transferase (COMT, S. 362) und die MAO.

Klinische Anwendung von Noradrenalin. Noradrenalin wird in seltenen Fällen – wenn Adrenalin, wie z. B. beim Schock, nichts bewirkt – in der Klinik als Medikament eingesetzt. Meist wird allerdings zunächst Adrenalin verwendet (S. 363).

26.4.2 Dopamin

Dopaminhaltige Neurone finden sich vor allem in der **Substantia nigra** im Mittelhirn. Dopamin ist an der Steuerung von emotionalen Reaktionen, Gedächtnis, Lernen (Vorderhirn) und von Bewegungen (Corpus striatum) beteiligt. Außerdem hemmt Dopamin die Freisetzung von Prolaktin aus dem Hypothalamus („Prolaktostatin").

Auch aus dem Nebennierenmark wird Dopamin ins Blut ausgeschüttet, aber wohl eher „aus Versehen", da es Zwischenprodukt bei den Biosynthesen von Noradrenalin und Adrenalin ist.

Biosynthese. Dopamin entsteht aus der Aminosäure Tyrosin über die Zwischenstufe L-Dopa.

Molekulare und physiologische Wirkungen. Die Wirkungen des Dopamins sind vielfältig, weshalb es auch nicht überrascht, dass hier einige Rezeptor-Subtypen im Spiel sind. Man bezeichnet sie als D_1- bis D_5-Rezeptoren, die alle **G-Protein-gekoppelt** sind.

- Der D_1- und der D_5-Rezeptor wirken über ein stimulierendes G-Protein aktivierend auf die Adenylatzyklase (führen also zu einer cAMP-Erhöhung).
- Der D_2-, der D_3- und der D_4-Rezeptor wirken hingegen über ein inhibitorisches G-Protein, führen also zu einer Senkung des cAMP-Spiegels in der Zelle.

Über die **D_2-Rezeptoren** wirkt Dopamin hemmend auf das extrapyramidal-motorische System, in dem es eine wichtige Rolle als Neurotransmitter spielt. Es hemmt hier vor allem Neurone, die ihrerseits auf verschiedene Hirnregionen über GABAerge Neurone hemmend wirken.

Dopamin wirkt hier also hemmend über seine D_2-Rezeptoren auf eine Hemmung.

Außerdem erfolgt die Hemmung der Prolaktin-Freisetzung durch Dopamin über die D_2-Rezeptoren.

D_3- und D_4-Rezeptoren finden sich besonders im limbischen System und in kortikalen Arealen, ohne dass man dieser Lokalisation schon genaue Funktionen zuweisen könnte.

Abbau und Inaktivierung. Die Inaktivierung erfolgt über einen Wiederaufnahmemechanismus in die präsynaptische Nervenendigung, wo Dopamin über die MAO-B abgebaut wird.

Extraneuronal wird Dopamin über die COMT (S. 362) abgebaut.

Morbus Parkinson. Dem Morbus Parkinson liegt ein Untergang der dopaminhaltigen Neurone der Substantia nigra zu Grunde. Die Folge ist ein Mangel an Dopamin im Corpus striatum, was wiederum zu einer überschießenden Hemmung nachfolgender Hirnregionen (vor allem des Thalamus) führt.

Die Folge ist die typische Symptomentrias beim Parkinson, die durch das gestörte Gleichgewicht zwischen den Basalganglien zustande kommt:

- Bewegungsarmut (bis zur **Akinese**)
- Muskelsteifigkeit (**Rigor**)
- Zittern (**Tremor**)

Wie diese Symptome zustande kommen, ist außerordentlich kompliziert und noch nicht abschließend verstanden. Daher wollen wir an dieser Stelle gar nicht erst versuchen, ein vereinfachendes Schema zu basteln.

Die **Therapie** besteht in einer Gabe der Dopamin-Vorstufe **L-Dopa**, da Dopamin selbst nicht durch die Blut-Hirn-Schranke gelangt. Durch L-Dopa kann man die Konzentration von Dopamin im ZNS steigern. Zusätzlich gibt man meist noch einen **Hemmstoff** der **Dopa-Decarboxylase**, der *nicht* ZNS-gängig ist und daher die Bildung von Dopamin in der Peripherie unterdrückt.

Außerdem kann man mit Hemmstoffen der MAO-B und der COMT den Abbau vorhandenen Dopamins verzögern.

Da der Untergang der dopaminergen Neurone ein Überwiegen der cholinergen Neurone im Corpus striatum zur Folge hat, werden auch Acetylcholin-Hemmstoffe gegeben.

Schizophrenie. Eine Schizophrenie entsteht vermutlich vor allem durch einen Überschuss an Dopamin im mesolimbischen System – und wird entsprechend mit Dopamin-Antagonisten behandelt. Meist geht diese Therapie mit mehr oder weniger ausgeprägten Nebenwirkungen im extrapyramidal-motorischen System einher, was sich zum Teil als iatrogenes (durch ärztliche Einwirkungen ausgelöstes) Parkinson-Syndrom äußert.

26.4.3 Serotonin

Serotonin kommt im gesamten ZNS vor, in besonders hohen Konzentrationen jedoch in den serotonergen Neuronen der **Raphe-Kerne**. Etwa 90 % des Serotonins befinden sich allerdings in den enterochromaffinen Zellen des Gastrointestinaltrakts. Auch in den Thrombozyten findet sich Serotonin, das von ihnen bei Gefäßverletzungen freigesetzt wird.

Biosynthese. Serotonin ist das **biogene Amin** des 5-Hydroxytryptophan. Die Aminosäuren-Vorstufe L-Tryptophan wird aus dem Blut ins Gehirn transportiert, über ein spezielles Transportsystem der Blut-Hirn-Schranke.

In den Neuronen erfolgt dann die Biosynthese des Serotonins, das chemisch korrekt 5-Hydroxytryptamin heißt. Die

Tryptophan-Hydroxylase und die L-Aminosäure-Decarboxylase übernehmen die Katalyse dieser Reaktionen (👁 26.9).

👁 **26.9** Biosynthese des Serotonins.

Serotonin-Rezeptoren und Signaltransduktion. Die vielfältigen Wirkungen des Serotonins werden von den ebenso vielfältigen Rezeptoren vermittelt. Man unterscheidet mittlerweile eine ganze Reihe verschiedener Rezeptorsubtypen, die nach der chemischen Bezeichnung für **5-H**ydroxytryptamin mit **5HT$_1$**, 5HT$_2$ usw. bezeichnet werden.

Bis auf den 5-HT$_3$-Rezeptor sind alle Rezeptoren **G-Protein**-gekoppelt. Der 5-HT$_3$-Rezeptor ist hingegen ein **ligandengesteuerter Ionenkanal**.

Wirkungen. Im ZNS ist Serotonin ein wichtiger Neurotransmitter, der modulierend auf viele Hirnfunktionen einwirkt. Es nimmt z. B. an der Regulation der Körpertemperatur ebenso teil, wie an der Wahrnehmung von Empfindungen. Außerdem beeinflusst Serotonin Stimmung, Antrieb und die Bewusstseinslage.

Aber auch außerhalb des Gehirns hat Serotonin zahlreiche Effekte, von denen hier nur die wichtigsten genannt werden sollen.

- Eine **Vasokonstriktion** kranialer Gefäße durch Serotonin läuft über Subtypen des 5-HT$_1$-Rezeptors.
- Die **Darmmotilität** wird gefördert durch die serotonerge Stimulation der Freisetzung von Acetylcholin im Gastrointestinaltrakt (über 5-HT$_4$-Rezeptoren).
- **Thrombozyten** können zwar selbst kein Serotonin herstellen, nehmen aber einiges davon beim Durchwandern des Darm-Kapillarbetts auf. Im Falle einer Gefäßverletzung kommt es zur Freisetzung des Serotonins, was zu

einer Gefäßkonstriktion und zur Thrombozyten-Aggregation führt.

- Auch **Übelkeit und Erbrechen** können von Serotonin verursacht werden (s. u.). Diese Wirkungen laufen über den 5-HT$_3$-Rezeptor, der ein ligandengesteuerter Ionenkanal ist.

Abbau und Inaktivierung. Die Inaktivierung erfolgt durch Wiederaufnahme von Serotonin über einen Na$^+$-abhängigen Amintransporter in das präsynaptische Nervenende. Hier wird Serotonin entweder wieder in Vesikeln gespeichert oder über die mitochondriale MAO-A abgebaut.
Das Abbauprodukt 5-Hydroxy-Indolessigsäure wird schließlich über den Urin ausgeschieden.

Klinische Bedeutung von Serotonin.

Psychopharmaka. Bei psychiatrischen Erkrankungen scheint unter anderem die Neurotransmitterfunktion von Serotonin verändert zu sein. Viele Psychopharmaka greifen daher in den Serotonin-Stoffwechsel ein – ganz spezifisch z. B. die **s**elektiven **S**erotonin-**R**ückaufnahme-**I**nhibitoren (**SSRI**), die zur Therapie der **Depression** eingesetzt werden.

Behandlung der Migräne. Den Effekt der Vasokonstriktion von Serotonin nutzt man bei der Behandlung der Migräne aus, die nach heutiger wissenschaftlicher Vorstellung durch eine Vasodilatation kranialer Gefäße verursacht wird. Serotonin-Agonisten (z. B. Sumatriptan) verursachen eine Vasokonstriktion und helfen damit, einen Migräneanfall zu beenden oder gar nicht erst auftreten zu lassen.

5-HT$_3$-Antagonisten. Bei Zytostatikagabe, Chemotherapie und Bestrahlung kann aus enterochromaffinen Zellen Serotonin freigesetzt werden. Dieses schwimmt zur Area postrema im Gehirn und stimuliert die dort exprimierten 5-HT$_3$-Rezeptoren, was zu Übelkeit und Erbrechen führt. Bei vielen (therapeutisch wichtigen) Zytostatika war unerträgliche Übelkeit beim Patienten häufig der limitierende Faktor für die Dosierung.
Daraufhin wurden 5-HT$_3$-Antagonisten entwickelt, die spezifisch diese Wirkung des Serotonins unterdrücken. Als Beispiel sei das Ondansetron (z. B. Zofran) genannt, das entscheidend zu einer Verbesserung der Therapie von Tumorpatienten beigetragen hat.

Lysergsäure-Diethylamid (LSD) ist als Rauschgift relativ weit verbreitet, da es verhältnismäßig leicht hergestellt werden kann. LSD wirkt vor allem über den 5-HT$_{2A}$-Rezeptorsubtyp halluzinogen.

26.4.4 Endogene Opioide

Opioide sind heutzutage aus der Therapie schwer kranker Patienten als Analgetika (Schmerzmittel) nicht mehr wegzudenken. Diese Pharmaka (Leitsubstanz: Morphin) imitieren die Funktion der endogenen Opioide. Synonym wird für die Bezeichnung Opioide auch der Begriff Opiate verwendet.

> Endogene Opioide sind Peptide, die als Neurotransmitter, Neurohormone oder auch als Modulatoren anderer Neurotransmitter wirken.

Biosynthese. Im Wesentlichen unterscheidet man drei endogene Opioide, die alle aus Vorläuferpeptiden entstehen, wie es sich für sezernierte Peptide auch gehört:
- **Enkephalin** entsteht aus Pro-Enkephalin und kommt ubiquitär im ZNS vor.
- **Dynorphin** entsteht aus Pro-Dynorphin und kommt ebenfalls ubiquitär im ZNS vor.
- Endorphin, das aus Proopiomelanokortin (S. 368) gebildet wird, scheint besonders in Regionen hergestellt zu werden, in denen Schmerzen entstehen.

Opioid-Rezeptoren und Signaltransduktion. Die endogenen Opioide entfalten ihre Wirkung über Rezeptoren, die besonders im **Thalamus** und im **limbischen System** anzutreffen sind. Mittlerweile sind drei Rezeptoren identifiziert, die die Wirkungen der endogenen (und pharmakologischen) Opioide vermitteln. Alle wirken über ein **inhibitorisches G-Protein** und damit verbundener **Hemmung der Adenylatzyklase** (S. 341).
- Der **µ-Rezeptor** (Mü) besitzt eine große Affinität für β-Endorphin und die Enkephaline, außerdem für das Therapeutikum Morphin. Viele klinisch eingesetzte Opioide wirken relativ selektiv über den µ-Rezeptor.
- Der **κ-Rezeptor** (Kappa) besitzt eine besondere Affinität für Dynorphin.
- Der **δ-Rezeptor** (Delta) besitzt eine besonders große Affinität für Enkephaline.

Wirkungen. Es wird vermutet, dass die Opioide vor allem in Arealen des ZNS zu finden sind, die mit Schmerzwahrnehmung, der Modulation affektiven Verhaltens und neuroendokrinen Funktionen zu tun haben.
Die Wirkung der Rezeptoren läuft über ein G$_i$-Protein mit nachfolgender Hemmung der Adenylatzyklase. Dadurch öffnen sich rezeptorgesteuerte K$^+$-Kanäle, und spannungsabhängige Ca^{2+}-Kanäle werden gehemmt. Als Folge kann die Zelle schlechter depolarisiert werden, was die Erregungsübertragung – auch bei Schmerzen – erschwert.

Abbau. Die drei endogenen Opioide werden als Peptide relativ rasch im Blut abgebaut. Enkephalin und Dynorphin sogar so schnell, dass sie nach intravenöser Zufuhr nicht zu einer Wirkung im Gehirn führen – was einst eine Hoffnung der Pharmakologen war.

„Exogene" Opioide. Morphin, Kodein und Heroin sind drei prominente Vertreter der exogenen Opioide. Das Heroin hat als Rauschmittel allerdings eher traurige Berühmtheit erlangt.

Morphin ist aus der Schmerzbehandlung vor allem von Tumorpatienten nicht mehr wegzudenken. Es bewirkt eine spinale und supraspinale Analgesie (Schmerzlosigkeit). Eine wichtige Nebenwirkung ist die Atemdepression, die bis zur Atemlähmung führen kann.

Kodein. Da die Opioide auch den Hustenreiz unterdrücken, kann man sie auch als Antitussiva geben, so z. B. das dem einen oder anderen vielleicht bekannte Kodein im Hustensaft.

Heroin ist ebenfalls ein Morphin-Derivat, es wird allerdings wegen seines besonders ausgeprägten Suchtpotenzials pharmakologisch nicht verwendet. Versuche eines **Heroinentzugs** werden mit **Methadon** unternommen, das auch bei anderen Opiat-Abhängigkeiten Anwendung findet. Auch bei Methadon handelt es sich um ein Opioid.

V Von der Zelle zum Organismus

27 Zellbiologie

Bevor wir uns an die Abläufe in den einzelnen Organen wagen, wollen wir uns zunächst noch den Stoffwechsel und Alltag einer einzelnen Zelle genau ansehen.

Was macht ein Mensch in seinem Leben? Er atmet, ernährt sich, arbeitet, kommuniziert mit anderen, muss hin und wieder mal schlafen (Medizinstudenten seltener als andere), vermehrt sich und stirbt irgendwann.

All diese Sachen betreibt auch bereits die kleinste funktionelle Einheit unseres Körpers, die Zelle (lat. *cella* = Behältnis). In ihr laufen die wesentlichen Stoffwechselprozesse auf kleinster Ebene ab. Und egal, wie weit differenziert sie Teil eines übergeordneten Systems ist, behält sie doch stets ein gewisses Maß an Individualität und Selbständigkeit. Sie hat einen eigenen Stoffwechsel, atmet, ist erregbar (reagiert also auf äußere und innere Reize), wächst und vermehrt sich, bis sie irgendwann das Zeitliche segnet.

27.1 Die Zellorganellen

Unsere Plasmamembran umschließt das Zytoplasma, das allerdings wieder diverse Bestandteile, die Organellen, enthält. Je nach Gewebe, in dem sich die Zellen für spezifische Aufgaben differenziert haben, enthalten sie eine unterschiedliche Anzahl der jeweiligen Organellen.

27.1.1 Zytoplasma und Zytosol

Der gesamte Raum, den die Plasmamembran umgibt, wird als Protoplasma bezeichnet, also das gesamte Innere der Zelle. Dieses wird weiterhin unterteilt in das **Karyoplasma** (Plasma im Kern) und das die Zellorganellen enthaltende **Zytoplasma**.

Das Zytoplasma stellt den zentralen Reaktionsraum der Zelle dar, die Organellen sind spezifische Räume oder Kompartimente, in denen ganz spezielle Reaktionen ablaufen. Das Zytoplasma ohne die eingelagerten Organellen wird als **Zytosol** bezeichnet. Stabilisiert wird die ganze Zelle noch von einem Gerüstsystem aus Proteinen, das als **Zytoskelett** bezeichnet wird. Es dient außerdem der Verankerung der Zellen untereinander.

27.1.2 Die Organellen

Genau wie die einzelnen Zellen ihre Aufgabe für den Gesamtorganismus erfüllen, arbeiten die Organellen einer Zelle für deren Überleben und Funktion zusammen.

Zellkern und **Mitochondrien** sind die beiden größten und wichtigsten Organellen. Der Zellkern, der „Kopf" der Zelle, enthält die genetische Information in Form von DNA; die Mitochondrien stellen die Energie für das Überleben der Zelle bereit.

Diese beiden sind als einzige Organellen von *zwei* Membranen umgeben.

Ribosomen, Endoplasmatisches Retikulum und der **Golgi-Apparat** stehen in erster Linie im Dienste der Eiweißherstellung der Zelle, stellen also die Fabrik der Zelle dar.

Lysosomen und **Peroxisomen**. Auch in der Zelle fällt Müll (nicht [mehr] benötigtes Material, zum Beispiel andere altersschwache Organellen) an, der mithilfe dieser Organellen abgebaut werden kann.

Fast alle Organellen (bis auf die Ribosomen und das Zytoskelett) besitzen eine oder zwei Doppellipidschichten und befinden sich in einem ständigen Umbau ineinander. Bei Bedarf kann ein Teil einer bestehenden Membran abgeschnürt werden, um einen neuen Reaktionsraum zu schaffen. Es findet dabei eine ständige Neuordnung der Membranen der einzelnen Organellen statt, was man als **Membranfluss** bezeichnet. Dieser nimmt seinen Ursprung vom Endoplasmatischen Retikulum, an dem die Biosynthese der Membranbestandteile erfolgt.

27.2 Die Plasmamembran

Damit überhaupt so etwas wie Leben entstehen kann, muss sich ein Raum von seiner Umgebung abgrenzen. Wie das geschieht, wurde bereits besprochen. An dieser Stelle seien nur noch einmal alle Aspekte kurz zusammengefasst.

27.2.1 Aufbau der Plasmamembran

Die etwa 7 nm dicke Membran hat bei allen Zellen unseres Körpers grundsätzlich den gleichen Aufbau. Das Rückgrat bilden die **Phospholipide**, zu denen sich noch zwei andere Gruppen von Lipiden gesellen.

Für die meisten Membranfunktionen sind jedoch spezielle **Proteine** verantwortlich. An einigen Lipiden und Proteinen sitzen außen an der Zellmembran noch **Kohlenhydrate**, die für die Erkennung der Zellen untereinander eine wichtige Rolle spielen. Die Membranen sind dabei wegen der großen Oberflächenspannung sehr stabil.

Membranlipide

Allen Membranlipiden gemeinsam ist, dass es sich um polare Lipide, also **amphipathische** („beides liebende") Moleküle mit polarem Kopf und unpolarem Schwanzteil handelt (👁 **27.1**). Kommen solche Stoffe mit Wasser in Verbindung, zeigen sie eine starke Tendenz, sich mit ihren hydrophoben Teilen zusammenzulagern, da deren Kontakt mit dem Wasser dann so gering wie möglich ist. So entsteht die charakteristische **Lipiddoppelschicht**.

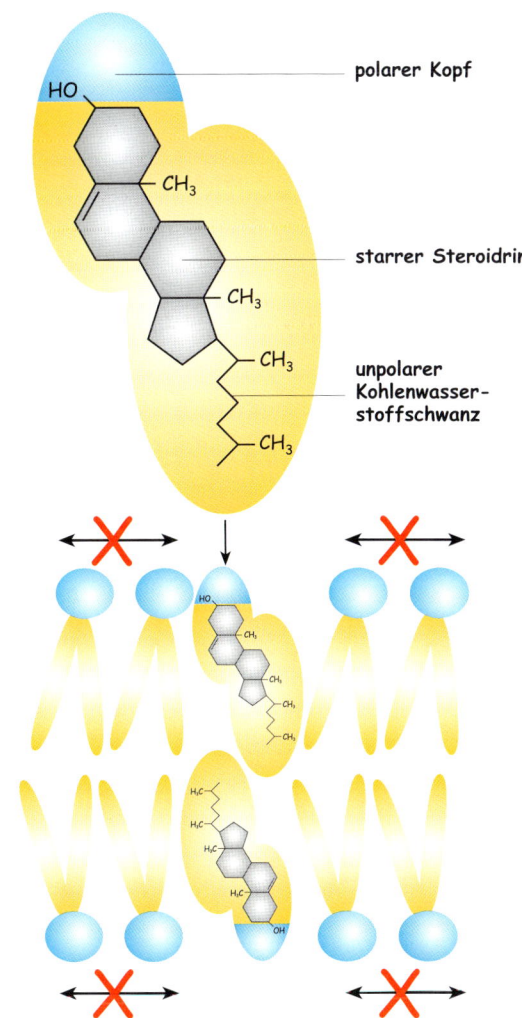

polarer Kopf

starrer Steroidring

unpolarer Kohlenwasser- stoffschwanz

⬬ 27.1 Amphiphatische Membranlipide bilden die Lipiddoppel- schicht.

Man findet in den Membranen nun drei verschiedene Arten von Lipiden.

- Die **Phospholipide** machen den Hauptteil aus (S. 32).
- Das **Cholesterin** ist sehr wichtig für die Stabilität (S. 35).
- **Glykolipide** (S. 33) bilden zusammen mit den Glykopro- teinen die Glykokalix.

Phospholipide. Grundstruktur der Phospholipide ist die Phosphatidsäure, die man erhält, wenn man eine der drei Fettsäuren von Triacylglycerin (TAG) durch eine Phosphat- gruppe ersetzt. Die vier häufigsten an der Phosphatidsäure hängenden Reste sind Serin, Ethanolamin, Cholin und Ino- sitol.
Die häufigsten Fettsäuren in den Phospholipiden sind die gesättigte Palmitinsäure (C_{16}) und die ungesättigte Ölsäure (C_{18}).
An dieser Stelle müssen wir eine kleine Ungenauigkeit kor- rigieren. Es gibt nämlich noch eine zweite Grundstruktur,

von der die Phospholipide der Zellmembran abgeleitet werden können. Der Stoff **Sphingomyelin** ist das einzige Phospholipid, das *nicht* vom Glycerin, sondern vom Sphin- gosin abgeleitet ist.

Cholesterin. Die Plasmamembran eukaryontischer Zellen ist meist besonders reich an diesem neutralen Lipid. Cho- lesterin ist ein sehr lipophiles Molekül, das lediglich durch seine eine OH-Gruppe polare Eigenschaften mitbekommt. Dadurch kann es in die Membran eingebaut werden und ihr Stabilität verleihen. Es lagert sich an die Kohlenwasser- stoffreste der Phospholipide an. Die Steroidringe des Cho- lesterins treten mit den Kohlenwasserstoffschwänzen in Wechselwirkung, wodurch die Verformbarkeit der Memb- ran herabgesetzt wird.
Verestert man diese OH-Gruppe (die damit verschwindet), ist der **Cholesterinester** entstanden, der für den Membran- aufbau nicht mehr zu gebrauchen ist.

Glykolipide sind Moleküle, die aus einem Lipid- und einem Zuckeranteil bestehen. In unseren Zellmembranen kommen die Zuckerreste nur gebunden an das Lipid Cer- amid vor, das sich vom Grundgerüst Sphingosin ableitet. Die Glykolipide bilden zusammen mit den Glykoproteinen die Glykokalix.

Membranproteine

In die Doppelschicht aus Phospholipiden und Cholesterin sind nun Proteine eingelagert, die man grob in zwei Grup- pen einteilen kann.
- **Periphere Membranproteine** „schwimmen" frei in der Membran oder sind über einen Anker an diese fixiert.
- **Transmembranproteine** durchspannen mit etwa 20 hy- drophoben Aminosäuren die gesamte Membran, wobei sich hier häufig eine α-Helix ausbildet.

> Bei den **Transmembranproteinen** handelt es sich vor allem um Rezeptoren für Signalstoffe, Kanalproteine oder auch membranständige Enzyme. Die allermeisten von ihnen sind glykosyliert.

Kohlenhydrate bilden die Glykokalix

Kohlenhydrate bilden die dritte Stoffgruppe, die in unseren Membranen anzutreffen ist. Sie sind allerdings nicht direkt am Aufbau der Membran beteiligt, sie werden vielmehr im ER und im Golgi-Apparat an viele Phospholipide und Pro- teine angehängt, die dann als Glykolipide und Glykopro- teine bezeichnet werden. In der Regel handelt es sich dabei um weniger als 15 Zuckerreste an den Molekülen. Durch unterschiedliche Kombinationsmöglichkeiten erhält man dennoch eine große Zahl verschiedener Oberflächenstruk- turen („Antennen").

Glykokalix. Jede Zelle braucht eine Struktur, die ihr eine Zellidentität und -spezifität verleiht, um sich zum einen von „ungleichen" abzugrenzen und sich zum anderen mit „gleichen" zusammenfinden zu können.

Diese „Erkennungsstruktur" stellen die an der Außenseite der Membran verankerten Kohlenhydratketten dar, die neben Glukose, Galaktose, Mannose und Fukose auch Aminozucker enthalten (N-Acetyl-Glukosamin, N-Acetyl-Galaktosamin, N-Acetyl-Neuraminsäure) und die Glykokalix bilden.

> Die Bedeutung der Glykokalix liegt in der Spezifität für die jeweilige Zelle, wobei sich gleichartig differenzierte Zellen mit gleichartiger Glykokalix wiedererkennen, was Voraussetzung für die Ausbildung von Gewebsverbänden ist.

Zusammenspiel der Membranbestandteile

Zur Beschreibung des Membranaufbaus bedient man sich der Idee des „**Fluid-Mosaik-Modells**". Denn bei der Membran handelt es sich nicht um ein starres Gebilde, sondern eine fast flüssige, verschiebliche Barriere, die nicht auf kovalenten Bindungen, sondern auf hydrophoben Wechselwirkungen beruht.

Bewegungsmöglichkeiten gibt es in mehreren Ebenen. Es gibt zum Beispiel Moleküle, wie das Cholesterin, die einfach die Seite wechseln können (auch als Flip/Flop bezeichnet). Auch die Phospholipide selbst sind äußerst beweglich. Sie können um die eigene Achse rotieren, lateral verschoben werden und im Bereich der Fettsäureketten schwingen, jedoch nicht die Seite wechseln. Die Transversalbewegungen der Phospholipide verleihen der Membran ihre Fluidität, Flexibilität und relative Impermeabilität für polare Stoffe.

Die Zelle hat eine Einflussmöglichkeit auf das Maß der Fluidität der Membran: So wird die Membran durch Einbau von Doppelbindungen (ungesättigte Fettsäuren) „flüssiger". Die Bedeutung wird verständlich, wenn man bedenkt, dass es Organismen gibt (Hefen, Bakterien), deren Temperatur stärker als unsere von der Umgebung abhängt. So besteht bei hohem Temperaturabfall die Gefahr einer Verfestigung der Zellmembran, was den Stoffaustausch unmöglich machen würde. Durch den Einbau von Doppelbindungen haben diese Zellen die Möglichkeit, die flüssige Phase der Membranen zu erhalten und sich so zu schützen.

Ungesättigte Fettsäuren neigen allerdings zur Autoxidation, wodurch der Einsatz von Antioxidanzien wie Vitamin E erforderlich wird. Vitamin E schützt also unsere Membranen.

Zusammensetzung. Je nach Art der Membran variiert ihre Zusammensetzung zum Teil erheblich. So besteht zum Beispiel die Plasmamembran von Nervenzellen im Gehirn zu etwa 75 % aus Lipiden. Die innere Mitochondrienmembran hat hingegen einen besonders hohen Proteinanteil (rund 75 %), da hier die Atmungskettenenzyme eingelagert sind.

Die Proteine in der Membran sind grundsätzlich in der Lage um die eigene Achse zu rotieren (Rotationsdiffusion)

oder sich nach lateral zu verschieben. Trotzdem können Proteine an bestimmte Stellen fixiert werden, was zum Beispiel bei Ionenkanälen, die nur an einer Seite der Zelle auftauchen dürfen, von Bedeutung ist.

Asymmetrie der Membran. Ein weiteres wichtiges Funktionsmerkmal von Membranen ist die Asymmetrie, das heißt die Polarität zwischen innen und außen.

> Während **innen** Phosphatidyl-Serin (negativ), -Ethanolamin (neutral) und -Inositol (auch negativ) vorkommen, finden sich **außen** die Glykoproteine mit antigenen Strukturen (Gewebeantigene) und die Cholinphosphatide Lecithin und Sphingomyelin (beide neutral).

27.2.2 Aufgaben der Plasmamembran

Abschließend sollen noch einmal im Überblick die wichtigsten Aufgaben einer Plasmamembran angesprochen werden.

- Als wichtigste Aufgabe ist wohl die **Abgrenzung und Isolierung** gegenüber der Umwelt und (bei Membranen innerhalb der Zelle) anderen Zellkompartimenten anzusehen.
- Die **semipermeable Membran** sorgt dafür, dass die Membran zwar für bestimmte Stoffe eine Barriere darstellt, für andere jedoch durchlässig ist bzw. Transporter besitzt, wodurch ein kontrollierter Stofftransport möglich wird.
- Über **Rezeptoren** in der Zellmembran werden Signale aus der Umwelt aufgenommen, in die „Zellsprache" übersetzt und weitergeleitet.
- Über die Membran kann **Kontakt** zu Nachbarzellen hergestellt werden, was sie (oder das Zytoskelett) zur Grundlage von Zellverbänden und Gewebe- und Organbildung macht.
- Als **Verankerungsmöglichkeit** für das Zytoskelett ist sie Voraussetzung für die Stabilität einer Zelle.
- Einige Membranen bieten die Möglichkeit, chemische Gradienten aufzubauen (z. B. die Mitochondrienmembran für die ATP-Erzeugung, S. 227).

27.2.3 Herkunft der Membranen

Die Biosynthese der Membranen erfolgt am Endoplasmatischen Retikulum (ER), an dem sowohl alle Lipide als auch die Membranproteine hergestellt werden. Die Glykosylierung wird im ER begonnen und erhält im Golgi-Apparat ihre Vollendung. Von dort aus erfolgt auch die Verteilung vieler Membranbestandteile in Form von Vesikeln.

27.3 Der Stofftransport

Eine Zelle ist die kleinste funktionelle Grundeinheit und damit Teil eines großen Ganzen. Sie steht stets im Austausch mit ihrer Umwelt. Dies kann ein Informationsaustausch über Nerven- und Hormonsystem oder ein Stoffaustausch mit der Umgebung sein, indem dauernd Stoffe aufgenommen und wieder andere abgegeben werden. Wie geschieht das nun?

Man unterscheidet drei prinzipielle Möglichkeiten, wie Stoffe in eine Zelle gelangen können.

- **Passiver Transport** bedeutet, dass keine Energie aufgewendet werden muss.
- Eine **aktive Aufnahme** erfolgt unter Verbrauch von ATP.
- Werden ganze Membranteile abgeschnürt, bezeichnet man das als **Zytose** – das geht mit oder ohne ATP.

27.3.1 Ionen in unseren Zellen

Um die Transportvorgänge besser verstehen zu können, sei hier kurz auf die ionale Zusammensetzung unserer Zellen eingegangen. Dominierendes intrazelluläres Ion ist das Kalium, im Extrazellulärraum überwiegt das Natrium. Zusammen mit Natrium taucht dabei immer auch das Chlorid-Ion auf, das ebenfalls außerhalb der Zellen dominiert. Die beiden zweiwertigen Kationen Calcium und Magnesium befinden sich sowohl intra- als auch extrazellulär.

27.3.2 Passiver Transport

Ist die Membran für einen Stoff durchlässig, und kann dieser, einem Konzentrations- bzw. Ladungsgradienten folgend, durch die Membran hindurchtreten, muss die Zelle keine zusätzliche Energie mehr aufwenden, und man spricht von **passivem Transport**.

Ein Konzentrationsunterschied kann auf zweierlei Arten ausgeglichen werden.
- Der Stoff, dessen Konzentration auszugleichen ist, wandert selbst, was man als **Diffusion** bezeichnet.
- Das umgebende Lösungsmittel bemüht sich um einen Ausgleich, was als **Osmose** bezeichnet wird.

Diffusion

Hier kann man noch einmal zwischen der freien und der erleichterten Diffusion (lat. *diffundere* = verbreiten, zerstreuen) unterscheiden.
- Bei der **freien Diffusion** geht ein Stoff einfach so durch die Membran.
- Bei der **erleichterten Diffusion** hilft hier ein Protein, das als Kanal fungiert.

Freie Diffusion. Ob ein Stoff frei durch die Membran permeieren kann (👁 **27.2**) oder nicht, hängt zum einen von

der **Größe** ab (kleine Moleküle wie Wasser, Harnstoff, Ammoniak [NH_3], O_2 und CO_2 können frei diffundieren, wohingegen Glukose bereits zu groß ist), zum anderen von der **Polarität** (oder Ladung). Unpolare Substanzen können problemlos durch die Membran geschleust werden, wohingegen polare oder elektrisch geladene Substanzen vergeblich auf Eintritt in die Zelle warten.

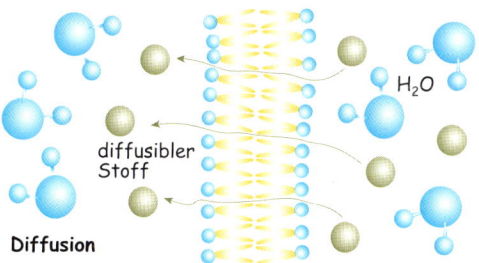

👁 **27.2** Freie Diffusion.

Erleichterte Diffusion. Auch hierbei handelt es sich um einen Transport durch die Zellmembran zum Ausgleich eines Konzentrations- oder Ladungsgradienten. Im Falle der erleichterten Diffusion wird der Austausch aber durch ein Kanalprotein (engl. *carrier*) begünstigt („erleichtert"). Da hierbei keine Energie verbraucht wird, handelt es sich trotzdem um einen passiven Transport. Beispiele sind die Glukosetransporter (GLUT, S. 81) in allen unseren Zellen.

Die Aquaporine

In den vergangenen Jahren ist immer deutlicher geworden, dass die alten Vorstellungen von der Durchlässigkeit der Membranen nicht ausreichen, die immensen Stofftransporte zu erklären. Es hat sich gezeigt, dass selbst Wasser nicht einfach so in rauen Mengen durch eine Membran gelangen kann.

Hierzu gibt es vielmehr spezialisierte Membranproteine, die so genannten **Aquaporine** (**AQP**s), die in den meisten Zellmembranen vorhanden sind. Welche Rolle sie wirklich für unseren Organismus spielen, ist allerdings noch bei weitem nicht klar und wird momentan intensiv erforscht. Mittlerweile kennt man 10 Aquaporine, die sich in zwei Gruppen einteilen lassen und einfach mit Nummern versehen worden sind.

- Die so genannten **orthodoxen Aquaporine** sind wirklich nur für Wasser durchlässig. Hierzu zählen die Aquaporine AQP 0, 1, 2, 4, 5 und 8.
- Die **Aquaglyceroporine** lassen nicht nur Wasser, sondern auch Glycerin und andere kleine Nicht-Elektrolyte, so beispielsweise Harnstoff, durch. In diese Gruppe gehören die Aquaporine AQP 3, 7 und 9.

Einige Aquaporine scheinen (so AQP 0, 3 und 6) z. T. durch den pH-Wert reguliert zu werden. Auch eine Regulation durch reversible Phosphorylierung mag eine Rolle spielen.

Nephrogener Diabetes insipidus. In der Niere sind die Aquaporine schon lange bekannt gewesen, wobei das **AQP 2** das wichtigste zu sein scheint. Es wird hormonabhängig in die Plasmamembran eingebaut (Adiuretin, S. 386) und sorgt dann für eine verstärkte Rückresorption von Wasser im Bereich der Sammelrohre. Eine Mutation im AQP-2-Gen kann zu der angeborenen Form des nephrogenen Diabetes insipidus (S. 388) führen.

In anderen Zellen gibt es diese Aquaporine ebenfalls, auch wenn deren Bedeutung noch nicht ganz klar ist. Aquaporine der Erythrozyten reagieren beispielsweise sensitiv auf $HgCl_2$, also auf Quecksilber, mit einer Blockade der Kanäle. Dies spricht für eine SH-Gruppe in der Pore der AQPs.

Osmose

Diffusion durch eine semipermeable Membran (👁 27.3) heißt Osmose (gr. *osmos* = der Stoß). Osmose beschreibt einen Konzentrationsausgleich zwischen zwei Kompartimenten, die durch eine Membran voneinander getrennt sind. Treibende Kraft ist also auch hier wieder der Konzentrationsunterschied, es wird auch hier keine zusätzliche Energie benötigt.

Der Unterschied zur Diffusion ist, dass die Membran nicht für den Stoff, sondern lediglich für das Lösungsmittel durchlässig ist. So muss das Lösungsmittel durch Übertritt in das Kompartiment mit der höheren Konzentration des betreffenden Stoffes für den Konzentrationsausgleich sorgen. Im Prinzip ist es also einfach eine Verdünnung.

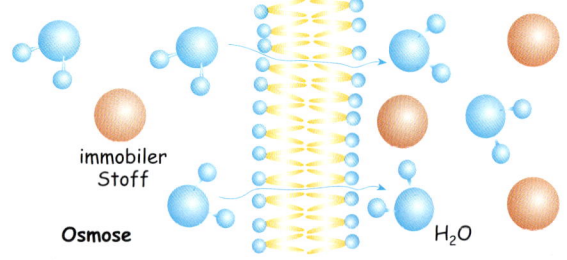

👁 **27.3** Osmose über eine semipermeable Membran..

27.3.3 Aktiver Transport

Soll der Transport entgegen eines Gradienten erfolgen, muss dafür Energie aufgebracht werden (👁 **27.4**). Diese Energie kann nun direkt in den betreffenden Vorgang gesteckt werden (**primär aktiv**). Sie kann aber auch dazu verwendet werden, irgendeinen Gradienten aufzubauen, der dann wiederum einen Transport antreibt (**sekundär aktiv**).

Primär aktiver Transport. Durch Hydrolyse von ATP (Energie) kann ein Stofftransport erfolgen. Zum Beispiel werden

bei der Na^+-/K^+-ATPase mithilfe der ATP-Energie drei Natrium-Ionen aus der Zelle heraus und zwei Kalium-Ionen in die Zelle hinein transportiert. In diesem Falle spricht man von einem **elektrogenen Transport**, da drei positive Ladungen heraus, aber nur zwei positive Ladungen hinein transportiert werden.

Neben der Na^+-/K^+-ATPase findet man auch bei der Ca^{2+}-ATPase und bei den Protonenpumpen einen elektrogenen Transport.

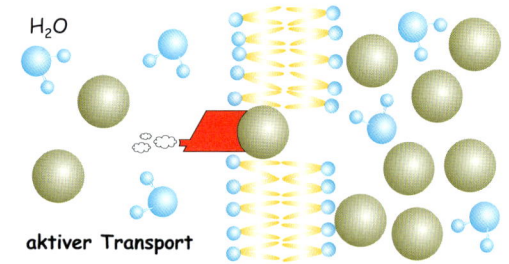

👁 **27.4** Primär aktiver Transport.

Sekundär aktiver Transport. Hierbei erfolgt eine Koppelung an einen anderen freiwillig ablaufenden Prozess, bei dem Energie übrigbleibt. Häufig dient dabei ein durch die Na^+-ATPase erzeugter Natriumgradient als Antrieb.

Auf diese Weise funktioniert z. B. die Glukose- und Aminosäureresorption aus dem Darmlumen in den Enterozyten des Dünndarms oder in Tubulusepithelzellen der Nieren.

27.3.4 Transportproteine

Doch was genau sind diese so oft erwähnten Transportproteine oder Carrier? Sie transportieren **spezifisch** Moleküle oder Stoffe durch Zellmembranen und weisen dabei ebenso wie Enzyme eine Sättigungskinetik auf, so dass ihre „Arbeit" durchaus limitiert ist. Außerdem besitzen sie, ebenfalls wie Enzyme, eine bestimmte Affinität zu den zu transportierenden Stoffen, so dass sie kompetitiv gehemmt werden können, indem es zur Konkurrenz um Bindungsstellen kommt.

Das zu transportierende Molekül wird kurzzeitig an den Transporter gebunden, wodurch es hier ebenso wie bei der Enzymkinetik zu einer Substratsättigung kommen kann. Da die treibende Kraft des Transportvorgangs der Konzentrationsgradient ist, ist auch die Geschwindigkeit zunächst von diesem abhängig (Reaktion 1. Ordnung). Erst bei Sättigung verläuft der Transport mit konstanter Geschwindigkeit (damit ergibt sich eine Reaktion 0. Ordnung).

Man unterscheidet drei verschiedene Transportmöglichkeiten.

- Der **Uniport** zeichnet sich dadurch aus, dass das Molekül alleine durch die Membran geschleust wird.
- Beim **Antiport** werden zwei Teilchen gewissermaßen im Austausch gegeneinander transportiert.
- Von **Symport** spricht man, wenn zwei Teilchen in gleicher Richtung transportiert werden.

27.3.5 Zytosevorgänge

Stoffe können auch von der Membran umgeben und in Membranvesikel „verpackt" aufgenommen werden. Man unterscheidet zwischen der Aufnahme von festen, geformten Teilchen, der **Phagozytose** („fressen") und von flüssigen oder gelösten Substanzen („trinken"), der **Pinozytose**. Allgemein wird die Aufnahme von Stoffen als **Endozytose** und die Abgabe als **Exozytose** bezeichnet. Werden die Substanzen gewissermaßen durch die ganze Zelle transportiert und auf der anderen Seite gleich wieder rausgeworfen, spricht man von Zytopempsis.

Doch woher weiß ein Stoff, an welchem Teil der Membran er „empfangen" und in die Zelle aufgenommen wird. Wie so oft gibt es auch hier bestimmte Regionen auf der Zellmembran, die mit Rezeptoren für bestimmte Stoffe versehen sind (☞ **27.5**). Sie zeichnen sich dadurch aus, dass sie auf der Innenseite mit **Clathrin-Proteinen** besetzt sind, die nach Invagination (Einschnürung oder Abschnürung des Vesikels) das Bläschen von außen wie einen Mantel umgeben und somit stabilisieren (daher der Name „**coated vesikel**", Bläschen mit Clathrin-Mantel).

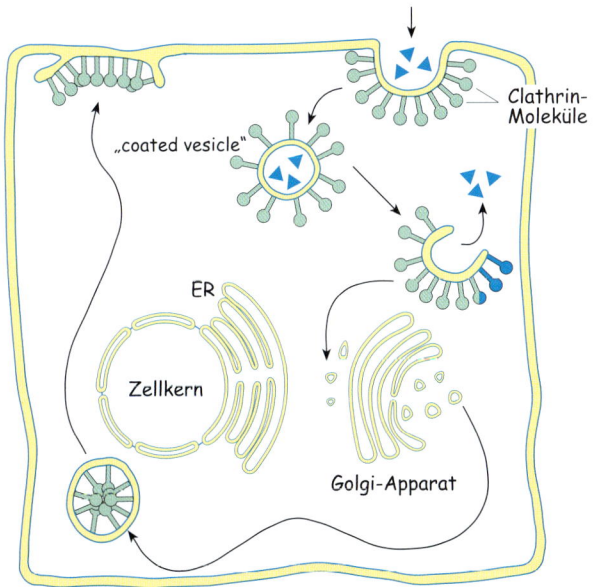

☞ **27.5** Endozytose.

27.4 Das Zytoskelett

Die Zellmembran allein reicht nicht aus, um eine Zelle zusammenzuhalten. Da unsere Zellen keine Zellwand besitzen, sind sie auf andere Stabilisierungsmechanismen angewiesen, damit sie nicht auseinander fallen. Zu diesem Zweck gibt es Fasern im Zytoplasma, die in ihrer Gesamtheit als Zytoskelett bezeichnet werden. Einige Komponenten des Zytoskeletts nehmen allerdings noch eine Reihe anderer Funktionen wahr, nicht nur die des Zusammenhalts.

Grundsätzlich unterscheidet man drei Typen von Proteinfilamenten, die nicht nur durch verschiedene Protein-Untereinheiten charakterisiert sind, sondern auch unterschiedliche Aufgaben in der Zelle wahrnehmen.

- **Aktinfilamente** (etwa 6 nm im Durchmesser) bestehen aus Aktin und dienen vor allem der Stabilität der Zellmembran. Außerdem sind sie aber auch für Bewegungen notwendig, so beispielsweise bei der Muskelkontraktion.
- Die **Intermediärfilamente** (etwa 10 nm) werden – je nach Zelltyp – von ganz unterschiedlichen Proteinen gebildet, beispielsweise von Keratin in Epithelien und dienen der Stabilisierung der Zelle.
- **Mikrotubuli** (etwa 25 nm) bestehen aus Tubulin und dienen neben der inneren Stabilität der Zelle unter anderem der Bewegung von Organellen und Molekülen innerhalb der Zelle.

27.4.1 Aktinfilamente

Die Aktinfilamente (lat. *agere, actum* = handeln, tätig werden) werden auch als Mikrofilamente bezeichnet (☞ **27.6**). Aktin, das immerhin 5 – 10 % des gesamten zellulären Proteins ausmacht, kann sich zu fadenförmigen Proteinfilamenten zusammenlagern.

> Die Aktinfilamente bilden in unseren Zellen ein Netzwerk von Fasern, die das Zytosol kreuz und quer durchspannen und ein räumliches Geflecht bilden. Besonders aktinreich ist die Region direkt unter der Plasmamembran, die auch als Zellrinde bezeichnet wird. Die Möglichkeit der Bewegung durch das Aktin ergibt sich dann im Zusammenspiel mit dem Myosin, was für die Muskelzelle bedeutsam ist (S. 586).

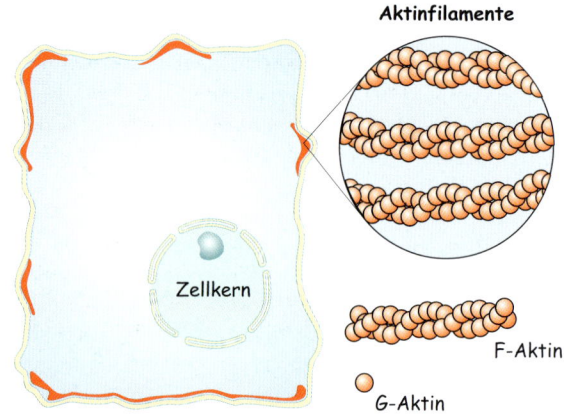

Aktinfilamente

F-Aktin

G-Aktin

Zellkern

👁 **27.6** Aktinfilamente.

Sechs Aktine werden heute beim Menschen unterschieden, die sich aufgrund chemischer Eigenschaften in drei Gruppen einteilen lassen.
- α-Aktine befinden sich vor allem in Muskelzellen.
- β- und γ-Aktine kommen hingegen in Nicht-Muskelzellen vor.

Aufbau der Aktinfilamente

Die Aktinfilamente entstehen (in Anwesenheit von ATP) durch Polymerisation **g**lobulärer Aktinproteine (**G-Aktin**) zum so genannten **F-Aktin** (von **f**ilamentär). An diese Filamente können sich nun weitere Proteine anlagern und die einzelnen Proteinfäden miteinander verknüpfen und verbinden, bis ein dreidimensionales Netzwerk entsteht.
Im Zusammenbau der Filamente ist eine Polarität zu erkennen, weshalb man ein Minus-Ende von einem Plus-Ende unterscheidet. Genau wie auch die Mikrotubuli können die Aktinfilamente in den Zellen ziemlich schnell aus den Bausteinen neu gebildet und auch wieder abgebaut werden.

Aufgaben der Aktinfilamente

Neben der Bewegungsfunktion in Zusammenarbeit mit Myosin sind die Aktinfilamente vor allem für die Zellform verantwortlich und stehen mit der Zellmembran in Verbindung. Außerdem kann eine Verankerung von Aktinfilamenten mit Membranproteinen erfolgen. Hierdurch können beispielsweise Rezeptoren auf der Zelloberfläche fixiert werden, indem ihre Lateraldiffusion eingeschränkt wird.

Mikrovilli. Eine wichtige Stützfunktion nehmen Aktinfilamente auch in den Mikrovilli des Bürstensaumes verschiedener Epithelien war. Beim Darmepithel sind die Mikrovilli mit für die enorme Oberfläche verantwortlich, durch die eine effizientere Resorption erfolgen kann.

Auch die Stereozilien, die sich im Ohr befinden, sind spezialisierte Mikrovilli und ermöglichen uns das Hören.

27.4.2 Intermediärfilamente

Die Intermediärfilamente (IF) sind die Filamente, zu denen der Begriff des Zytoskeletts am besten passt (👁 27.7). Sie dienen in erster Linie dem mechanischen Halt der Zelle.

> Intermediärfilamente halten wegen ihrer Struktur viel mehr aus als die anderen beiden Bestandteile des Zytoskeletts und sind weitgehend stabil. Man findet sie daher auch besonders zahlreich in Zellen, die mechanisch besonders beansprucht sind.

Wie der Name schon vermuten lässt (intermediär = dazwischen), stehen sie bezüglich ihrer Größe zwischen den beiden anderen, sind also „mitteldick".

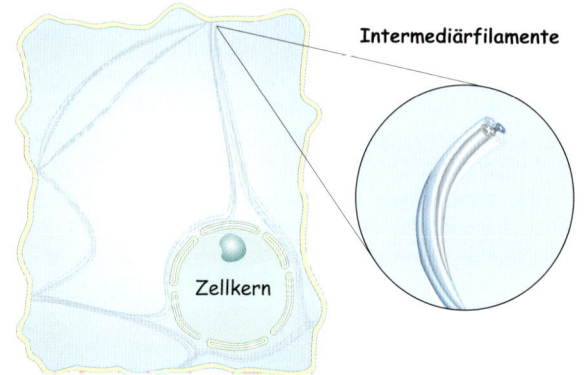

Intermediärfilamente

Zellkern

👁 **27.7** Intermediärfilamente.

Gewebespezifität. Anders als die Aktinfilamente und die Mikrotubuli sind die Komponenten der Intermediärfilamente allerdings sehr heterogen. Die Intermediärfilamente werden – je nach Zelltyp – von ganz unterschiedlichen Proteinen gebildet.

Aufbau der Intermediärfilamente

Die Proteine, die die Intermediärfilamente bilden, sind – im Gegensatz zu den beiden anderen Zytoskelettbestandteilen – keine globulären Proteine, sondern **lange Faserproteine**. Die **Protofilamente** entstehen, indem sich die langgestreckten Proteine aneinander lagern; Grundeinheit scheinen wohl Tetramere zu sein, die als solche schon im Zytosol vorliegen. Acht Protofilamente lagern sich dann zu einem Intermediärfilament zusammen.

Bestandteile der Intermediärfilamente

Obwohl die Bestandteile der Intermediärfilamente sehr heterogen sind, kann man sie dennoch in vier verschiedene Klassen einteilen. Drei von ihnen befinden sich im Zytoplasma, die vierte Gruppe bildet die Kernlamina und kommt anschließend zur Sprache. Die drei im Zytoplasma vorkommenden Bestandteile sind:

- Keratin-Filamente
- Vimentin-Filamente
- Neurofilamente

Sie stellen die für die verschiedenen Zelltypen charakteristischen Komponenten des Zytoskeletts dar.

Keratin-Filamente findet man typischerweise in **Epithelzellen**. Man kennt mittlerweile über 20 verschiedene Keratine, die auch als Zytokeratine bezeichnet werden (gr. *keras* = Horn);
Keratine sorgen aber nicht nur für den Zusammenhalt einer einzelnen Zelle, sondern auch ganzer Gewebe, da sie an der Verankerung von Zellen an den Desmosomen und Hemidesmosomen beteiligt sind.
In einigen Zellen wird das Keratin stark vermehrt und bildet nach dem Absterben der Zelle die Hornsubstanz – zum Beispiel der Haare und der Nägel. Diese spezialisierten Keratine werden auch als *harte Keratine* bezeichnet.

Vimentin-Filamente kommen hingegen in Zellen **mesodermalen Ursprungs** vor. Das Vimentin selbst dient hier vor allem als Baustein für die Intermediärfilamente von Fibroblasten, Endothelzellen und Leukozyten.
In diese Gruppe gehören außerdem auch Vimentin-artige Proteine, die in speziellen Geweben vorkommen; von diesen sollen hier nur zwei genannt werden.

- **Desmin** findet man in den Desmin-Filamenten der Muskelzellen.
- Das **saure Gliafaserprotein** befindet sich in Astrozyten und bildet die Gliafilamente.

Neurofilamente finden sich in verschiedenen Nervenzellen, vor allem in den Axonen. Man unterscheidet die drei Proteine **NF-L**, **NF-M** und **NF-H**, die einfach wegen ihrer Molaren Masse so bezeichnet worden sind (engl. *low, middle, high*).

Intermediärfilamente in der Tumordiagnostik. Aufgrund ihrer gewebespezifischen Unterschiede können die Intermediärfilamente zur Charakterisierung von Gewebetypen herangezogen werden. Dies macht man sich in der Tumordiagnostik zunutze, indem immunhistochemisch Intermediärfilamente nachgewiesen werden. Auf diese Weise können verschiedene epitheliale und mesenchymale Tumoren differenziert werden.

Lamine in der Kernlamina

Die vierte Gruppe der Intermediärfilamente bilden die **Lamine**, die Bestandteile der Kernlamina sind. Diese befindet sich innen an der Kernmembran und bildet ein Geflecht aus Intermediärfilamenten, an dem die Chromosomen angeheftet sind.

Die Lamine sollte man nicht mit den **Lamininen** verwechseln. Laminine sind Proteine, die sich ausschließlich in den Basalmembranen befinden und dort an der Verknüpfung von Kollagen mit anderen Bestandteilen beteiligt sind.

27.4.3 Mikrotubuli

Anders als die Aktinfilamente, die ein Netzwerk bilden, sind Mikrotubuli zylinderartige Gebilde, die untereinander in der Regel nicht verbunden sind.

Mikrotubuli durchziehen die gesamte Zelle und dienen der Stabilität und dem Transport verschiedener zellulärer Bestandteile, zum Beispiel der Organellen.

Wie die Aktinfilamente können auch die Mikrotubuli in den Zellen sehr schnell abgebaut und aus den Bausteinen, den **Tubulin-Proteinen**, wieder aufgebaut werden (polymerisieren). Das Tubulin kann dabei bis zu 1 % der gesamten zellulären Proteine ausmachen – die Hälfte eingebaut in Mikrotubuli, die andere Hälfte frei im Zytosol.

Klinisch wichtig ist die Möglichkeit zur **Hemmung der Mikrotubulipolymerisation bzw. Depolymerisation**, womit Medikamente gegen die Gicht und gegen Tumoren zur Verfügung stehen. Aufgrund der klinischen Relevanz fällt der folgende Abschnitt auch etwas ausführlicher aus.

Aufgaben der Mikrotubuli

Neben dem normalen **Mikrotubulus-Zylinder** kann man noch zwei Erscheinungsformen unterscheiden, die durch die besondere Anordnung mehrerer Mikrotubuli zustande kommen.

- Das **9 × 2 + 2-Muster**, bei dem neun Doppel-Mikrotubuli um zwei zentrale Einzelmikrotubuli gruppiert sind.
- Das **9 × 3-Muster**, bei dem neun Dreier-Mikrotubuli in einem Kreis angeordnet sind.

Die Funktionen der Mikrotubuli sind vielfältig und sollen hier kurz erwähnt werden, bevor wir die wichtigsten Aufgaben ausführlicher besprechen.

- Mikrotubuli kommen als Bestandteile des Zytoskeletts im **Zytosol** vor, wo sie für Stabilität und Transport wichtig sind. Außerdem bilden sie den **Spindelapparat** für die Zellteilung.
- In **Zilien** und **Geißeln** kommen sie in einer besonderen Anordnung (dem **9 × 2 + 2-Muster**) vor.

- Ihren Ausgang nehmen die Mikrotubuli immer von einem besonderen Organisationszentrum (dem Zentrosom), in dessen Mitte sich entweder **Zentriolen** oder **Basalkörper** befinden (Mikrotubuli mit dem **9 × 3-Muster**).

Aufbau der Mikrotubuli

Mikrotubuli sind lange Hohlzylinder, die die gesamte Zelle durchziehen (☞ **27.8**). Grundbausteine sind das α-und das β-Tubulin, die sich immer abwechselnd aneinander lagern, wodurch die **Protofilamente** entstehen. 13 dieser Protofilamente lagern sich dann zu einer Röhre zusammen, dem Mikrotubulus, der einen Durchmesser von etwa 25 nm besitzt.

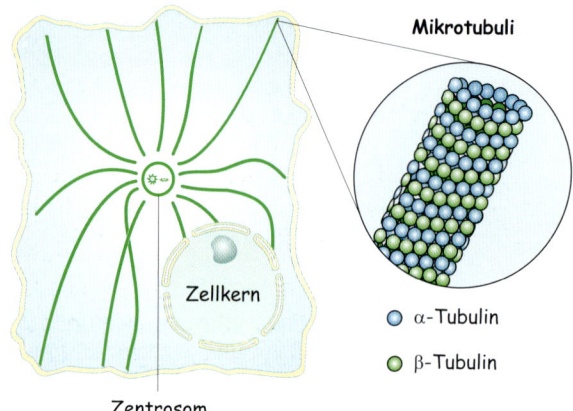

☞ **27.8** Mikrotubuli.

Auch bei den Mikrotubuli handelt es sich um polare Strukturen, die ein Plus-Ende und ein Minus-Ende aufweisen und deren Polarität wichtig für die Funktion in der Zelle ist.

Dynamische Instabilität. Auch die Mikrotubuli sind recht labile Strukturen, die einem ständigen Auf- und wieder Abbau unterliegen, was als dynamische Instabilität bezeichnet wird. Für die Depolymerisation wird vermutlich ein GTP hydrolysiert.

Zusatzproteine. An die Mikrotubuli können eine Reihe so genannter **M**ikrotubulus-**a**ssoziierter **P**roteine (**MAP**) binden. Die MAPs stabilisieren die Mikrotubuli und dienen der Interaktion mit anderen Komponenten in der Zelle, so zum Beispiel beim Transport mithilfe von Motorproteinen (S. 445).

Das 9 × 3-Muster der Zentriolen und Basalkörper. Zentriolen und die nahe verwandten Basalkörper sind Zylinder mit etwa 400 nm Länge und 200 nm Durchmesser (☞ **27.9**). Sie bestehen aus neun Tripletts, die ihrerseits aus einem vollständigen A-Tubulus (13 Protofilamente) und zwei unvollständigen (B- und C-)Tubuli (je zehn Protofilamente) gebildet werden.

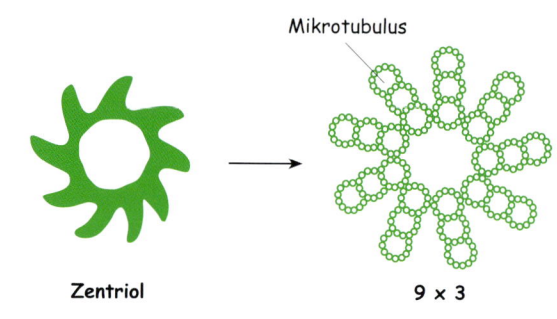

☞ **27.9** Aufbau der Zentriolen.

Zilien und Flagellen (9 × 2 + 2-Muster). Zilien (☞ **27.10**) und Flagellen bestehen aus neun Dupletts von Mikrotubuli, die jeweils aus einem vollständigen Tubulus (13 Protofilamente) und einem unvollständigen Mikrotubulus (11 Protofilamente) bestehen. In der Mitte befinden sich dann noch einmal zwei vollständige Mikrotubuli („+2").

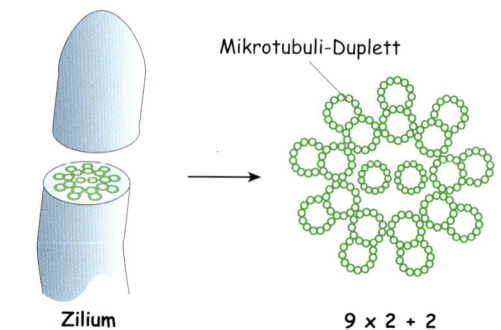

☞ **27.10** Anordnung der Mikrotubuli in einem Zilium.

Zentrosomen und Mikrotubuli

Generell wachsen Mikrotubuli nicht einfach so in der Gegend herum, sondern immer nur von bestimmten **Mikrotubulus-Organisationszentren** aus. In diesen Zentren ist das Minus-Ende der Mikrotubuli verankert, das Plus-Ende wächst von dort in die Peripherie. Man kann in unseren Zellen drei Zentren unterscheiden, von denen Mikrotubuli aus in die Gegend geschickt werden.

- Vom **Zentrosom**, das das Zellzentrum in der Interphase markiert.
- Von den **Polen** der **Mitosespindeln**, von denen die Mikrotubuli in der Mitose auswachsen.
- Von den **Basalkörperchen** wachsen Mikrotubuli in ein Zilium hinein.

Organisation der Mikrotubuli. Im Zentrum des Zentrosoms befinden sich zwei Zentriolen, die senkrecht aufeinander stehen.

- Das **Zentrosom**. (Zellzentrum) ist eine auffällige Region im Zytosol, die sich meist in der Nähe des Zellkerns befindet und, wie der Name schon vermuten lässt, so ziemlich in der Mitte der Zelle. Mitten drin sind zwei Zentriolen, die eine Schlüsselrolle bei der Organisation der Mikrotubuli zu spielen scheinen. Um die beiden herum befindet sich die so genannte Zentrosomen-Matrix, in der sich eine Reihe Zentrosomen-spezifischer Proteine befinden, die noch gar nicht alle bekannt sind.

- Die **Zentriolen** (Zentralkörperchen) werden als das eigentliche Mikrotubuli-Organisationszentrum angesehen. Die Zentriolen (👁 27.11) sind dabei immer zu zweit und stehen senkrecht aufeinander. Während der S-Phase erfolgt deren Verdopplung, anschließend werden sie dann zu den Spindelpolen gebracht (s. u.).

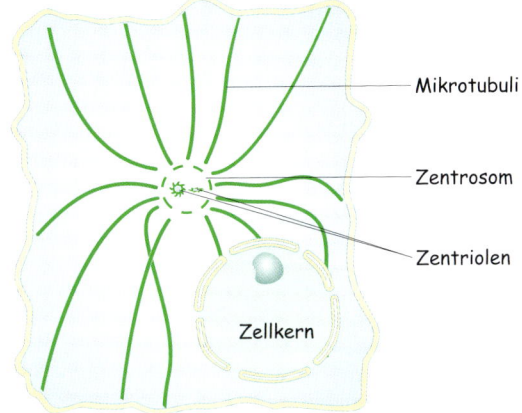

Mikrotubuli

Zentrosom

Zentriolen

Zellkern

👁 **27.11** Organisation der Zentriolen.

Transportfunktion der Mikrotubuli. Wie schon erwähnt, sind die Mikrotubuli polarisiert, wobei das Minus-Ende in der Zentrosomen-Matrix verankert ist, und das Plus-Ende in die Peripherie ragt. Die Mikrotubuli dienen so als Schienen für den Transport verschiedener Substrate, so auch ganzer Organellen. Weiterhin sind sie am intrazellulären Transport exo- und endozytotischer Vesikel beteiligt.
In **Nervenzellen** spielen die Mikrotubuli eine wichtige Rolle für den zytoplasmatischen Materialfluss innerhalb der neuronalen Fortsätze (Axonen und Dendriten).
Motorproteine gehören in die Gruppe der Mikrotubulus-assoziierten Proteine (MAP) und dienen der Bewegung der Organellen (und anderer Zellbestandteile) an den Mikrotubuli entlang. Zwei Klassen von Proteinen sind dabei besonders wichtig, die Kinesine und die Dyneine, die jeweils nur in eine Richtung der Mikrotubuli wandern können.

- **Kinesine** laufen immer zum **Plus**-Ende der Mikrotubuli, also vom Zellkern in Richtung Peripherie.
- **Dyneine** laufen hingegen zum **Minus**-Ende, also aus der Peripherie in Richtung Zentrosom.

Beide Proteine besitzen zwei schwere Köpfe, die mit einer ATPase-Aktivität ausgestattet sind, die die notwendige Energie für den Transport der Materialstoffe liefert.

Der Spindelapparat

Für die Zellteilung bilden die Mikrotubuli den Spindelapparat aus, der für die Trennung der Chromosomen in der Anaphase der Mitose (S. 255) verantwortlich ist. Zur Ausbildung dieses Spindelapparates teilt sich während der S-Phase des Zellzyklus das Zentrosom einschließlich den eingelagerten Zentriolen, die jeweils ein Tochter-Zentriol bilden. Diese wandern dann zu entgegengesetzten Polen der Zelle und bilden dort die Spindelpole, von denen aus die Mikrotubuli des Spindelapparates aufgebaut werden.
Die Mikrotubuli wachsen dann aus und binden an die Spindelansatzregionen (die Kinetochoren) der Zentromere der Chromosomen. Für den gesamten Spindelapparat werden dabei etwa 3000 Mikrotubuli benötigt.

Zilien und Flagellen

Zilien (lat. *cilium* = Wimper) sind etwa 10 μm lange Fortsätze der Zelloberfläche und dienen dem Transport kleiner Partikel um die Zelle herum. Zilien (auch Kinozilien genannt) bilden in den folgenden Geweben das so genannte Flimmerepithel.

- In den **Bronchien** kann mithilfe des Zilienschlags der Bronchialschleim (und mit ihm Verunreinigungen) oralwärts transportiert werden. Dadurch können Partikel aus der Lunge entfernt werden (Säuberung!).
- In den **Eileitern** befinden sich ebenfalls Kinozilien. Sie dienen dort dem Transport des Eis.

Flagellen (lat. *flagellum* = Geißel) hingegen sind länger (etwa 150 μm) und dienen der Fortbewegung von Spermien.
Basalkörperchen. Auch bei den Zilien und Flagellen geht die Bildung der Mikrotubuli von einem Organisationszentrum aus. In diesem Falle wird es als Basalkörperchen bezeichnet und entspricht in seinem Aufbau einem Zentriol.

Spindelgifte in der Klinik. Spindelgifte sind Substanzen, die den Auf- oder Abbau des Mikrotubulus-Systems stören, so dass dieses seiner Funktion nicht mehr angemessen nachkommen kann.
Colchicin (das Gift der Herbstzeitlosen, Colchium autumnale) bindet an freie Tubulin-Proteine und verhindert so deren Polymerisation. Es wird als Medikament zur Therapie eines akuten Gichtanfalls eingesetzt (S. 250). Es hemmt dort die Wanderung der Neutrophilen Granulozyten, indem es das Tubulussystem stört.
Vincristin und Vinblastin (Alkaloide aus der Immergrünart Vinca rosea) sind Zytostatika, die sich mit dem Mikrotubulussystem verbinden, was zur Disaggregation in die Tubulin-Untereinheiten führt.
Besonders Zellen mit einer hohen Teilungsrate werden von diesen Substanzen geschädigt (gewünscht bei den Tumorzellen). Eine häufige Nebenwirkung (vor allem bei Vincristin) ist die Neurotoxizität, die auf die Hemmung der in Neuronen so wichtigen Mikrotubuli zurückgeführt wird.

27.5 Der Zellkern

Der Kopf und Verwalter der ganzen Zelle ist der Zellkern. In ihm sind die Informationen über das Leben und die Arbeit der Zelle gespeichert. Im Laufe der Evolution haben sich Zellen mit einem gut ausgebildeten Zellkern entwickelt, die Eukaryonten (gr. *eu* = gut). Bei diesen Zellen liegt die Erbsubstanz nicht mehr ungeordnet in der ganzen Zelle verstreut, sondern wird im Zellkern vom übrigen Zytoplasma getrennt.

Praktisch jede Eukaryontenzelle besitzt mindestens einen Zellkern (eine Ausnahme bilden zum Beispiel die Erythrozyten, die keinen Zellkern besitzen). Leberepithelzellen sind oft zweikernig, die den Knochen abbauenden Osteoklasten und andere spezialisierte Zellen sogar vielkernig.

27.5.1 Aufbau des Zellkerns

Die Hülle des Kerns besteht aus zwei Membranen, einer inneren und einer äußeren, die teilweise in das Endoplasmatische Retikulum übergeht. Wichtigster Bestandteil des Kerns ist die Erbsubstanz in Form von DNA-Fäden, die man in der Metaphase als Chromosomen bezeichnet.
Im Gegensatz zu den Prokaryonten liegt die DNA jedoch nicht nackt vor, sondern in Verbindung mit besonderen Proteinen, den Histonen (S. 236).
Innen an der Kernmembran befindet sich die so genannte **Kernlamina**, die von den **Laminen** gebildet wird. Diese fibrillären Proteine werden zur Gruppe der Intermediärfilamente gerechnet. Die Kernlamina ist nicht unwichtig, weil daran die Chromosomen angeheftet sind. Zu Beginn der Mitose werden die Lamine phosphoryliert, wodurch sich die Kernlamina und die Zellmembran auflösen.

27.5.2 Aufgaben des Zellkerns

Die wichtigste Aufgabe des Zellkerns ist die Speicherung der genetischen Information. Auch einige andere Aufgaben sollten noch kurz zur Sprache kommen.

Der Zellkern als DNA-Bibliothek. Der Zellkern hat die wichtige Aufgabe der Aufbewahrung der genetischen Information über die Zelle. Er stellt gewissermaßen die Bibliothek dar, aus der aber nichts ausgeliehen werden kann ("Präsenzbibliothek"): Die Information muss also zunächst abgeschrieben (Transkription), in dieser Form (mRNA) vom Zellkern ins Zytoplasma transportiert werden, bis schließlich an den Ribosomen die Umsetzung der Information (Proteinbiosynthese) stattfinden kann.

Herstellung von RNA. Auch die Herstellung von RNA, die **Transkription**, findet im Zellkern statt. Zum einen erfolgt dabei die Produktion von mRNA, die dann im Zytosol der Proteinbiosynthese dient. Des Weiteren werden aber auch

alle anderen Arten von RNA im Zellkern hergestellt, so zum Beispiel die tRNA oder die rRNA.

Die NADH-Biosynthese. Auch die Biosynthese des Nikotinamid-Adenin-Dinukleotids (NADH) findet im Zellkern statt (S. 213). Die NADH-Phosphorylase ist dabei eines der Leitenzyme des Zellkernes.

Kommunikation zwischen Kern und Zytoplasma. Zellkern und Zytoplasma sind durch zwei Doppellipidschichten getrennt, was einen selektiven Stoffaustausch zwischen diesen beiden Kompartimenten ermöglicht und auch erforderlich macht. Die Kommunikation zwischen Zytoplasma und Kern erfolgt dabei über Kernporen (S. 280). Diese regulierbaren Poren können von kleinen Stoffen (etwa unter 40 – 60 kD) leicht passiert werden, während größere Moleküle nukleäre Lokalisationssequenzen (NLS, S. 280) benötigen, um in den Zellkern zu gelangen. Diese Kernporenkomplexe gestatten nur ganz bestimmten Molekülen den Austausch zwischen Kern und Zytoplasma.
Die **Information über Proteine** steht im Kern. Sie muss also (über die mRNA) ins Zytoplasma gelangen, damit an den Ribosomen Proteine hergestellt werden können. Andererseits braucht man aber auch im Zellkern Proteine, zum Beispiel Enzyme für die Transkription oder die Reparatur der DNA. Die hierfür benötigten Bausteine werden zum großen Teil im Zytoplasma hergestellt und gelangen dann durch die Kernporen in den Zellkern.
Verschiedene **andere RNA-Arten**, zum Beispiel die tRNA, entstehen im Zellkern und gelangen durch die Poren ins Zytoplasma, um dort ihre Arbeiten verrichten zu können.
Auch **ribosomale Proteine** entstehen im Zytoplasma, müssen jedoch wieder in den Kern, da nur dort die beiden Ribosomenuntereinheiten zusammengebaut werden können.

27.5.3 Der Nukleolus

Wirft man einen Blick durch ein Mikroskop, wird man meist innerhalb des Zellkerns einen dunkleren Bereich erkennen, den Nukleolus oder das Kernkörperchen.
Es zeichnet sich im Lichtmikroskop durch hohe Dichte aus (deswegen sieht man es eben auch). Im Nukleolus wird ribosomale RNA gebildet. Wenn man sich die Zahl der in einer Zelle enthaltenen Ribosomen vor Augen hält, bekommt man eine ungefähre Vorstellung von der Arbeit, die hier geleistet werden muss.

NOR. Abschnitte auf Chromosomen, die einen Beitrag zum Nukleolus leisten, bezeichnet man als Nukleolus-organisierende Regionen (NOR), die man nur auf fünf Chromosomen findet (nämlich auf denen mit den Nummern 13, 14, 15 und 21, 22 – die akrozentrischen Chromosomen).

27.5.4 Vermehrung des Zellkerns – die Mitose

In der Mitose (Zellkernteilung) verdoppeln sich die Chromosomen, indem sie zwei Schwesterchromatiden bilden, die jeweils nur eine DNA-Doppelhelix enthalten. Die Kernmembran löst sich dann anschließend in einzelne Membranvesikel auf, und es schließt sich in aller Regel die Teilung der Zelle an. Dabei verteilen sich die Schwesterchromatiden gleichmäßig auf die beiden Tochterzellen. Danach erfolgt in den beiden Tochterzellen die Bildung einer neuen Kernhülle, die vom Endoplasmatischen Retikulum aus gebildet wird.

27.6 Die Mitochondrien

Nun wurde der Organisations- und Verwaltungsapparat besprochen, der allerdings nicht arbeiten kann, wenn keine Energie zur Verfügung steht, um anfallende Arbeiten auszuführen. Hierfür gibt es die Mitochondrien, die „Kraftwerke der Zelle". Der Name leitet sich von griechisch *mitos* (Faden) und *chondros* (nicht nur Knorpel, sondern auch Korn) ab und zielt auf die lichtmikroskopisch zu sehenden Körnchen ab, die sich als die Mitochondrien herausstellten. Die Zahl der Mitochondrien ist sehr variabel und abhängig von der Zellart und dem momentanen Bedarf. Durch Training kann man zum Beispiel die Anzahl der Mitochondrien in den Muskelzellen erhöhen. Im Schnitt handelt es sich jedoch um rund 2000 pro Zelle, das sind etwa 25 % des gesamten Zellvolumens.

27.6.1 Aufbau der Mitochondrien

Die Mitochondrien umgeben (wie den Zellkern) zwei Doppellipidschichten, eine äußere glatte und eine innere gefaltete. Der Aufbau der beiden Membranen unterscheidet sich erheblich. Während die äußere Membran von Poren durchsetzt und für die meisten Stoffe durchlässig ist, ist die innere Membran praktisch undurchlässig. Sie enthält zahlreiche Transportsysteme, die einen kontrollierten Stoffaustausch gewährleisten.

Vorteil der gefalteten Oberfläche ist natürlich die Oberflächenvergrößerung, wodurch mehr Reaktionen gleichzeitig stattfinden können. Den Innenraum der Mitochondrien bezeichnet man als Matrixraum (lat. *matrix* = Erzeugerin, Stamm), in ihm laufen eine Reihe von Stoffwechselreaktionen ab.
An Lipiden enthält die Mitochondrienmembran neben den uns schon bekannten Phospholipiden besonders viel Kardiolipin, ein besonderes Phospholipid, das die eingewanderten Bakterien (Endosymbiontentheorie, S. 448) mitgebracht haben.

27.6.2 Aufgaben der Mitochondrien

Die Hauptfunktion der Mitochondrien liegt in der Energiebereitstellung. Sie sind daher mit einer Fülle von Stoffwechselleistungen ausgestattet.

Stoffwechselleistungen der Mitochondrien

Die Stoffwechselleistungen der Mitochondrien sind vielfältig, vor allem für den aeroben Energiestoffwechsel spielen sie eine herausragende Rolle, da sie sämtliche Enzyme des Citratzyklus und der Atmungskette enthalten.

Energiestoffwechsel. Die Endstrecken des Abbaus von Nahrungsstoffen verlaufen alle in den Mitochondrien und münden in das Molekül Acetyl-CoA, das dann der Endstrecke des oxidativen Abbaus zugeführt wird. Acetyl-CoA kann auf verschiedene Weisen entstehen:
- Am wichtigsten ist hier die **Pyruvat-Dehydrogenase** (PDH, S. 92), die aus dem Endprodukt der Glykolyse (S. 83), dem Pyruvat, das Acetyl-CoA herstellt.
- Viel Acetyl-CoA entsteht auch beim Zerlegen von Fettsäuren in der **β-Oxidation** (S. 127), die ebenfalls in der Mitochondrienmatrix abläuft.

Das Acetyl-CoA wird dann im **Citratzyklus** (S. 203) abgebaut, wodurch so genannte „Reduktionsäquivalente" entstehen.
Die Verarbeitung der Reduktionsäquivalente im Rahmen der in der inneren Mitochondrienmembran lokalisierten **Atmungskette** (S. 218) führt dann zur Bildung von **ATP**.

Harnstoffzyklus. Ein weiterer wichtiger Vorgang, der zumindest teilweise in den Mitochondrien abläuft, ist die Harnstoff-Biosynthese (so genannter „Harnstoffzyklus", S. 190).
Nicht zu verachten ist auch die Funktion der Mitochondrien als **Calciumspeicher** – vor allem in Muskelzellen. Die Anzahl der Mitochondrien schwankt – vor allem in den Muskelzellen – je nach Stoffwechselleistung. In Sauerstoff verbrauchendem Gewebe stoffwechselaktiver Zellen sind demnach viele Mitochondrien, während in weniger aktiven Zellen wenige vorhanden sind.

Stofftransporte durch die Mitochondrienmembran

Es existiert eine ganze Reihe Transportmechanismen, von denen hier nur die wichtigsten besprochen werden sollen (☞ **27.12**).

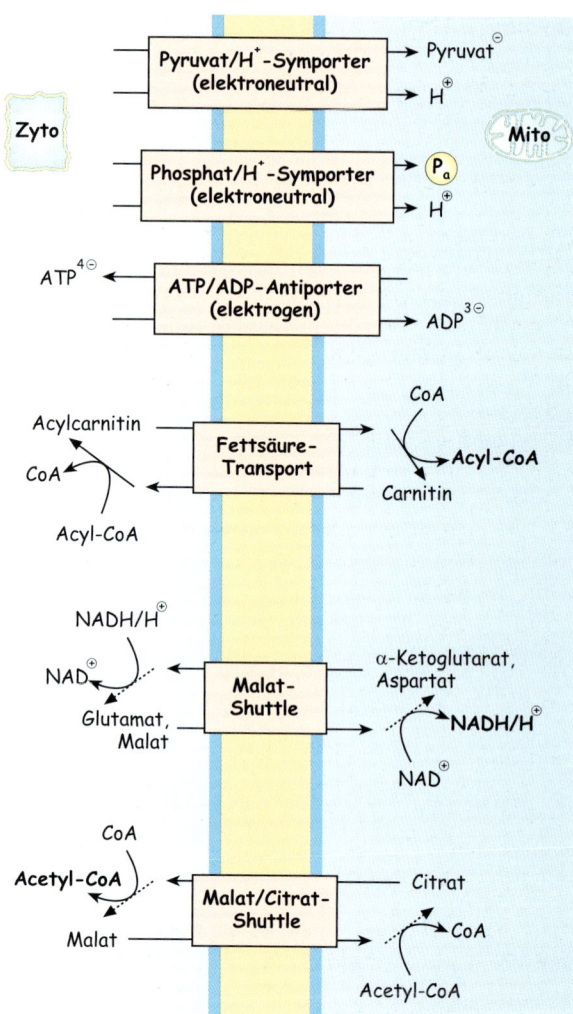

👁 **27.12** Stofftransporte durch die Mitochondrienmembran.

Pyruvat und das ATP. Drei Transportmechanismen sind für das Ablaufen der Atmungskette ungemein wichtig.

- Pyruvat wird zusammen mit Protonen in das Mitochondrium transportiert (Pyruvat/H^+-Symporter).
- ATP wird im Austausch gegen ADP aus dem Mitochondrium herausgeschafft (**ATP/ADP-Antiporter**).
- Das für die Phosphorylierung des ADP benötigte Phosphat wird ebenfalls zusammen mit Protonen aus dem Zytosol in den Matrixraum befördert (**Phosphat/H^+-Symport**).

Die **aktivierten Fettsäuren** sind nicht mehr in der Lage, einfach so durch Membranen zu gelangen, sie benötigen Transportmechanismen. Dies erfolgt mittels eines Carnitin-Transporters, bei dem die Fettsäuren mittels Acyl-Carnitin durch die Membran befördert werden (S. 130).
Auch für **Calcium** gibt es spezielle Transportvorrichtungen, da die Mitochondrien wichtige Calciumspeicher für unsere Zellen sind – und die zweifach positiven Ladungen die Membran natürlich nicht einfach so überwinden können.

Der **Malat-Shuttle** dient vor allem dem Transport von Reduktionsäquivalenten durch die Membran und wird an anderer Stelle ausführlich besprochen (S. 103).
Der **Citrat-Transporter** ist wichtig für den Transport von Acetyl-CoA-Einheiten, die selbst nicht durch die Membran gelangen können. Im Zytosol dient es der Biosynthese der Fettsäuren (S. 134).

27.6.3 Die Endosymbiontentheorie

Bei genauer Betrachtung des Mitochondriums fallen vier Dinge auf.

- Als einziges Zellorganell enthält ein Mitochondrium eine eigene, zirkuläre DNA und eigene Ribosomen.
- Mitochondrien vermehren sich durch Querteilung selbständig und unabhängig von der Zelle.
- Die Ribosomen der Mitochondrien enthalten 70 S- und 30 S-Untereinheiten, was typisch für Prokaryonten ist.
- Der Aufbau der äußeren Membran unterscheidet sich von der inneren.

Diese vier Besonderheiten haben zur **Endosymbiontentheorie** geführt. Endosymbionten sind Organismen, die in anderen Zellen („endo") zum gegenseitigen Nutzen („Symbiose") leben. Die Theorie besagt, dass es sich bei Mitochondrien um – im Laufe der Evolution – eingewanderte Mikroorganismen handelt, die wahrscheinlich aus aerob lebenden Bakterien hervorgegangen sind und in Symbiose mit anaeroben Wirtszellen lebten.
Sie wurden also per Endozytose aufgenommen, wodurch sie die zweite, äußere Membran erhielten, während die innere ihre ursprüngliche eigene Bakterienmembran ist. Mitochondrien sind demnach gewissermaßen „Ex-Bakterien".

Eigene DNA. Interessant ist weiterhin, dass ihre ringförmige DNA für bestimmte mitochondriale Enzyme codiert und die Mitochondrien mithilfe ihrer eigenen mitochondrialen Ribosomen (mtRibosomen) selbst zur Proteinbiosynthese fähig sind. So codiert mtDNA für die mitochondrialen RNA-Typen und für 13 mitochondriale Enzyme, während der Rest der Enzyme (etwa 85 %) kerncodiert ist. Sie werden an freien Ribosomen im Zytosol synthetisiert und erst anschließend in die Mitochondrien aufgenommen.
Eine Signalsequenz auf den für die Mitochondrien bestimmten Proteinen wird dabei von Rezeptoren auf der Mitochondrienmembran erkannt, so dass die Proteine aufgenommen werden können.

27.6.4 Vermehrung der Mitochondrien

Mitochondrien haben eine Lebensdauer von etwa 10 – 20 Tagen, dann werden sie von Lysosomen abgebaut.
Sie vermehren sich unabhängig von der Zelle durch Wachstum und eine anschließende, durch Septenbildung erfolgende Zweiteilung. Sie werden bei der Teilung der Zelle

rein zufällig auf die beiden Zytoplasmahälften aufgeteilt. Bei sexueller Vermehrung werden sie nur vom mütterlichen Organismus an die Nachkommen vererbt, da die Mitochondrien der Spermien bei der Befruchtung nicht mit in die Eizelle eindringen. Dies bezeichnet man als **maternalen Erbgang** (lat. *maternus* = mütterlich).

27.7 Die Ribosomen

Die Ribosomen sind die Proteinfabriken der Zelle, an ihnen geschieht die Proteinbiosynthese, was man auch als Translation bezeichnet. Da eine Zelle unwahrscheinlich viele Proteine benötigt, ist die Zahl der Ribosomen mit einigen tausend pro Zelle auch relativ hoch.

27.7.1 Aufbau der Ribosomen

Ribosomen sind Gebilde, die sich aus zwei Untereinheiten zusammensetzen, einer größeren 60 S- und einer kleineren 40 S-Untereinheit. S steht für Svedberg und ist ein Maß für die Sedimentationsgeschwindigkeit eines Teilchens. Die etwa 20 nm großen Ribosomen bestehen aus einer bestimmten Sorte RNA (ribosomale RNA, kurz rRNA) und aus ribosomalen Proteinen, die zusammen die Proteine herstellen.

27.7.2 Funktion der Ribosomen

Wenn Ribosomen gerade einmal nichts zu tun haben, liegen sie so in ihre beiden Untereinheiten dissoziiert in der Zelle herum und warten auf eine mRNA. Diese bewirkt dann die Zusammenlagerung der beiden Untereinheiten zum vollständigen (80 S-)Ribosom. Jetzt kann die **Proteinbiosynthese** (oder auch **Translation**, wenn man es vom genetischen Standpunkt aus betrachtet) beginnen.

Adressierung. Man muss nun noch zwischen zwei grundsätzlich verschiedenen Wegen der Proteinherstellung unterscheiden – abhängig davon, wo die Proteine eingesetzt werden sollen.
Exportproteine haben zum Beispiel am Anfang des Proteins eine Signalsequenz, die in der Lage ist, „ihr" Ribosom an das Endoplasmatische Retikulum (ER) zu dirigieren. Dort erfolgt dann erst die weitere Translation – direkt in das Lumen des ER hinein, das man jetzt als *raues* ER bezeichnet, da es durch zahlreiche außen andockende Ribosomen im Elektronenmikroskop ganz schön pickelig aussieht.
Die andere Möglichkeit ist, dass das Protein einfach an Ort und Stelle irgendwo im Zytosol synthetisiert wird, wo es dann auch bleibt.

Polysomen. Eine mRNA durchläuft selten nur ein Ribosom, meist sind mehrere Ribosomen hintereinander geschaltet, was man als Polysomen bezeichnet.

27.7.3 Biosynthese der Ribosomen

Die Proteinbestandteile neuer Ribosomen werden an schon vorhandenen Ribosomen hergestellt. Die Kern-Signalsequenz sorgt dafür, dass diese zukünftigen ribosomalen Proteine in den Zellkern gelangen. In der Region des Nukleolus steht auf dem Erbgut in vielen hundert Kopien die Information für die ribosomale RNA, die dort hergestellt wird.
Hier erfolgt auch das Zusammensetzen der Protein- und der RNA-Komponenten zu den beiden ribosomalen Untereinheiten. Diese gelangen durch die Kernporen in das Zytoplasma, wo sie auf eine mRNA warten, die die Zusammenlagerung zum vollständigen 80 S-Ribosom bewirkt.

27.8 Das Endoplasmatische Retikulum

Betrachtet man eine Zelle im Mikroskop, so fällt auf, dass sie von einem schlauchartigen Netzwerk von Membranen durchzogen wird. Das Endoplasmatische Retikulum (lat. *endos* = innerhalb und *reticulum* = kleines Netz) ist vor allem in die Biosynthese von Proteinen und Lipiden involviert.
Es sei schon an dieser Stelle erwähnt, dass das Endoplasmatische Retikulum (ER) zusammen mit dem Golgi-Apparat (s. u.) eine funktionelle Einheit bildet. Vom Endoplasmatischen Retikulum aus erfolgt nämlich ein Transport von Stoffen in Form von Bläschen (Vesikel) in Richtung Golgi-Apparat.
Das Lumen dieses Schlauchsystems stellt einen weitgehend abgeschlossenen Raum dar, der zwar mit der Kernmembran und der äußeren Membran, also dem „ganz innen" und „ganz außen" in Verbindung steht, aber sonst nicht mit dem Zellinneren (oder Zytosol) verbunden ist.
Das ER ist auch der Ort in der Zelle, an dem die Membran neu hergestellt werden kann, es ist sozusagen der **Geburtsort neuer Membranbestandteile**.
Man unterscheidet nun zwei morphologisch und biochemisch verschiedene Formen, die sich allerdings ineinander überführen lassen: das glatte und das raue ER.

27.8.1 Das glatte ER

Das glatte Endoplasmatische Retikulum (gER) ist einfach das ER, an dem *keine* Ribosomen hängen. Es hat andere Aufgaben als das raue ER.

Aufbau des glatten ER. Das glatte ER besteht aus schlauchförmigen Membranstapeln, die untereinander verbunden sind. In seinem Lumen laufen ganz spezielle biochemische Reaktionen ab.

> **Funktionen des glatten ER.** Das glatte ER dient vor allem der Produktion von Membranphospholipiden und Steroidhormonen. Deshalb findet man auch sehr viel ER in der Nebennierenrinde und in den Zwischenzellen des Hodens. Auch die Leber kann einiges an glattem ER aufweisen (vor allem wegen der Cholesterin-Biosynthese und der Biotransformation), allerdings gibt es dort auch reichlich raues ER.

Im Einzelnen kann man vor allem die folgenden Reaktionen dem glatten ER zuordnen.

- In ihm läuft der letzte Schritt der **Glukoneogenese** ab (die Glukose-6-Phosphatase-Reaktion, S. 105).
- Im glatten ER von Muskelzellen erfolgt vor allem die intrazelluläre Speicherung von **Calcium**. Als spezialisiertes ER wird es hier auch als Sarkoplasmatisches Retikulum bezeichnet (S. 588).
- Das gER der Leber enthält die Enzyme der **Biotransformation**, in dessen Rahmen verschiedene Stoffe entsorgt werden (S. 554).
- Auch die Bildung und Glukuronidierung von **Bilirubin** erfolgt am gER (S. 507).
- Die **Phospholipid-Biosynthese** (S. 161) erfolgt im ER, außerdem manchmal einige Schritte der Fettsäure-Biosynthese (S. 134).
- Zuletzt ist es auch an der Bildung der **Diktyosomen** (Funktionseinheiten des Golgi-Apparates) beteiligt.

27.8.2 Das raue ER

Lagern sich Ribosomen an ein ER an, bezeichnet man es als raues ER (rER). Die Ribosomen lagern sich dabei an die äußere, dem Zytosol zugewandte Seite.

Aufbau des rauen ER. Der Unterschied zum glatten ER besteht also in der Anlagerung von Ribosomen. Dies macht durchaus Sinn, wenn man sich vorstellt, dass bestimmte Signalsequenzen darüber bestimmen, ob die mRNA den Weg zu frei im Zytosol liegenden Ribosomen oder ER-angelagerten Ribosomen findet, wodurch das weitere Schicksal der Proteine festgelegt wird (S. 171).

> **Funktion des rauen ER.** Das raue ER ist also Ort der aktiven Proteinbiosynthese von Exportproteinen, Proteinen von Membranen und Lysosomen.

In diesem Fall bindet die mRNA aus dem Zellkern an Ribosomen des rauen ER. Es entstehen Aminosäureketten, die an ihrem N-terminalen Ende über eine spezifische Signalsequenz verfügen, die über bestimmte hydrophobe Aminosäuren die synthetisierte Peptidkette ins Innere des rauen ER zu schleusen vermag. Dort wird das Protein gefaltet und verändert.

Das ER ist damit Durchgangsstadium für alle sekretorischen Proteine. Stoffe, die aus der Zelle geschleust werden sollen, werden so quasi schon aus dem Zytosol heraustransportiert, ohne sie jedoch völlig in die Freiheit zu entlassen.

27.8.3 Herkunft des ER

Das Endoplasmatische Retikulum ist, wie eingangs schon erwähnt, sozusagen die Geburtsstätte der Membranen. Hier erfolgt die Biosynthese der Phospholipide für die Membranen und auch der Proteine, die in die Membran eingelagert werden sollen.

27.9 Der Golgi-Apparat

Der Golgi-Apparat kam durch den italienischen Histologen Camillo Golgi (1906 Nobelpreis) zu seinem Namen. Hier werden die endgültigen Modifizierungen von Proteinen und Lipiden vorgenommen, bevor sie an ihre Bestimmungsorte verteilt werden.

27.9.1 Aufbau des Golgi-Apparates

Die funktionelle Grundeinheit des Golgi-Apparates sind die **Diktyosomen** (gr. *diktyon* = Netz), die im glatten ER synthetisiert werden. Im Unterschied zum ER sind die einzelnen Lumina allerdings untereinander nicht verbunden. Man unterscheidet weiter eine so genannte Aufnahmeseite (oder cis-Seite) von einer Reifungsseite (auch trans-Seite genannt). Die cis-Seite ist dem ER – und damit auch dem Zellkern – zugewandt, die trans-Seite hingegen der Zellmembran. Dazwischen befindet sich noch eine „mittlere Zone", womit wir drei Kompartimente erhalten.

27.9.2 Funktion des Golgi-Apparates

> Aus dem ER gelangen die Proteine immer zunächst zum Golgi-Apparat, in dem die abschließenden Modifikationen erfolgen, bevor die Proteine an ihren Bestimmungsort versandt werden.

Modifikation von Proteinen und Lipiden

Proteine und Lipide, die im ER schon mit einem Kohlenhydrat-Grundgerüst versehen worden sind, erfahren nun im Golgi-Apparat ihre abschließende Glykosylierung. Hier erfolgen also entscheidende Reaktionen für die Posttranslationale Prozessierung von Proteinen.

Spezifische Enzyme hängen an die Moleküle vor allem Kohlenhydratreste, so zum Beispiel Galaktose durch die **Galaktosyl-Transferase**, die als Leitenzym des Golgi-Apparates gilt. Auch Sulfat-Gruppen (vor allem für die Proteine der Extrazellulären Matrix) oder Lipid-Gruppen (z. B. als Membrananker für Proteine) werden angefügt.

Der Golgi-Apparat als Poststation

Alle Proteine, die den sekretorischen Weg eingeschlagen haben, landen unweigerlich am Ende im Golgi-Apparat, der für die weitere Verteilung verantwortlich ist.

- **Sekretionsproteine** werden in Vesikel verpackt und an die Zelloberfläche abgegeben, mit der sie dann verschmelzen.
- Andere besitzen ein Signal (Mannose-6-Phosphat), das sie als **lysosomale Proteine** kenntlich macht. Diese werden gesammelt und zusammen als Vesikel – künftig als Lysosom bezeichnet – abgeschnürt.
- Auch **membranständige Proteine** werden von hier an ihren Bestimmungsort gebracht.

Interessant ist vielleicht noch, dass selbst die ER-Proteine zunächst zum Golgi-Apparat gelangen, dann aber zum Endoplasmatischen Retikulum zurücktransportiert werden, um dort ihrer Aufgabe nachkommen zu können.

27.9.3 Wie entsteht der Golgi-Apparat?

Der Golgi-Apparat entsteht, wie schon erwähnt, durch Abschnürung von Membranvesikeln vom Endoplasmatischen Retikulum. Vom ER aus kann praktisch beliebig Membran nachgeliefert werden, da dort auch die Biosynthese der Membranbestandteile erfolgt.

27.10 Die Lysosomen

Die rund 300 Lysosomen (gr. *lysein* = auflösen; *soma* = Körper) in einer Zelle dienen, quasi als „Magen der Zelle", der intrazellulären Verdauung (☞ **27.13**). Hier erfolgt der Abbau verschiedener zelleigener und von außerhalb aufgenommener Bestandteile.

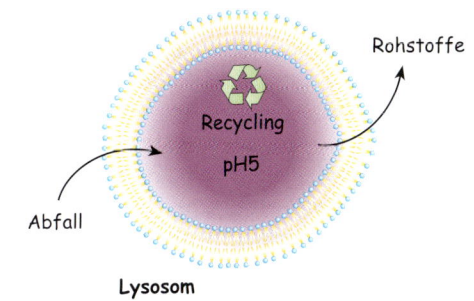

☞ **27.13** Lysosom.

27.10.1 Aufbau der Lysosomen

Lysosomen sind kleine Vesikel, die von *einer* Membran umgeben sind und sich über das gesamte Zytoplasma verteilen. Ähnlich wie in unserem Menschenmagen herrscht in den Lysosomen ein saures Milieu. ATP-getriebene Protonenpumpen in der lysosomalen Membran erreichen einen pH-Wert von etwa 5, der die richtige Umgebung für die hydrolytischen Enzyme darstellt.

27.10.2 Funktionen der Lysosomen

Aufgabe der Lysosomen ist der Abbau sowohl zelleigener als auch von außen aufgenommener Bestandteile.

Lysosomen enthalten ausschließlich **saure Hydrolasen**, also Enzyme, die unter Einlagerung von Wasser arbeiten. **Leitenzym** für die Lysosomen ist die **saure Phosphatase**.

Alle großen Biomoleküle können so bis zu ihren Grundbausteinen abgebaut werden. Diese gelangen anschließend durch die lysosomale Membran in das Zytosol und können für Biosyntheseprozesse wieder verwertet werden.
Im Einzelnen enthalten die Lysosomen folgende Enzyme – alles saure Hydrolasen.

- **Glykosidasen** zerlegen Zuckerketten in Monosaccharide.
- **Lipasen** und **Phospholipasen** zerlegen Lipide und Phospholipide in Fettsäuren, Glycerin und – häufig – noch einen anderen Rest.
- **Proteasen** zerlegen Proteine in Dipeptide und Aminosäuren. Sie werden als Kathepsine bezeichnet.
- **Nukleasen** (DNasen und RNasen) zerlegen DNA und RNA in einzelne Nukleotide.
- **Phosphatasen** und **Sulfatasen** spalten Phosphat und Sulfat von größeren Molekülen ab.
- Außerdem findet man noch **Lysozym**, das in der Lage ist, die Bakterienwand Gram-positiver Bakterien zu zerlegen.

Lysosomen können entweder in der Zelle enthaltenes gealtertes Material abbauen (Autophagie), sind aber auch für extrazelluläres „Saubermachen" zuständig, indem Abfälle per Endozytose aufgenommen und anschließend abgebaut werden (Heterophagie).

- Eigene Stoffe, die abgebaut werden müssen, fallen ständig an, zum Beispiel greise Organellen.
- Abzubauendes Fremdmaterial sind zum Beispiel in den Körper eingedrungene Bakterien.

Abbau zelleigener Bestandteile

Jungfräuliche Lysosomen werden als **primäre Lysosomen** bezeichnet und entstehen im Bereich des Golgi-Apparates. Diese kommen dann in Kontakt mit dem zu verdauenden Teil (z. B. Mitochondrien), sie verschmelzen und das Organellum wird enzymatisch abgebaut und wir erhalten ein aktives, so genanntes **sekundäres Lysosom**. Nicht abbaubare Reste bleiben als Residualkörper sichtbar.

Abbau von Fremdstoffen

Auch durch Endozytose oder Phagozytose aufgenommene Partikel werden in den Lysosomen verdaut. Dabei verschmilzt das Endosom (oder Phagosom) mit dem Lysosom zum sekundären Lysosom.

> Viele Lysosomen kommen zum Beispiel in den Neutrophilen Granulozyten vor (S. 598), die vor allem der Abwehr von Bakterien dienen.

> Den **lysosomalen Speicherkrankheiten** liegen angeborene Gendefekte in lysosomalen Enzymen zugrunde. Die häufigste ist ein Mangel der β-Glukosidase, die Glykosylceramid hydrolytisch in Glukose und Ceramid spaltet. Diese Krankheit ist unter dem Namen **Morbus Gaucher** bekannt.

Altersflecken. Wenn die Lysosomen „im Alter" in ihrer Aktivität nachlassen, werden endogene Pigmente angehäuft, wie beispielsweise das als Alterspigment bezeichnete **Lipofuszin**, das als braunes Pigment unvollständig abgebaute Proteine und Cholesterin enthält. Dies ist auch die Ursache für die Altersflecken in der Haut.

27.10.3 Wo kommen die Lysosomen her?

Die Information für die lysosomalen Proteine steht im Zellkern. Da die Lysosomen Abspaltungen vom Golgi-Apparat sind, erscheint es auch sinnvoll, dass die lysosomalen Proteine gleich direkt in das ER synthetisiert werden (sekretorischer Weg).
Vesikel wandern dann vom ER zum Golgi-Apparat, in dem an einen Mannose-Rest der lysosomalen Proteine ein Phosphat gehängt wird. Das entstandene Mannose-6-Phosphat dient als Marker für einen Rezeptor, der solche Proteine sammelt und zu einem Lysosom zusammen verpackt.

27.11 Die Peroxisomen

Die Peroxisomen verdanken ihren Namen der Tatsache, dass sie organischen Molekülen mithilfe von Sauerstoff ihre Wasserstoffatome entziehen, sie also oxidieren (☞ **27.14**). Dabei „hantieren" sie mit Wasserstoffperoxid, das für die Zelle sehr toxisch ist und entsorgt werden muss.

> Die etwa 400 Peroxisomen pro Zelle sind dabei besonders wichtig in der Leber und den Nieren, da sie dort bestimmte Entgiftungsreaktionen vornehmen.

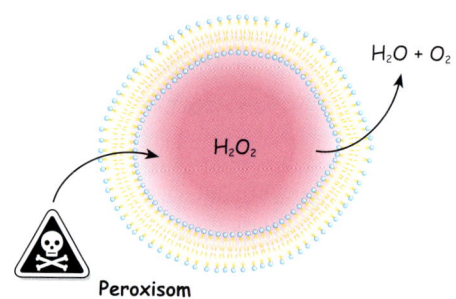

☞ **27.14** Peroxisom.

27.11.1 Aufbau der Peroxisomen

Peroxisomen können von Zelle zu Zelle sehr unterschiedlich aussehen. Sie haben nur ein Drittel der Größe von Mitochondrien, sind aber nur von *einer* Doppellipidschicht umgeben. Manchmal ist elektronenmikroskopisch ein kristalloider Kern zu entdecken, da die Konzentration eines Enzyms (der Urat-Oxidase), zum Teil so hoch werden kann, dass die Proteine als Kristalle ausfallen.

27.11.2 Aufgabe der Peroxisomen

Peroxisomen übernehmen eine wichtige Entgiftungsfunktion in unseren Zellen, indem sie ganz verschiedene Moleküle abzubauen in der Lage sind.

> Bei allen Enzymen der Peroxisomen handelt es sich um **oxidative Enzyme**, das **Leitenzym** ist die **Katalase** (☞ **27.15**).

$$2 \ H_2O_2 \xrightarrow{\text{Katalase}} 2 \ H_2O + O_2$$

☞ **27.15** Katalase.

Außerdem kommen als häufige Enzyme noch die Urat-Oxidase und die D-Aminosäure-Oxidase vor.
Eine weitere Funktion der Peroxisomen ist der Abbau von **Fettsäuren**, wobei anders als beim normalen Fettsäureabbau H_2O_2 entsteht. Auch etwa ein Viertel des Ethanols, den wir zu uns nehmen, wird in den Peroxisomen zu Acetaldehyd oxidiert.
Bei vielen Reaktionen entsteht Wasserstoffperoxid (H_2O_2), der sehr toxisch ist und durch 2 Reaktionen an Ort und Stelle gleich weiterverarbeitet wird. Die oben schon erwähnte Katalase lässt zwei Wasserstoffperoxide zu Wasser und Sauerstoff werden, die Peroxidase (☞ **27.16**) verbindet die Entgiftungsreaktion mit der Oxidation eines weiteren Substrates, wobei auch noch Wasser entsteht.

$$\text{reduziertes Substrat} + H_2O_2 \xrightarrow{\text{Peroxidase}} \text{oxidiertes Substrat} + 2\,H_2O$$

👁 **27.16** Peroxidase.

27.11.3 Wie vermehren sich Peroxisomen?

Die Proteine der Peroxisomen sind im Kern codiert und werden alle an zytosolischen Ribosomen synthetisiert. Sie enthalten ein Peroxisomen-spezifisches Signal, das von Rezeptoren erkannt wird, die sich auf der Oberfläche der Peroxisomen befinden. Anschließend werden die Proteine aufgenommen.
Neue Peroxisomen entstehen durch Teilung aus vorhandenen. Auch die Lipide werden vermutlich aus dem Zytosol importiert, da Peroxisomen sich – anders als die Lysosomen – nicht vom Golgi-Apparat abschnüren.

27.12 Die Zellkontakte

Die Zellen haben im Laufe der Evolution festgestellt, dass sie, wenn sie sich zusammenschließen, Einzelzellen gegenüber einen Selektionsvorteil genießen. Im Verband „erhalten" sie mehr Beweglichkeit und Wirksamkeit und waren auch in ihrer Fortpflanzung erfolgreicher.
Durch den Zusammenschluss konnten sie sich auch weiter differenzieren und im Gesamtsystem spezifische Aufgaben übernehmen, wodurch sie effektiver wurden und wieder einen Selektionsvorteil hatten. So entstanden immer komplexere und höher differenzierte Organismen, die meist in Geweben und Organen organisiert sind.
Es entstehen also zwischen Zellen mechanische und Kommunikationsverbindungen (das eine ist zum Aneinanderhaften, das andere zum Informationsaustausch zwischen zwei Zellen). Im Einzelnen unterscheidet man folgende Kontakte:

- Dichte Kontakte (Tight Junctions) zum Abdichten
- Haftkontakte für den Zusammenhalt
- Kommunikationskontakte (Gap Junctions) für den Informationsaustausch

27.12.1 Dichte Kontakte (Tight Junctions)

Diese Zellverbindungen finden sich an Orten, an denen eine strenge Trennung zweier Kompartimente nötig ist, also besonders dicht abgeschlossen wird. Da Tight junctions den Interzellulärspalt vollständig „abdichten" und sich die Membranen so dicht aneinander lagern, als seien sie miteinander verschmolzen, eignen sie sich dafür besonders gut.

So findet man sie vor allem im terminalen Netz (= Zonulae occludentes) der Enterozyten, welches das eigentliche Darmlumen vom Körperinneren trennt, und in der Blut-Hirn-Schranke.

27.12.2 Haftkontakte (Desmosomen)

Haftkontakte können zwischen zwei Zellen (Desmosomen) oder zwischen Zelle und Extrazellulärer Matrix (Hemidesmosomen) entstehen, wobei sie das Zytoskelett einbeziehen.

Sie dienen auch wieder der Stabilisierung und der Verknüpfung von Zellen zu Gewebsverbänden. Verknüpfungen können dabei mit Aktinfilamenten oder Intermediärfilamenten eingegangen werden.
Adhäsionsmoleküle. Wie sieht nun die Verknüpfung genauer aus? Um die Verbindungen herstellen zu können, werden so genannte **Adhäsionsmoleküle** benötigt (👁 **27.17**), die jeweils die Verknüpfung zwischen verschiedenen Teilen vermitteln.

- Verbunden werden können zum einen Zellen untereinander (unter Vermittlung durch **Cadherine** oder aber Zellen werden mit der Extrazellulären Matrix verbunden (hier helfen **Integrine**).
- Die Bindung an die Komponenten des Zytoskeletts wird schließlich durch **Catenine** vermittelt.

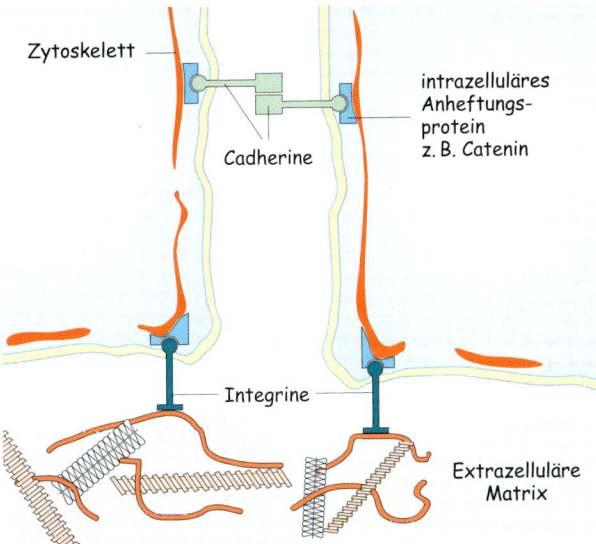

👁 **27.17** Adhäsionsmoleküle.

Cadherine sind Ca^{2+}-abhängige Zell-Zell-Adhäsionsproteine. Sie vermitteln homophile Bindungen. Das heißt, dass jeweils Cadherine zweier benachbarter Zellen in Wechselwirkung treten.
Catenine. Um zwei Zellen überhaupt miteinander verbinden zu können, braucht man eine Anheftungsmöglichkeit an das Zytoskelett. Diese wird von den intrazellulären Anheftungsproteinen vermittelt, deren Vertreter beispielsweise die Catenine, Vinculin oder α-Aktinin sind.

Integrine. Sollen nun aber nicht zwei Zellen, sondern Zellen mit Extrazellulärer Matrix verbunden werden, kommen die Integrine ins Spiel. Deren intrazelluläre Domäne bindet an Aktin, wohingegen der extrazelluläre Teil an die Basalmembran (genauer: Fibronektin oder Laminin), als Anknüpfungsteil der Extrazellulären Matrix dient.

27.12.3 Kommunikationskontakte (Gap Junctions)

Diese auch als „**Nexus**" bezeichneten Kanälchen (👁 **27.18**) stellen kleine rundliche Membranareale dar, in die Tunnelproteine eingelagert sind, und die dem Informationsaustausch durch elektrische Koppelung und dem interzellulären Stoffaustausch (z. B. Aminosäuren und Disaccharide) dienen.

Der Interzellularspalt wird dabei von normalerweise 30 nm auf 2 – 4 nm verkleinert (Beispiele sind Resorptionsepithelien im Dünndarm und glatte Muskelzellen).

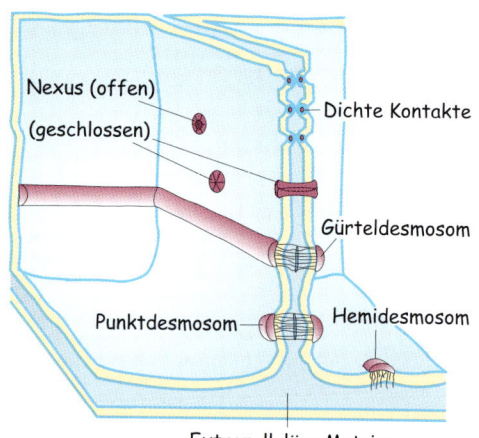

👁 **27.18**   Gap Junctions (Nexus).

28 Extrazellulärsubstanz – was zwischen den Zellen ist

Die einzelne Zelle und mehrere miteinander verbundene Zellen (Zellverbände) wurden bereits besprochen. Es gibt aber auch Zellverbände, deren Bedeutung weniger in den Zellen selbst steckt, als vielmehr in dem, was zwischen den Zellen ist; das sind die Mesenchymderivate Binde- und Stützgewebe.

Die Zellen und ihre Zwischensubstanzen. Bei diesen Gewebeformen sind also zwei Hauptbestandteile wichtig: die **Bindegewebszellen** (**Fibroblasten**) und die von ihnen gebildete Interzellulärsubstanz. Diese Inter- oder Extrazellulärsubstanz wird nun von verschiedenen Molekülen gebildet, die hier im Einzelnen besprochen werden sollen.

- Die **Faserproteine Kollagen** und **Elastin** verleihen dem Ganzen Halt und Struktur.
- Die **Glykosaminoglykane** machen den Hauptbestandteil der Extrazellulärsubstanz aus. Sie liegen an Proteine gebunden als **Proteoglykane** vor.
- Besondere **Glykoproteine** verbinden die einzelnen Strukturen der Matrix miteinander.

28.1 Die Bindegewebszellen

Aus embryonalen Mesenchymzellen differenzieren sich Bindegewebszellen. Sie werden als **Fibroblasten** bezeichnet, wenn sie ausdifferenziert und mit der Herstellung von Matrix beschäftigt sind („Arbeiter"). Als **Fibrozyten** bezeichnet man sie hingegen, wenn sie nur einen eigenen Erhaltungsstoffwechsel betreiben („inaktive Vorgänger"). In spezialisierten Geweben übernehmen diese Aufgabe auch spezialisierte Vertreter der Fibroblastenfamilie wie die **Osteozyten** im Knochengewebe, die **Chondrozyten** im Knorpelgewebe, **glatte Muskelzellen** in Arterienwänden und **Adipozyten** im Fettgewebe.
Die Zellen stellen einerseits das Stoffwechselzentrum der Extrazellulären Matrix dar und sorgen somit für deren Erhaltung. Andererseits bilden sie aber überhaupt erst die Komponenten der Interzellulärsubstanz oder Extrazellulären Matrix (daher besitzen sie viel raues ER und zahlreiche Mitochondrien...), in welche sie dann eingebettet sind.

28.2 Die Faserproteine

Je nach Beanspruchung des Gewebes werden bevorzugt verschiedene **Fasern** eingebaut.
- Soll es vor allem zugfest sein, findet sich viel **Kollagen** (kollagene Fasern) im Gewebe.
- Wohingegen in dehnbaren Organen wie der Aorta (Windkesselfunktion!) eher **Elastin** (elastische Fasern) eingelagert werden.

28.2.1 Die Kollagene

Kollagen, das etwa 25 % des Gesamtkörperproteins ausmacht, ist wegen seiner hohen Zugfestigkeit Hauptbestandteil der meisten Binde- und Stützgewebe (Knorpel, Sehnen, Knochen). Aufgrund seines Aufbaus verleiht Kollagen dem Gewebe **mechanische Stabilität**.

Was sind Kollagene?

Allen gemeinsam ist das kleinste Strukturelement, das **Tropokollagen**. Es ist für die so genannten fibrillären Kollagene das Grundgerüst (s. u.), und in den anderen spiegelt es zumindest ein immer wiederkehrendes Motiv wieder. Es handelt sich hierbei um eine Tripelhelix (☞ **28.1**), die aus drei umeinander gewundenen Peptidketten besteht.

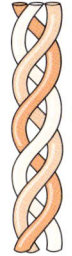

☞ **28.1**   Tripelhelix.

Kollagene bilden unlösliche Fasern, die als extrazelluläre Strukturproteine überall im Organismus in der Matrix und im Bindegewebe vorkommen. Je nach Gewebe können sie parallel (z. B. in Sehnen) oder netzartig angeordnet sein (wie in der Haut), wodurch Zugkräfte in alle Richtungen ausgehalten werden können.
Seinen Namen hat das Kollagen übrigens daher, dass es beim Kochen aufgrund von Denaturierungsprozessen quillt. Durch die Auflösung der räumlichen Struktur ergibt sich eine leimähnliche Substanz (gr. *kollo* = Leim).

Gelatine. Durch diesen Leim, der in der Küchensprache eher unter dem Begriff Gelatine bekannt ist, werden beispielsweise die Kirschen auf einem Kirschkuchen zusammengehalten.

Eigenschaften der Kollagene

Das entstandene Kollagen ist ein ziemlich widerstandsfähiges und weitgehend unlösliches Protein, das mehrere Besonderheiten aufweist.
Das **Tropokollagen** ist eine *rechts*gängige Tripelhelix, die aus drei gleichen oder nur leicht differierenden Peptidketten aufgebaut ist.

Die **Peptidketten** wiederum bilden jede für sich *links*gängige Helices aus, die aber aufgrund der besonderen Aminosäurenstruktur keine typische α-Helix ausbilden, sondern eine etwas lang gezogene Helix. Der Grund ist, dass es in diesen Kollagenhelices innerhalb einer Schraube keine Wasserstoffbrückenbindungen gibt (s. u.).

Regelmäßige Aminosäuren. Weiterhin interessant ist die Aminosäuresequenz der Peptidketten, die sich besonders regelmäßig wiederholt. So ist jede dritte Aminosäure Glycin, die kleinste unserer Aminosäuren. Dadurch, dass es so klein ist (nur ein H-Atom als Rest), passt es als Einziges in das Innere der Tripelhelix.

> Die Peptidkette lässt sich als Polymer aus drei Aminosäuren schreiben, bei denen jede dritte Stelle **Glycin** einnimmt (Gly-X-Y). Auch die Aminosäuren **Prolin** und **Lysin** kommen sehr häufig in der Peptidkette vor.

Biosynthese der Kollagene

Wie jedes normale Protein wird auch Kollagen auf der DNA codiert und intrazellulär hergestellt. Die endgültige Fertigstellung erfolgt allerdings außerhalb des Fibroblasten, weshalb sich hier noch ein extrazellulärer Weg der Biosynthese anschließt.

Der intrazelluläre Weg. Nach der Transkription im Zellkern lagert sich die mRNA im Zytosol an freie Ribosomen an, und es wird mit der Translation einer Peptidkette, dem **Präprokollagen**, begonnen.

Mithilfe des Signalpeptids (daher **Prä**prokollagen) dockt das Ribosom an das (raue) Endoplasmatische Retikulum an, und die weitere **Biosynthese erfolgt direkt in das Lumen des ER.**

Jetzt werden viele der eingebauten Proline zu **Hydroxyprolinen** und Lysine zu **Hydroxylysinen hydroxyliert.** Das Enzym, das diese Arbeit verrichtet, ist eine Hydroxylase, und sie benötigt so genannte **Cofaktoren.** Neben **Sauerstoff, Eisen** und **α-Ketoglutarat** ist hier besonders das **Vitamin C** zu erwähnen.

Die Hydroxylierungen sind für die Stabilität des Kollagenmoleküls von großer Bedeutung, denn hierbei werden reaktive Gruppen eingebaut, die zur Ausbildung von Wasserstoffbrückenbindungen in der Lage sind und so die drei Einzelhelices in ihrer Verdrillung zu Dreier-Komplexen unterstützen.

Werden Prolin und Lysin nicht hydroxyliert, wie es beispielsweise bei der Vitamin-C-Mangelkrankheit Skorbut der Fall ist (S. 460), wird die medizinische Bedeutung dieser Hydroxylierungen erst richtig deutlich.

> Viele in unserem Organismus vorkommende Aminosäuren werden von der DNA nicht codiert; dies gilt auch für Hydroxyprolin und Hydroxylysin. Sie können also nicht direkt bei der Proteinbiosynthese eingebaut werden, sondern entstehen indirekt durch Hydroxylierung aus Prolin bzw. Lysin.

An das Prokollagen (bzw. an einige Hydroxylysine) werden nun noch Zuckermoleküle angelagert („Glykosylierung") – ein Vorgang, der z. T. schon im Golgi-Apparat stattfindet, in den das Prokollagen dann aufgenommen wird.

Als Besonderheit enthält die wachsende Peptidkette an ihren Enden noch so genannte Telo- oder **Registerpeptide**, die für den weiteren Weg des Kollagens nicht unwichtig sind. Über diese Enden werden jeweils drei Prokollagenmoleküle zur einer Tripelhelix verbunden, indem sich Disulfidbrücken zwischen den Registerpeptiden bilden.

Der extrazelluläre Weg. Hier erhält das bisher noch lösliche Protein eine seiner wichtigsten Eigenschaften: seine **Unlöslichkeit.** Die überschüssigen Registerpeptide werden nun von einer Peptidase abgespalten und die Prokollagenmoleküle können sich nun endlich mittels Ionenanziehungskräfte und hydrophober Wechselwirkungen zusammenlagern.

Die Registerpeptide erfüllen also zwei Aufgaben:

- Erstens ermöglichen sie innerhalb der Zelle die Aneinanderlagerung von drei Einzelhelices zu einer Tripelhelix.
- Zweitens verhindern sie aber *innerhalb der Zelle* eine weitere Vergesellschaftung dieser Tripelhelices zu größeren (also unlöslichen) Supermolekülen, was für die Zelle fatale Konsequenzen hätte.

Außerhalb der Zelle ist aber eben diese Organisation zu höhermolekularen Strukturen erwünscht und so werden sie dort auch abgespalten. Diese Seit-zu-Seit- oder End-zu-End-Anlagerung ist zunächst noch nicht sehr stabil. Erst mithilfe von Lysoxyl-Oxidasen, welche an den Kollagenenden Lysinreste oxidativ desaminieren, wird die Voraussetzung für die **Ausbildung kovalenter fester Verknüpfungen** erfüllt, die die spätere Zugfestigkeit des Kollagens ausmachen. Durch die Desaminierung werden nämlich Aldehyde gebildet, die unter Ausbildung von Schiffschen Basen (S. 179) die Quervernetzungen zwischen den Kollagenmolekülen ermöglichen.

Diese quervernetzten, gegeneinander versetzten **Tropokollagenmoleküle** – daher auch die im Mikroskop sichtbare Querstreifung –, werden nun zu Protofilamenten aneinander gereiht, die sich weiter zu **Kollagenfibrillen** zusammenfügen. Diese werden schließlich in **Kollagenfasern** zu Faserbündeln zusammengefasst (☞ **28.2**).

All diese immer mehr verschachtelten Fäden und Fasern sind ineinander verdrillt wie Schiffstaue, wodurch sie außerordentlich stabil werden.

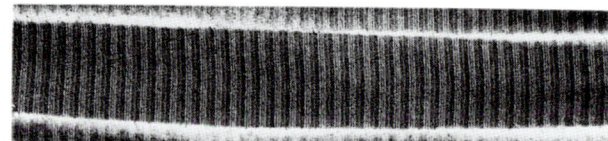

☞ **28.2**   Kollagenfaser.

Verschiedene Kollagene

Unser Körper ist wieder einmal interessanter (komplizierter...), als es der Student gerne hätte. Bislang kann man über 20 verschiedene Arten von Kollagenen unterscheiden, die auf die unterschiedlichen Gewebe in unserem Organismus verteilt sind. Die am häufigsten auftretenden Kollagentypen (vor allem Typ I, aber auch die Typen II und III) sind in Fibrillen, also fadenförmigen Polymeren, organisiert.

Neben einigen anderen gibt es auch noch eher netzartig verwobene Organisationsformen, hier v. a. das Kollagen Typ IV, das in den Basalmembranen unseres Körpers vorkommt.

Faserbildende Kollagene sind vor allem die Typen I bis III, die sich in ihrer Lokalisation in unserem Organismus unterscheiden.

- **Typ I** bildet dicke Fibrillen mit Querstreifung vor allem in der Haut, in Knochen und Sehnen.
- **Typ II** weist einen hohen Gehalt an Hydroxyprolin aus und bildet dünnere, weniger vernetzte Fibrillen in Knorpel, Glaskörper und Nucleus pulposus.
- **Typ III** besteht schließlich aus dünnen Fibrillen, die sich durch eine hohe Verformbarkeit auszeichnen (Gitterfasernetze), und in Haut, Blutgefäßen und verschiedenen inneren Organen vorkommen.

Das Basalmembran-Kollagen ist das Kollagen Typ IV. Es bildet keine Fibrillen aus, sondern ein Netzwerk, und kommt nur in den Basalmembranen unseres Körpers vor.

Abbau der Kollagene

Kollagen kann durch **Kollagenasen** abgebaut werden, die von verschiedenen Zellen (Fibroblasten, Endothelzellen...) gebildet werden können. Beim Abbau entsteht unter anderem Hydroxyprolin. Da das Hydroxyprolin mit dem Urin ausgeschieden wird, diente es früher als Indikator für den Kollagenumsatz im Körper. Eine Erhöhung wies auf Knochenerkrankungen u. a. hin. Der Test ist allerdings sehr aufwendig und fehlerbehaftet, weshalb heute auf ihn verzichtet wird.

Halbwertszeit. Je nachdem wo sich das Kollagen befindet, besitzt es unterschiedliche Halbwertszeiten. So kann sie 200 Tage (Haut), 60 Tage (Muskel), 30 Tage (Leber) oder auch viel kürzer (z. B. im Rahmen der Wundheilung) betragen.

Gasbrand. In der Medizin sind Kollagenasen von Mikroorganismen (dazu also in der Mikrobiologie mehr...) von Bedeutung. So kann z. B. der Erreger des Gasbrandes mit dem schönen Namen Clostridium perfringens mithilfe dieses Enzyms das Bindegewebe des Patienten zerstören und somit ziemlich tief und unschön in die Haut eindringen.

28.2.2 Das Elastin

Im Körper gibt es nicht nur zugbeanspruchte Gewebe, sondern auch solche, die sich durch besondere Elastizität auszeichnen. Das heißt, dass sie nach Belastung, der sie nachgeben dürfen, wieder ihre ursprüngliche Form annehmen sollen. Diese „elastischen Gewebe" sind zum Beispiel die Aorta (Windkesselfunktion!) und der Respirationstrakt.

Was ist Elastin?

Elastin ist ein verzweigtes, stark hydrophobes Protein, das den Hauptbestandteil der elastischen Fasern ausmacht. Wie auch die Kollagene ist es ungewöhnlich reich an Glycin und Prolin; es wird allerdings nicht glykosyliert.

Marfan-Syndrom. Neben dem Elastin befindet sich in den elastischen Fasern auch noch **Fibrillin**, dessen Funktionsverlust zum Marfan-Syndrom führt; einer Erkrankung, bei der die Bildung des Bindegewebes gestört ist.

Durch die verwobene, verhältnismäßig lockere und unstrukturierte Anordnung der Polypeptidmoleküle, entsteht ein gummiartiges elastisches Maschenwerk. Dadurch, dass die Querverbindungen von kovalenten, also relativ stabilen Bindungen gebildet werden, kann bei Dehnung lediglich die Ausrichtung der Fasern verändert werden. So geben die elastischen Fasern nach und richten sich parallel aus. Bei Nachlassen der Dehnung schnellen sie wieder in ihre (ungeordnete) Ausgangslage zurück.

Wichtig ist weiterhin, dass elastische Gewebe zwar zu einem großen Teil, aber nicht ausschließlich, aus elastischen Fasern bestehen. Die elastischen Fasern sind nämlich mit unelastischen kollagenen Fasern verwoben, die auf diese Weise das Ausmaß der Dehnung begrenzen und so das Zerreißen des Gewebes verhindern.

Biosynthese des Elastins. Die Biosynthese erfolgt logischer Weise intrazellulär, und das noch wasserlösliche unfertige Protein (**Tropoelastin**) wird per Exozytose aus der Zelle geschleust. Die Elastinmoleküle lagern sich extrazellulär meist in der Nähe der Plasmamembran oder in Einstülpungen der Zelloberfläche zusammen. Dort werden sie stark untereinander quervernetzt und bilden ein umfangreiches Geflecht aus Fasern.

Abbau des Elastins. Abgebaut wird Elastin durch die **Elastase**, ein proteolytisches Enzym, das von Granulozyten, alveolären und peritonealen Makrophagen und Thrombozyten gebildet wird. Normalerweise besteht ein Gleichgewicht zwischen Auf- und Abbau der elastischen Fasern, da proteolytische Enzyme (wie die Elastase) von α_1-Antitrypsin gehemmt und nur bei Bedarf aktiviert werden. So sind die Gewebe vor dem totalen Abbau geschützt.

Lungenemphysem. Besteht nun ein Mangel an α-Antitrypsin (meist erblich bedingt), entfällt seine Hemmwirkung auf die proteolytischen Enzyme (Elastase). Diese erfreuen sich ihrer Arbeit und zerstören vornehmlich Lungengewebe, wodurch es zu einem fibrotischen Abbau kommt, die Lunge ihre Elastizität verliert und der Arzt sich einem Patienten mit Lungenemphysem konfrontiert sieht.

28.3 Die Glykosaminoglykane

Die Glykosaminoglykane nehmen in der Extrazellulären Matrix den größten Raum ein. Diese Zuckerketten bestehen immer aus sich wiederholenden Disaccharideinheiten.
- Der erste Zucker eines Glykosaminoglykans ist immer ein **Aminozucker** („Aminoglykane").
- Der zweite Zucker ist eine **Uronsäure**.

Der **Aminozucker** ist entweder N-Acetyl-Glukosamin oder N-Acetyl-Galaktosamin. Außerdem hat er immer eine Sulfat-Gruppe gebunden (Ausnahme: Hyaluronsäure).
Die **Uronsäure** ist entweder die Glukuronsäure oder die Iduronsäure, und sie liegt immer carboxyliert vor.

Sowohl die Sulfat- als auch die Carboxyl-Gruppe sind negativ geladen, weshalb die Glykosaminoglykane insgesamt stark negativ geladen sind. Außerdem wirken sie als elektrischer Dipol und binden daher sehr stark Wasser an sich.

Aufgrund ihrer chemischen Beschaffenheiten kann man die Glykosaminoglykane in vier Hauptgruppen unterteilen.
1. Hyaluronsäure
2. Chondroitinsulfat
3. Keratansulfat
4. Heparansulfat

Schon an den Namen erkennt man, dass die Hyaluronsäure kein Sulfat enthält. Eine weitere Besonderheit ist, dass sie nicht an einen Proteinkern gebunden vorliegt wie alle anderen Glykosaminoglykane. Die Hyaluronsäure ist daher einfach ein **Glykan**, die anderen Glykosaminoglykane bezeichnet man zusammen mit ihren Proteinen als **Proteoglykane**.

Im Extrazellulärraum können die Glykosaminoglykane **Gele** bilden, da sie durch ihren hohen Anteil an negativer Ladung eine Wolke osmotisch aktiver Kationen (Na$^+$) anziehen, die wiederum eine große Menge Wasser mit sich ziehen. Dadurch entsteht ein **Wasserpolster**, das als mechanische Stütze und als Stoßdämpfer (vor allem im Knorpelgewebe) dient. Außerdem wird durch die große Wasseransammlung ein Medium geschaffen, in dem eine schnelle Diffusion wasserlöslicher Stoffe möglich ist.
Andererseits bilden sie durch Verzahnung untereinander und Wechselwirkungen mit Kollagenfibrillen **Poren** mit unterschiedlichen Ladungen, so dass sie eine Art **Filterfunk-**

tion ausüben können. Beispiel: Heparansulfathaltiges Proteoglykan in der Niere.

An die Zelloberfläche gebunden, können sie mitbestimmen, an welche Matrix sich die Zelle bindet, das heißt sie sind also an Zell-Zell- oder Zell-Matrix-Wechselwirkungen beteiligt. Weiterhin können sie Wachstumsfaktoren binden und so die Zelle für Regulationen von außen empfänglich machen.
Durch ihre negative Ladung tragen sie auch wesentlich zu den Ladungsverhältnissen an Zelloberflächen bei und sind imstande, die unterschiedlichsten Moleküle reversibel zu binden, z. B. Ca^{2+} (Ionenaustauschereffekt), Peptidhormone oder andere extrazelluläre Proteine.

28.3.1 Die Hyaluronsäure

Die Hyaluronsäure (👁 **28.3**), die dissoziiert als Hyaluronat vorliegt, ist die Hauptkomponente der Grundsubstanz und das einfachste Glykosaminoglykan. Es handelt sich hierbei um ein lineares Polysaccharid aus **Glukuronsäure** und **N-Acetyl-Glukosamin**. Im Gegensatz zu den anderen Glykosaminoglykanen hängt die Hyaluronsäure nicht an einem Grundgerüst aus Protein.

👁 **28.3** Hyaluronsäure.

Hyaluronsäure entsteht beispielsweise an der Unterseite einer Epithelschicht, wo sie einen zellfreien Raum entstehen lässt, in den dann entsprechende Zellen einwandern können, während die Hyaluronsäure selbst durch Hyaluronidasen wieder abgebaut wird. Später ist sie vor allem bei der **Wundheilung**, als **Gelenkflüssigkeit** (Schmiermittel) und im **Glaskörper** des Auges von Bedeutung.

Hyaluronidase. Da die Hyaluronsäure sich in allen Binde- und Stützgeweben befindet, kann die Hyaluronidase auch alle diese Gewebe auflösen. Auch einige Bakterien (z. B. Streptokokken) produzieren dieses Enzym, um sich im Gewebe ausbreiten zu können.

28.3.2 Die anderen Glykosaminoglykane

Den drei weiteren Gruppen der Glykosaminoglykane ist gemeinsam, dass sie jeweils an einem Grundgerüst aus

Protein hängen. Diesen Komplex aus Glykosaminoglykan und Protein bezeichnet man als Proteoglykan.

> **Proteoglykane** bestehen zum Großteil aus Zuckern und haben nur einen kleinen Proteinanteil. **Glykoproteine** (S. 27) dagegen bestehen hauptsächlich aus Protein und besitzen nur kurze Zuckerketten.

Chondroitinsulfat. Chondroitinsulfat ist zusammen mit der Hyaluronsäure und dem Kollagen wichtiger Bestandteil in **Knochen**, **Knorpel** und vielen anderen Bindegeweben.
Chondroitinsulfat besteht aus Glukuronsäure oder Iduronsäure und aus N-Acetyl-Galaktosamin. Weitere Reste am Molekül sind variabel, wodurch sich verschiedene Untertypen des Chondroitinsulfats ergeben. Das **Dermatansulfat** zum Beispiel bildet eine der Untergruppen und kommt vor allem in der **Haut** vor.

Keratansulfat. Das Keratansulfat kommt vor allem in der **Kornea** vor (Typ I), aber auch in **Knorpel** und **Knochen** (Typ II). Es besteht aus Galaktose und N-Acetyl-Glukosamin sowie einigen weiteren Zuckern; allerdings enthält es als Ausnahme *keine* Uronsäure.

Heparansulfat. Hier sind die Disaccharide (bestehend aus Glukuronsäure und Glukosamin) durch eine α-glykosidische Bindung verknüpft. Es kommt vor allem in der Leber vor (gr. *hepar* = Leber).
Heparin gehört auch in diese Gruppe, wird aber an anderer Stelle ausführlich besprochen (S. 533).

28.4 Die Glykoproteine

> Die Glykoproteine (👁 28.4) der Extrazellulären Matrix verbinden deren einzelne Bestandteile, weshalb sie auch als „Klebeproteine" bezeichnet werden. Sie verbinden dabei nicht nur die Matrixbestandteile untereinander, sondern diese auch mit den Zellen.

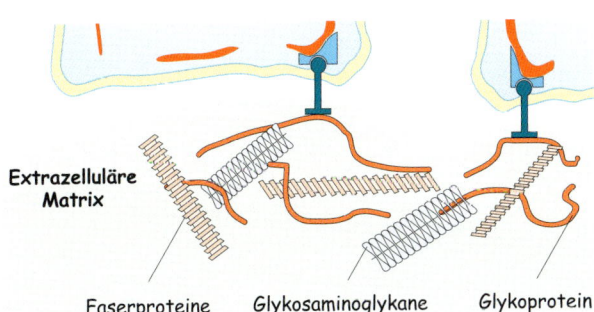

Extrazelluläre Matrix

Faserproteine   Glykosaminoglykane   Glykoprotein

👁 **28.4** Glykoproteine.

Die Glykoproteine fungieren somit als Bindeglied zwischen all den im Extrazellulärraum sich befindenden Strukturen.

Als wichtigste Vertreter werden wir hier das Fibronektin und das Laminin besprechen.

28.4.1 Fibronektin

Fibronektin (lat. *fibra* = Faser und *nectere* = verbinden) ist ein großes Glykoprotein, von dem mehrere Isoformen existieren. Zwei grundsätzliche Aufgabenfelder können dem Protein zugewiesen werden.

- Fibronektin hält die Bestandteile der **Extrazellulären Matrix** zusammen – inklusive der beteiligten Zellen.
- Im **Blutplasma** hat das Plasma-Fibronektin u. a. einen Einfluss auf die Blutgerinnung.

Das **Fibronektin der Matrix** liegt in Form unlöslicher Fibronektin-Fibrillen zusammen. Diese befinden sich an der Oberfläche der Zellen und dienen deren Anheftung an die Matrix. Zu diesem Zwecke ist das Fibronektin in der Lage, sowohl an Integrine auf den Zellen, als auch an Kollagene in der Matrix zu binden. Auch an der gerichteten Zellbewegung (Chemotaxis, S. 412) ist das Fibronektin beteiligt.
Das **Fibronektin im Blutplasma** hat einen Einfluss auf die **Blutgerinnung**, indem es die Bindung von Thrombozyten und Fibroblasten an Fibrin fördert. Außerdem scheint es eine Rolle bei Wundheilung und Phagozytose zu spielen.

28.4.2 Laminin

Laminin ist neben Fibronektin, Kollagen Typ IV und einigen Glykosaminoglykanen wichtiger Bestandteil der **Basalmembranen**. Es besitzt eine Reihe von Bindungsstellen, wodurch es an Kollagen Typ IV in der Basalmembran binden kann und das Ganze stabilisiert. Außerdem kann es über andere Bindungsstellen an eine Vielzahl epithelialer und mesenchymaler Zellen (Muskelzellen, Fettzellen, Nervenzellen...) binden.
Laminine werden von spezifischen Rezeptoren (z. B. wieder den Integrinen) erkannt und stellen so die **Verbindung** zwischen Matrix und Zellinnerem her. Dadurch ermöglichen sie Wechselwirkungen zwischen diesen beiden Komponenten und bedingen, dass sie sich gegenseitig beeinflussen können. Durch diese **Kommunikation** werden Vorgänge wie Anhaftung, Wanderung und Invasion von Zellen reguliert. Beispiele sind die Kontrolle der Hämostase, Einwanderung von Granulozyten in Entzündungsgebiete und Immunreaktionen.

28.5 Das Vitamin C

Das wasserlösliche Vitamin C ist ein starkes Reduktionsmittel und dient vielen Enzymen in unserem Körper als Cofaktor. Vitamin C können die meisten Lebewesen aus Glukuronsäure selbst herstellen. Nur Primaten und Meerschweinchen fehlt die Ausstattung für das letzte Enzym. Primaten und Meerschweinchen...

Chemisch betrachtet handelt es sich beim Vitamin C um eine Säure, die Askorbinsäure. Sie hat ihren Namen daher, dass sie die Krankheit Skorbut verhindern kann (s. u.).
Bei der Wahrnehmung seiner Aufgabe als Reduktionsmittel wird die Askorbinsäure über die radikale Semidehydro-Askorbinsäure zur Dehydro-Askorbinsäure (⊙ 28.5).

Askorbinsäure

+2 H | –2 H

Dehydro-Askorbinsäure

⊙ **28.5**   Vitamin C (Askorbinsäure).

28.5.1   Aufnahme von Vitamin C

Die Aufnahme von Vitamin C erfolgt zwar auch schon im Mund, vor allem jedoch in Jejunum und Ileum in einem Natrium-abhängigen, aktiven Transportprozess – in hohen Konzentrationen zunehmend auch passiv. Bei normal zugeführten Dosen an Vitamin C werden bis gut 80 % des mit der Nahrung aufgenommenen Vitamins resorbiert. Im Blut erfolgt der Transport überwiegend frei, nur etwa ein Viertel ist an Plasmaproteine gebunden.

28.5.2   Radikalfänger Vitamin C

Wie Vitamin E (Tocopherol und Tocochinon, S. 492), so bildet auch Ascorbinsäure mit Dehydro-Ascorbinsäure ein Redoxpaar und wirkt daher genauso als Antioxidans. Es schützt also Zellmembranen vor zerstörerischen Radikalangriffen.

In diesem Zusammenhang sei erwähnt, dass Vitamin C nicht nur eigene Aufgaben vertritt, sondern auch anderen Vitaminen hilfreich zur Seite steht. Es regeneriert zum Beispiel verbrauchtes **Vitamin E** (Reduktion von Tocochinon zu Tocopherol). Auch **Glutathion** spielt eine Rolle bei den Oxidationsreaktionen und arbeitet mit Vitamin C und Vitamin E eng zusammen.

28.5.3   Die Vitamin-C-abhängigen Reaktionen

Vitamin-C-abhängie Reaktionen gibt es eine ganze Reihe; die wichtigsten sind wohl die Hydroxylierungen im Rahmen der **Kollagen-Biosynthese** (S. 456). Einige weitere sollen kurz zur Sprache kommen.

- Bei der **Katecholamin-Biosynthese** (S. 359) wird beim Schritt vom Dopamin zum Noradrenalin Vitamin C benötigt (Enzym: Dopamin-β-Hydroxylase).
- Für den **Eisenstoffwechsel** bedingt Vitamin C eine Steigerung der enteralen Resorption (S. 477).
- Außerdem ist Vitamin C ein wichtiger **Oxidationsschutz**, der Infarkten vorbeugt.
- Im **Immunsystem** bewirkt Vitamin C einen Schutz der Phagozytenmembran, was bei der Infektabwehr eine wichtige Rolle spielt.

28.5.4   Bedarf an Vitamin C

Der **Tagesbedarf** an Vitamin C beträgt etwa **100 mg**, kann aber unter bestimmten Umständen beträchtlich schwanken (zum Beispiel bei Schwangerschaft oder Krankheit). Mangelerscheinungen sind in unseren Breiten heutzutage fast ausgeschlossen. Allerdings sind verschiedene Krankheiten mit niedrigen Plasmaspiegeln an Vitamin C assoziiert (z. B. Herzinfarkt und Schlaganfall). Daher wird oftmals empfohlen, die Vitaminzufuhr stark zu erhöhen (bis über 1000 mg), zumal keine Hypervitaminose C bekannt ist. Raucher besitzen übrigens einen größeren Bedarf an Vitamin C als Nichtraucher, was angesichts des ohnehin größeren Infarktrisikos in dieser Gruppe zu beachten ist.
Die **Ausscheidung** erfolgt bei normal zugeführten Vitamin-C-Dosen vor allem über die Nieren, in denen eine Na^+-abhängige Rückresorption in den Nierentubuli erfolgt. Bei höheren Dosen (so ab 3000 mg/d) erfolgt auch eine zunehmende Elimination über den Darm.

Vitamin-C-Mangel: Skorbut. In seiner extremsten Form führt Vitamin-C-Mangel zu **Skorbut** (daher der Name A-skorbinsäure), was bei uns heute sehr selten ist. Früher dagegen waren Schiffsbesatzungen, die monatelang keine askorbinsäurereichen Nahrungsmittel bekamen, prädestiniert für derartige Mangelerscheinungen.
Durch den Cofaktormangel (Vitamin C) ist die Hydroxylierung bei der Kollagen-Biosynthese nicht möglich und somit auch die Bildung einer stabilen Tripelhelix gestört. Sie wird sofort wieder abgebaut, und das vorher vorhandene Kollagen verschwindet auch – je nach Halbwertszeit (also im Knochen nur langsam, in Zähnen und Blutgefäßen aber schnell). So zeichnen sich an Skorbut erkrankte Menschen (früher vor allem die Seefahrer) dadurch aus, dass ihnen die Zähne ausfallen und ihre Blutgefäße brüchig werden.

29 Die Stoffaufnahme

Unser Körper ist leider nicht in der Lage, die mit der Nahrung aufgenommenen großen Moleküle direkt zu resorbieren und weiter zu verwenden. Er muss sie vorher völlig zerlegen und sich anschließend die Moleküle, die er braucht, wieder aus den kleinen Bausteinen herstellen.

Was auf den ersten Blick eher überflüssig erscheint, ist bei genauerer Betrachtung sinnvoll, denn es ist glücklicherweise recht unwahrscheinlich, dass ein Mensch nach dem Genuss eines riesigen Salats plötzlich anfängt, grün zu werden und Photosynthese zu betreiben, nur weil er 40 000 Moleküle Chlorophyll aufgenommen hat. Da ist es doch schon besser, den grünen Blattfarbstoff zu zerlegen und Hämoglobin daraus zu machen – allein schon wegen der angenehmeren Hautfarbe.

Außerdem ist unser **Immunsystem** darauf eingestellt, auf Makromoleküle eines anderen Organismus abwehrend zu reagieren.

Unser Verdauungstrakt zerlegt daher die fremden Makromoleküle in anonyme Bruchstücke, die entsprechend den Bedürfnissen unseres Körpers wieder zu großen Strukturen aufgebaut werden.

29.1 Ernährung

Die Nährstoffe (v. a. Kohlenhydrate, Lipide und Proteine oder deren Aminosäuren) werden über die Nahrung aufgenommen und im Organismus verteilt. In den Zellen werden sie vor allem zu Acetyl-CoA (S. 11) abgebaut, das im Rahmen von Citratzyklus und Atmungskette CO_2, H_2O und den wichtigen Energieträger **ATP** (S. 231) liefert. Beim Abbau von Proteinen entsteht zusätzlich **Harnstoff**, da der Stickstoff in unserem Organismus nicht vollständig oxidiert werden kann.

In den Nährstoffen ist die Energie schon als biochemische Energie enthalten.

29.1.1 Wie viel Nahrung müssen wir zu uns nehmen?

Bei der Frage, was wir an Nahrung so zu uns nehmen sollten, muss man zwei Dinge auseinander halten.
- Einerseits sind wir auf eine bestimmte Energiezufuhr angewiesen. In welcher Form diese Energie in uns gelangt, ist dabei ziemlich egal. Die Nährstoffe sind in Bezug auf ihren Energiegehalt untereinander austauschbar. Durch welchen Nährstoff man sich also die erforderlichen Kalorien am Tag zuführt, ist unerheblich.
- Im Gegensatz dazu gibt es bestimmte Stoffe, auf die wir angewiesen sind, und die wir unbedingt mit der Nahrung aufnehmen müssen – die essenziellen Nährstoffe.

Dazu gehören die Vitamine und Mineralstoffe, aber auch einige Fettsäuren und Aminosäuren.

> Eine „gesunde Ernährung" soll durchschnittlich **60 % Kohlenhydrate**, **25 % Fette** und **15 % Proteine** enthalten – der Anteil der Fette liegt dabei in unseren Breiten in der Regel um einiges höher.

Der Grundumsatz eines Menschen. Die Energiemenge, die einem erwachsenen Menschen pro Tag zugeführt werden muss, damit der ganze Organismus am Leben erhalten werden kann, beträgt etwa **8000 kJ**. Diesen Wert bezeichnet man als den Grundumsatz eines Menschen, und der schließt z. B. die Aufrechterhaltung der basalen Stoffwechselleistungen und der Körpertemperatur ein.

Der *gesamte* Energieumsatz kann natürlich in Abhängigkeit von der geleisteten Arbeit schwanken – körperliche Arbeit wohlgemerkt, geistige Arbeit verändert den Energieumsatz nicht!

Bei körperlicher Arbeit kann der Energieumsatz bis auf 10 000 oder sogar 15 000 kJ pro Tag ansteigen.

29.1.2 Besonderheiten der Proteine

Von den drei Hauptnährstoffen, die wir zu uns nehmen, spielen die Proteine eine besondere Rolle, auf die wir gleich eingehen werden. **Kohlenhydrate** sind für uns keine essenziellen Nährstoffe, da sie aus vielen anderen Molekülen in unserem Körper im Rahmen der Glukoneogenese (S. 101) aufgebaut werden können. Bei den **Lipiden** kennt man zwar zwei essenzielle Fettsäuren, ein Mangel, der sich bemerkbar macht, ist allerdings äußerst selten.

Völlig anders verhält es sich bei den **Proteinen**. Immerhin acht der 20 proteinogenen Aminosäuren sind essenziell, müssen also regelmäßig direkt mit der Nahrung zugeführt werden. Außerdem gibt es in unserem Körper keinen Speicher für Proteine – überschüssig aufgenommene Aminosäuren werden einfach abgebaut. Aus diesen Gründen sind wir auf eine beständige Zufuhr von Proteinen angewiesen.

Die biologische Wertigkeit

Ein Protein wird als biologisch hochwertig bezeichnet, wenn es die notwendigen Aminosäuren möglichst in den Mengenverhältnissen enthält, die wir Menschen gebrauchen können. Fehlt z. B. nur eine einzige essenzielle Aminosäure, so ist die biologische Wertigkeit schon gleich Null. Sind in einem Protein alle essenziellen Aminosäuren in den optimalen Verhältnissen vertreten, so erhält es die Höchstpunktzahl: Eins (Eierprotein).

In der Regel sind pflanzliche Proteine biologisch nicht so wertvoll wie tierische – wir haben biologisch einfach mehr mit einer toten Kuh als mit einem Salatblatt zu tun ...

Zufuhr von Proteinen

Für die tägliche Proteinaufnahme wurden Mengenempfehlungen ermittelt, da sich eine Mangelernährung (z. B. in Entwicklungsländern) vor allem als Proteinmangel äußert.

Eiweißminimum. Da Aminosäuren nur wenig zur Energiegewinnung beitragen, dafür aber viel zum anabolen Proteinstoffwechsel, reicht theoretisch eine tägliche Zufuhr von rund 40 g Protein – das dann allerdings von optimaler Qualität (= biologischer Wertigkeit) sein muss. Diese 40 g werden als das Eiweißminimum bezeichnet. Es entspricht der Menge an Aminosäuren, die täglich – bei absoluter Nahrungskarenz (Fasten) – dem Körper verloren gehen.

Eiweißoptimum. Da auch in unseren Breiten das Eiweiß niemals so hochwertig ist, wie es sein müsste, wird momentan eine tägliche Zufuhr von 70 – 90 g empfohlen – um einfach auf der sicheren Seite zu sein (Eiweißoptimum).

Die Stickstoffbilanz

Mit der Stickstoffbilanz beschreibt man, ob mehr Stickstoff in den Organismus gelangt oder mehr abgegeben wird. Unter normalen Lebensumständen ist die Stickstoffbilanz ausgeglichen, die Stickstoffaufnahme entspricht dann der Stickstoffabgabe.

Eine positive Stickstoffbilanz findet sich z. B. im Wachstum und der Schwangerschaft, wo mehr Proteine neu aufgebaut, als abgebaut werden. Es gelangt dabei mehr Stickstoff in den Organismus als ihm verloren geht.

Eine negative Stickstoffbilanz entsteht, wenn ein Organismus mehr Stickstoff verliert, als ihm zugeführt wird, also z. B. beim Hungern.

29.1.3 Der Energiegehalt der Nahrung

Der Energiegehalt der Nährstoffe ist experimentell im Kalorimeter messbar. Durch die Verbrennung entsteht Wärme, die einen umgebenden Wassermantel erwärmt.
Um von der Temperaturerhöhung auf den Energiegehalt schließen zu können, muss eine vollständige Verbrennung zu CO_2 und H_2O erfolgen – was im Organismus nicht immer der Fall ist.

Der Respiratorische Quotient

Der Respiratorische Quotient (RQ) ist ein Wert, der sich aus dem Verhältnis von ausgeatmetem CO_2 zu aufgenommenem O_2 ergibt.

Glukose. Bei ausschließlicher Aufnahme von Kohlenhydraten gibt es eine vollständige Oxidation (☞ 29.1).

$$C_6H_{12}O_6 + 6\,O_2 \longrightarrow 6\,CO_2 + 6\,H_2O$$
Glukose

☞ **29.1** Glukose wird vollständig oxidiert.

Damit ist das Verhältnis von CO_2 zu O_2 also 6:6 und der RQ = 1.

Lipide und Eiweiße. Bei der Verbrennung der Lipide und Proteine ist mehr Sauerstoff erforderlich, der RQ sinkt daher unter 1. Lipide haben einen RQ von etwa 0,7, Proteine – je nach der Zusammensetzung an Aminosäuren – etwa 0,8.

Physikalischer und physiologischer Brennwert

Mit experimentellen Mitteln kann man die Brennwerte der einzelnen Nahrungsstoffe ermitteln. In Bezug auf die Energie, die wir zu uns nehmen müssen, sind die Nahrungsstoffe frei untereinander austauschbar.
Man unterscheidet einen physikalischen von einem physiologischen Brennwert.
- Der **physikalische** Brennwert ergibt sich durch die vollständige Verbrennung eines Nährstoffes unter experimentellen Bedingungen (z. B. im Kalorimeter).
- Der **physiologische Brennwert** gibt die Energiemenge an, die bei der Verbrennung des Nährstoffes in unserem Organismus entsteht.

Kohlenhydrate und Lipide weisen keinen Unterschied zwischen ihrem physikalischen und ihrem physiologischen Brennwert auf, da beide Stoffe in unserem Körper vollständig verbrannt werden.

Kohlenhydrate besitzen einen Brennwert (kalorisches Äquivalent) von **17 kJ/g**, die **Lipide** von **39 kJ/g**.

Proteine werden in der Zelle zu CO_2, Wasser und – anders als die beiden anderen Nahrungsstoffe – dem noch energiehaltigen Stoff Ammoniak (NH_3) abgebaut. Die NH_3-Ausscheidung erfolgt vor allem über die Harnstoffbildung in der Leber (S. 191) – es findet also keine vollständige Oxidation statt. Aus diesem Grund gibt es bei den Proteinen einen Unterschied zwischen dem physikalischen und dem physiologischen Brennwert.

Der **physikalische** Brennwert der **Proteine** beträgt etwa **23 kJ/g**, der **physiologische** Brennwert etwa **17 kJ/g**, da der physikalische Brennwert des Harnstoffs über Null liegt.

Alkohol hat übrigens einen Brennwert von **30 kJ/g** und trägt in unseren Breiten nicht unerheblich zur Energiezufuhr bei. Bei Alkoholikern kann der Anteil des Alkohols an der Gesamtenergiezufuhr sogar bis zu 40 % betragen.

Die Umrechnung von Joule zu den populäreren Kalorien ist übrigens ganz leicht. Eine Kalorie sind 4,2 J und umgekehrt sind 0,24 Kalorien etwa 1 Joule.

29.1.4 Die essenziellen Nährstoffe

Von den drei großen Gruppen der organischen Moleküle – Kohlenhydrate, Lipide und Proteine – sind die Kohlenhydrate für unseren Organismus so wichtig, dass der Organismus nicht warten kann, bis sie mit der Nahrung aufgenommen werden, es ist für ihn deshalb notwendig, sie selbst herstellen zu können.

Es gibt für den Menschen *keine* essenziellen Kohlenhydrate.

Bei den **Lipiden** sind wir auf zwei Fettsäuren essenziell angewiesen, die **Linolsäure** und die **Linolensäure** (S. 30). Bei den **Aminosäuren** zählt man acht zu den essenziellen (S. 40), wobei sich die Wissenschaft noch nicht ganz sicher ist, ob das der Weisheit letzter Schluss ist. Außerdem sind natürlich die Vitamine und die Mineralstoffe unentbehrliche Bestandteile der Nahrung.

29.2 Unser Verdauungstrakt

Wie aus der Anatomie wahrscheinlich schon bekannt, gliedert sich unser Gastrointestinaltrakt in den Mund, die Speiseröhre, den Magen, den Dünndarm, den Dickdarm und den Enddarm. Der Dünndarm lässt sich dann noch weiter unterteilen in das Duodenum, in dem sich schon ein Großteil der Verdauung abspielt, das Jejunum und das Ileum (☞ **29.2**). Was die einzelnen Abschnitte zur Verdauung beitragen, wird Thema dieses Abschnitts sein.

29.2.1 Teller, Mund und Speiseröhre

Schon in der Phase, in der sich die Nahrung noch auf dem Teller befindet, laufen erste Verdauungsvorgänge ab, verursacht durch den Geruch der Speise. Direkt vor dem Essen kann einem manchmal schon das „Wasser im Mund zusammen laufen" – oder auch schon beim Gedanken daran.

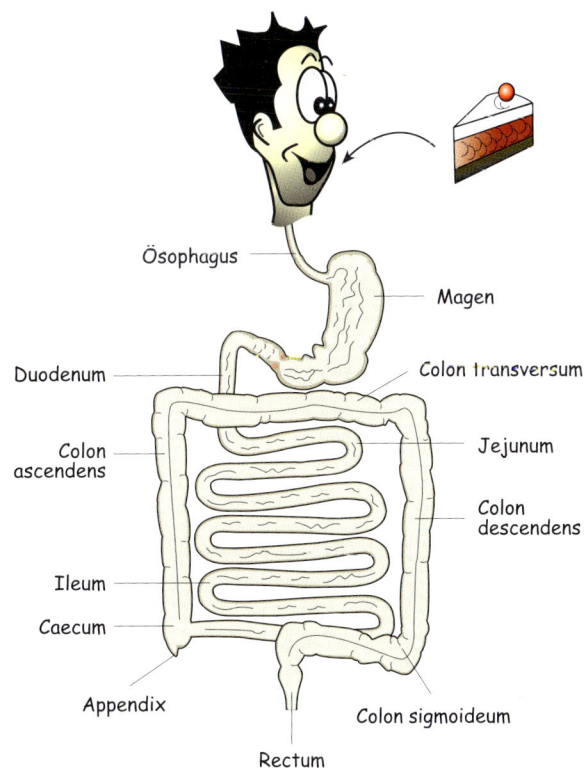

☞ **29.2**   Unser Gastrointestinaltrakt.

Der Speichel

Dieses „Wasser" ist der Hauptbestandteil des **Speichels**, es macht etwa 99,5 % aus. Die restlichen 0,5 % sind anorganische und organische Substanzen.
Die **Herstellung** des Speichels erfolgt in den drei großen paarigen Speicheldrüsen, der **Glandula submandibularis**, die rund 70 % des Speichels erzeugt, der **Parotis** und der **Glandula sublingualis**. Alle sind sowohl sympathisch als auch parasympathisch innerviert.
Die momentane Sekretionsrate kann je nach Nahrungsaufnahmesituation beträchtlich schwanken – im Schnitt beträgt sie etwa zwei Liter pro Tag. (Eine Kuh kommt auf immerhin 20 Liter pro Tag, was auf den Menschen übertragen schon ein bedeutsames ästhetisches Problem darstellen würde...)
Im Speichel sind neben dem **Wasser** noch eine Menge anderer Stoffe enthalten, wobei jedoch das Enzym Amylase der einzige Stoff ist, der Nahrungsbestandteile zerlegt. Die anderen haben eher Begleitfunktionen. Außer einer -Amylase, die im Mund auch **Ptyalin** heißt, sind hier die **Speichelmuzine** (= Schleimstoffe) zu nennen.

Das Ptyalin, das nur von den **Parotiden** gebildet wird, vollzieht eine erste **Spaltung von Kohlenhydraten** (die glykosidischen α-1/4-Bindungen, S. 25) – jedenfalls wenn man ihr genügend Zeit gibt. Heutzutage werden Speisen in aller Regel nur sehr kurz gekaut und schnell geschluckt, wodurch das Ptyalin im Magen landet und dort durch die Salzsäure zerlegt wird.

Eine andere wichtige Rolle spielt diese Amylase jedoch vermutlich für die orale Hygiene als **Kariesprophylaxe**.

Den wichtigeren Anteil an der Zerlegung von Kohlenhydraten hat die α-Amylase aus der Bauchspeicheldrüse (Pankreas).

Die Muzine. Die Muzine sind **Glykoproteine** mit einem Kohlenhydratanteil von etwa 50%, die der Einschleimung der Nahrung dienen, damit sie leichter durch die Speiseröhre gleiten kann.

Abwehrstoffe im Speichel. Des Weiteren gibt es im Speichel noch einige Substanzen zur Abwehr von Mikroorganismen, die natürlich nicht in den Körper gehören. Es sei hier das **Immunglobulin A** (S. 615) und das **Lysozym** (S. 522) genannt, das Zellwandbestandteile Gram-positiver Bakterien angreift. (Lysozym ist übrigens auch Hauptbestandteil des Halsschmerzmedikaments Frubienzym, S. 594).

Primär- und Sekundärspeichel. Der Speichel wird in den Drüsen in zwei Phasen hergestellt. Zunächst entsteht der **Primärspeichel**, der **blutisoton** ist, und an das Gangsystem der Drüsen abgegeben wird. Die Zellen des Ausführungsgangsystems nehmen noch einige Veränderungen in der ionalen Zusammensetzung vor, so dass der **Sekundärspeichel** entsteht, der meist hypoton ist, da mehr resorbiert als sezerniert wird (29.3).

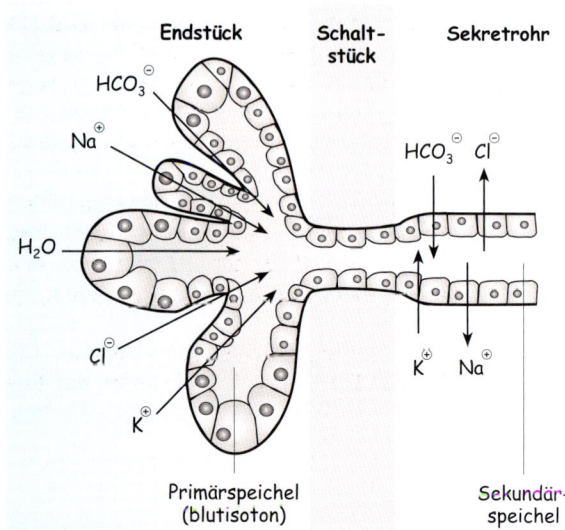

29.3 Primär- und Sekundärspeichel.

Die Veränderungen bestehen in der **Rückresorption** von **Natrium** und **Chlorid**, wodurch die Osmolarität zunächst sinkt. Durch aktives **Sezernieren** von **Kalium** und **Bicarbonat** steigt die Osmolarität nun wieder an, wenn auch mit einer etwas anderen Zusammensetzung als das Blut.

Vermehrte Speichelproduktion. Nun kann man sich leicht überlegen, was passiert, wenn die Menge des freigesetzten Speichels stark ansteigt: Die Zellen des Gangsystems kommen mit ihrer Ionenaustauscherei nicht hinterher, wodurch die nachträglichen Veränderungen stark eingeschränkt werden.

Der NaCl-Gehalt steigt also mit zunehmender Sekretion an, der Kaliumgehalt sinkt. Das Bicarbonat hält sich leider nicht an die Spielregeln und bleibt hoch; warum, ist zurzeit noch nicht bekannt.

Auch die **Azidität** ändert sich mit der Zunahme der Sekretion. Der Ruhespeichel ist leicht sauer, während er bei starker Sekretion zum Alkalischen tendiert.

Ausscheidungsfunktion des Speichels. Etwas überraschend erscheint auf den ersten Blick, dass dem Speichel auch Ausscheidungsfunktionen zukommen. Einige Medikamente, wie z. B. das Morphin, und eine Reihe von anorganischen Stoffen, vor allem die Schwermetalle (Blei, Quecksilber u. a.), werden über die Speicheldrüsen in den Darm – und damit nach außen – abgegeben.

Die Regulation der Speichelsekretion erfolgt auf nervalem Weg. Der Parasympathikus führt dabei zu einer generellen Sekretionssteigerung, der Sympathikus fördert die Sekretion eines muzinreichen, wasserärmeren Speichels.

Die Speiseröhre

Die Speiseröhre (der Ösophagus) ist ein Muskelschlauch, dessen Funktion im Transport der Nahrung vom Mund in den Magen zu sehen ist – manchmal allerdings auch in umgekehrter Richtung. Für die Verdauung spielt sie keine Rolle, das Einzige, was sie der Nahrung beimengt, ist Schleim aus den reichlich vorhandenen Becherzellen, die damit für eine bessere Gleitfähigkeit sorgen.

29.2.2 Der Magen

Folgt man der Speise auf ihrem Weg durch den Ösophagus, landet man nach einiger Zeit in einer größeren Erweiterung, dem Magen (29.4). Unser Magen ist in erster Linie ein großer Sack, in dem eine Menge **Nahrung aufbewahrt** werden kann, da unser Darm sonst – nach einer anständigen Mahlzeit – mit Verdauung und Resorption gar nicht hinterher und mindestens der Nachtisch ziemlich unverändert hinten wieder heraus käme.

Nun gibt es aber noch den **Magensaft**, der verschiedene Funktionen hat, und von dem etwa **zwei Liter** am Tag produziert werden.

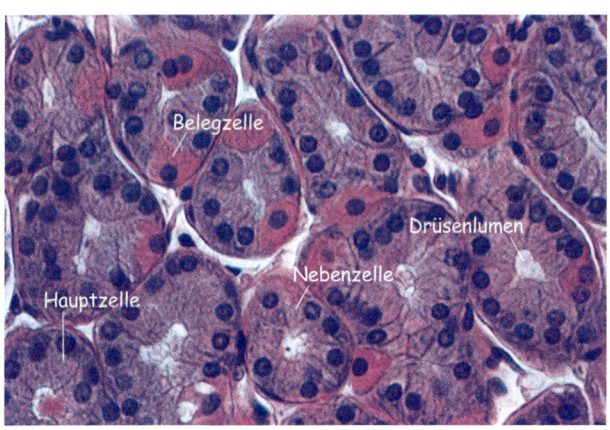

👁 **29.4** Der Magen.

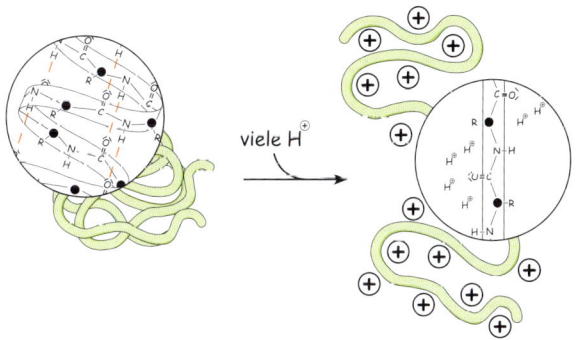

👁 **29.5** Denaturierung der Proteine.

> Die Hauptbestandteile des Magensafts sind die **Salzsäure**, das Enzym **Pepsin**, die **Muzine**, die wir ja schon eine Etage höher kennen gelernt haben, sowie der **intrinsische Faktor**.

Bedingt durch die starke Salzsäure kann der pH-Wert des Magensafts bis zu pH 1 absinken, was einer rund eine Million Mal höheren Konzentration an Salzsäure als in den Zellen (pH 7) entspricht. Normalerweise liegt er zwischen pH 2 und pH 3. Schauen wir uns die Eigenschaften der einzelnen Bestandteile genauer an und betrachten deren Funktion.

Salzsäure

Diese sehr starke Säure, die von den **Belegzellen** des Magens gebildet wird, hat verschiedene Aufgaben.

> Sie tötet zum Beispiel **Bakterien** oder andere ungebetene Gäste schon im Magen weitestgehend ab und denaturiert Proteine.

Denaturierung der Proteine. Eine andere Aufgabe betrifft die Proteine, die meist als ein riesiges Aminosäureknäuel vorliegen, an dem die eiweißspaltenden Enzyme des Magendarmtrakts nur sehr schlecht angreifen können. Beim Kontakt mit der starken Salzsäure nehmen die einzelnen Aminosäuren der Nahrungsproteine Protonen auf, wodurch sie eine Menge positive Ladungen erhalten. Diese stoßen sich alle gegenseitig ab, so dass sich die Proteine schon nach kurzer Verweildauer im Magen entwunden haben und als lange, positiv geladene Schnur vorliegen; man sagt, die Proteine seien „denaturiert" worden (👁 **29.5**).

Warum eine so starke Säure? Bei einer schwachen Säure hätten erstens die Bakterien und ähnliches Getier eine deutlich höhere Überlebensrate als dies gut wäre, und zweitens würden nicht *alle* Aminosäuren positiv geladen werden, da nicht genug Protonen vorhanden wären. Die Folge wären unterschiedliche Ladungen in einem Protein, die sich gegenseitig anziehen und das Protein unter Umständen noch mehr verklumpen würden.

Mechanismus der Salzsäureherstellung

Wichtig ist auch, sich einmal den Mechanismus der Salzsäureherstellung klar zu machen. Wir werden uns dabei zunächst anschauen, wie die H⁺-Ionen ins Magenlumen gelangen, und erst anschließend, wie dies das Chlorid anstellt, da diese beiden Ionen unabhängig voneinander ins Lumen gelangen.

Die Protonen. Der ganze Vorgang beginnt damit, dass **Kohlenstoffdioxid** in die Belegzelle diffundiert und dort unter Zuhilfenahme der **Carboanhydrase** mit dem natürlich überall vorhandenen **Wasser** verbunden wird. Die entstandene **Kohlensäure** (H_2CO_3) zerfällt sofort wieder in **Bicarbonat** und die gewünschten **H⁺-Ionen**, die bei Bedarf im Austausch mit **Kalium** ins Magenlumen abgegeben werden können (👁 **29.6**).

Das Kalium, von dem wir natürlich auch nicht unendlich viel in der Zelle gebrauchen können, diffundiert durch einen speziellen **Kaliumkanal** wieder ins Lumen zurück, um dann erneut für einen Austausch zur Verfügung zu stehen.

Was wir ebenfalls nicht unbegrenzt in der Zelle ansammeln können, ist das Bicarbonat, das wieder in das Blut ausgeschleust wird.

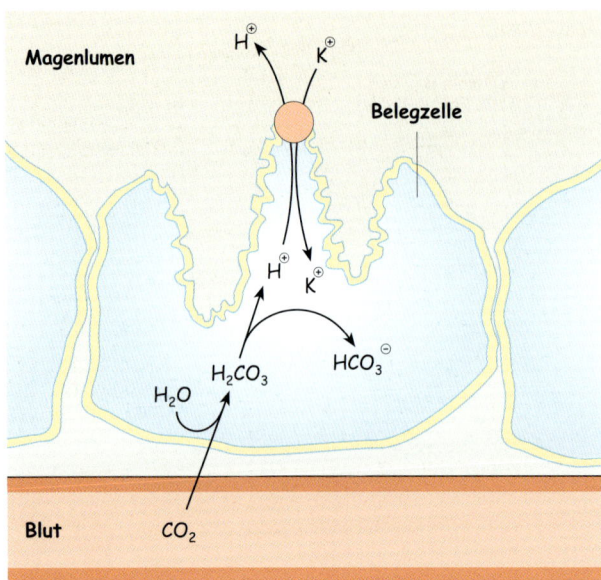

29.6 Abgabe der H⁺-Ionen ins Magenlumen.

Die Chloridionen. Für die Herstellung der Salzsäure werden außerdem noch Chloridionen benötigt, die sich im Blut befinden. Dankenswerterweise lassen sich hier zwei Probleme in einem Schritt lösen, da es einen Austauschkanal gibt, der **Chloridionen gegen Bicarbonationen** austauscht.
In einem letzten Schritt fließen die Cl⁻-Ionen durch einen speziellen **Chloridkanal** ins Magenlumen (☞ **29.7**), womit wir die Salzsäure beisammen hätten. Im Magenlumen kann dadurch ein pH-Wert von etwa 1 entstehen, was einer ganzen Menge Protonen entspricht.

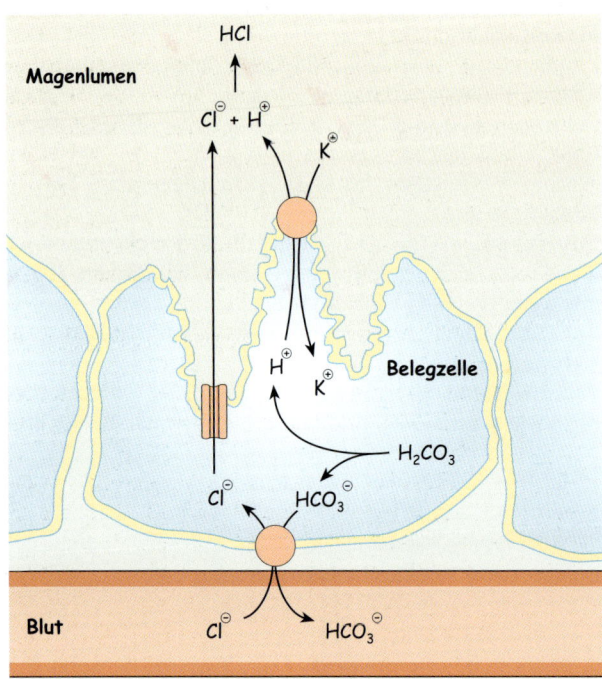

29.7 Abgabe der Cl⁻-Ionen ins Magenlumen.

Pepsin

Auch das **Pepsin**, das in den **Hauptzellen** des Magens gebildet wird, hat als Angriffsziel die Proteine im Auge. Es führt schon erste Spaltungen durch, so dass den Magen in aller Regel nur noch **Polypeptide** in Richtung Duodenum verlassen.

Das Pepsin wird dabei von den Hauptzellen erst in einer **inaktiven Vorstufe** (Zymogen) – dem **Pepsinogen** – sezerniert, damit nicht schon die zelleigenen Proteine zerlegt werden (Selbstschutz). Die Aktivierung erfolgt erst im Lumen des Magens selbst – und zwar durch den dort herrschenden niedrigen pH-Wert. Das aus dem Pepsinogen entstandene Pepsin ist dann seinerseits wieder in der Lage, Pepsinogen zu aktivieren (☞ **29.8**).

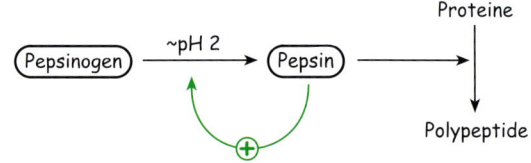

29.8 Pepsin wird in den Hauptzellen des Magens gebildet.

Das pH-Optimum dieses Enzyms liegt bei etwa 2. Die verschiedenen Werte in der Literatur entstehen dadurch, dass der optimale pH-Wert des Enzyms auch vom Substrat abhängt, er also für verschiedene Eiweiße auch etwas unterschiedlich ist.
Am liebsten spaltet Pepsin vor oder hinter den Aminosäuren **Phenylalanin** oder **Tyrosin**.

Muzine

Wenn man sich noch einmal die Reaktivität der Salzsäure und des Pepsins vor Augen hält, muss natürlich die Frage auftauchen, warum sich der Magen nicht selbst verdaut. Der Körper hat sich da vor allem drei Mechanismen einfallen lassen, mit denen er seine Magenschleimhaut schützt (☞ **29.9**). (Der eine besteht wie erwähnt darin, eiweißspaltende Enzyme wie das Pepsin als inaktive Vorstufen (Zymogene, hier als Pepsinogen) zu sezernieren, die erst im Lumen (zum Pepsin) aktiviert werden.)

Das Entscheidende ist jedoch eine schützende **Schleimschicht**, die als wichtigsten Bestandteil die Muzine enthält.

Sie werden von den im Magen reichlich vorhandenen **Nebenzellen** gebildet. Der pH-Wert nimmt dabei vom Magenlumen in Richtung Zelloberfläche von etwa 1 auf 7 zu, womit die Zellen geschützt wären. Die Nebenzellen können die Muzine allerdings nur herstellen, wenn sie dafür **Prostaglandin E** (PGE, S. 415) zur Verfügung haben.
Eine weitere Schutzrolle spielt die **Durchblutung** der Magenschleimhaut, die in der Lage ist, überschüssige Protonen abzutransportieren.

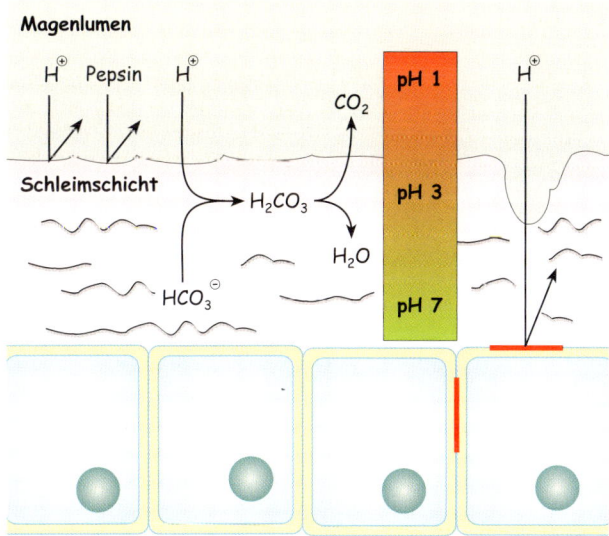

● **29.9** Schutzmechanismen für die Magenschleimhaut.

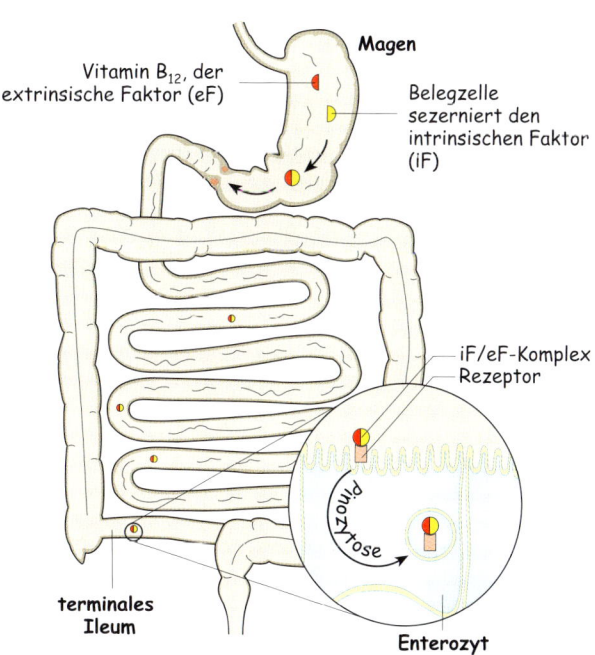

● **29.10** Der intrinsische Faktor.

Aspirin. Einige Medikamente hemmen die Bildung von PGE, z. B. das allseits bekannte Aspirin (S. 417). Dadurch wird die Bildung der schützenden Schleimschicht beeinträchtigt. Dieser Zusammenhang erklärt die Tatsache, dass Aspirin (chemisch Acetylsalicylsäure, ASS) manchmal Magenschmerzen verursacht. Die Schleimschicht ist in Anbetracht der Stärke der Salzsäure nämlich absolut erforderlich; anderenfalls können die Magenzellen zerstört werden und ein **Magengeschwür** entstehen.

Besonders problematisch ist, dass das Aspirin im Magen durch die Salzsäure protoniert wird und in dieser Form Zellmembranen leichter durchdringen kann. ASS reichert sich daher zu allem Übel auch noch in den Magenzellen an.

Intrinsischer Faktor

Die vierte wichtige Substanz, die der Magen zu bieten hat, wird ebenfalls von den **Belegzellen** hergestellt, die auch die Salzsäure produzieren: Es ist der **intrinsische Faktor**, ein Glykoprotein. Dieser Faktor bindet im Magenlumen an den **extrinsischen Faktor** und bildet mit ihm einen Komplex, der erst im **terminalen Ileum** – also kurz vor dem Kolon – resorbiert wird (● **29.10**).

Der extrinsische Faktor ist das **Vitamin B$_{12}$** (S. 485), das nur in gebundener Form aufgenommen werden kann, da es anderenfalls vorher abgebaut würde.

> Die Aufgabe des intrinsischen Faktors ist also, die Aufnahme von Vitamin B$_{12}$ zu ermöglichen.

Physiologisch wird der gesamte Komplex rezeptorvermittelt pinozytotisch von den Enterozyten des Ileums aufgenommen.

Vitamin-B$_{12}$-Mangel. Bei einer Entfernung des gesamten Magens oder des terminalen Ileums stellt sich daher ein Vitamin-B$_{12}$-Mangel ein, der sich in einer **perniziösen Anämie** äußert, da dieses Vitamin vor allem beim Aufbau der Erythrozyten benötigt wird (S. 487). Selten, aber möglich, ist auch eine mangelhafte Aufnahme von Vitamin-B$_{12}$-haltigen Nahrungsmitteln, da dieses Vitamin nur in tierischen Produkten vorkommt. Veganer sollten über ihr Ernährungsverhalten also noch einmal unter biochemischen Gesichtspunkten nachdenken …

Man denkt meist nicht gleich an einen Vitamin-B$_{12}$-Mangel, da es etliche Monate dauern kann, bis der Vorrat in der Leber aufgebraucht ist und sich ein Mangel einstellt.

Regulation der Magensaftsekretion

Das gesamte Verdauungssystem muss gut reguliert werden, da es sich ständig wechselnden Situationen gegenübergestellt sieht.

Drei Stoffe sind besonders wichtig, wenn es darum geht, die Magensaftsekretion zu **fördern** (● **29.11**):

- **Acetylcholin**, das von parasympathischen Nervenzellen ausgeschüttet wird und über **M$_1$-Rezeptoren** an den Beleg- und Hauptzellen wirkt (S. 426).
- **Gastrin** (S. 377), das von **G-Zellen** in Magen und Duodenum gebildet wird, und die Belegzellen über den Blutweg erreicht, also ein klassisches **Hormon** ist.
- **Histamin** (S. 420), das eng mit Gastrin zusammenarbeitet und aus bestimmten endokrinen Zellen freigesetzt wird, die sich ganz in der Nähe der Belegzellen befinden. Beim Histamin handelt es sich also um einen typischen

Mediator, der parakrin wirkt, das heißt direkt neben sich, ohne das Blut als Transportmittel zu benutzen.

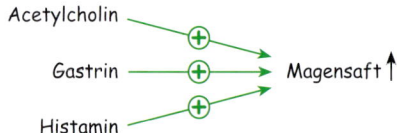

👁 **29.11** Acetylcholin, Gastrin und Histamin fördern die Magensaftsekretion.

Gehemmt wird die Magensaftsekretion vor allem durch einen niedrigen pH-Wert im Duodenum, der über das Hormon **Sekretin** (S. 379) auf dem Blutweg an die Belegzellen gemeldet wird, was eine Minderung der Salzsäureproduktion bewirkt (👁 **29.12**).

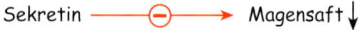

👁 **29.12** Sekretin hemmt die Magensaftsekretion.

Genauer und vollständig wird auf die Regulation der Verdauung im Hormonteil eingegangen (S. 377).

29.2.3 Das Duodenum und seine Drüsen

Das Duodenum ist der erste Abschnitt des Dünndarms. Es besteht aus einer c-förmigen Schleife, die hinter dem Magenpförtner beginnt und in der Flexura duodenojejunalis in das Jejunum übergeht. Bis zur Flexur spricht man in der Klinik vom oberen Gastrointestinaltrakt, dann folgen die tieferen Abschnitte.

> Das Duodenum erfüllt im Rahmen der Verdauung sehr wichtige Aufgaben. Zum einen münden hier die großen Verdauungsdrüsen (die **Leber** mit der **Galle** und die **Bauchspeicheldrüse** mit dem Sekret ihres **exokrinen Anteils**), zum anderen werden im Duodenum schon etwa **60 % der Nahrungsbestandteile** in den Körper aufgenommen (= resorbiert).

Brunner-Drüsen

Die Brunner-Drüsen (👁 **29.13**) befinden sich im oberen Abschnitt des Duodenums und haben die Aufgabe, den sauren Magensaft zu neutralisieren. Das muköse Sekret enthält reichlich **Bicarbonat** (HCO_3^-), wodurch der saure pH-Wert von 2 auf etwa 8 angehoben wird.

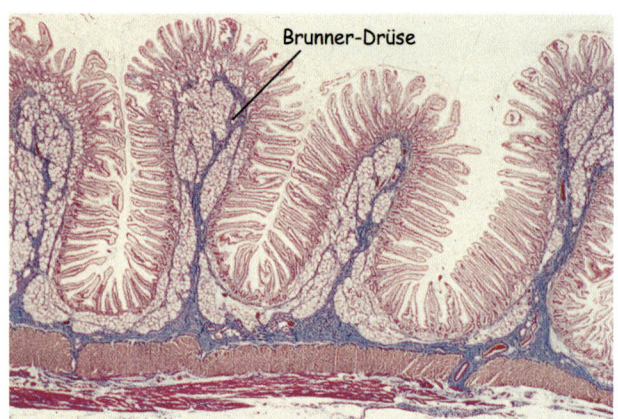

👁 **29.13** Brunner-Drüsen.

Gallenflüssigkeit

Die Gallenflüssigkeit wird in den Leberzellen hergestellt und fließt über den Ductus hepaticus und den Ductus choledochus zusammen mit dem Ductus pankreaticus bei der Papilla duodeni major in das Duodenum (👁 **29.14**).
Kontrahiert sich der hier ansässige Schließmuskel (Sphincter Oddi), staut sich die Galle bis in die Gallenblase zurück, die eine Art Aufbewahrungssack für die Gallenflüssigkeit darstellt. Bei der Nahrungsaufnahme kann die Gallenblase entleert werden. Die Blasengalle mündet über den Ductus cysticus ebenfalls in den Ductus choledochus.

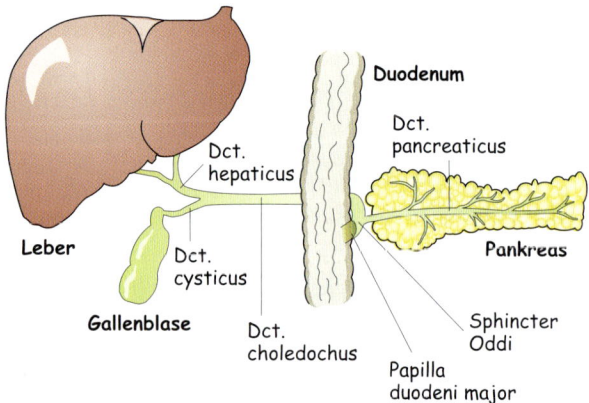

👁 **29.14** Gallenflüssigkeit.

So viel zur Wiederholung der duodenalen Anatomie, doch nun zurück zur Biochemie.
An einem Tag wird etwa **ein Liter** Gallenflüssigkeit produziert, die aus vier Hauptbestandteilen besteht:

- Gallensalzen
- Gallensäuren
- Gallenfarbstoffen (vor allem Bilirubin)
- Cholesterin

Im Zusammenhang mit der Verdauung interessiert uns dabei der chemische Aufbau der Stoffe nur grob. Wie und wo sie genau entstehen, wird erst im Leberkapitel besprochen (S. 548).

Die Mizellen. Das Entscheidende an den **Gallensäuren** und dem **Cholesterin** ist, dass sie **amphipathisch** sind, das heißt, sie haben eine hydrophile und eine hydrophobe Seite. Aufgrund dieser Eigenschaft eignen sie sich hervorragend zur Bildung von **Mizellen**, was für die Fettverdauung ungemein wichtig ist (👁 **29.15**).

> Die fettabbauenden Enzyme bauen nämlich nur Fett ab, das in Mizellen eingeschlossen ist, da sie ausschließlich an der Grenzfläche zwischen Fett und Wasser arbeiten können.

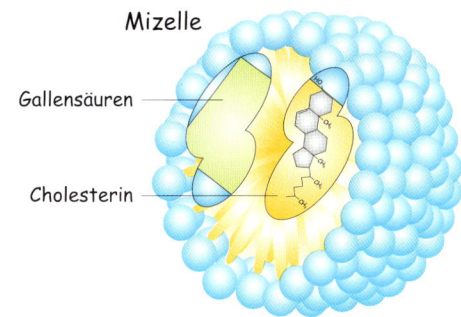

👁 **29.15**   Mizellen.

Die Gallensäuren und das Cholesterin unterliegen normalerweise einem **enterohepatischen Kreislauf**, die Mehrheit dieser Moleküle wird daher im **Ileum** wieder ins Blut aufgenommen und zurück zur Leber transportiert.

Die Zusammensetzung der **Lebergalle** und der **Blasengalle** unterscheidet sich vor allem im Wassergehalt – die Blasengalle wird eingedickt und bei Bedarf wieder verflüssigt.

Pankreas mit den Pankreasenzymen

> Das Pankreas (die Bauchspeicheldrüse) stellt die wichtigste Drüse des Verdauungssystems dar, da der Bauchspeichel, von dem täglich rund **zwei Liter** produziert werden, Enzyme für alle wichtigen Nahrungsbestandteile enthält (👁 **29.16**).

Der **pH-Wert** des Bauchspeichels beträgt ungefähr **8**, was vor allem durch das reichlich vorhandene **Bicarbonat** verursacht wird.

Die Enzyme werden in den **Azinuszellen** (exokriner Teil) des Pankreas produziert, die sie als inaktive Vorstufen (Schutz vor Selbstverdau) auch speichern können, um sie dann bei Bedarf über den Ductus pancreaticus an das Darmlumen abzugeben. Diese inaktiven Vorstufen der Enzyme werden auch als **Zymogene** bezeichnet. Die Aktivie-

rung der Enzyme erfolgt dann erst im Darmlumen, wo sie in ihrer aktiven Form benötigt werden.

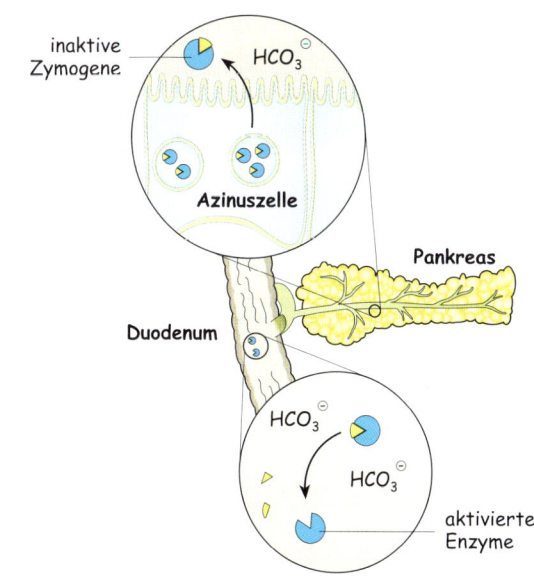

👁 **29.16**   Pankreas und Pankreasenzyme.

Da es sich bei den Nährstoffen um chemisch sehr verschiedene Substanzen handelt, kann man sich leicht vorstellen, dass die Wirkungsweise der unterschiedlichen Verdauungsenzyme auch sehr unterschiedlich ist. Wir schauen uns den Mechanismus daher geordnet nach den einzelnen Stoffen an; zunächst in der Übersicht und im nächsten Teil dann genauer.

Kohlenhydrate. Für die Verdauung der Kohlenhydrate gibt es von der Bauchspeicheldrüse nur ein Enzym, die **Pankreas-Amylase** – eine α-Amylase wie das Ptyalin im Speichel. Die Pankreas-Amylase spaltet alle **glykosidischen** α-1/4-Bindungen – jedoch mit der Einschränkung, dass die Aktivität mit abnehmender Kettenlänge der Zucker deutlich nachlässt. Disaccharide können gar nicht mehr gespalten werden. Diese Aufgabe übernehmen andere Enzyme – die **Disaccharidasen** – die nicht vom Pankreas, sondern von den **Darmepithelzellen** gebildet werden.

Lipide sind in erster Linie Triacylglyceride (TAG, S. 31), die durch die **Pankreaslipase** (Lipase) zerlegt werden. Die Pankreaslipase wird erst aktiv durch die Anwesenheit von

- **Co-Lipase** (ebenfalls vom Pankreas produziert, durch Trypsin aktiviert),
- **Ca²⁺** und
- **Gallensäuren**.

Man stellt sich das so vor, dass bei der Lipase eine Art Deckel auf dem aktiven Zentrum sitzt, der erst durch die Gallensäuren entfernt wird. Die aktivierte Pankreaslipase spaltet Triacylglyceride (TAG) zu 2-Monoacylglycerin und zwei Fettsäuren (👁 **29.17**).

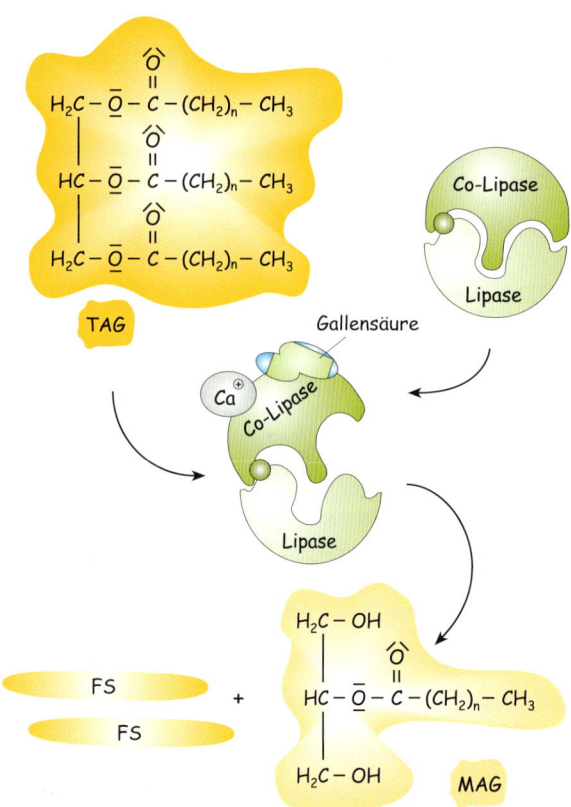

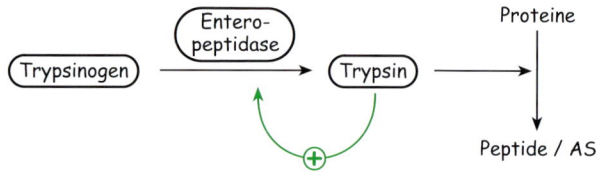

● 29.18 Trypsin.

● 29.17 Die Pankreaslipase wird durch die Co-Lipase erst aktiv.

Nukleinsäuren. Auch für die mit der Nahrung aufgenommenen Nukleinsäuren (DNA, RNA) hält unsere Bauchspeicheldrüse Enzyme bereit: die DNasen und RNasen.

Regulation der Bauchspeichelsekretion

Es gibt zwei wichtige Hormone, die die Sekretion des Pankreassafts fördern:

- Das **Sekretin** bewirkt, dass eine **größere Menge** an Sekret produziert wird, das zudem reich an **Bicarbonat** ist.
- Das Hormon **Cholezystokinin** (CCK) bewirkt eine **Zunahme des Enzymgehalts** im Pankreassaft.

Pankreatitis. Wie schon angesprochen, gibt es Schutzmechanismen, um eine Selbstverdauung (in der Medizinsprache **Autodigestion**) der Bauchspeicheldrüse zu verhindern:

- Zum einen werden die meisten Enzyme als inaktive Vorstufen (Zymogene) sezerniert und erst im Darmlumen – dem Ort des Geschehens – aktiviert.
- Zum anderen gibt es einen **Trypsininhibitor** im Pankreassaft, der ebenfalls die Autodigestion verhindert.

Kommt es dennoch einmal zum Selbstverdau (z. B. bei chronischem Alkoholabusus), kann sich eine Pankreatitis, eine Entzündung der Bauchspeicheldrüse, entwickeln.

Erkennen kann man eine Pankreatitis daran, dass sich spezifische Pankreasenzyme im Blut wiederfinden, da das Organ so geschädigt ist, dass diese in die Blutbahn gelangen. Am besten zu bestimmen sind dabei die Amylase und die Lipase, deren Werte deshalb auch auf jedem ausführlichen Laborbefund zu finden sind.

Normal sind für die **Amylase** Werte von bis zu **140 U/l** und für die **Lipase** Werte von bis zu **180 U/l**. Erhöhte Laborwerte lassen auf eine akute oder chronische Entzündungsreaktion in der Bauchspeicheldrüse schließen.

Bei der Amylase sollte man allerdings beachten, dass sie auch in der Parotis vorkommt, einem Organ, das bei Schädigung ebenfalls für eine Erhöhung der Werte verantwortlich sein kann.

Proteine. Die vom Pepsin schon vorbehandelten Proteine werden im Duodenum durch die verschiedenen proteolytischen Enzyme weiter zerlegt. Produkte dieser Zerlegung sind kleine Peptide oder schon einzelne Aminosäuren.

Ein Trick des Magens findet auch bei der Bauchspeicheldrüse Anwendung. Denn auch die Pankreasenzyme sind natürlich sehr reaktiv und würden ihr eigenes Organ zerstören, sollten sie die Gelegenheit dazu bekommen. Deshalb werden auch sie in der überwiegenden Mehrzahl als inaktive Vorstufen (Zymogene) sezerniert.

Die **Aminosäureketten** der Proteine werden von einer ganzen Reihe von Enzymen angegriffen, da es ja zwanzig strukturell verschiedene Aminosäuren gibt.

Am wichtigsten für die Proteinverdauung ist das Enzym **Trypsin**, das alle anderen proteolytischen Enzyme aktiviert (● 29.18).

Die inaktive Vorstufe des Trypsins, das **Trypsinogen**, wird im Pankreas produziert und in das Darmlumen abgegeben. Dort existiert ein **membranständiges Glykoprotein**, das in Anwesenheit von **Calciumionen** proteolytisch wirksam ist. Dieses Glykoprotein, mit dem Namen **Enteropeptidase** (früher Enterokinase), spaltet vom Trypsinogen ein Hexapeptid ab. Das so entstandene aktive Trypsin aktiviert die restlichen Vorstufen zu ihren aktiven Metaboliten.

29.2.4 Die weiteren Darmabschnitte

Kommen wir noch kurz zu den weiteren Darmabschnitten, die allerdings nicht mehr viel aufregend Neues bieten. Ihre Hauptaufgabe ist die Resorption von Wasser und weiterer Nährstoffe.

Jejunum. Nachdem die Nahrungsbestandteile im Duodenum reichlich zerlegt und zum Teil schon aufgenommen worden sind, gelangen die Reste nach der Flexura duodenojejunalis in das Jejunum, in dem weitere Abbauvorgänge ablaufen. Auch die Aufnahme der Stoffe wird in diesem Darmabschnitt fortgeführt.

Ileum. Zwei Fünftel des Dünndarms sind Jejunum, der Rest ist das Ileum, das sich nur histologisch vom Jejunum unterscheiden lässt. Auch hier finden noch wichtige Resorptionsvorgänge statt, wie z. B. die Aufnahme von Vitamin B_{12} und der Gallensäuren (enterohepatischer Kreislauf).

Kolon. Am Übergang vom Ileum zum Kolon befindet sich die Bauhin-Klappe, die bei Bedarf etwas geschlossen werden kann. Sie soll vor allem verhindern, dass sich zu viele Kolonbakterien in höher gelegene Darmabschnitte verirren.
Diese Bakterien erfüllen – neben der eher unangenehmen Gasproduktion – wichtige Aufgaben für unseren Körper, z. B. versorgen sie uns mit **Vitamin K** (Phyllochinon, S. 536). Bei einer länger dauernden Einnahme von Antibiotika kann es daher zu einem Vitamin-K-Mangel kommen. Außerdem zersetzen die Bakterien die für uns **unverdauliche Zellulose**. Die entstehende Glukose dient jedoch nur ihrer, *nicht* unserer Ernährung. Schließlich spalten unsere kleinen Mitbewohner auch noch die Gallenbestandteile Bilirubin und dessen Diglukuronid.
Im Kolon wird nur noch wenig Wasser resorbiert und so die Fäzes eingedickt. Das meiste Wasser wird bereits im Dünndarm resorbiert.

Rektum. Kurz vor dem physiologischen Darmausgang befindet sich noch das Rektum, in dem eine gewisse Stuhlmenge gespeichert und auch noch Stoffe resorbiert werden können. Ausgeschieden werden letztlich nur etwa **100 g Stuhl pro Tag.**

Aus dem tiefen Rektum resorbierte Substanzen gelangen direkt in den großen Kreislauf und umgehen damit die Leber. Bei der Gabe von Medikamenten, in diesem Fall **Zäpfchen** (die besonders bei kleinen Kindern Verwendung finden), macht man sich die anatomischen Besonderheiten des Rectums zu Nutze. Die Vv. rectales media und inferior leiten das Blut im Gegensatz zur V. rectalis superior aus dem Rectum über die Vv. iliacae communes in die V. cava inferior; das heißt die Wirkstoffe gelangen direkt in den großen Körperkreislauf unter Umgehung der Leber, die nicht immer einen fördernden Einfluss auf die Wirksamkeit der Medikamente hat.

29.3 Aufnahme der einzelnen Nahrungsbestandteile

Im kommenden Teil dieses Kapitels werden wir eine Mahlzeit auf ihrem Weg vom Teller in die Enterozyten (= Darmzellen) und von dort an die verschiedenen Ziele in unserem Körper verfolgen. Da die Stoffaufnahme für die einzelnen Nährstoffe sehr unterschiedlich erfolgt, werden wir diese Reise auch nacheinander mit den einzelnen chemischen Substanzen machen.

29.3.1 Kohlenhydrate

Es gibt zwar eine ganze Reihe Kohlenhydrate, doch mit der Nahrung werden in relevanten Mengen nur wenige aufgenommen.
Von diesen hat die **Stärke** (das pflanzliche Polysaccharid) den größten Anteil. Sie besteht aus den Grundbausteinen Maltose und Isomaltose – beides Disaccharide, die aus je zwei Molekülen Glukose aufgebaut sind.
Durch die Aufnahme von Fleisch gelangt auch **Glykogen** in unseren Verdauungstrakt, das ebenfalls zu Maltose und Isomaltose gespalten wird.
Daneben nehmen wir noch Disaccharide wie **Saccharose** (der normale Haushaltszucker), **Laktose** (Milchzucker) und das Monosaccharid **Fruktose** (Früchte) mit der Nahrung auf.

Allen Kohlenhydraten gemein ist, dass sie nur als **Monosaccharide** in die Enterozyten aufgenommen werden können. Sie müssen also – soweit sie nicht schon Monosaccharide sind – alle enzymatisch in ihre kleinsten Bausteine zerlegt werden.

Zerlegung der Kohlenhydrate

Die Kohlenhydratverdauung wird durch zwei Systeme von Enzymen bewerkstelligt (☞ **29.19**):
1. Durch die α-Amylase werden Stärke und Glykogen in die Disaccharide Maltose und Isomaltose gespalten.
2. Die Disaccharide werden durch spezifische **Disaccharidasen**, die fest in die Membran der Enterozyten eingelagert sind, weiter zu Monosacchariden zerlegt.

Die entstehenden Monosaccharide können von unserem Körper aufgenommen werden.

Die Amylasen. Der hydrolytische Abbau der Kohlenhydrate beginnt schon im Mund durch die im Speichel vorhandene Amylase (= Ptyalin, S. 464) und wird durch die Pankreas-Amylase (S. 469) fortgesetzt. Die Amylasen machen aus Stärke zunächst die höhermolekularen Polysaccharidbruchstücke **Amylose** (nur α-1,4-verknüpfte Glukose) und **Amylopektin** (sowohl α-1,4- als auch 1,6-verknüpfte Glukose), die sie dann weiter zu Maltose und Isomaltose zerlegen. Daneben entsteht aus ungeradzahligen Oligosacchariden auch noch etwas Glukose.

Die Hauptabbauprodukte der Amylasewirkung sind *nicht* die Glukosemoleküle selbst, sondern die Disaccharide Maltose und Isomaltose.

Spezifische Disaccharidasen zerlegen im Bürstensaum der **Duodenalmukosa** die Disaccharide Maltose (Enzym: Maltase, auch α-Glukosidase genannt), Isomaltose (Enzym: Isomaltase, auch β-Glukosidase genannt), Laktose (Enzym: Laktase) und Saccharose (Enzym: Saccharase). Die entstandenen Monosaccharide (Glukose, Galaktose und Fruktose) werden von den Enterozyten aufgenommen.

Glykogen

① Amylase

Maltose

Isomaltose

② Disaccharidasen

Glukose   *Fruktose*

Galaktose

👁 29.19 Zerlegung der Kohlenhydrate durch Amylase und spezifische Disaccharidasen.

Resorption der Kohlenhydrate

In unmittelbarer Nachbarschaft zum Ort der Disaccharidspaltung im Bürstensaum der Mukosazellen befinden sich die für die Monosaccharid-Resorption zuständigen Transportsysteme.

Die Glukoseresorption erfolgt dabei natriumabhängig sekundär-aktiv (👁 **29.20**). Natrium und Glukose werden zunächst zusammen ohne ATP-Verbrauch (passiv) in den Enterozyten aufgenommen. Das klappt nur, solange dieses Natrium an der anderen Seite (basal) auch wieder aus der Zelle heraus geschleust wird, damit der Gradient aufrechterhalten werden kann. Dieses Ausschleusen geschieht aktiv durch die Na⁺-/K⁺-ATPase, die ATP verbraucht, weshalb der ganze Vorgang als *sekundär-aktiv* bezeichnet wird.

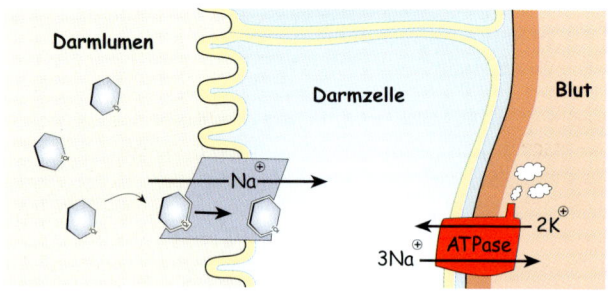

👁 29.20 Glukoseresorption.

Galaktose (aus dem Abbau von Laktose) wird ähnlich wie Glukose in einem sekundär-aktiven Prozess aufgenommen. Entscheidend ist, dass beide Monosaccharide **insulinunabhängig** aufgenommen werden und dass daher bei Diabetes mellitus (S. 355) alles ungestört weiter funktioniert. Der Transport der Glukose von intrazellulär nach extrazellulär wird durch spezifische **Glukose**transporter (**GLUT**, S. 81) vermittelt, von denen es verschiedene Sorten gibt. Über GLUT 1 erfolgt z. B. die basale Versorgung vieler Gewebe, ihn findet man an der basalen Seite der Enterozyten ebenso wie an den Erythrozyten und den Endothelzellen.

Fruktose wird passiv aufgenommen. GLUT 5 fungiert als Fruktosetransporter.

Probleme bei der Aufnahme von Kohlenhydraten

Organische Verbindungen, die nicht aufgenommen werden, gelangen in tiefere Darmabschnitte und werden dort zur Mahlzeit für die reichlich ansässigen Kolonbakterien. Als Abbauprodukt entstehen organische Säuren (Laktat, Acetat, Butyrat) und verschiedene Gase wie CO_2, Methan und H_2, was zu Durchfall und Blähungen führen kann.

Ballaststoffe. Unser Körper hat kein Enzym, das höhermolekulare β-glykosidische Bindungen spalten kann. Nur wenige Disaccharidasen können (bei Disacchariden) diese β-glykosidischen Bindungen spalten. Die **Zellulose**, die aus 1,4-verknüpften Glukosemolekülen besteht, erscheint weitestgehend unverändert im Kolon. Die Folge ist, dass aus osmotischen Gründen Wasser folgt, das auch vermehrt ausgeschieden wird – der Stuhl wird weicher.

Solche Stoffe, die vom Körper nicht zerlegt und aufgenommen werden können, bezeichnet man als **Ballaststoffe**. Sie sind gut für den Körper, da sie die Darmaktivität anregen, was unter anderem Tumoren vorbeugen soll. Die Nahrung hat durch die beschleunigte Passage einfach weniger Zeit, auf den Darm schädigend zu wirken. (Die positive Wirkung der Ballaststoffe auf Entartungen des Darms wurden allerdings in neueren wissenschaftlichen Untersuchungen nicht bestätigt ...)

Laktoseintoleranz. Ab und zu kommt es vor, dass die genetische Information über die duodenale Laktase (auch β-Galaktosidase) fehlt, was zum Krankheitsbild der Laktoseintoleranz (oder Milchunverträglichkeit) führt. (Das gilt im Übrigen für fast die gesamte Erwachsenenwelt außerhalb Mitteleuropas.

Die Diagnose wird durch orale Laktosebelastung gestellt. Fehlt die Laktaseaktivität, fehlt auch der sich normalerweise anschließende Blutglukoseanstieg, der gemessen werden kann. Zusätzlich wird die ins Kolon gelangende Laktose durch die Darmflora zersetzt, es entstehen organische Säuren und Gase, die Blähungen und Durchfälle verursachen. Die Therapie besteht in laktosefreier Diät, die Patienten sollten also keine Milch und Milchprodukte mehr zu sich nehmen.

29.3.2 Lipide

Die Lipide sind eine relativ heterogene Stoffgruppe – eigentlich ist alles Lipid, was irgendwie lipophil ist. Am Wichtigsten in Bezug auf die Nahrung des Menschen sind die **Triacylglycerine** (**TAGs**), die durch die **Pankreaslipase** (kurz: Lipase) zerlegt werden. Die Bauchspeicheldrüse gibt noch zwei weitere Enzyme zur Lipidspaltung ab: eine **Phospholipase** für verspeiste Phospholipide und eine **Cholesterinesterase** (unspezifische Lipase), die Esterbindungen von unterschiedlichen fettlöslichen Substanzen (z. B. auch Fremdstoffen) spaltet.

Sonderweg der Lipide. Im Gegensatz zu allen anderen Stoffen, die wir mit der Nahrung aufnehmen, werden die Lipide nach ihrer Resorption nicht direkt an das Blutsystem abgegeben, sondern gelangen zunächst in das Lymphsystem.

Zerlegung der Lipide

Schauen wir uns die Funktionsweise der verschiedenen fettspaltenden Enzyme etwas genauer an.

Pankreaslipase. Damit dieses Enzym überhaupt arbeitet, ist es notwendig, dass die aufgenommenen Lipide von den **Gallensäuren** im wässrigen Nahrungsbrei **emulgiert** werden. Außerdem muss die Pankreaslipase durch eine

Co-Lipase und **Calciumionen** aktiviert werden. Die Co-Lipase wird ihrerseits von Trypsin aktiviert (👁 **29.21**).

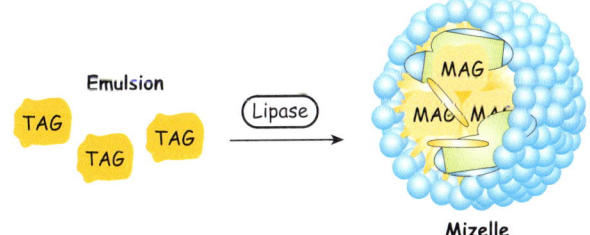

👁 **29.21** Die fettspaltende Pankreaslipase.

Erst jetzt kann die Pankreaslipase die TAGs angreifen und zerlegen. Diese Zerlegung ist nicht vollständig, da die Lipase TAGs nur bis zum 2-Monoacylglycerin (= β-Monoacylglycerin) spaltet. Die zwei abgespaltenen Fettsäuren bilden zusammen mit 2-Monoacylglycerin, den Gallensäuren und evtl. noch weiteren im Speisebrei vorhandenen fettlöslichen Substanzen (Cholesterin, Cholesterinester, Phospholipide, fettlösliche Vitamine, S. 476, aber auch fettlösliche Fremdstoffe wie Medikamente und Gifte) **gemischte Mizellen** (👁 **29.22**). Die lipophilen Anteile liegen dabei innen, außen findet man OH- und COOH-Gruppen (die polaren Anteile).

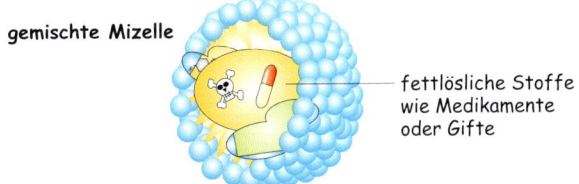

👁 **29.22** Gemischte Mizellen.

Phospholipase A₂. Dieses Enzym wird durch Trypsin aktiviert. Es spaltet an den Mizellen in Anwesenheit von Calciumionen und Gallensäuren die Esterbindung an C^2 von Nahrungsphospholipiden (hauptsächlich Lecithin, S. 162).

Cholesterinesterase. Diese **unspezifische Lipase** spaltet an den Mizellen Cholesterinester, Ester der fettlöslichen Vitamine (A, D, E und K), alle drei Esterbindungen der TAGs (also auch die von der Pankreaslipase verschmähte an C^2) und Ester von Fremdstoffen (z. B. fettlösliche Medikamente und Gifte).

Resorption der Lipide

Am Bürstensaum der Mukosazellen (Enterozyten) des **Jejunums** zerfallen die gemischten Mizellen. Alle ihre Bestandteile – bis auf die Gallensäuren (werden erst im Ileum resorbiert – diffundieren dort in die Enterozyten.

Kurze Fettsäuren werden ohne die Mithilfe von Mizellen und Gallensäuren resorbiert, da sie relativ polar sind.

Was geschieht im Enterozyten?

Im Enterozyten angelangt, werden die Einzelbausteine gleich wieder zu TAGs oder Cholesterinestern zusammengebaut (☞ 29.23). Die kurzen Fettsäuren sowie die Glycerinmoleküle werden direkt ins Blut (über die Pfortader zur Leber) abgegeben. Die anderen Lipide gelangen erst über die Lymphe ins Blut (Umgehung der Leber).

Resynthese. Die langkettigen Fettsäuren werden am **glatten ER** wieder mit 2-Monoacylglycerin zu TAGs verestert. Auch ein Teil des Cholesterins wird im Enterozyten wieder verestert. Dafür ist das Enzym ACAT (**A**cyl-CoA-**C**holesterin-**A**cyltransferase, S. 155) zuständig.

☞ **29.23** Zusammenbau der Einzelbausteine zu TAGs (a) oder Cholesterinestern (b) im Enterozyten.

Chylomikronen. Alle fettlöslichen Substanzen werden im Enterozyten zu Chylomikronen (Lipoproteine, S. 156) zusammengebaut. Diese großen Partikel (100–1000 nm) bestehen also aus TAGs, Cholesterin, Cholesterinestern, Phospholipiden, fettlöslichen Vitaminen und fettlöslichen Fremdstoffen. Nach dem Zusammenbau erhalten die Chylomikronen noch einen Adressaufkleber in Form eines Proteins mit dem Namen ApoB$_{48}$ (S. 158) und werden über Exozytose in die Lymphbahn ausgeschleust (nicht direkt ins Blut!).

Das Lymphsystem wird verwendet, weil die Leber in der Resorptionsphase mit den Lipiden überhaupt nichts anfangen kann. Wenn viel Energie angeliefert wird (also bei Nahrungsaufnahme), sollen die Lipide nicht verwertet, sondern in Speicher gepackt werden – für schlechtere Zeiten, also für die Postresorptionsphase.
Die Fette gelangen daher erst in die Peripherie, wo sich die Organe bzw. Zellen diejenigen Lipide aus den Chylomikronen herausholen können, die sie gerade benötigen. Erst anschließend geht es in die Leber, die dann entscheidet, was mit den Chylomikronen-Resten passieren soll.

Probleme bei der Aufnahme von Lipiden

Nicht resorbierte Lipide werden wie die Kohlenhydrate zur Nahrung für unsere prokaryontischen Mitbewohner im Darm. Von diesen werden sie zu organischen Säuren (Laktat, Acetat, Butyrat) abgebaut, wobei Gase wie CO_2, Methan und H_2 entstehen, die zu Durchfall und Blähungen führen können.

Fettstuhl. Sollte das Herstellen von Mizellen aus irgendwelchen Gründen nicht funktionieren, kann das Fett weder zerlegt noch aufgenommen werden und taucht im Stuhl auf, was man als Fettstuhl bezeichnet.
Bei Leberzirrhotikern findet man z. B. des Öfteren Mangelerscheinungen an fettlöslichen Vitaminen. Der Grund ist, dass ihre geschädigte Leber nicht mehr in der Lage ist, Gallensäuren in ausreichenden Mengen zu produzieren. Die Mizellenbildung bleibt aus, und damit auch die Resorption der lipophilen Vitamine.

29.3.3 Proteine

Vom aufgenommenen Nahrungseiweiß werden etwa 90 % im Dünndarm resorbiert, die restlichen 10 % werden im Kolon bakteriell abgebaut. Die Aufnahme in die Enterozyten erfolgt in erster Linie in Form von Aminosäuren, jedoch können auch kleinere Oligopeptide resorbiert werden. Ins Blut gelangen jedoch nur Aminosäuren.

Zerlegung der Proteine im Magen

Wichtig am Magensekret ist zunächst die Salzsäure, die für eine Denaturierung (Entfaltung) der Proteine sorgt, wodurch die Verdauungsenzyme überhaupt erst angreifen können. Im Magen ist dies nur das **Pepsin**, eine Endoprotease, die die Nahrungseiweiße in Polypeptide zerlegt.

Zerlegung der Proteine im Duodenum

Den wichtigsten Anteil an der Proteinverdauung haben die Proteasen des Pankreas, die durch Trypsin aktiviert werden. Trypsinogen wird seinerseits durch die Enteropeptidase aktiviert.

Wichtig für die Proteinverdauung sind vor allem vier Enzyme (☞ **29.24**):

- **Trypsin** und **Chymotrypsin** sind Endopeptidasen, das heißt sie greifen das Protein mitten im Molekül an.
- Außerdem gibt es zwei wichtige Exopeptidasen, die die Eiweiße von ihren Enden her zerlegen. Die **Carboxypeptidase** greift vom C-terminalen, die **Aminopeptidase** vom N-terminalen Ende her an.

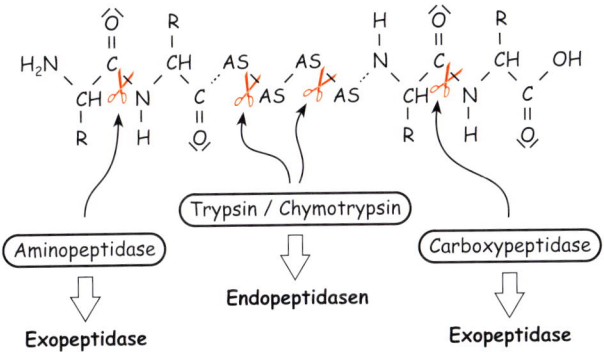

☞ **29.24** Die vier für die Proteinverdauung wichtigen Enzyme.

Erwähnt seien noch die beiden Enzyme **Kollagenase** und **Elastase**, die Kollagen und Elastin zerlegen. Diese Bindegewebsproteine gelangen beide bei einer Fleischmahlzeit in nicht unerheblichen Mengen in unseren Körper, da sie Bestandteile der Extrazellulären Matrix sind.

Resorption der Eiweißbestandteile

Die entstandenen Aminosäuren und Oligopeptide werden vor allem sekundär-aktiv im Duodenum resorbiert. Im Enterozyten werden die Peptide endgültig in Aminosäuren zerlegt und anschließend sämtliche Aminosäuren passiv an das Pfortaderblut abgegeben.

Was passiert mit den 10 %, die nicht aufgenommen werden?

In tiefere Darmabschnitte gelangte Aminosäuren werden, ähnlich den Kohlenhydraten, durch die reichlich vorhandenen Kolonbakterien abgebaut. Dabei entstehen durch Decarboxylierung im Rahmen eines Fäulnisvorgangs meist **toxische Amine**.
Lysin wird beispielsweise zu Kadaverin, Tyrosin zu Tyramin, Ornithin zu Putrescin und Histidin zu Histamin de-

carboxyliert. Diese Produkte tragen erheblich zum unangenehmen Geruch des Stuhls bei...
Ein weiteres Abbauprodukt ist **Ammoniak**, das in beträchtlichem Umfang rückresorbiert wird und zur Leber gelangt, wo er vor allem als Harnstoff fixiert und dann über die Nieren ausgeschieden wird (S. 573).

29.3.4 Nukleinsäuren

> Für die mit der Nahrung aufgenommenen Nukleinsäuren hält der Körper zwei spezifische Enzyme bereit: für RNA die **Ribonuklease** und für DNA die **Desoxyribonuklease**. Beide Enzyme kommen aus der Bauchspeicheldrüse und zerlegen die fremde Erbsubstanz, deren Bruchstücke dann im Duodenum resorbiert werden.

Hier wird einmal mehr die Bedeutung des vollständigen Abbaus der fremden Makromoleküle deutlich. Es könnte für unseren Organismus durchaus zu einem Problem werden, wenn plötzlich irgendwo Spinat-DNA auftaucht, die auch mitreden möchte...

29.3.5 Wasser

In Magen und Duodenum wird noch kein Wasser resorbiert. Am Ende des Duodenums soll jedoch Isotonie herrschen. Bei einem hypertonen Speisebrei sezerniert der Körper Wasser, bei einem hypotonen Kochsalz (NaCl).

> Die Wasserresorption, die in erster Linie eine Rückresorption der etlichen Liter Verdauungsflüssigkeit darstellt, erfolgt vor allem im **Jejunum** und **Ileum**, daneben noch ein wenig im **Kolon**.

Antrieb für die Wasserrückresorption ist das Natrium. Natriumionen werden von den Enterozyten über die Na^+-/K^+-ATPase ans Blut abgegeben. Dem aus dem Darmlumen einströmenden Natrium folgen Aminosäuren und Kohlenhydrate (Symport, S. 441). Diesem Natrium folgt aus osmotischen Gründen auch Wasser.
Das Ausmaß der Wasserrückresorption ist also von der Resorption von Monosacchariden und Aminosäuren abhängig.
Anders ist es im Ileum und im Kolon. Dort existieren spezifische Transportsysteme für Natrium, die die Kationen auch gegen einen hohen elektrochemischen Gradienten transportieren können. Auch hier folgt das Wasser passiv dem Natrium aus osmotischen Gründen.

Mineralokortikoide wirken nicht nur an den Nieren, sondern auch am Darm. **Aldosteron stimuliert** an Ileum und Kolon die Rückresorption von Natrium, dem Wasser passiv folgt.

29.3.6 Vitamine

Die einzelnen Vitamine werden in den entsprechenden Stoffwechselabschnitten ausführlich besprochen. An dieser Stelle sollen im Hinblick auf die Verdauung noch einmal die entscheidenden Unterschiede zwischen den hydrophilen und den lipophilen Vitaminen zur Sprache kommen.

Vitamine werden häufig als (inaktive) Provitamine aufgenommen und erst in unserem Körper in die eigentliche Wirkform umgewandelt. Ausnahmen stellen die Vitamine C und E dar, die schon in ihrer biologisch aktiven Form im Darm resorbiert werden.

Vitamine spielen in ganz verschiedenen Bereichen unseres Organismus wichtige Rollen, was die folgende Übersicht deutlich macht (☞ 29.25).

Hydrophile Vitamine

Die hydrophilen Vitamine haben vor allem als **Coenzyme** (S. 66) für den Stoffwechsel eine fundamentale Bedeutung.

Die Resorption erfolgt an ganz verschiedenen Stellen im Darm und unterliegt unterschiedlichen Regulations- und Aufnahmebedingungen.

Thiamin (Vitamin B_1), Riboflavin (Vitamin B_2), Askorbinsäure (Vitamin C) und Biotin (Vitamin H) werden sekundär-aktiv im Symport mit Natrium – wie die Kohlenhydrate und Aminosäuren – resorbiert. Vitamin C gelangt im Ileum in die Enterozyten, die Übrigen bereits im Jejunum.

Bei Pyridoxal und seinen Verwandten (Vitamin B_6) geht man von einer passiven Diffusion aus. Folsäure wird zunächst im Darm enzymatisch gespalten und dann aktiv im Jejunum resorbiert.

Überblick

Lipophile Vitamine		Seite
Vitamin A	Sehvorgang, Wachstum und Differenzierung von Zellen	165
Vitamin D	Erhöhung bzw. Aufrechterhaltung des Calcium- und Phosphatspiegels	390
Vitamin E	„Radikalfänger" - bietet sich als Redoxpartner an $\longrightarrow$ Schutz von Zellbestandteilen	492
Vitamin K	Coenzym bei der Synthese von Blutgerinnungsfaktoren (II, VII, IX, X), Protein C, S	536

Hydrophile Vitamine		
Vitamin B_1	Coenzym im Pentosephosphatweg und bei dehydrierenden Carboxylierungen	94
Riboflavin	Coenzym (FMNH): Elektronentransport in der Atmungskette Coenzym (FADH): Partner von Wasserstoff-übertragenden Enzymen	215
Vitamin B_6	Coenzym im Aminosäurestoffwechsel (aktive Form: PALP)	181
Vitamin B_{12}	Coenzym bei der Übertragung von Methyl-Gruppen	485
Vitamin C	Redoxsystem bei Hydroxylierungen	459
Biotin	Coenzym von Carboxylasen: Übertragung von CO_2	116
Folsäure	Coenzym bei der Übertragung von C_1-Kohlenstoffresten (aktive Form: TH_4)	246
Pantothensäure	Coenzym A aktiviert Stoffwechselmetabolite für unzählige Auf- und Abbauvorgänge	203
Niacin	Coenzym (NADH/NADPH) bei H-übertragenden Enzymen, Redoxreaktionspartner	213

☞ **29.25** Die Funktionen der Vitamine.

Cobalamin (Vitamin B_{12}) hat den kompliziertesten Resorptionsvorgang, für den der intrinsische Faktor aus dem Magen benötigt wird. Es wird nur zusammen mit ihm rezeptorabhängig im Ileum in die Enterozyten aufgenommen.

Die Speichermöglichkeiten sind bei den hydrophilen Vitaminen äußerst begrenzt, weshalb sie sehr regelmäßig zugeführt werden müssen – eine Ausnahme stellt das Vitamin B_{12} dar, von dem große Mengen in der Leber gespeichert werden können.

Die Ausscheidung erfolgt relativ leicht über die Nieren und auch über den Darm.

Lipophile Vitamine

Vitamin A (Retinoide), Vitamin E (Tocopherol) und Vitamin K (Phyllochinon) nehmen ganz unterschiedliche Funktionen war. Erwähnt sei hier auch noch das „Ex"-Vitamin D (Calciferol), das den gleichen Resorptionsmechanismen wie die lipophilen Hormone unterworfen ist.

Resorption. Wie alle lipophilen Moleküle benötigen auch fettlösliche Vitamine für ihre Resorption aus dem Dünndarm **Gallensäuren.**
Ein Mangel an Gallensäuren (z. B. durch eine Schädigung der Leber) führt daher neben einer generellen Fettresorptionsstörung auch schnell zu einem Mangel an lipophilen Vitaminen, die dann substituiert werden müssen.
Die Resorption erfolgt – wie die der anderen Lipide – über die Bildung von gemischten **Mizellen** und die Aufnahme in die Mukosazellen. Dort werden die fettlöslichen Vitamine, zusammen mit den übrigen Lipiden in **Chylomikronen** verpackt und an das **Lymphsystem** abgegeben.

Die Speichermöglichkeiten sind für die lipophilen Vitamine deutlich besser. Durch eine zu starke Aufnahme sind hier sogar Hypervitaminosen möglich.

Die Ausscheidung der lipophilen Vitamine erfolgt auf unterschiedliche Art und Weise und wird bei den einzelnen Vitaminen besprochen.

29.3.7 Spurenelemente

Spurenelemente sind essenzielle Stoffe, die im Körper jedoch nur in sehr geringen Mengen benötigt werden – definitionsgemäß unter 100 mg am Tag.

Bei sechs Bioelementen ist man sich noch nicht ganz sicher, ob sie für den Menschen wirklich absolut notwendig sind: Vanadium, Nickel, Aluminium, Silicium, Zinn, Arsen. Die zehn Bioelemente, die heute sicher zu den essenziellen Spurenelementen gehören, werden wir hier besprechen.

Eisen (S. 509) liegt in der Nahrung (Fleisch und Fisch) vor allem in seiner dreiwertigen Form (Fe^{3+}) vor, in der es jedoch schlecht resorbiert werden kann. Daher wird es mit Hilfe von Vitamin C an den Mukosazellen des Duodenums zur zweiwertigen Form reduziert, die in die Enterozyten aufgenommen werden kann.
Eisen spielt eine wichtige Rolle beim O_2-Transport (Hämoglobin), als O_2-Speicher (Myoglobin) und bei der Elektronenübertragung in der Atmungskette (Cytochrome).

Zink ist Bestandteil vieler Enzyme (über 300), so z. B. der Alkohol-Dehydrogenase, der Carboanhydrase und der Glutamat-Dehydrogenase.
Außerdem spielt es eine wichtige Rolle bei der Speicherung von Insulin in den Pankreaszellen und für die Wirkung der lipophilen Hormone an der DNA (Zinkfinger).

Kupfer ist ebenfalls an vielen Katalysen beteiligt, z. B. hilft es der Cytochromoxidase, dem Komplex IV der Atmungskette, bei der Katalyse und ist notwendig für den Eisentransport im Blut.

Mangan kommt in der Pyruvat-Carboxylase und in Glykosid-Transferasen vor.

Molybdän wird beim Abbau der Purinnukleotide von der Xanthinoxidase als Cofaktor benötigt und wird im schriftlichen Physikum gefragt...

Selen ist Bestandteil der Glutathion-Peroxidase, die wichtig für den Oxidationsschutz in den Zellen ist.

Chrom scheint irgendeine Rolle für den Glukosestoffwechsel zu spielen – viel mehr ist zur Freude aller Medizinstudenten noch nicht herausgefunden worden.

Kobalt ist Zentralatom im Vitamin B_{12}. Der Bedarf unseres Körpers an Kobalt wird über die Vitaminzufuhr gedeckt.

Jod ist ein wichtiger Bestandteil der Schilddrüsenhormone T_3 und T_4, weshalb am Tag etwa 150 μg mit der Nahrung zugeführt werden müssen. In Deutschland gelingt dies meist nicht, weshalb zur Vermeidung von Kröpfen jodhaltige Nahrung, z. B. Jodsalz, aufgenommen werden sollte.

Fluor gibt es im Körper in Form von Fluorapatit in den Knochen und im Zahnschmelz, was beiden Festigkeit verleiht. Fluor wird daher zur Prophylaxe von Osteoporose und Karies eingesetzt.

29.3.8 Mengenelemente

Mengenelemente sind essenzielle Stoffe, die in größeren Mengen als die Spurenelemente von unserem Körper benötigt werden.

Magnesium kommt zu 95 % intrazellulär vor und ist Cofaktor bei allen Enzymreaktionen, an denen **ATP** beteiligt ist (S. 232).

> ATP liegt immer im Komplex mit Mg^{2+}-Ionen vor, die seine negativen Ladungen abschwächen.

Außerdem spielt es eine wichtige Rolle bei der Erregungsübertragung.
Wir nehmen Magnesium hauptsächlich über pflanzliche Nahrung auf, da es das Zentralion im Chlorophyll ist. Bei einem Mangel an Magnesium stellen sich als Erstes nervöse Störungen ein, die sich z. B. in Krämpfen äußern können.

Schwefel kommt vor allem gebunden in Aminosäuren vor (Cystein und Methionin) und ist damit in fast allen Proteinen vorhanden. Wir nehmen so immer ausreichend Schwefel zu uns, ein Mangel ist nicht bekannt.
In unseren Zellen wird der Schwefel zu 3'-Phosphoadenosin-5'-Phosphat (PAPS) aktiviert und kann dann in verschiedene Moleküle eingebaut werden. Schwefel kommt beispielsweise in einigen unserer Enzyme vor (so bei der Xanthinoxidase); auch das Coenzym A besitzt an seiner entscheidenden Stelle ein Schwefelatom in einer reaktiven SH-Gruppe.
In der Leber werden im Rahmen der Biotransformation Steroide sulfatiert, um sie inaktivieren und ausscheiden zu können.
Die Ausscheidung überflüssigen Schwefels erfolgt zum einen über eben diese Konjugation (über die Galle) oder auch direkt als anorganisches Sulfat über die Nieren.

29.3.9 Wie die Nahrungsstoffe in die Peripherie gelangen

Einmal im Blut angelangt, werden die Nährstoffe (die Lipide seien einmal kurz vernachlässigt) über die verschiedenen Venen bis in die Leber transportiert (👁 **29.26**):
- Aus dem **Duodenum** gelangen die Stoffe über die Venae pancreaticae duodenales in die Vena mesenterica superior, die zusammen mit der Vena splenica die Pfortader (Vena portae) bildet.

- Aus dem **Jejunum** und **Ileum** gelangen sie über die Venae jejunales und ileales in die Vena mesenterica superior, die ebenfalls in die Pfortader mündet.
- Die Stoffe aus dem **Kolon** gelangen bis zur linken oberen Kolonflexur über die Vena colica dextra und die Vena colica media in die Vena mesenterica superior und dann in die Pfortader. Ab der linken oberen Kolonflexur wandern sie via Vena mesenterica inferior zunächst in die Vena splenica und dann in die Pfortader.

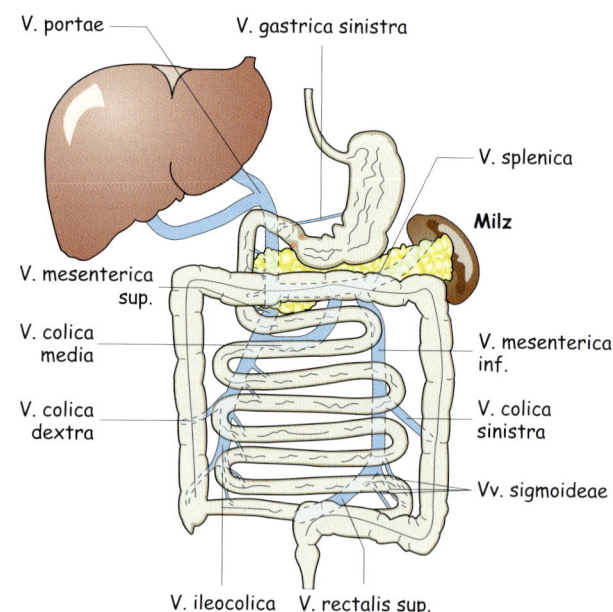

👁 **29.26** Transportwege der Nährstoffe in die Leber.

Nachdem sich die Leber ordentlich bedient hat, schwimmen die übrigen Nahrungsbestandteile dann über das Herz in den restlichen Organismus, um dort in den Zellen verstoffwechselt zu werden.

Die Lipide gelangen über das Lymphsystem und den Ductus thoracicus schließlich in den linken Venenwinkel und von dort über die Vena cava superior zum Herzen, umgehen also die Leber.

30 Das Blut

30.1 Aufgaben des Blutes

Ein erwachsener Mensch besitzt ein Blutvolumen von fünf bis sechs Litern, was etwa 8 % seines Körpergewichts entspricht. Blut besteht aus Zellen beziehungsweise zellähnlichen Körperchen und aus Blutplasma, wobei der Anteil des Plasmas am Blutvolumen mit 55 % leicht überwiegt (☞ 30.1).

> Das **Blutplasma** besteht hauptsächlich aus Wasser, in dem verschiedenste Stoffe (z. B. Proteine, Elektrolyte, Hormone) gelöst sind.
>
> Bei den **zellulären Bestandteilen** des Blutes handelt es sich um Erythrozyten (Rote Blutkörperchen), Leukozyten (Weiße Blutkörperchen) und Thrombozyten (Blutplättchen). Dabei machen die Erythrozyten 99 % des Blutzellvolumens aus. Zu den Leukozyten (S. 596) zählt man wiederum drei verschiedene Zellarten, nämlich die Granulozyten, die Monozyten und die Lymphozyten.

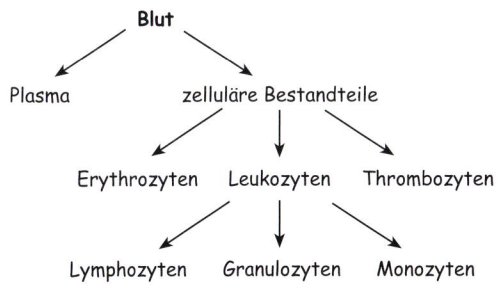

☞ **30.1**   Zusammensetzung von Blut.

> **Hämatokrit.** Setzt man (nach Zentrifugation, ☞ 30.2) das Volumen der Blutzellen ins Verhältnis zum Gesamtvolumen des Blutes, so erhält man den Hämatokrit. Er sagt also aus, welchen Prozentsatz die Erythrozyten am gesamten Blut ausmachen und beträgt bei Männern etwa 45 % und bei Frauen etwa 42 %.
>
> Das restliche Prozent der Blutzellen ist als kleiner Saum direkt oberhalb der Erythrozyten zu erkennen.

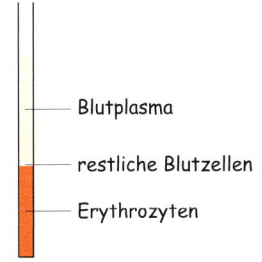

☞ **30.2**   Zentrifugiertes Blut zur Hämatokritbestimmung.

30.1.1 Transportfunktionen

> Die Hauptaufgabe des Blutes ist der Transport verschiedener Substanzen. Es kann diese Aufgabe deshalb so gut wahrnehmen, weil es nahezu an alle Stellen des Körpers gelangen kann. Deshalb ist es das ideale Transportmittel, um Stoffe von einem Ort des Körpers an einen anderen zu befördern.

Bei der „Fracht" kann es sich zum Beispiel um die Gase **Sauerstoff** und **Kohlenstoffdioxid** handeln, die von der Lunge zu den verschiedenen Geweben des Körpers (O_2), beziehungsweise von dort zurück zur Lunge (CO_2) transportiert werden.

Die im Bereich des Darms aus der **Nahrung** resorbierten Stoffe gelangen mithilfe des Blutes über die Pfortader zur Leber und weiter zu den anderen Organen des Körpers.

Das Blut wirkt über die Verteilung von **Hormonen** sowohl an der „Verständigung" der Organe untereinander, als auch an deren Koordination mit.

Des Weiteren sorgt es für den Abtransport der unbrauchbaren und häufig sogar **giftigen Endprodukte** des Stoffwechsels zu Leber, Niere und Lunge, damit diese dort ausgeschieden werden können.

30.1.2 Die Homöostase

Was die Homöostase anbelangt, so trägt das Blut selbst nicht viel zur Lösung eines anfallenden Problems bei. Allerdings verbindet es den Problemverursacher mit einem Organ, das hier helfend eingreifen kann.

Wichtige zu regulierende Parameter sind beispielsweise der Säure-Basen-Haushalt und damit der **pH-Wert**, oder auch die Konzentration anderer gelöster **Stoffe** (z. B. Albumin oder Glukose), die **Körpertemperatur** und der **Wasserhaushalt**.

Bei der Konstanthaltung des pH-Wertes, dessen optimaler Wert 7,4 beträgt, und der unter anderem für die Funktion der Enzyme notwendig ist, helfen neben den Puffersystemen des Blutes vor allem Lunge und Niere kräftig mit. Die Temperatur wird durch die Durchblutung reguliert. Bei der Verteilung der Flüssigkeit müssen das Volumen in den Blutgefäßen, der Raum in den Zellen und der Extrazellulärraum zwischen den Zellen aufeinander abgestimmt werden.

30.1.3 Die Blutgerinnung

Das Blutsystem besitzt die Möglichkeit zum Selbstschutz und damit zum Schutz des ganzen Körpers. Über die Blutgerinnung wird bei einer Verletzung der Gefäße verhindert, dass der Organismus zu große Mengen an Blut verliert. Auf der anderen Seite sind Bestandteile des Blutes aber auch in der Lage, gefährliche Blutgerinnsel wieder aufzulösen.

30.1.4 Die Immunabwehr

Der Körper ist in der Lage, Fremdes zu erkennen und zu zerstören. Diese Abwehr von Eindringlingen, wie zum Beispiel von Bakterien oder fremden Molekülen, übernimmt das Immunsystem mit Hilfe der Leukozyten, das sowohl spezifische, erworbene als auch unspezifische, angeborene Abwehrmechanismen besitzt (S. 593).
Eine nicht unerhebliche Rolle bei der Immunabwehr spielt allerdings auch das **Lymphsystem**, das eine Art paralleles Gefäßsystem neben den Blutgefäßen darstellt.

30.2 Das Knochenmark

> Alle Zellen des Blutes entwickeln sich im Knochenmark aus pluripotenten Stammzellen.

Pluripotent (lat. *plus* = mehr, zahlreicher) bedeutet, dass sich die Zellen noch zu allen Zellarten des Blutes entwickeln können, ihr weiterer Weg also noch nicht festgelegt ist. Durch den Einfluss bestimmter Zytokine entscheidet sich, welchen Weg eine Stammzelle einschlägt. Die Entwicklung der Erythrozyten wird dann Erythropoese genannt (gr. *poiesis* = die Bildung).
Knochenmark ist ein schwammartiges Gebilde, das von stabilem Knochen schützend umgeben ist. Bei Kindern erfolgt die Blutbildung noch in nahezu allen Knochen des Körpers.
Bei Erwachsenen beschränkt sie sich auf die Wirbelkörper, das Kreuzbein, die Rippen, das Becken, den Schädel sowie das proximale Ende von Femur und Humerus.
Ausgangspunkt der Blutbildung sind die hämatopoetischen Stammzellen, die gleich im Anschluss besprochen werden. Aus ihnen entwickeln sich die Blutzellen, die zunächst noch im Knochenmark ausreifen, bevor sie in die Blutbahn entlassen werden. Die Stromazellen des Knochenmarks übernehmen naturgemäß verschiedene Aufgaben.

30.2.1 Aufbau des Knochenmarks

Grundsätzlich kann man **inaktives gelbes** und **hämatopoetisch aktives rotes Knochenmark** unterscheiden (rot wegen der zahlreichen Erythrozyten und ihrer Vorläuferzellen).

Die Gefäßversorgung erfolgt dabei aus Ästen der **Arteria nutricia**, die auch den jeweiligen Knochen versorgt, der venöse Abfluss über weitlumige venöse **Sinus**.
Zusätzlich kann man das Knochenmark noch in **Subkompartimente** einteilen, in denen jeweils bestimmte Entwicklungsstufen der Erythrozyten und ihrer Vorläuferzellen anzutreffen sind. In einem ersten finden dabei Proliferation und Reifung der Zellen statt, in einem zweiten erfolgt nur Reifung, jedoch keine Zellteilung mehr. Entsprechend variiert natürlich auch die Zytokinzusammensetzung.

30.2.2 Die Stromazellen des Knochenmarks

Das Grundgerüst des Knochenmarks besteht aus den so genannten **Retikulumzellen**, die zusammen mit retikulären Fasern ein Maschenwerk bilden, in dem sich die Blutzellen entwickeln können (☞ **30.3**).

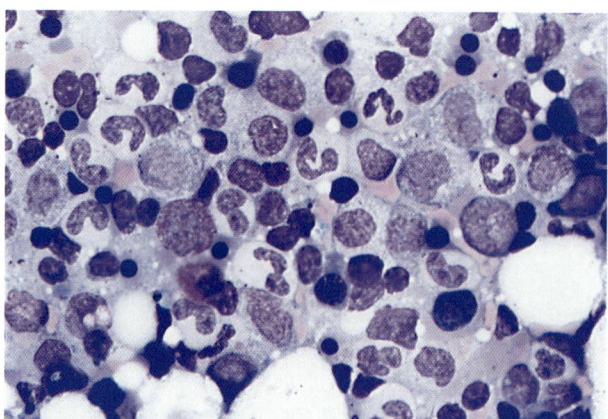

☞ **30.3** Retikulumzellen des Knochenmarks.

In Zeiten, in denen nicht gar so viele reife Blutzellen benötigt werden, nehmen die Retikulumzellen viele Lipide auf und enthalten dann große Fetttropfen, wodurch sich das Knochenmark hier als gelbes Mark darstellt.
Sollte dann wieder einmal ein Bedarf an gesteigerter Hämatopoese vorliegen, so können sie ihr Fett wieder abgeben, werden dadurch schlanker und geben den Platz für die Blutzellbildung wieder frei. Je weniger „Fettzellen" Knochenmark enthält, desto hämatopoetisch aktiver ist es also.
Die **Makrophagen** im Knochenmark sind nicht nur für die Immunabwehr zuständig, sondern beeinflussen durch bestimmte Zytokine auch direkt die Hämatopoese. Bei der Erythropoese stehen sie sogar im Zentrum der so genannten erythropoetischen Inseln.
Das **Sinusendothel** des Knochenmarks dient noch einmal als Filter und lässt normalerweise nur vollständig ausgereifte Blutzellen in die freie Wild- bzw. Blutbahn.

30.2.3 Stammzellen des Knochenmarks

Die Stammzellen des Knochenmarks werden zu den so genannten **adulten Stammzellen** gerechnet und damit den embryonalen Stammzellen gegenübergestellt. Allerdings liegt hier der Teufel im Detail und eine genaue Grenzziehung ist nach dem heutigen Forschungsstand nicht möglich.

> Eine Stammzelle ist eine Zelle, welche die Fähigkeit besitzt, sich selbst zu reproduzieren, aber auch Tochterzellen zu bilden, die sich weiter differenzieren können.

Im Knochenmark finden sich neben den hämatopoetischen zumindest auch noch mesenchymale Stammzellen, die für die Regeneration des Stromas verantwortlich sind.

Adulte Stammzellen. Alle Gewebe unseres Körpers enthalten so genannte regenerative Vorläuferzellen, die adulten Stammzellen. Mittlerweile sind etwa 20 Haupttypen adulter Stammzellen gefunden worden, wobei die hämatopoetischen Stammzellen nicht nur die prominentesten sind, sondern derzeit auch als die flexibelsten angesehen werden. Sie sind in besonderem Maße in der Lage, sich nicht nur in ihr eigentliches Gewebe, sondern auch in einige andere zu entwickeln, was man in der Stammzellforschung als **Transdifferenzierung** bezeichnet.

Die mesenchymalen Stammzellen

Die mesenchymalen Stammzellen des Knochenmarks werden auch als stromale Stammzellen bezeichnet, und sie sind für die Erneuerung der Stromazellen verantwortlich.

Die hämatopoetischen Stammzellen

Ausgangspunkt der Hämatopoese ist die **pluripotente Stammzelle**, die sich noch zu allen Entwicklungsstufen des Blutsystems differenzieren kann (S. 596). Aus ihr entwickeln sich die beiden Vorläuferzellen der lymphatischen und der myeloischen Reihe, wobei letztere als **CFU-GEMM** bezeichnet wird (engl. *colony-forming unit granulocyte, erythroid, monocyte; and megakaryocyte*).

Zellen, die nicht zur dauerhaften Selbsterneuerung befähigt sind, werden nicht mehr als Stammzellen, sondern nur noch als **Vorläuferzellen** bezeichnet. Da die Blutzellen auf einem Agarboden in diesem Stadium zur Bildung so genannter Kolonien gleichartiger Nachfahren neigen, werden die entsprechenden Zellen als Kolonie-formierende Einheiten bezeichnet.

Wachstumsfaktoren, welche diese Zellen zur Bildung dieser Kolonien anregen können, werden entsprechend als Kolonie-stimulierende Faktoren (**CSF**, engl. *colony-stimulating factors*) bezeichnet.

> **Die Stammzelltransplantation.** Unter die **Stammzelltransplantation** fallen sowohl die **Knochenmarkstransplantation** (KMT), bei der die Stammzellen direkt aus dem Knochenmark entnommen werden, als auch die **periphere Stammzelltransplantation**, bei der nach Stimulation mit Medikamenten (vor allem G-CSF) eine nicht unerhebliche Anzahl an Stammzellen auch im peripheren Blut zu finden sind.
>
> Ziel ist die Zerstörung des gesamten Knochenmarks des (beispielsweise leukämiekranken) Patienten mit nachfolgender Gabe des Spenderknochenmarks, welches dann hoffentlich nach einigen Tagen die Aufgaben des gesamten blutbildenden Systems übernimmt.

30.3 Die Erythrozyten

> Die Erythrozyten (gr. *erythros* = rot, 👁 **30.4**) sind gar keine Zellen im eigentlichen Sinn, da ihnen der Zellkern fehlt. Sie sind für die wichtigste Aufgabe des Blutes, den Sauerstofftransport von der Lunge zu den Geweben, zuständig. Außerdem helfen sie mit, Kohlenstoffdioxid (CO_2) in entgegengesetzter Richtung aus den Geweben zurück zur Lunge zu schaffen.

Für diese Arbeit legt ein Erythrozyt während seines Lebens etwa 400 Kilometer zurück! Die Bindung der Gase erfolgt dabei an den wichtigsten Bestandteil der Erythrozyten, das Protein **Hämoglobin**, das den Erythrozyten und damit dem Blut insgesamt die rote Farbe verleiht. Außerdem spielen die Erythrozyten mit dem Hämoglobin auch noch eine wichtige Rolle für die Konstanthaltung des pH-Wertes im Blut.

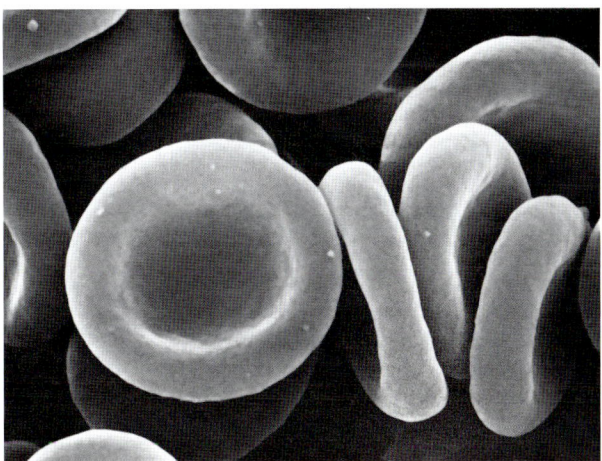

👁 **30.4** Erythrozyten.

Die Anzahl der Erythrozyten im Blut beträgt bei Frauen etwa 4,5, bei Männern 5 Millionen pro μl (also etwa pro Tropfen!). Um diese Zahl konstant zu halten, werden im Knochenmark in jeder Sekunde 2,5 Millionen Erythrozyten gebildet und genauso viele alte Erythrozyten (vor allem in der Milz) abgebaut.

30.3.1 Die Erythropoese

Die Vorläuferzellen der Erythropoese. Aus der Vorläuferzelle CFU-GEMM kann nun neben den anderen erwähnten Blutzellen auch die so genannte **BFU-E** hervorgehen, die in vitro große erythroide Kolonien bildet (engl. *burst-forming unit erythroid; burst* = aufgehen, aufplatzen). Sie ist die erste Zelle, die auf die Entwicklung zum Erythrozyten festgelegt ist (☞ **30.5**). Produkt weiterer Teilungen ist die kleinere Kolonien bildende, **CFU-E** (engl. *colony-forming unit erythroid*), welche die zweite und auch schon letzte Vorläuferzelle vor der eigentlichen Erythropoese ist.

Späte Stadien der BFU-E und die CFU-E verfügen über Rezeptoren für den Wachstumsfaktor Erythropoetin, wodurch sie zur Proliferation, Differenzierung und auch zur Hämoglobinbildung angeregt werden.

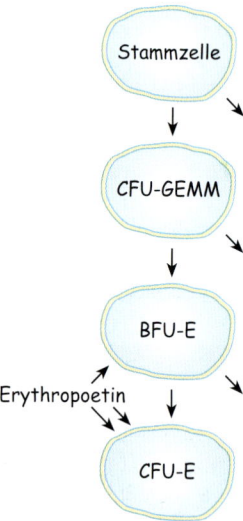

☞ **30.5** Vorläuferzellen in der Erythropoese.

Blutbildung in der Ontogenese

Die Hämatopoese lässt sich im Verlauf der Ontogenese in drei Phasen einteilen, weil nachfolgend verschiedene Organe in die Blutbildung involviert sind. Den Bildungsorten können auch die drei unterschiedlichen Hämoglobine zugeordnet werden (☞ **30.6**).

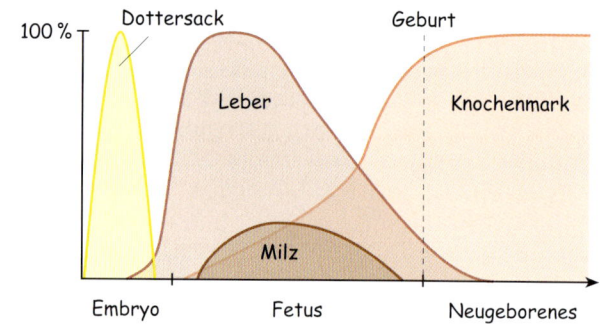

☞ **30.6** Blutbildung in der Ontogenese.

Die embryonale Phase. Ganz zu Beginn erfolgt die Blutbildung in bestimmten Blutinseln im Dottersack – und zwar unabhängig von Erythropoetin. Die gebildeten Erythroblasten sind ziemlich groß, haben noch einen Zellkern und sind mit den **embryonalen Hämoglobinen** ausgestattet. Schon nach wenigen Wochen sinkt die Produktion im Dottersack aber auf Null, weil die hämatopoetischen Stammzellen zunehmend in die Leber wandern, wo sie dann die nächste Phase der Blutbildung einleiten.

Die hepatolienale Phase. Durch die veränderte Mikroumgebung produzieren die Stammzellen in der Leber dort nun **fetales Hämoglobin**, das in zunächst noch kernhaltigen, dann aber zunehmend kernlosen Erythrozyten transportiert wird. Gegen Ende der zwölften Woche nimmt die Aktivität der Leber ab, und in die Milz eingewanderte Stammzellen greifen ihr etwas unter die Arme.

Unterstützt werden diese kurzfristigen Umstellungen im Übrigen auch durch die Tatsache, dass die fetalen Erythrozyten nur eine verkürzte Lebenszeit von etwa 50 Tagen aufweisen.

Die medulläre Phase. In den ersten acht Wochen der Embryonalzeit gibt es noch gar kein Knochenmark, dann aber bildet es sich zunehmend, und die hämatopoetischen Stammzellen wandern an ihren definitiven Ort des Wirkens. Im Knochenmark wird, zunächst noch sehr wenig, dann aber zunehmend **adultes Hämoglobin** gebildet.

Die Überlappung in der Produktion ergibt sich, weil sich natürlich nicht alle Stammzellen gleichzeitig auf den Weg in ein neues Organ machen. So ist immer für eine ausreichende Menge an Erythrozyten gesorgt. Ab etwa der 28. Woche dominiert dann die medulläre Blutbildung das Geschehen.

Kinder und Erwachsene. Bei den geborenen Kindern erfolgt die Blutbildung dann im Knochenmark praktisch aller Knochen. Bei Erwachsenen ist sie auf das Knochenmark der zentralen Knochen beschränkt.

Die unreifen roten Vorstufen

Aus der CFU-E entwickeln sich nun die beiden unreifen Zellen der Erythropoese, zunächst der **Proerythroblast**, aus dem dann der basophile **Erythroblast** wird. Im Laufe ihrer Entwicklung nimmt dabei der anfänglich sehr hohe Gehalt an RNA ab, der von Hämoglobin entsprechend zu. Die Folge ist, dass die zunächst sehr blauen (basophilen) Zellen zunehmend roter (orthochromatisch) werden. Die Entwicklung von einer zur nächsten Erythroblastenstufe nimmt dabei immer in etwa einen Tag in Anspruch.

Die Bildung der Proerythroblasten. Die Proerythroblasten sind die unreifsten Zellen der Erythropoese und die ersten in dieser Reihe, die im Knochenmark morphologisch zugeordnet werden können; man kann sie also im Lichtmikroskop als solche erkennen.
Die Vorläufer- oder sogar Stammzellen können nur durch Identifizierung ihrer Oberflächenmarker differenziert werden.

Die Bildung der basophilen Erythroblasten. Teilungsprodukte der Proerythroblasten sind die basophilen Erythroblasten, die eben aufgrund ihres hohen RNA-Gehaltes bläulich erscheinen. Wichtigste Aufgabe ist in dieser Phase die Produktion von Hämoglobin, das sich in den folgenden Zellen auch zunehmend anreichert.

Da das Zentrum des Hämoglobinmoleküls ein Eisen-Ion ist, ist es nicht verwunderlich, dass die Erythroblasten zunehmend die Expression ihrer Transferrin-Rezeptoren hochregulieren, um Eisen aus der Umgebung aufnehmen zu können.

Die reifen roten Vorstufen

Mit zunehmender Reife sinkt die Rate an Proteinbiosynthese und die Zellen werden nach dem Durchlaufen einer blauroten (polychromatischen) Mischfarbe wegen des immensen Anteils an Hämoglobinmolekülen (immerhin 88 % des Volumens eines reifen Erythrozyten) rötlich (orthochromatisch).

Die Bildung der polychromatischen Erythroblasten. Der polychromatische Erythroblast ist die letzte Zelle, die noch zur Teilung fähig ist, sie durchläuft also zum letzten Mal den Zellzyklus.

Die Bildung der orthochromatischen Erythroblasten. Produkt dieser Zellteilung ist dann der nicht mehr teilungsfähige orthochromatische Erythroblast, der schon ziemlich viel Hämoglobin enthält, wodurch dessen Zytoplasma schon rosa gefärbt ist. Auf dieser Stufe erfolgt also der Ausstieg aus dem Zellzyklus.
Am Ende seiner Entwicklung kondensiert der Zellkern, und er wird schließlich von Makrophagen im Knochenmark aufgenommen. Auch die Mitochondrien, das Endoplasmatische Retikulum und viele Ribosomen gehen den Zellen während der Differenzierung verloren.

Die Bildung der Retikulozyten. Nach dem Verlust des Kernes werden die jungen Zellen als Retikulozyten bezeichnet, die sich von den fertigen Erythrozyten noch durch einen Restgehalt an Polyribosomen unterscheiden, die mit einer Spezialfärbung als Netzstruktur dargestellt werden können (lat. *retikulum* = kleines Netz).
Für einige Zeit können die Retikulozyten trotz des Verlustes des Zellkernes noch weiter Hämoglobin herstellen, damit auch der neugewonnene Platz mit dem roten Blutfarbstoff aufgefüllt werden kann.
Ein bis zwei Tage verweilen die Retikulozyten noch im Knochenmark, dann wandern sie ins Blut ab, wo sie nach einer ähnlich langen Zeit dann endgültig zu den reifen Erythrozyten werden. Insgesamt dauert die Erythropoese damit ab der Entstehung der Proerythroblasten aus den CFU-E acht Tage.

> Der **Verlust der Organellen** hat mehrere Konsequenzen, da der Erythrozyt dadurch viele Stoffwechselwege nicht einschlagen kann. So gehen ihm mit den Mitochondrien die β-Oxidation, der Citratzyklus und die Atmungskette verloren.
> Die einzige Möglichkeit für den Erythrozyten, Energie zu erzeugen, ist daher die anaerobe Glykolyse, die vollständig im Zytosol abläuft. Der Vorteil ist, dass Erythrozyten ihre Fracht auch wirklich nur transportieren und nicht selbst verbrauchen.

Eine weitere Folge ist die nur beschränkte Regenerationsfähigkeit der Zellen. Ihre Lebensdauer ist damit auch auf etwa 120 Tage beschränkt (was allerdings für eine Zelle auch schon recht lang ist...).

> **Retikulozytose.** Von einer Retikulozytose spricht man, wenn der normale Anteil an Retikulozyten im Blut (etwa 1 %) überschritten wird. Werden in kurzer Zeit viele neue Rote Blutkörperchen benötigt (zum Beispiel bei einer starken, länger andauernden Blutung), werden auch Retikulozyten, also unreife Erythrozyten, in das Blut abgegeben. Sie reifen dort zu Erythrozyten aus.

30.3.2 Das Erythropoetin

> Erythropoetin wird in der Niere gebildet. Das Glykoprotein ist der wichtigste Wachstumsfaktor für die Erythropoese; es wirkt auf die Vorläufer der Erythrozyten, indem es in ihnen vor allem die Einleitung der Apoptose (S. 264) verhindert (☞ **30.7**).

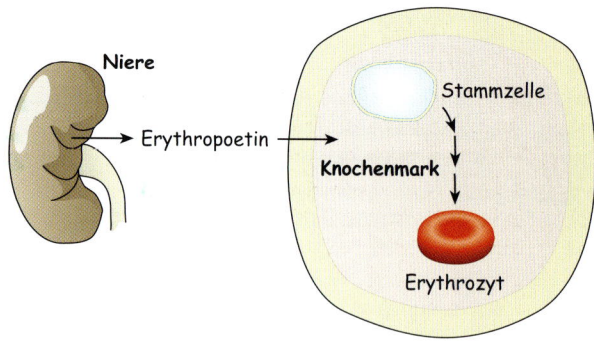

30.7 Erythropoetin.

Erythropoetin findet sowohl in der Klinik als auch (weniger rühmlich) im Sport als Dopingmittel Anwendung.

Biosynthese des Erythropoetins

In Feten erfolgt die Biosynthese von Erythropoetin noch in der Leber, beim Erwachsenen übernimmt diese Funktion fast ausschließlich die **Niere**. Dort wird das Glykoprotein wahrscheinlich in den peritubulären, also interstitiellen, Zellen hergestellt und über den sekretorischen Weg der Proteinbiosynthese schließlich ans Blut abgegeben.

Molekulare und physiologische Wirkungen

Der Erythropoetin-Rezeptor wird nur von bestimmten Vorläuferzellen der Erythropoese exprimiert, was die Selektivität von Erythropoetin erklärt.

Transport im Blut. Wie es sich für ein normales Protein gehört, ist auch Erythropoetin wasserlöslich und kann einfach so im Blut schwimmen.

Erythropoetin-Rezeptor und Signaltransduktion. Beim Erythropoetin-Rezeptor handelt es sich um einen typischen Zytokinrezeptor, der mit einer Janus-Kinase (JAK) assoziiert ist (S. 346). Die Bindung von Erythropoetin erfolgt im Übrigen an zwei Rezeptoren gleichzeitig, führt also zu deren Dimerisierung; auch das gehört sich für einen ordentlichen Zytokinrezeptor.
Intrazellulär führt die Bindung von Erythropoetin zu der Aktivierung verschiedener Signaltransduktionswege sowie der Phosphorylierung und anschließenden Dimerisierung der so genannten **STAT-Proteine** (S. 347). Diese wandern nun in den Zellkern und führen als Transkriptionsfaktoren zur Aktivierung einer Reihe von Genen, die das Überleben der Erythrozytenvorläufer sichern.

Wirkungen des Erythropoetins. Im Laufe der Erythropoese regulieren die Vorläuferzellen der Erythrozyten die Dichte ihrer Erythropoetin-Rezeptoren immer weiter hoch. Die BFU-E exprimieren sie nur vereinzelt, die höchste

Rezeptordichte weisen die **CFU-E** und die **Proerythroblasten** auf, Retikulozyten haben gar keine Rezeptoren mehr.

Am wichtigsten ist Erythropoetin also in der Phase der Reifung von der CFU-E bis zum Proerythroblasten. Die Wirkung des Erythropoetins (☞ **30.8**) scheint in erster Linie in einer Verhinderung der Apoptose in diesen Zellen zu liegen.

Erythropoetin führt zu einer Steigerung des antiapoptotisch wirksamen **BCL-X$_L$-Proteins**, das in die Gruppe der BCL-2-Proteine (S. 266) gehört und für das Leben der Erythrozyten essenziell ist.
Ein Fehlen von Erythropoetin führt in den Vorläuferzellen zu einer Aktivierung der Caspase 3, die durch eine Zerstörung von BCL-X$_L$ zur Apoptose der Zelle führt.

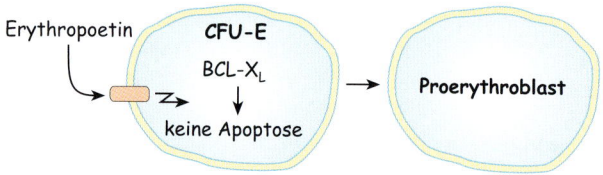

30.8 Wirkungen des Erythropoetins.

Steuerung der Sekretion. Wenn der arterielle Sauerstoffpartialdruck in der Niere sinkt, so schüttet sie vermehrt Erythropoetin aus, um eine höhere Zahl an Erythrozyten zu bewirken; der **Hämatokrit** steigt also. Dies geschieht beispielsweise im Rahmen der Höhenanpassung und wird auch von Sportlern als Höhentraining genutzt.
Molekular erfolgt bei Sauerstoffmangel, also Hypoxie, eine Steigerung der Genexpression von Erythropoetin über einen so genannten Hypoxie-induzierbaren Transkriptionsfaktor (HIF-1α), den man sich aber nicht unbedingt merken muss.

Abbau des Erythropoetins

Wie jedes andere Plasmaglykoprotein auch, enthält Erythropoetin an den Enden seiner Zuckerreste die Sialinsäure, die im Laufe der Zeit von Enzymen an der Endotheloberfläche entfernt werden. Anschließend erfolgen die Aufnahme und der Abbau in der Leber. Aufgrund seiner geringen Größe (34,5 kD) geht auch das eine und andere Protein über die Niere verloren (und kann dann gemessen werden).

Wege des Erythropoetins im Körper

Die arterielle Versorgung der Niere übernimmt die A. renalis, die direkt aus der Aorta stammt. Der Abfluss aus dem Interstitium erfolgt über die peritubulären Kapillaren zunächst zu den Venae arcuatae, dann über die Vv. interlobares und die V. renalis zur Vena cava.

Das Herz bringt nun das Blut (mit unserem Erythropoetin) in die Aorta und von dort erfolgt die Verteilung in unserem Körper. Da jeder Knochen durch eigene Arterien versorgt wird, wollen wir hier nur noch erwähnen, dass das Blut schließlich über die Aa. nutriciae auch das Knochenmark – und damit die Vorläuferzellen der Erythrozyten – erreicht.

> **Erythropoetin in der Klinik.** Bei Nierenerkrankungen im Endstadium kommt es auch zu einem Versiegen der Produktion von Erythropoetin mit der Folge einer **renalen Anämie**. Diese ist heute sehr einfach mit der Gabe rekombinanten Erythropoetins zu behandeln.
> Ob Erythropoetin auch bei der Behandlung von Frühchen hilfreich ist und unter Umständen Bluttransfusionen vermeiden hilft, ist derzeit noch umstritten.
> **NESP** heißt mit richtigem Namen Neuer Erythropoese-stimulierender Faktor (auch Darbopoetin) und wirkt wie Erythropoetin, weist aber einige Besonderheiten auf (sonst hätte man es ja auch nicht entwickelt...). NESP hat einige unterschiedliche Aminosäuren und in der Folge einen differierenden Glykosylierungsgrad. Statt der 14 Sialinsäurereste vom Erythropoetin hat NESP ganze 22 und weist damit erwartungsgemäß eine wesentlich längere Lebensdauer auf, weil die Menge der Sialinsäuren maßgeblich für die Halbwertszeit des Proteins im Blut verantwortlich ist (S. 517).

Erythropoetin im Sport

Statt in der Höhe zu trainieren, kann man auch einfach rekombinantes Erythropoetin spritzen. Da das rekombinante Erythropoetin („EPO") sich praktisch nicht von normalem unterscheidet (lediglich einige Zuckerreste variieren), ist hier nur schwer zu unterscheiden, warum der Sportler einen erhöhten Hämatokrit hat.
Daher hat man einen Grenzwert festgelegt, den Sportler nicht überschreiten dürfen – egal, ob durch Höhentraining oder Doping erzeugt.

> Man kann sich biochemisch recht gut vorstellen, dass ein erhöhter Hämatokrit nicht ganz ungefährlich ist.

30.3.3 Vitamin B_{12} (Cobalamin)

> Das Vitamin B_{12} wird wegen seines zentralen Cobalt-Atoms und diverser Amino-Gruppen auch als **Cobalamin** bezeichnet. Seine beiden als Cofaktoren arbeitenden Derivate sind für Zellwachstum und Zellreplikation essenziell.
> Ein Mangel führt daher unweigerlich zu Störungen in den Zellsystemen, die am meisten auf Proliferation angewiesen sind, den Stammzellen im Knochenmark. Die sich entwickelnde Blutarmut wird als **perniziöse Anämie** bezeichnet (lat. *perniciosa* = verderblich).

Chemie des Vitamin B_{12}

Chemisch betrachtet gehört Vitamin B_{12} nicht gerade zu den übersichtlichen Molekülen. Vier Pyrrol-Ringe bilden einen Corrin-Ring, in dessen Zentrum sich das namengebende Cobalt-Atom befindet. „Unten" (an der fünften Koordinationsstelle vom Cobalt) hängt ein Dimethylbenzimidazol-Ribonukleotid (30.9).

 30.9 Vitamin B_{12} (Cobalamin).

„Oben", also an der sechsten Koordinationsstelle des Cobalt, befindet sich dann in unseren Zellen entweder eine schlichte Methyl-Gruppe oder eine weniger schlichte Adenosyl-Gruppe. Nun haben wir endlich die beiden als Coenzyme arbeitenden Formen **Methyl-Cobalamin** und **Adenosyl-Cobalamin** (das strenggenommen 5-Desoxyadenosyl-Cobalamin heißen müsste).

Das oft noch als dritte Form zitierte Cyano-Cobalamin ist für unsere Zellen völlig uninteressant, weil es nur bei der Isolierung von Vitamin B_{12} im Labor entsteht.

Aufnahme und Transport im Blut

Die Aufnahme von Vitamin B_{12} setzt dessen Bindung an den **Intrinsischen Faktor** (IF) voraus (das Vitamin B_{12} dient dabei als Extrinsischer Faktor, S. 467). Der Intrinsische Faktor wird in den Belegzellen des Magens, die auch Parietalzellen genannt werden, produziert und ins Lumen abgegeben. Es handelt sich um ein Glykoprotein, das weder im Magen noch im Dünndarm von den Proteasen zerlegt werden kann.

Das mit der Nahrung aufgenommene Vitamin B_{12} verbindet sich dann mit seinem Intrinsischen Faktor und die zwei wandern so durch den Dünndarm. Erst ganz am Ende, im **terminalen Ileum**, erfolgt die aktive Resorption der beiden. In den **Mukosazellen** werden sie getrennt, und der Intrinsische Faktor wird abgebaut. Das meiste Vitamin B_{12} wird nun methyliert und anschließend ans Blut abgegeben.

Vorteil der Methylierung ist, dass diese Methyl-Gruppe nicht von den Zielzellen aufgebracht werden muss, sondern vom Darm. In Zeiten der Nahrungsaufnahme ist dieser nämlich mit reichlich Nährstoffen (vor allem auch vielen Aminosäuren) versorgt, und eine Methyl-Gruppe kann daher leicht entbehrt werden.

Im Blut liegt Vitamin B_{12} vor allem an das Plasmaprotein **Transcobalamin** gebunden vor, gelangt zu den Zielzellen und wird dort über rezeptorvermittelte Endozytose aufgenommen.

Vitamin-B_{12}-abhängige Reaktionen

Vitamin B_{12} ist als Coenzym an nur zwei Reaktionen im Stoffwechsel beteiligt, die allerdings beide sehr wichtig sind.

- Zum einen hilft es der **L-Methylmalonyl-CoA-Mutase** bei der Umlagerung von L-Methylmalonyl-CoA zum Succinyl-CoA in unseren Mitochondrien.
- Zum anderen ist es tief in den Folsäure-, Methionin- und Homocystein-Stoffwechsel verstrickt, weil es Cofaktor der **Methionin-Synthase** im Zytosol ist.

Die Reaktion zum Succinyl-CoA. Succinyl-CoA entsteht aus α-Ketoglutarat im Rahmen des Citratzyklus (S. 203). Darüber hinaus bietet es aber auch die Möglichkeit, weitere Moleküle in den Citratzyklus einzuschleusen.

Beim Abbau ungeradzahliger Fettsäuren sowie beim Abbau von Methionin, Threonin, Valin und Isoleucin entsteht in den **Mitochondrien** unserer Zellen Propionyl-CoA, das über drei Reaktionen zu Succinyl-CoA umgebaut wird. Der letzte Schritt ist dabei die Umlagerung von L-Methylmalonyl-CoA zum Succinyl-CoA durch die L-Methylmalonyl-CoA-Mutase, die **Adenosyl-Cobalamin** als Cofaktor benötigt.

Vitamin B_{12} und die Folsäure. Im Gegensatz zur eben genannten Reaktion arbeitet die Methionin-Synthase im **Zytosol** und benötigt **Methyl-Cobalamin** als Cofaktor. Ihre Aufgabe ist die Methylierung von Homocystein (☞ **30.10**), wodurch Methionin entsteht.

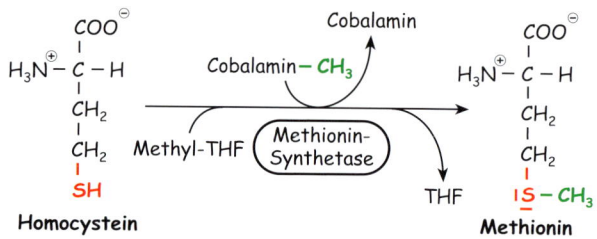

☞ **30.10** Methylierung von Homocystein.

Methionin kann nun als eine von vielen Aminosäuren in Proteine eingebaut werden. Allerdings kann es auch in den wichtigsten Methylgruppenspender unseres Körpers umgewandelt werden, das S-Adenosyl-Methionin (SAM, S. 195).

Folsäure. Methyl-Cobalamin reicht seine Methyl-Gruppe eigentlich nur weiter (wenn man einmal von seiner ersten Ankunft in einer Zelle absieht, wo es meist als Methyl-Cobalamin vorliegt).

Eigentlicher Spender der Methyl-Gruppe ist die **Methyl-Tetrahydrofolsäure**, die durch diese Reaktion zur Tetrahydrofolsäure (THF) wird. Dies ist zum einen bemerkenswert, weil Methyl-THF eine Sackgasse im Folsäure-Stoffwechsel darstellt, aus der es nur durch diese Reaktion befreit werden kann. Zum anderen liegt hier eine direkte Interaktion zweier Vitamine vor, die es so nicht noch einmal in unseren Zellen gibt. Wie wir gleich sehen werden, ist diese Kenntnis klinisch von großer Bedeutung und kann bei Missachtung zu schweren, irreversiblen Schäden des Patienten führen.

Tagesbedarf und Speicherung

Der Tagesbedarf an Vitamin B_{12} beträgt nur etwa **1 μg**, was so wenig ist, dass eine normale Ernährung ausreicht, um einem Mangel vorzubeugen.

Allerdings wird das Vitamin ausschließlich von **Mikroorganismen** hergestellt. Nicht bei uns Menschen, aber bei vielen Tieren reicht die Produktion der Darmbakterien aus, die Kuh oder das Schwein mit Vitamin B_{12} zu versorgen. Wir sind also auf die Zufuhr von Fleisch, Fisch, Leber, Milch, Käse oder Eiern angewiesen.

Veganer, die auf diese Produkte vollständig verzichten, können hier nach einiger Zeit durchaus Mangelerscheinungen zeigen.

Gespeichert wird Vitamin B_{12} fast ausschließlich in der Leber, deren Bestand in der Regel immerhin solide 5 mg ausmacht.

Die Ausscheidung erfolgt über die Galle, wobei allerdings relativ viel wieder über den enterohepatischen Kreislauf aufgenommen wird.

Der Vitamin-B$_{12}$-Mangel. Die enge Verknüpfung von Vitamin-B$_{12}$- und Folsäure-Stoffwechsel ist klinisch von großer Bedeutung. Fehlt eines der beiden Vitamine oder ist in nicht ausreichendem Maße vorhanden, so entwickelt sich in beiden Fällen eine **megaloblastäre Anämie** (S. 249).
Der Grund hierfür ist, dass die Folsäure sehr wichtig für die Nukleotid-Biosynthese (S. 241), die wiederum essenziell für das blutbildende System ist. Auch alle anderen Zellen sind natürlich hiervon betroffen, aber kein anderes Gewebe hat so hohe Zellumsatzraten wie das erythropoetische.
Da die Folsäure aber auf die Reaktion von Homocystein zu Methionin angewiesen ist, das zuständige Enzym diese aber nur unter Mithilfe von Methyl-Cobalamin ausführen kann, kommt es zu einer Anämie.

Perniziöse Anämie. Kein Vitamin muss in der Klinik häufiger substituiert werden als Vitamin B$_{12}$. Dies liegt allerdings nur in Ausnahmefällen an einer ungenügenden Aufnahme mit der Nahrung. Relativ häufig kann es aber zu einer chronischen Magenentzündung, der **atrophischen Gastritis**, kommen, in deren Folge Antikörper die Belegzellen zerstören. Diese können nun nicht mehr ausreichend Intrinsischen Faktor produzieren, und die Aufnahme von Cobalamin ist gestört.
Die Folge ist meist zunächst die Entwicklung einer megaloblastären Anämie, die in diesem Fall als perniziöse Anämie (lat. *perniciosa* = verderblich) bezeichnet wird.
Fatal ist es nun für den Patienten, wenn man eine perniziöse Anämie mit Folsäure behandelt. Zwar bessert sich die Anämie in der Regel ganz ordentlich. Allerdings führt ein Mangel an Vitamin B$_{12}$ noch zu einem weiteren Problem, das sich nun verstärken kann: die funikuläre Spinalerkrankung.

Funikuläre Myelose. Nicht nur die Methionin-Synthase ist von einem Vitamin-B$_{12}$-Mangel betroffen, sondern auch die L-Methylmalonyl-CoA-Mutase – und die arbeitet unabhängig von Folsäure.
In der Folge eines Vitamin-B$_{12}$-Mangels ergibt sich eine funikuläre Spinalerkrankung (lat. *funiculus* = dünnes Seil), die auch als funikuläre Myelose bezeichnet wird (gr. *myelos* = Mark und *-ose* = krankhafter Zustand). Betroffen ist hier das Rückenmark, insbesondere sind es die Vorderseiten- und Hinterstränge.
Die **Ursache** für diese neurologische Symptomatik liegt vor allem in einer Störung der Myelin-Biosynthese in den Nervenzellen. Der wiederum scheint zum einen ein Mangel an **SAM** zugrunde zu liegen, was zu einer Störung der Cholin- und damit auch Lecithin-Biosynthese führt.
Zusätzlich staut sich natürlich auch **Methylmalonsäure** an, die dann vermehrt in die Phospholipide der Membranen eingebaut werden könnte. Die Folge sind viele ungeradzahlige Fettsäuren, welche die Erregungsausbreitung erschwe-

ren könnten, da sich unsere Nervenzellen sicher genau „überlegt" haben, welche Länge im Optimalfall eine Fettsäure in der Membran haben muss.

Vielleicht erklärt dies auch die Tatsache, dass Fettsäuren die **Blut-Hirn-Schranke** nicht überwinden können (und unser Gehirn damit auf die ständige Zufuhr von Glucose angewiesen ist). Unser Körper möchte hinter dieser Barriere möglicherweise nicht willkürlich lange Fettsäuren herumschwimmen haben, die dann eventuell fälschlich in Membranen eingebaut werden könnten. Auf diese Weise stellt er sicher, dass nur Fettsäuren der richtigen Länge hergestellt werden.

30.3.4 Stoffwechsel der Erythrozyten

Die Erythrozyten weisen wegen der vielen fehlenden Organellen und aufgrund ihrer Funktion als Sauerstofftransporteure einige Besonderheiten im Stoffwechsel auf. Diese betreffen vor allem die Glykolyse und den Pentosephosphatweg.

Energiestoffwechsel der Erythrozyten

Dem Erythrozyten steht zur ATP-Gewinnung ausschließlich die anaerobe Glykolyse zur Verfügung, er ist deshalb auf Glucose als einzige Energiequelle angewiesen. Diese gelangt insulinunabhängig durch erleichterte Diffusion in die Roten Blutkörperchen. Die Erythrozyten bauen alle zusammen am Tag etwa 30 g Glucose zu Laktat ab!

ATP für die Na$^+$/K$^+$-ATPase

ATP wird vom Erythrozyten vor allem dazu benötigt, die Energieversorgung der Na$^+$/K$^+$-ATPase und damit die eigene innere Ionenzusammensetzung aufrecht zu erhalten. Die Konzentration von Na$^+$- und K$^+$-Ionen ist hier – wie überall im Körper – intra- und extrazellulär unterschiedlich. In den Erythrozyten (intrazellulär) befindet sich viel Kalium und wenig Natrium, im Blutplasma (extrazellulär) ist dies umgekehrt.
Da sich die Konzentrationen am liebsten angleichen würden, strömen ständig K$^+$-Ionen aus den Erythrozyten in das Blutplasma und Na$^+$-Ionen auf umgekehrtem Weg in die Erythrozyten. Um die benötigte Ionenkonzentration im Erythrozyten beizubehalten, muss also unter Energieverbrauch Kalium zurück in die Zellen und Natrium aus den Zellen herausgeschafft werden. Dies ist die Aufgabe der Na$^+$/K$^+$-ATPase.
ATP wird außerdem für die Biosynthese von **Glutathion** (schützt die Erythrozyten vor Oxidationen) und für die Formerhaltung der Roten Blutkörperchen gebraucht.

Die Rolle des 2,3-Bisphosphoglycerats

Ein Erythrozyt besitzt innerhalb der Glykolyse einen ganz persönlichen Nebenweg (☞ **30.11**). Es handelt sich um den „Umweg" über das 2,3-Bisphosphoglycerat (2,3-BPG).

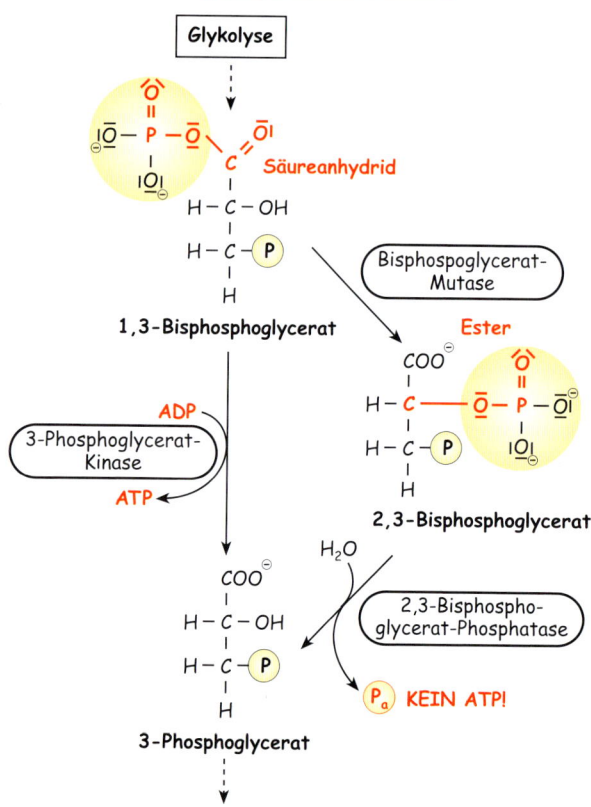

☞ **30.11** Entstehung des 2,3-Bisphosphoglycerats.

Die energiereiche Säureanhydridbindung des 1,3-Bisphosphoglycerats aus der „normalen" Glykolyse wird hier in eine energieärmere **Esterbindung** umgewandelt. Deren Energiegehalt reicht nicht mehr aus, um bei der Reaktion von 2,3-Bisphosphoglycerat zu 3-Phosphoglycerat ein Molekül ATP zu bilden. Während normalerweise in der anaeroben Glykolyse pro Mol Glukose zwei Mol ATP hergestellt werden, schafft der Erythrozyt deshalb in einem Glykolysedurchlauf nur ein Mol ATP. Und das, obwohl er nirgendwo sonst ATP herbekommen kann. Was für einen Sinn hat dieser auf den ersten Blick so ungünstig erscheinende Umweg?

> Das Molekül 2,3-Bisphosphoglycerat hat eine besondere Eigenschaft: Es kann an **sauerstofffreie Hämoglobin-Moleküle** binden und dadurch ihre Bereitschaft zur Sauerstoffbindung senken.

Diese Bindung erfolgt an die β-Ketten des Hämoglobins, das sich wie das 2,3-Bisphosphoglycerat aus der Glykolyse im Zytosol der Erythrozyten befindet. Durch die Bindung

ändert sich die Raumstruktur des Hämoglobin-Moleküls und seine **Sauerstoffaffinität** nimmt ab. Man nennt diese Beeinflussung **allosterischen Effekt**. Abnahme der Sauerstoffaffinität heißt, dass die Sauerstoffmoleküle vom Hämoglobin leichter an das Gewebe abgegeben werden. Man muss sich diesen Vorgang folgendermaßen vorstellen (☞ **30.12**): Da ein 2,3-BPG-Molekül nur an sauerstofffreies Desoxyhämoglobin binden kann, wird bei hohen 2,3-BPG-Konzentrationen im Erythrozyten die Reaktion nach rechts verschoben, insgesamt liegt dann mehr freier Sauerstoff und weniger Oxyhämoglobin vor.

$$Hb\text{-}O_2 + 2,3\text{-}BPG \rightleftharpoons Hb\text{-}2,3\text{-}BPG + O_2$$

☞ **30.12** Gleichgewichtsverschiebung bei hohen 2,3-BPG-Konzentrationen.

Mit diesem Wissen lässt sich auch die Regulation der 2,3-BPG-Konzentration im Erythrozyten gut nachvollziehen: Bei unzureichender O_2-Versorgung im Gewebe steigt die Konzentration an 2,3-BPG an, und die Hb-Moleküle geben ihren Sauerstoff bereitwilliger ab. Ist dagegen genug Sauerstoff vorhanden, folgt die Glykolyse im Erythrozyten dem „normalen" Ablauf, und es entsteht nur wenig 2,3-BPG.
Es gibt mit CO_2, dem pH-Wert und der Temperatur noch weitere allosterische Effektoren des Hämoglobins, die die Sauerstoffbindung regulieren.

> Man kann das besondere Glykolyse-Molekül der Erythrozyten – 2,3-Bisphosphoglycerat – als Signal an das Hämoglobin verstehen, das ihm sagt: „Sauerstoff gebraucht!".

Der Pentosephosphatweg im Erythrozyten

Ein kleiner Teil der Glukose (etwa 10%) durchläuft im Erythrozyten nicht die Glykolyse, sondern schlägt den Pentosephosphatweg (S. 96) ein. Auch dieser findet vollständig im Zytosol statt und kann deshalb im Erythrozyten ablaufen.

Funktion des Pentosephosphatweges. Wichtig für die Roten Blutkörperchen ist vor allem der oxidative Teil des Pentosephosphatweges (also die Umwandlung von Glukose-6-Phosphat zu Ribulose-5-Phosphat), da dort zwei Moleküle NADPH/H$^+$ entstehen (☞ **30.13**). NADPH/H$^+$ ist überaus wichtig für die Regeneration des bereits erwähnten Glutathions, das als Reduktionsmittel fungiert und den Oxidationsschutz der Erythrozyten darstellt. Regeneration bedeutet in diesem Fall, dass oxidiertes („verbrauchtes") Glutathion mithilfe von NADPH/H$^+$ wieder reduziert wird. Diese Zusammenhänge werden im anschließenden Abschnitt über Glutathion genau erklärt.

> Der Pentosephosphatweg ist die einzige Möglichkeit des Erythrozyten, NADPH/H$^+$ herzustellen!

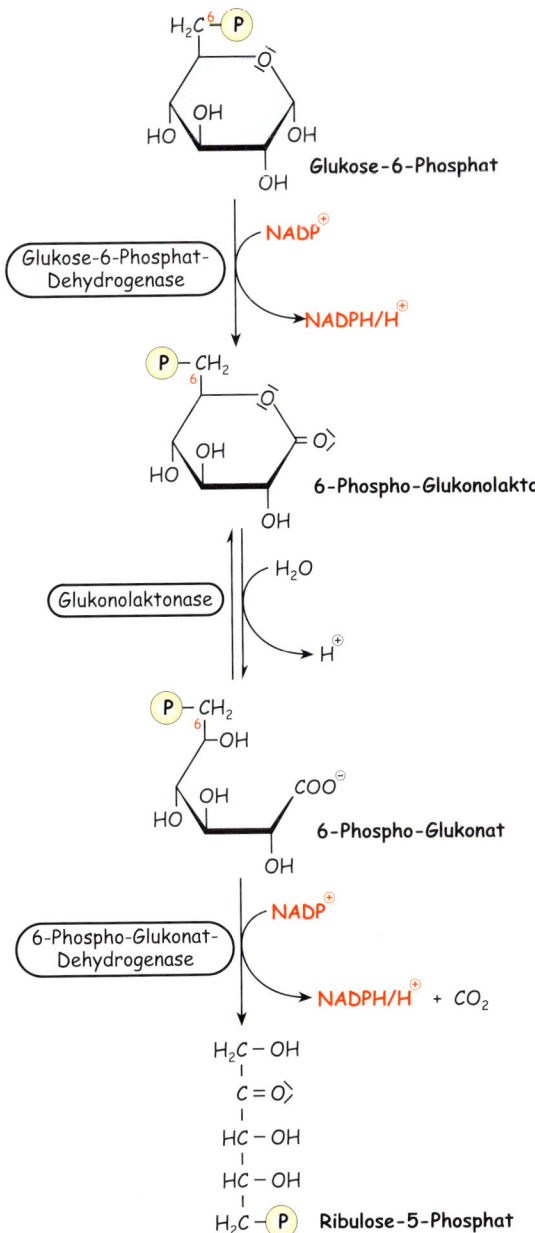

☞ 30.13 Der oxidative Teil des Pentosephosphatweges.

Beim Ablauf des restlichen Pentosephosphatweges gibt es im Erythrozyten wieder einmal einen kleinen Unterschied zu den anderen Zellen des Körpers: Das Zwischenprodukt Ribose-5-Phosphat wird nicht zur Purin- und Pyrimidinsynthese umgeleitet, da der Erythrozyt ja gar keine Nukleinsäuren herstellen kann.
Am Ende des Pentosephosphatweges kann der Erythrozyt einen kleinen Trick anwenden. Ist sein Bedarf an NADPH/H$^+$ hoch, so wandelt er Fruktose-6-Phosphat (eines der Produkte) mithilfe einer Isomerase zu Glukose-6-Phosphat um. Dieses kann sofort wieder vorne in den Pentosephosphatweg eintreten und erneut NADPH/H$^+$ liefern.

So entsteht bei Bedarf eine Art Kreislauf, der kontinuierlich für NADPH/H$^+$-Nachschub sorgt.
Ist andererseits genug NADPH/H$^+$ vorhanden und stattdessen der Bedarf an ATP hoch, wird Fruktose-6-Phosphat direkt in die Glykolyse eingeschleust.

30.3.5 Glutathion – Notarzt der Erythrozyten

Glutathion ist ein Reduktionsmittel und kann deshalb im Erythrozyten wie in allen anderen Zellen des Körpers als Oxidationsschutz dienen. Das bedeutet, dass es (in reduzierter Form) die Membran des Erythrozyten, seine Enzyme und das Hämoglobin vor gefährlichen Oxidationsprozessen schützt.

Struktur des Glutathions

Das Glutathion-Molekül ist ein atypisches Tripeptid. Es besteht aus drei Aminosäuren (Glutamat, Cystein und Glycin), von denen die ersten beiden nicht in der normalen Art und Weise verknüpft sind.

Glutathion-Biosynthese

Das Glutathion kann also nicht normal an Ribosomen hergestellt werden, weil diese nur normale Peptidbindungen herstellen können. Deshalb können die Erythrozyten Glutathion – trotz des fehlenden Kerns und der fehlenden Ribosomen – selbst herstellen: Die Biosynthese erfolgt („extraribosomal") einfach im Zytosol unter Verbrauch von ATP (☞ 30.14).

☞ 30.14 Glutathion-Biosynthese.

Glutamat und Cystein werden **γ-verknüpft**. Das heißt, dass nicht die α-, sondern die γ-Carboxyl-Gruppe von Glutamat die Peptidbindung bildet (Glutamat wird praktisch falsch herum angebaut). Man bezeichnet die Peptidbindung in diesem Fall als atypisch und das komplette Molekül dementsprechend als **atypisches Tripeptid**.

Aufgabe und Arbeitsweise des Glutathions

Glutathion dient wegen seiner Thiol-Gruppe als Reduktionsmittel: Über sie können Elektronen in Form von Wasserstoff abgegeben werden, welche wiederum andere Moleküle reduzieren („heilen"), die zuvor ungewollt oxidiert wurden.

Bei diesem Vorgang sind jeweils immer zwei Glutathion-Moleküle beteiligt. Wird ein anderer Stoff reduziert, geben zwei Glutathion-Moleküle den Wasserstoff ihrer Thiol-Gruppen ab (werden also selbst oxidiert) und verbinden sich miteinander zum **Glutathion-Disulfid**. Dies geschieht durch Bildung einer Disulfidbrücke. Die Oxidation der zwei Glutathion-Moleküle zum Glutathion-Disulfid wird durch das Enzym **Glutathion-Peroxidase** katalysiert (☞ **30.15**).

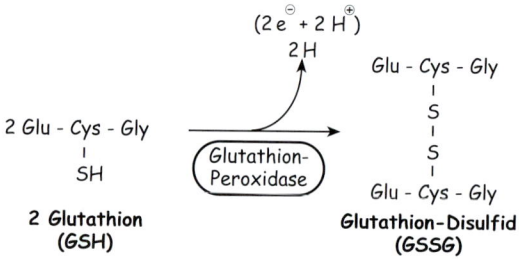

☞ **30.15** Oxidation zweier Glutathion-Moleküle zum Glutathion-Disulfid.

Kurz ein Wort zu der manchmal etwas verwirrenden Nomenklatur: „Glutathion" entspricht dem reduzierten einzelnen Glutathion-Molekül. Glutathion-Disulfid wird meist einfach als „oxidiertes Glutathion" bzw. „verbrauchtes Glutathion" bezeichnet.

Regeneration des Glutathions

Glutathion-Disulfid muss wieder regeneriert, also in seinen reduzierten Ausgangszustand mit der Thiol-Gruppe zurückgeführt werden (☞ **30.16**), damit es erneut für die Reduktion eines oxidierten Moleküls zur Verfügung stehen kann.

Das beteiligte Enzym, das die erforderliche Reduktion des Glutathion-Disulfids zu zwei Molekülen Glutathion ermöglicht, ist die **Glutathion-Reduktase**. Sie benötigt als Elektronenspender das schon bekannte Coenzym **NADPH/H⁺**.

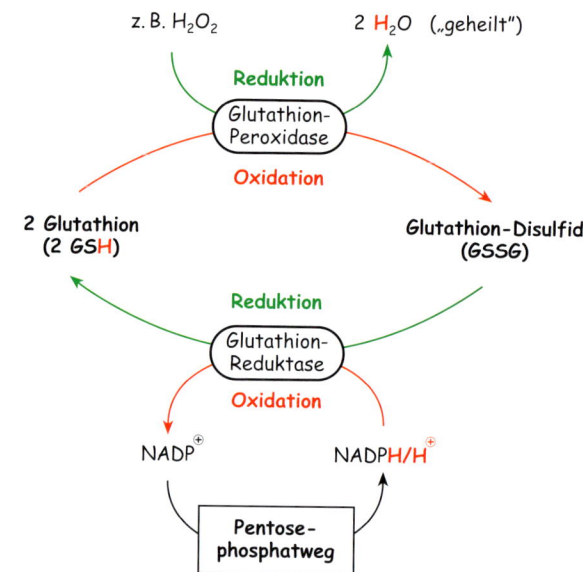

☞ **30.16** Regeneration des Glutathions.

Die gefürchteten Oxidationsreaktionen

Glutathion muss als wichtigstes Antioxidans der Erythrozyten vor allem dafür sorgen, dass Sauerstoffradikale und Wasserstoffperoxid (H_2O_2) unschädlich gemacht werden, da sonst durch diese aggressiven oxidierenden Stoffe für den Erythrozyten große Probleme entstehen.

Bildung von Sauerstoffradikalen. In jeder Zelle, die mit Sauerstoff in Berührung kommt, können ungewollt Sauerstoffradikale entstehen (☞ **30.17**), die wegen ihres freien Elektrons sehr reaktionsfreudig sind. Der Erythrozyt ist hier natürlich ganz besonders gefährdet, da er den Sauerstoff transportieren muss und ihm deshalb ständig ausgesetzt ist.

Die Sauerstoffradikale entstehen zum Beispiel bei der spontanen Oxidation von Hämoglobin (enthält Fe^{2+}) zu Methämoglobin (enthält Fe^{3+}), die eigentlich gar nicht stattfinden dürfte (☞ **30.17**).

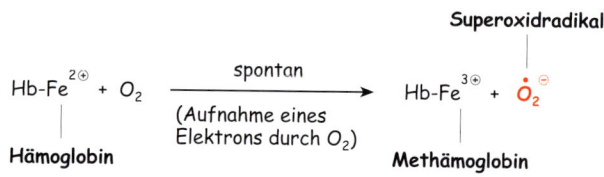

☞ **30.17** Bildung von Sauerstoffradikalen.

Entsorgung der Radikale – Bildung von H_2O_2. Die Superoxidradikale reagieren mithilfe der Superoxid-Dismutase weiter (☞ **30.18**). Die Protonen der zweiten Reaktion liegen bei physiologischem pH-Wert frei im Zytosol vor.

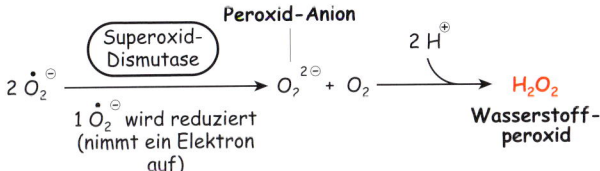

30.18 Entsorgung der Radikale – Bildung von H_2O_2.

Entsorgung des H_2O_2 durch Glutathion-Peroxidase oder Katalase. Hier schließt sich nun der Kreis, denn das entstandene Wasserstoffperoxid kann zum einen durch die Glutathion-Peroxidase beseitigt werden (☞ **30.19 a**). Zum anderen gibt es noch ein weiteres Enzym, das H_2O_2 entschärfen kann: die Katalase (☞ **30.19 b**).

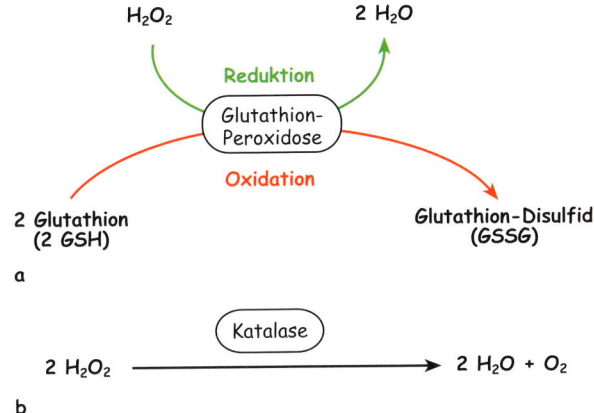

30.19 Entsorgung des H_2O_2 durch Glutathion-Peroxidase oder Katalase.

Glutathion-Peroxidase oder die Katalase sind zwar grundsätzlich für die gleiche Aufgabe – die Entschärfung von H_2O_2 – zuständig, es gibt bezüglich ihrer Arbeitsweise aber einen entscheidenden Unterschied: den Wasserstofflieferanten.
Um aus Wasserstoffperoxid (H_2O_2) zwei Moleküle Wasser ($2\,H_2O$) herstellen zu können, benötigt man Wasserstoff ($2\,H$). Bei der Katalase stammt dieser Wasserstoff aus einem zweiten Molekül H_2O_2; bei der Reaktion entsteht somit zusätzlich Sauerstoff. Die Glutathion-Peroxidase hingegen erhält den Wasserstoff durch die Oxidation reduzierten Glutathions zum Glutathion-Disulfid.
Peroxidase und Katalase sind auch ähnlich aufgebaut: Beide enthalten Häm als Coenzym. Die Glutathion-Peroxidase ist zusätzlich selenhaltig.
Die Enzyme sind nicht nur in den Erythrozyten, sondern in allen Zellen des Körpers dafür zuständig, eine Anhäufung von H_2O_2 zu verhindern.

Entstehung von Hydroxylradikalen. Würden Katalase und Peroxidase das Wasserstoffperoxid nicht entschärfen, so könnte es mit einem Superoxidradikal weiterreagieren (☞ **30.20**):

30.20 Entstehung von Hydroxylradikalen.

Das bei dieser Reaktion entstehende Hydroxylradikal ist noch angriffslustiger als das Superoxidradikal. Ihm wird die eigentliche schädigende Wirkung des Sauerstoffs zugeschrieben.

Hydroxylradikale können Fettsäuren in der Zellmembran der Erythrozyten miteinander vernetzen. Dadurch wird der Aufbau der Lipiddoppelschicht und letztendlich die Erythrozytenmembran zerstört, die Zelle stirbt.
Reaktionen mit dem Superoxidradikal und H_2O_2 führen zur Vernetzung von Proteinen, die dadurch ihre Löslichkeit und Funktionsfähigkeit einbüßen.

Der Schutz der Erythrozyten. Damit den Erythrozyten diese traurigen Schicksale erspart bleiben, besitzen sie zu ihrem Schutz die beschriebenen Helfer, die hier noch einmal zusammengefasst werden sollen:
- Glutathion als Wasserstofflieferant für Reduktionen und damit als Oxidationsschutz
- Glutathion-Reduktase und NADPH/H⁺ für die Regenerierung des reduzierten Glutathions aus Glutathion-Disulfid
- Superoxid-Dismutase zur Beseitigung von Superoxidradikalen
- Glutathion-Peroxidase und Katalase, die Wasserstoffperoxid reduzieren und dadurch die Aufeinanderfolge gefährlicher Oxidationsreaktionen unterbrechen. Bei dieser Reaktion wird durch die Peroxidase gleichzeitig Glutathion oxidiert.

Störungen im Erythrozytenstoffwechsel. Kommt es zu einer Störung, zum Beispiel zu einem Mangel an Glukose-6-Phosphat-Dehydrogenase im Pentosephosphatweg und damit zu einer nicht ausreichenden Produktion von NADPH/H⁺, blüht den Erythrozyten die Zerstörung ihrer Zellmembran. Der Patient entwickelt als Folge eine **hämolytische Anämie**, also eine Blutarmut aufgrund der Auflösung von Roten Blutkörperchen.

30.3.6 Abbau der Erythrozyten

Mechanismus der Alterung

Auch wenn Erythrozyten keinen Zellkern und keine Mitochondrien aufweisen, scheinen sie am Ende ihres Alterungsprozesses doch so etwas wie Apoptose (S. 264) einzuleiten (dies wird manchmal als Erythropoptose bezeichnet).

Erythrozyten erreichen ein Alter von ca. 120 Tagen. Im hohen Alter steigt ihr **Calciumgehalt** an und ihre Form verändert sich. Auch das Phospholipid **Phosphatidylserin** wird auf die Außenseite der Membran verlagert, was als Rezeptor für Makrophagen dient und auch auf anderen apoptotischen Zellen zu finden ist. Das Calcium scheint dann vor allem das Protein µ-Calpain zu aktivieren, das unter anderem das Spektringerüst der Erythrozyten zerlegt.

Abbauorte

Die **Blutmauserung**, der Abbau gealterter Erythrozyten, erfolgt hauptsächlich in der Milz, aber auch in Leber und Knochenmark durch das mononukleäre Phagozytensystem (MPS, S. 598).

Die gealterten Erythrozyten werden dabei von den Makrophagen vor allem am Phosphatidylserin erkannt, was zu deren Phagozytose führt. Ihr Hauptbestandteil, das Hämoglobin wird dabei freigesetzt und auf seine Weise abgebaut.

Das Retikuloendotheliale System (RES). Im Knochenmark gibt es dabei sehr enge Kontakte zwischen den Makrophagen (phagozytäre Retikulumzellen) und den Endothelzellen, was zum Begriff des Retikuloendothelialen Systems (RES) geführt hat.

30.3.7 Das Vitamin E (Tocopherol)

Das Vitamin E trägt in unseren Zellen in erheblichem Maße zum Oxidationsschutz bei und wird daher an dieser Stelle behandelt.
Es gibt mehrere Moleküle, die alle unter dem Begriff Vitamin E zusammengefasst werden; das wichtigste ist aber das **α-Tocopherol** (☞ 30.21).

☞ **30.21** Vitamin E (α-Tocopherol).

Chemie des Vitamin E

Vitamin E gehört zu den drei **fettlöslichen Vitaminen**, zu denen auch noch Vitamin A (S. 165) und Vitamin K (S. 536) gehören. (Wer mag, kann auch noch das ehemalige Vitamin D [Calciferol, S. 390] dazurechnen, dann sind es insgesamt vier.)
Die Vitamin-E-Aktivität der anderen chemischen Vertreter wird dabei auf einen Standard bezogen angegeben, der sich wiederum auf α-Tocopherol bezieht.

Chemisch gesehen besteht Vitamin E aus einem Chromanolring und einer gesättigten Phytolseitenkette – was man als Mediziner vielleicht nicht unbedingt zu seinem Grundwissen rechnen muss.

Die Aufnahme von Vitamin E

Wie es sich für ein Lipid gehört, wird auch Vitamin E im Dünndarm resorbiert und zusammen mit anderen Lipiden in **Chylomikronen** verpackt, um dann in die Peripherie geschickt zu werden.
Nach der Ankunft der Chylomikronenreste in der Leber erfolgen deren Abbau und Wiedereinbau in andere Lipoproteine (hier speziell die **VLDL**). Mit den VLDL erfolgt eine erneute Verschickung der Vitamine in die Peripherie, damit dann wirklich alle Zellen mit den so wichtigen Lipiden versorgt sind.
Auch die Aufnahme von Vitamin E in die Zielzellen der Peripherie hängt eng mit den Lipoproteinen zusammen, die genauen Mechanismen sind aber noch gar nicht bekannt.

Aufgabe von Vitamin E

Das Vitamin E dient als **Oxidationsschutz** für mehrfach ungesättigte Fettsäuren in unseren Zellmembranen (und auch in Lipoproteinen). Es ist in den Membranen lokalisiert.

Die freien Radikale. Im Organismus entstehen ständig sehr reaktionsfreudige, angriffslustige Radikale, die eine große Gefahr für mehrfach ungesättigte Fettsäuren (z. B. Arachidonsäure) darstellen. Wird eine solche Fettsäure von einem Radikal getroffen, so wird sie zwischen zwei ihrer Doppelbindungen oxidiert, d. h. sie verliert ein H-Atom und zurück bleibt ein freies Elektron.
Aus dem entstandenen Lipidradikal entsteht bei Bindung von O_2 ein hochreaktives **Lipidperoxid-Radikal**. Dieses kann entweder mit einer benachbarten Fettsäure in ein zytotoxisches Lipidperoxid übergehen oder mit einem zweiten Peroxid verschmelzen. Durch eine Kettenreaktion wäre auf diese Art und Weise die Zellmembran schnell in ihrer Funktion zerstört.

Die Rolle des Tocopherol in der Zellmembran besteht darin, ein eigenes H-Atom auf das Lipidperoxid-Radikal zu übertragen. Dieses ist damit wieder stabilisiert und die gefährliche Reaktionsfolge unterbrochen.

Tocopherol selbst wird bei dieser Aktion natürlich auch verändert, es entsteht ein **Vitamin-E-Radikal**. Dieses ist allerdings durch eine Resonanzstabilisierung so reaktionsträge, dass es selbst nicht in der Lage ist, weitere Moleküle zu oxidieren.
Das Vitamin-E-Radikal wird dann schnell durch **Vitamin C** (S. 459), das sich im Zytosol befindet, wieder regeneriert. Auch das **Glutathion** scheint hier eine Rolle zu spielen, aber

die einzelnen molekularen Vorgänge sind noch nicht ganz klar.

Eine gewisse Speicherung von Vitamin E erfolgt in Muskulatur und Fettgewebe; es scheint von dort aber in Mangelzeiten nur schlecht mobilisierbar zu sein.

Der Tagesbedarf von Vitamin E

Der Mensch benötigt täglich etwa 12 mg α-Tocopherol bzw. eine äquivalente Menge an anderen Vitamin-E-Derivaten, die sich alle besonders zahlreich in pflanzlichen Ölen finden.

> **Vitamin E in der Medizin.** Sowohl eine Überversorgung als auch Vitamin-E-Mangelzustände scheint es beim Menschen nicht zu geben. Aufgrund seiner antioxidativen Eigenschaften, wurden immer wieder einmal Studien gestartet, um eine mögliche Prävention von arteriosklerotischen Gefäßveränderungen zu verhindern. Bislang konnte jedoch kein Nutzen für den Patienten nachgewiesen werden.

30.4 Blutgruppen und Transfusionsbiologie

Dass ein Arzt zumindest Grundkenntnisse über die Blutgruppensysteme des Menschen besitzen muss, ist leicht zu verstehen. Fehler bei der Transfusion von Blut oder Blutprodukten können nicht nur für den Patienten ernste Folgen haben, sondern werden auch den behandelnden Arzt schnell in juristische Bedrängnis führen.

Der Begriff der Blutgruppe ist eigentlich nur noch historisch zu verstehen, weil die meisten der so genannten „Blutgruppenantigene" mittlerweile auch auf vielen anderen Körperzellen entdeckt worden sind. Auch wenn über deren physiologische Funktion viel spekuliert wird – eigentlich hat man noch keine Ahnung, warum es sie gibt. Mittlerweile sind beim Menschen zahlreiche Blutgruppensysteme mit insgesamt einigen hundert Antigenen beschrieben worden. Zum Glück (für die Patienten und die Lernenden) sind aber nur wenige wirklich klinisch relevant. Die größte Bedeutung haben das ABO-, das Rhesus- und das Kell-System.

30.4.1 Die Rolle des Immunsystems

Die Blutgruppenantigene haben klinisch nur deshalb eine Bedeutung, weil gegen sie Antikörper gebildet werden können.

Wir werden daher kurz auf die Bildung der Antikörper eingehen, die abhängig von der chemischen Struktur ihrer Antigene unterschiedlich verläuft.

Die Antikörper

Das Vorhandensein fremder Antigene in einem Organismus führt zu einer Immunreaktion, in deren Folge oft auch Antikörper gebildet werden (☞ **30.22**), die dem spezifischen oder erworbenen Immunsystem zugeordnet werden können. Antikörper sind Y-förmige Glykoproteine, die von aktivierten B-Lymphozyten (Plasmazellen) gebildet und ins Blut sezerniert werden (S. 610).

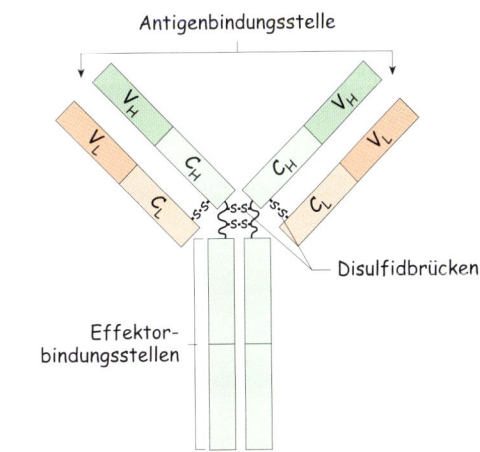

☞ **30.22** Grundstruktur eines Antikörpers.

Nach der Bindung an das spezifische Antigen erfolgt je nach Antikörpersorte (es gibt fünf verschiedene Typen) eine direkte Zerstörung des Antigens oder nur eine Markierung für andere Immunzellen. Antikörper werden aufgrund ihrer Wanderung in der Elektrophorese auch als Immunglobuline bezeichnet.

Nach ihrem Vorkommen im Blut kann man noch einmal reguläre und irreguläre Antikörper unterscheiden, die beiden wichtigsten Typen sind die Immunglobuline M und G.

Reguläre und irreguläre Antikörper. Reguläre Antikörper werden auch als natürliche oder natürlich vorkommende Antikörper bezeichnet. Sie kommen einfach so (regulär) in unserem Blut vor, ohne dass ein offensichtlicher Kontakt mit fremden Antigenen erfolgt sein muss.

Dem gegenüber stehen die irregulären Antikörper, die auch als Immunantikörper bezeichnet werden, weil sie nur in der Folge eines Kontaktes mit fremden Antigenen produziert werden, so etwa durch eine Transfusion oder durch diaplazentare Übertragung von der Mutter auf den Fetus.

Reguläre Antikörper kommen bei den Blutgruppensystemen nur innerhalb des ABO-Systems vor. Es ist für die Transfusionsmedizin das bedeutendste, weil es bei Patienten mit nicht passender Blutgruppe *immer* zu einer Unverträglichkeitsreaktion kommt. Reguläre Antikörper gehören in der Regel zur Gruppe der Immunglobuline M, was klinisch von Bedeutung ist.

Irreguläre Antikörper sind Immunantikörper, die als Antwort auf einen Kontakt mit fremden Erythrozyten zu verstehen sind. Bei ihnen handelt es sich vor allem um Antikörper der Immunglobulinklasse G.

> **Die Immunglobuline M und G.** Klinisch wirklich wichtig ist die Unterscheidung zwischen den beiden Immunglobulinklassen M (IgM) und G (IgG).
> **Immunglobulin M** wird als erster Antikörper bei der primären Immunantwort produziert. Er ist in der Lage, mit hoher Effektivität Bestandteile des Komplementsystems (S. 617) zu binden, was in der Folge zu einer Lyse der Zielzelle führt. IgM ist nicht in der Lage, durch die Plazenta hindurch von der Mutter auf den Fetus überzugehen.
> **Immunglobulin G** hingegen kann erst nach einigen Tagen von den Plasmazellen hergestellt werden; sie müssen dazu noch einmal von spezialisierten Immunzellen aktiviert werden.

> Anders als IgM gibt es für IgG einen Rezeptor in der Plazenta, über den die Antikörper in den Fetus gelangen können und ihn – auch noch einige Wochen nach der Geburt – vor „Eindringlingen" schützen.

Der Klassenwechsel der Antikörper. Die nach Antigenkontakt zu Plasmazellen aktivierten B-Lymphozyten produzieren als erste Antwort zunächst immer Immunglobuline der Klasse M. In der Klinik findet diese Tatsache unter anderem darin ihren Niederschlag, dass bei der Frage nach einer frischen Infektion die entsprechenden IgM bestimmt werden; liegt eine schon ältere, abgelaufene Infektion vor, so finden sich nur Antikörper der Klasse G (S. 613).
Manche Plasmazellen schalten im Laufe einer Infektion ihre Produktion von IgM zu IgG um, was als **Antikörperklassenwechsel** (S. 603) bezeichnet wird. Dieser Klassenwechsel ist allerdings nur möglich, wenn sie dazu von den T-Helferzellen (S. 599) motiviert werden. Ein Kontakt zwischen den beiden kommt allerdings nur zustande, wenn die Plasmazelle das Antigen, das sie zunächst nur an ihrem B-Zell-Rezeptor gebunden hatte, auch aufbereitet und über die MHC-II-Moleküle präsentiert (S. 605). Eine solche Präsentation – und das ist klinisch entscheidend – kann allerdings nur mit **Proteinantigenen** erfolgen.
Also sind ausschließlich Proteine in der Lage, eine IgG-Antwort des Immunsystems zu erzeugen, andere Moleküle führen nur zu einer primären IgM-Antwort. Da die Chemie der Blutgruppen unterschiedlich ist, kommt es auch zu einer differierenden Antikörperantwort. Dies aber hat weitreichende Konsequenzen in der Klinik; schauen wir es uns im Einzelnen an.

Chemie der Blutgruppen

Wie wir gerade gesehen haben, ist die chemische Struktur der Blutgruppen entscheidend für die entsprechende Antikörperantwort, die wiederum zu klinisch höchst unterschiedlichen Effekten führt.
Grundsätzlich muss man bei den Blutgruppen – und allen anderen Antigenen – zwischen dem Trägermolekül und der **antigenen Determinate**, die auch als Epitop bezeichnet wird, unterscheiden. Die wird bei den Blutgruppen entweder von einem Protein oder einem Kohlenhydrat gebildet. Die Kohlenhydrate hängen dabei entweder an Membranlipiden (und sind dann Glykolipide) oder an Membranproteinen (und sind dann Glykoproteine).

30.4.2 Das AB0-System

Das AB0-Blutgruppensystem ist klinisch von herausragender Bedeutung, weil hier auch reguläre Antikörper vorkommen, die schon bei einer ersten Transfusion zu schwerwiegenden Problemen führen können. Auch für die Transplantationsmedizin ist das AB0-System wichtig, weil die Antigene nicht nur auf Erythrozyten, sondern auch anderen Körperzellen vorkommen.

Vorkommen der AB0-Antigene

> Die AB0-Antigene finden sich auf der Oberfläche unserer Blutzellen (Erythrozyten, Leukozyten und Thrombozyten) sowie auf Endothelzellen. Die Kohlenhydrate sind dabei meist an Sphingolipide gebunden.

Die meisten Menschen (etwa 80 %) scheiden die Blutgruppen-Antigene auch mit Sekreten und Körperflüssigkeiten aus, weil sie über entsprechende Sekretorgene verfügen; sie werden als *Sekretoren* bezeichnet.

Chemischer Aufbau des AB0-Systems

AB0-Antigene, die auf der Oberfläche der Erythrozyten gebunden vorliegen, sind **Glykolipide**; das Trägermolekül besteht aus Ceramid. Dessen primäre Alkohol-Gruppe stellt die Bindungsstelle für den Kohlenhydratteil dar. Die mit dem Speichel ausgeschiedenen AB0-Antigene sind hingegen **Glykoproteine**; im Kohlenhydratanteil unterscheiden sie sich jedoch nicht.
Am Aufbau der Oligosaccharide sind nun vier verschiedene Monosaccharide beteiligt. Neben Galaktose und Fukose auch N-Acetyl-Galaktosamin und N-Acetyl-Glukosamin (👁 **30.23**).

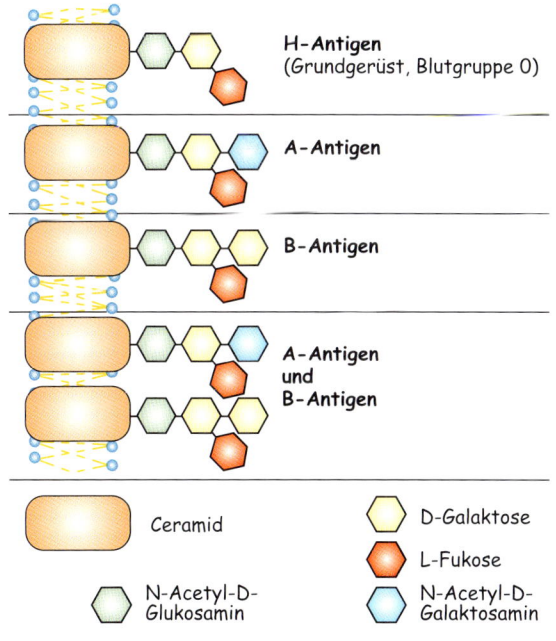

Ceramid	D-Galaktose
	L-Fukose
N-Acetyl-D-Glukosamin	N-Acetyl-D-Galaktosamin

👁 **30.23** AB0-Antigene.

Genetik des AB0-Systems

Beim AB0-System kann man drei verschiedene Gengruppen unterscheiden: A, B und 0. Das 0-Gen codiert für nichts, hat daher auch keinen Effekt. Die A- und B-Gene hingegen codieren für zwei verschiedene **Glykosyltransferasen**; also Enzyme, die ein bestimmtes Monosaccharid an eine Kohlenhydratkette hängen.

> Besitzt man die Blutgruppe A, so kann man genetisch entweder AA oder A0 haben; in beiden Fällen erfolgt eine Expression der Glykosyltransferase und das Monosaccharid wird angehängt. Gleiches gilt für die Blutgruppe B (genetisch BB oder B0).
> Besitzt man die Blutgruppe AB, so liegt auch genetisch AB vor. Bei der Blutgruppe 0 muss man folgerichtig homozygot für 0 sein, kein Genprodukt verändert die Zuckerkette.

Die Gene für A und B verhalten sich also kodominant zueinander, weil sich keines der Gene gegenüber dem anderen durchsetzen kann. Beide Merkmale kommen zur Ausprägung, sodass auf den Erythrozyten sowohl Glykolipide mit einem A- *als auch* einem B-Ende vorkommen.
A und B verhalten sich hingegen dominant gegenüber 0, weil eine vorhandene Glykosyltransferase (A oder B) ein Kohlenhydratende modifiziert, für 0 aber keine Glykosyltransferase vorhanden ist.

Zellbiologie des AB0-Systems

Schauen wir uns den Vorgang der Glykosylierung im AB0-Blutgruppensystem etwas genauer an. Sie erfolgt im Endoplasmatischen Retikulum und Golgi-Apparat der Vorläuferzellen der Erythrozyten, also vor allem in den **Erythroblasten**.
Zunächst erfolgt dort die Biosynthese einer so genannten H-Substanz (lat. *human*), die der Blutgruppe 0 entspricht (daher ist manchmal auch vom ABH-System die Rede). Eine weitere Modifikation der H-Substanz erfolgt dann nur beim Vorhandensein eines A- bzw. B-Genes, wodurch sich die Blutgruppen A, B oder auch AB ergeben können.

Biosynthese der H-Substanz. Bei den zellgebundenen AB0-Antigenen handelt es sich meist um Glykosphingolipide, bei denen das Trägermolekül das Ceramid ist. An dieses wird im ER und Golgi-Apparat der Erythroblasten eine Reihe Monosaccharide gehängt, vor allem Galaktose und N-Acetyl-Glukosamin. An die letzte Galaktose wird im Golgi-Apparat schließlich noch ein Molekül Fukose gehängt, wodurch die H-Substanz fertig synthetisiert wäre (👁 **30.24**).
Durch das Wachsen der Zellmembran von ER und Golgi-Apparat aus erfolgt schließlich eine Expression der glykosylierten Sphingolipide an der Oberfläche der Erythroblasten, die dann später zu den Erythrozyten werden.

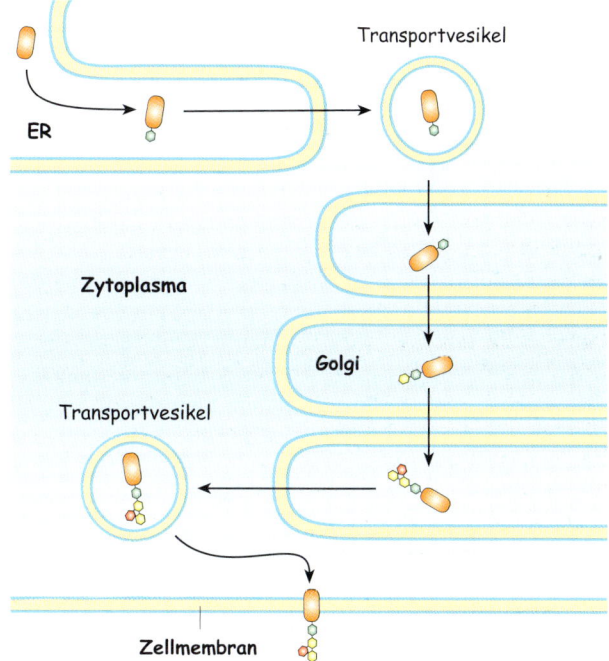

👁 **30.24** Biosynthese der H-Substanz.

Die Blutgruppe 0. Da das 0-Gen für kein funktionierendes Genprodukt codiert, findet man auf der Oberfläche der Erythrozyten von 00-Genträgern die H-Substanz, die nicht weiter verändert wurde. Etwa 40% der Bevölkerung besitzen die Blutgruppe 0, wobei davon ausgegangen werden muss, dass sie bei verschiedenen Erkrankungen (so vielleicht der Pest) einen Vorteil bieten muss, sonst müsste sie aufgrund des Vererbungsmodus viel seltener auftreten.

Die Blutgruppe A. Menschen mit der Blutgruppe A exprimieren durch das A-Gen eine Glykosyltransferase, welche in der Membran des Golgi-Apparates sitzt und die H-Substanz noch einmal modifiziert. An die vorletzte Galaktose (an der ja schon die Fukose gebunden ist) wird zusätzlich noch ein N-Acetyl-Galaktosamin gehängt. Die Blutgruppe A weisen ebenfalls etwa 40% der Bevölkerung auf.

Die Blutgruppe B. Wird an die H-Substanz durch eine Glykosyltransferase, die vom B-Gen codiert wird, noch eine weitere Galaktose an die schon vorhandene vorletzte Galaktose gehängt, so bekommen wir die Blutgruppe B. Diese Blutgruppe weisen nur etwa 15% der Bevölkerung auf, was für gewisse Nachteile gegenüber der Blutgruppe A spricht.

Die Blutgruppe AB. Besitzt ein Mensch sowohl das A- als auch das B-Gen, so werden beide Glykosyltransferasen exprimiert, und er zeigt auf der Oberfläche seiner Erythrozyten sowohl A- als auch B-Antigene. Die Blutgruppe AB ist schon wegen des Vererbungsmodus am seltensten, sie haben nur 5% der Bevölkerung.

Die Antikörper gegen das AB0-System

Das alleinige Vorliegen von (potenziellen) Antigenen führt natürlich noch nicht zu einem Problem. Jedoch bildet jeder Mensch Antikörper gegen die Komponenten des AB0-Systems, die er selbst *nicht* besitzt.

> Menschen mit der Blutgruppe A haben also Anti-B-Antikörper in ihrem Blut und umgekehrt. Bei der Blutgruppe 0 finden sich sowohl Anti-A- als auch Anti-B-Antikörper, bei der Blutgruppe AB hingegen keine Antikörper.

Warum gibt es die Antikörper überhaupt? Die Bildung von Antikörpern gegen etwas, das gar nicht vorhanden ist, mutet natürlich etwas wunderlich an. Die AB0-Kohlenhydrate sind in der Natur allerdings sehr weit verbreitet, weshalb man heute davon ausgeht, dass unsere eigenen Darmbakterien für die Antikörperbildung verantwortlich sind. Diese besitzen nämlich ebenfalls diese Oberflächenmarker und induzieren die Bildung von („natürlichen") Antikörpern – jedenfalls, sofern keine Toleranz besteht. Die Antigene der Erythrozyten werden von den Lymphozyten als „Eigen" erkannt, wodurch auch gegen die Bakterien keine Antikörper gebildet werden können (S. 609).

Bildung der Immunglobuline M. Zu Beginn einer Immunantwort des spezifischen Immunsystems werden zunächst immer Immunglobuline der Klasse M gebildet, so auch im Falle der AB0-Blutgruppen.

Da es sich bei der antigenen Determinante im AB0-System aber um Kohlenhydrate handelt, bleibt es auch dabei. Der Organismus ist nicht in der Lage, die Produktion der Antikörper auf die Klasse G umzuschalten, was weitreichende Folgen nach sich zieht.

> **AB0 und die Schwangerschaft.** Für IgM-Antikörper gibt es in der Plazenta keinen Rezeptor, sodass sie nicht von der Mutter auf den Fetus übergehen können.
> Allerdings gibt es trotz dieses Umstandes **AB0-Erythroblastosen**, die sogar häufiger als die „klassischen" Rhesus-Erythroblastosen sind, allerdings beim Kind meist keine großen Schäden anrichten. Diese Erkrankung ist in der Tat mit dem Auftreten von IgG-Antikörpern gegen das AB0-System verbunden, deren Entstehen noch nicht ganz klar ist.
> Eventuell spielen hier Teile des Trägerproteins eine Rolle, denn man hat auch im Serum einfach so AB0-Blutgruppenantigene gefunden, die nicht an Lipide, sondern Proteine gekoppelt vorlagen. Der Proteinanteil könnte dann zum Antikörperklassenwechsel führen.

30.4.3 Das Rhesus-System

Das Rhesus-System ist nicht nur für die Transfusionsmedizin, sondern auch für die Geburtshilfe sehr wichtig, weil es in beiden Bereichen lebensgefährliche Komplikationen verursachen kann. Entdeckt hat man das Rhesus-System, das ausschließlich auf Erythrozyten zu finden ist, bei den Rhesus-Affen.

Das Rhesus-Antigen

> Das Rhesus-System besteht zwar aus mehreren Antigenen, die entscheidende immunogene Wirkung hat allerdings nur das D-Antigen, ein Protein, das sich in der Membran der Erythrozyten befinden kann.

Rhesus-positiv bedeutet, dass sich das Rhesus-Antigen auf der Oberfläche der Erythrozyten befindet. Ein Mensch ist Rhesus-negativ, wenn es ihm fehlt. Im Rhesus-Komplex gibt es noch weitere Komponenten (C und c sowie E und e), die allerdings klinisch weniger relevant sind.

Genetik des Rhesus-Systems

Die insgesamt drei Rhesus-Antigene werden von zwei Genen codiert; man unterscheidet das Rhesus-D-Gen und das Rhesus-CcEe-Gen.

Das Rhesus-D-Gen. Funktioniert das Rhesus-D-Gen, so codiert es für ein Protein, das in der Zellmembran der Erythrozyten sitzt und immunologisch als D-Antigen fungiert; entsprechende Menschen (das sind bei uns etwa 85%) sind dann Rhesus-positiv.
Bei den 15% Rhesus-negativen Menschen liegt eine Mutation im Rhesus-D-Gen vor, wodurch das Allel überhaupt

nicht exprimiert wird. Klar müssen diese Leute homozygot sein, sonst würde das eine funktionierende Allel noch zu einer Expression des D-Antigens führen. So wird auch deutlich, warum der Rhesusfaktor genetisch dominant wirkt.

Das Rhesus-CcEe-Gen. Das Rhesus-CcEe-Gen kodiert für Membranproteine der Erythrozyten, die Cc- oder Ee-Antigene tragen; sie sind nur schwach immunogen und spielen daher für die Rhesuszugehörigkeit keine Rolle.

Die Kombination der verschiedenen Proteine erfolgt im Übrigen durch alternatives Spleißen der hnRNA des Rhesus-CcEe-Gens, was zur Bildung zweier Proteine führt, die entweder das C- oder c- bzw. das E- oder e-Antigen tragen.

Zellbiologie des Rhesus-Systems

Die Entstehung der Rhesus-Antigene ist auf zellbiologischer Ebene recht unspektakulär. Wie alle membranständigen Proteine werden auch die Rhesus-Antigene ins raue ER (hier der Erythroblasten) translatiert und dann zum Golgi-Apparat transportiert, von wo aus sie zur Zellmembran gelangen.
In Abhängigkeit von der genetischen Situation und dem Spleißvorgang ergeben sich dann verschiedene Antigenmuster auf der Erythrozytenoberfläche, die durch die **CDE-Nomenklatur** beschrieben werden können. Etwa ein Drittel der Bevölkerung weist die Kombination CDe/cde auf.

Antikörper gegen das Rhesus-System

Im Gegensatz zu den AB0-Blutgruppen ist das Rhesus-System in der Natur nicht verbreitet, daher gibt es auf die Rhesus-Antigene auch keine natürliche Antikörperbildung; Anti-Rhesus-Antikörper sind irreguläre Antikörper.
Es gibt aber noch einen weiteren fundamentalen Unterschied, der klinisch folgenreich ist: Der Rhesusfaktor ist ein Protein. Wie wir schon gesehen haben, wird zu Beginn einer Immunantwort immer zunächst IgM gebildet. Handelt es sich bei den Antigenen allerdings um Proteine, so werden sie in den Plasmazellen aufbereitet und über die MHC-II-Oberflächenproteine präsentiert. An diese MHC binden passende T-Helferzellen mit ihrem CD4-Oberflächenprotein und können so die Plasmazelle zu einem Klassenwechsel in der Produktion ihrer Antikörper bewegen. Nach einigen Tagen wird die Produktion der Antikörper von IgM auf IgG umgestellt.
Anders als IgM ist IgG aber in der Lage, über einen Rezeptor in der Plazenta in den Fetus zu gelangen. Neben den positiven Effekten auf die Immunabwehr des Fetus können sich hier lebensbedrohliche Immunreaktionen ergeben, wenn Anti-Rhesus-Antikörper von der Mutter auf das Kind übertreten.

Der Rhesus-Faktor in der Schwangerschaft. Es tritt überhaupt nur dann ein Problem auf, wenn die Mutter Rhesus-negativ ist, der (biologische) Vater aber Rhesus-positiv.
Da beim Rhesus-System keine natürlichen Antikörper vorkommen, muss vor einer Antikörperbildung immer eine Sensibilisierung stattfinden. Ein Problem in der Schwangerschaft ergibt sich daher in der Regel erst beim zweiten Kind.
Das erste Kind. Selten einmal während der Schwangerschaft, oft aber unter der Geburt kommt es zu einem Übertritt kindlicher Erythrozyten in den mütterlichen Kreislauf. Dort werden dann gegen deren Rhesus-Antigene zum einen IgM von Plasmazellen gebildet, zum anderen werden die Erythrozyten vom mononuklären Phagozytensystem abgebaut. Dadurch lernen T-Helferzellen ihren „Feind" kennen und können dann die Plasmazellen zum Produktionswechsel von IgM auf IgG veranlassen.
Wenn das soweit ist, ist das erste Kind allerdings meist schon auf der Welt und damit – jedenfalls für dieses Problem – aus dem Gefahrenbereich.
Das zweite Kind. Wird die Mutter nun ein zweites Mal schwanger, so kommt es allerdings sehr schnell zu einem Übertritt von Anti-Rhesus-IgG über die Plazenta in den Blutkreislauf des Kindes, das dann an einem Morbus haemolyticus neonatorum leidet.

Morbus haemolyticus neonatorum. Durch die Anti-Rhesus-Antikörper bekommen die Kinder grundsätzlich zwei Probleme.

- Zum einen entwickeln sie eine **Anämie**, weil durch die Antikörper die kindlichen Erythrozyten zerstört werden (Hämolyse). Das kann zu solch schweren hypoxischen Schäden führen, die die Kinder oft nicht überleben.
- Außerdem entsteht eine große Menge Bilirubin, das allerdings in utero noch von der Mutter entsorgt werden kann. Nach der Geburt kommen zwar keine neuen Antikörper mehr von der Mutter nach. Dafür muss der „Zwerg" nun aber mit dem Bilirubin selbst fertig werden, was ihm schon unter normalen Umständen nicht ganz leicht fällt (physiologischer Neugeborenenikterus, S. 559). Größte Gefahr ist ein **Kernikterus**, bei dem sich Bilirubin in bestimmten Kernregionen im Gehirn (den Stammganglien) ansammelt und dort großen Schaden anrichtet.

Rhesus-Prophylaxe. Eine Therapie des klassischen Morbus haemolyticus neonatorum ist selten von Erfolg gekrönt, daher kommt der Prophylaxe eine besondere Bedeutung zu. Und die funktioniert sehr gut, daher muss man als Rhesus-negative Frau nicht unbedingt auf den Rhesus-positiven Traummann verzichten...
Bei gegebener Gefahrenkonstellation der beteiligten Geschlechtspartner unternimmt man bei der Frau eine Prophylaxe mit Hyperimmunglobulin. Dabei spritzt man der Mutter Anti-D-IgG, welche eventuell eingedrungene kindliche Erythrozyten zerstören, bevor diese im mononuklären Phagozytensystem aufbereitet werden können.

Auf dem gleichen Effekt beruht im Übrigen die Tatsache, dass die Gefahr einer Sensibilisierung größer ist, wenn Mutter und erstes Kind AB0-kompatibel sind. Sind sie es nämlich nicht, so führen die Anti-AB0-IgM der Mutter zu einer Zerstörung eingedrungener kindlicher Erythrozyten – wenn sie schnell genug sind, bevor die Makrophagen auf die Eindringlinge aufmerksam werden.

30.4.4 Das Kell-System

Das Kell-Antigen ist sehr selten, daher ergibt sich nicht so oft eine Gelegenheit zur Immunisierung. Allerdings wirkt es dann als starkes Antigen, sodass weitestgehend versucht wird, Erythrozyten Kell-verträglich zu transfundieren. Das soll dazu reichen.

30.4.5 Die Bluttransfusion

Bluttransfusionen sind therapeutisch häufig eingesetzte Verfahren, die allerdings keine Fehler tolerieren, da eine Fehltransfusion das Leben des Patienten akut gefährden kann.

Was kann man transfundieren?

In Bezug auf die Sauerstoffträger des Blutes, die Erythrozyten, kommt neben der Transfusion von Vollblut vor allem die Gabe von Erythrozytenkonzentraten (in der Klinik kurz als EKs bezeichnet) in Frage.
- **Vollblut** wird nur noch in Ausnahmefällen gegeben, so bei fulminanten Hämolysen nach Fehltransfusionen oder auch nach massiven Blutverlusten im Rahmen von Polytraumen. Der Grund für diese eingeschränkte Indikation liegt in der Tatsache begründet, dass die verschiedenen Blutbestandteile eine unterschiedliche Behandlung erfordern. Erythrozyten kann man am besten bei Kühlschranktemperaturen aufbewahren – da stehen Thrombozyten aber gar nicht drauf.
- **Erythrozytenkonzentrate** sind daher das Mittel der Wahl, um einem Patienten Rote Blutkörperchen zu transfundieren. Neben dem Plasma des Spenders, das zusätzlich noch unerwünschte Antikörper enthalten kann, werden durch eine Dichtezentrifugation auch die meisten Leukozyten und Thrombozyten entfernt. Benötigt man auch diese Bestandteile, so werden sie heutzutage in der Regel extra gegeben.

Notwendige Voruntersuchungen

Vor einer Transfusion ist eine Reihe an Voruntersuchungen erforderlich, damit keine Fehltransfusion erfolgt.
- Bei der **Blutgruppenuntersuchung** werden die wegen ihrer Wichtigkeit auch als Major-Antigene bezeichneten AB0- und Rhesus-Antigene bestimmt. Alle anderen (Minor-Antigene) spielen in der Transfusionsmedizin nur eine untergeordnete Rolle.

- Ein **Antikörpersuchtest** mittels des indirekten Coombstests fahndet dennoch nach Antikörpern gegen Minor-Antigene, also irreguläre Antikörper. Das Serum des Empfängers wird dabei mit definierten Testerythrozyten vermischt.
- Bei der **Kreuzprobe** nimmt man zunächst wieder Empfängerserum und mischt es mit den Spendererythrozyten (Major-Test). Dann werden noch Empfängererythrozyten mit Spenderserum vermischt – um irreguläre Antikörper gegen nicht getestete Erythrozytenantigene aufzufinden (Minor-Test).
- Beim **Bedside-Test** wird unmittelbar vor der Transfusion noch einmal die Blutgruppe des Empfängers mittels Antisera gegen A und B bestimmt.

30.5 Das Hämoglobin

Es ist nun schon viel über die Roten Blutkörperchen gesagt worden. Nun soll es endlich um ihren wichtigsten Bestandteil gehen: das Hämoglobin – den roten Blutfarbstoff. Zuerst einmal ein paar interessante Zahlen:
Etwa 88 % des Volumens eines Roten Blutkörperchens werden vom Hämoglobin eingenommen. Jeder kleine Erythrozyt ist also fast bis oben hin vollgestopft mit Hämoglobin-Molekülen. Genauer gesagt enthält ein Erythrozyt in seinem Zytosol etwa 3×10^8 Hämoglobin-Moleküle.

Der mittlere Hämoglobin-Gehalt eines Erythrozyten wird als Färbekoeffizient (engl. *mean corpuscular haemoglobin*, **MCH**) bezeichnet und liegt bei **30 pg**. Insgesamt beträgt der Hämoglobin-Gehalt im Blut, kurz „Hb" genannt, bei Frauen etwa **14 g/dl** und bei Männern etwa **16 g/dl**.

Die Aufgabe des Hämoglobins ist in erster Linie der Sauerstofftransport. Es beteiligt sich aber auch am CO_2-Transport und hilft zu guter Letzt noch bei der Pufferung des Blutes (sorgt also dafür, dass der pH-Wert bei 7,4 bleibt).

30.5.1 Das Hämoglobin-Molekül

Hämoglobin ist ein großes kugelförmiges Molekül, das aus vier Untereinheiten besteht (👁 30.25). Jede der vier Untereinheiten setzt sich aus einem Porphyrin-Teil („Häm-") und einem Protein-Teil („-globin") zusammen.

Untereinander werden die Untereinheiten durch hydrophobe und ionische Wechselwirkungen sowie durch Wasserstoffbrückenbindungen zusammengehalten.

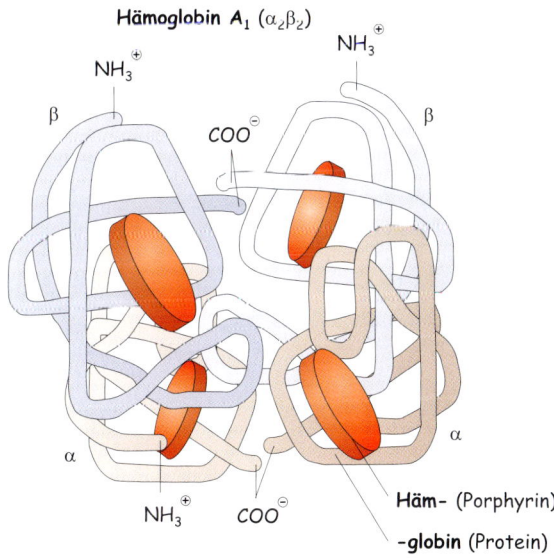

Hämoglobin A₁ (α₂β₂)

● **30.25** Hämoglobin.

Das Häm-Molekül

Das Häm-Molekül bildet den Porphyrin-Teil einer Hämoglobin-Untereinheit. Porphyrine sind ringförmige Moleküle, die zusammen mit Proteinen vorliegen und prosthetischen Gruppen entsprechen.

> Ein Häm-Molekül enthält viele Doppelbindungen, die ihm aufgrund ihrer besonderen Lichtbrechung eine rote Färbung verleihen. Häm ist also der Bestandteil des Hämoglobins, dem es seine schöne rote Farbe verdankt.

Porphyrine neigen zur Chelatbildung mit Metallionen. Im Fall des Hämoglobins ist das zentrale Metallion das zweiwertige Eisen (Fe^{2+}).

Aufbau des Häms. Die Grundstruktur eines Porphyrins und somit auch des Häms ist ein Ring aus vier Pyrrolringen: das Porphyrinogen (● **30.26**).

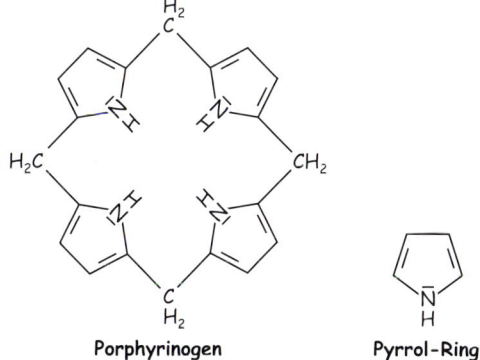

● **30.26** Porphyrinogen ist ein Ring aus vier Pyrrol-Ringen.

Auf dem Weg zum fertigen Porphyrin (● **30.27**) erhält der Porphyrinogen-Ring noch zusätzliche Doppelbindungen (am Ende sind es elf Stück), einige Seitenketten und das zentrale Eisen-Ion Fe^{2+}. Fertig ist das Porphyrin – in unserem Fall das Häm-Molekül.

● **30.27** Porphyrin – das Häm-Molekül.

Das zentrale Eisen-Ion besitzt sechs Koordinationsstellen, mit denen es nicht-kovalente koordinative Bindungen eingehen kann. Koordinativ bedeutet, dass beide Bindungselektronen von einem Bindungspartner stammen.

Vier dieser Koordinationsstellen werden von den Stickstoffatomen der Pyrrol-Ringe besetzt, die fünfte Stelle dient der Verbindung des Häms mit dem Globin – genauer gesagt mit einem Histidinrest der Polypeptidkette. Nun ist noch eine Bindungsstelle übrig.

Die O₂-Bindung. Für die Hauptaufgabe des roten Blutfarbstoffs, den Sauerstofftransport, steht die sechste und letzte Koordinationsstelle des Häm-Eisenions zur Verfügung. Dort lagert sich ein Sauerstoffmolekül (O_2) an (● **30.28**). Das gesamte Hämoglobin mit seinen vier Untereinheiten kann vier Moleküle Sauerstoff transportieren.

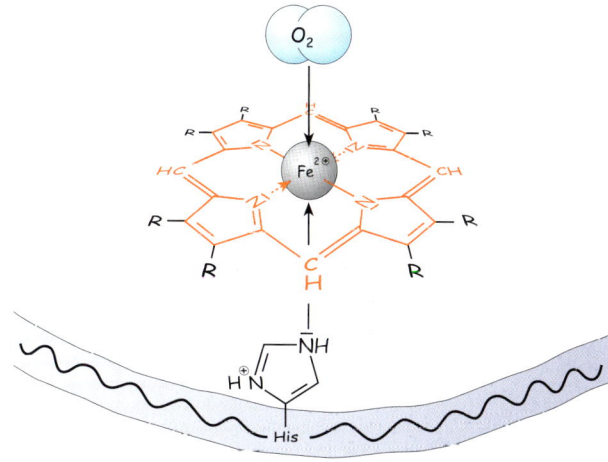

● **30.28** Die O₂-Bindung.

Das Globin-Molekül

Der Protein-Teil einer Untereinheit, das Globin, ist eine Polypeptidkette. Es gibt davon vier verschiedene Sorten: eine α-, eine β-, eine γ- und eine δ-Kette, die sich durch ihre Aminosäuresequenz unterscheiden. Eine Untereinheit des Hämoglobins besitzt jeweils *eine* dieser Ketten.
Ein Hämoglobin-Molekül enthält somit insgesamt vier Peptidketten, davon sind zwei immer α-Ketten und die anderen zwei immer vom gleichen Typ (β, γ oder δ). Anhand der enthaltenen Globine kann man drei Hämoglobin-Arten unterscheiden.

Das Hämoglobin der Erwachsenen. Beim Erwachsenen werden zwei verschiedene Hämoglobine unterschieden, das Hb A_1 und das Hb A_2 („A" steht dabei für adult).
- **Hb A_1**, das 98 % des Hämoglobins eines Erwachsenen ausmacht, besteht dabei aus zwei α- und zwei **β-Ketten**.
- **Hb A_2**, das im Erwachsenen zu zwei Prozent vorliegt, besteht aus zwei α-und zwei δ Ketten.

Das **fetale Hämoglobin** (Hb F) liegt während der meisten Zeit der fetalen Entwicklung zu 100 % vor, wird dann aber gegen den Geburtstermin hin zunehmend durch die adulten Formen ersetzt. Hb F besteht aus zwei α- und zwei γ-Ketten.
Das fetale Hämoglobin hat eine höhere Affinität zu Sauerstoff als das Hämoglobin des Erwachsenen, also der Mutter. Es zieht ihn sozusagen mit viel größerer Kraft zu sich hin, als das Hämoglobin der Mutter an ihm festhält, was den Übergang des Sauerstoffs vom mütterlichen ins kindliche Blut ermöglicht und gewährleistet.
Nach der Geburt wird im Laufe der ersten Lebensmonate das fetale Hämoglobin dann vollständig durch Hb A_1 (und Hb A_2) ersetzt.
Dieser Wandel der Hämoglobin-Arten vollzieht sich durch Umschalten der Genexpression und ist auch durch die unterschiedliche Expression in verschiedenen Organen während der Ontogenese begründet.

30.5.2 Hämoglobin-Biosynthese

Die Bildung des Hämoglobins erfolgt vor allem im Knochenmark in den verschiedenen Vorläuferzellen der Erythrozyten, solange diese noch ihre Organellen besitzen. Verliert der Erythroblast seine Mitochondrien und seinen Zellkern, geht ihm damit auch die Fähigkeit zur Hämoglobin-Biosynthese verloren.

Das Globin wird ganz normal im Zytosol an den Ribosomen synthetisiert.

Die Herstellung des Häms ist komplexer, wobei die grundsätzlichen Schritte oben schon beschrieben wurden. Sie beginnt in den Mitochondrien, um nach einem Ausflug ins Zytosol auch dort wieder zu enden.

Liegt eine Störung in Form eines Enzymmangels vor, entwickelt sich ein gefährlicher Anstau von Häm-Vorstufen, eine so genannte **Porphyrie**.

Die Häm-Biosynthese

Man kann die Biosynthese des Häms in die unbedingt wichtigen Schritte und die etwas weniger wichtigen Reaktionen einteilen.
Grundsätzlich kann in der Klinik zwar jede Reaktion der Häm-Biosynthese große Bedeutung erlangen, denn sie werden alle jeweils durch ein Enzym katalysiert, das auch mangelhaft arbeiten kann. Es reicht später aber aus, wenn man weiß, welche Enzyme generell der Häm-Biosynthese zuzuordnen sind.

δ-Aminolävulinsäure. Bei der Startreaktion entsteht aus Succinyl-CoA und Glycin die δ-Aminolävulinsäure (δ-ALS). Succinyl-CoA ist ein Zwischenprodukt des Citratzyklus (S. 203), der ausschließlich in den Mitochondrien abläuft. Damit nicht einfach so Succinyl-CoA aus dem Citratzyklus abgezogen und (eventuell grundlos) ins Zytosol geschafft wird, läuft auch die Schlüsselreaktion der Häm-Biosynthese noch in den Mitochondrien ab.
Das Enzym, das diese Reaktion ermöglicht, ist die δ-ALS-Synthase (☞ 30.29), die PALP (Pyridoxalphosphat, also Vitamin B_6) als Coenzym für die Decarboxylierung benötigt (S. 181).

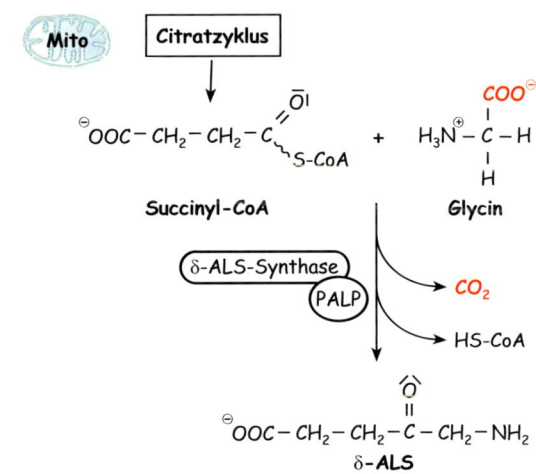

☞ **30.29** Die δ-ALS-Synthase macht aus Succinyl-CoA und Glycin die δ-Aminolävulinsäure (δ-ALS).

Die δ-ALS-Synthase ist das Schlüsselenzym der gesamten Häm-Biosynthese. Das Endprodukt Häm hemmt dieses Enzym (es wirkt als **allosterischer Inhibitor**) und unterdrückt zusätzlich auf Genebene als **Repressor** seine Herstellung.

Vom Mitochondrium ins Zytosol. Die entstandene δ-ALS verlässt nun das Mitochondrium und gelangt ins Zytosol (☞ **30.30**).

Porphobilinogen. Im Zytosol katalysiert die δ-ALS-Dehydratase die Kondensation von zwei Molekülen δ-ALS zu Porphobilinogen, das schon den Pyrrol-Ring enthält.

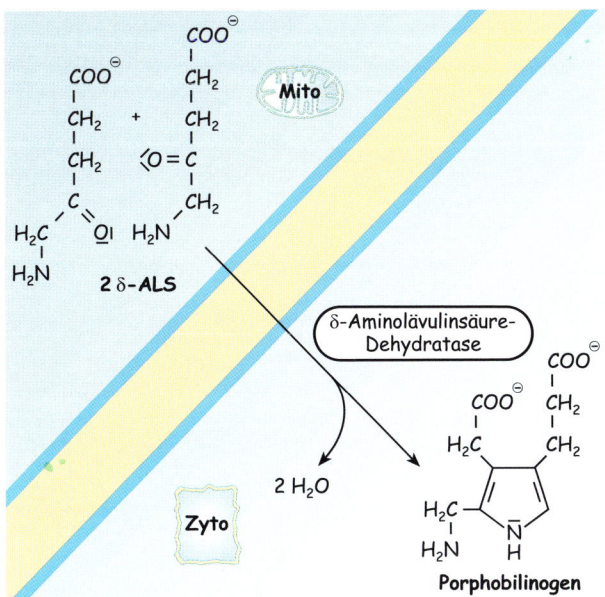

☞ **30.30** Die δ-ALS-Dehydratase katalysiert die Reaktion zu Porphobilinogen.

Protoporphyrin. Aus vier Molekülen Porphobilinogen entsteht (über den Zwischenstoff Hydroxymethylbilan) Uroporphyrinogen III mit dem für die Porphyrine typischen Tetrapyrrol-Ring (☞ **30.31**). Im nächsten Schritt wird Coproporphyrinogen III hergestellt.

☞ **30.31** Aus vier Molekülen Porphobilinogen entsteht Uroporphyrinogen III.

Vom Zytosol zurück ins Mitochondrium. Coproporphyrinogen III wandert vom Zytosol wieder zurück ins Mitochondrium und wird dort zu Protoporphyrinogen IX umgewandelt. Durch dessen Oxidation entsteht Protoporphyrin IX.

Dieses ist der letzte Stoff in der Häm-Biosynthese vor Einfügen des zentralen Eisen-Ions. Protoporphyrin (☞ **30.32**) besitzt außer dem Eisen-Ion schon alles, was so ein richtiges, fertiges Häm braucht: die gesamten elf Doppelbindungen, die ihm bereits seine typische rote Farbe verleihen, sowie die fertigen Seitenketten.

☞ **30.32** Protoporphyrin.

Einfügen des Eisen-Ions. So, jetzt fehlt als Tüpfelchen auf dem „i" nur noch das zentrale Eisen-Ion Fe^{2+}, der wichtigste Bestandteil des Hämoglobins. Um seinen Einbau kümmert sich das Enzym **Ferrochelatase**, und schon ist es fertig – das Häm-Molekül (☞ **30.33**).

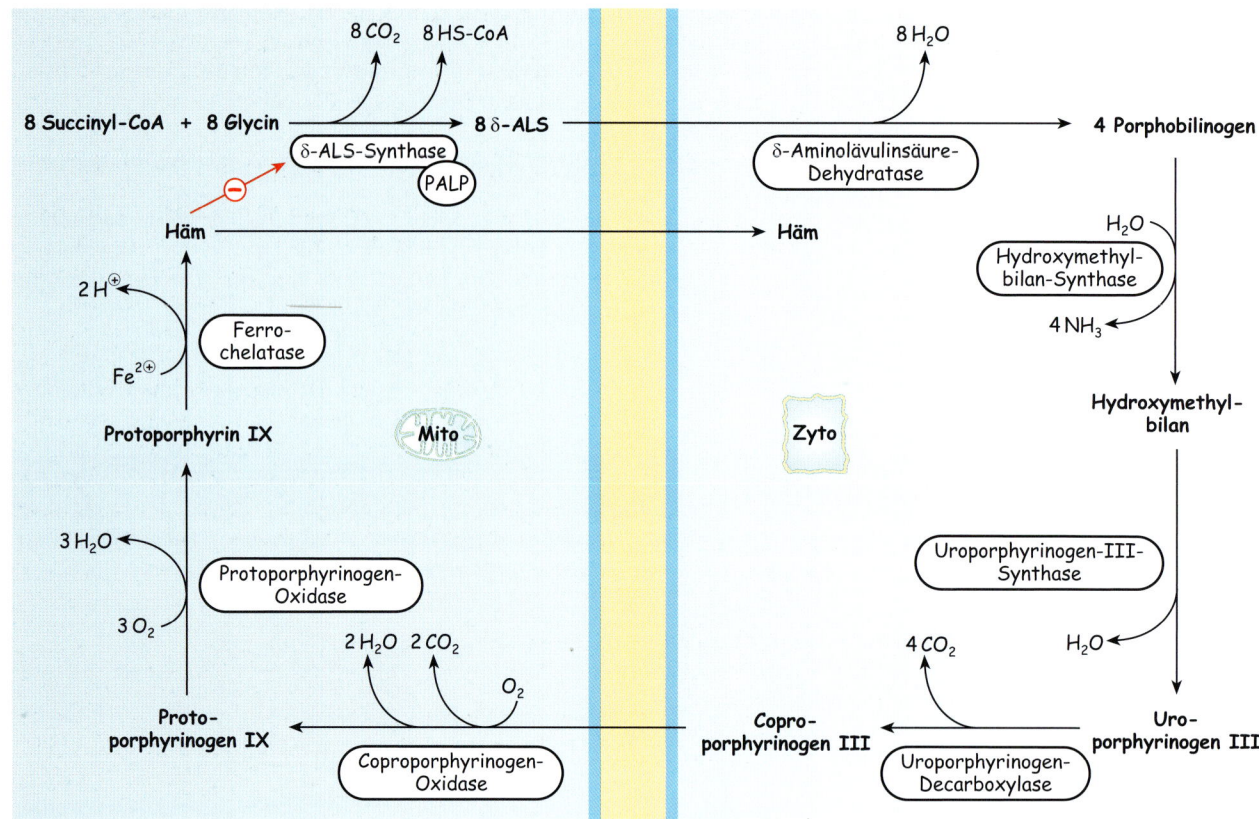

👁 30.33 Häm-Biosynthese im Überblick.

Regulation der Häm-Biosynthese

Welche Menge Häm zu einem bestimmten Zeitpunkt hergestellt werden soll, wird durch das Zusammenspiel von drei unterschiedlichen Regulationsmechanismen bestimmt:

- auf Enzymebene
- durch die Sauerstoffkonzentration und
- durch Succinyl-CoA.

Enzymbeeinflussung durch Häm. Als erster Punkt ist die Regulation auf Enzymebene zu nennen. Die Aktivität des Schlüsselenzyms der gesamten Häm-Synthese, der δ-ALS-Synthase, wird durch das Endprodukt Häm auf zwei verschiedenen Wegen herabgesetzt. Zum einen sorgt Häm für eine Rückkopplungshemmung des vorhandenen Enzyms (es wirkt als allosterischer Inhibitor), zum anderen unterdrückt es auf Genebene als Repressor bereits seine Herstellung.

> Diese Rückkopplungshemmung funktioniert natürlich nur, weil sich sowohl die Schlüsselreaktion zu Beginn als auch das Endprodukt im gleichen zellulären Kompartiment befinden, nämlich im Mitochondrium. Dies ist ein zusätzlicher – und häufiger – Grund, warum die definitive Fertigstellung eines Moleküls noch einmal in das Ausgangskompartiment zurückgelangt.

Sauerstoffpartialdruck. Weiterhin wird die Biosynthese durch die Sauerstoffkonzentration beeinflusst. Ein niedriger O_2-Partialdruck, z.B. in großer Höhe, stimuliert die Häm-Biosynthese.

Succinyl-CoA. Der dritte regulierende Punkt ist die Bereitstellung von Succinyl-CoA aus dem Citratzyklus. Auch hier spielt der Sauerstoff eine entscheidende Rolle: Succinyl-CoA kann in den Mitochondrien sowohl den Citratzyklus durchlaufen (Reaktion zu Succinat), als auch für die Häm-Biosynthese abgezweigt werden.
Ist viel Sauerstoff vorhanden, läuft die Atmungskette auf Hochtouren, und Succinyl-CoA durchläuft dementsprechend fast ausschließlich den Citratzyklus. Das kann es auch ruhig tun, denn Häm wird bei hohem O_2-Angebot sowieso nicht vermehrt gebraucht. Andersherum funktioniert es genauso: Wenn wenig O_2 zur Verfügung steht, kann die Atmungskette nur „auf Sparflamme" laufen, Succinyl-CoA also vermehrt für die Häm-Biosynthese verwendet werden. Das Häm wird in diesem Fall auch dringend gebraucht, damit trotz niedrigen Sauerstoffs eine möglichst gute O_2-Versorgung des Körpers gewährleistet ist.

Störungen der Häm-Biosynthese. Jedes Enzym, das bei der Biosynthese des Häms beteiligt ist, kann einen Defekt aufweisen. Dieser ist allerdings nie absolut, weil ein solcher Defekt nicht mit dem Leben vereinbar wäre. In der Folge kommt es zu Störungen in der Porphyrin-Biosynthese, und es stauen sich Vorstufen des Häms an. Man spricht dann von einer so genannten **Porphyrie**. Die angestauten Stoffe werden letztendlich über Urin und Stuhl ausgeschieden, die dadurch, je nach fehlendem Enzym, rot gefärbt sein können.
Die Häm-Vorstufen lagern sich in den Organen, unter anderem auch in der Haut, ab, die dadurch überempfindlich gegenüber Lichteinwirkung wird. Es kommt zu Blasenbildung und zu schweren Nekrosen, wenn sich die Patienten dem Tageslicht aussetzen. Außerdem können neurologische Störungen auftreten.

Draculas Problem. Es ist möglich, dass die berühmte und berüchtigte Legende von Dracula auf dem Boden häufig auftretender Porphyrien entstand. Die gar nicht bösen, sondern im Gegenteil eher zu bemitleidenden Erkrankten zeigten aufgrund der Blasenbildung der Haut ein seltsames Äußeres, waren lichtscheu und durch die neurologischen Symptome verhaltensverändert. Sie haben womöglich Blut getrunken, um den durch ihre Krankheit hervorgerufenen Häm-Mangel auszugleichen.

Globin-Biosynthese

Wie oben schon einmal beschrieben wird der Globin-Teil – wie jedes Protein – ganz normal an den Ribosomen synthetisiert. Seine Bildung findet somit im Zytosol statt.

Der Zusammenbau – Fertigstellung des Hämoglobins

Jetzt fehlt auf dem Weg zum Hämoglobin nur noch der Zusammenbau von Häm und Globin. Zu diesem Zweck erfolgt erneut ein kleiner Ortswechsel: Häm verlässt das Mitochondrium und wird im Zytosol mit dem Globin verbunden.

30.5.3 Der Sauerstofftransport

Wir wissen nun, wie Hämoglobin aussieht und wie es gebildet wird. Wie genau transportiert es aber seine kostbare Fracht, den Sauerstoff?

Sauerstoff ist schlecht wasserlöslich und benötigt im Blut deshalb einen Transporter – das Hämoglobin. Ein Hämoglobin-Molekül hat vier O_2-Bindungsstellen (je eine an jedem Fe^{2+}-Ion des Häms), kann also vier O_2-Moleküle gleichzeitig transportieren.

Die Aufnahme von Sauerstoff ist reversibel. Bei hohem Partialdruck (in der Lunge) nimmt Hämoglobin Sauerstoff auf, bei niedrigem (im Gewebe) gibt es ihn wieder ab.

Die Oxygenierung – Aufnahme des Sauerstoffs

Bei der Bindung des Sauerstoffs an das Eisen-Ion des Häms handelt es sich um eine Oxygenierung, nicht zu verwechseln mit einer Oxidation! Bei der Oxygenierung ändert sich die Wertigkeit des Eisens nicht, es bleibt zweiwertig.
Eine Oxidation hingegen geht mit einer Elektronenabgabe des Eisens einher, es entsteht dabei Fe^{3+}. Es kommt leider ständig vor, dass Hämoglobin spontan oxidiert wird, man nennt es dann Methämoglobin. Im Zuge des Sauerstofftransportes geschieht dies jedoch normalerweise nicht.
Das sauerstoffbeladene Oxyhämoglobin des arteriellen Blutes ist hellrot. Die dunkelrote Farbe des sauerstofffreien Desoxyhämoglobins verleiht hingegen dem venösen Blut seine dunkle Färbung.

Regulation der Sauerstoffbindung

Hämoglobin ist ein allosterisches Protein. Bei der Bindung eines Sauerstoffmoleküls ändert sich die Konformation des Hämoglobins, das nächste Molekül O_2 kann leichter binden als das erste.

Die Affinität zum Sauerstoff steigt also mit zunehmender Sauerstoffbeladung immer weiter an. Je mehr O_2-Moleküle schon am Hämoglobin gebunden sind, desto leichter geht noch ein weiteres dran. Man nennt dies kooperative Wechselwirkung.

Die Sauerstoff-Bindungskurve des Hämoglobins verläuft als Folge dieser kooperativen Wechselwirkung sigmoidal, das heißt erst flach, dann steiler – aufgrund steigender Affinität –, dann ist es gesättigt (☞ **30.34**).
Eine Rechtsverschiebung der Kurve (Abnahme der Affinität) bedeutet, dass der Sauerstoff leichter abgegeben wird, eine Linksverschiebung (Zunahme der Affinität) geht mit einer verstärkten O_2-Aufnahme einher. Die Kurve zeigt, dass erstaunlicherweise weniger als die Hälfte des in der Lunge aufgenommenen Sauerstoffs im Gewebe abgegeben wird!

Zu einer Rechtsverschiebung der Kurve, also zu einer höheren Bereitschaft zur Abgabe von Sauerstoff, kommt es bei folgenden Änderungen:
1. Abnahme des pH-Wertes
2. Anstieg der CO_2-Konzentration
3. Temperaturerhöhung
4. erhöhte 2,3-Bisphosphoglycerat-Konzentration

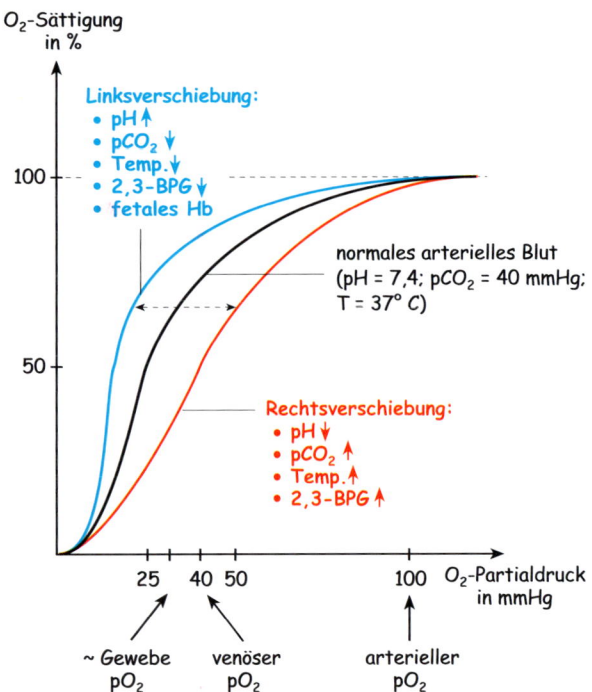

O$_2$-Sättigung in %

Linksverschiebung:
• pH ↑
• pCO$_2$ ↓
• Temp. ↓
• 2,3-BPG ↓
• fetales Hb

100

normales arterielles Blut
(pH = 7,4; pCO$_2$ = 40 mmHg;
T = 37° C)

50

Rechtsverschiebung:
• pH ↓
• pCO$_2$ ↑
• Temp. ↑
• 2,3-BPG ↑

25 40 50   100   O$_2$-Partialdruck
                              in mmHg

~ Gewebe   venöser   arterieller
   pO$_2$ pO$_2$ pO$_2$

👁 **30.34** Die Sauerstoff-Bindungskurve.

Der pH-Wert, CO$_2$, Temperatur und 2,3-BPG sind also, neben dem Sauerstoff selbst, vier weitere allosterische Effektoren des Hämoglobins.

Eine leichtere Abgabe des Sauerstoffs an das Gewebe sollte sinnvollerweise dort erfolgen, wo viel Sauerstoff benötigt wird, zum Beispiel in der arbeitenden Muskulatur. Wie kommt es dort aber zu den oben aufgezählten Bedingungen, die einen Erythrozyten dazu veranlassen, Sauerstoff abzugeben?

Abgabe des Sauerstoffs

Erreicht ein Erythrozyt – vollgeladen mit oxygeniertem Hämoglobin – auf seinem Weg durch die Arterien einen Ort mit Sauerstoffbedarf, wie z.B. die Muskulatur, bietet sich ihm folgendes Bild:

1. Wegen des hohen Energieverbrauchs laufen hier die abbauenden, energieliefernden Stoffwechselwege (Glykolyse, Citratzyklus und Atmungskette) auf Hochtouren. Dabei entstehen vermehrt Säuren (z.B. Zitronensäure), der pH-Wert sinkt.
2. Aufgrund des hohen Umsatzes im Citratzyklus nimmt die CO$_2$-Konzentration zu.
3. Durch den Wärmeverlust in der Atmungskette steigt auch die Temperatur leicht an.
4. Innerhalb der Erythrozyten wird bei Sauerstoffbedarf vermehrt der Nebenweg der Glykolyse über 2,3-Bisphosphoglycerat beschritten, die Konzentration an 2,3-BPG erhöht sich.

Genau diese Verhältnisse in stark arbeitenden Teilen des Körpers sorgen für eine **Rechtsverschiebung der Sauerstoff-Bindungskurve** und bringen so das Hämoglobin im Erythrozyten dazu, seine Fracht an das umliegende Gewebe abzugeben.

Der Einfluss von CO$_2$ und pH-Wert auf die Sauerstoffaffinität wird **Bohr-Effekt** genannt. Bei Erhöhung von CO$_2$ und Abnahme des pH-Wertes kommt es zu einer Rechtsverschiebung der Sauerstoff-Bindungskurve, bei umgekehrten Verhältnissen zu einer Linksverschiebung. Dies erleichtert sowohl die Sauerstoffabgabe im Gewebe, als auch seine Aufnahme in der Lunge.

Der CO$_2$-Transport

Obwohl Kohlenstoffdioxid immerhin eine etwa 20-mal höhere physikalische Löslichkeit besitzt als Sauerstoff, reicht dies noch lange nicht aus, um ausschließlich in gelöster Form im Blut transportiert werden zu können.

Für Kohlenstoffdioxid gibt es im Gegensatz zum Sauerstoff drei verschiedene Möglichkeiten des Transportes, die allerdings in unterschiedlichem Maße genutzt werden.

- 80% des CO$_2$ werden als Bicarbonat-Ionen (HCO$_3^-$) im Blut gelöst transportiert,
- 10% in den Erythrozyten an Hämoglobin gebunden und
- 10% des CO$_2$ werden direkt physikalisch im Blut gelöst.

Auch auf dem Weg von der Gewebszelle, wo es im Zuge des Stoffwechsels als Abfallprodukt entsteht, durch das Blutplasma in die Erythrozyten liegt CO$_2$ physikalisch gelöst vor.

Transport als Bicarbonat. 80% des CO$_2$ werden im Erythrozyten durch die Carboanhydrase zunächst zu Kohlensäure hydriert, die dann in HCO$_3^-$ und Protonen dissoziiert (👁 30.35). Die Bicarbonat-Ionen sind im Gegensatz zum Kohlenstoffdioxid gut wasserlöslich.

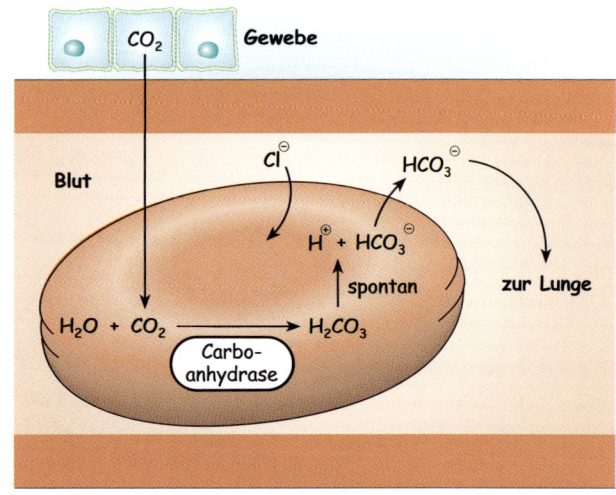

👁 **30.35** Transport als Bicarbonat.

HCO_3^- diffundiert aus dem Erythrozyten hinaus ins Blut. Das Verlassen des Erythrozyten geschieht im Austausch gegen Cl^--Ionen, ist also elektrisch neutral. Die Chlorid-Verschiebung vom Blutplasma in den Erythrozyten wird nach einem niederländischen Chemiker namens Hamburger als **„Hamburger-Shift"** bezeichnet.

Im Blutplasma gelöst wird das Bicarbonat zur **Lunge** transportiert. Dort soll CO_2 abgeatmet werden, die Bicarbonat-Ionen müssen also wieder zu Kohlenstoffdioxid umgewandelt werden. Dies ist nicht weiter schwierig. Wir schaffen HCO_3^--Ionen im Austausch gegen Cl^--Ionen diesmal in die Erythrozyten hinein und kehren dort die Reaktionen um (☞ **30.36**).

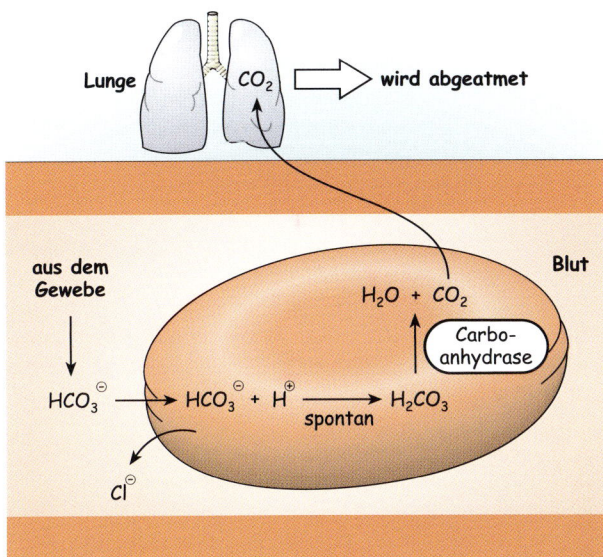

☞ **30.36** Transport des CO_2 als Bicarbonat.

Transport von CO_2 an Hb gebunden. 10 % des CO_2 werden in den Erythrozyten an Hämoglobin gebunden und so zur Lunge transportiert. Kohlenstoffdioxid bindet dabei kovalent an die NH_2-Gruppe am α-C-Atom (aminoterminales Ende) jeder der vier Globinketten (nicht an das zentrale Fe^{2+}!), es entsteht **Carbaminohämoglobin** (☞ **30.37**).

$$CO_2 + H_2N\text{-}Hb \longrightarrow {}^-OOC\text{-}HN\text{-}Hb + H^+$$
$$\text{Carbaminohämoglobin}$$

☞ **30.37** Carbaminohämoglobin.

Physikalisch gelöstes CO_2. Die restlichen 10 % des Kohlenstoffdioxids gelangen ganz unspektakulär in physikalisch gelöster Form mit dem Blutstrom zur Lunge.

Hämoglobin als Puffer

Wie wir oben gesehen haben, entstehen im Zuge des CO_2-Transports sowohl bei der Bildung von HCO_3^--Ionen als auch bei der Bindung von Kohlenstoffdioxid an Hämoglobin Protonen.

CO_2 macht sauer. Würde man diese Protonen nicht weiter beachten und im Blut einfach ungehindert ihres Weges ziehen lassen, fiele der pH-Wert des Blutes ab. Dies muss jedoch auf jeden Fall verhindert werden, da ein konstanter pH-Wert von 7,4 für den Körper unerlässlich ist. Wir brauchen also einen Puffer, der die Protonen abfängt.

> **Hämoglobin bindet Protonen.** Für die Lösung dieses Problems ist es sehr praktisch, dass Hämoglobin in der Lage ist, Protonen zu binden. Die Bindung erfolgt an Histidin-Seitenketten und Sulfhydryl-(SH-)Gruppen der Polypeptidketten.
> Natürlich kann Hämoglobin auch Protonen abfangen, die auf anderem Wege entstanden sind (die Zellmembran ist für H^+ frei durchgängig). Es stellt aufgrund dieser Fähigkeit eines der wichtigen Puffersysteme des Blutes dar. Weitere Puffer sind Bicarbonat (HCO_3^-), Plasmaproteine (Albumin) und Phosphat in Form des Hydrogenphosphats (HPO_4^{2-}).

Pufferkapazität des Hb. Die Fähigkeit des Hämoglobins zur Aufnahme von Protonen hängt stark davon ab, ob es in oxygenierter oder in desoxygenierter Form vorliegt.

Desoxyhämoglobin ist eine stärkere Base als oxygeniertes Hämoglobin, nimmt also gerne Protonen auf. Diese Tatsache passt wunderbar zu den Bedürfnissen an den verschiedenen Orten des Körpers.

Im Gewebe, in dem im Zuge des Stoffwechsels vermehrt Säuren und damit Protonen entstehen, wird ein wirkungsvoller Puffer besonders dringend gebraucht. Genau dort gibt Oxyhämoglobin seinen Sauerstoff ab (Rechtsverschiebung der Sauerstoff-Bindungskurve!), es entsteht Desoxyhämoglobin. Dieses ist wie erwähnt eine stärkere Base als Oxyhämoglobin und nimmt bereitwillig die störenden Protonen auf. Die Pufferkapazität des Hämoglobins ist somit im Gewebe sehr hoch.

Gleichzeitig wird durch die leichte Aufnahme der Protonen die Bildung von HCO_3^--Ionen und damit der CO_2-Abtransport unterstützt.

In der Lunge wird Desoxyhämoglobin mit O_2 beladen, es entsteht das weniger alkalische Oxyhämoglobin. Dieses gibt Protonen ab, die genau jetzt auch benötigt werden, damit CO_2 entsteht und abgeatmet werden kann. Durch die Freisetzung der Protonen kann im Erythrozyten HCO_3^- zu H_2CO_3 reagieren, das durch die Carboanhydrase zu CO_2 und H_2O zerlegt wird.

In der Lunge ist die Pufferkapazität des Hämoglobins also wesentlich geringer als in den Geweben, was aber auch genau den Bedürfnissen entspricht.

30.5.4 Hämoglobin-Abbau

Pro Sekunde wird das Hämoglobin von etwa 2,5 Millionen altersschwachen Erythrozyten abgebaut (aus viel mehr als aus Hämoglobin bestehen sie ja nicht). Endprodukt ist der Gallenfarbstoff, der klinisch ein wichtiger Parameter ist (☞ **30.38**). Der Abbau findet an zwei Orten statt: Er beginnt im **mononukleären Phagozytensystem** (**MPS**) der Milz, aber auch der Leber und des Knochenmarks, und wird in der **Leber** fortgesetzt.

Sollten es die Erythrozyten einmal nicht heil bis in das MPS schaffen, sondern bereits direkt im Blut kaputt gehen, wird das freigesetzte Hämoglobin an sein Transportprotein **Haptoglobin** gebunden. Dieses Plasmaprotein ist ein Glykoprotein; es läuft in der Elektrophorese in der α_2-Fraktion, gehört also zu den α_2-Globulinen (S. ■).

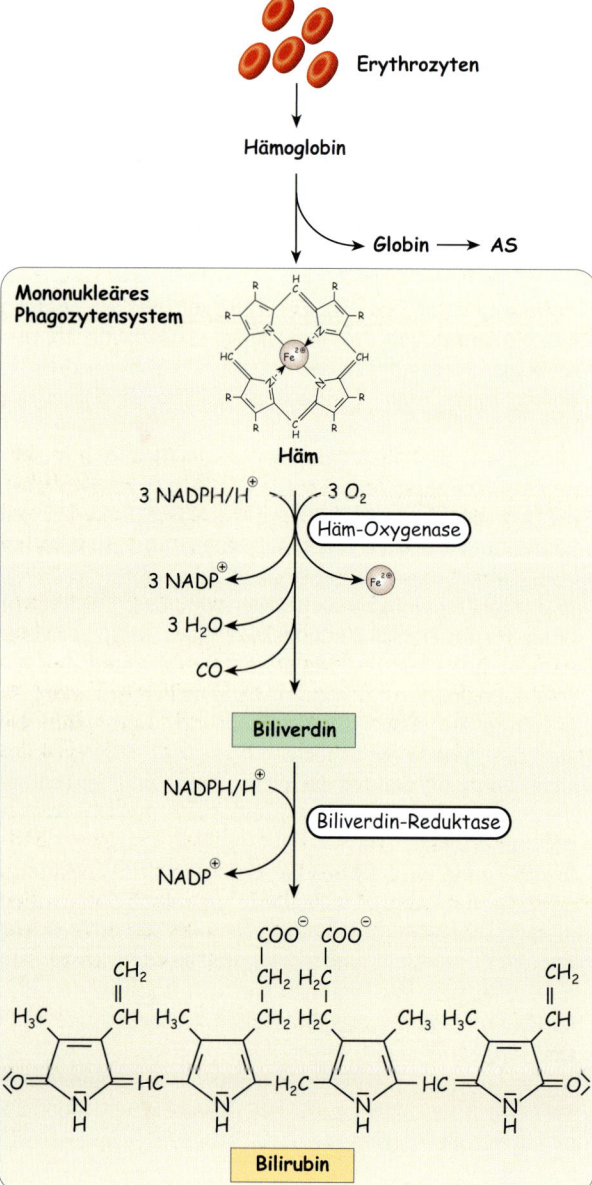

☞ **30.38** Hämoglobin-Abbau.

Trennung von Häm und Globin

Zu Beginn des Hämoglobinabbaus werden der Proteinteil (Globin) und der Porphyrinteil (Häm) voneinander getrennt. Das Globin wird zu Aminosäuren abgebaut, die dann für Neusynthesen zur Verfügung stehen.

Die Entsorgung des Häms ist jedoch wesentlich komplexer. Das Endprodukt des Häm-Abbaus ist das orangefarbene Bilirubin-Diglukuronid – der Farbstoff, der der Galle ihre Farbe gibt.

Bildung von Bilirubin

Im **MPS** wird zunächst der Ring des Häms durch die Häm-Oxygenase aufgespalten. Der Schritt ist Cytochrom-P_{450}-abhängig, und es werden O_2 und NADPH/H$^+$ benötigt.

Biliverdin. Produkt dieser Reaktion ist das grüne Biliverdin (lat. *bilis* = Galle und *verdin* = grün), außerdem entsteht Kohlenstoffmonoxid (CO). Das in Form von Fe^{2+}-Ionen freiwerdende Eisen wird an die Oberfläche der Makrophagen transportiert, von Transferrin aufgenommen und dann ins Knochenmark transportiert, um dort erneut in Hämoglobin eingebaut zu werden (S. 501).

Bilirubin. Die Biliverdin-Reduktase reduziert nun mittels NADPH/H$^+$ (aus dem Pentosephosphatweg, S. 96) Biliverdin zu orangefarbenem Bilirubin (lat. *rube* = rot).

> **Bluterguss.** Man kann diese beim Abbau von Häm auftretende beeindruckende Farbfolge nach kleinen Missgeschicken wunderbar an sich selbst beobachten: Das Blut in einem Hämatom (Bluterguss) wird durch Makrophagen abgebaut. Der zunächst „blaue Fleck" wird dabei grünlich, später nimmt er eine orangene oder gelbliche Farbe an!

Transport von Bilirubin im Blut

Der Abbau im MPS ist abgeschlossen. Das Bilirubin wird über den Blutweg in die Leber geschafft (☞ **30.39**). (Wenn es sich bereits im MPS der Leber befindet, bleibt es natürlich einfach in den Hepatozyten).

Bei der Frage des Transportes des Bilirubins im Blut tut sich wie so oft ein kleines Problem auf: Das Molekül ist schlecht wasserlöslich. Es hängt sich deshalb an Albumin (wieder einmal...). In den Sinusoiden der Leber dissoziiert es vom Albumin ab und wird mithilfe eines Transporters in die Hepatozyten aufgenommen.

Man bezeichnet es in dieser Form – an Albumin gebunden – als **indirektes Bilirubin**, weil es im Labor erst gemessen werden kann, wenn vorher das Albumin chemisch entfernt worden ist.

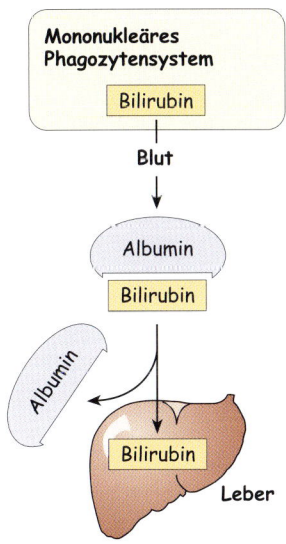

30.39 Transport von Bilirubin im Blut.

Kopplung an Glukuronsäure

Die nun in der **Leber** folgenden Reaktionen sind dazu da, Bilirubin polarer und damit besser wasserlöslich zu machen, damit es am Ende als Gallenfarbstoff mit der Gallenflüssigkeit ausgeschieden werden kann.

Zu diesem Zweck werden jeweils zwei stark polare Moleküle an ein Molekül Bilirubin gehängt: Bilirubin wird zweifach mit aktivierter Glukuronsäure (UDP-Glukuronsäure) konjugiert. Das zuständige Enzym ist die Glukuronyl-Transferase. Es entsteht **Bilirubin-Diglukuronid** (👁 **30.40**).

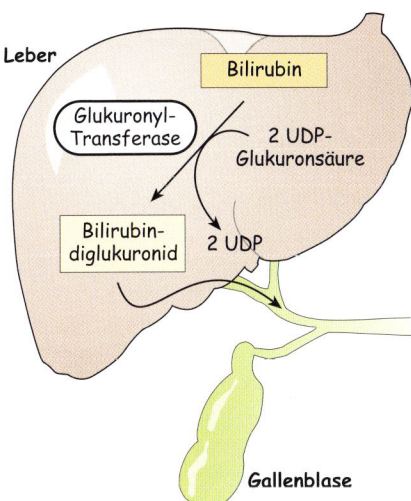

30.40 Kopplung an Glukuronsäure.

Das konjugierte Bilirubin der Leber wird **direktes Bilirubin** genannt, weil es im klinisch-chemischen Labor sofort gemessen werden kann (es schwimmt ja alleine – ohne Albumin – im Blut).

> **Indirektes und direktes Bilirubin.** Man unterscheidet deshalb so pingelig zwischen diesen beiden Formen, da bei einer Störung des Hämoglobin-Abbaus je nach Lokalisation (vor der Leber oder in der Leber) entweder das indirekte, unkonjugierte oder das direkte, konjugierte Bilirubin erhöht sein kann und sich so durch eine Blutuntersuchung die Art der Schädigung feststellen lässt (S. 552).

Abgabe in die Galle

Das entstandene, gut wasserlösliche Bilirubin-Diglukuronid muss nun in die Galle gelangen, um ausgeschieden werden zu können. Wie kommt es aber aus dem Inneren der Hepatozyten in die Gallenkanälchen?

Die Gallenkanälchen laufen direkt zwischen den Hepatozyten, der Weg ist also nicht weit. Bilirubin-Diglukuronid ist in der Galle und auch in den Gallenkanälchen hoch konzentriert und muss deshalb aus den Hepatozyten per aktivem Transport gegen ein Konzentrationsgefälle dort hinein gezwungen werden.

Die Abgabe in die Galle ist der langsamste Schritt des Bilirubin-Abbaus in der Leber und bestimmt deshalb dessen Geschwindigkeit.

Abgabe in den Darm

Mit der Galle gelangt das Bilirubin-Diglukuronid (der Gallenfarbstoff) in den Darm (👁 **30.41**). Hier wären der Abbau des Häms und die Ausscheidung eigentlich zu Ende (und unser Stuhlgang folglich orange!), wenn es nicht die vielen Bakterien in unserem Darm gäbe. Diese spalten von einem Teil des Bilirubin-Diglukuronids mithilfe ihrer β-Glukuronidase die Glukuronsäure wieder ab, und das frei werdende Bilirubin wird zu farblosem Urobilinogen und zu **Stercobilinogen** reduziert. Diese beiden Moleküle oxidieren bei Sauerstoffanwesenheit zu Urobilin und Stercobilin, die eine bräunliche Farbe haben und den Ausscheidungen des Darms die uns bekannte Farbe verleihen.

Enterohepatischer Kreislauf. Der größte Teil dieser Endprodukte wird, wie nicht anders zu erwarten, mit dem Stuhl ausgeschieden, ein kleiner Teil jedoch tritt in den enterohepatischen Kreislauf ein, das heißt, er wird aus dem Darm resorbiert und gelangt so zurück ins Blut.

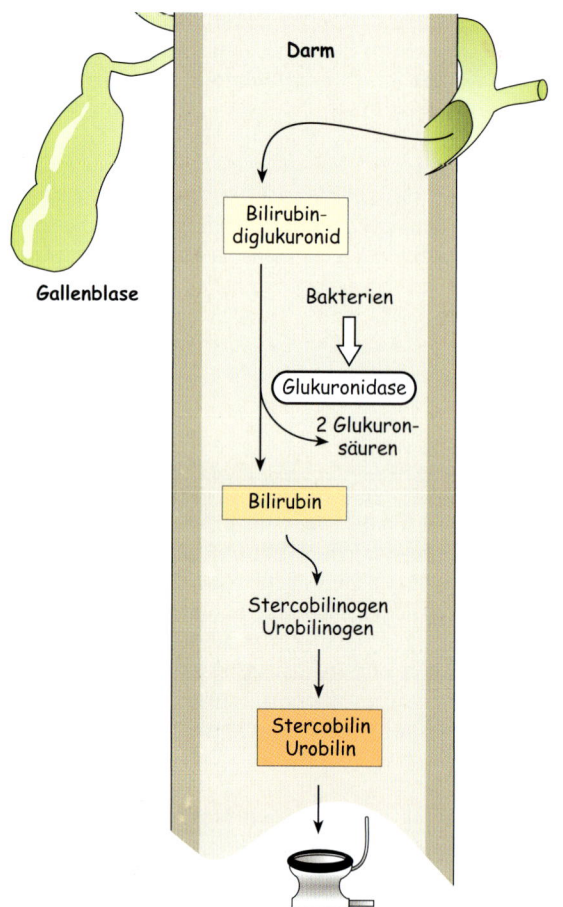

Darm

Bilirubin-
diglukuronid

Gallenblase

Bakterien

Glukuronidase

2 Glukuron-
säuren

Bilirubin

Stercobilinogen
Urobilinogen

Stercobilin
Urobilin

👁 **30.41** Abgabe in den Darm.

(konjugierten) Bilirubins (Bilirubin-Diglukuronid) in erster Linie nach einem Gallenstein forschen. Allerdings könnte auch hier die Störung innerhalb der Leber liegen, wenn diese trotz Schädigung noch zur Konjugation fähig ist.

30.5.5 Unbrauchbare Hämoglobinformen

Wie mit vielen anderen Stoffen in unserem Körper, kann auch mit dem Hämoglobin einiges schief laufen. Es können vorübergehend inaktive Hämoglobinformen entstehen, die nicht mehr für den Sauerstofftransport zur Verfügung stehen. Außerdem gibt es angeborene Krankheiten, bei denen fehlerhaftes Hämoglobin oder zu geringe Mengen an Hämoglobin produziert werden.

Inaktive Hämoglobinformen

Zu den inaktiven Hämoglobinformen zählen CO-Hämoglobin (Carboxy-Hb) und Methämoglobin.

CO-Hämoglobin (Carboxyhämoglobin). Kohlenstoffmonoxid (CO) bindet auf die gleiche Art und Weise an Hämoglobin wie Sauerstoff.

> Diese Bindung erfolgt bei CO allerdings mit etwa 300fach höherer Affinität als bei O_2, Kohlenstoffmonoxid verdrängt aus diesem Grund den Sauerstoff aus seiner Bindung mit Hämoglobin.

Das entstandene Carboxyhämoglobin fällt für den Sauerstofftransport aus. Ein Anteil von 1 % CO-Hämoglobin am gesamten Hämoglobin ist physiologisch, Raucher bringen es bereits auf 15 %.

Gelbsucht. Zur so genannten Gelbsucht (dem **Ikterus**) kommt es bei einer Erhöhung der Bilirubin-Konzentration im Blut über den Normalwert (1 mg/dl Gesamtbilirubin). Das Bilirubin diffundiert in diesem Fall in die Gewebe und färbt sie gelb. Sehr gut kann man dies an der weißen Bindehaut der Augen erkennen (Sklerenikterus, ab 1,2 mg/dl). Bei höheren Konzentrationen (ab 2 mg/dl) bekommt auch die Haut eine gelbliche Färbung.
Folgende Ursachen für einen Anstau des Bilirubins sind denkbar.
- Ein vermehrtes Anfallen von Hämoglobin, das abgebaut werden muss (z. B. bei Zerfall von Erythrozyten).
- Ein verminderter Abbau durch Störungen in der Leber (z. B. bei Leberzirrhose).
- Eine gestörte Abgabe in die Galle (z. B. bei Steinen im Gallengang).
Sucht man nach der Ursache eines bestehenden Ikterus, kann einem die Bestimmung von direktem und indirektem Bilirubin weiterhelfen.
Ist das **indirekte** (unkonjugierte, an Albumin gebundene) Bilirubin erhöht, liegt die Störung vor der Leber oder auch in der Leber. Hingegen sollte man bei Erhöhung des **direkten**

Kohlenstoffmonoxid-Vergiftung. Ab 20 – 30 % Carboxy-Hb stellen sich Symptome ein: Es kommt aufgrund des Sauerstoffmangels zu Kopfschmerzen, Schwindel und Bewusstseinsstörungen. Bei 30 – 40 % Carboxy-Hb-Anteil tritt Luftnot und eventuell Bewusstlosigkeit ein, es besteht die Gefahr eines Kreislaufzusammenbruchs. Ab 60 – 70 % befindet man sich in Lebensgefahr, der Tod erfolgt durch inneres Ersticken.
Ursachen für eine Kohlenstoffmonoxid-Vergiftung sind defekte Öfen, die nur unvollständig verbrennen, Schwelbrände und Suizidversuche mit Autoabgasen.
Es ist problematisch, eine CO-Vergiftung zu erkennen. Die Betroffenen werden nämlich trotz des im Körper herrschenden Sauerstoffmangels nicht zyanotisch (bläulich), sondern sehen im Gegenteil sehr rosig aus, da Carboxy-Hämoglobin selbst eine kirschrote Farbe besitzt.
Die Behandlung einer CO-Vergiftung erfolgt durch Einatmen von reinem Sauerstoff, eventuell in einer Überdruckkammer. Man versucht auf diese Weise, CO aus seiner Bindung mit Hämoglobin zu verdrängen und wieder durch O_2 zu ersetzen.

Methämoglobin

Zum Zwecke des Sauerstofftransportes wird Hämoglobin oxygeniert, die Wertigkeit des Eisens ändert sich dabei nicht. Es passiert aber ständig, dass Hämoglobin – ungewollt – spontan oxidiert wird. Dabei entsteht aus Fe^{2+} durch Elektronenabgabe Fe^{3+}. Oxidiertes Hämoglobin mit Fe^{3+}-Ionen im Zentrum wird Methämoglobin oder auch Hämiglobin genannt.

Methämoglobin kann – genauso wie Carboxyhämoglobin – keinen Sauerstoff transportieren. Bei einer Anreicherung von Methämoglobin auf einen Anteil von 10 – 20% am Gesamt-Hb (physiologisch sind 0,5 – 2%) kommt es deshalb auch in diesem Fall zu Symptomen des Sauerstoffmangels (Schwindel, Bewusstseinsstörungen, Zyanose). Damit eine solche Anreicherung vermieden wird, gibt es das Enzym **Methämoglobin-Reduktase.** Es sorgt für die Reduktion von Methämoglobin zu normalem Hämoglobin. Als Elektronenlieferant dient bei dieser Reaktion $NADH/H^+$.

Zu erhöhten Methämoglobin-Konzentrationen kommt es bei einem genetisch bedingten Fehlen der Methämoglobin-Reduktase oder bei einer Vergiftung mit Oxidationsmitteln (z. B. Nitrit in Pökelsalz).

Hämoglobinopathien. Zu den Hämoglobinopathien gehören verschiedene angeborene, also auf einem genetischen Defekt beruhende Störungen. Klinisch am wichtigsten sind dabei die Sichelzellanämie und die Thalassämie.

Sichelzellanämie. Bei dieser angeborenen Krankheit wird bei der Biosynthese des Globins in der β-Kette eine falsche Aminosäure eingebaut (Valin statt Glutamat an Position 6). Das dabei entstehende so genannte Sichelzellhämoglobin (Hb S) hat in O_2-freiem (reduziertem) Zustand eine wesentlich geringere Löslichkeit als normales Hämoglobin. Es kommt intrazellulär zur Ausfällung des Hb S, die Erythrozyten nehmen dabei eine sichelförmige Struktur an. Klinische Folgen sind Infarkte durch Verschlüsse kleiner Gefäße und eine Anämie, da die Erythrozyten verstärkt abgebaut werden.

Thalassämie. Da die folgende Krankheit besonders häufig im Mittelmeerraum auftritt, hat man sie Thalassämie (gr. *thalassa* = Meer) getauft.

Es handelt sich um eine angeborene quantitative Störung der Hämoglobinbiosynthese, bei der die Herstellung der α- oder der β-Kette entweder reduziert ist oder überhaupt nicht mehr stattfindet. Stattdessen werden andere Ketten in das Hämoglobin eingebaut, es entsteht vermehrt Hb F und Hb A_2. Da diese jedoch physiologisch nur in geringen Mengen gebildet werden, kommt es zur mikrozytären, hypochromen Anämie, einer Blutarmut mit zu kleinen Erythrozyten, die zu wenig Hämoglobin enthalten.

30.6 Der Eisenstoffwechsel

Fundierte Kenntnisse des Eisenstoffwechsels sind für einen Arzt von großer Bedeutung, da weltweit fast zwei Milliarden Menschen an einem **Eisenmangel** leiden. Dies ist die häufigste Ursache für eine Blutarmut (Anämie), von der vor allem Frauen betroffen sind, weil sie durch die Monatsblutung regelmäßig eine nicht unerhebliche Menge an Eisen verlieren.

Der **Bedarf** an Eisen beträgt für Männer etwa 1 mg/d, für Frauen im gebärfähigen Alter 2 mg/d; in unseren Breiten schaut es daher bei den Damen etwas knapp mit der Eisenversorgung aus.

Im klinischen Alltag werden neben dem Eisen selbst auch viele seiner molekularen Mitspieler gemessen. In diesem Kapitel sollen die notwendigen biochemischen Grundlagen für die zu Grunde liegenden Störungen sowie deren Diagnosestellung erklärt werden.

Problematisch am Eisen ist, dass es zwar auf der einen Seite lebensnotwendig für viele biochemische Reaktionsabläufe, auf der anderen Seite aber in freier Form ziemlich toxisch für unsere Zellen ist. Hier hat unser Organismus ein ausgefeiltes System entwickeln müssen, das beiden Punkten angemessen gerecht wird.

30.6.1 Wozu brauchen wir überhaupt Eisen?

Eisen gehört in die Gruppe der Übergangsmetalle, die nicht nur in der Lage sind, in Proteinen feste koordinative Bindungen einzugehen, sondern auch verschiedene Oxidationsstufen zu bilden.

Die wichtigste Rolle spielt Eisen dabei als Zentralatom in den Porphyrinen Hämoglobin und Myoglobin. Außerdem nimmt es an vielen Redoxreaktionen teil, so auch im Rahmen der Atmungskette.

Eisen und der Sauerstoff

Die Hauptfunktion des Eisens liegt in einer maßgeblichen Beteiligung am Transport von Sauerstoff im **Hämoglobin** (dort sind etwa 75% des Körpereisens anzutreffen). Ein Eisenmangel macht sich daher auch am häufigsten bei der Sauerstoffversorgung bemerkbar; es kommt zu einer Anämie.

Auch im **Myoglobin** kommt Eisen (etwa 5% des Körpereisens) seiner Funktion als Sauerstoffbinder nach.

Eisen und die Redoxreaktionen

Im Rahmen von Redoxreaktionen übernimmt Eisen eine wichtige Rolle. Viele **Oxidoreduktasen** arbeiten unter Zuhilfenahme von Eisen-Ionen, die zwischen dem zweiwertigen und dem dreiwertigen Zustand wechseln können und so ideal für Elektronenübertragungen sind.

Schließlich kommt Eisen bei verschiedenen **Cytochromen** vor, so beispielsweise in der Atmungskette, wo sie ebenfalls für den Elektronentransport wichtig sind. Dort finden sich auch noch **Eisen-Schwefel-Komplexe**, die Bestandteile der Atmungskettenkomplexe I bis III sind (S. 217).

30.6.2 Die Eisenspeicher unseres Organismus

Eisen kommt in sehr unterschiedlichen Mengen in den Organsystemen unseres Organismus vor. Der Gesamtkörperbestand eines Erwachsenen beträgt dabei 3 – 5 g, wobei die Männer hier in der Regel besser ausgestattet sind.

Das meiste Eisen befindet sich in den Erythrozyten, in einem Milliliter Vollblut etwa 0,5 mg. Damit werden bei der Bluttransfusion mit einem **Erythrozytenkonzentrat** (**250 ml**) auch **250 mg Eisen** übertragen, was nach wiederholten Transfusionen schwerwiegende Folgen nach sich ziehen kann.

Zellulärer Eisenspeicher. Etwa 20% des Gesamtkörpereisens befinden sich im Gewebe, also in einzelnen Zellen, wo es vor allem im Verbund mit dem Protein **Ferritin** vorliegt. Übersteigt das Eisenangebot einen bestimmten Maximalwert, so erfolgt eine lysosomale Umwandlung des Ferritin in das Abbauprodukt **Hämosiderin**.

Die Eisenspeicher unseres Körpers befinden sich in der Leber, dem Knochenmark und dem Monozyten-Makrophagen-System – jeweils etwa zu einem Drittel.

Die Rolle des Ferritin

Ferritin ist ein wasserlösliches Protein, das in seinem Inneren mit einem riesigen Eisenspeicher (etwa 25 Gewichtsprozent Eisen!) aufwarten kann. Etwa 4500 Eisen-Ionen können durch spezielle Poren in das Molekül gelangen.

Die zweiwertigen Eisen-Ionen (Fe^{2+}) werden dabei an der Oberfläche des Ferritin in ihre dreiwertige Form oxidiert und schwimmen dann in das Hohlprotein hinein. Die Speicherung erfolgt als Eisenoxid, das teilweise noch mit Phosphat verbunden vorliegt. Werden die Eisen-Ionen wieder aus dem Ferritin freigesetzt, so erfolgt erneut die Reduktion in die zweiwertige Form.

Ferritin findet man nicht nur in den Zellen, sondern auch im Blut, wo es sehr gut mit dem Eisenvorrat des Körpers korreliert – besser als das Eisen selbst.

Die Rolle des Hämosiderin

Ein vermehrtes Angebot an Eisen führt zu einer verstärkten Expression von Ferritin – eben damit das toxische Molekül irgendwo möglichst ungefährlich gelagert werden kann. Wenn es der Zelle mit der Menge an Ferritin aber irgendwann zuviel wird, so werden einige Moleküle autophagozytiert. Dabei entsteht ein Abbauprodukt des Ferritin, das

die zahlreichen Eisenmoleküle enthält und als Hämosiderin bezeichnet wird; der Eisenanteil macht hier immerhin rund 35 Gewichtsprozent aus. Histologisch gibt es zwar keinen Unterschied zwischen dem Ferritin und dem Hämosiderin, biochemisch aber sehr wohl.

Hämosiderose. Das im Hämosiderin gespeicherte Eisen ist viel schwerer mobilisierbar und kann auch nicht kontrolliert abgegeben werden. Eine fortdauernde Belastung des Organismus mit Eisen und der nachfolgenden Bildung von Hämosiderin kann dann zu einer Hämosiderose führen.

Anders als das Ferritin, das bei der Diagnose eines Eisenmangels in der Klinischen Chemie eine wichtige Rolle spielt, ist das Hämosiderin für die praktische Medizin weniger bedeutend. Es stellt aber das pathologische Korrelat einer Eisenüberladung des Organismus dar und sollte daher nicht unerwähnt bleiben.

„Ferritin" ist daher ein wichtiger Begriff in der Sprache der Kliniker und Klinischen Chemiker, „Hämosiderin" gehört in die Sprache der Pathologen, denen es dabei auch egal ist, ob sie Ferritin oder Hämosiderin vor sich haben; der Mensch hatte einfach zu viel Eisen in seinem Organismus...

30.6.3 Die Resorption von Eisen im Dünndarm

Eisen wird vor allem in den ersten Abschnitten des Duodenums in den Körper aufgenommen. Mit der Nahrung gelangen täglich etwa 10 – 15 mg in unseren Darm, wovon allerdings nur etwa 1 mg aufgenommen wird; dies entspricht natürlich in etwa der Ausscheidungsrate. Bei einem Eisenmangel (auch in der Schwangerschaft) kann die Resorption allerdings bis auf etwa 40% der aufgenommenen Menge gesteigert werden.

Der Weg in die Enterozyten

Das Eisen aus dem Fleisch gelangt noch an **Häm** gebunden in unseren Körper. Es wird als Komplex von einem noch nicht identifizierten **Häm-Rezeptor** relativ unproblematisch aufgenommen und erst in den Enterozyten aus seinem Verbund gelöst.

In **freier Form** liegt Eisen in der Nahrung vor allem in seiner dreiwertigen Form (Fe^{3+}) vor, in der es nicht resorbiert werden kann. In der Zellmembran der Enterozyten befindet sich daher eine Ferroxidase, deren Funktion die Reduktion der Eisen-Ionen in ihre zweiwertige Form ist (☞ **30.42**). Klar ist es von Vorteil, wenn Eisen schon im Darmlumen in Fe^{2+}-Ionen überführt wird. Aus diesem Grunde führen Vitamin C und SH-Gruppen-haltige Aminosäuren (Cystein...) zu einer verbesserten Resorption von Eisen.

Die Aufnahme des Eisens erfolgt über den so genannten **d**ivalenten **M**etall**t**ransporter (**DMT-1**), der auch andere zweiwertige Ionen transportieren kann (beispielsweise Kupfer).

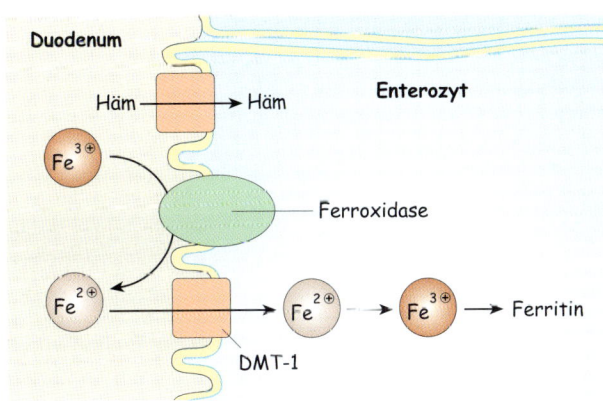

30.42 Der Weg des Eisens in die Enterozyten.

Wege des Eisens im Enterozyten

Im Enterozyten gibt es prinzipiell zwei Möglichkeiten, was mit dem Eisen passieren kann: Entweder wird es gespeichert oder ans Blut abgegeben. Die Entscheidung, welchen Weg wie viele Eisen-Ionen einschlagen, hängt vom Körpereisenbestand ab.

Gerade nicht benötigtes Eisen wird (als Fe^{3+}) im Ferritin der Enterozyten gespeichert. Es kann bei Bedarf wieder mobilisiert, reduziert und ans Blut abgegeben werden. Wird kein Eisen benötigt, geht das mukosale Eisen durch die physiologische Abschilferung der Epithelzellen nach 2 – 3 Tagen verloren, was eine wichtige Möglichkeit der Regulation darstellt.

Abgabe des Eisens in das Blut

Über den basalen Eisentransporter **Ferroportin** wird zweiwertiges Eisen aus dem Enterozyten transportiert (👁 **30.43**). An der Außenmembran sitzt das Protein **Hephastein**, das wieder eine Ferroxidase ist, die das Eisen erneut in seine dreiwertige Form überführt.

Eisen, das vom Hephastein nicht erwischt wird, kann auch noch im Blut vom kupferhaltigen Protein **Coeruloplasmin** oxidiert werden, das ebenfalls als Ferroxidase arbeitet.

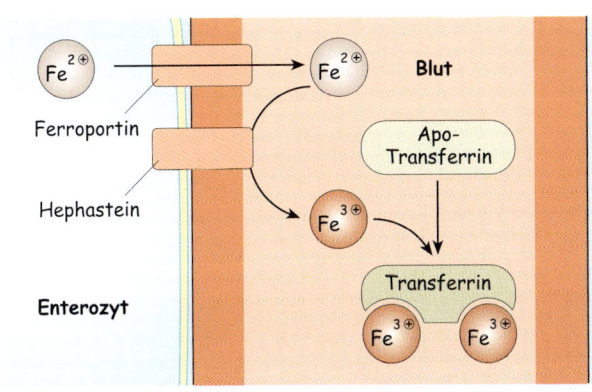

30.43 Abgabe des Eisens in das Blut und Transport im Blut.

30.6.4 Transport von Eisen im Blut

Das dreiwertige Eisen wird dann im Blut an das Eisentransportprotein **Transferrin** gebunden und an seinen Bestimmungsort gebracht (👁 **30.43**). Dankbarster Abnehmer ist das Knochenmark, in dem die Erythropoese erfolgt. Am Ziel angekommen bindet Transferrin an seinen **Transferrin-Rezeptor** und wird zusammen mit ihm in die Zelle aufgenommen.

Das Transferrin

Transferrin ist ein glykosyliertes Plasmaprotein, das vor allem in der Leber hergestellt wird. In der Elektrophorese (S. 47) wandert es mit den β-Globulinen und stellt mit etwa 300 mg/dl den Hauptteil dieser Fraktion.

Transferrin kann zwei Eisen-Ionen binden, die beide in ihrer dreiwertigen Form vorliegen. So werden die reaktiven Ionen sicher in die Peripherie transportiert, wo sie aufgenommen werden.

Mit einer Größe von 80 kD wird Transferrin in der Niere praktisch nicht filtriert, weshalb auch auf diesem Wege kein Eisen verloren gehen kann.

Eisenbindungskapazität (EBK). Da freies Eisen sehr toxisch ist, hält unser Organismus einen großen Pufferbereich bereit. Das Transferrin ist normalerweise nur zu etwa 30 % mit Eisen gesättigt. Zusätzlich anfallendes Eisen kann so sehr leicht an leeres zirkulierendes Transferrin gebunden und an einen sicheren Ort transportiert werden.

- Als **totale Eisenbindungskapazität** (TEBK) werden unbeladenes und Eisen-beladenes Transferrin zusammen bezeichnet. Die Menge an Transferrin (entspricht praktisch der TEBK) nimmt bei Eisenmangel zu, wodurch die Anzahl an Transferrinen, die Eisen gebunden haben, abnimmt. Fällt diese Sättigung unter 16 %, so ist die Eisenmenge im Plasma nicht mehr ausreichend, um den basalen Bedarf des Knochenmarkes für die Hämoglobin-Biosynthese zu decken.
- Als **latente Eisenbindungskapazität** werden die normalerweise eisenfreien 70 % Transferrin bezeichnet (👁 **30.44**). Eine Transferrinsättigung über 100 % führt zum Auftreten freier Eisen-Ionen im Blut, was schwere Organnekrosen nach sich ziehen kann.

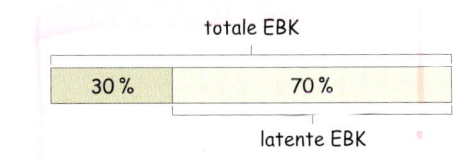

30.44 Eisenbindungskapazität (EBK).

Der Transferrin-Rezeptor

Jede Zelle unseres Körpers exprimiert zu irgendeinem Zeitpunkt ihrer Entwicklung einmal einen Rezeptor für Transferrin; eben weil jede unserer Zellen existenziell auf Eisen angewiesen ist.

Der größte Abnehmer ist allerdings das **Knochenmark**, das knappe 75 % des an Transferrin gebundenen Eisens aufnimmt und verbraucht. Die Transferrin-Rezeptoren sitzen auf der Oberfläche der erythropoetischen Knochenmarkszellen, am zahlreichsten auf den **Erythroblasten**, die mit einigen hunderttausend aufwarten können.

Das Transferrin bindet zusammen mit seinem Eisen an den Transferrin-Rezeptor (TfR), wodurch alle zusammen mittels Endozytose in die Zelle aufgenommen werden. Durch eine Protonenpumpe strömen Protonen in solch ein Endosom, wodurch die Teilnehmer getrennt werden. Transferrin und sein Rezeptor gelangen wieder an die Zelloberfläche, Eisen wird mittels des uns schon bekannten divalenten Metalltransporters (DMT-1) in das Zytosol aufgenommen.

Das Haptoglobin

Ein weiteres Protein spielt noch eine Rolle: Es transportiert zwar nicht Eisen allein, aber Hämoglobin, und ist daher auch für den Eisenstoffwechsel von Relevanz. Haptoglobin wandert in der Elektrophorese mit den α_2-Globulinen und spielt in dieser Fraktion mit 350 mg/dl auch keine unerhebliche Rolle.

Die Aufgabe von Haptoglobin ist die Aufnahme von Hämoglobin, das sich in der Blutbahn befindet – und dort in freier Form nichts zu suchen hat. Auf diese Weise wird nicht nur eine Nierenschädigung durch das Hämoglobin, sondern auch der Verlust des zentralen Eisens verhindert.

Das Haptoglobin wird zusammen mit dem Hämoglobin (also samt Eisen) in der Leber über einen Rezeptor aufgenommen und dort abgebaut bzw. wiederverwertet.

30.6.5 Der Eisenumsatz unseres Körpers

Mengenmäßig ist der Umsatz des Eisens in unserem Körper nur in Bezug auf seine Funktion als Zentralatom im Hämoglobin von Relevanz.

Der Umsatz aus dem Erythrozytenabbau

Greise Erythrozyten werden vor allem im mononukleären Phagozytensystem (MPS) in der Milz abgebaut. Das Hämoglobin wird in seine einzelnen Komponenten zerlegt, wobei die **Globinketten** vom Häm getrennt und bis auf ihre einzelnen Aminosäuren abgebaut werden.

Im ersten Schritt des **Häm-Abbaus** erfolgt die Entfernung des zentralen Eisenatoms durch eine Häm-Oxygenase; ein Schritt, der abhängig ist von Cytochrom-P$_{450}$ sowie von NADPH/H$^+$ und Sauerstoff. Das Produkt dieser Reaktion ist das Biliverdin, das dann durch die Biliverdin-Reduktase zu Bilirubin abgebaut wird.

Das **Eisen** wird (schon nach wenigen Minuten) an der Oberfläche der Makrophagen präsentiert, wo es erneut von Transferrin aufgenommen und zurück zum Knochenmark transportiert wird; dieses hatte es ja vor etwa 120 Tagen in einem Erythrozyten verlassen. Auf diese Weise ist der Bedarf des erythropoetischen Systems normalerweise gedeckt.

> Bei einer **hämolytischen Anämie** kommt es zu einem vorzeitigen Zerfall der Erythrozyten im Blut. Bezüglich des Eisens gibt es hier jedoch kein Problem, weil es (vor allem wegen des Einsatzes des Haptoglobins) zu keinem Eisenverlust kommt.
> Anders bei **Blutungsanämien**, denn hier geht zusammen mit dem Blut auch Eisen verloren. Der Organismus muss Eisen also aus seinen Speichern mobilisieren. Die maximale Mobilisierungsrate ist allerdings schon bei dreifacher Produktionssteigerung im erythropoetischen System erreicht.

Wieviel Eisen benötigen wir?

Der Eisenbedarf ist mit etwa 1 mg/d für Männer und 2 mg/d für Frauen nicht sonderlich hoch. Allerdings verlieren Frauen mit der Menstruation etwa 50 ml Blut, was immerhin 25 mg Eisen entspricht. Hier kann sich vor allem aufgrund der nicht gerade üppigen Resorptionsrate schnell ein Eisenmangel ausbilden.

Während der Schwangerschaft verliert die werdende Mutter sogar etwa 300 mg Eisen – das meiste an ihren kleinen Zwerg, der seine eigenen Erythrozyten produzieren möchte. Der Eisenverlust durch das Stillen (0,5 mg/d) wird praktisch durch die während der Zeit fehlende Menstruation kompensiert.

30.6.6 Die Eisenausscheidung

Der menschliche Organismus ist nicht in der Lage, größere Mengen an Eisen auszuscheiden. Die Regulation des Eisenstoffwechsels erfolgt daher über die Steuerung der Resorption im Duodenum.

Pro Tag gehen über die Desquamation der Enterozyten, über Hautzellen sowie über Urin, Galle und Schweiß etwa 1 mg verloren – die Menge also, die man täglich zu sich nehmen muss, um einem Eisenmangel zu entgehen.

30.6.7 Vorkommen von Eisen in der Nahrung

Auch wenn Eisen in praktisch allen Lebensmitteln vertreten ist, so sind dessen Menge und auch Verfügbarkeit doch sehr verschieden.

Fleischesser und Vegetarier

Muskelfleisch ist nicht die beste Quelle für Eisen, auch wenn die Resorption aus dem Fleisch leichter erfolgen kann (es scheint einen Rezeptor für Häm-gebundenes

Eisen zu geben, der ganz gut funktioniert). Eine gute Eisenquelle ist allerdings Schweineleber, die bis zu 15 mg pro 100 g enthalten kann.

Das Problem bei den Pflanzen ist, dass sie häufig schon weniger Eisen enthalten; vor allem aber ist dessen Resorbierbarkeit stark von den anderen Nahrungsbestandteilen abhängig. Durch die Bildung unlöslicher Komplexe kann eine phosphatreiche oder eine oxalatreiche Nahrung (Spinat, Tee) die Eisenresorption hemmen.

Was ist nun mit dem Spinat? Jahrzehntelang wurden kleine Kinder gezwungen, kiloweise Spinat zu essen, um sich mit ausreichend Eisen zu versorgen. Im Vergleich zu anderen Gemüsearten befindet sich zwar relativ viel Eisen im Spinat, jedoch auf unseren Bedarf gesehen immer noch sehr wenig. Der Glaube, dass Spinat für Kinder gesund sei, ist auf den Rechenfehler eines Schweizer Physiologen (1890) zurückzuführen, der den Eisengehalt auf die Trockenmasse, und nicht auf den aus 90 % Wasser bestehenden frischen Spinat, bezog.

30.6.8 Regulation der Eisenaufnahme

Die Regulation des Eisenstoffwechsels erfolgt auf der Ebene der Resorption, weil Eisen nur in unbedeutenden Mengen ausgeschieden wird – und das erfolgt unkontrolliert. Man kann drei Mechanismen unterscheiden.
- Blockade der Resorption
- Eisensensibilität der Stammzellen
- erythropoetische Regulation

Blockade der Resorption. Nimmt man für einige Tage eine erhöhte Menge an Eisen zu sich, so erfolgt die Blockade einer weiteren Resorption (auch als Mukosablock bezeichnet).

Eisensensibilität der Stammzellen. Um sich einerseits vor einer Überversorgung mit Eisen zu schützen, andererseits aber doch einen gewissen Sicherheitsspeicher zu haben, hat sich unser Körper eigentlich einen recht raffinierten Mechanismus einfallen lassen. In den Darmzellen kann er eine kleine Menge Eisen an einem sicheren Ort speichern, um es bei einer kleineren Katastrophe mobilisieren zu können. Tritt diese nicht ein, so entschwindet der Speicher nach wenigen Tagen durch die physiologische Desquamation in die Umwelt.

Zunächst muss man sich klarmachen, dass die Enterozyten, die das Eisen aus dem Duodenum resorbieren, nicht in direktem Kontakt zum Blut stehen und daher auch keine Ahnung haben, wie es gerade um den Eisenbestand des Körpers bestellt ist.

Die Regeneration der Darmzellen geht allerdings von Stammzellen aus, die sich in den Krypten befinden und Blutkontakt haben. Sie besitzen Transferrin-Rezeptoren und nehmen Eisen entsprechend des Angebots aus dem Blut auf.

Bei einem Eisenmangel ist das Transferrin relativ ungesättigt mit Eisen – die Eisenaufnahme in die Vorläuferzelle ist daher gering. Dies führt vermutlich zu einer vermehrten Expression des divalenten Metalltransporters (DMT-1). Erreicht der differenzierte Enterozyt dann 1–2 Tage später das Darmlumen, so führt die erhöhte Expression von DMT-1 zu einer vermehrten Aufnahme von Eisen in die Zelle.

Die erythropoetische Regulation. Schließlich geht man noch von einer Regulationsmöglichkeit vom Knochenmark aus. Es wird die Existenz eines Signalmoleküls vermutet, welches dem Darm eine verstärkte Erythropoese meldet.

30.6.9 Eisen und die Infektion

Die genaue Rolle des Eisens für den Stoffwechsel von Bakterien und Parasiten, aber auch für Tumorzellen, ist nicht bekannt, seine Bedeutung für das Wachstum dieser Zellen ist aber sehr wahrscheinlich.

Die Gegenregulation unseres Körpers scheint der Versuch zu sein, soviel Eisen wie möglich einzufangen und „zu verstecken". In der Folge einer Infektion sinkt das Eisen im Blut jedenfalls stark ab, weil es vor allem in den Makrophagen festgehalten wird. In der Klinik spricht man sogar von einer Eisenverteilungs*störung*, wobei der Begriff sicher nicht glücklich gewählt ist, weil sich der Organismus bei dieser Reaktion vermutlich etwas gedacht hat und ganz und gar nicht gestört ist.

Rolle des Eisens für die Bakterien. Bei niedrigen Eisenspiegeln scheinen einige Bakterien in der Lage zu sein, so genannte Siderophoren zu bilden, mit denen sie vermehrt Eisen aufnehmen können – jedenfalls bei normaler Körpertemperatur. Fieber führt zu einer Blockade der Biosynthese dieser bakteriellen Proteine, sodass die kurzfristige „Entführung" des Eisens doch seinen Sinn erfüllen kann.

Laktoferrin als lokaler Eisenfänger. Einige Zellen der angeborenen Abwehr sind in der Lage, unter dem Einfluss von Interleukin-1 (S. 408) ein Protein namens Laktoferrin zu produzieren, das als lokaler Eisenfänger fungiert und in der Tat bakteriostatisch wirkt.

Ferritin als Akute-Phase-Protein. Dies erklärt dann auch den Umstand, dass Ferritin zu den Akute-Phase-Proteinen gehört und entsprechend bei einer akuten Infektion vermehrt produziert wird. Ferritin dient hier vermutlich nicht lokalisiert, sondern global als „Versteck" des Eisens, das dann den Bakterien nicht mehr zum Wachstum zur Verfügung steht.

Die Eisenmangelanämie
Ein Eisenmangel ist die häufigste Mangelerscheinung beim Menschen überhaupt, etwa zwei Milliarden Menschen sollen weltweit daran leiden; selbst in Europa leidet jede zehnte Frau im gebärfähigen Alter unter einer Eisenmangelanämie.

Ursache. Die häufigste Ursache für einen **Eisenmangel** sind Blutverluste bei ohnehin nicht optimaler Versorgung durch die Nahrungsaufnahme. Hier kann schon die monatliche Blutung bei Frauen zu Mangelerscheinungen führen. Außerdem können Magen- oder Duodenalgeschwüre für einen Eisenmangel verantwortlich sein.

Eine Eisenmangelanämie entwickelt sich, wenn der Organismus nicht mehr in der Lage ist, genügend Eisen-Ionen für die Erythropoese durch die Resorption zur Verfügung zu stellen.

Symptome. Es ist von Patient zu Patient unterschiedlich, welche Symptome im Vordergrund stehen. Es können Symptome durch den **Eisenmangel** selbst sein (u. a. Schleimhautveränderungen), durch die **Anämie** (Müdigkeit, sinkende Leistungsfähigkeit durch den Sauerstoffmangel) oder durch die **chronischen Blutverluste** (beispielsweise Teerstuhl bei Geschwüren).

Daher kommen die Patienten auch mit ganz unterschiedlichen Beschwerden zum Arzt, dessen Aufgabe es dann ist, nicht nur die Diagnose eines Eisenmangels zu stellen, sondern auch die zu Grunde liegende Ursache abzuklären.

Diagnose. Häufig fallen die Patienten durch ein auffälliges Blutbild auf, weil die anderen Eisenparameter nicht routinemäßig untersucht werden, deren Messung also zumindest schon einmal den Verdacht auf einen Eisenmangel voraussetzt.

Wenn die Eisenversorgung hinter der Erythropoese nicht mehr herkommt, werden die erythropoetische Proliferation und die Hämoglobin-Biosynthese vermindert. Bei einem ausgeprägteren Eisenmangel führt dies zum Bild einer **mikrozytären, hypochromen Anämie**; das heißt die Erythrozyten sind im Blutausstrich klein und blass (☞ **30.45**).

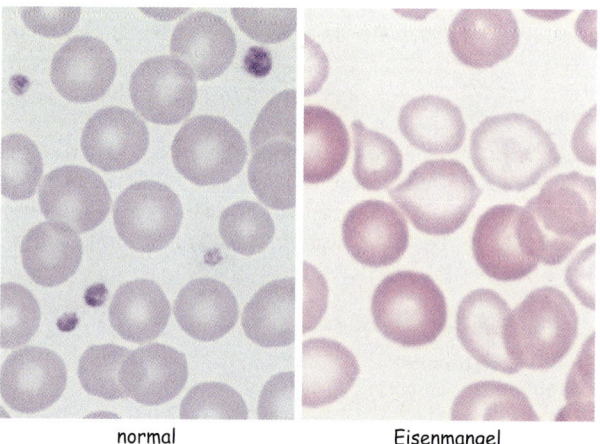

normal   Eisenmangel

☞ **30.45**   Eine Eisenmangelanämie ist im Blutausstrich sichtbar.

Da nun die Verdachtsdiagnose einer Eisenmangelanämie gestellt werden kann, erfolgt eine weitere klinisch-chemische Abklärung, wobei zumindest **Serumeisen** und Ferritin bestimmt werden sollten. Möchte man es genauer wis-

sen, oder sind die Ergebnisse nicht eindeutig, so stehen noch weitere Möglichkeiten zur Verfügung.

Als Serumeisen wird in der Klinik die gesamte Eisenkonzentration im Blut bezeichnet, sie beträgt normalerweise etwa 100 μg/dl. Da dieser Wert situationsbedingt jedoch nicht unerheblichen Schwankungen unterliegt, bedarf es weiterer Untersuchungen. Akute Infektionen können beispielsweise zu einem beträchtlichen Absinken des Eisenspiegels führen, ohne dass ein Eisenmangel vorliegt. Werte unter 40 μg/dl gelten als Hinweis auf einen Mangel, der weiterverfolgt werden muss.

Als besonderer Indikator für den Gesamteisenbestand des Körpers eignet sich das **Ferritin**. Im Falle eines Eisenmangels ist es der erste Wert, der beeinflusst wird. Bei einem nur latenten Eisenmangel können beispielsweise noch normale Eisenwerte vorliegen, der Ferritinwert ist allerdings schon erniedrigt.

Im Gegensatz zu einer akuten Infektion, bei der Ferritin als Akute-Phase-Protein eher steigt, finden sich bei einem Eisenmangel erniedrigte Werte.

Das **Transferrin** wird in Zweifelsfällen ebenfalls zur Diagnose herangezogen. Bei Eisenmangel steigt die Transferrinkonzentration und damit auch die Eisenbindungskapazität, weil Transferrin das einzige relevante Eisentransportprotein ist.

Die Folge ist eine Erniedrigung der Transferrin*sättigung*, die ja den prozentualen Anteil des mit Eisen beladenen Transferrins anzeigt. Um die Sättigung bestimmen zu können, muss natürlich der Serumeisenwert bekannt sein. Dieser wird durch den Transferrinwert geteilt und mit einem Faktor multipliziert, dann erhält man die Transferrinsättigung, die normalerweise zwischen 16 und 45 % liegt.

Therapie. Die Therapie eines Eisenmangels bzw. der Eisenmangelanämie erfolgt durch orale Eisensubstitution, nur in Ausnahmefällen parenteral.

- Die **orale Eisensubstitution** wird mit dem besser resorbierbaren zweiwertigen Eisen durchgeführt. Die Substitution erfolgt dabei über einige Monate, damit die Eisenspeicher wieder anständig aufgefüllt werden können.

- Eine **parenterale Eisensubstitution** wird nur in Ausnahmefällen durchgeführt, so beispielsweise bei Patienten mit chronisch-entzündlichen Darmerkrankungen, bei denen eine zuverlässige Resorption nicht gesichert ist. Für die parenterale Substitution wird dreiwertiges Eisen verwandt, weil nur dieses an Transferrin binden kann. Trotz der schnellen Bindung an sein Transportprotein sind die Nebenwirkungen dieser Therapie nicht unerheblich.

Eisenüberladung unseres Organismus

Eine Überbelastung mit Eisen kann zum einen in suizidaler Absicht oder durch die versehentliche Aufnahme größerer Mengen an Eisenpräparaten (vor allem bei kleinen Kindern) erfolgen.

Häufiger sind aber eine Eisenüberladung des Organismus durch vielfache Bluttransfusionen oder auch bei der erblichen Stoffwechselerkrankung Hämochromatose.

Eisenüberladung durch Bluttransfusionen. Eine Bluttransfusion mit einem Erythrozytenkonzentrat (also 250 ml, S. 458) enthält auch runde 250 mg Eisen, was bei einem Gesamtkörperbestand von eigentlich nur 3 – 5 g natürlich nicht unerheblich ist.

Bei Patienten, die beispielsweise aufgrund einer schweren, transfusionspflichtigen Thalassämie (S. 509) auf regelmäßige Bluttransfusionen angewiesen sind, können sich schon nach wenigen Jahren die Nebenwirkungen einer Eisenüberladung einstellen. Man spricht hier von einer **Transfusionshämosiderose**, weil das Eisen vor allem in Form von Hämosiderin gespeichert wird.

Kommt es dann in der Folge zu Organschäden, so ist die Hämosiderose in eine Hämochromatose übergegangen. Die häufigste Ursache für die nicht angeborene, also **sekundäre Hämochromatose** sind wiederholte Transfusionen.

Angeborene Hämochromatose. Der angeborenen Hämochromatose liegt ein Gendefekt im *HFE*-Gen zugrunde. Das HFE-Protein bindet vor allem an den Transferrin-Rezeptor und kontrolliert so die Aufnahme von Eisen in die Zelle. Ein Defekt führt zu einer unkontrollierten Eisenaufnahme in die Zelle, was dort schwere Organschäden nach sich ziehen kann. Besonders betroffen sind die Leber, das Herz und die Bauchspeicheldrüse („Bronzediabetes" wegen der braunen Verfärbung durch das Eisen).

Die Manifestation der Erkrankung, die fast nur Männer betrifft, erfolgt erst nach einigen Jahren (die Patienten sind etwa 50); es dauert einfach einige Jahre, bis sich eine so große Menge Eisen (teilweise bis 40 g) angesammelt hat, die einen spürbaren Effekt verursacht.

HFE steht übrigens für **H**LA-ähnlich (weil das Protein Ähnlichkeiten mit dem HLA-System aufweist, S. 605) und **FE** für Eisen (Fe).

Die **Therapie** besteht vor allem in regelmäßigen Aderlässen, bei denen mit dem Blut ja auch eine beträchtliche Menge Eisen abgenommen werden kann.

30.7 Das Blutplasma

Von den zellulären Bestandteilen des Blutes lässt sich das Blutplasma abgrenzen, das aus Wasser und einer ganzen Reihe an Plasmaproteinen besteht, die allesamt wichtige Funktionen für unseren Körper wahrnehmen.

30.7.1 Zellen, Plasma und Serum

Zunächst kann man mittels Zentrifugation (S. 479) die Blutzellen vom Blutplasma differenzieren, wobei das Plasma in etwa 55 % ausmacht, das heißt der Hämatokrit liegt entsprechend bei 45 %.

Die Gewinnung von Blutplasma

Da dem Körper entnommenes Blutplasma die Eigenschaft hat, ziemlich schnell zu gerinnen, können darin nur schlecht Blutwerte bestimmt werden. Aus diesem Grunde wird das Blut ungerinnbar gemacht, was in erster Linie mit drei verschiedenen Substanzen erzielt wird. **EDTA** und **Citrat** wirken über die Bindung von Calcium-Ionen, die damit für die Blutgerinnungskaskade (S. 529) nicht mehr zur Verfügung stehen, **Heparin** inaktiviert Faktor X und Thrombin (S. 533).

Da die verschiedenen Antikoagulanzien bereits in den Blutentnahmeröhrchen vorgelegt sind, müssen je nach erwünschten Messparametern unterschiedliche Röhrchen verwendet werden.

- EDTA wird bei hämatologischen Untersuchungen und in der Lipidanalytik verwendet, weil es zusätzlich zum gerinnungshemmenden Effekt noch die Membranen der Blutzellen stabilisieren kann; mit vollem Namen heißt es im Übrigen Ethylendiamintetraacetat.
- Citrat findet in der Gerinnungsdiagnostik Anwendung, weil sein Effekt durch die Zugabe einer ordentlichen Portion Calcium aufgehoben werden kann. Außerdem verwendet man es für die Blutsenkung und gibt es Blutkonserven hinzu, damit diese nicht gerinnen.
- Heparin hingegen kommt in der Blutgasanalyse und bei der Bestimmung des Hämatokrits zum Zuge. Die meisten anderen klinisch-chemischen Untersuchungen werden ebenfalls mit Heparin als Antikoagulanz durchgeführt.

Die Gewinnung von Blutserum

Überlässt man eine Blutprobe ihrem Schicksal, so gerinnt das Blut in einigen Minuten, wodurch die Gerinnungsfaktoren (mengenmäßig vor allem Fibrinogen) verbraucht werden. Der Proteingehalt von Serum liegt daher auch knapp unter dem von Blutplasma.

Zentrifugiert man dann die Probe, so erhält man neben den Blutzellen einen Überstand, der ebenfalls nicht mehr gerinnen kann; die Gerinnungsfaktoren sind schon verbraucht und ebenfalls ausgefallen. Dieser Überstand, dem vor allem das Fibrinogen fehlt, wird als Blutserum bezeichnet.

30.7.2 Die Plasmaproteine

Wir verwenden in diesem Kapitel bewusst feste Zahlen statt eines Referenzbereiches, weil es in der Biochemie zunächst auf die Vorstellung einer Größenordnung ankommt, nicht darauf, einen Laborparameter exakt einschätzen zu können. Außerdem kann man sich in der Regel die von Labor zu Labor variierenden Werte sowieso nicht merken.

Mittlerweile sind über 100 Plasmaproteine bekannt, die im Blutplasma in einer Gesamtkonzentration von etwa 7,5 g/dl vorliegen (im Serum etwas darunter). Aufgrund ihrer Fällungseigenschaften wurden sie grob in die **Albumine** und die heterogene Gruppe der **Globuline** eingeteilt. Die höchste Proteinkonzentration weisen dabei die Albumine mit 4,5 g/dl auf, was immerhin 60% des Gesamteiweißgehaltes ausmacht. Es folgen mit einigem Abstand die Immunglobuline (S. 519) und der Trypsininhibitor (S. 518).

Die Elektrophorese

Die Elektrophorese wird in der Klinik in der Regel als **Serumelektrophorese** durchgeführt und ist für viele, vor allem internistische, Erkrankungen von Relevanz. Als Arzt bekommt man dabei nicht nur die Werte der einzelnen Fraktionen mitgeteilt, sondern die Elektrophorese selbst, deren Morphologie man dann auswerten muss. Eine korrekte Auswertung kann dabei nur erfolgen, wenn man hinter den einzelnen „Hügeln" auch die Bedeutung der entsprechenden Plasmaproteine kennt.

Ablauf der Elektrophorese. Die Plasmaproteine werden für die Elektrophorese nahe der Kathode aufgetragen und wandern dann nicht nur entsprechend ihrer Größe, sondern auch ihrer Ladung in einem elektrischen Feld unterschiedlich weit in verschiedene Richtungen. Die meisten Proteine wandern dabei zum Pluspol, wobei das stark negativ geladene und nicht gerade riesige Albumin hier den weitesten Weg zurücklegt.
Wenn sich die Proteine anständig getrennt haben, so nimmt man nach einiger Zeit den Trägerstreifen aus der Kammer und legt ihn in ein Färbebad, mit dem die einzelnen Proteinbanden dargestellt werden können. Dann werden die Konzentrationen noch photometrisch gemessen und graphisch dargestellt (👁 **30.46**).

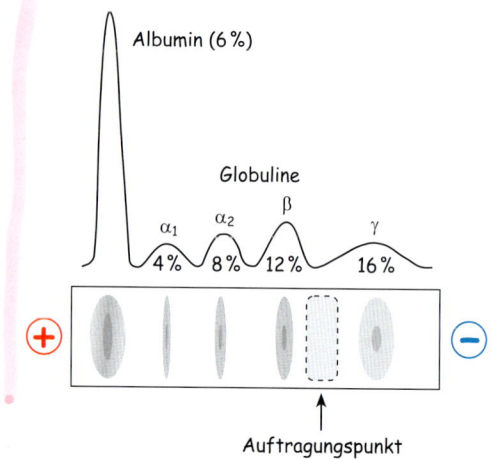

👁 **30.46** Ergebnis der Elektrophorese.

Ergebnis der Elektrophorese. Durch die elektrophoretische Auftrennung der Plasmaproteine erhält man fünf Banden, wobei die Proteine der ersten Bande als Albumine, alle anderen als Globuline bezeichnet werden. Grund für diese

grobe Unterscheidung ist, dass man die beiden Gruppen zunächst anhand ihrer Löslichkeit und Fällungseigenschaften unterschied; Albumine sind in reinem Wasser gut löslich, die Globuline hingegen nur schlecht.
Die Globuline werden dann noch einmal weiter in die α_1-Globuline, die α_2-Globuline, die β-Globuline und die γ-Globuline unterteilt. Der Auftragungspunkt für die Proteine liegt im Übrigen zwischen der β- und der γ-Fraktion. Vom Gesamtproteingehalt von 7,5 g/dl entfallen auf die Albuminfraktion 60% (also 4,5 g/dl), auf die α_1-Globuline 4% (rund 300 mg/dl), die α_2-Globuline 8% (600 mg/dl), die β-Globuline 12% (900 mg/dl) und die γ-Globuline 16% (1200 mg/dl).

Biosynthese der Plasmaproteine

Als Produzenten der Plasmaproteine treten nur die Leber und die Plasmazellen auf (👁 **30.47**); alle anderen Zellen spielen nur für ausgesuchte Proteine eine Rolle. Wissen muss man noch, dass praktisch alle Plasmaproteine **Glykoproteine** sind – bis auf die bemerkenswerte Ausnahme **Albumin**. Dies spielt allerdings in funktioneller Hinsicht eher für den Abbau eine wichtige Rolle und wird dort besprochen.

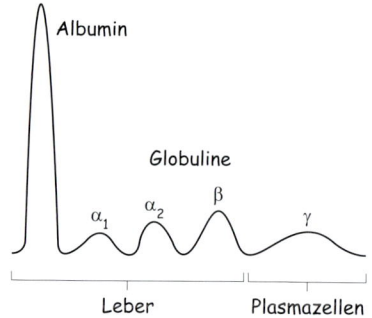

👁 **30.47** Produktionsorte der Plasmaproteine.

Die Leber als Hauptproduzent. Die Leber ist der Hauptproduzent der Plasmaproteine, da in den Hepatozyten neben dem Albumin fast alle α_1-, α_2- und β-Globuline hergestellt werden. Eine Funktionseinschränkung der Leber macht sich dabei in erster Linie an einer Verringerung der Albuminfraktion bemerkbar.

Die Plasmazellen als Produzenten. Werden B-Lymphozyten durch Antigenkontakt aktiviert, so differenzieren sie sich zu Plasmazellen (S. 602), die dann in großem Maßstab Antikörper produzieren. Diese Antikörper bilden in der Elektrophorese die Fraktion der γ-Globuline, die aus diesem Grunde auch als **Immunglobuline** bezeichnet werden. Veränderungen in dieser Fraktion sind also auf eine eingeschränkte oder überschießende Bildung von Immunglobulinen in den Plasmazellen zurückzuführen.

Andere Zellen als Produzenten. Alle anderen Zellen spielen für die Biosynthese der Plasmaproteine nur eine untergeordnete Rolle, was vor allem für die Bewertung einer Elektrophorese von Bedeutung ist.

Einige besondere Proteine werden dennoch an ganz anderen Orten in unserem Organismus hergestellt, beispielsweise Erythropoetin (S. 483) in der Niere und viele Hormone in besonderen endokrinen Zellen.

Abbau der Plasmaproteine

Der Abbau der Plasmaproteine erfolgt abhängig von ihrer chemischen Struktur, wobei sich zwei verschiedene Gruppen unterscheiden lassen (👁 **30.48**).

- **Glykoproteine** werden aus dem Blut über rezeptorvermittelte Endozytose in die **Leberzellen** aufgenommen und dort abgebaut.
- **Albumin**, das einzige relevante nicht glykosylierte Plasmaprotein, wird vermutlich von den **Nierenepithelzellen** aufgenommen und dort intrazellulär abgebaut.

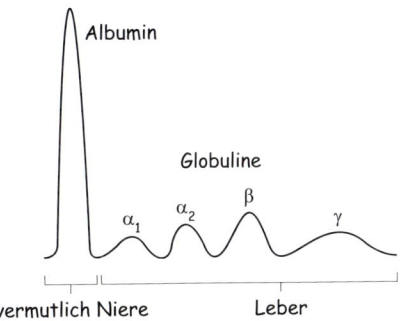

👁 **30.48** Abbauorte der Plasmaproteine.

Abbau der Glykoproteine. Die meisten Plasmaproteine sind Glykoproteine, also Proteine mit einem Zuckerrest. Veränderungen an diesem Zuckerrest führen schließlich zum Abbau der entsprechenden Proteine in der Leber. Alle Glykoproteine besitzen als endständigen Zucker die **NANA** (= N-Acetyl-Neuraminsäure oder Sialinsäure, S. 23). In den Wänden der Blutgefäße befinden sich **Neuraminidasen**, die diese endständige NANA entfernen (👁 30.49). Der dann stets folgende Zucker, die Galaktose, signalisiert ein gealtertes Glykoprotein, das aus dem Blut entfernt werden soll.

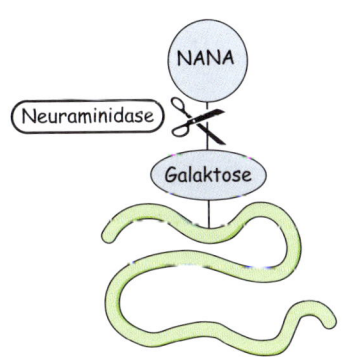

👁 **30.49** Abbau der Glykoproteine.

Die Leber verfügt nun über **Asialoglykoprotein-Rezeptoren.** Das sind Rezeptoren, die ein Nichtvorhandensein von Sialinsäure (= a-sial...) erkennen. (Wegen der auf die NANA folgenden Galaktose werden diese Rezeptoren gelegentlich auch als Galaktose-Rezeptoren bezeichnet.)

Gealterte glykosylierte Plasmaproteine binden nun an diesen Rezeptor, werden per Endozytose in die Hepatozyten aufgenommen und in deren Lysosomen abgebaut. Wann nun solch eine Sialinsäure vom Glykoprotein abgeschnitten wird, hängt von der Umgebung der Glykosylierung sowie der Menge der Sialinsäurereste ab und ist daher schon auf dem Gen des Proteins verzeichnet.

Abbau des Albumin. Da Albumin nicht glykosyliert ist, kann sein Abbau nicht über den Asialoglykoprotein-Rezeptor erfolgen, sondern über einen anderen Weg. Erst seit kurzem weiß man, dass eine nicht unerhebliche Menge des Albumins zunächst in den Nieren mit dem Ultrafiltrat ausgeschieden wird. Anschließend wird es unversehrt wieder in die **Tubulusepithelzellen** der Nieren aufgenommen. Dort angelangt, gibt es zwei verschiedene Möglichkeiten:

- Das meiste Albumin wird unverändert wieder ins Blut abgegeben.
- Ein kleiner Teil wird dem intrazellulären Abbau in Lysosomen zugeführt.

Ebenfalls nicht glykosyliert sind neben dem Albumin noch Lysozym, C-reaktives Protein und einige weitere nur in sehr geringen Konzentrationen vorkommende Plasmaproteine. Ihr Abbau ist komplex und zum Teil noch gar nicht bekannt.

30.7.3 Die Fraktionen der Elektrophorese

Im Prinzip lassen sich sämtliche Plasmaproteine einer bestimmten Fraktion in der Elektrophorese zuordnen. Allerdings ist das klinisch nur bei denen interessant, die einen so hohen Anteil an der Fraktion haben, dass ein Mangel oder eine Überproduktion auch zu einer veränderten Elektrophorese führt. Das Wissen um die Zugehörigkeit des

C-reaktiven Proteins mit seinen 0,5 mg/dl zur β-Fraktion ist rein akademisch und von keinerlei Wert in der Praxis.

Aus diesem Grunde werden wir auf den folgenden Seiten auch nur diejenigen Proteine einer Fraktion zuordnen, bei denen dieses Wissen klinisch relevant ist. Alle anderen Proteine werden im Anschluss im Überblick besprochen, ohne deren Wanderung in der Elektrophorese zu berücksichtigen.

Die **Kenntnis des Molekulargewichtes** ist hingegen nicht immer von nur akademischem Interesse. Da in der Niere die Proteine unter 15 kD frei filtriert werden, entschwinden sie unserem Körper schon beim ersten Durchlauf. Zwischen **15 und 69 kD** erfolgt die Filtration **ladungsabhängig**, wobei negative Ladungen eine Filtration erschweren. Alle Plasmaproteine, die ein höheres Molekulargewicht als 69 kD aufweisen, werden hingegen überhaupt nicht mehr filtriert.

Das Albumin

In der Albuminfraktion läuft praktisch nur das Albumin selbst. Es macht **60 %** der Plasmaproteine aus und kann daher mit einer Konzentration von etwa **4,5 g/dl** aufwarten.

> Albumin ist das wichtigste Protein für den kolloidosmotischen Druck im Blutplasma, wobei es für etwa 80 % dieses Effektes verantwortlich zu sein scheint.

Zu bedenken ist, dass nur etwa 40 % des Gesamtalbumins überhaupt im Blutplasma sind, während sich der Hauptteil in anderen extrazellulären Flüssigkeiten befindet.

Transportprotein. Damit es dem Albumin in seiner Funktion als Wächter des kolloidosmotischen Druckes nicht zu langweilig wird, arbeitet es zusätzlich noch als unspezifisches Transportprotein für praktisch alles, was sich nicht selbst frei im Plasma bewegen kann. Dies gilt beispielsweise für Fettsäuren, für unkonjugiertes Bilirubin und vieles anderes mehr.

Das Molekulargewicht von Albumin beträgt 69 kD, was vermutlich nicht zufällig genau der Grenze entspricht, ab der Proteine in der Niere nicht mehr filtriert werden. Außerdem spielt an der glomerulären Basalmembran die Ladung eine große Rolle – und Albumin ist stark negativ geladen; dies ist wichtig für das Verständnis des so genannten nephrotischen Syndroms.

Es drängt sich hier also die Vermutung auf, dass Albumin in der Leber absichtlich nicht glykosyliert wird, damit der Abbau eben nicht über den generellen Abbaumechanismus läuft. Größe und Ladung des Albumins scheinen außerdem exakt an den Filter der Niere angepasst zu sein, der ebenfalls negativ geladen ist. Vielleicht erfolgen also Abbau und dessen Regulation nach den Bedürfnissen des kolloidosmotischen Druckes, bei dem die Niere einige Wörter mitzureden hat...

Einer Albuminverminderung im Plasma kann aus diesem Grunde sowohl eine Störung der Biosynthese in der Leber zu Grunde liegen, als auch ein vermehrter Verlust über die Nieren.

Die α₁-Globuline

Die Fraktion der α₁-Globuline macht mit ihren **300 mg/dl** etwa **4 %** der Plasmaproteine aus. Mengenmäßig spielt neben dem α₁-Antitrypsin nur das saure α₁-Glykoprotein eine gewisse Rolle.

α₁-Antitrypsin. In unserem Blut befindet sich eine ganze Reihe an Proteasen, die in erster Linie Serinproteasen sind, also Enzyme, die im aktiven Zentrum mit einem reaktiven Serinrest aufwarten können. Aus diesem Grunde muss es auf der anderen Seite auch eine ganze Reihe an Proteaseinhibitoren geben.

Wichtigster Vertreter ist das α₁-Antitrypsin, das mit etwa **250 mg/dl** bei den α₁-Globulinen ganz klar den Ton angibt. Es schützt unseren Organismus vor Serinproteasen und gehört damit in die Gruppe der Serinprotease-Inhibitoren, die auch als Serpine bezeichnet werden.

> Ein **α₁-Antitrypsin-Mangel** (☞ 30.50) ist ein zwar seltenes, aber schwerwiegendes Krankheitsbild, bei dem die Patienten zum Teil unter massiven Leber- oder Lungenproblemen leiden. Die Leber ist bei allen Formen betroffen, bei denen defekte Proteine die Hepatozyten nicht verlassen können. Die Lunge ist hingegen immer betroffen, weil dort die Proteasen überwiegen, wenn sie vom α₁-Antitrypsin nicht gebremst werden, was zu einem Lungenemphysem führt. Die Diagnose lässt sich hier in der Regel schon anhand der Elektrophorese stellen, weil ein Mangel an α₁-Antitrypsin zu einer stark erniedrigten α₁-Globulin-Fraktion führt.

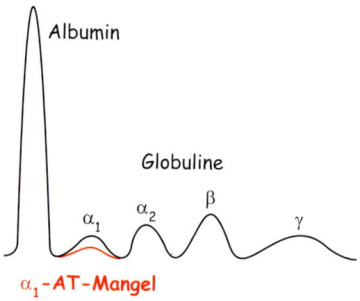

☞ **30.50** Erniedrigte α₁-Globuline aufgrund eines α₁-Antitrypsin-Mangels.

Saures α₁-Glykoprotein. Das saure α₁-Glykoprotein gehört zwar zu den Akute-Phase-Proteinen (S. 522) und wird zum Teil für die Beurteilung der Aktivität akuter oder chronischer Entzündungen herangezogen, insgesamt ist die klinische Bedeutung dieses Proteins aber gering. Mit seinen etwa **50 mg/dl** macht es praktisch den Rest der α₁-Globuline aus.

Die α₂-Globuline

Die Fraktion der α₂-Globuline macht mit **600 mg/dl** etwa **8 %** der Plasmaproteine aus. Mengenmäßig spielt hier neben dem α₂-Makroglobulin das Haptoglobin eine Rolle.

α₂-Makroglobulin. Das α₂-Makroglobulin macht mit seinen rund **300 mg/dl** schon die Hälfte der α₂-Globuline aus. Es ist 720 kD groß und wird daher auch bei einer kräftigen glomerulären Proteinausscheidung praktisch nicht filtriert, was für das nephrotische Syndrom wichtig ist.

Vom α₂-Makroglobulin können die so genannten Kininogene abgespalten werden, die im Entzündungsgeschehen eine wichtige Rolle spielen (S. 423). Ansonsten ist dessen klinische Bedeutung aber gering.

Haptoglobin. Beim Haptoglobin handelt es sich um ein Transportprotein für Hämoglobin, das sich in die Blutbahn verirrt hat, was vor allem im Rahmen von Hämolysen geschehen kann. Da das Haptoglobin dann zusammen mit dem Hämoglobin in der Leber aufgenommen wird, ist dessen Konzentration von normalerweise **200 mg/dl** im Falle einer Hämolyse erniedrigt.

Durch ein Molekulargewicht von 100 kD wird es in der Niere nicht filtriert und verhindert so neben einer Schädigung derselben durch freies Hämoglobin auch den Verlust des wertvollen Eisens.

Die β-Globuline

Die Fraktion der β-Globuline macht mit rund **900 mg/dl** etwa **12 %** der Plasmaproteine aus. Mengenmäßig spielt neben dem Transferrin vor allem das Fibrinogen eine Rolle. Nicht unerheblich ist auch der Anteil des Komplementfaktors C3.

Transferrin. Das Transferrin ist ein Transportprotein für das in freier Form sehr toxische Eisen, wobei jedes Transferrin zwei Eisen-Ionen (in der dreiwertigen Form) bindet und transportieren kann. Mit **300 mg/dl** macht Transferrin immerhin ein Drittel der β-Globuline aus.

Mit einer Größe von 80 kD wird es in der Niere auch praktisch nicht filtriert, wodurch ein Eisenverlust auf diesem Wege minimal gehalten wird.

Der **Komplementfaktor C3** ist das Schlüsselprotein der Komplementkaskade (S. 617), das sowohl für den klassischen also auch den alternativen Aktivierungsweg gleichermaßen wichtig ist. Es gehört zu den Akute-Phase-Proteinen (S. 522) und kommt in einer Konzentration von etwa **120 mg/dl** im Blutplasma vor.

Fibrinogen ist das zentrale Protein im Gerinnungssystem und hat mit **300 mg/dl** einen erheblichen Anteil an den Plasmaproteinen. Es verschließt eine Wunde durch die Ausbildung eines Fibrinnetzes und verknüpft außerdem die Thrombozyten mittels ihres GPIIb/IIIa-Rezeptors untereinander.

In Bezug auf die Elektrophorese ist allerdings zu beachten, dass es bei der normalen in der Klinik verwendeten Serumelektrophorese gar nicht mitläuft. Nur in einer **Plasmaelektrophorese** findet man eine deutliche Fibrinogenbande (☞ 30.51).

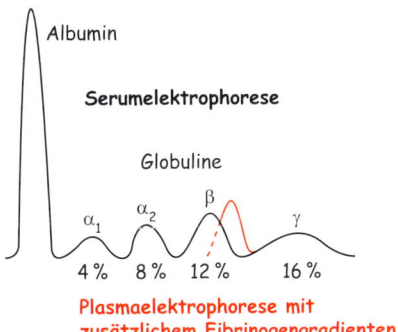

☞ **30.51** Plasmaelektrophorese.

Fibrinogen gehört ebenfalls zu den Akute-Phase-Proteinen (S. 522), was für eine prominentere Rolle des Gerinnungssystems für die Abwehr zumindest in vergangenen Tagen spricht.

Die γ-Globuline

Die Fraktion der γ-Globuline macht mit ihren **1200 mg/dl** etwa **16 %** der Plasmaproteine aus, wobei das Immunglobulin G den mit Abstand größten Anteil daran hat.

Eine Rolle spielen auch das Immunglobulin A und das Immunglobulin M; allerdings laufen die ziemlich weit links in der Elektrophorese, sodass vor allem IgA eher zu den β-Globulinen zu rechnen wäre (☞ 30.52). Alle Antikörper, also die Immun- oder γ-Globuline, werden nicht in der Leber, sondern von **Plasmazellen** produziert, die sie ins Blut sezernieren.

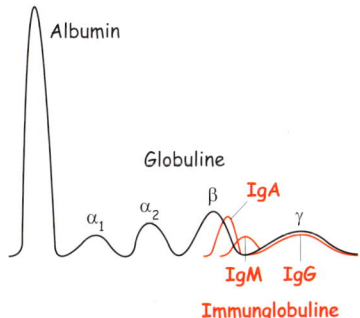

☞ **30.52** Immunglobuline in der Elektrophorese.

Das **Immunglobulin G** (IgG) hat mit **900 mg/dl** den mengenmäßigen Löwenanteil an den Immunglobulinen; außerdem läuft es wirklich komplett in der γ-Globulin-Fraktion (s. u.). IgG ist der entscheidende Antikörper für die sekundäre Immunantwort, nachdem die Produktion in einem B-Lymphozyten von IgM auf IgG umgestellt worden ist (S. 603).

Immunglobulin A (IgA). In der Konzentration folgt das Immunglobulin A, von dem **200 mg/dl** im Blutplasma vorkommen. IgA wird vor allem produziert, um in verschiedene Körperflüssigkeiten (Speichel, Darmsekrete) abgegeben zu werden. Auch in der Muttermilch befinden sich nicht unerhebliche Mengen dieses sekretorischen Antikörpers (S. 617).

Für die Interpretation einer Elektrophorese muss man wissen, dass das IgA ziemlich weit Richtung Anode läuft. Daher findet man es eher noch unter den β- als den γ-Globulinen, was die Verdachtsdiagnosen unter Umständen einschränken kann (s. u.).

Das **Immunglobulin M (IgM)** liegt in einer Konzentration von etwa **100 mg/dl** im Blutplasma vor, wobei man bei allen Antikörpern immer beachten muss, dass deren Konzentrationen je nach Immunlage beträchtlich schwanken können.

Die IgM sind für die primäre Antikörperantwort unseres Immunsystems verantwortlich. Die Bildung dieser Antikörper, die als Pentamere verbunden vorliegen, kann schon einfach durch Kontakt mit einem Mikroorganismus erfolgen; alle anderen Antikörper benötigen dazu Hilfszellen.

Auch die Immunglobuline vom Typ M laufen in der Elektrophorese Richtung Anode und kommen knapp hinter den IgA zum Liegen; man findet sie daher zwischen den β- und den γ-Globulinen.

Die Elektrophorese in der Klinik.

Eine Serumelektrophorese wird zwar nicht wahnsinnig häufig in der Klinik angefordert, allerdings gibt es durchaus Indikationen für sie, und dann muss man sie als Arzt selbst beurteilen können. Hierzu sind einige Grundlagen von Nöten, die wir größtenteils gerade schon besprochen haben. In diesem Kapitel soll es nun um die Interpretation typischer Elektrophoresen gehen, die einem in der Klinik immer wieder einmal begegnen.

Wichtig zu wissen ist, dass die Prozentwerte bei der Elektrophorese relative Werte sind, zusätzlich aber immer die absoluten Gramm- bzw. Milligrammangaben mitgeliefert werden. Sinkt eine Fraktion, so steigen die anderen automatisch *relativ* an. Solange die absoluten Milligrammangaben aber noch nicht erhöht sind, kann man nicht von einer Neuproduktion der Hauptproteine einer Fraktion ausgehen.

Akute Entzündung.

Im Rahmen einer akuten Entzündung kommt es zur vermehrten Biosynthese der so genannten Akute-Phase-Proteine (s. u.), die vor allem mit den α₁- und α₂-Globulinen laufen. Aus diesem Grunde finden sich eben diese Fraktionen bei akut entzündlichen Prozessen relativ und auch absolut erhöht (30.53).

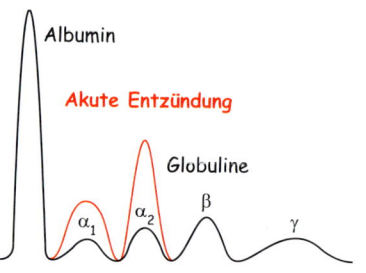

 30.53 Plasmaproteinverteilung bei einer akuten Entzündung.

Man sollte allerdings betonen, dass eine akute Entzündung heutzutage nicht mehr mittels einer Elektrophorese diagnostiziert wird. Es werden vielmehr einzelne Proteine und die Blutkörperchensenkungsgeschwindigkeit (BSG) bestimmt, außerdem wird ein Differenzialblutbild angefertigt.

Leberzirrhose. Bei einer starken Leberschädigung, also beispielsweise einer Leberzirrhose (S. 547), kommt es durch die verminderte Biosynthese von Albumin zu dessen Abfall im Blutplasma. Bei den α₁- und α₂-Globulinen macht sich dies weniger stark bemerkbar, weil auch ihr Abbau durch die Leber gestört ist.

Eine Erhöhung – und zwar relativ wie absolut – findet man bei den β- und γ-Globulinen, weil sich durch die Zirrhose das Blut in der Pfortader zurück in die Milz staut. Dort erfolgt dann aufgrund der (ebenfalls staubedingt) erhöhten Bakterienzahl in der Vena splenica eine vermehrte Produktion von Antikörpern in den ansässigen Plasmazellen. Der Anstieg der β-Globuline ist dabei durch die dort laufenden Immunglobuline A und M zu erklären (30.54).

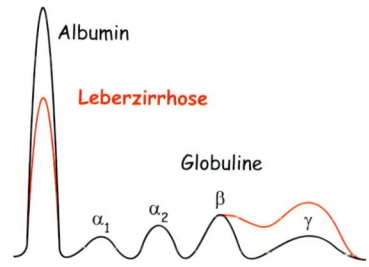

 30.54 Plasmaproteinverteilung bei Leberzirrhose.

Nephrotische Syndrom. Die Ursache eines nephrotischen Syndroms, das man gehäuft bei Kindern im Alter zwischen sechs und acht Jahren findet, ist eine bestimmte Entzündung der Glomeruli der Niere, die so genannte **Minimalläsion-Glomerulonephritis**. Hierbei sind aus noch unbekannter Ursache die basalmembranösen negativen Ladungen des Filtersystems in der Niere teilweise aufgehoben.

Die Folge ist ein Verlust der Ladungsbarriere, die vor allem das Albumin trifft, das nun vermehrt ausgeschieden wird; teilweise bis 10 g am Tag (normal sind 100 mg!). In der Elektrophorese zeigt sich dies durch eine verminderte Albuminfraktion bei relativer Erhöhung der α₁- und β-, vor allem aber der α_2-Globuline. Hier laufen besonders große Proteine (so vor allem das β_2-Makroglobulin mit seinen 720 kD), die auch bei einer kräftigen glomerulären Störung praktisch nicht filtriert werden (☞ **30.55**).

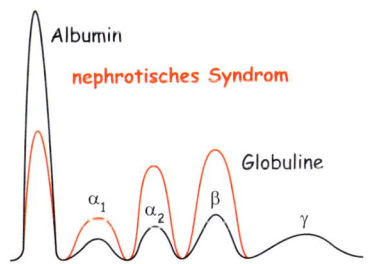

☞ **30.55**   Plasmaproteinverteilung bei nephrotischem Syndrom.

Störungen der Plasmazellen. Wir wollen uns hier nur die Differenzierung zweier Krankheitsbilder anschauen, die klinisch wichtig und biochemisch auch einigermaßen ergiebig sind. Beide gehören in die Gruppe der so genannten monoklonalen Gammopathien, bei denen krankhaft (...pathie) viele γ-Globuline (Gammo...) eines Typs (monoklonal) gebildet werden; eine einzige Zelle ist also zunächst gestört. Beim **Morbus Waldenström** liegt eine *gutartige* Proliferation eines Plasmazellklons vor, der Immunglobuline vom Typ M produziert und damit den Körper nervt. In der Elektrophorese zeigt sich dies an einer – weil gutartig nicht wahnsinnigen – Erhöhung des linken Teils der γ-Globuline; hier eben laufen die IgM (☞ **30.56**).

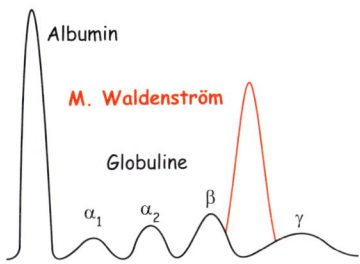

☞ **30.56**   Plasmaproteinverteilung bei M. Waldenström.

Beim **Plasmozytom** liegt hingegen ein *bösartiger* Tumor vor, der nur äußerst selten IgM produziert. In der Mehrheit der Fälle stellt er Immunglobulin G (55 %) bzw. Immunglobulin A (25 %) her.
In der Elektrophorese zeigt sich dies zum einen an stärker erhöhten γ-Globulinen, zum anderen ist die Spitze eines IgG-Plasmozytoms auch eher am rechten Ende zu finden, wie im Beispiel zu sehen ist (☞ **30.57**).

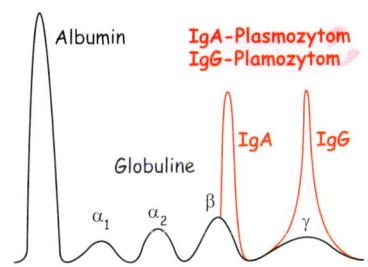

☞ **30.57**   Plasmaproteinverteilung bei Plasmozytom.

Die Differenzierung eines M. Waldenström von einem IgA-Plasmozytom stellt folgerichtig ein größeres Problem dar, aber man ist als Arzt ja Gott sei Dank nicht nur auf *eine* Untersuchung angewiesen.

30.7.4 Die anderen Plasmaproteine

Bei allen anderen Plasmaproteinen ist es wenig hilfreich zu wissen, in welcher Fraktion der Elektrophorese sie mitlaufen. Im folgenden Teil versuchen wir daher eine Einteilung nach ihrer Funktion, wobei auch die elektrophoretisch relevanten Proteine noch einmal erwähnt werden, damit sie in den Gesamtzusammenhang passen.

Transportproteine

Viele Plasmaproteine dienen als Transporter für selbst nicht sehr wasserlösliche oder auch in freier Form toxische Moleküle. Zusätzlich zum **Albumin**, das sowohl den kolloidosmotischen Druck erhält als auch einer unspezifischen Transportfunktion für alles mögliche nachkommt, spielen in der Elektrophorese auch noch **Transferrin** und **Haptoglobin** eine Rolle. Beide stehen im Dienste des Eisentransportes, wobei Transferrin Eisen-Ionen und Haptoglobin vollständiges Häm binden kann.
Kupfer wird durch das Coeruloplasmin transportiert, das aber auch eine Rolle für den Eisenstoffwechsel spielt (S. 509).
Für **lipophile Hormone** gibt es spezifische Transporter, so Transkortin für Glukokortikoide (S. 367), das Thyroxin-bindende Globulin (S. 372), ein Retinol-bindendes Protein (S. 167) sowie ein Vitamin-D-bindendes Protein.
Ein **Präalbumin** fungiert ebenfalls noch als (unspezifscher) Transporter. Es läuft in der Elektrophorese noch vor dem Albumin, wird heute aber auch als Transthyretin bezeichnet.

Die Lipoproteine

Kenntnisse im Stoffwechsel der Lipoproteine sind klinisch so wichtig, dass er schon ganz genau besprochen worden ist (S. 156). Hier nur ein Kurzüberblick.

VLDL wird von der Leber gebildet und transportiert Triacylglycerine und Cholesterin in die Peripherie, wo sie aufgenommen werden.

Das **LDL** spielt im Lipoproteinstoffwechsel die Rolle des „bösen Cholesterin", weil ihm eine Hauptschuld für die Entstehung der Arteriosklerose gegeben wird. Seine Konzentration im Blutplasma sollte im günstigen Fall unter **130 mg/dl** liegen.

Das **HDL** ist das so genannte „gute Cholesterin", weil es Cholesterin aus der Peripherie wieder zurück in die Leber bringen kann; es sollte über **55 mg/dl** liegen.

Proteine für die Blutgerinnung

Neben dem α_2-**Antiplasmin** und vor allem dem **Fibrinogen**, die uns beide schon in der Elektrophorese begegnet sind, befinden sich noch eine Reihe weiterer Proteine im Blutplasma, die eine wichtige Rolle für die Blutgerinnung spielen.

Prothrombin ist die Vorstufe zum Thrombin, das dann seinerseits das Fibrinogen in das aktive Fibrin umwandelt. Kontrolliert wird die Aktivität des Thrombins vor allem durch seinen Inhibitor **Antithrombin** (S. 533).

Antikoagulatorisch tätige Proteine sind vor allem das Plasminogen, das zum zentralen Protein des fibrinolytischen Systems, dem Plasmin, aktiviert werden kann. Frei im Plasma umhertreibendes Plasmin wird ziemlich schnell durch das α_2-**Antiplasmin** inaktiviert.

Die Akute-Phase-Proteine

Der so genannten Initialphase einer Entzündung folgt die Akute-Phase-Antwort, die durch die Freisetzung von Zytokinen angestoßen wird. Vor allem **Interleukin 6** führt in der Leber zu einer vermehrten Produktion der so genannten Akute-Phase-Proteine.

Aufgrund ihrer recht hohen Konzentration im Blutplasma haben viele von ihnen einen beträchtlichen Anteil an den einzelnen Fraktionen in der Elektrophorese und sind daher schon besprochen worden: α_1-**Antitrypsin**, **Haptoglobin**, **Komplementfaktor C3** und **Fibrinogen**. Einige weitere sind ebenfalls noch klinisch von Interesse.

Das **C-reaktive Protein** (CRP) bindet sich als Opsonin an die Bakterien und kann so deren Phagozytose erleichtern. Außerdem ist es in der Lage, die klassische Komplementkaskade zu aktivieren.

Komplementfaktor C4 ist das Schlüsselprotein des klassischen Aktivierungsweges und kann so zusammen mit C3 zur Differenzierung zwischen beiden Wegen dienen (S. 619).

Auch **Coeruloplasmin** ist ein wichtiges Akute-Phase-Protein. Es ist sowohl in den Kupfer- als auch in den Eisenstoffwechsel involviert (S. 511).

Proteine der Immunabwehr

Bei der Elektrophorese sind die Immunglobuline G, A und M schon zur Sprache kommen. Zwei weitere sowie das Lysozym spielen ebenfalls noch eine Rolle.

Dem **IgD** konnte man neben seiner Funktion als Rezeptor auf der Oberfläche von B-Lymphozyten noch nicht wirklich eine weitere Funktion zuordnen.

Immunglobulin E spielt eine wichtige Rolle im Rahmen der Allergie, wo es zu einer Degranulation von Mastzellen führen kann.

Lysozym ist ein basisches bakterizides Enzym, das die Zellwand Gram-positiver Bakterien zerstören kann.

30.7.5 Der Blutzuckerspiegel

Die Konzentration an Glukose im Blut liegt bei gesunden Menschen im nüchternen Zustand unter 120 mg/dl. Nach einer sehr kohlenhydratreichen Mahlzeit kann sie auf 130 – 140 mg/dl ansteigen, fällt aber nach etwa einer Stunde wieder auf den Nüchternwert zurück.

Geregelt wird die Blutglukosekonzentration durch die Hormone Insulin (S. 350) und Glukagon (S. 356). Insulin hat die Aufgabe, den Blutglukosespiegel zu senken, während Glukagon dafür sorgt, dass vermehrt Glukose im Blut zur Verfügung gestellt wird.

Diabetes mellitus. Liegt ein Mangel an Insulin vor, ist die Glukosekonzentration im Blut ständig zu hoch. Dies ist der Fall beim Diabetes mellitus, der Zuckerkrankheit (S. 355).

Die Bereitsteller der Blutglukose

Die Leber ist für die Bereitstellung der Blutglukose zuständig und erfüllt diese Aufgabe mittels zweier wichtiger Stoffwechselwege, der Glykogenolyse und der Glukoneogenese.

- Die **Glykogenolyse** wird bei einem Mangel an Glukose im Blutplasma als erstes angeworfen. Der Speicher in der Leber (etwa 150 g) reicht dabei für etwa einen Tag, dann spätestens muss der zweite Mechanismus voll anlaufen.
- Die **Glukoneogenese** erfüllt ihren Beitrag zur Erhaltung des Blutglukosespiegels, indem sie aus Laktat und verschiedenen Aminosäuren (vor allem Alanin aus der Muskulatur) Glukose aufbaut, die dann ans Blut abgegeben wird.

Das Blutzuckergedächtnis

Mit zwei verschiedenen Methoden lässt sich eine Aussage über den Blutglukosespiegel in den vergangenen Wochen treffen.

Das Hb A$_{1c}$. Das Blut kann sich tatsächlich über einen gewissen Zeitraum die Höhe des Blutzuckers „merken". Die Glukose, die von den Erythrozyten aufgenommen wird, wird nicht komplett über Glykolyse und Pentosephosphatweg verstoffwechselt, sondern zu einem kleinen Teil an Hämoglobin (Hb A$_1$) gebunden. Die Bindung erfolgt in einer nicht-enzymatischen Reaktion an die terminale Amino-Gruppe der β-Kette des Globins, es entsteht **glykiertes Hämoglobin**. Man bezeichnet das stabile Glykohämoglobin als **Hb A$_{1c}$**, da die Reaktion über zwei instabile Zwischenstufen abläuft (Hb A$_{1a}$ und Hb A$_{1b}$).

> Bei normalen Blutzuckerspiegeln liegt der Anteil an Hb A$_{1c}$ am Gesamthämoglobin bei 4 – 6 %. Bei Patienten mit Diabetes mellitus kann dieser Anteil proportional zur Höhe des Blutzuckers auf bis zu 12 % ansteigen.
>
> Da die Glykohämoglobine bis zu ihrem Abbau in den Erythrozyten vorliegen und auch bestimmt werden können, zeigt der HbA$_{1c}$-Wert, wie hoch die Blutzuckerkonzentration in den letzten 4 – 6 Wochen war. So lässt sich bei Diabetespatienten die Therapie (Tabletten oder Insulinspritzen) der vorangegangenen 4 – 6 Wochen objektiv kontrollieren.
>
> **Das Fruktosamin.** Da nicht nur das Hämoglobin, sondern auch die Plasmaproteine abhängig vom Blutglukosespiegel nicht-enzymatisch glykiert werden, ist auch auf diese Weise eine Kontrolle möglich. Da Plasmaproteine allerdings eine kürzere Halbwertszeit aufweisen (Albumin beispielsweise runde 14 Tage), kann der Blutzuckerspiegel der letzten ein bis drei Wochen nachvollzogen werden. Der Name „Fruktosamin" rührt von der klinisch-chemischen Bestimmungsmethode her, die wir hier selbst dem interessierten Leser einfach vorenthalten...

30.8 Die Hämostase

Das gesamte Gerinnungssystem ist von erheblicher klinischer Relevanz und betrifft – was selten ist – sowohl die operativen als auch die nichtoperativen Fächer in gleicher Weise. Fundierte Kenntnisse in diesem Gebiet sind also unabdingbar, wenn man sich in der Klinik halbwegs sicher bewegen möchte.

Leider ist die Hämostase nicht ganz einfach zu verstehen, weil eine Vielzahl an Systemen mit fast unzähligen Faktoren daran beteiligt ist. Wir versuchen daher in diesem Kapitel, die beteiligten Partner ihrer klinischen Bedeutung entsprechend vorzustellen, ohne vollständig den Überblick zu verlieren.

30.8.1 Ein kurzer Überblick scheint von Nöten

Bei der Hämostase lassen sich verschiedene Systeme unterscheiden, die häufig ineinandergreifen. Außerdem verläuft die Blutgerinnung und anschließende Wiederauflösung des Gerinnsels in Phasen, bei denen in der Regel eine Aktivierungsphase von weiteren Schritten unterschieden werden kann.

> Neben vielen **Faktoren**, die im Blut herumschwimmen und dort auf ihren Einsatz warten, sind vor allem die **Endothelzellen** und **Thrombozyten** in den ganzen Prozess involviert. Die Induktion und Steuerung der Gerinnungskaskade erfolgt zudem zu einem großen Teil auf der Zelloberfläche der beiden Zellgruppen.

Die Aktivierung der Hämostase

Die Thrombozyten spielen eine zentrale Rolle bei der Blutstillung und der anschließenden Reparatur eines verletzten Gefäßes.

Treffen sie auf einen Gefäßwanddefekt, so haften sie mit speziellen Rezeptoren an die freiliegende subendotheliale Matrix. Dadurch und durch lösliche Aktivatoren kommt es zu einer **Aktivierung** und Formveränderung der Blutplättchen. Sie liegen dann nicht mehr als diskoide Körperchen vor, sondern flachen sich ab und bilden kleine Füßchen (Pseudopodien), mit denen sie den Defekt behelfsmäßig verschließen können. Die Thrombozyten formieren sich zum **primären Plättchenthrombus**.

Gleichzeitig stoßen die aktivierten Blutplättchen den Vorgang der **Gerinnung** an. Diese läuft als eine Aktivierungskaskade von Glykoproteinen des Plasmas ab, die zur Aktivierung von Prothrombin zum **Thrombin** führt. Das Enzym Thrombin spaltet nun aus dem löslichen Fibrinogen das wasserunlösliche **Fibrin** ab, das dann im weiteren Verlauf noch vernetzt wird.

Die Stabilisierung des Gerinnsels

Das Fibrin ist der Klebstoff, der die Blutplättchen des primären Thrombus fest miteinander verbindet und das Leck endgültig abdichtet.

Außerdem werden – vor allem im venösen System – noch Erythrozyten eingefangen, die dann ebenfalls im Fibrinnetz hängen und so bei der Abdichtung der Wunde helfen.

Die Fibrinolyse

Ebenso wichtig wie die Bildung eines Gerinnsels ist die Fähigkeit des Körpers, dieses auch wieder verschwinden zu lassen, was im Rahmen der Fibrinolyse erfolgt. Spielt bei der Fibrinbildung das Thrombin eine zentrale Rolle, so nimmt diese Funktion beim Fibrinabbau das **Plasmin** wahr. Es führt zu einer Degradierung des Fibrinnetzes in

Fibrinspaltprodukte, die dann schließlich abgebaut werden können.

30.8.2 Die vaskuläre Reaktion

> Das verletzte Gefäß versucht selbst, den Blutverlust zu begrenzen, indem sich die glatten Muskelzellen kontrahieren. Dadurch kommt es zu einer Verengung des betroffenen Gefäßes.

Nur diese Maßnahme allein ist aber nicht ausreichend, um die Blutung zum Stillstand zu bringen. Erst durch die Mithilfe der Blutplättchen und der plasmatischen Gerinnung ist es möglich, den Defekt komplett zu verschließen.

30.8.3 Die Endothelzellen

Die Endothelzellen übernehmen die Funktion der Grenzschicht zwischen Blut und Gewebe. Sie sind aus diesem Grunde mit vielfältigen Aufgaben betreut. Außerdem variiert ihre Morphologie je nach Aufgabe (und daher Gewebe), sodass man in unserem Organismus sowohl gefenstertes Endothel als auch die dichte Blut-Hirn-Schranke vorfinden kann.
Unsere Gefäße sind folgendermaßen aufgebaut:
- Die **Intima** der Gefäße bildet die innerste Schicht und besteht aus den Endothelzellen und der subendothelialen Matrix.
- Die **Media** ist besonders zahlreich mit glatten Muskelzellen versehen, und
- die **Adventitia** kann schließlich mit dem Bindegewebe aufwarten.

Stoffaustausch zwischen Blut und Gewebe

Da die Endothelzellen das umgebende Gewebe von der ernährenden Blutbahn trennen, müssen sie in jedem Winkel unseres Körpers eine ausreichende Versorgung sicherstellen. Dies bewerkstelligen sie vor allem mittels der **Pinozytose**, durch die Substanzen von der Blutseite aufgenommen und dann anschließend auf der anderen Seite wieder entlassen werden. Selten werden Moleküle auch einmal parazellulär an den Endothelzellen vorbeigeschleust.

Kontrolle der glatten Muskelzellen

Außerdem kontrollieren sie auch den Kontraktionsstatus der glatten Muskelzellen, der entscheidend für die Gefäßweite ist. Neben dem Endothelin, das die Kontraktion fördert, produzieren sie auch zwei Gegenspieler, das NO und das Prostazyklin (☞ **30.58**).

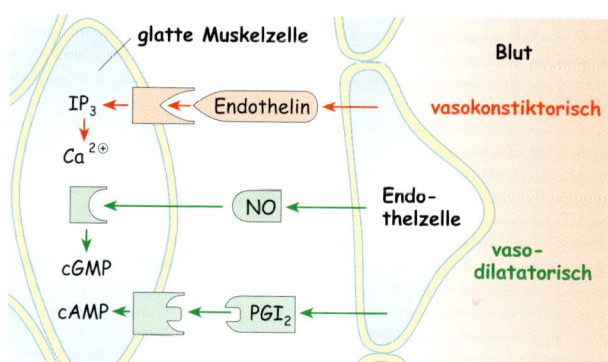

☞ **30.58** Kontrolle der glatten Muskelzellen.

Das Endothelin. Das Peptid Endothelin scheint eine ziemlich wichtige Rolle für die Regulation des Blutdruckes zu spielen. Von den drei Endothelinen wird allerdings nur das ET-1 von den Endothelzellen gebildet.
ET-1 führt in den glatten Muskelzellen zu einer Kontraktion und lockt außerdem neutrophile Granulozyten an und aktiviert sie – wenn sie dann da sind.
Bei den **ET-Rezeptoren** unterscheidet man ET_A- und ET_B-Rezeptoren, die beide über den IP_3-Mechanismus (S. 345) eine Calciumerhöhung in den Muskelzellen bewirken. Auf diese Weise führen sie zu einer Kontraktion der glatten Muskelzellen.

> In der **Klinik** laufen bereits erste Versuche mit Endothelin-Rezeptor-Antagonisten, die vor allem die pulmonale Hypertonie positiv zu beeinflussen scheinen.

Die Rolle des NO. Das NO wird durch die endotheliale NO-Synthase gebildet und wirkt auf die glatten Muskelzellen relaxierend, indem es die lösliche Guanylatzyklase aktiviert. Der alte Faktor EDRF (engl. *endothelium derived relaxing factor*) verlor seinen Namen zugunsten von NO, nachdem die chemische Struktur des Gases aufgeklärt werden konnte.

Prostazyklin. Das **Prostaglandin I_2** wird wegen seiner chemischen Struktur auch als Prostazyklin bezeichnet. Neben seiner Rolle für die Blutgerinnung (S. 532) führt es an den glatten Muskelzellen zu einer Vasodilatation (S. 416).

Die Rolle der Endothelzellen für die Hämostase

> Auch im Rahmen der Hämostase spielen die Endothelzellen eine wichtige Rolle, weil sie zum einen die Thrombozyten beruhigen, zum anderen aber beim Verschwinden einen folgenreichen direkten Kontakt zwischen Blut und subendothelialer Matrix zulassen (☞ **30.59**).

Inhibition der Thrombozyten. Sowohl das Prostazyklin als auch das NO führen auch zu einer Hemmung der Adhäsion und Aktivierung von Thrombozyten – was aber eine intakte Endothelzellschicht voraussetzt.

Das **Prostazyklin** bindet auf der Oberfläche der Thrombozyten an den so genannten **IP-** (**I**-Prostaglandin-)Rezeptor, der über eine intrazelluläre cAMP-Erhöhung den Thrombozyten eine heile Welt vermittelt. Entschwinden die Endothelzellen bei einer Verletzung oder anderen Schädigung, so fällt diese Hemmung der Thrombozytenaktivierung weg.

Hemmung des Thrombin. Neben einer Hemmung der Thrombozyten nehmen die Endothelzellen auch noch die wichtige Hemmung des Thrombin vor. Zu diesem Zwecke bedecken sie ihre Oberfläche mit dem Polysaccharid **Heparansulfat**, welches die Aktivität des Antithrombin stark erhöhen kann.

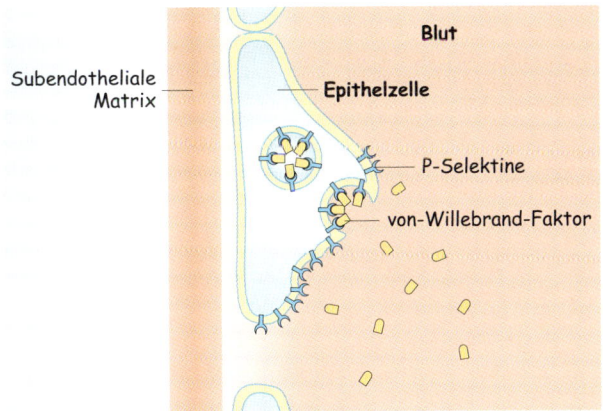

◉ **30.60** Die Weibel-Palade-Körper.

Die Rolle der Endothelzellen für die Fibrinolyse. Nicht nur bei der Einleitung der Gerinnung, sondern auch für die sich immer anschließende Fibrinolyse (S. 534) spielen die Endothelzellen eine Rolle, indem sie sowohl den wichtigsten Plasminogen-Aktivator (**t-PA**) als auch seinen wichtigsten Gegenspieler, den Plasminogen-Aktivator-Inhibitor (**PAI-1**) produzieren.

30.8.4 Die Thrombozyten

Die Blutplättchen oder Thrombozyten sind die kleinsten korpuskulären Bestandteile des Blutes, die man im Lichtmikroskop gerade noch erkennen kann (◉ **30.61**).

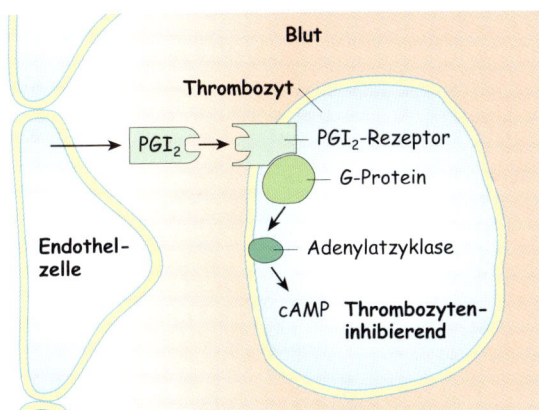

◉ **30.59** Die Rolle der Endothelzellen für die Hämostase.

Trennung von Thrombozyten und EZM. Entscheidend ist auch die endothelvermittelte Trennung der mittelmäßig angriffslustigen Thrombozyten von der subendothelialen Matrix. Die Blutplättchen besitzen für die dortigen Strukturen eine ganze Reihe an Rezeptoren, die nur darauf warten, an ihre Liganden binden zu können. Solange sich die Endothelzellen dazwischen befinden, ist jedoch alles in Ordnung.

Die Auslösung der Blutgerinnung erfolgt in Sekundenbruchteilen, wenn eben diese Trennung aufgehoben ist. Dann können nicht nur die Thrombozyten an die extrazelluläre Matrix (EZM) binden, sondern es erfolgt auch eine Aktivierung des plasmatischen Gerinnungssystems.

Die Weibel-Palade-Körper. In den so genannten Weibel-Palade-Körpern in den Endothelzellen sitzt vor allem der **von-Willebrand-Faktor** (**vWF**), der eine wichtige Rolle für die Adhäsion der Thrombozyten spielt (◉ **30.60**).

Außerdem befinden sich in der Membran dieser kleinen Körperchen auch noch so genannte **P-Selektine** (von „Plättchen"), die bei einer Aktivierung der Endothelzellen zusammen mit dem vWF an die Oberfläche gelangen. P-Selektine dienen der Anheftung von Thrombozyten an die Endothelzellen.

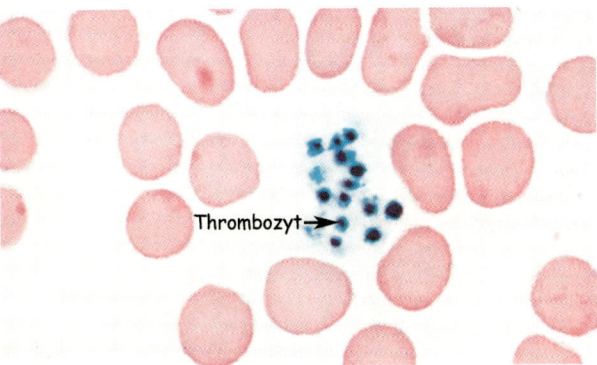

◉ **30.61** Thrombozyten (lichtmikroskopisch).

Die Bezeichnung **Blutplättchen** ist allerdings treffender, da es sich nicht um Zellen, sondern um flache, kernlose Abschnürungen von besonderen Knochenmarkzellen (Megakaryozyten) handelt.

Etwa **150 000** bis **300 000** Thrombozyten pro µl Blut durchstreifen unser Gefäßsystem auf der Suche nach Verletzungen der Gefäßwand. Ein Drittel davon wird in der Milz gespeichert. Das mononukleäre Phagozytensystem der Milz ist auch der Abbauort für gealterte Thrombozyten, die eine mittlere „Lebenszeit" von 10 – 12 Tagen aufweisen.

> Nicht nur für das Verständnis des Hämostasevorganges sind genaue Kenntnisse der Thrombozytenfunktion von fundamentaler Bedeutung. Es gibt wohl nur wenige Gebiete in der Biochemie, in denen sowohl ein Überblick als auch Detailwissen klinisch von solcher Relevanz sind. Eine Hemmung der Thrombozytenaggregation wird zur Verhinderung eines Herzinfarktes bei unzähligen Patienten vorgenommen.

Entstehung der Thrombozyten

Die Blutplättchen entstehen im Knochenmark, wo sie sich von riesigen „Mutterzellen", den Megakaryozyten, abschnüren. Megakaryozyten verbringen ihr gesamtes Leben im Knochenmark, wo sie ganz nah an einem der vielen Blutgefäße liegen, die das Innere des Knochens durchziehen. Sie strecken lange Zellausläufer durch Spalten zwischen den Endothelzellen in diese Gefäße hinein.

Innerhalb des Blutstroms, der auch die anderen neu gebildeten Blutzellen aus dem Knochenmark aufnimmt, schnüren sich kleine Zellfragmente vom Megakaryozyten ab – die Thrombozyten entstehen. Aufgrund dieser Art der Bildung besitzen die Blutplättchen alle Bestandteile, die sich im Zytosol des Megakaryozyten befinden, einen Zellkern haben sie aber nicht.

Thrombopoetin spielt bei der Entstehung der Thrombozyten eine ähnliche Funktion als Wachstumsfaktor wie das Erythopoetin bei den Erythozyten.

Die Adhäsion der Thrombozyten

Die Thrombozyten sind die kleinsten „Blutzellen", sie schwimmen daher bevorzugt am Rande der Endothelzellen entlang, um vor allem den Erythrozyten nicht unter die Räder zu kommen.

Thrombozyten haben an ihrer Oberfläche eine Reihe Rezeptoren, von denen die meisten allerdings in inaktiver Form vorliegen. Schon aktiviert liegt vor allem ein **Kollagenrezeptor** vor, der sofort an freiliegendes Kollagen bindet. Eine wichtige Rolle kommt auch dem so genannten **von-Willebrand-Faktor** (**vWF**) zu, der die Thrombozyten erst richtig fest an ihr Ziel bindet. Die Adhäsion der Thrombozyten ist sozusagen der Startschuss für die gesamte zelluläre Blutgerinnung.

Bindung der Thrombozyten an Kollagen. Wenn Endothelzellen durch eine Verletzung beiseite geräumt worden sind, so kommt die darunter liegende extrazelluläre Matrix direkt mit dem Blut in Kontakt. Neben Laminin und Fibronektin finden sich dort vor allem verschiedene Kollagentypen, für die Thrombozyten mit Rezeptoren aufwarten können.

Der **Kollagenrezeptor** (☞ 30.62) ist ein Glykoprotein, das in schon aktivierter Form auf der Oberfläche der Thrombozyten zu finden ist. Da Kollagen normalerweise keinen Kontakt zu Blut hat, erfolgt eine Bindung erst bei einer Schädigung des Endothels. Die Rezeptoren der Thrombozyten werden auch noch mit systematischen Namen belegt, wobei der Kollagenrezeptor auf **GPIa/IIa-Rezeptor** hört.

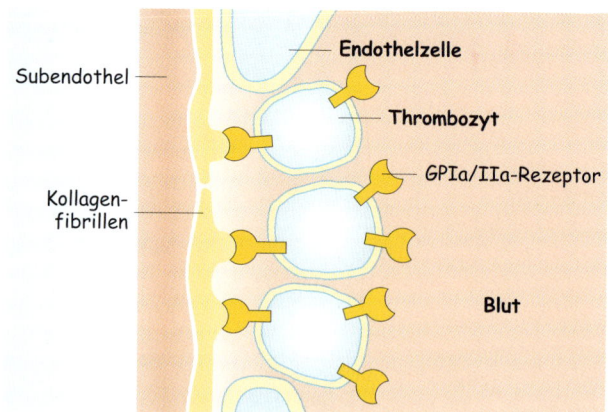

☞ **30.62** Bindung der Thrombozyten an Kollagen.

Der von-Willebrand-Faktor. Aufgrund der hohen Scherkräfte in den Arteriolen und in der Mikrozirkulation reicht die Adhäsion der Thrombozyten über den Kollagenrezeptor nicht aus, sie stellt aber den ersten Kontakt her.

> Ein zentrales Hilfsprotein bei der Thrombozyten-Adhäsion ist der von-Willebrand-Faktor (**vWF**), der von Megakaryozyten, vor allem aber von Endothelzellen hergestellt wird (benannt nach dem Helsinkier Internisten Erik von Willebrand). Er spielt bei einer Reihe von Gerinnungsstörungen eine zentrale Rolle. Das häufigste angeborene Blutungsleiden überhaupt ist das so genannte **Von-Willebrand-Syndrom**, bei dem verschiedene Defekte des Proteins vorliegen können.

In den **Endothelzellen** gebildeter vWF wird ins Endoplasmatische Retikulum synthetisiert und dort kovalent zu Dimeren verknüpft. Nach dem Weitertransport in den Golgi-Apparat erfolgt die Zusammenlagerung zu großen vWF-Multimeren, die entweder ins Blut abgegeben oder in Form der so genannten Weibel-Palade-Körper gespeichert werden.

Nach der Aktivierung einer Endothelzelle wird auch der Inhalt der Weibel-Palade-Körper ins Blut abgegeben und die vWF-Multimere warten dort auf ihren Auftrag.

Im **Plasma** liegen die vWF-Multimere zusammen mit dem **Gerinnungsfaktor VIII** vor, der auf diese Weise auch noch vor dem Abbau geschützt wird. Eine Metalloproteinase im Plasma spaltet die Multimere in unterschiedlich große Bruchstücke, die dann biologisch voll aktiv sind.

In den **Thrombozyten** befinden sich in den α-Granula etwa 10 % des Körperbestandes an vWF, sie werden nach deren Aktivierung freigesetzt.

Bindung des vWF an Kollagen. Durch die Bindung der globulären vWF-Proteine an Kollagen (vor allem Typ I und III) entfalten sich diese und geben Bindungsstellen für Thrombozyten frei. Diese können so nicht nur an Kollagen direkt, sondern auch via vWF an die subendotheliale Matrix gebunden werden. Der von-Willebrand-Faktor stellt hier eine Brücke zwischen den Thrombozyten und dem Gefäßsubendothel dar.

Der vWF-Rezeptor der Thrombozyten. Die freigelegten Bindungsstellen des vWF dienen als Liganden für den thrombozytären vWF-Rezeptor, der in die Familie der Integrine gehört und auch als GPIb/IX-Komplex bezeichnet wird (30.63).

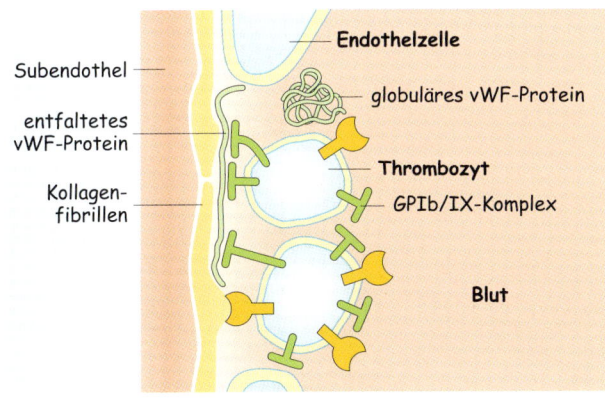

Subendothel —
entfaltetes vWF-Protein —
Kollagenfibrillen —
Endothelzelle
globuläres vWF-Protein
Thrombozyt
GPIb/IX-Komplex
Blut

 30.63 Der vWF-Rezeptor der Thrombozyten.

Bindung an weitere Bestandteile der EZM. Nicht nur für Kollagen, sondern auch für viele andere Proteine der extrazellulären Matrix (EZM) können die Thrombozyten mit spezifischen Membranrezeptoren aufwarten. Neben einem Lamininrezeptor besitzen sie beispielsweise auch einen Fibronektinrezeptor.

Die Aktivierung der Thrombozyten

Durch die Adhäsion der Thrombozyten an die subendotheliale Matrix erfolgt eine gewisse Voraktivierung. Diese führt zu einer Ausschüttung **granulärer Inhaltsstoffe**, die dann zu einer endgültigen und irreversiblen Aktivierung der Thrombozyten führen.

Im Rahmen der Aktivierung verformen sie sich und bilden **Pseudopodien**, mit deren Hilfe sie die Wunde verschließen können. Außerdem werden die so genannten **gerinnungs-**

aktiven Phospholipide von der Membraninnenseite auf die Außenseite umgeklappt, hier vor allem das negativ geladene Phosphatidylserin, das dann die Matrix für den Ablauf vieler Gerinnungsreaktionen bildet.

Die Granula der Thrombozyten. Neben den dichten Granula findet man in Thrombozyten auch noch α-Granula und lysosomale Granula, die alle mit unterschiedlichen Inhaltsstoffen aufwarten können.

Die **dichten Granula** sind die ersten Vesikel, die nach der Aktivierung des Plättchens ausgeschüttet werden. Sie enthalten Moleküle, die weitere Plättchen aktivieren (ADP, Serotonin) und Stoffe (Ca^{2+}), die für die anschließend ablaufende Gerinnung notwendig sind.

Die **nächsten Substanzen**, die den Thrombozyten verlassen, stammen aus den **α-Granula** und sind allesamt Proteine. Hier finden sich Fibrinogen und andere Gerinnungsfaktoren sowie der von-Willebrand-Faktor, der bei der Adhäsion und Aggregation der Thrombozyten eine wichtige Rolle spielt.

Die **lysosomalen Granula** enthalten hydrolytische Enzyme. Die Inhaltsstoffe wirken bei der Organisation des Thrombus mit; sie benötigt man also erst später.

Die unterschiedlichen Substanzen in den Granula der Thrombozyten führen zu Effekten, die entweder auf die Gefäßzellen oder aber die Thrombozyten selbst wirken.

- **Adenosindiphosphat (ADP).** In der Frühphase der Aktivierung der Thrombozyten kommt es zu einer Ausschüttung von ADP, das an den thrombozytären ADP-Rezeptor bindet. Die intrazelluläre Signaltransduktion führt dann zu einer Aktivierung des wichtigen GPIIb/IIIa-Rezeptors (der ein Fibrinogenrezeptor und *so* wichtig ist, dass er gleich noch einen eigenen Abschnitt bekommt).
- **Serotonin** können die Thrombozyten nicht selbst herstellen, sondern nehmen es aus den enterochromaffinen Zellen des Darmes auf. In dessen Kapillarbett stopfen sie sich mit dem Serotonin ziemlich voll und entlassen es nach ihrer Aktivierung ins Blut. Neben der Konstriktion von Gefäßen führt Serotonin auch zu einer weiteren Aktivierung der Thrombozyten.
- **Thromboxan** wird nach der Aktivierung nicht nur aus thrombozytären Speichern entlassen, sondern auch akut neu synthetisiert. Das wichtigste Thromboxan (**TXA_2**) wirkt ebenfalls aktivierend auf die Thrombozyten; außerdem führt es zu einer starken Gefäßkontraktion. Wegen seiner klinischen Bedeutung (durch die Möglichkeit der Hemmung durch Acetylsalicylsäure) werden wir es später noch sehr genau besprechen.

ADP aktiviert den GPIIb/IIIa-Rezeptor. Das aus den dichten Granula der Thrombozyten stammende Adenosindiphosphat (ADP) bindet an verschiedene ADP-Rezeptoren auf den Thrombozyten. Auf diese Weise wird über intrazelluläre Signaltransduktionswege der GPIIb/IIIa-Rezeptor auf den Thrombozyten aktiviert, der eine entscheidende

Rolle für die Aggregation der Thrombozyten untereinander spielt.

> Das Medikament **Clopidogrel** ersetzt momentan schon bei vielen Patienten die Acetylsalicylsäure in der Hemmung der Thrombozytenaggregation. Clopidogrel ist ein Hemmstoff des ADP-Rezeptors und verhindert auf diese Weise die Aktivierung des Fibrinogenrezeptors. Es dient so zur Primär- oder Sekundärprophylaxe einer koronaren Herzerkrankung, ist allerdings um ein Vielfaches teurer als das Aspirin.

Der GPIIb/IIIa-Rezeptor. Das ADP bindet nach seiner Ausschüttung an seinen Rezeptor – entweder auf dem gleichen Thrombozyten oder aber auch bei einem benachbarten; die Wirkung ist also auto- sowie parakrin.

Durch die sich anschließende Signaltransduktionskaskade kommt es zu einer Konformationsänderung am so genannten GPIIb/IIIa-Rezeptor, der in erster Linie Fibrinogen bindet und daher auch als **Fibrinogenrezeptor** bekannt ist. Allerdings werden in der Klinik Pharmaka verwandt, die unter dem Begriff „GPIIb/IIIa-Hemmstoff" laufen, weshalb man die Bezeichnung unbedingt kennen sollte.

Der aktive GPIIb/IIIa-Rezeptor kann nun Fibrinogen binden und auf diese Weise zwei Thrombozyten miteinander verbinden.

> In der Klinik kommen heute schon einige **direkte GPIIb/IIIa-Hemmstoffe** zur Anwendung. Zum einen sind Peptide entwickelt worden, die an den Rezeptor binden und ihn somit hemmen, außerdem kann man monoklonale Antikörper gegen den Rezeptor spritzen. Nachteil beider Methoden ist, dass die Pharmaka nicht oral eingenommen werden können, was deren Verwendbarkeit einschränkt. Der indirekte Hemmstoff Clopidogrel hingegen ist auch oral verfügbar.

Die Aggregation der Thrombozyten

> Letzter Schritt der Reaktionen von Thrombozyten auf ein Gefäßleck ist deren Aggregation untereinander. Auf diese Weise bildet sich ein Plättchenpfropf, der die Blutung erst einmal zum Stillstand bringen kann. Wichtigste Verbindung zwischen den Thrombozyten ist das Fibrinogen, das über die GPIIb/IIIa-Rezeptoren zwei Plättchen verbinden kann (👁 **30.64**).

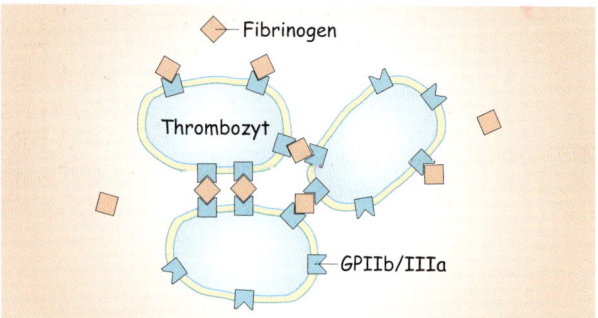

👁 **30.64** Aggregation der Thrombozyten.

Außerdem führen die Reaktionen des plasmatischen Gerinnungssystems schließlich zur Bildung eines Fibrinnetzes, in das die Thrombozyten sehr gut integriert werden.

Biochemie des Herzinfarktes

Bei der Pathogenese des Herzinfarktes muss man zwischen der langjährigen Entstehung einer Arteriosklerose und der akuten Thrombusbildung in der betroffenen Koronararterie unterscheiden.

Die Entstehung der Arteriosklerose wird dabei seit Jahrzehnten intensiv beforscht, ohne dass schon eine vollständige Theorie bestünde, die alle Erscheinungen und Risikofaktoren erklären könnte.

Die Endotheldysfunktion. Am Beginn einer Arteriosklerose scheint eine Fehlfunktion der Endothelzellen zu stehen, an der verschiedene Risikofaktoren ursächlich beteiligt zu sein scheinen. In der Folge wandern vermehrt Monozyten aus dem Gefäßbett in die subendotheliale Matrix und leiten dort ein Entzündungsgeschehen ein, an dem sowohl Sauerstoffradikale als auch bestimmte Lipoproteine, die LDL-Fraktion (S. 160), beteiligt sind. In der Folge bildet sich ein **arteriosklerotischer Plaque** mit einem Lipidkern, der das Gefäßlumen zunehmend einengen kann.

Bei den **Risikofaktoren** steht nach wie vor das **Rauchen** an erster Stelle, welches eben nicht nur zu Lungenkrebs führen kann, sondern auch der Hauptverursacher von Herzinfarkten und Schlaganfällen ist. Darüber sollte man sich als Raucher im Klaren sein, und darüber sollte man als Arzt seine Patienten entsprechend aufklären.

Ein erhöhtes Risiko bei positiver **Familienanamnese** spricht für eine Beteiligung der Gene an der Pathogenese. Außerdem gelten erhöhte **Cholesterinwerte**, der **Bluthochdruck** und das Vorliegen eines **Diabetes mellitus** als Risikofaktoren. Neu hinzugekommen ist auch das **Homocystein**, das mittlerweile als eigener Risikofaktor angesehen wird (S. 197).

Plaqueruptur und Thrombusbildung. Beim akuten Herzinfarkt kommt es im betroffenen Herzkranzgefäß (also einer Koronararterie) zur Ruptur eines Arteriosklerose-Plaques. An die dann freiliegende subendotheliale Matrix binden die Thrombozyten mittels ihres Kollagenrezeptors und werden aktiviert. Über den von-Willebrand-Faktor erfolgt eine weitere Haftung zwischen Kollagen und Thrombozyt (über seinen GPIb/IX-Rezeptor). Schließlich erfolgt die ADP-vermittelte Aktivierung des GPIIb/IIIa-Rezeptors, wodurch die Thrombozyten untereinander eine Verbindung eingehen können. Durch das parallel aktivierte plasmatische Gerinnungssystem (S. 529) kommt es zu einer Fibrinbildung, die zusammen mit den aggregierten Thrombozyten zu einem Verschluss des Gefäßes führt. Die Folge ist ein Sauerstoffmangel im Versorgungsgebiet dieser Koronararterie, was zum Ausfall eines Teiles des Herzmuskels führt, dessen Ausmaß entscheidend für die klinische Ausprägung des Infarktes ist.

Biochemische Grundlagen der Therapie. Sowohl zur Prophylaxe als auch zur Vermeidung eines erneuten Infarktes wird die Aggregation der Thrombozyten durch Thromboxan mittels der Acetylsalicylsäure verhindert. Alternativ kann hier auch Clopidogrel verwendet werden. Die weitere Therapie wird an den entsprechenden Stellen auf den folgenden Seiten erläutert.

30.8.5 Das plasmatische Gerinnungssystem

Parallel zu den Reaktionen der Thrombozyten erfolgt auch eine Aktivierung des plasmatischen Gerinnungssystems. Dessen etwas verschlungene Wege führen schließlich zur Bildung von Thrombin, das aus dem wasserlöslichen Fibrinogen schließlich das unlösliche Fibrin entstehen lässt.
Am Ort des Geschehens entsteht also ein stabiles Blutgerinnsel aus Thrombozyten und einem Netz aus Fibrinfasern, in das zum Teil auch Erythrozyten eingelagert sind. Entscheidender Auslöser ist der so genannte **extrinsische Aktivierungskomplex**, der wiederum zur Bildung des **Prothrombinasekomplexes** führt. Dieser führt dann zur Aktivierung von Prothrombin zum **Thrombin**.

Der extrinsische Aktivierungskomplex

Die Gerinnungskaskade kommt in Gang, wenn der im Blut zirkulierende **Faktor VII** an den so genannten **Gewebefaktor** bindet. Dieser wird auf Zellen exprimiert, die normalerweise keinen direkten Kontakt mit dem Blutgefäß haben, daher können die beiden nur zueinander finden, wenn die Gefäßkontinuität gestört ist. Beide zusammen bilden dann den Aktivierungskomplex, der eine zentrale Position im extrinsischen System einnimmt.

Der Blutgerinnungsfaktor VII.

Beim Gerinnungsfaktor VII findet sich eine kleine Besonderheit: Etwa 1 % des Faktors im Blutplasma liegt in enzymatisch *aktiver* Form vor, und kann also sofort loslegen. Faktor VII spielt damit vermutlich eine wichtige Rolle für die basale Gerinnung, außerdem kann die Gerinnungskaskade so sehr schnell aktiviert werden. Alleine kann Faktor VII allerdings nicht viel ausrichten, erst die Bindung an den Gewebefaktor führt zu zigfach höheren Arbeitsleistungen.
Der **Gewebefaktor** (engl. *tissue factor*, TF) heißt auch noch Gewebethromboplastin oder auch Gerinnungsfaktor III, was die ganze Sache nicht gerade übersichtlicher macht (👁 **30.65**). Jedenfalls wird er auf Nicht-Endothelzellen konstitutiv exprimiert – steht also im Normalfall nicht in direktem Kontakt mit dem Blut und damit auch nicht mit dem Faktor VII, seinem bevorzugten Bindungspartner. Der extrazelluläre Teil des Gewebefaktors ist also quasi ein **Faktor-VII-Rezeptor**.
Verflüchtigen sich die Endothelzellen also bei einer Verletzung, so kommt der schon dezent aktivierte Faktor VII mit dem Gewebefaktor in den Zellen darunter in Kontakt, und sie bilden zusammen mit Phospholipiden der Zelloberfläche einen Komplex. Für die Bindung wird außerdem noch

Calcium benötigt, womit wir das Quartett beisammen hätten.

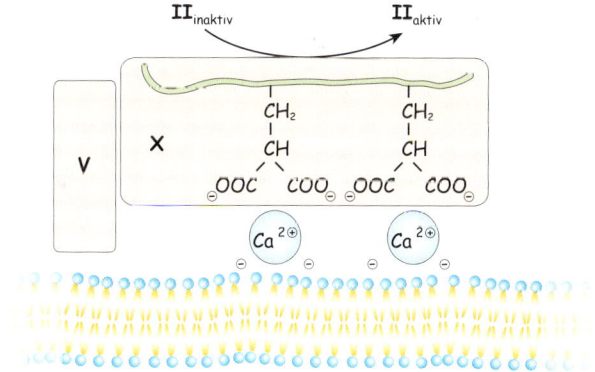

👁 **30.65** Der Gewebefaktor.

Der Aktivierungskomplex. Gerinnungsfaktor VII bindet also an den Gewebefaktor und mithilfe von Calcium-Ionen an die Phospholipidoberfläche der Zellmembran. Dieses Quartett führt dann zu der entscheidenden Aktivierung des **Faktors X**, der eine zentrale Position im plasmatischen Gerinnungssystem einnimmt. Daneben erfolgt auch noch eine Selbstaktivierung weiterer Faktor-VII-Moleküle, was zu einer schnellen Verstärkung der Leistungsfähigkeit des Systems führt.

Die negativen Phospholipide. Ort des Geschehens sind negativ geladene Phospholipide, welche die reaktive Oberfläche für das Ablaufen der Gerinnungsvorgänge darstellen und daher auch als **gerinnungsaktive Phospholipide** bezeichnet werden.
Wissen muss man hierzu, dass die Phospholipide der Außenseite der Zellmembran (vor allem Phosphatidylcholin) neutral geladen sind. Negativ geladene Phospholipide kommen eigentlich nur innen vor, so vor allem das **Phosphatidylserin**. Das aber wird auch im Rahmen der Einleitung des programmierten Zelltodes (der Apoptose, S. 264) von der Innen- auf die Außenseite der Zelle umgeklappt. Man kann also wohl davon ausgehen, dass es sich hier um den gleichen Mechanismus handelt.
Mit besonders zahlreichen negativ geladenen Phospholipiden können im Übrigen die Außenmembranen aktivierter Thrombozyten aufwarten.

Die Vitamin-K-Abhängigkeit. Sowohl der Faktor VII als auch der Faktor X bedürfen nach deren Biosynthese noch einer spezifischen Modifikation in der Leber. Mithilfe des **Vitamin K** erfolgt eine posttranslationale γ-Carboxylierung von Glutamatresten. Erst durch diese Veränderung wird die **Calcium**-vermittelte Bindung an die negativ geladenen Phospholipid-Oberflächen möglich.

Der Quick-Wert. Der Quick-Wert ist nach dem amerikanischen Arzt und Biochemiker Armand James Quick benannt und wird auch als **Thromboplastinzeit** (TPZ) bezeichnet. Er ist ein Globaltest des plasmatischen Gerinnungssystems, der den extrinsischen Teil vollständig erfasst.

Zu einer Plasmaprobe wird Thromboplastin (also Gewebefaktor) gegeben und gewartet, bis ein Fibringerinnsel messbar ist. Auf diese Weise lässt sich der **Faktor VII** bestimmen, sowie die gemeinsame Endstrecke der Gerinnungskaskade: die **Faktoren X** und **V** sowie **Thrombin** und **Fibrinogen**. Ein Mangel an auch nur einem der Faktoren führt zu einer Erniedrigung des Quick-Wertes.

In der **Klinik** wird der Quick-Wert vor jeder Operation bestimmt, zur Überwachung einer Therapie mit oralen Antikoagulanzien und zur Beurteilung der Schwere einer Leberzirrhose, weil alle betroffenen Gerinnungsfaktoren in der Leber produziert werden.

Der **Referenzbereich** wird mit einem Normalplasma verglichen und liegt zwischen 70 und 130 %. Ein Problem ist allerdings, dass hier je nach Labor sehr unterschiedliche Werte gemessen werden, was die Vergleichbarkeit einschränkt. Daher setzt sich – gerade für die Überwachung einer Therapie mit oralen Antikoagulanzien – zunehmend der internationale Standard **INR** durch (engl. *International Normalized Ratio*), der normalerweise zwischen 0,9 und 1,15 liegt.

Da **drei der vier Vitamin-K-abhängigen Faktoren** erfasst werden (VII, X und Thrombin), kann mit dem Quick-Wert auch ein Vitamin-K-Mangel aufgedeckt werden.

Die Prothrombinase

Ergebnis der gemeinschaftlichen Arbeit des Aktivierungskomplexes war ein aktivierter **Faktor X**, den wir schon als zentral bezeichnet haben. Er bindet sich zusammen mit seinem Kofaktor **Faktor V** über Calcium an negative Phospholipide der Membranen, und sie alle bilden zusammen wieder ein Quartett, die so genannte **Prothrombinase** (☞ **30.66**).

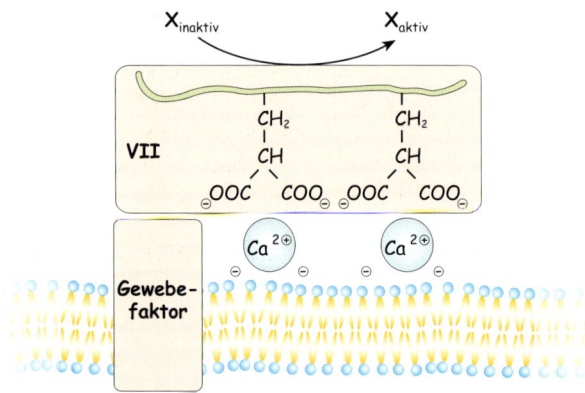

☞ **30.66** Prothrombinase.

Das Thrombin. Die Prothrombinase katalysiert nun den entscheidenden Schritt im plasmatischen Gerinnungssystem, die Reaktion vom Prothrombin (Faktor II) zum aktiven Thrombin (☞ **30.67**). Faktor X übernimmt die Katalyse, Faktor V spielt den geschwindigkeitsbestimmenden Kofaktor. Wie wir schon gesehen haben, fördert **Thrombin** die Bildung von Thromboxan und die Aggregation der Thrombozyten. Die wichtigste Aufgabe ist aber die Umwandlung von Fibrinogen zum **Fibrin**.

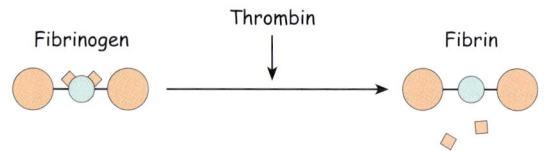

☞ **30.67** Das Thrombin.

Der **Thrombinrezeptor** ist ein G-Protein-gekoppelter Rezeptor, dessen intrazelluläre Signalübertragung über eine Aktivierung der Phospholipase C erfolgt (S. 343).

Bildung des Fibrinnetzes

Die Bildung von Fibrin aus Fibrinogen erfolgt durch die Wirkung des Thrombin, das auch die Aktivierung des Faktors XIII vornimmt. Dieser übernimmt dann die entscheidende letzte Quervernetzung der Fibrinmoleküle.

Was ist Fibrinogen? Das Fibrinogen ist ein großes Glykoprotein, das in der Leber hergestellt wird und im Blut in einer Konzentration von etwa 300 mg/dl vorliegt. Es gehört zu den Akute-Phase-Proteinen und kann daher bei einer Entzündung entsprechend (bis auf das Zehnfache!) ansteigen.

Seine Hauptaufgabe besteht in der Verschließung einer Wunde durch die Ausbildung eines festen Fibrinnetzes. Außerdem verbindet es die Thrombozyten untereinander, indem es als Bindungspartner für den thrombozytären GPIIb/IIIa-Rezeptor dient, der als Fibrinogenrezeptor fungiert.

In der **Elektrophorese** läuft Fibrinogen übrigens zwischen der β- und der γ-Globulinfraktion. Allerdings wird in der Klinik meistens eine Serumelektrophorese angefertigt, in der das Fibrinogen überhaupt nicht zu sehen ist. Eine Plasmaelektrophorese mit Fibrinogen erfordert eine prompte Bearbeitung, damit das Plasma nicht schon vor dem Auftragen gerinnt.

Die Vernetzung durch Faktor XIII. Bei der Bildung der Fibringerinnsel entstehen zunächst nur über hydrophobe Wechselwirkungen und Wasserstoffbrückenbindungen zusammengehaltene Fibrinmonomere; erst der **Faktor XIII** sorgt für eine kovalente Verknüpfung der Fibrine (☞ **30.68**). Die Aktivierung des Faktors XIII zu einer katalytisch aktiven **Plasmatransglutaminase** erfolgt wiederum durch das Thrombin.

Der Faktor XIII führt dann zwischen den Fibrinmonomeren zu einer Quervernetzung durch eine Brückenbildung zwischen Lysin und Glutamin („Transglutaminase"). Außerdem erfolgt auf diese Weise auch eine kovalente Bindung von Fibrin an Fibronektin und Kollagen in der extrazellulären Matrix.

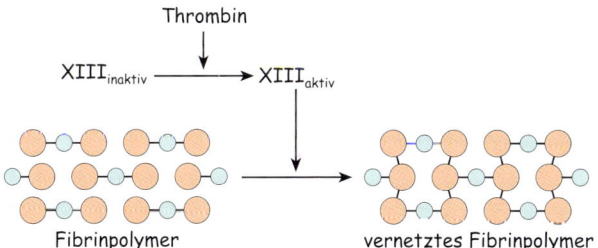

➤ **30.68** Die Vernetzung durch Faktor XIII.

Verstärkerschleifen und das „intrinsische System"

Es ist nicht ganz einfach, das intrinsische System in den Gerinnungsablauf einzuordnen, weil es das so in Wirklichkeit vermutlich gar nicht gibt. Allerdings ist es hilfreich bei der Beurteilung von Laborparametern, weshalb man es auch nicht ganz ignorieren darf. Definitiv eine wichtige Rolle spielt allerdings eine Verstärkerschleife, deren Zentrum aus dem Tenasekomplex besteht. Die beiden beteiligten Faktoren VIII und IX spielen klinisch eine große Rolle.

Der Tenasekomplex. Durch die gemeinsame Wirkung von Faktor VII und Gewebefaktor erfolgt nicht nur die schon beschriebene Aktivierung von Faktor X, die zu einer ersten Thrombinbildung führt. Der extrinsische Aktivierungskomplex führt auch zu einer Aktivierung des **Faktors IX** und das bisschen schon entstandene Thrombin zu einer Aktivierung von **Faktor VIII**.
Faktor IX ist wieder ein Enzym und der Faktor VIII spielt seinen (allerdings geschwindigkeitsbestimmenden) Kofaktor, wobei beide zusammen den so genannten Tenasekomplex bilden. Dieser Tenasekomplex ist nun erst der entscheidende Aktivator des **Faktors X** (engl. *ten...*), der dann zu großen Mengen Thrombin führt.

> Dass dieser Verstärkungsprozess eine wichtige Rolle im Gerinnungssystem spielt, zeigt die Klinik der Patienten mit einem Mangel an **Faktor VIII** (**Hämophilie A**) oder **Faktor IX** (**Hämophilie B**). Nach einer zunächst noch unproblematischen Einleitung der Gerinnung wird der ganze Prozess aber nicht ausreichend verstärkt, wodurch es dann zu Blutungen kommt.

Das intrinsische System. Die Kontaktphase des Gerinnungssystems wird auch als intrinsisches System dem extrinsischen gegenübergestellt (➤ **30.69**). Allerdings scheint es ein Relikt aus der Vergangenheit zu sein und keine entscheidende Rolle zu spielen. Lediglich ein Mangel an Faktor XI führt zu einer leichten Blutungsneigung.

Im Rahmen der Kontaktaktivierung sollen drei Plasmaproteine einen Komplex mit dem Kollagen der subendothelialen Matrix bilden: der **Faktor XII**, das **hochmolekulare Kininogen** (HMK, engl. *high molecular weight kininogen*, HMWK) sowie das **Präkallikrein**, die sich nun alle mehr oder weniger gegenseitig aktivieren.
Der Faktor XII führt dann zu einer Aktivierung von Faktor XI, der seinerseits den Faktor IX aktiviert, womit wir wieder beim Tenasekomplex gelandet wären. In Anbetracht der Komplexität der wirklich wichtigen Teilbereiche des Gerinnungssystems wollen wir es damit bewenden lassen.

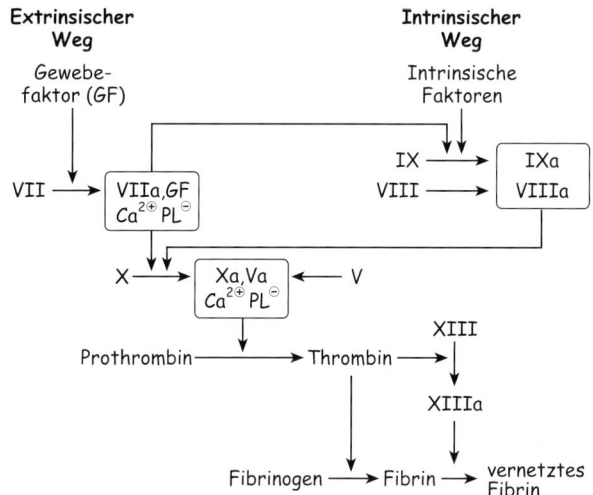

➤ **30.69** Extrinsischer und intrinsicher Weg.

Die partielle Thromboplastinzeit (PTT). Auch die Bestimmung der partiellen Thromboplastinzeit (PTT) gehört zu den Globaltests und deckt eine plasmatische Gerinnungsstörung auf. Hier wird zu einer Plasmaprobe nur partielles Thromboplastin gegeben, beim Quick-Test handelt es sich hingegen um Vollthromboplastine mit Proteinanteil. Gemessen wird auch bei der Bestimmung der PTT die Zeit bis zur Bildung eines messbaren Fibringerinnsels – die jedoch direkt in Sekunden angegeben wird.
Auf diese Weise können die **Faktoren VIII, IX, XI und XII** sowie die gemeinsame Endstrecke aus den **Faktoren X** und **V** sowie **Thrombin** und **Fibrinogen** bestimmt werden. Außerdem werden auch noch die beiden Proteine HMK und Präkallikrein erfasst. Ein Mangel der genannten Faktoren führt zu einer Verlängerung der PTT.
In der **Klinik** wird die PTT neben dem Quick-Wert vor jeder Operation bestimmt. Außerdem deckt er die beiden Hämophilien A und B auf und dient zur Überwachung einer Therapie mit unfraktioniertem Heparin (S. 533). Der **Referenzbereich** ist ebenfalls laborspezifisch, weil er vom eingesetzten Reagenz abhängt. Der Normalbereich liegt aber in der Regel zwischen 25 und 40 Sekunden.

Biochemie der Thrombose. Thrombosen aus heiterem Himmel entstehen im venösen System, wenn beispielsweise ein Bein lange Zeit nicht bewegt worden ist (lange Flugreise, Bettruhe). Hier erfolgt ein Einsetzen der Gerinnungskaskade, wobei die Thrombozyten hier nicht die entscheidende Rolle spielen.

- **Weiße Thromben**. Der Thrombus, der im arteriellen System auf dem Boden einer Arteriosklerose entsteht (beispielsweise beim Herzinfarkt), wird deutlich von den (eher weißen) Thrombozyten dominiert. Möchte man in dieses System eingreifen, so verwendet man Aggregationshemmer für Thrombozyten.
- **Rote Thromben**. Im venösen System spielen die Thrombozyten jedoch keine entscheidende Rolle bei der Entstehung einer Thrombose. Hier überwiegt das Fibrin, in dem große Mengen an Erythrozyten eingelagert sind, wodurch man von roten oder Fibrinthromben spricht. Zur Verhinderung einer tiefen Beinvenenthrombose reichen Acetylsalicylsäure oder Clopidogrel nicht aus, man muss das plasmatische Gerinnungssystem hemmen, also Heparin oder orale Antikoagulanzien verwenden.

30.8.6   Regulation der Hämostase

Eine übermäßige Aktivität des Gerinnungssystems würde schwerwiegende Folgen für den Organismus nach sich ziehen. Denn eine zu stark oder zu lange aktivierte Gerinnung kann schnell eine Thrombose nach sich ziehen.

Daher existiert eine ganze Reihe bekannter Regulationssysteme, deren Aufgabe eine Begrenzung der Umtriebe des zellulären und plasmatischen Gerinnungssystems ist. Drei der vier wichtigsten sind außerdem klinisch – aus jeweils unterschiedlichen Gründen – extrem relevant; die Stichworte Aspirin und Heparin sollen hier zum Beweis genügen.

Prostazyklin-Thromboxan-System

Acetylsalicylsäure hemmt die Cyclooxygenase (COX), die in den Endothelzellen aus Arachidonsäure Prostazyklin herstellt, in den Thrombozyten jedoch dessen Gegenspieler Thromboxan (👁 **30.70**).

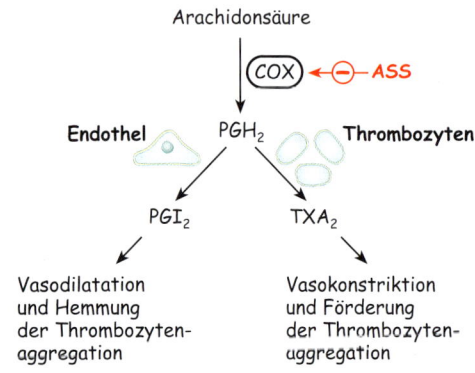

👁 **30.70**   Prostazyklin-Thromboxan-System.

Prostazyklin. Die Endothelzellen produzieren aus der Arachidonsäure Prostaglandin I$_2$, das aufgrund seiner chemischen Struktur auch als Prostazyklin bekannt ist. Es wird permanent von den Endothelzellen hergestellt und ins Blut abgegeben.

Die Thrombozyten besitzen auf ihrer Oberfläche so genannte **I-P**rostaglandin-Rezeptoren, an die insbesondere Prostaglandin I$_2$ binden kann (und das auch tut). Die IP-Rezeptoren vermitteln ihren Ligandenkontakt über eine intrazelluläre cAMP-Erhöhung, die in den Thrombozyten einer Aktivierung entgegenwirkt.

Entschwinden die Endothelzellen bei einer Verletzung oder anderen Schädigung, so fällt diese Hemmung der Thrombozytenaktivierung weg.

Thromboxan A$_2$. Auch die Thrombozyten produzieren mithilfe der Cyclooxygenase aus Arachidonsäure potente Mediatoren. Die COX-I katalysiert den gleichen Schritt wie in den Endothelzellen, dann trennen sich aber die Wege, denn in den Thrombozyten führt die **Thromboxan-Synthase** zur Bildung von Thromboxan – dem direkten Gegenspieler von Prostazyklin.

Thromboxan wird aus den Thrombozyten während der Aggregation freigesetzt und ist selbst ein hochpotenter thrombozytenaktivierender und -aggregierender Agonist. Es wirkt über den TP-Rezeptor und den IP$_3$-Mechanismus sowohl auf seinen eigenen Rezeptor als auch viele Thrombozyten der Umgebung.

Acetylsalicylsäure. Die Acetylsalicylsäure hemmt die Cyclooxygenase – und zwar sowohl die COX-I als auch die COX-II (S. 417). Für die Blutgerinnung spielt allerdings die COX-I die wichtigere Rolle, da Thrombozyten nur mit ihr ausgestattet sind. In Endothelzellen kann man hingegen COX-I und COX-II finden.

Acetylsalicylsäure führt sowohl zu einer Hemmung der Produktion von Prostazyklin und Thromboxan, sodass man zunächst erst einmal keinen Effekt erwarten dürfte. Allerdings inaktiviert Aspirin die COX irreversibel, was weitreichende Folgen hat:

In den Endothelzellen wird die COX recht schnell (innerhalb weniger Stunden) wieder nachsynthetisiert, daher ist der Hemmeffekt auf das Prostazyklin nur begrenzt (und auch die Kopfschmerzen kehren zurück, da es die Hirnzellen nicht anders handhaben...).

Die Thrombozyten haben ihren Zellkern jedoch schon bei ihrer Geburt abgeben müssen. Die Hemmung der COX kann daher nicht aufgehoben werden, weil keine DNA mehr als Vorlage zur Verfügung steht. Die Wirkung der Acetylsalicylsäure auf die Blutgerinnung lässt sich also nur durch die Neuproduktion von Thrombozyten aufheben – und das dauert einige Tage! Das ist im Übrigen auch der Grund, warum in diesen Zellen nur die COX-I vorliegt. Die COX-II ist zwar induzierbar – allerdings eben auch nur dort, wo es DNA zum Induzieren gibt.

Neuerdings wird daher folgerichtig untersucht, ob die selektiven **COX-II-Inhibitoren** (S. 417) zur Behandlung chronischer Schmerzen sogar zu einer verstärkten Thrombozytenaggregation führen können, weil sie in den Endothelzellen zwar die Bildung von Prostazyklin, in den Thrombozyten aber nicht die Bildung von Thromboxan verhindern.

Zu einem großen Arzneimittelskandal kam es vor einigen Jahren durch den COX-II-Inhibitor **Rofecoxib (Vioxx)**. Dieses nichtsteroidale Antirheumatikum hat bei prädisponierten Patienten zu einer Erhöhung kardialer Erkrankungen geführt. Hier helfen einmal mehr biochemische Grundlagen, um klinische Sachverhalte zu erklären.

Antithrombin-Heparansulfat-System

Antithrombin ist ein wichtiger Hemmstoff der Blutgerinnung, der seine volle Wirksamkeit allerdings erst durch die Hilfe von Heparansulfat erreicht. Therapeutisch verwendet man Ausschnitte aus dem Herparansulfat, die so genannten Heparine, zur Verdünnung des Blutes.

Antithrombin. Das Plasmaprotein Antithrombin wird in der Leber hergestellt und ist der wichtigste Hemmstoff der Blutgerinnung überhaupt. Er inaktiviert innerhalb von Minuten den **Faktor X** und **Thrombin**, außerdem mit geringerer Wirksamkeit auch die meisten anderen Gerinnungsfaktoren.
Antithrombin gehört in die Gruppe der **Serinprotease-Inhibitoren**, die kurz auch als **Serpine** bezeichnet werden. Sie arbeiten, indem sie irreversibel über Selbstmordsubstrate das aktive Zentrum von Serinproteasen (S. 65) blockieren.

Heparansulfat. Die durch Antithrombin verursachte Enzyminaktivierung verläuft ohne Hilfe ziemlich langsam. Auf den Endothelzellen der Blutgefäße sitzen allerdings bestimmte Polysaccharide, die als Heparansulfate bezeichnet werden und die Aktivität des Antithrombin um ein Vielfaches erhöhen können. Auf diese Weise ist das Antithrombin-Heparansulfat-System wesentlich für die Aufrechterhaltung der Hämostase in der Mikrozirkulation verantwortlich. Allerdings sind nur bestimmte Sequenzen in dem großen Heparansulfat für diese Wirkung verantwortlich, was wichtig für das Verständnis der therapeutisch verwendeten Heparine ist.
Kommt es nun zu einem Verlust des Endothels an einer bestimmten Stelle, so hält sich das Antithrombin in seiner Funktion als Gerinnungshemmer vornehm zurück und die Gerinnungskaskade kann relativ ungestört ablaufen.
Molekular führen die Heparansulfate zu einer Konformationsänderung im Antithrombin, wodurch dessen aktives Zentrum besser zugänglich wird. Es kann auf diese Weise den Faktor X sehr schnell inaktivieren (30.71). Das Thrombin kann hingegen nur inaktiviert werden, wenn die Sequenzen im Heparansulfat zusätzlich auch das Thrombin selbst binden. Auch diese Tatsache wird bei den Heparinen noch wichtig werden.

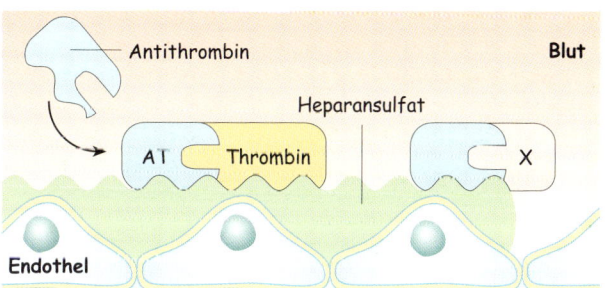

 30.71 Antithrombin-Heparansulfat-System.

Mastzellen liegen in der Nähe von Blutgefäßen und enthalten ebenfalls eine ganze Menge Heparansulfate. Bei einer Verletzung können sie ihre Granula ausschütten und so eine Gerinnselbildung im Gewebe verhindern.

Die Heparintherapie. Heparin besteht aus unterschiedlich großen Sacchariden, die Ausschnitte aus dem Heparansulfat darstellen. Sie werden bei allen Erkrankungen oder Zuständen gegeben, die mit einem erhöhten Thromboserisiko einhergehen, so bei Patienten, die längere Zeit im Bett liegen müssen, oder bei Patienten, die schon einmal eine Thrombose hatten.
Aufgrund ihrer chemischen Natur können Heparine nicht oral gegeben werden; sie müssen subkutan oder intramuskulär verabreicht werden. Der Abbau von Heparin in einem Menschen erfolgt in der Leber durch Heparinasen.
Unfraktioniertes Heparin war jahrelang in der Klinik der Standard. Es hemmt wie das natürlich vorkommende Heparansulfat den **Faktor X** und das **Thrombin**. Die Kontrolle einer höherdosierten Heparintherapie erfolgt mithilfe der PTT, die sich unter Heparineinfluss schnell verlängert.
Theoretisch müsste unfraktioniertes Heparin auch zu einer Veränderung des Quick-Wertes führen, da ja die gemeinsame Endstrecke betroffen ist. Allerdings ist man international übereingekommen, dem Quick-Test eine heparinneutralisierende Substanz zuzufügen, damit dieser Einfluss das Ergebnis nicht verändert.
Fraktioniertes Heparin wird auch als niedermolekulares Heparin (NMH) bezeichnet und besteht aus kleineren Bruchstücken des unfraktionierten Heparins. Seine Größe führt dazu, dass es zwar noch die Konformationsänderung am Antithrombin bewirken kann; eine gleichzeitige Bindung am Thrombin gelingt ihm aber nicht mehr (30.72). Aus diesem Grunde können niedermolekulare Heparine auch nur den **Faktor X** inaktivieren; eine Inaktivierung von Thrombin gelingt in therapeutischen Dosierungen nicht mehr. Erstaunlicherweise scheinen sich diese neuen Heparine aber sehr in der Klinik zu bewähren. Sie sind nicht nur leichter zu dosieren, sondern auch weniger nebenwirkungsbehaftet.

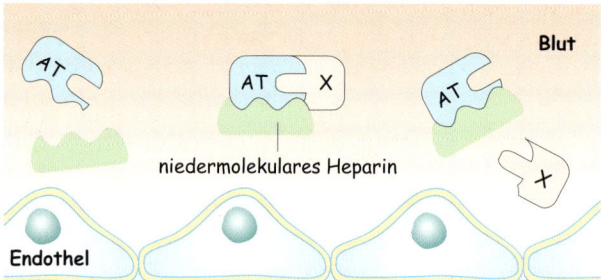

◉ **30.72** Fraktioniertes oder niedermolekulares Heparin.

> Die Kontrolle der Therapie kann nicht mithilfe der PTT erfolgen, weil die Inaktivierung des Faktors X alleine nicht auszureichen scheint, um die Thrombinwirkung anständig zu unterdrücken. Man muss hier Anti-Xa direkt bestimmen. (Kommt es zu einer PTT-Verlängerung, so muss schon von einer Überdosierung ausgegangen werden.)

Das Protein-C-System

Das Protein-C-System kontrolliert die Bildung von Thrombin und besteht aus dem Protein C selbst und seinem Kofaktor, dem Protein S.
Das Protein C selbst ist nur eine Vorstufe für das aktivierte Protein C (APC). Es wird vor allem in der Leber gebildet und erhielt seinen Namen aufgrund der Tatsache, dass es das dritte eluierte Protein auf einer Ionenaustauschersäule war. Auch Protein C erfährt eine Vitamin-K-abhängige Modifikation, die erst zur biologisch aktiven Form führt. Da das Protein C eine ähnlich kurze Halbwertszeit wie der Faktor VII aufweist, kann eine therapeutische Hemmung von Vitamin K zu Beginn mit einer verstärkten Thromboseneigung einhergehen! Die Aktivierung zum APC erfolgt vor allem durch gerinnungsaktive Phospholipide und durch das Protein Thrombomodulin.
Gerinnungsaktive Phospholipide, also vor allem das Phosphatidylserin, befinden sich auf den Oberflächen von aktivierten Thrombozyten und Endothelzellen.
Thrombomodulin befindet sich in der Zellmembran von Endothelzellen. Nachdem sich Thrombin an Thrombomodulin gebunden hat, verändert ("moduliert") sich zum einen die Substratspezifität von Thrombin – es ist nun nicht mehr in der Lage, Fibrinogen, Thrombozyten sowie die Faktoren V, VIII und XI zu aktivieren. Außerdem erfolgt eine Aktivierung von Protein C zum APC.

Aktiviertes Protein C (APC) benötigt für seine Arbeit die gerinnungsaktiven Phospholipide auf der Oberfläche der Thrombozyten und Endothelzellen, an die es sich mittels Calcium-Ionen bindet. Außerdem optimiert der Kofaktor Protein S (s. u.) seine Leistung. Das APC ist wieder einmal eine Serinprotease, welche die aktivierten Formen der Faktoren V und VIII inaktiviert.

Das Protein S ist nach dem Anfangsbuchstaben seines Entdeckungsortes (Seattle) benannt. Es wird ebenfalls Vitamin-K-abhängig vor allem in der Leber hergestellt und ist Kofaktor des Multienzymkomplexes APC (◉ **30.73**).

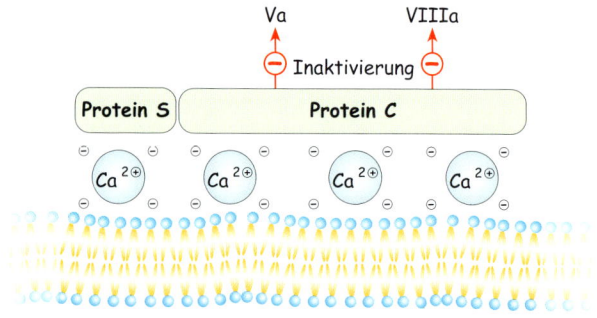

◉ **30.73** Protein-C-System.

> **Die APC-Resistenz.** Dem häufigsten angeborenen Risikofaktor für eine Thrombophilie liegt ein Defekt des Faktors V zu Grunde. Diese auch als **Faktor-V-Leiden** bezeichnete Mutation führt zu einer Veränderung des Proteins genau an der Stelle, an der APC eigentlich schneiden soll. Die Folge ist daher eine verschlechterte Kontrolle der Faktor-V-Aktivität durch das aktivierte Protein C, man spricht auch von einer APC-Resistenz.
> Die Folge ist eine erhöhte Thromboseneigung, die schon in jungen Jahren zu Problemen führen kann. Bei jedem jungen Menschen mit einer ohne erkennbaren Grund aufgetretenen Thrombose ist immer eine ausführliche Gerinnungsdiagnostik erforderlich!

Der Gewebefaktor-Inhibitor

Wahrscheinlich spielt der Gewebefaktor-Inhibitor (engl. *tissue factor pathway inhibitor*, TFPI) eine nicht unerhebliche Rolle für die Blutgerinnung. Seine klinische Bedeutung ist allerdings noch reichlich unklar, sodass wir es hier mit Informationen noch nicht übertreiben wollen.
Der Gewebefaktor-Inhibitor bindet an aktivierten **Faktor X** und inaktiviert diesen. Zusammen können sie dann auch noch den extrinsischen Aktivierungkomplex hemmen, indem sie an den **Gewebefaktor-Faktor-VII-Komplex** binden.

30.8.7 **Das fibrinolytische System**

> Die Fähigkeit unseres Körpers, Blutgerinnsel zu bilden, setzt auch voraus, es wieder entfernen zu können, wenn seine Aufgabe erfüllt ist. Das Zentralenzym des fibrinolytischen Systems, das **Plasmin**, löst auf diese Weise einen Thrombus innerhalb weniger Tage auf. Da ein Zuviel an Fibrinolyse auch sehr ungemütlich werden kann, erfolgt die Aktivierung des Plasminogens streng reguliert durch

die **Plasminogen-Aktivatoren**. Schließlich finden wir im Körper auch noch Gegenspieler dazu, die **Plasminogen-Aktivator-Inhibitoren**, die wiederum die Fibrinolyse hemmen können.

Das Plasmin

Spielt das Thrombin für die Gerinnung eine herausragende Rolle, so übernimmt diese Aufgabe das Plasmin bei der Fibrinolyse. Seine Vorstufe, das Plaminogen, wird in der Leber hergestellt und arbeitet nach seiner Aktivierung zum Plasmin als Serinprotease; wie abwechslungsreich.

Die **Aktivierung von Plasminogen** zum aktiven Enzym Plasmin erfolgt vor allem durch die beiden Plasminogen-Aktivatoren t-PA und Urokinase, die wegen ihrer großen klinischen Bedeutung unten noch genauer besprochen werden müssen.

Arbeitsweise von Plasmin. Plasmin bindet an das Fibrinmolekül und zerschneidet es in kleine wasserlösliche Spaltprodukte (☞ 30.74). Die Spaltung erfolgt dabei zwischen der E- und der D-Domäne, wodurch neben den E-Fragmenten auch die so genannten D-Dimere entstehen, die im Blut gemessen werden können.

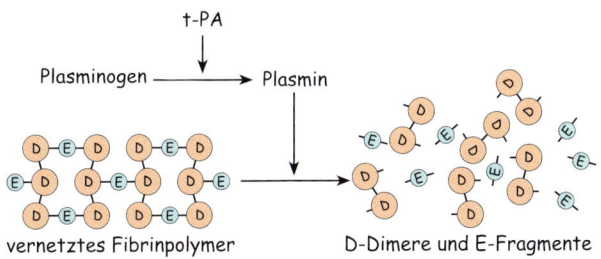

☞ **30.74** Arbeitsweise von Plasmin.

D-Dimere in der Klinik. Da diese D-Dimere im Organismus nur durch die Spaltung eines zuvor quervernetzten Fibrins entstanden sein können, sind sie nicht nur ein Marker für eine stattgefundene Fibrinolyse, sondern auch eine zuvor abgelaufene Gerinnselbildung.
In der Klinik findet die Bestimmung der D-Dimere mittels spezifischer Antikörper große Anwendung beim Verdacht auf eine Thrombose oder eine schon stattgefundene Lungenembolie.
Erhöhte D-Dimere finden sich zwar auch, ohne dass eine Störung im Organismus vorliegen muss. Findet man bei einem Patienten mit Verdacht auf eine Thrombose aber *keine* erhöhten D-Dimere, so ist eine Thrombose mit hoher Wahrscheinlichkeit ausgeschlossen. D-Dimere besitzen also einen hohen negativen prädiktiven (also Aussage-) Wert.

Plasminogen-Aktivatoren führen zur Aktivierung von Plasminogen zum aktiven Enzym Plasmin. Die beiden wichtigsten Plasminogen-Aktivatoren sind das **t-PA** und die **Urokinase**, die beide auch in der Therapie von Gefäßverschlüssen eine große Rolle spielen und daher auch etwas genauer betrachtet werden sollen.

Gewebe-Plasminogenaktivator (t-PA) (engl. *tissue type plasminogen activator*, t-PA) ist der wichtigste Aktivator des Plasminogens. Der t-PA ist ein Glykoprotein, das in erster Linie von den Endothelzellen gebildet und in schon aktiver Form ausgeschüttet wird (☞ 30.75).
Im Plasma liegt t-PA vor allem an seinen Inhibitor PAI-1 (S. 536) gebunden vor. Außerdem handelt es sich um eine Serinprotease (...), die in freier Form relativ schnell durch Proteaseinhibitoren inaktiviert und dann in der Leber abgebaut wird.
Der t-PA bindet sich an Fibrin und wartet dort auf das Plasminogen, dessen Aktivierung zum Plasmin daher erst am Ort des Geschehens erfolgt. Neben der Hauptaufgabe des Aktivierens von Plasminogen spaltet t-PA auch noch alles mögliche andere, so beispielsweise Fibrinogen und den von-Willebrand-Faktor.

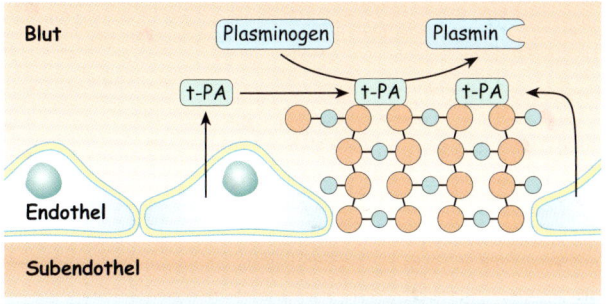

☞ **30.75** Gewebe-Plasminogenaktivator (t-PA).

Nicht nur im Blut, sondern auch in anderen Geweben kann man den t-PA finden. Besonders hohe Konzentrationen finden sich in der **Lunge**, die mit einer hohen fibrinolytischen Aktivität aufwarten und damit als Art Filter kleinere Embolien aus den tiefen Beinvenen abfangen kann.
Auch im **Uterus** finden sich erhebliche Mengen an t-PA; das Menstruationsblut gerinnt also, wird aber sofort wieder aufgelöst.

Die Urokinase. Der Arbeitsschwerpunkt der Serinprotease Urokinase liegt vermutlich nicht so sehr im Blut, sondern in den verschiedenen Geweben. Die inaktive Vorstufe wird vor allem von Bindegewebszellen gebildet und an die Umgebung abgegeben. Besonders hohe Konzentrationen kann der Urin aufweisen, was dann auch zur Namensgebung geführt hat.

Lysetherapie in der Klinik. Vor allem akute Verschlüsse von Koronararterien im Rahmen eines Herzinfarktes müssen schnell rekanalisiert werden, damit der Schaden für die Herzmuskulatur möglichst begrenzt bleibt. Neben der im Herzkatheter durchgeführten direkten Dilatation vor Ort, beispielsweise durch Einlage eines Ballons in die betroffene Arterie, wird in der Klinik die medikamentöse (systemische) Lyse angewandt.

Das t-PA wird dabei heutzutage am häufigsten eingesetzt; es wird gentechnisch hergestellt und dann als rekombinantes t-PA (**rt-PA**) bezeichnet.

Schon seit Jahrzehnten verwendet man neben der aus Urin gewonnenen **Urokinase** auch die so genannte **Streptokinase**, die aus β-hämolysierenden Streptokokken (S. 312) gewonnen wird. Beide bergen allerdings die Gefahr allergischer Reaktionen in sich, die beim Einsatz von rt-PA nicht zu befürchten sind.

Fibrinolyse-Inhibitoren

Für die Regulation der Fibrinolyse *nach* deren Aktivierung sind zwei Mechanismen von großer Bedeutung:

- Die Neutralisierung vorhandenen Plasmins durch den so genannten **Plasmin-Inhibitor**.
- Eine Verhinderung der Aktivierung von Plasminogen durch die **Plasminogen-Aktivator-Inhibitoren** (☞ 30.76).

Eine Rolle spielen darüber hinaus auch noch das α_2-Makroglobulin (S. 519), das Antithrombin (S. 533) und das α_1-Antitrypsin (S. 518), indem sie die Bildung großer Mengen freien Plasmins im Plasma verhindern.

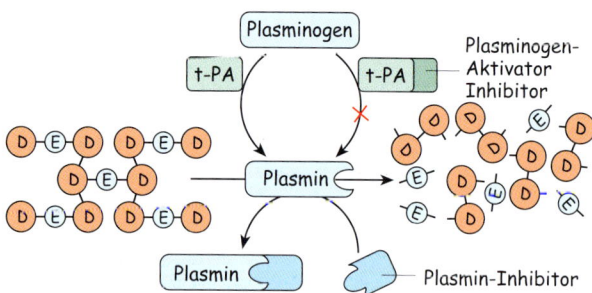

☞ **30.76** Fibrinolyse-Inhibitoren.

Der Plasmin-Inhibitor. Freies, also nicht an Fibrin gebundenes, Plasmin wird ziemlich schnell durch das aus der Leber stammende Plasmaprotein Plasmin-Inhibitor inaktiviert (das früher auch α_2-Antiplasmin hieß). Längerfristig kann so nur an Fibrin gebundenes Plasmin überleben; also wenn es überhaupt gebraucht wird.

Plaminogen-Aktivator-Inhibitoren. Schließlich gibt es noch Proteine, deren Aufgabe die Verhinderung der Aktivierung von Plasminogen zu Plasmin ist. Diese Plasminogen-Aktivator-Inhibitoren (PAI) sind entscheidend für die Regulation der Fibrinolyseaktivierung im Plasma.

PAI-1, der wichtigste Inhibitor, wird vor allem von Endothelzellen gebildet und bindet an t-PA und Urokinase, um sie zu inaktivieren. Auf diese Weise verhindern sie effektiv die Bildung von Plasmin.

Bei **PAI-2** scheint es sich vor allem um einen Urokinase-Inhibitor zu handeln, weil er nur während einer Schwangerschaft im Blut nachweisbar ist.

30.8.8 Das Vitamin K

Klinisch am bedeutendsten ist die Mithilfe des lipophilen Vitamin K bei der posttranslationalen Modifikation einiger **Blutgerinnungsfaktoren**. Neuere Studien weisen ihm darüber hinaus auch einen wichtigen Beitrag zum **Knochenstoffwechsel** nach.

Seinen Namen hat das Vitamin K übrigens erhalten, weil der Däne Henrik Dam maßgeblich an dessen Charakterisierung beteiligt war (dän. *koagulation* = Gerinnung).

Chemie des Vitamin K

Chemisch besteht Vitamin K aus der Grundstruktur Naphtochinon, an der eine Methyl-Gruppe und eine Isoprenoid-Seitenkette gebunden sind (☞ 30.77). Man unterscheidet je nach gebundener Seitenkette zwischen den beiden **Vitaminen K$_1$** (Phyllochinon) und **K$_2$** (Menachinon). Vitamin K$_1$ ist pflanzlichen Ursprungs – es ist ein Bestandteil des Photosyntheseapparates –, während Vitamin K$_2$ von einigen Gram-positiven Bakterien produziert werden kann.

☞ **30.77** Vitamin K.

Die Aufnahme von Vitamin K

Da Vitamin K fettlöslich ist, erfolgt seine Aufnahme wie die der anderen Lipide unter Mithilfe der Gallensäuren im proximalen Dünndarm. Verpackt in Chylomikronen wird es über das Lymphsystem ins Blut transportiert und erreicht dann mit den Chylomikronenresten schließlich die Leber. Auch einige unserer Darmbakterien produzieren Vitamin K, wobei noch immer unklar ist, ob sie einen wichtigen Beitrag zu unserer Vitamin-K-Versorgung leisten; vermutlich nicht.

Der **tägliche Bedarf** an Vitamin K ist normalerweise durch die Aufnahme mit der Nahrung (vor allem durch grüne Gemüse und Kohlsorten) gedeckt. Empfohlen werden für Erwachsene etwa 70 µg pro Tag.

Molekularer Mechanismus

Das Enzym γ-Carboxylase katalysiert eine posttranslationale Modifikation, bei der an verschiedene Proteine eine Carboxyl-Gruppe am γ-C-Atom angehängt wird. Für diesen Vorgang benötigt die Carboxylase jedoch die Mithilfe seines Coenzyms Vitamin K.

Die γ-Carboxylierung. Da es sich bei den modifizierten Proteinen allesamt um solche handelt, die ihrer Aufgabe außerhalb der Zelle nachkommen, werden sie direkt ins Endoplasmatische Retikulum translatiert. Die γ-Carboxylase muss daher auch dort arbeiten, da sie ja eine *post*translationale Modifikation vornimmt; sie sitzt in der Membran des ER und katalysiert in dessen Lumen.

Eine Erkennungsregion an den zu modifizierenden Proteinen zeigt dem Enzym dabei, welche Glutamate noch einmal chemisch verändert werden sollen. Durch diese einfache Modifikation werden die Proteine zu erstklassigen Calcium-Chelatoren, was vor allem für die Aktivität der Blutgerinnungsfaktoren essenziell ist (30.78).

👁 **30.78** Die γ-Carboxylierung.

Der Vitamin-K-Zyklus. An der Katalyse ist nun das Vitamin K beteiligt, das hierzu in seiner aktiven Form, dem **Vitamin-K-Hydrochinon** (Vitamin KH$_2$) vorliegen muss. Während der Carboxylierung wird das Vitamin zum Vitamin-K-2,3-Epoxid, das durch eine Epoxid-Reduktase (die gerade erst charakterisiert werden konnte) wieder zum Vitamin K reduziert werden muss. Eine **Vitamin-K-Reduktase** wandelt das Vitamin dann wieder in seine aktive Hydrochinonform um (30.79).

👁 **30.79** Der Vitamin-K-Zyklus.

Aufgaben von Vitamin K

Als Vitamin-K-abhängige Proteine wurden zunächst einige **Blutgerinnungsfaktoren** entdeckt; hier spielt es auch klinisch die größte Rolle.

Eine γ-Carboxylierung findet jedoch auch bei einigen Proteinen des **Knochenstoffwechsels** statt, was klinisch schon von mäßiger Bedeutung ist, aber in der Zukunft wichtiger werden könnte und daher kurz besprochen werden soll. Eine γ-Carboxylierung findet in unserem Körper folgerichtig in Hepatozyten und in Osteoblasten statt.

Mittlerweile scheint auch sicher zu sein, dass an der **Wachstumsregulation** beteiligte Proteine einer posttranslationalen Modifikation durch eine Vitamin-K-abhängige Carboxylase bedürfen.

Vitamin K und die Hämostase. Vier der vielen Blutgerinnungsfaktoren werden einer γ-Carboxylierung in der Leber unterzogen, nämlich die mit den Nummern **II**, **VII**, **IX** und **X**. Hier gilt die Eselsbrücke mit den Olympischen Spielen in München (1972), die allerdings wohlverstanden sein will, da die 1 als X gezählt werden muss...

Außerdem erfolgt eine Modifikation zweier Gegenspieler der Gerinnung, nämlich **Protein C** und **Protein S**, was klinisch wichtig ist. Schließlich wird noch ein **Protein Z** modifiziert, wobei man allerdings noch keine Ahnung hat, womit sich das seine Zeit vertreibt.

Die **Funktion** der γ-Carboxylierung besteht in der Herstellung von Calcium-Chelatoren. Mittels der Calcium-Ionen können die genannten Faktoren dann an negativ geladene membranständige Phospholipide auf Zellen binden, die aktiviert worden sind (👁 **30.80**).

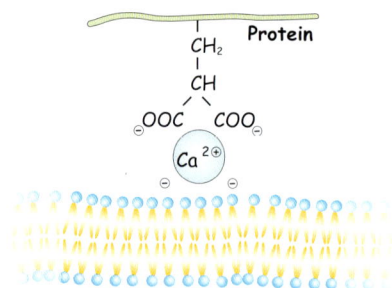

👁 **30.80** Calcium-Chelatoren.

Vitamin K und der Knochenstoffwechsel. In Osteoblasten erfolgt eine Vitamin-K-abhängige γ-Carboxylierung des wichtigen Knochenproteins **Osteokalzin**. Dieses wird in die umgebende Matrix sezerniert und bindet an Calcium und Hydroxylapatit. Es scheint hier zwar keinen Einfluss auf die Knochendichte zu nehmen, aber eine wichtige Rolle für die Qualität des Knochens zu spielen. **Mindercarboxyliertes Osteokalzin** entschwindet hin und wieder auch ins Blut und kann dort bestimmt werden. Es scheint sogar besser mit einem Vitamin-K-Mangel zu korrelieren als die Blutgerinnungsfaktoren.

> Der **Osteoporose** liegt eine Verminderung der Knochendichte zugrunde. Allerdings könnte auch ein Vitamin-K-Mangel eine pathogenetische Bedeutung für die Entstehung dieser so wichtigen Volkskrankheit haben, indem der Knochen brüchiger wird.

Vitamin-K-Mangel. Bei Erwachsenen ist noch nicht abschließend geklärt, ob ein ernährungsbedingter Mangel an Vitamin K von klinischer Relevanz ist. Falls es dem Blutgerinnungssystem nichts ausmacht, so bleibt noch der Effekt auf den Knochenstoffwechsel zu klären, was gerade untersucht wird. Eine Überversorgung scheint keine Probleme zu machen.

Ganz kleine Menschen (**Babys**) bekommen in Deutschland prophylaktisch Vitamin K, weil sie in den ersten Wochen einen Mangel an diesem wichtigen Vitamin aufweisen. Die Folge ist vor allem ein Absinken des Prothrombins (Faktor II), was zu lebensbedrohlichen (vor allem Hirn-)Blutungen führen kann.

Vitamin-K-Antagonisten. Durch Vitamin-K-Antagonisten lässt sich sehr effektiv eine Hemmung der Blutgerinnung erzielen. Sie verhindern die γ-Carboxylierung durch die Erzeugung eines funktionellen Vitamin-K-Mangels, indem sie die beiden Reduktasen im Vitamin-K-Zyklus hemmen.

Wichtigste Indikation für eine Therapie mit diesen so genannten **Cumarinen** (beispielsweise Marcumar) ist vor allem die Verhinderung einer Lungenembolie bei Patienten mit einer tiefen Beinvenenthrombose. Aber auch Patienten mit einer künstlichen Herzklappe bekommen Vitamin-K-Antagonisten, damit die neue Klappe nicht thrombosiert.

In den ersten Tagen nach der Gabe von Cumarinen tut sich noch nicht viel, weil die Wirkung ja auf der Herstellung fehlerhafter Faktoren beruht, was eben eine gewisse Zeit dauert. Da außerdem die Halbwertszeit der Faktoren unterschiedlich lang, die vom Protein C aber recht kurz ist, kann zu Beginn einer Therapie sogar eine erhöhte Thromboseneigung vorliegen. Aus diesem Grunde werden für einige Tage zusätzlich zum Vitamin-K-Antagonisten, der oral gegeben werden kann, auch so genannte parenterale Antikoagulantien gegeben, in erster Linie Heparin.

In der **Schwangerschaft** darf man Vitamin-K-Antagonisten übrigens nicht geben, weil die noch ungeborenen Kinder schwere Schäden erleiden können. Dies scheint eher auf den Einfluss des Vitamin K auf den Knochenstoffwechsel, als, wie jahrelang vermutet, auf die Blutgerinnung zurückzuführen sein.

31 Die Leber

Wenn es um die Leber geht, denken viele sofort an Alkohol. Biochemisch Bewanderte erinnern sich auch, dass sie im Zusammenhang mit dem Stoffwechsel des Öfteren als Dreh- und Angelpunkt genannt worden ist. Dies sind nur zwei der vielfältigen Aufgaben dieses 1,5 kg schweren Organs, dessen anatomische Lage, nämlich zwischen Darm und Herz (über die Pfortader gelangen alle resorbierten Stoffe aus dem Darm zur Leber, passieren diese und erreichen über die Vena cava inferior die rechte Herzkammer), seine Wichtigkeit schon erahnen lässt.

- Die Leber sorgt für die **Aufrechterhaltung** des **inneren Milieus**. Dabei nimmt sie eine wichtige Verteilerfunktion ein. Sie nimmt alle Stoffe über die Pfortader auf, verarbeitet oder speichert sie und gibt die Stoffwechselprodukte wieder ab. Außerdem findet in ihr die Resynthese von Nahrungsstoffen statt.
- Als **Entgiftungsorgan** kann sie sowohl körpereigene (Steroide, Bilirubin), als auch körperfremde Substanzen (Alkohol, Pharmaka) entgiften und in eine ausscheidungsfähige Form überführen (dies vor allem im Rahmen der **Biotransformation**).
- Sie ist wichtiger **Biosyntheseort** für viele Plasmaproteine, Blutgerinnungsfaktoren und auch einige Hormone.
- Weiterhin dient die Leber als **Speicher** für viele Stoffe – so beispielsweise für einige Vitamine.
- Als Tor zur „Innenwelt Körper" beherbergt sie zahlreiche **Immunzellen** (Kupffer-Zellen), die der Abwehr von Eindringlingen dienen.

31.1 Anatomie und Histologie

Aufgrund ihrer vielfältigen Aufgaben wundert es nicht, dass die Leber recht kompliziert aufgebaut ist. Sie ist in so genannten Leberläppchen organisiert und ihren Aufgaben entsprechend durchstrukturiert. Durch eine doppelte Blutversorgung erhält sie zum einen sauerstoffreiches Blut über eine Arterie (A. hepatica propria) und andererseits nährstoffreiches Blut, das verstoffwechselt werden muss, aus dem Verdauungstrakt (via Pfortader). Die verschiedenen Zellarten und deren Lokalisation sollen im Folgenden erörtert werden.

31.1.1 Das Leberläppchen

Anatomische Grundeinheiten der Leber sind die Leberläppchen (👁 **31.1**). Dabei sind die Leberzellen in so genannten Zellbalken organisiert, die radiär um die Zentralvene angeordnet sind.

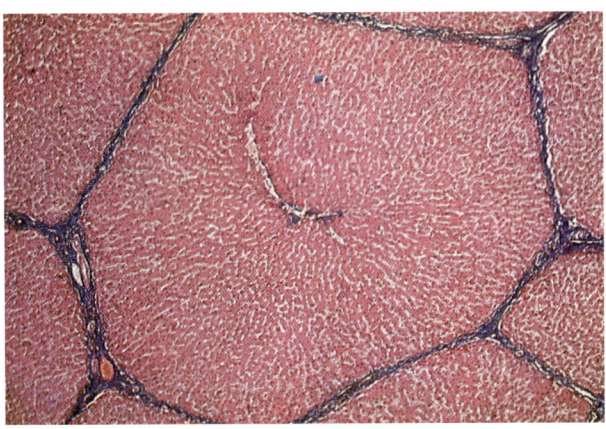

👁 **31.1** Ein Leberläppchen.

Zwischen den Leberzellbalken sind netzartig Leberkapillaren (die Sinusoide) aufgebaut, so dass jeder Hepatozyt mindestens an einer Seite mit dem Kapillarsystem in Verbindung steht (👁 **31.2**).

Zwischen den (etwa 100 000) Läppchen liegt im Glissonschen Dreieck die „Lebertrias" von Arteria und Vena interlobularis und dem Gallengang (Ductus interlobularis).

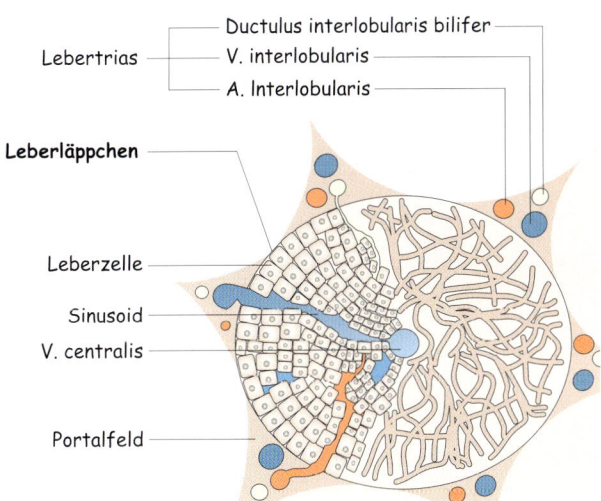

👁 **31.2** Schematische Darstellung des Leberläppchens.

Leberazinus. Sucht man nach einer funktionellen Grundeinheit, eignet sich am ehesten die Einteilung nach Rappaport, der den Begriff des Leberazinus eingeführt hat (👁 **31.3**).

Dabei stellt man das Portalfeld mit der Lebertrias in das Zentrum der Betrachtung. Das macht durchaus Sinn, da das Blut von hier in Richtung Zentralvene abfließt und damit nicht der „Gulli" im Mittelpunkt steht.

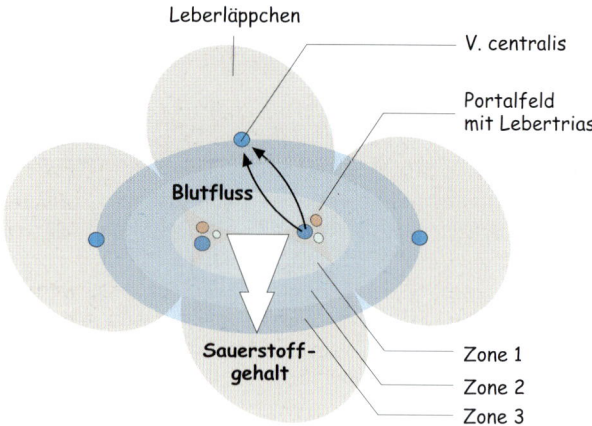

● **31.3** Leberazinus.

Aufgrund der Blutflussrichtung vom Portalfeld zur Zentralvene, können drei verschiedene Zonen unterschieden werden. Sie unterscheiden sich hinsichtlich ihres Substrat- und O_2-Angebotes und sind dementsprechend mit verschiedenen Enzymen ausgestattet. Man kann also eine räumliche Spezialisierung mit unterschiedlichen Stoffwechselwegen der Hepatozyten feststellen (s. u.).

31.1.2 Die Blutversorgung

Die Leber hat eine doppelte Blutversorgung. Sie erhält sauerstoffreiches Blut aus der **Arteria hepatica propria** (25 % des Zustromes) und (weitaus mehr, 75 %) nährstoffreiches (dafür aber sauerstoffärmeres) Blut aus der **Pfortader** (● **31.4**).

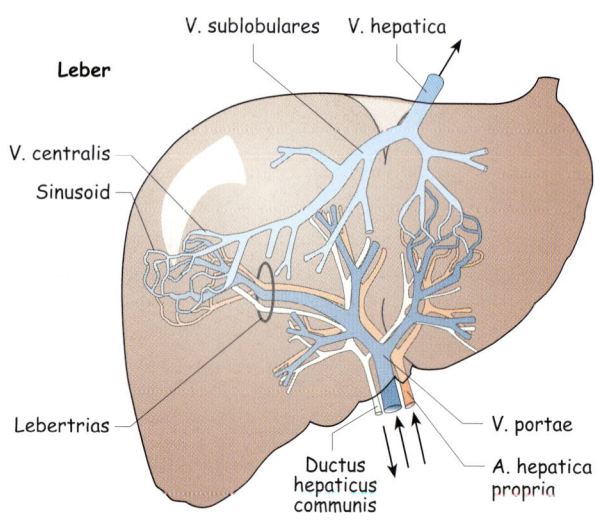

● **31.4** Die Leber hat eine doppelte Blutversorgung.

Wie aus der Anatomie bekannt sein sollte, kommt die **A. hepatica propria** aus der A. hepatica communis, die wiederum einer der drei Äste aus dem Truncus coeliacus darstellt. Der Truncus coeliacus kommt aus der Aorta und hat schon in der Embryonalzeit die Versorgung des Vorderdarmes übernommen, zu dem auch die Leber gehört(e).

Die **Pfortader** nimmt das Blut mit den resorbierten Nährstoffen (Glukose, Aminosäuren) und Blut aus den unpaaren Bauchorganen (Pankreas, v. a. wegen des Insulins) auf und führt sie direkt zur Leber. Innerhalb der Leber teilen sich die beiden Gefäße immer weiter auf, bis sie zu den Leberkapillaren (Sinusoiden) werden und in die Vena centralis münden. (Weiter geht es nun über Vena sublobularis, Vena hepatica und Vena cava inferior zum rechten Herzen und dann in den Kreislauf.)

Sinusoide. Das Besondere an den Leberkapillaren (Sinusoiden) ist, dass sie aus einschichtigem, gefenstertem Epithel aufgebaut sind. Blutplasma, Makromoleküle, Proteine und Elektrolyte können also aus dem Kapillarnetz austreten und über den Dissé'schen Raum (Raum zwischen Endothelzellen der Sinusoide und Hepatozyten) direkt mit den Hepatozyten in Kontakt kommen. Einem ungehinderten Austausch von Nährstoffen mit den Hepatozyten steht also nichts mehr im Wege (● **31.5**).

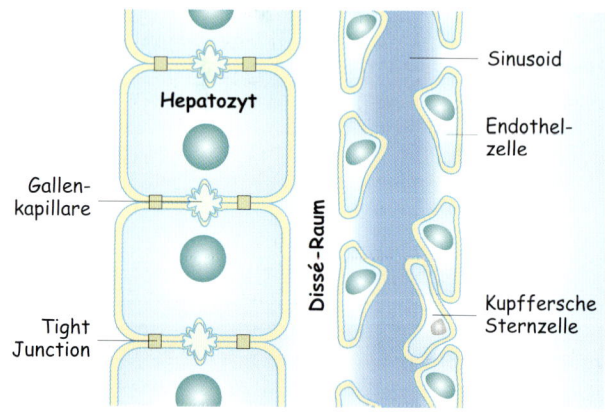

● **31.5** Sinusoid.

31.1.3 Was passiert wo in der Leber?

Den drei Zonen der Leberläppchen können nun verschiedene biochemische Leistungen zugeordnet werden.

In der Zone 1, die periportal gelegen ist, ist der Nährstoff- und O_2-Gehalt am höchsten. So liegt es nahe, dass hier vor allem oxidative und energieverbrauchende Reaktionen ablaufen.

Hier findet also vor allem der Abbau von **Aminosäuren** und von Fettsäuren (**β-Oxidation**) statt.

Außerdem erfolgt in dieser Zone die **Glukoneogenese**, die nur unter viel ATP-Verbrauch stattfinden kann (wofür man auch Sauerstoff benötigt...). Aus diesem Grunde ist die Glukoneogenese auch an die β-Oxidation gekoppelt, die genügend ATP und zudem NADH/H$^+$ liefert, das ebenfalls essenziell ist für die Glukoneogenese.

Auch die Harnstoffbildung (**Harnstoffzyklus**) erfordert viel Energie und findet daher in diesen sauerstoffreichen Bereichen der Leber statt.

Aus dem gleichen Grunde, vor allem jedoch wegen der energieaufwändigen Cholesterin-Biosynthese, erfolgt hier auch die Bildung und Exkretion der **Gallensäuren**. Diese Prozesse finden außerdem auch in der Übergangszone (**Zone 2**) statt.

In der Zone 3, die nahe der V. centralis lokalisiert ist (daher auch perivenöse Zone), sind weniger O_2-verbrauchende Vorgänge untergebracht. Hierzu gehört vor allem die **Glykolyse**, die besonders in der Resorptionsphase (s. u.) eine wichtige Rolle für die Leber (bzw. den Gesamtorganismus) spielt.

Pentosephosphatweg und **Lipogenese** laufen ebenfalls hier ab – und zwar zusammen, da für die Neubildung von Fett das NADPH/H$^+$ aus dem Pentosephosphatweg benötigt wird.

Auch die Entgiftungsvorgänge im Rahmen der **Biotransformation** erfolgen hier in der 3. Zone.

> Die Folge der „metabolischen Heterogenität" der Leber ist, dass die periportalen Anteile besonders anfällig für toxische Substanzen – vor allem aus dem Darm – sind (Bsp. Alkohol). Die perivenösen Bereiche hingegen trifft es vor allem bei verminderter Durchblutung oder Sauerstoffmangel, so z. B. bei einem Schockereignis.

31.1.4 Die Zellen der Leber

Die Leber besitzt viele verschiedene Zelltypen: Für die Leberfunktion sind **Leberparenchymzellen** (etwa 70 %) und **Gallenepithelzellen** (fast 30 %) von Bedeutung. Es gibt in der Leber aber auch Zellen, die dem Immunsystem angehören: die Gewebsmakrophagen der Leber (**Kupffer-Zellen**). Dies sind in die Leber eingewanderte ortsständige Makrophagen, die für die unspezifische Abwehr verantwortlich sind.

Daneben gibt es noch fettspeichernde **Ito-Zellen**, die z. B. auch für die Speicherung des Vitamin A verantwortlich sind (S. 167).

Außerdem gibt es selbstverständlich, wie in jedem anderen Organ auch, Nervenzellen, Zellen des Blutgefäßsystems (Endothelzellen) usw., auf die hier aber nicht näher eingegangen werden soll.

Nach diesem doch etwas länger geratenen Ausflug in die Histologie soll nun näher auf die Aufgaben der Leber eingegangen werden.

31.2 Die Leber und der Energiestoffwechsel

Da die Leber die erste Station der Nahrungsstoffe aus dem Darm ist, fällt ihr die wichtige Aufgabe der Verwalterin zu. Sie gleicht also Schwankungen des Nährstoffangebots aus und sorgt so für die Konstanthaltung des inneren Milieus. Wichtig ist hier vor allem der Blutzuckerspiegel, dessen Entgleisung besonders folgenschwer wäre.

Da eine Fülle von Substraten in der Leber angeschwemmt wird, ist es sinnvoll, dass sie in der Lage ist, fast alle Stoffwechselvorgänge zu meistern. Somit hat sie auch Einfluss auf den Stoffwechsel jeder Nährstoffgruppe.

In ihrer Arbeit lässt sich ein gewisser Rhythmus erkennen: Eine **Resorptionsphase** (Aufnahme einer Mahlzeit mit folgendem Nährstoffüberschuss) kann von einer **Postresorptionsphase** (Nahrungspause) unterschieden werden. In der Postresorptionsphase brauchen alle Organe, aber vor allem die obligaten Glukoseverwerter ZNS, Nierenmark und Erythrozyten Glukose. Die „selbstlose" Leber stellt ihnen diese bereitwillig zur Verfügung.

Da die Leber in erster Linie im Auftrag des Gesamtorganismus steht, ist es interessant, die Stoffwechselprozesse, die ihrem eigenen „Überleben" dienen, mit den Prozessen, die im Dienste des ganzen Körpers verrichtet werden, zu vergleichen.

31.2.1 Die Resorptionsphase

> Diese Phase dauert 2 – 4 Stunden (je nachdem wie viel man gegessen hat). Ganz allgemein steigt durch die Resorption der zerkleinerten Nahrung der Gehalt an Glukose, Aminosäuren und Lipiden im Plasma an. Reaktiv wird also das anabol wirkende Hormon Insulin aus dem Pankreas ausgeschüttet. Die Aufnahme und Verarbeitung von Glukose und anderen Nährstoffen und die Biosynthese von Bau-, Speicherstoffen und anderem wird eingeleitet.

Die Leber

In der Leber wird Glukose schnell zu Glykogen umgebaut oder für die Herstellung von Fetten verwendet. Um die entstehenden Fette auch nach außen transportieren zu können, wird auch verstärkt das „Fett-Taxi" VLDL (S. 159) synthetisiert.

> In der Leber erfolgt jedoch normalerweise keine Speicherung von Fett.

Das Fettgewebe

Das Fettgewebe ist der größte Substratspeicher unseres Körpers. Es besteht zu 95 % aus Speicherfett (TAG = Triacylglycerin, S. 141), was bei einem normalgewichtigen Men schen etwa 8 – 10 kg ausmacht. Diese Menge würde unseren Energiebedarf für rund 37 Tage decken.

In der Resorptionsphase dominiert die Lipogenese (also Fettbildung), die unter der hormonellen Kontrolle von Insulin steht. Die von der Leber kommenden Fettsäuren werden aufgenommen und gespeichert.

Seine Energie bezieht das Fettgewebe während dieser Phase überwiegend aus der Glykolyse. (Glukose wird aus dem Blut aufgenommen.)

Die Muskulatur

Die Muskulatur folgt nicht der starren Trennung zwischen Resorptions- und Postresorptionsphase. Bei ihr gibt es vielmehr die beiden Zustände „Arbeit" und „Nicht-Arbeit". Dennoch überwiegt auch hier bei hohem Nährstoffangebot die Auffüllung der Speicher (Glykogen und Kreatin) und dann die Verstoffwechselung derselben.

Aufgenommene Aminosäuren werden zu dieser Zeit zu Proteinen aufgebaut.

Glykogen. Da die wichtigste Energiequelle des Muskels das Glykogen darstellt, wird in der Resorptionsphase hauptsächlich an der Erweiterung dieses Speichers gearbeitet. Der Glykogenaufbau (insulinabhängig) ist also gesteigert. Dabei gibt es Unterschiede zwischen Muskel und Leber: Im Muskel dient Glykogen nur als Energiereserve, der Spiegel ist also weitgehend konstant. Der Glykogengehalt der Leber hilft bei der Blutzuckerregulierung, unterliegt also sehr hohen Schwankungen.

Andere Organe

Auf einige weitere Organe soll nur am Rande eingegangen werden.

Der Herzmuskel ist aufgrund seiner ständigen (großen) Beanspruchung auf eine effiziente Nährstoffverbrennung, also die oxidative Phosphorylierung angewiesen. Ständige Sauerstoff- und Nährstoffversorgung sind also essenziell. Hier erfolgt in hohem Maße die Verbrennung von Fettsäuren (β-Oxidation) und von Glukose (Glykolyse). Außerdem ist der Herzmuskel aufgrund seiner günstigen oxidativen Situation ein guter Verwerter von Laktat und auch von Ketonkörpern.

Auch glatte Muskeln beziehen ihre Energie aus dem Abbau von Glukose und Fettsäuren im Rahmen von Glykolyse und β-Oxidation.

Hirn, Nervengewebe. Das Nervensystem deckt als obligater Glukoseverwerter (zumindest bei normaler Stoffwechsellage), seine Energie ausschließlich durch Glukose. Diese wird vollständig zu CO_2 und H_2O oxidiert.

Nach einer gewissen Anpassungszeit ist unser Nervengewebe auch in der Lage, Ketonkörper zu verwenden.

31.2.2 Die Postresorptionsphase

Bei sinkendem Blutplasmaspiegel von Glukose, wird vermehrt Glukagon aus dem Pankreas ausgeschüttet. Es führt letztlich zu einer vermehrten Bereitstellung von Nahrungsstoffen.

Die Leber

Sie stellt nun für den ganzen Organismus, aber vor allem für die obligaten Glukoseverwerter (Gehirn, Nierenmark und Erythrozyten), Glukose zur Verfügung. Dazu werden Speicherstoffe (zuerst Glykogen, dann Fette und erst später Proteine) abgebaut und die engergieliefernden Substrate abgegeben.

Nachdem die Glykogenreserven aufgebraucht sind, findet eine Glukoseneubildung aus anderen Substraten (Aminosäuren, Glycerin und Laktat) statt, die Glukoneogenese (S. 101).

Fettsäuren, die aus dem Fettgewebe mobilisiert werden, können in der Leber zu **Ketonkörpern** umgebaut werden und so als wichtige Energielieferanten an den Körper abgegeben werden (Ketogenese, S. 148). Der Vorteil dieser Umwandlung von Fettsäuren in Ketonkörper besteht darin, dass sie leichter oxidierbar und besser wasserlöslich sind. Letztlich werden sie also besser handhabbar.

Nur in der Leber erfolgt die Herstellung der Ketonkörper, daher verbrennt sie selbst auch keine Ketonkörper.

Das Fettgewebe

Das Hormon Glukagon sorgt für die Aktivierung der hormonsensitiven Lipase. Hinter diesem Namen verbirgt sich ein Enzym, das die Lipolyse, also den Fettabbau, einleitet, indem TAG wieder in Glycerin und Fettsäuren gespalten wird.

Das Glycerin wird an den Kreislauf abgegeben und in der Glukoneogenese (v. a. in der Leber) weiterverwertet.

Die Fettsäuren gelangen, gebunden an Albumin, zu Muskel, Herz und Nierenrinde, wo sie durch β-Oxidation abgebaut werden und den Organen die nötige Energie liefern. Ein Teil der Fettsäuren wird auch von der Leber aufgenommen und dort zu Ketonkörpern aufgebaut.

Die Muskulatur

Hier werden in der Postresorptionsphase zunächst die Kreatinphosphat-Reserven aufgebraucht, danach wird das Glykogen verbrannt. Die Glykogenolyse steht unter der hormonellen Kontrolle von Adrenalin. Auch ein erhöhter Calciumspiegel, wie er sich bei der Muskelkontraktion ergibt, fördert den Glykogenabbau. Je nachdem wie das Sauerstoffangebot ist, kann relativ wenig Energie durch den Abbau in der anaeroben Glykolyse (zu Laktat) oder sehr viel durch die oxidative Phosphorylierung gewonnen werden.

Außerdem decken die Skelettmuskeln ihren Energiebedarf durch im Blut angeschwemmte Stoffe wie Glukose, Fettsäuren und auch Ketonkörper.

Durch seine Glykogenreserven kann der Muskel sein Überleben auch bei längerem Nahrungsmangel zunächst noch selbst sicherstellen. Nach längerem Hungern stellt er durch vermehrte Proteolyse (also Proteinabbau) Aminosäuren zur Verfügung, die in der Leber zur Glukoneogenese genutzt werden können. Die gebildete Glukose kann dann auch der Muskulatur wieder zur Verfügung stehen.

Andere Organe

Kurz seien einige andere Organe erwähnt, die ebenfalls eine nicht unerhebliche Rolle für den Gesamtorganismus spielen.

Das Herz hat mit sich selbst genug zu tun und lässt sich vom restlichen Organismus mit ausreichend Nährstoffen versorgen.

Gehirn. Solange Glukose bereitgestellt werden kann, ernährt sich unser ZNS von genau dieser. Während pathologischer Stoffwechselsituationen (unausgeglichener Diabetes mellitus), oder bei extremem Glukosemangel kann der Energiebedarf teilweise auch durch Ketonkörper gedeckt werden.

Fettsäuren können allerdings auch mit dem größten Willen und in der größten Not nicht verbrannt werden, da sie, gebunden an Albumin, die Blut-Hirn-Schranke nicht passieren können.

Warum die Erythrozyten unbedingt auf Glukosezufuhr angewiesen sind, ist auch recht einleuchtend. Sie besitzen keine Mitochondrien, können also weder auf Citratzyklus noch auf β-Oxidation zurückgreifen und sind somit auf eine ATP-Gewinnung durch die Glykolyse, also die dortige Substratkettenphosphorylierung (S. 86) angewiesen.

Niere. Da im Nierenmark im Gegensatz zur Nierenrinde nur anaerobe Glykolyse stattfindet, gehört auch das Nierenmark zu den obligaten Glukoseverwertern und ist auf eine stetige Versorgung mit diesem Substrat angewiesen. Die Nebenniere ist anspruchsloser und zu einer vollständigen Glukoseoxidation fähig.

31.2.3 Die Enzymausstattung

Die Umstellung der Leber von der Resorptionsphase auf die Postresorptionsphase erfolgt „auf Befehl" verschiedener Hormone.

> In der Resorptionsphase dominiert ein hoher Insulinspiegel. In der Postresorptionsphase ist Glukagon für die Umstellung der Stoffwechsellage in der Leber, der niedrige Insulinspiegel für die Umstellung der Stoffwechsellage in der Peripherie verantwortlich.

Ihre Wirkung entfalten Hormone zumeist auf enzymatischer Ebene, es werden also jeweils ganz spezielle Enzyme von einem bestimmten Hormon in ihrer Aktivität verändert.

Die Regulation der Hormone erfolgt außer über eine Veränderung der *Menge* der Hormone auf genetischer Ebene, über eine *An- oder Ausschaltung* der Hormone.

Insulin führt zu einer Senkung des Hungersignals cAMP, was zu einer **Dephosphorylierung** sämtlicher empfänglicher Schlüsselenzyme des Energiestoffwechsels führt. Enzyme der Resorptionsphase (z. B. die der Glykolyse) liegen nun in aktivierter Form vor. Enzyme hingegen, die in der Postresorptionsphase benötigt werden (z. B. die der Glukoneogenese) liegen nun inaktiviert vor.

Glukagon hingegen bewirkt genau das Gegenteil, indem es zu einer Steigerung des cAMP-Spiegels in der Leber führt. Das führt dazu, dass die empfänglichen Enzyme nun in **phosphorylierter Form** vorliegen (S. 75).

Wichtig ist, dass diese Regelungen immer nur für die Leber gelten. In anderen Organen (z. B. im Muskel) *können* zwar ähnliche Effekte hervorgerufen werden – beispielsweise eine Aktivierung der Glykolyse durch das Insulin –, das trifft aber nicht für alle Veränderungen zu.

Entscheidend sind hier verschiedene Isoformen der entsprechenden Enzyme. Die Pyruvatkinase der Leber ist z. B. interkonvertierbar, die der Muskulatur hingegen nicht.

31.2.4 Was die Leber für sich selbst tut

Selbst wenn die Leber ihr Leben lang eine wichtige Stellung im Gesamtstoffwechsel einnimmt, so darf man nicht außer Acht lassen, dass sie auch ihr eigenes Überleben sichern muss.

Resorptionsphase

Da das Substratangebot nach Nahrungsaufnahme in der Regel ausreichend ist, bedient sich die Leber in dieser Phase vor allem der zur Verfügung stehenden Glukose zur Energiegewinnung.

Da wir mit der Nahrung meist auch eine Menge an Aminosäuren zu uns nehmen, spielt auch die Oxidation von Aminosäuren eine wichtige Rolle für die Energieversorgung der Leber.

Postresorptionsphase

In dieser Zeit verwertet die Leber vor allem Fettsäuren aus dem Fettabbau, da die Glukose anderen Organen zur Verfügung stehen soll, und die Glykolyse daher nicht aktiv ist. Um zusätzlich Glukose zu produzieren, wird bald die Glukoneogenese benötigt, bei der die Glykolyse weitgehend rückwärts abläuft. Hier werden dann Reduktionsäquivalente in Form von NADH/H+ benötigt, für deren Bereitstellung ebenfalls die β-Oxidation verantwortlich ist.

31.2.5 Was die Leber für den ganzen Menschen tut

Nun wollen wir genauer betrachten, was in der Leber vor sich geht, und was es mit der ganzen Nahrungsumverteilung auf sich hat. Wir werden jedes Mal wieder zwischen Resorptions- und Postresorptionsphase unterscheiden.

Kohlenhydratstoffwechsel

> Die Leber sorgt dafür, dass der Organismus, trotz einer diskontinuierlich erfolgenden Zufuhr von Nahrungsglukose, kontinuierlich mit Glukose versorgt wird. So wird ein physiologischer Blutglukosespiegel von 70–110 mg/dl gehalten.

Resorptionsphase. Schaut man sich eine durchschnittliche Mahlzeit an, werden etwa 30–60 g Glukose resorbiert. Gehirn und Erythrozyten benötigen ca. 7,5 g/h. Es bleibt also eine Menge übrig. Diese wird von der Leber aufgenommen und weiterverarbeitet:

Die Monosaccharide (Glukose, Fruktose und Galaktose) werden über die Pfortader angeschwemmt und insulinunabhängig in die Leber aufgenommen. Je nach Energiebedarf werden sie als Glykogen gespeichert oder im Rahmen der Glykolyse verbrannt. Außerdem werden sie zur Biosynthese anderer wichtiger Bausteine herangezogen, z. B. zur Biosynthese von Glykoproteinen.

Des Weiteren kann die aufgenommene Glukose auch im Pentosephosphatzyklus verstoffwechselt werden. Dieser Stoffwechselweg liefert Ribose-5-Phosphat für die Herstellung von Nukleotiden und NADPH/H$^+$ für die Fettsäure-Biosynthese (31.6).

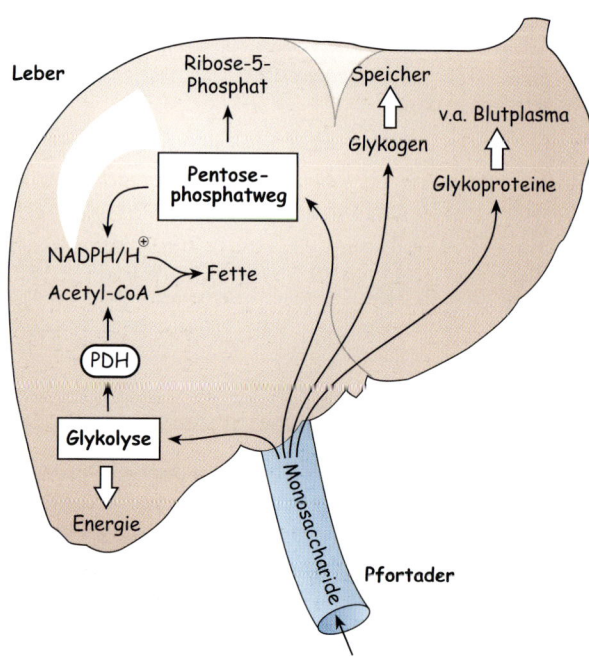

 31.6   Kohlenhydratstoffwechsel.

Die Leber ist das wichtigste Organ, das **Fruktose** verstoffwechselt. Mithilfe der Fruktokinase entsteht Fruktose-1-Phosphat, das mit der Leberaldolase zu Glyceral und Glyceron abgebaut wird. Bei der weiteren Verstoffwechselung entsteht Pyruvat.

Postresorptionsphase. Auch in der Zeit, in der keine Nahrung aufgenommen wird, bleibt der Glukosebedarf erhalten, Gehirn (6 g/h) und Erythrozyten (1,5 g/h) wollen versorgt werden. Hier hilft die Leber mit der Entleerung ihrer Speicher.

Anfangs schafft sie Glukose aus den Glykogenreserven heran (4,5 g/h) und später fungiert die Glukoneogenese, also Glukoseneubildung aus Laktat, Aminosäuren und Glycerin als Glukosequelle (etwa 3 g/h).

Die Leber könnte ihre Verteilerfunktion gar nicht ausüben, wenn sie nicht mit der **Glukose-6-Phosphatase** ausgestattet wäre. Normalerweise sind Zellen bestrebt, die aufgenommene Glukose auch selbst zu behalten. Wie wir wissen, gehen (fast) alle Glukoseab- und -umbaureaktionen über Glukose-Phosphat. Mit Hilfe verschiedener Kinasen wird ein Phosphat an die Glukose gehängt. Dies hat unter anderem den Vorteil, dass die Glukose nicht mehr durch die Membran hindurch kann, also auch nicht wieder verloren geht.

Im Falle der Leber wäre dies aber ziemlich ungünstig, da sie ja Glukose als Energielieferanten für die anderen Organe rausschleusen will. Dank der Glukose-6-Phosphatase, die das Phosphat „abschneidet", ist das auch möglich.

Fettstoffwechsel

> In der Resorptionsphase steht für die Lipide die Speicherung im Vordergrund. In der Postresorptionsphase werden die Lipide in der Leber benötigt, um Glukoneogenese betreiben zu können.

Resorptionsphase. Wie bereits erwähnt, umgehen verdaute Fette zunächst die Leber, da sie in Form von Chylomikronen über den Ductus thoracicus direkt ins Blut und zu den Verbrauchern gelangen. Erst die nicht benötigten Fette gelangen zur Leber, werden dort umgebaut und anschließend wieder in die Peripherie transportiert – in der Hoffnung, dass sie diesmal benötigt und aufgenommen werden. Fettsäuren können zu TAG aufgebaut und so gespeichert werden. Oder aber sie gelangen mithilfe von VLDL zum Fettgewebe, wo die Speicherkapazität erheblich größer ist. In der Leber findet ein Aufbau zu anderen Fetten statt (z. B. Phosphoglyceride zu Membranbausteinen).

Falls ein hoher Glukose- und Aminosäurespiegel besteht, kann die Leber aus ihnen **Fettsäuren synthetisieren.** Etwa 90 % der **Cholesterin-Biosynthese** findet in der Leber statt; das ist ungefähr 1 g/d.

Postresorptionsphase. In der Hungerphase werden Fettsäuren von anderen Organen angeliefert, verbrannt (β-Oxidation) und zum Teil als Ketonkörper für die extrahepatische Substratdeckung bereitgestellt.

Protein- und Aminosäurestoffwechsel

In der Resorptionsphase wird eine ganze Reihe an Proteinen neu synthetisiert, in der Postresorptionsphase steht der Abbau von Muskelprotein im Vordergrund. Die anfallenden Aminosäuren werden dann in der Leber als Substrate für die Glukoneogenese herangezogen.

Resorptionsphase. Resorbierte Aminosäuren werden über Endozytose in die Leberzelle aufgenommen. Leider kann man sie nicht wie die anderen Stoffe speichern und bei Bedarf wieder freisetzen.

- **Verzweigtkettige Aminosäuren** (Valin, Leucin, Isoleucin) werden weitgehend unverändert wieder ans Blut abgegeben, da sie zu den essenziellen Aminosäuren gehören, die nicht sofort abgebaut werden sollen.
- **Aromatische Aminosäuren** (Phenylalanin, Tyrosin) sind ebenfalls essenziell oder zumindest halbessenziell (Tyrosin). Auch sie werden nicht abgebaut, sondern dienen als Vorstufen für Neurotransmitter.
- **Sämtliche Aminosäuren** dienen natürlich auch der Biosynthese von Proteinen (Albumine, Gerinnungsproteine, Glykoproteine...).
- **Überschüssige Aminosäuren** werden dann aber in der Leber abgebaut oder über die Nieren schließlich ausgeschieden.

Es ist interessant, sich ein bisschen genauer anzusehen, was aus den aufgenommenen Aminosäuren so aufgebaut wird, da einerseits die Bedeutung einer ausgewogenen Mahlzeit, aber vor allem auch die Folge von Lebererkrankungen verstanden werden kann.
- Einerseits werden die Proteine der **Blutgerinnung** (Faktoren V, VII, IX, X, XI, XII) gebildet, weshalb Leberkranke leichter bluten.
- Eines der wichtigsten Proteine ist **Albumin**, ein Transportprotein, das außerdem osmotisch sehr aktiv ist. Folglich können bei Albuminmangel viele Stoffe nicht transportiert werden, und die Patienten fallen durch Ödeme und Aszites auf, weil zu wenig Albumin im Blut ist, das das Wasser in den Gefäßen hält.
- Auch die **fetttransportierenden Proteine** (VLDL, LDL) sind bei Lebererkrankungen nur unzureichend vorhanden.
- Außerdem werden aus Aminosäuren die **Enzyme** hergestellt, deren Ausfall oder Fehlen natürlich auch nicht ohne Folgen bleibt.
- Durch Decarboxylierung können **biogene Amine** gewonnen werden.
- Es finden also zahlreiche Desaminierungen, Transaminierungen usw. statt. Außerdem wird auf eine Aufrechterhaltung eines konstanten Aminosäurespiegels im Blut geachtet.

Postresorptionsphase. Selbst wenn Aminosäuren nicht gespeichert werden können, so dienen sie im Notfall doch auch als Energiereserve. Wenn die Glukosereserven des Kör-

pers (vor allem im Leberglykogen) erschöpft sind, werden Proteine dort abgebaut, wo es am meisten davon gibt und wo sie am entbehrlichsten sind, nämlich im Muskel.
Durch verstärkte Proteolyse werden Aminosäuren für die Glukoneogenese zur Leber geliefert, und es wird so weitere Energie gewonnen. Glukogene Aminosäuren werden wieder in die Glukoneogenese eingeschleust und aus den ketogenen Aminosäuren werden Ketonkörper.
Beim **Aminosäurenabbau** ist zu beachten, dass das Kohlenstoffgerüst zwar wunderbar wiederverwendet werden kann (z.B. in Glukose eingebaut), NH_3 jedoch für die Zelle toxisch ist. Es muss also eliminiert werden.
Ein ganz geringer Teil des NH_3 wird direkt über die Niere ausgeschieden; der weitaus größere Teil wird jedoch in der Leber zu **Harnstoff** umgewandelt (Harnstoffzyklus), ein kleines neutrales und wasserlösliches Molekül, das leicht über die Nieren ausgeschieden werden kann.

31.3 Der Alkoholstoffwechsel

Da die Leber auch bei der Verstoffwechselung des Alkohols eine große Rolle spielt, und alkoholbedingte Leberschäden sehr häufig sind, soll hier kurz auf die biochemischen Grundlagen eingegangen werden.

31.3.1 Was ist Alkohol?

Chemisch gesehen sind unter dem Begriff „Alkohol" Kohlenwasserstoffe zusammengefasst, bei denen mindestens ein Wasserstoffatom durch eine Hydroxyl-Gruppe ersetzt ist. Im Volksmund ist darunter jedoch nur das Ethanol zu verstehen (☞ **31.7**).

☞ **31.7** Ethanol.

Wie man sieht, hat Ethanol einerseits eine Hydroxyl-Gruppe (hydrophil), andererseits eine Ethyl-Gruppe (lipophil). Durch diesen amphiphilen Charakter, kann es sich einerseits gut im Blut lösen (und da auch nachgewiesen werden), andererseits aber auch fettige Strukturen (z.B. Membranen) ungehindert passieren. Diese Tatsache wird bei den Folgen des Alkoholkonsums noch interessant.

31.3.2 Die Alkoholaufnahme

Ethanol wird in der Regel in Form eines alkoholischen Getränkes aufgenommen und unterschiedlich schnell resorbiert. Warme alkoholische Getränke (Glühwein) oder kohlensäurehaltige (Sekt) werden schneller resorbiert und erreichen damit auch eine stärkere Wirkung.

Ein leerer Magen führt zu einer Erhöhung der Resorptionsgeschwindigkeit, eine – vor allem fettreiche – Mahlzeit verzögert die Aufnahme.

Der maximale Blutspiegel lässt sich grob nach etwa 60–90 Minuten messen.

Ethanol wird im Organismus schnell verteilt, wobei es sich hauptsächlich in Gehirn und Muskulatur anreichert, wohingegen Fettgewebe und Knochen nur wenig Alkohol zu sehen bekommen.

31.3.3 Der Alkoholmetabolismus

Per os aufgenommen (in zu hohen Dosen auch auf diesem Wege wieder ausgeschieden), landet die höchste Dosis an Alkohol in der Leber, in der auch am meisten davon abgebaut werden kann.

Die Alkohol-Oxidation

Der aufgenommene Alkohol hat in der Leber zwei Möglichkeiten (☞ **31.8**):

- Hauptsächlich wird er mithilfe des NAD^+-abhängigen Enzyms **Alkohol-Dehydrogenase** (**ADH**) abgebaut. Dabei entsteht das Ethanal, das dann weiter zur Ethansäure (als Acetat) abgebaut werden kann (durch eine weitere Dehydrogenase).
- Bei Bedarf kann jedoch das so genannte **MEOS** (**m**ikrosomale **e**thanol**o**xidierende **S**ystem), das Cytochrom-P_{450}-abhängig arbeitet, aktiviert werden, wodurch der Alkoholabbau um etwa 10% gesteigert werden kann. Hier wird Alkohol direkt mit Sauerstoff oxidiert und erhält seine Elektronen von $NADPH/H^+$.

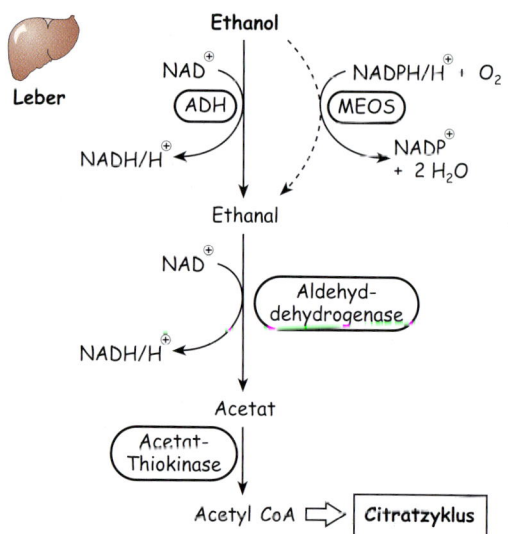

☞ **31.8** Die Alkohol-Oxidation.

Das MEOS kann ausgebaut werden, wenn man regelmäßig Alkohol trinkt. Histologisch wird dies an einer Zunahme des ER sichtbar, an dem die beteiligten Enzymsysteme lokalisiert sind.

Der Alkoholabbau folgt einer Kinetik 0. Ordnung, was bedeutet, dass unabhängig von der zugeführten Alkoholmenge Ethanol konstant abgebaut wird (etwa 0,15‰/h). Diese Tatsache ist die Grundlage unserer Alkoholtests, da auf diese Weise auch auf den ursprünglichen Alkoholspiegel rückgerechnet werden kann.

Entstehung von Acetyl-CoA. Acetat wird nun weiter durch eine Thiokinase zu Acetyl-CoA aktiviert. Acetyl-CoA ist ein wichtiges Substrat im Stoffwechsel, wodurch der abgebaute Alkohol Anschluss an den Intermediärstoffwechsel gewinnt. Dort wird es als Ausgangsstoff im Rahmen der Fett- und Cholesterin-Biosynthese weiterverarbeitet.

Andererseits hemmt die hohe $NADH/H^+$-Konzentration und der steigende Acetyl-CoA-Spiegel den Eintritt in den Citratzyklus, wenn zu viel Alkohol konsumiert wird.

Die Alkohol-Dehydrogenase (ADH)

Wissenschaftler haben die Aktivität der ADHs verschiedener Bevölkerungsgruppen miteinander verglichen und festgestellt, dass hier zum Teil beträchtliche regionale Unterschiede bestehen. Japaner, Vietnamesen und Chinesen haben zum Beispiel eine Allel-Kombination, die sie wesentlich weniger Alkohol als Europäer vertragen lässt.

Aber auch in unseren Breiten gibt es Unterschiede bei den Isoenzymen der ADH. Die Enzyme der Frauen arbeiten oft weniger effektiv als die der Männer, weshalb bei ihnen der Alkohol auch meist stärkere Auswirkungen hat.

Eine Alkohol-Dehydrogenase befindet sich noch zusätzlich im **Magenepithel**. Dadurch werden geringe Mengen Alkohol schon im Magen abgebaut, ohne jemals ins Blut gelangt zu sein. Alkohol beim Essen genossen kann daher durchaus ohne Effekt auf unser Gemüt bleiben.

Wird der Aufenthalt des Alkohols im Magen durch viel Essen oder Verzögerung der Darmmotorik verlängert, so schwindet der Alkoholgehalt, da dieser bereits im Magen abgebaut wird.

Den gegenteiligen Effekt erhält man bei Trinken mit leerem Magen. Der Alkohol wird hier nicht durch den Magenpförtner daran gehindert, über das Duodenum direkt ins Blut zu gelangen und kann seine gesamte Potenz nutzen, um die alkoholtypischen Wirkungen hervorzurufen.

31.3.4 Kurzfristige Wirkungen des Alkohols

Die **kurzfristigen Wirkungen** betreffen vor allem unser ZNS und verursachen dort eine transiente Dysfunktion – besser unter dem Begriff des **Rausches** bekannt.

Trotz exzessiver Forschungen ist über den biochemischen Mechanismus der akuten Alkoholwirkung nicht wirklich viel bekannt.

Zellgift Ethanal? Den Haupteffekt der kurzfristigen Wirkung scheint nicht das Ethanol selbst zu erzeugen, sondern das Ethanal aus der Alkohol-Dehydrogenase-Reaktion, das direkt zytotoxisch ist. Zwischen Ethanal (Acetaldehyd) und diversen Proteinen kommt es in unseren Zellen zu Wechselwirkungen, wodurch deren Funktion gestört wird.

ZNS-Schäden. Das auffallendste Phänomen nach Alkoholkonsum sind geistige Verwirrung, Enthemmung und Losgelöstheit.
Ethanol ist so lipophil, dass es die Blut-Hirn-Schranke passieren kann. Es löst sich in den Membranen der Nervenzellen und scheint dadurch die strenge Molekülordnung ein wenig durcheinander zu bringen. Zu allem Überfluss ist auch noch das Hemmzentrum des ZNS eines der am schnellsten befallenen Bereiche, womit sich die oft beobachteten Zustände nachlassender geistiger Zurechnungsfähigkeit und Verdrängung des sittlichen Benehmens erklären lassen.

Die gesteigerte Diurese erklärt sich durch die ethanolbedingte Hemmung des Hormons Adiuretin in der Hypophyse (S. 386). Hierdurch wird recht effektiv die Rückresorption von Wasser in den Sammelrohren der Nieren verhindert.
Außerdem ergibt sich durch das Trinken einiger biergefüllter Maßkrüge natürlich auch eine nicht unerhebliche Volumenbelastung unseres Organismus, weshalb Saufeskapaden lästiger Weise durch regelmäßige Klogänge unterbrochen werden müssen.

Noch ein Nachteil der Damen ... Alkohol löst sich im Muskelgewebe besser als im Fettgewebe. Da der Prototyp Mann bekanntlich mehr Muskeln und die Prototypin Frau mehr Fett hat, schwirrt beim Mann weniger Alkohol im Blut umher, kann also weniger Unheil (v. a. akut im Hirn) anrichten.

31.3.5 Langfristige Wirkungen des Alkohols

Die **langfristigen Folgen** entstehen bei langjährigem Alkoholabusus und beinhalten die zerstörenden Alkoholauswirkungen auf die **Leber** und **andere Organe**.
Beschränkt sich nun der übermäßige Alkoholgenuss nicht auf wenige Tage, sondern wird chronisch, ergeben sich natürlich auch bleibende Veränderungen im Körper.

Sucht und Abhängigkeit

Durch jahrelangen Alkoholkonsum kann sich eine zunächst psychische, dann auch physische Abhängigkeit ergeben. Da man sich an Alkohol gewöhnen kann, werden für den entsprechenden (gewünschten) Zustand immer größere Mengen benötigt.

Unterernährung

Alkohol kann bei Alkoholabhängigen zu einem bedeutenden Nahrungsmittel werden (und bis zu 40 % der benötigten Kalorien bereitstellen). Hierdurch ergibt sich eine zu geringe Aufnahme anderer essenzieller Nahrungsbestandteile, so verschiedener Aminosäuren und Vitamine. Besonders häufig sind Folsäure- und Vitamin-B_6-Mängel.

Auswirkungen auf die Leber

Den medizinisch wichtigsten Effekt hat der Alkohol auf die Leber, die ja auch besonders hohen Dosen ausgesetzt ist. Über den genauen Hergang der Schädigung herrscht nach wie vor Uneinigkeit.
Durch langjährigen Alkoholkonsum kann sich eine **Leberverfettung** ergeben, die schließlich über die **Fibrose** zu einer – häufig tödlich endenden – **Leberzirrhose** führen kann.

Von der Leber zur Fettleber. Wie bereits beschrieben, entsteht beim Alkoholabbau vermehrt Acetyl-CoA. In gewissem Maße kann es verstoffwechselt werden, bei langfristigem Alkoholgenuss mündet das Acetyl-CoA jedoch in eine vermehrte Biosynthese von Fettsäuren und Triacylglycerinen. Außerdem scheint der Alkohol die hepatische Ausschüttung von Lipoproteinen zu verhindern, was zusammen zu einer vermehrten Einlagerung von Fetten in der Leber führt.
Auf diese Weise kommt es im Laufe der Zeit zunächst zur Ausbildung einer Leberzellverfettung (wenn histologisch mehr als 5 % der Hepatozyten betroffen sind), dann zu einer Fettleber (wenn mehr als 50 % der Hepatozyten betroffen sind).
Dieser Zustand ist aber noch ohne Verluste rückkehrbar, sobald man dem Alkohol – für einige Monate – entsagt.

Von der Fettleber zur Leberfibrose. Durch eine anhaltende Schädigung der Leber erfolgt eine Immunreaktion, in deren Folge die Ito-Zellen durch Zytokine aktiviert werden und sich in Fibroblasten umwandeln. Diese fangen dann an, vermehrt Bindegewebe (v. a. Kollagen) zu produzieren, das um die (noch intakten) Leberläppchen herum eingelagert wird.

Von der Leberfibrose zur Leberzirrhose. Durch anhaltende Schädigung der Leberzellen erfolgen zunehmend Leberzellnekrosen, die von einer Zerstörung der regulären Läppchenstruktur begleitet wird.
Durch den zunehmenden Zelluntergang ergibt sich irgendwann eine **Insuffizienz** der **Leberfunktion**, die klinisch dann schnell manifest wird.
Außerdem ergibt sich durch die Zerstörung der Gefäßstrombahn ein leberbedingter Hochdruck (die so genannte **portale Hypertension**), die sich in verschiedenen Umgehungskreisläufen äußert (die aus der Anatomie vielleicht noch bekannten portokavalen Anastomosen kommen hier zum Tragen...). Ein durch eine übermäßige Füllung – vor

allem der ösophagealen Blutgefäße – bedingtes Reißen des Gefäßes ist eine häufige Todesursache der Patienten mit Leberzirrhose.

Die Leberzirrhose ist nicht mehr rückbildungsfähig und schreitet in vielen Fällen bis zur vollständigen Zerstörung des biochemisch so wichtigen Organs fort; hier kann dann nur noch eine Transplantation helfen.

Auswirkungen auf die Bauchspeicheldrüse

Über viele Jahre andauernder Alkoholabusus kann zu einer Entzündung der Bauchspeicheldrüse (**Pankreatitis**) führen. Hierbei treten – vermutlich durch eine direkte Schädigung des Organes durch den Alkohol – Pankreasenzyme (S. 469) aus und greifen das eigene Parenchym an, wodurch das Organ sich selbst verdaut (Autodigestion).

Etwa 20 % der akuten Pankreatiden lassen sich auf Alkohol zurückführen und können bei vollständiger Alkoholkarenz manchmal geheilt werden.

Meist führt der Alkoholismus aber eher zu einer **chronischen Pankreatitis**, bei der nur lokale Gewebsveränderungen vorliegen, die jedoch irreversibel sind.

31.3.6 Der Alkoholtest

Dem Nachweis von Alkohol – vor allem aus rechtsmedizinischen Gesichtspunkten – liegt der konstante Abbau des Genussmittels zugrunde.

Die Bestimmung kann durch den Atemalkoholgehalt erfolgen, da Ethanol aus dem Blut in die **Atemluft** diffundiert, oder aber durch eine **Blutabnahme**.

Die Alkoholabbaukurve

Alkohol wird zu 90 – 95 % in der Leber durch die Alkohol-Dehydrogenase abgebaut. Ein kleiner Teil wird unverändert über Atmung, Schweiß, Speichel und Urin ausgeschieden, dieser ist aber nicht von Relevanz.

Durch die gute Resorption steigt der Alkoholspiegel im Blut rasch an (Resorptionsphase). Da Alkohol aber nicht nur im Blut bleibt, sondern ein Teil bereits abgebaut wird und ein anderer Teil in die Gewebe diffundiert, fällt der Alkoholspiegel relativ rasch ab, bis sich ein Gleichgewicht einstellt und schließlich eine kontinuierliche Konzentrationsabnahme erfolgt (⊙ **31.9**).

Natürlich gibt es Abweichungen von dieser Idealkurve, je nachdem, ob und wie viel gegessen wird, wie schnell man trinkt, usw. Aber als Modellvorstellung ist sie durchaus tauglich.

Bei forensischen Fragen wird dabei dem Angeschuldigten immer der jeweils günstigste Abbau zugrunde gelegt (beim Autofahren möglichst schnell, bei Fragen der Schuldunfähigkeit bei anderen Delikten möglichst langsam).

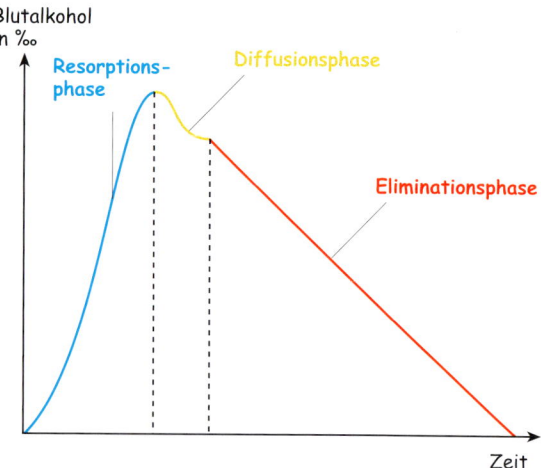

⊙ **31.9** Die Alkoholabbaukurve.

Berechnung des Blutalkoholspiegels

Die Eliminationsgeschwindigkeit des Alkohols beträgt ungefähr 0,15 ‰ in der Stunde.

Geht man bei der Berechnung von einem Mann von 70 kg aus, der eine Maß Bier getrunken hat (für die Nicht-Bayern: das ist *ein Liter* des schmackhaften Gerstensaftes ...), dann nimmt er bei 5 % Alkoholgehalt (und einer Dichte von Bier von 0,79 kg/l) etwa 40 g reinen Alkohols zu sich.

Da sich der Alkohol relativ gleichmäßig im Körper verteilt, schlecht jedoch in Fettgewebe und Knochen, erhält man als Verteilungsvolumen ungefähr 70 % des Körpervolumens. Dann gelangt man zu der folgenden Formel:

$$\text{Blutalkohol in ‰} = \frac{\text{Alkohol in g}}{\text{Körpergewicht in kg} \times 0{,}7}$$

Da 70 % von 70 kg etwa 49 kg sind, ergibt sich ein Blutspiegel von etwa 0,82 Promille – auf nüchternen Magen, wohlgemerkt.

31.4 Die Leber als Produktionsfabrik

Als Zentrum des Stoffwechsels unseres Körpers ist die Leber auch für zahlreiche Biosynthesen verantwortlich.

- Sie produziert beispielsweise fast alle derjenigen Proteine, die in unserem Blut herumschwimmen, also die **Plasmaproteine**.
- Außerdem ist sie der größte Produzent des **Cholesterins**, das vor allem für die Herstellung der **Gallensäuren** erforderlich ist.

31.4.1 Produktion der Plasmaproteine

Fast alle Plasmaproteine (S. 515) werden von der Leber hergestellt. Sie befinden sich dann im Blut und übernehmen ganz unterschiedliche Aufgaben. Ihre Biosynthese erfolgt im rauen Endoplasmatischen Retikulum der Hepatozyten. Die Proteine werden dann in den Golgi-Apparat transportiert, als Vesikel abgeschnürt und per Exozytose freigesetzt.

In der Klinik lassen sich die Plasmaproteine durch die Elektrophorese (S. 516) nachweisen. Die Leber produziert Albumin und außerdem α_1-, α_2- und β-Globuline.

> Die γ-Globuline (= Immunglobuline) werden nicht von der Leber, sondern von den Plasmazellen gebildet, die sich aus den B-Lymphozyten nach Aktivierung gebildet haben (S. 616).

Nach funktionellen Gesichtspunkten lassen sich die Plasmaproteine besser in andere Gruppen einteilen.

Die Transportproteine ermöglichen den effizienten Transport vieler (z. T. wasserunlöslicher) Stoffe im Blut.
- **Albumin** ist das mengenmäßig wichtigste Plasmaprotein und neben der Transportfunktion auch wichtig für den kolloidosmotischen Druck.
- **Transferrin** ist für den Eisentransport verantwortlich.
- **Haptoglobin** kann freies Hämoglobin binden und transportieren.
- Das **Coeruloplasmin** ist für den Kupfertransport verantwortlich.
- **Proteine, die im Dienste der Immunabwehr** stehen, werden ebenfalls von der Leber produziert (wichtige Ausnahme die erwähnten Immunglobuline!).
- Die Proteine des Komplementsystems werden in der Leber hergestellt.
- Auch die Produktion der **Akute-Phase-Proteine** erfolgt hier. Auslösender Reiz für eine vermehrte Biosynthese sind Zytokine der unspezifischen Abwehrmannschaft (vor allem IL-1 aus Makrophagen, S. 409).
- Die **Proteasehemmer** (v. a. α_1-Antitrypsin) verhindern über eine Hemmung von Proteasen (z. B. bei Infektionen) eine Ausbreitung von Gewebszerstörungen.
- Das **C-reaktive Protein** (**CRP**) wird ebenfalls in der Leber gebildet und ist ein wichtiger Entzündungsparameter.

Die Proteine für die Blutgerinnung werden ebenfalls in der Leber hergestellt, so die Gerinnungsfaktoren und das Antithrombin.

Auch die meisten Lipoproteine werden in der Leber produziert, so VLDL und HDL.

Die Cholinesterase (CHE) ist ebenfalls ein Produkt der Leber. Über ihre Funktion ist noch reichlich wenig bekannt, sie ist aber ein wichtiger Parameter bei Leberfunktionsstörungen.

31.4.2 Cholesterin-Biosynthese

Über 90 % der Cholesterin-Biosynthese findet in der Leber statt, das ist ungefähr 1 g pro Tag. Sie verwaltet den Cholesterinpool und reguliert die Biosynthese des Cholesterins nach dem Bedarf unseres Organismus.

Bei Bedarf wird Cholesterin zur Biosynthese verwendet, oder es wird an andere Organe mittels der Lipoproteine (Fetttransportproteine) weitergegeben.

Aufgaben. Cholesterin ist wichtiger Bestandteil und Stabilisator von Membranen. Es ist außerdem Ausgangspunkt in der Biosynthese von Steroidhormonen (Sexualhormone, NNR-Hormone), von Calcitriol sowie den endogenen Glykosiden.

Auch die Gallensäuren werden aus Cholesterin hergestellt (s. u.), die außerdem die einzige Möglichkeit darstellen, überschüssiges Cholesterin aus unserem Körper loszuwerden.

In die Schlagzeilen gerät Cholesterin immer wieder als ein die Arteriosklerose begünstigender Faktor, auf den viele ältere Menschen heute achten müssen (S. 156) – und auch jüngere schon achten sollten.

31.4.3 Produktion von Gallenflüssigkeit

> Als größte Drüse des Körpers übernimmt die Leber die wichtige Aufgabe der Gallenproduktion (500 – 1000 ml/d). Die Galle spielt sowohl bei der Verdauung als auch bei der Ausscheidung eine wichtige Rolle.

Die Bestandteile der Galle werden im Zytosol der Hepatozyten hergestellt. Von dort aus werden sie entweder direkt als Lebergalle ins Duodenum ausgeschüttet, oder, wenn gerade keine Galle benötigt wird, in der Gallenblase gespeichert und eingedickt. Erst bei Bedarf wird sie ins Duodenum ausgeschüttet.

Bestandteile der Galle

Die wichtigsten Bestandteile der Gallenflüssigkeit sind die **Gallensalze** und die Phospholipide (hier vor allem das Phosphatidylcholin, also **Lecithin**), die beide für die Verdauung von Lipiden unabdingbar sind.

Die **Gallenfarbstoffe** sind Ausscheidungsprodukte des Porphyrinstoffwechsels, wobei hier das **Bilirubin** (als Abbauprodukt des Hämoglobin) im Vordergrund steht.

Auch **Cholesterin**, Elektrolyte und Wasser befinden sich in der Gallenflüssigkeit.

Anatomie des Gallensystems

Die Galle wird in den Leberzellen gebildet, und in die Gallenkapillaren abgegeben, die durch die zusammen liegenden Zellmembranen zweier benachbarter Hepatozyten entstehen. Gallenkapillaren befinden sich immer an der dem Blut abgewandten Seite (☞ **31.10**).

Um eine Vermischung des Blut- und Gallensystems zu verhindern, sind die Spalten gut abgedichtet (durch Zonulae occludentes, Tight Junctions, was man als **Leber-Gallen-Schranke** bezeichnet). Diese strikte Trennung ist wichtig, da Gallenflüssigkeit nicht ins Blut gelangen darf. Wenn sich die Galle aus irgendeinem Grund – z.B. durch eine Entzündung oder durch degenerative Prozesse – doch Zugang zum Blutsystem verschafft, so wird der betroffene Mensch gelb, und man spricht von einer Gelbsucht (Ikterus).

Die Galle fließt immer von der Läppchenmitte zur Läppchenperipherie zu den interlobulären Ductuli bis in den Ductus hepaticus communis. Dieser bringt die Galle über den Ductus choledochus, der – zusammen mit dem Ductus pankreaticus (Wirsung) – in den Dünndarm mündet. Ist der Sphinkter zum Dünndarm geschlossen, staut sich die Galle zurück bis in die Gallenblase.

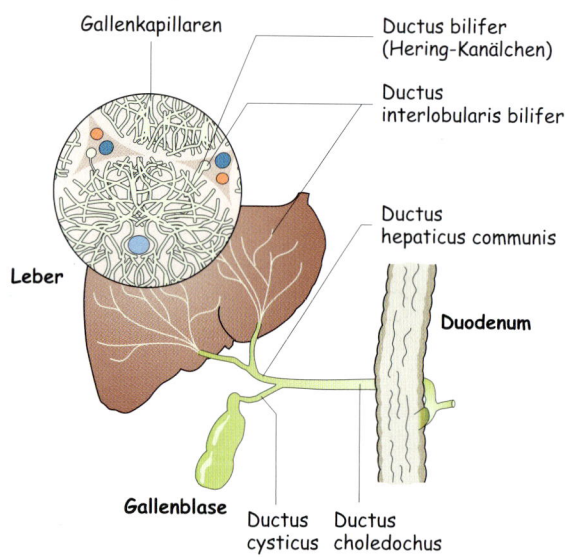

☞ **31.10** Anatomie des Gallensystems.

Biosynthese der Gallensalze

Wie bereits erwähnt, erfolgt die Bildung der Galle in den Leberzellen. Die einzelnen Bestandteile werden dabei entweder dort hergestellt, zum Teil aber auch über den Blutweg angeliefert, per Endozytose aufgenommen und in die Gallenkanalikuli hineingeschleust. An dieser Stelle soll nun die Biosynthese der Gallensäuren besprochen werden, die wichtigster Bestandteil der Galle sind.

Obwohl etwa 3 – 5 g Gallensäuren im Organismus zirkulieren, beträgt die Neubildungsrate nur rund 200 – 500 mg, da sie einem ausgeprägten enterohepatischen Kreislauf unterliegen.

Die Biosynthese der Gallensäuren erfolgt mittels einiger chemischer Veränderungen aus Cholesterin (☞ **31.11**).

☞ **31.11** Die Biosynthese der Gallensäuren erfolgt aus Cholesterin.

Primäre Gallensäuren. Die Gallensäuren entstehen aus Cholesterin durch spezifische Einführung von OH-Gruppen. Außerdem wird die Doppelbindung im B-Ring reduziert und die Seitenkette um drei C-Atome gekürzt (von 27 auf 24 C-Atome).

Die Hydroxylierungen erfolgen an den C-Atomen mit den Nummern 3 und 7, so erhält man die **Chenodesoxycholsäure**. Meist wird zusätzlich noch C^{12} hydroxyliert, so dass wir dann die **Cholsäure** erhalten, die wichtigste Gallensäure.

Die Gallensäuren liegen beim alkalischen pH-Wert der Galle übrigens als Anionen vor, die Cholsäure daher als Cholat (☞ **31.12**).

☞ **31.12** Primäre Gallensäure: Cholat.

Das Schrittmacherenzym der gesamten Gallensäuren-Biosynthese ist die **Cholesterin-7-α-Hydroxylase**.

Man bezeichnet diese Gallensäuren als die *primären Gallensäuren*, weil später – im Darm – noch Veränderungen vorgenommen werden, die zu den sekundären Gallensäuren führen.

Gallensalze. Noch im Hepatozyten werden die primären Gallensäuren mit Glycin oder Taurin konjugiert, wodurch sie wasserlöslicher werden. Es entstehen die **Gallensalze**, die dann schließlich in den Darm sezerniert werden. Für die Cholsäure heißen diese Konjugate dann **Glykocholsäure** und **Taurocholsäure** (☞ **31.13**).

Gallensalze

OH
12 CH₃

CH₃

CH₃

$\overset{\ominus}{\underset{}{O}}$
C
$\overset{\ominus}{\underset{}{O}}$

N
H
COO⁻

3

HO

7

OH

Glykocholsäure

OH
12 CH₃

CH₃

CH₃

$\overset{\ominus}{\underset{}{O}}$
C
$\overset{\ominus}{\underset{}{O}}$

N
H
SO₃⁻

3

HO

7

OH

Taurocholsäure

👁 **31.13** Gallensalze: Glykocholsäure und Taurocholsäure.

Für die Desoxycholsäure werden sie entsprechend als Glykodesoxycholsäure und Taurodesoxycholsäure bezeichnet.

Sekundäre Gallensäuren. Im Darm werden Glycin und Taurin von unseren Darmbakterien wieder abgespalten (dann haben wir erst einmal wieder die primären Gallensäuren), und anschließend entstehen durch eine Dehydroxylierung an C^7 die sekundären Gallensäuren (👁 **31.14**). Wir haben dann die Desoxycholsäure mit einer OH-Gruppe an C^3 und C^{12} und die Lithocholsäure mit einer OH-Gruppe an C^3.

Sekundäre Gallensäure

OH
12 CH₃

CH₃

CH₃

$\overset{\ominus}{\underset{}{O}}$
C
$\overset{\ominus}{\underset{}{O}}$

3

HO

7

Desoxycholsäure

👁 **31.14** Sekundäre Gallensäure: Desoxycholsäure.

Damit die Verwirrung nicht überhand nimmt, noch einmal alle wichtigen Moleküle mit „Galle" an einem Ort.

In der *Leber* entstehen nach deren Biosynthese aus den **primären Gallensäuren** die **Gallensalze**, die dann in den Darm abgegeben werden. Dort erfolgt durch *Darmbakterien* deren Rückverwandlung in die primären Gallensäuren, die dann weiter zu den **sekundären Gallensäuren** umgewandelt werden. **Gallenfarbstoffe** sind Ausscheidungsprodukte des Porphyrin-Stoffwechsels, allen voran das Bilirubin.

Die Regulation der Gallensäuren-Biosynthese erfolgt über eine **negative Rückkoppelungshemmung** der Gallensäuren

auf zwei entscheidende Enzyme, die bei der Biosynthese eine wichtige Rolle spielen.

- Die β-HMG-CoA-Reduktase ist das Schrittmacherenzym der Cholesterin-Biosynthese. Da der mengenmäßig wichtigste Verwendungszweck des Cholesterins dessen Umbau zu Gallensäuren ist, wird so die weitere Biosynthese von Cholesterin verhindert.
- Auch die Aktivität der **Cholesterin-7-α-Hydroxylase**, dem Schrittmacherenzym der Gallensäuren-Biosynthese, wird durch hohe Konzentration an Gallensäuren gehemmt. So wird verhindert, dass bei hohen Gallensäurekonzentrationen (die über die Pfortader angespült werden) unnötige Mengen neuer Gallensäuren synthetisiert werden.

Aufgaben der Galle

Die Galle spielt zum einen eine wichtige Rolle für die Verdauung von Fetten. Auf der anderen Seite können auf diesem Wege aber auch nicht mehr benötigte Substanzen ausgeschieden werden.

Bei der Fettresorption (S. 473) übernehmen die Gallensäuren (und das Lecithin) die wichtige Funktion des Vermittlers (Emulgators) zwischen der hydrophilen und der lipophilen Phase bei Emulsionen und Mizellen. Dazu sind sie in der Lage, da es sich bei ihnen um amphiphile Moleküle handelt.

Außerdem aktivieren sie die Pankreaslipase und die Cholesterinesterase, fördern also den enzymatischen Aufschluss der Nahrung (👁 **31.15**).

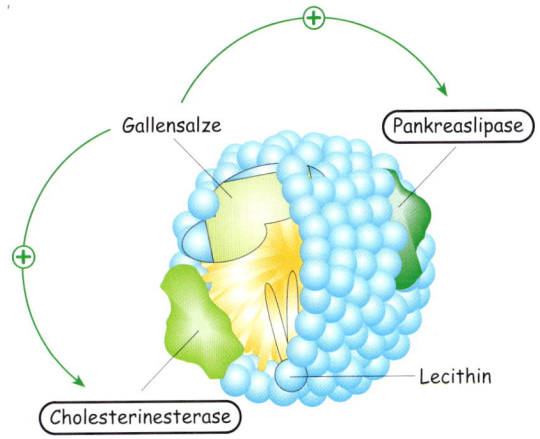

Gallensalze

Pankreaslipase

Cholesterinesterase

Lecithin

👁 **31.15** Gallensalze aktivieren die Pankreaslipase und die Cholesterinesterase.

Bei Störungen in diesem System kommt es zu einer gestörten Fettresorption. Fette werden vermehrt ausgeschieden, daher kommt es zu **Fettstühlen**. Außerdem werden die **lipophilen Vitamine A**, **E** und **K** nicht mehr ausreichend resorbiert, wodurch es zu Hypovitaminosen kommen kann.

Diese Probleme ergeben sich relativ oft bei Patienten mit einer Schädigung der Leber, etwa bei einer Leberzirrhose.

Ausscheidung „unbrauchbarer" Stoffe. Über die Galle können auch Stoffe ausgeschieden werden, da sie in den Darm, und somit in den „Außenraum" sezerniert wird.
Auf diese Weise ausgeschieden werden: Bilirubin, einige Hormone (z. B. die Glukuronide der Steroidhormone), Schwermetalle und einige Medikamente.

Gallensekretion

Die Entleerung und Füllung der Gallenblase wird durch verschiedene Mechanismen reguliert.

Entleerung der Gallenblase. Reize für die Gallensekretion sind zum einen der Nahrungsbrei, ein Vagusreiz, Cholezystokinin, das die Gallenblasenkontraktion anregt, und Sekretin, das für ein HCO_3^--reiches Sekret sorgt.

Eine Füllung der Gallenblase wird ebenfalls durch einige Hormone unterstützt, so das Pankreatische Polypeptid (PP), das VIP und Somatostatin. Sie verhindern eine Kontraktion der Gallenblase, die sich dann schließlich zu füllen beginnt. Das Fassungsvermögen beträgt übrigens etwa 40 ml.

Enterohepatischer Kreislauf

Wie schafft es der Körper, den hohen Bedarf an Gallenflüssigkeit bereitzustellen, ohne seine gesamten Kapazitäten für die Gallenproduktion zu verschwenden. Wenn man sich vorstellt, dass allein für die Verdauung einer fettreichen Mahlzeit etwa 20 g Gallensäuren benötigt werden, würde dies eine ziemliche Verschwendung bedeuten. Und tatsächlich beträgt der Gesamtbestand an Gallensäuren nur etwa 4 g.

Gallensäurenrecycling. Der Trick ist, dass ins Duodenum sezernierte Gallensäuren wieder rückresorbiert und wiederverwertet werden. Diesen Sparmechanismus nennt man enterohepatischen Kreislauf.
So werden täglich nur ca. 200 – 500 mg Gallensäuren neu gebildet. Sie werden gemeinsam mit der „alten" Galle sezerniert, im terminalen Ileum zu 95 % über einen Na^+-Cotransport sekundär-aktiv resorbiert und über die Pfortader wieder der Leber zugeführt. Ausgeschieden werden nur etwa 200 – 500 mg/d, was (natürlich) der Neubildungsrate entspricht.
In 24 Stunden wird dieser enterohepatische Kreislauf von unseren Gallensäuren 6 – 8-mal durchlaufen.

Ausscheidung. Dennoch ist die Ausscheidung von Bedeutung, da dies die einzige Möglichkeit der Entsorgung von Cholesterin und Cholesterinderivaten darstellt.

Anionenaustauscher. Diese Tatsache macht man sich bei der Behandlung eines zu hohen Cholesterinspiegels zunutze. Mittels der so genannten Anionenaustauscher werden die Gallensäuren im Darm gebunden und daran gehindert, den enterohepatischen Kreislauf zu durchlaufen. Dies führt dazu, dass der Körper vermehrt Cholesterin verliert.
Problem bei der Sache ist, dass dann reaktiv die Cholesterin-Biosynthese steigt – außerdem werden die Anionenaustauscher von vielen Patienten nicht gut vertragen...

Die Gelbsucht

Eines der wohl beeindruckendsten Krankheitsbilder in der Medizin ist die Gelbsucht, der **Ikterus** (lat. *ictus* = Stoß, Schlag, wegen des häufig schlagartigen Auftretens). Hierbei handelt es sich nicht um eine Krankheit, sondern nur um ein Symptom, das Ausdruck vieler Erkrankungen sein kann. Beim Ikterus zeigt sich eine Gelbverfärbung von Haut, Schleimhäuten und der Skleren. Sie kommt durch den Übertritt von Gallenfarbstoffen (v. a. Bilirubin) aus dem Blut in das Körpergewebe zustande.
Normalerweise befindet sich weniger als **1 mg Bilirubin pro dl** in unserem Blut. Gelb wird man bei einem Bilirubinwert über 2 mg/dl.
Man kann nun noch drei verschiedene Formen der Gelbsucht unterscheiden, je nachdem wo der Schaden am System aufgetreten ist: vor den Hepatozyten (prähepatisch), in den Hepatozyten selbst (intrahepatisch) oder hinter den Hepatozyten (posthepatisch).
Beim **prähepatischen Ikterus** ist die Leber damit überfordert, das anfallende Bilirubin abbauen und ausscheiden zu können. Dies kann beispielsweise bei einer vermehrten Hämolyse der Fall sein, weil hier in kurzer Zeit sehr viel Bilirubin aus dem anfallenden Hämoglobin entsteht, was die Kapazität der Leber überfordern kann.
Ein **intrahepatischer Ikterus** liegt vor, wenn die zugrunde liegende Störung in den Hepatozyten selbst liegt. Dies kann an der zellulären Aufnahme des Bilirubins liegen (häufig durch Medikamente bedingt), an der Konjugation des Bilirubins (beispielsweise beim Neugeborenenikterus, S. 559) oder an der zellulären Ausscheidung (u. a. bei der Leberzirrhose).
Generell führt eine Störung **vor** der Glukuronidierung zu einer Erhöhung des **indirekten Bilirubins**, eine Störung **nach** der Glukuronidierung entsprechend zu einer Erhöhung des **direkten Bilirubins** (S. 507).
Dem **posthepatischen Ikterus** liegt schließlich eine Störung im Bereich der extrahepatischen Gallenwege vor. Wenn diese teilweise oder vollständig verschlossen sind, ergibt sich eine extrahepatische Cholestase und ein sich daraus ergebender posthepatischer Ikterus. Häufige Ursache ist eine Verstopfung durch Gallensteine.

Gallensteine

Die Gallensäuren fungieren nicht nur im Darm bei der Fettresorption als Emulgatoren, sondern halten auch die Galle in Lösung. Wie bereits erwähnt, finden sich in der Galle auch Lecithin und Cholesterin.

Phospholipid-Cholesterin-Vesikel. In die Gallenkanalikuli sezernierte Phospholipide und Cholesterin lagern sich spontan in Vesikeln zusammen. Nun werden Gallensäuren dazugemischt, und es entstehen wieder Gallensäuren-Phospholipid-Cholesterin-Mizellen.

Allgemein ist die Voraussetzung für das Funktionieren dieses Systems eine bestimmte Menge an Gallensäuren, Phosphatidylcholin (Lecithin) und Cholesterin, was sich durch folgendes Dreieck darstellen lässt (☞ **31.16**).

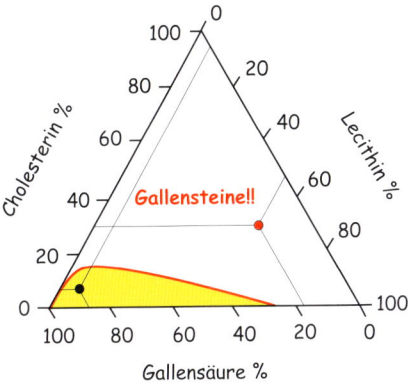

☞ **31.16** Mizellare Konzentration (gelber Bereich).

Verändert sich eine der Konzentrationen so, dass sie außerhalb der so genannten mizellaren Konzentration (gelber Bereich) liegt, kommt es zum Stein. Dies kann durch zu wenig Gallensäuren (z.B. bei einer Gallenblasenentzündung) oder durch zu viel Cholesterin zustande kommen.

Cholesterinsteine. Überwiegt nun der Cholesterinanteil, was bei den hohen Cholesterinwerten in unserer Gesellschaft nicht selten vorkommt, so lagern sich immer mehr Cholesterinvesikel zusammen, bis sie irgendwann auskristallisieren und so genannte Cholesterinsteine bilden.

Der hohe Cholesterinspiegel ist zwar Auslöser, jedoch nicht allein verantwortlich für das Zustandekommen solcher Steine. Weitere Faktoren, wie kristallbildungsfördernde Substanzen, Abflussbehinderungen, geringe Entleerungsfrequenz der Gallenblase (unregelmäßige Ernährung) und anderes spielen bei der Entstehung ebenfalls eine Rolle.

Pigmentsteine. Der Vollständigkeit halber seien auch noch die Pigmentsteine erwähnt, die hauptsächlich aus Gallenfarbstoffen und Calciumsalzen bestehen, bei uns aber seltener sind.

Die Therapie besteht in einer Zugabe von Gallensäuren (etwa 1 g/d). Eine Auflösung der Gallensteine erfolgt im Rahmen der Chemolitholyse.

31.4.4 Herstellung von Hormonen

Die Leber ist auch für die Herstellung einiger Hormone zuständig. Sie werden im Einzelnen im Hormonteil besprochen.

Angiotensinogen. Wir erinnern uns, dass aus Angiotensinogen (ein α_2-Plasmaglobulin) unter Einfluss des Renins aus der Niere Angiotensin I entsteht (S. 571). Durch das Angiotensin-Konvertierungsenzym (ACE) entsteht Angiotensin II, das letztlich zu Na^+- und Wasserretention mit steigendem Blutdruck führt.

Kininogen. Das in der Leber gebildete Kininogen wird mit Hilfe der Plasma- oder Gewebskallikreine zu Kinin umgebaut. Unter die Kinine fallen das Bradykinin und das Kallidin, die im Rahmen einer Entzündung für Vasodilatation, Steigerung der Kapillarpermeabilität und Leukozytenmigration sorgen (S. 423).

Die Somatomedine sind Polypeptide, die die Somatotropinwirkung vermitteln (z.B. IGF-1, der Insulin like growth factor). Sie steigern die DNA-, Kollagen- und Proteoglykan-Biosynthese und begünstigen so das Wachstum unseres Organismus (S. 396).

Beim Calciferol ist die Leber für einige der Biosyntheseschritte verantwortlich (S. 390). Zunächst wird aus Cholesterin das 7-Dehydrocholesterin synthetisiert. Das gelangt dann zur Haut und kommt als Cholecalciferol wieder zur Leber zurück. Nun erfolgt hier noch die erste der beiden Hydroxylierungen, und wir erhalten 25-Hydroxy-Cholecalciferol (das dann in der Niere ganz fertig gestellt wird).

31.4.5 Biosynthese von Kreatin

Methylguanidinessigsäure (Kreatin) wird in der Leber gebildet und über das Blut vor allem an die Muskeln weitergegeben, wo es auch hauptsächlich besprochen werden soll (S. 590). Es spielt dort in Form von Kreatinphosphat als Energiereserve eine wichtige Rolle.

Im Muskel wird Kreatin spontan (nicht enzymatisch) in Kreatinin umgewandelt. Da die tägliche Ausscheidungsmenge normalerweise der Muskelmasse proportional ist, kann das Kreatinin als Parameter für die Funktion der Nieren dienen.

31.5 Speicher und Abwehr

Kommen wir zu zwei Aufgaben der Leber, die nicht im Zentrum des Stoffwechsels stehen, aber auch nicht unter den Tisch fallen sollen.

31.5.1 Die Leber als Speicherorgan

Unsere Leber hat die Aufgabe des Speichers für viele Substanzen und auch einige Metalle übernommen. Diese Tatsache ist für das Verständnis von Erkrankungen der Leber wichtig. Zum einen fällt die Speicherung wichtiger Stoffe bei einer Schädigung der Leber (beispielsweise einer Leberzirrhose) irgendwann aus. Außerdem ist eine Reihe von Speicherkrankheiten bekannt, bei denen in der Leber *zu viel* eines bestimmten Stoffes gespeichert wird.

Viele Vitamine werden in der Leber gespeichert, in besonderem Maße das **Vitamin A** in den Ito-Zellen.
Aber auch **wasserlösliche Vitamine** finden sich in ausreichenden Mengen in der Leber. Sie spielen vor allem für den Energiestoffwechsel eine wichtige Rolle, der ja in der Leber in großem Umfang wahrgenommen wird.
Wichtig ist hier vor allem das **Cobalamin** (eine Sammelbezeichnung für Substanzen, die als Vitamin B_{12} wirken können, S. 485). Dieses wichtige Vitamin kann mithilfe des Intrinsischen Faktors aus der Magenschleimhaut resorbiert werden. Seine Reserven in der Leber reichen für etwa 100 Tage, weshalb sich ein Vitamin-B_{12}-Mangel auch erst nach einiger Zeit bemerkbar macht – wenn dann keiner mehr daran denkt.
Und auch die **Folsäure** erfährt eine gewisse Speicherung in der Leber.

Von den Metallen speichert die Leber vor allem Eisen und Kupfer; bei beiden sind Speicherkrankheiten bekannt, die zur Leberzirrhose führen können.

Auch Glykogen wird in der Leber gespeichert. Hier sind Krankheiten bekannt, bei denen das Glykogen nicht mehr aus der Leber freigesetzt werden kann, die Glykogenosen (S. 116).

31.5.2 Die Leber und ihre Abwehrfunktion

Dringen Fremdstoffe in den Darm ein, so werden sie vor allem von den Lymphorganen der Darmschleimhaut (Peyersche Plaques) erkannt und von Immunglobulinen der Klasse A (IgA) unschädlich gemacht.
Die IgA gelangen über den Lymphweg via Ductus thoracicus in den Blutkreislauf und schließlich zur Leber, wo sie aufgenommen und über die Galle wieder an den Darm abgegeben werden. So kann die Konzentration an Antikörpern hier relativ schnell erhöht werden.
Die Leber kann aber auch selbst ins Abwehrgeschehen eingreifen. Wenn sich Bakterien oder andere Schädlinge (so auch Zellbruchstücke und gealterte Erythrozyten) bis zu

ihr durchgemogelt haben, warten sogleich sehr aktive Makrophagen (die **Kupffer-Zellen**) in den Sinusoiden auf sie, um sie abzubauen.

31.6 Die Leber als Ausscheidungsorgan

Die Leber erfüllt wichtige Ausscheidungsfunktionen für unseren Körper. Sie verändert viele – körpereigene und körperfremde – Substanzen im Rahmen der **Biotransformation**, damit der Körper sie leichter ausscheiden kann. Sie selbst kann über die **Galle** Stoffe in den Darm – und damit in die Außenwelt – abgeben. Außerdem reichert sich, Dank der Leber, der zelltoxische Ammoniak als Abfallprodukt des Aminosäurestoffwechsels nicht an, da sie ihn im **Harnstoffzyklus** umbaut und in Form von Harnstoff abgibt.

31.6.1 Die Biotransformation

> Sinn der Biotransformation ist die Veränderung von Molekülen in der Art, dass sie in der Folge im besten Fall biologisch inaktiv und wasserlöslich – und damit leicht ausscheidbar – sind.

Allerdings können durch diese Umwandlungen auch erst toxische Stoffe entstehen, was als **Giftung** bezeichnet wird.

Prinzip der Biotransformation

Ziel der Biotransformation ist also im optimalen Falle die Entgiftung oder Inaktivierung – und das als Folge der Umwandlung lipophiler in hydrophile Stoffe. Die Leber erreicht dies in der Regel in einem zweiphasigen Prozess (☞ **31.17**).

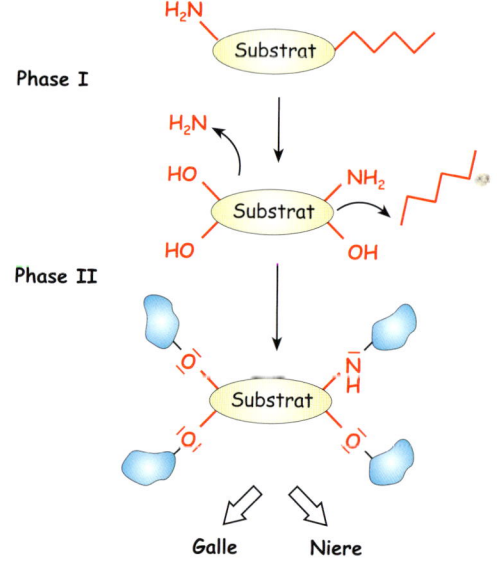

☞ **31.17** Zweiphasiger Prozess der Biotransformation.

- Zunächst werden funktionelle Gruppen am betroffenen Molekül verändert – meist kommen polare Gruppen hinzu (**Phase I**). Damit werden die entscheidenden (reaktiven) Stellen der Moleküle modifiziert, was häufig schon mit deren biologischer Inaktivierung einhergeht.
- In der **Phase II** der Biotransformation werden die auszuscheidenden Stoffe an polare Substanzen gekoppelt, mit deren Hilfe sie dann ausgeschleust werden können.

Die Substanzen werden hier also erst „gefügig" gemacht und dann „liiert". Die Ausscheidung erfolgt dann entweder über die Gallenkapillaren mit der **Galle** oder über den Blutweg über die **Niere**, wobei die meisten Stoffe, die die Biotransformation durchlaufen, in der Galle wiederzufinden sind.

Kandidaten für die Biotransformation

Viele körpereigene Substanzen werden im Rahmen der Biotransformation in der Leber umgewandelt. Am wichtigsten sind hier jedoch drei Gruppen, die wir genauer unter die Lupe nehmen wollen.
- Das **Bilirubin** ist Abbauprodukt des Hämoglobins aus den Erythrozyten (S. 506) und kann erst nach der Biotransformation ausgeschieden werden, da es selbst recht schlecht löslich ist.
- Die **Steroidhormone** (S. 335) verlieren im Rahmen der Biotransformation ihre biologische Wirksamkeit. Außerdem können sie nur nach der Kopplung an Glukuronsäure oder Schwefelsäure überhaupt ausgeschieden werden, da sie von Natur aus sehr lipophil sind.
- Die **Gallensäuren** hingegen bedürfen zur vollen Funktionsfähigkeit der Biotransformation, indem an sie noch Glycin oder Taurin gehängt wird. Sie werden dann als Gallensalze bezeichnet.

Auch körperfremde Stoffe wie **Medikamente** oder **Alkohol** können dank der Leber umgewandelt und ausgeschieden werden.

Biotransformation und Medikamente. Nicht nur wegen der wichtigen Rolle der Biotransformation für die endogenen Stoffe lohnt sich eine Beschäftigung mit diesem Thema. Vor allem die Effekte auf Pharmaka führen dazu, dass sich angehende Mediziner mit der Biotransformation etwas eingehender befassen sollten.
In vielen Fällen verlieren Pharmaka nach ihrer Passage durch die Leber an Wirksamkeit. Manche werden allerdings auch erst in der Leber zu ihren aktiven Metaboliten oder erlangen eine größere Wirksamkeit. Morphin wird beispielsweise in der Leber zu einem stärkeren Schmerzmittel umgewandelt.
Entscheidend für die Wirksamkeit eines oral gegebenen Medikamentes ist, welche Veränderungen die Leber schon bei dessen erster Passage vornimmt – man spricht vom so genannten **First-Pass-Effekt**, im Deutschen auch von der **präsystemischen Elimination**. Wird viel bereits präsystemisch eliminiert, also bevor das Medikament den Kreislauf überhaupt zum ersten Mal erreicht, so ist die Wirkung nach oraler Gabe gering.

Phase I – Umbau funktioneller Gruppen

Prinzip der Phase I der Biotransformation ist die Veränderung funktioneller Gruppen.

Häufig werden neue Gruppen angehängt, um die Reaktionsfreudigkeit des Moleküls zu erhöhen, manchmal werden allerdings auch wichtige Gruppen einfach entfernt.
Der Phase I kann man zwei Aufgaben zuschreiben.
- Zum einen erfolgen Veränderungen an den funktionellen Gruppen, woraus sich in vielen Fällen eine **biologische Inaktivierung** ergibt.
- Zum anderen können auch neue Angriffspunkte am Molekül geschaffen werden (in Form neuer funktioneller Gruppen), damit hier im Rahmen der Phase II sehr polare Gruppen angehängt werden können. Hierdurch ergibt sich die wichtige **Erhöhung der Wasserlöslichkeit** der auszuscheidenden Moleküle.

Um diese Ziele zu erreichen, sind fast alle Reaktionen denkbar, die einzelne funktionelle Gruppen verändern. Einige Reaktionen sind hier jedoch besonders häufig, allen voran die **Oxidationsreaktionen**, die sowohl Reaktivität als auch Wasserlöslichkeit fördern.
Häufig erfolgt zunächst auch eine **hydrolytische Spaltung**, da die freigelegten OH- oder Amino-Gruppen für die folgenden Kopplungsreaktionen gut geeignet sind.

Oxidationsreaktionen. Die wichtigsten Phase-I-Reaktionen sind die Oxidationsreaktionen, die von Monooxygenasen katalysiert werden (☞ 31.18). Sie verwenden molekularen Sauerstoff (also das Molekül O_2), den sie mithilfe eines Coenzyms (Cytochrom-P_{450}) und NADPH/H$^+$ reduktiv spalten. Dabei wird ein Sauerstoffatom als polarer Teil an ein Molekül der zu verändernden Substanz gehängt.

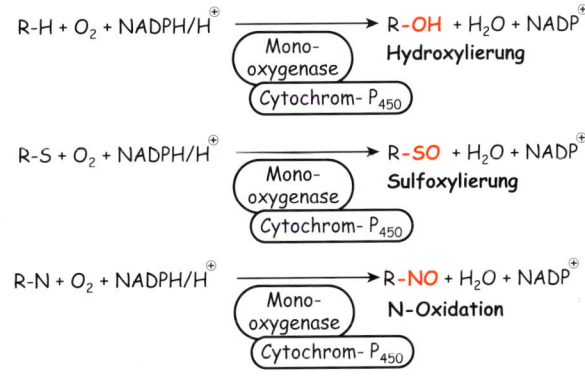

☞ **31.18** Oxidationsreaktionen.

Wird es vor ein H-Atom geschoben, spricht man von einer **Hydroxylierung**, vor einem Schwefelatom handelt es sich um eine **Sulfoxidbildung**. Auch ein Stickstoffatom kann als Sauerstoffligand dienen (**N-Oxidation**).

Das Entfernen funktioneller Gruppen führt ebenfalls zu veränderten Molekülen. Als Beispiele mögen hier nur die Entfernung von Alkyl-Gruppen (die Desalkylierung) oder die Abspaltung von Amino-Gruppen (die Desaminierung) dienen.

Auch die hydrolytische Spaltung gehört in die Gruppe der Phase-I-Reaktionen. Hier erfolgt eine Hydrolyse von Estern und Amiden, so dass freigelegte OH- und Amin-Gruppen, und damit neue angreifbare funktionelle Gruppen entstehen.

Ein pharmakologisch wichtiges Beispiel ist das Aspirin (Acetylsalicylsäure), das im Rahmen einer Phase-I-Reaktion durch Anlagerung von Wasser zu Salicylsäure und Essigsäure hydrolysiert wird (👁 **31.19**).

👁 **31.19** Phase-I-Reaktion: Aspirin wird durch Anlagerung von Wasser hydrolysiert.

Methylierung. Ebenfalls eine Phase-I-Reaktion stellt die Methylierung dar, wie sie beim Abbau von Noradrenalin stattfindet (👁 **31.20**). Hierbei steht natürlich die Inaktivierung im Vordergrund, nicht die Erhöhung der Hydrophilie. Da Noradrenalin allerdings schon reichlich hydrophil ist, stört die kleine CH_3-Gruppe nicht weiter.

👁 **31.20** Phase-I-Reaktion: Methylierung beim Abbau von Noradrenalin.

Cytochrom-P$_{450}$

Das Cytochrom-P$_{450}$ ist eine Sammelbezeichnung für die Gruppe der mischfunktionellen Oxygenasen, und es handelt sich um das vielseitigste bekannte Enzym überhaupt! Mehr als hundert verschiedene Typen sind bekannt – man teilt sie grob in 12 Familien ein (s. u.). Alles in allem können sie über eine Million verschiedener Substrate umsetzen.

Wie bereits erwähnt, sind die Enzyme vor allem im glatten Endoplasmatischen Retikulum (gER) der Leberzellen lokalisiert – genau genommen sitzen sie in der Membran.

Wie alle Cytochrome enthält auch das Cytochrom-P$_{450}$ eine Häm-Gruppe mit zentralem Eisenatom, das oxidiert und reduziert werden kann.

Der Name ist für Cytochrome etwas ungewöhnlich, da sie normalerweise mit a bis d bezeichnet werden. Es stellt eine Ausnahme dar, die sich daher ergibt, dass das System CO-gebunden in vitro ein Absorptionsmaximum bei 450 nm aufweist. (CO ist auch hier in der Lage, an das Fe^{2+} im Häm zu binden und das System zu hemmen.)

Biotransformation. Die wichtigsten Reaktionen unter den Oxidationsreaktionen der Phase I der Biotransformation stellen die Hydroxylierungen dar (R-H wird zu R-OH). Diese übernehmen die Monooxygenasen, die hier zum Cytochrom-P$_{450}$-System gehören.

Die für die Biotransformation arbeitenden Enzyme sind in aller Regel relativ unspezifisch, was in Anbetracht der Vielzahl der schädigenden Noxen durchaus sinnvoll ist.

Umgesetzt werden vor allem apolare Verbindungen, die aliphatische oder aromatische Ringe enthalten (Steroidhormone!).

Eine besondere Rolle spielt das **MEOS**, das **m**ikrosomale **e**thanol**o**xidierende **S**ystem, das einen Teil des aufgenommenen Alkohols abbaut.

Biosynthesen. Außer bei der Biotransformation spielt Cytochrom-P$_{450}$ auch bei der Hydroxylierung der aus Cholesterin entstehenden **Steroidhormone** (S. 335) und **Gallensäuren** (S. 550) eine Rolle. Hier dient es also Aufbauprozessen, wobei die Enzyme entsprechend spezifisch arbeiten, was man von den meisten Isoenzymen des Cytochrom-P$_{450}$ nicht behaupten kann.

Auch bei der Biosynthese der **Eikosanoide** (S. 413) und **ungesättigten Fettsäuren** spielen sie eine Rolle.

Funktionsweise. Prinzip der Monooxygenasen ist, dass molekularer Sauerstoff (O_2) reduktiv gespalten wird, wobei ein O-Atom im Endprodukt und das andere O-Atom in H_2O auftaucht (👁 **31.21**). (Bei Dioxygenasen enden beide O-Moleküle im Endprodukt, S. 71).

Die nötigen Elektronen werden vom **NADPH/H$^+$** geliefert. Es überträgt seine Elektronen zunächst auf ein Flavoprotein, das sie weiter auf das Eisen des Cytochroms überträgt.

Über verschiedene Schritte werden die Elektronen über das Eisen (in Ruhe als Fe^{3+}) schließlich auf die Sauerstoffmoleküle übertragen, wobei einerseits aktivierter Sauerstoff entsteht, der in der OH-Gruppe des Endprodukts auftaucht. Das zweite Sauerstoffmolekül wird vorher in H_2O eingebaut.

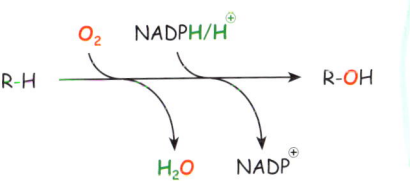

◉ **31.21** Funktionsweise der Monooxygenasen.

Vielfalt der Enzyme. Man teilt die schier unzähligen Cytochrom-P_{450}-Enzyme mittlerweile in zwölf Cytochrom-P_{450}-Genfamilien ein, die jeweils noch aus zahlreichen Untergruppen bestehen.
Am wichtigsten für die Metabolisierung von Medikamenten sind die Familien 1 – 3 (CYP1, CYP2 und CYP3), über die etwa 80 % aller Wirkstoffe metabolisiert werden.
Am wichtigsten für den Arzneistoffmetabolismus ist dabei das Enzym **CYP3 A4**, das immerhin an 40 bis 45 % aller Biotransformationen beteiligt ist. Gefolgt wird es von **CYP2 D 6** mit 20 bis 30 %. Zumindest diese beiden sollte man sich merken, da sie in der Klinik für Interaktionen zwischen vielen weit verbreiteten Medikamenten verantwortlich sind.
Zu beachten ist auch, dass etwa 40 % des Cytochrom-P_{450}-vermittelten Arzneimittelmetabolismus durch Enzyme katalysiert wird, die **genetische Polymorphismen** aufweisen; dies gilt insbesondere für CYP2 D 6.
Die restlichen CYP-Familien sind vor allem für die endogenen Substanzen verantwortlich, also für die Steroide und die Fettsäuren.

Induktion. Die Enzyme der Biotransformation können durch Substrate induziert werden, was ein wichtiger Mechanismus bei der Gewöhnung an Gifte und Arzneimittel darstellt. Über 1000 Substanzen sind mittlerweile als Induktoren des Cytochrom-P_{450}-Systems bekannt.
Dadurch erfolgt ein beschleunigter Abbau sowohl des auslösenden Pharmakons, als auch anderer endogener oder exogener Stoffe.

> **Das Schmerzmittel Paracetamol** (z. B. als ben-u-ron) wird vor allem durch Kopplung an Glukuronsäure ausgeschieden (◉ 31.22).
> Zu einem kleinen Teil (normalerweise unter 1 %) entsteht durch das Cytochrom-P_{450}-System ein toxischer Metabolit (das N-Acetyl-p-Benzochinonimin – wen es interessiert...). Dieses kann jedoch normalerweise durch Glutathion entsorgt werden. Bei einer Überdosierung (ab etwa 7 g) entsteht so viel Metabolit, dass das Glutathion-System überlastet ist und sich die toxischen Wirkungen bemerkbar machen (Zerstörung der Leber...).

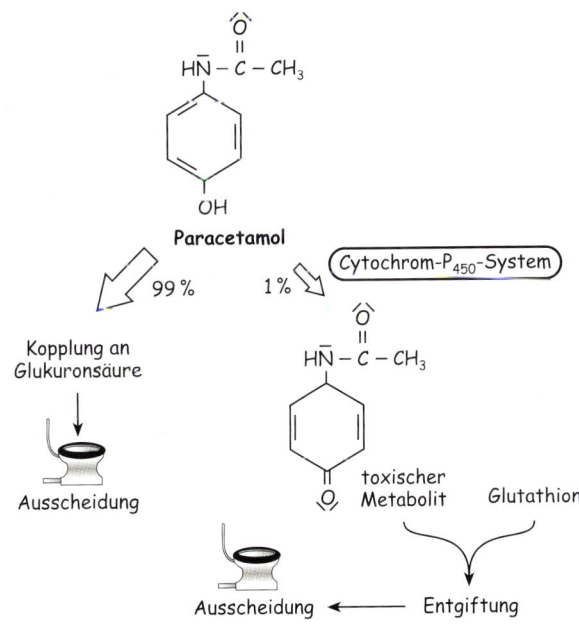

◉ **31.22** Ausscheidung von Paracetamol.

> Durch chronischen Alkoholkonsum kann das Cytochrom-P_{450}-System induziert werden, was eine verstärkte Bildung des toxischen Metaboliten nach sich zieht.
> Gegenmittel bei einer Paracetamolvergiftung – die übrigens immer häufiger (meist in suizidaler Absicht) vorkommt – ist das Acetylcystein (ACC), das zu einer vermehrten Reduktion der SH-Gruppen des Glutathions führt und es dadurch wieder für die Entgiftung verfügbar macht.

Phase II – Kopplung

> An die durch Phase-I-Reaktionen veränderten Metaboliten (oder die, die von Anfang an keine Phase-I-Reaktion nötig hatten) werden nun negative, sehr polare Substanzen gehängt.

- Am häufigsten kommt hier die **Glukuronsäure** zum Einsatz, der Vorgang wird als **Glukuronidierung** bezeichnet.
- Erfolgt eine Kopplung an **Schwefelsäure**, so spricht man von einer **Sulfatierung**.
- Außerdem kann eine Kopplung an verschiedene **Aminosäuren** erfolgen (v. a. Glycin, Glutamin und Taurin).
- Auch eine Konjugation mit **Glutathion** und **Acetat** (Acetylierung) ist möglich.

Die an diesen Reaktionen beteiligten Enzyme werden als Transferasen bezeichnet und befinden sich im Zytosol der Zellen – mit der wichtigen Ausnahme der Enzyme für die Glukuronidierung, die sich – wie die Enzyme der Phase-I-Reaktionen – im Endoplasmatischen Retikulum befinden.
Durch Konjugation werden vor allem Steroidhormone, Bilirubin und die Gallensäuren umgewandelt.

Die Glukuronidierung. Die Glukuronidierung ist die häufigste Kopplungsreaktion in der Phase II der Biotransformation in der Leber (☞ **31.23**). Wichtigste Substrate, die einer Konjugation mit Glukuronsäure unterliegen, sind die Steroidhormone und das Bilirubin.

Anders als die restlichen Reaktionen der Phase II erfolgt die Glukuronidierung im Endoplasmatischen Retikulum der Hepatozyten, also direkt neben den Reaktionen der Phase I. **Gekoppelt** wird die Glukuronsäure an OH-, Amino- oder auch freie SH-Gruppen der Substrate; damit gibt es dann O-, N- und S-Glukuronide bzw. -Glukuronid-Konjugate.

Wie bei den meisten Zuckern, die irgendwo eingebaut werden sollen, muss auch die Glukuronsäure zunächst aktiviert werden. Dies erfolgt mittels UTP zur UDP-Glukuronsäure bzw. eigentlich zum **UDP-Glukuronat**, da auch diese Säure in unseren Zellen dissoziiert vorliegt.

Die **Übertragung** erfolgt dann mithilfe der UDP-Glukuronyl-Transferasen.

☞ **31.23** Glukuronidierung.

Die Sulfatierung. Statt einer Konjugation mit Glukuronsäure, kann auch eine Bindung an Schwefelsäure erfolgen, was als Sulfatierung bezeichnet wird (☞ **31.24**).

Voraussetzung für die Sulfatierung ist wiederum eine Aktivierung, da sich ein Schwefelatom nicht so einfach in ein Molekül einbauen lässt. Hier dient einmal mehr das **PAPS** (Phosphoadenosin-Phosphosulfat, S. 195) als Übermittler, indem es anorganischen Schwefel an das zu konjugierende Molekül abgibt.

☞ **31.24** Sulfatierung.

Gebunden wird der Schwefel vor allem an OH- und Amino-Gruppen verschiedener Substrate, z. B. vieler Steroidhormone.

☞ **31.25** Konjugation mit Aminosäuren.

Konjugation mit Aminosäuren. Im Rahmen der Phase II der Biotransformation ist auch eine Kopplung an verschiedene Aminosäuren möglich (31.25).

Wir kennen bereits die Kopplung von Gallensäuren an **Taurin** oder **Glycin** aus dem Gallensäuren-Stoffwechsel (S. 199). Auf diese Weise entstehen die Gallensalze.

Die Konjugation eines Substrates mit der Aminosäure Glycin ist dabei insgesamt am häufigsten, aber auch eine Kopplung an **Glutamin** ist möglich.

Bei diesen Vorgängen wird zunächst die Carboxyl-Gruppe des gerne ausgeschiedenen Metaboliten aktiviert (es entsteht ATP-abhängig Acyl-CoA). Dann liefert die entsprechende Aminosäure (eben meist Glycin) seine NH-Gruppe, und es entsteht ein Säureamid.

Konjugation mit Acetat und Glutathion. Kurz erwähnt werden soll auch noch die Konjugation mit Acetat oder Glutathion.

Glutathion ist für viele Medikamente und krebserzeugende Substanzen (Karzinogene) der wichtigste Entgiftungsweg. Die Übertragung des Glutathions auf die Moleküle übernimmt dabei die Glutathion-S-Transferase (GST), die viele Forscher aus dem Klonierungsalltag kennen, da man häufig mit GST-Fusionsproteinen arbeitet.

Dann gibt es noch die Familie der N-Acetyl-Transferasen, die eine **Acetylierung** von Aminen und Sulfonamiden vornimmt. Diese Stoffe sind dann oft weniger wasserlöslich, und die Ausscheidung erfolgt häufig langsamer. Hier steht also eigentlich wieder die Entgiftung im Vordergrund, nicht die Erhöhung der Wasserlöslichkeit ...

Gelbe Babys. Dem einen oder anderen ist vielleicht das Phänomen bekannt, dass viele Babys furchtbar gelb auf die Welt kommen, aber schon nach Tagen wieder rotbackig werden. Hierbei handelt es sich um den so genannten **Neugeborenenikterus**.

Natürlich besitzen auch Neugeborene Blut, sprich Erythrozyten, die auch wieder abgebaut werden müssen. Bilirubin gehört ebenfalls zu den Substanzen, die in der Leber die Biotransformation durchlaufen müssen.

Da das Enzymsystem der Babys aber noch unausgereift ist, wird es mit der Glukuronidierung noch nicht ganz fertig und wird gelb. Dies ist übrigens auch einer der Gründe, weshalb man bei Neugeborenen mit der Medikation eher vorsichtig sein sollte.

Alkohol und Medikamente. Wie wir bereits gesehen haben, werden der Alkohol und viele Medikamenten über das gleiche Enzymsystem abgebaut. Wenn man nun die Enzyme durch Alkoholkonsum blockiert, können die Medikamente nicht in gewohntem Maße abgebaut werden und wirken stärker und länger.

31.6.2 Ausscheidung über die Galle

Nicht nur über die Nieren, sondern auch über die Galle können Stoffe ausgeschieden werden. Sie werden in den Darm, also in den „Außenraum" unseres Körpers sezerniert.

Auf diese Weise werden – nach Glukuronidierung oder Sulfatierung – vor allem Bilirubin und die meisten Steroidhormone, außerdem aber auch Schwermetalle und verschiedene Medikamente ausgeschieden.

31.6.3 Der Harnstoffzyklus

Aus dem Aminosäurestoffwechsel ist bereits bekannt, dass der beim Aminosäureabbau entstandene Ammoniak toxisch ist und entsorgt werden muss. Der Mensch kann ihn nicht weiter oxidieren und somit nicht weiter abbauen. Der größte Teil wird im **Harnstoffzyklus** in der Leber zu Harnstoff umgewandelt (S. 190), der besser löslich und unschädlich ist und problemlos ausgeschieden werden kann (31.26).

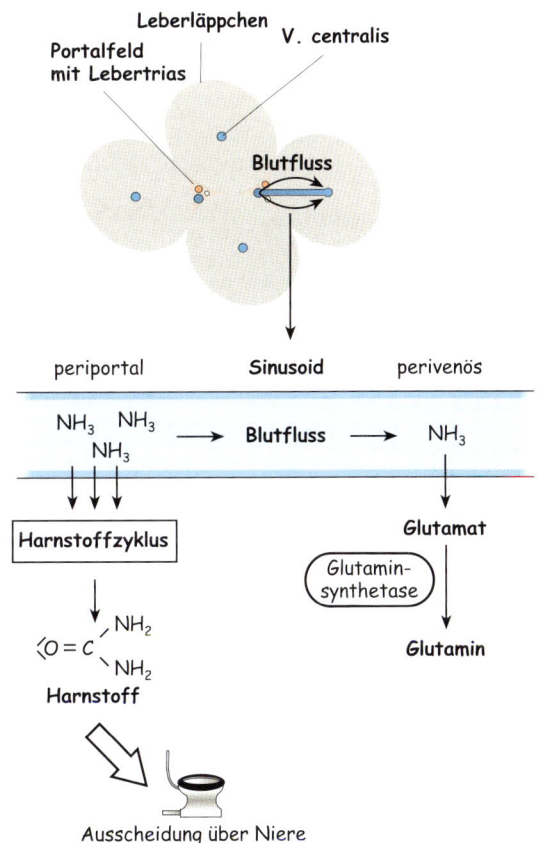

 31.26 Entsorgung von Ammoniak über Harnstoffzyklus oder Glutamin.

Die andere Möglichkeit der Ammoniakentsorgung ist die Bildung von **Glutamin**. Das geschieht in vielen Organen, um Ammoniak zu transportieren, in der Niere, um es auszuscheiden.

Aber auch die Leber kann den Glutaminweg gehen, wenn nämlich so viel Ammoniak zu entsorgen ist, dass die Enzyme des Harnstoffzyklus überlastet sind. Klugerweise hat es die Natur so eingerichtet, dass die Enzyme des Harnstoffzyklus periportal und das Enzym für die Umwandlung in Glutamin (Glutamin-Synthetase) perivenös lokalisiert sind, also nur noch das übriggebliebene Ammoniak entsorgen können.

Außerdem trägt der Harnstoffzyklus zur Aufrechterhaltung des Säure-Basen-Haushalts bei, da bei der Biosynthese HCO_3^--Ionen fixiert und ausgeschieden werden.

31.7 Leberfunktionsprüfungen

Es gibt verschiedene Verfahren zur Prüfung der Leberfunktion, die wichtig für die Einteilung des Schweregrades einer Lebererkrankung sind und folglich auch für die Therapie und Prognose wichtige Informationen liefern.

Man kann hier verschiedene Parameter unterscheiden, die sich verändern, wenn ein Schaden der Leber vorliegt:

- Die **Biosyntheseleistungen** der Leber nehmen langsam aber sicher ab, was sich klinisch durch verschiedene Probleme zeigt.
- Außerdem kann die **Ausscheidung** verschiedener Stoffe beeinträchtigt sein, die dann vermehrt im Blut erscheinen.
- Kommt es zu **Zellschädigungen** innerhalb der Leber, so können die entsprechenden Hepatozyten Bestandteile ihres Zytoplasmas ins Blut verlieren, die dann gemessen werden können.

Bei den angegebenen Enzymen ist im Folgenden immer ein **Referenzwert** angegeben, da man meist schon in seiner ersten Famulatur mit den Laborwerten konfrontiert wird. Wir haben hier immer einen möglichst einfachen Wert gewählt, den man sich vielleicht wirklich merken kann; außerdem schwanken die Referenzwerte von Labor zu Labor zum Teil erheblich.

31.7.1 Biosyntheseleistungen

Bei Schädigungen der Leber kann dieses wichtige Organ auch seinen vielfältigen Biosyntheseleistungen nicht mehr (ausreichend) nachkommen. Hiervon sind sämtliche **Plasmaproteine** betroffen – bis auf die γ-Globuline, die von Plasmazellen gebildet werden.

Eine Gruppe von Enzymen, die **Pseudocholinesterasen**, kommt ebenfalls im Plasma (in sehr hohen Konzentrationen) vor und stellt ein Biosyntheseprodukt der Leber dar. Das Ausmaß der verminderten Produktion korreliert dabei recht gut mit der Schwere des funktionellen Leberschadens.

Plasmaproteine

Im Endeffekt sinkt bei einer Leberschädigung die Menge sämtlicher von der Leber gebildeten Plasmaproteine. Die klinische Relevanz macht sich jedoch unterschiedlich schnell bemerkbar. Hier sollen nur die zwei wichtigsten Gruppen besprochen werden.

Darstellbar ist dies mithilfe der Elektrophorese.

Gerinnungsfaktoren. Die meisten Gerinnungsfaktoren werden ausschließlich von der Leber gebildet. Eine Schädigung der Hepatozyten macht sich dabei relativ schnell mit einem Abfall der Gerinnungsfaktoren bemerkbar, die **Blutungsneigung** der Patienten nimmt zu.

Albumin nimmt erst in einem späteren Stadium der Leberschädigung signifikant ab. Da dieses Protein der wichtigste Garant des kolloidosmotischen Druckes ist, macht sich eine Senkung des Albuminspiegels durch Austritt von Wasser aus den Gefäßen bemerkbar. Dies kann dann zum Bild des Wasserbauches (**Aszites**) führen.

Pseudocholinesterase (CHE)

Von der Funktion der CHE ist fast nichts bekannt, ihre Menge im Blut hängt aber stark mit der Leberparenchymmenge zusammen. Sie eignet sich daher als recht guter Indikator für die Biosynthese von Proteinen in der Leber.

Bei chronischen Leberschädigungen (v. a. bei der Leberzirrhose) sinkt die **CHE** im Verlaufe der Erkrankung ab, was dann für einen schweren Schaden spricht. Die Normalwerte der CHE liegen zwischen **3500** und **8500 U/l**.

31.7.2 Ausscheidungsleistungen

Bei Schädigungen der Leber – vor allem im Bereich der Gallengänge – kann diese ihrer Ausscheidungsfunktion nicht mehr ausreichend nachkommen, was verschiedene Folgen nach sich zieht:

- **Gallepflichtige Substanzen** können nicht mehr gut ausgeschieden werden und erscheinen im Blut.
- Die beiden Enzyme **Alkalische Phosphatase** und **γ-GT** können ebenfalls vermehrt im Blut gemessen werden.

Gallepflichtige Substanzen

Viele Substanzen können aus unserem Körper nur mithilfe der Galle ausgeschieden werden, in der Regel aus dem Grund, dass sie zu lipophil sind, um über die Nieren ausgeschieden werden zu können.

Vor allem das **Bilirubin** spielt hier eine wichtige Rolle und führt zur **Gelbsucht** (S. 508), wenn es in erhöhten Konzentrationen im Blut erscheint.

Auch die Ausscheidung von **Medikamenten** und **Schwermetallen** läuft über die Galle. Daher ist bei vielen Pharmaka eine veränderte Dosierung bei Leberschädigungen zu beachten – wenn sie in dem Fall nicht sowieso kontraindiziert sind.

Alkalische Phosphatase (AP)

Die Alkalische Phosphatase gehört zu den Esterasen (S. 72) und katalysiert die Abspaltung des Phosphats bei Phosphorsäuremonoestern. Dies ist besonders im Knochen von Bedeutung, weshalb die AP bei Kindern im Wachstum auch besonders hoch ist.

Bei einem Gallestau (Cholestase) lösen die Gallensäuren vermehrt die Alkalische Phosphatase aus der Plasmamembran der Hepatozyten.

Die Bedeutung der **AP** für die Leberdiagnostik hält sich aber in Grenzen, die Normalwerte gehen bis etwa **160 U/l**, bei Kindern im Wachstum bis 700 U/l.

γ-Glutamyl-Transpeptidase (γ-GT)

Die γ-GT kommt vor allem in der Niere und der Leber vor, wo sie am Transport von Aminosäuren in die Zellen beteiligt zu sein scheint. In der Leber ist die γ-GT vor allem an die Epithelien der Gallengänge gebunden und damit direkt dem Einfluss der Gallensäuren ausgesetzt.

Die γ-GT ist der sensitivste Anzeiger einer Störung der Leber – vor allem des Gallengangsystems. Da sie allerdings nicht sonderlich spezifisch ist, eignet sie sich vor allem zur Verlaufskontrolle; außerdem dauert es eine ganze Weile, bis sich die γ-GT von einem Schaden wieder erholt hat.

Die höchsten Werte finden sich bei einem Verschluss der Gallengänge. Zusammen mit der AP werden diese Enzyme daher auch als „Cholestaseparameter" bezeichnet. Die Normalwerte der γ-GT liegen bei etwa **25 U/l**. Bei einer Cholestase können sie bis etwa 300 U/l ansteigen.

Die γ-GT der Niere ist zwar wesentlich aktiver als die der Leber. Bei Nierenerkrankungen erfolgt die Freilassung des Enzyms jedoch nicht ins Blut, sondern in den Urin, wo seine Bestimmung allerdings von wenig Relevanz ist.

31.7.3 Zellständige Enzyme

Die wichtigsten Parameter für die Diagnostik von Lebererkrankungen stellen die zellständigen Enzyme dar, also Enzyme, die sich normalerweise in den Hepatozyten befinden. Jedes Organ besitzt je nach Aufgabe mehr oder weniger spezifische **Enzymmuster**, deren Kenntnis bei der Diagnose unabkömmlich ist. An dieser Stelle werden wir nach einigen allgemeinen Grundlagen die klinisch wichtigsten Enzyme und deren diagnostischen Wert besprechen.

Leberspezifische Enzyme

Die meisten Enzyme finden sich in vielen verschiedenen Organen, aber manche sind recht spezifisch für bestimmte Gewebe – oder werden von dort bevorzugt freigesetzt. Da es sich bei der Leber nicht gerade um ein kleines Organ handelt, das zudem noch gut an das Gefäßsystem angeschlossen ist, lassen sich die Parameter ganz gut messen. Veränderungen der Leberfunktion können auf diesem Wege schon festgestellt werden, wenn sich histologisch noch keine strukturellen Veränderungen ergeben haben.

Bei der Analyse der Enzyme im Blut lassen sich drei verschiedene Arten von Enzymen unterscheiden, von denen zwei schon zur Sprache gekommen sind. Hier noch einmal eine kleine Zusammenfassung, bevor dann der Schwerpunkt auf den zellulären Enzymen liegen soll.

Sezernierte Enzyme werden von der Leber produziert und entfalten ihre Wirkung in aller Regel im Blut – befinden sich also physiologisch dort. Sinkt ihre Aktivität im Blutplasma, so kann man auf eine verminderte Biosyntheseleistung der Leber schließen (hier v. a. die **CHE**).

Membranständige Proteine können relativ leicht durch Gallensäuren und andere schädigende Stoffe aus den Membranen gelöst und dann vermehrt im Blut angetroffen werden – so die **Alkalische Phosphatase** und die **γ-GT**.

Die zellständigen Enzyme sind intrazelluläre Enzyme der Hepatozyten, die im Blut im Normalfall nichts zu suchen haben. Ihre Konzentration erhöht sich, wenn Leberzellen geschädigt werden und Teile ihres Inhaltes in das Blutplasma abgeben.

Unter physiologischen Bedingungen findet sich aber dennoch immer eine relativ konstante (kleine) Menge im Blut. Das liegt zum einen an einem regelmäßigen Zelluntergang einiger Hepatozyten, wobei einige Enzyme in das Blut gelangen können. Andererseits können auch so einmal einige Moleküle eine Zelle verlassen.

Verschiedene Enzyme spielen hier recht unterschiedliche Rollen – und lassen Rückschlüsse auf die Art und den Schweregrad der Schädigung zu.

- Die **Transaminasen** sind wichtig für den Aminosäurenstoffwechsel, der vor allem in der Leber stattfindet. Die **ALT** befindet sich dabei ausschließlich im **Zytosol** der Hepatozyten, die **AST** nur zu einem Drittel – zwei Drittel sind **intramitochondrial**. (Übrigens: Da Alkoholabhängige häufig einen Mangel an Vitamin B_6 haben und beide Transaminasen auf dieses Vitamin angewiesen sind, ergeben sich bei einigen alkoholisch bedingten Leberschäden niedrigere Werte, als man erwarten würde.)
- Die Glutamat-Dehydrogenase (**GLDH**) befindet sich ausschließlich in den Mitochondrien – und fast nur in der Leber (S. 184).
- Die Laktat-Dehydrogenase (**LDH**, S. 94) ist relativ unspezifisch, es können aber Isoenzyme bestimmt werden, womit dann eine genauere Zuordnung möglich ist. Auch sie befindet sich im Zytosol der Zellen.

Es ist wichtig, sich zu merken, in welchem Kompartiment der Zelle sich das entsprechende Enzym in erster Linie aufhält, da dadurch Rückschlüsse auf die Schwere der Erkrankung gezogen werden können.

Generell gilt, dass **zytosolische** Enzyme schon bei **leichteren** Schädigungen der Leber in das Blut gelangen. Eine Messbarkeit **mitochondrialer** Enzyme (vor allem der GLDH) spricht für einen **schweren** Leberschaden.

Alanin-Aminotransferase (ALT)

Die Alanin-Aminotransferase (ALT) überträgt die Amino-Gruppe von Alanin auf α-Ketoglutarat, wobei neben Glutamat das Pyruvat entsteht (S. 180). Hierbei handelt es sich um eine wichtige Reaktion der Leber, bei der das Alanin der Muskulatur in Pyruvat umgewandelt und anschließend zu Glukose aufgebaut werden kann (Glukoneogenese, S. 106).

Die ALT ist nicht nur periportal (dort findet die Glukoneogenese statt), sondern auch rein zytosolisch lokalisiert. Schon bei geringen Störungen steigt sie im Blut an.

Eine rasche Erhöhung der **ALT** findet man bei einer Leberentzündung (Hepatitis), wobei der Normalwert bis etwa **20 U/l** reicht.

Aspartat-Aminotransferase (AST)

Die Aspartat-Aminotransferase (AST) katalysiert die Umwandlung von Aspartat und α-Ketoglutarat zu Oxalacetat und Glutamat (S. 180). Zwei Drittel des Enzyms finden sich intramitochondrial, ein Drittel im Zytosol der Zellen.

Die AST befindet sich nicht nur in der Leber, sondern in recht hohen Konzentrationen auch im Herzen (wichtig für die Diagnose eines Infarktes) und in der Skelettmuskulatur. Vor allem bei schwereren Lebererkrankungen und zur Verlaufskontrolle eignet sich die **AST**, deren Referenzbereich ebenfalls bis etwa **20 U/l** reicht.

ALT und AST – der Ritis-Quotient

Um möglichst genaue Aussagen über die Art und das Ausmaß der Schädigung treffen zu können, müssen die Werte zueinander in Beziehung gesetzt werden.

Der **Ritis-Quotient** (nach dem aus Neapel stammenden Hepatologen F. de Ritis) beschreibt das Verhältnis der AST zur ALT, das normalerweise unter 1 liegt. Der Grund ist, dass die ALT leichter aus den Zellen entweichen kann als die AST. Bei zunehmendem Zellschaden verschlechtert sich der Quotient, da die AST dann auch vermehrt freigesetzt wird.

Bei **Entzündungen** bleibt die ALT (die auch noch eine längere Halbwertszeit besitzt) stets höher als die AST, so dass der Quotient auf etwa 0,5 absinkt.

Erst bei schweren Leberschäden steigt der Ritis-Quotient über 1, da nun auch vermehrt die vorwiegend mitochondrial lokalisierte AST freigesetzt wird.

Glutamat-Dehydrogenase (GLDH)

Die Glutamat-Dehydrogenase (GLDH) ist ein rein mitochondriales Enzym, das die Aminosäure Glutamat oxidativ zu α-Ketoglutarat desaminiert. GLDH ist eines der wenigen Enzyme, die sowohl NADH als auch NADPH als Cofaktoren benutzen können. Das Enzym kommt vor allem in der Leber vor, und zwar vermehrt perivenös.

Eine Erhöhung der **GLDH** (Normalwert etwa bis **4 U/l**) spricht für eine starke Leberschädigung mit Zellnekrosen.

Laktat-Dehydrogenase (LDH)

Das zytosolische Enzym Laktat-Dehydrogenae (LDH) kommt in allen Geweben vor, eine besondere diagnostische Bedeutung besitzt die LDH – neben der Leber – im Herzen und in den Erythrozyten.

Die **LDH** dient bei der Leber vor allem der Verlaufskontrolle, ihre Normalwerte liegen unter **240 U/l**.

32   Die Nieren

Die Nieren sind die zentralen Organe des Elektrolythaushalts des Körpers. Ihre Aufgabe besteht zum einen darin,
- das Milieu und Volumen im Extrazellulärraum konstant zu halten, zum anderen
- scheiden die Nieren wasserlösliche Stoffwechselendprodukte und toxische Substanzen aus.
- Darüber hinaus erfüllen sie endokrine Aufgaben.

32.1   Überblick

32.1.1   Begriffe

Elektrolyte und Ionen. Die Begriffe Elektrolyte und Ionen können hier als Synonyme aufgefasst werden. Die wichtigsten sind Na^+, K^+, Cl^-, Magnesium, Calcium, Phosphat und Bicarbonat.

Unser Körper besteht zu knapp zwei Drittel aus Wasser, etwa 40 % davon befindet sich außerhalb der Zellen. Diesen Extrazellulärraum unterteilt man in Interstitium, Blutplasmaraum und Transzellulärraum (Pleura-, Peritoneal-, Perikardhöhle, Liquorraum, etc.).

Während alle Zellen ihr intrazelluläres Milieu (also die Ionenkonzentrationen in den Zellkompartimenten) durch Ionenkanäle und -pumpen eigenständig aufrecht erhalten, wird das extrazelluläre Milieu von der Aufnahme und Ausscheidung der einzelnen Ionen bestimmt.

Semipermeable Membranen. Alle Flüssigkeitsräume werden durch semipermeable Membranen voneinander abgegrenzt. Das heißt, dass die Membranen für manche Stoffe, wie Wasser und Gase, sehr gut permeabel, also durchlässig, sind, für manche, dazu gehören die meisten Ionen sowie Proteine, eher schlecht.

Die hohe Durchlässigkeit für Wasser kommt daher, dass in den Membranen spezifische Kanäle für Wasser, die Aquaporine, eingebaut werden. Die Durchlässigkeit für Ionen hängt von der Zelle und ihrem Funktionszustand ab, sie ist aber wesentlich geringer als die für Wasser.

Osmose. Wenn in zwei Kompartimenten, die durch eine wasserpermeable Membran abgetrennt sind, unterschiedliche Ionenkonzentrationen vorliegen, fließt Wasser von dem Bereich mit der geringeren Konzentration in den mit der höheren Konzentration. Man nennt dieses Phänomen Osmose (S. 440, ☞ 27.3). Da die Membranen im menschlichen Körper für Wasser viel stärker durchlässig sind als für Ionen, würde eine zu hohe extrazelluläre Ionenkonzentration zum Austritt von Wasser aus den Zellen führen. Die Zellen würden schrumpfen und könnten ihre Funktion nicht mehr erfüllen, Zelltod wäre die Folge.

Um dies zu verhindern, muss die **Osmolarität** des Extrazellulärraums, das heißt die Konzentration aller osmotisch aktiven Stoffe wie Ionen, Zucker, Aminosäuren, etc., in engen Grenzen gehalten werden. Dies ist die vorrangige Aufgabe der Nieren.

32.1.2   Aufbau der Niere

Makroskopischer Aufbau. Jede Niere hat eine zuführende **Nierenarterie**, eine ableitende **Nierenvene** und einen **Harnleiter** (Ureter), in dem der Harn abfließt (☞ 32.1). Gegliedert wird die Niere in eine äußere **Rinde** und ein inneres **Mark**, das aus einem äußeren und inneren Streifen besteht.

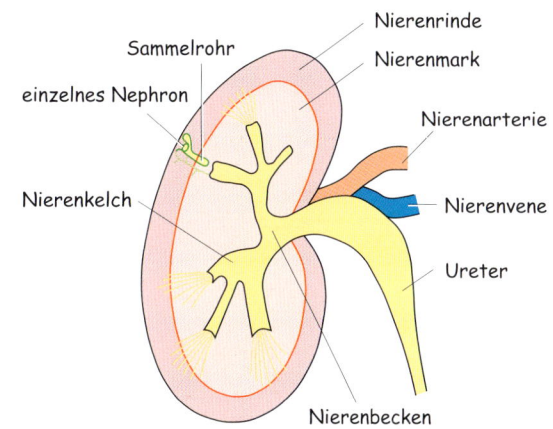

☞ **32.1**   Makroskopischer Aufbau der Niere.

Mikroskopischer Aufbau. Die eigentliche funktionelle Einheit der Niere ist das **Nephron** (☞ 32.2). Jede Niere besitzt davon ca. 1,2 Millionen. Das Nephron besteht aus der **Bowman-Kapsel** mit dem **Glomerulus** und einem anschließenden **Tubulussystem**, das aus verschiedenen Abschnitten besteht. Jedes Nephron endet in einem Sammelrohr, das über einen Nierenkelch letzten Endes in das Nierenbecken und den Harnleiter mündet.

32.1.3   Harnbildung

Im Nephron werden Stoffe aus dem Blutplasma in den Harn abfiltriert bzw. aus dem Harn in das Blut rückresorbiert. Das Blut strömt aus dem zuführenden Vas afferens in die Kapillarschlingen im Glomerulus, dessen Endothel offene Poren aufweist. Dort werden etwa 20 % des Plasmavolumens durch den glomerulären Filter in den **Bowman-Kapselraum** abfiltriert. Das Filtrat wird als **Primärharn** bezeichnet.

Der Primärharn tritt dann die Reise durch das **Tubulussystem** an, wo etwa 99 % des filtrierten Wassers und der größte Teil der darin gelösten Elektrolyte und Nährstoffe rückresorbiert werden und am Ende als Endharn (Urin) in den Ureter fließt (👁 **32.2**).

32.2 Das Niereninterstitium und die Gefäße

Für die Bildung des konzentrierten Harns sind der Aufbau der Nieren und der Verlauf der Gefäße (Vasa recta) wichtig. Die Nierenrinde, in der sich die Glomeruli, die eigentlichen Filtereinheiten der Niere, befinden, ist sehr gut durchblutet, ihre Osmolarität ist mit ca. 300 mosmol/l gleich der des Blutplasmas (plasmaisoton).

Das Nierenmark hingegen ist eher schlecht durchblutet. Die von den Glomeruli in der Rinde wegführenden Gefäße (Vasa efferentia) ziehen als **absteigende arterielle Vasa recta** ins Nierenmark. Parallel zu den absteigenden Vasa recta ziehen **aufsteigende venöse Vasa recta** Richtung Rinde und transportieren das venöse Blut ab.

> Diese Vasa recta und die Tubuli bauen im Nierenmark einen **Osmolaritätsgradienten** auf, der die Triebkraft für die Wasserresorption ist und somit erst die Konzentrierung des Harns ermöglicht. Die Osmolarität im Niereninterstitium

steigt von unter 300 mosmol/l in der Rinde auf bis zu 1200 mosmol/l im Innenmark an.

Das Endothel der Vasa recta ist fenestriert, was die Abgabe und Aufnahme von Wasser, Elektrolyten und Nährstoffen erleichtert. Während der Passage durch die Vasa recta nimmt das anfangs flüssigkeits- und elektrolytarme, O_2-reiche Blut jene Wassermoleküle und Elektrolyte auf, die im parallel verlaufenden Tubulus aus dem Filtrat rückresorbiert werden. Im Innersten des Marks kann die Osmolarität bis zu 1200 mosmol/l betragen, wodurch der Tubulusflüssigkeit Wasser entzogen wird.

> Die Anordnung der arteriellen und venösen Vasa recta als parallele Bündel verhindert, dass dieser Osmolaritätsgradient ausgewaschen wird. Nach dem **Gegenstromprinzip** gleichen sich die Konzentrationen der Elektrolyte in den Gefäßen stets der im Interstitium an.

Da sich auch die Konzentrationen von O_2, CO_2, Laktat, etc. in den arteriellen und venösen Schenkeln der Vasa recta angleichen, wird so die Versorgung des Nierenmarks erschwert. Auch können sich z. B. Schmerzmittel im Mark anlagern und das Gewebe schädigen.

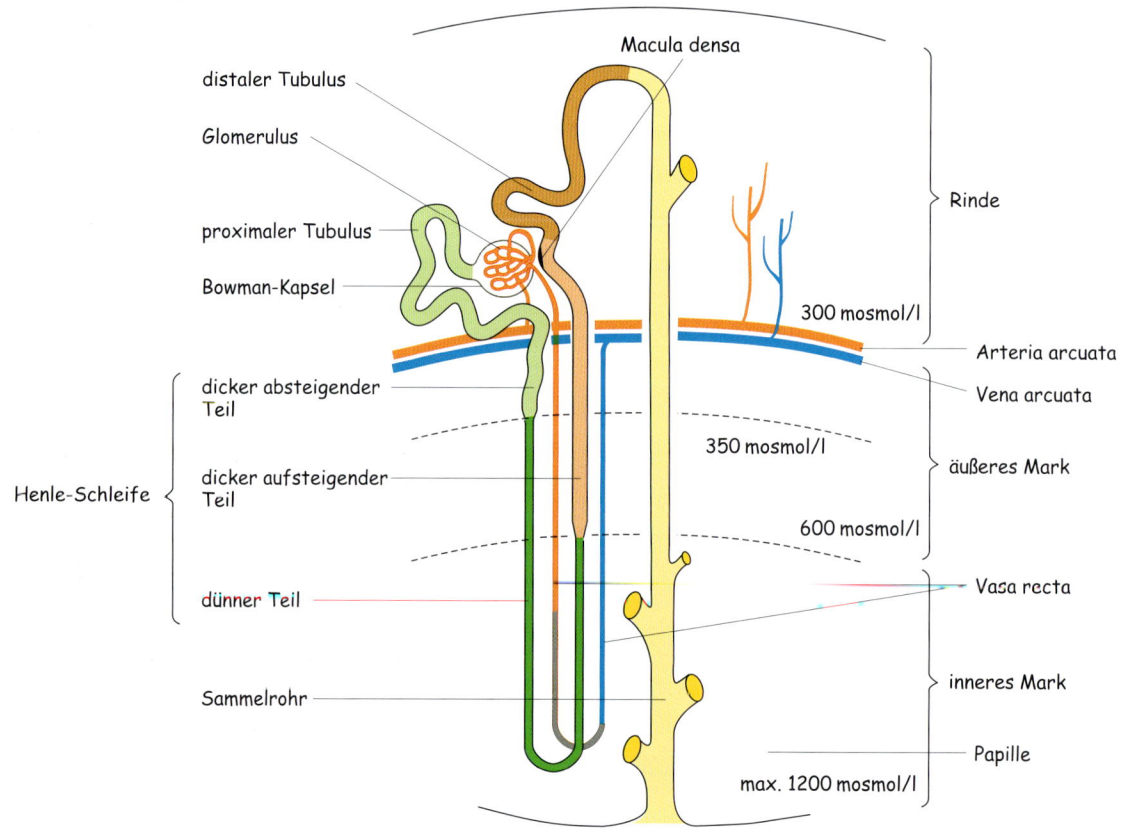

👁 **32.2**   Bau eines einzelnen Nephrons mit dem Verlauf der Gefäße.

32.3 Der Ultrafilter der Glomeruli

Die Glomeruli sind Kapillarknäuel, die von einer Kapsel (**Bowman-Kapsel**) umgeben sind (32.3). Die Kapillaren sind an den **Mesangiumzellen** aufgehängt. Der Blutzufluss erfolgt über die **Vas** (Arteriola) **afferens**, der Abfluss über die **Vas** (Arteriola) **efferens**. Zufluss und Abfluss liegen nebeneinander am Gefäßpol des Glomerulus. Die Bowman-Kapsel ist bereits Teil des Tubulussystems. Sie stülpt sich sozusagen um das Kapillarknäuel herum, fängt den filtrierten Primärharn in ihrem Kapselraum auf und leitet ihn dann weiter in das Tubulussystem.

Im Glomerulus werden Wasser, Elektrolyte und kleine Moleküle aus dem Blut in den Primärharn filtriert. Lediglich Blutzellen und Proteine werden zurückgehalten. Der Filter (32.3) dabei besteht aus:
1. dem diskontinuierlichen Kapillarendothel,
2. der dazugehörigen Basalmembran und
3. den Fußfortsätzen der Podozyten im Kapselraum.

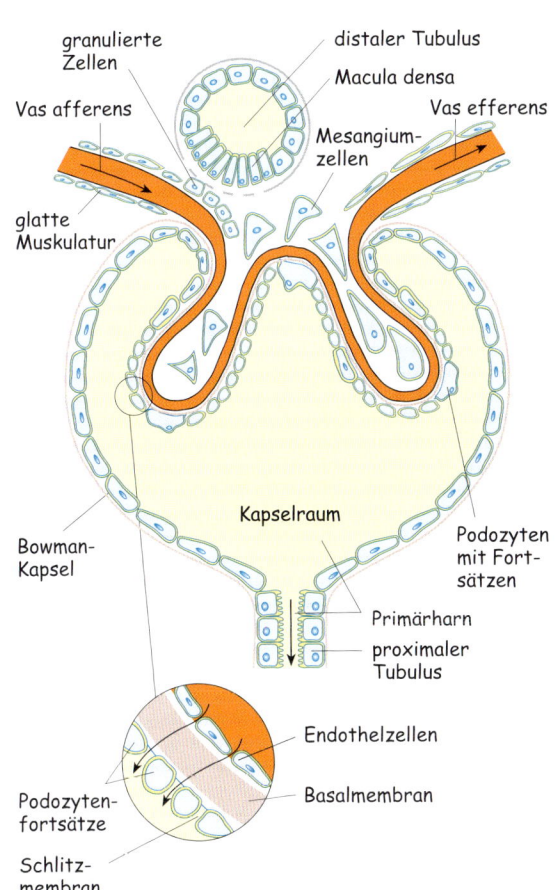

 32.3 Aufbau und Filtersystem des Glomerulus.

Die Poren des Endothels (Durchmesser 70 – 100 nm) halten bereits die Blutzellen zurück. Die 20 – 30 nm breiten Spalten zwischen den einzelnen Podozyten-Fortsätzen sind mit einer Schlitzmembran überspannt, die ca. 5 nm breite Poren aufweist. Es können nur Moleküle mit geringerer Masse als 5 kDa hindurch treten.

Darunter fallen sowohl die Stoffwechselendprodukte Kreatinin, Harnstoff und Harnsäure, als auch Wasser, Elektrolyte, Glukose, Aminosauren, etc. Die Podozyten-Fortsätze sind von einer negativ geladenen Glykokalix überzogen, die noch zusätzlich den Übertritt von den meist negativ geladenen Plasmaproteinen erschwert.

> Die **Glomeruläre Filtrationsrate (GFR)** gibt an, wie viel Filtrat beide Nieren zusammen pro Minute bilden. Da die Zusammensetzung des Plasmas in engen Grenzen bleiben muss, wird die GFR vom Körper streng reguliert. Sie ist ein wichtiger klinischer Marker für die Nierenfunktion. Physiologischerweise liegt sie bei rund 125 ml.

32.4 Das Tubulussystem

Täglich fallen in beiden Nieren ungefähr 180 l Primärharn an. Das ist etwa das Vierfache der gesamten Flüssigkeit, die im Körper enthalten ist. Es ist daher nicht überraschend, dass nur etwa ein Prozent des Volumens dieses Ultrafiltrats tatsächlich als Harn ausgeschieden wird.

> Der Primärharn fließt von der Bowman-Kapsel in das Tubulussystem, wo die für den Körper wichtigen Substanzen wie Wasser, Elektrolyte und Nährstoffe wieder rückresorbiert und toxische Stoffe ausgeschieden werden.

Am Tag werden etwa 26 mol Na^+ und 18 mol Cl^- im Glomerulus filtriert, somit stehen diese Ionen mengenmäßig bei der Rückresorption im Vordergrund. Triebkraft für die Na^+-Resorption ist die niedrigere Konzentration innerhalb der Zellen. Diese wird dadurch aufrechterhalten, dass an der luminalen Membran einströmende Na^+-Ionen durch eine basolateral gelegene Na^+/K^+-ATPase wieder hinausgepumpt werden. Na^+ verlässt die Zelle im Austausch gegen K^+, das zum Großteil die Zelle über einen K^+-Kanal sofort wieder verlässt.

Die Tubuli bestehen aus (32.2):
- dem **proximalen Tubulus**, in dem der Hauptteil der Resorption stattfindet,
- dem dünnen absteigenden, dünnen aufsteigenden und dicken aufsteigenden Teil, die man gemeinsam mit dem Pars recta des proximalen Tubulus als **Henle-Schleife** bezeichnet,
- dem **distalen Tubulus**,
- dem **Sammelrohr**, dem der Harn aus mehreren Tubuli zugeleitet wird, und in dem endgültig die Zusammensetzung des Endharns bestimmt wird.

Je nach Lage des Glomerulus kann die Henle-Schleife länger oder kürzer sein, die längsten Tubuli sind mit den marknahen (juxtamedullären) Glomeruli assoziiert.

Zwischen der Henle-Schleife und dem distalen Tubulus tritt das Tubulussystem an der Macula densa nochmals mit seinem Ursprungs-Glomerulus in Kontakt. Man nennt diesen Bereich juxtaglomerulären Apparat, der die Filtrationsrate des Glomerulus an die Resorptionskapazität des Tubulus anpasst.

32.4.1 Der proximale Tubulus

Von der Bowman-Kapsel ausgehend, fließt das Filtrat in den proximalen Tubulus. Er beginnt mit einem stark geknäuelten Teil (Pars convoluta) und erstreckt sich dann gerade (Pars recta) in Richtung Nierenmark. Die Zellen des proximalen Tubulus resorbieren aktiv Na^+ im Symport mit Glukose, Aminosäuren und Anionen. Wasser strömt aufgrund der höheren Osmolarität des Interstitiums passiv aus dem Tubulus.

> Bei der Passage durch den proximalen Tubulus werden bereits zwei Drittel des filtrierten Wassers und NaCl, sowie 99 % der Glukose und des Bicarbonats rückresorbiert. Die Osmolarität der Flüssigkeit bleibt etwa bei 300 mosmol/l.

Aktive Resorption im proximalen Tubulus

Im proximalen Tubulus werden Na^+-Ionen gemeinsam mit Glukose, Aminosäuren oder Säureanionen resorbiert (👁 **32.4**). Im Anfangsteil des proximalen Tubulus, wo die Konzentration von Glukose im Lumen noch hoch ist, genügt es, ein Glukose-Moleküle mit einem Na^+-Ion aufzunehmen. Mit zunehmendem Abstand vom Glomerulus werden die Glukose-Moleküle nun immer seltener, nun muss die Triebkraft zweier Na^+-Ionen herhalten. An der basolateralen Membran verlässt die Glukose die Zelle über GLUT 2.

Aminosäuren werden zum Großteil im Symport mit Na^+ aufgenommen und basolateral ausgeschleust.

> Bei einer **Azidose** wird aber resorbiertes (und basolateral aufgenommenes) Glutamin zu Glutamat und weiter zu α-Ketoglutarat desaminiert, und die anfallenden NH_4^+-Ionen werden in den Harn abgegeben. Das α-Ketoglutarat wird zur **Glukoneogenese** verwendet (S. 101).

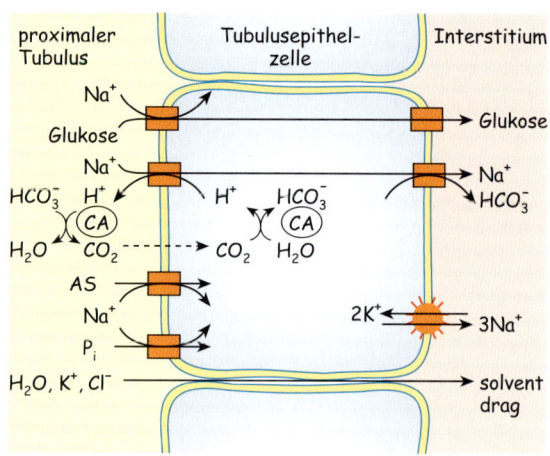

👁 **32.4** Aktive Resorption im proximalen Tubulus.

Größere Peptide werden von Peptidasen an der Außenseite der Zellmembran zerlegt oder über Endozytosevesikel aufgenommen und dann lysosomal abgebaut.

Ein weiterer Na^+-gekoppelter Transportprozess ist der **Na^+–Protonen-Antiport** (👁 **32.4**). Hierbei wird luminal Na^+ im Austausch gegen H^+ hineintransportiert, H^+ reagiert im Tubuluslumen mit dem filtrierten HCO_3^- zu Wasser und CO_2, welches wieder in die Zelle zurückströmt. CO_2 reagiert nun seinerseits intrazellulär wieder mit Wasser zu H^+ und HCO_3^-. H^+ steht wieder für den luminalen Na^+-Antiport zur Verfügung und HCO_3^- verlässt gemeinsam mit Na^+ basolateral die Zelle. Die Reaktion wird sowohl intrazellulär als auch im Tubuluslumen von Carboanhydrase(CA)-Enzymen katalysiert. **Ein Großteil des filtrierten HCO_3^- wird so resorbiert.**

Eine beträchtliche Menge der resorbierten Elektrolyte geht allerdings auch einen anderen Weg: Wasser strömt durch die „undichten" Interzellularverbindung passiv ins Interstitium und nimmt dabei gelöste Ionen mit. Man bezeichnet dies als **solvent drag**.

Ausscheidung harnpflichtiger Substanzen

Eine weitere Aufgabe der Niere ist es auch, Medikamente und Stoffwechselendprodukte auszuscheiden. Als harnpflichtige Substanzen bezeichnet man zum Beispiel Ammoniak, Harnstoff und Kreatinin. Sie sind die Verpackungsformen, in denen der Körper mit der Nahrung aufgenommenen (oder bei langem Fasten durch Proteolyse freigesetzten) Stickstoff ausscheidet.

- **Ammoniak** wird hauptsächlich bei einer Störung des Säure-Basen-Haushalts in den Tubuluszellen gebildet und in den Harn sezerniert (s. o.). **Kreatinin** hingegen wird im Glomerulus filtriert und im Tubulus nicht rückresorbiert.
- Vom filtrierten **Harnstoff** wird etwa die Hälfte im proximalen Tubulus rückresorbiert; Aufnahme und Abgabe in der Henle-Schleife und im Sammelrohr sind etwa

gleich, sodass etwa 50 % des glomerulär filtrierten Harnstoffs in den Urin gelangen.

Aktive Sekretion im proximalen Tubulus

Da viele Abbauprodukte von Medikamenten im Blut an Albumin gebunden sind, werden sie kaum filtriert. Sie liegen meist als organische Anionen oder Kationen vor. Sie werden von der Tubuluszelle über spezifische Kanäle basolateral aufgenommen und ans Lumen abgegeben.

32.4.2 Der dünne Teil der Henle-Schleife

Im dünnen Teil der Henle-Schleife sind die Epithelzellen wesentlich dünner als im Rest des Tubulussystems. Dies liegt hauptsächlich daran, dass hier kaum aktiver Transport stattfindet, der Energiebereitstellung durch Mitochondrien und eine Oberflächenvergrößerung benötigen würde.

> Hier bildet die hohe Osmolarität des umgebenden Interstitiums die Triebkraft für die passive Resorption von Wasser und NaCl.

Je nach Länge der Henle-Schleife erstreckt sich der dünne Teil bis in die Außenzone des Marks (400 – 600 mosmol/l) oder bis in die Papille, wo die Osmolarität des Interstitiums bis zu 1200 mosmol/l betragen kann.
Im **dünnen absteigenden Teil** sorgen viele **Wasserkanäle** (z. B. Aquaporin-1) für passive Wasserresorption. Nach dem Umkehrpunkt durchfließt die Tubulusflüssigkeit die Strecke in umgekehrter Richtung, die Osmolarität der Umgebung sinkt also im Vergleich zur Flüssigkeit. Die Triebkraft für Wasser wäre nun umgekehrt, nämlich hinein in den Tubulus. Da das Ziel aber die Konzentrierung des Harns sein soll, ist der **aufsteigende Teil wasserundurchlässig** (👁 **32.5**).

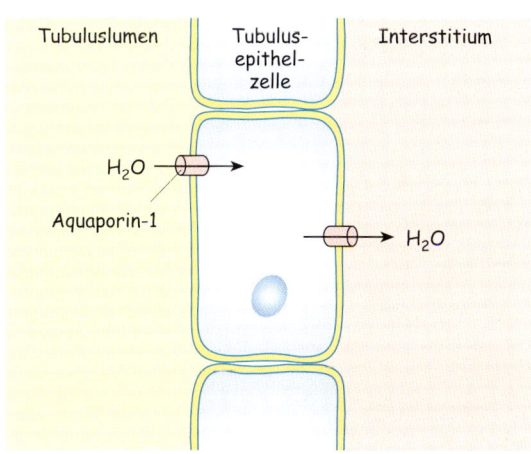

👁 **32.5** Wasserresorption im dünnen absteigenden Teil der Henle-Schleife.

Hingegen wird die höhere Osmolarität der Tubulusflüssigkeit dazu genutzt, NaCl zu resorbieren. Die Zellen an dieser Stelle enthalten zahlreiche Cl⁻-Kanäle, die Cl⁻ aus dem Tubuluslumen ins Interstitium treiben. Zum Ausgleich der Ladungen strömen auch Na⁺-Ionen parazellulär (also durch den Raum zwischen den Epithelzellen) ins Interstitium.
Harnstoff verstärkt diese Triebkraft noch zusätzlich. Er kommt in der Nähe der Papille in hoher Konzentration vor, was die hohe Gesamtosmolarität (1200 mosmol/l, davon ca. 600 mosmol/l NaCl, 600 mosmol/l Harnstoff) an dieser Stelle mitverursacht. Die hohe Osmolarität der Tubulusflüssigkeit wurde aber bisher hauptsächlich von NaCl erzeugt. Harnstoff liegt in der Tubulusflüssigkeit in geringerer Konzentration als im Interstitium vor. Weil das Epithel an dieser Stelle aber auch für Harnstoff durchlässig ist, diffundiert Harnstoff aus dem Interstitium in das Tubuluslumen (👁 **32.6**).
Am Ende des dünnen Teils der Henle-Schleife ist die tubuläre Flüssigkeit hyperton gegenüber dem Interstitium, was sich aber im folgenden Teil ändern wird.

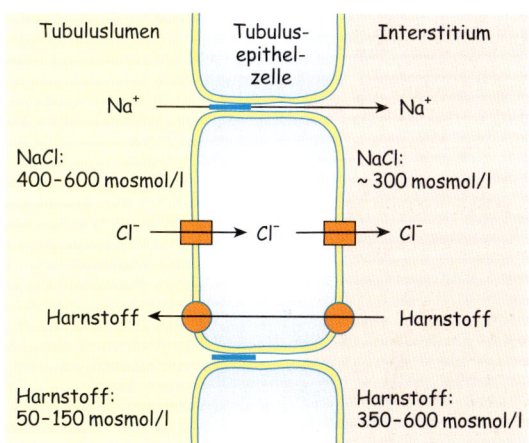

👁 **32.6** NaCl-Resorption im dünnen aufsteigenden Teil der Henle-Schleife.

32.4.3 Der dicke aufsteigende Teil der Henle-Schleife

> Auch dieser Teil der Henle-Schleife ist wasserundurchlässig, doch während im dünnen aufsteigenden Teil Ionen passiv das Epithel passiert haben, kommt hier dem aktiven Transport von NaCl die größte Bedeutung zu.

Die luminale Zellmembran enthält Na⁺-K⁺-2Cl⁻-Cotransporter (👁 **32.7**), wobei die meisten K⁺-Ionen sofort wieder ins Lumen zurückkehren. Parazellulär treten vor allem Kationen (darunter vor allem Na⁺) ins Interstitium über.

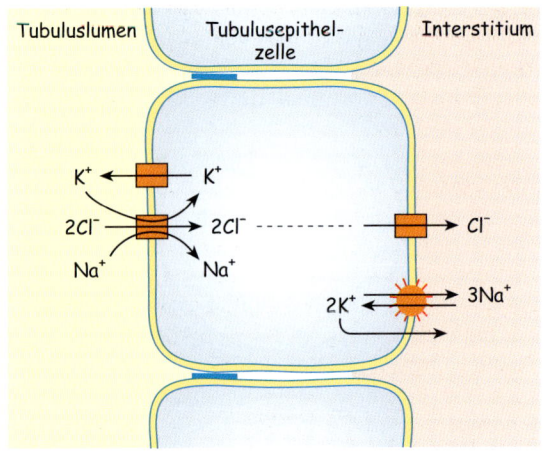

👁 **32.7** Aktiver NaCl-Transport im dicken aufsteigenden Teil der Henle-Schleife.

Durch den massiven Elektrolyttransport aus der Tubulus-flüssigkeit sinkt deren Osmolarität ab, bis sie am Ende dieses Abschnittes sogar unter der des Interstitiums und des Blutplasmas liegt. Knapp 90 % des im Glomerulus filtrierten Wassers und der Elektrolyte wurden während der Passage durch den proximalen Tubulus und die Henle-Schleife bereits rückresorbiert.

32.4.4 Der juxtaglomeruläre Apparat

Nach ihrer Reise durch das Nierenmark kehren die Tubuli nochmals zu jenem Glomerulus zurück, von dem sie ihren Ausgang genommen hatten. An dieser Stelle befindet sich der juxtaglomeruläre Apparat. Er ist ein Konglomerat aus Epithelzellen (die aufgrund ihrer hohen Kerndichte **Macula-densa-Zellen** heißen), sowie aus extraglomerulären Mesangiumzellen und granulierten Zellen. Macula-densa-Zellen messen hier die NaCl-Konzentration in der tubulären Flüssigkeit.

> Weil die meisten Transportprozesse an Na⁺ gekoppelt sind, ist die NaCl-Konzentration in der tubulären Flüssigkeit ein gutes Maß für die Sättigung der Transport-Mechanismen im proximalen Tubulus und der Henle-Schleife.

Ist die NaCl-Konzentration erhöht, verliert der Körper wichtige Elektrolyte. Dem steuert der juxtaglomeruläre Apparat entgegen, indem die Macula-densa-Zellen durch eine Vasokonstriktion in der afferenten Arteriole die Durchblutung des Glomerulus und somit die Menge an Substanzen, die das Tubulussystem rückresorbieren muss, senken. Außerdem greifen die Macula-densa-Zellen in das Renin-Angiotensin-Aldosteron-System (S. 571) ein: Sie hemmen die Renin-Freisetzung, was den Blutdruck im Glomerulus (und im ganzen Organismus) sinken lässt.

Ist die NaCl-Konzentration zu niedrig, treten die umgekehrten Mechanismen in Gang, um zu verhindern, dass zu wenig NaCl ausgeschieden wird.

32.4.5 Der distale Tubulus

In den Tubulusabschnitten vor dem juxtaglomerulären Apparat war es wichtig, große Mengen an Elektrolyten und Wasser aus dem Filtrat für den Organismus zurückzuholen, damit sie nicht verloren gehen. In dem nun folgenden Abschnitt, dem **distalen Nephron**, folgt die Feinabstimmung der Zusammensetzung des Urins.

> Hier können Stoffe nur in vergleichsweise kleinen Mengen, aber dafür gut dosiert resorbiert werden.

Das distale Nephron besteht aus dem Konvolut des distalen Tubulus und dem Verbindungsstück zum Sammelrohr. In ein Sammelrohr münden im Bereich der Rinde etwa 11 Verbindungsstücke, es zieht durchs Mark und mündet an der Papille (👁 **32.2**, S. 564).

Das Konvolut des distalen Tubulus und das Verbindungsstück befinden sich gänzlich in der Nierenrinde, wo die Osmolarität in etwa 300 mosmol/l beträgt. Aus der aufsteigenden Henle-Schleife fließt hypotoner Harn in das Konvolut des distalen Tubulus. Zum Osmolaritätsausgleich strömt Wasser aus dem Tubulus.

Des Weiteren werden in diesem Abschnitt etwa 5 % des filtrierten NaCl aktiv resorbiert. Ein Na⁺/Cl⁻-Symporter in der luminalen Membran transportiert die Ionen in die Zelle, angetrieben wiederum von einer basolateralen Na⁺/K⁺-ATPase. Auch die Resorption von Ca²⁺ ist hier von Bedeutung (👁 **32.8**).

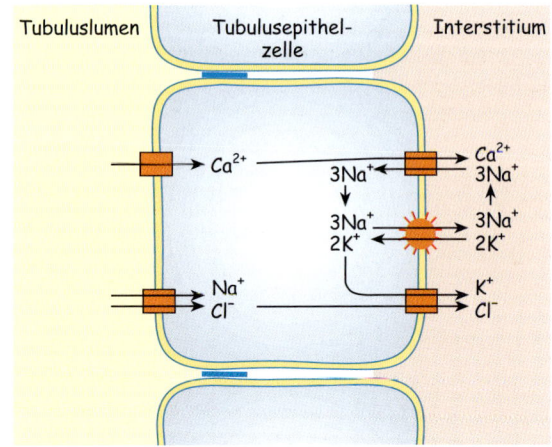

👁 **32.8** Resorption im distalen Tubulus.

32.4.6 Das Sammelrohr

Im Sammelrohr folgt die Feineinstellung der Urinzusammensetzung.

Das Sammelrohr beginnt in der Nierenrinde und führt durch das gesamte Nierenmark bis zur Papille, wo der Harn in das Nierenbecken fließt. Die Osmolarität des Interstitiums nimmt auf dieser Strecke durchs Mark kontinuierlich zu, was die Wasserresorption antreibt.

Man kann in den Sammelrohren mikroskopisch 2 Arten von Zellen unterscheiden:

- Hauptzellen und
- Schaltzellen.

Die Hauptzellen

Die Hauptzellen in den Sammelrohren stehen ganz im Dienste des Wasser- und Elektrolythaushaltes des Körpers. Sie resorbieren aktiv Na^+ im Austausch gegen K^+, außerdem strömt durch ihre Aquaporine Wasser transzellulär (d.h. durch die Epithelzellen hindurch) aus dem Harn. Die Zellverbindungen sind dicht, parazellulärer Transport findet nicht statt.

Im Gegensatz zu den vorhergehenden Abschnitten der Tubuli werden die Transportprozesse hier hormonell reguliert.

Wasserretention. Einige der luminalen Aquaporin-2-Kanäle werden von der Zellmembran abgeschnürt und intrazellulär in Vesikeln gespeichert. **Adiuretin** (auch Antidiuretisches Hormon [**ADH**] genannt) aus dem Hypothalamus bewirkt über eine intrazelluläre cAMP-Erhöhung einen verstärkten Einbau von Aquaporinen in die Zellmembran, und mehr Wasser kann das Sammelrohr verlassen (S. 387, ☞ 22.7). Bei gesteigerter ADH-Ausschüttung kann die tägliche Menge des Harns von ca. 2 l auf unter 0,7 l gedrosselt werden (☞ 32.9).

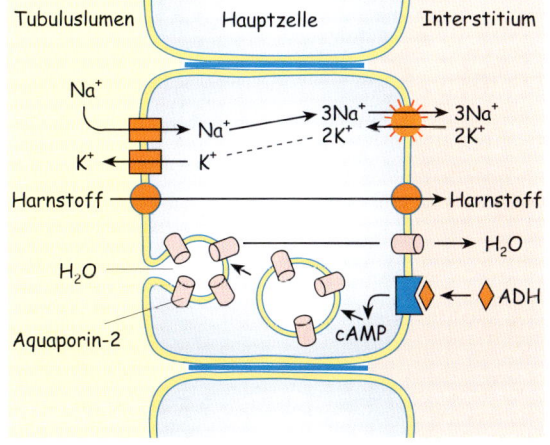

Tubuluslumen   Hauptzelle   Interstitium

☞ 32.9   Resorption in der Hauptzelle des Sammelrohrs.

Ist die ADH-Ausschüttung gestört oder sind die Aquaporin-2-Kanäle defekt, spricht man von **Diabetes insipidus.** Die Patienten produzieren bis zu 20 l Harn täglich und müssen ständig trinken, um den Wasserverlust auszugleichen.

Die Na^+-Resorption. In diesem Abschnitt wird über das Nebennierenrinden-Hormon **Aldosteron** reguliert (S. 385). Unter Aldosteron-Einfluss werden die Na^+-Kanäle und Na^+/K^+-ATPasen sowohl aktiviert als auch verstärkt exprimiert. Dadurch sinkt die Na^+-Ausscheidung, die K^+-Ausscheidung steigt an, weil mehr K^+ in die Zelle gelangt und ins Tubulus-Lumen abgegeben wird.

Resorption von Harnstoff. Wie oben besprochen, wird die Osmolarität der Tubulusflüssigkeit durch Harnstoff gesteigert, der im dünnen Teil der Henle-Schleife aufgenommen wird. Ein Teil des Harnstoffes verlässt im Sammelrohr den Urin wieder Richtung Interstitium. So wird die hohe Osmolarität des Nierenmarks aufrechterhalten, die zur Konzentrierung des Harns nötig ist. Ein beträchtlicher Teil des Harnstoffes zirkuliert somit ständig zwischen Sammelrohr und Henle-Schleife.

Die Schaltzellen

Die Schaltzellen sind für den Säure-Basen-Haushalt des Körpers wichtig. Je nach Stoffwechsellage sind Typ-A- oder Typ-B-Zellen aktiv (☞ **32.10**). Den beiden Typen gemeinsam ist die intrazelluläre Carboanhydrase, die die Reaktion von H_2O und CO_2 zu H^+ und Bicarbonat (HCO_3^-) katalysiert. Sie unterscheiden sich in der Art, wie sie mit dem Bicarbonat und H^+ verfahren.

Zellen vom Typ A pumpen H^+ ins Lumen (teilweise im Austausch gegen K^+); das Bicarbonat wird im Austausch gegen Cl^- ins Interstitium gebracht. Cl^- zirkuliert über einen Cl^--Kanal zurück. Damit werden nun aktiv Protonen aus dem Körper ausgeschieden, der Harn wird saurer. Da im Körper normalerweise laufend organische Säuren anfallen, ist der Harn physiologisch sauer.

Zellen vom Typ B. Bei diesen Zellen befindet sich die Protonenpumpe basolateral – also auf der Seite des Interstitiums – und der Bicarbonat-Chlorid-Austauscher apikal. Somit wird H^+ an das Blut abgegeben und HCO_3^- in den Harn sezerniert. Gleichzeitig wird Cl^- resorbiert.

Schaltzellen vom Typ A und Typ B haben die entgegengesetzte Wirkung auf die Ausscheidung und Resorption von Protonen und Bicarbonat.

Dies ermöglicht die flexible Anpassung der Ausscheidung an die Bedürfnisse des Organismus: Meistens müssen Protonen mit dem Urin ausgeschieden werden, also sind Typ-A-Zellen aktiv und Typ-B-Zellen inaktiv. Soll hingegen Bicarbonat ausgeschieden werden, so werden umgekehrt Typ-B-Zellen aktiviert (S. 574).

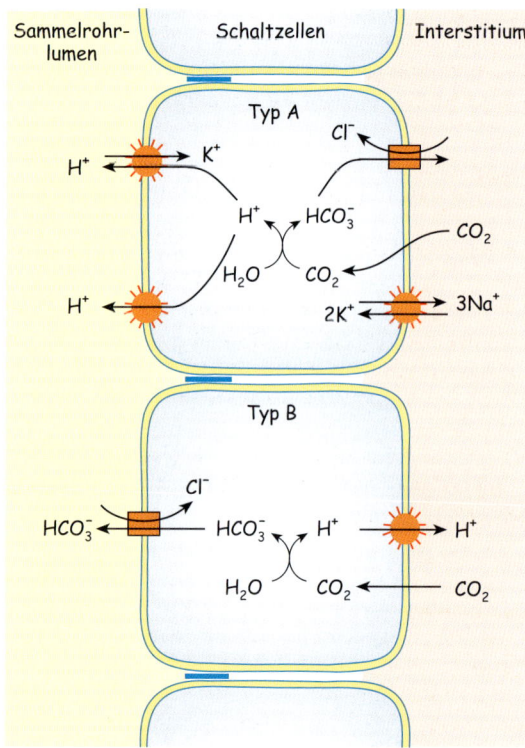

○ **32.10** Schaltzellen vom Typ A und Typ B im Sammelrohr.

32.5 Energieversorgung der Niere

Die Zellen des proximalen Tubulus verbrauchen sehr viel Energie, hauptsächlich für die basolateralen Ionenpumpen. Die Aktivität der Na^+/K^+-ATPase ist abhängig von der Menge der absorbierten Ionen, der Energieverbrauch steigt also mit steigender Filtration in den Glomeruli.
Im Bereich des proximalen Tubulus ist es wichtig, dass die aus dem Primärharn resorbierte Glukose wieder ins Blut zurückgelangt. Um zu verhindern, dass die Zellen die Glukose selbst verstoffwechseln, findet in den Epithelzellen des **proximalen Tubulus keine Glykolyse** statt. Ihre Energie beziehen die Zellen aus **Fettsäureabbau** und **Ketonkörperverwertung**.

> **Akute Tubuläre Nekrose.** Fällt – etwa während eines Herzstillstandes – der Sauerstoffpartialdruck in der Nierenrinde stark ab, so kommt es rasch zu irreversiblen Schäden, da die Tubuluszellen nicht zur anaeroben Glykolyse fähig sind. Die Folge ist häufig die so genannte Akute Tubuläre Nekrose (ATN) – ein Absterben der Tubulus-Zellen –, die zu akutem Nierenversagen führen kann.

Die Zellen des proximalen Tubulus sind zur **Glukoneogenese** fähig: Aufgenommenes Glutamin wird in zwei Schritten über Glutamat zu α-Ketoglutarat desaminiert, was als Ausgangspunkt zur Glukose-Herstellung gut geeignet ist.
Das bei der Glutaminase-Reaktion freiwerdende NH_3 wird im Tubuluslumen als Puffer für H^+ dringend gebraucht. Deshalb ist auch die renale Glukoneogenese bei einer Azi-

dose, also einer Erhöhung der H^+-Konzentration im Plasma, gesteigert (S. 574).
Im sehr schlecht durchbluteten Nierenmark sieht die Sache ganz anders aus. Mit der Sauerstoffversorgung ist es dort nicht zum Besten bestellt. Einen großen Teil der Energie beziehen die Tubuluszellen im Mark aus der anaeroben Glykolyse.

32.6 Die endokrinen Aufgaben der Niere

Neben den oben beschriebenen lokal wirkende Mediatoren, die die Nierenfunktion steuern, produziert die Niere drei Hormone: Erythropoetin (EPO), Renin und Calcitriol (S. 390).

32.6.1 Erythropoetin

> Die Nierenrinde ist das am besten durchblutete Gewebe des Körpers. Daher ist es nahe liegend, dass von hier aus die Bildung von Erythrozyten reguliert wird. Diese Aufgabe übernehmen spezialisierte Fibroblasten, die je nach Sauerstoffversorgung mehr oder weniger Erythropoetin (EPO) bilden.

Die Transkription des EPO-Gens wird durch den Transkriptionsfaktors HIF-1 (hypoxia inducible factor) reguliert. Die α-Untereinheit von HIF-1 wird hydroxyliert und daraufhin im Proteasom abgebaut.
Sinkt der O_2-Partialdruck in der Nierenrinde ab, so werden die Hydroxylasen gehemmt und HIF-1 langsamer abgebaut. HIF-1α diffundiert in den Zellkern und wirkt dort gemeinsam mit HIF-1β als Transkriptionsfaktor, dadurch wird die EPO-Synthese erhöht.

> Bei chronischen Nierenkrankheiten wird zu wenig EPO sezerniert, die Folge ist die sogenannte **renale Anämie** (S. 485).

32.6.2 Renin-Angiotensin-Aldosteron-System (RAAS)

Renin ist eine Protease, die von dem (im Blutplasma gelösten) Angiotensinogen das Angiotensin I abspaltet. Von diesem wird am Angiotensin-Converting-Enzyme (ACE) (am Gefäßendothel) das Angiotensin II abgespalten, das lokal vasokonstriktorisch wirkt.
Bildungsort des Renins sind die juxtaglomerulären Mesangiumzellen. Bei erniedrigtem Blutdruck wird aufgrund der Aktivierung von Barorezeptoren und des Sympathikus die Renin-Sekretion erhöht, was zur Vasokonstriktion führt und den Blutdruck erhöht. Daneben wird die Renin-Sekretion noch von den Macula-densa-Zellen gesteuert.

Da Angiotensin II den wichtigsten Stimulus für die Freiset
zung von Aldosteron in der Nebenniere darstellt, zählt
man oft die Aldosteronwirkung zu dieser Kaskade dazu
und bezeichnet das Ganze als Renin-Angiotensin-Aldosteron-System (RAAS, ☞ **32.11**).

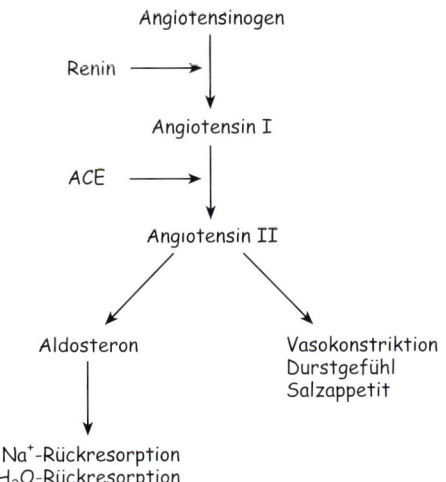

☞ **32.11**   Renin-Angiotensin-Aldosteron-System (RAAS).

Angiotensin II steigert das Extrazellulär- und Blutvolumen
und den Blutdruck:
- Es stimuliert die Na^+-Resorption sowohl im proximalen
  Tubulus als auch in den Sammelrohren (über die Sti-
  mulation der Aldosteronproduktion).
- Es stimuliert die ADH-Ausschüttung aus der Hypophyse,
  dadurch wird mehr Wasser resorbiert.
- Es steigert zentral das Durstgefühl und den Salzappetit.
- Es führt zur Vasokonstriktion.

Als Rückkopplungsmechanismus dient hierbei das tubuloglomeruläre Feedback: Bei erhöhter Salzkonzentration
im distalen Tubulus wird die Renin-Sekretion vermindert,
somit sinken die Angiotensin-II-Konzentration und damit
Blutvolumen und Blutdruck (☞ **32.12**).

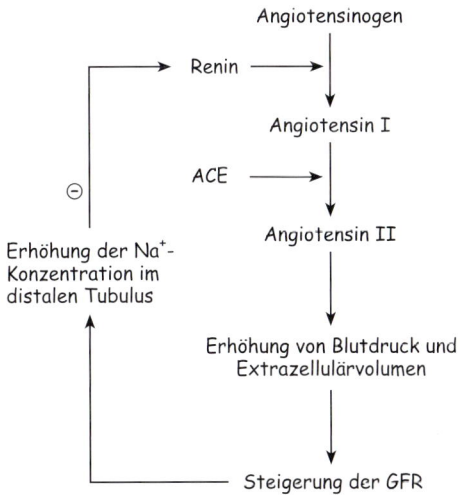

☞ **32.12**   Rückkopplungsmechanismus des RAAS.

32.6.3 Calcitriol

Dieses Steroidhormon steigert die Calcium- und Phosphataufnahme im Darm (siehe Kap. 22.2.3).

32.7 Regulation der Nierenfunktion

Wie eingangs beschrieben, ist es für den Körper sehr wichtig, dass Volumen und Elektrolytzusammensetzung des
Extrazellulärraums in engen Grenzen bleiben. Die Nierenfunktion muss daher möglichst unabhängig vom Blutdruck
und beispielsweise der Aktivität des vegetativen Nervensystems sein, um den Elektrolythaushalt in der Balance zu
halten.
Zur Erinnerung: Die glomeruläre Filtrationsrate (GFR) gibt
an, wie viel ml Ultrafiltrat pro Minute in allen Glomeruli
beider Nieren entsteht.

32.7.1 Bayliss-Effekt

Unabhängig vom Blutdruck erreicht die Niere dies durch
einen Mechanismus, der an vielen Stellen im Körper vorkommt und **Bayliss-Effekt** genannt wird: Bei stärkerer Dehnung der Blutgefäße in Folge eines erhöhten Blutdrucks
kontrahieren die glatten Muskelzellen in der Wand der
afferenten Arteriolen, was die Blutzufuhr zu den Glomeruluskapillaren senkt. Dadurch nimmt dort der Druck ab. Auf
diesem Weg kann die Niere die GFR bei arteriellen Blut-
drücken zwischen 75 und 190 mmHg konstant halten.

32.7.2 Tubuloglomeruläre Rückkopplung

Ein weiterer Regulationsmechanismus, der die GFR beeinflusst, ist die **tubuloglomeruläre Rückkopplung**: Macula-
densa-Zellen am juxtaglomerulären Apparat nehmen Na^+,
K^+ und Cl^- über einen luminalen Transporter auf, abhängig
von ihrer Konzentration im Tubuluslumen. Eine erhöhte
Konzentration an Elektrolyten im Tubuluslumen an der
Macula densa zeigt an, dass die Transportkapazitäten im
proximalen Tubulus und der Henle-Schleife überschritten
sind. Da aber im distalen Tubulus und im Sammelrohr nur
geringe Mengen an Ionen transportiert werden können,
muss die glomeruläre Filtration eingeschränkt werden,
um zu verhindern, dass der Körper wertvolle Elektrolyte
verliert.
Bei erhöhter Aufnahme von Na^+, K^+ und Cl^- über den luminalen Na^+-K^+-$2Cl^-$-Cotransporter steigt die intrazelluläre
Konzentration an Na^+ und Cl^-. Dies führt zu Membrande-
polarisation und pH-Wert-Erhöhung. An der basolateralen
Membran der Macula-densa-Zelle werden daraufhin Botenstoffe (wie etwa Adenosin und ATP) sezerniert, die in
den extraglomerulären Mesangiumzellen einen intrazellulären Ca^{2+}-Anstieg hervorrufen.
Dies hat zwei Effekte: Über Gap-Junctions wird dieser Ca^{2+}-
Anstieg sowohl an glatte Muskelzellen in der Wand der

afferenten Arteriolen als auch an die granulierten Zellen weitergegeben.
- In den glatten Muskelzellen führt der Ca^{2+}-Anstieg zur **Kontraktion**, wodurch weniger Blut in den Glomerulus gelangt und die GFR abnimmt.
- In den granulierten Zellen wird die **Renin-Sekretion vermindert** (s. u.).

32.7.3 Renin-Angiotensin-Aldosteron-System

Wie beschrieben, ist die Protease Renin der Ausgangspunkt des **Renin-Angiotensin-Aldosteron-Systems** (**RAAS**), einer Kaskade, die den Blutdruck im ganzen Körper reguliert (S. 383). Bei verminderter Renin-Sekretion am juxtaglomerulären Apparat sinkt der Blutdruck im ganzen Körper und auch in den Kapillaren im Glomerulus ab.
Wie oben beschrieben ist die GFR vom Druck in den Glomerulus-Kapillaren abhängig: Bei verminderter Renin-Sekretion sinkt daher die GFR (👁 **32.12**). Dieser Mechanismus erzielt aber nur seinen gewünschten Effekt, wenn die GFR (zum Beispiel bei sehr hohem Blutdruck) für die Kapazität des proximalen Tubulus tatsächlich zu hoch ist. Wenn hingegen im Körper zuviel NaCl vorhanden ist und es verstärkt ausgeschieden werden muss, so wirken andere Mechanismen, die die Ausscheidung fördern.

32.7.4 Feineinstellung der Urinkonzentration

Wie erwähnt, hat Angiotensin II – der Effektor des RAAS – neben seiner vasokonstriktorischen Aktivität noch weitere Effekte, die alle den Na^+-Gehalt im Körper erhöhen sollen. Es stimuliert in der Nebennierenrinde die Produktion und Sekretion von Aldosteron. Das Steroidhormon Aldosteron bindet vor allem in den Sammelrohren an einen intrazellulären Rezeptor, der dort die **Na^+-Resorption erhöht**.
Ein weiteres – bei den Hauptzellen schon erwähntes – Hormon, das in der Niere wirkt, ist **Adiuretin** (**ADH**). Es stammt aus dem Hypothalamus und erhöht durch Einbau von Wasserkanälen die Wasserresorption im distalen Tubulus und Sammelrohr.
RAAS und ADH sollen das Volumen des Extrazellulärraums konstant halten: Bei verringertem Extrazellulärvolumen (zB. bei Natrium-Mangel) wird die Bildung von Renin angehoben, Angiotensin II und Aldosteron sorgen für verminderte Na^+-Ausscheidung, Adiuretin für verminderte H_2O-Ausscheidung. Bei erhöhtem Extrazellulärvolumen wird im Gegenzug die Na^+- und H_2O-Ausscheidung erhöht (👁 **32.12**).
Entgegengesetzte Wirkung auf das Extrazellulärvolumen hat **Atriopeptin** (ANP). Es wird in den Herzvorhöfen als Reaktion auf hohen Blutdruck gebildet, der ein Zeichen für ein zu hohes Plasma- und damit Extrazellulärvolumen ist. Atriopeptin wirkt allgemein blutdrucksenkend und in der Niere vorwiegend in den afferenten Arteriolen. Daher gelangt mehr Blut in die Glomeruluskapillaren, die Filtrationsrate steigt an. Weiter wirkt es hemmend auf die Aldos-

teron-Freisetzung und vermindert direkt die Na^+- und H_2O-Resorption in den Sammelrohren.

32.8 Der Urin

Normalerweise produzieren beide Nieren zusammen etwa 0,7 bis 2 l Urin täglich. Viel Trinken oder proteinreiche Nahrung erhöhen die Menge, da mehr Wasser oder Harnstoff ausgeschieden werden muss. Weniger ist bei starkem Schwitzen oder Durchfällen zu erwarten.
Der Endharn ist für gewöhnlich gelb. Die gelbe Farbe wird von Urochromen verursacht, die aus dem Hämoglobin-Abbau in der Leber stammen und chemisch Gallenfarbstoffen ähneln. Blut, aber auch viele Medikamente können für roten Urin sorgen.

32.8.1 Zusammensetzung des Urins

Bei normaler Ernährung ist der Urin leicht sauer (pH zwischen 5,6 und 7,0). Die meisten Protonen, die der Körper ausscheidet, sind allerdings in Form von Ammonium-Ionen oder an Phosphat gepuffert, die auf den pH-Wert keinen Einfluss haben. Die Gesamtmenge an Protonen im Harn bestimmt man durch Titration des Harns, da hierbei die gepufferten Protonen mit erfasst werden.

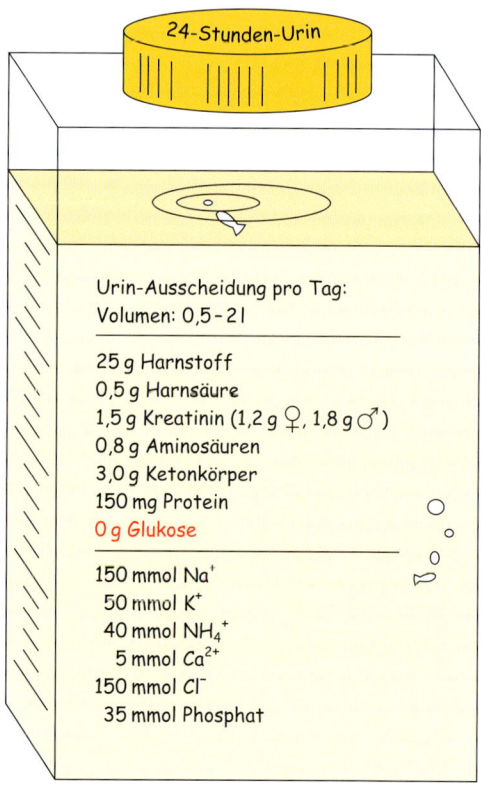

👁 **32.13** Physiologische Bestandteile des Urins.

Harnstoff wird in der Leber im Harnstoffzyklus gebildet und dient der Ausscheidung von Stickstoff. Harnsäure stammt aus dem Abbau von Purinen in der Leber. Auch verlassen trotz aller Barrieren und Rückresorptionen täglich mehrere Milligramm Plasmaproteine und einige Gramm Aminosäuren über den Urin den Körper (👁 **32.13**).

Pathobiochemie des Urins

Eine gestörte Nierenfunktion oder eine erhöhte Konzentration eines Stoffes im Blutplasma können zu einer Veränderung der Harnzusammensetzung führen. Bei chronischen oder entzündlichen Nierenerkrankungen ist die Filtration im Glomerulus betroffen: Proteine aus dem Plasma, allen voran das relativ kleine Albumin, können in den Harn übertreten. Bei über 150 mg Protein im Urin eines Tages spricht man von **Proteinurie**.

Glukose wird nahezu ungehindert filtriert und im proximalen Tubulus im Symport mit Na^+ rückresorbiert. Wenn allerdings der Plasmaspiegel von Glukose 10 mmol/l (entspricht 180 mg/dl) übersteigt, so ist das Resorptionssystem überfordert, und Glukose ist auch im Endharn vorhanden. Man spricht bei dem Wert von 10 mmol/l auch von der Nierenschwelle; der Glukose-Nachweis im Urin ist ein diagnostisches Kriterium für einen Diabetes mellitus.

Auch die Stoffwechselsituation spielt für die Urinzusammensetzung eine Rolle. Bei Hungerzuständen oder fettreicher und kohlenhydratarmer Ernährung sind **Ketonkörper** im Urin zu finden.

Im Urin kommen viele Stoffe in hohen Konzentrationen vor. Wird der Urin saurer, nimmt die Löslichkeit vieler Stoffe ab. Fallen sie aus und bilden sie Konkremente, können **Nierensteine** entstehen (👁 **32.14**), die typischerweise kolikartige Schmerzen im Unterbauch verursachen. Nierensteine bilden sich entweder bereits im Nierenbecken und im Ureter oder erst in der Harnblase. Verschiedene Nierenproteine sollen normalerweise die Steinbildung verhindern. Dazu gehören Nephrocalcin, das Tamm-Horsfall-Protein und Uropontin. Man nimmt an, dass die gestörte Sekretion dieser Proteine in einigen Fällen für die Steinbildung verantwortlich ist.

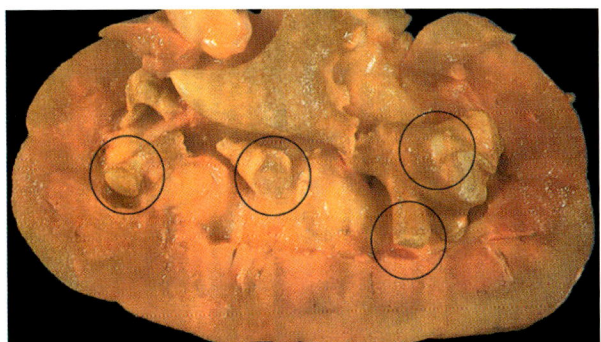

👁 **32.14** Nierensteine.

Zwei Drittel aller Nierensteine bestehen aus Calciumoxalat, daneben sind Harnsäure-(Urat-)steine häufig. Entsprechende Ernährungsempfehlungen sollen verhindern, dass die Steine erneut auftreten. In den meisten Fällen genügt es, die Proteinzufuhr etwas zu senken, um der Übersäuerung des Urins entgegen zu wirken. Bei Harnsäuresteinen empfiehlt es sich, weniger Fleisch zu essen, um die Purinzufuhr und somit die Harnsäureproduktion zu senken.

Bei Entzündungen der Harnwege können Mikroorganismen Enzyme sezernieren, die Harnstoff in CO_2 und NH_3 spalten. Dadurch wird der Urin saurer, und die Steinbildung wird erleichtert.

32.9 Die Nieren im Säure-Basen-Haushalt

Bei der Homöostase des Säure-Basen-Haushalts spielen die Nieren eine wichtige Rolle. Sie
- resorbieren filtriertes Bicarbonat zurück,
- bilden Ammonium neu und
- scheiden Protonen (oder Bicarbonat) aus.

32.9.1 Bicarbonat-Resorption

Bicarbonat – der wichtigste Puffer im Blut – wird glomerulär filtriert, aber bei normaler Stoffwechsellage und Ernährung zur Gänze wieder rückresorbiert.

Im proximalen und distalen Tubulus findet man an der tubulären Seite der Zellmembran das Enzym Carboanhydrase, das die Reaktion von Bicarbonat und H^+ zu CO_2 und H_2O katalysiert. Dabei stammt H^+ hauptsächlich aus der Tubulusepithelzelle, aus der es im Antiport gegen Na^+ ausgeschleust wurde. Das gebildete CO_2 tritt nun in die Zelle ein, wo es (katalysiert durch die intrazelluläre Carboanhydrase) mit Wasser zu H^+ und Bicarbonat reagiert. Das so gebildete Bicarbonat tritt nun basolateral im Na^+-Symport ins Blut über. Effektiv wird hier also filtriertes Bicarbonat resorbiert, es werden aber keine Protonen sezerniert.

32.9.2 Ammonium-Synthese

Um Protonen tatsächlich loszuwerden, arbeiten Leber und Nieren zusammen: Perivenöse Hepatozyten in der Leber synthetisieren aus Glutamat Glutamin. Dabei werden je ein H^+-Ion und ein NH_3-Molekül gebunden. Bei niedrigem pH wird die Glutamin-Synthetase in der Leber aktiviert.

In den Mitochondrien der Epithelzellen des proximalen Tubulus wird Glutamin zu Glutamat und weiter zu α-Ketoglutarat desaminiert; dabei werden zwei Mal je ein H^+-Ion und ein NH_3-Molekül frei. Sie treten in das Tubuluslumen über und verlassen den Körper mit dem Urin. Konkret werden die Protonen in der Leber gebunden und in der Niere ausgeschieden (👁 **32.15**). Das α-Ketoglutarat wird in der Gluconeogenese weiter verstoffwechselt (s. u.).

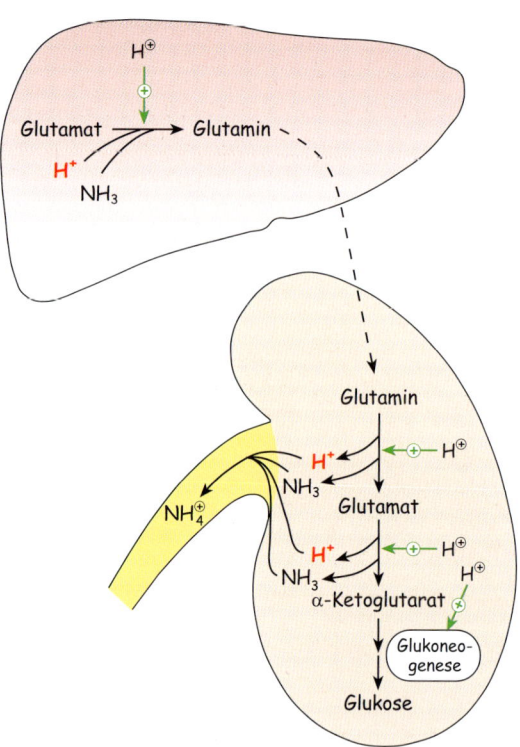

👁 **32.15** Der Weg der Protonen und des Ammonium-Ions von der Leber in die Niere.

32.9.3 Die Glukoneogenese der Niere

In den Epithelzellen des proximalen Tubulus fällt laufend α-Ketoglutarat an (s. o.), was als Ausgangsmaterial der Glukoneogenese dient. Anders als die Leber dient dies aber nicht unmittelbar der Energieversorgung, sondern eben der Ausscheidung von Protonen. Die dabei anfallende Glukose wird ins Blut „rückresorbiert" und so dem Körper als Energie zur Verfügung gestellt. Eine erhöhte Protonenkonzentration im Blutplasma (Azidose) aktiviert die Glutaminase, Glutamat-Dehydrogenase und Phosphoenolpyruvat-Carboxykinase, die Schlüsselenzyme der Glukoneogenese.

32.9.4 Protonen-Ausscheidung im Sammelrohr

In den Sammelrohren wird die Menge an ausgeschiedenen Protonen (oder von Bicarbonat bei Basenüberschuss) endgültig eingestellt. Wie erwähnt kommen im Sammelrohr Typ-A-Schaltzellen, die Protonen sezernieren, und Typ-B-Schaltzellen, die Bicarbonat ausscheiden, vor.

Bei hoher Protonenkonzentration im Blut wird die Expression von Kanälen, die an der Protonen-Ausscheidung beteiligt sind, erhöht. In der Typ-A-Zelle sind dies der basolaterale Chlorid/Bicarbonat-Austauscher und die apikale Protonen-Pumpe. Gleichzeitig ist die Expression des apikalen Chlorid/Bicarbonat-Austauschers der Typ-B-Zellen herabgesetzt.

Bei chronischer Azidose kommt noch ein zusätzlicher Effekt dazu: Die Anzahl der Typ-A-Zellen erhöht sich relativ zu der der Typ-B-Zellen.

Hormonelle Regulation. Angiotensin II und Aldosteron sind die wichtigsten Regulatoren für die renale Säure-Basen-Ausscheidung. Beide stimulieren die Säure-Ausscheidung im Sammelrohr, in dem sie den Einbau von Vesikeln mit Protonen-Pumpen in die apikale Membran stimulieren. Der Effekt wird über eine intrazelluläre Ca^{2+}-Erhöhung und Aktivierung der Proteinkinase-C hervorgerufen, Aldosteron wirkt zusätzlich über den bekannten Mechanismus (S. 385) auf die Transkription.

Lokale Faktoren. Neben Aldosteron und Angiotensin II bewirken auch ein erhöhter pCO_2 und erniedrigter pH-Wert den verstärkten Einbau von H^+-ATPase-Vesikeln. Wie die Zellen den extrazellulären pH-Wert messen, ist noch nicht abschließend geklärt, es gibt aber Hinweise auf G-Proteine in der basolateralen Membran, die als pH-Sensor fungieren könnten.

33 Der Säure-Basen-Haushalt

Sauerstoff (O₂) und Kohlendioxid (CO₂) sind wichtige Bestandteile des menschlichen Stoffwechsels. Während Sauerstoff im Körper zur Energiegewinnung verwendet wird, fällt Kohlendioxid als Endprodukt des Stoffwechsels an.

In wässriger Lösung bildet CO₂ mit Wasser Kohlensäure, die im Körper zu Bicarbonat und H⁺ dissoziiert und daher den pH-Wert der Lösung senkt.

Des Weiteren fallen im Körper laufend Milchsäure, Harnsäure, Schwefelsäure, etc. an, die ebenfalls dissoziieren und H⁺ abgeben. Dennoch bleibt der **pH-Wert des Blutes** nahezu konstant, nämlich zwischen 7,35 und 7,45. Bei Werten unter diesem Bereich spricht man von **Azidose**, bei Werten darüber von **Alkalose**.

Veränderungen des pH-Wertes würden sofort den Ladungszustand von Proteinen und damit die Aktivität von fast allen Enzymen beeinflussen, was unmittelbar lebensbedrohend wäre:

- Die Sauerstoff-Bindungskurve von Hämoglobin ist vom pH-Wert abhängig.
- Die Sauerstoff-Versorgung der Gewebe ist vor allem bei Alkalose problematisch, weil Hämoglobin das gebundene O₂ weniger leicht abgibt (Linksverschiebung, S. 504).

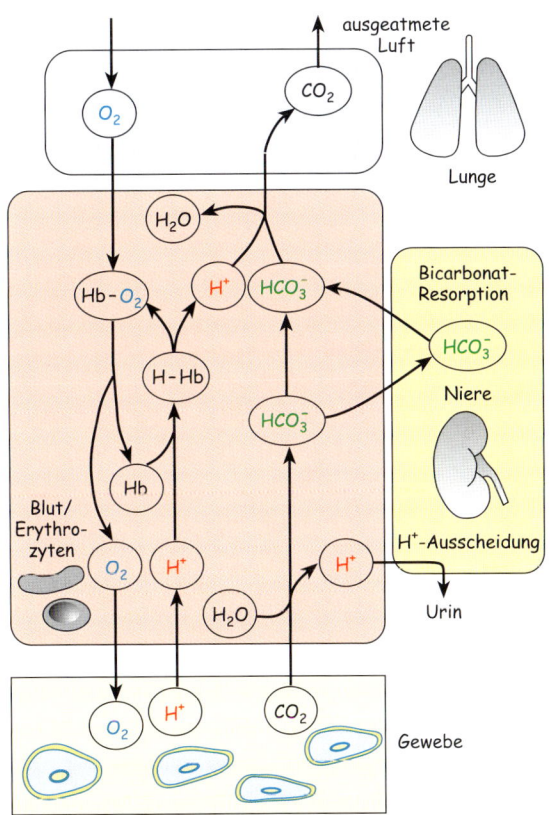

👁 **33.1** Überblick über den Säure-Base-Haushalt.

In diesem Kapitel wollen wir die Regulation des pH-Werts der extrazellulären Flüssigkeiten betrachten und die Rolle der dabei beteiligten Organe Blut, Lunge und Nieren beleuchten (👁 **33.1**).

33.1 Chemie der Säuren und Basen

> Säuren sind definiert als Stoffe, die in wässriger Lösung Protonen, also H⁺, abgeben; Basen sind Stoffe, die H⁺ aufnehmen.

Mit HA bezeichnet man allgemein eine protonierte Säure. Wenn das Säuremolekül das Proton abgegeben hat, bezeichnet man sie als A⁻. (engl. *acid*, lat. *acidum* = Säure)

$$HA \rightleftharpoons H^+ + A^-$$

Säure　　　　Proton　Säurerestion

Für Kohlensäure sieht die Gleichung so aus:

$$H_2CO_3 \rightleftharpoons H^+ + HCO_3^-$$

Kohlensäure　　Proton　Bicarbonat

Kohlensäure dissoziiert zu Bicarbonat und einem Proton. In einem zweiten Schritt wäre nun denkbar, dass auch das hier entstandene Bicarbonat wieder ein Proton abgibt – und zu Carbonat wird:

$$HCO_3^- \rightleftharpoons H^+ + CO_3^{2-}$$

Bicarbonat　　Proton　Carbonat

Bei neutralem pH geben ca. 75 % der Kohlensäure-Moleküle ein Proton ab, liegen also als Bicarbonat vor. Nur die wenigsten Bicarbonat-Ionen hingegen reagieren zum Carbonat-Ion weiter. Später werden wir die einzelnen Konzentrationen berechnen.

Davor wollen wir uns allerdings noch ansehen, was mit den aus Kohlensäure entstandenen Protonen weiter passiert: Wenn man den Weg des Protons im Wasser weiterverfolgt, bemerkt man, dass das Proton an Wasser bindet:

$$H_2O + H^+ \rightleftharpoons H_3O^+$$

Wasser　　Proton　Hydronium-Ion

In der Bruttogleichung sieht also die Reaktion der Kohlensäure mit Wasser so aus:

$$H_2CO_3 + H_2O \rightleftharpoons HCO_3^- + H_3O^+$$

Kohlensäure　Wasser　　Bicarbonat　Hydronium-Ion

Kohlensäure hat also ein Proton abgegeben, Wasser eines aufgenommen. Vergleicht man dies mit der Definition für Säuren und Basen, erkennt man deutlich, dass in dieser Reaktion Kohlensäure als Säure und Wasser als Base fungiert.

Wenn man aber nun das Carbonat-Ion mit Wasser reagieren lässt, nimmt das Carbonat-Ion ein Proton auf und wird zum Bicarbonat-Ion, Wasser gibt ein Proton ab und wird zum Hydroxyl-Ion OH^-:

$$CO_3^{2-} \ + \ H_2O \ \rightleftharpoons \ HCO_3^- \ + \ OH^-$$

Carbonat   Wasser   Bicarbonat   Hydroxyl-Ion

Hier ist also Wasser die Säure, die das Proton abgibt, Carbonat die Base, die es aufnimmt.

> Wasser kann also sowohl als Säure und als Base wirken, je nachdem, mit welchem Stoff es reagiert. Man nennt Wasser deshalb auch **amphoter**.

Der Einfachheit halber lässt man bei Säure-Base-Reaktionen das Wassermolekül, an welches ein Proton bindet, bei der Beschreibung weg und schreibt nur H^+.

Wie kann man nun aber berechnen, welche Konzentrationen in einer wässrigen Lösung Kohlensäure vorliegen? Wenn man die Konzentrationen der Stoffe auf der rechten Seite der Reaktionsgleichung mit einander multipliziert, ebenso die Konzentrationen der Stoffe auf der linken Seite und die Ergebnisse dann durch einander dividiert („rechts durch links"), erhält man die sogenannte **Gleichgewichtskonstante K**. Diese Zahl ist für die jeweilige Reaktion (bei gleichen äußeren Bedingungen wie Temperatur) konstant und kann in Tabellen abgelesen werden.

$$\frac{[H^+] \cdot [A^-]}{[HA] \cdot [H_2O]} = K$$

Für die oben genannte Reaktion von Kohlensäure mit Wasser hieße das:

$$\frac{[HCO_3^-] \cdot [H^+]}{[H_2CO_3] \cdot [H_2O]} = K$$

Die eckigen Klammern bedeuten, dass man die Konzentration des jeweiligen Stoffes (in Mol pro Liter) einsetzen muss.

Da man aber bei Reaktionen dieser Art annimmt, dass viel mehr Wasser als Kohlensäure vorhanden ist, sodass sich die Wasserkonzentration nicht ändert, bringt man diese in die Konstante mit ein und bezeichnet die neue Konstante als **Säurekonstante K_S**:

$$K_S = \frac{[H^+] \cdot [HCO_3^-]}{[H_2CO_3]} = 3{,}02 \cdot 10^{-7}$$

Allgemein gilt:

$$K_S = \frac{[H^+] \cdot [Base]}{[Säure]}$$

Da die Werte für die Konzentrationen in mol/l und die Säurekonstanten meistens ziemlich kleine Zahlen sind, nimmt man von der Zahl den negativen dekadischen Logarithmus und zeigt das mit einem kleinen p an:

$$-\log(K_S) = pK_S$$

Die Säure ist umso stärker, je kleiner der pK_S-Wert ist, weil bei kleinem pK_S-Wert mehr Säuremoleküle dissoziieren und somit ein H^+ abgeben. **Alle Säuren mit einem pK_S-Wert größer als 1 nennt man schwache Säuren.**

Der pK_S-Wert für das Säure-Basen-Paar Kohlensäure/Bicarbonat beträgt

$$-\log(3{,}02 \cdot 10^{-7}) = \underline{6{,}52}$$

> Als **konjugiertes Säure-Basen-Paar** bezeichnet man zwei Stoffe, die sich durch Protonierung bzw. Deprotonierung in einander umwandeln können.

Beispiele dafür sind Kohlensäure (H_2CO_3) und Bicarbonat (HCO_3^-), aber auch Bicarbonat und Carbonat (CO_3^{2-}). Umgekehrt ist aber die Base umso stärker, je größer der pK_S-Wert ist, weil dann mehr Moleküle der Base ein H^+ aufnehmen. So gilt etwa für die Reaktion von Carbonat mit Wasser, dass sehr viele Carbonat-Moleküle ein Proton aufnehmen und zum Bicarbonat werden (pK_S (Bicarbonat/Carbonat) = 10,4).

33.1.1 Der pH-Wert

> Die Konzentration von Protonen in der Lösung nennt man pH:
> $$pH = -\log([H_3O^+])$$

Näherungsweise lässt sich der pH-Wert einer starken und schwachen Säure mit folgenden Formeln berechnen:

> pH-Wert einer starken Säure
> $$pH = -\log[Säure]$$
> pH-Wert einer schwachen Säure:
> $$pH = \frac{1}{2} \cdot (pK_S - \log([Säure]))$$

Um für Basen analoge Berechnungen durchzuführen, definiert man den negativen dekadischen Logarithmus der Konzentration an Hydroxyl-Ionen als pOH, die Dissoziationskonstante für Basen als pK_B. Sie können jedoch leicht in pH und pK_S umgerechnet werden:

$$pH = 14 - pOH$$
$$pK_S + pK_B = 14$$

Zur pH-Wert-Berechnung gelten näherungsweise dann folgende Formeln:
pH-Wert einer starken Base:

$$pOH = - \log [Base]$$
$$pH = 14 + \log [Base]$$

pH-Wert einer schwachen Base:

$$pOH = \frac{1}{2} \cdot (pK_B - \log ([Base]))$$
$$pH = 14 - \frac{1}{2} \cdot (pK_B - \log ([Base]))$$

Für jede Säure und ihre konjugierten Base lässt sich nun ein pK_S-Wert angeben, aus dem sich das Verhältnis der Konzentrationen an Säure, konjugierter Base und H^+ in einer Lösung berechnen lassen. Wenn aber mehr als ein Paar aus einer Säure mit konjugierter Base in einer Lösung vorliegt, wie dies in Flüssigkeiten im menschlichen Körper der Fall ist, so kann man mit dem pH-Wert das Verhältnis der Konzentrationen berechnen:
Formt man die oben genannte allgemeine Säure-Gleichung so um, dass H^+ auf der einen Seite steht und K_S mit den Konzentrationen auf der anderen, und nimmt man anschließend von der ganzen Gleichung den negativen dekadischen Logarithmus, so erhält man die **Henderson-Hasselbalch-Gleichung**:

$$K_S = \frac{[H^+] \cdot [Base]}{[Säure]} \iff [H^+] = K_S \cdot \frac{[Säure]}{[Base]} \iff pH = pK_S + \log \frac{[Base]}{[Säure]}$$

Für Kohlensäure gilt also:

$$pH = pK_S + \log \frac{[HCO_3^-]}{[H_2CO_3]}$$

> Je höher der pH-Wert einer Lösung, desto mehr Moleküle liegen deprotoniert, also als Base, vor. Je niedriger der pH-Wert einer Lösung, desto mehr Moleküle liegen protoniert, also als Säure, vor.

33.1.2 Puffer

> Die Aufgabe eines Puffers ist die Konstanthaltung des pH-Wertes einer Lösung bei Änderungen der Säure-Basen-Zusammensetzung. Ein Puffer besteht aus einer schwachen Säure und der konjugierten Base.

Protonen, die in die Lösung kommen, werden an die Pufferbase gebunden; diese reagiert dann zur Säure. Basen, die in die Lösung kommen, nehmen das Proton auf, das die Puffersäure hergibt; diese wird damit zur Base. Für einen Kohlensäure-Bicarbonat-Puffer bedeutet dies also: Protonen werden an Bicarbonat gebunden, Hydroxylionen an Kohlensäure, und der pH-Wert bleibt konstant (☞ **33.2**). Mit der Henderson-Hasselbalch-Gleichung kann man stets das Verhältnis der Puffersäure zur Pufferbase bestimmen, wenn der pH-Wert bekannt ist:

$$pH = pK_S + \log \left(\frac{[Base]}{[Säure]} \right)$$

Ist der pH-Wert der Lösung gleich dem pK_S des Puffersystems, so liegt gleich viel Pufferbase wie Puffersäure vor.
Ist der pH-Wert um 1 höher als der pK_S-Wert, liegen bereits über 90 % der Moleküle des Puffersystems als Pufferbase vor.
Je mehr H^+- bzw. OH^--Ionen vom Puffer gebunden werden können, desto effektiver ist er. Dies hängt davon ab,
- welche Konzentration das Puffersystem insgesamt hat, und
- in welchem Verhältnis Puffersäure zur Pufferbase steht. Dieses wird von der Nähe des pH-Wertes der Lösung zum pK_S bestimmt.

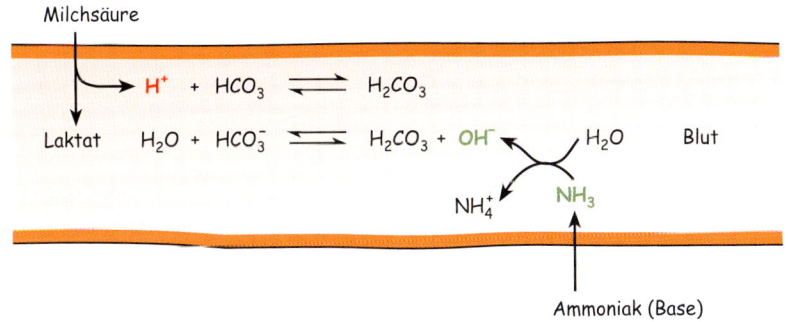

Am effektivsten ist der Puffer, wenn der pH-Wert seinem pK_S entspricht, wobei eine Abweichung von 1 nach oben und unten noch akzeptabel ist.

> Als Messgröße für die Effektivität eines Puffers wird häufig die **Pufferkapazität** verwendet: Sie gibt an, wieviel mol H^+-Ionen man in 1 l Lösung geben muss, um den pH-Wert um 1 zu senken.

a Kohlenhydrate

$$C_6H_{12}O_6 \text{ (Glukose)} + 6\ O_2 \longrightarrow 6\ CO_2 + 6\ H_2O \rightleftharpoons 6\ HCO_3^- + 6\ H^+$$

b Lipide

$$Palmitat^- + H^+ + 23\ O_2 \longrightarrow 16\ CO_2 + 16\ H_2O \rightleftharpoons 16\ HCO_3^- + 16\ H^+$$

c Proteine

$$Alanin + 3\ O_2 + 2\ H_2O \longrightarrow 3\ CO_2 + 3\ H_2O + NH_3 \rightleftharpoons 3\ HCO_3^- + 2\ H^+ + NH_4^+$$

$$2\ NH_3 + CO_2 \longrightarrow Harnstoff$$

d Abbau von Glukose unter anaeroben Bedingungen

$$Glukose \longrightarrow 2\ Milchsäure \rightleftharpoons 2\ Laktat + 2\ H^+$$

e Ketonkörperbildung

$$Palmitat + H^+ \longrightarrow 4\ \beta\text{-Hydroxybuttersäure} \rightleftharpoons 4\ \beta\text{-Hydroxybutyrat} + 4\ H^+$$

👁 **33.3** Im Körper fallen unter physiologischen Bedingungen täglich 50 – 100 mmol Säuren an.

33.2 Die Puffersysteme des Körpers

Im menschlichen Körper fallen unter physiologischen Bedingungen täglich 50–100 mmol Säuren an, dazu kommen 13–20 mol CO_2:

- Im Kohlenhydrat- und Lipidstoffwechsel (👁 **33.3 a** und **b**) fallen beim vollständigen Abbau Wasser und Kohlendioxid an, die im Blutplasma als Bicarbonat und H^+ vorliegen.
- Der Abbau von Proteinen (👁 **33.3 c**) liefert NH_3, das zu Ammonium (NH_4^+) protoniert. Die schwefelhaltigen Aminosäuren Methionin und Cystein liefern Schwefelsäure, phosphathaltige Verbindungen liefern Phosphorsäure.
- Unter anaeroben Bedingungen fallen Milchsäure und Ketonkörper an (👁 **33.3 d** und **e**), was vor allem bei Sauerstoff-Minderversorgung, etwa bei einem Kreislaufschock, oder beim Diabetiker von Bedeutung ist.

Um dennoch den pH-Wert im Blutplasma bei etwa 7,40 konstant zu halten, existieren zahlreiche Puffersysteme, die die entstehenden Protonen binden, sodass die Funktionen von Enzymen und Strukturproteinen oder Transportvorgängen aufrecht erhalten werden können.

33.2.1 Kohlensäure-Bicarbonat-Puffersystem

Das Kohlensäure-Bicarbonat-Puffersystem besteht genau genommen nur aus den Komponenten Kohlensäure und Bicarbonat; man kann aber auch das Gas CO_2 zu diesem System hinzuzählen.

Erythrozyten und viele andere Zellen, die Säuren und Basen transportieren müssen (z. B. Belegzellen des Magens und Zellen der Sammelrohre der Nieren), besitzen mit der **Carboanhydrase** ein Enzym, das die Reaktion von CO_2 und H_2O zu Bicarbonat und H^+ katalysiert (👁 **33.4**).

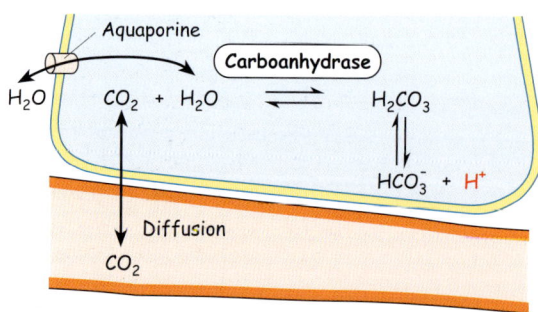

👁 **33.4** Carboanhydrase.

$$\text{H}_2\text{O} + \text{CO}_2 \xrightleftharpoons[]{\text{Carboanhydrase}} \text{H}_2\text{CO}_3 \rightleftharpoons \text{HCO}_3^- + \text{H}^+$$

CO_2 diffundiert also nun durch die Zellmembran ins Plasma. Nur wenige Moleküle CO_2 lösen sich in Wasser und bilden Kohlensäuremoleküle, die dann mit Bicarbonat ein konjugiertes Säure-Basen-Paar darstellen. Die Konzentration an gelöstem CO_2 (dCO_2) lässt sich aus dem Partialdruck des CO_2 berechnen:

$$dCO_2 \text{ (mmol/l)} = pCO_2 \text{ (mmHg)} \cdot 0{,}03$$

Unter normalen Bedingungen hat CO_2 im Plasma einen Partialdruck von 40 mmHg (= 5,3 kPa); 1,2 mmol/l CO_2 wären also gelöst.

Weil jedes gelöste CO_2-Molekül theoretisch zu H_2CO_3 weiter reagieren könnte, setzt man nun den CO_2-Partialdruck pCO_2 in die Henderson-Hasselbalch-Gleichung ein:

$$pH = pK_S' + \log\left(\frac{[\text{HCO}_3^-]}{0{,}03 \cdot pCO_2 \text{ (in mmHg)}}\right)$$

Bicarbonat stellt also den „Basenanteil", CO_2 den „Säureanteil" des Bicarbonat-Puffers im Blutplasma dar. Als Konsequenz dieser Umformung können wir nun auch nicht mehr den pK_S-Wert von Kohlensäure/Bicarbonat verwenden, sondern man gibt für die Reaktion

$$\text{H}_2\text{O} + \text{CO}_2 \rightleftharpoons \text{H}^+ + \text{HCO}_3^-$$

einen pK_S von 6,1 (für 37 °C) an, der durch das Zusammenfassen der entsprechenden Gleichgewichtskonstanten entsteht. Für den Bicarbonat-Puffer des Blutplasmas ergibt sich also:

$$pH = pK_S' + \log\left(\frac{[\text{Bicarbonat}]}{0{,}03 \cdot pCO_2 \text{ (in mmHg)}}\right)$$

$$[\text{Bicarbonat}] = 24 \text{ mmol/l}$$
$$pCO_2 = 40 \text{ mmHg}$$
$$pK_S' = 6{,}1.$$
$$pH = 6{,}1 + \log\left(\frac{24}{0{,}03 \cdot 40}\right) = \underline{7{,}4}$$

Der resultierende pH-Wert entspricht dem mittleren pH-Wert des Blutplasmas.

33.2.2 Aufrechterhaltung des pH-Werts

Entstehen im Stoffwechsel Protonen, reagiert Bicarbonat zu CO_2 (eigentlich Kohlensäure, aber diese steht ja mit CO_2 im Gleichgewicht). Umgekehrt reagiert CO_2 zu Bicarbonat, wenn Basen (z. B. NH_3) dem Plasma hinzugefügt werden. Wir wollen uns nun ansehen, wie der Puffer auch bei laufender Produktion von Protonen oder Basen den pH-Wert konstant hält.

Wenn nun im Stoffwechsel der Gewebe Milchsäure entsteht und diese mit der Konzentration von 1 mmol/l ins Blut gelangt, reagiert 1 mmol/l Bicarbonat zu CO_2. Die Bicarbonat-Konzentration nimmt also um 1 mmol/l ab, die von gelöstem CO_2 um 1 zu:

$$\text{H}^+ + \text{HCO}_3^- \longrightarrow \text{H}_2\text{O} + \text{CO}_2$$
$$pH = 6{,}1 + \log\left(\frac{24 - 1}{40 \times 0{,}03 + 1}\right) = 6{,}1 + \log\left(\frac{23}{2{,}2}\right) = 7{,}12$$

Da aber das entstehende CO_2 nicht im Blutplasma gelöst bleibt, sondern sofort über die Lungen abgeatmet wird, können wir es aus der Berechnung herausnehmen:

$$\text{H}^+ + \text{HCO}_3^- \longrightarrow \text{H}_2\text{O} + \text{CO}_2\uparrow$$
$$pH = 6{,}1 + \log\left(\frac{24 - 1}{40 \times 0{,}03}\right) = 6{,}1 + \log\left(\frac{23}{1{,}2}\right) = 7{,}38$$

Der pH-Wert ändert sich also (bei intakter Atmung!) trotz Zugabe von Protonen nur minimal.

Über die Atmung steht CO_2 im Gleichgewicht mit der Umgebungsluft, neu entstehendes CO_2 kann schnell abgeatmet werden. Daher bezeichnet man dieses Puffersystem als „offen", und diese Eigenschaft macht es zum effizientesten Puffersystem des Plasmas, das etwa für drei Viertel der gesamten Pufferkapazität verantwortlich ist.

33.2.3 Nicht-Bicarbonat-Puffer

Neben dem Bicarbonat-Puffer existieren noch weitere Puffersysteme im Blut, die insgesamt etwa ein Viertel der gesamten Pufferkapazität beisteuern.

Das in den Erythrozyten in hoher Konzentration vorliegende Hämoglobin trägt wesentlich zum Blutpuffer bei. Die Aminosäure **Histidin** hat in ihrer Seitenkette eine Ringstruktur, die in der Lage ist, H^+ zu binden. Diese Pufferkapazität ist bei **desoxygeniertem Hämoglobin** effektiver als bei O_2-bindendem. Im Umkehrschluss bedeutet dies, dass bei saurem pH Hämoglobin leichter sein gebundenes O_2 abgibt als bei basischem. Man nennt dies auch den **Bohr-Effekt** (S. 504).

Im Plasma übernehmen diese Rolle die Plasmaproteine, vor allem **Albumin**, das häufigste Plasmaprotein. Allerdings besteht bei Protonierung von Proteinen stets die Gefahr, dass das Protein seine katalytische Funktion oder seine Struktur verliert.

Phosphat ist aufgrund seines pK_S-Werts von 6,8 ebenfalls bei einem pH von 7,4 als Puffer geeignet. Allerdings kommt Phosphat nur in sehr geringer Konzentration im Plasma vor, so dass sein Beitrag zum Blutpuffer auf 0,4 % beschränkt bleibt. Im Urin hingegen stellt er das wichtigste Puffersystem dar.

33.2.4 Transport von CO_2 im Blut

CO_2 aus dem Gewebe

Die Gewebszellen produzieren als Stoffwechselendprodukt laufend CO_2. Es diffundiert durch die Zellmembran bis ins Blut. Nur etwa 10 % des gesamten CO_2 lösen sich im Plasma, 90 % diffundieren in die Erythrozyten (☞ **33.5**).

Dort katalysiert die **Carboanhydrase** die Reaktion von CO_2 mit Wasser zur Kohlensäure, die in Bicarbonat und H^+ deprotoniert.

$$H_2O + CO_2 \rightleftharpoons H_2CO_3 \rightleftharpoons HCO_3^- + H^+$$

H^+ lagert sich an Histidylreste und den N-Terminus des Hämoglobins an, das dafür das gebundene O_2 abgibt, da es in den Gewebszellen gebraucht wird. HCO_3^- kann entweder im Austausch für Cl^- aus dem Erythrozyten hinaus diffundieren und als Natrium-Bicarbonat oder intrazellulär als Kalium-Bicarbonat vorliegen.

Ca. 20 % des CO_2 wird als Carbaminogruppe an den N-Terminus des Hämoglobins gebunden und so im Erythrozyten transportiert.

$$Hb - NH_2 + CO_2 \rightleftharpoons Hb - NHCOO^- + H^+$$

N-terminale   Carbaminogruppe
Aminogruppe

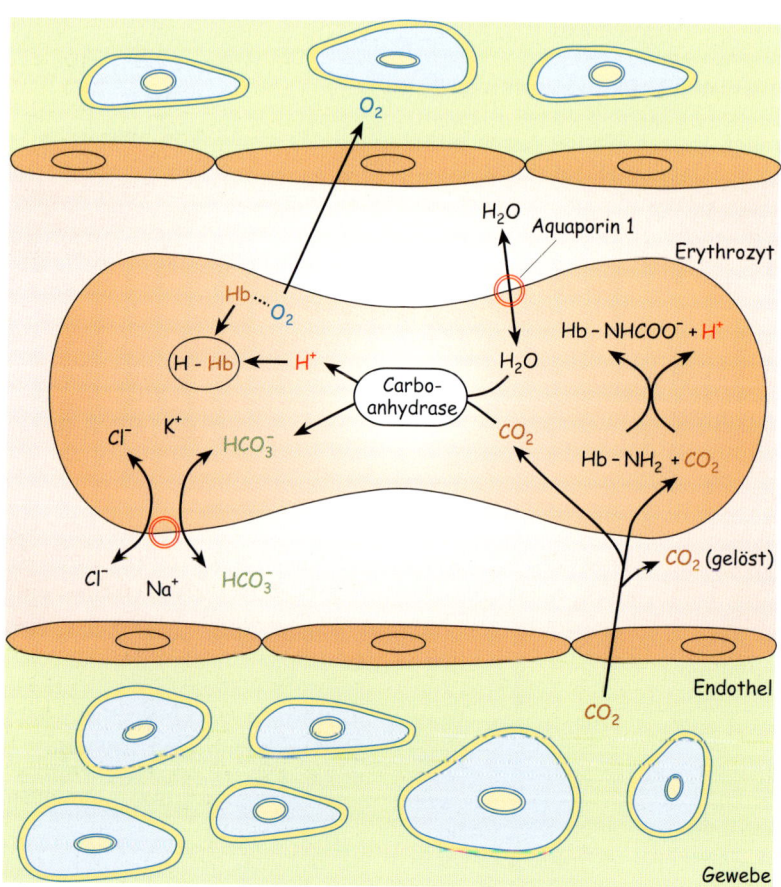

☞ **33.5** CO_2 aus dem Gewebe wird über das Blut transportiert.

CO₂-Abgabe in der Lunge

Bei intakter Atmung ist der CO_2-Partialdruck in den Lungenalveolen niedriger als im Blut, daher diffundiert CO_2 nun aus dem Blut in die Alveolarluft. H^+ und Bicarbonat reagieren zu Wasser und CO_2, das deprotonierte Hämoglobin nimmt O_2 auf (☞ **33.6**).

Die Kontaktzeit, in der das Blut durch die Kapillaren in den Alveolarsepten fließt, ist mit etwa einer Sekunde sehr gering. Aber da die Reaktion von Wasser und CO_2 an der Carboanhydrase mit sehr hoher Geschwindigkeit abläuft, reicht dies für den Gasaustausch aus.

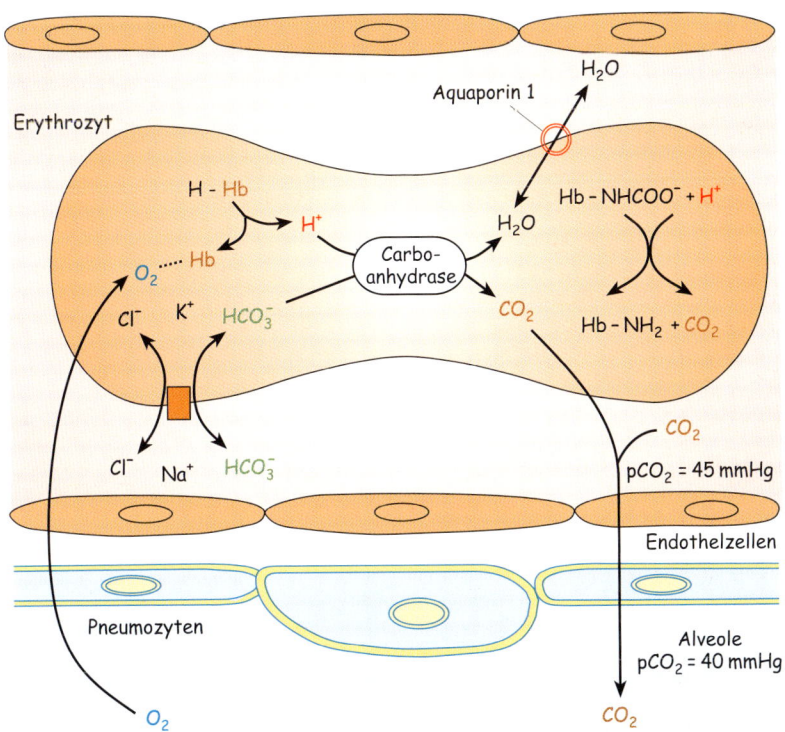

☞ **33.6** Transport von CO_2 im Blut und Abgabe in der Lunge.

33.3 Protonenbilanz des Körpers

Wie schon erwähnt, fallen bei vielen Stoffwechselwegen Säuren als Zwischen- oder Endprodukte an. Da im Bicarbonat-Puffersystem CO_2 die Säurekomponente darstellt, die aber in der Lunge leicht wieder abgeatmet werden kann, nennt man CO_2 die „flüchtige Säure". Daneben entstehen aber auch nicht-flüchtige Säuren wie Milchsäure, Ketonkörper, Schwefel- oder Phosphorsäure. Sie liegen bei physiologischem pH-Wert dissoziiert vor.

In Ruhe entstehen im Körper pro Tag 12 mol CO_2, das entspricht etwa 270 l. Sie werden über die Lunge abgeatmet.

Nicht-flüchtige Säuren werden über die Niere ausgeschieden. Dabei handelt es sich um ca. 60 mmol Protonen pro Tag. Sie werden über spezialisierte Zellen im Sammelrohr (Schaltzellen) je nach Bedarf in den Urin abgegeben oder auch zurückgehalten.

Bei einer Ernährung, die reich an Fleisch, Eiern und Getreideprodukten ist, steigt der Säure-Überschuss an. Ein saurer Urin ist dann die Folge.

Bei extremer obst-, milch- und gemüsereicher Ernährung kann es sogar vorkommen, dass mehr Basen zugeführt werden als Säuren. Dann können diese Zellen auch Bicarbonat in den Urin sezernieren und Protonen ans Blut abgeben. Der Urin ist dann basisch.

Kommt es hingegen zu Störungen im Säure-Basen-Haushalt des Körpers, etwa weil zu viele Säuren gebildet werden, Säuren oder Basen (z. B. durch Erbrechen) „verloren" gehen oder die Atmung behindert ist, kommt es leicht zu einer Entgleisung dieses Haushalts. Ein pH-Wert des Blutes außerhalb des Bereichs von 6,8 und 7,8 ist nicht mehr mit dem Leben vereinbar.

33.4 Messung des Säure-Basen-Status

Der Säure-Basen-Haushalt ist eng mit dem Elektrolyt-Haushalt verknüpft: H^+ wird im Austausch für K^+ in die Zellen transportiert. Eine erhöhte H^+-Ionen-Konzentration im Blutplasma (Azidose) treibt auf diesem Weg H^+ in, K^+ aus den Zellen (Hyperkaliämie). Das Membranpotential von Nerven- und Muskelzellen liegt näher bei Null (Depolarisation). Somit nimmt die Erregbarkeit zu, es kann zu Herzrhythmusstörungen kommen.

Umgekehrt führt eine erniedrigte H^+-Konzentration zu einer Hypokaliämie, die mit verringerter Erregbarkeit einhergeht und ebenfalls Herzrhythmusstörungen verursachen kann.

Das Gleichgewicht an Säuren und Basen im Organismus ist daher ein sehr wichtiges Ziel des Stoffwechsels. Viele verschiedene Erkrankungen können es stören und zum Teil lebensbedrohliche Konsequenzen haben. Vor allem nach Unfällen, während Operationen und auf Intensivstationen ist die Überwachung des Säure-Basen-Status sehr wichtig. Grundsätzlich ist eine Störung im Bereich der Abatmung von CO_2 denkbar, das heißt, es kann entweder zu viel oder zu wenig CO_2 über die Lungen abgeatmet werden. Andererseits kann die Bildung von Säuren im Gewebe oder ihre Ausscheidung über die Nieren erhöht oder vermindert sein. Bei starkem Durchfall kann es zum Verlust von Bicarbonat über den Darm kommen.

> Um den Säure-Basen-Status zu untersuchen, misst man im frischen, arteriellen Blut den
> - pH als Parameter für die Konzentration an freien Protonen,
> - pCO_2, als Parameter für die respiratorische Komponente,
> - die Bicarbonat-Konzentration, als Parameter für die metabolische Komponente des Säure-Basen-Haushalts.
>
> Die Messung erfolgt meist durch die so genannte **Astrup-Methode**.

Der pH-Wert des Blutes erlaubt eine Unterscheidung von **Alkalose** und **Azidose** (👁 33.7). Der normale pH-Wert des Blutes liegt zwischen 7,35 und 7,45. Bei pH-Werten über 7,45 spricht man von einer Alkalose, bei pH-Werten unter 7,35 spricht man von Azidose.

Die weiteren Werte erlauben eine Diagnose der Ursache:
- **respiratorische Ursache** – das Problem liegt bei der Atmung,
- **metabolische Ursache** – das Problem liegt im Stoffwechsel.

Azidosen und Alkalosen

Die respiratorische Azidose. Bei verminderter alveolärer Atmung bleibt mehr CO_2 im Blut zurück, der **pCO_2 steigt an**. Begleitet wird dies durch einen erniedrigten pH. Kompensiert wird diese „Übersäuerung" durch eine Erhöhung der Bicarbonat-Konzentration, die auf verminderte renale Ausscheidung zurückzuführen ist.

Hierfür kann es folgende Ursachen geben:
- eine Verlegung der Atemwege,
- eine Entzündung der Lunge,
- eine Fehlfunktion der Atemreflexe oder
- eine Lähmung der Atemmuskulatur.

Die respiratorische Alkalose. Bei der respiratorischen Alkalose ist der alveoläre Luftaustausch erhöht, der **pCO_2 sinkt ab**, der pH ist erhöht. Kompensatorisch ist hier die Bicarbonat-Konzentration erniedrigt, da die Niere verstärkt Bicarbonat ausscheidet.

Grund hierfür ist meist eine Hyperventilation. Um den pCO_2 wieder zu erhöhen, besteht die Sofortmaßnahme bei Hyperventilation darin, die ausgeatmete Luft in einer Plastiktüte aufzufangen und wieder einzuatmen. Dies kann den Teufelskreis schnell durchbrechen.

Die metabolische Azidose. Bei der metabolischen Azidose ist die **Bicarbonat-Konzentration erniedrigt**, ebenso der pH-Wert. Der Körper kompensiert dies durch erhöhte Abatmung von CO_2, der pCO_2 sinkt ab.

Ursache hierfür kann entweder ein Verlust von Bicarbonat über Darm oder Niere sein, oder auch eine Unterversorgung des Gewebes mit Sauerstoff, wodurch vermehrt Milchsäure in der anaeroben Glykolyse entsteht. Soforttherapie ist hier bei schweren Störungen eine Bicarbonat-Infusion.

Die metabolische Alkalose. Bei dieser Störung ist die **Bicarbonat-Konzentration erhöht**, ebenso der pH-Wert. Kompensiert wird dies durch verminderte Abatmung von CO_2, der pCO steigt an.

Ursache kann eine verminderte Protonen-Ausscheidung in der Niere sein. Sehr starkes Erbrechen kann durch den Verlust an Magensäure ebenfalls eine metabolische Alkalose auslösen. Therapeutisch kann man die Protonenpumpen des Magens hemmen. „Kaliumsparende Diuretika" senken die Ausscheidung von Kalium in der Niere, was meist auch einen Rückgang der Alkalose zur Folge hat.

Entgleisung	pH (normal: 7,36 – 7,44)	pCO_2 (normal: 40 mmHg)	Bicarbonat (normal: 24 mmol/l)
respiratorische Azidose	↓	↑	sekundär ↑
respiratorische Alkalose	↑	↓	sekundär ↓
metabolische Azidose	↓	sekundär ↓	↓
metabolische Alkalose	↑	sekundär ↑	↑

👁 **33.7** Azidosen und Alkalosen.

Gekoppelte Störungen. Kompliziert wird die Diagnose, wenn beide Komponenten gemeinsam auftreten. Ein erniedrigter pH-Wert gekoppelt mit erhöhtem pCO_2 und erniedrigtem Bicarbonat weist auf eine Azidose mit einer metabolischen und einer respiratorischen Komponente hin. Diese Störungen treten häufig gekoppelt auf, weil eine verminderte Atmung eine Unterversorgung der Gewebe mit Sauerstoff und eine daraus resultierende Milchsäure-Azidose begünstigt.

Umgekehrt bedeuten erhöhter pH, erniedrigter pCO_2 und erhöhtes Bicarbonat eine metabolische und respiratorische Alkalose (selten). Bei der Therapie müssen stets beide Komponenten bedacht und behandelt werden.

Vollständig kompensierte Störungen. Wie wir oben gesehen haben, versucht der Körper immer, eine erhöhte oder erniedrigte Protonenkonzentration zu kompensieren. Eine respiratorische Störung wird metabolisch kompensiert, eine metabolische wird respiratorisch kompensiert.

Es kann daher durchaus vorkommen, dass trotz Entgleisung des Säuren-Basen-Haushalts der pH-Wert im Normalbereich ist. Man spricht hier von einer vollständig kompensierten Azidose oder Alkalose. Sie zu erkennen ist nicht immer einfach, im Klinikalltag aber oft sehr wichtig.

34   Die Muskulatur

Zum Aufschlagen dieser Buchseite verwendet man willkürlich viele schnell kontrahierbare Skelettmuskeln. Sie bewirken nur im Zusammenspiel Bewegungen unterschiedlicher Geschwindigkeit und Dauer. Das unermüdliche „Arbeitstier" Herzmuskulatur ermöglicht dies alles durch ständigen Bluttransport, während die glatte Muskulatur in Eingeweiden und Blutgefäßen Kontraktionen von langsamer Dauer ausführt. Die Struktur dieser vielfältigen Muskelformen wurde an die jeweiligen Funktionen und Umweltanforderungen angepasst. Wie und warum erklärt dieses Kapitel.

34.1   Aufbau der Muskulatur

Die Muskulatur ist aus Zellen aufgebaut, die sich auf einen Reiz hin verkürzen können. Viele Zellen besitzen diese Eigenschaft der Kontraktilität, allerdings steht diese Zellleistung bei Muskelzellen (Myozyten) im Vordergrund. Die gesamte Struktur der Muskelzellen ist auf diese Funktion hin ausgerichtet.

34.1.1   Der Skelettmuskel

Ein Skelettmuskel besteht aus vielen **Faserbündeln**, die an beiden Enden in Sehnen übergehen. Für ein besseres Verständnis ist hier der hierarchische Aufbau bis zur elektronenmikroskopischen Auflösung grafisch dargestellt (👁 **34.1**).

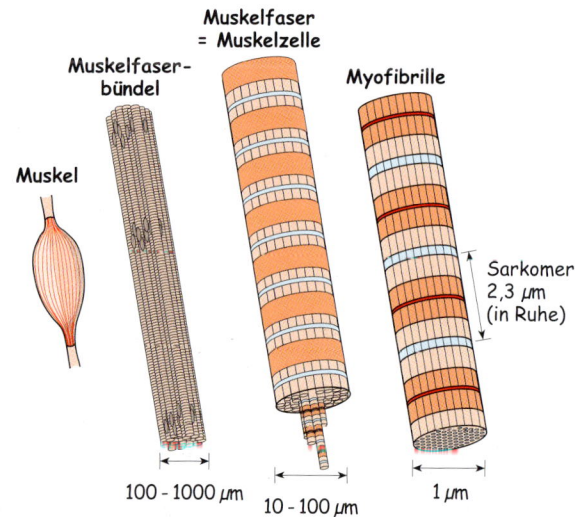

👁 **34.1**   Muskelfaserbündel.

Ein Muskelfaserbündel (noch mit bloßem Auge gut erkennbar) wird aus mehreren **Muskelfasern** gebildet, den eigentlichen Muskelzellen.

> Beim **Muskelfaserriss** (allen Kickern bekannt) kommt es zum Riss einer oder mehrerer dieser Fasern und Bündel und unter Umständen zum kompletten Muskelriss. Die Ursache ist eine akute Überlastung durch Muskelermüdung, Stoffwechselungleichgewicht oder fehlerhafte Kommunikation zwischen Muskel und Nerven.

Synzytium. Die vielkernigen Muskelzellen, die Muskelfasern, werden auch als Synzytien bezeichnet, da sie entwicklungsgeschichtlich aus mehreren zusammengelagerten einkernigen Vorläuferzellen (Myoblasten) bestehen. Ihre Durchmesser bewegen sich je nach Beanspruchung zwischen 10 und 100 μm, bei Längen von wenigen mm bis einigen cm. Außen wird die Muskelfaser von einer elektrisch erregbaren Membran, dem Sarkolemm, umgeben, während im Zytoplasma viele parallel liegende Myofibrillen (Durchmesser etwa 1 μm) die Zellkerne auf die Seite drängen.

> Die kontraktilen Muskelproteine in den **Myofibrillen** bewirken durch ihre regelmäßige Anordnung eine Querstreifung, weshalb die Skelettmuskulatur auch als **quergestreifte Muskulatur** bezeichnet wird. Die grundlegende Baueinheit der Myofibrille ist das **Sarkomer** (in Ruhe etwa 2,3 μm lang). Es enthält dicke und dünne Myofilamente, sowie Zytoskelettproteine.

Bei einer Muskelverkürzung nimmt die Anzahl dieser in Serie geschalteten Sarkomere ab und die umgebenden Bindegewebsstrukturen verlieren teilweise ihre Dehnbarkeit.

34.1.2   Der Herzmuskel

> Herzmuskelzellen (Kardiomyozyten) weisen wie die Skelettmuskelzellen eine Querstreifung auf, sind aber wesentlich kürzer und dünner. Dreidimensionale Verzweigungen der Zellen bauen eine netzartige Struktur auf. Bei Herzmuskelzellen betragen die Mitochondrien bis zu 30 % des Gesamtzellvolumens (beim Skelettmuskel nur etwa 5 %) und jede Zelle besitzt einen Kern.

Nur während des Wachstums und bei Hypertrophie (Vergrößerung) sind sie oft polyploid (mehrkernig). Im Zytoplasma sind die Myofilamente allerdings nicht wie beim Skelettmuskel einheitlich in schlanken Myofibrillen angeordnet, sondern bilden teilweise zusammenhängende streifenförmige Gebilde. Die Sarkomere gleichen im Prinzip denen der Skelettmuskulatur.

34.1.3 Die glatte Muskulatur

Die glatten Muskelzellen besitzen jeweils nur einen Kern und sind spindelförmig. Das Zytoplasma ist von kontraktilen Filamenten ohne besonderes Anordnungsprinzip ausgefüllt, weshalb die Querstreifung fehlt. Die dünnen Myofilamente sind an ihren Enden in Zytoplasmaverdichtungen („dense bodies" und Anhaftungsplaques) aneinander, am Zytoskelett und an der Plasmamembran befestigt.

34.1.4 Die Proteine des Sarkomers

Um den Kontraktionsmechanismus zu verstehen, muss man den Aufbau der Proteine im Sarkomer der quergestreiften Muskulatur genau betrachten (☞ 34.2).
Das Sarkomer wird von den Z(wischen)-Membranen begrenzt, die aus Gerüstproteinen bestehen. In diesen verankern sich die so genannten dünnen Aktinfilamente (ca. 2000 pro Sarkomer). In der Mitte des Sarkomers befindet sich der M(ittel)-Streifen, dessen Gerüstproteine den dicken Myosinfilamenten (ca. 1000 pro Sarkomer) Halt bieten.

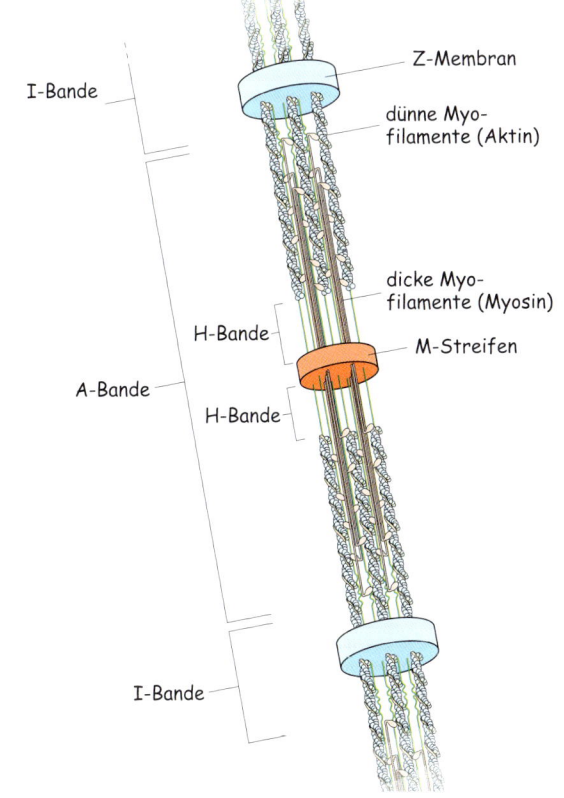

☞ **34.2** Sarkomer.

Die Bandenmusterung

Auf der elektronenmikroskopischen Aufnahme (☞ **34.3**) ist eine „Zebra-Streifung" erkennbar. Der helle Streifen wird als **I Bande** (von gr. **i**sotrop) bezeichnet. Er überspannt die Z-Membran nach beiden Seiten und wird aus den nicht überlappenden dünnen Myofilamenten gebildet (dünn = hell). Der dunkle Streifen heißt **A-Bande** (von gr. **a**nisotrop) und geht über die volle Länge der dicken Filamente (dick = dunkel). Diese A-Bande beinhaltet die **H-Bande** (nicht überlappende dicke Filamente), sowie den schon bekannten M-Streifen.

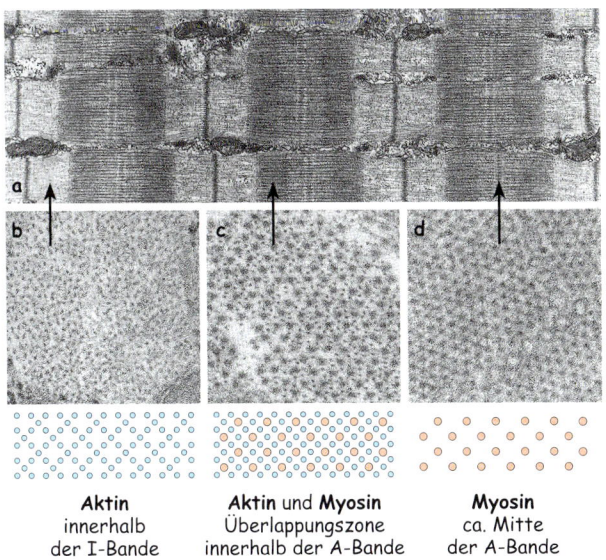

☞ **34.3** Bandenmusterung (im Elektronenmikroskop).

Die dicken Myofilamente

Die dicken Myofilamente sind hauptsächlich aus **Myosinmolekülen** (ca. 300) aufgebaut. In der Mitte der A-Banden (im M-Streifen) werden sie über Verbindungsstrukturen (z. B. Titin, Myosin-bindendes Protein C) in Position gehalten. Ein Myosinmolekül (☞ **34.4**) besteht aus sechs Polypeptidketten. Zwei schwere Ketten winden sich alpha-helikal zu einem Schwanzteil zusammen, bilden dann einen biegsamen Halsteil und ein globuläres Ende, den so genannten Kopf. Dem Kopfbereich sind zusätzlich jeweils eine essenzielle und eine regulatorische leichte Kette angelagert. Zwei „Gelenkregionen" ermöglichen eine Ruderbewegung der Köpfe, außerdem liegen im enzymatisch aktiven Kopf eine Aktinbindungsstelle und die ATP-Hydrolase. Myosin-Moleküle lagern sich durch elektrostatische Wechselwirkungen anti-parallel so zusammen, dass in der Mitte des Filaments eine köpfchenfreie Zone von ca. 150 nm (H-Bande) entsteht. Die Myosinköpfchen stehen von der Oberfläche des Zylinders radial nach außen ab und bilden die Brücken zwischen den dicken und dünnen Filamenten.

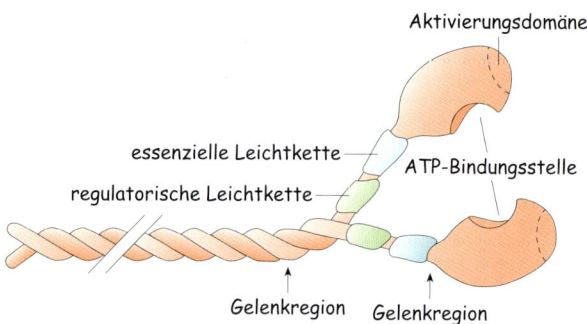

34.4 Myosinmolekül.

Die dünnen Myofilamente

Viele Aktin-Proteine lagern sich zu einer länglichen Struktur zusammen, die zwei umeinander gewundenen Perlenketten ähnelt und in der Z-Membran verankert ist (☞ **34.5**). In der Furche liegen die Tropomyosinmoleküle, wobei eines sieben G-Aktin-Kügelchen überbrückt. Im quergestreiften Muskel ist dem Tropomyosin in regelmäßigen Abständen ein Komplex aus drei Troponinpeptiden (I, C, T) angelagert, der in der glatten Muskulatur fehlt; aber dazu später mehr.

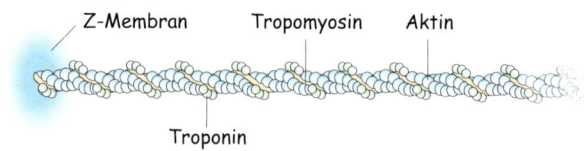

34.5 Dünne Myofilamente.

Das Zytoskelett

Sowohl in den Sarkomeren (z. B. Titin, Nebulin) als auch außerhalb (z. B. Dystrophin, Costamere) existiert ein spezielles Zytoskelett. Innerhalb des Sarkomers ist dies wichtig für die Anordnung der kontraktilen Proteine, außerhalb für die Kraftübertragung über die Zellmembran.

34.2 Der Kontraktionsmechanismus

Es braucht Protein-Teamwork, um eine Muskelverkürzung zu erreichen.

34.2.1 Die Gleitfilament-Theorie

Bei der Kontraktion gleiten die dicken und dünnen Filamente ineinander, der Überlappungsgrad wird erhöht und das Sarkomer verkürzt sich dabei um 20–30%. Verkürzungen vieler einzelner Sarkomere bewirken die Gesamtkontraktion des Muskels..

Diese so genannte **Gleitfilament-Theorie** wurde in den 1950er-Jahren in England in den Labors von A.F. und H.E. Huxley nach licht- und elektronenmikroskopischen Untersuchungen entwickelt.

Muskelkater. Der allseits bekannte Muskelkater beruht im Übrigen nicht auf einer Anhäufung von Milchsäure im Muskelgewebe, wie Sportmediziner lange Zeit dachten. Durch hohe mechanische Kräfte und lokale Überlastung werden **Mikrotraumata** und **Mikrorisse** herbeigeführt. Sie bewirken erst einen Kraftverlust und danach Schmerzen durch den reaktiven Einstrom von Schmerzmediatoren und Ödembildung. Das Bindegewebe, die Myofibrillen und vor allem die Z-Membranen sind betroffen, da sie die schwächste Stelle innerhalb eines Sarkomers darstellen. Bei Überbelastung werden die Filamente trotz Kontraktion auseinandergerissen. Es wird auf beiden Seiten der Z-Membranen in entgegengesetzter Richtung gezerrt und diese dadurch verbreitert oder zerrissen. Diese These wird durch das Auftreten hoher Konzentrationen von Prolin und Hydroxyprolin im Blut gestützt, die bei gesteigerten Umwandlungen im Bindegewebsbereich auftreten. Da hilft nur eins: Durch Training kräftigt man die Bindegewebsstrukturen ebenso wie die Muskulatur und ist dem Kater gewachsen! Aber trotzdem keine Sorge, denn es erfolgt immer eine „restitutio ad integrum" (lat. für „eine vollständige Heilung").

Querbrückenzyklus. Die Aktin- und Myosin-Filamente gleiten aneinander „mit Köpfchen" vorbei (☞ **34.6**). Die radial abstehenden Myosinköpfe besitzen eine ATP- und eine Aktin-Bindungsstelle. Ohne ATP sind sie über die Aktinbindungsstelle fest mit Aktin verbunden. Lagert sich ATP an das Myosinköpfchen, löst sich die Bindung mit dem Aktin, und das Myosin wird in seine ursprüngliche Konformation überführt. Der freie Myosinkopf hydrolysiert ATP zu ADP plus Phosphat, und der Kopf „beißt" wieder zu – nur ein paar Aktinmoleküle weiter vorne. Die Bindung an Aktin führt zur Freisetzung des anorganischen Phosphats. Die Abgabe des ADP danach bewirkt durch eine Konformationsänderung am Myosin-Hals die Ruderbewegung (Kräfte im Piconewton-Bereich) und verschiebt so die Filamente gegeneinander (ca. 4 nm). Das ist der krafterzeugende Schlag der Muskelkontraktion. Nun ist die ATP-Bindungsstelle wieder frei. Dadurch kann ATP erneut an das Köpfchen binden, löst es vom Aktin ab und überführt es in die ursprüngliche Konformation („Weichmacher"-Funktion von ATP). Fertig ist der **Querbrückenzyklus**! Zytoskelettproteine im Sarkomer (v. a. Titin) verhindern ein exzentrisches Ineinandergleiten der Proteine.

Bei einer raschen Muskelkontraktion laufen viele derartige Querbrückenzyklen ab: Die dicken Filamente verfügen über je ca. 600 Myosinköpfchen und jedes Köpfchen führt etwa 5 Zyklen pro Sekunde durch. In 24 Stunden verbraucht ein ruhender Mensch etwa 40 kg ATP!

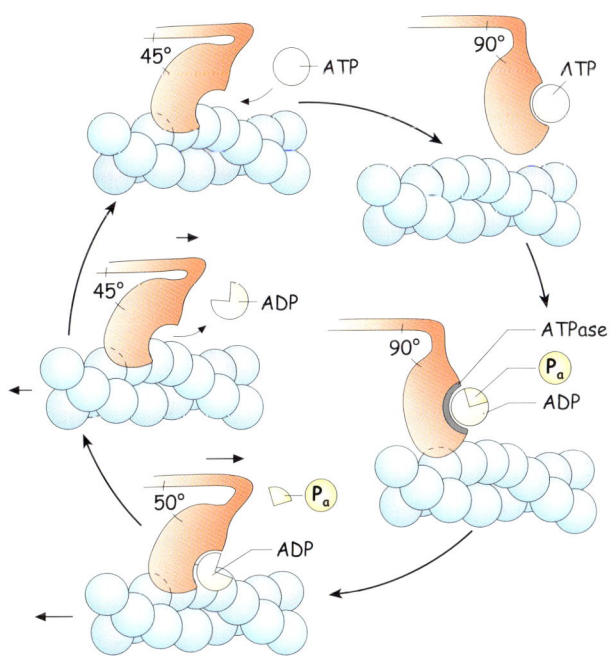

34.6 Querbrückenzyklus.

Aktin und Myosin kommen schon in den einfachsten Eukaryoten (z. B. Hefepilzen) vor. Sie sind an vielen zellulären Bewegungsvorgängen beteiligt. Zum Beispiel werden durch sie die Zellwanderung während der Entwicklung und die Wanderung von Makrophagen zu geschädigtem Gewebe bewirkt.

> Post mortem kann man die Wirkung von ATP übrigens sehr deutlich verfolgen: Durch ATP-Mangel entfällt die „Weichmacher"-Funktion und es bildet sich die **Totenstarre** (Rigor mortis) aus. Sie dauert an bis zur Zersetzung der Aktin- und Myosinmoleküle.

34.2.2 Die Kontrolle der Kontraktion

In den einzelnen Muskelzellen des Körpers herrscht der Kalziumspiegel über die Muskelkontraktion.

Die Wechselwirkungen zwischen Aktin und Myosin können bei niedrigem Kalziumspiegel nicht stattfinden. Diese Hemmung wird in den unterschiedlichen Muskulaturarten (Skelettmuskulatur, Herzmuskulatur und glatte Muskulatur) verschiedenartig herbeigeführt. Weiterhin aktiviert Kalzium die Enzyme ATPase (in den Myosinköpfen) und Glykogen-Phosphorylase (S. 113), das Schlüsselenzym des Glykogen-Abbaus im Skelettmuskel.

Für die Herz- und Skelettmuskulatur ist der Tropomyosin-Troponin-Komplex der Spielverderber

Beim ruhenden Muskel (niedriger Kalziumspiegel) verhindert der Tropomyosin-Troponin-Komplex (☞ **34.7**) die Interaktion der Aktin- und Myosinfilamente, indem Tropomyosin die Bindungsstelle für das Myosinköpfchen am Aktin verdeckt. Bei ansteigendem intrazellulären Ca^{2+}-Spiegel werden auch die Ca^{2+}-Bindungsstellen niedriger Affinität des Troponin C (TnC) gesättigt. Dadurch wird eine Konformationsänderung bei TnC bewirkt, die sich über die anderen Komponenten des Troponinkomplexes auf Tropomyosin überträgt. Tropomyosin gibt jetzt die Bindungsstelle für das Köpfchen frei, und somit ist die sterische Hemmung aufgehoben. Die Querbrückenzyklen können stattfinden und der Muskel kontrahiert sich.
Fällt der Ca^{2+}-Spiegel in der Muskelfaser wieder, kehrt sich die Konformation am TnC um und die Interaktionen werden wie vorher allosterisch gehemmt (**Relaxation**).

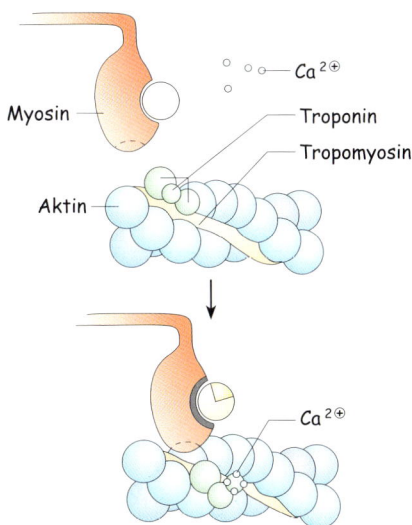

34.7 Tropomyosin-Troponin-Komplex.

Bei der glatten Muskulatur „funkt" es nicht ohne Ca^{2+}-Calmodulin-Komplex

Auch hier liegt an den Aktin-Filamenten Tropomyosin, Troponin jedoch fehlt. Caldesmon ist im Ruhezustand an das Aktin gebunden und verhindert ein Aneinandervorbeigleiten der kontraktilen Filamente. Das einströmende Kalzium bindet an Calmodulin – ein im Zytosol verbreitetes Protein, das vier Kalziumionen bindet. Dieser Ca^{2+}-Calmodulin-Komplex (Ca^{2+}-CM, ☞ **34.8**) aktiviert nun durch Bindung verschiedene Proteine und löst damit viele zelluläre Reaktionen aus (z. B. Glykogenabbau, Freisetzung von Hormonen). Durch zwei Schritte führt Ca^{2+}-CM außerdem die Kontraktion herbei:

Der Ca²⁺-CM-Caldesmon-Komplex löst sich vom Aktin-Tropomyosin und legt so die Bindungsstelle für den Myosinkopf frei. Durch die Aktivierung einer Myosin-Leichtketten-Kinase (MLKK), die dann die regulatorische leichte Kette des Myosinkopfes phosphoryliert, kann der Myosinkopf mit Aktin interagieren. Letzteres kann auch geschehen, wenn Caldesmon durch Proteinkinase-C (PK-C) phosphoryliert wird.

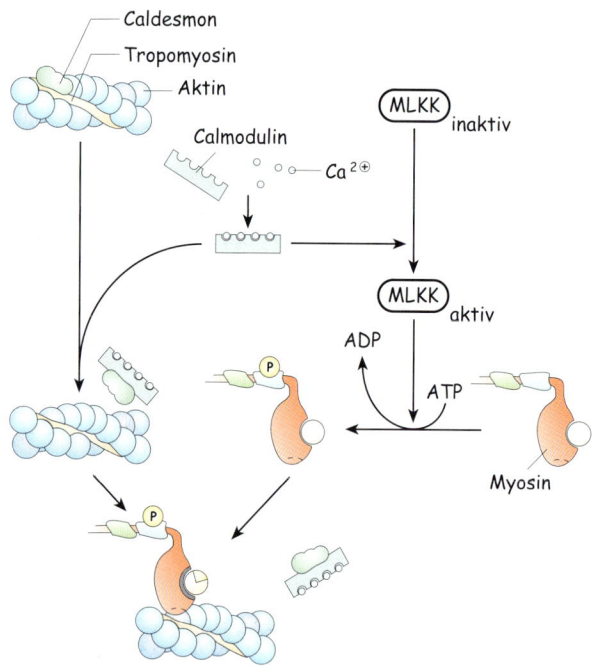

☞ **34.8** Ca²⁺-Calmodulin-Komplex.

Bei [Ca²⁺] < 10⁻⁶ mol/l wird die Myosin-Leichtketten-Kinase gehemmt und eine Myosinphosphatase aktiviert. Diese koppelt die an das Myosin angehängten Phosphatgruppen wieder ab, und die glatte Muskulatur relaxiert.

34.2.3 Kontraktion ist Chefsache

Im Körper gibt es keine Anarchie und somit entscheiden die Muskeln (zum Glück) nicht nur selbst, wann sie sich kontrahieren.

Die „willkürliche" Kopplung an den Nerv beim Skelettmuskel

Das von den Nerven induzierte Endplattenpotenzial breitet sich auf der Zellmembran (Sarkolemm) über spannungsgesteuerte Na⁺-Kanäle aus (2 m/s). Die Umsetzung dieser elektrischen Erregung in die mechanische Kontraktion wird **elektromechanische Kopplung** (☞ **34.9**) genannt.

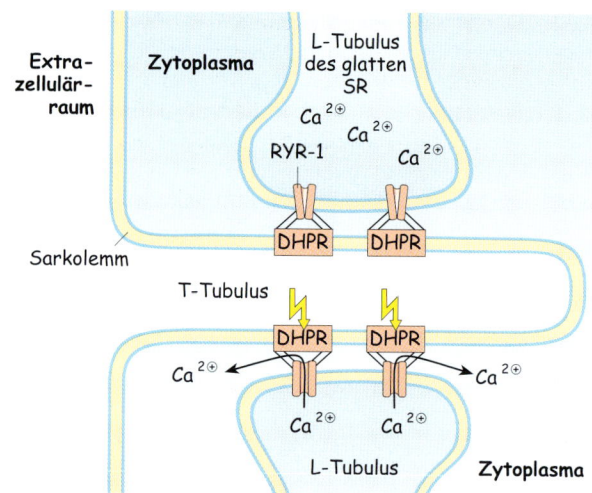

☞ **34.9** Elektromechanische Kopplung.

Sie funktioniert so: Das Sarkolemm besitzt tiefe, fingerförmige Einstülpungen in das Zytoplasma, sog. **T**(ransversal)-**Tubuli**. Das glatte endoplasmatische Retikulum (sarkoplasmatisches Retikulum = SR) bildet das **L**(ongitudinal)-**System**, einen intrazellulären Kalziumspeicher. Das Aktionspotenzial erregt im Bereich der Triaden spannungssensible Dihydropyridin-Rezeptoren (DHPR) der T-Tubuli des Sarkolemms. Die DHPR sind über Brückenproteine mit Kalziumkanälen (Ryanodin-Rezeptoren = RYR1) am SR verbunden. Die Änderung des Membranpotenzials durch einen Nervenimpuls verursacht nun nacheinander die Konformationsänderungen der DHPR und RYR1, wodurch Ca²⁺-Ionen aus dem SR in das Zytosol strömen können. Ist [Ca²⁺] > 10⁻⁶ mol/l, kontrahiert sich die Muskelfaser.

Sie folgt dem **Alles-oder-Nichts-Prinzip**: Ist der Nervenimpuls stark genug, kontrahiert sie sich maximal. Ist er zu schwach, passiert nichts.

Das aus dem SR freigesetzte Ca²⁺ wird ständig dorthin zurückgepumpt. Das bewirken Ca²⁺-ATPasen unter ATP-Verbrauch. Die Muskelzelle verwendet etwa 25 % ihrer Energie für die Kalziumbewegungen. Schließen sich nun die Kalziumkanäle, dann sinkt [Ca²⁺] intrazellulär unter 10⁻⁶ mol/l und die Querbrückenzyklen können nicht mehr stattfinden. Der Muskel erschlafft.

Das Herz – nicht „bloß" ein Skelettmuskel

Zwischen Herz- und Skelettmuskel gibt es mehrere Unterschiede bei der Erregung.

Untereinander sind die Herzmuskelzellen durch Nexus (Gap junctions) **elektrisch gekoppelt** und bilden so ein funktionelles **Synzytium** aus. Einige Muskelzellen können Erregungsimpulse bilden und weiterleiten (Reizbildungs- und -leitungssystem), auf welche dann andere Herzmuskelzellen mit einer Kontraktion antworten (Arbeitsmyokard). Anders als bei der Skelettmuskulatur, sind die spannungssensiblen DHPR in den T-Tubuli der Herzmuskelzellen Teil von **spannungsgesteuerten Kalziumkanälen**. Dadurch strömt bei einem ankommenden Aktionspotenzial etwas extrazelluläres Ca^{2+} ein. Dieser Kalziumfunke zündet die myokardialen RYR2, durch die jetzt Kalzium aus dem SR in das Zytoplasma fließt. Der Kalzium-Influx setzt sich also zu etwa 30 % aus dem extrazellulären Raum und zu 70 % aus dem SR zusammen – Teamwork. Logischerweise müssen die T-Tubuli bei den Herzmuskelzellen etwas verbreitert sein, da der Kalziumeinstrom von extrazellulär eine so große Rolle spielt. Sie können auch Längsverbindungen zu einem richtigen Kanalsystem ausbilden. Da der Kontraktionsprozess stark von der extrazellulären Ca^{2+}-Konzentration abhängt, ist er damit z. B. durch Kalziumantagonisten beeinflussbar.

Glatte Muskulatur teilt man in den Single-Unit- und Multi-Unit-Typ

Bei den „Singles" unter den glatten Muskulaturzellen ist eine elektrische Kopplung wie beim Herzmuskel vorhanden. Die Erregung beginnt im Zellverbund und breitet sich darin über Gap Junctions aus. Sie entsteht autonom über Depolarisation durch Dehnung, Gewebsfaktoren, Schrittmacherzellen und/oder Hormone. Der Multi-Unit-Typ wird hingegen hauptsächlich von vegetativen Nerven erregt. So bleibt die Erregung lokalisiert und wird über die Transmitter Acetylcholin und Noradrenalin vermittelt.

34.2.4 Regeneration des Muskelgewebes

Geschädigtes Muskelgewebe erholt sich schlecht. Ist es stark geschädigt, dann stirbt es meist ab und wird durch bindegewebiges Narbengewebe ersetzt. Die Muskelzellen können sich regenerieren, falls Zellmembran und Basallamina intakt geblieben sind und auch die Blut- und Nervenversorgung noch vorhanden ist. Die Zellen helfen sich selbst oder werden von Satellitenzellen unterstützt.

34.3 Stoffwechsel der Skelettmuskulatur

Die Mechanismen der Energiegewinnung unterscheiden sich beim Skelettmuskel von denen der Herzmuskulatur und der glatten Muskelzellen in mehreren Bereichen. Weiterhin unterscheidet man den Stoffwechsel der Skelettmuskulatur bei Ruhe, bei schnellen kurzfristigen Belastungen und bei Ausdauerbelastungen. Die Skelettmuskulatur selbst kann man auch für die unterschiedlichen Bewegungsarten in verschiedene Typen einteilen. In diesem Kapitel werden die biochemischen Mechanismen hauptsächlich anhand der Skelettmuskulatur betrachtet.

Der Treibstoff der Muskelkontraktion ist die chemische Energie des **Adenosintriphosphats** (ATP). Der Vorrat der Muskelzelle an ATP ist allerdings sehr begrenzt (rund 4 µmol/g) und deckt bei maximaler Muskelkontraktion (z. B. bei einem 100-m-Sprinter in Aktion) nur etwa eine

Sekunde lang den Bedarf. Damit der Stoff (ATP) trotzdem in angemessener Geschwindigkeit verfügbar ist, lässt der Muskel ATP-liefernde Reaktionen ablaufen. Die schnelle **anaerobe Energiegewinnung** vollzieht sich ohne Sauerstoff. Die langsamere (dafür wirksamere) **aerobe Energiegewinnung** dagegen mit Sauerstoff.

34.3.1 Anaerobe Energiegewinnung

In Ruhe deckt der Muskel seinen Energiebedarf vorwiegend durch Oxidation von freien Fettsäuren und Ketonkörpern. Beim Beginn einer stärkeren sportlichen Tätigkeit kann der Energiebedarf oxidativ (aerob) nicht mehr ausreichend gedeckt werden. Die Sauerstoffaufnahme über die Lunge verzögert sich, zum Teil durch eine zu langsame Anpassung des Kreislaufes und der Durchblutung. In diesem Moment greift der Muskel zusätzlich auf verschiedene anaerobe Mechanismen zurück.

> Bei der Spaltung von ATP wird ADP und anorganisches Phosphat (P_a) frei. Diese Zerfallsprodukte stimulieren die Atmung sehr stark. Man nennt dieses Prinzip **Atmungskontrolle durch den Energiebedarf**.

Die Kreatinkinase, Kreatin und Kreatinin

Der Stoff (ATP) muss schnell bereitgestellt werden, damit bei den Sprintern nicht nach 10 Metern Schluss ist. Die Kreatinkinase regeneriert ATP über den Kreatinphosphat-Speicher (👁 34.10):

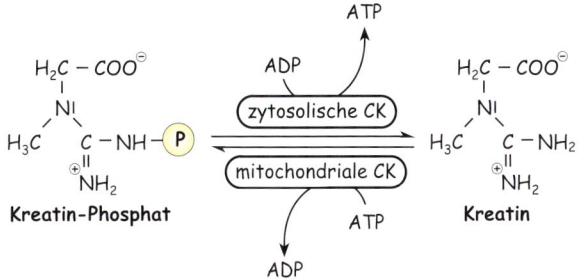

👁 **34.10** Kreatinkinase regeneriert ATP über den Kreatinphosphat-Speicher.

„Energiereiches" Phosphat ist mit Kreatin zu Kreatinphosphat verbunden. Kreatinphosphat kommt im Muskel in etwa sechsfach höherer Konzentration als ATP vor. Beim leicht sauren pH-Wert im Zytosol liegt das Gleichgewicht der Reaktion bei der ATP-Bildung: Die zytosolische K(C)reatinkinase (CK) bildet aus ADP und Kreatinphosphat neues ATP und Kreatin.

Die mitochondriale CK hingegen katalysiert die Rephosphorylierung von Kreatin zu Kreatinphosphat in der Erholungsphase. Sie sitzt ja direkt an der Quelle (Atmungskette) und holt sich dort das notwendige ATP.

CK – Erhöhung im Plasma = Herzinfarkt?

Herzinfarkt und CK. In der Tat spielt die Kreatinkinase eine wichtige Rolle bei der Diagnostik des Herzinfarktes. Gehen bei einem Herzinfarkt myokardiale Zellen zugrunde, wird unter anderem CK freigesetzt und kann im Serum nach ca. 4 h nachgewiesen werden. Da im Körper ständig Zellen absterben und erneuert werden, ist eine bestimmte Konzentration von CK im Blut physiologisch. Ist dieser Normwert jedoch überschritten, kann ein Herzinfarkt die Ursache sein. Die Höhe des CK-Anstiegs ist dabei ein ungefähres Maß für die Größe des Infarktes.

Die Kreatinkinase besteht aus **3 Isoenzymen**, wobei die Namensgebung durch das Organ bestimmt wird, in dem es den größten Anteil stellt. Das Isoenzym der Skelettmuskulatur wird mit *M*, das des Gehirns (*brain*) mit *B* abgekürzt. Da die Isoenzyme der Kreatinkinase aus zwei Untereinheiten (Dimer) gebildet werden, heißt das fertige Isoenzym des Skelettmuskels CKMM, das des Gehirns CKBB. Die Herzmuskelzellen haben als größten Anteil eine Kombination aus den beiden Dimeren der Skelettmuskulatur und des Gehirns, weshalb sie als CKMB bezeichnet wird.

Ist also neben einer erhöhten CK auch ein erhöhter CKMB Anteil (mind. > 4 %) zu messen, kann man von einem Herzinfarkt ausgehen.

Wo kommt Kreatin her, wo geht es hin?

Die Biosynthese von Kreatin findet in zwei Organen statt (☞ **34.11**):

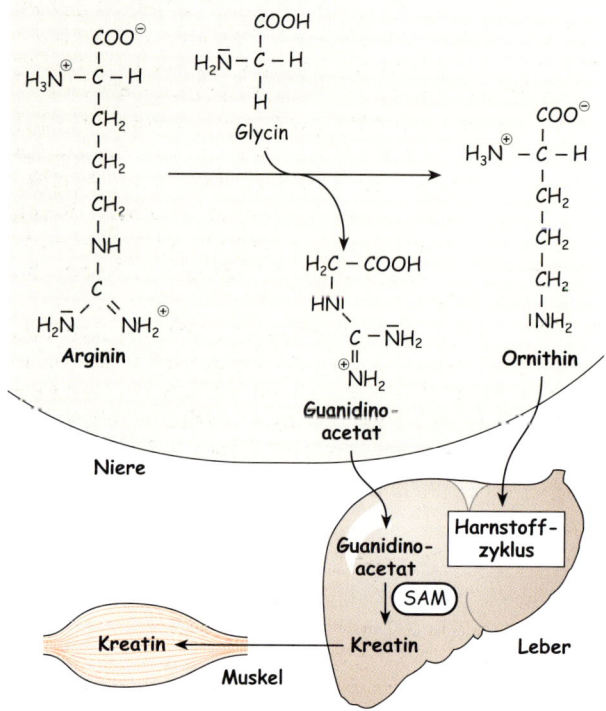

☞ **34.11** Biosynthese von Kreatin.

- In der **Niere** wird aus den Aminosäuren **Arginin** und **Glycin** das Kondensationsprodukt **Guanidinoacetat** gebildet. Dabei entsteht auch Ornithin, schon aus dem Harnstoffzyklus bekannt.
- In der **Leber** methyliert S-Adenosylmethionin (**SAM**), ein Methylgruppendonator, Guanidinoacetat zu **Kreatin**.

Das fertige Kreatin reist nun auf dem Blutweg in das Muskelgewebe. Dort tritt es in den Muskelzellen seinen neuen Job an.
Abgebaut wird Kreatin im **Muskel**. An Kreatinphosphat erfolgt unter Abspaltung von anorganischem Phosphat ein Ringschluss des Moleküls zu **Kreatinin,** dies wird in die Blutbahn abgegeben und über die Nieren ausgeschieden. Kreatinin fällt proportional zur Muskelmasse an, wird glomerulär leicht filtriert und nicht rückresorbiert.

Bei normaler Muskelfunktion ist die Erhöhung der Plasmakonzentration Kreatinin ein Hinweis auf eine Nierenfunktionsstörung.

Die Adenylat-Kinase (Myokinase) – oder „aus alt mach neu…"

Dieses „Recycling-Enzym" regeneriert aus zwei ADP ein AMP und ein ATP (2 ADP → 1 ATP+1 AMP). Natürlich funktioniert das auch umgekehrt, da diese als **Transphosphorylierung** bezeichnete Reaktion ohne Verlust an freier Energie abläuft.
Das bei der ATP-Regenerierung entstehende AMP ist ein wichtiger allosterischer Regulator. AMP zeigt der Zelle Energiemangel an und erhöht so die Bemühungen der Zelle, neue Energie bereitzustellen. In der Muskulatur aktiviert es sowohl die Phosphofruktokinase (Glykolyse S. 83) als auch die Glykogenphosphorylase (Glykogenolyse S. 113). Beide Enzyme sind entscheidend an der Energiebereitstellung beteiligt.

Die anaerobe Glykolyse

Die Energiebereitstellung der ca. ersten sieben Sekunden maximaler Muskelarbeit ist hauptsächlich anaerob und **alaktazid** (d. h. ohne bemerkenswerte Laktatproduktion). Die Glykolyse wird allosterisch durch Energiemangelanzeichen (z. B. AMP) reguliert. In den ersten Sekunden gibt es wenig Energiemangelanzeichen und somit ist die Glykolyse allosterisch noch nicht so stark aktiviert. Die Geschwindigkeit des Citratzyklus und der Atmungskette reicht aus, um NADH/H+ zu regenerieren. Im sich aktiv kontrahierenden Skelettmuskel übersteigt die Rate der Glykolyse aber sehr bald die Geschwindigkeit des Citratzyklus (und der Atmungskette), da die Sauerstoff-Versorgung nicht ausreicht. Um die Glykolyse dennoch aufrechtzuerhalten, muss das anfallende NADH/H+ zu NAD+ regeneriert werden. Als Lösung wird viel des gebildeten Pyruvats zu **Laktat** reduziert und NADH/H+ dabei oxidiert – die Glykolyse kann weiterlaufen, allerdings anaerob. Das Laktat fließt über die Blutbahn zur Leber, wo es zur Gluconeogenese herangezogen wird und dann als Glukose wieder zur Verfügung steht. Man nennt dies den **Cori-Zyklus** (S. 96). Er verschiebt die Stoffwechsellast zum Teil vom Skelettmuskel zur Leber. Auch der Herzmuskel kann Laktat oxidieren und zur Energiegewinnung verwenden.

So kann der Muskel einige Zeit über seine Verhältnisse leben. Wie im richtigen Leben eben auch, funktioniert dies nur kurze Zeit: Sobald der pH-Wert im Muskel lokal zu niedrig wird (**Laktat-Azidose**), wird die Phosphofruktokinase und somit die Glykolyse gehemmt (Enzymhemmung). Dies ist eine Art Selbstschutz, der zu starker Übersäuerung (**metabolische Azidose**) und damit auch eventuellen Zerstörungen lokaler (intrazellulärer) Eiweißstrukturen vorbeugt.

Wenn man über seine Verhältnisse gelebt hat, muss man bald Schulden zurückzahlen. Die verschiedenen Speicher müssen nach Beendigung der Belastung wieder aufgefüllt und angefallene Stoffwechselprodukte abgebaut werden. Hier sind nur kurz einige Mechanismen aufgezählt:

- Rephosphorylierung von Kreatin zu Kreatinphosphat,
- Wiederauffüllung des Myoglobinspeichers,
- Regenerierung der normalen Sauerstoffsättigung von arteriellem, kapillarem und venösem Blut, sowie des gelösten Sauerstoffs der Gewebsflüssigkeit,
- Abbau des Laktats.

34.3.2 Aerobe (oxidative) Energiegewinnung

Je länger die Belastung andauert, desto größer wird die Bedeutung der aeroben Glykolyse (☞ **34.12**). Schon ab etwa einer Minute Belastungszeit besitzt sie die dominierende Rolle. Sie liefert nun 32 ATP pro Glukosemolekül.

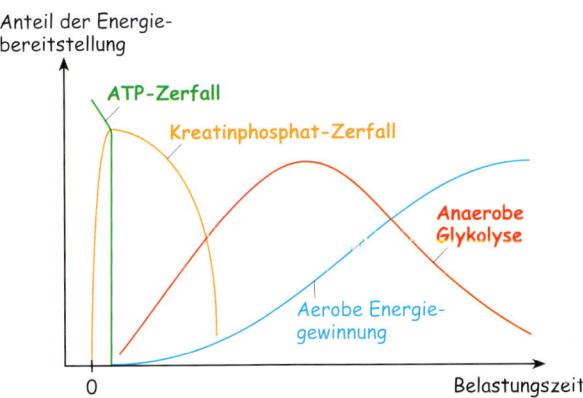

☞ **34.12** Bedeutung der aeroben Glykolyse.

Bei sehr langen Ausdauerbelastungen kann der Energiebedarf nicht allein aus den Glykogenspeichern gedeckt werden. Die Fettsäureoxidation liefert einen immer größeren Teil der benötigten Energie (☞ **34.13**).

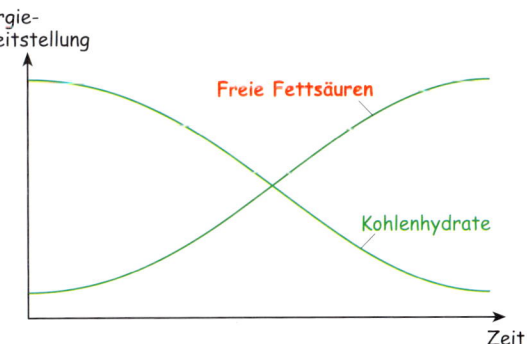

☞ **34.13** Bei Ausdauerbelastungen liefert die Fettsäureoxidation einen immer größeren Teil der benötigten Energie.

34.3.3 Skelettmuskeltypen

Die Skelettmuskelfasern lassen sich nach unterschiedlichen Enzym- und Proteinausstattungen unterscheiden. Zwar sind die Übergänge fließend, trotzdem unterteilt man grob zwei Arten:

Slow-Twitch-Fasern (engl., „langsam zuckend")

ST-Fasern sind zuständig für die ausdauernde Arbeit (Ausdauersportler, Haltemuskulatur etc.).

Das Verhältnis von Mitochondrien zu Zytoplasma ist sehr hoch: Daraus lässt sich ableiten, dass die Fasern **reich an Enzymen des aeroben Stoffwechsels** (Citratzyklus, Abbau der Fettsäuren im Mitochondrium) und ärmer an glykolytischen Enzymen (im Zytoplasma zuhause) sind. Diese Enzym-Ausrüstung benötigt eine gute Sauerstoffversorgung, deswegen besitzen derartige Muskelfasertypen eine hohe Kapillardichte und viel **Myoglobin** (Mb). Myoglobin, ein Sauerstoffbindungsprotein, ist ein Hämprotein und dem Hämoglobin (Hb) nah verwandt. Das monomere Mb besitzt eine höhere Sauerstoffaffinität als das tetramere Hb und wird so bevorzugt oxygeniert. Es kann kurze O_2-Versorgungsengpässe ausgleichen und verleiht den Fasern ihre bräunliche Farbe.

Die ATPase-Aktivität des Myosinköpfchens ist (genetisch bedingt) geringer, es kann nicht so schnell Ca^{2+} sarkoplasmatisch eingespeichert werden und die Laktat-Dehydrogenase (LDH S. 94) hat eine geringere Aktivität. Daraus folgt die niedrige Kontraktionsgeschwindigkeit dieses Muskeltyps.

Fast-Twitch-Fasern (engl., „schnell zuckend")

FT-Fasern (☞ **34.14**) beeindrucken durch ihren Reichtum an energiereichen Phosphaten und Glykogen. Sie sind hauptsächlich mit den Enzymen der anaeroben Energiegewinnung bestückt, mit denen sie ihren Reichtum schnell verwerten können. Die Myosinköpfchen-ATPase-Aktivität ist hoch und es ist wenig Myoglobin eingelagert (daher die weiße Farbe).

Alles in allem stellen FT-Fasern die Top-Ausrüstung für Sprinter dar.

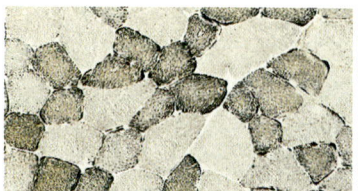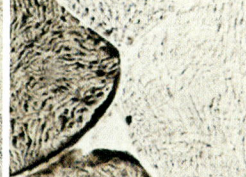

👁 **34.14** FT-Fasern[1].

Trainingseffekte. Die Verteilung der Fasertypen ist zum Teil genetisch vorgegeben und hängt von der Funktion der Muskeln ab. Muskeln bestehen oft aus beiden Fasertypen. Durch spezielles Training kann man die Fasertypen teilweise ineinander umwandeln: Die FT-Fasern sind leichter in ST-Fasern umwandelbar als umgekehrt. Auch werden beide Fasertypen unterschiedlich innerviert. Training kann die Energiespeicher (energiereiche Phosphate, Glykogen, Myoglobin, etc.) vergrößern, die Enzymaktivität verstärken und ein schnelleres Umschalten zwischen Ruhe und Belastung bewirken.

34.4 Stoffwechsel der Herzmuskulatur

Der Herzmuskel funktioniert fast nur aerob und besitzt folglich viele Mitochondrien. Fettsäuren sind die Hauptenergiequelle, aber auch Ketonkörper, Laktat (Achtung: LDH 1, S. 95) und Glukose tragen zur Energiegewinnung bei. Der Herzmuskel enthält fast keine Glykogenreserven, denn der Herzmuskel verbraucht tatsächlich lieber Acetacetat als Glukose.

Da das Herz stark auf die Sauerstoffversorgung angewiesen ist, wirken sich Engpässe schwerwiegend aus (z. B. beim Herzinfarkt).

Durch Training des Herzens kann die Kapillardichte vergrößert werden. Dies versorgt den Herzmuskel besser mit Sauerstoff. Das Herz selbst kann wachsen (hypertrophieren) und das Schlagvolumen um bis zu 100 % erhöhen. Dadurch sinkt die Herzfrequenz, die Herzarbeit wird ökonomischer und es kann mehr im Blut zirkulierendes Laktat abgebaut werden.

35   Das Immunsystem

Lebewesen sind auf einen ständigen Stoffaustausch mit der Umgebung angewiesen. Sie nehmen Nährstoffe auf und geben Stoffwechselprodukte ab. Es handelt sich also um kein in sich abgeschlossenes, sondern um ein offenes System. Daraus ergeben sich potenzielle Eintrittspforten für Krankheitserreger.

Um der Gefahr dieser Eindringlinge zu begegnen, besitzt der Körper ein **Abwehrsystem aus Zellen und Proteinen**, deren einzige Aufgabe es ist, die Integrität des Organismus zu bewahren. Anhand der Arbeitsweise kann man eine **unspezifische Abwehr** (natürliche Resistenz) von einer **spezifischen Abwehr** (Immunsystem) unterscheiden.

In Erinnerung an die römischen Senatoren, die durch ihr Amt *immunitas*, also eine Freiheit vor gesetzlicher Verfolgung genossen, hat man die spezifische Abwehr, die den Körper frei von Krankheit hält, als Immunsystem bezeichnet (lat. *immunis* = frei; unberührt; rein).

35.1   Die Bestandteile der Abwehr

> Die Abwehr schützt den Organismus vor schädlichen Außeneinflüssen wie Keimen und spielt auch eine Rolle bei der Vernichtung entarteter körpereigener Zellen (Krebs).
>
> Es handelt sich also um eine Art Polizei des Körpers, die sich aus Zellen (zelluläre Komponente der Abwehr) und aus (Glyko-)Proteinen (humorale Komponente der Abwehr) zusammensetzt. Die Proteine ergänzen und vervollständigen dabei die Arbeit der Zellen und dienen außerdem der Kommunikation der Zellen untereinander (☞ **35.1**).

Zelluläre Abwehr. Im Prinzip kann sich jede Körperzelle an der Abwehr beteiligen. Es gibt aber auch Zellen, die sich auf die Abwehr spezialisiert haben. Diese Zellen werden als Weiße Blutzellen, **Leukozyten**, den ebenfalls aus dem Knochenmark stammenden Roten Blutzellen (Erythrozyten) gegenübergestellt.

Bei 1 % der Zellen im Blut (ca. 7000/µl) handelt es sich um Leukozyten, die in verschiedene Gruppen unterteilt werden. Im Einzelnen unterscheidet man **Granulozyten, Monozyten, Makrophagen, Mastzellen, Dendritische Zellen und Lymphozyten**.

Die Granulozyten haben ihren Namen daher, dass sie in ihrem Zytoplasma Stoffe gespeichert haben, die unter dem Mikroskop wie Körnchen (lat. *granula*) aussehen. Anhand des Färbeverhaltens dieser Granula kann man die Granulozyten in drei funktionelle Gruppen einteilen: **Neutrophile, Basophile und Eosinophile Granulozyten**.

Eosinophile lassen sich mit dem sauren Farbstoff Eosin anfärben, Basophile mit einem basischen Farbstoff und Neutrophile mit keinem von beiden (lat. *neuter* = keiner von beiden).

Bei genauer Betrachtung sind nur Monozyten, Granulozyten und Lymphozyten im Blut nachweisbar und damit *Blut*zellen. Makrophagen, Mastzellen und Dendritische Zellen befinden sich im Gewebe und sind aus Vorläuferzellen im Blut entstanden.

Humorale Abwehr. Die Proteine der Abwehr befinden sich im Plasma und in anderen extrazellulären Körperflüssigkeiten, weshalb man diesen Teil der Abwehr auch als humorale Komponente bezeichnet (lat. *humores* = Körperflüssigkeiten).

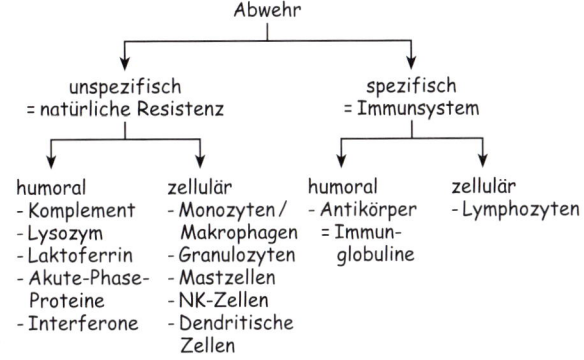

☞ **35.1**   Die Bestandteile der Abwehr.

35.2   Wie sich unser Körper vor unerwünschten Gästen schützt

Unser Körper bietet ideale Wohnbedingungen für Keime. Es ist immer schön warm und feucht, und genug zu Essen ist auch da. Krankheitserreger versuchen deshalb, in uns einzudringen, um als „Untermieter" auf unsere Kosten zu leben. Der Körper als vermeintlicher Wirt lässt sich das aber nicht ohne Weiteres gefallen, sondern hat Strategien entwickelt, um sich vor solchen ungebetenen Gästen zu schützen.

Mit welchen Schwierigkeiten muss nun ein Angreifer rechnen, der unseren Körper erobern will?

35.2.1   Die ersten Barrieren unseres Immunsystems

Haut und Schleimhäute

> Eine erste Barriere stellen unsere **intakten** äußeren und inneren Körperoberflächen dar, die Haut und die Schleimhäute. Sie verstellen den direkten Weg ins Gewebe und sind mit einer Reihe von Fallen gespickt.

Schleim. In den Atemwegen (Nase, Bronchien) wird ein zäher Schleim produziert, an dem Mikroorganismen und Schmutzpartikel klebenbleiben, um dann mithilfe des Zilienschlages der Flimmerhärchen und des Husten- bzw. Niesreflexes wieder nach außen transportiert zu werden.

Auch ein niedriger pH-Wert kann Krankheitserreger schädigen. In der Haut sind es die Schweißdrüsen, im Magen die Belegzellen, die die Säureproduktion übernehmen.
Der Säureschutzmantel der Haut beruht nicht nur auf der Schweißproduktion, sondern entsteht zusätzlich dadurch, dass der von den Talgdrüsen produzierte Talg unter anderem Triglyzeride enthält. Diese werden von Esterasen solcher Bakterien, die natürlicherweise die Haut bewohnen, in freie Fettsäuren gespalten.

Lysozym und Laktoferrin

In den Sekreten der Atemwege, in der Tränenflüssigkeit und im Speichel befinden sich außerdem die antibakteriellen Substanzen Lysozym und Laktoferrin.
Diese Stoffe werden von Zellen der unspezifischen Abwehr produziert und schützen den Körper an „Schwachstellen" vor Eindringlingen.

Lysozym (gr. *lysis.* = auflösen + Enzym) ist ein basisches bakterizides Enzym, das die Zellwand von Bakterien zerstören kann.
Erstmals beschrieben wurde Lysozym 1922 vom britischen Forscher Alexander Fleming, dem Entdecker des Penicillins. Man erzählt sich, dass eines Tages ein Tropfen aus der Nase Flemings auf eine Agarplatte mit einer Bakterienkultur fiel. Bald darauf stellte er fest, dass ein Stoff aus dem Tropfen die Bakterien zerstörte. Er nannte diesen Stoff Lysozym, da er Bakterien lysieren kann.
Lysozym findet sich in besonders hohen Konzentrationen im Hühnereiklar. Aus diesem kann es isoliert und zu einem Therapeutikum aufbereitet werden.

So enthalten **Frubienzym**-Halsschmerztabletten Lysozym aus Hühnereiern. Sie sollen die Beschwerden bei Mund- und Rachenentzündungen lindern, bergen aber gleichzeitig die Gefahr in sich, eine allergische Reaktion auf das Fremdeiweiß hervorzurufen.

Laktoferrin wurde erstmals in der Muttermilch entdeckt (lat. *lac* = Milch und *ferrum* = Eisen) und ist ein eisenbindendes Protein, das bakteriostatisch, die Bakterienvermehrung hemmend, wirkt.
Die meisten Bakterien benötigen für ihr Wachstum Eisen. Laktoferrin hemmt die Bakterienvermehrung, indem es die lokale Konzentration an freiem Eisen senkt.

Gut gespült ist halb gewonnen

Die anatomischen Körperöffnungen werden von Fremdstoffen geradezu als Einladung zum Eindringen in den Organismus aufgefasst. Um diesem Missverständnis von vornherein zu begegnen, werden Keime, die sich im Bereich der Harnröhre, des Auges oder der Mundhöhle niederlassen wollen, mithilfe des Urinstrahles und des kontinuierlichen Tränen- und Speichelflusses wieder an die frische Luft gesetzt. Auch die Peristaltik im Bereich des Magen-Darm-Traktes dient neben dem Weitertransport der Nahrung der Entfernung von Erregern aus dem Körper.

WGs haben auch ihre Vorteile: die Standortflora

Im Verlauf der Evolution sind aber auch Kompromisse zwischen dem menschlichen Organismus und einigen Mikroorganismen eingegangen worden. Bestimmte Keime haben unter der Bedingung eine Aufenthaltserlaubnis erhalten, dass sie dafür sorgen, dass sich keine anderen Erreger ansiedeln.

Solche Interessengemeinschaften zwischen Mensch und Mikroorganismen bildeten sich im Bereich der Haut, des Darmes und der Vagina, wo harmlose Keime geduldet werden, um gefährliche pathogene Keime abzuwehren.

Im Darm sind es (unter anderem) die Escherichia coli, die mit anderen Erregern in Konkurrenz um das Nährstoffangebot und die Bindungsstellen an der Darmwand stehen. (Wer sich nicht festhalten kann, fliegt raus.)
In der Vagina bauen die Döderleinschen Milchsäurebakterien Glykogen zu Laktat ab, und schaffen damit ein saures Mikromilieu, mit dem sie selbst gut klarkommen, das aber für viele pathogene Keime ein Problem darstellt.

Soor und pseudomembranöse Kolitis. Dass diese kommensalen Keime (= harmlose Untermieter) nicht ganz unwichtig sind, erkennt man spätestens dann, wenn man seinen Patienten Antibiotika verschreibt. Schädigt das Medikament die Standortflora, nutzen pathogene Keime die Chance zur Besiedlung.
Eine eher harmlose Komplikation ist in diesem Zusammenhang die starke Ausbreitung des Pilzes Candida albicans im Bereich des oberen Digestionstraktes, was als Soor bezeichnet wird.
Dramatischer läuft die so genannte pseudomembranöse Kolitis ab, eine schwere Darmentzündung mit blutigen Durchfällen (Erreger: Clostridium difficile). Die Therapie besteht in solchen Fällen in der sofortigen Absetzung des Antibiotikums, damit sich die Standortflora wieder regenerieren kann. Gleichzeitig wird ein anderes Antibiotikum verabreicht, das spezifisch gegen die pathogenen Keime gerichtet ist.
Die Keime, die Soor und die pseudomembranöse Kolitis verursachen, besiedeln auch gesunde Individuen, bei

denen sie jedoch durch kommensale Keime in Schach gehalten werden.

35.2.2 Der Kampftrupp in der zweiten Linie: Natürliche Resistenz und Immunsystem

Schafft es ein Keim dennoch, in den Körper einzudringen, muss er mit den Spezialisten der Abwehr fertig werden, die sich im Blut, im Gewebe und vor allem im Bereich lymphatischer Strukturen befinden.

Die Abwehr trägt ihren Kampf gegen Krankheiten mithilfe von **Zellen (zelluläre Komponente)** und **löslichen Stoffen (humorale Komponente)** aus.

Anhand der Eigenschaften der Fremdkörpererkennung unterscheidet man bei der Abwehr zwei Systeme.

- Die **unspezifische Abwehr** (natürliche Resistenz) erkennt Fremdstoffe an häufig vorkommenden Oberflächenstrukturen und kann ohne vorherige Aktivierung sofort auf einen Eindringling reagieren.
- Die **spezifische Abwehr** – das Immunsystem – verfügt über Rezeptoren, die Fremdstoffe mit hoher Spezifität erkennen. Dieses System befindet sich bei erstmaligem Kontakt mit einem Fremdstoff noch im Ruhezustand und muss erst aktiviert werden, um seine Effektorfunktion erfüllen zu können.

Diese erste Aktivierung erfolgt in speziellen Geweben, die als periphere lymphatische Organe bezeichnet werden und sich im Bereich der potenziellen Eintrittspforten befinden. Bei jedem weiteren Kontakt mit diesem Fremdstoff verbessert das Immunsystem seine Abwehrstrategie und passt sich damit dem Erregerspektrum an, mit dem es konfrontiert wird.

Die natürliche Resistenz

Die unspezifische Abwehr stellt so etwas wie eine **Truppe mit Grundausbildung** dar, die die erste Verteidigungsfront gegen eingedrungene Fremdstoffe bildet.

Zu dieser Einheit gehören **Zellen**, wie Monozyten, Makrophagen, Granulozyten, Mastzellen, Dendritische Zellen, Natürliche Killerzellen (NK-Zellen), und **gelöste (humorale) Stoffe**, wie das Komplementsystem, die Akute-Phase-Proteine, die Interferone.

Sie alle haben die Aufgabe, die Angreifer in Schach zu halten, bis die spezifische Abwehr angelaufen ist, um dann zusammen mit dem Immunsystem zum entscheidenden Schlag gegen den Feind auszuholen.

Kämpfer der unspezifischen Abwehr. Man kann die Zellen der unspezifischen Abwehr in folgende Gruppen einteilen:

1. **Phagozyten** (Fresszellen) zerstören Fremdstoffe, indem sie diese aufessen, intrazellulär abtöten und abbauen. Man unterscheidet dabei Mikrophagen (Neutrophile Granulozyten) und Makrophagen. Monozyten sind die unreifen Vorstufen der Makrophagen im Blut, die ins Gewebe auswandern, um dort zu Makrophagen auszureifen. Phagozyten bauen aber nicht nur fremde Stoffe ab, sondern entsorgen auch ausgediente Körperzellen. (Sie sind damit für den Körper das, was die Ameisen für den Wald sind – eine biologische Müllabfuhr.)
2. **NK-Zellen, Mastzellen, Basophile und Eosinophile Granulozyten** bekämpfen Feinde durch die Freisetzung von Stoffen, die ihre Zielzellen schädigen.
3. Eine besondere Gruppe sind die **Dendritischen Zellen**, die als Bluthunde des Immunsystems an allen Schwachstellen des Körpers, also an potenziellen Eintrittspforten, postiert sind. Ihre Aufgabe ist es, Eindringlinge aufzuspüren, und an die Profis des Immunsystems auszuliefern.

Eigenschaften der unspezifischen Abwehr. Die unspezifische Abwehr erkennt Krankheitserreger an Strukturen, die bei ganzen Gruppen von Keimen vorhanden sind. So gibt es Rezeptoren gegen doppelsträngige RNA, die nur in Viren vorkommt oder gegen Mannose-reiche Heteroglykane, die Bestandteile mikrobieller Glykoproteine oder Glykolipide sind.

Die natürliche Resistenz entwickelt im Gegensatz zum Immunsystem kein Gedächtnis. Sie adaptiert sich also nicht an die Erreger, mit denen sie konfrontiert wird. Daher läuft die unspezifische Abwehr bei jedem Kontakt mit einem Erreger so ab, als wenn man das erste Mal mit ihm zu tun hätte.

Da die natürliche Resistenz mit einer enormen Vielfalt an Fremdstoffen fertigwerden muss, kann sie sich nicht auf die einzelnen Erregerarten einstellen. Deshalb schafft sie es zwar, die Eindringlinge eine gewisse Zeit unter Kontrolle zu halten, sie ist aber schließlich auf die Hilfe des Immunsystems angewiesen, um den Kampf endgültig zu gewinnen.

Das Immunsystem

Das Immunsystem ist eine Gruppe hochspezialisierter Kämpfer, die jeweils mit dem Steckbrief für eine ganz spezielle Struktur eines einzigen Erregers oder Fremdstoffes ausgerüstet sind.

Um diese Spezifität zu gewährleisten, haben sich Immunzellen (B- und T-Lymphozyten) entwickelt, die besonders aufgebaute Gene für ihre Erkennungsrezeptoren besitzen. Durch den Aufbau dieser Gene ergibt sich eine riesige Vielfalt an Rezeptoren, wobei jeder Lymphozyt nur einen Typ aller möglichen Erkennungsmoleküle trägt. Die Vielfalt an Rezeptoren ist also mit einer Vielfalt an Zellen verbunden. (Ein Neutrophiler schaut aus wie der andere, während

Lymphozyten sich in ihren Rezeptoren voneinander unterscheiden.)

> Die Stoffe, die von Zellen der spezifischen Abwehr erkannt werden, nennt man **Antigene** (Antikörper generierend). **Antikörper** sind die humorale Komponente der spezifischen Abwehr. Es handelt sich dabei um nichts anderes als die sezernierte lösliche Form der Antigenrezeptoren (Erkennungsrezeptoren) der B-Lymphozyten. Antikörper interagieren direkt mit Eindringlingen und verbessern zusätzlich die Arbeit der unspezifischen Abwehr.

Gedächtnis des Immunsystems. Die Lymphozyten nehmen nicht nur an der unmittelbaren Abwehr teil, sondern gewährleisten zusätzlich ein immunologisches Gedächtnis durch die Differenzierung von **Gedächtniszellen**. Dadurch kann bei erneutem Eindringen eines bereits bekannten Fremdstoffes die Bekämpfung wesentlich schneller und effektiver ablaufen. Das Gedächtnis des Immunsystems ist die Grundlage der **aktiven Impfung**.

Krieger im Dornröschenschlaf – Lymphozyten kämpfen nur, wenn man sie „wachküsst". Die Lymphozyten, die Spezialisten im Kampf gegen Krankheitserreger, sind nach Eindringen eines Fremdstoffes erst mit einer Verzögerung von 5–8 Tagen voll einsatzfähig, da sich der größte Teil dieser Einheit in einem Ruhestadium (G_0-Phase des Zellzyklus) befindet. Sie treten erst dann wieder in den Zellzyklus ein und nehmen ihre Aufgaben wahr, wenn sie zuvor aktiviert werden.
Diese Aktivierung erfolgt durch den Kontakt des Lymphozyten mit seinem spezifischen Antigen und die gleichzeitige Kommunikation mit anderen Zellen der Abwehr, wobei vor allem die Dendritischen Zellen eine wichtige Rolle spielen.
Da das Immunsystem bei Kontakt mit einem Fremdstoff nicht sofort mit voller Kraft reagieren kann, sondern erst aus einem inaktiven Zustand heraus die Fähigkeit zum Kampf „erwerben" muss, spricht man beim Immunsystem auch von der **„erworbenen"** oder **„adaptiven" Abwehr**.
Man stellt ihr die unspezifische Abwehr als „angeborene" Abwehr gegenüber, die unmittelbar auf Fremdstoffe reagieren kann, und schon bei Geburt in der aktiven Form vorliegt, ohne jemals vorher Feindkontakt gehabt zu haben.

Unspezifische und spezifische Abwehr – nur gemeinsam sind sie stark…

Während das Immunsystem hoch spezifisch arbeitet, kämpfen die Zellen der unspezifischen Abwehr als Pioniere an vorderster Front und übernehmen die ersten Angriffe gegen Eindringlinge.
Lymphozyten und Antikörper haben zwar auch direkte Wirkungen auf Feinde, arbeiten aber häufig hauptsächlich über eine Verstärkung der unspezifischen Abwehr. Dieses Zusammenspiel von unspezifischer und spezifischer Ab-

wehr führt dann letzten Endes zur Beseitigung des Fremdstoffes.
Die unspezifische Abwehr übernimmt außerdem die Aufgabe der Renovierung des Kampfplatzes und stellt damit die Integrität des Gewebes wieder her.

35.3 Leukozyten – die Zellen der Abwehr

Alle Zellen der Abwehr leiten sich von **pluripotenten hämatopoetischen Stammzellen** im Knochenmark ab (☞ 35.2). Dies sind Zellen, aus denen sämtliche Typen von Blutzellen entstehen können.

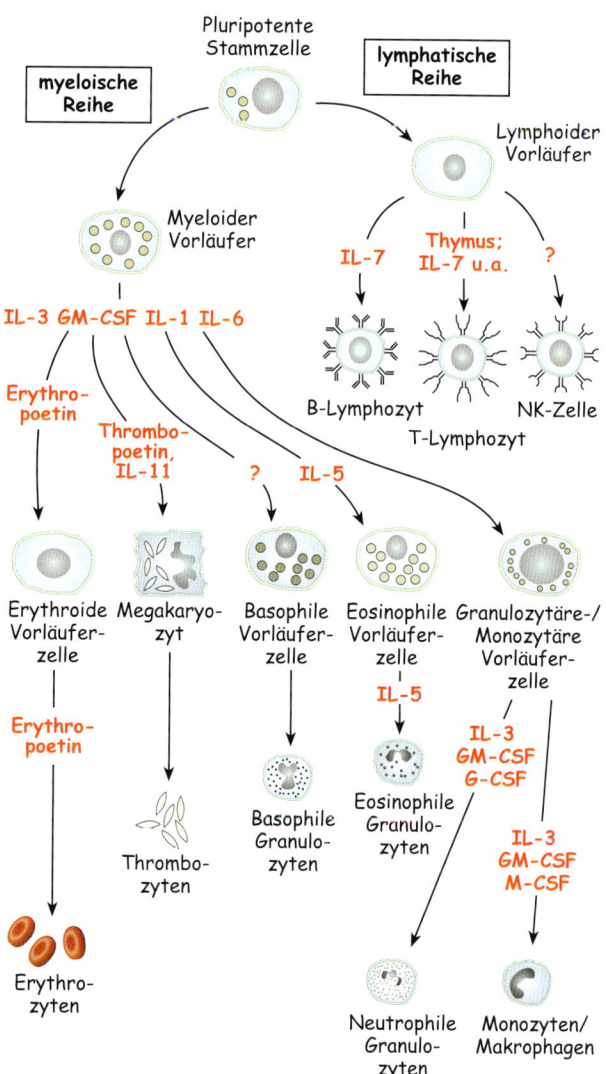

☞ **35.2** Blutzellen und ihre Wachstumsfaktoren.

Man unterscheidet dabei zwei Hauptdifferenzierungswege:
1. Die Zellen der **myeloischen Reihe:** Dazu gehören die Zellen der unspezifischen Abwehr (Granulozyten, Mono-

zyten/Makrophagen, Mastzellen, Dendritische Zellen), Erythrozyten und Thrombozyten.

2. Die Zellen der **lymphatischen Reihe**: Dazu gehören die Zellen der spezifischen Abwehr (Lymphozyten) und die Natürlichen Killerzellen (NK-Zellen). Die NK-Zellen sind zwar Zellen der lymphatischen Reihe, gehören aber der unspezifischen Abwehr an.

Die CD-Moleküle. Bei dem Versuch, die Leukozyten in Gruppen einzuteilen, stellte man fest, dass es auf Leukozyten eine Reihe von Oberflächenmolekülen gibt. Man bezeichnete diese Moleküle als **CD-Moleküle** (CD 1 –CD 166, 👁 **35.3**). CD bedeutet *„cluster of differentiation"*.

Man findet CD-Moleküle aber nicht nur auf Leukozyten, sondern auch auf anderen Körperzellen wie Erythrozyten, Thrombozyten, Fibroblasten, Epithel- und Endothelzellen. Bei den Leukozyten besitzt jeder Zelltyp und jede Reifungsstufe eine charakteristische Zusammensetzung der Bestückung mit CD-Molekülen, anhand derer man diese Zellen voneinander unterscheiden kann.

Vom funktionellen Gesichtspunkt aus erfüllen die CDs unterschiedlichste Aufgaben. So findet man unter den CDs z.B. Rezeptoren, die es Zellen erlauben, sich aneinander festzuhalten (so genannte CAMs = *cellular adhesion molecules*), Rezeptoren für Zytokine (Botenstoffe der Abwehr) und Moleküle, die bei der Fremdstofferkennung von Bedeutung sind.

35.3.1 Die Zellen der myeloischen Reihe

Neben den Erythrozyten und Thrombozyten gehen aus der myeloischen Reihe die Zellen der unspezifischen Abwehr hervor, die man grob in zwei Gruppen einteilen kann:

1. Die **Phagozyten**, die Fremdstoffe dadurch vernichten, dass sie diese aufnehmen und intrazellulär abbauen.
2. **Sekretorische Zellen**, die Eindringlinge extrazellulär bekämpfen, indem sie Stoffe freisetzen, die den Feind schädigen.

Eine besondere Stellung nehmen die **Dendritischen Zellen** ein, bei denen es sich um die wichtigsten **Antigen-präsentierenden-Zellen (APCs)** handelt.

Die APCs sind eine heterogene Gruppe, deren Mitglieder sowohl der unspezifischen als auch der spezifischen Abwehr angehören. Sie sind essenziell für die Aktivierung der T-Lymphozyten und sollen deshalb auch erst dort ausführlich behandelt werden. An dieser Stelle sei nur schon einmal erwähnt, dass die Dendritischen Zellen die einzigen Abwehrzellen sind, die sich ausschließlich mit der Antigenpräsentation beschäftigen.

CD	Expression auf Leukozyten und nicht leukozytären Zellen	Funktion
CD3	Thymozyten, T-Zellen	Chaperon für Expression des T-Zell-Rezeptors, Rolle bei der T-Zell-Rezeptor-Signaltransduktion ⟶ T-Zell-Marker
CD4	T-Helferzellen, Thymozyten, Monozyten / Makrophagen, Granulozyten, Dendritische Zelle	Corezeptor bei der Aktivierung von T-Zellen über MHC-II-Moleküle; Rezeptor für HIV
CD8	T-Killerzellen, Thymozyten	Corezeptor bei der Aktivierung von T-Zellen über MHC-I-Moleküle
CD28	reife $CD3^{\oplus}$-Thymozyten, periphere T-Zellen, Plasmazellen	Costimulation von T-Zellen durch Bindung an CD80 = B 7.1 oder CD 86 = B 7.2
CD80	aktivierte B- und T-Zellen, Makrophagen	Costimulation von T-Zellen über CD28
CD86	Dendritische Zellen, Gedächtnis-B-Zellen, Keimzentrum-B-Zellen, Monozyten	Costimulation von T-Zellen über CD28
CD40	Makrophagen, Follikuläre Dendritische Zellen, Endothelzellen, Fibroblasten, Keratinozyten	B-Zell-Wachstum, Differenzierung und Antikörper-Klassenwechsel; Stimulation der Zytokinproduktion durch Makrophagen und Dendritische Zellen; Hochregulation von Adhäsionsmolekülen auf dendritischen Zellen
CD154	aktivierte $CD4^{\oplus}$-Zellen	Ligand für CD40; induziert B-Zell-Proliferation und Aktivierung

👁 **35.3**   CD-Moleküle.

Phagozyten

Zu den Phagozyten (gr. *phagein* = essen) zählen die aus einer gemeinsamen Vorstufe hervorgehenden **Neutrophilen Granulozyten, Monozyten** und **Makrophagen**. Die Monozyten stellen Blutvorstufen dar, die erst im Gewebe zu Makrophagen oder Dendritischen Zellen ausreifen. Grundsätzlich arbeiten Neutrophile und Makrophagen ähnlich – sie zerstören Fremdstoffe dadurch, dass sie diese essen. Genauer betrachtet gibt es aber Unterschiede zwischen den beiden Zelltypen. Sie machen die Neutrophilen zu den Pionieren der Abwehr, die als erste Abwehrzellen am Kampfplatz eintreffen. Makrophagen brauchen zwar etwas länger bis sie angreifen, haben dafür aber den Vorteil, dass sie einen guten Draht zur spezifischen Abwehr haben und in Kooperation mit dem Immunsystem kämpfen.

Neutrophile Granulozyten – die Kamikaze der Abwehr.
Die Neutrophilen Granulozyten stellen die größte Gruppe der Leukozyten im Blut dar. Bei einem Normalwert von ca. **7000 Leukos/µl Blut** kann man davon ausgehen, dass 4400 davon Neutrophile sind (60 – 70 % der Leukozyten im Blut). Pro Tag produziert unser Knochenmark mehr als 10^{11} Neutrophile, die auf der Suche nach einer Entzündung im Blut durch den Körper zirkulieren.

Haben sie sechs Stunden nach ihrer Entstehung noch kein entzündetes Gewebe gefunden, ist ihr Schicksal besiegelt. Da sie keine stimulierenden Signale zum Weiterleben erhalten, gehen sie in die Apoptose und ihre sterblichen Überreste werden in der Regel von den Makrophagen in Leber und Milz entsorgt.

Schafft es ein Neutrophiler, vor der Induktion des programmierten Zelltodes einen Einsatzort zu finden, erhält er dort Signale, die die Apoptose zunächst hinauszögern und es ihm ermöglichen, das Blutgefäßsystem zu verlassen, um ins Gewebe einzudringen und die dort befindlichen Feinde zu bekämpfen.

> Die Signale sind Teil eines Prozesses, der **Entzündung** genannt wird, und dessen Zweck es ist, die Leukozyten auf einen Gewebeschaden und damit eine potenzielle Eintrittspforte für Keime aufmerksam zu machen. Die Neutrophilen sind dabei die Zellen, die am schnellsten am Ort des Geschehens eintreffen und stellen damit die ersten und wichtigsten Zellen der frühen Entzündung dar.

Neutrophile verfügen wie Makrophagen über große Vorräte an Glykogen, so dass sie im häufig anaeroben Entzündungsgebiet nicht auf eine aerobe Energiegewinnung angewiesen sind. Bei Sauerstoffmangel betreiben sie einfach anaerobe Glykolyse. Das Glykogen brauchen sie außerdem für den Pentosephosphatweg, mit dessen Hilfe sie reaktive Sauerstoffmetabolite zur Keimbekämpfung herstellen. Neutrophile besitzen in ihrem Zytoplasma zwei verschiedene Arten von **Granula**:
1. Die **azurophilen Granula** sind modifizierte Lysosomen, die zusätzlich zur lysosomalen Enzym-Grundausstattung (Peroxidase, Lysozym, saure Phosphatase und andere saure Hydrolasen) kationische Proteine enthalten, die bakterizid wirken.
2. In den **spezifischen** oder **neutrophilen Granula** findet man Stoffe wie Lysozym, alkalische Leukozytenphosphatase und Laktoferrin.

> **Der eklige Aspekt der Abwehr: Eiter.** Unter normalen Bedingungen verschmelzen die Granula mit Phagosomen, um die aufgenommenen Keime zu vernichten. Der Inhalt der Granula bleibt dabei ständig von einer Membran umgeben, um das Zytoplasma der Neutrophilen zu schützen.
>
> Kommt es aber zu einer außerordentlich starken Aktivierung der Neutrophilen, oder haben sie es mit Keimen zu tun, die die Granulamembran schädigen (z. B. Streptokokken, die Verursacher der *eitrigen* Mandelentzündung, mit ihrem Toxin Streptolysin), kann es passieren, dass der Granulainhalt in die Umgebung abgegeben wird.
>
> Die freiwerdenden Stoffe zerstören dann nicht nur den Feind, sondern auch unschuldige Zivilisten, nämlich die eigenen Körperzellen in der Nachbarschaft der Entzündung. Dadurch kommt es zu einer Ansammlung von Gewebetrümmern (Debris), toten und sterbenden Granulozyten, die man **Eiter** nennt.
>
> In der Regel kann man im Eiter die Keime nachweisen, die für die Eiterbildung verantwortlich sind. Keime, die zur Entstehung von Eiter führen, nennt man **pyogene Keime**. Eiter kann aber auch durch unbelebte Stoffe verursacht sein (z. B. Krotonöl).

Monozyten und Makrophagen.
Eine weitere Gruppe von phagozytierenden Zellen sind die **Monozyten** und die **Makrophagen**, die sich von den Neutrophilen darin unterscheiden, dass sie länger leben und sich noch teilen können (da sie nicht terminal differenziert sind), sich zu mehrkernigen Riesenzellen vereinigen können, und mit dem Immunsystem (als Antigen-präsentierende Zellen) zusammenarbeiten.

Das Knochenmark setzt als Vorstufen der Makrophagen Monozyten ins Blut frei, die in verschiedene Gewebe wandern und dort ausreifen. In einem µl Blut sind ca. 300 Monozyten enthalten.

Man findet Makrophagen in allen Geweben, wobei sie je nach Gewebe unterschiedlich aussehen können und spezielle Namen erhalten haben:
- Die Makrophagen im Bindegewebe heißen einfach **(Bindegewebs-)Makrophagen**,
- in der Leber nennt man die Makrophagen **Kupfferzellen**,
- in der Lunge sind es die **Alveolarmakrophagen**,
- in der weißen Pulpa der Milz heißen sie **Milzmakrophagen**,
- in den Nierenglomerula spricht man von **Mesangiumzellen**,
- in Peritoneum und Pleura findet man in der Peritoneal- bzw. Pleuraflüssigkeit schwimmende **Peritoneal- bzw. Pleuramakrophagen**,

- im ZNS heißen die Makrophagen **Mikroglia**,
- und die **Osteoklasten** des Knochens sind nichts anderes als Riesenzellen, die aus der Verschmelzung mehrerer Makrophagen entstanden sind.

Diese Zellen bilden ein System aus Fresszellen, das den ganzen Körper durchzieht. Der Pathologe Aschoff hatte dieses System zunächst **Retikuloendotheliales und Retikulohistiozytäres System** genannt. Aus heutiger Sicht ist es allerdings besser, die Gemeinschaft der Makrophagen und ihrer Abkömmlinge als **Mononukleäres Phagozytensystem** zu bezeichnen.

Endozytose und Phagozytose durch Makrophagen und Neutrophile Granulozyten.

Bei der Aufnahme von Fremdstoffen in eine Zelle unterscheidet man die Aufnahme von Makromolekülen (Pinozytose und rezeptorvermittelte Endozytose) und das Essen von Partikeln (Phagozytose). Das dabei entstehende Endosom bzw. Phagosom verschmilzt im Anschluss mit einem Lysosom, was schließlich zum Abbau der aufgenommenen Stoffe führt.

Einige Keime schützen sich vor der Phagozytose dadurch, dass sie ihre Oberflächenstrukturen unter einer Schleimkapsel verstecken. Bei solchen Erregern kommen die Phagozyten ihrer Aufgabe nur nach, wenn ihnen die Eindringlinge „schmackhaft" gemacht werden. Diesen Vorgang der Appetitanregung nennt man **Opsonierung** (gr. *opsonin* = Speise, Zukost). Als Opsonine können **Proteine des Komplementsystems, der Akuten-Phase** und bestimmte **Antikörper** wirken. Sie machen den Feind nicht nur hydrophober (durch Neutralisierung negativer Ladungen) und damit aufnahmefähiger, sondern binden an spezielle Rezeptoren der Phagozyten, was das Essen zusätzlich erleichtert.

Durch Aktivierung kann die Arbeit der Phagozyten verbessert werden.

Makrophagen und Neutrophile Granulozyten erlangen durch Aktivierung die Fähigkeit, neben den in den Granula enthaltenen lysosomalen Enzymen, Stoffe zu produzieren, die Mikroben abtöten.

Es handelt sich dabei um **reaktive Sauerstoffmetabolite und Metabolite des NO** (Induktion der induzierbaren NO-Synthase, iNOS).

Während die Sauerstoffmetaboliten direkt in den Phagolysosomen gebildet werden, entsteht NO im Zytosol und diffundiert in die Phagolysosomen, wo es durch den dort herrschenden sauren pH-Wert aktiviert wird.

Die sekretorischen Zellen der unspezifischen Abwehr: Mastzellen, Basophile und Eosinophile Granulozyten

Im Blut findet man pro µl ca. 200 Eosinophile und 40 Basophile. Wie bei allen Leukozyten ist ihr Aufenthalt im Blut nur von begrenzter Dauer, da ihr eigentlicher Wirkort das Gewebe ist. Die Vorläuferform der Mastzellen ist noch unbekannt, so dass wir uns hier mit der Gewebsform begnügen müssen. Obwohl sie in ihrer Funktion den Basophilen Granulozyten sehr ähnlich sind, handelt es sich wohl um eine eigene Zellklasse. Vom Aussehen und der Arbeitsweise her kann man sie jedoch zu einer funktionellen Gruppe zusammenfassen.

> Mastzellen spielen eine Schlüsselrolle bei der **Entzündungsreaktion**. Daneben haben sie zusammen mit den Basophilen und Eosinophilen Granuloyzten den Part der **Parasitenabwehr** (Würmer) übernommen.
>
> Unter bestimmten Umständen haben die sekretorischen Zellen die unangenehme Eigenart, sich an einer fehlgelaufenen Immunantwort zu beteiligen, was sich dann in den Symptomen einer **Allergie** äußert.

35.3.2 Die Zellen der lymphatischen Reihe

Alle Lymphozyten leiten sich von lymphatischen Vorläuferzellen im Knochenmark ab. Nach den ersten Differenzierungsschritten aber erfolgt die weitere Reifung in zwei verschiedene Richtungen:

1. Ein Teil der Zellen bleibt im **Knochenmark** und entwickelt sich dort zu reifen, naiven **B-Zellen**. Das „B" steht für engl. *bone marrow = Knochenmark*.
2. Der andere Teil der Zellen wandert in den **Thymus**, wo sie zu **T-Zellen** heranreifen.

(Ursprünglich waren die B-Lymphozyten nach der **Bursa Fabricii** benannt worden. Es handelt sich dabei um ein Organ von Vögeln, in dem Lymphozyten zu B-Zellen heranreifen. Das Knochenmark ist also das **B**ursaäquivalent der Säugetiere.)

> B- und T-Zellen unterscheiden sich
> - in der Struktur ihrer Antigenrezeptoren,
> - in der Art der Antigenerkennung und
> - in ihrer Effektorfunktion.

Aus den lymphoiden Vorläuferzellen entwickeln sich außerdem noch die NK-Zellen (= Natürliche Killerzellen). Sie haben weder Merkmale der B- noch der T-Lymphozyten und gehören der unspezifischen Abwehr an.

Primäre und sekundäre lymphatische Organe

Knochenmark und Thymus, in denen die Bildung und Reifung der Lymphozyten stattfindet, bezeichnet man als **primäre lymphatische Organe**.

Die reifen, naiven Lymphozyten befinden sich in einem Ruhestadium und wandern von den primären in die **sekundären lymphatischen Organe**. Zu diesen gehören

- das Knochenmark (das also sowohl primäres als auch sekundäres lymphatisches Organ ist),
- das Lymphgefäßsystem mit den Lymphknoten,
- die Milz,
- das hautassoziierte lymphatische Gewebe (**SALT** = *skin associated lymphatic tissue*),

- das schleimhautassoziierte lymphatische Gewebe (**MALT** = *mucosa associated lymphatic tissue*), bestehend aus
  - **BALT** (*bronchus associated lymphatic tissue*),
  - **NALT** (*nose associated lymphatic tissue*) und
  - **GALT** (*gut associated lymphatic tissue*) mit den Tonsillen, dem Appendix vermicularis und den Peyerschen Plaques.

Die reifen B- und T-Zellen sind mehr als jede andere Zelle der Abwehr in der Lage, ihre Zahl duch klonale Expansion zu erhöhen. Dazu müssen sie allerdings erst antigenabhängig aktiviert werden (klonale Selektion). Diese Aktivierung zu Effektorzellen erfolgt in den sekundären lymphatischen Organen durch Antigenkontakt, sowie durch die Kommunikation untereinander und mit APCs.

Primäre lymphatische Organe haben ein geeignetes Mikroenvironment für Entwicklung und Reifung der Lymphozyten (antigenunabhängige Zellentwicklung); sekundäre lymphatische Organe sind „Antigenfallen" und Orte, wo reife Lymphozyten effektiv mit dem Antigen interagieren können (antigenabhängige Zellentwicklung).

Was ist ein Antigen?

Als **Antigene** bezeichnet man Substanzen, die von den Antigenrezeptoren der B- und T-Lymphozyten erkannt werden. Der jeweilige Lymphozyt erkennt dabei nicht das ganze Antigen, sondern nur einen bestimmten Teil, der als **Epitop** (antigene Determinante) bezeichnet wird.

Ein Antigen besitzt also verschiedene Epitope und kann damit von unterschiedlichen Lymphozytenklonen erkannt werden (👁 35.4).

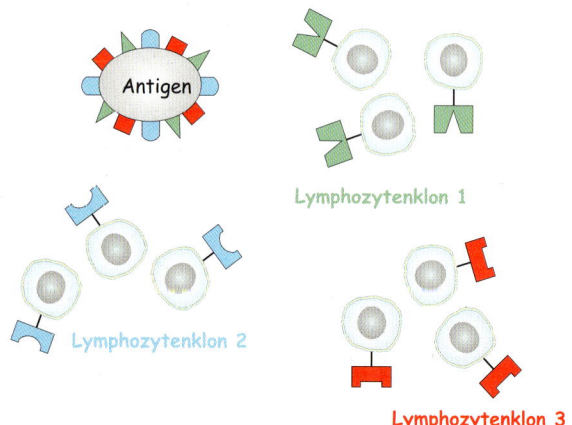

👁 **35.4** Ein Antigen besitzt verschiedene Epitope.

Während B-Zellen Antigene so erkennen können, wie sie in der Natur vorkommen, also als **native Antigene** (bei Proteinen entspricht das der Tertiärstruktur), sind T-Zellen darauf angewiesen, dass die **Antigene bearbeitet** und von anderen Zellen **präsentiert** werden, so dass sie zellgebunden in der linearen Form der Primärstruktur vorliegen.

Was bei B- und T-Zellen gleich ist, ist die Tatsache, dass ihre Aktivierung zur Induktion von Transkriptionsfaktoren (z. B. NF-κB) und zur Einleitung der Mitose mit daraus resultierender klonaler Expansion führt.

Die Theorie der klonalen Selektion

Das Problem des Immunsystems ist, dass der Körper zwar eine riesige Zahl an Antigenen erkennen kann, dass aber gleichzeitig für jedes einzelne Epitop nur eine kleine Zahl an passenden Lymphozyten (T- und B-Zell-Klonen) vorhanden ist.

Damit bei Eindringen eines Erregers genug Krieger der spezifischen Abwehr zur Verfügung stehen, erhalten die Lymphozyten, die einen passenden Steckbrief (**Antigenrezeptor**) besitzen, bei Erkennen ihres Epitopes den Befehl zur Vermehrung. Dadurch expandieren die Klone, die für den Kampf gegen diesen speziellen Feind geeignet sind (**klonale Selektion**). Da ein Antigen aus unterschiedlichen Epitopen besteht, handelt es sich bei den normalen Immunantworten unseres Körpers um so genannte **polyklonale Antworten**.

Die GSG9 der Abwehr: Die Lymphozyten sind die Spezialisten der Strukturerkennung, die eng mit der unspezifischen Abwehr zusammenarbeiten

Die Zellen der unspezifischen Abwehr haben ein Problem: Um ordentlich phagozytieren zu können, sind sie darauf angewiesen, an die Oberfläche von Fremdstoffen zu binden. Je mehr Kontakte sie dabei knüpfen, desto besser. Weil aber die Oberfläche jeder Zelle nur Platz für eine gewisse Anzahl an Rezeptoren bietet, und die Zellen der natürlichen Resistenz relativ universell einsetzbar sein sollen, verfügt die unspezifische Abwehr über Rezeptoren für Strukturen, die bei Keimen weitverbreitet sind. Damit kann man zwar viele Keime bekämpfen, eine Optimallösung ist das aber noch nicht. Man braucht also Zellen, die Rezeptoren für alle nur denkbaren Oberflächenstrukturen besitzen. Da diese nicht alle auf eine einzige Zelle passen, hat die Natur das Problem so gelöst, dass jede Zelle der spezifischen Abwehr (= Lymphozyten) nur eine ganz bestimmte Struktur erkennt. Bei „Feindkontakt" dauert es so zwar eine gewisse Zeit, bis Lymphozyten mit dem passenden Steckbrief gefunden und aktiviert werden, dafür geht es den Eindringlingen dann aber wirklich an den Kragen. Außerdem vermehren sich die aktivierten Lymphozyten und bleiben in Form von Gedächtniszellen in den Startblöcken, so dass ein Keim bei erneuten Kontakten mit dem Immunsystem in der Regel beseitigt wird, bevor es zum Ausbruch einer Krankheit kommt.

Die Tatsache, dass jeder Lymphozyt nur eine ganz bestimmte Struktur erkennt, und die passenden Lymphozyten erst aktiviert werden müssen, stellt eine der Schwachstellen der spezifischen Abwehr dar. Ein bekannter Keim wird zwar bei erneutem Kontakt dank des immunologischen Gedächtnisses beseitigt, bevor er echte Probleme macht, er kann sich dem Ganzen aber auch relativ leicht entziehen, indem er seine Oberflächenstrukturen so verändert, dass die Gedächtniszellen ihn nicht mehr erkennen.

Von der unspezifischen Abwehr wird er dann zwar in der Regel immer noch erkannt (die lässt sich nicht so leicht austricksen), er kann aber ohne die spezifische Abwehr nicht so effektiv bekämpft werden. Da andere Lymphozyten erst neu aktiviert werden müssen, gewinnt er Zeit, die ihm ausreichen kann, um eine unangenehme Krankheit zu etablieren.

Eine Möglichkeit, der unspezifischen Abwehr aus dem Weg zu gehen, besteht darin, dass sich Erreger in körpereigenen Zellen verstecken. Für diesen Fall gibt es eine Spezialtruppe unter den T-Lymphozyten (zytotoxische T-Zellen), die solche Feinde ausfindig machen und vernichten können.

35.3.3 B- und T-Zell-Rezeptoren (BCR und TCR) – Steckbriefe des Immunsystems

Um Krankheiten effektiv bekämpfen zu können, braucht man also Rezeptoren gegen alle nur denkbaren Strukturen (Epitope). Wie dabei das Platzproblem auf der Lymphozytenoberfläche gelöst wird, wissen wir schon – man baut sich einfach für jeden Rezeptor einen eigenen Zellklon und sucht sich dann im Ernstfall den richtigen raus (klonale Selektion).

Ein anderes Problem haben wir aber bis jetzt noch übergangen: Unser Immunsystem kann laut Schätzungen bis zu 10^{11} verschiedene Epitope erkennen. Wie aber kann eine begrenzte Zahl von Genen (wir haben nämlich nur einige 10 000) für eine so enorme Zahl an unterschiedlichen Rezeptoren codieren?

Man muss dabei auch bedenken, dass das Genom ja nicht nur für Lymphozytenrezeptoren da ist, sondern z. B. auch für sämtliche benötigten Enzyme.

Der Geheimcode der Lymphozyten – zerstückelte Gene

Aber auch für dieses Problem hat die Natur eine Lösung gefunden: **segmentierte Gene**. Die Information für die Antigenrezeptoren verteilt sich auf auseinander liegende Gruppen von **Teilgenen** (V-, D- und J-Teilgene), die erst während der Reifung der Lymphozyten in den primären lymphatischen Organen zu funktionstüchtigen Genen zusammengesetzt werden.

Diesen Vorgang der Dechiffrierung (zufälliges Umarrangieren der Teilgene) bezeichnet man als **somatische Rekombination**. (Somatisch deshalb, weil die Rekombination nicht in Zellen der Keimbahn, sondern in Körperzellen stattfindet.)

Da immer nur ein neues arbeitendes Gen pro Lymphozyt entsteht, verfügt jeder Lymphozyt nur über Rezeptoren gegen ein bestimmtes Epitop. Ein Lymphozyt mit einem Rezeptor gegen ein Pneumokokken-Epitop erkennt also nur Pneumokokken, die dieses Epitop tragen, und keine anderen Keime wie z. B. Meningokokken.

Antigenrezeptoren und die Immunglobulin-Superfamilie

Antigenrezeptoren (BCR und TCR) sind nichts anderes als **Glykoproteine**, die in der Membran verankert sind und im Fall der Antikörper, die von B-Zellen stammen, sogar sezerniert werden können.

Wie bei allen Membran- und Sekretionsproteinen findet die Synthese an den Ribosomen statt, von wo aus das gebildete Protein mithilfe eines Signalpeptids in das Lumen des rER geschleust wird. Von da geht es dann weiter Richtung Golgi-Apparat und Zelloberfläche.

Da die Antikörper (sezernierte B-Zell-Rezeptoren) die ersten Antigen-erkennenden Moleküle waren, die entdeckt wurden, bezieht sich die Strukturbeschreibung der anderen Moleküle im Immunsystem, die sich mit der Antigenbindung beschäftigen – nämlich der B- und T-Zell-Rezeptor sowie die MHC-Moleküle – auf die Antikörperstruktur (Ig-Domänen).

Im Serum sind globuläre Proteine (Globuline) gelöst, die man mithilfe der Elektrophorese entsprechend ihrer Wanderungsgeschwindigkeit auftrennen kann.

Die Globuline, die am drittschnellsten wandern, nennt man γ-Globuline (nach dem dritten Buchstaben des griechischen Alphabetes). In dieser Fraktion findet man den Großteil der im Blut gelösten Antikörper, die man aufgrund ihrer Struktur und Funktion auch als **Immunglobuline (Ig)** bezeichnet.

Immunglobuline sind Glykoproteine, die aus unterschiedlich aufgebauten Funktionseinheiten bestehen. Diese Funktionseinheiten sind Aminosäuresequenzen von 70 bis 110 AS Länge, und werden als **Ig-Domänen** bezeichnet. Sie verleihen dem Molekül ein charakteristisches Aussehen.

Man findet diese Domänen nicht nur bei Antikörpern, sondern auch bei anderen Molekülen der Abwehr (BCR, TCR, MHC, CD 4, CD 8 usw.), die daher unter dem Begriff der **Immunglobulin-Superfamilie** zusammengefasst werden.

Die Immunglobulin-Superfamilie beschäftigt sich nicht nur mit der Antigenerkennung. Es gibt auch Mitglieder, die die Adhäsion zwischen (Immun-)Zellen vermitteln und dementsprechend in die Gruppe der CAMs (cellular adhesion molecules) eingeordnet werden können.

Der B-Zell-Antigen-Rezeptor (BCR)

Der **B-Zell-Rezeptor (BCR)**, den man auch als membranständiges Immunglobulin bezeichnet, besteht aus **zwei identischen leichten** und **zwei identischen schweren Ketten**, die sich jeweils aus variablen und konstanten Domänen zusammensetzen. Die schweren Ketten sind untereinander und mit den leichten Ketten über Disulfidbrücken verbunden (☞ 35.5).

Der extrazelluläre Anteil des Moleküls besitzt eine N-terminale antigenbindende **variable Region** und eine C-terminal gelegene **konstante Region**. Die variable Region besteht aus den variablen Domänen der leichten und schweren Ketten, die konstante Region aus den konstanten Domänen der leichten und schweren Ketten.
Die variable Region dient der Antigenerkennung und ist von B-Zell-Klon zu B-Zell-Klon unterschiedlich.
Anhand des konstanten Anteils der schweren Ketten kann man verschiedene **Immunglobulin-Klassen** unterscheiden:

- Immunglobulin M (**IgM**)
- Immunglobulin D (**IgD**)
- Immunglobulin G (**IgG**)
- Immunglobulin A (**IgA**)
- Immunglobulin E (**IgE**)

Die entsprechenden schweren Ketten heißen μ-, δ-, γ-, α- und ε-Kette. Bei den Leichtketten unterscheidet man anhand der konstanten Domäne κ- und λ-Leichtketten.
An die konstante Region der schweren Kette schließt sich ein transmembranäres Stück an, das in den C-terminalen intrazellulären Teil des BCRs übergeht. Da dieses intrazelluläre Stück sehr kurz ist, kann es keine Signaltransduktion vermitteln. Um die Aufgabe der **Signaltransduktion** kümmern sich deshalb Hilfsstrukturen, die mit dem BCR nichtkovalent assoziiert sind: Igα und Igβ.
Im Gegensatz zu den T-Zellen sind die B-Zellen in der Lage, native Antigene zu erkennen und bedürfen dazu keiner Hilfe von Antigen-präsentierenden Zellen.

Plasmazellen und Antikörper. B-Zellen weisen noch eine weitere Besonderheit auf. Nach ihrer Aktivierung wandeln sie sich zum Teil in so genannte Plasmazellen um, die den B-Zell-Rezeptor mit einem verkürzten C-terminalen Ende (ohne transmembranäres und intrazelluläres Stück) synthetisieren und an die Umgebung abgeben.

Diese lösliche Form der B-Zell-Rezeptoren bezeichnet man als **Antikörper** oder **Immunglobuline**. Sie stellen den humoralen Anteil des Immunsystems zur Abwehr dar.

Der Wechsel von der membrangebundenen zur löslichen Form erfolgt im Rahmen der posttranskriptionalen Modifizierung in Form des alternativen Spleißens.

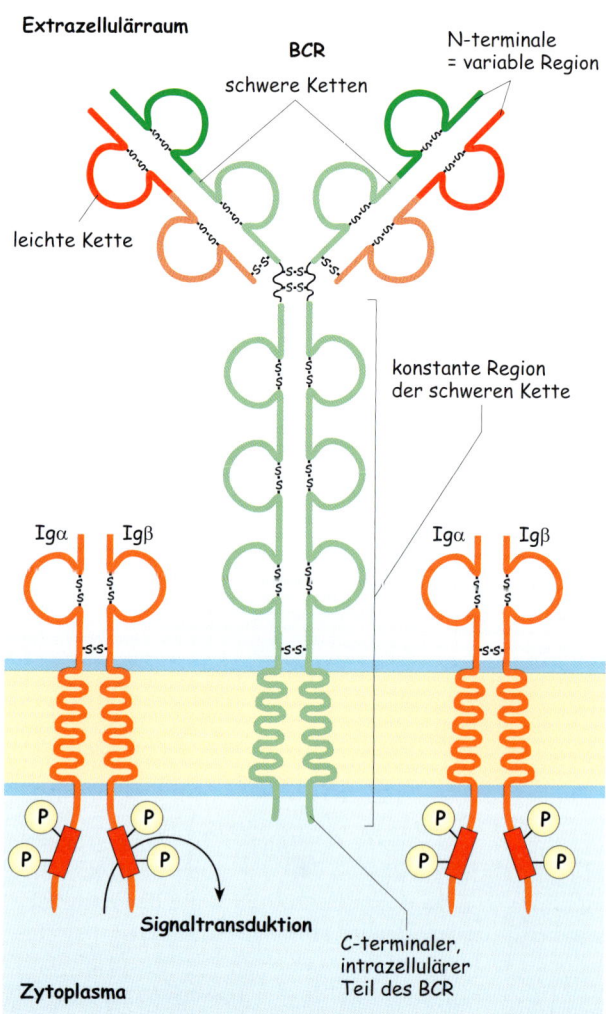

☞ **35.5** Der B-Zell-Antigen-Rezeptor (BCR).

Der T-Zell-Antigen-Rezeptor (TCR)

Der **Antigenrezeptor der T-Zellen (= TCR)** ist ein heterodimeres (aus zwei unterschiedlichen Anteilen bestehendes) Molekül (☞ 35.6). Man unterscheidet eine α- und eine β-Kette, deren extrazelluläre Anteile wie die Antikörper/BCR-Ketten variable und konstante Ig-Domänen besitzen, wobei die variablen Domänen beider Ketten zusammen die N-terminale Antigenbindungsstelle bilden. Die Ketten sind über eine **Disulfidbrücke** miteinander verbunden und verfügen über einen extrazellulären, einen transmembranären und einen kurzen intrazytoplasmatischen Anteil, der wie beim BCR nicht zur Signaltransduktion taugt.

Der funktionelle T-Zell-Rezeptor. Die Aufgabe der Signaltransduktion nach Antigenerkennung übernehmen also auch hier andere Mitglieder der Ig-Superfamilie: die ζ-Proteine und der **CD 3-Komplex**, die nicht-kovalent mit dem TCR verbunden sind.

> TCR, ζ-Proteine und CD 3-Komplex bilden zusammen den **funktionellen T-Zell-Rezeptor.**

Der CD 3-Komplex besteht aus zwei ε-, einer γ- und einer δ-Kette, die sich nicht-kovalent zu einem Komplex zusammenlagern. Neben der Signaltransduktion fungiert der CD 3-Komplex außerdem als Chaperon, das dafür sorgt, dass neusynthetisierte TCR-Moleküle ihren Weg an die Zelloberfläche finden.
Während es ζ-Proteine auch auf anderen Zellen gibt, kommt der CD 3-Komplex ausschließlich auf T-Zellen vor und kann daher als **T-Zell-Marker** verwendet werden.

funktioneller T-Zell-Rezeptor

T-Zell-Antigen-Rezeptor (TCR)

α-Kette   β-Kette

CD3   CD3

ε   γ   ε   δ

Zytoplasma   ξ   ξ

👁 **35.6** Der T-Zell-Antigen-Rezeptor (TCR).

35.3.4 Organisation der Gene für die Antigenrezeptoren der Lymphozyten

Während ihrer Reifung in den primären lymphatischen Organen findet in den unreifen Lymphozyten ein Umarrangieren der Gene für die Antigenrezeptoren statt.
Alle Körperzellen besitzen die gleiche genetische Information. Das heißt auch, dass jede Körperzelle die Information für die Synthese von TCR und BCR/Antikörper in sich trägt. Aber nur die Lymphozyten sind in der Lage, die Information in Proteine umzusetzen. Das liegt daran, dass die Information für den variablen Teil der Antigenrezeptoren in normalen Körperzellen in der Keimbahnkonfiguration vorliegt, und damit in mehrere Teilgene aufgeteilt ist. Diese Teilgene liefern erst dann eine sinnvolle Information zur Proteinsynthese, wenn sie zu einem Gen zusammengestellt wurden, wobei Teilgene verloren gehen.
Dieser Schritt des Genumarrangierens findet nur in den Vorläuferzellen der Lymphozyten statt. Die Lymphozyten verlieren dabei zwar genetisches Material, aber erst dadurch ist es möglich, die Teilgene zu nutzen.
Man unterscheidet **V-** (*variable*), **J-** (*joining*) und **D-Teilgene** (*diversity*), wobei es D-Teilgene nur für den variablen Anteil der Schwerketten der Antikörper/BCR und der β-Kette des TCR gibt.
Die Gene, die für die konstanten Anteile der Rezeptoren codieren, bezeichnet man als **C-Gene**. Sie tragen nicht zur Vielfalt der Antigenbindungsstellen bei.

Somatische Rekombination

In jeder Teilgengruppe gibt es mehrere unterschiedliche Teilgene, die durch die **V(D)J-Rekombinase** nach dem Zufallsprinzip zu einem funktionstüchtigen V(D)J-Gen zusammengesetzt werden, das jeweils nur ein V-, D- und J-Teilgen enthält (👁 **35.7**).

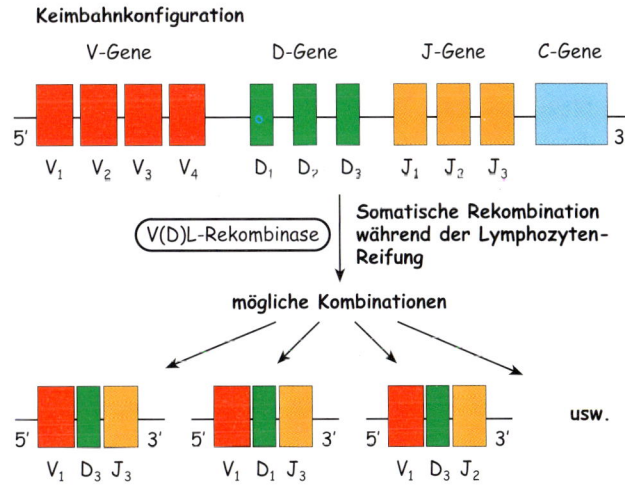

👁 **35.7** Somatische Rekombination.

Die DNA-Abschnitte, die bei dieser Rekombination zwischen den ausgewählten Teilgenen liegen, gehen bei diesem Vorgang verloren, so dass die genetische Information der reifen Lymphozyten nicht mehr in der Keimbahnkonfiguration vorliegt.

Durch die zufällige Kombination der Teilgene ergibt sich eine enorme Zahl an möglichen VDJ-Genen. (Die Anzahl der möglichen VDJ-Gene erhält man durch Multiplikation der Anzahl der Teilgene in den einzelnen Teilgengruppen.) Die Information für den TCR verteilt sich auf ca. 50 V_α- und 70 J_α-Teilgene für die α-Kette und ca. 30 V_β-, 12 J_β- und 2 D_β-Teilgene für die β-Kette.

Die Antigenbindungsstelle wird von den variablen Regionen der leichten und schweren Kette gemeinsam gebildet, wobei jede der möglichen leichten Ketten mit jeder der möglichen schweren Ketten kombiniert werden kann. Dadurch ergeben sich $316 \times 8262 = 2{,}6 \times 10^6$ unterschiedliche Antikörpermoleküle – und das aus nur 162 Teilgenen!

Die ganze Rechnung funktioniert natürlich genauso beim TCR, bei dem jede mögliche α-Kette mit jeder möglichen β-Kette kombiniert werden kann.

> **Die C-Gene von BCR/Antikörpern.** Die C-Gene für die schweren Ketten der reifen B-Lymphozyten entscheiden darüber, welche Immunglobulinklasse produziert wird. Für jede Klasse existiert ein C-Gen.

Naive reife B-Zellen exprimieren IgM und IgD. Werden sie aktiviert, kommt es in einigen Zellen des aktivierten Klons zum so genannten **Isotypen-Wechsel** (👁 **35.8**). Es handelt sich dabei um eine somatische Rekombination im Bereich der C-Gene. Die entsprechenden Zellen sind dann in der Lage IgA, IgG oder IgE zu synthetisieren, verlieren aber die Fähigkeit zur Herstellung von IgM und IgD.

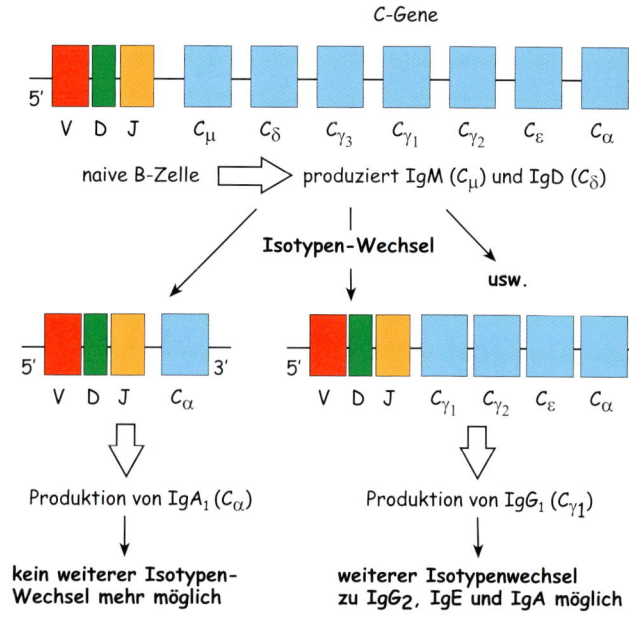

👁 **35.8** Isotypen-Wechsel.

Antigenerkennung durch B- und T-Zellen

> B-Lymphozyten können Antigene in der Form erkennen, in der sie nativ vorliegen, z. B. als Oberflächenstruktur eines kompletten Bakteriums. Im Gegensatz dazu sind T-Lymphozyten darauf angewiesen, dass eingedrungene Fremdstoffe von Hilfszellen, den **Antigen-präsentierenden Zellen (APCs)**, gefressen und zu kurzen Peptidfragmenten aufgearbeitet werden.
>
> Die APCs besitzen an ihrer Oberfläche so genannte **MHC-Moleküle**, auf denen das Antigen wie auf einem Präsentierteller den T-Lymphozyten dargeboten wird.

Der T-Zell-Rezeptor erkennt dabei nicht nur das Antigen, sondern auch bestimmte Strukturen des MHC-Moleküls. Über Hilfsrezeptoren (CD 4 und CD 8) wird der Kontakt zwischen APC und T-Zelle stabilisiert. Außerdem haben CD 4 und CD 8 costimulatorische Aufgaben bei der T-Zellaktivierung.

CD 4 und CD 8 sind Mitglieder der Immunglobulin-Superfamilie. Bei den T-Zellen gibt es zwei Untergruppen, die sich darin unterscheiden, ob sie CD 4 oder CD 8 an ihrer Oberfläche tragen.

> Die CD 4$^+$CD 8$^-$-Zellen werden als **T-Helferzellen (T$_H$)** bezeichnet, die CD 4$^-$CD 8$^+$-Zellen als **zytotoxische T-Zellen (T$_C$)**.

Man findet CD 4-Moleküle nicht nur auf T-Zellen, sondern auch auf Monozyten, Makrophagen und Dendritischen Zellen. Das ist vor allem deshalb von Interesse, da das HI-Virus an CD 4 andocken und so diese Zellen infizieren kann.

35.3.5 Die MHC-Moleküle

> Im Rahmen der Abwehr gibt es drei Arten von Molekülen, die Antigene erkennen (binden) können: TCR, BCR/Antikörper und die MHC-Moleküle.

MHC steht für *Major Histocompatibility Complex* (Haupt-Gewebeverträglichkeitskomplex), was sich davon ableitet, dass man auf diese Moleküle und den dazugehörigen Genkomplex erstmals im Zusammenhang mit Transplantationsabstoßungen aufmerksam wurde.

MHC-Moleküle findet man bei allen Säugetieren. Um zu verdeutlichen, dass es sich um menschliche MHCs handelt, spricht man deshalb beim menschlichen Immunsystem anstelle von MHCs häufig von **HLA-Molekülen** (= *Human Leucocyte Antigen*). MHC und HLA sind zwei unterschiedliche Namen für die Haupttransplantationsantigene des Menschen.

Es gibt zwei verschiedene Arten von MHC-Molekülen, die als **MHC-Klasse-I-** und **MHC-Klasse-II-Moleküle** bezeichnet werden.

Vielfalt der MHC-Moleküle

Im Bereich des MHC-Genkomplexes findet man einen enormen **genetischen Polymorphismus**. Für die MHC-Klasse-I- und die MHC-Klasse-II-Moleküle sind jeweils drei Genloci bekannt (Klasse I: **HLA-A**, **HLA-B**, **HLA-C** und Klasse II: **HLA-DR**, **HLA-DP**, **HLA-DQ**), und für jeden einzelnen Genlocus gibt es zahlreiche Allele (**multiple Allelie**).

> Diese genetische Vielfalt kommt darin zum Ausdruck, dass so gut wie kein Mensch mit einem anderen in der Zusammensetzung seiner MHC-Moleküle übereinstimmt (Ausnahme: eineiige Zwillinge).

MHC-Moleküle und Transplantation. Es sind die MHC-Moleküle, die der Körper bei einer Transplantation als fremd erkennt und daher bekämpft, was zu einer Abstoßungsreaktion führt. (Man nennt die MHCs deswegen auch Haupttransplantationsantigene.)

Diese Reaktion ist umso heftiger, je größer der Unterschied in der Struktur der MHC-Moleküle ist. Vor einer Transplantation sollte deshalb idealerweise ein Vergleich der MHC-Moleküle von Spender und Empfänger durchgeführt werden. Da das aber aufgrund des Zeitaufwandes für die Gewebetypisierung in der Regel nicht möglich ist, muss man sich mit einer Blutgruppengleichheit zufrieden geben, und auf die Wirksamkeit von Immunsuppressiva, wie z. B. Methotrexat, vertrauen.

> Die Unterschiede in der Bestückung mit MHC-Molekülen nehmen mit dem Grad der Verwandtschaft ab, weshalb es besonders vorteilhaft ist, Gewebe von nahen Verwandten zu transplantieren.

Bedeutung der Vielfalt der MHC-Moleküle

Bei den MHC-Molekülen hat man im Prinzip das gleiche Problem, auf das wir schon bei den Lymphozyten gestoßen sind: Die MHC-Moleküle müssen in der Lage sein, zahlreiche verschiedene Antigene zu präsentieren und damit zu binden. Die Lymphozyten haben das Problem gelöst, indem Zellklone entstanden, die jeweils eine ganz spezielle Struktur erkennen. Im Rahmen einer „Evolution im Kleinen" werden dann die Klone am Leben erhalten, die für die Abwehr sinnvoll sind.

Bei den MHC-Molekülen kommt eine andere Strategie zum Einsatz. Für jede MHC-Klasse gibt es drei Genloci, so dass ein Individuum maximal 12 verschiedene MHC-Moleküle exprimieren kann, da sowohl die väterlichen als auch die mütterlichen Allele abgelesen werden.

Während bei den Lymphozytenrezeptoren eine absolut spezifische Bindung zwischen Rezeptor und Antigen vorliegt, handelt es sich bei den MHC-Molekülen um eine nur relativ spezifische Bindung. Von einem MHC-Molekül können also unterschiedliche Peptide gebunden werden, solange sie eine gewisse strukturelle Ähnlichkeit aufweisen. Die multiple Allelie ist dabei so etwas wie ein Werkzeug der Evolution: Verschiedene Individuen werden mit ein und demselben Erreger unterschiedlich gut fertig, da sie sich unter anderem in ihrer MHC-Ausrüstung und damit in ihrer Fähigkeit zur Antigenpräsentation unterscheiden. Die Antigene eines Fremdstoffes werden einfach von manchen MHC-Molekülen besser gebunden als von anderen. So überleben vor allem die Individuen, deren MHC-Moleküle das größte Spektrum an Erregern abdecken, die gerade in der Umwelt vorherrschen.

Verteilung der MHC-Molekül-Klassen auf den Körperzellen

Die beiden MHC-Klassen unterscheiden sich in ihrer Verteilung auf den Körperzellen und in den Zellen, mit denen sie interagieren.

MHC-I-Moleküle. *Alle* kernhaltigen Körperzellen (mit einigen wenigen Ausnahmen) besitzen an ihrer Oberfläche **MHC-I**-Moleküle. Sie dienen der Präsentation von in Körperzellen produzierten Proteinen an **CD 8-positive** (zytotoxische) **T-Zellen**. Man könnte auch sagen, die MHC-Moleküle liefern den zytotoxischen T-Zellen Informationen darüber, welche Peptide im Zellinneren produziert werden. Die kernlosen Erythrozyten besitzen keine MHC-Moleküle.

MHC-II-Moleküle kommen dagegen nur auf professionellen Antigen-präsentierenden Zellen vor. Die wichtigsten APCs sind die Dendritischen Zellen. Außerdem sind auch

B-Zellen und aktivierte Makrophagen zur Präsentation über MHC-II-Moleküle fähig. Während Dendritische Zellen „uneigennützige" APCs sind, deren einzige Aufgabe die Antigenpräsentation ist, besteht die Hauptaufgabe der B-Zellen und Makrophagen in der Antikörperproduktion bzw. Phagozytose. Die Antigenpräsentation dient bei diesen Zellen letztendlich ihrer eigenen Aktivierung.

CD 4-positive T-Zellen (T-Helferzellen) erkennen Antigene ausschließlich in Kombination mit MHC-II-Molekülen und können daher nur durch professionelle APCs aktiviert werden.
(Klar, dass professionelle APCs neben MHC-II-Molekülen auch MHC-I-Moleküle besitzen.)

Stabilisierung der Bindung zwischen TCR und Antigenbeladenem MHC-Molekül durch Corezeptoren. Die Interaktion zwischen den MHC- und CD 4- bzw. CD 8-Molekülen ist essenziell zur Stabilisierung der Bindung zwischen MHC-tragender Zelle und T-Zelle, und damit letztendlich zur erfolgreichen Aktivierung der T-Zelle.

> Der CD 8-Corezeptor interagiert mit MHC-I-Molekülen, der CD 4-Corezeptor mit MHC-II-Molekülen.

Warum gibt es zwei verschiedene Sorten von MHC-Molekülen?

Die Tatsache, dass es zwei verschiedene Klassen von Antigen-präsentierenden Molekülen gibt, hat vor allem damit zu tun, dass es verschiedene Klassen von Krankheitserregern gibt, die entweder mithilfe der CD 4⁺- oder der CD 8⁺-T-Zellen beseitigt werden können. Über die Art des MHC-Moleküls legt das Immunsystem fest, welche Zellen zur Antigenbekämpfung eingesetzt werden, also letztendlich, ob die zelluläre oder die humorale Abwehr überwiegen soll.

> Definitionsgemäß nennt man Zellen, die Antigene über MHC-I-Moleküle präsentieren **Zielzellen** und solche, die über MHC-II-Moleküle präsentieren, **Antigen-präsentierende Zellen**.

Extrazelluläre Krankheitserreger. Keime, die sich außerhalb unserer Körperzellen vermehren, bezeichnet man als extrazelluläre Erreger.

> Im Rahmen der Abwehr werden sie von professionellen Antigen-präsentierenden Zellen aufgenommen, die die verarbeiteten Antigene schließlich über **MHC-II-Moleküle** an **CD 4⁺-T-Zellen** präsentieren.

Die Interaktion zwischen MHC-II-tragender Zelle und CD 4⁺-T-Zelle führt dabei zunächst zur Aktivierung der CD 4⁺-T-Zelle, die im Gegenzug die präsentierende Zelle stimuliert. Die Aufgabe der CD 4⁺-T-Zelle ist es also, anderen Zellen bei ihrer Arbeit zu helfen, weshalb man sie zunächst allgemein als **T-Helferzellen** (T_H) bezeichnet hat. Später stellte man fest, dass man bei den T-Helferzellen noch einmal zwischen T_H1- und T_H2-Zellen unterscheiden kann. Damit wollen wir uns im Moment aber nicht weiter belasten, und merken uns hier erstmal, dass die CD 4⁺-T-Zellen die Aufgabe haben, andere Abwehrzellen bei der Bekämpfung extrazellulärer Keime zu unterstützen.
Die einzigen uneigennützigen APCs, die nicht auf ihre eigene Aktivierung abzielen, sind die Dendritischen Zellen. Diese Zellen sind besonders gut im Aktivieren von T-Zellen, da sie von allen APCs die meisten MHC-II-Moleküle an der Oberfläche, an ihren zahlreichen Zytoplasmaausläufern (gr. *dendros* = Baum), tragen. Deshalb können sie T-Zellen so „voraktivieren", dass sie von B-Zellen und Makrophagen leichter zur Hilfe genutzt werden können.

Intrazelluläre Krankheitserreger. Manche Keime sind bei ihrer Vermehrung darauf angewiesen, in unsere Körperzellen einzudringen. Das bekannteste Beispiel hierfür sind natürlich die Viren. (Daneben gibt es noch einige intrazelluläre Bakterien und Parasiten.)
Erreger werden in dem Moment für die Abwehr „unsichtbar", wenn sie in körpereigene Zellen eindringen, da die Abwehrzellen ja nicht in die Zellen schauen können.
Viren missbrauchen typischerweise den Proteinsyntheseapparat der Körperzellen. Ist eine Zelle mit derartigen Keimen infiziert, werden also neben den körpereigenen Proteinen auch fremde Proteine im Zytosol produziert. Genau hier liegt die Schwachstelle der intrazellulären Erreger. Sobald sie damit beginnen, Proteine in der Körperzelle zu produzieren, werden Bruchstücke von diesen über die **MHC-I-Moleküle** an die Zelloberfläche transportiert und damit für das Immunsystem sichtbar gemacht. Da im Prinzip jede Körperzelle von solchen Keimen infiziert werden kann, ist es nur logisch, dass jede Körperzelle mit MHC-I-Molekülen ausgestattet sein muss, um eine effiziente Abwehr zu gewährleisten.
Einer infizierten Zelle bringt es jetzt aber nichts, wenn sie mithilfe der T-Zellen aktiviert wird. Der Körper hat vielmehr nur eine einzige Chance mit solchen Keimen fertig zu werden. Er muss infizierte Zellen zerstören, bevor sich die intrazellulären Keime vermehren und weitere Zellen infizieren können. Es kommt dabei zwar zu einem Verlust an körpereigenem Gewebe, gleichzeitig wird aber auch eine weitere Ausbreitung der Erreger verhindert.

> Die Aufgabe dieser Zerstörung körpereigener, infizierter Zellen übernehmen die **CD 8⁺-T-Zellen**, die deshalb auch als **zytotoxische T-Zellen** bezeichnet werden.

> **Tumorzellen.** Man nimmt an, dass Tumorzellen veränderte Proteine synthetisieren und über ihre MHC-I-Moleküle präsentieren. Indem CD 8⁺-T-Zellen solche Proteine als fremd erkennen und die entsprechenden Zellen abtöten, beteiligen sie sich an der körpereigenen Krebsbekämpfung.

Malaria. Besonders raffinierte Krankheitserreger sind die Plasmodien, die Verursacher der Malaria. Sie infizieren zu einem bestimmten Zeitpunkt ihres Entwicklungszyklus Erythrozyten und haben damit die einzige Schwachstelle des MHC-Systems gefunden. Da Erythrozyten keine MHC-I-Moleküle produzieren, bleiben die Plasmodien vor dem Immunsystem verborgen. Sie können erst dann bekämpft werden, wenn neugebildete Erreger aus den Erythrozyten freigesetzt werden.

Synthese, Beladung und Funktion der MHC-Moleküle

Wie oben beschrieben, befindet sich die Information zur Synthese und Beladung der verschiedenen MHC-Moleküle im Bereich des MHC-Genkomplexes. Bei den MHC-Molekülen handelt es sich um Membranglykoproteine der Immunglobulin-Superfamilie, die wie alle Membranproteine im rER gebildet und dann an den Golgi-Apparat weitergeleitet werden.

Während die MHC-I-Moleküle im rER mit den zu präsentierenden Peptiden beladen werden, erfolgt die Beladung der MHC-II-Moleküle in den Endosomen.

> Für beide MHC-Molekülklassen gilt, dass die MHC-Moleküle nur dann an die Membranoberfläche gelangen, wenn sie vorher mit einem Peptidfragment beladen wurden.

Dadurch wird verhindert, dass sich irgendwelche Peptide aus dem Extrazellulärraum an die MHC-Moleküle anlagern. Das will die MHC-tragende Zelle natürlich nicht, da sie nur Informationen über sich selbst (produzierte bzw. phagozytierte Antigene) an die T-Zellen weitergeben will. Oder andersherum: Wäre das nicht so, würden die zytotoxischen T-Zellen auch körpereigene Zellen töten, die gar nicht infiziert sind.

Ihren Ausweis, bitte. – MHC-I-Moleküle geben Auskunft über die Proteine, die im Zellinneren produziert werden.

Das MHC-I-Molekül besteht aus einer die Membran durchspannenden α-Kette, die mit einer zweiten Kette, dem β_2-Mikroglobulin, nicht-kovalent verbunden ist (👁 35.9). Beide Ketten gehören der Ig-Superfamilie an, aber nur die α-Kette ist im MHC-Genkomplex codiert. Die Information für das β_2-Mikroglobulin liegt außerhalb des MHC-Genkomplexes.

Die α-Kette besitzt drei Domänen (α_1, α_2, α_3). Die α_1- und die α_2-Domänen bilden eine Bindungstasche für ein kurzes Peptidstück und die α_3-Domäne weist eine Bindungsstelle für das CD 8-Molekül von zytotoxischen T-Zellen auf. Das β_2-Mikroglobulin besitzt nur eine Ig-Domäne und durchspannt die Membran im Gegensatz zur α-Kette nicht.

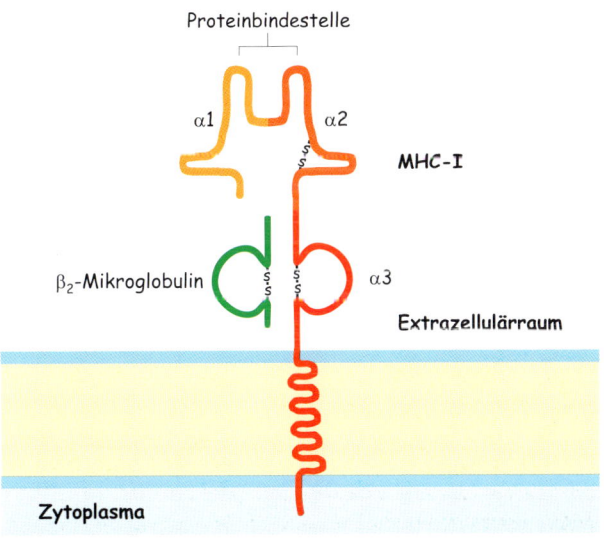

👁 **35.9** MHC-I-Molekül.

Alle Proteine, körpereigene und solche von intrazellulären Erregern, werden im Zytosol an den Ribosomen synthetisiert. Ein Teil der produzierten Proteine wird von **Proteasomen** (= zytosolischer Proteasekomplex) in kurze Peptidfragmente zerlegt. Diese Peptide werden anschließend über den so genannten **TAP**-Transporter (TAP = **T**ransporter **a**ssoziiert mit **A**ntigen-**P**räsentation) in das Lumen des rER verfrachtet, wo sie sich in die Antigen-Bindungstasche der dort befindlichen MHC-I-Moleküle einlagern, mit denen sie dann an die Zelloberfläche gebracht werden (👁 35.10).

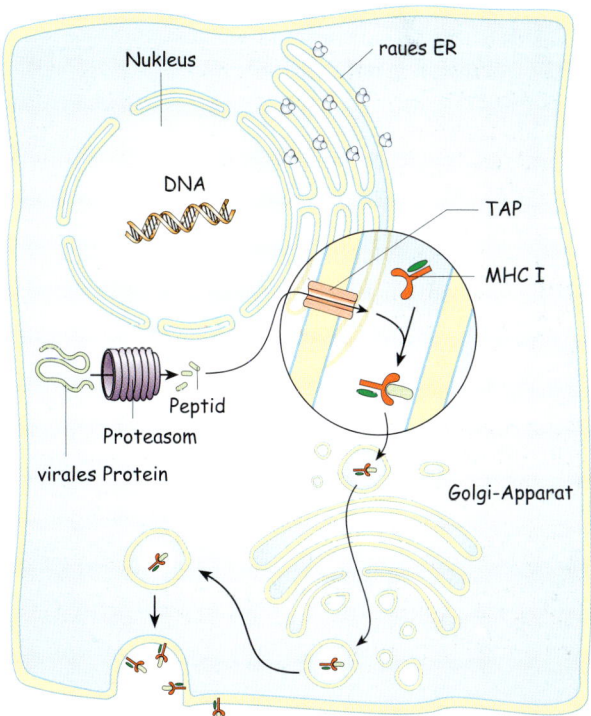

Präsentation von viralem Protein über MHC-I

👁 **35.10** MHC-I präsentiert ein virales Protein.

Sobald eine Zelle fremde Peptide über ihre MHC-I-Moleküle präsentiert, ist ihr Schicksal besiegelt – die Vernichtung durch zytotoxische T-Zellen ist dann nur noch eine Frage der Zeit.

MHC-I-Moleküle sind essenziell für die Bekämpfung von Viren.

Viele Viren haben das Problem, das sie mit den MHC-I-Molekülen haben, erkannt und Mechanismen entwickelt, die die Präsentation über MHC-I-Moleküle behindern. Exemplarisch sei hier das Herpesvirus genannt, das wohl fast jeder aus leidvoller (Lippen-)Erfahrung kennt. Dieses Virus behindert die Beladung des TAP-Transporters und damit den Transport der Peptidfragmente in das rER. Schafft es ein Virus, die Präsentation seiner Antigene über MHC-I-Moleküle zu verhindern, so wird es für die CD 8$^+$-T-Zellen unsichtbar.

NK-Zellen – Wer sich nicht ausweisen kann, wird umgebracht.

Eine Kleinigkeit haben die Viren dabei allerdings übersehen: Indem sie die Beladung oder Synthese der MHC-I-Moleküle behindern, nimmt gleichzeitig die Zahl der MHC-I-Moleküle an der Zelloberfläche ab. Auch bei vielen Tumorzellen findet man übrigens eine verminderte Zahl an Oberflächen-MHC-I-Molekülen. Genau an diesem Punkt setzt die Antwort der Abwehr auf die Tricks der Viren (und der Tumorzellen) an. Neben den T- und B-Zellen entwickelten sich in der lymphatischen Reihe lymphozytäre Zellen, die keinen spezifischen Antigenrezeptor (keinen BCR oder TCR) besitzen. Stattdessen erkennen sie unspezifisch, ob eine Zelle verändert ist, indem sie die Dichte der MHC-I-Moleküle kontrollieren. Wer sich nicht über MHC-I-Moleküle ausweist, wird von diesen Lymphozyten umgebracht.

Da sie andere Zellen töten, nennt man sie Killerzellen, und da sie der unspezifischen Abwehr (= natürliche Resistenz) angehören, **Natürliche Killerzellen (NK-Zellen)**. (Das Gegenstück sind die Killerzellen der spezifischen Abwehr, die zytotoxischen T-Zellen.)

Arbeitsweise der NK-Zellen.

Wie NK-Zellen genau arbeiten, ist noch nicht vollständig geklärt. Klar ist, dass sie unspezifisch und ohne vorherige Aktivierung arbeiten. NK-Zellen haben an ihrer Oberfläche inhibitorische Rezeptoren, **killer-cell inhibitory receptors** (**KIR**) genannt, die an MHC-I-Moleküle binden.

NK-Zellen binden an andere Zellen und induzieren in diesen die Apoptose, wenn sie nicht durch die MHC-I-vermittelte KIR-Aktivierung daran gehindert werden. Die Präsentation von körpereigenen Proteinen über MHC-I-Moleküle dient somit dem Schutz vor der Zerstörung durch NK-Zellen.

Kooperationsaufruf – Makrophagen und B-Zellen holen sich T-Zell-Hilfe über MHC-II-Moleküle.

Das MHC-II-Molekül besteht aus zwei verschiedenen, die Membran durchspannenden Ketten, der α- und der β-Kette, die nicht-kovalent miteinander assoziiert sind. Im Fall der MHC-II-Moleküle beteiligen sich beide Ketten an der Bildung der Peptidbindungstasche.

Jede Kette besitzt zwei Ig-Domänen (α_1, α_2, β_1, β_2), wobei die α_1- und die β_1-Domäne die Peptidbindungstasche formen und die β_2-Domäne als Bindungsstelle für das CD 4-Molekül fungiert (👁 **35.11**).

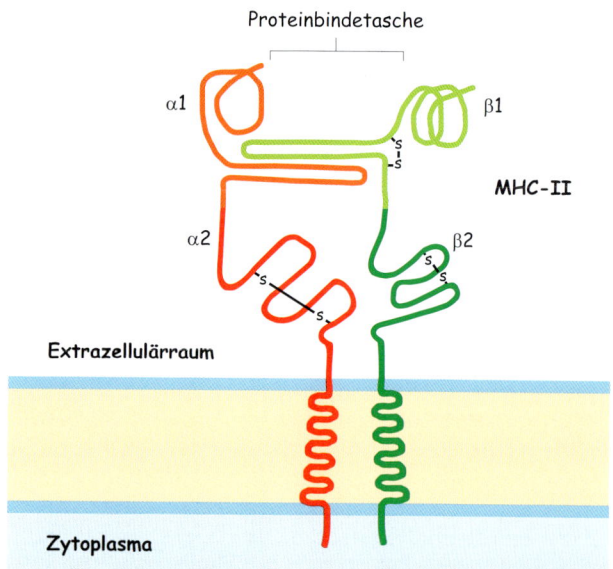

👁 **35.11** MHC-II-Molekül.

Die MHC-Moleküle haben die Aufgabe, Antigene zu präsentieren, die sich in den Endosomen befinden. Die Prozessierung (Bearbeitung) der Antigene erfolgt dabei durch Proteasen in den Endosomen. Anders als bei den MHC-I-Molekülen werden die entstehenden Peptidfragmente aber nicht ins rER transportiert, sondern die MHC-II-Moleküle werden zu den Endosomen gebracht.

Um zu verhindern, dass die MHC-Moleküle schon im rER beladen werden, besitzen sie nach ihrer Synthese im rER noch eine so genannte MHC-II-assoziierte **invariante Kette**, die die Peptidbindungstasche verdeckt. Erst im sauren Milieu der Endosomen unter der Einwirkung von Proteasen wird diese invariante Kette abgespalten und damit die Bindungstasche zur Beladung freigegeben.

Zellen, die Peptide über MHC-II-Moleküle präsentieren, rufen T-Helferzellen dazu auf, ihre Arbeit durch die Sekretion von Immunbotenstoffen zu unterstützen (mehr dazu S. 407). B-Zellen und Makrophagen präsentieren sozusagen „nur" für den Eigenbedarf, während Dendritische Zellen ihre Antigenpräsentation uneigennützig betreiben, ohne dafür eine Gegenaktivierung zu erwarten.

35.3.6 Wie zytotoxische T-Zellen und NK-Zellen ihre Zielzellen töten

NK-Zellen und zytotoxische T-Zellen besitzen in ihrem Zytoplasma gespeicherte Granula. Treffen solche Zellen auf eine infizierte Körperzelle, die fremde Peptide über ihre MHC-I-Moleküle präsentiert bzw. eine verringerte Zahl an MHC-I-Molekülen trägt, so binden die Killerzellen an diese Zelle und setzen den Inhalt ihrer Granula frei. Es handelt sich dabei vor allem um zwei Stoffe, **Perforine** und **Granzyme**.

Perforine sind porenbildende Proteine, die in den Granula in monomerer Form vorliegen und unter dem Einfluss der hohen extrazellulären Calcium-Konzentration zu Wasserkanälen assoziieren. Diese lagern sich dann in die Membran der Zielzelle ein.

Dadurch kommt es zu einem Einstrom von Wasser in die Zelle, wodurch diese anschwillt. Das allein kann evtl. schon zum Tod der Zielzelle führen; zusätzlich strömen auch Calcium-Ionen in die Zelle, was die Apoptose einleiten kann. Auch die freigesetzten Granzyme, bei denen es sich um Serinproteasen handelt, gelangen durch die Perforinporen ins Zellinnere. Dort angekommen spalten sie Caspasen, was diese wiederum aktiviert und zur Einleitung der Apoptose führt (S. 264).

Killerzellen haben noch eine weitere Möglichkeit, infizierte Zellen zu töten: Auf der Oberfläche von zytotoxischen T-Zellen und NK-Zellen befindet sich der so genannte **Fas-Ligand**. Der Gegenrezeptor, das Fas, findet sich auf vielen Zellen. Bindet sich eine aktivierte Killerzelle nun über ihren Fas-Ligand an das Fas der Zielzelle, so werden in der Zielzelle Caspasen aktiviert und die Zelle geht in Apoptose.

35.3.7 Autoreaktive Lymphozyten und Lymphozyten mit defekten Rezeptoren werden eliminiert

Wie oben beschrieben, verfügt der Organismus dank der segmentierten Gene für die Antigenrezeptoren über ein Arsenal an Lymphozyten, die nahezu jedes Antigen erkennen können. Dieser Fortschritt in der Evolution der Antigenerkennung birgt aber eine nicht zu unterschätzende Gefahr in sich: Da die somatische Rekombination nach dem Zufallsprinzip arbeitet, können auch Lymphozyten mit Rezeptoren entstehen, die sich gegen körpereigene Strukturen richten. Solche Zellen würden gesunde Körperzellen zerstören und müssen deswegen beseitigt werden. Außerdem entstehen auch immer wieder fehlerhafte Rezeptoren, die für die Abwehr ohne Nutzen sind. Die Selektion der autoreaktiven (also gegen den eigenen Körper gerichteten) und defekten Lymphozyten findet während ihrer Reifung in den primären lymphatischen Organen – Knochenmark und Thymus – statt. Eindrucksvoll bei diesem Vorgang ist die Zahl der Zellen, die der Auslese zum Opfer fallen. Ca. 90 % der heranreifenden Lymphozyten weisen defekte oder autoreaktive Rezeptoren auf und werden abgetötet.

Die primären lymphatischen Organe sind die „Schule" der Lymphozyten

Man hat die Vorgänge bei der Selektion der Lymphozyten vor allem im Rahmen der T-Zell-Reifung im Thymus untersucht. Genauso findet aber auch eine Selektion der B-Zellen im Knochenmark statt. In diesem Zusammenhang spricht man beim Thymus auch von der „Schule" der T-Zellen. Das, was bei der Selektion passiert, ist aber weniger mit einer Schule als vielmehr mit einer Musterungsanstalt zu vergleichen. Für die heranreifenden Lymphozyten stellt sich das Ganze als knallharter Kampf ums Überleben dar.

Die positive Selektion. Die Musterung erfolgt in zwei Schritten: In einem ersten Schritt werden die defekten Lymphozyten ausgemustert, bei denen die somatische Rekombination keine sinnvolle Information erzeugt hat, und die daher keine Antigenrezeptoren besitzen.

Alle unreifen Lymphozyten gehen in die Apoptose, wenn sie keine Überlebenssignale bekommen. Sie werden nun ganz einfach beseitigt, indem nur die funktionstüchtigen Lymphozyten Überlebenssignale (im Thymus von den Thymusepithelzellen, im Knochenmark von den Knochenmarkstromazellen) erhalten. Dieser Vorgang wird als **positive Selektion** bezeichnet, da die überlebenden Zellen deswegen nicht sterben, weil sie Strukturen erkannt haben. Das Strukturerkennen ist also *positiv* für diese Zellen.

Während bei den B-Zellen nur die Zellen ohne Rezeptor oder mit defekten Rezeptoren beseitigt werden, geht es bei den T-Zellen sogar noch härter zu. Hier dürfen nur T-Zellen weiterleben, die solche Antigenrezeptoren tragen, die die körpereigenen MHC-Moleküle erkennen. Die Tatsache, dass die T-Zellen nur mit den körpereigenen MHC-Molekülen zusammenarbeiten können, bezeichnet man als die **MHC-Restriktion der T-Zell-Antwort**.

Die negative Selektion. Im zweiten Selektionsschritt geht es den autoreaktiven Lymphozyten an den Kragen. Bei den T-Zellen sind es spezielle Dendritische Zellen, die zahlreiche Eigenpeptide präsentieren. Hat jetzt eine T-Zelle einen Rezeptor gegen körpereigene Proteine, wird sie besonders gut an die Dendritische Zelle binden. Im Gegensatz zur Bindung an die Thymusepithelzelle bei der positiven Selektion kommt die Bindung an die Dendritische Zelle dem Todesurteil für die autoreaktive T-Zelle gleich, da dadurch die vorher angehaltene Apoptose erneut eingeleitet wird. Die Strukturerkennung ist diesmal negativ für die Zelle, also nennt man den Schritt **negative Selektion**.

Natürlich gibt es auch bei den B-Zellen eine negative Selektion, über die man aber noch weniger weiß als über die bei den T-Zellen.

35.4 Der humorale Anteil der Abwehr

Die B-Lymphozyten wurden als Zellen schon im Zusammenhang mit der zellulären Abwehr behandelt, ihre eigentliche Aufgabe ist aber die Beteiligung an der humoralen Abwehr durch die Freisetzung von **Antikörpern**. Neben den Antikörpern der spezifischen Abwehr gehören noch unspezifische Abwehrmechanismen wie das Komplementsystem und die Akute-Phase-Proteine zum Arsenal der humoralen Abwehr.

35.4.1 Antikörper

Anders als bei den T-Zellen, die eine zentrale Stellung in der zellulären Abwehr einnehmen, liegt die Hauptaufgabe der B-Zellen nicht in der direkten Zerstörung von infizierten, Fremd- und Krebszellen. Die B-Zellen beteiligen sich an der Abwehr vielmehr dadurch, dass sie ihre Antigenrezeptoren, nach Aktivierung zur **Plasmazelle** als lösliche **Antikörper** sezernieren.

Ein weiterer entscheidender Unterschied liegt in der Natur der Antigene, die von T- und B-Zellen erkannt werden, begründet: T-Zellen können nur Antigene erkennen, die an MHC-Moleküle gebunden sind. Da es sich dabei ausschließlich um Peptidfragmente handelt, können T-Zellen nur Proteinantigene erkennen. B-Zellen sind dagegen nicht an eine Antigenpräsentation über MHC-Moleküle gebunden und können daher alle möglichen Arten von Antigenen erkennen (Proteine, Lipide, Kohlenhydrate, Nukleinsäuren, synthetische Moleküle wie Medikamente...). Je komplexer und fremder das jeweilige Antigen ist, desto stärker wird die entsprechende Immunantwort ausfallen.

Eigenschaften der Antigen-Antikörper-Bindung

Wie beim T-Zell-Rezeptor und den MHC-Molekülen handelt es sich bei der Interaktion zwischen Antigen und B-Zell-Rezeptor/Antikörper um eine **reversible Bindung**. Bei allen drei Antigen-Erkennungsmolekülen kommt es zur Ausbildung zahlreicher **nicht-kovalenter Bindungen** (Wasserstoff-Brücken-Bindungen, ionische Bindungen, Van-der-Waals-Bindungen, hydrophobe Bindungen).

Diese Bindungen sind im Vergleich zu kovalenten Bindungen zwar schwach, erreichen aber in ihrer Gesamtheit eine relativ starke Bindungsenergie.

Die Antigen-Antigenrezeptor-Bindungen sind also reversibel und unterliegen dem Massenwirkungsgesetz. Mithilfe der Gleichgewichtskonstanten kann man die Rezeptoraffinität für ein bestimmtes Antigen bestimmen. Die Affinität gibt dabei an, wie gut der Rezeptor das Antigen bindet.

Antikörpergrundstruktur

Bei den Antikörpern handelt es sich um **Y-förmige Glykoproteine**, die aus zwei identischen schweren und zwei identischen leichten Ketten aufgebaut sind (☞ 35.12). Im Zuge der Anglisierung spricht man auch von **H-Ketten** (engl. *heavy* = schwer) und **L-Ketten** (engl. *light* = leicht).

Innerhalb der Ketten kann man **variable** (V) und **konstante** (C) **Immunglobulin-Domänen** unterscheiden (L-Kette: V_L, C_L und H-Kette: V_H, C_H1, C_H2, C_H3 und bei IgM und IgE zusätzlich C_H4). Die variablen Domänen liegen am N-terminalen, die konstanten Domänen am C-terminalen Ende des Moleküls.

Zwischen C_H1 und C_H2 befindet sich die so genannte „Gelenk"-Region („hinge"-Region). Diese erlaubt es dem Antikörpermolekül den Winkel des Ypsilons zu verändern, wodurch der Abstand zwischen den Antigenbindungsstellen in Anpassung an das Antigen variiert werden kann.

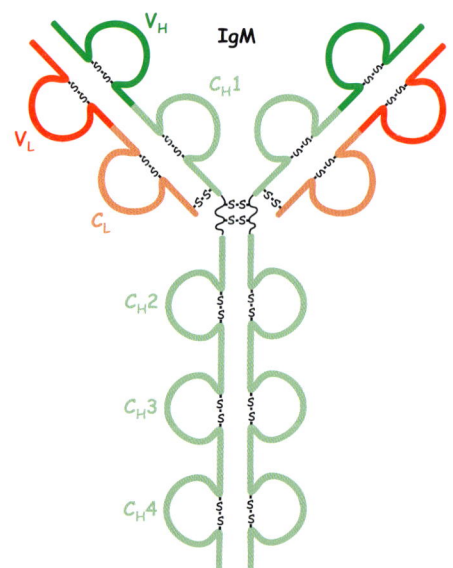

☞ **35.12** Struktur eines Antikörpers.

Variable Domänen. Die N-terminalen variablen Domänen je einer leichten und einer schweren Kette (V_L und V_H) bilden zusammen die antigenbindende Region des Antikörpers. Jeder Antikörper hat also zwei identische Bindungsstellen für sein spezifisches Antigen, weshalb man Antikörper auch **bivalent** (lat. *bi-* = doppelt, zwei und *valere* = stark sein, Geltung haben) nennt.

Diese Struktur hat zwei Vorteile gegenüber der monovalenten Struktur des TCR und der MHC-Moleküle:

Zum einen kann ein Antikörper gleichzeitig an zwei Antigenmoleküle binden, was bei Vorliegen zahlreicher Antigen- und Antikörpermoleküle zur Bildung von **Antigen-Antikörper-Komplexen** führt. Das ist insofern von Bedeutung, da Fresszellen einzelne Antigenmoleküle schlechter phagozytieren können als die größeren Komplexe.

Zum anderen können sich Antikörper mit ihren zwei „Bindungsarmen" besser an Antigenen festhalten als die T-Zell-Rezeptoren und MHC-Moleküle mit ihrem einen „Bindungsarm". Während man bei den monovalenten Bindungen von der Affinität des Rezeptors zum Antigen spricht, ist die Bindungsneigung bei den bivalenten Antikörpern deutlich größer und wird als **Avidität** (lat. *avidus* = gierig) bezeichnet. Die Avidität des gesamten Antikörpermoleküls ist größer als die Affinität der einzelnen Antigenbindungsstellen eines Antikörpers, da man erst beide Arme vom Antigen lösen muss, bevor man den Antikörper vom Antigen ablösen kann.

Konstante Domänen. Die C-terminalen konstanten Domänen bestimmen über die Isotyp-Zugehörigkeit der entsprechenden Kette. Bei den leichten Ketten kann man so κ- von λ-Leichtketten unterscheiden, die sich nach heutigem Wissensstand funktionell identisch verhalten.

Die Schwerketten-Isotypen hingegen unterscheiden sich in ihrer Funktion und erlauben eine Einteilung in fünf funktionelle Antikörperklassen (35.13): IgM, IgD, IgG, IgA und IgE. Bei IgG und IgA kennt man außerdem noch die Subtypen IgG_1, IgG_2, IgG_3, IgG_4 und IgA_1, IgA_2.

Während alle anderen Antikörperklassen sowohl als membrangebundene B-Zell-Rezeptoren, als auch in sekretorischer Form vorliegen können, scheint die Funktion der IgD-Moleküle nur auf die membrangebundene Form beschränkt zu sein. Da B-Zellen vermutlich kein IgD sezernieren, liegt IgD im Serum nur in Spuren vor.

Zerlegung von Antikörpern durch Papain und Pepsin. In der Literatur findet man im Zusammenhang mit Antikörpern die Bezeichnung **Fab-Fragment** und **Fc-Fragment**. Diese Begriffe sind dadurch entstanden, dass man IgG-Antikörper mit der Protease **Papain** behandelt hat. Diese Protease greift Antikörpermoleküle an ihrer Gelenkregion an (zwischen C_H1 und C_H2) und spaltet sie dadurch in drei Fragmente: zwei identische Fab-Fragmente und ein Fc-Fragment (35.14).

Ein Fab-Fragment setzt sich aus einer kompletten leichten Kette (V_L und C_L) und der V_H- und C_H1-Domäne der schweren Ketten zusammen. Dieses Fragment enthält den antigenbindenden Teil des Antikörpers. Daher kommt auch die Bezeichnung **Fab**, was nichts anderes heißt als **a**ntigen**b**indendes **F**ragment.

Das **Fc**-Fragment besteht aus den restlichen konstanten Domänen der schweren Ketten und ist für die Effektorfunktion der Antikörper verantwortlich. Das „c" stammt diesmal aber nicht von „konstant", sondern von „*crystallizable*", da diese Fragmente im Reagenzglas kristallisieren.

Die Protease **Pepsin** zerlegt Antikörper vom C-Terminus her und beendet ihren Abbau an der Gelenkregion (35.14). Man erhält dadurch ein Fragment, das aus zwei über die hinge-Region verbundenen Fab-Fragmenten besteht. Fab an dem noch die Schwerketten-Gelenkregion hängt, nennt man Fab'. Das beim Pepsinverdau entstehende Fragment heißt dann entsprechend **F(ab')$_2$**. Die Zerlegung durch Pepsin liefert kein Fc-Fragment, da dieses in Peptidfragmente zerlegt wird.

Fab-, F(ab')$_2$- und Fc-Fragmente sind wichtige Werkzeuge bei der Untersuchung der Arbeitsweise von Antikörpern.

 35.13 Die sekretorischen Antikörper IgM, IgG, IgA und IgE.

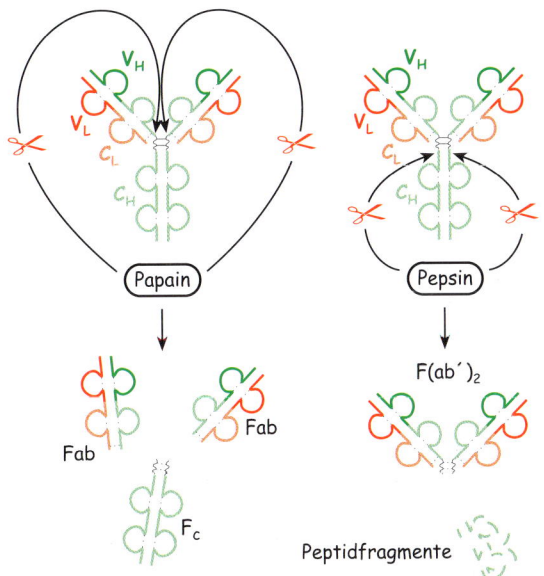

 35.14 Zerlegung von Antikörpern durch Papain und Pepsin.

Der Fab-Teil des Antikörpermoleküls. Würde ein Antikörper nur aus Fab bestehen, so könnte er Antigene binden und damit Toxine neutralisieren und Andockrezeptoren von Krankheitserregen blockieren, wodurch die Erreger am Eindringen in den Körper bzw. in Körperzellen gehindert werden (was man auch als **Neutralisierung** der entsprechenden Erreger ansehen kann). Eine Schädigung von Zielzellen kann durch den Fab-Teil allein aber nicht vermittelt werden.

Für diese Umsetzung der Antigenerkennung in eine Bekämpfung des Eindringlings ist der Fc-Teil zuständig. Der Fab-Teil übernimmt neben der reinen Antigenerkennung die Aufgabe der **Neutralisierung von Antigenen**, ist aber für die volle Wirkung auf den Fc-Teil angewiesen.

Der Fc-Teil des Antikörpermoleküls. Der entscheidende Teil des Antikörpers, der die Antigenerkennung in eine Beseitigung des Antigens umsetzen kann, ist der Fc-Anteil (also die konstanten Domänen der schweren Ketten). Er ermöglicht eine Zusammenarbeit mit dem Komplementsystem und den Zellen der unspezifischen Abwehr.

Die Zellen der unspezifischen Abwehr sollen schnell und universell einsetzbar sein, was den Nachteil mit sich bringt, dass sie sich nicht spezifisch auf einen bestimmten Erreger einstellen können. Um dennoch mit jedem Erregertyp fertig werden zu können, sind sie auf eine Zusammenarbeit mit den Spezialisten der Abwehr – den Lymphozyten – angewiesen. Diese stellen ihr genetisches Potenzial in Form der sezernierten Antikörper der unspezifischen Abwehr zur Verfügung. Um dieses Hilfsangebot nutzen zu können, besitzen die Kämpfer der Grundeinheit an ihrer Oberfläche Rezeptoren, die den Fc-Teil von Antikörpern binden, so genannte **Fc-Rezeptoren**. Der an den Fc-Rezeptor der unspezifischen Zelle gebundene Antikörper erfüllt die Aufgabe eines Adapters, mit dessen Hilfe Strukturen indirekt spezifisch gebunden werden können.

Im Fall des IgE bindet der freie Antikörper an entsprechende **Fcε-Rezeptoren von Mastzellen, Basophilen und Eosinophilen Granulozyten**. Trifft eine derartig mit IgE-beladene Zelle nun auf ein passendes Antigen, so kommt es zu einer Kreuzvernetzung der IgE-Moleküle. Der Fcε-Rezeptor überträgt dieses Signal einer Antigenbindung ins Zellinnere, was zu einer Ausschüttung der dort gespeicherten Granula führt. Dieser Mechanismus spielt eine Schlüsselrolle bei der Abwehr von Würmern, allerdings leider auch bei der Auslösung von Allergien.

IgG hingegen bindet nur dann an die **Fcγ-Rezeptoren auf Phagozyten**, wenn es im Komplex mit seinem Antigen vorliegt. Vermutlich kommt es bei der Antigenbindung zu einer Konformationsänderung des IgG-Moleküls, wodurch die Bindung an den Fcγ-Rezeptor erst möglich wird.

Bindet ein IgG-Antigen-Komplex an einen Fcγ-Rezeptor, so ist die rezeptortragende Zelle in der Lage, den Komplex zu phagozytieren (und zwar besser als wenn nur das reine Antigen vorliegen würde). Das IgG macht dem Phagozyten

das Antigen sozusagen schmackhaft. Dieses Appetitanregen bezeichnet man als **Opsonierung**. Eine andere Möglichkeit, ein Antigen zu opsonieren werden wir noch beim Komplementsystem und den Akute-Phase-Proteinen kennenlernen.

Eine weitere Aufgabe des IgG, die über **Fcγ-Rezeptoren auf Killerzellen** vermittelt wird, ist die Mitwirkung bei der Antikörper-abhängigen zellulären Zytotoxizität (**ADCC** = *antibody dependent cellular cytotoxity*), bei der antikörpermarkierte Zellen von Killerzellen abgetötet werden.

Auch die **Aktivierung des Komplementsystems** kann durch den Fc-Anteil von IgM und IgG eingeleitet werden, wenn diese an ihr Antigen gebunden sind.

Die fünf funktionellen Antikörperklassen

Anhand des Fc-Anteils kann man fünf verschiedene Antikörperklassen unterscheiden. Die Synthese der unterschiedlichen Antikörperklassen erfolgt dabei nicht zufällig. Vielmehr entscheiden zahlreiche Faktoren (z. B. Art des Antigens, Zytokine), die man noch lange nicht alle kennt, darüber, welche Antikörperklasse gebildet werden soll.

Antikörper erfüllen je nach Klasse unterschiedliche Aufgaben: Neutralisierung von Antigenen, Opsonierung und Aktivierung der unspezifischen Abwehr (Komplementsystem und sekretorische Zellen).

IgM und IgD sind die Antigenrezeptoren der reifen naiven B-Zellen.

Über **IgD** ist noch relativ wenig bekannt. Es scheint aber so, dass IgD eine Rolle bei der Selektion autoreaktiver B-Zellen spielt. Im Blut ist IgD nur in Spuren nachweisbar, was daran liegen könnte, dass Plasmazellen kein IgD produzieren.

IgM ist der wichtigste Antikörper der Immunantwort auf Nicht-Protein-Antigene und der Primärantwort auf Proteinantigene.

In sezernierter Form liegt IgM als **Pentamer** vor. Dabei sind fünf IgM-Moleküle über so genannte *joining-peptides* (**J-Peptide**), die auch von den Plasmazellen gebildet werden, miteinander verbunden. Da IgM in der Pentamer-Form das größte Molekulargewicht aller löslichen Antikörper besitzt (Molekulargewicht: 900 kDa), hat man es früher auch als Makroglobulin-Antikörper bezeichnet. Der Vorteil der Pentamer-Struktur liegt darin, dass die Avidität gesteigert wird, und auch das Komplementsystem leichter aktiviert werden kann.

IgM bilden leicht Antigen-Antikörper-Komplexe und eignen sich hervorragend zur Komplementaktivierung und Opsonierung von Antigenen.

Die **AB0-Blutgruppen-Antikörper**, bei denen es sich in der Regel um IgM-Antikörper handelt, sind so genannte natürliche Antikörper. Man versteht darunter Antikörper, die ohne (erkennbaren) Kontakt mit dem entsprechenden Antigen vorhanden sind. Im Fall der AB0-Blutgruppen ist vermutlich eine strukturelle Ähnlichkeit der Erythrozytenmerkmale mit der Oberfläche bestimmter kommensaler Darmkeime für das Auftreten kreuzreaktiver „natürlicher" Antikörper verantwortlich. Jeder Mensch besitzt daher Antikörper gegen *die* AB0-Antigene, die er nicht hat, ohne mit blutgruppenfremden Erythrozyten in Berührung gekommen zu sein.

IgG. Alle anderen Antikörperklassen (IgG, IgA und IgE) können nur gebildet werden, wenn die B-Zelle Hilfe von CD 4$^+$-T-Zellen bekommt. Sie sind die entscheidenden Antikörperklassen der sekundären Immunantwort. Da die B-Zelle das Antigen über die MHC-II-Moleküle an CD 4$^+$-T-Zellen präsentieren muss, findet ein Antikörperklassenwechsel nur bei Proteinantigenen statt.

IgG macht die Hauptmenge der gelösten Antikörper im Serum aus. In der Serumelektrophorese laufen die IgG-Antikörper in der γ-Globulin-Fraktion, woher sie auch ihren Namen haben.

Neben der Komplementaktivierung, Opsonierung und Neutralisierung von Antigenen übernehmen IgG eine weitere wichtige Aufgabe: IgG ist der einzige Antikörpertyp, der durch einen aktiven Transportmechanismus die **Plazentaschranke** überwinden und damit dem Feten bzw. Neugeborenen einen „Nestschutz" bieten kann. Die Plazenta verfügt dazu über einen speziellen Fc-Rezeptor (FcRn), der **freies** IgG bindet und für eine aktive Aufnahme von IgG sorgt.

IgG ist zwar das Immunglobulin mit dem kleinsten Molekulargewicht (150 kDa), was aber nicht der Grund für die Fähigkeit der Plazentapassage ist. Ohne den aktiven Transportmechanismus des Fc-Rezeptors wäre auch IgG nicht in der Lage, die Plazentaschranke zu überwinden.

Rhesus-Inkompatibilität. Gefährlich wird diese ansonsten sehr nützliche Antikörperübertragung von der Mutter auf das Kind im Fall der Rhesus-Inkompatibilität. Anders als bei den AB0-Blutgruppen-Antigenen, bei denen es sich um Kohlenhydrate handelt, stellen die Rhesus-Blutgruppen-Antigene Proteine dar, gegen die eine sekundäre Immunantwort (und damit IgG) erzeugt werden kann.

Nur rh$^-$-Menschen, die Kontakt mit Rh$^+$-Blut hatten, entwickeln Anti-Rh-Antikörper, hauptsächlich der Klasse IgG. Handelt es sich nun um eine rh$^-$-Mutter, die ein Rh$^+$-Kind erwartet, so gelangen bei der Geburt kindliche Erythrozyten in den mütterlichen Kreislauf und induzieren dort die Bildung von Anti-Rhesus-IgG-Antikörpern, die bei einer Schwangerschaft mit einem zweiten Rh$^+$-Kind Probleme verursachen können.

Immunisierung durch Impfung. Bei einer **passiven Impfung** (passive Immunisierung) werden (i. d. R. IgG-)Antikörper gespritzt, die eine Neutralisierung des entsprechenden Antigens bewirken. Eine passive Impfung bietet sich dann an, wenn man Kontakt mit dem Antigen (z. B. Tetanustoxin) hatte und dieses abgefangen werden soll, bevor es Schaden anrichtet. Einen zukünftigen Schutz kann die passive Impfung nicht vermitteln.

Bei der **aktiven Impfung** (aktive Immunisierung) handelt es sich um ein Training des körpereigenen Immunsystems an Attrappen. Man injiziert abgeschwächte oder abgetötete Erreger oder Toxoide (ungiftig gemachte Toxine), die zwar die gleichen antigenen Eigenschaften wie die Pathogene haben, aber selbst ungefährlich sind. Die aktive Immunisierung hat als Ziel die Ausbildung von Gedächtniszellen und Antikörpern. Diese sollen bei Kontakt mit dem „echten" Feind sofort anschlagen, bevor dieser eine Krankheit etablieren kann.

Während eine aktive Impfung einen Schutz über viele Jahre gewährleistet, beschränkt sich die passive Immunisierung nur auf eine kurze Zeit, da die verabreichten Antikörper abgebaut werden. IgG hat dabei mit ca. 21 Tagen die längste Halbwertszeit im Serum, was unter anderem daran liegt, dass es ein IgG-Recycling gibt. (IgG wird aus phagozytierten Immunkomplexen gelöst und wieder in die Umgebung abgegeben.)

IgA. Meist wird IgG als das Immunglobulin schlechthin dargestellt, da es den größten Anteil der Antikörper im Serum ausmacht. Es ist aber nicht IgG, sondern IgA, das mengenmäßig am meisten in unserem Körper produziert wird (tägliche Produktionsrate: IgG 2 g; IgA 3 g).

Vor allem Plasmazellen im Bereich der Submukosa der Schleimhäute produzieren IgA, die über ein J-Peptid (das gleiche, das wir schon bei IgM kennengelernt haben) verbunden als **Dimere** vorliegen.

Im Gegensatz zu IgG und IgM gelangt IgA aber kaum ins Serum, sondern wird aktiv von den Epithelzellen aufgenommen und in Sekrete der Schleimhäute (und die Muttermilch) abgegeben.

Epithelzellen verfügen über einen Poly-Ig-Rezeptor, der dimerisiertes IgA bindet, was zu dessen Endozytose führt. IgA bleibt im Endosom an den Rezeptor gebunden und wird an die luminale Seite der Zelle geschleust. Hier öffnet sich das Endosom und IgA wird vom Rezeptor abgelöst, wobei ein Stück des Rezeptors an dem IgA-Dimer hängen bleibt. Dieses Stück bezeichnet man als **sekretorische Komponente**. Sie stammt von den Epithelzellen und schützt das IgA vor proteolytischen Enzymen in den Körpersekreten (👁 **35.15**).

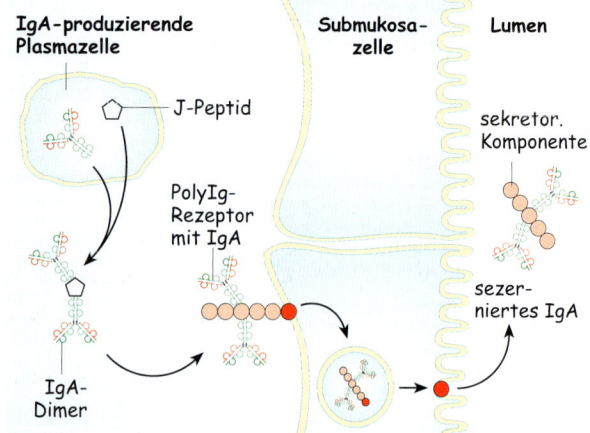

● **35.15** Die sekretorische Komponente.

IgA **schützt die Schleimhäute auf drei Arten** vor Eindringlingen. Das sezernierte IgA kann Fremdstoffe schon im Lumen binden und so am Eindringen in den Körper hindern. Aber selbst wenn Antigene in die Epithelzellen eingedrungen sind, oder diese sogar überwunden haben, kann IgA noch wirken, indem es Antigene in der Submukosa und in den Epithelzellen bindet und mit dem Transportmechanismus wieder ins Lumen befördert.

IgA kann Antigene also im Lumen, in den Epithelzellen und in der Submukosa binden und damit an der Invasion hindern. IgA kann weder das Komplementsystem aktivieren noch zur Opsonierung von Antigenen beitragen.

IgE. Über die physiologische Funktion des IgE ist ähnlich wie beim IgD nur wenig bekannt. Es scheint aber bei der **Abwehr von Würmern** eine Rolle zu spielen. In der Klinik begegnet man IgE vor allem im Rahmen der **Allergie**, bei deren Entstehung IgE-Antikörper eine wesentliche Rolle spielen.
Beim gesunden Menschen findet man IgE nur in Spuren im Serum. Das liegt zum einen daran, dass nur wenig IgE-Antikörper gebildet werden, und zum anderen dass Mastzellen, Basophile und Eosinophile Granulozyten freies IgE über ihre Fcε-Rezeptoren binden.

35.4.2 Allergie

Während IgE in Entwicklungsländern eine wichtige Aufgabe bei der Bekämpfung parasitärer Würmer leistet, macht es den Menschen der Wohlstandsstaaten, die kaum Probleme mit Würmern haben, in Form von Allergien Schwierigkeiten. Man weiß heute zwar noch nicht, warum manche Menschen Allergien entwickeln und andere nicht, dafür sind aber die Vorgänge, die beim Ablaufen einer allergischen Reaktion stattfinden, schon relativ genau bekannt.

Neben den Antikörpern der IgE-Klasse gehören die sekretorischen Zellen der unspezifischen Abwehr zu den essenziellen Effektoren im Zusammenhang mit allergischen Reaktionen. Man muss sich immer vor Augen halten, dass diese sekretorischen Zellen eine wichtige Funktion im Rahmen von Entzündungen spielen, die ein wesentlicher Bestandteil der normalen Abwehrreaktion sind. Das Problem der Allergie ist eine übersteigerte Aktivierung dieser Entzündungszellen als Antwort auf ein an sich ungefährliches Antigen (Allergen, ● **35.16**).

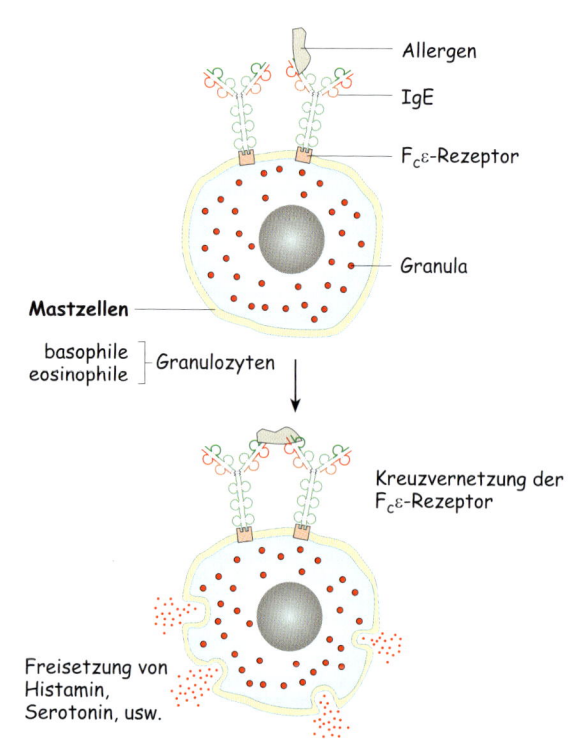

● **35.16** Auslösung einer Allergie.

Stadien einer Allergie

Eine Allergie kann in mehrere Phasen eingeteilt werden:
- **Sensibilisierungsphase:** Bei erstmaligem Kontakt mit einem Allergen kommt es zur IgE-Produktion durch B-Zellen, die gegen das Allergen gerichtete B-Zell-Rezeptoren tragen. (Unter einem Allergen versteht man dabei ein eigentlich ungefährliches Antigen, das bei Gesunden keine IgE-Immunantwort auslöst.) Dieses IgE bindet sich an die Fcε-Rezeptoren von Mastzellen, Basophilen und Eosinophilen Granulozyten. Durch diese Vorgänge ist der Organismus diesem Allergen gegenüber sensibilisiert worden.
- **Auslösung einer allergischen Reaktion bei erneutem Allergenkontakt:** Trifft der sensibilisierte Mensch nun erneut mit dem entsprechenden Allergen zusammen, so kommt es zu einer Kreuzvernetzung der Fcε-Rezeptoren

auf den sekretorischen Zellen über die gebundenen IgE. Dadurch werden die sekretorischen Zellen aktiviert, was dazu führt, dass sie den gespeicherten Inhalt ihrer Granula in großer Menge durch Exozytose an die Umgebung abgeben und neugebildete Zytokine und Derivate der Arachidonsäure freisetzen.

Granula der Mastzellen und Basophilen Granulozyten. Mastzellen und Basophile Granulozyten entstammen zwar unterschiedlichen Vorläuferzellen, weisen aber deutliche Parallelen im Aktivierungsmechanismus und in der Granulaausrüstung auf. Beide Zelltypen speichern in ihren Granula **Proteasen** und **Histamin**, wobei Histamin der Hauptverursacher der allergischen Beschwerden ist. Während sich Basophile Granulozyten im Blut aufhalten, findet man Mastzellen im Bindegewebe in der Nähe kleiner Gefäße.

Eosinophile Granulozyten spielen vor allem in der Spätphase der allergischen Reaktion eine Rolle; ihre Granula enthalten Stoffe, die eigentlich der Abwehr von Würmern dienen (z. B. *major basic protein, eosinophil cationic protein*, Peroxidasen, Hydrolasen).

Bedeutung des T_H1/T_H2-Gleichgewichts für die Entwicklung einer Allergie

Bei den $CD4^+$-T-Helferzellen gibt es drei Untergruppen: T_H0 und die sich daraus entwickelnden T_H1- und T_H2-Zellen, die sich im Muster der von ihnen produzierten Zytokine unterscheiden. Im Körper liegen die T_H1- und T_H2-Zellen in einem bestimmten Verhältnis vor, das darüber entscheidet, ob die humorale oder zelluläre Abwehr überwiegt.

T_H1-Zellen synthetisieren Zytokine (unter anderem IL-2, IFN-γ, TNF-β), die Zellen der **zellvermittelten Abwehr**, wie $CD8^+$-T-Zellen, NK-Zellen und Makrophagen aktivieren, wohingegen die Zytokine der **T_H2-Zellen** (unter anderem IL-4, IL-10) den Antikörperklassenwechsel zu **IgE** bewirken und Eosinophile Granulozyten stimulieren.

Es hängt unter anderem von der Art des Antigens ab, wo sich das Gleichgewicht zwischen T_H1- und T_H2-Zellen einstellt. Viren und Bakterien begünstigen die Differenzierung zu T_H1-Zellen, wohingegen Parasiten und Allergene die Entstehung von T_H2-Zellen fördern.

Liegt nun bei einem Menschen (aus bisher noch nicht vollständig geklärten Gründen) das T_H1/T_H2-Gleichgewicht auf Seiten der T_H2-Zellen, besteht eine **Atopie** (Prädisposition) zur Entstehung einer Allergie.

35.4.3 T-B-Zell-Interaktion

B-Zellen können nur dann einen Antikörperklassenwechsel und eine Entwicklung zu Gedächtniszellen durchführen, wenn sie von $CD4^+$-T_H-Zellen (durch Zell-Zell-Kontakt und Zytokine) unterstützt werden. Um diese Hilfe zu er-

halten, muss die B-Zelle das Antigen, das an ihren BCR gebunden hat, aufnehmen und so verarbeiten, dass es über MHC-II-Moleküle präsentiert werden kann.

Diese Hilfe ist aber nur bei Protein-Antigenen möglich, da diese die einzigen Moleküle sind, die über MHC-Moleküle präsentiert werden.

Es gibt zwei Gruppen von Antigenen: Thymus-unabhängige und Thymus-abhängige Antigene

Das Immunsystem kann mit zwei großen Gruppen von Antigenen konfrontiert werden:

- **Nicht-Protein-Antigene** besitzen in der Regel **repetitive Epitope**, welche die B-Zell-Rezeptoren kreuzvernetzen, was letztendlich zu einer Aktivierung der reifen naiven B-Zelle zur IgM-sezernierenden Plasmazelle führt. Die Auslösung dieser Immunantwort funktioniert also ganz ohne die Mitwirkung von T-Zellen, weshalb man solche Antigene auch als **Thymus-unabhängige Antigene** bezeichnet. Andererseits können Nicht-Protein-Antigene keine T-Zell-Hilfe generieren, so dass die Bildung von Gedächtniszellen und Antikörpern der anderen Klassen ausbleibt.

- **Protein-Antigene** weisen viele **unterschiedliche Epitope** auf, welche die B-Zell-Rezeptoren einer B-Zelle gegen ein bestimmtes Epitop nicht kreuzvernetzen können. Die B-Zelle erkennt so zwar ihr Epitop, ist nun aber auf die Hilfe von $CD4^+$-T-Zellen angewiesen, um aktiviert zu werden. Man nennt Protein-Antigene daher auch **Thymus-abhängige Antigene**. Die B-Zelle nimmt das Proteinantigen über (B-Zell-)Rezeptor-vermittelte Phagozytose auf und präsentiert verschiedene Epitope über MHC-II-Moleküle an die T-Zellen in der Nachbarschaft, in der Hoffnung, dass eine dabei ist, die einen passenden T-Zell-Rezeptor für eines der Epitope besitzt. Die B-Zelle und die sie aktivierende T-Zelle müssen dabei nicht das gleiche Epitop erkennen, sondern nur das gleiche Antigen. Durch die Aktivierung kommt es dann wie bei den Nicht-Protein-Antigenen zur klonalen Expansion der entsprechenden Lymphozyten. Ein Teil der dabei entstehenden Zellen entwickelt sich zu IgM-produzierenden Plasmazellen, der andere Teil aber erhält durch die T-Zell-Hilfe die Fähigkeit zum Antikörperklassenwechsel und zur anschließenden Differenzierung zu Gedächtniszellen oder Plasmazellen der anderen Antikörperklassen.

Nicht jedes Antigen kann eine Immunantwort hervorrufen

Um eine Immunantwort (entspricht hier Antikörperproduktion) erzeugen zu können, muss ein Antigen bestimmte Voraussetzungen erfüllen. Es muss entweder – wie im Fall der Thymus-unabhängigen Antigene – durch den Besitz sich wiederholender Oberflächenstrukturen durch BCR-Kreuzvernetzung eine B-Zell-Aktivierung bewirken, oder – wie im Fall der Thymus-abhängigen Antigene –

über MHC-Moleküle präsentierbar sein, um mit entsprechender T-Zell-Hilfe eine Antikörperantwort auszulösen. Antigene, die eine dieser Bedingungen erfüllen, heißen auch **Immunogene**, da sie eine Immunantwort erzeugen. Antigene, die keine Lymphozytenaktivierung nach sich ziehen, nennt man **Haptene**. Haptene sind niedermolekulare Stoffe, die man sich als einzelnes Epitop vorstellen kann. Ein einzelnes Epitop ist nicht in der Lage, Rezeptoren kreuzzuvernetzen, und ist zu klein, um stabil über MHC-Moleküle präsentiert werden zu können.

Ein Hapten wird also als Antigen von den Rezeptoren der Lymphozyten erkannt, dieses Erkennen zieht aber keine Aktivierung der Immunzellen nach sich.

Wie entsteht aus einem Hapten ein Immunogen?

Will man ein Hapten in ein Immunogen umwandeln, muss man nur dafür sorgen, dass die B-Zelle, die das Hapten mit ihrem BCR erkennt, T-Zell-Hilfe bekommt. Um das zu erreichen, assoziiert man das Hapten mit einem Träger-Protein (engl. *Carrier*). Bindet die B-Zelle nun an diesen Hapten-Carrier-Komplex, gelangen Hapten und Trägerprotein in die B-Zelle, wo das Protein verarbeitet und anschließend über MHC-II-Moleküle präsentiert wird. T-Zellen, die Epitope des Trägerproteins erkennen (evtl. in Kombination mit dem Hapten, muss aber nicht sein), gehen über ihren TCR und akzessorische Rezeptoren Kontakt mit der B-Zelle ein und aktivieren sie, wie bei jedem anderen „normalen" Protein-Antigen.

> Haptene sind niedermolekulare Stoffe, die aufgrund ihrer geringen Größe keine Immunantwort erzeugen können. Durch Kopplung an ein Träger-Protein kann ein Hapten jedoch in ein Immunogen transformiert werden.

Bedeutung der Haptene in der Klinik. In der Klinik spielen Haptene im Rahmen der Überempfindlichkeit gegenüber Penicillin und Nickel eine Rolle, wo diese niedermolekularen Stoffe an körpereigene Proteine gebunden werden, und eine übersteigerte Aktivierung des Immunsystems erzeugen.

Primäre und sekundäre (humorale) Immunantwort

Thymus-abhängige Antigene rufen bei erstmaligem Kontakt (Primärkontakt) mit reifen naiven B-Zellen neben der Bildung von IgM-sezernierenden Plasmazellen in einigen Zellen einen Isotypen-Wechsel hervor. Die dadurch entstehenden B-Zellen verfügen über B-Zell-Rezeptoren, die das gleiche Epitop erkennen wie die IgM-Antikörper, aber einer anderen Immunglobulinklasse angehören. Ein Teil dieser Zellen entwickelt sich ebenfalls zu Plasmazellen, die zwar keine membrangebundenen Antikörper mehr besitzen, die lösliche Form dafür aber umso besser produzieren können. Der andere Teil der Zellen wird zu Gedächt-

niszellen, die Antikörper der entsprechenden Klassen membrangebunden als BCR tragen.

Bei einem erneuten Kontakt mit dem bekannten Antigen trifft es nun vor allem auf diese Gedächtniszellen, die aufgrund der Vermehrung beim Erstkontakt in größerer Zahl vorliegen als naive B-Zellen gegen dieses Antigen. Deshalb werden beim Sekundärkontakt kaum IgM, sondern vor allem Antikörper der anderen Klassen gebildet. Außerdem erfolgt die Sekundärantwort schneller, da Gedächtniszellen leichter aktiviert werden können als naive Zellen.

Misst man die Antikörper im Blut, so wird man bei einer Primärantwort vor allem IgM-Antikörper registrieren. Bei der Sekundärantwort hingegen werden IgG-, IgA- oder IgE-Antikörper überwiegen und nur noch geringe Mengen IgM nachweisbar sein (☞ **35.17**).

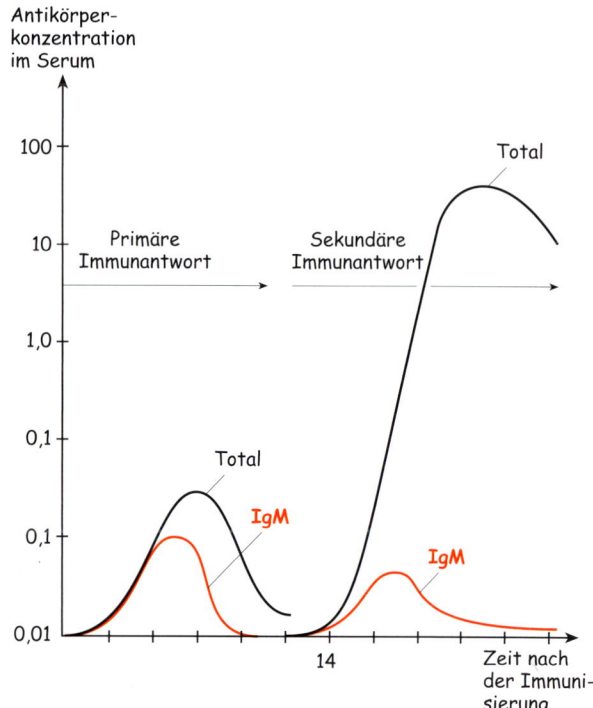

☞ **35.17** Primäre und sekundäre (humorale) Immunantwort.

Von den naiven B-Zellen zu Plasma- und Gedächtniszellen

Trifft eine B-Zelle auf ihr spezifisches Antigen und wird dadurch (evtl. unter Mithilfe von T-Zellen) aktiviert, so beginnt sie zunächst damit sich zu teilen, damit ein genügend großes Arsenal an B-Zellen gegen dieses Antigen zur Verfügung steht.

Im Fall von Thymus-unabhängigen Antigenen entwickeln sich die Zellen dieses Klons dann ausschließlich zu Plasmazellen, der höchsten Differenzierungsstufe der B-Lymphozyten. Plasmazellen sind reich an rER und tragen weder Antikörper noch MHC-II-Moleküle an ihrer Oberfläche. Sie sind relativ kurzlebig und ihre einzige Aufgabe ist die Produktion von Antikörpern. Die Plasmazellen, die unmittel-

「35.4 Der humorale Anteil der Abwehr」

bar nach Erstkontakt mit einem Antigen gebildet werden, produzieren IgM.

Während Thymus-unabhängige Antigene nur eine Synthese von IgM-Antikörpern hervorrufen, erhält ein Teil der Zellen des B-Zell-Klons, der ein Thymus-abhängiges Antigen erkennt, besondere Signale von T-Zellen. Dadurch kommt es in diesen Zellen zu einer Umschaltung auf die Synthese von BCRs einer anderen Antikörperklasse. Diese BCRs haben die gleichen variablen Domänen wie die ursprünglichen IgM-BCRs, besitzen aber andere konstante Domänen im Bereich der schweren Ketten. Es ist zu einem Klassenwechsel der Antikörper gekommen (engl. *class-switch* bzw. *isotyp-switch*).

Die B-Zellen mit diesen neuen BCRs entwickeln sich dann zum Teil zu kurzlebigen Antikörper-sezernierenden Plasmazellen und zum Teil zu langlebigen Gedächtniszellen.

Der Vorgang des Isotypen-Wechsels

Während bei unreifen B-Zellen die Gene der variablen Domänen umgelagert werden, kommt es in reifen, aktivierten B-Zellen unter der Mitwirkung von T-Zellen zu Rekombinationen im Bereich der Gene für die konstanten Domänen, was zu einem Wechsel der exprimierten Antikörperklasse führt.

Von den Teilgenen der variablen Domänen aus gesehen, befinden sich die Gene mit der Information für die konstanten Domänen 3'-abwärts auf der B-Zell-DNA. Die ersten Gene hinter denen der variablen Domäne sind diejenigen für die µ- und δ-Schwerketten. Ohne Aktivierung liest eine reife naive B-Zelle diese Information ab und produziert dementsprechend IgM- und IgD-BCRs. Weiter in 3'-Richtung folgen dann die Gene für die Schwerketten der anderen Antikörperklassen.

Erhält eine B-Zelle nun T-Zell-Hilfe, so kommt es zu einer somatischen Rekombination im Bereich der Gene für die konstanten Domänen der Schwerkette. Zwischen den einzelnen Schwerketten-C-Genen liegen so genannte Switch-Regionen. Im Bereich dieser Switch-Regionen kann das VDJ-Gen mit jedem C-Gen kombiniert werden, wobei die C-Gene, die zwischen VDJ-Genen und ausgewähltem C-Gen liegen, entfernt werden. Eine B-Zelle, die z. B. IgG produziert, kann deshalb nie mehr auf IgM oder IgD umschalten, aber dafür z. B. auf IgA oder IgE.

> Für den Antikörperklassenwechsel ist sowohl eine Antigenaktivierung als auch eine Hilfe von T-Zellen (in Form von Zell-Zell-Kontakten und Zytokinen) notwendig.

35.4.4 Das Komplementsystem

Das Komplementsystem besteht aus mehr als 20 im Serum gelösten und zellgebundenen Proteinen, die eine wichtige Rolle in der Abwehr von Bakterien und der Beseitigung von Antigen-Antikörper-Komplexen spielen.

Es handelt sich um Enzymvorstufen (Proteasevorstufen), Strukturproteine, Entzündungsmediatoren, Phagozytoserezeptoren und Regulatorproteine, welche die Arbeit der anderen Komplementfaktoren kontrollieren. (Im Folgenden werden die Regulatorproteine nicht behandelt, da das den Rahmen sprengen würde. Man kann sich aber zumindest merken, dass es Proteine gibt, die verhindern, dass das Komplementsystem überschießend reagiert.)

Die Komplementfaktoren liegen zum größten Teil in einer inaktiven Vorstufe vor und werden erst durch das Zusammentreffen mit einem Erreger oder einem Antikörper-markierten Antigen aktiviert. Die Aktivierung erfolgt dabei durch sequenzielle limitierte Proteolyse der einzelnen Komplementfaktoren, die dadurch zum Teil selbst proteolytische Aktivität erlangen. Proteine, die durch Proteasen die Fähigkeit zur Proteolyse erhalten, nennt man **Zymogene**. Die Aktivierung läuft dabei in einer Kaskade ab, vergleichbar mit der Blutgerinnung oder dem Kinin-System, bei denen es sich ebenfalls um Zymogensysteme handelt, und die übrigens eng mit dem Komplementsystem zusammenarbeiten.

> Löst die Erregeroberfläche die Kaskade aus, spricht man von der **alternativen Aktivierung** des Komplementsystems. Bei der **klassischen Aktivierung** ist ein antikörpermarkiertes Antigen für die Entstehung aktiver Komplementfaktoren verantwortlich. Die Bezeichnungen „alternativ" und „klassisch" sind dabei entdeckungsgeschichtlich zu verstehen. Der alternative Aktivierungsweg ist der phylogenetisch ältere (👁 35.18).

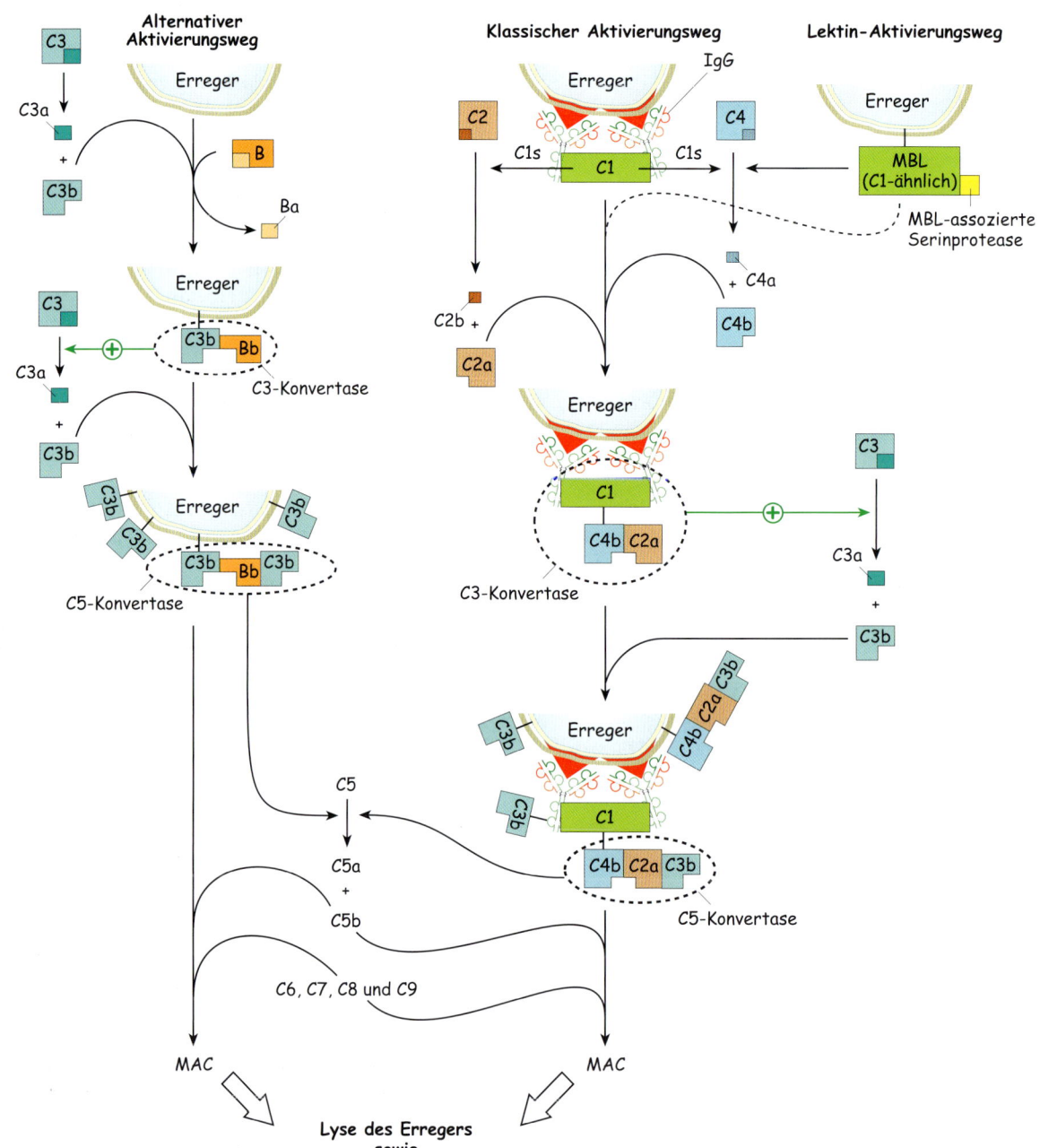

● 35.18 Das Komplementsystem.

Der alternative Aktivierungsweg des Komplementsystems

Den mengenmäßig größten Anteil an den Komplementfaktoren macht der so genannte Faktor **C3** aus.
Dieses Protein besitzt eine Thioester-Gruppe, die geschützt im Inneren des inaktivierten C3-Moleküls liegt. Es kommt

nun immer wieder zu einer spontanen Abspaltung eines kleinen Fragments (**C3a**) von dem C3-Molekül. Zurück bleibt ein größeres **C3b**-Fragment, dessen Thioestergruppe freiliegt und dadurch instabil ist.
Da dieser Thioester sehr reaktiv ist, reagiert das C3b schnell mit Umgebungswasser, was zur Inaktivierung des C3b führt. Es entsteht C3bi (inaktives C3b). Durch diese rasche

Entschärfung des C3b wird verhindert, dass körpereigene Zellen geschädigt werden.

Befindet sich allerdings eine mikrobielle Oberfläche in der Nähe des reaktiven C3b, so kann dieses mithilfe des Thioesters kovalent an den Erreger binden, und die weiteren Schritte der Komplementkaskade einleiten.

C3-Konvertase des alternativen Weges. An das zellgebundene C3b lagert sich nun **Faktor B** an. Durch diese Bindung an C3b wird Faktor B für eine Serinprotease angreifbar, die man **Faktor D** nennt. Faktor D spaltet Faktor B in ein großes Bb-Fragment, das an C3b gebunden bleibt, und in ein kleineres Ba-Fragment, das freigesetzt wird. Der Komplex aus C3b und Bb (C3bBb) stellt die **C3-Konvertase des alternativen Weges** dar. Unter bestimmten Bedingungen kann ein weiterer Faktor, das so genannte **Properdin**, an die C3-Konvertase binden und diese dadurch zusätzlich stabilisieren.

Die C3-Konvertase (genaugenommen das darin enthaltene Bb, das eine Serinprotease darstellt) spaltet nun zahlreiche weitere C3-Moleküle, so dass die Erregeroberfläche mit C3b bedeckt wird. Dieses C3b kann Phagozyten, die Rezeptoren für C3b tragen, als Opsonin dienen.

> Damit haben wir die erste Aufgabe des Komplementsystems kennengelernt, die Opsonierung von Antigenen.

C5-Konvertase des alternativen Weges. Ein Teil der entstehenden C3b-Moleküle bindet sich an die C3-Konvertase (C3bBb) selbst, wodurch die **C5-Konvertase (C3bBbC3b) des alternativen Weges** entsteht. Das enthaltene Bb ist in Form der C5-Konvertase in der Lage, den nächsten Faktor der Komplementkaskade, das **C5**, zu spalten.

> Mit diesem Schritt wird die Endstrecke der Komplementaktivierung eingeleitet, in die der alternative und der klassische Weg einmünden und die in der Ausbildung eines so genannten **Membran-Angriffs-Komplexes** (engl. *MAC*) gipfelt.

Der klassische Aktivierungsweg des Komplementsystems

Der klassische Aktivierungsweg des Komplementsystems wird durch die Bindung von IgM- und IgG-Antikörpern an Antigene eingeleitet. Durch die Ausbildung der Antigen-Antikörper-Bindung werden in den Antikörpern Bindungsstellen für den Komplementfaktor **C1** freigelegt. An diese kann sich das C1 anlagern, wodurch es aktiviert wird und die weiteren Schritte der Komplementkaskade des klassischen Weges einleiten kann.

C1 – Der Initiator des klassischen Aktivierungsweges. C1 ist ein großer, aus mehreren Untereinheiten bestehender Molekülkomplex (C1qr$_2$s$_2$).

Die Bindung an die konstanten Domänen der Antikörper (C$_H$2-Domäne von IgG und C$_H$3-Domäne von IgM) wird durch das aus sechs Ketten bestehende **C1q** vermittelt. Man kann sich C1q als löslichen Fc-Rezeptor vorstellen. Jede Kette besitzt einen globulären Kopf, mit dem sie an die schweren Ketten von IgG und IgM binden kann. Eine schwere Kette kann dabei jeweils nur einen Kopf binden. Da zur Aktivierung von C1 aber mindestens zwei Köpfchen besetzt sein müssen, ist IgM ein potenterer Aktivator des Komplements, da IgM als Pentamer an Antigene gebunden vorliegt. Damit reicht schon ein gebundenes IgM-Pentamer-Molekül zur Komplementaktivierung, während man bei IgG zumindest zwei Moleküle an ein Antigen binden muss, um C1 zu aktivieren.

Die Besetzung von mindestens zwei Köpfchen führt zur Aktivierung der mit C1q assoziierten Serinprotease **C1r**, die nun wiederum die Serinprotease **C1s** spaltet und damit aktiviert.

C3-Konvertase des klassischen Weges. Aktiviertes C1s spaltet seinerseits den nächsten Faktor der klassischen Kaskade, das **C4**. C4 besitzt wie C3 eine intramolekulare Thioester-Bindung, die durch die Abspaltung von C4a als unstabilisierter Thioester im verbleibenden C4b vorliegt. Wie schon beim C3b beschrieben, kann sich C4b mithilfe des Thioesters **kovalent** an die Antigenoberfläche binden. (Ein Teil des entstehenden C4b bleibt auch an C1 gebunden.)

An das C4b lagert sich nun **C2** an, das nächste Komplementprotein, an, das von einem C1s-Molekül in der Nähe gespalten wird. Wie immer entstehen dabei ein großes Fragment, das an C4b gebunden bleibt, und ein kleineres Fragment, das freigesetzt wird. Anders als bei allen anderen Komplementfaktoren hat man hier aber das große Fragment mit C2**a** und das kleine Fragment mit C2**b** bezeichnet.

Die **C3-Konvertase** des klassischen Weges heißt daher **C4b2a**, wobei C2a die enzymatisch aktive Komponente der Konvertase darstellt.

C5-Konvertase des klassischen Weges. Die C3-Konvertase bindet und spaltet daraufhin **C3**. Es entstehen **C3b** und **C3a**. Wie schon beim alternativen Weg beschrieben, kann sich C3b kovalent an die Antigenoberfläche binden und die Bildung der alternativen C3-Konvertase initiieren. Man kann deshalb nie beide Systeme streng voneinander trennen, vielmehr laufen beide Wege unabhängig vom Aktivierungsmechanismus nebeneinander her und verstärken sich gegenseitig.

C3b bindet auch an die C3-Konvertase des klassischen Weges, wodurch diese zur **C5-Konvertase des klassischen Weges (C4b2a3b)** wird.

Wie bei der C5-Konvertase des alternativen Weges läutet die Bildung der C5-Konvertase des klassischen Weges die letzten Schritte der Komplementkaskade ein, die mit der Bildung des MAC endet.

Der Lektin-Aktivierungsweg. Ein erst seit kurzem bekannter Aktivierungsweg, der Lektin-Aktivierungsweg, wird in der Abwesenheit von Antikörpern ausgelöst, läuft dann aber über die Komponenten des klassischen Weges (☞ **35.18**).

Voraussetzung für diesen Aktivierungsweg ist die Bindung von **MBL** (Mannose-bindendes Lektin) an terminale Mannosereste von mikrobiellen Polysacchariden. MBL hat strukturelle Ähnlichkeiten mit C1q und kann daher C1r-C1s aktivieren. Außerdem kann MBL mit einer **MBL-assozi-ierten Serinprotease** eine Bindung eingehen, wodurch C4 gespalten wird.

Der Rest läuft dann wie oben beim klassischen Weg beschrieben ab.

Die gemeinsame Endstrecke des klassischen und des alternativen Aktivierungsweges – die Ausbildung des MAC

Die C5-Konvertasen des klassischen und alternativen Weges spalten C5 in C5a, das freigesetzt wird, und ein aus zwei Ketten bestehendes C5b, das an die Zelle gebunden bleibt. Dieses C5b stellt den Ausgangspunkt zur Synthese des MAC dar.

Im Weiteren werden nun die noch verbleibenden Komplementkomponenten C6, C7, C8 und C9 an das C5b angelagert, wobei diese Proteine nur Strukturaufgaben übernehmen und selbst keine enzymatische Aktivität aufweisen.

Der Komplex C5C6C7C8 hat schon eine geringe Fähigkeit zur Zelllyse. Durch die Anlagerung mehrerer C9-Proteine, die sich zu einem Kanal formieren, entsteht der MAC.

> Dieser MAC-Komplex verhält sich ähnlich wie der Perforinkanal der Killerzellen. Es kommt zu einem Einstrom von Wasser und Calciumionen in die Zelle, was schließlich zur Apoptose führt.

Die kleinen Fragmente der Komplementkaskade

Während die großen Fragmente der Komplementkaskade der Opsonierung (C3b) und Ausbildung des MAC dienen, erfüllen die kleinen Fragmente (C3a, C4a und C5a) eine wichtige Aufgabe in der Entzündungsentwicklung. Man bezeichnet diese Komplementfragmente daher auch als **Anaphylatoxine.**

Eine wichtige Rolle spielen dabei die Mastzellen, die einen Teil ihres Granulainhaltes auf den Anaphylatoxinreiz hin ausschütten. Die Mediatoren, die dabei ins Gewebe gelangen, wirken vor allem auf die Gefäße, die weitgestellt werden und Adhäsionsrezeptoren für Leukozyten exprimieren. Dadurch soll der Blutfluss verlangsamt werden, so dass im Blut befindliche Abwehrzellen eine Chance erhalten, die Blutbahn zu verlassen und in das bedrohte Gewebe einzuwandern.

> **Kardinalsymptome der Entzündung:** Das Gewebe rötet und erwärmt sich aufgrund der weitgestellten Gefäße (**rubor** = Rötung, **calor** = Erwärmung). Serum und Leukozyten treten ins Gewebe aus, wodurch dieses anschwillt (**tumor** = Schwellung). Außerdem werden Schmerzfasern gereizt (**dolor** = Schmerz).

35.4.5 Akute-Phase-Proteine

Kommt es zu einem Gewebeschaden oder zum Eindringen von Fremdstoffen, so setzen die Zellen vor Ort Zytokine frei, die den Körper auf die Gefahr aufmerksam machen. Diese Zytokine nennt man auch (pro)inflammatorische Zytokine, da sie zur Entstehung einer Entzündung führen. Es handelt sich vor allem um **IL-1, IL-6 und TNF-α.**

Fieber in der Akut-Phase

Neben der lokalen Wirkung entfalten diese Zytokine auch systemische Effekte, wenn sie in die Blutbahn gelangen. IL-1, IL-6 und TNF-α führen im Hypothalamus zu einer **Temperatur-Sollwertverstellung**, was einen Anstieg der Körpertemperatur nach sich zieht. Man bekommt Fieber. IL-1, IL-6 und TNF-α werden deshalb auch **endogene Pyrogene** genannt.

Die Bedeutung, die das Fieber im Rahmen der Abwehr hat, ist lange noch nicht bekannt. Viele Reaktionen der Abwehrzellen laufen bei erhöhten Temperaturen schneller ab. Auch Hitzeschock-Proteine scheinen eine Rolle bei der Wirkung des Fiebers zu spielen.

Ausgelöst wird die Temperatur-Sollwertverstellung durch eine vermehrte Produktion von **Prostaglandinen** durch Zytokin-stimulierte hypothalamische Zellen.

Stoffe wie Acetylsalicylsäure (Aspirin), welche die Prostaglandin-Synthese hemmen, sind daher als fiebersenkende Mittel wirksam.

Akute-Phase-Proteine werden in der Leber produziert

Gelangen inflammatorische Zytokine in die Leber, so induzieren sie dort die Synthese einer Reihe von Proteinen, die man als **Akute-Phase-Proteine** bezeichnet. Es handelt sich dabei um Komplementkomponenten, Gerinnungsfaktoren, Protease-Inhibitoren und metallbindende Proteine.

C-reaktives Protein. MBL, das schon beim Komplementsystem erwähnt wurde, ist auch ein Akute-Phase-Protein, genauso wie das so genannte **C-reaktive Protein (CRP)**, das ein wichtiger Entzündungsparameter in der klinischen Diagnostik ist (Normalwert: < 10 mg/l). CRP hat seinen Namen von der Fähigkeit, an das C-Kapselprotein von Pneumokokken binden zu können. Daneben kann es aber auch an Phosphatidylcholin binden, welches man in allen Zellmembranen findet.

CRP opsoniert Fremdstoffe und aktiviert das Komplementsystem über den klassischen Weg.

In der Klinik misst man die Konzentration des CRP im Blut, um Rückschlüsse auf die Ursache von Entzündungen ziehen und Verläufe von Entzündungen verfolgen zu können. Während bakterielle Entzündungen zu einem enormen Anstieg des CRP führen, rufen virale Infektionen kaum CRP-Erhöhungen hervor.

Fibrinogen und die BSG. Auch die Konzentration von Fibrinogen steigt während der Akute-Phase-Reaktion an. Eine Tatsache, die sich in der **Blutsenkungsgeschwindigkeit** (**BSG**) niederschlägt. Die BSG hängt unter anderem vom Verhältnis Fibrinogen zu Albumin ab.

Da in der Leber in der Akutphase bestimmte Proteine vermehrt gebildet werden, geht dies auf Kosten anderer von der Leber synthetisierten Proteine, vor allem des Albumins. Diese Proteine, deren Konzentration in der Akutphase sinkt, bezeichnet man auch als **negative Akute-Phase-Proteine**.

Das Fibrinogen/Albumin-Verhältnis verschiebt sich in der Akutphase also zugunsten des Fibrinogens, was die Blutzellen bei der Bestimmung der BSG schneller sinken lässt. Die BSG stellt daher (neben CRP und Leukozytenzahl) eine weitere Möglichkeit dar, um Entzündungen im Körper nachzuweisen.

Literaturverzeichnis

Abbas, A. K., Lichtman, A. H. und Pober, J. S. (2007). Cellular and Molecular Immunology. 6. Aufl., Saunders, Philadelphia.

Alberts, B., Johnson, A., Lewis, J., Raff, M., Roberts, K. und Walter, P. (2008). Molecular Biology of the Cell. 5. Aufl., Garland Science, New York.

Alpern, Robert J., Hebert, Steven C. (2007). Seldin and Giebisch's The Kidney. 4. Aufl., Elsevier, New York.

Atkins, P., W., Höpfner A. (Hrsg.) (2006). Physikalische Chemie. 4. Aufl., Wiley-VCH, Weinheim.

Barthels, M. und von Depka, M. (2003). Das Gerinnungskompendium. Schnellorientierung, Befundinterpretation, klinische Konsequenzen. Thieme, Stuttgart.

Baynes, D. (2005). Medical Biochemistry. 2. Aufl., Mosby, Philadelphia.

Begemann, M. (1999). Praktische Hämatologie. 11. Aufl., Thieme, Stuttgart.

Benjamini, E., Coico, R. und Sunshine, G. (2003). Immunology — A short course. 5. Aufl., Wiley & Sons, New York.

Benninghoff, A., Drenckhahn, D. (2008). Anatomie. 17. Aufl., Elsevier, München.

Berg, J. M., Tymoczko, J. L. und Stryer, L. (2007). Biochemie. 6. Aufl., Springer, Heidelberg.

Biesalski, H. K. und Grimm P. (2007). Taschenatlas der Ernährung. 4. Aufl., Thieme, Stuttgart.

Biesalski, H. K., Köhrle, J. und Schümann, K. (2002). Vitamine, Spurenelemente und Mineralstoffe. Prävention und Therapie mit Mikronährstoffen. Thieme, Stuttgart.

Biesalski, H. K., Fürst, P., Kasper, H., Kluthe, R., Pölert, W., Puchstein, C. und Stählin, H. B. (2004). Ernährungsmedizin. Nach dem Curriculum Ernährungsmedizin der Bundesärztekammer. 3. Aufl., Thieme, Stuttgart.

Böttcher, T., Engelhardt, S. und Kortenhaus, M. (Fachred.) (2000). NETTERs Innere Medizin. Thieme, Stuttgart.

Böttcher, T., Engelhardt, S. und Kortenhaus, M. (Fachred.) (2001). NETTERs Pädiatrie. Thieme, Stuttgart.

Braunwald, E., Fauci, A. S., Kasper, D. L., Hauser, S. L., Longo, D. L. und Jameson, J. L. (2005). Harrisons Innere Medizin, Bd. 1 und 2. 16. Aufl., ABW-Wissenschaftsverlag, Berlin.

Breitmaier, E. und Jung, G. (2009). Organische Chemie. Grundlagen, Stoffklassen, Reaktionen, Konzepte, Molekülstrukturen. 6. Aufl., Thieme, Stuttgart.

Brown, T. A. (1999). Moderne Genetik. 2. Aufl., Spektrum Akademischer Verlag, Heidelberg.

Bruch, H. P. und Trentz, O. (2008). Berchtold Chirurgie. 6. Aufl., Urban & Fischer, München.

Buddecke, E. (2002). Molekulare Medizin. Eine systematische Einfuhrung. Ecomed, Landsberg/Lech.

Dahmer, J. (2006). Anamnese und Befund. Die ärztliche Untersuchung als Grundlage klinischer Diagnostik. 10. Aufl., Thieme, Stuttgart.

Dickerson, R. E. und Geis, I. (1990). Chemie — eine lebendige und anschauliche Einführung. Wiley-VCH, Weinheim.

Dörner, K. (2006). Klinische Chemie und Hämatologie. 6. Aufl., Thieme, Stuttgart.

Drews, U. (2006). Taschenatlas der Embryologie. 2. Aufl., Thieme, Stuttgart.

Duden (2007). Das Wörterbuch der medizinischen Fachausdrücke. 8. Aufl., Bibliografisches Institut und F.A. Brockhaus AG, Mannheim.

Eckstein, R. (2005). Immunhämatologie und Transfusionsmedizin. 5. Aufl., Urban & Fischer, München.

Fiehring, C., Koslowski, H. und Zöllner, H. (2003). Labordiagnostik von Stoffwechselerkrankungen. Books on Demand, Marl.

Frick, H., Leonhardt, H. und Starck, D. (1992). Allgemeine Anatomie. Spezielle Anatomie, Bd. 1 und 2. Thieme, Stuttgart.

Frick, P. (2003). Blut- und Knochenmarksmorphologie. Einführender Atlas in die morphologische Hämatologie. 19. Aufl., Thieme, Stuttgart.

Gawaz, M. (1999). Das Blutplättchen. Physiologie, Pathophysiologie, Membranrezeptoren, antithrombozytäre Wirkstoffe und Therapie bei koronarer Herzerkrankung. Thieme, Stuttgart.

Geiger, L. (1997). Überlastungsschäden im Sport. BLV, München.

Goldsby, R. A., Kindt, T. J. und Osborne, B. A. (2007). Kuby Immunology. 6. Aufl., Freeman, New York.

Haaker, R. (1998). Sportverletzungen — was tun? 2. Aufl., Springer, Berlin.

Haken, H. und Wolf, H. C. (1993). Atom- und Quantenphysik. Einführung in die experimentellen und theoretischen Grundlagen. 5. Aufl., Springer, Berlin.

Haken, H. und Wolf, H. C. (2004). Molekülphysik und Quantenchemie. Einführung in die experimentellen und theoretischen Grundlagen. 8. Aufl., Springer, Berlin.

Hallbach, J. (2006). Klinische Chemie für den Einstieg. 2. Aufl., Thieme, Stuttgart.

Hardman, J. G., Limbird L. E., Molinoff P. B., Ruddon R. W. und Goodman Gilman A. (1998). Goodman und Gilman. Pharmakologische Grundlagen der Arzneimitteltherapie. Frankfurt am Main.

Harenberg, J. (2003). Thrombose und Antikoagulation. Thieme, Stuttgart.

Heinzeller, T. und Büsing, C. M. (2001). Histologie, Histopathologie und Zytologie für den Einstieg. Thieme, Stuttgart.

Hirsch-Kauffmann, M. und Schweiger, M. (2009). Biologie für Mediziner und Naturwissenschaftler. 7. Aufl., Thieme, Stuttgart.

Hoffbrand, A. V., Pettit, J. E., Moss, P. A. H. und Hoelzer, D. (2003). Grundkurs Hämatologie. 2. Aufl., Thieme, Stuttgart.

Hoffmann, G. F. und Grau, A. J. (2004). Stoffwechselerkrankungen in der Neurologie. Thieme, Stuttgart.

Burchardi, H., Larsen, R., Kuhlen, R. (2008). Die Intensivmedizin. 10. Aufl., Springer, Berlin.

Janeway, C. A., Travers, P., Walport, M. und Capra, J. D. (2005). Immunbiology — The immune system in health and disease. 6. Aufl., Elsevier, New York.

Janning, W. und Knust, E. (2008). Genetik. Allgemeine Genetik — Molekulare Genetik — Entwicklungsgenetik. 2. Aufl., Thieme, Stuttgart.

Kayser, F. H., Bienz, K. A., Eckert, J. und Zinkernagel, R. M. (2005). Medizinische Mikrobiologie. Verstehen — Lernen — Nachschlagen. 11. Aufl., Thieme, Stuttgart.

Kjærsgaard, E., Jørgensen, N. B. und Hippe, E. (2001). Laboratorie undersøgelser. Deres kemiske og kliniske betydning. 3. Aufl., FADL's Forlag, Kopenhagen.

Klinke, R. und Silbernagl, S. (2005). Lehrbuch der Physiologie. 5. Aufl., Thieme, Stuttgart.

Knippers, R. (2006). Molekulare Genetik. 9. Aufl., Thieme, Stuttgart.

Köhler, T. (2005). Biologische Grundlagen psychischer Störungen. 2. Aufl., Thieme, Stuttgart.

Koletzko, B. (2000). Von Harnack Kinderheilkunde. 11. Aufl., Springer, Berlin.

Koolman, J. und Röhm, K.-H. (2009). Taschenatlas der Biochemie. 4. Aufl., Thieme, Stuttgart.

Koolman, J., Moeller, H. und Röhm, K.-H. (2009). Kaffee, Käse, Karies... Biochemie im Alltag. Erlebnis Wissenschaft. Wiley-VCH, Weinheim.

Koushanpour, E., Kriz, W. (1986). Renal Physiology. 2. Aufl., Springer, Berlin.

Kreuzer, J. und Tiefenbacher, C. (2003). Atherosklerose. Taschenatlas spezial. Thieme, Stuttgart.

Kroegel, C. (2002). Asthma bronchiale. Pathogenetische Grundlagen, Diagnostik, Therapie. 2. Aufl., Thieme, Stuttgart.

Kruse, K. (1999). Pädiatrische Endokrinologie. 2. Aufl., Thieme, Stuttgart.

Kühnel, W. (2008). Taschenatlas der Zytologie, Histologie und mikroskopischen Anatomie. 12. Aufl., Thieme, Stuttgart.

Kulozik, A. E., Hentze, M. W., Hagemeier, C. und Bartram, C. R. (2000). Molekulare Medizin. Grundlagen – Pathomechanismen – Klinik. De Gruyter, Berlin.

Latscha, H.P., Klein, H.A. (2007). Anorganische Chemie. 9. Aufl., Springer, Berlin.

Löffler, G. und Petrides, P. E. (2006). Biochemie und Pathobiochemie. 8. Aufl., Springer, Heidelberg.

Lüllmann, H., Mohr, K. und Wehling, M. (2006). Pharmakologie und Toxikologie. Arzneimittelwirkungen verstehen – Medikamente gezielt einsetzen. 16. Aufl., Thieme, Stuttgart.

Lüllmann-Rauch, R. (2009). Taschenlehrbuch Histologie. 3. Aufl., Thieme, Stuttgart.

McPhee, S. J., Lingappa, V. R. und Ganong, W. F. (2006). Pathophysiology of Disease. An Introduction to Clinical Medicine. 5. Aufl., Mc Graw-Hill, New York.

Michal, G. (1999). Biochemical Pathways. Biochemie-Atlas. Elsevier, Heidelberg.

Mims, C. A., Playfair, J. H. L., Roitt, I. M., Wakelin, D. und Williams, R. (1996). Medizinische Mikrobiologie. Ullstein Mosby, Berlin.

Modrow, S. und Falke, D. (2009). Molekulare Virologie. 3. Aufl., Elsevier, Heidelberg.

Moore, K. L. und Persaud, T. V. N. (2007). Embryologie. 5. Aufl., Urban und Fischer, München.

Mortimer, C. E. und Müller, U. (2007). Chemie. Das Basiswissen der Chemie. 9. Aufl., Thieme, Stuttgart.

Mülhardt, C. (2009). Der Experimentator: Molekularbiologie. 6. Aufl., Fischer, Stuttgart.

Nelson, D. L. und Cox, M. M. (2008). Lehninger Principles of Biochemistry. 5. Aufl., Freeman, New York.

Nielsen, L. P. (2001). Kompendium i Virologi. FADL's Forlag, Kopenhagen.

Niessen, K.-H. (2001). Pädiatrie. 6. Aufl., Thieme, Stuttgart.

Oberholzer, M. J. (2001). Pathologie verstehen. Molekulare Grundlagen der allgemeinen Pathologie. Thieme, Stuttgart.

Oethinger, M. (2004). Mikrobiologie und Immunologie. Kurzlehrbuch zum Gegenstandskatalog, Bd. 2. 11. Aufl., Fischer, Stuttgart.

Passarge, E. (2008). Humangenetik. 3. Aufl., Thieme, Stuttgart.

Pfleiderer, A., Breckwoldt, M. und Martius, G. (2008). Gynäkologie und Geburtshilfe. Sicher durch Studium und Praxis. 5. Aufl., Thieme, Stuttgart.

Piper, W. (2007). Innere Medizin. Springer, Berlin

Plattner, H. und Hentschel, J. (2006). Zellbiologie. 3. Aufl., Thieme, Stuttgart.

Pocock, G. und Richards, C. (2006). Human Physiology. 3. Aufl., Oxford University Press.

Pollard, T. D. und Earnshaw, W. C. (2008). Cell Biology. 2. Aufl., Saunders, Philadelphia.

Pötzsch, B. und Madlener, K. (2002). Das Gerinnungskonsil. Rationelle Diagnostik und Therapie von Gerinnungsstörungen. Thieme, Stuttgart.

Povh, B., Rith, K., Scholz, C. und Zetsche, F. (2009). Teilchen und Kerne. Eine Einführung in die physikalischen Konzepte. 8. Aufl., Springer, Berlin.

Pschyrembel (2007). Klinisches Wörterbuch. 261. Aufl., Walter de Gruyter, Berlin.

Pühler, A., Regnitz, M. und Schmid, R. D. (2000). Römpp kompakt. Lexikon Biochemie und Molekularbiologie. Thieme, Stuttgart.

Rehm, H. (2006). Der Experimentator: Proteinbiochemie. 5. Aufl., Spektrum Akademischer Verlag, Heidelberg.

Rehner, G. und Daniel, H. (2002). Biochemie der Ernährung. 5. Aufl., Elsevier, Heidelberg.

Reinwein, D., Benker, G. und Jockenhövel, F. (2000). Checkliste Endokrinologie und Stoffwechsel. 4. Aufl., Thieme, Stuttgart.

Renz-Polster, H. und Braun, J. (2008). Basislehrbuch Innere Medizin. 4. Aufl., Thieme, Stuttgart.

Richter, G. (2003). Praktische Biochemie. Grundlagen und Techniken. Thieme, Stuttgart.

Riede, U.-N., Werner, M. und Schaefer, H. E. (2004). Allgemeine und spezielle Pathologie. 5. Aufl., Thieme, Stuttgart.

Rohen, J. W. und Yokochi, C. (2006). Anatomie des Menschen. Photographischer Atlas der systematischen und topographischen Anatomie. 6. Aufl., Schattauer, Stuttgart.

Rohen, J. W. und Lütjen-Drecoll, E. (2000). Funktionelle Histologie. Kurzgefaßtes Lehrbuch der Zytologie, Histologie und mikroskopischen Anatomie des Menschen nach funktionellen Gesichtspunkten. 4. Aufl., Schattauer, Stuttgart.

Roos, R., Genzel-Boroviczény, O. und Proquitté, H. (2008). Checkliste Neonatologie. Das NEO-ABC. 3. Aufl., Thieme, Stuttgart.

Rossi, E., Gugler, E. und Vassella, F. (1997). Pädiatrie. 3. Aufl., Thieme, Stuttgart.

Salway, J. G. (2000). Routenplaner Stoffwechsel. Thieme, Stuttgart.

Schmidt, R. F. und Lang, F. (2007). Physiologie des Menschen. 30. Aufl., Springer, Berlin.

Schmidt, R.F. und Unsicker, K. (2003). Lehrbuch Vorklinik. Deutscher Ärzte-Verlag.

Scholz, R. (2003). Medizinische Biochemie. Zuckschwerdt, München.

Schoner, W. (2002). Endogenous cardiac glycosides, a new class of steroid hormones. Eur. J. Biochem. 269: 2440–2448.

Schott, H. (2000). Chronik der Medizin. Chronik, Gütersloh/München.

Shephard, R. J. und Astrand, P.-O. (1993). Ausdauer im Sport. Deutscher Ärzte-Verlag, Köln.

Siegenthaler, W. (2005). Differenzialdiagnose innerer Krankheiten. 19. Aufl., Thieme, Stuttgart.

Siegenthaler, W. (2006). Klinische Pathophysiologie. 9. Aufl., Thieme, Stuttgart.

Silbernagl, S. und Despopoulos, A. (2007). Taschenatlas der Physiologie. 7. Aufl., Thieme, Stuttgart.

Silbernagl, S. und Lang, F. (2005). Taschenatlas der Pathophysiologie. 2. Aufl., Thieme, Stuttgart.

Sitzmann, F. C. (2007). Pädiatrie. 3. Aufl., Thieme, Stuttgart.

Staines, N., Brostoff, J. und James, K. (1999). Immunologisches Grundwissen. 3. Aufl., Spektrum Akademischer Verlag, Heidelberg.

Strohmeyer, G., Stremmel, W. und Niederau, C. (2002). Angeborene Stoffwechselerkrankungen. Genetik – Pathophysiologie – Klinik – Diagnostik – Therapie. Ecomed, Landsberg/Lech.

Sykes, P. (2001). Wie funktionieren organische Reaktionen? Reaktionsmechanismen für Einsteiger. 2. Aufl., Wiley-VCH, Weinheim.

Theml, H., Diem, H. und Haferlach, T. (2002). Taschenatlas der Hämatologie. Mikroskopische und klinische Diagnostik für die Praxis. 5. Aufl., Thieme, Stuttgart.

Tizard, I. R. (1995). Immunology – An Introduction. 4. Aufl., Saunders, Philadelphia.

Tölle, R. (2009). Psychiatrie einschließlich Psychotherapie. Kinder- und jugendpsychiatrische Bearbeitung von Reinhart Lempp. 15. Aufl., Springer, Heidelberg.

Voet, D. und Voet, J. G. (2004). Biochemistry. 3. Aufl., John Wiley & Sons, New York.

Vollhardt, K. P. C. und Schore, N. E. (2005). Organische Chemie. 4. Aufl., Wiley-VCH, Weinheim.

Wagener, C. (1999). Molekulare Onkologie. Entstehung und Progression maligner Tumoren. 2. Aufl., Thieme, Stuttgart.

Weineck, J. (2004). Sportbiologie. 9. Aufl., Spitta, Balingen.

Welsch, U. und Sobotta, J. (2006). Lehrbuch Histologie. 2. Aufl., Elsevier, München.

Wrba, F. (2002). Grundlagen der Tumorgenese. 2. Aufl., Facultas Universitätsverlag, Wien.

Zech, R. und Domagk, G. (2008). GK1 Biochemie. 19. Aufl., Thieme, Stuttgart.

Zeeck, A., Fischer, S. C., Grond, S. und Papastavrou, I. (2006). Chemie für Mediziner. 6. Aufl., Elsevier, München.

Sachverzeichnis